U0236750

中华医学百科全书

临床医学

小儿外科学

国家出版基金项目
NATIONAL PUBLICATION FOUNDATION

中国协和医科大学出版社

北 京

图书在版编目 (CIP) 数据

中华医学百科全书·小儿外科学 ／ 倪鑫，孙宁，张潍平主编 . —北京：中国协和医科大学出版社，2023.12
ISBN 978-7-5679-2323-2

Ⅰ . ①小… Ⅱ . ①倪… ②孙… ③张… Ⅲ . ①儿科学—外科学 Ⅳ . ① R726

中国国家版本馆 CIP 数据核字（2023）第 230569 号

中华医学百科全书·小儿外科学

主　　编：倪　鑫　孙　宁　张潍平

编　　审：吴翠姣

责任编辑：王　霞

出版发行：中国协和医科大学出版社
　　　　　（北京市东城区东单三条 9 号　邮编 100730　电话 010-6526 0431）

网　　址：www.pumcp.com

经　　销：新华书店总店北京发行所

印　　刷：北京广达印刷有限公司

开　　本：889mm×1230mm　1/16

印　　张：46.75

字　　数：1380 千字

版　　次：2023 年 12 月第 1 版

印　　次：2023 年 12 月第 1 次印刷

定　　价：580.00 元

ISBN 978-7-5679-2323-2

《中华医学百科全书》编纂委员会

总顾问　吴阶平　韩启德　桑国卫

总指导　陈　竺

总主编　刘德培　王　辰

副总主编　曹雪涛　李立明　曾益新　吴沛新　姚建红

编纂委员（以姓氏笔画为序）

丁　洁	丁　樱	丁安伟	于中麟	于布为	于学忠	万经海
马　军	马　进	马　骁	马　静	马　融	马安宁	马建辉
马秋平	马烈光	马绪臣	王　平	王　伟	王　辰	王　政
王　恒	王　铁	王　硕	王　舒	王　键	王一飞	王一镗
王士贞	王卫平	王长振	王文全	王心如	王生田	王立祥
王兰兰	王汉明	王永安	王永炎	王成锋	王延光	王华兰
王行环	王旭东	王军志	王声湧	王坚成	王良录	王拥军
王茂斌	王松灵	王明荣	王明贵	王金锐	王宝玺	王诗忠
王建中	王建业	王建军	王建祥	王临虹	王贵强	王美青
王晓民	王晓良	王晓琴	王高华	王鸿利	王维林	王琳芳
王喜军	王晴宇	王道全	王德文	王德群	木塔力甫·艾力阿吉	
尤启冬	戈　烽	牛　侨	毛秉智	毛常学	乌　兰	卞兆祥
文卫平	文历阳	文爱东	方　浩	方以群	尹　佳	孔北华
孔令义	孔维佳	邓文龙	邓家刚	书　亭	毋福海	艾措千
艾儒棣	石　岩	石远凯	石学敏	石建功	布仁达来	占　堆
卢志平	卢祖洵	叶　桦	叶冬青	叶常青	叶章群	申昆玲
申春悌	田家玮	田景振	田嘉禾	史录文	冉茂盛	代　涛
代华平	白春学	白慧良	丛　斌	丛亚丽	包怀恩	包金山
冯卫生	冯希平	冯杰雄	冯泽永	冯学山	边旭明	边振甲
匡海学	邢小平	邢念增	达万明	达庆东	成　军	成翼娟
师英强	吐尔洪·艾买尔		吕时铭	吕爱平	朱　珠	朱万孚
朱立国	朱华栋	朱宗涵	朱晓东	朱祥成	乔延江	伍瑞昌
任　华	任钧国	华　伟	伊河山·伊明		向　阳	多　杰
邬堂春	庄　辉	庄志雄	刘　平	刘　进	刘　玮	刘　强
刘　蓬	刘大为	刘小林	刘中民	刘玉清	刘尔翔	刘训红

刘永锋	刘吉开	刘芝华	刘伏友	刘华平	刘华生	刘志刚
刘克良	刘迎龙	刘建勋	刘胡波	刘树民	刘昭纯	刘俊涛
刘洪涛	刘桂荣	刘献祥	刘嘉瀛	刘德培	闫永平	米玛
米光明	安锐	祁建城	许媛	许腊英	那彦群	阮长耿
阮时宝	孙宁	孙光	孙皎	孙锟	孙少宣	孙长颢
孙立忠	孙则禹	孙秀梅	孙建中	孙建方	孙建宁	孙贵范
孙洪强	孙晓波	孙海晨	孙景工	孙颖浩	孙慕义	纪志刚
严世芸	严姝霞	苏川	苏旭	苏荣扎布	杜元灏	杜文东
杜治政	杜惠兰	李飞	李方	李龙	李东	李宁
李刚	李丽	李彤	李波	李剑	李勇	李桦
李鲁	李磊	李燕	李冀	李大魁	李云庆	李太生
李日庆	李玉珍	李世荣	李立明	李汉忠	李永哲	李志平
李连达	李灿东	李君文	李劲松	李其忠	李若瑜	李泽坚
李宝馨	李建兴	李建初	李建勇	李映兰	李思进	李莹辉
李晓明	李凌江	李继承	李董男	李森恺	李曙光	杨凯
杨恬	杨勇	杨健	杨硕	杨化新	杨文英	杨世民
杨世林	杨伟文	杨克敌	杨甫德	杨国山	杨宝峰	杨炳友
杨晓明	杨跃进	杨腊虎	杨瑞馥	杨慧霞	励建安	连建伟
肖波	肖南	肖永庆	肖培根	肖鲁伟	吴东	吴江
吴明	吴信	吴令英	吴立玲	吴欣娟	吴勉华	吴爱勤
吴群红	吴德沛	邱建华	邱贵兴	邱海波	邱蔚六	何维
何勤	何方方	何志嵩	何绍衡	何春涤	何裕民	余争平
余新忠	狄文	冷希圣	汪海	汪静	汪受传	沈岩
沈岳	沈敏	沈铿	沈卫峰	沈心亮	沈华浩	沈俊良
宋国维	宋经元	张泓	张学	张亮	张强	张霆
张澍	张大庆	张为远	张玉石	张世民	张永学	张先庚
张华敏	张宇鹏	张志愿	张丽霞	张伯礼	张宏誉	张劲松
张奉春	张宝仁	张建中	张建宁	张承芬	张琴明	张富强
张新庆	张潍平	张德芹	张燕生	陆华	陆林	陆翔
陆小左	陆付耳	陆伟跃	陆静波	阿不都热依木·卡地尔		陈文
陈杰	陈实	陈洪	陈琪	陈楠	陈薇	陈曦
陈士林	陈大为	陈文祥	陈玉文	陈代杰	陈尧忠	陈红风
陈志南	陈志强	陈规化	陈虎彪	陈国良	陈佩仪	陈家旭
陈智轩	陈锦秀	陈誉华	邵蓉	邵荣光	邵瑞琪	武志昂
其仁旺其格	范明	范炳华	茅宁莹	林三仁	林久祥	林子强

林天歆	林江涛	林曙光	杭太俊	郁琦	欧阳靖宇	尚红
果德安	明根巴雅尔	易定华	易著文	罗力	罗毅	罗小平
罗长坤	罗颂平	帕尔哈提·克力木		帕塔尔·买合木提·吐尔根		
图门巴雅尔	岳伟华	岳建民	金玉	金奇	金少鸿	金伯泉
金季玲	金征宇	金银龙	金惠铭	周兵	周永学	周光炎
周利群	周灿权	周良辅	周纯武	周学东	周宗灿	周定标
周宜开	周建平	周建新	周春燕	周荣斌	周辉霞	周福成
郑珊	郑一宁	郑志忠	郑金福	郑法雷	郑建全	郑洪新
郑家伟	郎景和	房敏	孟群	孟庆跃	孟静岩	赵平
赵艳	赵群	赵子琴	赵中振	赵文海	赵玉沛	赵正言
赵永强	赵志河	赵彤言	赵明杰	赵明辉	赵耐青	赵临襄
赵继宗	赵铱民	赵靖平	郝模	郝小江	郝传明	郝晓柯
胡志	胡明	胡慧	胡大一	胡文东	胡向军	胡国华
胡昌勤	胡盛寿	胡德瑜	柯杨	查干	柏亚妹	柏树令
钟翠平	钟赣生	香多·李先加		段涛	段金廒	段俊国
侯一平	侯金林	侯春林	俞光岩	俞梦孙	俞景茂	饶克勤
施慎逊	姜小鹰	姜玉新	姜廷良	姜国华	姜柏生	姜德友
洪两	洪震	洪秀华	洪建国	祝庆余	祝蕝晨	姚霞
姚永杰	姚克纯	姚祝军	秦川	秦卫军	袁文俊	袁永贵
都晓伟	晋红中	栗占国	贾波	贾建平	贾继东	夏术阶
夏照帆	夏慧敏	柴光军	柴家科	钱传云	钱忠直	钱家鸣
钱焕文	倪健	倪鑫	徐军	徐晨	徐云根	徐永健
徐志云	徐志凯	徐克前	徐金华	徐建国	徐勇勇	徐桂华
凌文华	高妍	高晞	高志贤	高志强	高金明	高学敏
高树中	高健生	高思华	高润霖	郭岩	郭小朝	郭长江
郭巧生	郭庆梅	郭宝林	郭海英	唐强	唐向东	唐朝枢
唐德才	诸欣平	谈勇	谈献和	陶永华	陶芳标	陶·苏和
陶建生	陶晓华	黄钢	黄峻	黄烽	黄人健	黄叶莉
黄宇光	黄国宁	黄国英	黄跃生	黄璐琦	萧树东	梅亮
梅长林	曹佳	曹广文	曹务春	曹建平	曹洪欣	曹济民
曹雪涛	曹德英	龚千锋	龚守良	龚非力	袭著革	常耀明
崔蒙	崔丽英	庾石山	康健	康廷国	康宏向	章友康
章锦才	章静波	梁萍	梁显泉	梁铭会	梁繁荣	谌贻璞
屠鹏飞	隆云	绳宇	巢永烈	彭成	彭勇	彭明婷
彭晓忠	彭瑞云	彭毅志	斯拉甫·艾白		葛坚	葛立宏

董方田	蒋力生	蒋建东	蒋建利	蒋澄宇	韩晶岩	韩德民
惠延年	粟晓黎	程天民	程仕萍	程训佳	焦德友	储全根
舒强	童培建	曾苏	曾渝	曾小峰	曾正陪	曾国华
曾学思	曾益新	谢宁	谢立信	蒲传强	赖西南	赖新生
詹启敏	詹思延	鲍春德	窦科峰	窦德强	褚淑贞	赫捷
蔡威	裴国献	裴晓方	裴晓华	廖品正	谭仁祥	谭先杰
翟所迪	熊大经	熊鸿燕	樊旭	樊飞跃	樊巧玲	樊代明
樊立华	樊明文	樊瑜波	黎源倩	颜虹	潘国宗	潘柏申
潘桂娟	潘超美	薛社普	薛博瑜	魏光辉	魏丽惠	藤光生
B·吉格木德						

《中华医学百科全书》学术委员会

主任委员　巴德年

副主任委员（以姓氏笔画为序）

汤钊猷　　　吴孟超　　　陈可冀　　　贺福初

学术委员（以姓氏笔画为序）

顾景范　　徐文严　　翁心植　　栾文明　　郭　定　　郭子光　　郭天文
郭宗儒　　唐由之　　唐福林　　涂永强　　黄秉仁　　黄洁夫　　黄璐琦
曹仁发　　曹采方　　曹谊林　　龚幼龙　　龚锦涵　　盛志勇　　康广盛
章魁华　　梁文权　　梁德荣　　彭小忠　　彭名炜　　董　怡　　程天民
程元荣　　程书钧　　程伯基　　傅民魁　　曾长青　　曾宪英　　温　海
强伯勤　　裘雪友　　甄永苏　　褚新奇　　蔡年生　　廖万清　　樊明文
黎介寿　　薛　淼　　戴行锷　　戴宝珍　　戴尅戎

《中华医学百科全书》工作委员会

主任委员　姚建红

副主任委员　李　青

执行主任委员　张　凌

顾问　罗　鸿

编审（以姓氏笔画为序）

司伊康　　吴翠姣　　张　宇　　张　凌　　张之生　　张立峰　　张晓雪
陈　懿　　陈永生　　呼素华　　郭亦超　　傅祚华　　谢　阳

编辑（以姓氏笔画为序）

王　霞　　尹丽品　　孙文欣　　李元君　　刘　婷　　沈冰冰　　陈　佩
胡安霞　　郭　琼

工作委员

张晓雪　　左　谦　　吴　江　　刘　华　　卢运霞　　栾　韬　　丁春红
孙雪娇　　张　飞

办公室主任　吴翠姣

办公室副主任　孙文欣　王　霞

临床医学

沈卫民　　南京医科大学附属儿童医院

宋宏程　　首都医科大学附属北京儿童医院

张学军　　首都医科大学附属北京儿童医院

张潍平　　首都医科大学附属北京儿童医院

陈亚军　　首都医科大学附属北京儿童医院

陈伟丹　　广州市妇女儿童医疗中心

陈欣欣　　广州市妇女儿童医疗中心

郑　珊　　复旦大学附属儿科医院

夏慧敏　　广州市妇女儿童医疗中心

倪　鑫　　首都医科大学附属北京儿童医院

梁树立　　首都医科大学附属北京儿童医院

葛　明　　首都医科大学附属北京儿童医院

舒　强　　浙江大学医学院附属儿童医院

曾　骐　　首都医科大学附属北京儿童医院

詹江华　　天津市儿童医院

学术秘书

李樱子　　首都医科大学附属北京儿童医院

前　言

《中华医学百科全书》终于和读者朋友们见面了！

古往今来，凡政通人和、国泰民安之时代，国之重器皆为科技、文化领域的鸿篇巨制。唐代《艺文类聚》、宋代《太平御览》、明代《永乐大典》、清代《古今图书集成》等，无不彰显盛世之辉煌。新中国成立后，国家先后组织编纂了《中国大百科全书》第一版、第二版，成为我国科学文化事业繁荣发达的重要标志。医学的发展，从大医学、大卫生、大健康角度，集自然科学、人文社会科学和艺术之大成，是人类社会文明与进步的集中体现。随着经济社会快速发展，医药卫生领域科技日新月异，知识大幅更新。广大读者对医药卫生领域的知识文化需求日益增长，因此，编纂一部医药卫生领域的专业性百科全书，进一步规范医学基本概念，整理医学核心体系，传播精准医学知识，促进医学发展和人类健康的任务迫在眉睫。在党中央、国务院的亲切关怀以及国家各有关部门的大力支持下，《中华医学百科全书》应运而生。

作为当代中华民族"盛世修典"的重要工程之一，《中华医学百科全书》肩负着全面总结国内外医药卫生领域经典理论、先进知识，回顾展现我国卫生事业取得的辉煌成就，弘扬中华文明传统医药璀璨历史文化的使命。《中华医学百科全书》将成为我国科技文化发展水平的重要标志、医药卫生领域知识技术的最高"检阅"、服务千家万户的国家健康数据库和医药卫生各学科领域走向整合的平台。

肩此重任，《中华医学百科全书》的编纂力求做到两个符合。一是符合社会发展趋势：全面贯彻以人为本的科学发展观指导思想，通过普及医学知识，增强人民群众健康意识，提高人民群众健康水平，促进社会主义和谐社会构建。二是符合医学发展趋势：遵循先进的国际医学理念，以"战略前移、重心下移、模式转变、系统整合"的人口与健康科技发展战略为指导。同时，《中华医学百科全书》的编纂力求做到两个体现：一是体现科学思维模式的深刻变革，即学科交叉渗透/知识系统整合；二是体现继承发展与时俱进的精神，准确把握学科现有基础理论、基本知识、基本技能以及经典理论知识与科学思维精髓，深刻领悟学科当前面临的交叉渗透与整合转化，敏锐洞察学科未来的发展趋势与突破方向。

作为未来权威著作的"基准点"和"金标准"，《中华医学百科全书》编纂过程中，制定了严格的主编、编者遴选原则，聘请了一批在学界有相当威望、具有较高学术造诣和较强组织协调能力的专家教授（包括多位两院院士）担任大类主编和学科卷主编，确保全书的科学性与权威性。另外，还借鉴了已有百科全书的编写经验。鉴于《中华医学百科全书》的编纂过程本身带有科学研究性质，还聘请了若干科研院所的科研管理专家作为特约编审，站在科研管理的高度为全书的顺利编纂保驾护航。除了编者、编审队伍外，还制订了详尽的质量保证计划。编纂委员会和工作委员会秉持质量源于设计的理念，共同制订了一系列配套的质量控制规范性文件，建立了一套切实可行、行之有效、效率最优的编纂质量管理方案和各种情况下的处理原则及预案。

《中华医学百科全书》的编纂实行主编负责制，在统一思想下进行系统规划，保证良好的全程质量策划、质量控制、质量保证。在编写过程中，统筹协调学科内各编委、卷内条目以及学科间编委、卷间条目，努力做到科学布局、合理分工、层次分明、逻辑严谨、详略有方。在内容编排上，务求做到"全准精新"。形式"全"：学科"全"，册内条目"全"，全面展现学科面貌；内涵"全"：知识结构"全"，多方位进行条目阐释；联系整合"全"：多角度编制知识网。数据"准"：基于权威文献，引用准确数据，表述权威观点；把握"准"：审慎洞察知识内涵，准确把握取舍详略。内容"精"："一语天然万古新，豪华落尽见真淳。"内容丰富而精练，文字简洁而规范；逻辑"精"："片言可以明百意，坐驰可以役万里。"严密说理，科学分析。知识"新"：以最新的知识积累体现时代气息；见解"新"：体现出学术水平，具有科学性、启发性和先进性。

《中华医学百科全书》之"中华"二字，意在中华之文明、中华之血脉、中华之视角，而不仅限于中华之地域。在文明交织的国际化浪潮下，中华医学汲取人类文明成果，正不断开拓视野，敞开胸怀，海纳百川般融入，润物无声状拓展。《中华医学百科全书》秉承了这样的胸襟怀抱，广泛吸收国内外华裔专家加入，力求以中华文明为纽带，牵系起所有华人专家的力量，展现出现今时代下中华医学文明之全貌。《中华医学百科全书》作为由中国政府主导，参与编纂学者多、分卷学科设置全、未来受益人口广的国家重点出版工程，得到了联合国教科文等组织的高度关注，对于中华医学的全球共享和人类的健康保健，都具有深远意义。

《中华医学百科全书》分基础医学、临床医学、中医药学、公共卫生学、军事与特种医学和药学六大类，共计 144 卷。由中国医学科学院/北京协和医学院牵头，联合军事医学科学院、中国中医科学院和中国疾病预防控制中心，带动全国知名院校、科研单位和医院，有多位院士和海内外数千位优秀专家参加。国内知名的医学和百科编审汇集中国协和医科大学出版社，并培养了一批热爱百科事业的中青年编辑。

回览编纂历程，犹然历历在目。几年来，《中华医学百科全书》编纂团队呕心沥血，孜孜矻矻。组织协调坚定有力，条目撰写字斟句酌，学术审查一丝不苟，手书长卷撼人心魂……在此，谨向全国医学各学科、各领域、各部门的专家、学者的积极参与以及国家各有关部门、医药卫生领域相关单位的大力支持致以崇高的敬意和衷心的感谢！

《中华医学百科全书》的编纂是一项泽被后世的创举，其牵涉医学科学众多学科及学科间交叉，有着一定的复杂性；需要体现在当前医学整合转型的新形式，有着相当的创新性；作为一项国家出版工程，有着毋庸置疑的严肃性。《中华医学百科全书》开创性和挑战性都非常强。由于编纂工作浩繁，难免存在差错与疏漏，敬请广大读者给予批评指正，以便在今后的编纂工作中不断改进和完善。

刘德培

凡　例

一、《中华医学百科全书》（以下简称《全书》）按基础医学类、临床医学类、中医药学类、公共卫生学类、军事与特种医学类、药学类的不同学科分卷出版。一学科辑成一卷或数卷。

二、《全书》基本结构单元为条目，主要供读者查检，亦可系统阅读。条目标题有些是一个词，例如"癫痫"；有些是词组，例如"小儿骨髓炎"。

三、由于学科内容有交叉，会在不同卷设有少量同名条目。例如《小儿外科学》《神经外科学》都设有"硬脑膜下血肿"条目。其释文会根据不同学科的视角不同各有侧重。

四、条目标题上方加注汉语拼音，条目标题后附相应的外文。例如：

xiǎo'ér wàikēxué
小儿外科学（pediatric surgery）

五、本卷条目按学科知识体系顺序排列。为便于读者了解学科概貌，卷首条目分类目录中条目标题按阶梯式排列，例如：

新生儿感染 ……………………………………………………………………
　脐炎 ……………………………………………………………………………
　新生儿乳腺炎 …………………………………………………………………
　新生儿腮腺炎 …………………………………………………………………
　新生儿皮下坏疽 ………………………………………………………………
　新生儿肛旁脓肿 ………………………………………………………………
　新生儿肛瘘 ……………………………………………………………………
联体儿 ……………………………………………………………………………
　对称性联体儿 …………………………………………………………………
　不对称联体儿 …………………………………………………………………
　　半联体畸形 …………………………………………………………………
　　寄生胎 ………………………………………………………………………

六、各学科都有一篇介绍本学科的概观性条目，一般作为本学科卷的首条。介绍学科大类的概观性条目，列在本大类中基础性学科卷的学科概观性条目之前。

七、条目之中设立参见系统，体现相关条目内容的联系。一个条目的内容涉及其他条目，需要其他条目的释文作为补充的，设为"参见"。所参见的本卷条目的标题在本条目释文中出现的，用蓝色楷体字印刷；所参见的本卷条目的标题未在本条目释文中出现的，在括号内用蓝色楷体字印刷该标题，另加"见"字；参见其他卷条目的，注明参见条所属学科卷名，如"参见□□□卷"或"参见□□□卷□□□□"。

八、《全书》医学名词以全国科学技术名词审定委员会审定公布的为标准。同一概念或疾病在不同学科有不同命名的，以主科所定名词为准。字数较多，释文中拟用简称的名词，每个条目中第一次出现时使用全称，并括注简称，例如：甲型病毒性肝炎（简称甲肝）。个别众所周知的名词直接使用简称、缩写，例如：B超。药物名称参照《中华人民共和国药典》2020年版和《国家基本药物目录》2018年版。

九、《全书》量和单位的使用以国家标准 GB 3100—1993《国际单位制及其应用》、GB/T 3101—1993《有关量、单位和符号的一般原则》及 GB/T 3102 系列国家标准为准。援引古籍或外文时维持原有单位不变。必要时括注与法定计量单位的换算。

十、《全书》数字用法以国家标准 GB/T 15835—2011《出版物上数字用法》为准。

十一、正文之后设有内容索引和条目标题索引。内容索引供读者按照汉语拼音字母顺序查检条目和条目之中隐含的知识主题。条目标题索引分为条目标题汉字笔画索引和条目外文标题索引，条目标题汉字笔画索引供读者按照汉字笔画顺序查检条目，条目外文标题索引供读者按照外文字母顺序查检条目。

十二、部分学科卷根据需要设有附录，列载本学科有关的重要文献资料。

目 录

xiǎo'ér wàikēxué

小儿外科学（pediatric surgery）

研究从围产期、新生儿出生到18岁所有儿童的外科相关疾病以及有关的医学教育与基础研究的学科。小儿外科医师指受过高等医学教育，从事小儿外科工作的并经卫生部门审查合格的医务卫生人员。小儿外科学是临床医学中发展历史较短的新兴学科，虽然是从成人外科体系中发展出来，但它并不是成人外科学的缩影，而是外科学与儿科学所形成的交叉学科，已经逐步发展为一个独立的学科。

简史　现代小儿外科基本上是20世纪的产物。1908年，瑞士弗雷德（Fredert）成功地进行了首例幽门环肌切开术；1920年，德国拉姆斯泰特（Ramstedt）使该手术简化并推广，奠定了现代小儿外科基础。这一时期为小儿外科的开创阶段，工作目标是争取提高小儿手术存活率。1940年，美国的拉德（Ladd）总结了婴儿腹部手术经验，同时英、法、德、瑞士和苏联都有著名的小儿外科创始人。但直到1950年后拉德的学生格罗斯（Gross）扩大了拉德腹部外科的成果，又开展了泌尿系统畸形矫治，并且第一个打开心脏手术禁区。20世纪50年代末，发达国家新生儿食管闭锁手术存活率已达到90%。由于50~60年代各种畸形儿成活数量增加，晚期功能与生存质量的问题逐渐引起了重视，发达国家小儿外科工作转入争取提高患儿生存质量方面。这时期小儿泌尿外科的兴起反映了对生存质量的重视。80年代以后，小儿外科各专业技术均已与成人专业看齐，并且对不少成人疾病起了预防作用；同时也使小儿外科工作者注意到预防的重要性，于是开展了胎儿外科。随着医学现代化的进步，小儿外科基础理论研究方面也都进入了现代科学的前列。

中华人民共和国成立以后，张金哲、马安权、佘亚雄和童尔昌成立了专门的儿童医院和综合医院的小儿外科专业。此后，小儿外科专业得到快速发展。1987年成立中华小儿外科分会，小儿外科领域中各专业也逐渐细化。学术交流日趋频繁，《中华小儿外科杂志》《临床小儿外科杂志》等专门期刊蓬勃发展。

研究内容　小儿外科包括普外科、新生儿外科、骨科、神经外科、心胸外科、泌尿外科、肿瘤外科、急症外科和整形外科等专业，以及新增的胎儿外科及移植外科。随着科技的进步和相关设备的改进，包括应用各种腔镜如腹腔镜、胸腔镜、关节镜等技术和器械的微创外科也在小儿外科得到蓬勃发展。

小儿不是成人的缩影，很多小儿外科疾病有着小儿特有的疾病类型与病理生理特点。小儿许多疾患成人很少发生。而有些同样的疾病，成人外科与小儿外科的处理原则和方法不同，不能纯粹以成人外科的处理理念和原则来治疗小儿外科疾病。先天性结构畸形占小儿外科疾病谱的80%，其中不少先天性疾病需要在合适的时间矫治畸形。也有一些疾病在各种年龄均可能发生，但在儿童时期则有不同的临床表现及诊治特点。因此小儿外科医师要有良好的胚胎学与发育生物学基础，针对疾病的不同特点予以合理的诊治。

小儿外科的患儿在围手术期容易发生水、电解质紊乱，小儿外科医师需要熟练掌握临床液体疗法，及时处理水电解质紊乱。小儿外科的护理工作也有较高的要求。小儿外科护士既要有小儿内科护士所需的知识和经验，还要熟悉小儿外科疾病的特点，随时观察病情变化并及时处理，才能使小儿顺利康复。

在新生儿，由于体温调节功能未完善，围手术期容易出现体温不升或恶性高热。对高热处理不当，在婴幼儿，尤其是新生儿，很容易产生脑细胞损伤，导致惊厥、癫痫等。小儿手术室和病房的保暖和降温的要求高于成人手术室和病房。小儿外科的手术器械也要尽可能符合小儿脏器的大小和组织学特点。还因为小儿的潮气量小和呼吸道狭窄，所以也要有特制的小儿麻醉设备和器械。

研究方法　按照项目的内涵和特点，小儿外科学与普通医学相同，可分为基础研究、应用基础研究、应用研究三大类。其目的都是追求理论和实践创新。基础研究指小儿外科学理论研究，探索认识婴幼儿小儿外科疾病的病理生理特点，形成小儿外科学的理论体系。应用基础研究是将理论与小儿外科疾病临床实践相结合，指导小儿外科疾病治疗实践活动。应用研究是将理论成果临床转化的研究活动，推进小儿外科学的发展。

同邻近学科的关系　小儿外科的发展伴随着现代医学伦理的发展。克隆、机器人、可视内镜、胎儿外科、基因工程及新的生育繁殖技术的不断涌现，使医学伦理学面对许多新的、前所未有的问题。最科学而有力的临床研究是前瞻性随机双盲对照研究。然而在应用其评价手术效果时有一些特殊的障碍，特别是小儿外科领域。第一，安慰剂或"假"手术引起的争议，一些学者认为这是伦理上的不公正。虽然一些成人志愿者在充分了解情况后能承担手术及麻醉的风险，但还没有在儿童应用假手术试验的报道。可能因为父母或患儿监护人缺乏法律道德赋予的权力使儿童进入那些承担危险又可能不能带来益处的试验。第二，前瞻性随机双盲对照研究。最好是研究者与被研究者均不了解试验情况，一旦不能使外科医师不知情，试验结果的客观性就很难保证。所以人们更愿意设计单盲试验来比较不同的手术方式。第三，由于儿童各种疾病手术人数较成人明显少，一些试验很难找到足够的试验对象，从而影响试验结果的准确性。自1990年以来，儿外科领域前瞻性随机双盲对照研究文章有所增加，但多是有关药物抗感染或化疗方面的研究。现代小儿外科操作和设备的改革会有很大提高，但没有好的临床试验设计就无法评价新治疗的效果，也缺乏足够的资料支持新治疗是有益的。儿外科医师，同其他医师一样，有科学及伦理的责任去正式评价治疗。好的研究不仅使患儿免受危险的、未经证实的治疗，而且也可增强和保持医疗和外科知识的真实性。

应用和有待解决的课题　①给小儿外科带来如此长足进步的不仅是手术技术的进步，以人工呼吸机为中心的呼吸管理及麻醉，包括中心静脉营养的营养管理法的显著发展，也给小儿外科的发展带来很大的影响。②出生前诊断的进步，也带来了很大影响。在现阶段，新生儿期的外科疾病，几乎都能在出生前诊断。诊断有疾病的胎儿，由产科、新生儿科、小儿外科、麻醉科共同制订周密的治疗方案，并按计划地分娩。因此，很多新生儿疾病的治疗效果显著，新生儿外科病例的病死率也已显著降低。③一些重症先天性疾病，如先天性膈疝、先天性囊肿畸形等，在产后很短的一段时间内就会死亡，这些疾病的治疗是一个新的挑战。④出生前诊断会让医师获得更详细的资料。早产儿医疗的进步，使出生时体重在1000g以下的超、极低体重儿也能够存活。在这些早产儿身上发现的外科疾病成为小儿外科的治疗对象，其治疗难度极大，是今后需要与新生儿科医生共同努力协作的一个课题。⑤现代技术特别是内镜（腹腔镜、胸腔镜）下手术的进步，开创了小儿外科微创时代的发展。

（冯杰雄）

xiǎo'ér wéishǒushùqī chǔlǐ
小儿围手术期处理（pediatric perioperative management）

为患儿手术做术前准备和促进术后康复而采取的一系列医疗措施。包括术前仔细的体检、全面而必要的辅助检查、术前用药以及术后并发症的处理及康复训练等。

正确而恰当的围手术期管理是小儿外科的治疗取得良好效果的重要保障。由于对小儿机体尤其是新生儿和早产儿的生理、代谢及手术创伤反应的认知日益提高，围手术期管理有很大改进，使过去认为不能甚至无法施行手术的患儿能安全度过围手术期而取得良好的疗效。为此，小儿外科医师必须在术前、术中及术后对患儿的生理、代谢及手术创伤反应精确处理，以预防并发症的发生，提高生存率并改善预后。

手术前准备　术前用各种措施使患儿在良好的状态下度过手术。常规的术前准备包含全面的体格检查及实验室检查。儿童一般需要术前6小时禁食固体食物，某些胃肠道手术前需要使用流质饮食或要素饮食数天。对于发热的患儿，需要查明病因，控制体温在适当的水平。胃肠道较大手术、腹膜后手术、脾切除等，术前应放置胃肠减压管。对有需要的患儿应用维生素、抗生素等。手术区域的皮肤准备，备血、输血等。同时小儿外科医师需要与患儿家属充分交流沟通，说明手术必要性、充分告知可能取得的疗效、手术危险、可能出现的并发症、术后恢复过程、术后饮食、体位、给氧、胃肠减压、引流、导尿、大小便及术后疼痛管理等。

手术是外科疾病的重要治疗手段，而良好的术前准备是手术成功的前提。术前准备需要麻醉医师与手术医师的通力合作来完成。良好的术前准备可以使患儿在体格和精神方面均处于可能达到的最佳状态，以增强患儿对麻醉和手术的耐受能力，提高患儿在麻醉中的安全性，避免麻醉意外的发生，减少麻醉后的并发症，保证手术顺利进行，使患儿术后恢复更迅速。

手术后处理　针对麻醉的残余作用及手术创伤造成的影响，采取综合措施，加快恢复生理功能，防止并发症的发生，促进患儿早期康复。①一般处理包括患儿在麻醉未清醒前平卧，头取侧位，及时吸出口腔分泌物，以防误吸窒息或引起肺部并发症。观察神志和面色。每小时测一次呼吸、脉搏和血压。危重患儿或大手术后须重点监护。术后注意保暖，尤其是新生儿，由于体温调节功能不全，体表面积相对较大，容易散热。新生儿皮下脂肪少，汗腺调节功能不全，每分通气量高，因而保温能力差，加上麻醉可抑制体温中枢的调节，使末梢血管扩张，散热增加，故术后常出现低温或体温不升，可导致苏醒延迟、新生儿硬肿病及呼吸循环抑制甚至衰竭。②特殊病例可根据需要选择必要的体位，注意伤口出血、渗血。敷料及各种引流管、静脉输液管均须严格包扎固定，防止污染及扭曲受压或脱落。肢体有石膏固定的患儿，应观察肢端血液循环情况。选用适当的镇静镇痛药物以缓解术后伤口疼痛。术后按需要继续给予各种抗生素。一般无菌手术或污染轻微的手术不必使用抗生素，而复杂手术、整形或矫形手术可预防性应用抗生素 1～3 天。污染严重或感染病例应根据细菌培养及敏感试验选用最合适的抗生素。③对危重患儿需要施加重症监护，用监护仪监测心率、呼吸及心电图，测量体温并记录，记录出入量。每天检查各种静脉动脉导管、气管内插管。昏迷患儿须严密监护神经精神状态，以及进行神经系统检查。④对于器官功能不全的患儿，需要对系统及器官功能进行监护，如监测循环系统、呼吸系统、泌尿系统、血液系统、神经系统、消化系统，并监测血糖、电解质和酸碱平衡、免疫功能和营养状态等。⑤许多接受手术的婴儿和儿童，可因进食障碍或疾病出现营养不良，创伤和大手术后蛋白分解和分解代谢反应更可直接影响患儿术后的康复。这类患儿术后需要进行营养支持治疗。⑥预防并及时处理术后并发症，加强营养与支持，以促进患儿顺利康复。

（冯杰雄）

xiǎo'ér shǒushù hòu bìngfāzhèng

小儿手术后并发症 （pediatric postoperative complication）

因小儿外科手术操作而引起组织器官损伤、缺失和功能障碍等的不良后果。小儿外科常见的手术后并发症包括术后创口出血及继发性休克。

手术创口渗血过多，除积极输血外，应全面检查，创口有出血和内出血者必须重新打开伤口，结扎出血血管或再手术剖腹寻找出血原因。创口深部的大血肿也应及早切开，放出血液及血凝块，必要时结扎出血点。手术时间过长或环境温度过高、麻醉和手术反应、感染疾病本身及毒素吸收、术前发热未控制、酸中毒、脱水等，均可导致术后患儿高热，且可同时发生惊厥。术后高热的处理是采用药物或物理降温，同时纠正水和电解质紊乱。

小儿胃肠道手术后，胃肠功能受到抑制，或因创口疼痛限制了腹式呼吸运动，可减缓肠蠕动的恢复。此外，麻醉时吞咽大量空气，加上肠管内积气，术后可出现明显的腹胀。临床上主要表现为麻痹性肠梗阻、肠积气、肠蠕动减弱或消失，腹胀严重者多伴有呕吐及呼吸困难。为避免术后腹胀，术前需保持小儿安静，麻醉诱导要平稳，以减少吞咽空气。手术操作要轻柔，尽量减少肠管暴露和损伤。胃肠减压可以减轻或解除腹胀，促使肠道功能恢复，预防呕吐、窒息及因肠管过度膨胀而破裂。及时纠正水、电解质紊乱。积极治疗后腹胀若无缓解，须行直立位腹部 X 线检查，疑有机械性肠梗阻或消化道穿孔者应剖腹探查。

腹壁创口裂开常见于术后 4～5 天，临床表现为患儿精神萎靡，体温突然升高，且切口处有血性腹水溢出，在拆线或哭闹时腹压增高，创口可全部裂开而发生肠管脱出。此时应急症处理，局部用消毒纱布覆盖后送手术室，将脱出的肠管、内脏纳入腹腔，再行腹壁缝合，并加用张力缝线缝合。

由于小儿呼吸系统的生理特点和抵抗力的低下，术后常发生肺部并发症，如吸入性肺炎、肺部感染、肺不张、肺水肿。应积极予以抗感染及对症支持处理。

全麻或蛛网膜下腔阻滞后膀胱排尿反射受限制、下腹部和会阴手术对膀胱神经的牵拉刺激及切口疼痛引起反射性膀胱括约肌痉挛等，可引起尿潴留。对尿潴留患儿，可行下腹部热敷，卡巴胆碱 0.25mg 肌内注射，改变体位（站立或坐起）排尿等。无效时，可施行导尿，并留置导尿管 1～2 天。

（冯杰雄）

xiǎo'ér téngtòng guǎnlǐ

小儿疼痛管理 （pediatric pain management）

根据患儿的具体情况，制订个体化的镇痛方案，以缓解术后疼痛的行为和过程。小儿术后可以采用多模式镇痛方案，包括罗哌卡因切口浸润以控制外周神经痛。吸吮棒棒糖可以减轻婴儿疼痛和烦躁。术后给患儿提供一个安静的休养环境，利用听音乐、讲故事等分散患儿注意力。多模式镇痛可达到有效的疼痛控制和较低的不良反应发生率。手术引起的内源性阿片肽释放及疼痛治疗时使用的外源性阿片类药物均能导致术后胃肠功能障碍。多模式镇痛中的轴索镇痛、利多卡因等能减少围手术期阿片类药物的用量，以促进肠道功能早期恢复。

小儿术后疼痛容易导致应激反应，胸部伤口疼痛还容易限制呼吸幅度和咳嗽反应，使分泌物不易排出而导致肺部并发症，因此术后镇痛对于儿童患儿术后康复非常重要。

(冯杰雄)

shuǐ-diànjiězhì pínghéng

水电解质平衡（water and electrolyte balance）　机体每日摄取和排出的水，以及细胞外体液的容量、电解质浓度和渗透压等维持在一定范围内的生理状态。在围手术期，由于小儿机体发育不成熟，各种调节机制功能不全，极易造成水电解质平衡紊乱。水电解质平衡需要通过补液来调整循环系统的液体量，纠正电解质紊乱，稳定细胞内外的电解质成分，补充蛋白质、电解质、热能的消耗，以保持小儿内外环境的动态平衡，达到康复。

(冯杰雄)

tǐyè pínghéng

体液平衡（body fluid equilibrium, body fluid balance）　正常情况下，机体通过胃肠道、肾、皮肤、呼吸道等与外界进行液体交换，但体液量和分布基本稳定的状态。人体内存在的液体称为体液。体液中有无机物和有机物，无机物与一部分以离子形式存在的有机物统称为电解质。葡萄糖、尿素等不能解离的有机物称为非电解质。体液以细胞膜为界，可分为两大部分，即细胞内液和细胞外液。细胞外液因其存在部分不同，又可分为血浆和细胞间液，后者包括淋巴液。各部位体液之间处于动态平衡，其内的水与电解质也处于动态平衡，这种平衡状态称为体液平衡。人体体液平衡主要通过肾调节，以达到人体内环境的恒定，这是保证人体细胞的正常代谢所必需的。

(冯杰雄)

diànjiězhì wěnluàn

电解质紊乱（electrolyte disturbance）　人体血浆中的钠离子、钾离子、钙离子、镁离子的浓度、渗透压不在正常范围内的病理状态。

分类　根据电解质的种类，主要分为以下类型。

钠代谢紊乱　①血浆钠浓度降低：主要原因有肾性和非肾性两大类。肾功能损害而引起低钠血症的有渗透性利尿、肾上腺功能低下以及急慢性肾衰竭等情况。非肾性因素可见于呕吐、腹泻、肠瘘、大量出汗和烧伤等疾病。另外，还有假性低钠血症，即由血浆中一些不溶性物质和可溶性物质的增多而导致，使单位体积的水含量减少，血钠浓度降低，引起低钠血症，前者见于高脂蛋白血症（血脂>10g/L）、高球蛋白血症（总蛋白>100g/L，如多发性骨髓瘤、巨球蛋白血症、干燥综合征）；后者见于静脉注射高张葡萄糖或静脉滴注甘露醇以后。②高钠血症：主要见于水的摄入减少（如下丘脑损害引起的原发性高钠血症）、尿崩症、原发性醛固酮增多症、库欣（Cushing）综合征等。

钾代谢紊乱　主要有低钾血症与高钾血症。

低钾血症　常见原因：①钾摄入不足，如长期进食不足（如慢性消耗性疾病）或者禁食者（如术后较长时间禁食）；严重腹泻、呕吐、胃肠减压和肠瘘者引起的钾丢失或排出增多；肾上腺皮质激素有促进钾排泄及钠潴留作用，长期应用肾上腺皮质激素能引起低血钾；心力衰竭及肝硬化患者，在长期使用利尿剂时，可因大量排尿增加钾的丢失。②细胞外钾离子进入细胞内，如静脉输入过多葡萄糖，尤其是加用胰岛素时，促进葡萄糖的利用，进而合成糖原，导致钾离子进入细胞内，造成低血钾；代谢性碱中毒或输入过多碱性药物，细胞外的钾离子进入细胞内，造成低钾血症；血浆稀释也可形成低钾血症。

高钾血症　常见原因：①钾输入过多，多见于钾溶液输入速度过快或量过大，特别是有肾功能不全、尿量减少，又输入钾溶液时易于引起高血钾。②钾排泄障碍，各种原因引起的少尿或无尿如急性肾衰竭；细胞内的钾离子向细胞外转移，如大面积烧伤，组织细胞大量破坏，细胞内钾离子大量释放到血液中；代谢性酸中毒，血浆氢离子往细胞内转移，细胞内钾离子向细胞外转移，与此同时，肾小管上皮细胞泌钾减少，使钾潴留于体内。

钙代谢紊乱　血钙的浓度除受磷的影响外与蛋白质的浓度、维生素D、甲状旁腺激素等也有关。

镁离子代谢异常　一般由于镁的摄入不足、肾小管的再吸收障碍，内分泌障碍，长期禁食、吸收不良、慢性酒精中毒、胰腺炎、甲状旁腺功能减退、醛固酮增多症、糖尿病性昏迷、长期使用利尿剂、血紫质病等所致。低镁血症常伴有高血钙。

临床意义　电解质代谢紊乱在小儿外科围手术期较为常见。当出现任何一个电解质数量改变时，将导致不同的机体损害，即出现电解质紊乱。许多器官系统的疾病，一些全身性的病理过程，都可以引起或伴有电解质代谢紊乱。某些医源性因素如药物使用不当，也常可导致电解质代谢紊乱。临床上常见的水与电解质代谢紊乱有高渗性脱水、低渗性脱水、等渗性脱水、水肿、水中毒、低钾血症和高钾血症。

（冯杰雄）

yètǐ liáofǎ

液体疗法（fluid therapy）

通过补充或限制某些液体以维持体液平衡的治疗方法。适用于水与电解质代谢紊乱，如高渗性脱水、低渗性脱水、等渗性脱水、水肿、水中毒、低钾血症和高钾血症。

液体疗法包括静脉营养、胶体液的输入、输血或腹膜透析等。临床上常用的液体有非电解质液和等渗含钠液。非电解质液包括饮用水及静脉输入 5%～10% 葡萄糖注射液，可补充由呼吸、皮肤蒸发所失水分及排尿丢失的液体，以纠正体液高渗状态，但不能补充体液丢失。等渗含钠液包括生理盐水、林格液、2∶1 等张含钠液、改良达罗液，主要功能是补充体液损失，纠正体液低渗状态及酸碱平衡紊乱。

（冯杰雄）

xiǎo'ér wàikē yíngyǎng

小儿外科营养（pediatric surgical nutrition）

根据营养学原理，通过术前全面营养评估、围手术期营养管理、术后积极营养支持，加速患儿康复的过程。小儿外科的重要组成部分。小儿外科营养在治疗疾病的过程中起着重要作用，患儿营养状况的好坏直接影响着创伤的愈合与疾病的恢复，营养状况良好可延缓某些疾病的发生和发展，营养也可作为某些疾病的一种治疗手段。营养需求是小儿外科患儿对各种营养物质种类和数量的生理要求，能使其顺利度过围手术期、术后快速康复。外科手术患儿的术前营养状况及术后营养康复直接影响其患病率及病死率。围手术期多学科合作模式对保障外科患儿获得围手术期全程最佳营养管理，改善临床结局非常重要。

（冯杰雄）

yíngyǎng zhuàngtài pínggū

营养状态评估（assessment of nutritional status）

为开展营养治疗，对患儿是否存在营养风险进行评估的过程。包含对患儿的病史采集、体格检查、体格发育评价、实验室检查和综合营养评估方法。

适应证：①不能正常经口进食者、摄食不足或有摄食禁忌者，如意识障碍者、重症肌无力导致患儿吞咽困难及丧失咀嚼能力。②胃肠道疾病，如胃肠道瘘、炎性肠病等胃肠道疾病。③胃肠道外疾病，胃肠道梗阻，围手术期营养，肿瘤放、化疗的辅助，烧伤，肝肾衰竭等。④营养不良的患儿。⑤严重腹泻、顽固呕吐、接受大剂量放化疗的患儿。⑥高分解代谢状态。

操作方法：①病史采集，即对收集到的主观资料进行营养评估，其内容包括既往史、现病史、体重变化及膳食调查等。②体格检查，包括外表的一般状况及面色、皮肤、水肿、眼、唇、舌、指甲等。③体格发育评价，人体测量指标包括如体重、身高（长）、皮褶厚度、上臂围、上臂肌围、身高别体重、年龄别体重、年龄别身高及身高别臂围。④实验室检查，如血红蛋白、血清白蛋白、转铁蛋白、前白蛋白和视黄醇结合蛋白、淋巴细胞计数；氮平衡，测定摄入氮和排出氮，收集患儿 24 小时的尿粪及引流液，用微量凯氏定氮法测定公式通过测定摄入氮和排出氮，氮平衡＝氮入量−（尿氮量+粪氮量+引流液氮量）。⑤综合营养评估方法，主要有两种。a. 主观综合评定法，主要调查患儿的病史和体征。病史包括近 2 周内体重变化、胃肠道症状（持续 2 周以上）、与正常相比的饮食变化、活动能力、营养需求与疾病的关系（即应激反应）；体征从皮下脂肪组织减少、踝部水肿、肌肉消耗等方面评价。这 8 项评价指标的结果可分为 A、B、C 三个等级。若患儿具备 5 个及以上 B 级或 C 级，则分别被评定为中度营养不良或重度营养不良。b. 营养评价简易问卷法，包括过去 1 个月内食欲是否减退、体重是否自然下降、是否补充营养液或采用管道饮食 3 个问题。评定结果 0～1 分为营养状态良好，2 分为中度营养不良，≥3 分为严重营养不良。

（冯杰雄）

yíngyǎng bùliáng

营养不良（malnutrition）

机体营养摄入不足、吸收不良或过度损耗造成的营养不足，以及过度摄入特定营养素而造成的营养过剩的状态。多见于 3 岁以下婴幼儿，主要症状表现为脂肪逐渐消失、肌肉萎缩和生长发育停滞，免疫力降低，造成患儿全身各系统的功能紊乱，严重者造成内脏器官功能和发育紊乱。

常见的营养不良包括蛋白质-能量营养不良及微量元素营养不良。蛋白质-能量营养不良是指身体内能量和蛋白质的可利用量或吸收量不足；微量元素营养不良是指一些必需营养素的可利用量不足，如身体内少量而不可或缺的维生素和微量元素缺乏。微量元素缺乏可导致各种各样的疾病和削弱身体抵抗疾病的能力。

小儿外科患儿营养风险筛查常用的工具包括营养风险及发育不良筛查工具（Screening Tool Risk on Nutritional status and Growth, STRONG kids）或儿科营养不良筛查工具（Screening Tool for the Assessment of Malnutrition in Pediatrics, STAMP）。对有营养风险的患儿应进行营养风险筛查，并定期复评，使其得到及时的营养支持治疗，减少感染等并发症，缩短住院时间，改善临床预后。

(冯杰雄)

营养支持 (nutrition support)

yíngyǎng zhīchí

患儿在饮食不能正常获取或摄入不足的情况下，通过肠内、外途径补充而取得维持人体正常生理活动必需营养素的过程。又称营养支持治疗。营养支持方式包括肠内营养、肠外营养或肠内外营养联合使用。营养支持不但是供给患儿营养物质，更是一种治疗手段，故又称为营养支持治疗。

适应证：在小儿外科，新生儿及小婴儿不能正常喂养 3 天，婴儿及儿童不能正常进食 5 天，就有应用营养支持的指征。应用营养支持前，可先对患儿进行营养风险筛查，一旦发现存在营养风险，则须进行更为详细的营养评估和营养风险筛查，继而对有营养风险的患儿进行全面的营养评估，进行规范、安全、有效、及时的营养支持治疗。

临床意义：患儿接受肠内营养支持治疗，可提高手术应激的耐受力，维持机体免疫功能的恒定，尤其是肠内营养可明显提高患儿自身的抗体水平和强化免疫细胞功能。肠内营养支持可增加代谢调理、改善组织或创伤的愈合、加速蛋白质合成，如白蛋白、转铁蛋白、纤维连接蛋白和胆碱酯酶，可增加机体脂肪和肌肉储备，且对患儿的肝功能无负影响。因此，对患儿进行肠内营养支持很重要。营养支持的目的已从维持氮平衡的状态深入到维护细胞代谢、改善与修复组织和器官的结构、调整生理功能，以促进患儿的康复。

(冯杰雄)

肠外营养 (parenteral nutrition)

chángwài yíngyǎng

经静脉途径供应患儿所需要的碳水化合物、蛋白质、脂肪乳剂、氨基酸、维生素、电解质及微量元素等营养要素的营养支持方式。分为完全肠外营养和部分肠外营养。目的是在无法正常进食的状况下供给患儿营养物质，使其继续生长、发育，并加速术后康复。

适应证：①胃肠道梗阻、胃肠道吸收功能障碍、高分解代谢状态，如大面积烧伤、严重复合伤、感染等。②严重营养不良，蛋白质-热量缺乏型营养不良常伴胃肠功能障碍，无法耐受肠内营养。③短肠综合征，广泛小肠切除 70% 及以上。④小肠疾病，如免疫系统疾病、肠缺血、多发肠瘘。⑤放射性肠炎。⑥严重腹泻、顽固性呕吐 >7 天。⑦重症胰腺炎，抗休克治疗待生命体征平稳后，若肠麻痹未消除、无法完全耐受肠内营养，则属肠外营养适应证。

注意事项及并发症：①技术性并发症，多与中心静脉导管的放置或留置有关，包括穿刺致气胸、血管、神经或胸导管损伤等。空气栓塞是最严重的并发症。②肠外营养本身引起代谢性并发症，如胆囊内胆泥和结石形成、胆汁淤积及肝酶谱升高、肠屏障功能减退。③导管相关的感染性并发症，临床表现为突发的寒战、高热，重者可致感染性休克。必要时拔除中心静脉导管。

(冯杰雄)

外周静脉营养 (peripheral parenteral nutrition, PPN)

wàizhōujìngmài yíngyǎng

将营养物质通过外周静脉输入患儿体内的方法。全称经外周静脉肠外营养，又称部分肠外营养、周围静脉营养。PPN 可以提供等渗的脂肪乳、5%～10% 葡萄糖、较小量的氨基酸、电解质等，方便建立输注通道，且通道管理简便。但是经外周静脉每天输入的营养物质总量有限，仅能提供 150～300g 葡萄糖，远不能满足机体热能的需要，不能用于校正负氮平衡、维持细胞多种功能以及促进创口的愈合。

适应证：一般 PPN 采用的时间不应超过 2 周。对短期使用肠外营养及需要量不很大的患儿可经外周静脉输注营养液。

并发症：PPN 的主要并发症是高渗性静脉炎，原因主要与液体渗透压较高、输注速度快有关。

(冯杰雄)

中心静脉营养 (central vein nutrition, CVN)

zhōngxīnjìngmài yíngyǎng

利用患儿中心静脉等大血管以输注营养物质的方法。全称经中心静脉肠外营养。人体静脉管径大且血流快，可以耐受高浓度营养液的输入，快速地将营养物质输送至全身，并避免静脉炎的发生。CVN 可减少体内蛋白质消耗，维持正氮平衡，促进患儿术后康复。其输注通道是通过外科手术将导管由锁骨下静脉穿刺而送入中心静脉，或由颈静脉插入上腔静脉。

适应证：适用于长期无法由肠胃内营养途径提供足够营养，而外周静脉营养无法提供大量营养物质的患儿。

并发症：①损伤，包括气胸、皮下气肿、血胸、水胸、臂丛神经损伤、锁骨下动脉损伤、大血肿、动静脉瘘、胸导管损伤、纵隔水肿。②感染及脓毒症，为最多见的并发症，常见的为化脓性静脉炎，严重者可发生脓毒症。③空气栓塞。④高血糖症与高渗性非酮症昏迷。⑤导管意外。

（冯杰雄）

肠内营养 （enteral nutrition）

chángnèi yíngyǎng

通过胃肠道提供代谢需要的营养物质的营养支持方式。在胃肠道功能正常的营养不良患儿中有助于维持其胃肠道黏膜的完整性，减少术后感染和并发症，并缩短住院时间。肠内营养的途径有口服和经导管输入两种。最常用的是经口喂养和鼻胃管/空肠管喂养。肠内营养可以是院内营养支持，也可以是院前营养支持，即家庭肠内营养支持方式。经导管输入包括经鼻胃管、鼻十二指肠管、鼻空肠管和胃空肠造瘘管等输入营养物质。

适应证：经口喂养适用于有完好吸吮和吞咽功能且胃肠道耐受性良好的患儿。管饲喂养适用于胃肠道有一定功能，但无法经口进食或经口进食后引起并发症的患儿，可根据胃肠道耐受性选择推注法、间歇输注法和持续输注法。胃肠道有功能且安全时，使用肠内营养。但吞咽和咀嚼困难、意识障碍或昏迷、消化道瘘、短肠综合征、肠道炎性疾病、急性胰腺炎、高代谢状态、慢性消耗性疾病等以及为纠正和预防手术前后营养不良情况时，应禁用或慎用。

注意事项及并发症：①机械并发症，其发生往往与饲管本身有关，如管径的大小、材料等有关。②吸入性肺炎，是一种潜在致命性的并发症，可能是大管径饲管损伤食管下括约肌、移位或姿势不当所致。③饲管堵塞，多因鼻饲液浓度过高或匀浆没有完全打碎所致。④胃肠道并发症，腹泻最常见，原因有长期未进食、初次鼻饲、灌注速度过快、吸收不良、浓度太高、乳糖不耐症等。⑤代谢方面的异常，如脱水、电解质紊乱等，应及时调整配方的组成。

（冯杰雄）

小儿外科感染 （surgical infection in children）

xiǎo'ér wàikē gǎnrǎn

发生在小儿创伤后或手术后的感染，或需要外科治疗的感染性疾病。依据病原体可分为病毒、细菌、真菌、原虫、蠕虫、支原体、衣原体等感染。小儿外科常见的有细菌感染、真菌感染与寄生虫感染。细菌感染分为特异性和非特异性感染。特异性感染如破伤风、气性坏疽、结核病、念珠菌感染等。非特异性感染又称化脓性感染或一般性感染，常见致病菌有葡萄球菌、链球菌、大肠埃希菌等，表现为疖、痈、丹毒、急性阑尾炎、急性乳腺炎等。真菌感染分全身性与局部性感染。其中，局部性真菌感染，常见的有外阴阴道假丝酵母菌病、甲癣、皮癣等。寄生虫感染常见有蛔虫病、蛲虫病、包虫病、猪囊尾蚴病。蛔虫病中以蛔虫性肠梗阻、胆道蛔虫病在小儿多见，蛲虫病可并发肛门炎，包虫病以肝包虫病、肺包虫病多发，猪囊尾蚴病以脑囊虫病常见，是颅内寄生虫感染性疾病。外科感染的临床表现与不同的病原微生物感染相关，主要通过细菌培养、药敏试验来明确感染的类型。外科感染的治疗原则是去除感染灶，抗感染药物治疗，辅以引流、清创或其他外科处理。

（冯杰雄）

细菌感染 （bacterial infection）

xìjūn gǎnrǎn

致病菌或条件致病菌自伤口或体内感染病灶侵入血液，并在血循环中生长繁殖，产生毒素和其他代谢产物所引起的急性全身性感染。又称非化脓性感染。临床表现以寒战、高热、皮疹、关节痛及肝脾大为特征，部分可有感染性休克和迁徙性病灶。部分严重感染的患儿还可出现烦躁、四肢厥冷、发绀、脉细速、呼吸增快及血压下降等临床表现。治疗不及时可发展为败血症或脓毒血症。

（冯杰雄）

特异性感染 （specific infection）

tèyìxìng gǎnrǎn

由结核分枝杆菌、破伤风梭菌、产气荚膜梭菌、炭疽杆菌、白念珠菌等病原体所引起的感染。特异性感染不同于一般性的细菌感染，可以引起较为独特的病变，其在临床表现及诊治原则等方面与一般感染不同。例如，破伤风梭菌致病物质为外毒素，属于神经毒素，能够作用于人体的中枢神经，发病后机体呈强直性痉挛，可出现牙关紧闭、角弓反张等症状，或可因窒息或呼吸衰竭而死亡。破伤风梭菌被感染治疗效果不佳，因此这种感染的预防比治疗更加重要，可立即注射破伤风抗毒素 （tetanus antitoxin，TAT） 作为紧急预防或特异性治疗。使用抗毒素应早期、足量使用 TAT。使用 TAT 还必须先做皮肤试验，必要时可采用脱敏注射法或用人抗破伤风免疫球蛋白。青霉素等抗生素可杀灭伤口局部的病原菌。

（冯杰雄）

jiéhéxìng gǎnrǎn

结核性感染 (tuberculosis infection)

结核分枝杆菌感染引起的慢性传染病。儿童及青少年容易发生的慢性和缓发的传染病。结核分枝杆菌可能侵入人体全身各种器官。结核性感染潜伏期4~8周，其中80%发生在肺部，其他部位如淋巴结、脑膜、腹膜、肠、皮肤、骨骼等也可继发感染。人与人之间呼吸道传播是该病传染的主要方式。除少数发病急促外，临床上多呈慢性过程。常有低热、乏力等全身症状和咳嗽、咯血等呼吸系统表现。

在临床工作中，结核性感染可分为原发性结核性感染、血型播散结核性感染和继发性结核性感染。原发性结核性感染，指当人体抵抗力降低时，经呼吸道或消化道初次侵入人体的结核分枝杆菌，常在肺部或肠壁形成原发病灶。血型播散结核性感染，指当机体抵抗力降低时，大量结核分枝杆菌一次或在极短时间内多次侵入血循环而引起，此时，由于机体变态反应增高，可致血管通透性增强。继发性结核性感染，指原发感染过程中肺内遗留下的潜在性病灶重新复燃或结核分枝杆菌再次感染所引起的。

(冯杰雄)

fēi tèyìxìng gǎnrǎn

非特异性感染 (non-specific infection)

常见致病菌如葡萄球菌、链球菌、大肠埃希菌等引起的以化脓为主要特征的感染。又称化脓性感染或一般感染。常见有疖、痈、丹毒、急性乳腺炎、急性阑尾炎等。其特点是同一种致病菌可以引起几种不同的化脓性感染，如金黄色葡萄球菌能引起疖、痈、脓肿和伤口感染等。而不同的致病菌也可以引起同一种疾病，如金黄色葡萄球菌、链球菌和大肠埃希菌都能引起急性蜂窝织炎、软组织脓肿和伤口感染等。非特异性感染具有共同的炎症特征，即红、肿、热、痛和功能障碍。防治上也有共同性。

(冯杰雄)

yīng'ér píxià huàijū

婴儿皮下坏疽 (neonatal subcutaneous gangrene)

婴儿特有的急性皮下组织的化脓性感染。好发于婴儿容易受压的背部或腰骶部，偶发枕部、肩、腿和会阴部。由于婴儿的皮肤薄嫩，皮肤防御能力及对炎症的反应均差，局部皮肤在冬季又易受压，不易保持清洁，故细菌容易从皮肤受损处侵入而引起感染。感染的细菌常为金黄色葡萄球菌，亦可偶为铜绿假单胞菌、草绿色链球菌等。经典分期有坏疽型、蜂窝织炎型、脓肿型。婴儿皮下坏疽病情发展快，可迅速发展及蔓延，感染皮肤变软，中心区的颜色转为暗红，皮下组织坏死液化。部分患儿局部皮肤出现多个水疱，并逐渐融合，内容物转为血性液体，中央部皮肤变黑，出现逐渐增大的坏死区。同时伴有全身症状，表现为高热、哭闹、拒乳，或有呕吐、腹泻、有出血斑点等。病情严重者合并中毒性休克，因呼吸和肾衰竭而致死。

凡是婴儿不明原因发热、哭闹、拒食时，均要详细检查患儿全身皮肤，尤其背、臀部及受压部位，如有局限性红肿，就应考虑该病。当触之硬而略肿，指压时变白，进而红肿区扩展迅速，或皮肤红硬的中央呈暗红色，或有漂浮感，即可诊断。婴儿皮下坏疽的治疗以抗生素治疗和切开引流为主。大片皮肤坏死留有较大创面时需要植皮。同时要加强营养支持，必要时输注新鲜全血、血浆或人血白蛋白。

(冯杰雄)

héxià fēngwōzhīyán

颌下蜂窝织炎 (submandibular cellulitis)

发生于颌下三角间隙的化脓性疾病。致病菌一般是金黄色葡萄球菌。该病常由牙源性感染或淋巴结炎扩散所致。好发于4月龄~4岁，此年龄段患儿免疫力较低。早期患儿颌下出现可以移动的或浸润固定的硬结，常于1~2天内迅速肿胀，扩散为蜂窝织炎。颌下三角区肿胀、疼痛，下颌下缘消失。炎症如扩散至舌下部，可出现吞咽和张口困难。同时伴有全身炎症反应，如食欲减退、高热、呼吸困难和白细胞计数升高。临床表现典型的红、肿、热、痛、功能障碍，实验室检查白细胞计数升高，以中性粒细胞为主，C反应蛋白常升高。该病严重时可以发生感染性休克及中毒性脑病而抽搐、昏迷。治疗以抗感染为主，局部脓肿形成后可行穿刺引流或手术切开引流。

(冯杰雄)

jíxìng héxià línbājiéyán

急性颌下淋巴结炎 (acute submandibular lymphadenitis)

病原菌以金黄色葡萄球菌为主，常由口腔侵入颌下淋巴结而引起的急性炎症。最常见的小儿急性感染，以颌下淋巴结的化脓性感染最为多见，多见于学龄前后的儿童。常继发于上呼吸道感染，如扁桃体炎、咽炎、鼻炎、鼻窦炎、口腔感染（如牙龈炎、溃疡性口炎、冠周炎、牙周脓肿），以及皮肤损伤与感染。临床表现为患儿一侧颌下疼痛，颌下淋巴结肿大、压痛，吞咽时可加重，继而出现局部皮肤发红、发热，可伴发精神不振、食欲减退，3天后病情稳定则全身情况好转，精神、食欲恢复。临床表现典型的红、肿、热、痛、功能障碍，实验室检查白细胞计数升高，以中性粒细胞为主，C反应蛋白常升高。

该病应与下列疾病相鉴别。①淋巴结核：常有低热、盗汗，淋巴结压痛较轻，发病年龄小，肿大淋巴结的数目多；病程较长，无急性感染病灶；红细胞沉降率快、血常规检查各指标不高；穿刺抽吸脓液或取瘘道口处脓液做抗酸染色，可发现抗酸杆菌。抗结核药物试验治疗可使病变缩小。必要时，通过活检确诊。②淋巴结转移癌：淋巴结肿大，质地坚硬、无压痛，推之不移动。

该病治疗以抗感染为主，局部脓肿形成后可行穿刺引流或手术切开引流。

(冯杰雄)

yīng'ér gānglòu

婴儿肛瘘（infantile anal fistula） 在肛门周围皮肤出现与肛管、直肠相通的感染性管道。肛瘘内口常位于齿状线附近，而外口位于肛周皮肤上。婴儿肛瘘多发病在2岁以内，而且多有明确的肛周感染史。女性患儿因阴道后壁的中下部与直肠壶腹相邻，中间仅有一层含静脉丛的疏松结缔组织薄板，排便时肛管前壁承受压力大，故肛周脓肿易向这些部位破溃，因此女婴的肛瘘多发生在舟状窝及阴道部位。肛瘘内口与齿状线关系密切，多为单一线形瘘。婴儿期肛周脓肿、肛瘘临床并不少见，男孩明显多于女孩，其感染源大多来自肛隐窝感染，病因可能与下列因素有关：①婴儿期肛腺发育不全。②免疫力低。③新生儿体内一过性雄性激素过多，致皮脂腺分泌旺盛。④肛腺梗阻感染。⑤腹泻。⑥婴儿肛周皮肤黏膜娇嫩易被擦伤继发感染。肛腺感染蔓延形成肛周脓肿，溃破而形成肛瘘。

临床症状是反复的自瘘口流出少量脓液，污染内裤。有时脓液刺激肛周皮肤，有瘙痒感。若瘘口闭合，脓液积存，局部红肿，则有胀痛，封闭的外口可再穿破，或在附近穿破形成另一新外口，如此反复发作，可形成多个外口，相互沟通。若瘘管引流通畅，则局部无疼痛，仅有轻微发胀不适。

(冯杰雄)

xiǎo'ér fèidú jiēzhǒng

小儿痱毒疖肿（pediatric prickly heat furunculosis） 多由痱子搔抓后感染而成的化脓性疖肿。又称多发性汗腺脓肿。发生于夏季，发病原因是夏季气温高、湿度大，身体大量出汗，汗液不能及时蒸发，表皮的汗腺孔被堵，形成小丘疹或丘疱疹，称为痱子，有刺痛或痒感。若挠破皮肤并继发感染，则易形成痱疖。好发在头面部。痱毒疖肿预防尤为重要。除保持室内通风、避免室温过高外，要勤洗澡、及时理发、剪短指甲。保持皮肤清洁干燥，尤其是婴幼儿要勤换衣服、尿布，勤翻身。而脓肿形成后需及时处理，充分引流。局部感染明显或发热的患儿应给予抗生素。

(冯杰雄)

huànóngxìng guānjiéyán

化脓性关节炎（pyogenic arthritis） 因化脓性细菌感染而引起关节破坏及功能丧失的关节炎。又称细菌性关节炎。常见于新生儿和婴幼儿，以髋关节最常见。

病因及发病机制 细菌侵入关节有血源性、邻近病灶直接扩散和穿刺及外伤后直接污染三种主要途径。致病菌通过血液从远处的感染灶如疖肿感染伤口、上

呼吸道感染或中耳炎等侵入关节，也可以由邻近的骨髓炎病灶扩散至关节内。3岁以下的婴幼儿中主要的致病菌分别是流感嗜血杆菌（31%）、链球菌（12%）、金黄色葡萄球菌（11%）等；而3岁以上儿童的化脓性关节炎的致病菌则是金黄色葡萄球菌（33%）和溶血性链球菌（18%）。

分型 儿童的化脓性关节炎可表现为单纯关节炎，也可伴随骨髓炎、骨膜下脓肿和肌肉内脓肿。后者称为关节周围感染。伴有关节周围感染的患儿与单纯关节炎的患儿临床表现与实验室检查结果极为相似，如果没有及时发现邻近的感染，会导致治疗不彻底、感染复发。

临床表现 儿童化脓性关节炎临床症状包括发热、不能负重、关节活动受限，新生儿诊断较困难，大部分仅表现为拒食、患肢活动减少、哭闹。

诊断 ①X线检查是化脓性关节炎的常规辅助检查，3天内可出现软组织肿胀，而5天内通常不会出现骨的改变，关节脱位已是晚期改变。②怀疑化脓性关节炎时，可在超声引导下进行关节穿刺，满足以下三项标准之一可明确关节内感染：细菌培养阳性；革兰染色阳性；白细胞计数$>50 \times 10^9$/L合并以中性粒细胞为主或血培养阳性。③MRI在早期诊断、显示感染性疾病的范围和位置以及指导治疗方面有显著优势，对于确定有无邻近组织的并发感染至关重要。④检测关节感染的病原菌可采取血培养、拭子培养、组织培养，其中血培养微生物检出率高、所需样本量少、鉴定时间短。⑤聚合酶链反应技术对于特定的微生物有较高的诊断能力。

鉴别诊断 暂时性滑膜炎、外伤、儿童股骨头骨骺缺血性坏死、类风湿关节炎、骨髓炎、髂腰肌脓肿、化脓性骶髂关节炎、布鲁杆菌病、莱姆病等，与化脓性关节炎具有相似的早期临床症状如进行性关节疼痛、跛行等，需鉴别。

治疗 一旦确诊就应及时引流以减少对关节软骨的损害，这是治疗化脓性关节炎的基本原则。引流方式包括穿刺引流、手术切开引流和关节镜辅助引流。穿刺引流只适合发病早期或表浅关节，髋关节位置较深，单纯穿刺比较困难，有条件可在 B 超引导下穿刺。如果穿刺不成功或关节内脓液黏稠、抽吸困难应该立即改用手术切开引流或通过关节镜辅助下引流。手术引流比较彻底，并可用大量生理盐水充分冲洗关节腔。

(冯杰雄)

xiǎo'ér gǔsuǐyán
小儿骨髓炎 (pediatric osteo-myelitis)

需氧菌或厌氧菌、分枝杆菌及真菌侵入小儿骨组织而引起的感染和破坏性疾病。又称儿童血源性骨髓炎。骨髓炎在儿童最常见部位为血供良好的长骨，如胫骨或股骨的干骺端。

病因及发病机制 感染多由血源性微生物引起。对于儿童，任何细菌引起菌血症都可诱发骨髓炎。邻近的感染组织扩散或是开放性骨折也可导致小儿骨髓炎。小儿骨髓炎最常见的病原体是革兰阳性菌。真菌和分枝杆菌感染者病变往往局限于骨，并引起无痛性的慢性感染。

分型 根据疾病进展的时间，可以进行急、慢性骨髓炎的区别。如果骨髓炎急性发作病史持续在 3 个月以内，称为急性或亚急性骨髓炎；如果病史超过 3 个月以

上，病情反复的发作，称为慢性骨髓炎。

临床表现 主要包括患处红肿热痛、患肢运动减少和不能负重。临床表现是否明显，取决于感染程度。但在新生儿期由于免疫系统尚未发育成熟，即使罹患血源性骨髓炎，其临床表现也可能不明显。发生于特殊部位的小儿骨髓炎如骨盆骨髓炎，通常会有下肢跛行和患肢不能负重，出现这些症状时需要与股骨头骨骺滑脱、股骨头缺血坏死及骨折鉴别。患儿如果同时伴有持续性发热，则需高度怀疑骨髓炎或化脓性关节炎。急性骨髓炎起病时高热、局部疼痛，转为慢性骨髓炎时会有溃破、流脓、有死骨或空洞形成。

诊断 除了典型临床表现外，实验室检查结果对于及时正确诊断小儿骨髓炎也十分重要。血液检查对于诊断潜在的骨髓炎有重要意义，最常用的感染指标有血白细胞计数、C 反应蛋白和红细胞沉降率。病原学检查对指导治疗具有更重要的临床价值。X 线检查简便易行，一般为小儿骨髓炎影像学检查的首选。尽管小儿骨髓炎早期 X 线检查通常表现正常，但对于排除其他疾病及与症状持续 2 周以上患儿的鉴别诊断仍有意义。超声检查在儿童化脓性关节炎诊断中敏感度较高，而在小儿骨髓炎诊断中作用有限。当超声检查与 X 线检查联合使用时，小儿骨髓炎诊断的敏感度明显提高。MRI 检查在诊断小儿骨髓炎早期病理改变，尤其是 X 线检查无异常患儿的诊断中有独特优势，且 MRI 检查对确定软组织累及情况、展示潜在的关节病理性改变(渗出和滑膜炎)有较大作用。CT 可以显示骨皮质破坏和

死骨形成。

治疗 包括局部和全身应用抗生素，清创去除所有死骨及感染组织，牢固固定患肢以促使新生骨生长。

(冯杰雄)

yīng'ér gǔpízhì zēngshēngzhèng
婴儿骨皮质增生症 (infantile cortical hyperostosis)

发生于婴儿的以累及骨骼系统和邻近肌肉筋膜为特点的疾病。又称卡菲病(Caffey disease)。其特点为长管状骨和扁平骨在骨膜下有新生骨形成，以及患处的肿胀和疼痛。发病年龄多在 6 月龄以前，80% 的患儿发病时小于 2 月龄。该病罕见，男女发病无显著性差异。病因尚不清楚，可能与感染、遗传、过敏等因素相关。

临床特点：①发病年龄多在 6 月龄内，以男婴多见，全身骨骼几乎均可发病，以四肢长骨和下颌骨最为多见。②临床常表现为哭闹、烦躁不安。③患处软组织肿胀、质硬、压痛明显，但局部皮肤不红。④急性期患儿多有低热、白细胞增多、红细胞沉降率加快、碱性磷酸酶升高。⑤1 个月左右临床症状可消失，实验室检查恢复正常。一般临床症状消失早于 X 线表现。

该病发病初期多有发热、红细胞沉降率增快、血清碱性磷酸酶升高、贫血，X 线片可见为骨膜下大量新生骨，病骨变粗。应与进行性骨干发育不良、骨肉瘤、化脓性骨髓炎、维生素 A 过多症、维生素 C 缺乏症、先天性梅毒、婴儿生理性骨膜炎、外伤性骨膜下出血、骨折后骨痂等疾病鉴别。

(冯杰雄)

qiàwō nóngzhǒng
髂窝脓肿 (iliac abscess)

髂窝淋巴结及其周围的疏松结缔组

织发生急性化脓性感染，脓液向后穿破髂腰筋膜形成的感染。

病因及发病机制 该病以 12 岁以下男童占多数。闭合损伤所致局部出血或渗出，在抵抗力低下时，直接感染细菌。开放性损伤并感染，以及淋巴引流部位的感染，通过淋巴途径引起为主要因素。其次为继发血源性或附近脏器感染的累及，如输卵管炎和阑尾炎等。病原菌多为金黄色葡萄球菌。

临床表现 包括全身中毒症状及局部脓肿形成。腹股沟上方可出现长圆形、有压痛的肿块、皮肤红肿、皮温升高、髋关节强直性屈曲挛缩、伸髋疼痛加剧、行走困难。

诊断 典型急性髂窝脓肿起病较急，病程多为 2～3 周，有发热、头痛、全身不适，自觉腹股沟上方疼痛，曲髋或行走困难等表现，多可找到原发灶，75% 患儿局部可触及肿块，80% 患儿类托马斯（Thomas）征阳性。若穿刺获得脓液即可明确诊断。

鉴别诊断 ①化脓性髋关节炎：关节处肿胀和压痛最明显，关节稍微活动即产生剧痛，大粗隆和轴心叩痛在炎症早期诊断价值更大。关节穿刺得到混浊或脓性液有助诊断。X 线片可见关节病变，脂肪线向外膨出，两侧不对称和关节间隙增宽等特征。②肾周围脓肿：常有肾实质或肾盂感染史，患儿以腰痛为主，肾区饱满，压痛明显，脊柱侧弯可与髂窝脓肿相区别。当脓肿向上扩延至腰部时，鉴别相当困难，要详细询问病史，认真查体和查找原发病灶。③股骨骨髓炎：髂窝脓肿虽然有股骨上端痛，但局部并无压痛，通过 X 线片检查可排除。④风湿性关节炎：中度发热为主，发病前可有扁桃体炎或咽炎史，多汗、乏力、食欲减退等。疼痛为游走性，多累及大关节，如肩关节、踝关节、膝关节、髋关节等，发病关节呈红、肿、热、痛等急性炎症表现。实验室检查白细胞计数增高，红细胞沉降率较快，可协助诊断。⑤髂骨骨髓炎：局部检查以髂骨翼外部肿胀和压痛最明显，在儿童多为血源性骨髓炎，所以全身中毒症状较重，若病程已达 2 周者，X 线片有重要意义。⑥阑尾脓肿：病史中常有转移性右下腹疼痛，发热但温度较低，无寒战，腹部肿块和压痛的位置较高，且偏向内侧，髋关节一般无屈曲。

治疗 早期可用大量抗生素治疗，一旦局部脓肿形成，应切开排脓，并放置引流管以充分引流脓液。手术时应注意避免脓液污染腹腔或损伤内侧的大血管，术后继续全身使用抗生素治疗抗感染，并逐渐纠正患儿髋关节的屈曲畸形，必要时做牵引治疗。

（冯杰雄）

jíxìng nóngqìxiōng

急性脓气胸（acute pyopneumothorax） 常由细菌感染形成脓胸，伴有气体形成，脓液和气体在胸腔内积聚而形成的疾病。脓气胸主要病原菌为葡萄球菌、大肠埃希菌和一些厌氧菌。其中金黄色葡萄球菌所致脓胸为主要原因，常见于肺脓肿和支气管扩张基础上引起。败血症病原体经血行播散至胸膜或邻近器官感染，如纵隔炎、膈下脓肿等侵及胸膜亦可引起脓气胸。此外，胸部创伤、手术或穿刺等操作直接污染也有可能引起。脓胸主要表现为急性发热、胸痛、呼吸困难等传染性症状。诊断主要依据影像学检查，主要表现为胸部脓肿、气体积聚。脓气胸的治疗主要是抗感染及胸腔闭式引流。积极治疗后肺组织仍不能复张的患儿，则考虑行手术治疗。

（冯杰雄）

zhēnjūn gǎnrǎn

真菌感染（fungal infection） 在小儿免疫力低下或免疫功能失调时，真菌侵袭引起的一系列炎症。全身性真菌感染，一般有畏寒、高热、乏力等症状，常见于真菌性肺炎，主要是由于大量真菌进入肺部而引起的。一旦确诊为全身性真菌感染，应积极进行抗真菌治疗，如系统性应用氟康唑、伊曲康唑等，并积极治疗原发病，加强营养促进恢复。局部性真菌感染，常见的有外阴阴道假丝酵母菌病、甲癣、皮癣等，一般无畏寒、高热等全身症状，以局部瘙痒、红肿、疼痛、分泌物增多等症状为主。

（冯杰雄）

jìshēngchóng gǎnrǎn

寄生虫感染（parasitic infection） 寄生虫侵入人体而引起的疾病。感染的人群主要是接触疫源较多的人及免疫力较低的儿童。又称寄生虫病。宿主与虫体相互斗争，其发病的过程取决于侵入体内的寄生虫数量、毒力及宿主的免疫力。侵入的虫体数量多、毒力强，发病的机会就越多，病情也较重。宿主的抵抗力越强，感染后发病的机会就越少，即使发病，病情也较轻。病理变化主要包括虫体对宿主组织的机械性损伤引起的损害，虫体分泌的毒素或酶引起的组织坏死，以及宿主反应引起的嗜酸粒细胞和其他炎症细胞的浸润，甚至形成嗜酸粒细胞性脓肿和对幼虫或虫卵产生的嗜酸粒细胞性肉芽肿。

（冯杰雄）

huíchóngbìng

蛔虫病（ascariasis） 蛔虫寄生在小肠或其他器官所致的疾病。蛔虫是一种无脊椎动物，属线虫动物门、线虫纲、蛔目、蛔科，是人体肠道内最大和最常见的寄生线虫，成虫呈圆柱形，外观似蚯蚓。虫卵为椭圆形，卵壳表面常附有一层粗糙不平的蛋白质膜，因受胆汁染色而呈棕黄色。蛔虫病在儿童中发病率相对较高，感染率可达70%以上。临床表现因虫体的寄生部位和发育阶段不同而异。蛔蚴在寄生宿主体内移行时引起发热、全身不适、荨麻疹等。抵达肺后引起咳嗽、哮喘、痰中带血丝等症状，重者可有胸痛、呼吸困难和发绀。蛔虫寄生于肠道时常见症状有脐周疼痛、食欲减退、善饥、腹泻、便秘、荨麻疹等，儿童有流涎、磨牙、烦躁不安等，重者出现营养不良。蛔虫可在肠腔内扭结成团而形成蛔虫性肠梗阻，患儿出现剧烈的阵发性腹部绞痛，以脐部为甚，伴有恶心、呕吐，并可吐出蛔虫，腹部可触及能移动的腊肠样肿物。有时蛔虫性肠梗阻可发展成绞窄性肠梗阻、肠扭转或套叠。蛔虫也可穿过肠壁，引起肠穿孔及腹膜炎。蛔虫有钻孔的习性，肠道寄生环境改变时可离开肠道进入其他带孔的脏器，引起异位蛔虫症。治疗以驱虫治疗为主，如丙硫咪唑、甲苯咪唑、左旋咪唑和枸橼酸哌嗪等。出现外科情况时，可作手术或内镜处理。

（冯杰雄）

huíchóngxìng chánggěngzǔ

蛔虫性肠梗阻（ascariastic intestinal obstruction） 因蛔虫聚结成团引起的肠道机械性梗阻。因小儿蛔虫感染率较高，故小儿多见。正常情况下，寄生在肠道内的蛔虫一般不引起梗阻。但在蛔虫大量繁殖或在人体发生某些生理改变时，如体温升高、腹泻、肠功能紊乱，以及各种刺激引起的肠蠕动增强或服驱虫药剂量不足等情况下，可诱发蛔虫骚动、聚集、扭结成团，进而引起肠梗阻。蛔虫的代谢产物也可以刺激肠壁，导致肠道痉挛，也可以加重梗阻。根据蛔虫数量的多少和肠道管径的粗细，可将其分为不完全性和完全性肠梗阻。根据蛔虫堵塞部位的不同，可表现为不同位置的梗阻，多见于回肠梗阻。由于蛔虫的聚集堵塞可出现在单部位或多部位，因此蛔虫性肠梗阻的梗阻点可为一个或多个。

临床表现 在疾病早期，蛔虫性肠梗阻多为不完全性，由于梗阻点以上肠管蠕动增强和痉挛性收缩，导致患儿出现阵发性的腹部绞痛。腹痛一般位于脐周，可伴有腹胀、恶心、呕吐等症状。呕吐症状与肠系膜受牵拉和肠腔内梗阻有关，患儿呕吐物中可含有蛔虫体。不完全性梗阻的患儿，排便后也可发现大便中含有虫体。体格检查患儿存在不同程度的腹胀，病情严重者可出现肠型。在脐周或右下腹一般可触及大小不等的条索状肿块，压之可出现凹陷，肿块可有轻度移动或变形。听诊肠鸣音亢进。随着病情的进展，患儿可出现停止排气排便、发热等症状，肠腔内压力升高可导致肠坏死、肠穿孔、腹膜炎、感染中毒性休克等危重情况。

诊断 需要结合病史、查体和辅助检查进行综合评估。

病史 患儿的生活环境及卫生条件一般不佳，或者卫生习惯不好；既往有大便带蛔虫或呕吐蛔虫的病史；出现阵发性脐周绞痛伴呕吐等情况。

体格检查 脐周或右下腹一般可触及大小不等的条索状肿块，压之可出现凹陷，肿块可有轻度移动或变形。

辅助检查 ①血常规检查：可有外周血嗜酸性粒细胞比例升高。②粪便检查：粪便虫卵检查阳性是确诊蛔虫病的重要依据。但当肠道内仅有雄虫而无雌虫时，粪便虫卵检查也为阴性。③超声检查：在腹部超声检查时，可以发现梗阻点近端肠管扩张，远端肠管萎瘪，梗阻点处可见扭曲缠绕的蛔虫团回声，在检查过程中可观察到该处蛔虫的蠕动。超声还可以观察到不同位置肠腔内的蛔虫情况。④X线检查：在腹部立位X线片上可见到阶梯状的气液平面，在其上方可见到不均匀的软组织密度影，典型的表现为"驼峰征"。此外可以看到扭曲缠绕的条索状蛔虫团影。在上消化道造影中，当虫体吞入钡剂后可呈现细线状高密度影。

鉴别诊断 由于蛔虫性肠梗阻的腹痛为阵发性，在儿童中需要与原发性肠套叠进行鉴别。蛔虫病多发生于2岁以上儿童，蛔虫性肠梗阻的患儿一般有不良卫生习惯，既往可有吐虫或便虫史，一般可在脐周或右下腹触及包块，包块可有变形或移动。而原发性肠套叠的患儿多见于1岁以下，其腹部包块多位于右上腹。腹部超声可有"同心圆征"，腹部立位X线片可见到右上腹包块影，一般经空气灌肠可复位缓解。需要注意的是，肠道蛔虫病也可导致肠套叠。

治疗 包括非手术治疗与手术治疗。

非手术治疗 ①对症治疗：持续胃肠减压、禁食水，减少肠道负荷。纠正水电解质紊乱，补液，必要时抗感染治疗。酌情使用解痉药物，如阿托品、山莨菪碱、颠茄类药物。②驱虫治疗：忌用兴奋性驱虫药，应选择哌嗪类麻痹性药品，如枸橼酸哌嗪片。服药后虫体产生肌麻痹，使得扭曲缠绕的蛔虫团散开，从而缓解肠梗阻症状。该类药品可使虫体失去肠壁附着力而被排出体外。蛔虫需要寄生在无氧环境进行新陈代谢，因此可以经胃管注入氧气增加肠道氧含量，破坏蛔虫的寄生环境使其死亡，蛔虫团分散从而缓解肠梗阻症状。因为大部分蛔虫性肠梗阻位于回肠末端，因此，空气灌肠增加肠道氧含量的方法也有所应用。③食用油疗法：口服或经胃管注入食用油，增加肠道内润滑度，降低蛔虫附着力，从而实现缓解梗阻的目的。

手术治疗 手术指征：①经非手术治疗后，病情无好转并进行性加重，腹痛由阵发性转为持续性，出现中毒症状。②可疑肠坏死、肠穿孔，出现腹膜炎征象，腹部立位 X 线片有气腹。③腹穿血性腹水，怀疑肠绞窄者。④合并肠扭转。

手术方式一般选择肠管切开取虫术。当合并肠坏死时，可选择肠切除吻合+取虫术。

（冯杰雄　王　凯　陈亚军）

dǎndào huíchóngbìng

胆道蛔虫病（biliary ascariasis）

各种原因引起的肠道蛔虫运动活跃，钻入胆道而出现的急性上腹痛或引起的胆道感染。该病是肠道蛔虫病中最严重的一种并发症，多见于青少年和青年人，6～8 岁学龄儿童高发。

病因及发病机制 蛔虫钻入胆道后，可以自动退出或被动退出，若一次进入胆管内的蛔虫较多，或钻入肝内胆管或胆囊内或嵌顿在胆管内，尤其在胆管结石、胆瘤或其他狭管时，自动退出胆道的可能性很小。蛔虫进入胆道后，将肠道细菌带入胆管内，引起化脓性胆管炎、胆管周围炎、肝细胞坏死、肝脓肿形成、胆道出血，甚至穿孔、胰腺炎等合并症。

临床表现 主要表现为腹痛，出现剑突下突发性剧烈绞痛。疼痛持续时间不等，而疼痛过后可如常人，这是该病特点。患儿腹痛的程度和体征不相符，常腹痛剧烈，但体征轻微。发病初期腹部喜按，但随着胆道炎症的发生而出现拒按。恶心、呕吐，呕吐物多为胃内容物，可含胆汁，也有可能吐出蛔虫。合并感染时，患儿可出现畏寒、发热和黄疸。若蛔虫数量多，或蛔虫死在胆道内，以及反复发作的胆道蛔虫病引起胆管炎，可引起胆道梗阻。

诊断 ①患儿经常脐周一过性隐痛，伴有异食癖、夜间磨牙、消瘦等，高度提示蛔虫感染。突发阵发性腹部剧烈疼痛，伴有恶心、呕吐胆汁样物，提示胆道蛔虫病。②面部见白色糠疹、消瘦，剑突下偏右有局限性轻压痛，无反跳痛、无腹肌紧张。③血嗜酸性粒细胞>5%，比例升高。④粪便查出虫卵。⑤腹部 B 超检查示胆总管内条索状影。

鉴别诊断 ①胃十二指肠溃疡穿孔：常突然腹痛，呈刀割样疼痛、持续性加重。②急性阑尾炎：早期转移性、阵发性和持续性加重的腹痛为特征，常有全身中毒症状。③出血性小肠炎：突起腹痛，可蔓延至全腹，为阵发性绞痛、持续性加重，伴全身中毒症状，有赤豆汤样血便是其特征。④急性肠梗阻：腹痛多在脐周，以腹痛、腹胀、恶心、呕吐、停止排气排便为特征。

治疗 该病的治疗原则是解痉、镇痛、利胆、驱虫、抗感染和纠正水、电解质失调。除非出现严重的并发症，大多数患儿可采用非手术治疗。若经非手术治疗 2～5 天，症状不见缓解或加重者，并发急性化脓性胆管炎，以及急性期过后，经治疗胆管内仍有蛔虫或并发胆石者，应考虑手术治疗。手术方式为胆总管探查，取出虫体、引流胆道。术后还需注意驱虫治疗，以免复发。

（冯杰雄）

huíchóng lánwěiyán

蛔虫阑尾炎（ascaris appendicitis）

肠道蛔虫进入阑尾腔内而引起的外科急腹症。早期转移性腹痛发生快，固定于右下腹亦快，开始阵发性绞痛有症状缓解的间歇期，此期称为痉挛梗阻期。梗阻不解除，阑尾损伤，继发感染产生急性阑尾炎即炎症期。继之阑尾腔内压力增高，阑尾壁缺血、坏死和穿孔，蛔虫甚至可钻入腹腔，而引起严重化脓性腹膜炎。对于急性蛔虫阑尾炎应该早发现、早诊断、早治疗。治疗包括禁食、静脉输液、抗生素治疗和手术切除阑尾。治疗应持续至患儿症状消失，白细胞计数恢复正常。

（冯杰雄）

náochóngbìng

蛲虫病（enterobiasis）

蛲虫寄生于肠道而引起的疾病。蛲虫又称蠕形住肠线虫，为蛔目尖尾科住肠线虫属，分布于世界各地。蛲虫成虫细小，乳白色，呈线头样。雌虫大小为（8～13）mm×（0.3～0.5）mm，常可在新排出的粪便表面见到活动的虫体。雄虫较小，大小为（2～5）mm×（0.1～0.2）mm，尾端向腹面卷曲，雄虫在交配后即死亡，一般不易见到。

蛲虫成虫寄生于人体的回盲部，以盲肠、阑尾、结肠、直肠及回肠下段多见。当人睡眠后，肛门括约肌松弛时，部分雌虫爬出肛门，在附近皮肤产卵。产卵后，雌虫多死亡，少数雌虫可由肛门蠕动移行返回肠腔。若雌虫进入阴道、子宫、输卵管、尿道或腹腔、盆腔等部位，可导致异位蛲虫寄生。发生在肛窦、肛门瓣的急慢性炎症性疾病为肛门炎，常并发肛乳头炎和肛乳头肥大，其临床特征是肛门部胀痛不适和肛门部潮湿有分泌物，部分患儿可并发肛周脓肿。

(冯杰雄)

bāochóngbìng

包虫病（hydatidosis）　由棘球绦虫幼虫（棘球蚴）寄生于人或动物体内引起的人兽共患寄生虫病。又称棘球蚴病。牧区较常见的寄生虫疾病。棘球绦虫俗称包虫，其成虫寄生于终宿主，如犬、狼等的小肠内，虫卵从粪便中排出，中间宿主是人和牛、羊、马等。该病的主要传染方式是人直接与犬的接触。在牧区，因为犬食生牛羊肉及牛羊食犬粪的机会较多，而人与犬直接接触机会又很多，因此容易造成包虫病的流行。在中国主要流行于畜牧业发达的新疆维吾尔自治区、青海、宁夏回族自治区、甘肃、内蒙古自治区和西藏自治区等省区。

若人吞食了虫卵，则在胃液消化中孵化出六钩蚴，穿破肠壁进入肠系膜静脉或淋巴管中，达到肝后，约有75%的六钩蚴滞留在肝，形成肝包虫病。其余的再通过右心入肺，并停留于肺，仅有很少一部分六钩蚴进入体循环，并在骨、大脑以及其他部位产生病灶，依所在部位引起邻近脏器

的压迫，继发感染、破裂播散及空腔脏器阻塞、粘连等并发症，从而严重危及人们的健康。

肺包虫病又称肺包虫囊肿、肺棘球蚴病、肺棘球蚴囊肿。最多见于畜牧地区，特别是澳大利亚、新西兰、南美洲国家等，中国主要分布在甘肃、新疆维吾尔自治区、宁夏回族自治区、青海、内蒙古自治区和西藏自治区等省区。在儿童患者中，包虫病64%发生在肺组织。肺包虫病呈进行性长大，多年无症状，当囊肿继续长大压迫周围组织时才会引起相应的临床症状。小儿肺包虫病常见的症状包括呼吸困难、咳嗽、咯血、间歇性脓痰、胸痛和发热。胸部 X 线片或胸部 CT 表现为密度均匀、边缘光滑的圆形或椭圆形阴影。治疗方法包括药物治疗和手术治疗。药物治疗可以抑制囊肿的生长，促进囊肿萎缩，但是对于大多数患儿疗效欠佳。手术治疗是肺包虫病的首选方法，特别当囊肿即将破裂，合并咯血、感染，无法控制的疼痛及压迫症状时，应立即行手术治疗。

(冯杰雄)

zhūnángwěiyòubìng

猪囊尾蚴病（cysticercosis）　猪肉绦虫的幼虫（囊尾蚴或称囊虫）寄生于人体所致的疾病。又称囊虫病。好发于青壮年群体，女性发生率低于男性，常见部位为脑、眼、肌肉、皮下等，临床多表现为坚韧圆形的皮下、软组织内结节，累及脑、眼等重要器官时，常危及患者生命安全。人感染猪囊虫病主要是在不卫生条件下食入虫卵，在小肠内孵化出六钩蚴，或由于肠逆蠕动时寄生绦虫的孕卵节片返入胃中，在胃液作用下六钩蚴逸出，进入血液循环而至各组织器官发育为囊虫

引起疾病。

囊尾蚴在寄生组织内并不引起任何症状，临床症状是由于宿主对幼虫死亡的炎性反应激发出来的。其致病性主要取决于寄生部位，可表现出相应症状。在脑可引起癫痫发作，严重者致死；在眼可引起视力下降，甚至失明；在皮下组织、肌肉、黏膜中寄生时，可表现为与皮肤不粘连、质地坚韧、能活动、有弹性的结节，称为皮下囊虫，可分批出现，也可自动消失，可引起局部不适、酸痛等；成虫感染因夺取营养、毒素作用导致消化不良、腹痛、腹泻、消瘦、贫血等。

半年内有排绦虫节片史或粪便镜检查出绦虫卵者，均诊断为绦虫病；凡体检发现皮肤肌肉内有囊虫结节，同时酶联免疫吸附试验检查阳性者，诊断为皮肤肌肉型囊虫病。

(冯杰雄)

nǎonángchóngbìng

脑囊虫病（cerebral cysticercosis）　由猪绦虫幼虫直接侵入引起的脑部寄生虫病。常见的颅内寄生虫感染性疾病。脑囊虫病的感染源主要是由于人类摄入被虫体污染的肉食或被其虫卵污染的食物所致。临床表现主要为头痛、癫痫和颅内压增高。脑囊虫病的治疗主要是根据囊虫部位、临床症状、脑室脑池通畅情况等进行个性化的药物治疗及外科手术治疗，或二者联合治疗。外科手术可处理囊虫占位效应和脑积水症状。

(冯杰雄)

xiǎo'ér jízhèng wàikē jíbìng

小儿急症外科疾病（pediatric emergency surgery disease）　发生在小儿需要急诊手术进行治疗的疾病。主要涵盖三类外科疾

病，即创伤手术疾病、急诊普通外科手术疾病和外科重症监护疾病。疾病需要进行创伤或者非创伤的急诊手术，诊疗具有鲜明的时间敏感性，需要全天不限时提供综合的外科急诊医疗服务。由于疾病的紧急性、复杂性，术前准备时间短，所以发生术中或者术后并发症的可能性更高。由于急症外科疾病谱的广泛以及高发病率，疾病负担严重，疾病特点越来越明确，急症外科疾病已逐渐形成一套诊疗流程、疗效和结局评价体系，致力于改善患者结局。

（陈亚军 王增萌）

jífùzhèng

急腹症（acute abdomen） 以急性腹痛为突出表现的急性腹腔内脏器病变。可以在短时间内出现恶心、呕吐等腹部伴随症状，其中大部分是自限性疾病，小部分是外科相关疾病，危及生命，需要紧急手术治疗。

急诊就诊患儿中的 7%～10% 是急腹症，其中约 30% 是非特异性腹痛。急腹症的病因多种多样，可以是感染性、炎症性、梗阻性、血管栓塞性等情况。在不同的年龄段急腹症的病因分布有所不同。儿童急腹症最常见病因是阑尾炎，新生儿则有坏死性小肠结肠炎、肠旋转不良中肠扭转等高发疾病，肠套叠通常发生在 9～24 月龄儿童。在儿童，需要外科干预的急腹症常见病因有急性阑尾炎、急性肠梗阻、急性肠套叠、先天性肠旋转不良、腹股沟嵌顿疝、梅克尔憩室、腹部外伤、卵巢/睾丸扭转、消化道穿孔、先天性巨结肠等。急腹症诊治中最重要的就是对急腹症进行及时有效判断，诊断需要外科手术干预的病因，进行及时的手术治疗，降低外科

相关急腹症并发症和死亡的发生率。

（陈亚军 王增萌）

júbù yánzhèng

局部炎症（focal inflammation） 具有血管系统的局部组织对损伤因子所发生的复杂防御反应。局部血管反应是局部炎症过程的中心环节。局部损伤因子的性质可以是物理性、化学性、生物性、组织坏死性、变态反应性等。局部炎症主要过程包括血管扩张和血流加速、血管通透性增加、白细胞浸润三个环节，典型表现是红、肿、热、痛和局部器官组织的功能障碍，结局包括炎症局限并痊愈、迁延持续的慢性炎症、炎症蔓延扩散。炎症本身是损伤、抗损伤和修复三位一体的综合过程。

（陈亚军 王增萌）

chánggěngzǔ

肠梗阻（intestinal obstruction） 肠内容物的正常流动受阻，不能顺利通过肠道的病理状态。常见的外科急腹症之一。肠梗阻如治疗不及时，晚期可发生肠绞窄、肠坏死或肠穿孔等并发症，甚至危及生命。肠梗阻可以发生在从新生儿到成人的任何年龄，根据其发病的年龄以及以往的外科手术史，其病因学有很大的不同。

分类 ①根据梗阻原因分为机械性肠梗阻、动力性肠梗阻（麻痹性肠梗阻、痉挛性肠梗阻）、血运性肠梗阻和假性肠梗阻。机械性肠梗阻包括肠外病变如肠粘连、疝和肠扭转，肠壁病变如先天性肠闭锁、肠重复畸形和肠壁内血肿，肠腔内病变如肿瘤、肠套叠、粪石和异物。②根据梗阻位置分为小肠梗阻（近端小肠梗阻、远端小肠梗阻）和结肠梗阻。③根据梗阻发生速度分为急性肠梗阻、亚急性肠梗阻和慢性肠梗阻。④根据梗阻程度分为完全性肠梗阻（没有气体或液体通过梗阻部位）和不完全性肠梗阻（部分气体和液体通过梗阻部位）。⑤根据肠壁有无血运障碍分为单纯性肠梗阻（肠腔部分或完全受阻，但肠管血流正常）和绞窄性肠梗阻（肠管血流受损，可能导致肠道缺血、坏死和穿孔）。⑥根据有无闭袢分为闭袢性肠梗阻（一段肠管行程中的两个位点梗阻，导致气体和液体积聚在孤立的肠袢中，如肠扭转）和非闭袢性肠梗阻。

病理变化 包括肠腔压力增加对肠道血流灌注的影响以及对全身液体/电解质平衡的影响。肠内容物的正常流动受阻，引起气体和液体在肠腔内积聚，致肠管扩张、肠腔内压力升高，从而影响肠管的运动。最初肠蠕动增加，随后肠蠕动减少。如果肠梗阻持续，肠腔内压力继续升高，肠壁灌注可能受损。首先静脉回流受阻，然后是动脉缺血，从而出现肠缺血、坏死和穿孔。闭袢性肠梗阻，即一段肠管的近端和远端阻塞，可能会迅速经历这一过程，而肠扭转是一种典型的闭袢性肠梗阻，引起动脉流入和静脉回流的受阻。

此外，持续性呕吐导致含钠、钾、氢和氯的液体进一步丢失，引发代谢性碱中毒等，可导致低血容量休克。随着肠梗阻时间的延长和肠损伤的加重，细菌性炎症和细菌感染加重。当发生肠坏死、穿孔及腹膜炎时，全身中毒症状尤为严重，可引起感染中毒性休克。

肠管膨胀时腹压增高，横膈上升，影响肺内气体交换；腹痛和腹胀可使腹式呼吸减弱；腹压

增高和血容量不足可使下腔静脉回流量减少，心排血量减少，从而导致呼吸和心脏功能障碍。

临床表现 因梗阻位置、梗阻原因、梗阻发生速度不同，临床表现也不同，但大多数肠梗阻会出现一系列的急性表现，即腹痛、恶心、呕吐、腹胀以及排便排气减少或停止。

腹痛 典型的绞痛，4~5分钟发作1次。单纯性肠梗阻的疼痛严重程度通常保持不变；而闭袢性肠梗阻中，疼痛持续加重。从绞痛进展为局灶性、持续性的疼痛，可能与肠穿孔、肠坏死的腹膜刺激征有关。而与查体不相符的疼痛往往提示存在肠绞窄。突然发作的剧烈疼痛提示可能存在急性肠穿孔。麻痹性肠梗阻因没有收缩蠕动，因此无阵发性腹痛，只有持续性胀痛。

恶心、呕吐 常见的症状，梗阻位置越高，呕吐可能性越大。近端小肠梗阻的呕吐出现早，呕吐物主要为胃及十二指肠内容物。远端小肠梗阻呕吐出现较晚，后期的呕吐物为粪便样肠内容物。如果呕吐物为血性，应怀疑肠管血运障碍的可能。

腹胀 梗阻位置越低，腹胀越明显，远端小肠梗阻、结肠梗阻腹胀明显。此外，麻痹性肠梗阻腹胀亦明显。而闭袢性肠梗阻，腹胀可能不对称。

排气排便减少或停止 不完全性肠梗阻，排气排便减少；完全性肠梗阻，则停止排气排便。某些绞窄性肠梗阻，也可出现血样便。

体格检查 ①全身情况：单纯性肠梗阻晚期因频繁呕吐，出现脱水、心动过速、直立性低血压和尿量减少等；而绞窄性肠梗阻可出现全身中毒症状和休克。

②腹部查体：腹部膨隆，有时可见肠型和蠕动波，远端小肠梗阻和结肠梗阻更为严重。因肠管扩张，可有轻微压痛，如出现绞窄性肠梗阻时，可有固定压痛。叩诊腹部呈鼓音或者浊音（肠袢充满液体）。机械性小肠梗阻可有高调的气过水声。

诊断 通常是根据症状、体格检查和腹部影像学检查做出诊断。明确诊断的同时需要判断梗阻部位、原因、严重程度、是否存在肠绞窄、缺血或穿孔等并发症。明确上述情况，方能制订合理的治疗。早期诊断很重要，延误诊断有可能导致严重并发症。临床医师应警惕嗜睡、持续腹痛或腹胀的患儿，这往往是肠梗阻的晚期症状。

腹部X线片 因其准确、应用性广、价格便宜，被用作疑似肠梗阻检查中的第一项放射学检查。包括腹部平卧位和直立位两项检查，腹部X线片可以明确诊断、确定梗阻部位。在某些情况下，确定梗阻病变的性质。如果腹部X线片显示肠袢扩张伴气液平面、近端肠管扩张而远端的肠管并未扩张、腹部无气体等，均应考虑肠梗阻。如果腹部X线片发现肠腔外气体可诊断肠穿孔。但腹部X线片不能确定闭袢性、缺血性或绞窄性肠梗阻。

腹部CT检查 评估疑似肠梗阻的最佳全面检查，可以识别肠梗阻的具体部位、严重程度和确定病因，尤其是可以确定肠梗阻的紧急病因如肠扭转、肠绞窄、肠穿孔，CT对于发现肠腔外气体更敏感。如果腹部CT发现肠管扩张、扩张肠管到萎瘪肠管的移行点、气液平和结肠萎瘪等，应考虑肠梗阻。如果腹部CT发现呈C形或U形的扩张积液肠段，且伴

明显的肠系膜血管汇聚于扭转点（漩涡征）或嵌顿点，应考虑闭袢性肠梗阻。如果腹部CT发现肠壁增厚、肠系膜水肿、腹水、肠壁异常强化、肠系膜血管闭塞、肠系膜血管充血、漩涡征、肠壁积气、肠系膜静脉积气或门静脉积气，则需考虑肠道缺血。但CT检查有射线，在儿童中应用较少。

超声检查 在肠梗阻中发挥了很大的作用，超声检查同样可以明确梗阻程度、位置，明确大部分梗阻原因，并可以诊断有无肠梗阻并发症等。

造影剂X线检查 口服造影剂可以是钡剂，也可以是水溶性的碘剂。如果造影剂进入梗阻远端的肠道，则可以除外完全性肠梗阻。常用水溶性造影剂，不仅可以诊断，而且对部分小肠梗阻患儿也可以治疗。水溶性造影剂用于非手术治疗48小时后肠梗阻未能改善的患儿，水溶性造影剂为高渗性，从而减轻肠壁水肿，促进肠道运动。

治疗 肠梗阻需要快速、正确的诊断，及时、合理、有效的治疗。肠梗阻的治疗旨在纠正梗阻引起的生理紊乱、肠道休息和去除梗阻原因。尽管大部分患儿可以安全有效地行非手术治疗，尤其是那些粘连性肠梗阻的患儿，但也有不少患儿需要立即手术。因此，外科医师需评估有无紧急手术探查的必要性，以及评估和预防肠梗阻并发症。早期识别机械性肠梗阻的患儿是否存在肠绞窄，对于确定急诊手术还是非手术治疗是非常重要的。

对于无肠管损伤征象的肠梗阻患儿，保守治疗是其主要治疗方法。通过保守治疗，肠梗阻通常在24~48小时内缓解，超过此时间，出现并发症的风险增加。

保守治疗的方法主要包括以下几种：①禁食水、胃肠减压、肠道休息，以限制进一步的肠道扩张。②液体治疗，肠梗阻患儿可能存在严重的容量不足、代谢性酸中毒或碱中毒以及电解质紊乱。③抗生素用于治疗肠道细菌过度生长和菌群异位。

绞窄性肠梗阻、肠穿孔或者肠道减压无法缓解的肠梗阻是外科干预的指征。理想情况下，最好是在不可逆性的肠缺血、坏死或穿孔发生之前，对保守治疗不会改善的患儿进行手术。手术方式因病因、肠管是否存在坏死或穿孔等而不同。①单纯解除梗阻的手术：包括粘连松解、肠管切除取粪石、异物、蛔虫等，肠套叠或肠扭转复位等。②肠切除术：对梅克尔憩室、部分肠重复畸形，或局部肠管已经坏死，则应做肠切除肠吻合手术。③肠造瘘或肠外置术：患儿一般情况差，无法耐受麻醉，不允许行复杂的手术，可用这类术式解除梗阻。

（陈亚军　彭春辉）

chángqiāngnèi gěngzǔ

肠腔内梗阻（intra-luminal obstruction）

肠腔内病变使肠内容物流动受阻所致的肠梗阻。肠腔内病变致小肠梗阻较结肠梗阻更常见。

常见肠腔内病变　有以下几种。

肠套叠　一段肠管内陷（套叠）入远端肠腔内，大部分患儿为特发性。少数患儿有病理诱发点，常见病理诱发点包括梅克尔憩室、肠重复畸形、小肠肿瘤和息肉等；也有部分患儿为术后肠套叠，是腹部手术后较为少见的并发症。

先天性膈膜　先天性的消化道畸形，十二指肠最常见，其次

是空肠。十二指肠膈膜包含一个或多个中央或偏心开口，导致不同程度的十二指肠部分梗阻。

胎粪性肠梗阻　凝结的胎粪阻塞末端回肠，导致新生儿肠梗阻。胎粪性肠梗阻可能是囊性纤维化的早期表现，也可能发生在极低出生体重的早产儿身上，由早产儿肠道运动不良和胎粪浓缩嵌塞共同导致。

粪石性肠梗阻　摄入未被胃肠道消化的物质组成，可能与食物咀嚼不当、摄入毛发以及药物有关，或为植物性粪石，即由不易消化的植物性纤维、含鞣酸或果胶的蔬果与胃酸相互作用形成的凝胶样肠内容物，并可裹挟其他食物残渣形成较大粪石团块。粪石无法自行排出，导致肠梗阻。

肠腔内肿瘤　小肠腔内肿瘤，可因肠腔变窄或继发肠套叠而引起小肠梗阻，大部分肿瘤位于回肠；息肉，尤其是与黑斑息肉综合征相关的息肉、血管瘤、神经纤维瘤、纤维瘤、平滑肌瘤、胃肠道间质瘤、脂肪瘤，均为良性小肠肿瘤；恶性小肠肿瘤包括伯基特淋巴瘤（Burkitt lymphoma）、类癌等。儿童结直肠肿瘤可因肠腔变窄引起结肠梗阻。

异物　多由儿童经口吞食，主要发生于 6 月龄~6 岁。异物阻塞肠腔，导致肠梗阻。例如，超强吸水聚合物（泡发球）；或异物塞入肛门直肠，填塞直肠引起排便困难，甚至有肠梗阻的表现；或误服多枚磁性异物（如巴克球），可通过肠壁组织相互吸引，导致肠梗阻。

寄生虫　例如，蛔虫是可以寄居人体肠道最大的寄生虫之一，常见于卫生条件差的地区，以及热带和亚热带地区。蛔虫成虫可寄生于人体肠道内，蛔虫有喜钻

孔、扭曲成团的习性，可引发蛔虫性肠梗阻。蛔虫性肠梗阻在中国已属罕见。

临床表现　因肠梗阻程度、发生速度、原因等不同，临床表现也不同，大多数患儿会出现肠梗阻的典型表现，即腹痛、恶心、呕吐、腹胀以及排便排气减少或停止。此外，肠腔内梗阻也可出现并发症，如肠坏死、肠穿孔、肠绞窄等。但某些病因，有其特定的临床表现。例如，阵发性腹痛、呕吐、腊肠样腹部肿块和果酱样血便是肠套叠典型表现；肠腔内恶性肿瘤还可出现消瘦、乏力、贫血、发热、腹水等症状，如肿瘤位于十二指肠，除梗阻症状外，还可出现黄疸。蛔虫性肠梗阻有时能呕出蛔虫，多数患儿可触及活动性条索样有弹性的包块，有时可变形。

诊断　通过症状、体格检查及腹部 X 线片，可初步确定肠梗阻的诊断。但要明确病因，仍需其他影像学检查。

超声检查　因其价格低廉，无射线，是明确儿童肠腔内梗阻原因的首选方法，能明确大部分常见的肠腔内病变，如肠套叠、先天性膈膜、粪石性肠梗阻、肠腔内肿瘤、异物和寄生虫。不同病因其超声表现不同，如肠套叠的典型超声表现为同心圆征，表示肠管内层肠管套叠。超声还能发现病理诱发点。先天性膈膜超声特点为肠腔内与肠壁相连的条带状回声及近端肠管扩张。蛔虫性肠梗阻超声特点为多条、长、线形、平行的回声条带。此外，内镜超声也用于诊断某些肠腔内肿瘤，并确定其分期。

CT 检查　能清楚地明确大部分肠腔内梗阻的原因，因其有射线，在儿童中应用并不广泛。但

如果超声怀疑肠腔内肿瘤，建议行 CT 检查，可以更好地显示梗阻位置和肿瘤情况，还可评估有无肠外扩散，以及区域淋巴结是否受累。如果异物有危险特征或异物类型不确定，可选择 CT 检查，对于消化道异物周围的病理改变（如小的消化道穿孔、局部包裹及消化道外积气）有着较高的敏感性和准确性。

造影剂 X 线检查　可以明确梗阻程度、位置、部分梗阻原因，先天性膈膜多位于十二指肠，选择上消化道造影即可。胎粪性肠梗阻如果没有肠穿孔证据，可使用水溶性高渗造影剂灌肠 X 线检查以明确诊断，其通常显示为小口径结肠和回肠末端的胎粪球，梗阻近端回肠扩张。肠腔内肿瘤造影可能会显示肿块病变、黏膜缺损或肠套叠。

内镜检查　先天性膈膜和肠腔内肿瘤可通过内镜诊断，但因其有创，在先天性膈膜中应用较少。而内镜能直观地看到肠腔内肿瘤，并且活检明确肿瘤病理性质，是肠腔内肿瘤可靠的诊断方式。

治疗　肠腔内梗阻的病因不同，其治疗方法也有不同。①肠套叠：分为非手术治疗和手术治疗。非手术治疗包括空气灌肠和水灌肠，适用于特发性肠套叠，且患儿发病时间在 48 小时以内，一般情况好，无明显腹胀、脱水及电解质紊乱等。手术治疗适用于特发性肠套叠空气灌肠或水灌肠复位失败或有灌肠禁忌证的患儿、继发性肠套叠和术后肠套叠，可通过开腹或腹腔镜完成。②先天性膈膜：可通过腹腔镜或开腹手术切除膈膜，缓解肠梗阻。③胎粪性肠梗阻：对于不伴肠穿孔、胎粪性腹膜炎、肠闭锁或肠

扭转的患儿，通常予以高渗造影剂灌肠处理。如果出现上述并发症或者灌肠无效，应根据具体情况选择合适的手术方式。④粪石性肠梗阻：治疗见粪石急性肠梗阻。⑤肠腔内肿瘤：根据肿瘤的性质、位置、病理分期，选择合适的治疗方式。⑥异物：如果异物导致肠梗阻，无法自行排出，需根据异物的位置、性质、是否有肠穿孔等并发症，采取内镜、腹腔镜或开腹手术的方式取出异物。对于泡发球引起的肠梗阻，如果患儿腹壁较薄，可以通过超声检查时用力按压探头碾碎泡发球，从而缓解消化道梗阻；但对于腹壁较厚，超声探头碾压失败的患儿，需手术干预。⑦寄生虫：如果通过保守治疗的方法，寄生虫无法自行排出，无法缓解肠梗阻，需行手术治疗，切开取虫；并根据是否存在肠穿孔、肠扭转等并发症，选择合适的手术方式。

（陈亚军　彭春辉）

chángqiāngwài gěngzǔ

肠腔外梗阻（extra-luminal obstruction）　肠壁外部的病变对肠管造成机械性压迫，使肠腔内容物流动受阻所致的肠梗阻。

常见肠腔外病变　有以下几种。

肠粘连　肠腔外病变导致肠梗阻最常见的原因，见肠粘连。

疝　按其发生原因可分为先天性和获得性，腹腔内的肠管，从正常解剖位置通过先天存在的或通过手术或外伤等后天因素造成的孔道裂隙疝入其他位置，造成肠管嵌顿，形成肠梗阻。按其发生部位可分为腹内疝和腹外疝。

腹内疝　腹腔内脏器从正常解剖位置通过腹腔内的裂孔、通道进入腹腔内另一部位。常见腹内疝致肠梗阻原因有以下几种。

①先天性肠系膜裂孔疝：出生时即存在，结肠和小肠系膜均可发生；没有囊，肠管疝入肠系膜缺损处，导致肠梗阻。因大多数肠系膜缺损都很小，2~3cm，且没有限制性的囊，肠管大量疝入，自行还纳可能性较低，导致肠管很快缺血和坏死。②梅克尔憩室导致的内疝：梅克尔憩室索带或憩室顶端与肠管或系膜粘连，肠管穿入索带下方引起内疝，见梅克尔憩室。③粘连索带导致的内疝：先天性索带或手术后粘连形成的索带，肠管穿入索带下方引起内疝。④十二指肠旁疝：又称结肠系膜后疝，是极少见的先天性病变，由胚胎期中肠旋转不良引起，可发生在左侧或者右侧。左侧十二指肠旁疝，即肠管突入十二指肠旁隐窝，疝的游离边缘包含肠系膜下静脉和左结肠动脉的升支。右侧十二指肠旁疝，即肠管突入小肠系膜腹壁隐窝，疝的游离边缘包含肠系膜上血管。其疝囊为单层腹膜。⑤先天性膈疝或获得性膈疝：是膈发育缺陷或外伤等导致膈肌缺损，腹腔脏器疝入胸腔，如果肠管疝入无法回纳，可导致肠梗阻。⑥小网膜孔疝：又称温斯洛（Winslow）孔疝，很少见，小网膜有异常的孔道缺陷，除手术（如胆囊切除术）、创伤或感染等原因外，大部分孔道是先天形成的。⑦手术局部遗留未修复的裂隙：肠吻合术后系膜裂孔修补不严或未修补，肠管如穿入，可导致肠系膜裂孔疝；小肠 Roux-en-Y 吻合术后肠袢之间形成的裂孔，这种术式常用于儿童先天性胆总管囊肿、胆道闭锁的治疗。

腹外疝　腹腔内的脏器或组织连同腹膜壁层经腹壁薄弱点或孔隙向体表突出。如果肠管疝入

其内，均可导致肠梗阻。常见腹外疝致肠梗阻原因如下。①腹股沟斜疝：其病理基础是鞘状突未闭，腹压增加时，腹腔脏器被挤入未闭鞘状突，如果肠管被挤入，且无法自行回纳，可导致肠梗阻。②其他腹外疝：如脐疝、白线疝、股疝、术后切口疝等，儿童较少发生肠梗阻。

肠扭转 肠管自身的扭转，可发生在小肠和结肠，一些出生缺陷增加其发病率，如先天性肠旋转不良。此外，小肠扭转还可能继发于术后粘连、消化道重复畸形、梅克尔憩室和其他原因（脂肪瘤、淋巴管瘤等）。儿童结肠扭转较罕见，可发生乙状结肠、盲肠或横结肠扭转。结肠扭转常发生在活动度大的结肠段，而便秘、既往腹部手术和先天性肠旋转不良等增加了其风险，部分先天性巨结肠患儿也可能发生乙状结肠扭转。

腹腔内脓肿 任何引起腹腔内脓肿的疾病均可导致肠梗阻，儿童常见疾病为阑尾炎、梅克尔憩室等。

肠系膜上动脉综合征 近端肠梗阻的一个罕见原因，其特征为肠系膜上动脉与主动脉之间的间隙变窄导致十二指肠第3部受压，主要原因为中间的肠系膜脂肪垫缺失。

临床表现 因肠梗阻程度、发生速度、原因等不同，临床表现也不同，大多数会出现肠梗阻的典型表现，即腹痛、恶心、呕吐、腹胀以及排便排气减少或停止。①腹内疝症状缺乏特异性，病史、手术史、外伤史都具有重要参考价值。起病多为急性，病情进展迅速。腹痛大多较为剧烈，呕吐后不能缓解，甚至伴有强迫体位不能平卧，腰背部牵涉痛等。

伴有腹胀，多为局限性和不对称性腹胀。随病情进展出现肠绞窄后，腹膜炎体征逐渐明显，腹腔穿刺可见到血性腹水，伴有发热、感染中毒和休克表现。②腹股沟斜疝嵌顿导致的肠梗阻，临床表现为腹痛（哭闹）、呕吐、腹股沟区不可回纳的包块，包块有红肿、疼痛等表现。

诊断 根据患儿病史、体格检查及腹部X线片可明确肠梗阻的诊断。详细地询问病史，可能会发现患儿存在的生理缺陷或解剖异常。但要明确病因，还需要完善其他相关检查，如超声、CT、造影剂X线检查等。对于怀疑腹内疝、肠扭转等患儿，常规行腹腔穿刺明确腹水性质，如抽出血性不凝腹水，强烈提示可能存在肠坏死，有立即手术探查指征。腹内疝的诊断在技术上具有挑战性，而相比腹内疝，腹外疝因其向体表突出，更容易被发现。

治疗 病因不同，治疗方法也不同。

腹内疝的治疗 及时的开腹探查至关重要。临床上怀疑腹内疝和/或影像学上提示内疝可能，尤其对腹腔穿刺有不凝血、已经出现肠绞窄的患儿应及早进行开腹探查。手术原则一般包括还纳疝入的肠管、修补先天性或后天性缺损，或去除引起内疝的解剖因素（如条索或梅克尔憩室），以防止内疝复发。

腹外疝的治疗 儿童常见腹股沟斜疝。如果无手法复位的禁忌证，可首选手法复位。如存在手法复位的禁忌证或者复位失败，需手术治疗。还纳疝出肠管，同时行疝囊高位结扎术。

疝入肠管的处理 简单的嵌顿肠管复位还是切除肠管，需要根据肠管的血运情况决定。对于

肠管已经坏死，一般情况较差，不能耐受长时间手术的患儿，应遵循外科损伤控制的原则，尽量减少手术打击，缩短手术时间，紧急切除坏死肠管，并进行肠造瘘或肠外置，待一般情况好转后行二期手术。

肠扭转的治疗 大多存在出生缺陷或者继发于其他病变，需要手术治疗。复位肠扭转，去除引起肠扭转的解剖因素，如肠旋转不良，复位肠扭转后，需行拉德（Ladd）手术纠正其病理异常。对于先天性巨结肠引起的结肠扭转，可首选非手术方法整复肠扭转，包括造影剂灌肠、气灌肠和结肠镜联合直肠置管。如果整复不成功、有腹膜炎体征或者怀疑存在肠坏死或穿孔，则需手术治疗。

（陈亚军 彭春辉）

jíxìng chánggěngzǔ

急性肠梗阻（acute intestinal obstruction）

以阵发性腹痛、恶心呕吐、腹胀、不排气排便等为主要症状的肠梗阻。小儿急腹症最常见的疾病之一。临床上将急性肠梗阻分为单纯性肠梗阻和绞窄性肠梗阻两类。单纯性肠梗阻，仅有肠管的梗阻，没有血运障碍，如大部分粘连性肠梗阻、粪石性肠梗阻。而绞窄性肠梗阻既有肠管的梗阻，又有血运障碍。从病理机制上，急性肠梗阻分为功能性肠梗阻和机械性肠梗阻。

（陈亚军 彭春辉）

gōngnéngxìng chánggěngzǔ

功能性肠梗阻（functional intestinal obstruction）

肠蠕动功能障碍导致的肠梗阻。又称麻痹性肠梗阻。其继发于神经肌肉障碍，肠道无法传输蠕动波，导致功能性障碍，致使气体和液体在肠道中聚集。小肠受累最常见，

结肠和胃也可能会受累。

病因 在某种程度上该病发生于几乎所有开腹手术后，或由腹膜炎、创伤、肠缺血和药物（如阿片类、抗胆碱能药、钙通道阻滞剂、精神药物）引起。电解质紊乱（尤其是低钾血症）可加重麻痹性肠梗阻。其中，最常见的是术后麻痹性肠梗阻。

病理机制 术后麻痹性肠梗阻是由于非机械性原因，术后胃肠运动暂时受到抑制，导致口服摄入不足。胃肠道手术是术后麻痹性肠梗阻的主要原因之一，但疼痛、静止和自主神经功能障碍是许多外科手术患儿的共同特点，因此，术后麻痹性肠梗阻也可见于脊柱手术、下肢关节重建术后、盆腔手术等。其病理生理学机制十分复杂，与手术创伤程度、麻醉用药情况、术后疼痛、炎症反应、应激等多种因素相关，通常与炎症、神经反射、神经体液肽中的至少 1 种机制相关。术后麻痹性肠梗阻起源于手术应激反应，炎症细胞被激活，自主神经功能障碍发生，从而调节胃肠激素活性，最终导致肠管收缩力、运动力受损以及肠壁水肿。

一定程度的术后麻痹性肠梗阻是腹部手术后不可避免的正常生理反应，是一种良性、自限性的生理过程，缓解后不会留有严重后遗症。通常，胃、小肠活动可能在术后数小时内恢复，而结肠活动则在术后 2 天或 3 天内恢复。肛门排气提示结肠功能的恢复，表明麻痹性肠梗阻消失。当麻痹性肠梗阻的持续时间超过该范围时，如果没有机械性肠梗阻的征象，则可诊断为术后迁延性麻痹性肠梗阻，会导致患者不适、不满和住院时间延长，降低患儿及其家属对手术结局的满意度。

长期推迟经口进食可危害患儿的术后营养，进而可导致术后分解代谢增加、创伤愈合不良、发生感染，以及需要营养支持等。

术后麻痹性肠梗阻的持续时间与手术创伤的程度、麻醉药使用剂量、腹腔内出血、术前肠梗阻的存在等相关。任何对胃肠道运动有不良影响的因素或疾病状态都可能增加术后迁延性麻痹性肠梗阻的发生风险，既包括手术性病因，也包括非手术性病因。风险因素包括年龄大、麻醉评分 3 ~ 4 分、开放式手术、手术难度大、手术持续时间超过 3 小时、肠道手术、腹内炎症、需要输血和术后活动延迟等。

临床表现与诊断 随着肠管开始扩张，术后麻痹性肠梗阻患儿会出现许多与机械性肠梗阻相同的症状。其临床表现主要包括腹部膨隆、腹胀感和胀气感、弥漫性持续性腹痛、恶心和/或呕吐、排气延迟或不能排气、不能耐受经口饮食。体格检查可发现腹部膨隆及鼓音、肠鸣音不同程度的减弱，通常还有一定程度的轻微弥漫性压痛。腹部 X 线片显示结肠和直肠内存在气体，超声、腹部 CT 或全小肠造影并未证实有机械性肠梗阻。如果以上 1 个或多个症状或体征持续超过 3 ~ 5 天，则可临床诊断为术后迁延性麻痹性肠梗阻。

鉴别诊断 术后迁延性麻痹性肠梗阻需与机械性肠梗阻鉴别，有时难区分。仔细地询问病史和查体是评估的第一步。术后麻痹性肠梗阻，腹痛轻微且是弥漫性的，肠鸣音不同程度地减弱；机械性肠梗阻则会有中到重度的绞痛，肠鸣音高亢。二者的影像学检查特点也如上所述，有很大不同。此外，几乎所有早期术后机

械性肠梗阻患儿刚开始肠道功能都有所恢复并能经口进食，此后才发生恶心、呕吐、腹痛、腹部膨隆；术后麻痹性肠梗阻通常不会出现肠道功能恢复。

治疗 虽然术后麻痹性肠梗阻大多是自限性疾病，但如果麻痹性肠梗阻持续存在，并且未处理，也是非常严重的。①纠正可逆性病因：影像学检查和实验室评估术后麻痹性肠梗阻的原因，包括小肠梗阻、肠穿孔、腹内脓肿或腹膜后出血，可能需要手术处理或其他干预措施。评估是否存在电解质异常，并进行纠正。低钠血症、低钾血症和低钙血症都与麻痹性肠梗阻有关。②支持治疗：是术后迁延性麻痹性肠梗阻的主要治疗手段，包括疼痛管理、液体治疗、肠道休息、肠道减压和营养支持。③连续腹部检查：在没有肠穿孔或缺血的情况下，真正的麻痹性肠梗阻无须手术治疗。每天进行多次腹部查体，以评估腹部膨隆和患儿的不适程度；或者通过影像学检查来评估，可选用无放射线的超声来动态观察。

预防 针对术后麻痹性肠梗阻的发病机制出现了一系列预防策略，如腹腔镜手术、咀嚼口香糖与早期进食、早期行走、液体限制、多模式镇痛等。腹部手术期间，处理肠道会通过神经病理性和炎症性通路刺激术后麻痹性肠梗阻。微创手术对术后麻痹性肠梗阻的发展具有保护作用。咀嚼口香糖，通过刺激迷走神经促进肠道运动，可能是一种具有成本效益的干预措施。早期肠内营养会加快术后肠功能恢复。早期行走被认为对胃肠道系统有促动力作用。

（陈亚军　彭春辉）

jīxièxìng chánggěngzǔ

机械性肠梗阻（mechanical intestinal obstruction）

肠外、肠内和肠壁各种机械性因素使肠内容物通过障碍所致的肠梗阻。临床上最常见。儿童肠外机械性因素导致肠梗阻常见原因有肠粘连、先天性或获得性腹内疝和腹外疝、腹腔内脓肿等，肠内机械性因素导致肠梗阻常见原因有特发性或继发性肠套叠、先天性膈膜、粪石、肠腔内肿瘤、异物和寄生虫等，肠壁内机械性因素导致肠梗阻常见原因有先天性肠闭锁、肠重复畸形和肠壁内血肿。

（陈亚军 彭春辉）

zhānliánxìng chánggěngzǔ

粘连性肠梗阻（adhesive intestinal obstruction）

先天性或后天性原因引起腹膜、腹腔脏器以及肠管之间相互粘连或纤维束带形成所致的肠梗阻。肠梗阻最常见的原因，发病率高，甚至有一定的病死率，一般都发生在小肠，引起结肠梗阻者少见。

病因 儿童腹腔内粘连和纤维束带的形成原因包括先天性和后天性。①先天性：主要是胎粪性腹膜炎、梅克尔憩室等形成的纤维束带或粘连而引起肠梗阻。②后天性：主要是腹部手术、腹腔感染和腹部外伤造成腹膜损伤、异物残留以及血肿机化所致。

病理机制 腹膜受到炎症或损伤等各种原因刺激后导致炎性反应，各种炎症细胞渗出，使血管浆液纤维性渗出增加，造成大量蛋白沉淀、凝固。这些沉淀和凝固的蛋白质继而形成腹腔粘连或纤维束带，引起粘连。粘连是腹膜损伤后愈合的一个自然过程，是腹部手术不可避免的后果。在其发生和发展的过程中，部分粘连吸收，而有些粘连则长期残留。

肠粘连并不等于肠梗阻，肠粘连可以长期存在而无症状，但如果出现以下情况，可导致肠梗阻：①肠管与腹壁粘连处折叠成角，肠管与系膜粘连处折叠成角。②部分或大部分肠管粘连成团，肠管过度折叠扭曲，肠管出现狭窄形成梗阻。③粘连索带压迫肠管。④粘连带两端固定，压迫肠管引起梗阻，或使肠祥疝入环孔而形成腹内疝。⑤肠管沿粘连索带发生扭转。部分粘连性小肠梗阻可反复发作，经保守治疗缓解；部分患儿初次发作即为绞窄性肠梗阻。

临床表现 根据粘连性肠梗阻的症状、体征及X线表现可分为三种类型。

急性机械性肠梗阻 表现为不完全性或完全性肠梗阻。①不完全性肠梗阻：腹痛不剧烈，呈阵发性，呕吐多不严重或无呕吐，可有少量排气排便。实验室检查白细胞计数无明显升高。腹部X线片可见小肠气液平面外，远端肠管或结肠内有气体影。②完全性肠梗阻：腹部绞痛，且呕吐明显，呕吐物为黄绿色或者粪便样液体，肛门无排气排便。实验室检查白细胞计数不高或轻度升高。腹部X线片可见数量不等的液气面，结直肠内无气体。

慢性小肠梗阻 发生于固定肠段，多为既往手术引起的粘连。通常表现为慢性腹痛和不同程度的恶心，也可能存在腹部膨隆和叩诊鼓音。但通常无液体或电解质紊乱。急性发作时与急性肠梗阻表现相同。

急性绞窄性肠梗阻 见绞窄性肠梗阻。

诊断 根据患儿既往有腹部手术、创伤或感染的病史，结合患儿临床表现、体格检查和腹部X线片，一般不难诊断。关键要确定是单纯性肠梗阻还是绞窄性肠梗阻，是完全性肠梗阻还是不完全性肠梗阻。导致肠坏死和穿孔的肠缺血几乎都见于完全性肠梗阻，腹部X线片、超声或CT远端小肠或结肠内无气体或液体支持完全性肠梗阻的诊断。

治疗 分非手术治疗与手术治疗。

非手术治疗 除非有腹膜炎、肠绞窄或肠缺血的征象，否则粘连性肠梗阻应始终首先尝试非手术治疗。非手术治疗对大多数患儿有效。如果没有腹膜炎、肠绞窄或肠缺血的迹象，非手术治疗72小时是安全和适当的。手术后早期发生的肠梗阻，多为炎症、纤维素性粘连所引起，在明确无绞窄的情况下，经非手术治疗后可以吸收，症状消除。主要治疗措施包括如下。

禁食水、胃肠减压 治疗各种肠梗阻的重要方法。禁食水以限制进一步的肠道扩张。而对膨胀的胃减压可改善患儿的舒适度，也可最大限度地减少空气咽入，而咽入空气可加重膨胀。

输液和营养支持 肠梗阻患儿可能存在严重的容量不足、代谢性酸中毒或碱中毒以及电解质紊乱。必要时给予输血、血浆或静脉营养等支持。

抗生素的应用 如果有证据提示患儿因肠梗阻出现肠道细菌大量繁殖及毒素吸收，导致菌群移位，应给予抗生素治疗，一般选用广谱抗生素。

水溶性造影剂的应用 对于粘连性肠梗阻患儿，高渗水溶性造影剂可能有治疗效果。复方泛影葡胺因其高渗性可将液体吸入肠腔，减轻肠壁水肿并刺激肠蠕动。

密切监测　观察患儿胃肠减压、排气排便情况，观察过程中要经常对患儿进行腹部体检、动态腹部 X 线检查或超声检查，测量血电解质、血常规等。如果患儿腹胀明显减轻、经直肠排气或排便，胃肠减压量减少，且从黄绿色变为白色，则考虑保守治疗后肠梗阻缓解。肠梗阻解除后可拔除胃肠减压，开始饮食，并根据患儿耐受情况过渡饮食。如果患儿病情恶化，出现发热、心动过速、疼痛或腹胀加重、酸中毒、白细胞增多。通常是由肠损伤引起，应紧急手术治疗，具体手术指征见手术治疗。

手术治疗　如果患儿出现发热、白细胞增多、液体复苏治疗无效的心动过速、持续性腹痛或腹痛加剧，有时疼痛程度与查体不相称、代谢性酸中毒、呼吸过速、腹膜炎、全身炎症反应综合征等症状，影像学检查发现腹腔游离气体、肠缺血迹象或闭袢型肠梗阻等，均应怀疑存在肠损伤（缺血、坏死或穿孔），应立即手术探查。粘连性肠梗阻伴肠损伤时被称为复杂型粘连性肠梗阻。如果慢性肠梗阻反复发作，影响正常生活，影响患儿正常生长发育，且钡餐检查近端肠管有慢性扩张、肥厚，应考虑择期手术治疗。手术可根据病情，选择腹腔镜手术或开腹手术。

腹腔镜手术　其潜在好处包括减少广泛粘连再形成，尽早恢复排便，减少术后疼痛，缩短住院时间。虽然腹腔镜手术会为粘连性肠梗阻的患儿提供一些益处，但外科医师需仔细选择腹腔镜治疗的患儿。腹腔镜失败的原因包括不能发现梗阻部位、不能建立气腹、严重的肠粘连和小肠坏死。肠管扩张和多处粘连的腹部进行腹腔镜手术，可能会增加严重并发症的风险。如果患儿轻度腹胀，简单的束带、条索引起的肠梗阻，或者是小肠肠管和腹壁粘连者，可考虑使用腹腔镜进行条索的切断而解除梗阻。梗阻的部位越靠近近端，施行腹腔镜粘连松解术就越容易。

开腹手术　不适合腹腔镜手术的患儿，建议开腹手术。手术目的是解除梗阻，减少中毒反应，挽救患儿生命，而不是广泛分离粘连。当纤维束带和小片粘连压迫肠管时，切除纤维束带，解除梗阻即可。若粘连带的一端附着于侧腹壁或盆壁深处，可在直视下用剪刀或手指紧靠腹膜将其离断。如果对于无法分离的严重粘连，应尽量争取将局部肠管切除，行端端吻合。短路手术和肠排列手术在临床中应用较少。

粘连松解过程中的损伤最常见于肠道，肠道浆肌层损伤最常见，肠腔或肠内容物渗漏不可见；肠管切开术，损伤肠壁，肠内容物渗漏；延迟诊断的肠穿孔，手术过程中造成的肠道损伤，最初无法识别，导致患儿在术后病情恶化。热损伤可能导致迟发性穿孔，外科医师应避免应用这种解剖方式，应耐心地用剪刀解剖。

预防　腹腔内粘连的预防方法已有很多，但还没有发现有效防止粘连形成的"魔力子弹"。预防粘连的一般措施包括术中轻柔操作、减少腹膜损伤、彻底止血、避免肠管长时间暴露于腹腔外、冲洗腹腔、预防感染、异物残留、早期进食、早期下地行走，促进术后肠蠕动；腹腔镜手术与开放手术相比有许多优点，如减少腹壁、手术部位以及远处腹腔内器官的创伤等。此外，应避免肠管产生不正常强烈蠕动的因素，如寒冷、饮食不当或暴饮暴食以及某些药物等，以防肠梗阻急性发作。

（陈亚军　彭春辉）

fènshí jíxìng chánggěngzǔ

粪石急性肠梗阻（bezoar-induced acute intestinal obstruction）

不可吸收的食物或纤维堆积而增大，使肠内容物的正常流动受阻所致的肠腔内梗阻。常见的外科急腹症之一。粪石通常在胃中形成并向下进入小肠，导致小肠梗阻，尤其是末端回肠。

病因　由于颗粒大、消化不良、胃出口梗阻或肠淤滞，摄入积聚在胃肠道中的异物会导致粪石。按照粪石形成的原因可分为植物性粪石、毛发性粪石、药物性粪石及乳类粪石，以植物性粪石多见。①植物性粪石：当机体摄入诸如柿子、黑枣、苹果、山楂等富含鞣酸、果胶等成分的食物后，其在胃酸作用下与胃蛋白质结合形成不溶于水的鞣酸蛋白，在胃内沉淀，进而与不易消化的植物纤维黏合形成粪石核心，并不断沉积变大；当粪石排入相对狭窄的肠腔内时即可引起机械性肠梗阻。②毛发性粪石：见于儿童和青年人，发生在有异食癖者，尤以女孩多见。这类患儿有神经与心理方面的障碍，喜食毛发、地毯及线绳等。有的民族将婴儿绑在母亲背后，婴儿把母亲头发吞下，日久天长头发在胃肠道某部集成细网，拦住食物残渣，聚集形成粪石。主要引起胃出口梗阻，小肠梗阻相对较少。③药物性粪石：药物片剂、混悬剂，甚至是不溶性药物载体，在罕见或者某些特定的情况下，会形成药物性粪石。促使药物性粪石物质沉淀的因素包括摄入大量药物或药物的不溶性。④乳类粪石：这是新生儿特有的，来自未消化的乳蛋白，最早于1959年报道。与早产儿服用高酪蛋白和中链甘油三酯的配方奶粉有关。

病理机制 粪石急性肠梗阻的形成受到多种因素的影响，如饮食、解剖特征、胃肠道的有机成分和功能紊乱，其中饮食和功能紊乱影响最大，肠内容物积聚成块、突发持续性肠痉挛。巨大粪石较正常肠管内径大几倍且无梗阻，但会于某日突然剧烈腹痛、呕吐、腹胀、不排气排便。肠梗阻的发生实因当时的肠痉挛而引起。粪石急性肠梗阻的好发部位多为回肠末端，粪石多为1个，偶有2个或多个，粪石外形不规则。粪石长时间存在于某一部位并无梗阻，即使发生肠痉挛也是单纯性肠梗阻，不会绞窄。但是持续痉挛，压迫肠壁内血管，缺血导致痉挛加重，形成恶性循环最终导致肠坏死、穿孔和腹膜炎。

诊断 根据临床表现、体格检查及影像学检查可明确诊断。其临床表现与其他急性机械性肠梗阻一样，早期表现为腹痛、呕吐、腹胀、无排气排便等。体格检查有时可在右下腹摸到移动性的硬块。晚期局部缺血严重者，可有压痛、腹肌紧张等。腹部X线片仅能明确肠梗阻的诊断，很少发现粪石。超声可见粪石影，粪石近端肠管扩张，远端肠管萎瘪。CT检查可发现粪石，其表现为管腔内肿块伴斑驳的气体并伴有近端小肠梗阻扩张。内镜检查可在肠腔内发现粪石，但其有创，应用较少。

治疗 如果没有肠缺血的临床或放射学迹象，粪石急性肠梗阻通常采用保守治疗，如果病情没有改善，就需要手术。保守治疗与急性肠梗阻一样，禁食水、胃肠减压、输液等，同时可给予液状石蜡鼻饲促进粪石排出。如果明确摸到粪石，可试行经腹壁外手法碎石，使其自行排出。

手术可选用开腹或腹腔镜手术，如果粪石可自由移动，可轻轻从肠壁外将粪石捏碎后，推入结肠内。如果粪石无法挤碎，则应行肠管切开取石，术中应避免切开水肿的肠壁，最好选择梗阻远端比较正常的肠管切开。如果手术时肠管已经坏死，则直接行肠管部分切除、肠管吻合术。

预防 在取出毛发性粪石后，应行精神病学评估和随访，对于揭示和治疗任何易复发的潜在行为疾病至关重要。对于植物性粪石，建议正确咀嚼食物，饭后多喝水，避免高纤维饮食。

（陈亚军 彭春辉）

jiǎozhǎixìng chánggěngzǔ
绞窄性肠梗阻（strangulated intestinal obstruction）
机械性肠梗阻同时合并肠管血液循环障碍的疾病。肠梗阻最危险的一个阶段。大约10%的肠梗阻患儿会发生肠绞窄，如治疗不及时，可导致肠坏死、肠穿孔、感染性休克、短肠综合征、器官功能障碍，甚至导致患儿死亡。

病因与病理机制 绞窄性肠梗阻多见于个别条索粘连，而全粘连期或广泛性粘连性肠梗阻因肠管不能活动则不易发生绞窄。条索粘连时，肠管膨胀伸长，因肠系膜侧受血管限制，不能同步伸长，必然发生螺旋扭转。如果局部粘连以扭绞或内疝形式扼住肠管旋转形成的闭祥膨胀，则不可能退回原状而发展为肠梗阻。当发生绞窄性肠梗阻时，临床上都是静脉回流障碍先于动脉阻断，最终导致肠穿孔、肠坏死，以及感染和低血容量的发生。绞窄性肠梗阻治疗不及时，可导致严重的腹腔感染和全身中毒，导致患儿死亡。

临床表现 患儿一般情况较差，可有阵发性腹痛剧烈或阵发性哭闹、持续性呕吐，呕吐物为黄绿色、粪渣或血性液、肛门停止排气排便。发病初期即出现明显脱水、烦躁、口渴、面色苍白、口周发绀、脉搏增快、血压正常或升高，为休克前期表现。体格检查见腹胀严重或局限性腹胀、肠鸣音亢进或消失、有中毒表现。疾病进展快速，当患儿呼吸困难、脉搏微弱或触不到、面色苍白、皮肤花斑纹、四肢发绀、体温升高，则进入休克期。此时可出现腹膜刺激征，全腹压痛、肌紧张，常可摸到边界不清、有张力之弧形肠祥。

诊断 单纯性小肠梗阻和绞窄性小肠梗阻的鉴别诊断是小肠梗阻患儿的主要诊断问题之一。如果患儿有以下表现，应考虑绞窄性肠梗阻的可能：①疼痛特征的改变（从间歇性疼痛到持续性疼痛或者突然剧烈腹痛），局部持续性腹痛，通过胃肠减压不能缓解，这是肠管出现血运障碍的不良预兆，是肠缺血的唯一可靠的征象。突然剧烈腹痛，可能预示着严重并发症肠穿孔。从剧烈腹痛到腹痛改善，也是不良征兆。因为一旦肠缺血发生，肠蠕动可能停止，腹痛可能矛盾地得到改善。②病情发展迅速，早期出现休克。③明显的腹膜刺激征，体温升高。④腹胀不对称，有局限性隆起或痛性肠祥。⑤呕吐物、胃肠减压液、肛门排出物为血性，或腹腔穿刺抽到不凝血性液体。⑥腹部X线片见大而固定的孤立肠祥，或假肿瘤影。

某些实验室检查也提示绞窄

性肠梗阻,如血常规发现白细胞计数升高、核左移、C反应蛋白升高;血清乳酸升高对肠缺血的敏感性较高,但特异性不是很高。

识别肠缺血征象,腹部CT优于X线片。CT通常可识别严重肠缺血,但程度较轻的肠缺血难以明确诊断。在CT上,绞窄性肠梗阻被定义为与肠缺血相关的闭袢性肠梗阻。肠壁对比增强变差或无对比增强、大量腹水、肠系膜血管异常、肠系膜血管弥漫性充血和肠系膜模糊是最有用的CT识别绞窄性梗阻的征象。而肠壁积气、肠系膜和门静脉积气是肠缺血的重要晚期体征,表明肠壁坏死。

超声的效用取决于操作者的技能,而诸如腔内气体和患儿身体等因素会影响可见度。如果超声发现腹腔内游离液体、肠壁厚度大于4mm、肠蠕动减少或消失、肠壁灌注减少或消失、腹腔内游离气体,提示需要手术治疗。

应注意,在管理这些患者时应格外小心,任何已知的临床、实验室或放射学参数、参数组合或经验丰富的临床判断都不能可靠地做出或排除绞窄性肠梗阻的诊断。

治疗 绞窄性肠梗阻的识别是基于一种或多种经典体征的存在,如持续腹痛、发热、心动过速、腹膜炎体征、白细胞增多和代谢性酸中毒。密切而仔细的临床评估,结合实验室检查和放射学研究,对于正确处理绞窄性肠梗阻患儿至关重要。由于这种疾病的表现和病程多变,确定哪些患儿需要紧急手术治疗仍然是一个重大挑战。如果存在任何不确定性,应立即进行手术干预。绞窄性肠梗阻患者的病死率是非绞窄性肠梗阻患者的2~10倍,早

期识别通常可以挽救生命。手术治疗延迟超过24小时,增加了肠切除的必要性,延长了住院时间,并与较高的发病率和病死率相关。

对于绞窄性肠梗阻,应分秒必争尽快手术,应争取在肠坏死以前解除梗阻,恢复肠管血液循环。必要时边抢救、边手术。输液、纠正电解质失衡是缓解严重低血容量的关键步骤,同时积极的抗休克治疗也尤为重要。

对于血流动力学不稳定的患儿,均应开腹手术,手术应以最快速度解除肠管或系膜压迫,去除病灶;同时术中判断肠管有无生机。有以下表现则表明肠管已无生机:①肠管已呈紫黑色并已塌陷。②肠壁已失去张力和蠕动能力,对刺激无收缩反应。③相应的肠系膜终末小动脉无搏动。手术中肠袢生机的判断常有困难,当不能肯定小肠肠袢有无血运障碍时,以切除为安全。但当有较长段肠袢尤其全小肠扭转,贸然切除将导致术后出现短肠综合征,严重影响患儿的生活质量。可在纠正血容量不足与缺氧的同时,温盐水湿覆肠管15~30分钟后,再次判断肠管生机。若仍不能判断肠管有无生机,可将肠管回纳腹腔后暂时关腹,严密观察。对于术中明确坏死的肠管应切除,仅回纳生机无法判断的肠管,待24小时后再次进腹探查,最后确认有无生机后方可考虑切除。二次手术探查,是1965年由肖(Shaw)提出的,为了更加准确地评估最终的肠管生存能力,以克服在初次手术中评估肠管切除充分性的困难。二次探查手术会使麻醉、伤口和感染相关并发症的风险加倍。临床虽也有肠系膜彩色多普勒超声和荧光素摄取实验等检查帮助确定肠管血运情况

的报道,但尚未广泛开展。

若初次手术对肠管生机判断失误,保留了血运障碍的肠管,术后可能会出现肠穿孔、休克无法纠正、感染加重或者肠狭窄伴有严重的腹腔粘连等,需要再次急诊手术,或无法进食需要再次择期手术。

(陈亚军 彭春辉)

fùmóyán

腹膜炎(peritonitis) 由细菌感染、化学刺激、物理损伤等引起的腹腔壁腹膜和脏腹膜的炎症。此为腹膜弥漫性发炎。按其发病机制分为原发性腹膜炎和继发性腹膜炎两大类。原发性腹膜炎曾是小儿常见病,其发病率占小儿急腹症的10%。自抗生素广泛应用以来,此类疾病的发病率已显著降低。

病因及发病机制 ①原发性腹膜炎:较少见,腹腔内无原发病灶,病原菌经由血液循环、淋巴循环或女性生殖系统等感染腹腔所引起的腹膜炎。②继发性腹膜炎:较常见,继发于腹腔内的脏器穿孔、脏器的损伤破裂、炎症和手术污染。主要病因有阑尾炎穿孔、消化道穿孔、胆道感染或穿孔以及急性胰腺炎等。

临床表现 早期为腹膜刺激症状,如腹痛、腹肌紧张和反跳痛等,腹痛通常是遍及全腹而以原发病灶部位最为显著。后期由于感染和毒素吸收,主要表现为全身感染中毒症状。①腹痛:一般较剧烈,且呈持续性,可累及全腹,以原发病变部位最为显著。②呕吐:因腹膜受刺激引起反射性的呕吐,呕吐物多为胃内容物。③发热:突然发病的腹膜炎开始时体温可以正常,之后逐渐升高。④感染中毒症状:腹膜炎后期由于大量毒素吸收,患者常出现高

热、脉速、呼吸浅促、血压下降、酸中毒等全身中毒表现。

诊断 根据腹痛病史，结合典型体征、白细胞计数及腹部 X 线检查、腹部超声等，可做出诊断。①实验室检查：白细胞计数增高，但病情严重或机体反应低下时白细胞计数并不高，仅有中性粒细胞比例升高或毒性颗粒出现。C 反应蛋白作为判断组织损伤和炎症的指标，腹膜炎时会有升高。降钙素原作为鉴别细菌感染与其他微生物感染的手段，在腹膜炎合并细菌感染时会升高。②腹部 X 线检查：可见肠腔普遍胀气，并有多个小气液面等肠麻痹征象；胃肠穿孔时多数可见膈下游离气体存在，在诊断上具有重要意义。③腹部超声检查：为无创性检查，在诊断阑尾炎、消化道穿孔、腹腔脏器损伤方面具有一定优势。④腹部 CT 检查：对腹腔内实质性脏器病变的诊断具有重要意义。

原发性腹膜炎常发生于儿童呼吸道感染期间，患儿突然腹痛、呕吐、腹泻，并出现明显的腹部体征，病情发展迅速。而继发性腹膜炎的病因很多，只要仔细询问病史结合各项检查和体征进行综合分析即可诊断。

治疗 继发性腹膜炎的治疗原则是积极治疗原发病变，原发性腹膜炎则主要采用非手术疗法，必要时可行手术冲洗及置管引流。在不能排除腹内器质性病变且感染症状逐渐加重时，应行腹腔镜或开腹探查。

抗感染治疗 腹膜炎最主要的治疗手段。继发性腹膜炎的致病菌多为肠道内细菌，如大肠埃希菌等，可选用三代头孢等抗生素治疗。原发性腹膜炎致病菌多为革兰阳性球菌，可选用一代、

二代头孢等抗生素治疗。治疗 3 天后看疗效，以后应以细菌培养和药物敏感试验为指导。疗程以 10~14 天为宜。

全身中毒症状的处理 针对出现的全身中毒症状予以相应的处理，高热时采取降温措施，腹胀严重时应禁食、胃肠减压，输液矫正脱水及电解质失衡，输血浆加强支持疗法。

闭合性（置管）腹腔引流 引流炎性腹水可缓解腹胀，减轻腹膜刺激，对控制感染有利。可应用静脉留置套管针进行腹腔穿刺，留置套管外接引流袋引流腹水，引流量及引流时间根据腹部压力等病情需要而决定。

手术治疗 若经 3 天观察，非手术治疗无效，腹膜炎加重或诊断上不能排除继发性腹膜炎的病灶扩散，则应争取剖腹探查。手术对原发性腹膜炎可以实行生理盐水大量冲洗，更主要是避免延误对继发性腹膜炎病灶的早期处理。探查手术中仍存在以下有争议的问题。①腹腔冲洗：原发性腹膜炎导致腹腔大量渗出及腹腔积脓，进行腹腔冲洗是安全和有效的，腹腔冲洗可减少单位体积中的细菌数量、清除脱落的坏死组织与异物，有利于感染的控制。②腹腔引流：腹腔留置引流可排出腹腔内污染的渗液和坏死物质，使腹腔内炎症得到有效控制。若腹腔污染严重，腹腔冲洗不满意，仍可考虑放置引流管充分引流。③腹腔镜探查：较开腹探查术，腹腔镜具有损伤小、探查全面等优点，同时也可做腹腔冲洗。对术前诊断不肯定的腹膜炎的患者，建议开展腹腔镜探查术，术中如未发现原发病灶，可实施腹腔冲洗术或腹腔引流术。

预后 与原发病关系密切，

祛除病灶及感染控制后，大多预后良好。

（陈亚军　庞文博）

jíxìng fùmóyán

急性腹膜炎（acute peritonitis）

由感染、化学性物质（如胃液、肠液、胆汁、胰液等）或损伤引起的腹膜急性炎症病变。外科常见的急腹症，以腹痛、呕吐、发热为主要临床表现，严重时可致血压下降和全身中毒症状，查体有腹膜刺激征即腹部压痛、腹肌紧张和反跳痛。多为继发性腹膜炎，常继发于腹腔脏器感染、坏死穿孔、外伤等。

病因及发病机制 继发性腹膜炎的病因：①腹腔脏器的急性感染，如急性阑尾炎、胆囊炎、胰腺炎、女性生殖道感染等，可蔓延至腹膜引起急性炎症。②腹腔脏器的急性穿孔与破裂，如急性阑尾炎、坏死性小肠结肠炎、消化性溃疡、胆总管囊肿、溃疡性结肠炎等穿孔而导致急性腹膜炎。③急性绞窄性肠梗阻，如肠套叠、肠扭转、嵌顿性疝、肠系膜血管栓塞或血栓形成等引起绞窄性肠梗阻后，肠壁的屏障作用受损，肠内细菌可经肠壁侵入腹腔，产生腹膜炎。④其他外科情况，如腹部外伤可致内脏破裂，产生急性腹膜炎；胃、肠、胆、胰的吻合口瘘，也可导致急性腹膜炎。

原发性腹膜炎腹腔内无原发病灶，细菌入侵的途径一般为血行播散，致病菌从呼吸道或其他感染灶通过血液播散至腹膜，婴儿和儿童的原发性腹膜炎多属此类。致病菌多为溶血性链球菌、肺炎双球菌或大肠埃希菌。腹膜炎期间，腹膜水肿、炎性渗出物进入腹腔，造成水、电解质、蛋白质丢失，腹腔渗液中大量的细

菌与毒素经腹膜吸收进入血液，产生脓毒症的一系列症状，严重时可致感染中毒性休克，危及生命。

分类 临床上按照病因分为四类。①灶性蔓延性腹膜炎：以阑尾炎为代表，全腹可有压痛，但右下腹压痛明显。②坏死性腹膜炎：以绞窄性肠梗阻坏死所致腹膜炎为代表，全腹压痛、腹胀，可见肠型。③穿孔性腹膜炎：以小肠或结肠穿孔继发腹膜炎为代表，全腹压痛，立位腹部平片可见膈下游离气体。结肠梗阻的全身中毒症状较小肠梗阻出现早且重。④原发性血源性腹膜炎：以婴儿血源性腹膜炎为代表，全腹压痛，无上述腹内器官炎症特点，腹部穿刺多能抽出脓液，无臭，镜检见球菌。

临床表现 主要表现有腹痛、恶心、呕吐、腹胀、发热等。体格检查表现腹膜刺激征。①腹痛：是最主要的症状，突然发生，持续存在。一般先有原发病灶的局部疼痛，疼痛逐渐加重并从病灶区域向全腹扩散。②恶心、呕吐：由于腹膜受到刺激，引起反射性恶心、呕吐。③发热：原发病为急性感染时，体温常有升高，结肠穿孔时体温升高较其他感染（阑尾炎、小肠穿孔、胆道穿孔等）时升高幅度更大。④感染中毒症状：在急性消化道穿孔时，尤其是结肠穿孔时，患者常有低血压及休克表现。

诊断 根据典型的症状与体征，结合白细胞计数及分类、腹部X线检查、腹部超声和CT等，可做出诊断。腹腔穿刺是急腹症时一项直接且必要的检查方法，通过穿刺获得腹腔内液体，判断是哪一类腹膜炎。

治疗 包括抗感染治疗，纠正体液、电解质及酸碱平衡紊乱，以及手术治疗。

抗感染治疗 继发性腹膜炎多为需氧菌与厌氧菌的混合感染，故宜采用广谱抗生素或使用抗生素联合用药治疗，并可依据病原学及药敏结果调整用药。

纠正体液、电解质及酸碱平衡紊乱 应给予充分的液体，并根据血电解质测定结果补充电解质，根据血二氧化碳结合率或血液的pH值来给予碳酸氢钠等。

手术治疗 继发性腹膜炎大多需手术治疗。

手术适应证 ①胃肠道或胆道坏死、穿孔，绞窄性肠梗阻，外伤致腹腔内脏器破裂，胃肠道手术后短期内出现的吻合口瘘引起的腹膜炎。②腹腔内炎症重，出现严重的中毒症状，有休克表现者。③腹膜炎病因不明，无减轻或局限趋势者。

手术原则 ①明确病因，积极治疗原发病。②清洗腹腔，吸净腹腔内脓液。③留置腹腔引流管，以利充分引流。

手术方式 首选腹腔镜探查术，必要时开腹探查。腹腔镜可尽早明确诊断，若需开腹也可指导切口的选择。对于术前有严重心肺疾病或已出现休克症状者，建议直接行开腹探查术。

预后 大多患儿预后良好，但病死率在5%左右，延误诊治者预后差。

(陈亚军 庞文博)

zàoxìng mànyánxìng fùmóyán

灶性蔓延性腹膜炎（focal spreading peritonitis）

腹腔内存在固定病灶，局部炎症侵袭腹膜导致的腹膜炎症。属继发性腹膜炎，若不及时处理，可蔓延至全腹。病因包括临床常见的外科急腹症，如急性阑尾炎、急性胆囊炎、急性胰腺炎等。其主要表现为腹痛、发热、腹胀等，体格检查表现腹膜刺激征即腹部压痛、反跳痛、肌紧张，但多有固定的压痛点。以阑尾炎为例，其腹膜炎时全腹均可有压痛，但右下腹压痛明显。治疗主要包括手术治疗和非手术治疗。大部分局灶性腹膜炎需要手术治疗，手术主要是处理原发病灶，也可冲洗腹腔，放置引流管，保术后引流通畅。术后常规予抗感染、补液等支持治疗。

(陈亚军 庞文博)

yuánfāxìng xuèyuánxìng fùmóyán

原发性血源性腹膜炎（primary hematogenous peritonitis）

腹腔内无原发病灶，致病菌以血行播散侵入腹腔引起的腹膜炎症。婴儿和儿童的原发性腹膜炎多属此类。致病菌多为溶血性链球菌、肺炎双球菌或大肠埃希菌。腹膜炎期间，腹膜水肿、炎性渗出物进入腹腔，造成水、电解质、蛋白质丢失，腹腔渗液中大量的细菌与毒素经腹膜吸收进入血液，产生脓毒症的一系列症状，严重时可致感染中毒性休克，危及生命。常见于4~8岁的女性患儿，患有肾病、肝病的儿童，腹腔内置入脑室-腹腔分流管及腹膜透析管的儿童。

临床表现以腹痛为主，疼痛多位于脐周或全腹，累及盆腔可引起腹泻。原有肾病综合征、肝硬化伴腹水或全身免疫功能低下的患者，并发的原发性腹膜炎症状较轻。全身中毒症状明显，患者呈急性病容，脉搏细弱，面色苍白，神志模糊，寒战发热，体温可高达39~40℃，腹痛和发热可同步出现或先后出现。腹部查体可见腹膜刺激征，早期腹部平坦，全腹轻度紧张，有广泛压痛。

随着病情的进展，腹胀明显，全腹压痛和腹肌紧张，肠鸣音减弱或消失。

血常规检查白细胞计数升高，中性粒细胞比例升高。原发性腹膜炎无特异性影像学表现。腹腔穿刺具有诊断性意义，对鉴别继发性腹膜炎也有帮助。穿刺液为稀薄黄色混浊腹水，无粪臭者多为原发性腹膜炎。腹水革兰染色涂片检查，如为革兰阳性球菌，多可确诊为原发性腹膜炎；如为革兰阴性杆菌，则首先考虑继发性腹膜炎。此外，腹水应常规进行细菌培养。

原发性血源性腹膜炎的治疗主要包括抗感染、补液、静脉营养等支持疗法。不能排除腹内器质性病变时，应行腹腔镜或开腹探查。

(陈亚军 庞文博)

chuānkǒngxìng fùmóyán

穿孔性腹膜炎 （perforative peritonitis）

消化道穿孔后其内容物进入腹腔内引起感染，继而导致的腹膜炎症。继发性腹膜炎最为常见的类型。以胃、小肠、结肠以及胆道穿孔继发腹膜炎为代表。胃肠道因炎症或外力导致破裂、穿孔后，胃肠内容物进入腹腔，消化液先是对腹膜产生化学性刺激，诱发化学性腹膜炎，继发细菌感染后可以导致化脓性腹膜炎。胆道穿孔后，胆汁进入腹腔，引起胆汁性腹膜炎，由于胆盐的刺激作用，使腹腔渗出液大量增加，婴幼儿容易早期出现休克表现，危及生命。

临床主要表现为突发的、剧烈的腹部疼痛，疼痛呈持续性，可伴有恶心、呕吐、发热、腹胀及全身中毒等症状。胃、结肠穿孔的全身中毒症状一般较胆道、小肠穿孔的全身中毒症状出现早

且重。体格检查表现腹膜刺激征即全腹有压痛、反跳痛及肌紧张。消化道穿孔时，血白细胞计数、中性粒细胞比例、C 反应蛋白、降钙素原升高，立位腹部平片可见膈下游离气体，腹腔穿刺可抽吸出消化液及肠内容物。

穿孔性腹膜炎在积极抗感染、纠正水电解质紊乱的同时，应积极行手术治疗，在诊断不明时需要进行腹腔镜或开腹手术探查。胃、小肠、结肠穿孔在修补穿孔的同时可按病情需要行造瘘术；十二指肠穿孔若明确穿孔位置位于后壁，可行保守治疗，给予禁食、胃肠减压、抑酸、补液、静脉营养等对症支持治疗，多可自行愈合。胆道穿孔应根据患儿病情行穿刺或置管引流。

(陈亚军 庞文博)

huàisǐxìng fùmóyán

坏死性腹膜炎 （gangrenous peritonitis）

绞窄性肠梗阻所致肠坏死引起的腹膜炎症。肠套叠、肠扭转、嵌顿疝、坏死性小肠结肠炎、肠系膜血管栓塞等引起绞窄性肠梗阻后，肠壁血运障碍、缺血坏死，肠坏死从黏膜层开始，逐渐累及肠壁全层，导致穿孔。患儿可以出现腹部持续性胀痛或肠绞痛；因肠壁黏膜屏障破坏，细菌及毒素入血，可出现发热症状，肠黏膜坏死脱落时，可有血便；存在肠麻痹或机械性肠梗阻时，可有腹胀、呕吐、停止排气排便等症状；病情进展，部分患者会出现感染中毒性休克症状。体格检查可及肠型及腹膜刺激征。实验室检查方面白细胞计数、C 反应蛋白、降钙素原升高，腹部 X 线片可见肠壁积气、肠管分布异常、腹腔游离气体及肠梗阻的表现，腹部超声可见肠壁层次不清、肠管走行异常及肠梗阻的表

现，肠系膜血栓形成时应行腹部增强 CT 检查。当明确或怀疑有坏死性腹膜炎相关致病因素时，应尽早行腹腔镜或开腹探查手术。

(陈亚军 庞文博)

fùqiāng jiéhé

腹腔结核 （abdominal tuberculosis）

累及腹膜、胃肠道、腹部实质脏器以及腹腔淋巴结的结核病变。肺外结核的一种表现形式，约占全部结核病例的 5%，其中最常见的腹腔结核是腹膜结核、肠结核和肠系膜淋巴结结核。根据病变的类型，腹腔结核可分为粟粒性结核与增生性结核等。不同部位的腹腔结核之间有着密切联系，因此，患者可同时存在一个或多个病变部位及病变类型，也可仅表现出单部位一种类型的腹腔结核病灶。

腹膜结核 由结核分枝杆菌感染引起的慢性、弥漫性腹膜炎性病变，又称结核性腹膜炎。一般见于腹腔脏器的结核病灶直接蔓延至腹膜，导致腹膜的继发性改变，如肠结核、输卵管结核等；也可见于原发性肺结核病灶血行播散至腹膜所致。以儿童、青壮年及女性多见。

病理改变 腹膜结核按病理改变可分为三种类型。①渗出型腹膜结核：又称腹水型腹膜结核，因腹膜炎性充血水肿和纤维渗出所致。其腹水一般为草黄色，也可为血性。②粘连型腹膜结核：其形成一般是因腹膜纤维性渗出与腹腔脏器形成广泛粘连所致，严重者可导致粘连性肠梗阻。③干酪型腹膜结核：以干酪坏死性病变为主，表现为腹腔脏器粘连并形成分隔，伴有结核脓肿，可导致多部位瘘管形成，如肠瘘、腹壁瘘、阴道瘘等，为最严重的类型。

临床表现 因感染途径、机体抵抗力、结核原发灶和病理类型的不同，腹腔结核的临床表现各不相同。大部分为慢性隐匿性发病，但也可急性起病。主要表现为发热、腹痛、腹胀等。患者可能同时存在腹部之外的其他部位结核病灶及相应临床表现。患者全身表现中，最常见的症状为发热和盗汗。患者可有不同程度的腹痛，一般为脐周、下腹部持续性钝痛或隐痛。当出现进行性加重的腹痛伴有呕吐等情况时，需警惕粘连性肠梗阻；当出现剧烈腹痛伴腹部压痛、反跳痛、肌紧张时，需警惕肠结核穿孔导致急性腹膜炎的可能。另外，腹胀也是比较常见的症状，可由腹膜炎引起的肠蠕动紊乱导致，也可因大量腹水导致。90%以上的患者在就诊时已存在腹水。大量腹水患者可出现移动性浊音和液波震颤阳性。腹壁柔韧感最常见于粘连型的腹膜结核，是因为腹膜受到慢性炎性刺激所致。腹部肿块可见于粘连型或干酪型患者，一般由增厚肿胀的大网膜、肠管和干酪样坏死物构成。一些患者因腹膜炎刺激肠管而出现腹泻症状，粘连型的患者也可出现便秘。

诊断 需要结合病史、体格检查和辅助检查进行综合评估。一般存在以下特点：①患儿出现不明原因的发热并持续2周以上，伴有盗汗，且经一般抗生素治疗无效。②有结核患者接触史或患儿存在其他部位结核。③腹壁柔韧感、腹水或肿块。④实验室检查红细胞沉降率（简称血沉）加快，腹水检查结果为渗出液。⑤造影出现肠粘连征象等。

辅助检查 常见以下几种。①血常规检查：可有不同程度的贫血，病程较长者贫血一般较严重。白细胞计数多数正常或稍高，升高多见于腹部结核的急性期。②血沉：在疾病活动期，可有血沉增快，因此可作为疾病活动期的判断指标。③结核菌素试验：阳性对诊断有一定帮助，但是在重症、急性粟粒性结核或免疫力低下的患者中，该试验可呈阴性。④腹水检查：腹水一般为草黄色渗出液，也可呈血性。腹水的普通细菌培养呈阴性，结核抗酸染色涂片和培养可呈阳性。⑤超声检查：当存在腹部器质性病理改变，在腹部超声检查时可以发现肠管粘连梗阻，腹部脓肿，肠瘘、腹壁瘘或阴道瘘等情况；也可发现相邻部位的结核病变，如肠结核病灶、肠系膜淋巴结肿大等情况。但是仅有结核性腹膜炎而未出现腹部器质性病理改变时，腹部超声检查结果可为阴性。⑥腹部X线检查：在腹部立位X线片可见肠系膜淋巴结钙化影。当存在肠粘连、肠结核、肠瘘时，上消化道造影检查可观察到相应征象。

鉴别诊断 典型的腹膜结核诊断并不困难，但根据其临床表现的不同，需要与相关疾病进行鉴别。腹水的鉴别包括肝硬化腹水、癌性腹水、心源性腹水等；腹痛的鉴别包括炎性肠病、阑尾炎、消化性溃疡等，当出现肠梗阻、肠穿孔时，需要注意与其他原因导致的急腹症鉴别；发热的患者还需要注意与伤寒进行鉴别；腹部肿块需要与腹部肿瘤鉴别。

治疗 结核病治疗的原则是早期、规律、适量、联合、全程。对于腹膜结核，在治疗上还需要考虑腹部的特殊性。①抗结核药物对该病的效果稍低于其他部位，因此药物治疗疗程要适当延长，一般至少18个月。②腹水型腹膜结核的患者，在放腹水后可向腹腔内注入醋酸可的松，以减少腹腔粘连。③血行播散者或结核中毒症状严重者，可适当加用激素治疗。④外科治疗：手术指征为腹膜结核合并肠穿孔、粘连性肠梗阻保守治疗无效、肠瘘等。当诊断不明时，剖腹探查或腹腔镜探查手术，必要时辅以活检可辅助诊断。但是粘连型的腹膜结核不适宜腹腔镜手术。

粟粒性结核 腹腔的粟粒性结核，一般见于结核分枝杆菌经血行播散导致的肝、脾等实质器官的结核病变，多为全身粟粒性结核病的一部分，独立的肝结核或脾结核很少见。

肝粟粒性结核 患者一般存在发热、乏力、消瘦、恶心、呕吐，右上腹肝区隐痛症状。少部分患者可出现黄疸症状。体格检查可发现肝大，可伴有触痛、结节性肿块等。存在结核病接触史或本身患有其他部位结核的患者，更需要警惕该病。辅助检查除了上述的血常规、血沉、结核菌素试验、腹水检查等，血生化检查可发现肝酶、碱性磷酸酶、血胆红素升高，可有不同程度的白蛋白减少。肝穿刺活检有一定的诊断价值。影像学检查，如肝超声、X线检查、CT可观察到肝的形态学改变。肝粟粒性结核需要与多种肝脏病变进行鉴别，如肝癌、肝脓肿、病毒性肝炎等。若表现为发热、黄疸、肝脾大情况，还需要与淋巴瘤、白血病等血液系统疾病进行鉴别。肝粟粒性结核的治疗原则与腹膜结核大致相似，需要关注的是该病的肝功能损伤不是抗结核药物治疗的禁忌证。对于肝脓肿较大的患者，可适当进行穿刺引流。在保守治疗和引流效果均不理想的情况下，必要时可选择肝叶切除手术。

脾粟粒性结核　脾结核很少见，该病患者一般伴有其他部位结核或者有结核病接触史，表现为发热、乏力、消瘦伴左上腹胀痛，可发现左上腹肿块，为增大的脾所致。脾大可继发脾功能亢进症状，也容易出现脾外伤破裂情况。当考虑脾结核时，需要完善血常规、血沉、结核菌素试验、腹水检查、腹部影像学检查等。脾结核的治疗原则与肝结核相似。当保守抗结核治疗效果不佳，伴有局部坏死和全身感染时，可考虑手术切除脾。术前、术后均应规律使用抗结核药物。

增生性结核　腹腔的增生性结核一般表现为增生型的肠结核。肠结核根据其病理类型可分为溃疡型、增生型和混合型三种，是常见的肺外结核病。其感染途径主要是经胃肠道感染，如吞咽含有结核菌的自身痰液，也可经血行播散或相邻部位结核灶蔓延所致。增生型的肠结核常见于盲肠和升结肠，表现为黏膜下层大量的结核肉芽肿和纤维组织增生，严重者凸向肠腔而导致肠狭窄，继发回肠慢性扩张、肠梗阻等情况，从而出现相应临床症状。

临床表现　①全身症状：增生型肠结核一般病程长，无结核中毒症状，患者一般情况较好。②腹痛：因增生型肠结核多累及升结肠和盲肠，因此腹痛表现为右下腹或脐周隐痛或钝痛。触诊可存在右下腹局限性压痛点。当发生肠狭窄继发肠梗阻时，腹痛可以由钝痛转为绞痛，并出现呕吐等相应症状。③腹部肿块：增生型肠结核由于慢性炎症导致肠壁局部增厚肿胀，可触及右下腹增生性肿块。由于盲肠和升结肠与侧腹膜固定，因此增生型肠结

核的肿块移动度小。④其他：部分增生型肠结核患者可有便秘症状。此外，由于肠结核多为继发性病变，多数患者存在原发性结核病灶如肺结核等情况，因此，临床症状可根据其原发灶的位置和器官而出现相应的表现。

诊断　典型病例诊断一般不困难，患者可存在肠外结核病灶或有结核接触史，出现腹痛、便秘、呕吐等症状，伴有发热、乏力等全身症状；查体右下腹局限性压痛，可触及右下腹不可移动的肿块；检查发现血沉升高，消化道造影提示盲肠或升结肠肠腔狭窄，继发近段肠管扩张，造影剂通过缓慢，结肠镜检查可发现相应病变。①血常规、血沉等检查及结果判读同腹膜结核中所述。②粪便检查：增生型肠结核粪便检查一般无明显阳性结果。溃疡型肠结核可发现粪便中白细胞、红细胞。③腹部X线检查：增生型肠结核在消化道造影可发现肠腔狭窄，肠管边缘不规则，造影剂通过缓慢等征象。④结肠镜检查：可直接观察全部结肠，当发现盲肠、升结肠增生型病变考虑肠结核时，可取肠壁组织活检和结核菌培养以协助诊断。

该病需要与炎性肠病、结肠癌、肠道阿米巴肉芽肿、阑尾炎、其他原因导致的肠梗阻鉴别。

治疗　增生型肠结核的治疗原则同其他部位结核治疗原则一致。①抗结核药物治疗需要遵循早期、规律、适量、联合、全程原则。②腹部症状的治疗：不完全性肠梗阻需要胃肠减压、禁食水、补液、纠正电解质紊乱等治疗。③手术治疗：对于增生型的肠结核患者，当出现肠狭窄、继发性肠梗阻，且保守治疗后无效或进行性加重时，需要及时手术

治疗。

冰冻肠　因腹腔内长期反复的慢性炎症刺激，使得肠管与周围组织广泛粘连，纤维增生、变硬，导致肠管固定的现象。由于腹腔结核病灶的慢性炎性刺激，导致肠管形成广泛致密的粘连，肠管不能游离，各自活动受限，基本固定，从而形成结核性冰冻肠，可见于粘连型腹膜结核和溃疡型肠结核等患者。

（陈亚军　王　凯）

jíxìng lánwěiyán

急性阑尾炎（acute appendicitis）

由阑尾管腔梗阻、细菌入侵等多种原因引起的阑尾急性炎症性疾病。小儿腹部外科常见的疾病之一，位居小儿外科急腹症之首位。可发生于各年龄段，以6~12岁多见，占90%；3岁以下少见，新生儿罕见。男童发病略多于女童。

病因及发病机制　引起小儿阑尾炎的病因与成人基本一致，其病因无年龄的特点，其中阑尾腔梗阻和病原菌感染是造成阑尾炎的主要原因。

阑尾腔梗阻　阑尾腔的机械性梗阻是诱发阑尾炎症的基本原因。小儿阑尾呈细管状结构，阑尾腔相对较细小，容易发生梗阻。阑尾一端为盲端，发生梗阻后在梗阻之远端部分形成一个两端闭合的管腔，而使分泌物积滞在此无效腔中，腔内压力不断增高使阑尾壁的血运发生障碍，造成局部组织的缺血和破坏，有利于阑尾腔内细菌繁殖，促进感染的发展。引起阑尾腔梗阻最常见的原因是粪石阻塞，其他原因包括淋巴组织增生、阑尾先天性扭曲、阑尾腔狭窄、先天性或病理性粘连所引起的压迫和扭曲。阑尾腔内异物及寄生虫是引起阑尾梗阻

的少见原因。

细菌感染 儿童阑尾炎致病菌主要为大肠埃希菌和厌氧菌（脆弱类杆菌多见）混合感染。其他如变形杆菌、铜绿假单胞菌、链球菌也可成为感染源。细菌侵入阑尾壁的方式如下。①肠道直接侵入：正常阑尾腔内含有各种肠道固有细菌，如大肠埃希菌、链球菌和厌氧菌等。在阑尾黏膜有溃破或损伤时，细菌可侵入阑尾壁引起急性炎症。②血行感染：细菌可经血液循环到达阑尾壁内，遂发生急性炎症。小儿急性阑尾炎在春、夏季比较多见，而在此时期小儿上呼吸道感染，扁桃体炎及咽峡炎也较多见。③邻近感染：急性阑尾炎可因阑尾周围脏器的急性化脓性感染而继发。例如，原发性腹膜炎，其脓液常浸渍阑尾，细菌自浆膜外侵入阑尾壁，炎症亦自浆膜层开始而后累及阑尾壁全层。

神经支配 阑尾的生理和病理变化与神经系统的活动有密切关系。当胃肠道功能障碍时（如便秘、腹腔等），使得神经支配的阑尾肌层和血管反射性痉挛，造成血运障碍，导致阑尾黏膜缺血，促使阑尾的损害或加重已存在的阑尾腔的梗阻，引起感染。

以上三方面原因可以相互影响、相互作用。神经反射性肌肉、血管痉挛可以造成阑尾腔梗阻和血循环障碍，有利于细菌感染；管腔梗阻和局部感染也可以刺激阑尾神经感受器，引起神经反射性痉挛，如此形成恶性循环。

病理分型 小儿急性阑尾炎依其病理变化可分为三型，即单纯性、化脓性及坏疽性，与成人类似。①单纯性阑尾炎：阑尾外观轻度肿胀，浆膜面充血，腔内可见黏膜充血水肿，重者可有浅

表溃疡。镜检黏膜下层有多形核细胞浸润，炎症逐渐向肌层和浆膜层扩展。②化脓性阑尾炎：阑尾明显肿胀，浆膜面高度充血，有脓性渗出物附着。镜检各层组织均有炎症细胞浸润，并可见壁间小脓肿，黏膜面有溃疡和坏死，阑尾腔内常有积脓。病情进展可发生穿孔。③坏疽性阑尾炎：外观阑尾壁因坏死呈暗紫色，变粗，壁薄，失去光泽和弹性。腔内有暗红色脓液。镜检阑尾壁全层坏死，有大量炎症细胞浸润，极易穿孔。

临床表现 由于解剖、病理生理及免疫系统的特点，小儿阑尾炎的临床表现有别于成人，不同年龄组儿童有其各自的特点和规律，一般年龄越小，临床表现越不典型，病程进展越快。

儿童阑尾炎 从学龄期儿童开始其症状类似成人，表现为突发中上腹、脐周的疼痛，6~10小时后转至右下腹，多伴有恶心呕吐、发热、精神食欲差。患儿行走缓慢，身体前屈，惧怕震动，活动减少，均为小儿腹痛的特殊表现。腹部查体发现右下腹肌紧张、压痛、反跳痛阳性。右下腹固定压痛对于儿童阑尾炎的诊断具有决定性价值。而成人常用的一些检查方法如罗夫辛（Rovsing）征、腰大肌试验、闭孔内肌征象，由于儿童往往不能获得正确的判断，则意义不大。

婴幼儿阑尾炎 婴幼儿系指3岁以内的小儿，此年龄阶段急性阑尾炎的发病率明显降低，因其不能准确地叙述病情，临床表现又与年长儿有很大差异，因此婴幼儿阑尾炎误诊率高、穿孔率高。婴幼儿的腹痛以"颠簸痛"为特征，即在轻拍或颠簸时疼痛更明显。因患儿腹内有发炎的阑

尾，因此越摇越哭闹，这种异常的表现常为腹痛的线索。婴幼儿阑尾炎的恶心、呕吐、腹泻等胃肠道症状显著，且出现较早，甚或可发生于腹痛之前，成为最初的症状，易误诊为胃肠炎。婴幼儿腹部检查往往不配合，腹部触诊时患儿常哭闹不止、躁动不安，判断腹部有无阳性体征极为困难。3岁以下小儿只能依靠客观查腹，对不合作的小儿采取对比法、三层触诊法、三次检查法及镇静法，触诊时根据患儿哭声强弱变化、腹部按压深度、抵抗检查的动作可以推断有无压痛及肌紧张。婴幼儿盲肠位置较高，阑尾的压痛点偏上或靠近脐部。婴幼儿腹壁肌层发育薄弱，腹肌紧张不足以反映腹膜受刺激情况，即使阑尾穿孔肌紧张仍可不明显，故腹肌紧张的程度不能反映阑尾病变的严重性。至于反跳痛，在婴幼儿不易获得正确的检查，不作为诊断阑尾炎的主要标准。

新生儿阑尾炎 新生儿期阑尾炎极为罕见，容易被忽视，故多在手术时才确诊。新生儿阑尾炎无特异性的临床表现，常以腹胀、呕吐、烦躁就诊，腹部压痛、肌紧张均不明显，常误认为腹部压痛及肌紧张是胀气肠管所致。单纯依据临床表现难以诊断新生儿阑尾炎，需依靠腹腔穿刺、B超检查协助诊断。

诊断 应根据病史、体格检查、实验室及辅助检查资料，进行分析和判断。

病史及体征 根据典型腹痛病史和右下腹固定压痛，需考虑急性阑尾炎诊断。年龄较小者，难以准确诉说腹痛病史，需通过客观反复的体格检查明确有无腹部固定压痛等。

实验室检查 大多数白细胞

计数以及中性粒细胞比例增高，C反应蛋白升高，且随阑尾炎病情轻重而变化。血清降钙素原升高，提示阑尾发生穿孔可能。尿、粪便常规一般无特殊改变。若阑尾邻近输尿管或膀胱，尿内可能有少量红、白细胞。若阑尾刺激直肠，便中可有少量白细胞或脓细胞。

腹部平片 对诊断帮助不大，缺乏特异性。约10%的病例可见到阑尾粪石影。阑尾有炎症时，平片示右下腹有异常气体影，右腹壁线消失，腰大肌阴影模糊，腰椎向右侧弯曲等征。新生儿阑尾炎部分病例可见膈下游离气体。腹部平片阴性，不能排除阑尾炎。

超声检查 超声检查已成为小儿阑尾炎首选的检查方法。将探头置右下腹部缓慢加压，使肠管压迫移位或受压，以消除肠腔内气体对超声波的干扰，缩短探头与病变阑尾的距离。该法确诊率可达90%以上。阑尾炎时，超声下测量阑尾直径≥6mm，阑尾壁厚度≥2mm，阑尾周围炎性渗出、包裹积液等。超声不但是诊断急性阑尾炎的一种较特异可行的影像学诊断方法，而且在其鉴别论断方面也提供了图像诊断依据，特别是对于女孩的生殖系疾病的诊断是有帮助的。但严重腹胀或多量腹水患儿，可使探头加压受影响，干扰超声诊断。

CT检查 在儿童阑尾炎的诊断上应用较少，因其具有一定放射线危害，逐步被超声检查取代。但对于腹壁脂肪厚、严重腹胀等存在干扰超声诊断准确性因素的患儿，CT检查仍是诊断阑尾炎的首选。

腹腔镜检查 一种微创、诊治一体化的手段，也是阑尾炎手术治疗的推荐手段。

治疗 阑尾炎总的治疗方案从三方面考虑，一是处理病灶；二是控制症状；三是抗菌治疗。处理病灶牵涉到非手术治疗和手术治疗的指征问题，确定手术治疗和保守治疗方案必须根据患儿年龄、病变类型、病理分期、病情程度、全身情况及家长需求进行综合评价。

非手术治疗 ①适应证：急性单纯性阑尾炎；急性化脓性阑尾炎，未合并粪石或穿孔者；阑尾周围脓肿已局限者。在保守治疗过程中需严密观察病情，若有加重，应及时手术。②对症治疗：对症退热；补液支持，纠正水电解质紊乱；若严重腹胀或明确肠梗阻表现，应禁食水并留置胃肠减压。③抗生素治疗：二代以上的头孢类抗生素与甲硝唑联合应用，若感染重，可升级使用碳青霉烯类抗生素；若有培养药敏结果，需根据药敏结果调整抗生素。④穿刺抽脓：若脓肿形成，可酌情行B超定位脓肿穿刺。至于阑尾周围脓肿经非手术疗法治愈后是否须于6~12周后行择期阑尾切除术，尚有争论。文献报道阑尾炎治愈后复发率在30%左右，大多于1年内复发。故可待再次发病时立即手术，不一定行择期阑尾切除术。

手术治疗 ①适应证：急性单纯性阑尾炎、化脓性阑尾炎、坏疽性阑尾炎；慢性阑尾炎急性发作；异物等引起的急性阑尾炎。②术前准备：禁食水；抗菌治疗，抗生素首选三代头孢类与甲硝唑联合应用；补液，纠正脱水和电解质紊乱；若有腹胀、呕吐等肠梗阻表现，需胃肠减压。③手术方式：包括传统开腹阑尾切除术和腹腔镜阑尾切除术，随着腹腔镜技术的提高及普及，腹腔镜阑

尾切除术是阑尾手术治疗的首选。其优点是切口小、创伤小、痛苦少、恢复快；另一重要优点是可同时作为腹腔探查手段，减少阑尾误切率。两种手术方式见阑尾切除术和腹腔镜阑尾切除术。④术后处理：术后输液、抗炎，肠蠕动恢复后可进食。术后需适当镇痛。阑尾穿孔腹膜炎者术后取半坐位。如腹胀应行胃肠减压。有高热应降温。严密观察并发症，并给予及时处理。

预后 良好。小儿阑尾炎痊愈后多不留后遗症，总病死率均在1%以下。少数患儿手术后或脓肿痊愈出院后，仍有发生腹腔残余感染或粘连性肠梗阻而再入院者，再手术治疗率较低，经保守治疗多能治愈。

（陈亚军 沈秋龙）

dānchúnxìng lánwěiyán
单纯性阑尾炎（simple appendicitis） 多见于年长儿阑尾炎早期，病变主要在黏膜层的急性阑尾炎。大体所见阑尾轻度水肿、充血，周围稍有浆液性渗出。组织切片见黏膜水肿、充血黏膜下层有中性粒细胞及嗜酸性粒细胞浸润，并有淋巴滤泡增生。病因多认为是神经反射引起，阑尾腔梗阻及细菌感染不明显。临床表现为转移性右下腹痛或仅右下腹痛，可伴有呕吐等胃肠道症状，多无发热表现。体格检查仅右下腹压痛，无反跳痛。诊断根据患儿右下腹痛病史，查体右下腹固定压痛，辅助检查白细胞计数、中性粒细胞比例可升高，但血降钙素原检查结果一般正常。腹部超声检查可见阑尾外径稍增粗、阑尾壁稍增厚，无穿孔表现。治疗可采用非手术治疗，多数可保守治疗成功，一年内复发率约30%；亦可采用腹腔镜阑尾切除

术，术后无须抗生素治疗。单纯性阑尾炎的术后并发症发生率低。

(陈亚军 沈秋龙)

化脓性阑尾炎 (purulent appendicitis)

huànóngxìng lánwěiyán

化脓性阑尾炎（purulent appendicitis） 阑尾明显肿胀，浆膜面高度充血，有脓性渗出物附着的急性阑尾炎。该类阑尾炎发病率最高，可发生于任何年龄，婴幼儿多为该型。病变侵犯阑尾各层，早期即有腹膜感染及渗出，特别是婴幼儿阑尾本身化脓改变可以不重，而腹膜炎则已广泛蔓延。大体所见阑尾明显肿胀，周围有多量脓性渗液，阑尾腔内亦可积脓，而发生张力性穿孔，形成弥漫性腹膜炎。组织切片见阑尾各层组织均有多核白细胞浸润，黏膜溃疡坏死，呈蜂窝样炎性改变。病因可由阑尾腔梗阻、细菌感染和神经反射等原因引起，病原菌主要为大肠埃希菌和厌氧菌（脆弱类杆菌多见）混合感染。临床表现为转移性右下腹痛或仅右下腹痛，可伴有呕吐、腹泻等胃肠道症状，可有发热表现。体格检查右下腹压痛，局部可有反跳痛，若伴发穿孔，可有全腹腹膜炎表现。诊断根据患儿典型腹痛病史，查体右下腹固定压痛、反跳痛，辅助检查白细胞计数、中性粒细胞比例可升高，若发生穿孔，血降钙素原检查可升高。腹部超声检查可见阑尾外径增粗、阑尾壁增厚或阑尾壁不连续，阑尾腔内可见粪石，阑尾周围积气积液等。治疗方面，腹腔镜阑尾切除术是首选，若未提示有阑尾腔内粪石或穿孔，在家长充分理解的情况下，亦可选择非手术治疗，若治疗过程中症状无好转，甚至加重，可改为手术治疗。随着腹腔镜技术的普遍应用，阑尾炎术后并发症中切口感染率已明

显降低，主要是腹腔残余感染和粘连性肠梗阻。

(陈亚军 沈秋龙)

huàijūxìng lánwěiyán

坏疽性阑尾炎（gangrenous appendicitis） 病变主要为阑尾系膜血管栓塞和阑尾壁全层坏死的急性阑尾炎。该型多见于学龄儿童，其特点为阑尾壁迅速广泛坏死，阑尾本身渗出不多，而周围组织粘连形成较早，局限而形成脓肿者较多。大体所见阑尾肿硬，暗红色的阑尾上散在黑紫色和黄绿色的坏死区。阑尾腔内积脓血，可发生坏死性穿孔，形成局限性腹膜炎。组织切片见阑尾壁血管栓塞，阑尾全层广泛坏死。阑尾腔梗阻和细菌感染是主要原因。临床表现为转移性右下腹痛或仅右下腹痛，可伴有呕吐、腹泻等胃肠道症状，可有发热等全身表现。体格检查右下腹压痛、反跳痛，若伴发穿孔，可有全腹腹膜炎表现。诊断根据患儿典型腹痛病史，查体右下腹固定压痛、反跳痛，辅助检查白细胞计数、中性粒细胞比例升高，严重时白细胞计数亦可降低，若发生穿孔，血降钙素原检查可升高。腹部超声检查可见阑尾外径增粗、阑尾壁增厚或阑尾壁结构不清、不连续，阑尾腔内可见粪石，阑尾周围积气积液等。腹腔镜阑尾切除术是首选，同时给予广谱抗生素联合抗厌氧菌药物治疗。随着腹腔镜技术的普遍应用，阑尾炎术后并发症中切口感染率已明显降低，主要是腹腔残余感染和粘连性肠梗阻。

(陈亚军 沈秋龙)

gěngzǔxìng lánwěiyán

梗阻性阑尾炎（obstructive appendicitis） 主要为阑尾腔内蛔虫、蛲虫、粪石引起痉挛性病变

与阑尾扭曲、解剖上的局部狭窄引起机械性压迫所致的急性阑尾炎。该型在病理组织学上并无特点，大体所见阑尾基本正常或轻度充血，周围少量清渗液，腔内有粪石、蛔虫、蛲虫、异物，可发生机械性压迫穿孔。组织切片可见正常阑尾，早期仅有嗜酸性粒细胞浸润及淋巴滤泡增生，晚期亦可发生化脓性及坏死性改变。阑尾腔梗阻是主要原因。临床表现为转移性右下腹痛或仅右下腹痛，可伴有呕吐、腹泻等胃肠道症状，可伴有发热等全身表现。体格检查右下腹压痛、反跳痛，若晚期发生穿孔，可有全腹腹膜炎表现。诊断根据患儿右下腹痛病史，查体右下腹固定压痛，早期查血白细胞计数、中性粒细胞比例升高不明显，后期发展至化脓、甚至穿孔后，白细胞计数及中性粒细胞比例可明显升高。腹部超声检查可见阑尾外径增粗，阑尾腔内可见粪石、蛔虫或异物等。治疗可行腹腔镜阑尾切除术，或结肠镜下阑尾腔内粪石（蛔虫、异物等）取出术。若在疾病早期未发生穿孔等，术后并发症发生率低。若在疾病晚期已发生化脓或穿孔等，术后可发生腹腔残余感染、粘连性肠梗阻等并发症。

(陈亚军 沈秋龙)

lánwěi qiēchúshù

阑尾切除术（appendectomy） 将已经发炎、肿大或穿孔的阑尾切除的手术。

应用解剖 阑尾是位于盲肠基底部的一个管状器官。相对于盲肠位置，阑尾的走行方向和长度变异较大，但是阑尾的根部始终位于结肠带交汇处，位置恒定。阑尾的血供单一，来自阑尾系膜，系膜中走行的阑尾动脉是回

结肠动脉的终末支。准确地识别阑尾根部解剖是阑尾切除手术的关键。

适应证 适用于各种类型急性和慢性阑尾炎，包括但不限于未发生穿孔的急性单纯性阑尾炎、急性化脓性阑尾炎、急性坏疽性阑尾炎、急性穿孔性阑尾炎以及慢性阑尾炎。

手术方法 开腹阑尾切除术一般在全身麻醉下进行，取仰卧位。取右下腹麦氏点横切口，自外上向内下斜行剪开腹外斜肌腱膜，钝性分离腹内斜肌和腹横肌，斜行剪开腹膜，需注意保护切口清洁，吸除腹腔内渗液，探查腹腔，牵开下降包裹的大网膜，清除脓肿和积液，识别阑尾解剖位置，阑尾钳抓取阑尾，结扎切断阑尾系膜（阑尾动脉），丝线结扎阑尾根部，并于根部约 0.5cm 处离断阑尾，荷包缝合包埋阑尾残端，吸净腹腔渗液，必要时冲洗腹腔，不常规留置腹腔引流管。逐层缝合关闭腹部切口。

并发症 未发生穿孔的阑尾炎术后并发症发生率低于 3%，穿孔性阑尾炎为 16% ~ 18%。常见并发症有术后腹腔脓肿（残余感染）、伤口感染、术后粘连性肠梗阻、术后出血（阑尾动脉）等。

切口感染 常见原因为手术时不注意保护切口，被脓液污染；切口止血不彻底，血肿感染；腹腔引流不当等。临床表现为术后 3~5 天发热，切口疼痛，局部红肿压痛，穿刺有脓。处理为拆除部分皮肤缝线，充分引流。预防方法为注意无菌操作，术中防止切口污染，术后清洗切口，止血应彻底。随着腹腔镜阑尾切除术的开展，因套管冷冻器械可良好保护切口，切口感染率明显下降。

腹腔残余感染或脓肿 临床表现为术后 5~7 天体温升高，伴腹痛和腹胀。肠间隙脓肿于腹部可扪及局限性包块及压痛。盆腔脓肿主要表现为排便次数增多，伴里急后重，直肠指诊可触及直肠前壁炎性包块，可有张力感。膈下脓肿表现为右季肋部压痛。治疗采用中西医结合治疗，行有效的抗感染及支持疗法。如已形成脓肿，范围超过 3cm 以上，可考虑在 B 超引导下穿刺抽脓。预防措施为弥漫性腹膜炎患儿术中吸除脓液应彻底；如放置引流管应放在合理部位，使引流通畅；术后应用有效抗生素，并采用支持疗法。

术后粘连性肠梗阻 因炎症造成肠管及肠系膜粘连，手术损伤肠壁浆膜，引流管放置不当或留置时间过长，术后腹部严重胀气等所致。早期发生于术后 2 周内，大多可用非手术疗法治愈。采用禁食、胃肠减压、输液抗炎等。若保守治疗无效，需考虑手术治疗。预防方法为术中操作要细致，避免损伤肠壁，减少不必要的腹腔引流；术后腹胀者应行胃肠减压；还可用中药促进肠蠕动恢复，并鼓励术后早期下床活动。

术后粪瘘 原因为盲肠炎症水肿，勉强行荷包缝合；阑尾根部结扎过紧或过松使愈合不良；荷包缝合较大，形成脓肿向肠腔及腹腔穿破；术中肠管损伤未注意；盲肠本身病变未发现或术后早期大量液体高压灌肠致残端穿破等。临床表现为术后 1 周内伤口有粪汁流出。治疗措施为使伤口引流通畅，保护周围皮肤，抗炎及全身支持治疗。一般均能自愈。若经 3~6 个月不愈，则需手术。预防措施为合理处理残端，盲肠水肿明显时不做荷包缝合；勿误伤肠管；注意盲肠、升结肠有无其他病变及术后两周内忌高压灌肠等。

（陈亚军　沈秋龙）

fùqiāngjìng lánwěi qiēchúshù
腹腔镜阑尾切除术（laparoscopic appendectomy） 在腹腔镜下完成阑尾切除的手术。分为传统三孔腹腔镜阑尾切除术和单部位腹腔镜阑尾切除术。

应用解剖 阑尾是位于盲肠基底部的一个管状器官。相对于盲肠位置，阑尾的走行方向和长度变异较大，但是阑尾的根部始终位于结肠带交汇处，位置恒定。阑尾的血供单一，来自阑尾系膜，系膜中走行的阑尾动脉是回结肠动脉的终末支。准确地识别阑尾根部解剖是阑尾切除手术的关键。

适应证 适用于各种类型急性和慢性阑尾炎，包括但不限于未发生穿孔的急性单纯性阑尾炎、急性化脓性阑尾炎、急性坏疽性阑尾炎、急性穿孔性阑尾炎以及慢性阑尾炎。

手术方法 传统三孔腹腔镜阑尾切除术一般在全身麻醉下进行手术，取仰卧位。腹腔镜屏幕置于患者右侧，术者及助手位于患者左侧。①经脐部建立气腹，并置入第一枚腔镜套筒，经套筒置入腹腔镜，在镜头监视下与下腹部耻骨上方、左下腹分别置入一枚腹腔镜套筒，并置入操作器械。②探查腹腔，牵开下降包裹的大网膜，清除脓肿和积液，识别阑尾解剖位置。③向足侧牵拉阑尾，沿着阑尾壁在阑尾根部的阑尾系膜钝性分离出一个窗口，结扎切断阑尾系膜（阑尾动脉），继续结扎切断阑尾根部，需彻底切除阑尾并避免盲肠损伤。④经腹腔镜套筒或者使用取物袋取出阑尾，吸净腹腔积脓积液，必要时冲洗腹腔，不常规留置腹腔引流管。⑤拔出腹腔镜套筒并缝合腹壁伤口。

单部位腹腔镜切除术则是将腹腔镜套筒集中在脐部单切口进行操作，阑尾切除过程相同，操作技术难度较传统三孔腹腔镜大。

并发症 常见并发症有术后腹腔脓肿（残余感染）、伤口感染、术后粘连性肠梗阻、术后出血（阑尾动脉）等，见阑尾切除术。腹腔镜切除术特有的并发症如下。①放置套管的副损伤：包括血管损伤、肠管损伤，极少出现肝脾损伤。一旦发现肠管损伤，应及时腹腔镜下或中转开腹修补。肠壁或肠系膜出现自限性血肿可在术中观察出血情况，或可不做止血处理。活动性出血用器械暂时钳夹或压迫，立即中转开腹修补。②术后睾丸鞘膜感染：患儿存在鞘状突未闭的情况下，在气腹压力作用下，腹腔内脓液经开放的内环口进入鞘膜内，从而引起感染。故术中操作时需注意观察双侧内环口，避免脓液流入。感染后大部分通过抗感染治疗可好转。

（陈亚军　王增萌）

Méikè'ěr qìshì

梅克尔憩室（Meckel diverticulum）

胚胎发育过程中，卵黄管退化不全所形成的回肠远端真性憩室。梅克尔憩室是一种较常见的小肠发育异常。1808年，梅克尔（Meckel）首先发现来源卵黄管残留的憩室；1812年，他又对其胚胎学和临床表现及其并发症做了完整的描述，故该病得名梅克尔憩室。

病因及发病机制 在胚胎早期第2周，原始消化管形成，头端称前肠，尾端称后肠，中间段称中肠。中肠与卵黄囊相通，在其相连中间有一交通管道，称为卵黄管或脐肠管。胚胎6~8周卵黄管开始自行闭塞纤维化，以后逐渐萎缩形成一连接脐与中肠的纤维索带，并逐渐从脐端开始吸收退化，最后完全消失。如果卵黄管脐端已吸收退化，而肠端卵黄管残留未闭合时，则形成梅克尔憩室。

临床表现 梅克尔憩室有单独的系膜和血供，是退化不全的卵黄动脉，连接于梅克尔憩室和肠系膜根部，称为梅克尔憩室肠系膜索带，系膜带有时呈弦状连接。临床上可成为导致肠梗阻、腹内疝并发症的原因之一。梅克尔憩室内壁异位组织的存在，常见有胃黏膜和胰腺组织，是梅克尔憩室并发症的另一主要原因。异位胃黏膜组织可引起梅克尔憩室糜烂、溃疡、出血及穿孔。由于各种类型梅克尔憩室形态部位及病理改变差别，临床上可表现出不同的复杂的外科急腹症，归纳如下。

肠梗阻 梅克尔憩室的血管系膜带或梅克尔憩室炎症病变部分与腹腔内组织器官粘连固着时，在小肠功能紊乱情况下，可引起一系列急发的病理变化，导致各种形式的小肠机械性肠梗阻发生。①肠扭转：以固定于脐部的卵黄管残存索带和梅克尔憩室为轴心发生肠扭转。②梅克尔憩室扭转：多为呈倒梨形的梅克尔憩室，以梅克尔憩室颈为轴心的梅克尔憩室扭转，进而波及回肠的连续通过性。③粘连性肠梗阻：梅克尔憩室与周围肠管或肠系膜粘连可引起小肠粘连性梗阻。④内疝：部分肠管疝入梅克尔憩室系膜索带下方，形成内疝，常致绞窄性肠梗阻的发生。⑤肠套叠：由于梅克尔憩室内翻，阻碍了肠腔通畅性，随肠蠕动的推进形成肠套叠。⑥梅克尔憩室疝：梅克尔憩室通过内环口进入腹股沟管内构成特殊类型腹股沟疝，可发展为嵌闭性疝或绞窄性疝。

梅克尔憩室溃疡性出血 梅克尔憩室壁内异位胃黏膜组织具有分泌胃酸和胃消化酶作用，异位胰腺组织的外分泌也具有消化酶作用。这些消化酶不断作用于梅克尔憩室内壁黏膜、黏膜下组织而产生消化性溃疡。溃疡逐渐扩展深入，致使梅克尔憩室内壁糜烂、侵袭血管而致出血。这种出血临床上常表现为无痛性下消化道大出血。

梅克尔憩室穿孔腹膜炎 由于梅克尔憩室内壁异位胃黏膜及胰腺组织分泌消化酶作用于梅克尔憩室组织，进而逐渐侵袭梅克尔憩室壁全层，从而导致梅克尔憩室穿孔，肠液流入腹腔致腹膜炎改变。

梅克尔憩室炎 常因梅克尔憩室内异物、寄生虫、粪石等引起炎症、黏膜水肿、充血，梅克尔憩室腔狭窄影响梅克尔憩室内容物的排出。文献报道，梅克尔憩室腔内可存留硬性果皮壳、铜币及坏死的蛔虫等，导致梅克尔憩室炎的发生。在梅克尔憩室炎的基础上，炎症进一步发展亦可导致梅克尔憩室穿孔腹膜炎。

诊断 应根据病史、体格检查、实验室及辅助检查资料，进行分析和判断。

病史及体征 小儿无明显诱因出现突发性无痛性大量血便者，应想到梅克尔憩室溃疡出血可能性。另外，在婴幼儿无腹部手术史表现为小肠机械性梗阻时，亦应将梅克尔憩室并发症放入鉴别诊断中考虑。2/3 病例发生于 2 岁以下婴幼儿。

X 线检查 小肠灌肠双对比 X 线检查,多可较好显示小肠形态及病变,主要 X 线特征包括:①回肠远段突向肠腔外,有与肠管长轴垂直的囊袋状结构,即"T"征。②梅克尔憩室与回肠交界处呈"狭颈征",或为三角形黏膜区。③梅克尔憩室内偶可见粗大皱襞,类似胃黏膜形态。

锝(^{99m}Tc)核素扫描 1970 年,朱伊特采用 ^{99m}Tc 进行腹部放射性核素扫描诊断梅克尔憩室,又称梅克尔扫描。^{99m}Tc 对胃黏膜壁细胞具有特殊亲和力,能被胃黏膜摄取、利用和分泌后呈放射性浓集区;又因梅克尔憩室壁内常存有异位的胃黏膜组织,并具有分泌功能,所以 ^{99m}Tc 核素扫描时可在右下腹或近脐部的中腹部有放射性物质密集区,即可明确做出诊断,并可判定其病变部位和范围。但需排除假阳性因素和其他病变。在出现消化道出血的病例中,^{99m}Tc 核素扫描出现阳性结果的可能性更高。

B 超检查 超声下梅克尔憩室的主要表现是与回肠相连的厚壁肠管畸形,其一端是盲端,一端与回肠相连,其黏膜更不规则,可有独立血供,可显示肠壁炎症水肿。在梅克尔憩室继发肠套叠的患儿可以在套叠头端见到内翻的梅克尔憩室。超声具有无创、便宜、可重复、快速等特点,在经验丰富的医疗机构可以作为筛查的首选手段。

血管造影 对梅克尔憩室出血病例亦可做选择性肠系膜上动脉血管造影,可显示梅克尔憩室存在的部位与形态。倘若有进行性出血,每分钟超过 0.5ml,多可见到室壁内出血点和斑片状影。

如果出血量较少,造影剂在梅克尔憩室内蓄积呈云雾状阴影。但血管造影是一种创伤性检查方法,对于婴幼儿实施困难,不作为常规检查手段。

腹腔镜检查 一种微创、诊治一体化的手段,也是梅克尔憩室手术治疗的主流手段,多采用经脐部单部位腹腔镜技术。可直视到梅克尔憩室的病变,并可完成梅克尔憩室切除。

治疗 凡有并发症的梅克尔憩室,均应手术切除。

术前准备 梅克尔憩室并发症是小儿外科较常见急腹症病因之一,患儿大多有水、电解质及酸碱平衡失调,贫血,或腹腔内感染病灶的存在。患儿全身状态差,因此必须认真做好术前准备,对完全机械性肠梗阻或腹膜炎的病例,力争在入院 2~4 小时行急症手术,对于梅克尔憩室继发腹内疝患儿应边纠正休克边积极手术探查。

手术方法 梅克尔憩室必须全部切除,否则残留病变及异位组织,可引起并发症的再发。梅克尔憩室的切除手术,可以采用传统开放手术方式,有条件的情况下使用腹腔镜微创技术进行切除。憩室的切除可以在腹腔内进行(全腔镜下切除缝合或采用腔镜下切割闭合器单纯切除憩室),也可以在腹腔外操作(将憩室自脐部提出后切除缝合或提出后采用切割闭合器单纯切除憩室)。

梅克尔憩室并回肠切除术 梅克尔憩室并发症累及邻近肠段,如发生粘连肠管坏死、重度炎症水肿、异位胃黏膜致梅克尔憩室出血波及回肠段、憩室基底宽大时,应行梅克尔憩室并回肠切除、一期回肠端端吻合术。该术式优点在于可以完全去除病变,包括

全部的憩室和可能存在于邻近回肠的异位组织、溃疡。

单纯梅克尔憩室切除术 当梅克尔憩室基底窄、细长,可以单纯做憩室切除,并缝合回肠对系膜缘肠壁破损。该方法有一定残留异位组织风险,并且有可能遗留憩室附近回肠的溃疡出血病变。

梅克尔憩室楔形切除术 选用两把肠钳分别夹住梅克尔憩室两侧端的回肠,肠钳尖端置于系膜缘,钳柄置于系膜对侧缘呈"V"形,将梅克尔憩室基底及邻近的小肠部分肠壁完整切除,以免遗留梅克尔憩室异位组织致术后再发溃疡出血或穿孔。两切面靠拢对合缝合。该方法不需要离断肠系膜,但可能需要单独结扎处理梅克尔憩室的独立血供。

腹腔镜憩室切除术 在腹腔镜直视下,找到并切除憩室,并可全面探查腹腔情况。而腹腔镜可以采用多孔法,也可以采用经脐部单部位多孔法,甚至于经脐部单部位单孔法。

手术并发症及其处理 ①吻合部肠腔狭窄:切除梅克尔憩室后吻合部位肠腔狭窄,影响肠内容通过。②吻合口瘘:引起肠内容物漏入腹腔导致腹腔感染、腹膜炎,可带来严重后果。③腹腔残余感染:因术中肠内容物污染腹腔,或梅克尔憩室穿孔,腹腔内脓液清洗不净,术后残留腹腔炎症,如膈下感染、盆腔脓肿等所致。④粘连性肠梗阻:术后肠管粘连扭曲、成角出现肠梗阻。

预后 良好。无症状梅克尔憩室切除后并发症发生率为 2.0%~3.2%,有症状者为 7.0%~10.3%。术后死亡率很低,甚至低于 0.01%。

(陈亚军 王增萌)

xiǎo'ér chángtàodié

小儿肠套叠 (infantile intussus-ception)

发生于婴幼儿的一段肠管在无明显器质性病变下套入另一段肠管腔内的疾病。肠套叠根据病因可分为原发性肠套叠和继发性肠套叠，一般所说小儿肠套叠是为原发性肠套叠。套入的肠管称为套入部，被套入的肠管称为鞘部，套入的最先端称为头部，套入的最后部也即鞘部的反折处称为颈部。这种套入不能自然退出，才能称为肠套叠。常见于2岁以下婴幼儿，以4~10月龄婴儿最为多见，随年龄的增长发病率逐渐降低，5岁以后发病极罕见。

病因及发病机制 尚不明确，可能与下列因素有关。①饮食改变：生后4~10个月，正是添加辅食及增加奶量的时期，也是肠套叠发病高峰期。婴儿肠道不能立即适应所改变食物的刺激，导致肠道功能紊乱，引起肠套叠。②回盲部解剖因素：婴儿期回盲部游动性大，回盲瓣过度肥厚，小肠系膜相对较长，回盲部周围淋巴组织丰富，受炎症或食物刺激后可引起充血、水肿、肥厚，肠蠕动易将回盲瓣向前推移，并牵拉肠管形成套叠。③肠痉挛学说：各种食物、炎症、腹泻、细菌等刺激肠道产生痉挛，使肠蠕动节律紊乱或逆蠕动而引起肠套叠。④病毒感染因素：与肠道内腺病毒、轮状病毒感染有关。

分型 根据套入部最近端和鞘部最远端肠段部位将肠套叠分为以下类型。①小肠型：包括空空型、回回型、空回型。②回盲型：以回盲瓣为出发点，阑尾通常套入。③回结型：以回肠末端为出发点，阑尾通常未套入鞘内，此型最常见，占70%~80%。

④结肠型：最常见是结肠息肉继发结结套叠。⑤复杂型：常见为回回结型，占肠套叠的10%~15%。⑥多发型：在肠管不同区域内有分开的2个以上的肠套叠，常见于多发息肉继发肠套叠。

临床表现 典型三大症状为腹痛、腹部包块与便血，可伴呕吐，严重者可有休克表现。①腹痛：因肠套叠多见于2岁以下，不能自述腹痛，多表现为阵发性哭闹，哭闹时间常持续10~20分钟，哭闹后可有几分钟或更长时间的安静期，如此反复发作。阵发性哭闹与肠蠕动间期一致，由于肠蠕动将套入肠段向前推进，肠系膜被牵拉，肠套叠鞘膜产生强烈收缩而引起剧烈腹痛。肠套叠晚期合并肠坏死和腹膜炎后，患儿表现为萎靡不振、反应低下。②腹部包块：右上腹肝下可触及腊肠样、稍活动并有轻压痛的包块，右下腹一般有空虚感，肿块可沿结肠移动，有时在横结肠或左腹部可触及包块，严重者在肛诊时，可在直肠内触到子宫颈样肿物，即为套叠头部。③便血：为果酱样血便，多在发病后6~12小时排血便，为稀薄黏液或胶冻样果酱色血便，可多次重复排出。血便原因是肠套叠时，肠系膜被嵌入在肠壁间，发生血液循环障碍而引起黏膜渗血、水肿与肠黏液混合在一起而形成暗紫色胶冻状液体。④呕吐：呕吐物初为胃内容物，后转为黄绿色胆汁样物，病史时间长、梗阻严重时可呕吐带臭味的肠内容物。⑤全身状况：起病早期除哭闹不安外，一般状态多良好。起病晚期患儿可有脱水、电解质紊乱、精神萎靡等。若发生肠坏死时，可有腹膜炎表现，严重时可出现中毒性休克症状。但大年龄儿童肠套叠的临床

症状不典型，多表现为不完全性肠梗阻，以腹痛为主，肠坏死时间发生相对较晚，血便出现时间晚，可在病程几天后才出现或仅肛诊时指套上少许血迹。

诊断 若患儿具备阵发性哭闹、呕吐、果酱样血便及腹部腊肠样包块时，即可诊断。进一步辅助检查包括腹部超声、空气灌肠、腹部CT。①腹部超声：为首选检查方法，具有无创、简单易行、诊断迅速、准确率高和避免X线辐射等优点，在肠套叠横断面上显示为"同心圆"或"靶环"征，纵切面上呈"套筒"征。另可通过监测水压灌肠复位肠套叠，兼具治疗作用。②空气灌肠：为诊治一体的检查项目，在X线透视监测下，经肛门注入空气，可见套叠顶端有致密软组织肿块呈半圆形，向结肠内突出，形成"杯口"征，诊断的同时也在进行肠套叠灌肠复位治疗。③腹部CT：可显示套叠肠管"同心圆"征、"靶环"征或"套筒"征，典型病例可见到肠系膜套入远端肠管管腔内，因其有X线辐射，且需镇静配合才能完成，故在患儿中应用较少。

治疗 分为非手术治疗和手术治疗。

非手术治疗 非手术治疗主要指肠套叠灌肠复位，包括X线监测下空气灌肠复位和B超监测下盐水灌肠复位。

适应证 病程不超过48小时，全身情况良好，无明显脱水及电解质紊乱，无明显腹胀和腹膜炎表现者，均可采用灌肠复位治疗，复位压力一般控制在8~13kPa，3个月以下婴儿肠套叠和诊断性灌肠压力一般不超过10kPa。

禁忌证 ①病程超过48小

时，全身情况显著不良者，如严重脱水、精神萎靡、高热或休克等症状。②高度腹胀，腹部有明显压痛、肌紧张，疑有腹膜炎者。③小肠型肠套叠。④3个月以下婴儿肠套叠。

X线监测下空气灌肠复位 采用自动控制压力的结肠注气机，肛门插入福莱（Foley）管，肛门注入气体后即可见套叠头端呈"杯口状"缺损影像，随压力增加逐渐向盲肠退缩，直至完全消失。此时可见气体快速充满小肠腔，表现为"开花征"，表示肠套叠已复位。其复位成功率在95%以上。

B超监测下水压灌肠复位 腹部B超观察到肠套叠后，可在实时监测下水压灌肠复位，随注水量增加，肠腔内压力升高，可见肠套叠"同心圆"或"靶环"状块影逐渐向回盲部退缩，最后通过回盲瓣突然消失。此时结肠内液体急速通过回盲瓣充盈回肠，截面呈蜂窝状改变，水肿的回盲瓣呈"蟹爪样"运动，同时注水阻力消失，压力下降，提示复位成功。B超监测水灌肠因无X线辐射，且复位成功率达90%以上，故逐渐得到普及。

灌肠复位并发症及处理 严重并发症为结肠穿孔。①空气灌肠时结肠穿孔：透视下出现腹腔"闪光"现象，即空气突然充满整个腹腔，立位平片见膈下游离气体，拔除肛管无气体自肛门排出。患儿呼吸困难、心搏加快、面色苍白，病情突然恶化。应立即用消毒针在剑突和脐中间刺入排出腹腔内气体。②B超下水压灌肠时结肠穿孔：结肠内充盈液体突然消失，腹腔内出现较多液体，肠管呈漂浮状。立即拔除肛管，迅速排出肠腔内盐水，腹穿抽出

腹水。在紧急对症处理后，立即转至手术室行急诊手术治疗。

手术治疗 适应证有非手术治疗禁忌证的病例、非手术治疗复位失败者、小肠型肠套叠、继发性肠套叠。

肠套叠手法复位术 ①术前准备：应纠正脱水和电解质紊乱，禁食水、胃肠减压，必要时采用退热、吸氧、备血等措施。②常规开腹手法复位：取右上腹横切口，方便提出套叠肠管，且切口美观。经麦氏切口的优点是可以横向或纵向延长扩大切口。腹直肌切口容易再裂或日后发生严重切口下粘连及肠梗阻。可能与肠套叠发作时的应激反应严重及术后腹胀严重有关。如果发现肠套叠套入较多时，头部达横结肠以远，不可能提出切口，可以从腹壁外推挤或同时气灌肠协助使套叠头部达到切口附近。再由均匀压迫鞘部的手法，慢慢挤出套入部。不可拉扯颈部企图将套入部拔出，势必造成撕裂。如果推挤中发现鞘部撕裂或退套后的部分鞘部已经完全失去弹性，则不必勉强继续复位。立即从正常肠管处切除，行端端吻合。如果手术中患儿情况不好，或复位后肠管情况不肯定，即刻将病肠外置，简单关腹，观察1天。按情况决定继续手术（切除吻合或造瘘）。若为继发性肠套叠，应行病理诱发点切除肠吻合术。③复位后肠管血运评估：套入部退出后的血运评估主要看颜色的恢复与蠕动的恢复。尚存生机的肠管退套后马上要有颜色变化。温盐水湿敷5分钟，不能恢复正常则不能放回腹内。鞘部退套后除看颜色与蠕动外，最好用立灯置手术台旁，做鞘部肠管透光试验，检查有无点状坏死。必要时做直肠注气，

向鞘部肠段加压，检查微孔漏气。可疑时均应暂时外置、关腹，观察1天后，再二期处理。鞘部微小点状坏死灶很难发现，送回腹内迟发穿孔死亡率很高。

腹腔镜下肠套叠复位术 腹腔镜具有切口美观、损伤小的优势，但需严格掌握适应证，较适用于套叠长度较短的小肠套叠，术中复位时需注意避免强行牵拉套叠的肠管，若腔镜下复位困难或肠管坏死，可直接扩大Trocar切口，中转开腹，提出腹腔外进行复位等操作。

并发症 术后迟发性肠穿孔：这是肠套叠术后较为严重的并发症，表现为术后早期腹胀、呕吐、发热等，查体腹肌紧张、压痛、反跳痛阳性，立位腹部平片可见腹腔游离气体，需立即手术干预治疗。

预后 总体预后良好，灌肠复位率90%以上，复位成功后复发率为8.5%~19%，死亡情况罕见。

（陈亚军 沈秋龙）

fēi diǎnxíng chángtàodié

非典型肠套叠（atypical intussusception） 临床症状不典型的肠套叠。临床上诊断典型的肠套叠并不困难。非典型原发性肠套叠如无梗阻型、大出血型、休克型，都易误诊。按肠痉挛的规律，肠套叠的发病随肠蠕动而呈间歇性，痉挛间歇时既无疼痛也无肠梗阻症状。痉挛间歇时，患儿可能排气、排便，但不能排除肠套叠，仔细腹部查体可能触及肿物，称为无梗阻型肠套叠。该型肠套叠病理损害比较轻，间歇时可以精神很好，吃、玩如常，正是灌肠治疗的好条件，应当尽力争取及时确诊。另有个别患儿肠套叠急而紧，一次痉挛就再也不能放

松，严重阻断循环，肠管很快麻痹、出血。临床上表现为无痛性"大出血型"。另有精神已经萎靡而尚未表现便血的"休克型"，该型发病很急，时间较短，一般也无肠梗阻症状或体征，但因腹不胀、无紧张，故多能触及肿物。肠套叠的基本病理为套叠加痉挛的较硬肿物，除晚期腹膜炎肠麻痹外，一般无腹胀，只要想到肠套叠的可能，肿物多能摸到，不可忽视。可疑者，应做B超检查。

特殊类型的肠套叠与原发性肠套叠有不同的病因病理，要求不同的治疗。必须与原发性肠套叠鉴别。临床上常见有各种继发性肠套叠与手术后小肠套叠。①继发性肠套叠是指存在病理诱发点的肠套叠。肠内各种肿瘤为起点的肠套叠可以发生在任何年龄，当然也能发生于小婴儿。常误诊为原发性而行气灌肠，特别是与原发性复套更易混淆。但细心的医师可能观察到复位不满意或疑有肿瘤。B超或CT常可确诊。另一种继发肠套叠是梅克尔憩室翻入肠内成为起点，是婴儿期继发性肠套叠的主要病因。过敏性紫癜引起肠套叠罕见于婴儿，多见于3岁以上儿童。诊断都须靠腹部查体触及肿物、B超或CT。②手术后小肠套叠常见于腹部大手术后第四天。从肠麻痹转为蠕动紊乱，痉挛的小肠自相套入。此时腹胀为主，腹痛不明显，因腹部有切口，摸腹不满意常致误诊。凡术后肠麻痹，蠕动音恢复后出现肠梗阻，首先应想到小肠套叠。B超可见"同心圆"征象。③还有一种非常严重的脱肛，病理上实际是乙状结肠与直肠的套叠，但是与晚期的回结套叠一直套至肛门者很相似，但这种脱肛一般症状不严重，也很少发生于婴儿。

（陈亚军　沈秋龙）

qìguàncháng
气灌肠（air enema）

经肛门空气灌肠，在X线透视监测下对儿童肠套叠进行复位的方法。

适应证为儿童原发性肠套叠，在没有禁忌证情况下，首选气灌肠复位。禁忌证包括存在肠穿孔、腹膜炎、持续低血压。

操作方法：①经肛门置入导管如双腔福莱（Foley）管、肛管等，连接空气灌肠机，在灌肠压力监测和X线透视监测下，进行空气灌肠。②经肛门注入空气，小月龄婴儿灌肠压力不超过10.6kPa，大月龄婴儿及幼儿不超过14.6~16.0kPa。③在X线透视下观察肠套叠头端包块位置及其向近端推移过程。④当观察至套叠包块完全消失，套叠复位，空气进入近端小肠后，停止灌肠。⑤保留肛管排出结肠内气体。⑥气灌肠不能复位肠套叠者应进行手术治疗。

注意事项及并发症：气灌肠在灌肠过程中肠穿孔发生率为0.4%~2.5%，一旦发生肠穿孔将导致张力性气腹，应立即经脐部上方或下方穿刺置入14~18F针头或套管针，排出腹腔游离气体，并立即进行手术探查。气灌肠复位成功率为80%~90%，复位成功后应留院观察，短时间的肠道休息，静脉补液。任何腹痛都可能是肠管发生绞窄或肠套叠复发征象，应进行超声复查。

（陈亚军　王增萌）

huíchóng hébìng jífùzhèng
蛔虫合并急腹症（acute abdomen due to ascariasis）

因蛔虫窜入肠道、胆道、阑尾、胰腺等出现的急腹症。蛔虫病曾是最普遍的传染病之一，也是最常见的消化道寄生虫病。农村发病率高于城市，但随着卫生条件的改善和人民健康意识的提高，蛔虫病的发病率较前已明显降低。蛔虫合并急腹症包括以下两类。

肠道蛔虫合并急腹症　主要为肠道蛔虫病导致的肠梗阻、肠扭转、肠套叠等。

蛔虫性肠梗阻　常见于2~9岁存在蛔虫感染的儿童。由于饮食不当、肠功能紊乱、驱虫药应用不当等原因导致肠道环境改变，引起蛔虫在肠腔内的活动性增强，相互扭曲缠绕，在局部聚集，导致肠道机械性梗阻。蛔虫对肠壁的刺激可导致肠壁痉挛，致使其管径变小，即便蛔虫数量不多，也可以出现肠梗阻的症状。临床表现、诊断、治疗等见蛔虫性肠梗阻。

蛔虫性肠扭转　当肠腔内大量蛔虫聚集后，由于重力的作用导致肠管下坠；同时蛔虫团导致的不全性肠梗阻使得肠管蠕动增强，共同促使肠祥位置改变发生肠扭转，导致肠系膜血管受压、肠壁血供障碍，出现肠绞窄。在先天性肠旋转不良、乙状结肠迂曲冗长等肠祥游离度较大的患儿中更易发生。肠扭转一般发生在蛔虫性肠梗阻基础上，患儿突然出现剧烈腹痛，频繁呕吐，可有脱水、高热、中毒性休克等症状。腹部立位X线片可见完全性肠梗阻的征象；腹部超声可观察到肠梗阻、肠扭转，肠管呈现"漩涡征"，并可发现肠管内蛔虫团，同时超声可评估肠管血运情况及腹水情况。蛔虫性肠扭转是绞窄性肠梗阻的一种，因此，一经诊断，需尽早手术。手术方式为复位肠扭转，肠管切开取虫，必要时行肠切除吻合术。

蛔虫性肠套叠 肠道内蛔虫对肠壁的物理性刺激和蛔虫分泌物对其产生的化学性刺激，导致肠壁痉挛，干扰肠管的正常蠕动节律，从而引起蛔虫性肠套叠。值得关注的是，蛔虫体不一定位于套叠肠管的附近。患儿可表现为阵发性腹痛、呕吐、腹部包块，严重者有便血等症状。与原发性肠套叠不同的是，该病患儿一般年龄在 2 岁以上，既往有吐虫或便虫史，腹部超声检查除肠套叠征象外，可发现肠道内蠕动的蛔虫。蛔虫性肠套叠的处理原则和原发性肠套叠基本类似，当套叠解除之后，要进行规律驱虫治疗。

蛔虫迷走所致急腹症 由于蛔虫有钻孔的习性，当肠道内环境改变或者驱虫不当时，可导致蛔虫钻至胆道、阑尾、胰腺等出现急腹症。

蛔虫钻入胆总管、胆囊、肝管导致的疾病称为胆道蛔虫病。患儿可出现胆绞痛、胆囊炎、胆管炎、肝脓肿等情况。一般急性起病，患儿可突然出现上腹部阵发性剧烈钻顶样绞痛，为蛔虫引起奥迪（Oddi）括约肌痉挛所致，可伴有牵涉性恶心、呕吐症状。腹痛可突然缓解。剧烈腹痛与体征不一致。并发急性化脓性胆管炎、肝脓肿时，可出现高热、中毒性休克等危重情况。腹部超声检查发现蛔虫钻入胆管内的虫体蠕动回声。胆道蛔虫病首选保守治疗。保守治疗无效者，可选择内镜下逆行胰胆管造影术（endoscopic retrograde cholangiopancreatography，ERCP）。ERCP 对于胆道蛔虫病是一种独特的检查和治疗方式。当 ERCP 治疗失败时，可选择手术治疗。

肠道内的蛔虫可钻入阑尾、胰管导致阑尾炎、胰腺炎，出现相应急腹症情况。蛔虫性阑尾炎需要手术治疗，蛔虫性胰腺炎的处理原则和胆道蛔虫病大致相同。

（陈亚军　王凯）

急性呕吐（acute vomiting）

24~48 小时内迅速出现的经口排出胃内容物，伴腹壁及胸壁肌肉收缩的状态。呕吐在婴儿期可以是一种生理性过程，但也是许多疾病的常见症状，这些疾病可以是轻微的自限性疾病，也可以是严重的致命性疾病。

呕吐物通常为白色或淡黄色，这是由少量胆汁反流入胃所致，可以是生理性的也可以是病理性的。若呕吐物为绿色或亮黄色，则提示有大量的胆汁进入胃中，此时考虑为胆汁性呕吐，通常与胆总管于十二指肠开口远端的肠道梗阻有关。儿童呕吐原因常因呕吐物性质及发生的年龄不同而有所差异。例如，新生儿及婴儿可以出现生理性的胃食管反流，常表现为进食后不久出现的吐奶，但不影响生长发育，随年龄的增长而逐渐消失，是自限性过程。而较为频繁强烈的呕吐则不正常，尤其呕吐物为胆汁性或血性时提示病理性可能。新生儿期的白色呕吐常见于肥厚性幽门狭窄、幽门闭锁，胆汁性呕吐则常见于环形胰腺、肠闭锁或膜状狭窄、肠旋转不良、新生儿坏死性小肠结肠炎、先天性巨结肠等。婴幼儿或较大年龄儿童的胆汁性呕吐常见于各种先后天因素所致的肠梗阻，如肠套叠、肠旋转不良、先天性巨结肠、嵌顿疝、术后肠梗阻等。

呕吐可能由累及数个器官系统的多种疾病导致，对健康的影响截然不同。评估的首要目标是识别出需要立即干预的严重疾病，然后是明确症状的具体原因并进行相应的治疗。

（陈亚军　吴东阳）

新生儿呕吐（neonatal vomiting）

生后 28 天内的婴儿出现的呕吐。引起新生儿呕吐最常见的原因是单纯性胃食管反流，常见于平素体健的婴儿，这类反流的特点是呕吐物为奶瓣，不引起明显不适，不影响婴儿的进食、睡眠及生长发育，多在 1 岁后自然停止。新生儿若出现反复剧烈的呕吐，应引起重视，特别是同时伴有其他症状如发热、体重减轻或拒食时，则可能是一种病理性呕吐，应评估除单纯胃食管反流以外可引起呕吐和体重减轻的病因。若呕吐物含有大量胆汁，要警惕消化道梗阻的可能。

病因及临床特点 分为内科性呕吐及外科性呕吐两大类。

内科性呕吐 占呕吐原因的 80%~90%，为功能性的，无胃肠道器质性病变，临床以呕吐奶汁及咖啡样物为主，无消化道梗阻的表现，常伴有消化道以外的症状和体征。引起呕吐的原因：①胃肠道炎症或功能紊乱，如胃食管反流病、食物蛋白过敏、胃肠炎、消化性溃疡、药物等。②神经系统疾病，如脑积水、颅内出血、颅内占位性病变、中枢神经系统感染等。③感染，如胃肠道感染、败血症、肺炎、泌尿系感染、肝炎等。④代谢性疾病，如半乳糖血症、遗传性果糖不耐受、脂肪酸氧化障碍、高氨血症、肾上腺皮质功能减退症、尿素循环障碍等。⑤泌尿系统疾病，如尿路梗阻、肾功能不全。⑥中毒，如铅、铁、维生素 A、维生素 D、药物或毒物等引起的中毒。

外科性呕吐 见于各种原因

引起的消化道梗阻，以消化道畸形最为常见，呕吐频繁剧烈，呕吐物以胆汁或粪便成分为主，但梗阻若位于十二指肠大乳头以上，呕吐物可不含胆汁。梗阻位置由高至低依次包括食管闭锁、食管裂孔疝、膈疝、幽门闭锁、幽门肥厚性狭窄、胃扭转、胃穿孔、十二指肠膜式狭窄或闭锁、环形胰腺、肠旋转不良、小肠闭锁、肠重复畸形、胎粪性腹膜炎、嵌顿疝、新生儿坏死性小肠结肠炎、先天性巨结肠、先天性肛门闭锁等。

评估 应进行详细的病史采集和体格检查。对于各种可能的诊断，评估的紧急程度取决于多种因素，包括疾病的持续时间、患者的一般状态（主要是水合、循环和神经系统状态）以及相关的表现。病史采集时应询问呕吐的频率、呕吐物性质，以及伴随症状，注意有无发热、腹泻、便血、黄疸及抽搐等。体格检查应包括详细的腹部评估以确认是否存在梗阻体征或腹膜炎体征。

诊断 根据病史、临床表现及辅助检查进行诊断。①腹部平片：对肠梗阻有很大的诊断价值，不同部位的梗阻可见特异性征象，如幽门闭锁可见"单泡征"，十二指肠的梗阻可见"双泡征"，低位梗阻可见多发的气液平面，如有消化道穿孔腹腔内则可见膈下游离气体，新生儿坏死性小肠结肠炎可见门静脉积气等。②超声：因无辐射及较好的灵活性，是很好的筛查工具，可用于探察消化道结构，在肠旋转不良、肥厚性幽门狭窄、肠套叠、消化道重复畸形、环状胰腺等疾病的诊断方面有很高的价值。③消化道造影：可以直观地观察消化道的形态，包括上消化道造影、下消化道造

影及全消化道造影，造影剂可使用硫酸钡、泛影葡胺等，应根据具体的疾病选择适宜的检查方式。新生儿做上消化道造影时应注意避免误吸，对怀疑消化道穿孔的患儿应避免此类检查。④实验室检查：对呕吐严重、持续时间较长的患儿，应进行包括血常规、电解质、血气、血糖、肝肾功能等检查。

治疗 对有消化道梗阻的患儿应予胃肠减压减轻消化道负担，保证充足的能量及液体供给，注意保温，在此基础上针对病因进行合理的治疗。

（陈亚军 吴东阳）

shēnghòu báisè ǒutù

生后白色呕吐 （postnatal white vomiting） 生后不含胆汁的呕吐。白色呕吐多见于内科性呕吐，在小儿外科疾病中，梗阻点位于胆总管在十二指肠开口以上的疾病所导致的呕吐也不含胆汁。

病因及临床表现 常见于下列疾病。

先天性食管闭锁 一种严重的发育畸形，发病率为1/3000，可危及患儿生命，需要手术进行矫治。该病的发病机制尚不清楚，与胚胎期前肠发育障碍有关。因食管气管均起源于前肠，食管闭锁常伴有食管气管瘘，也是该病病情严重、病死率高的重要原因。食管闭锁胎儿因不能吞咽羊水，母体孕期常有羊水过多史。生后则表现为经口鼻腔溢出大量泡沫，喂奶后即出现剧烈呛咳，同时有发绀及呼吸困难甚至窒息。

食管裂孔疝 胃通过异常宽大的食管裂孔突入到胸腔内，可分为食管裂孔疝和食管裂孔旁疝。食管裂孔疝多为食管膈肌裂孔先天性发育不全所致，形成食管裂孔疝主要有三个因素，即膈肌结

构的改变、支撑结构上有萎缩变弱、腹腔压力增加。食管裂孔疝的典型病史自出生后出现呕吐，其中80%的病例是在出生后1周内出现。常表现为大量吐奶，呕吐物内可含血性物，呕吐后有较强的进食意愿，若形成食管溃疡或狭窄可有吞咽不适或吞咽困难的表现。该病还可因误吸造成肺炎，30%的新生儿可以呼吸道感染为主要表现而就诊。

胃扭转 各种原因引起胃的一部分围绕另一部分的异常旋转，出现胃内梗阻症状称为胃扭转。胃扭转的发生多与固定胃的韧带发育不良或膈肌发育不良有关，另一类找不到原因的胃扭转称为特发性胃扭转。喂奶后数分钟呕吐大量奶瓣是胃扭转的主要症状，呕吐后仍有较强的求食欲，但若发生狭窄时可出现呕血性物甚至穿孔、休克。

先天性肥厚性幽门狭窄 幽门管肌层异常增生肥厚，使幽门管腔狭窄并延长而引发的机械性不全梗阻，多发生于足月儿，男婴居多。主要病理改变为幽门环肌纤维异常增生、肥厚，纵行肌纤维数量则无明显增多，整个幽门呈橄榄状肿块，由于血管受压表面色泽略苍白。呕吐为主要症状，多发生于出生后2~3周，呕吐物为奶汁，少数病例可呕吐咖啡样物。呕吐的特点为进行性加重，患儿常在呕吐后有觅食反射并仍有良好的食欲。

先天性幽门闭锁及幽门前瓣膜 先天性幽门闭锁是极为罕见的消化道畸形。特点是出生后即出现严重呕吐，不能喂养进食，发病原因不清，均为膜膜样闭锁，X线片可见巨大单泡征。幽门前瓣膜则是胃窦部的膜式狭窄，出现症状的时间及梗阻的程度取决

于开口大小。

诊断 根据病史、临床表现及辅助检查进行诊断。①实验室检查：包括全血细胞分析、电解质、肝肾功能及感染指标，重点是评估患儿有无水电解质紊乱及酸碱失衡。②胸腹平片：可以通过观察腹腔内气液体影的特点、膈肌位置等进行诊断。例如，食管闭锁可见鼻胃管卷曲于近端盲端，食管裂孔疝可于心影后方见胃肠影，胃扭转可见大小弯倒置、双胃泡和双液平面，先天性肥厚性幽门狭窄透视下可见明显的胃扩张。③B超：是先天性肥厚性幽门狭窄的首选检查，诊断标准为幽门肌层厚度>3mm，幽门管长度>15mm。在食管裂孔疝的患儿可了解胃是否经食管裂孔进入胸腔，通过观察胃大小弯及贲门幽门位置了解是否发生了胃扭转。④上消化道造影：X线造影可以动态观察上消化道的形态及位置，较常使用的造影剂是钡剂，对有呼吸窘迫或怀疑有食管闭锁的患儿为避免钡剂误吸入肺可选择水溶性造影剂，并应在造影后及时吸出。⑤CT及MRI：可以提供多平面和三维重建图像，可以清晰地显示胸腹腔内各脏器的位置及结构，较常用于食管闭锁、食管裂孔疝及膈疝的诊断。⑥内镜检查：在胃食管疾病中，通过内镜检查可以直观地观察胃食管的形态，还可以用于食管狭窄、胃扭转、幽门前瓣膜的治疗及活检。纤维支气管镜主要应用于食管闭锁伴气管瘘的诊断及治疗。

治疗 ①围手术期管理：对有脱水及电解质紊乱的患儿，应该按脱水程度合理补液，纠正水电解质紊乱，给予营养支持，注意保温，合并呼吸道感染的患儿还应进行抗感染治疗并实施雾化

吸痰等物理治疗，对有消化道梗阻的患儿应留置鼻胃管进行减压。②手术治疗：在支持治疗的基础上，应及时手术矫正畸形。矫正畸形的目的在于恢复正常器官解剖及功能。随着科技的进步、理念的革新，在传统开放手术的基础上，腔镜手术在新生儿外科的应用也越来越广泛，如胸腔镜下治疗食管闭锁伴气管食管瘘、食管裂孔疝，腹腔镜下治疗胃扭转、先天性肥厚性幽门狭窄。

(陈亚军 吴东阳)

shēnghòu huángsè ǒutù

生后黄色呕吐（postnatal yellow vomiting） 呕吐物中含有胆汁而成亮黄色或黄绿色的呕吐。新生儿大量胆汁性呕吐是危及生命的急症，由十二指肠大乳头以下的消化道梗阻所致，若不及时治疗，可导致严重的水电解质紊乱甚至消化道穿孔或坏死而危及生命。肠梗阻的基础治疗包括液体复苏、纠正电解质紊乱及胃肠减压，在初步复苏后应迅速明确梗阻原因，针对病因解除梗阻。

病因及临床表现 常见于下列疾病。

十二指肠梗阻 新生儿十二指肠梗阻可分为肠内梗阻及肠外压迫，肠内梗阻常见于十二指肠闭锁或狭窄，十二指肠外压迫常见于环状胰腺、肠旋转不良等。

十二指肠闭锁及狭窄 ①十二指肠闭锁是胎儿期发育不良遗留的十二指肠腔完全不通，发生率约1/10 000，约占所有肠闭锁病例的50%。呕吐是该病的首发表现，多于生后早期或初次喂奶后出现，呕吐物含有大量胆汁，极少数闭锁发生于胆总管位于十二指肠开口的近端，则呕吐物可不含胆汁。由于梗阻位置高，腹胀常不明显，多数患儿生后24小

时内无胎粪排出或仅排出少量灰白色黏液。②十二指肠狭窄患儿症状出现的早晚取决于狭窄的程度，开口细小者表现同十二指肠闭锁，开口宽大者表现为反复呕吐，不少患儿确诊时已达学龄期。

环状胰腺 在胚胎发育过程中，腹侧胰腺及背侧胰腺在旋转融合的过程中发生停顿，胰腺组织呈环状或钳状包绕压迫十二指肠降段，造成十二指肠梗阻。2/3以上的有症状患儿在新生儿期发病，严重者可在第一次喂奶后即出现呕吐，呕吐物多含黄绿色胆汁，但若环状胰腺压迫在肝胰壶腹水平或近端，呕吐物则可不含胆汁。

肠旋转不良 胚胎期肠道正常旋转停滞所致，常见有三种病理改变，即肠旋转不良、十二指肠被腹膜束带压迫、中肠扭转和空肠上段膜状组织压迫。胆汁性呕吐是肠旋转不良的主要临床表现，若发生中肠扭转未得到及时治疗，可因肠坏死出现中毒性休克而致死亡，幸存者也可能遗留短肠综合征。

小肠梗阻 ①小肠闭锁与狭窄：小肠闭锁是指小肠管腔的先天性完全闭锁引起的完全梗阻，狭窄是指肠腔的部分闭塞从而引起的不全梗阻。小肠闭锁在母体孕期可表现为羊水过多，生后表现为进行性加重的胆汁性呕吐，高位肠闭锁腹胀可不明显，低位肠闭锁除有明显全腹腹胀外还可吐粪汁。肠闭锁出生后多无正常胎粪排出，可有灰白色黏液样大便。②新生儿坏死性小肠结肠炎（necrotizing enterocolitis，NEC）：以广泛的小肠和结肠的炎症、坏死为特征，损伤可以局限在黏膜，也可以是整个肠管的坏死。NEC的主要临床表现包括腹膨隆、腹

部压痛、胆汁性呕吐及便血，严重的腹腔感染可致腹壁红斑、捻发音和硬化，疾病晚期可出现感染中毒性休克，病死率较高。③胎粪性肠梗阻：是凝结的胎粪于回肠末端阻塞小肠导致的新生儿疾病，常合并有纤维囊性病。患儿通常在生后早期表现出腹部膨隆和胎粪未排出，并伴有胆汁样呕吐，随着疾病的进展还可出现肠穿孔、肠扭转及肠坏死。

肠无神经节细胞症　由胎儿期神经嵴细胞在肠道发育过程中未能完全迁移至肠道导致，又称先天性巨结肠，其结果导致无神经节细胞的肠段无法松弛，进而引起功能性肠梗阻。在新生儿期常表现为低位肠梗阻，包括胆汁性呕吐、腹部膨隆及便秘，较为特异性的表现是胎粪排出延迟。

先天性肛门闭锁　占消化道畸形第一位，发病率为（2～5)/10 000，在泄殖腔形成和分隔期间，受某种因素或致畸物质的影响出现发育障碍，最终导致肛门直肠畸形的发生。无瘘或瘘口细小不能排出胎粪的肛门闭锁患儿可表现为喂奶后出现胆汁性呕吐，甚至呕吐粪样物，腹胀呈进行性加重，若未得到及时治疗可在1周内死亡。

诊断　根据病史、临床表现及辅助检查进行诊断。①实验室检查：包括全血细胞分析、电解质、肝肾功能及感染指标，重点是评估患儿有无水电解质紊乱及酸碱失衡。②腹部平片：可以通过观察腹腔内气液体影的特点进行诊断。例如，十二指肠梗阻可见"双泡征"，NEC可见腹壁及门静脉积气，肛门闭锁的患儿通过倒立位摄片了解直肠末端的位置。③B超：具有无创、无辐射的优点，可以了解消化道梗阻的

位置及有无伴发畸形。④消化道造影：是了解消化道的形态及梗阻位置的重要手段，包括上消化道造影、下消化道造影及全消化道造影。造影剂可选择钡剂或水溶性造影剂。肠旋转不良的典型上消化道造影表现是十二指肠框消失，造影剂在脊柱右侧呈螺旋状下降进入空肠，若联合全消化道造影还可见小肠位于右侧腹，结肠位于左侧腹。先天性巨结肠的典型下消化道造影可见狭窄段、扩张段及移行段。⑤CT及MRI：可以提供多平面和三维重建图像，较常用于肛门直肠畸形的诊断。⑥直肠黏膜活检：未见到神经节细胞是诊断肠无神经节细胞症的金标准。⑦直肠肛管测压：通常用于先天性巨结肠的诊断，典型的表现为缺乏直肠肛管抑制反射。

治疗　①围手术期管理：禁食水，留置鼻胃管进行减压，对有脱水及电解质紊乱的患儿，应该按脱水程度合理补液，纠正水电解质紊乱，给予营养支持，注意保温。②手术治疗：在支持治疗的基础上，应及时手术矫正畸形。矫正畸形的目的在于恢复正常器官解剖及功能。当出现中肠扭转、肠坏死或肠穿孔时，还应进行紧急手术以挽救生命。

(陈亚军　吴东阳)

dàchūxuè
大出血（perfuse hemorrhage）
一次出血超过全身血量的15%，可引起休克的症状和体征。引起大出血的原因众多，常见的包括创伤性出血、消化道出血、术中出血、术后出血、动脉瘤破裂出血、产后出血、肿瘤破裂出血等。在美国外科医师协会制定的高级创伤生命支持手册中将失血分为四个等级。①Ⅰ级失血：失血量少于全身血量的15%，心率稍快

或正常，血压、脉压及呼吸频率均无变化。②Ⅱ级失血：失血量为全身血量的15%～30%，临床表现为心动过速、呼吸急促和脉压下降，该级别属于中度出血。③Ⅲ级失血：失血量为全身血量的31%～40%，通常表现为典型的灌注不足体征，包括明显的心动过速和呼吸急促、精神状态明显改变、收缩压明显下降。④Ⅳ级失血：失血量超过全身血量的40%，可立即危及生命，症状包括明显的心动过速、收缩压显著下降、脉压极小或无法测量到舒张压。Ⅲ级和Ⅳ级出血都应视为重度出血。Ⅰ级出血通常不需要输血治疗，通过机体的代偿机制可在24小时内恢复血容量。而Ⅱ级及以上程度的失血，可引起休克，常被认为是大出血，需要在纠正休克的同时针对病因进行止血。

大出血可直接引发低血容量性休克，是一种比较危险的临床情况，需要对出血患者进行全面的评估，依据出血量给予相应的生命支持，同时积极寻找出血原因并进行干预以降低死亡风险。

(陈亚军　吴东阳)

chuāngshāng chūxuè
创伤出血（traumatic bleeding）
由机械因素导致的人体组织或器官损伤造成的出血。创伤出血是引起低血容量性休克最常见的原因，而失血性休克是创伤死亡的常见原因。儿童因心智尚不成熟，对所处环境是否存在危险无法做出准确判断，更易发生创伤。常见的儿童创伤原因包括车祸伤、坠落伤、跌伤、切割伤、扭伤、烧伤、虐待伤等。

创伤分类　根据创伤范围分为多发性创伤与局部创伤。多发性创伤指的是身体两处或多处明

显损伤。局部创伤指的是身体仅有一处解剖区域存在损伤（如头和颈、胸和背、腹部、四肢）。有时损伤的范围比较明显；但有时损伤可能不容易轻易地发现，临床表现可能随着时间而进展。

根据伤后体表结构是否完整可分为开放性创伤（如撕裂伤、切砍伤、贯穿伤、火器伤）和闭合性创伤（如挫伤、挤压伤、震荡伤、闭合型骨折、闭合型内脏伤）。

出血量分级 健康成人的循环血量约是体重的 8%，儿童循环血量则依据体重进行估算，婴儿血容量估计为 80ml/kg，1~3 岁儿童为 75ml/kg，3 岁以上儿童为 70ml/kg。依据美国外科医师协会制定的高级创伤生命支持手册中对出血的分级标准（见大出血），Ⅰ级出血通常不需要输血治疗，而Ⅱ级及以上程度的失血，可引起休克，需要在纠正休克的同时针对病因进行止血。

院前初步评估及干预 创伤评估是将受伤儿童进行伤情严重程度分级，以保证将重伤儿童及时护送至相关的儿童专科医院或综合医院救治，最大限度地降低病死率和致残率。儿童院前创伤评估有多种方法，主要是根据成人的相关评分法进行修改，形成符合儿童年龄、生理状况的评分法。常用的儿童创伤评分系统包括儿童格拉斯哥昏迷量表、创伤评分、创伤评分修订版和儿童创伤评分。

院前评估及处理 急救人员到达现场后应立即按照意识状况（level of consciousness, LOC）+ CABC 顺序进行快速创伤病情评估。第一步是 LOC，建议应用快速意识评估法（AVPU）判定患儿是否存在意识改变及其可能原因（头部外伤、缺氧、休克、药物等）。第二步按 CABC 顺序进行评估：C，控制出血（control bleeding），局部按压、包扎、止血带及止血药物的应用等，以控制活动性的外部出血。A，气道（airway），必须确定气道是否通畅、有无梗阻（如舌后坠、气道异物等）。B，呼吸（breathing），呼吸状况是否能保证氧合，注意是否存在张力性气胸和连枷胸等引起的异常征象。C，循环（circulation），是否维持有效循环（心率、血压、毛细血管再充盈时间、肢端温度或皮温）及有无大出血，以判定是否存在休克征象。

循环系统评估 在儿童创伤患者中，由失血引起的低血容量是休克最常见的原因，早期发现和治疗低血容量在创伤复苏过程中至关重要。休克代偿期，血压会通过心动过速和血管收缩而得以维持，当出现血压下降、脉压减小甚至意识改变时表明已处于休克失代偿期。在儿童，心动过速通常是低血容量的首个体征。由于儿童生理储备较大，所以即使失血量最高达到循环血量的 45%，其血压仍然可能得以维持。因此，对于体温低、心动过速的创伤患者应考虑其可能存在休克。休克的其他征象包括毛细血管再充盈延迟、脉压减小到 2.7kPa（20mmHg）以下、皮肤斑点、肢体冰冷、意识降低以及对疼痛反应迟钝。

院内治疗 当创伤儿童被转运至医院后，应立即召集相关科室值班人员迅速到达急诊抢救室（或绿色通道），以判定、评估病情，制订诊疗方案。

控制出血 针对多发性创伤儿童，在给予开放气道和通气支持的同时应尽快控制外部出血，外部出血可通过直接压迫创口止血，快速予以清创缝合。内部出血的创伤儿童有些需要急诊手术干预。开放性或闭合性长骨骨折也可引起严重出血，应该用适当的夹板将其固定在解剖位置，以防止二次损伤（包括引发出血）。

静脉通路建立 应在 60~90 秒内建立通畅血管通路，首选在上肢放置 2 个大孔径静脉导管，用于液体复苏的套管针的大小因年龄而异：新生儿和婴儿使用规格为 22~24G 的套管针，稍大的儿童使用规格为 18~20G 的导管。在复苏过程中使用的套管的大小应为可插入的最大号。休克或严重低血容量时，因静脉萎陷，初始液体复苏时可以使用容易置入的稍小套管，直到较大的静脉充盈后能够置入导管。如果不能快速获得外周静脉通路，则骨内途径是一个快速且易完成的替代通路。对于持续的患者护理，还可选择经皮中心静脉通路或静脉切开建立永久性静脉通路。中心静脉通路相比静脉切开更易完成，股静脉是最常用于建立中心静脉通路的部位，其短期并发症发生率最低。可使用超声协助中心静脉置管。

液体复苏 失血性休克是引起创伤死亡的主要原因，一旦急性失血量超过总血量的 15%，即可引起循环衰竭（心动过速、外周脉搏减弱、毛细血管再充盈延迟、四肢湿冷）；急性失血超过总血量 25%~30%，会出现血压降低；及时规范的创伤救治能有效降低创伤失血性休克并发症发生率和病死率，控制出血和液体复苏是其救治措施中最重要的一环，液体复苏策略的制订应根据创伤儿童的实际情况，尤其要看是否需要紧急输血治疗。

通常情况下，儿童的血容量按照70~80ml/kg估算，针对已经发生出血性休克者，应通过已经建立的输液通路（静脉或骨髓）迅速进行液体复苏，初始剂量为20ml/kg等渗晶体液，10~15分钟内输入，并再次评估是否需要重复输注。通常输注2~3次等渗晶体液后，休克症状仍持续存在，应考虑输血。

输注40~60ml/kg生理盐水后，若临床改善不明显，应输注10ml/kg浓缩红细胞，最大剂量为每次300ml。大剂量输血是指有大量出血或进行性大出血需24小时持续输血。大剂量输血一般采用以体重为依据的计算方法，体重小于5kg为55ml/kg，体重在5~25kg为50ml/kg，体重25~50kg为45ml/kg，体重大于50kg为40ml/kg或6U浓缩红细胞。

针对严重创伤并需大剂量输血的创伤儿童，成分血制品的输注是必须的，以改善机体的凝血功能，提高生存率。主要成分血制品包括新鲜冷冻血浆、血小板、冷沉淀物等。临床上建议血制品的输注按照新鲜冷冻血浆：血小板：红细胞＝1：1：1的比例进行。

其他　如果创伤儿童经上述治疗后仍无反应，通常需要外科及时干预。对部分已经接受液体复苏治疗，但血流动力学仍不稳定者，应考虑使用升压药物。液体复苏过程中需要监测的临床指标心率、血压、中心静脉压、血细胞比容、心排血量、尿量等，这些传统指标易于获得，甚至部分指标在院前急救过程中亦可获得；血乳酸、碱缺失等全身灌注指标，以及胃黏膜内pH值等局部组织灌注指标则更有临床意义，但需要在重症监护室进一步观察

获得。若体循环灌注和血压稳定，应尽早停止液体复苏。

创伤出血造成的失血性休克仍然是创伤儿童死亡的主要原因，而对创伤失血及时准确的评估、治疗能够显著降低创伤患儿的病死率。

（陈亚军　吴东阳）

xiāohuàdào chūxuè

消化道出血（gastrointestinal bleeding）　食管至肛门间的消化腔道内的出血。常表现为呕血、便血及黑便。以十二指肠悬韧带为界，将十二指肠悬韧带近端的消化道（食管、胃、十二指肠、胆道）出血称为上消化道出血，而十二指肠悬韧带远端的消化道（小肠、结肠、直肠、肛管）出血称为下消化道出血。若一次出血超过全身血量的15%，并引起休克的症状和体征，称为消化道大出血。

病因及发病机制　儿童消化道出血的原因常随年龄的不同而异，需要外科处理的主要有以下几种。

食管胃底静脉曲张出血　儿童重度急性上消化道出血的最常见原因。食管胃底静脉曲张是由门静脉高压引起，可同时伴有脾功能亢进及腹水。门静脉高压依据梗阻位置不同，分为肝前性门静脉高压、肝性门静脉高压及肝后性门静脉高压。肝前型门静脉高压多由门静脉系统血栓或炎症造成，因门静脉主干阻塞，会在主干周围形成多发的侧支血管，这种现象称为门静脉海绵样变。肝内型门静脉高压由各种疾病造成的肝硬化所致，常见病因如胆道闭锁、进行性家族性肝内胆汁淤积症、囊性纤维化肝病等。肝后型门静脉高压见于肝静脉阻塞，可由肝静脉血栓或肿瘤压迫

造成。

消化性溃疡　儿童消化性溃疡半数以上为特发性，其他致病因素包括幽门螺杆菌感染、非甾体抗炎药应用及应激。消化性溃疡可以消化道出血为首发表现，是由于溃疡基底部或边缘血管被侵蚀破裂所致。出血量与速度取决于破损血管的种类、血管内径、血管舒缩状态及患儿的凝血机制。十二指肠后壁溃疡可累及胰十二指肠动脉而引发大出血，而前壁溃疡由于不毗邻粗大动脉较少引起大量出血。

梅克尔憩室　位于回肠系膜对侧缘的真性憩室，是由于卵黄管退化不全所致。梅克尔憩室内壁常有异位组织存在，常见异位组织为胃黏膜及胰腺，分泌的胃酸及胰酶可腐蚀憩室造成溃疡、穿孔及出血，无痛性大量便血是该病较为特异的临床表现。

阿伯内西（Abernethy）畸形　又称先天性肝外门体分流，门静脉系统与体静脉间存在异常的交通，因部分门静脉系统血流绕过肝直接进入门静脉系统可引起一系列症状。当门静脉系统与髂内静脉存在交通时，因大量外源血流涌入致直肠周围的血液回流受阻，出现远端结直肠静脉曲张进而发生出血，常表现为无痛性出血，单次出血量较大，患儿常有贫血。

结直肠血管畸形　结直肠的血管畸形常以大量无痛性便血、贫血为临床表现，在儿童多见于左半结肠，病变波及肠管全层。

机械因素　若吞食尖锐或腐蚀性异物后，除直接损伤造成局部出血外，还可能形成动脉消化道瘘出现消化道大出血。胸腹部的创伤也可造成消化道的损伤而出现消化道出血。

其他原因 儿童消化道出血还可见于肠套叠、炎性肠病、息肉、过敏性紫癜、血液系统疾病、消化道重复畸形、肿瘤、肛裂、感染等，但较少出现急性大出血。

临床表现 ①呕血：鲜红色血液通常提示快速大量出血或非常新鲜的出血。咖啡渣样物质一般提示出血速度较慢，这种现象与胃酸对血液的影响有关，因酸性可使血液变为棕色。呕血通常意味着出血位于上消化道且出血量较大。②黑便：当上消化道出血不多时，血红蛋白经胃酸转化为正铁血红蛋白，当经过肠道，血红蛋白的铁在肠液的作用下转化为硫化铁，因此排出的血呈柏油样或紫黑色。③便血：经肛门排出鲜红色或暗红色的血液，多见于下消化道的出血，但在个别病例因上消化道出血量较大时也可在呕血的同时出现便血。

诊断 应根据病史、体格检查、实验室及辅助检查资料，进行分析和判断。

病史及体征 临床病史应记录包括有关出血频率、估计失血量及任何相关症状的信息。应记录呕血、黑便或便血，这些特征可提示出血的来源和速率。应注意有无消化不良、胃灼热（烧心）、腹痛、吞咽困难和体重减轻等胃肠道症状。应注意询问有无家族史及近期有无使用非甾体抗炎药等药物史。体格检查应注意皮肤上有无出血点或紫色斑点，口唇黏膜、指趾末端有无色素斑；腹部有无静脉曲张、腹胀、腹肌紧张、压痛及肿物；肝脾的大小及硬度；直肠指诊黏膜是否光滑，有无肿物及水肿，肛诊后有无血便排出及性状。

实验室检查 包括血常规、血小板、出凝血时间、凝血酶及凝血酶原时间、凝血因子、肝肾功能等，便血的患儿应对其大便应进行常规检查及隐血试验，当怀疑血液病时行骨髓分类检查。

X线平片 当临床史怀疑有异物时，X线平片可能有助于识别异物。在有显著腹痛、腹部膨隆或腹部压痛的患儿中，还有助于评估有无肠梗阻或穿孔。

腹部超声 可发现血管异常因素（如食管胃底静脉曲张、血管畸形等）、肠套叠、胃肠道肿瘤、异物等。

放射性核素扫描 放射性锝-99（^{99m}Tc）易被胃黏膜吸收，聚积在胃黏膜，可发现含有异位胃黏膜的梅克尔憩室及重复畸形。^{99m}Tc红细胞标记扫描法可用于诊断速度在0.1ml/min以上的出血，如为血管损伤和动静脉畸形、下消化道出血，可发现核素渗出到血管外或呈毛刷状。

CT血管造影 对消化道活动性出血的诊断价值较高，适用于活动性出血（出血速率≥0.3ml/min）的患儿。缺点在于无法实施治疗，有辐射暴露，而且造影剂有引发过敏的风险。

血管造影 一种有创性检查，对消化道出血有定位及定性作用。对于下消化道出血，根据怀疑出血的位置，通常从肠系膜上动脉或肠系膜下动脉开始检查，而对于上消化道出血从腹腔干或肠系膜上动脉开始。造影剂外溢是消化道出血的直接征象，异常血管影是消化道出血的间接征象。肠系膜动脉造影的诊断率与出血速度呈正比，当出血速度≥0.5ml/min时，诊断率为50%~72%；当出血速度≤0.5ml/min时，其诊断率则下降，为25%~50%。肠系膜动脉造影同时还可进行治疗，通过对病灶进行注药或栓塞达到止血的目的。

内镜检查 胃镜及结肠镜检查是怀疑消化道出血时的常用诊断手段，通过内镜可以识别出血源并可在镜下使用套扎、热凝、注药及置夹等操作进行止血。当胃镜及结肠镜均未能明确诊断时，应考虑到小肠出血的可能。

胶囊内镜因能通行全部小肠，是小肠出血的主要诊断手段之一。诊断率和出血状况密切相关，显性出血和持续出血的诊断率较高，但会影响视野，所以择期胶囊内镜的最佳时机是出血停止后3天，最长不超过2周。对无法配合吞咽的患儿可用胃镜辅助置入胶囊内镜。因胶囊内镜有滞留在肠道的风险，有消化道梗阻、肠腔狭窄、肠重复畸形或憩室的患儿不宜选择此项检查。

小肠镜包括双气囊小肠镜和单气囊小肠镜，是小肠疾病的主要检查手段，能直接观察小肠腔内的病变，并可进行活检及治疗，可经口顺行进镜或经肛门逆行进镜，必要时可顺行-逆行联合入路，患儿需在麻醉下进行。并且随着技术的进步，胃肠道术后的解剖关系改变也已不再是球囊辅助小肠镜的禁忌证。

治疗 主要包括以下方面。

临床评估 通过监测生命体征来评估患儿的血流动力学状态，内容包括心率、血压、直立位血压变化以及毛细血管再充盈时间。患儿应取平卧位，注意保暖，予禁食水，胃肠减压以降低误吸风险，对已出现失血性休克的患儿，应迅速建立可靠的静脉通路，并予以液体复苏及输血治疗。

药物治疗 对上消化道出血患儿建议进行抑酸治疗。对于血流动力学不稳定患儿或大量出血患儿，建议给予静脉用质子泵抑制剂（奥美拉唑或泮托拉唑）或组胺受体拮抗剂（法莫替丁）。对于轻度出血且血流动力学稳定的患儿，建议口服质子泵抑制剂，如奥美拉唑或艾司奥美拉唑。生长抑素及其类似物可用于控制出血的辅助疗法来减少或延缓消化道出血。此类药物可减少门静脉流入量和曲张静脉内压力，可降低静脉曲张出血的再出血风险，还可降低非静脉曲张性出血的风险。

内镜下止血　对于因急性重度上消化道出血患儿，应在24~48小时进行内镜检查。对于血流动力学不稳定的患儿，在内镜操作前应先进行液体复苏或输血以稳定血流动力学。对于少量出血的患儿，如果原因不明且出血持续或反复发生，也应进行内镜检查。患儿消化内镜的检查治疗需要在全身麻醉下进行。内镜下治疗主要包括针对溃疡性出血的热凝疗法或止血夹，以及针对静脉曲张出血的结扎法（套扎法）或硬化疗法。

介入栓塞止血　对保守治疗或内镜下止血失败的消化道动脉性出血的患儿，除手术外还可选择介入下栓塞治疗，常用的栓塞物包括暂时性材料（可吸收海绵凝胶）及永久性材料（弹簧圈、聚乙烯醇颗粒、乙烯-乙烯醇共聚物），主要的并发症是肠缺血梗死。

手术治疗　手术适应证：①经保守治疗、内镜或介入下治疗仍无法止血，威胁患儿生命。②合并肠穿孔、绞窄性梗阻、肿瘤、腹膜炎者。③反复多次不明原因出血导致患儿贫血，再次复发出血者。术前确定出血部位最为关键，避免盲目切除，可选择"双镜联合"的方式，即腹腔镜联合内镜有助于确定出血范围，达到精确止血的目的。

（陈亚军　吴东阳）

呼吸停止 （respiratory arrest）

hūxī tíngzhǐ

呼吸过程由于某种原因受阻或障碍，全身各器官组织缺氧而引起的组织细胞代谢障碍、功能失调和形态结构损伤的病理状态。又称窒息。包括全身组织功能障碍甚至坏死，可导致心搏骤停、死亡。窒息原因可以是机械性、中毒性、病理性等，如吸入性气道异物、溺水、创伤、一氧化碳中毒、急性肺水肿等。新生儿窒息的预防与抢救，以及儿童意外伤害相关窒息的预防与抢救，可降低窒息发生率和死亡率。

（陈亚军　王增萌）

喉性呼吸梗阻 （laryngeal asphyxia）

hóuxìng hūxī gěngzǔ

因喉梗阻，导致呼吸困难的病理状态。喉梗阻导致喉部气道狭窄，产生呼吸困难，呼吸困难加重后导致缺氧，造成机体缺氧相关功能障碍，甚至呼吸停止、心搏骤停而死亡。临床表现为喉梗阻性呼吸困难和缺氧。吸气性呼吸困难为主，吸气费力，可有吸气性喉鸣，伴有胸腹软组织吸气性凹陷。缺氧表现为心率增快、坐立不安、面色苍白、冷汗淋漓、发绀、定向力丧失、尿便失禁、血压下降，可因窒息、昏迷及心力衰竭而死亡。诊断应根据典型病史、症状、体格检查，同时判断缺氧相关表现，经皮血氧测定、血气分析等判断缺氧情况。针对喉梗阻病因进行治疗，吸氧治疗。病情严重者抢救治疗，包括环甲膜切开、气管切开治疗。该病病情危重，需及时治疗避免并发症和死亡发生。

（陈亚军　王增萌）

喉梗阻 （laryngeal obstruction）

hóugěngzǔ

因喉部或喉部邻近组织发生病变，导致的喉部狭窄或阻塞。多种病因均可引起，如喉部及邻近组织的炎症、喉部外伤、喉部异物堵塞、喉部肿瘤、喉部水肿、喉部畸形等。临床表现为呼吸困难和缺氧，甚至呼吸停止、窒息。①吸气性呼吸困难：是喉梗阻的主要表现，喉部气道的狭窄使吸气过程中气流进入困难，吸气过程声带下压、向内侧移动，呼吸困难较呼气过程更严重。②吸气性喉鸣：吸气过程中通过狭窄喉部气道的气体涡流震动声带产生。③软组织凹陷：用力吸气过程中胸腔内负压增大，胸腹部软组织表现出凹陷，包括胸骨上窝、锁骨上下窝、肋间隙、剑突下和上腹部。④缺氧：吸入氧气不足产生机体不同程度缺氧表现。

诊断应根据病史、症状、体格检查，进一步需要诊断喉梗阻的病因及呼吸困难的严重程度。呼吸困难严重程度分为四度。①一度：安静状态无呼吸困难，活动时轻度吸气性呼吸困难。②二度：安静时有轻度吸气性呼吸困难，活动时加重，但无缺氧。③三度：吸气性呼吸困难明显，喉鸣、软组织凹陷明显，缺氧，心率增快。④四度：严重呼吸困难，缺氧明显，产生窒息、昏迷、心搏骤停甚至死亡。

需针对病因进行治疗，并同时做好气管切开抢救准备。根据呼吸困难严重程度，一度主要治疗病因；二度需同时给予吸氧；三度应备好气管切开，病因治疗无效情况下及时行气管切开；四度则应争分夺秒抢救生命，做气管切开，紧急情况下环甲膜切开。

喉梗阻属于急重症，处理不及时有导致死亡风险。

（陈亚军 王增萌）

qìguǎn chāguǎn nèi gěngzǔ

气管插管内梗阻（endotracheal tube obstruction）

因气管插管内气体通路出现梗阻而导致的上呼吸道梗阻。常见原因有气管插管在任意位置折角（如患儿咬合）、气管插管气囊过度充气、管腔内堵塞（异物、坏死组织、黏液栓等）、气管插管质量问题（如气囊向管腔内膨胀、腔内隔膜）等。临床表现为机械通气障碍和缺氧。机械通气过程显示气道阻力增加，呼吸机显示通气压力和流速存在气道梗阻表现，吸痰管从气管插管内伸入困难。患儿表现出缺氧，如发绀、心率增快、血压下降等。影像学检查如 CT 可以辅助气管内插管管腔堵塞或者狭窄的诊断，明确诊断依靠纤维支气管镜检查。治疗需要在明确诊断同时，及时有效地解除气管内插管梗阻。可在纤维支气管镜下操作清除坏死组织或者黏液栓，病情允许和必要时进行气管插管的更换。若不能及时做出诊断，可导致患儿缺氧，甚至呼吸衰竭、心力衰竭而死亡。

（陈亚军 王增萌）

xiōngbùxìng hūxī tíngzhǐ

胸部性呼吸停止（thoracic asphyxia）

外界压力作用于胸部和上腹部后引起呼吸运动停止和上腔静脉回流受阻的机械性窒息。在外界挤压力作用于胸腹部时，出于本能反应深吸气后关闭声门屏住呼吸，导致中心静脉压骤升，上腔静脉血液反流，上身毛细血管破裂出血，包括皮下、脑内、视网膜、耳鼻等部位。见创伤性窒息。

（陈亚军 王增萌）

èxìng gāorè

恶性高热（malignant hyperthermia）

易感个体因存在骨骼肌受体异常，在接触挥发性麻醉药或去极化肌松药后，机体骨骼肌强直收缩，大量产能，体温迅速升高，出现高代谢危象，导致死亡的常染色体显性遗传病。在相关麻醉药物应用后，易感个体出现肌肉僵直、高热、心律失常等临床症状，结合实验室检查提示高碳酸血症、高钾血症、肌酸激酶升高、肌红蛋白升高，可诊断该病。一经诊断，需及时抢救。尽快停止手术，密切监测生命体征，降温（物理降温、降温毯、冰盐水洗胃或灌肠、静脉输注冷盐水等），停用相关麻醉药物，使用高流量纯氧气通气，静脉应用丹曲林，对症处理高钾血症并监测动脉血气，调整水电解质紊乱和酸碱失衡，治疗心律失常，保证出入量平衡等。抢救成功后，需继续入住重症监护病房，密切监护生命体征及病情变化。恶性高热是一种极其严重的亚临床肌肉病，其发病率低，一旦抢救不及时，会危及生命。因此，麻醉医师、手术医师及护理团队均要高度警惕该病。一旦发生恶性高热，整个手术团队需要密切配合，及时抢救，以降低该病死亡率。

（陈亚军 王 凯）

tǐwēn bù shēng

体温不升（persistent hypothermia）

各种原因导致的机体产热减少和/或散热增加，使核心温度持续低于 35℃ 的现象。严重的低体温可导致心搏与呼吸骤停等危重症，危及生命。根据核心温度可将体温不升分为轻度（32～35℃）、中度（28～32℃）、重度（小于 28℃）。寒冷环境暴露、不当应用退热药、长期重度营养不良、下丘脑损伤等疾病状态均可导致机体核心体温过低，出现皮肤苍白、口唇青紫、心搏与呼吸减慢、血压降低、尿量减少等临床症状，重度患者可出现意识障碍、昏迷、心律失常，甚至心搏与呼吸骤停等极其危重情况。因此，一旦诊断体温不升，需要及时评估患者生命体征及一般状况，早期识别危重症，尽早进行复温，如除去湿冷衣物，更换保温厚衣服，提高环境温度，必要时予以温盐水进行液体复苏，尽快转运至有儿童重症监护条件的医院救治。临床上多种原因均可导致体温不升的现象。随着核心温度的逐渐降低，机体代偿机制逐渐丧失，出现心律失常、心搏与呼吸骤停、昏迷等危重情况，若抢救不及时，会危及生命。因此，对体温不升的早期识别、评估与治疗对于降低死亡率有着重要的意义。

（陈亚军 王 凯）

chūshēng quēxiàn

出生缺陷（birth defect）

胚胎发育紊乱引起的形态、结构、功能、代谢、行为、精神等各方面异常的统称。出生缺陷发生的原因有遗传因素、环境因素和二者相互作用。遗传因素引起的出生缺陷占 25%（其中约 10% 的致畸因素源于父母的遗传性疾病或染色体疾病）；环境或外在因素引起的出生缺陷占 10%（药物占 1.5%，物理化学因素 1%，病毒和妊娠期疾病占 1%～3%，其他因素 5%）；遗传因素与环境因素相互作用和原因不明引起的出生缺陷占 65%。影响胚胎发育的环境因素主要来自三方面，母体内环境、母体周围的外环境及胚胎周围的微环境。环境中引起胚胎畸形的因素都可以称为环境致畸因子。

出生缺陷可以是结构异常、功能异常或结构和功能异常。结构与功能代表两个不同方面。通常结构异常情况下，其相关功能多数也异常。例如，食管闭锁、肠闭锁等消化道结构异常，通常伴随消化道功能异常，出现呕吐、不能进食等消化道症状，通过手术治疗，纠正结构异常，也就能恢复相关功能。偶有结构异常但功能正常的情况，如多脾可以脾功能正常，马蹄肾可以肾功能正常等，这些结构异常先以随访为主，可能出现相关症状时干预。少数也存在结构正常情况下功能异常，如苯丙酮尿症、葡萄糖-6-磷酸脱氢酶缺乏症等。

结构异常以单发多见，多发相对少见，主要指胎儿组织或器官形态、结构不同于正常。可包括：①正常组织的缺如/丢失，如消化道闭锁、单侧肾缺如、桡骨缺如等。②正常组织增多，如多指、肠重复畸形、多脾、隔离肺等。③正常组织退化不全，如脐肠瘘、梅克尔憩室、鳃裂瘘管等。④组织位置改变，如睾丸下降不全、马蹄肾、阴茎阴囊转位、尿道下裂等。⑤组织肿瘤性生长，如淋巴管瘤、血管瘤、神经母细胞瘤等。⑥其他因胚胎融合、分化等发育异常造成的先天疾病，如脐膨出、腹裂、并指畸形、胆总管囊肿、大动脉转位、法洛四联症、房间隔缺损等。

(郑 珊 沈 淳)

xiāntiān jīxíng

先天畸形 (congenital deformity)

各种原因引起的生殖细胞、胚胎和胎儿的发育障碍，导致机体形态、功能和代谢的异常。大多数出生缺陷可表现为先天畸形。先天畸形是在胎儿期即发生的、出生后即存在的器官、组织结构缺陷，而非由分娩损伤引起的结构或功能上的缺陷，可以是单一或多发的结构异常，结构异常合并结构相关的功能异常。

先天畸形可以按发生时期、原因或脏器系统进行分类。按器官系统分类，如消化系统先天畸形、循环系统先天畸形、泌尿系统先天畸形、神经系统先天畸形、肌肉骨骼系统先天畸形等；也可以分为单发畸形和多发畸形。已知的多发畸形多达 300 多种，根据不同畸形表现、按其形成方式分为五种类型，分别为综合征、联合征、变形症、阻断症和序列征。①综合征：当几种或一组畸形经常共同出现在同一个体时，且起因出于同一个病因，称为综合征，如 21-三体综合征即唐氏综合征，风疹感染可引起风疹综合征。②联合征：当几种或一组畸形常可在同一个体同时出现，但出现的关系与频率不恒定，与其病因不同有关。例如，VACTER 联合征，有脊柱（V）、肛门（A）、心脏（C）、气管（T）、食管（E）、肾（R）等畸形联合形成。③变形症：通常指外来机械力作用而引起的组织变形，常见的如足内翻、胫骨扭曲等。④阻断症：胚胎或胎儿组织或器官发育受到阻滞或破坏，称为阻断症，如羊膜索带所致的畸形。⑤序列征：胚胎发育过程中，受某种因素影响产生一种畸形，继而这种畸形导致进一步相关组织、器官的一系列畸形或功能改变。例如，罗班序列征（Robin sequence），起始畸形为小下颌，继而舌体被迫向上向后推移，致使腭板不能正常闭合，进而出现呼吸道通气障碍，并发系列畸形。由单一组织发育不良引起的系列畸形，称为畸形序列征；若由变形引起的序列畸形，称为变形序列征；由阻断引发的序列畸形，称为阻断序列征。

(郑 珊 沈 淳)

rǎnsètǐ yìcháng

染色体异常 (chromosome abnormality)

可发生于任何一条染色体，包括染色体数目异常或结构、形态异常引起的疾病。又称染色体异常遗传病、染色体病。自发性流产、妊娠期的胎儿夭折或死胎中，约 50% 以上为染色体发育异常引起。出生的新生儿中染色体发育异常发病率约为 1%，染色体发育异常也是先天性心脏病、儿童智力发育落后的重要原因之一。

染色体数目异常 包括数目增加或丢失或同一机体有一种以上细胞系（嵌合体）。非嵌合体的染色体数目异常分为多倍体和非整倍体。细胞含有 23 条染色体时即称为单倍体细胞（精子和卵子），染色体数目为单倍体的倍数时为整倍体，而超过正常二倍体 46 条的整倍体则称为多倍体，如三倍体（69 条）或四倍体（96 条）等。多倍体通常不能存活，偶有存活的通常为嵌合体。非整倍体染色体数目异常比较常见的是三体（数目增加）和单体（数目减少）。染色体三体是指三条特异的染色体而非正常的二条染色体，通常是由减数分裂不分离造成。当一对染色体只有一条时，则称为某对染色体单体，可以完全或部分缺失。完全性染色体单体在胚胎早期为致死性，嵌合体可能存活。部分单体通常是由于父母为染色体平衡易位携带者造成。

染色体结构、形态异常 包括缺失、易位、倒位、环状染色体、重复、插入和末端/亚末端缺失。电离辐射、理化、生物等各种内外环境因素影响，可诱发产生染色体畸变。①缺失：指染色体某片段的丢失，可以是单纯的缺失，也可以伴有另一条染色体片段的重复（由于染色体易位携带者减数分裂时发生染色体互换而造成不平衡易位染色体）。缺失可以导致智力低下和结构畸形。②易位：指两条染色体之间遗传物质的互换，分罗伯逊易位和相互易位。在活产婴儿中占 0.2%。可由父母遗传而来，也可是新生儿突变。易位携带者表现正常，但流产和生育异常儿的风险增加。③倒位：当一条染色体发生两处断裂、形成三个节段，中段顺序颠倒再连接，称为倒位。在活产婴儿中发生率约 1%，有臂间倒位（含有着丝点的片段倒位）和臂内倒位（不含有着丝点的片段倒位）两种。通常表现正常，但增加流产及生育染色体异常儿的风险。④环状染色体：非常少见。人类所有染色体均可发生环状染色体。一条染色体长臂和短臂在染色体末端各发生一次断裂，含着丝点片段的两端在断面连接形成环状染色体。其表型可以是低智、先天性多发畸形，或正常表型或接近正常，取决于遗传物质丢失的多少。⑤重复：染色体片段额外增加，称为部分重复，可以由平衡易位或倒位携带者而来。⑥插入：需要三处断裂，可以发生在同一条染色体或两条染色体之间，是指一断裂片段连接到另一断裂处，与原地倒位不同。⑦末端/亚末端缺失：儿童中不能解释的中至重度智力低下伴有一些明显的畸形往往存在染色体的末端重排，发生率为 5%~10%，是比较常见原因。

（郑　珊　沈　淳）

常染色体异常（autosomal abnormality）

常染色体的数目异常、结构畸变导致的疾病。人类遗传物质分布在 23 对染色体，1~22 对染色体称为常染色体，第 23 对染色体称为性染色体。常见的常染色体异常有三体、部分染色体三体（由于部分长臂或短臂的易位），以及不同染色体缺失、重复、倒位等，可形成许多临床综合征。

三体综合征：临床上最常见的是 21-三体综合征又称唐氏综合征（Down syndrome），18-三体综合征即爱德华兹综合征（Edwards syndrome）和 13-三体综合征即帕托综合征（Patau syndrome）也较多见，均可伴有智力低下和较多合并一系列先天异常。

单体或部分单体综合征：①人类比较常见的染色体缺失有 4p、5p、9p、13p、18p、21q 缺失，往往有比较明显的表型异常。例如，4p 部分缺失临床表现为沃尔夫-赫希霍恩综合征（Wolf-Hirschhorn syndrome）；5p 部分缺失表现为猫叫综合征（Cri-du-chat syndrome）；9p 部分缺失表现为颅面发育不良伴三角形头、心脏畸形、智力低下、蹼颈等。②染色体的小缺失称为微缺失，往往累及数个基因导致异常表现。较常见的微缺失，如 22q11.2 微缺失引起的迪格奥尔格综合征（DiGeorge syndrome）；7q11.23 微缺失导致的威廉姆斯综合征（Williams syndrome）；15q11-13（父源）微缺失导致的普拉德-威利综合征（Prader-Willi syndrome）或 15q11-13（母源）微缺失导致的安格尔曼综合征（Angelman syndrome）；20p12 微缺失导致的阿拉日耶综合征（Alagille syndrome）等。③染色体断裂综合征是染色体断裂和/或重排引起的综合征，与一定数量的隐性疾病有关。断裂可能是自发的，也可能是由于各种环境因素诱发。与染色体断裂有关的产检疾病有范科尼贫血（Fanconi anemia）、尼梅亨断裂综合征（Nijmegen Breakage syndrome）、布卢姆综合征（Bloom syndrome）、沃纳综合征（Wernersyndrome）和共济失调-毛细血管扩张症（7 号和 14 号染色体断裂和非随机重排）等。

（郑　珊　沈　淳）

21-三体综合征（21-trisomy syndrome）

人体细胞染色体组额外多一条 21 号染色体或 21 号染色体长臂所引起的三体综合征。又称先天愚型或唐氏综合征（Down syndrome）。科恩·兰登·唐（Kohn Langdon Down）在 1866 年首先对其进行描述。事隔近一个世纪，勒琼（Lejeune）等在 1959 年通过染色体分析技术证实该病是因为额外多出一条 21 号染色体而引起。21-三体综合征是新生儿中最常见的非整倍体性染色体异常和由单个病因引起智力低下的疾病，在新生儿中的发病率为 1‰~2‰。

病因及发病机制　21-三体综合征的病因是人体细胞的基因组额外多出一条 21 号染色体。由于每一条 21 号染色体都载有同样的基因，多余的 21 号染色体破坏了基因组遗传物质间的平衡，从而导致胎儿发育的异常，表现出多种不同的临床特征。生殖细胞成熟分裂不分离是 21-三体综合征发生的主要机制。绝大部分的成熟分裂不分离属母源性，占 93%；父源性成熟分裂不分离仅占 7%。21-三体综合征胎儿的风险随着孕妇年龄的增加而升高，这种变化在孕妇超过 35 岁后更为明显。

遗传分型 21-三体综合征的遗传方式呈显性。凡是出生后基因型是 21 三体的患者，都表达出 21-三体综合征的表现型。患者的核型包括三种类型。①单纯 21 三体型：患者的核型为 47,XX,+21（女性）或 47,XY,+21（男性），是最常见的一种疾病核型，占所有病例的 92.5%。②罗伯逊易位型：约占 5%，核型只有 46 条染色体，其中包括一条异常的罗伯逊易位染色体。最常见的是 D/G 易位，如核型为 46,XX（XY），-14，+t（14q21q）；其次为 G/G 易位，如核型 46,XX（XY），-21，+t（21q21q）。③嵌合型：较少见，约占 2%。由于生殖细胞减数分裂不分离，继而因分裂后期染色体行动迟缓引起部分细胞超数的染色体发生丢失而形成含有 47,+21/46 两个细胞系的嵌合体。

临床表现 多种多样，累及人体不同的系统，其中以特殊面容、肌张力低下、通贯掌和智力发育障碍最为突出。①特殊面容：头小而圆，枕骨扁平；两眼裂外上斜，眼距增宽；低鼻梁，张口伸舌，颈断，小耳郭。②肌张力低下：是 21-三体综合征新生儿出生时必有的体征。③智力低下：所有患者都表现出不同程度的智力障碍。其中大多数患者的智力障碍程度为中等到严重。智商（IQ）在 25～60。④通贯掌和指纹：60%～85% 的患者表现出通贯掌，呈双侧性或单侧性出现。斗状指纹减少，而箕状纹增多。⑤先天性心脏病：约 70% 的患儿都患有房间隔缺损或室间隔缺损。⑥白血病：患者白血病发生率较正常人高 10～20 倍。急性巨核细胞性白血病的发生率比正常人高 200～400 倍。部分新生儿患者会表现出短暂性急性白血病，或类白血病反应，但其会自发地完全缓解消失。⑦体格发育迟缓：患21-三体综合征的胎儿都有宫内发育迟缓。出生时的身长、体重都比正常儿低。随后的发育生长指标也落后于正常儿。⑧其他表现：包括免疫缺陷、血液生化改变以及十二指肠闭锁等先天畸形。几乎所有男性患者都患有不孕症。

诊断 ①临床诊断：根据特殊面容、肌张力低下、智力低下以及先天性畸形等典型临床表现便可初步做出临床诊断，需要注意的是核型为嵌合型的患者，常表现出不典型的临床特征。21-三体综合征患者白细胞计数正常，中性粒细胞相对增多，分叶少且呈核左移。新生儿在感染时易出现类白血病反应，血红蛋白 F 和血红蛋白 A2 升高，无须治疗，能自发恢复，但在 1～2 年出现真正的白血病。21-三体综合征患者细胞中过氧化物歧化酶的含量较正常个体高 50%，中性粒细胞的碱性磷酸酶活性也较正常人高 50%。染色体检查确定核型是诊断 21-三体综合征的金标准。②产前诊断：以羊水细胞染色体分析为中心的综合性产前诊断方法包括母体血清生化标志筛查、超声波监测和胎儿细胞染色体分析，可以将 21-三体综合征检出率提高到 85% 或更高。

治疗 由于该病的基因型和表现型之间的关系尚不清楚，所以治疗只局限于治标。①在患儿年满 1 周岁前，对先天性心脏病进行外科纠正。②早期对患儿行定期的眼科检查以防治斜视。③每年复查甲状腺功能，防治甲状腺功能减退。④从 6～8 月龄开始，定期进行听力检查，防治耳聋。⑤对有神经症状或者计划参加体育活动的大龄患儿，定期对脊椎检查，特别是第 1、第 2 颈椎，及时发现和防治由于第 1、第 2 颈椎不稳定性所造成的脊髓损害。⑥患儿应接受学前教育，改善智力发育；适当使用谷氨酸、叶酸等药物对改善智力发育可能有帮助。

预后 3/4 的 21-三体综合征胎儿在妊娠期自发流产，且大部分发生在妊娠 3 个月内，仅约 1/4 胎儿能活到出生。患者智力低下，缺乏抽象思维能力，精神运动性发育缺陷，但许多患者经过训练可以学会读和写，以及一些基本的生活技能，如穿衣、吃饭等。一些人还可以达到接近边缘的社会适应能力。但绝大部分人都不能靠自己在社会上活动。21-三体综合征患者在 30 多岁时智力开始下降，通常伴随着社交能力的逐渐丧失和情绪衰退。随着医疗水平的不断提高，21-三体综合征患者的生存期比以前感染未能被控制时要长。多数可以活到成年，但一般寿命比正常人短，只有 8% 的患者能活过 40 岁。

预防 为防止 21-三体综合征患儿的出生，对 35 岁以上的孕妇、30 岁以下但生育过 21-三体综合征患儿的孕妇或其双亲之一是平衡易位携带者或嵌合体者应做产前检查，妊娠 11～13 周行 B 超检查胎儿颈部透明带的宽度超过 3mm 为异常；对妊娠 16～20 周的羊水细胞或 9～12 周的绒毛膜细胞做染色体检查，如胎儿为 21 三体，则建议终止妊娠。孕龄妇女妊娠前后应避免接受较大剂量射线照射，不随便服用化学药物，预防病毒感染。

（郑 珊 董晨彬）

性染色体异常（sex chromosome abnormality）

xìngrǎnsètǐ yìcháng

性染色体（X染色体或Y染色体）的数目异常（减少或增多）、结构畸变导致的疾病。主要分为性染色体数目异常综合征和性染色体结构畸变。前者常见的疾病有特纳综合征、超Y综合征、超X综合征及克兰费尔特综合征等。后者主要为X染色体结构异常（包括X长臂、短臂的缺失或易位）、脆性X染色体综合征和Y染色体结构异常。

（郑珊 沈淳）

xìngrǎnsètǐ shùmù yìcháng zōnghézhēng

性染色体数目异常综合征

（sex chromosome number abnormality syndrome） X染色体或Y染色体数目减少或增多引起性染色体数目异常导致的疾病或综合征。临床上常见的疾病有特纳综合征（又称先天性卵巢发育不全）、超Y综合征（又称超雄综合征或XYY综合征）、超X综合征（又称超雌综合征或XXX综合征），以及克兰费尔特综合征（又称原发性小睾丸症或精曲小管发育不全）等。

（郑珊 沈淳）

Tènà zōnghézhēng

特纳综合征（Turner syndrome）

性染色体数目异常主要特征是仅有一条X染色体并另一条X染色体不完整或缺失引起的综合征。又称先天性卵巢发育不全、女性先天性性腺发育不全、45,X综合征、45,XO综合征。1938年由特纳（Turner）首先报道了一组颈蹼、肘外翻、幼稚型女性外阴病例，1959年福特（Ford）证实此类患者仅有1条X染色体，其核型为45,X。

病因及发病机制 由于卵子或精子减数分裂或受精卵有丝分裂时出现异常，X染色体不分离，而胚胎出现缺失一条X染色体的核型。

经典分类 该病有很多变型，典型的染色体核型为45,X的病例仅占一半多一些，而其他变型包括了X染色体的结构畸变和嵌合体。X染色体结构畸变，包括含有2条X染色体但其中一条X染色体出现等臂染色体、缺失、环形染色体等。而嵌合体即体内存在两种核型的细胞，多数为45,X/46,XX的嵌合型，极少数存在45,X/46,XY嵌合型或含Y染色体的片段。

该病的症状和体征也根据畸变的类型不同而有很大差别，如45,X/46,XX嵌合型的症状比45,X轻微，而46,XX核型细胞的比例越高，则症状越轻。

临床表现 除非进行染色体核型分析发现，一般均以青春期女性生殖器发育不全、身材矮小等就诊。生殖系统表现为外生殖器女性外观，但呈幼稚型，阴毛稀少，原发闭经，乳房多不发育。在女性性征以外，则表现多样，常并发多种躯体畸形。一般均有身材矮小，绝大多数身高不足150cm，或短颈、颈蹼、后颈部发线低甚至可达肩部，盾状胸，两侧乳头间距较宽，两肘部外翻，躯干上部可出现多发色素痣等。

诊断 在核型分析方法应用之前，外生殖器发育不良、原发性闭经的女性靠性发育体征和躯干体征进行诊断。确诊依赖染色体核型分析。性腺发育不全在特纳综合征常见。性腺外观呈现典型的条纹状改变，而不是正常外观的卵巢。性腺体积比米粒稍大，显微镜下表现为纤维束组成，无卵泡，可能有一些原始性细胞。两侧输卵管可以外观正常，而子宫发育较差，为幼稚型。患者的性激素检测能提示原发性卵巢功能不全，特别是卵泡刺激素较黄体生成素更高。

诊断中要评估多系统病变，测量血压、视力、听力，并进行肝肾功能、性激素检查、心脏超声、泌尿系统超声等常规的筛查。常见于报道的合并症有心血管系统的主动脉缩窄，尿路畸形如马蹄肾、异位肾、肾缺如等，骨代谢异常如全身骨质疏松，骨骼系统如脊柱侧凸或后凸，内分泌代谢如甲状腺功能异常、血糖代谢异常，患者智力一般正常或稍低。

鉴别诊断 对身材矮小者要鉴别垂体功能低下所致侏儒症，对性发育落后者要鉴别垂体分泌促性腺激素异常所致继发性性腺功能减退。此外，性腺发育不全患者中除典型的特纳综合征外，还包括单纯性腺发育不全、混合型性腺发育不全，前者多为46,XX正常女性核型，多为FSH激素受体异常所致，而后者核型多为45,X/46,XY或者46,XX/46,XY的嵌合体。

治疗 原则上尽可能维持正常的生长发育，维持女性第二性征，改善社交焦虑。同时，关注心血管系统、骨骼等其他系统的并发症。评估生长发育情况，在适当时给予生长激素治疗，并在青春期开始时启动雌激素诱导治疗。雌激素治疗2~4年后适时开始孕激素补充治疗建立人工周期，直至正常的绝经期，有助于维持第二性征并预防骨质疏松。

约5%的患者会有自然的月经来潮及自然受孕可能。对于早期诊断的患者，可考虑评估卵巢是否有卵泡可供取卵以便实施人工辅助生育，但总体成功率低。

并发症　患者需要长期随访并根据医师的意见定期接受评估。对于有男性化的患者要评估有无 Y 染色质的存在，因为 Y 染色体成分的存在导致发育不全的性腺发生性腺母细胞瘤的风险增加。而没有 Y 染色质的患者发生性腺肿瘤极少见。

（郑　珊　汤梁峰）

chāo Y zōnghézhēng

超 Y 综合征（super Y syndrome）

含 2 条及以上 Y 染色体的遗传病。又称超雄综合征、XYY 综合征。1961 年，由桑德伯格（Sandberg）等人首先在染色体检查中偶然发现。人群中发生率约为 0.1%。染色体核型特征是患者多了 1 条 Y 染色体。典型的核型为 47,XYY，但也有一些变型如 48,XYYY、49,XYYYY 和 45,X/47,XYY 嵌合体即体内存在多种核型细胞等。该病起因于在精细胞在第二次减数分裂中出现了染色体不分离，导致出现了含有 2 条 Y 染色体的精子并形成了染色体核型为 XYY 的受精卵；也有少部分是 47,XYY 的父亲遗传而来。临床表现较为多样，可能生长发育过程和常人差别不大，也有表现为显著的智力低下、性格孤僻、较有攻击倾向。多数在儿童期症状不明显或有学习障碍，成年后身材明显较高，智力较差。有部分患者性格孤僻，脾气暴烈，易冲动。

患者多无特殊表现，性腺及第二性征与正常男性一样，生育力往往正常。血浆性激素基本同正常男性，雄激素可能稍高。因此，多数 47,XYY 异常在因不育而咨询或其他原因进行染色体检查的人群中被发现。染色体核型异常无特殊治疗。47,XYY 患者大部分可自然妊娠或体外受精辅助生殖而生育后代。虽然理论上可能出现含有 X、Y、XY、YY 性染色体核型的四种精子，有 50% 的风险生出 47,XXY、47,XYY 的后代，但事实上，大部分精子为正常核型，异常核型的精子因发育异常而在产生过程中被淘汰。尽管如此，仍建议 47,XYY 的患者进行产前遗传检查，因为此类患者子代常染色体异常的发生率是增高的。

（郑　珊　汤梁峰）

chāo X zōnghézhēng

超 X 综合征（super X syndrome）

含 3 条及以上 X 染色体的遗传病。又称超雌综合征、47,XXX 综合征、多 X 综合征。最常见的核型是 47,XXX，少量的 48,XXXX 和 49,XXXXX，但也有病例中可见嵌合体核型如 46,XX/47,XXX 或 45,X/47,XXX 等。如同其他染色体异常疾病，一般也认为该病是精子或卵子生成过程中减数分裂中 X 染色体未分离所致，也有少数是发生在受精卵进行有丝分裂时的异常。缺乏典型的临床表现，表现多样且症状较轻，不同的患者间存在广泛的表现差异。症状严重程度和核型的 X 染色体数目有关系，X 染色体数目越多则症状越重。在儿童期可表现的症状有不典型的面容异常（如嘴唇薄、眼距长）、体重轻、下肢长、脊柱侧凸、情绪和认知障碍、言语和运动发育迟缓、孤独症谱系障碍、注意缺陷多动障碍等。随着年龄增长可能出现的症状有双向情感障碍、焦虑、癫痫、社会情感和认知能力障碍等，但多数智力是正常的。青春期后可出现类似性腺发育不良的表现如月经异常、生殖障碍、卵巢功能早衰等。部分可合并神经系统畸形、心血管系统疾病、泌尿系统结构异常，易于罹患自身免疫病。

由于无特殊典型表现，常在生长发育异常、精神发育迟缓、青春期出现性腺发育异常表现时，通过染色体核型分析被诊断。进行基因检测如外显子测序等能发现一些具体基因的异常。需要进行精神发育评估、性激素水平检查和骨龄等生长发育内分泌检查。无特殊治疗，多数症状轻微。有症状的患者，以对症治疗为主，可改善社会适应和提高生活质量。一般可以生育染色体正常的后代，但由于卵巢早衰的可能，应尽早安排生育并接受产前遗传检查。

（郑　珊　汤梁峰）

Kèlánfèi'ěrtè zōnghézhēng

克兰费尔特综合征（Klinefelter syndrome）

性染色体 X 染色体数目异常引起的综合征。又称先天性睾丸发育不全、原发性小睾丸症、精曲小管发育不全、XXY 综合征。发生率约 0.1%。1942 年，克兰费尔特（Klinefelter）以男性病例"乳房女性化、两侧睾丸小"为主要临床表现首先报道了男性性腺功能减退症。1959 年，该疾病被确定，其特征为染色体数目异常，核型为 47,XXY，即比正常人多一条 X 染色体。后来也证实，该病症存在 48,XXXY、48,XXYY、49,XXXXY 等各种 X 染色体数目异常，亦包括 46,XY/47,XXY 的嵌合型即同一机体内只有一部分细胞的染色体存在异常。

病因及发病机制　染色体数目异常的疾病起因于精子或卵子形成中的减数分裂异常。如果卵母细胞分裂中，X 染色体不分离，则形成含有两条 X 染色体的卵子，这种卵子若与含有一条 Y 染色体的精子相结合，即形成核型为

47, XXY 的受精卵。如果精原细胞在成熟过程的减数分裂中，XY 染色体不分离，则形成同时含有 XY 染色体的精子，这种精子与仅含有一条 X 染色体的卵子相结合，同样形成核型为 47, XXY 的受精卵。多数 47, XXY 核型的形成，源于卵子在成熟分裂过程中性染色体分离异常。

临床表现　在儿童期，多数无显著异常表现，或仅有睾丸发育迟缓，阴茎短小，智力发育略低或学习障碍。常于青春期或成年后方出现显著异常，患者多表现为身材高大，四肢修长，体重偏轻，皮肤细白，胡须、阴毛、腋毛相对稀少，双侧乳房女性化。外生殖器呈正常男性样，但阴茎较正常男性短小，两侧睾丸体积小，性功能可下降，出现勃起功能障碍、性欲低下等。智力发育正常或略低，且智力低下程度往往和 X 染色体数目相关，X 染色体数目越多，智力低下越明显。患者可合并其他系统的问题，如内分泌系统相关异常表现为血糖代谢异常甚至糖尿病、甲状腺功能异常，精神疾病如精神分裂症、注意力缺陷多动障碍、抑郁和焦虑。

诊断　在产前，无创 DNA 检测或羊水穿刺染色体检查有助于检出 X 染色体数目的增多，多数针对高危孕产妇和胎儿的筛查中发现。由于多数在胎儿期至婴幼儿期不会有任何症状，部分患者表型除了睾丸体积偏小外，无任何其他明显的临床症状，仅有小部分患者能够在青春期前因其他原因在进行染色体检查时被发现。患者常因成年后不育或性功能低下就诊，精液分析多数表现为精液中无精子，血液中性激素检查可见促性腺激素、黄体生成素升高和睾酮水平的降低、雌激素的

升高。进一步通过染色体核型检查可确诊。

治疗　染色体异常无根治方法，但可以通过对症治疗改善症状，针对雄激素不足可进行外源性雄激素的补充治疗。一般无正常精子，但部分经过雄激素替代治疗有助于提高睾丸显微取精的成功率。通过睾丸显微取精联合卵胞质内单精子显微注射技术辅助生殖，有助于实现部分患者的生育，胚胎植入前和出生前的遗传学诊断有助于明确子代的核型。可对性格异常、焦虑等进行精神评估和治疗。因男性乳房发育等外观异常对社交等带来影响，可做乳房整形。

（郑　珊　汤梁峰）

xìngrǎnsètǐ jiégòu jībiàn

性染色体结构畸变（sex chromosome structural aberration）

X 染色体与 Y 染色体发生缺失、易位等结构异常导致的疾病。主要为 X 染色体结构异常、脆性 X 染色体综合征和 Y 染色体结构异常，其中 X 染色体结构异常又包括 X 长臂缺失、X 短臂缺失和易位。

X 染色体结构异常　①X 长臂缺失（XXq－）：若缺失仅在 q22 远端，则也仅表现性腺发育不全，而没有身材矮小等体征；若缺失范围较大包括长臂近端，则表现为性腺发育不全和其他身材矮小等其他客观体征。X 染色体等臂等染色体［X, i（Xp）］的临床表现因缺少整个长臂而与此类似。②X 短臂缺失（XXp-）：若远端缺失可表现为身材矮小等特纳综合征的体征但性腺功能正常；若缺失包括整个短臂，则既表现为特纳综合征体征又有性腺发育不全。X 染色体长臂等染色体［X, i（Xq）］的临床表现因

缺少整个短臂而与此类似。③易位：X 染色体与常染色体发生平衡易位，一般不产生症状。但平衡易位断点在 q12～q26 时，有活性的 X 在该区被分为两部分，就可导致性腺发育异常。若常染色体节段易位到 X 染色体产生不平衡易位时，多数会形成双着丝粒的染色体，其临床表现取决于 Xp 或 Xq 上的断裂点位置而有所不同。

脆性 X 染色体综合征　又称马丁－贝尔综合征（Martin-Bell syndrome）、X 连锁智力低下。脆性位点在 X 长臂 2 区 7 带 3 分带，即 Xq27.3，发病率为 0.6‰～1‰，是男性智力低下中最常见的一种综合征。主要的临床症状除智力低下外，还包括大睾丸，长脸、下颌突出、耳朵大而突出的特殊面容，行为和说话呆板（孤僻症）或多动症或攻击性行为，20% 患者有癫痫发作。以往研究认为女性有两条 X 染色体，女性携带者可不发病，但现有的研究认为两条 X 染色体中的一条失活，女性杂合子中仍可有 1/3 表现轻度智力低下，是引起女性智力低下相对少见的原因。

Y 染色体结构异常　主要包括 Y 的短臂或长臂缺失、环状染色体、等臂染色体 i（Yq）和 i（Yp）、双着丝粒染色体（为两条 Y 短臂或两条 Y 长臂相连）、倒位和各种 Y 染色体易位（即 Y 与常染色体、Y 与 X 染色体的易位等）。性反转综合征，46, XX，但性别表现为男性，是因为 Y 的 *SRY* 基因易位到一条 X 染色体所致；而 46, XY，但性别表现为女性，则是因为 Y 的 *SRY* 基因缺失或突变。*SRY* 基因是雄性的性别决定基因。

（郑　珊　沈　淳）

xīnshēng'ér wàikē jíbìng

新生儿外科疾病 （ neonatal surgical disease）

符合新生儿身体条件与生活条件的所有外科病种。虽然患儿年龄是基本条件，但对于新生儿外科的年龄界限尚不统一。严格意义上，新生儿定义为出生后28天之内；实践医疗及日常生活中，习惯把3个月内的婴儿纳入新生儿期。广义上新生儿外科疾病为出生年龄<28天或无论年龄多大但体重<2500g或无论年龄和体重、术后需要新生儿重症监护的患儿所进行外科手术治疗的疾病。

20世纪20年代，小儿外科脱离了成人外科，形成了具有其本身特点的专业；40年代，拉德（Ladd）等一代小儿外科先驱的努力真正建立了新生儿外科；50年代，中国开始建立小儿外科；70年代后才正式成立新生儿外科专业。新生儿外科的水平代表了小儿外科的水平，新生儿外科疾病的疗效也作为衡量小儿外科技术水平的标准之一。中国新生儿外科专业的建立也带动了整个小儿外科平均水平的提高。

新生儿外科疾病谱，绝大多数属于先天畸形。先天畸形中包括很多结构异常表现为相关功能障碍，需要或可以通过手术纠治。新生儿期主要针对危及生命、致残或严重影响生存质量的先天畸形进行早期干预与治疗，如消化道闭锁、肠穿孔、膈疝、腹裂、开放性脊柱裂、室间隔完整型大动脉转位等，应在出生后早期诊治，急诊或限期完成手术；先天畸形不直接危及生命如多指、并指、尿道下裂、睾丸下降不全等，可选择适当年龄完成手术。

新生儿外科疾病谱中常见的还包括肿瘤、产伤、炎症感染和术前合并症。新生儿肿瘤以脉管性肿瘤多见，少数为胚胎来源性实体肿瘤，产前诊断率有所提高，出生后规范治疗可明显提高整体预后；而产伤、感染和术前合并症极少能产前诊断，多以出生后表现诊断，除少数产伤需要外科手术干预外，更多的产伤、感染、术前合并症可通过制动、抗感染等非手术干预可恢复。

（郑珊 沈淳）

shùqián hébìngzhèng

术前合并症 （preoperative complication）

术前即已存在的一些症状、体征或疾病。胎儿在宫内依赖脐带、胎盘、羊水等外周环境，生后将独立面对温度、湿度、暖箱等外周环境；新生儿出生后的循环又与胎儿宫内循环不同；胎儿与新生儿生长需要的营养来源也不同。这些提示新生儿在分娩后需要适应各种转变。新生儿尤其是早产儿，一方面有特殊的病理生理，另一方面其机体功能尚不成熟，对手术创伤与应激的耐受性差。与新生儿麻醉相关的病理生理特点，新生儿外科术前常见合并症有呼吸窘迫综合征、支气管肺发育不良、胎粪吸入综合征、持续性肺高压、胃食管反流、黄疸、脑室内出血和坏死性小肠结肠炎等。

（郑珊 沈淳）

hūxī jiǒngpò zōnghézhēng

呼吸窘迫综合征 （respiratory distress syndrome，RDS）

新生儿出生不久出现的进行性呼吸困难、明显三凹征、青紫和呼吸衰竭的综合征。未吸氧状态下，患儿的动脉血氧分压（partial pressure of oxygen in arterial blood，PaO$_2$）<6.7kPa（50mmHg）伴有中央型青紫。需要吸氧才可以维持PaO$_2$>6.7kPa（50mmHg），或维持经皮氧饱和度>85%。出生24小时内出现特征性胸部影像学表现。胸片表现均匀细颗粒影，伴或不伴有低肺容积和支气管充气征。RDS发病率与出生胎龄密切相关，出生胎龄越小发病率相对越高。23～27周早产RDS发病率可高达88%～90%；28～29周RDS发病率为75%，而30～31周发病率可降至50%左右。

病因及发病机制　①肺表面活性物质减少：表面活性物质减少可导致肺泡塌陷，并随每次呼吸进行性加重。细胞损伤引起的蛋白质渗出和上皮碎片不能排出而积聚在气道中，进一步降低总肺容量，加重呼吸困难症状。②胸壁顺应性过高：正常情况下胸腔内负压增加可使肺膨胀、将塌陷的气道打开；但早产儿胸壁软顺应性过高，胸腔内负压增加反而使胸壁收缩和变形。③胸腔内压力下降：胎龄<30周的RDS患儿，肺泡表面活性物质缺乏无法产生肺部扩张需要的胸腔内负压，可导致呼吸衰竭。④分流：动脉导管未闭（patent ductus arteriosus，PDA）或卵圆孔，单独发生或同时存在，有无分流，均可能改变疾病的表现或进展。生后早期，主要是卵圆孔右向左分流；18～24小时后，随着肺血管阻力下降，PDA发生左向右分流，可能导致肺水肿和肺泡气体交换受损。增加或降低RDS风险的因素见表1。

临床表现　①病史：早产或伴有围生期窒息史；进行性加重的呼吸困难，氧需求增加；胸片提示肺泡塌陷，给予外源性肺表面活性物质和有效机械通气后患儿症状改善，复查胸片好转。②体格检查：气促、呻吟、伴鼻翼扇动和吸凹征。未吸氧情况下

表 1 增加或降低 RDS 风险的因素

危险因素	降低 RDS 风险的因素
早产	胎膜早破
男性	女性
遗传背景	阴道分娩
未发生产程的剖宫产	母亲使用麻醉药物/可卡因
围生期窒息	糖皮质激素
多胎	甲状腺素
母亲糖尿病	保胎药物

可能出现发绀。婴儿通过呻吟延长呼气以维持功能残气量。

诊断 ①胸片：典型表现为均匀颗粒影，又称磨玻璃样改变，伴有外周支气管充气征。②实验室检查：a. 血气分析，间断抽取动脉血进行血气分析。虽然尚未达成共识，但多数新生儿科医师认为新生儿 PaO_2 应维持在 $6.7\sim9.3kPa$（$50\sim70mmHg$）、动脉二氧化碳分压 $6.0\sim8.0kPa$（$45\sim60mmHg$），$pH\geq7.25$，动脉血氧饱和度 $85\%\sim93\%$。b. 感染监测，RDS 有时很难与 B 组链球菌感染的早发型败血症鉴别，因此需要进行感染相关检查，主要为血常规、血培养等。c. 血糖，新生儿血糖波动幅度较大，高血糖或低血糖均有可能发生，而低血糖可引起呼吸急促或呼吸窘迫，因此需要监测血糖。d. 电解质和血钙，12~24 小时监测一次，以调节肠外营养。低钙血症可引起呼吸道症状，尤其是禁食、早产儿或窒息病史。③心脏超声：重要诊断工具。用于 PDA 诊断，评估 PDA 对治疗的反应；同时可以排除严重心脏先天结构异常。

治疗 包括以下方面。

肺表面活性物质替代治疗 对于 RDS 的插管患儿是标准治疗方案。在胎龄<31 周的早产儿，常规预防性使用表面活性物质可有效降低死亡率或慢性肺病发生风险，但可能增加不必要的气管插管或相关治疗。专家共识建议对胎龄<26 周早产儿生后 15 分钟内早期预防性使用表面活性物质；对复苏过程中需要气管插管的新生儿也建议预防性表面活性物质使用；对所有具有 RDS 证据的早产儿，都建议早期抢救式使用表面活性物质，使用越早效果越显著。尚未发现与表面活性物质使用相关的远期副作用。

呼吸支持 ①气管插管和机械通气：重要的治疗手段。机械通气模式包括常频通气、间歇正压通气（intermittent positive pressure ventilation，IPPV）和高频振荡通气（high frequency oscillation ventilation，HFOV）。HFOV 可作为 IPPV 失败的挽救疗法。但使用 HFOV 有增加脑室内出血风险，并非优于 IPPV 常规使用。机械通气过程中应避免低碳酸血症，以免增加脑室周围白质软化风险。②持续正压通气（continuous positive pressure ventilation，CPAP）和经鼻同步间歇指令通气：早期经鼻 CPAP 或鼻咽 CPAP 可延迟或预防气管内插管和机械通气。建议所有<30 周早产儿、有 RDS 风险的婴儿，出生即开始 CPAP 治疗，可使部分患有 RDS 的婴儿不需要使用肺表面活性物质，减少表面活性物质导致的气胸风险。③加湿的高流量鼻导管系统：可提供与经鼻 CPAP 相接近的气道压力。而高流量气体经过加热加湿后可以提高耐受性。

液体管理和营养支持 病情较为严重的患儿可以适当延长肠外营养时间以改善营养状态，加强营养支持。可以在出生后第一天全量肠外营养和微量肠内营养，尽量维持液体平衡。

抗生素治疗 建议静脉使用广谱抗生素，覆盖新生儿常见感染病原菌。

镇静 常用的镇静、镇痛药物包括吗啡、芬太尼或劳拉西泮，但存在争议。镇静可以减少脑血流波动，理论上可以降低脑室内出血风险，但也需要注意阿片类药物的不良反应，如胸壁顺应性下降、药物耐受、依赖或戒断症状。

并发症 机械通气情况下可能发生气漏，如气胸、纵隔气肿、心包积气和肺间质气肿等。慢性并发症包括呼吸系统疾病，如慢性肺病、支气管发育不良、气管狭窄等。

预后 RDS 婴儿存活率已大大提高。但患儿是否发生呼吸系统或神经系统后遗症，与患儿的出生孕周和体重密切相关。在很小的早产儿中，RDS 生存中发生慢性肺病、支气管发育不良、坏死性小肠结肠炎、严重脑室内出血、长期随访生长发育落后等风险仍较高。

预防 ①产前糖皮质激素：可有效降低新生儿死亡、降低 RDS、脑室内出血、坏死性小肠结肠炎的发生，以及降低对呼吸支持的需求、收住新生儿重症监护病房的需求和48 小时内全身感染的发生率。对妊娠24~34 周评估有早产风险的孕妇，建议在预期分娩前 7 天内给予单疗程的糖皮质激素。最佳使用时机产前 24 小时至产前 7 天，如使用超过 7 天，可给予第二个疗程。产前地塞米松可能增加极早产儿囊性脑室周围白质软化风险，不推荐使用。但需要注意的是妊娠 34~36 周使用糖皮质激素不能有效降低新生儿呼吸疾病风险。②其他预防措施：产前超声检查精确评估胎龄和胎儿健康状况；连续胎儿监测发现早期宫内缺氧或胎儿窘迫并积极早期干预；宫缩抑制剂预防和治疗早产；计划分娩前评估胎儿肺发育成熟度减少医源性早产等，可能会提高有 RDS 风险婴儿的生存率。

（郑　珊　沈　淳）

zhīqìguǎn-fèi fāyù bùliáng

支气管肺发育不良（broncho-pulmonary dysplasia，BPD）

新生儿出生后前几天经历了呼吸窘迫综合征、胎粪吸入综合征等可引起呼吸衰竭的疾病之后发生的慢性肺疾病。又称早产儿慢性肺病。BPD 发生率最主要受肺成熟度影响，其次胎龄、出生体重也是危险因素。出生体重越小，BPD 发生率越高。出生体重 < 1000g 早产儿 BPD 发生率约达 30%。

病因及发病机制　BPD 发生的主要因素有炎症、机械通气和氧气暴露。①炎症：发生 BPD 的关键因素。出生后数天内肺部炎症反应涌入大量促炎细胞因子以及巨噬细胞、白细胞，导致随后的 BPD 发生。②机械通气：容量/压力是 BPD 发展的主要危险因素之一。③氧气暴露：高氧[吸入氧气浓度（fractional concentration of inspired oxygen，FiO_2）> 60%]、长时间暴露（>150 小时）与 BPD 密切相关。临床上广泛使用肺表面活性物质后使长时间高氧暴露减少，BDP 与出生后 14 天持续机械通气和氧气吸入的相关性较小。

分类　胎龄<32 周早产儿纠正胎龄 36 周或胎龄>32 周早产儿或新生儿生后 56 天，根据维持正常动脉血氧饱和度（>89%）所需的呼吸支持类型，BPD 分为三类。①轻度 BPD：需要吸氧的患儿脱离氧气。②中度 BPD：持续需要吸氧，吸氧浓度 < 30%。③重度 BPD：需要吸氧，吸氧浓度 > 30% 和/或需要持续气道正压或机械通气呼吸支持。

临床表现　早产儿出现不明原因的病情恶化或肺功能进行性下降，需要警惕是否有 BPD 发生。严重的 BPD 通常与生长落后、肺水肿和气道高反应性有关。

诊断　依据体格检查、实验室检查、影像学及其他检查来诊断。

体格检查　①一般情况：呼吸做功增加、需氧量增加、呼吸暂停或心动过缓，或多个体征同时出现。②肺部检查：可见吸凹，听诊肺部啰音。临床表现喘息或呼气延长。③心血管检查：右心室增大，听诊单一 P2 或 S2 增强。④腹部检查：右心衰可致肝大，或肺气肿导致肝边界下移。

实验室检查　①动脉血气分析：二氧化碳潴留。②电解质：二氧化碳潴留可使血清碳酸氢盐升高，利尿剂使用可使低钠、低钾血症发生，限制液体可能与肌酐、尿素氮升高有关。③血常规及分类：白细胞计数升高或中性粒细胞计数减少可协助败血症的诊断。④尿液分析：长时间利尿剂治疗可能导致肾钙化表现，显微镜下见红细胞。

影像学及其他检查　评价 BDP 或其治疗相关的问题。①胸片：表现多样化。最常见的表现为肺部弥漫性透亮度减低或肺泡通气不足。其他表现有条索样间质改变、肺不张与囊性改变交错，并伴有严重的肺扩张。胸片上的表现有时可以持续较长时间。②肾超声检查：使用利尿剂治疗后需要超声了解有无肾钙质沉着症发生。③心电图和超声心动图：BPD 病情无改善或持续恶化，需要进行心电图和超声心动图检查。可表现为右心室肥大、肺动脉高压伴心电轴右偏、右心室收缩期延长及右心室壁增厚等。

治疗　目标以最小的呼吸支持改善肺功能、预防肺心病、加强营养支持，随访生长发育。

呼吸支持　吸氧但尽可能减少氧暴露；有明确指征可正压通气。

改善肺功能　①限制液体量，通常为 120ml/（kg·d）。②利尿剂使用，包括强效利尿剂呋塞米（速尿），口服或静脉注射，适合快速利尿，长期应用有副作用，并需要补充钠和钾；联合使用氯噻嗪和螺内酯，可以获得较好利尿效果，作用较呋塞米弱，但副作用相对较少，更适合长期使用。③支气管扩张剂：a. β_2 受体激动剂，可以迅速改善肺力学和气体交换，但作用时间短、有一定副作用，限用于 BPD 急性加重期。b. 抗胆碱，雾化异丙托溴铵支气管扩张作用比阿托品强，类似于沙丁胺醇。联合用药比单一用药具有更好效果，药物吸收少、副作用少。c. 甲基黄嘌呤，扩张气道平滑肌，改善膈肌收缩力，并可刺激中枢呼吸和轻度利尿作用。d. 糖皮质激素，效果虽好，但应用指征应限于严重肺部疾病导致死亡风险增加、出生 7 天仍无法脱离有创机械通气的患儿，有可能损伤脑和体格生长、增加脑瘫风险。地塞米松，出生 7 天后方可使用；甲泼尼龙，可能对中枢神经系统和体格生长的副作用较轻；氢化可的松、泼尼松龙，多应用于出院前脱氧治疗。糖皮质激素雾化吸入，如倍氯米松，副作用少但效果明显降低。

体格生长和营养支持　高热量摄入，502~628kJ/（kg·d）或更高。有时需要浓缩配方，以提供足够的能量并预防肺水肿。一些微量营养素如抗氧化剂的补充也可以改善肺部情况和营养状态。

家庭氧疗　以往要求BPD在新生儿重症监护病房出院前应停氧。家庭氧疗是长期住院治疗的有效替代方法。纳入家庭治疗，让家属参与其中，家长接受必要的心肺复苏培训，家中根据患儿需求备有呼吸、心率和用氧监测装置或设备。专业医师给予家庭治疗临床干预指导，如适时给BPD患儿预防接种（如呼吸道合胞病毒流感季节等）、定期进行心动超声检查评估肺动脉高压、佝偻病筛查等。

并发症　BPD治疗中地塞米松早于生后7天使用、特别是联合前列腺素抑制剂如吲哚美辛等，可增加自发性胃肠道穿孔。糖皮质激素的副作用还包括脑室周围白质软化、高血糖症等。

预后　取决于肺功能和其他并发症。大多数BPD相关死亡发生在1岁以内，主要原因为心肺衰竭、败血症、呼吸道感染或突发的无法解释的死亡。①肺部结局：大多数BPD患儿可在1岁内脱氧，随肺部情况好转呈追赶性生长，近期预后相对较好。但BPD患儿发生呼吸道感染时症状较正常儿童严重，中重度BPD患儿至青春期后可能发生一定程度的气道阻塞、气道高反应性等肺功能障碍。②神经系统结局：中重度BPD增加听力障碍、早产儿视网膜病变、学习障碍、注意缺陷以及行为问题等神经运动和认知功能障碍风险，造成神经发育

不良结局。

预防　①预防早产、预防呼吸窘迫综合征：规范产前检查，降低早产风险；早产情况下、分娩前糖皮质激素使用，预防呼吸窘迫综合征，亦可有效预防BPD。②降低风险暴露：以维持血氧饱和度90%~95%为目标，最大限度减少氧气暴露时间和高流量通气，同时液体管理和营养支持。③维生素A：超低体重出生儿血清维生素A水平低下可能增加BDP的发生。补充维生素A可能降低BDP发生，但也可能效果不大。④咖啡因：可减少早产儿呼吸暂停的发生、缩短呼吸机使用时间，以降低BDP的发生率。

（郑珊　沈淳）

tāifèn xīrù zōnghézhēng

胎粪吸入综合征（meconium aspiration syndrome，MAS）

胎儿在宫内或娩出过程中吸入被胎粪污染的羊水，发生气道阻塞、气道机械性梗阻，产生活瓣样效应和炎症反应，导致新生儿严重呼吸窘迫的综合征。不是所有羊水胎粪污染（meconium stained amniotic fluid，MSAF）的新生儿都会发生MAS。MSAF发生占所有分娩的8%~20%，随着围产期监护水平的提高，MSAF逐渐下降。但过期儿（胎龄≥42周）MSAF发生率较高，约占30%。MSAF中约5%可进展为MAS。MAS多见于足月儿和过期产儿。

病因及发病机制　①宫内胎粪排出：宫内胎儿窘迫或迷走神经刺激是引起MSAF的可能因素。确切机制尚不明确。②胎粪吸入：胎儿分娩发生缺氧时，不规则深呼吸或喘息可能将胎粪污染的羊水吸入，随着肺内液体的重吸收，胎粪进入远端气道。胎粪吸入的早期表现为气道阻塞、肺部顺应

性减低和大气道呼气阻力增加。③气道阻塞：胎粪较为黏稠，可引起上气道的急性阻塞，也可在进入远端气道后形成远端气道梗阻、肺部气体潴留造成肺气肿，或梗阻完全造成肺不张。④化学性炎症：胎粪进入气道后产生化学性刺激造成气道水肿与小气道狭窄，可加重高碳酸血症。⑤炎症介质：缺氧、窒息及胎粪可触发机体释放大量促炎介质直接损伤肺泡上皮细胞膜、引发气道痉挛等症状。⑥表面活性物质减少和失活：胎粪中的游离脂肪酸表面张力高，可使肺表面活性物质从肺泡表面剥离而发生功能障碍。胎粪还可通过影响卵磷脂代谢而使肺表面活性物质产生减少。⑦肺动脉高压：约1/3的胎粪吸入患儿发生持续性肺动脉高压。肺血管阻力增加可使心房和动脉导管出现右向左分流而加重低氧血症。

临床表现　①羊水被胎粪污染，可以从稀薄的绿色液体到浓稠的"豌豆汤"，表现不一。②患儿常有过期产病史，表现为出生时或从宫内到宫外的过渡期即出现呼吸窘迫。胎粪阻塞大气道时，患儿出现窒息或喘息样呼吸、青紫或呼吸困难。胎粪阻塞小气道时，X线片上表现为局部肺气肿或肺不张；患儿表现为呼吸窘迫、呼吸急促、鼻翼扇动、吸气三凹征、桶状胸和发绀。肺部气体潴留可使胸廓前后径显著增大，听诊可闻及呼吸音减低、湿啰音、干啰音或哮鸣音，还可导致气漏综合征。

诊断　①实验室检查：动脉血气提示低氧血症，轻症病例因过度换气表现呼吸性碱中毒；重症病例因肺不张、肺炎表现为呼吸性酸中毒。围生期窒息患儿常

合并呼吸性和代谢性酸中毒。②影像学检查：胸片提示横膈压低、过度通气；可见不规则斑片状渗出影；或表现为纵隔气肿、气胸。③心脏超声：常提示肺动脉高压，出现心房水平或动脉导管水平的右向左分流。

治疗 ①一般治疗：患儿多存在围生期窒息，需要监测各器官是否存在损害。患儿置于中性温度环境中，最简单的操作以减少刺激，维持良好的血压和灌注，纠正所有代谢异常，以及适当镇静。动脉血气分析和血氧监护、随访胸片，并积极静脉抗生素使用。②呼吸道治疗：肺部吸入物的清除、氧疗、持续正压通气或机械通气。使用肺表面活性物质、吸入一氧化氮也常用于 MAS 患儿，减少了体外膜肺的使用。与其他需要体外膜肺治疗的疾病比较，MAS 的体外膜肺生存率较高，可达90%以上。③持续肺高压的治疗。

预后 以往病死率较高。随着肺表面活性物质、一氧化氮吸入、高频振荡通气等技术应用，病死率降低至5%左右。存活 MAS 中，有部分患儿长时间应用机械通气可能发生慢性肺病；部分患儿可能存在生长发育落后、脑瘫、孤独症等神经系统发育障碍，需要长期随访干预。

预防 关键可能在于预防围生期胎儿窘迫。鉴别高危孕妇（超过预产期，>41周），孕妇在41周引产可能可以减少胎粪吸入；分娩期加强胎儿监护，评估发现胎儿异常，及时采取措施干预或尽早分娩；对中重度羊水胎粪污染可以进行羊膜腔灌注，在围生期监测条件受限时，其可以明显改善围生期预后。

（郑珊 沈淳）

xīnshēng'ér chíxùxìng fèidòngmài gāoyā

新生儿持续性肺动脉高压

（persistent pulmonary hypertension of the newborn，PPHN）

新生儿肺血管阻力增高和肺血管反应性收缩导致以明显增高的肺动脉压力为特征的疾病。一些疾病可导致肺动脉高压外，新生儿期肺动脉高压原因不明时，也常称为特发性新生儿持续肺动脉高压或持续性胎儿循环。PPHN 在活产婴儿中的发病率为 2‰~6‰。

病因及发病机制 PPHN 是由肺实质及肺血管发育不良共同导致。围生期应激、羊水吸入、缺氧、低血糖等各种因素可导致出生时肺血管床未及时过渡为生后状态发生 PPHN；先天性膈疝和肺发育不良等可导致肺血管床在宫内即发育不良发生 PPHN。临床上发生的 PPHN 常为多因素共同导致。

PPHN 的高危因素有以下几种。①肺部疾病：胎粪吸入综合征、呼吸窘迫综合征、肺炎、肺发育不良、膈疝、肺纤维囊性病变、肺气肿等。②全身性疾病：红细胞增多症、低血糖、缺氧、酸中毒、低钙血症、低体温、败血症等。③先天性心脏病：左心发育不良综合征、主动脉缩窄、完全性静脉异位引流、三尖瓣下移畸形即埃布斯坦（Ebstein）畸形、心内膜弹力纤维增生等。④围生期因素：孕妇服用阿司匹林或者吲哚美辛等。⑤其他：中枢神经系统紊乱、神经肌肉疾病、上气道梗阻等。

临床表现 ①呼吸道症状：出生时或生后 4~8 小时发生呼吸急促。②心脏表现：体征有明显的右心室搏动、第二心音亢进及三尖瓣关闭不全的杂音。严重情况下表现为肝大和心力衰竭。③影像学特征：胸片提示心影增大或正常。没有相关肺部疾病时，胸片肺血管影正常或减少；存在肺部实质性病变时，临床低氧严重程度可能与影像学表现不成比例。

诊断 PPHN 的诊断依据主要如下。①导管前后血氧分压差：导管前（右上肢）和导管后（左上肢和双下肢）经皮血氧饱和度相差 5%，或者导管前（右桡动脉）与导管后（左桡动脉、下肢动脉或脐带血）动脉血氧分压相差 1.3~2.0kPa（10~15mmHg），均提示存在导管水平的右向左分流。但如导管前与导管后血氧分压没有差异，也不能排除 PPHN。②高通气试验：临床上通过高通气状态，将 pH 调整达到"临界值"时（通常 ≥7.55），患儿表现为肺血管阻力下降、氧合显著改善［PaO_2 增加 4.0kPa（30 mmHg）］，提示高通气试验反应阳性，需要考虑 PPHN。发绀型先天性心脏病对高通气试验几乎没有反应。目前建议高通气试验持续时间不应超过 10 分钟。③影像学表现：临床严重缺氧的患儿，先排除发绀型先天性心脏病，且胸片显示肺部病变轻微，不能解释临床症状的，需要考虑 PPHN。但当肺部病变严重时，胸片对诊断 PPHN 没有意义。④超声心动图：是区别发绀型先天性心脏病与 PPHN 的必要检查。前三项的表现和试验可作为疾病诊断的提示，而超声心动图的检查结果通常是确诊依据。超声心动图可以排除心内结构异常，可以测量三尖瓣反流的速度间接评估肺动脉压力。检查发现心房和导管水平的右向左分流也支持 PPHN 诊断，同时 PPHN 患儿心室输出量和收缩力下降。

治疗 包括以下方面。

一般管理 密切监测导管前和导管后氧饱和度;严格控制液体管理,血容量减少可加重右向左分流;保持血糖和血清钙水平正常,低血钙、低血糖可加重对PPHN的影响;保持患儿适宜的体温;纠正酸中毒。

减少刺激或应激 临床操作(抽血、翻身、调整监护探头、气道内操作等)宜轻柔,尤其气管内导管吸引非必要尽量避免,PPHN患儿可能极其不稳定,不恰当操作反而可能使病情恶化。

机械通气 为保证患儿充足氧合,首先可尝试常频机械通气,尽可能低的平均气道压及呼气末正压维持稳定;机械通气应避免肺不张[可加重PPHN和影响一氧化氮(NO)吸入的有效输送],也应避免过度通气,保持动脉二氧化碳分压>4.0kPa(30mmHg)或维持在5.3~6.7kPa(40~50mmHg)。当常频机械通气不能保证患儿氧合时,需要尽早给予高频振荡通气,并可联合NO吸入治疗,最高可升级至体外膜肺高级生命支持。

药物治疗 ①肺表面活性物质:可降低肺血管压力。②血管加压药:多巴胺最常用。提高体循环血压可以减少右向左分流,建议PPHN患儿血压≥5.3kPa(40mmHg)。③镇静镇痛药:常用苯巴比妥、吗啡。④吸入NO:可显著降低肺血管压力改善患儿氧合与预后。⑤前列环素:快速、强效血管扩张剂,同时作用于体循环和肺循环,大剂量使用有引起体循环低血压风险,因此需要密切监测。⑥硫酸镁:拮抗钙离子进入平滑肌细胞引起血管舒张,效果可能有限。

体外膜氧合/体外生命支持 只有最危重的患儿需要该项治疗。足月或近足月儿PPHN常规治疗无反应,同时符合体外膜氧合/体外生命支持准入条件,经治疗存活率为80%。

预后 总体生存率可达70%~75%。但不同原因的PPHN,生存率和远期生存质量存在显著差异。>80%的足月儿和接近足月儿的PPHN长期预后较好,神经系统发育结局基本正常。特发性PPHN患儿存活后心肺疾病问题较少,而伴严重呼吸窘迫综合征的极低出生体重儿发生PPHN除病死率较高外,存活后的远期神经系统发育结局仍有待随访。

预防 出生前或出生后存在PPHN危险因素的,出生时积极复苏和支持治疗在一定程度上可以预防PPHN或者减轻疾病的严重程度。对窒息新生儿进行及时、充分、有效的通气,保持适宜的环境温度,对防治PPHN有重要意义。

(郑珊 沈淳)

xīnshēng'ér wèi-shíguǎn fǎnliú

新生儿胃食管反流 (neonatal gastroesophageal reflux)

新生儿胃内容物反流至食管引起的不适症状和/或并发症,胃食管腔因过度接触(或暴露于)胃液而引起临床胃食管反流症和食管黏膜损伤的疾病。对于婴幼儿来讲,胃食管反流(gastroesophageal reflux,GER)是生长发育过程中一种常见的、多数可自愈的现象。

病因及发病机制 胃和食管的连接部存在一个防止GER的复合结构,该结构既能起到防止反流的作用,也能允许食管下段的括约肌在呃逆、嗳气时短暂的松弛,以缓解某些食物导致的胃胀气。该复合结构发挥抗反流作用的机制包括横膈食管裂孔处的弹簧夹作用,一定长度的腹内段食管、膈食管韧带和贲门切迹即希氏(His)角组成的腹内食管高压带,胃食管连接处黏膜增厚和胃排空组成。反流的主要原因是胃内压相对增高或胸内食管下段压力减低,使胃和胸内食管压力梯度增大,从而导致胃内容物反流至食管内甚至经口呕出。通过对食管内的压力测定显示,食管终末段具有一高压带,此处环肌和食管下括约肌内的大量平滑肌反射性收缩,在防止反流中发挥最重要的作用。这一反射随着年龄而异,新生儿尤其是早产儿因食管下括约肌发育不成熟,因此容易发生GER。食管下括约肌收缩受内分泌、旁分泌和神经内分泌系统释放的体液因子所调节。食管下括约肌偶可发生非吞咽性自发性松弛,也可引起GER。当食管下括约肌压力为0~0.7kPa,且频繁的长时间松弛;腹内食管段<1cm;贲门切迹为钝角时形成病理性反流。反流性食管炎进一步损害食管下括约肌,形成恶性循环。神经系统疾病患者易有GER,食管闭锁术后GER可持续至成年。短食管、食管裂孔疝和胃食管连接处上移均可引起抗反流结构和功能受损,为GER的发病原因。

分类 GER可分为三类。①生理性或功能性反流:健康婴儿在4月龄前均有生理性GER(占60%~70%),40%的健康婴儿每天有1~2次溢奶;85%的早产儿存在GER,多数情况下可随着生长发育自愈。②病理性反流或GER病:当患者呕吐持续,出现吞咽困难、胸骨后疼痛、呕血、食管狭窄、反复的呼吸道感染等症状则为GER病,发病率为

10%~20%，需外科干预。③继发性GER：见于特发性呼吸窘迫综合征或支气管肺发育不良，呼吸周期胸腔内极度负压。原发性胃动力失常、幽门肥厚性狭窄和肠旋转不良使胃内压增高。继发于牛奶过敏或某些药物作用使肠功能紊乱，胃排空延迟，胃内压增高，胃食管连接部压差增高致反流。

临床表现　除呕吐奶液、易咳嗽外，GER对生长发育常无明显影响，6~12月龄时自愈。GER病患儿则呕吐频繁，易激惹、啼哭，反复肺部感染、哮喘或夜间反流性呛咳。儿童常诉胸、腹痛。呕血为并发食管炎特征。GER病是否为婴儿猝死综合征原因，尚存争议。体征有生长发育差，心率慢，面色苍白，吞咽困难，呕血或喉痉挛。10%~20%病例合并食管炎，甚至食管狭窄。

诊断　GER临床表现复杂且缺乏特异性，仅凭临床表现难以区分生理性GER或病理性GER，多采用综合诊断技术。凡临床发现不明原因反复呕吐、咽下困难、反复发作的慢性呼吸道感染、难治性哮喘、生长发育迟缓、反复出现窒息、呼吸暂停等症状时都应考虑GER的可能，必须针对不同情况，选择必要的辅助检查，以明确诊断。

X线检查　上消化道钡餐造影可观察食管、胃和十二指肠，X线透视下可观察到进入胃内的造影剂反流进入食管，同时排除胃流出道梗阻性疾病、食管气管瘘和食管裂孔疝等。

24小时pH监测　微型pH探头用于任何年龄。双极探头能比较食管远、近端pH，动态观察反流次数、最大pH和持续时间、总反流百分数，预示食管对反酸清除力度，可重复做。检查结果受患儿处于活动或睡眠状态，进食内容物如奶或果汁，反复肺炎、喘鸣、睡眠性呼吸困难等影响，故观测时间最好超过16小时。pH<4、持续时间5分钟、监测时间内反流>5%，具有诊断意义。该法为GER的诊断金标准，也可用于观测或随访抗反流手术后效果。

检测分型有助于治疗方式选择。①Ⅰ型：最常见，饮苹果汁后3~4小时，持续高频反流相，食管下括约肌静止压正常或降低，或合并大型食管裂孔疝。约10%患儿1岁内可自愈，50%需手术。②Ⅱ型：反流和食管下括约肌静止压增高，持续30~45分钟（>2小时）多为胃前庭或幽门严重痉挛，10%~15%需手术。③Ⅲ型：Ⅰ、Ⅱ混合型，13%病例需手术治疗。

胃食管测压　长时间动态观察对GER病诊断具有重要意义。测定其基础压，胃与食管压力梯度；记录食管不同部位压力；食管下括约肌压力改变，食管下括约肌与横膈的关系。最好同时测定食管上括约肌压力及松弛状态。吞咽时，食管下括约肌压力改变，食管下括约肌松弛。食管下括约肌压力持续降低和不当松弛，对GER病诊断具有重要意义。观察食管体向前推进或停滞蠕动波形，能有效发现儿童原发性或继发性食管动力失常。

内镜检查　新型纤维内镜可安全用于幼婴和新生儿。观察食管下括约肌位置和张力，有否食管裂孔疝。直接观察食管黏膜可发现腐蚀性食管炎溃疡和食管狭窄。在胃食管连接处上≥2cm处，取黏膜活检排除巴雷特（Barrett）食管。特征是镜下可见特殊柱状上皮、基底型上皮和结合上皮。其发生率高达12.5%。

放射性核素锝-100m（^{100m}Tc）硫酸胶造影　放射标记牛奶口服。定量测定食管和胃排空、十二指肠胃反流。从食后30分钟和60分钟核素排空百分率确定GER致胃排空延迟。特别是24小时后复查，肺内显核素痕迹。有学者认为该法优于放射学检查和pH监测，缺点是观察时间长，患者长时间固定；有时需从气管灌洗液镜下检出含脂巨细胞或呼吸道纤维上皮活力损伤确诊。一般不作为常规检查。

酸反流试验　将pH探头插入食管下括约肌上方约3cm处，经鼻胃管注入盐酸液，GER时pH<4，亦可用苹果汁替代盐酸液。

食管腔内电阻抗　用以探测酸性和非酸性反流。

鉴别诊断　①结构畸形引起的呕吐：食管狭窄、食管裂孔疝、幽门梗阻、十二指肠梗阻等均可引起呕吐，结构畸形多可通过上消化道的造影明确梗阻位置，与GER较易鉴别。②功能性梗阻引起的呕吐：如胃排空异常、慢性假性肠梗阻等疾病引起的呕吐，可通过上消化道造影或核素扫描加以鉴别。③过敏、不当喂养等引起的呕吐：这类呕吐临床表现与GER相似，通过症状和检查难以鉴别，通过戒除相关因素后呕吐好转可以确诊。

治疗　主要包括以下方面。

体位及饮食　①患儿全日严格处于床头抬高30°~45°、直立位。前倾30°俯卧位，理论上胃食管连接部处于最高位。右侧卧位或上半身抬高位，更利于胃排空和减少反流。但呕吐重或呼吸困难病例应慎重。最好在家长严密观察下，选择适合体位。②婴儿奶液中加入谷物类使之稠厚。儿童给予少量多次、高蛋白低脂肪餐。晚餐后不再进任何饮料。必要时可经鼻胃管、鼻空肠管进食，甚至胃肠道外营养，以改善有严重并发症患儿的营养状况，为及早手术创造条件。

药物治疗 ①促胃肠动力药：增加食管下括约肌张力，促进胃排空，拟副交感神经制剂如氨甲酰甲胆碱，多巴胺受体阻断剂如甲氧氯普胺、多潘立酮，新型非胆碱能、非多巴胺能药物，食管、胃肠道动力剂如西沙必利。②H_2受体阻断剂：如西咪替丁、雷尼替丁（作用较西咪替丁强）、奥美拉唑、法莫替丁。③黏膜覆盖剂：在糜烂或溃疡食管黏膜表面形成保护膜，促进愈合，如硫糖铝、枸橼酸铋钾，也有用双八面体蒙脱石治疗食管炎。④制酸剂：中和胃酸，缓解症状，如氢氧化铝，作用短暂，需多次给药。

手术治疗 经积极正规体位、饮食和药物治疗6~8周，症状无改善。①24小时pH监测，食管酸性反流持续5分钟以上。②反流致威胁生命的呼吸道感染、慢性肺部疾患，甚至睡眠中呼吸骤停。③重度营养不良，影响生长发育。④食管炎、食管狭窄进行性加重，严重贫血或巴雷特食管。⑤胃移位至胸腔。

并发症 ①食管狭窄：是由食管炎反复发作引起食管纤维组织长期增生，最终导致瘢痕狭窄。②巴雷特食管：指食管黏膜远端正常的鳞状上皮细胞被化生的柱状上皮所代替的一种病理现象。

预后 新生儿及婴幼儿的GER多随着在年龄的增长逐渐好转并最终自愈。接受手术的病例中80%的病例术后症状缓解，但

尚无对GER病不同术式远期抗反流疗效和并发症的随访报道。

预防 饮食以稠厚为主，少量多餐，婴儿增加喂奶次数，缩短喂奶间隔时间，人工喂养儿可在牛奶中加入干麦片或谷类加工食品。年长儿亦应少量多餐，以高蛋白低脂肪饮食为主，睡前2小时不予进食，保持胃处于非充盈状态，避免食用降低食管下括约肌张力和增加胃酸分泌的食物，如酸性饮料、高脂饮食、巧克力和辛辣食品。

大多数新生儿或婴幼儿都会出现溢奶现象，原因在于新生儿或婴幼儿的食管下括约肌发育不完善，不能很好地控制，容易使食物从胃反流而上，形成GER。5~6月龄婴幼儿依然呕吐、反胃多是喂奶方式不当、换尿布时婴幼儿肚子受到挤压造成的。母亲只要调整自己的方式就会避免婴幼儿出现GER，如果婴幼儿溢奶症状严重需及时去医院。

婴幼儿要少量多餐，每次少吃些，但可以增加每天进食的次数。每次进食后，母亲要抱其半小时左右再放下，抱婴幼儿时采用直立或半直立的抱姿最佳。婴幼儿呕吐比较厉害时，会直接从鼻腔喷出，母亲需及时清除鼻腔的杂物，保持婴幼儿呼吸畅通，同时把婴幼儿的身体向前倾，利于呕吐物顺利流出，避免吸入性肺炎的生成。

（郑珊 孙松）

huàisǐxìng xiǎocháng-jiéchángyán
坏死性小肠结肠炎（necrotizing enterocolitis，NEC）
新生儿因各种原因引起肠道感染而发生的以腹胀、呕吐和便血为主要特征肠管坏死性疾病。此病是新生儿严重的消化道急症，多见于早产儿。

病因 ①孕龄与成熟度：极低体重儿和妊娠期<28周的患儿发病风险最大。②喂养方式：90%的NEC发生于开始喂养之后的婴儿。进行缓慢递增的喂养可显著降低NEC的发病率。虽然低剂量的调节喂养可以防止NEC，但开始喂养本身也是发生NEC的一个因素。③高渗性配方奶及药物：肠内喂养内容物的渗透压与NEC的发生有关。高渗透压的配方奶可以增加NEC的发病率。许多口服药及其辅料的高渗成分可以导致肠黏膜损伤，使NEC的发生率增加。产前母亲应用可卡因是引起NEC的原因之一，其他诱发NEC的药物有甲基黄嘌呤、吲哚美辛和维生素E等。

虽然大多数NEC患儿为早产儿，仍有7%~13%的患儿为足月儿。体重>2000g的新生儿发生NEC的危险因素包括低血糖、早破水、绒毛膜羊膜炎，可疑因素包括窒息、换血、不耐受经口喂养、先天性心脏病、血液黏滞性过高和肺部疾病。

发病机制 尚未明确，可能是多种因素，涉及黏膜受损、病原菌和喂养的协同作用，导致易感患儿发生肠管损伤和炎症反应。

肠黏膜屏障受损 早产儿肠黏膜屏障功能发育不良，细胞和体液免疫发育不成熟。肠壁通透性增高，胃酸分泌减少，消化酶浓度较低，肠管的运动性不成熟。肠黏膜屏障的损害是早期症状，导致一系列炎症反应被激活。围生期多种生理应激过程导致内脏循环分流（血液再分配）后肠黏膜缺血。多种炎症介质在NEC的发病机制中扮演了重要角色，如血小板活化因子（platelet activating factor，PAF）、脂多糖（lipopolysaccharide，LPS）、一氧化

氮和肿瘤坏死因子 α（tumor necrosis factor-α，TNF-α）都是 NEC 发生过程中的炎症介质。LPS 和 TNF-α 由 PAF 介导，导致肠上皮通透性增加，使细菌移位或细菌毒素扩散。其后一系列炎症反应被激活，进一步破坏肠黏膜，更多细菌和细菌产物经黏膜受损处侵入肠壁，加重肠管损伤，导致全层坏死和穿孔。

感染性致病菌 ①喂养的方式和肠道细菌的定植种群的不同，可决定发生 NEC 的风险。母乳喂养的婴儿肠道内以双歧杆菌（革兰阳性菌）定植为主，可以抑制革兰阴性菌的生长。配方奶喂养的婴儿肠道内主要以大肠埃希菌、肠球菌定植为主。已证实用不同配方奶喂养猪的肠黏膜通透性发育不同。母乳可以预防 NEC 的发生。母乳的有益成分被认为是 IgA，还有可溶性因素如乳铁蛋白、维生素 E、β 胡萝卜素和 PAF 乙酰水解酶。②早产儿许多非特异性黏膜防御成分异常。胃酸减少，腔内 pH 升高，使致病性细菌生长。在细菌过度生长的情况下，乳糖被酶解成氢气，导致肠腔膨胀和肠壁积气。长链和短链脂肪酸吸收障碍使肠道通透性增加。③NEC 的流行病学提示细菌感染是 NEC 的病因。切除的标本经常显示细菌过度生长，然而没有主要的微生物从 NEC 患儿中培养出来。血培养、腹腔渗出物培养和便培养可见克雷伯菌属、大肠埃希菌属和梭状菌属。由产气荚膜梭菌的肠毒素引起的坏死性肠炎的临床情况与 NEC 相似。

分类 1978 年贝尔（Bell）等提出了 NEC 的分期方法（表1）。

临床表现 NEC 常发生在出生后的 3～12 天。多发生于早产儿，初期多无特异性表现。早期表现为嗜睡、体温不稳定、呼吸暂停、心动过缓及低血糖。典型的 NEC 表现为开始经口喂养后出现腹胀、便血、呕吐。25%～63% 的患儿大便带血，22%～59% 的患儿粪便隐血阳性，多无大量血便排出。疾病初期体检只有轻微腹胀和触痛。疾病进展后，腹部触痛明显，有时可触及固定的肠袢，或者腹壁可触及捻发感。疾病后期，腹壁水肿、充血发红，腹部可有腹膜炎表现。

诊断 ①对于新生儿尤其是早产儿出现呕吐、腹胀、血便等临床症状和腹部压痛、腹壁红肿等体征的患儿均应考虑 NEC 的可能。②没有一项实验室检查可以诊断 NEC，但 NEC 的临床严重性可以用完整的实验室资料来判定。NEC 患儿通常有中性粒细胞及血小板减少，有代谢性酸中毒。白细胞计数可以升高、正常或降低。白细胞计数降低的患儿预后差。血小板减少常见，可能与革兰阴性菌脓毒症导致血小板被内毒素结合有关。血小板计数越低的患儿，病情往往越严重。③代谢性酸中毒较常见，与低血容量及败血症有关。④粪便隐血阳性。⑤C反应蛋白（C-reactive protein，

CRP）升高，如 10 天内未降至正常，提示可能存在脓肿或败血症。⑥对怀疑 NEC 的患儿需进行腹部前后位和卧位 X 线检查。放射学肠梗阻的征象包括气腹、腹腔内游离液体、持续扩张的肠袢和肠管充气减少并伴有不对称的肠袢。左侧卧位对于观察少量的肝上游离气体非常重要。有意义的放射学检查发现包括肠管扩张、门静脉肝门积气和肠壁积气。肠壁内积气主要为氢气，是由细菌代谢过程产生的。门静脉肝门积气由肠壁内气体扩散进入门静脉周围疏松纤维层所致，也可能为门静脉系统外围出现产气菌的结果。虽然认为肠壁内积气对 NEC 是非特异性的，并不总是存在，在高度怀疑存在 NEC 的情况下，尽管不存在肠壁内积气，也应开始治疗。每 6 小时做一次放射学检查进行检测，做动态观察。⑦B 超可以发现穿孔和腹腔内液体，腹腔穿刺吸出棕色和黄棕色液体，革兰染色可见细菌，都是提示肠管坏死强有力的证据。

鉴别诊断 ①早产儿胃肠道动力异常：常发生于孕周较小的早产儿，临床上可表现为腹胀、呕吐、不能耐受经口喂养，腹部

表1 NEC 的分期方法

分期	临床表现
I 期 （疑似期）	任何一种或多种围生期的高危因素
	体温不升、嗜睡、呼吸暂停、心动过缓
	拒食、胃潴留、呕吐（可含胆汁或隐血阳性）轻度腹胀、粪便隐血阳性（除外肛裂）
II 期 （确诊期）	存在既往高危因素
	I 期症状和体征合并持续性胃肠道隐血阳性或肉眼可见的出血
	腹胀加重
	腹部平片可见肠管明显扩张，合并肠梗阻、肠间隙增宽
	持续固定扩张肠袢、肠壁积气、门静脉积气
III 期 （进展期）	存在既往高危因素
	II 期症状和体征合并生命体征恶化、有败血症休克表现或者明显胃肠道出血
	腹部平片可见 II 期表现及气腹

影像学表现为肠管扩张。但一般患儿一般情况好，无血便，不伴随白细胞、CRP等感染指标升高，无体温不升、呼吸暂停、心动过缓等生命体征改变。②先天性巨结肠伴小肠结肠炎：临床表现与NEC相似，难以鉴别。该病多存在生后胎粪排出异常、反复便秘等既往病史，临床上多表现为结肠低位梗阻，肛指或开塞露可诱发出大量气粪排出并一定程度上缓解腹胀，可通过黏膜吸引活检确诊。③过敏：奶粉或母乳过敏可表现为腹胀、呕吐、大便带血等。患儿一般情况较好，血常规检查多表现为嗜酸性粒细胞比例和绝对计数升高，白细胞和CRP不高。血便多为少许黏液血便。临床症状多随着暂停喂养迅速缓解。

治疗 分内科与外科治疗。

内科治疗 没有外科指征的NEC患儿采用内科治疗，目的是肠道休息，减少肠道致病菌和纠正水、电解质、酸碱平衡紊乱。①当NEC诊断后，停止经口喂养。②留置胃管减压以减少肠管积气，通过减少肠腔内外对肠壁的压力，预防肠管缺血。③应用广谱抗生素减少病原菌和菌血症。因为在许多NEC肠穿孔的患儿腹腔培养中有厌氧菌生长，所以抗生素应包括抗厌氧菌药物。④常需要输血小板和红细胞。⑤补液和应用碳酸氢盐，对纠正酸中毒是非常重要的。⑥NEC患儿死于真菌感染败血症的发生率很高，如果患儿有败血症表现抗菌治疗效果差，则应进行经验性抗真菌治疗。

适当的内科治疗疗程应通过临床和放射学表现判定。对临床情况改善和放射学异常消失的患儿，治疗应持续7~10天。

外科治疗 手术目的为解决肠穿孔腹腔播散、解决肠梗阻预防穿孔、旷置肠管保证休息、引流腹腔控制腹膜炎败血症。

手术指征 25%~50%的NEC患儿需要外科治疗。最好是在肠坏死但未穿孔时手术。但尚无一项临床表现或检查能诊断早期肠坏死。气腹是绝对的手术指征。其他指征包括临床情况恶化、腹壁红斑、门静脉积气、腹部触及包块、X线检查或B超见结肠萎瘪无气和腹腔穿刺阳性。参考性手术指征包括血小板减少症、腹部无气伴腹水和腹壁压痛。

术前准备 纠正酸中毒、贫血、血小板减少和低血容量。必须预防患儿出现低体温，避免不必要的转运。如果可能，应在开放式暖床上手术，以帮助保持患儿体温。术中侧腹部应用防水布，以防皮肤被水浸湿后散热。所有的冲洗液应保持在38℃恒温。

技术要求 要减少疾病过程和手术对生理的干扰，外科医师必须精确迅速地操作。手术的技术目标：①确认和切除坏疽的肠管。②保留边缘灌注良好的肠管。③建立有效的肠造瘘。④避免医源性肝损伤。⑤将生理干扰减至最小。

手术方案 肠管造口腹腔引流为基本方案，按病情选择搭配。①局限性病变：对于病变只累及一段肠管，远端正常，患儿一般情况良好时可选择病变肠管切除和一期吻合，但是10%并发吻合口瘘和复发性败血症。最好吻合口近段插管造瘘，以资保护。②一般广泛病变：片状区域坏死和败血症不断进展、病情不稳定的患儿应考虑造瘘。将血运良好的肠管端提出造瘘是最安全的处理方法。包括双腔或插管造瘘，

也可做单孔瘘将远端关闭并放回腹腔。对于病情危重、肠管短或肠系膜厚、僵硬的患儿可直接从原开腹切口提出，不另外切口放置近端。如果瘘口的活力可疑，可切除一小块观察直至切缘有活跃出血。多段肠切除吻合而不行造口术容易发生肠瘘和脓毒症。③有活力的肠管>50%：多段肠管坏死，中间间以有活力的肠管，可以分别切除坏死肠段并做多个造瘘，而不是广泛切除；也可选择在最高位坏死肠管近端造瘘，远段有活力的肠管做多处吻合，这样可以避免多个造瘘。高位肠瘘（通常是空肠）可导致严重液体和电解质丢失，以及周围皮肤并发症。给予营养支持和仔细的瘘口护理可解决多数问题。远端肠功能降低的肠管可发生肠狭窄，在最终关瘘前这些需要胃肠造影明确并修复。广泛肠管受累和多发穿孔的患儿可应用修补、引流、观察的方案。关闭穿孔并放置腹腔引流。若所预期地发生术后肠瘘，一些患儿可形成自发瘘口。在解决了临床败血症之后，需行消化道造影明确消化道的通畅情况，这些患儿几乎都需要以后的手术修复肠瘘和重建消化道的连续性。④全肠坏死：大约19%的NEC患儿，其有活力的肠管<25%，病死率高达42%~100%。治疗选择包括切除全部坏死的肠管并造瘘和不切除肠管的近端造瘘。广泛切除可导致短肠综合征。对于体重低于1000g的患儿死亡率很高，高位肠造瘘不切除死肠，可以使部分受损和缺血的肠管恢复。因为阻断肠内容物促进肠管的减压，减少了肠管的代谢需要，减少细菌的繁殖养分与炎症介质，可能促进有活力的肠管恢复。通常需要手术切除坏疽的肠管但可

保留足够有活力的肠管,患儿可以存活且不合并短肠综合征。⑤极低体重婴儿肠穿孔:对 NEC 施行腹腔引流,作为剖腹术前稳定病情和改善全身状况的一种姑息方法。在局部麻醉下,一个或两个 1/4 英寸的橡皮片引流置于右下腹或左下腹。给予广谱抗生素并观察患儿的临床情况,如果临床无改善,做剖腹探查术。

二期关瘘 在关闭造瘘之前,需要做造影检查明确远端肠管的管径和连续性,在 NEC 发生后数周远端肠管可以发生狭窄。造口流出量多少、体重增长如何和手术后的时间是决定关瘘时间的重要因素。对于何时应手术关瘘尚没有一致意见。一般体重 2.5 ~ 5kg,3 ~ 5 月龄可关瘘。一些患儿造口流出量过多、体重不增或显著的瘘口狭窄,早期关瘘通常较安全。术后 4 ~ 6 周关瘘时,由于肠管和腹腔存在残余炎症手术较困难,在肠管分离时紧密的粘连增加了损伤肠管的危险性。高位空肠瘘和远端回肠胆盐重吸收不足的患儿,在重建小肠结肠连续性后可出现大量分泌性腹泻,对这些患儿需要如考来烯胺处理这一并发症。

并发症 ①NEC 保守治疗后最常见的并发症为肠狭窄,与局部肠管坏死、纤维化、瘢痕形成有关,表现为急性期后的腹胀、肠内营养不耐受、急性或慢性肠梗阻症状,需通过手术切除狭窄肠管方可治愈。②NEC 术后并发症常见,若广泛肠坏死切除较多肠管,易发生短肠综合征,造成脱水、营养消化及吸收障碍、营养不良、生长发育落后等。肠坏死、肠穿孔及腹膜炎后腹腔内常遗留广泛粘连,粘连性肠梗阻也是其常见并发症。

预后 大约 50% 接受非手术治疗的 NEC 患儿可以临床恢复。药物治疗后最常见的并发症是肠狭窄,通常在结肠。经过手术治疗的患儿的存活率为 44% ~ 87%,所有手术的患儿大约 50% 出现并发症,包括瘘口狭窄、瘘口回缩、肠狭窄、肠瘘、短肠综合征、腹腔内脓肿和伤口感染。特殊的手术指征和特别早产并不增加并发症。极低体重的患儿死亡率高。

对于 NEC 患儿后来发育的情况报道不多。大约 50% 存活的患儿长期随访神经发育正常。神经发育的结果与早产其他相关情况有关,而不是与 NEC 本身有关。至少有 10% 的儿童有消化道后遗症,包括短肠综合征、脂肪吸收不良或肠狭窄。任何消化道损害的严重性与 NEC 的严重性呈正相关。

预防 对于新生儿尤其是早产儿,可通过以下方面预防 NEC 的发生:①采用母乳喂养。②积极防治感染。③合理肠道喂养,控制肠内喂养量和速度。④口服益生菌制剂。⑤在应用药物、输血等治疗时减少喂养量。

(郑 珊 孙 松)

huángdǎn

黄疸(jaundice) 胆红素代谢异常,引起血中胆红素水平升高,出现以皮肤、黏膜及巩膜黄染为特征的病症。新生儿中最常见的临床问题。医学上把未满月(出生 28 天内)新生儿的黄疸,称为新生儿黄疸。根据黄疸出现的时间、血清胆红素水平和黄疸消退的时间,将新生儿黄疸分为两大类,即生理性黄疸和病理性黄疸。①生理性黄疸:与新生儿胆红素的代谢特点有关,人类出生时胆红素的产量大于排泄量,约 60% 足月儿和 80% 以上的早产儿会出现生理性黄疸。②病理性黄疸:多种原因导致血清胆红素水平异常增高,包括胆红素生成过多、肝对胆红素代谢障碍或胆汁排泄障碍等,需要及时干预,预防胆红素过高导致脑损伤。

病因及发病机制 新生儿生理性黄疸是由于其本身代谢特点所致,常见原因包括以下几点。①胆红素生成过多:胎儿红细胞数量多、寿命短,出生后红细胞破坏增加,导致胆红素生成过多。②血浆白蛋白结合胆红素的能力不足:刚分娩出的新生儿常有不同程度的酸中毒,可减少胆红素与白蛋白结合。早产儿胎龄越小,白蛋白含量越低,其结合胆红素的量也越少。③肝细胞处理胆红素的能力弱:新生儿出生时肝细胞内相关蛋白含量极微,肝中处理胆红素转化的关键酶的活性只有成人的 1%,没法及时处理生成的胆红素。早产儿则更为明显,可出现暂时性肝内胆汁淤积,导致胆红素增高。④胆红素重吸收增加:新生儿肠蠕动性差和肠道菌群尚未完全建立,肠道内相关酶的活性相对较高,可将结合胆红素转变成非结合胆红素,再通过肠道重吸收,导致血胆红素水平增高。

新生儿病理性黄疸的原因包括以下几点。①胆红素生成过多:因过多红细胞的破坏及肠肝循环增加,使胆红素增多。常见相关疾病有新生儿溶血病、红细胞增多症、血管外溶血、新生儿败血症、红细胞酶缺陷或形态异常等。②胆红素代谢障碍:肝细胞摄取和结合胆红素功能低下,导致血清中的非结合胆红素升高。常见相关疾病有克纳综合征(Crigler-Najjar syndrome)、吉尔伯特综合征(Gilber syndrome)、先天性甲状腺功能低下等。③胆汁排泄障碍：肝细胞排泄结合胆红素障碍或胆管受阻，可致结合胆红素升高。常见相关疾病有新生儿肝炎综合征、先天性胆道闭锁、迪宾-约翰逊综合征（Dubin-Johnson syndrome）等。

临床表现 一般表现包括皮肤、黏膜和巩膜黄染。症状重时全身皮肤明显黄染，伴有嗜睡、拒奶甚至肢体抽搐。

生理性黄疸 ①出现时间：足月儿通常在生后 2~4 天开始逐渐出现皮肤黄染，4~5 天达到高峰；早产儿多于生后 3~5 天出现，5~7 天达到高峰。②持续时间：大部分在 5~7 天逐渐消退，一般不超过 2 周，早产儿可能持续 4 周。③胆红素水平：一般情况下，足月儿胆红素的水平不超过 220.6μmol/L，早产儿不超过 255μmol/L。④黄疸症状较轻：一般局限在面颈部，可能波及躯干，一般呈现浅黄色。⑤新生儿精神状态：精神状况好，吃奶、大小便、发育、睡眠等一般状况良好。

病理性黄疸 ①出现时间早：生后 24 小时内出现黄疸。②持续时间长：足月儿超过 2 周，早产儿可超过 4 周。③胆红素水平过高：一般指足月儿胆红素水平 > 220.6μmol/L，早产儿胆红素水平 > 255μmol/L。④结合（直接）胆红素水平过高：血液中结合（直接）胆红素水平 > 26μmol/L。⑤胆红素增长快：胆红素水平每天升高 85μmol/L。⑥黄疸反复出现：黄疸会表现为退而复现。⑦新生儿精神状态：若不及时治疗，新生儿会表现出精神欠佳，吸吮无力，小便颜色异常，大便颜色逐渐变浅，甚至出现白便，严重者可有嗜睡、抽搐等症状。

诊断 主要根据黄疸出现时间、黄疸程度、是否有高危因素、伴发症状、尿液及大便颜色、喂养方式及吃奶情况、孕产史等情况进行初步评估，并结合血液中胆红素水平、溶血筛查、感染指标等情况综合进行判断。

体格检查 主要检查患儿精神状态，对外界刺激的反应，皮肤黄染的程度，四肢肌张力、吮吸、握持等原始反射的情况等。

实验室检查 经皮胆红素检测：无创的检测方法，使用经皮测胆红素仪，但受测定部位皮肤厚薄与肤色的影响，仅作为筛查使用，如果此方法检测超过临界值，则需要检测血清总胆红素。①血清总胆红素检查：新生儿黄疸诊断的重要指标，可采取静脉血或微量血方法测定血清胆红素浓度。在新生儿科专业领域，用于评估早期新生儿黄疸的标准已经不是单一的血清胆红素水平，而是时间胆红素曲线图，而且在判断危害性和危险性时会提示导致高胆红素血症的原因。②血型测定：测定父母双亲及新生儿血型，需测量 ABO 和 Rh 血型，对于判断是否存在新生儿溶血病有重要意义。③抗球蛋白试验：又称库姆斯试验（Coombs test），对判断自身免疫性溶血性贫血有重要意义。④血常规：包含红细胞、血红蛋白、网织红细胞、有核红细胞等，是新生儿黄疸的常规检查，有助于筛查新生儿溶血病。⑤高铁血红蛋白还原试验：正常还原率 > 0.75，葡萄糖-6-磷酸脱氢酶缺陷者降低，提示需进一步检查。⑥肝功能检查：测量胆红素、转氨酶等指标，明确有无肝功能损伤及程度。⑦乙肝五项：怀疑肝炎时，可以进一步做乙肝表面抗原、乙肝表面抗体等检测。⑧血液、尿液、脑脊液培养：如

果怀疑新生儿黄疸是感染所致，应进行血、尿、脑脊液培养。⑨其他检查：怀疑患儿有先天代谢疾病时可以考虑进行血和尿先天代谢疾病筛查；排除继发因素，考虑先天胆红素代谢异常或其他基因病时，可以考虑基因检测明确病因。

影像学检查 怀疑胆道系统疾病时，如胆总管囊肿、胆结石、胆道闭锁等可通过超声、磁共振胆胰管成像、胆道核素造影等检查进行判断。

鉴别诊断 首先需要鉴别生理性黄疸和病理性黄疸，如果是病理性黄疸，则需进一步鉴别具体病因，常见的有以下疾病。①新生儿溶血病：常见的是 ABO 溶血，Rh 溶血较少，除了黄疸，还有母子血型不合，病情重者有贫血、肝脾大，可根据血型抗球蛋白试验等检查判断。②先天性胆道闭锁：由于胆道闭锁导致直接胆红素增高引起黄疸，还伴有粪便呈白陶土样改变，肝功能提示胆红素增高以直接胆红素为主，超声可发现胆道闭锁，从而进行鉴别。③新生儿肝炎综合征：通常由病毒感染引起，以巨细胞病毒常见，临床表现以阻塞性黄疸为特征，实验室检查同时伴有肝功能损害，血清病毒抗体检测阳性。④新生儿红细胞增多症：宫内慢性缺氧等原因导致胎儿红细胞明显增加、出生后破坏增加引起黄疸，出生后第 1 周血常规血红蛋白 ≥ 220g/L、血细胞比容 > 0.65 可以鉴别。⑤新生儿败血症：除了黄疸，还伴有发热等情况，血液中感染指标高，血培养阳性可以鉴别。⑥先天性甲状腺功能减退：除黄疸外，还有哭声低、活动减少、吃奶差、体重增长慢等情况，查甲状腺功能可以

鉴别。

治疗 对于生理性黄疸，多数无须特殊干预，加强喂养，多吃多排，密切观察，多可自行消退。对于病理性黄疸，需要在光疗、药物治疗等前提下，明确引起黄疸的原发病，并针对原发病进行治疗。①光照疗法：是降低血清未结合胆红素简单而有效的方法。未结合胆红素经光照后可产生构形异构体、结构异构体和光氧化作用的产物，其中以结构异构体的形成最为重要，能快速从胆汁和尿液中排泄而不需要通过肝脏代谢，是光疗降低血清总胆红素的主要原因。中国最常用的是蓝光照射。将新生儿卧于光疗箱中，双眼用黑色眼罩保护，以免损伤视网膜，会阴、肛门部用尿布遮盖，其余均裸露。用单面光或双面光照射，持续 2~48 小时（一般不超过 4 天），可采用连续或间歇照射的方法，至胆红素下降到 119.7μmol/L 以下即可停止治疗。②换血疗法：换血能有效地降低胆红素，换出已致敏的红细胞和减轻贫血。但换血需要一定的条件，亦可产生一些不良反应，故应严格掌握指征，一般用于光疗失败时。③药物治疗：应用药物减少胆红素的产生，加速胆红素的清除或抑制胆红素的肠肝循环，包括给予白蛋白、纠正代谢性酸中毒、肝酶诱导剂（如苯巴比妥）、静脉使用免疫球蛋白。④支持治疗：主要是积极预防和治疗缺氧、高碳酸血症、寒冷损伤、饥饿、感染以及高渗药物输注等，防止血脑屏障暂时性开放，预防胆红素脑病的发生。

并发症 绝大部分的新生儿黄疸消退良好，但极少数病理性黄疸患儿，如果合并引起胆红素脑病（又称核黄疸）且未及时治疗的话，最严重可引起死亡。即使经治疗，也可能遗留牙釉质发育不良、手足徐动、听力障碍、眼球运动障碍等后遗症。

预后 新生儿生理性黄疸预后良好，通常通过加强喂养，促进胆红素排泄后，足月儿多在 2 周内消退，早产儿多在 4 周内消退。新生儿病理性黄疸如早发现、早治疗，包括蓝光照射、药物治疗甚至换血治疗等，并且积极治疗原发病，通常预后良好，极少数有后遗症。新生儿病理性黄疸严重时可能引起胆红素脑病（核黄疸），可造成神经系统损害，严重者可引起死亡，因此需引起重视。

预防 充分的母乳喂养对多数新生儿黄疸具有重要意义，但有时母乳喂养也可能导致母乳性黄疸，需要及时停用或改为混合喂养来促进黄疸消退。

（郑 珊 孙 松）

shēngfàjīzhì-nǎoshìnèi chūxuè

生发基质-脑室内出血（germinal matrix hemorrhage and intraventricular hemorrhage, GMH-IVH）

侧脑室前角尾状核上方的生发层基质组织脆弱，对缺氧十分敏感，当受到高危因素的影响引起颅内压和脑血流动力学波动时，容易发生断裂而引起的出血。新生儿尤其是早产儿颅内出血最常见的类型，是新生儿尤其是早产儿脑损伤的重要原因。

病因及发病机制 早产儿由于生发基质发育不成熟而缺乏支持结构，导致生发基质极其脆弱。在脑血流紊乱，尤其与缺氧-缺血和再灌注、动脉血流增加、静脉压升高和脑血流自动调节功能受损的情况下容易造成生发基质的断裂出血，引起生发基质出血（germinal matrix hemorrhage, GMH）。

足月儿脑室内出血（intraventricular hemorrhage, IVH）的发病多因产伤、缺氧缺血性脑病、凝血或血小板异常、体外膜氧合过程中的治疗性低体温、窦静脉血栓形成尤其是丘脑受累等基础疾病导致生发基质受损，引起 IVH。

分类 该病严重程度取决于出血范围（仅局限于生发基质区域或扩大到邻近的脑室系统）、白质（实质内）受累情况和/或是否存在脑室扩张，其分级如下。①Ⅰ级：出血局限于生发基质和 <10% 的脑室区域。②Ⅱ级：GMH 和 IVH 占侧脑室容积的 10%~50%。③Ⅲ级：GMH 和 IVH 占侧脑室容积的 50% 以上，伴出血量相关的急性脑室扩张。④Ⅳ级：IVH 通常大范围，同侧脑室周围白质发生出血性梗死，又称脑室周围出血性梗死（periventricular hemorrhagic infarction, PVHI）。

临床表现 早产儿 GMH-IVH 根据严重程度有三种不同临床表现。①无症状：临床上无症状的 IVH 占 25%~50%，可通过常规超声筛查发现。②跳跃式或波动性病程：是最常见的表现。进展历经数小时至数日，其特征为非特异性表现，包括意识水平改变、肌张力过低、自发性和诱发性运动减少、眼位和眼球运动的微小变化。呼吸功能有时会紊乱。③灾难性恶化：是最少见的表现。进展历经数分钟至数小时，体征包括昏睡或昏迷、呼吸不规则、通气不足或呼吸暂停、去大脑姿势、全面性癫痫发作，尤其是强直发作、弛缓性无力、脑神经异常包括瞳孔对光反射消失，其他特征包括前囟隆起、低血压、心动过缓、血细胞比容下降、代谢性酸中毒、抗利尿激素分泌不当。

诊断 主要依据以下检查来诊断。

颅脑超声检查 最常用于 GMH-IVH 的诊断，是首选的影像学方法，检测急性 IVH 具有高灵敏度、轻便（床旁成像），并且无电离辐射。常规获取冠状面和旁矢状面超声图像来识别生发基质、脑室或脑实质的出血以及其他任何回声异常。超声可以对 GMH-IVH 严重程度分级。具体根据 GMH-IVH 的位置和范围以及是否存在脑室扩张。Ⅰ 级是轻度 GMH-IVH，Ⅱ 级为中度 GMH-IVH，Ⅲ 级和 Ⅳ 级/PVHI 为重度 GMH-IVH。然而，在识别低级别 GMH-IVH 及白质和小脑细微病变方面，颅脑超声的灵敏度不如 MRI。因为多达半数 GMH-IVH 病例临床无症状，早产儿应常规应用超声筛查。任何急性临床恶化后都应复查超声，如呼吸暂停、脓毒症、坏死性小肠结肠炎及手术，这样可早期发现出血后脑室扩张（posthemorrhagic ventricular dilation，PHVD）等并发症，必要时尽早干预。存在异常临床表现提示 GMH-IVH 的任何患儿，均需接受超声检查。

其他影像学检查 相较于超声检查，MRI 扫描能识别颞叶和枕叶生发基质更多的小 GMH-IVH。MRI 还能识别出其他白质病变、小脑出血、硬膜下或颅后窝出血，以及外周梗死区域。然而，早期阶段约 50% 患者不够稳定，不能运送至 MRI 检查室。另外，新生儿需要适用的非金属性监测和支持设备，因此 MRI 不是优选的初始诊断性成像检查。因为需要将婴儿运送至扫描仪，还会暴露于电离辐射。一般不对新生儿采用 CT 检查，除非情况紧急（如神经外科急诊）或者无法使用超声或 MRI。

腰椎穿刺 推荐在腰椎穿刺前行颅脑超声检查。若患儿第三脑室较大而第四脑室较小，则可能存在导水管狭窄，不应行腰椎穿刺。若无条件使用颅脑超声检查时，腰椎穿刺会用于协助诊断 GMH-IVH。但必须谨慎进行，因为大范围单侧或颅后窝出血的婴儿在压力和液体转移期间有发生脑疝的风险。

治疗 GMH-IVH 一旦发生，并没有特异性治疗措施可以限制其程度。治疗是支持性治疗，旨在保持脑灌注，尽可能降低进一步的脑损伤，以及早期发现并发症。支持治疗的一般措施包括：①维持动脉灌注，以避免低血压或高血压，维持脑血流量无明显波动。②保证充足的氧合和通气，尤其要避免低碳酸血症、高碳酸血症和酸中毒。③提供适当的液体、代谢和营养支持。④纠正凝血病。⑤处理发作，应控制发作，以避免相关脑氧合和脑灌注受损，或体循环血压升高。

对于确诊重度 GMH-IVH 的新生儿，建议在发作后进行每周 2 次头部超声监测，持续 4 周，以便在 PHVD 引起症状和体征之前发现。但除了超声监测外，仍需进行临床监测，应监测所有受累新生儿有无 PHVD 的晚期表现，即头围增大和/或颅内压升高的症状和体征。

并发症 PHVD 是重度 GMH-IVH 的主要并发症，PHVD 会增加死亡和神经发育障碍的风险，需通过脑脊液引流进行干预治疗。重度 GMH-IVH 也可能发生白质损伤，其早期表现为超声显示室周白质回声增强或 MRI 显示 T2 加权像高信号或白质中点状病灶。

预后 ①病死率及短期并发症发生率：GMH-IVH 越严重，病死率越高。Ⅲ 级 GMH-IVH 和 PVHI 新生儿的病死率可达 30% 和 40%，2/3 的幸存者发生 PHVD。②远期结局：对于 GMH-IVH 存活婴儿，出血越严重、孕龄越小以及因进行性 PHVD 而需要永久性分流时，远期结局越差。

预防 最有效的方法是预防早产，但较难实现，可通过以下产前和产后措施降低 GMH-IVH 的风险：①宫内转运。②对于妊娠 23~34 周且在未来 7 日内早产风险增加的孕妇产前给予糖皮质激素。③对不需要复苏的有活力早产儿延迟脐带结扎。④对缺乏活力的早产儿及时行复苏。⑤必要时给予呼吸支持，确保充足的氧合和通气。⑥纠正代谢紊乱。⑦对低血压且灌注不足的婴儿行液体复苏和正性肌力支持。⑧纠正凝血障碍。⑨动脉导管未闭的干预只针对有症状的婴儿。

（郑 珊 孙 松）

chǎnshāng

产伤（birth injury） 分娩过程中新生儿受到机械性力量所致身体结构与功能的损伤。产伤发生的风险与胎儿（胎儿大小、产位）、母亲（年龄、体重、产道异常）、助产设备使用等有关。按产伤发生的部位分为软组织损伤、神经损伤、头颅损伤、胸部损伤、腹部损伤、骨折等。

（郑 珊 张中喜）

ruǎnzǔzhī sǔnshāng

软组织损伤（soft tissue injury） 新生儿发生的除骨骼以外的损伤。最常见的产伤，临床表现为瘀点、青肿、皮下脂肪坏死、撕裂伤等。瘀点、青肿多位于新生儿躯体先露部位，可自限性吸收；大面积青肿谨防继发高胆红素血症；皮下脂肪坏死表现为颊部、背部、臀部、大腿等脂肪组织较多的部位肉色或蓝色结节和斑块，6~8 周可自行吸收愈合。撕裂伤多见于剖宫产新生儿，以急诊剖宫产为著，位于颜面部的中重度撕裂伤需整形外科医师处理。

（郑 珊 张中喜）

tóupí shuǐzhǒng

头皮水肿（caput succedaneum）分娩时头皮循环受压，血管通透性改变及淋巴循环受阻引起的皮下肿块。又称产瘤、先锋头。头皮水肿边界不清、软，压之凹陷，无波动感；出生时即可出现，2~3 天消失，一般无须治疗。

（郑 珊 张中喜）

xiōngsuǒrǔtūjī sǔnshāng

胸锁乳突肌损伤（sternocleidomastoid muscle injury）分娩时可由臀位行牵引术时过度牵拉，或抬头过度旋转所致，患儿头部向患侧歪斜、下颌指向对侧，通常在生后 3 个月内可在患侧胸锁乳突肌触及包块为特征的损伤。该损伤是引起先天性无痛性斜颈的主要原因。颈部包块逐渐消失，并被纤维条索取代。尽管有部分胸锁乳突肌损伤的患儿生后未发现颈部肿块，但婴儿期仍可能存在肌肉挛缩。此病发病机制不明，挤压导致的损伤可能是原因之一，在臀位产和初产儿中胸锁乳突肌损伤的发病率更高。头部在子宫内扭曲和旋转，由于宫内拥挤，头部在一段时间内位置保持不变，导致肌肉缺血、水肿；也可能是支配胸锁乳突肌的副神经受压后加剧肌肉纤维化。

临床表现多样性，从单纯的头部歪斜、轻微旋转和颈部活动稍有受限，到严重的斜颈畸形、头部畸形。俯卧位睡眠会使胸锁乳突肌损伤侧的面部变平。诊断可依据生后 7~10 天一侧颈部无痛性包块，B 超检查示无痛性包块位于胸锁乳突肌内。鉴别诊断：①锁骨骨折，新生儿锁骨骨折 7~10 天出现骨痂，也表现为包块，在锁骨上，按之有压痛，X线片即可明确诊断。②先天性骨骼发育异常，颈椎发育畸形导致颈部歪斜，可通过颈椎正侧位 X线片区别。

按摩和拉伸是首选的治疗方法，大约 90% 的患儿可获得良好的效果。诊断后，建议父母接受牵伸受损胸锁乳突肌的技术指导，方法是将婴儿的下颌旋转到同侧肩部，同时将头部推向对侧肩部。动作应该轻柔，目标是尽快使颈部达到被动旋转和倾斜的正常活动范围。此外，日常生活中，如放置玩具和其他动作，促使患儿颈部主动旋转到受累侧，对于尽量避免胸锁乳突肌纤维化也很重要。受损胸锁乳突肌纤维化导致颈部活动明显受限（旋转运动丢失 30°或以上），需手术治疗。未经治疗的胸锁乳突肌损伤的自然病程是良好的，超过 90% 的患儿最终颈部活动范围和外观是可接受的。最终需要手术的患者不到 10%。

（郑 珊 裴新红）

lúnèi chūxuè

颅内出血（intracranial hemorrhage）因分娩困难，尤其在产钳术、胎头吸引、臀位产等情况下，头颅被挤压导致颅内血管破裂所致的出血。按出血部位分为硬脑膜下血肿、蛛网膜下腔出血、硬脑膜外血肿、脑室内出血。

硬脑膜外血肿（epidural hematoma, EDH）①发病原因与机制：在机械性辅助分娩时新生儿的硬脑膜外层从颅骨内板分离、血管破裂，致硬脑膜外出血形成 EDH。常为脑膜中动脉损伤出血。EDH 在新生儿非常少见，原因是新生儿颅骨内没有脑膜中动脉沟，脑膜中动脉可自由移动，不易受损伤。②临床表现：首先表现不安、尖叫、肌张力高、惊厥等兴奋性症状，出血量多时可为颅内压增高表现如前囟门膨隆、呼吸节律变慢且不规则、窒息、心动过缓、心律不齐、昏迷等。有颅骨骨折时，EDH 可与头皮血肿共存。③诊断：头部 CT 或 MRI 可辅助诊断，并有助于与硬膜下血肿相鉴别。④治疗：因为是动脉出血，所以患儿情况可以迅速恶化。应密切临床观察随访。对病变微小、临床症状稳定者，只需要对症支持治疗。若颅内压增高和/或 EDH 变大时，需要手术干预。若血肿大（厚＞1cm，长＞4cm）、凹陷性颅骨骨折、脑积水和/或中线移位时，均需要手术治疗。

硬脑膜下血肿（subdural hematoma, SDH）①发病原因与机制：在困难分娩时使用产钳和/或持续吸引胎头辅助分娩致新生儿的硬脑膜和蛛网膜下腔之间血管破裂出血，形成 SDH，是新生儿最常见的颅内出血。②临床表现：易激惹、惊厥、阵挛性抽搐，可有颅内压增高表现如呕吐、前囟门膨隆、呼吸节律变慢且不规则、窒息、心动过缓、心律不齐、昏迷等。③诊断：常用的诊断方法是头部 CT。MRI 对于颅内出血很敏感，因无辐射，故在新生儿 SDH 随访中优于 CT。SDH 最常位于幕上和/或两大脑半球之间。没有症状的新生儿一般为偶然发现。④治疗：SDH 治疗取决于病变位置和出血范围。大部分病例可用保守治疗而非手术干预。有颅内压增高症状的 SDH 需要手术干预。发生于颅后窝的 SDH，容易引起脑干挤压伤，需急诊手术干预。

蛛网膜下腔出血（subarachnoid hemorrhage，SAH）　由于蛛网膜下腔区桥静脉或者软脑膜内小血管破裂引起。临床也较常见，多发生在机械辅助分娩中，也可发生于正常的自然分娩。临床表现与 SDH 相似。头部 CT 可明确诊断。以保守治疗为主，大量出血可行血肿清除、穿刺抽血、外引流等手术干预。少数 SAH 可引起出血后脑积水。

脑室内出血（intraventricular hemorrhage，IVH）　多发生于早产儿，但足月儿中也有发生。机械性辅助分娩增高其发生的风险性。临床表现为颅内压增高症状（见 EDH 临床表现）。头部 B 超、CT 或 MRI 可用于诊断。一般需要监测生命体征，保守治疗，在无凝血异常或者重度窒息的病例随访中，大部分足月新生儿自愈；密切随访血肿变化，血肿扩大进入周围脑实质以及形成脑积水的可手术引流。

（郑　珊　张中喜）

xīnshēng'ér gǔzhé

新生儿骨折（fracture in newborn）　外力导致新生儿骨骼完全或不完全断裂。骨折可发生于任何年龄，新生儿的骨骼和皮肤非常脆弱，因此新生儿骨折并不罕见。危险因素包括大出生体重婴儿，尤其是体重超过 4500g 的婴儿；阴道臀位分娩；分娩时异常或过大的牵引力等。儿童特有的骨折类型有弯曲骨折、青枝骨折、皱褶骨折、骨骺骨折。

产伤骨折最常见的部位为锁骨，其次是肱骨干、股骨干、肱骨上端或下端骨骺（生长板）、股骨上端或下端骨骺（生长板）等。①锁骨是连接胸部和肩部的骨骼，新生儿锁骨骨折很少导致明显的畸形，通常表现为骨折部位疼痛，一般 7~10 天愈合。②如手臂或腿部的自主运动减少或消失是长骨（即长管状的骨，如肱骨、股骨）骨折的早期迹象，被动活动肢体时会出现肿胀、疼痛、反常活动，甚至可感觉到"咯咯"骨骼间摩擦的响声即骨擦音。制动治疗后通常 2~4 周愈合。③肱骨或股骨骨骺的分离是生长板骨折，分别位于靠近肩关节的肱骨近端生长板、肘关节的远端生长板、髋关节的股骨近端生长板、膝关节的股骨远端生长板。新生儿出现肩关节、肘关节、髋关节、膝关节的肿胀、拒动、被动移动时疼痛要关注是否存在生长板损伤。尽管骨骺骨折愈合较快，但也是容易出现残余畸形的部位。

医疗干预对新生儿骨折很重要，因为发生在生长板的骨折会影响骨骼的生长发育。由于新生儿处于快速发育期，具有巨大的生长和重塑能力，骨折在恰当的治疗后几乎都能得到良好的结局。

（郑　珊　裴新红）

xīnshēng'ér lúgǔ gǔzhé

新生儿颅骨骨折（fracture of skull in newborn）　产钳或母亲骨盆的压迫或其他外力导致新生儿头部骨骼的骨折。线性骨折最常见，而凹陷性骨折相对较少。新生儿颅骨菲薄而富有弹性，宫内、产道或辅助生产器械的切变力可造成颅骨线状骨折；局部压迫的力量可以导致颅骨凹陷，但骨质仍保持连续，类似凹陷的乒乓球样改变，即颅骨凹陷性骨折。婴儿可能无症状，即使伴有较大的头皮下或者骨膜下的血肿。但如果合并颅内血肿时，可能会出现相应的神经系统症状。疑似颅骨骨折应进行 CT 评估（3D 重建更有帮助），以确认骨折并排除可能的颅内损伤。线性骨折不需要治疗，只有颅内血管破裂并发颅内血肿时才需及早手术。凹陷性骨折直径在 1cm 左右，没有神经受损表现的无须处理，常能自行恢复；严重的凹陷可以通过负压吸引矫正。随访线性骨折至愈合，并检测可能的并发症软脑膜囊肿。严重的凹陷性骨折，可以造成脑组织受压，影响脑组织的局部血液供应导致脑组织受伤，日后可能为癫痫的病灶。无颅内神经受损的颅骨骨折均预后良好。规避受伤因素以预防发生颅骨骨折。

（郑　珊　裴新红）

xīnshēng'ér suǒgǔ gǔzhé

新生儿锁骨骨折（clavicle fracture in newborn）　分娩过程中因外力导致新生儿锁骨处发生的骨折。该骨折被认为是自然分娩最常见的并发症之一，但没有统一的筛查方法来确定是否发生骨折，因此确切发生率仍然未知。有报道称发病率高达 4.4%，但实际发病率可能更高。由于左枕前位是常见胎位，先露肩通常为右侧，因此右侧锁骨是最常发生部位。确切的发生机制尚不清楚，可能与肩部对抗骨盆的压力有关。然而，新生儿锁骨骨折也可见于剖宫产。

新生儿锁骨骨折通常出现在难产后，患儿可能出现假性瘫痪现象，表现为肩关节的主动运动减少；肩关节和整个上肢被动活动时患儿哭闹、锁骨区肿胀、骨擦音，还可能出现肩部骨骼轮廓的不对称。当噪声或其他刺激诱发新生儿拥抱反射即莫罗（Moro）反射时，本应双臂向外张开、背弓起，接着双臂向内收拢合，但锁骨骨折时，患侧上肢反射减少或消失。若出现患侧手指活动受限或霍纳综合征（Hornersyndrome）即上睑下垂、瞳孔缩小、无汗，提示可能存在更严重的臂丛神经损伤。

新生儿疑似锁骨骨折通过双侧锁骨正位像 X 线片，或不明确时加拍 45°头侧倾斜位 X 线片可明确诊断。新生儿锁骨骨折需同脊柱损伤、臂丛神经损伤、肩关节周围感染、肱骨骨折等鉴别。仅需做镇痛处理，为了减少疼痛，可以用衣物将婴儿上肢贴在胸部来限制手臂的运动。通常 7～10 天逐渐愈合。新生儿单纯锁骨骨折预后良好，但新生儿臂丛神经损伤也可同时伴发。因此，新生儿出现患肢运动受限，不能判断是骨折疼痛相关（即所谓的假性麻痹）还是伴有臂丛神经损伤时，骨折愈合后（通常在生后 1～3 周内），重复评估臂丛神经，以区分假性麻痹和神经损伤。

（郑 珊 裴新红）

xīnshēng'ér gōnggǔ gǔzhé
新生儿肱骨骨折（humerus fracture in newborn）

分娩过程中因外力导致新生儿肱骨处发生的骨折。肱骨是上臂的骨骼，是仅次于锁骨的、与出生相关骨折的第二常见部位。肱骨由中段管状的肱骨干和两端的干骺端及骨骺（生长板）组成，其中肱骨干骨折相对更为多见，发病率为0.035%～0.34%。依据骨折部位可分为肱骨干骨折、肱骨远端骨折和肱骨近端骨折；后二者均为骨骺（即生长板）分离骨折。

病因及发病机制 巨大儿、臀位和/或难产被认为是潜在的危险因素。骨折风险不能预测，事实上，任何体重和大小的婴儿在阴道分娩时都可能发生肱骨骨折，但剖宫产也不一定具有保护作用，任意足够大的外力都有导致肱骨

骨折的可能。新生儿在产道中上肢伸展到头部以上时，肱骨尤其危险。同样，肱骨骨折也可能发生在肩先露难产或手臂背在身后的分娩情况。通常分娩期间上肢受到过度拉伸和/或旋转力，尤其是旋转的剪切力时，会导致肱骨近端、远端干骺端和骨骺损伤。骨骺为软骨，相对干骺端更为脆弱，因此与出生相关的肱骨两端的骨折为骨骺与干骺端分离的骨折。

临床表现 对于怀疑与出生有关的肱骨骨折的婴儿，应仔细了解产前和围产期病史，特别要评估巨大儿或难产（包括肩先露难产史）。肱骨骨折婴儿会表现为患肢假性瘫痪，由于骨折远端肢体功能完好，婴儿会有手腕和手指的自主运动。骨折部位会表现为压痛、反常运动，但通常很少出现肿胀或瘀斑。

诊断与鉴别诊断 肱骨干骨折可通过肱骨正侧位 X 线片确诊，对所有疑似肱骨骨干骨折的病例都应进行 X 线平片检查。但肱骨两端骨骺分离骨折用 X 线片诊断具有挑战性，因为新生儿肱骨近端和远端的骨骺在 X 线片中不显影。经验丰富的小儿骨科医师可以通过细微的线索确诊，如通过与对侧 X 线片对比，肱骨近端干骺端相对于肩胛骨和肩峰的位置，或者肱骨远端干骺端与尺骨、桡骨的对位。超声检查可能提供有意义的诊断信息。MRI 检查也有助于区分肱骨近端骨折和鉴别其他假性瘫痪的潜在原因，如骨髓炎、化脓性关节炎，或出生相关臂丛神经麻痹时的肩关节不稳定，但 MRI 需要镇静。

治疗 出生相关的肱骨干骨折愈合良好，具有强大的塑性潜力。因此，简单的固定以最大限

度地提高舒适度即可，不需要骨折端的对位完美。可以用吊带和绷带、夹板固定、石膏固定，或者简单地将受伤手臂用衣物固定在身体上。

对于肱骨远端骨骺分离骨折，治疗的目标是获得可接受的对位对线，直到骨折后 2～3 周。建议使用简单的夹板或石膏固定。如果骨折延误诊断，已经是陈旧性的（超过 5 天），不应再尝试复位，只需使用夹板或石膏固定肘部以保持舒适。但新生儿肱骨远端骨折发生并发症的风险最高。

并发症 桡神经麻痹是肱骨干骨折的并发症，因为桡神经走行在肱骨干骨折的部位。但神经损伤通常是挫伤、拉伸、扭转，很少断裂；骨折愈合过程也可能继发压迫神经，导致迟发性麻痹。自发神经恢复的可能性很高。所有肱骨近端骨折的患儿都应该评估是否合并肩关节脱位。肱骨远端骨骺分离骨折获得可接受的对位对线，绝大多数骨折可完全重塑，没有任何残余畸形。但对于移位较大并畸形愈合的骨折，日后肘关节发生内翻畸形可达25%～72%，甚至可能需要手术矫形。

预后 肱骨干及肱骨近端骨骺分离骨折通常预后良好。移位较大畸形愈合的肱骨远端骨骺分离骨折出现后遗畸形的可能性较大。

预防 对于可疑发生与出生相关的肱骨远端骨折的婴儿，及早寻求小儿骨科医师诊治，以防漏诊而错过最佳复位固定时机。

（郑 珊 裴新红）

xīnshēng'ér gǔgǔ gǔzhé
新生儿股骨骨折（femur fracture in newborn）

分娩过程中直接暴力或旋转剪切力导致新生儿

股骨的骨折。大腿的骨骼又称股骨，与肱骨类似由中段管状的股骨干和两端的干骺端及骨骺（生长板）组成，其中股骨干骨折常见，是第二位与出生相关的骨折，易于漏诊。危险因素包括臀位产、难产、子宫松弛不足、小切口剖宫产、双胎、低出生体重、成骨不全（又称脆骨病）、早产和巨大儿。股骨干骨折依据骨折部位可分为近端、中段、远端骨折，还有少见的股骨近端骨骺分离骨折和罕见的股骨远端骨骺分离骨折。股骨骨折易于漏诊，婴儿表现为患肢屈髋、大腿外展和外旋体位，有假性瘫痪，大腿肿胀、畸形；股骨近端骨骺分离骨折表现为髋部肿胀，还可能出现患肢短缩。

股骨干骨折可以通过简单的股骨正侧位 X 线片明确诊断。与出生相关的股骨骨折易于漏诊。但股骨近端骨骺分离骨折在 X 线片易于与发育性髋关节脱位相混淆，可以利用 B 超来确定股骨近端骨骺的位置，骨骺分离骨折时股骨头位于髋臼内，而发育性髋关节脱位的股骨头位于髋臼外。B 超还可以提示髋关节内是否存在积液，可以通过关节穿刺来排除化脓性髋关节炎，如血性关节液提示骨折，而化脓性关节液提示感染。新生儿股骨骨折只需要保证舒适和维持稳定，治疗通常使用帕夫利克（Pavlik）吊带。股骨骨折并发症包括急性失血，可能需要输血；也可能是引起高胆红素血症的危险因素。其他潜在的慢性并发症包括肢体不等长。通常预后良好，罕有后遗畸形。股骨近端骨折需及时与发育性髋关节脱位、化脓性髋关节鉴别，尤其是化脓性髋关节炎延误治疗可导致病理性的关节脱位或股骨头溶解。对于所有下肢肿胀、假

性瘫痪的婴儿均应及早寻求小儿骨科专科医师的帮助。

（郑　珊　裴新红）

xīnshēng'ér lèigǔ gǔzhé

新生儿肋骨骨折（rib fracture in newborn）

分娩过程中因外力导致新生儿肋骨发生的骨折。新生儿胸廓柔韧，肋骨骨折很少见。通常是由于其他原因拍摄胸部 X 线片时偶然发现。健康新生儿肋骨骨折的共同点是新生儿体型较大，分娩困难，其中肩先露分娩更为危险。骨折多累及背部肋骨与脊柱椎体的交界处。巨大儿在分娩收缩期间，通过相对狭窄的产道时胸廓受到前后挤压，特别是当挤压使脊柱椎体前移时，通过杠杆的作用导致背部肋骨骨折。通常无特异性临床表现，骨折部位可有压痛，但肿胀及皮肤瘀青少见。胸部正位 X 线片可明确诊断，但最重要的是要鉴别患儿是否存在其他骨发育或代谢异常，如成骨不全（脆骨病），以及罕见的骨代谢相关疾病如低钙血症和甲状旁腺功能亢进等。因此所有肋骨骨折的新生儿需进行检验学检查以排除代谢性疾病，包括磷、钙、碱性磷酸酶、甲状旁腺激素和维生素 D 的水平。单纯的肋骨骨折，通常不需要特殊处理，可以适当镇痛、制动。出生相关的肋骨骨折罕见伴有内脏损伤，但肋骨骨折新生儿需进一步排查与骨骼发育或代谢相关的疾病。预后良好。

（郑　珊　裴新红）

shénjīng sǔnshāng

神经损伤（never injury）

分娩前或分娩期间因神经受损引起的神经功能障碍。与出生相关的神经损伤通常会导致受损神经控制的肌肉无力。依据神经受累部位分为面神经损伤、臂丛神经损伤、

膈神经损伤、脊髓损伤，脑部损伤可能引起脑瘫。当新生儿哭闹时，面部不对称，可疑面神经损伤，或面瘫。颈部和肩部之间通向每只手臂的神经群称为臂丛神经。到达膈肌（将胸部器官与腹部器官分开并协助呼吸的肌肉壁）的神经称为膈神经。当某侧膈神经损伤时，会导致同侧膈肌的瘫痪。膈神经损伤的新生儿可能出现呼吸困难，有时需要辅助呼吸。由于分娩时过度拉伸导致的脊髓损伤很少见。在臀位分娩中，脊髓的下颈部和上胸部区域最容易受伤。脊髓损伤也可能与先天脊柱发育异常混淆，如脊柱裂是一种脊椎不能完全封闭脊柱原始神经的情况，患有脊柱裂尤其是脊髓脊膜膨出的婴儿，脊柱的神经有受伤的风险。脊髓损伤引起的神经损伤会导致特定损伤部位以下的瘫痪，并且通常是永久性的。一般受伤部位越高，损伤越严重。发生在颈部的高位脊髓损伤可能是致命的，因为新生儿正常呼吸受到抑制。脑瘫意味着婴儿的大脑处于部分休眠或瘫痪状态，在多数情况下，婴儿的听力、触觉和视力也会受到影响。轻微的神经损伤可自行缓解，但如损伤严重未能早期识别和及时干预可能会导致终身的功能障碍。首先建议采取必要的预防措施，早期识别疾病，以获得最佳的预后。

（郑　珊　裴新红）

miànshénjīng sǔnshāng

面神经损伤（facial nerve injury）

各种外力导致面神经受损引起的面神经功能障碍。面神经是第 7 对脑神经，其走行可分为五段：①脑桥内段，自面神经核和上泌涎核发出后向背内侧绕过面丘形成内膝，继而向内外侧行。②颅内段，在脑桥和延髓交界处

出走脑干，于桥小脑角池内向前外侧行至颞骨岩部后面的内耳门。③内耳道段。④颞骨内面神经管段，在此段面神经穿行于面神经管内，走向外侧，然后急转向后，在鼓室的后下方出茎乳孔。⑤颅外段，面神经出茎乳孔，穿经腮腺实质并分出五个分支：颞支、颧支、颊支、下颌支和颈支。

面神经干外覆以坚韧的纤维鞘，在不同部位其来源不同，在内耳道为硬脑膜，在面神经管内为骨膜，是有效的保护屏障，能抵抗轻度的机械性损伤，但一些严重的外伤性因素或医源性因素损伤五段面神经走行的任意一段均会导致面神经损伤。

病因及发病机制 面神经行程长，且与鼓室、乳突及腮腺等结构的毗邻关系密切，加之鼓室壁的面神经管狭窄，无扩展余地，极易受压。颞骨的岩骨和乳突骨折是引起面神经损伤的常见原因，二者均可使面神经因牵拉、挫伤、肿胀和骨折片的压迫而受损。面部广泛的软组织挫伤可造成面神经分支直接损伤或水肿。头面部的贯通伤（特别是枪弹伤）也可引起面神经损伤，且损伤程度较重。面神经周围的手术也是导致面神经损伤的一种医源性因素。

病理分型 面神经结构损伤的程度及神经损伤后的病理变化，结合森德兰（Sunderland）分级，大致可分为三类。

神经传导功能障碍 为神经暂时失去传导功能，可由轻度外伤、压迫或牵拉等原因引起。其症状可持续数小时、数天或数个月，以后可渐自行恢复其传导功能。此类损伤在肉眼和镜下观察中均无解剖形态上的改变，亦不发生变性，故在临床上仅表现出明显的运动功能障碍，而多为不

完全的感觉丧失。

神经轴束中断 多为神经遭受挤压或钝性物打击所引起的感觉与肌肉麻痹。损伤区神经轴索失去连续性，损伤区以远的神经纤维及髓鞘崩解成碎片，但周围神经的支持组织，如施万细胞鞘和各层神经膜仍保持完整。

神经断裂 多为切割、过度牵拉、神经干内或其附件注射有害药物以及缺血等原因所引起。其神经完全断裂，或外观虽保持完整的连续性，而神经内有瘢痕间隔，阻挡了神经纤维往远端自然生长。

临床表现 在不同部位损伤面神经，会出现不同的临床表现。颅外段损伤时，主要表现同侧表情肌麻痹，角膜反射消失；在茎乳孔以上累及鼓索神经，还有舌前2/3味觉障碍和患侧唾液分泌减少；在面神经管垂直段更高部位，因累及镫骨肌支，出现听觉过敏；若累及膝状神经节以前，则同侧泪液分泌减少或停止，眼结膜干燥；内耳道或桥小脑角段损伤面神经，则常合并前庭蜗神经麻痹，引起耳聋、眩晕等症状；脑干内段损伤所致一侧外周性面瘫，常伴随外展神经麻痹和对侧肢体偏瘫。面神经损伤患儿还伴有耳道出血和脑脊液耳漏。

诊断 临床上应仔细检查患儿有无面瘫，面瘫的程度和发生时间，有无耳道出血、脑脊液耳漏及听力障碍。采用颞骨高分辨薄层CT扫描、镫骨肌实验、泪液分泌实验、味觉实验、颌下腺流量实验等可初步明确损伤部位。面神经损伤的严重程度可根据神经麻痹出现的时间和程度、神经和肌肉的电兴奋性与肌电图的检查判定。一般恢复良好者在伤后数天者3周内即有电反应阳性表

现，若6~8周神经功能仍无恢复迹象，则完全恢复的可能性较小。①放射学检查：乳突X线片与岩骨高分辨薄层CT观察有无骨折、血肿及中耳、内耳结构有无异常，常可明确骨折类型及面神经损伤范围。②面神经电图：是常用的一种判定面神经退变纤维数量的检查方法，可了解面神经纤维变性的百分数。用于急性面瘫，在伤后3~4天到神经变性完成的2~3周内有诊断价值。③经皮神经兴奋实验：能在早期（伤后3~4天）查出瘫痪神经轴突再生情况，方便易行，阳性结果表现有轴突，预后较好。④肌电图：能在10~14天反映面神经再生情况，结果准确，帮助外科医师决定手术与否及手术时机。肌电图的改变较临床表现早数周至数月。

治疗 ①非手术治疗：一般以激素、神经营养药以及物理和针灸治疗为主，早期应用血管扩张剂。②手术治疗：面神经由于骨折的压迫、碎骨片的嵌入或由于水平段面神经骨管缺损，中耳听骨链移位，出血压迫裸露的面神经，早期发生神经肿胀，外伤后时间较长则出现神经萎缩。所以对于多数病例，早期手术应以面神经减压术为主，术后神经功能恢复不良时，再考虑行神经修补术。若确定面神经全部或近全部离断需行神经吻合或移植手术。

并发症 面神经损伤时常有鼓膜破裂和中耳内积血，属开放性损伤极易发生感染，且化脓性神经炎可造成面神经功能永久性丧失，应积极预防及控制感染。由于损伤的面神经胞体、轴突和神经肌肉接头处终板等的缺陷性再生导致出现损伤后面神经功能亢进，主要表现如下。①联带运

动：面部一个部位随意运动时伴随另一个部位的不自主运动，可能造成严重的面部畸形和面肌无力。②"鳄鱼泪"：患儿出现进餐时患侧眼睛流泪。③镫骨肌痉挛：镫骨肌与面肌同步收缩，引起耳胀、耳鸣，伴随面肌运动或面肌痉挛。④半面痉挛：眼轮匝肌轻微周期性痉挛，逐渐加剧，发作次数增加，向下扩展到整个面部，累及所有的表情肌甚至颈阔肌。⑤面肌纤维抽搐：细微持续的面肌纤维波动，形成"袋中蠕虫运动"表情。⑥睑痉挛：不随意双侧痉挛性闭眼动作，不累及其他面肌，各种随意面肌运动和谈话可以抑制睑痉挛。

预后　面神经损伤（除已明确离断的）尽管总体上预后较良好，75%能完全恢复，15%能部分恢复。但仍有部分病例神经功能恢复不良，故早期诊治的重点应放在筛出那些预后较差的病例，通过系统、反复的电检查，了解神经变性的百分数和病情发展，以便采取恰当的治疗措施。

（郑　珊　董晨彬）

bìcóngshénjīng sǔnshāng

臂丛神经损伤（brachial plexus injury）

患儿出生时因牵拉所致臂丛神经的损伤。又称产瘫。颈部和肩部之间自第 5 颈神经（C5）至第 1 胸神经（T1）通向双侧手臂称为臂丛神经，位于颈部的前斜角肌和中斜角肌之间。臂丛神经损伤的发病率为0.4‰~2‰。

病因及发病机制　不同地域的产前和围产期护理条件的差异，以及婴儿平均出生体重和母体骨盆大小等因素可能是发病率变异的原因。损伤机制是机械性的拉伸或牵引损伤。确定的围产期风险因素包括大于胎龄婴儿（巨大儿、糖尿病母亲的婴儿）、多胎妊娠、既往妊娠合并产瘫、产程延长、难产（肩难产）和辅助分娩（吸引器、产钳）。神经受到的牵拉力的大小以及受伤时手臂和颈部的位置决定了受伤的程度。

分类　臂丛神经损伤分为上干型即埃尔布-迪谢内（Erb-Duchenne）型、下干型即克隆普克（Klumpke）型和全臂丛型。受解剖结构的影响，最常见的是颈部和肩部之间受到牵拉伤引起的 C5~C6 损伤导致的埃尔布麻痹，其次是 C5~C7 损伤。全臂丛神经丛损伤不常见，单纯的下干C8~T1 损伤引起的克隆普克麻痹也罕有发生。

塞登（Seddon）和/或森德兰（Sunderland）的分类系统，用于判定臂丛神经损伤的程度和类型。神经纤维自脊髓发出后先形成神经节，而后再发出神经纤维。依据损伤在神经节前、后的位置，分类为最常见的节后损伤，以及最为严重的节前神经根撕脱伤。节后损伤又进一步按神经损伤轻重分为神经功能性麻痹、轴索断裂或神经断裂。分类的主要目的是预测自发恢复的程度和可恢复时间范围。

临床表现　患儿常为大于胎龄儿，阴道分娩，并常伴有肩难产病史，上肢的姿势可以提供神经丛损伤的信息。上神经丛损伤包括 C5~C6 颈神经，偶尔还有 C7 颈神经。上神经丛损伤被称为埃尔布麻痹，患儿保持手臂内收贴紧身体，肩部内旋，肘部伸直，手掌旋向身体后方，手腕和手指弯曲。肩胛骨翘起被称为翼状肩胛，提示颈神经 C5~C7 受损。没有运动功能的连枷（类似双节棍的打麦子工具）肢表明全臂丛神经损伤，包括 C5~C8。霍纳综合征（眼睑下垂、瞳孔缩小、眼球内陷和无汗症）表示下神经丛损伤，即 T1 损伤。下臂丛神经（C8~T1）的孤立性损伤称为克隆普克麻痹，新生儿较少见，表现是手、腕关节功能障碍，往往可同时出现霍纳综合征。

诊断　体格检查能够为产瘫的判断提供最好信息。观察婴儿的肩、肘、腕、手指的自发运动、刺激自主的上肢活动以及诱发新生儿反射，用以评估受累上肢的运动能力，判断是埃尔布麻痹、还是克隆普克麻痹或全臂丛神经损伤。

区分神经损伤的节前和节后型十分重要，二者的查体鉴别标准包括：①霍纳综合征和膈神经麻痹（膈肌抬高）与节前损伤有关。②节前神经撕脱伤的其他相关症状包括连枷手和肩胛骨失去控制。节前神经撕脱伤的自然恢复是非常有限，因为脑-脊髓轴和周围神经肌肉之间完全断开。

侵入性放射学检查包括脊髓造影、CT 脊髓造影和 MRI 扫描等用于区分撕脱伤等。神经肌电图也为常用的诊断工具，但可能低估损伤的严重程度，高估自然恢复的预后。膈超声用于评估膈神经功能。大多数检查需要镇静辅助完成。

鉴别诊断　出生时锁骨或肱骨骨折导致的假性瘫痪可能与真正的臂丛神经损伤相混淆。这两种情况也可以共存。对于骨折，最初和随访用 X 线片可以确诊。婴儿骨折很容易愈合，大多在 10 天内出现明显的骨痂，如果受累肢体持续存在无力可能是伴随臂丛神经损伤。除了骨折，还需与其他可能性包括先天性畸形、中枢神经系统或脊髓病变及感染鉴别。

治疗　尽管对臂丛神经损伤的认识已逾百年，但治疗仍然具有挑战性。大多数出生相关臂丛神经损伤的婴儿上肢功能自发改善，无须手术治疗。但发生连枷型上肢和霍纳综合征的损伤则需要手术治疗。技术和手术的进步改善了患儿的预后，但仍有很大的改进空间。未来将继续需要多学科努力，以确定最佳治疗方法。通过采用物理疗法、显微外科神经重建、二次关节矫正和肌肉移位来帮助患儿最大限度地发挥患肢的功能作用。

预后　大多数神经功能障碍病例，在生后的最初几周到几个月内会完全自发性恢复。如神经轴索发生断裂，损伤程度决定了自然病程恢复的进度，自然恢复可能要到 1~3 岁，部分患儿也许手术能得到更好的结果。根据自然病程，撕脱伤的预后差，即使手术效果也有限。持续的神经损伤导致上肢功能障碍、关节脱位可能。

预防　避免诱因。

（郑　珊　裴新红）

géshénjīng sǔnshāng

膈神经损伤（phrenic nerve injury）　由膈神经受损引起的神经功能障碍。横膈膜是薄的骨骼肌，位于胸部底部，将腹部与胸部分开。吸气时，膈肌收缩并变平使胸腔产生真空效应，将空气吸入肺部；呼气时，横膈膜放松，空气被挤出肺部。两侧的膈神经是控制膈肌的唯一神经，起源于颈神经 C3~C5，沿着颈部穿过胸部插入横膈膜。膈神经在呼吸中起着关键作用。膈神经损伤在新生儿是一种罕见、严重的疾病，通常导致膈肌麻痹和抬高（隆起）。

病因及发病机制　膈神经损伤既有后天性，也有先天性，后者罕见。在新生儿期获得性膈神经损伤通常是由于分娩过程外伤或心胸外科手术并发症所致。与出生相关的膈神经损伤通常与臀位分娩和肩难产有关，此时可能会发生牵引和过度拉伸 C3~C5 神经根，导致膈神经断裂或撕裂，通常是单侧的。与出生相关的膈神经损伤在活产儿中发生率约为 0.07‰，病死率为 10%~15%。

临床表现　膈神经损伤可完全没有症状，当发绀、呼吸不规则和无力时，必须考虑膈神经损伤（C3~C5）并伴有膈肌麻痹。损伤通常为单侧，75% 的病例与同侧臂丛神经麻痹有关。膈神经损伤后呼吸为胸式呼吸，腹部不因吸气而鼓起；患侧肺部呼吸音减弱；膈肌的推力在正常侧肋缘下方通常可以感觉到，而患侧消失。

诊断及鉴别诊断　通过荧光透视或实时超声检查，显示横膈膜的反常运动，超声检查可确诊。MRI 在确定膈肌结构方面也很有用。鉴别诊断包括膈肌麻痹、膈疝、牵拉伤和心脏手术后医源性损伤；还与肺隔离症、先天性心脏病、伴有呼吸窘迫的脊髓肌萎缩症和染色体三体等有关。

治疗　并非所有膈神经损伤的病例都会被确诊，当新生儿接受正压通气、双侧膈肌膨起、症状为轻中度或暂时性时，难以识别。膈神经损伤的婴儿应卧于受累侧，必要时给予吸氧，持续气道正压可能有益于扩张瘫痪的半侧膈肌，必要的情况下可能需要呼吸机辅助机械通气。发病初，需要静脉营养；随后，根据婴儿情况，可开始逐渐胃管或口服喂养。如果婴儿在 1~2 个月未能自发恢复，需要折叠膈肌手术。

并发症　呼吸困难，肺部感染是严重的并发症。

预后　大多数病例无症状，不需要手术。手术适应证包括持续需要机械通气、反复感染和发育不良。

（郑　珊　裴新红）

xīnshēng'ér fùbù sǔnshāng

新生儿腹部损伤（abdominal injury of newborn）　分娩时引起新生儿腹部的损伤。少见，损伤脏器多为腹腔实质脏器，如肝、脾、肾上腺、肾。临床表现为少量出血或脏器包膜下出血时可无临床症状，有时肾上腺出血可触及腹腔包块，可有贫血貌；脏器破裂大量出血时可有腹肌紧张、严重贫血、休克，腹腔穿刺抽出大量鲜血。考虑腹部损伤首选腹部彩超，可初步了解出血部位、血肿大小、腹腔游离液体量等；增强 CT 可以明确损伤脏器及损伤级别。少量出血或脏器包膜下出血首先选择保守治疗，若出血量增加或包膜破裂需手术探查止血；若脏器破裂大量出血时，边纠正休克边术前准备，急诊剖腹探查止血或损伤脏器切除。

（郑　珊　张中喜）

xīnshēng'ér xiōngbù sǔnshāng

新生儿胸部损伤（thoracic injury of newborn）　分娩时引起新生儿胸部的损伤。罕见，可表现为肋骨骨折、肺挫伤、血胸、气胸、乳糜胸等。其中，乳糜胸是新生儿最常见的胸腔积液原因，多由于产伤（如臀位过度牵引）造成中心静脉压过高，导致胸导管过度扩张、破裂，可有呼吸浅促、患侧呼吸音低、叩诊浊音、心率增快及血压下降表现。长期大量乳糜液的丢失也可导致患儿脱水、电解质紊乱、营养障碍及免疫功能下降（见乳糜胸）。

（郑　珊　张中喜）

xīnshēng'ér gǎnrǎn
新生儿感染 (neonatal infections)

病原菌侵入新生儿机体后所产生的局部及全身炎症反应。以软组织感染最多见，宿主抗感染能力包括皮肤黏膜屏障、吞噬系统和免疫机制，新生儿皮肤黏膜屏障薄弱，保护功能不够完善，吞噬系统和免疫机制尚不够完善，易受外界的侵害而发生感染，如疖、淋巴结炎、新生儿脐炎、甲沟炎等一般感染，是小儿外科常见疾病。易感因素主要是由于各种原因造成的全身抗感染能力下降。临床表现为局部表现红、肿、热、痛、活动受限，疼痛多为持续性，急性炎症时疼痛剧烈，病灶部位有触痛或压痛，脓肿形成后局部有波动感。全身表现为体温升高，食欲减退、拒食，患儿表情淡漠，可有嗜睡、谵妄、惊厥、昏迷等中毒性脑病症状。皮肤、黏膜可见出血斑点。有严重感染后，患儿反应迟钝，机体抵抗力减弱，体温正常或下降，此时心率加快、心音低钝、心律失常，提示预后不良。

实验室检查见血白细胞计数升高，中性粒细胞比例增加，血C反应蛋白及降钙素原等升高常是细菌感染的敏感指标。重症病例生化检查有电解质紊乱，血培养有细菌生长，但在大量应用抗生素后，培养结果常呈阴性。超声及X线检查、CT对深部软组织感染诊断有帮助。外科治疗的原则是消除病原菌、促进毒素排出、增加机体抵抗力、恢复生理功能。临床多根据感染情况，采用药物治疗与手术切开引流相结合、局部与全身用药相结合的综合疗法。

由于新生儿皮肤薄嫩、皮肤角质层薄弱，结缔组织和弹力纤维发育不成熟，容易受伤而失去保护作用，所以护理应轻柔，应用柔软棉质衣物，忌某个部位长时间受压。一旦有感染应早期治疗。

（郑　珊　张中喜）

qíyán
脐炎 (omphalitis)

发生于脐残端的细菌性感染。

病因　新生儿断脐时或出生后处理不当，脐残端被细菌入侵、繁殖引起的急性炎症；或由于脐血管置管时被细菌污染而导致发炎。脐带创口未愈合时，长期异物刺激可引起脐部慢性炎症及形成肉芽肿。

临床表现　轻者脐轮与脐周皮肤轻度红肿，可伴少许分泌物；重者脐部及脐周明显红肿、脓性分泌物，常有臭味，可向其周围皮肤扩散成腹壁蜂窝织炎、皮下坏疽，或向邻近腹膜蔓延而导致腹膜炎。炎症进一步发展可沿尚未闭合的脐动脉管腔蔓延引起败血症或顺动脉近端蔓延发展为阴囊或大腿深部脓肿，若沿脐静脉延伸累及到门静脉、肝静脉和下腔静脉，可致静脉炎，可造成门静脉栓塞，产生肝外型门静脉高压，亦可导致肝脓肿，非常凶险。慢性脐炎常形成脐肉芽肿，表现为一小的樱红色肿物，表面可有脓性溢液，经久不愈。

诊断　根据临床症状容易诊断，重症可伴发热及全身中毒症状，血白细胞计数升高，中性粒细胞比例增加，血C反应蛋白升高。

鉴别诊断　应与下列疾病鉴别。①脐茸：是卵黄管的脐端残留黏膜。黏膜呈息肉状突起，樱红色，表面无开口，可分泌少许黏液，可合并脐炎。治疗上应以去除黏膜为主，可用电灼、硝酸银等破坏黏膜。若为有蒂的脐茸，则给予蒂部结扎，使之缺血、坏死、干枯脱落。但应注意其临床伴发畸形。②脐窦：是卵黄管远端部分未闭而残留的短小窦道。开口于脐孔，内壁黏膜可分泌黏液。因脐窦排液不畅，可合并感染。用探针检查可以确诊，或注入造影剂侧位摄片可做检查。处理应控制感染后行窦道切除。③脐瘘：是卵黄管未闭存在脐部与肠腔相通的管道，又称卵黄管瘘或脐肠瘘，临床少见。脐部可有少量气体或粪臭肠液流出，甚至可排出粪便。脐部检查可见黏膜中央有瘘口，注入造影剂可见造影剂进入小肠。处理应行瘘管切除术。

治疗　轻者脐部用2%碘酒及75%酒精清洗，每日2~3次。若有明显脓液、红肿向脐周扩散者，除局部消毒处理外，须选用广谱抗生素。有脓肿形成或有腹膜炎、败血症等，则应行切开引流，脓液或血液培养，并做药物敏感试验，指导临床针对性选用抗生素。并应注意患儿全身情况的纠治，给予必要的支持疗法，输血或血浆，注意内环境稳定。慢性肉芽肿可用硝酸银棒或10%硝酸银溶液涂擦，大肉芽肿可用电灼、激光治疗或手术切除。

（郑　珊　张中喜）

xīnshēng'ér rǔxiànyán
新生儿乳腺炎 (mastitis neonatorum)

新生儿乳腺被细菌侵入而引起的化脓性感染。新生儿出生3~5天，不论男性或女性，均可出现乳腺增大，而且有少量淡黄色乳汁样物流出，这是婴儿出生前受母体雌性激素影响所致，属正常现象，2~3周消失，无须做任何处理。若挤压乳腺，会损伤乳腺皮肤，细菌极易经破损处侵入，引起乳腺炎；也有因贴身衣物粗糙摩擦乳头皮肤损伤，引起感染。病原菌多为金黄色葡萄球菌。早期患儿有哭闹不安，局部红、肿、热、痛，病情发展可伴有发热、嗜睡、呕吐、面色苍白等败血症症状，治疗不及时后期则形成脓肿。外周血常规检测，白细胞计数及C反应蛋白升高。

早期仅有轻微红肿，可外敷莫匹罗星软膏、鱼石脂软膏或如意金黄散等，也可选用超短波、频谱等理疗，并配合抗生素及支持治疗。出现波动感时，应及时切开引流，切口以乳头为中心呈放射状切开，范围应达与正常皮肤交接处。同时给予足量广谱抗生素，在没有培养药敏结果之前，一般多采用对金黄色葡萄球菌有效的抗生素，以后根据培养结果再调整抗生素种类。支持疗法尽量让患儿进乳，并注意补充水、电解质、热量及维生素，加强营养及机体抵抗力，促进抗病能力及创面愈合。预防方面，应加强健康教育及育儿知识普及，消除错误的育儿做法，注意皮肤护理，衣服清洁柔软；避免不必要的损伤；提倡母乳喂养，增加抵抗力。

(郑 珊 张中喜)

新生儿腮腺炎（neonatal parotitis） 新生儿腮腺被细菌侵入而引起化脓性感染。临床罕见，最常见病因为金黄色葡萄球菌感染，危险因素包括早产、脱水、先天畸形、经口喂养时间延长和败血症。耳前和耳下皮肤发红、腮腺肿胀，局部皮温升高、哭闹拒奶，有脓性分泌物从腮腺管进入口腔，多伴有发热，发展迅速。当患儿出现面部肿胀、发红、哭闹、拒奶，应考虑新生儿腮腺炎可能，实验室检查通常为非特异性，可出现白细胞计数伴中性粒细胞比

例升高，红细胞沉降率、淀粉酶升高，但结果正常不能排除腮腺炎可能，脓液培养阳性可确认诊断。超声检查可显示腮腺炎症和水肿及脓肿形成、坏死或纤维化迹象。早期及时静脉抗生素治疗，药物通常选用第三代头孢菌素药物，给药周期为7～14天，必要时脓肿切开引流，整体预后良好。

(郑 珊 张中喜)

新生儿皮下坏疽（neonatal subcutaneous gangrene） 新生儿发生的皮下组织的化脓性感染。多在出生后1～2周发病，偶可见于婴儿；发病急骤，蔓延十分迅速，不及时医治，病死率较高。

病因及发病机制 新生儿皮肤薄嫩、皮肤角质层薄弱，结缔组织和弹力纤维发育不成熟，受到尿裤、被褥等摩擦而破损，细菌易从皮肤受损伤处侵入引起感染。新生儿长期卧位，受压的腰骶、臀部成为好发部位。病原菌多为金黄色葡萄球菌，少数为表皮葡萄球菌、产气杆菌、大肠埃希菌、铜绿假单胞菌等。

临床表现 身体受压部位（如臀部和背部）皮肤片状红肿，温度增高，触之稍硬，毛细血管反应明显，周围无明显界线。病变发展快，数小时内明显扩散，中央部位的皮肤渐变为暗红、紫褐色，触之较软，有漂浮感，少数病例积脓稍多时有波动感。晚期皮肤呈紫黑色，甚至溃破有稀薄脓液流出。全身表现为早期患儿有哭闹不安、拒奶、发热、嗜睡、呕吐、腹胀、面色苍灰等败血症症状。晚期出现中毒性休克、弥散性血管内凝血、呼吸衰竭和肾衰竭而死亡。

治疗 早期皮肤仅有轻微红肿，可外敷莫匹罗星软膏、多磺

酸粘多糖软膏、鱼石脂软膏或如意金黄散等，也可选用超短波、频谱等理疗，并配合抗生素及支持治疗。皮肤出现暗红及漂浮感时，应尽早切开引流。必须强调早期多个小切口切开引流，范围应达与正常皮肤交接处，以免病灶扩散。若病情仍有扩大趋势，应立即再做补充切口引流。如有大片皮肤坏死留有较大创面时，可应用负压封闭引流技术，促进引流和周围皮肤生长，缩短愈合时间。同时给予足量广谱抗生素，在没有培养药敏结果之前，一般多采用对金黄色葡萄球菌有效的两种抗生素，以后根据培养结果再调整抗生素种类。早期中毒症状比较重、体温较高者，可加用激素治疗，可减轻中毒症状和降低体温。支持疗法尽量让患儿进乳，并注意补充水、电解质、热量及维生素。可使用白蛋白、新鲜血浆等增强营养及机体抵抗力，促进抗病能力及创面愈合。

预防 加强卫生健康教育，注意皮肤护理，衣服用具等须消毒。保证尿布清洁柔软，常更换卧位，避免长期仰卧不动。勤洗澡，勤换尿布，预防红臀，避免不必要的注射和损伤性的检查。提倡母乳喂养，增加抵抗力。

(郑 珊 张中喜)

新生儿肛旁脓肿（neonatal abscess of anus） 因新生儿肛周皮肤或软组织感染或肛管内隐窝感染化脓后引流不畅而形成脓肿。

病因及发病机制 病因尚无定论。有以下理论：①胚胎期直肠颈部黏膜向下延伸套入后肠，覆以上皮细胞，形成肛窦，肛窦内有肛腺。当腹泻、便秘时易引起肛窦炎及肛腺炎，并向直肠肛

管周围疏松组织扩散而形成肛旁脓肿。②新生儿期肛管、直肠黏膜局部免疫结构未成熟，白细胞吞噬能力及免疫球蛋白的生成较弱，直肠黏液中 IgA 缺乏是导致新生儿肛周感染的主要因素。③免疫缺陷性疾病如急性白血病、再生障碍性贫血、先天性家族性粒细胞缺乏症等，易合并肛周感染、脓肿形成。④新生儿肛门周围皮肤、黏膜娇嫩，易被粗糙的尿布或便纸擦伤，可引起肛周感染、隐窝炎，继而形成肛旁脓肿。

病原常见为金黄色葡萄球菌。在男婴和女婴中其病原菌有所不同，男婴中多为大肠埃希菌，而女婴中金黄色葡萄球菌占多数。此外，尚有链球菌感染的报道，偶见厌氧菌感染的存在。

临床表现 肛门旁红肿、硬结和压痛，脓肿形成可有波动感，穿刺时抽出脓液。患儿常因疼痛而哭吵不安，尤其在排便时哭吵更剧，可有发热，有时体温甚至可高达 38～39℃，食欲减退甚至呕吐、精神不振等全身症状。若治疗不及时，脓肿往往自行溃破有脓液流出，疼痛缓解。

诊断 根据肛旁红肿、压痛阳性，化脓后有波动感等症状，诊断并不困难。追问病史，部分患儿近期可有腹泻病史。彩超检查可明确感染范围、有无化脓及有无瘘管形成。

治疗 早期可行保守治疗，红肿区可用莫匹罗星软膏外涂或外敷如意金黄散；同时保持肛周皮肤清洁干燥，保持排便通畅，治疗腹泻。若局部脓肿形成，波动感明显，需行脓肿切开引流，切口与肛门呈放射状方向，大小与脓腔一致，保证充分引流通畅。无败血症症状没必要全身应用抗生素。可用 1∶5000 高锰酸钾溶液坐浴，每日 2～3 次，保持局部清洁，加强肛周皮肤的局部护理。

预防 新生儿肛旁感染、肛旁脓肿临床常见，应以预防为主，及时治疗腹泻，保持肛周皮肤清洁，避免损伤。早期发现、早期治疗至关重要。一旦脓肿形成，充分的切开引流及坏死组织的彻底清除，有助于提高治愈率，避免感染迁延、反复发作而形成肛瘘。

（郑　珊　张中喜）

xīnshēng'ér gānglòu

新生儿肛瘘（neonatal anal fistula） 因新生儿肛旁脓肿治疗不及时和/或未充分切开引流，脓肿向直肠、皮肤溃破，有稀薄粪液从皮肤溃破处流出形成瘘管，如此多次反复发作形成的慢性瘘管。多在出生后 1～2 个月内发病，男婴多见，90% 皮下浅脓肿。新生儿及婴幼儿深部的骨盆直肠间隙脓肿极为少见。

病因 见新生儿肛旁脓肿。

病理 该病开始一般为肛门直肠周围软组织感染，表现为组织反应性蜂窝织炎。以后炎症局限形成脓肿。脓肿多在肛门附近的皮下和直肠黏膜下，若不及时治疗，可穿入直肠周围组织间隙中，如会阴、前庭、大阴唇和阴道，形成窦道或各种直肠瘘。

新生儿肛瘘多无复杂的分支，即多为低位的简单型肛瘘，极少向深部蔓延形成复杂瘘。男婴多为直肠会阴瘘，内口大多位于肛窦，且以截石位 3 点和 9 点位两处最为多见；女婴多为直肠舟状窝瘘或阴唇瘘，肛瘘的内口多见于直肠前壁中央、齿状线附近。瘘管内衬有完整的黏膜。

临床表现 肛旁脓肿溃破或引流不畅时有稠厚脓液溢出，继而脓液渐减少，有稀薄粪液从溃破处流出，形成瘘管。多次反复发作，则形成慢性瘘管。局部可见皮肤外瘘口，颜色较正常皮肤深暗。

诊断 根据肛旁脓肿形成病史及局部所见，诊断并不困难。同时可做以下检查，以进一步判明。①直肠指检：可触及小硬块，硬块的中央凹陷即为瘘管内口，多位于齿状线上下 2cm 之内。同时可触及一条索状瘘管，按压瘘口可见脓液从外口溢出。②肛门镜检查：常能发现内口，多位于隐窝或黏膜与皮肤交界处。③瘘管造影：用 30%～40% 碘油溶液，或 38% 泛影葡胺溶液注入外口，在 X 线下作持续动态观察，以确定瘘管长度、方向、有无分支等。

治疗 新生儿肛瘘以保守治疗为主。保持局部清洁，可用 1∶5000 高锰酸钾溶液坐浴，每日 2～3 次。若肛瘘反复感染，待患儿 6 个月以后，根据患儿瘘管长短（瘘管外口距离肛门口的位置），可行瘘管挂线、瘘管切开或瘘管剔除手术。术后处理同样以坐浴为主。肛瘘术式选择的主要原则是患儿年龄较大（如学龄儿童）和瘘管较长（>2cm），可手术将瘘管完整切除；年龄较小和瘘管较短的患儿可行挂线或瘘管切开手术；直肠前庭瘘等肛门前瘘管应选择瘘管切除瘘修补术。

预防 见新生儿肛旁脓肿。

（郑　珊　张中喜）

liántǐ'ér

联体儿（conjoined twins, siamese twins） 单卵双胎在妊娠早期发育过程中未能分离或分离不完全所致身体某一部分相连的罕见的胚胎发育畸形。发病率为 1/（5 万～10 万）次分娩。约 40% 的联体儿发生宫内死亡，30% 的联体儿在出生后 1 天内死亡，仅约30%的联体儿出生后存活。在活产胎儿中，男女比例约为1:3。联体儿发生在受精后13~14天的原条状发育阶段，胚胎从轴向分离形成2个平行的胚胎，导致单绒毛膜单羊膜囊的单卵双胎形成，这种胎盘形成的方式是联体儿的特点。两种相反的理论解释联体儿的形成，即"融合"和"分裂"理论。"融合"理论最早被提出，其认为联体儿由2个分离的胚胎融合而成。"分裂"理论认为，受精卵在形成单卵双胎的过程中不完全分裂，如果受精卵分裂发生在胎盘发育的2周后，即导致联体儿的形成。

联体儿的类型主要分为对称性和非对称性，对称性联体儿占联体儿的绝大多数。对称性联体儿可分为腹侧联体、背侧联体和横向联体，非对称性联体儿包括寄生性联体儿和"胎中胎"。联体儿常合并其他畸形，最常见的是泌尿生殖系统畸形，其次是中枢神经系统畸形和肌肉骨骼系统畸形。超声和MRI检查是联体儿产前诊断的最重要工具，经阴道超声可以在妊娠早期进行诊断，MRI能够较清晰显示胎儿身体重叠情况。对于存活联体儿而言，分离手术是最主要治疗措施，需要多学科合作。

（郑　珊　董晨彬）

duìchènxìng liántǐér

对称性联体儿 (symmetry conjoined twins)

双胎身体对称以腹部、背部、侧面等连在一起的联体儿。占联体儿的绝大多数，女性比例高于男性。对称性联体儿可大致分为腹侧联体、背侧联体和横向联体。根据连接的部位可进行细分，腹侧联体可分为头部联体、胸部联体、脐部联体、坐骨联体；背侧联体可细分为颅部

联体、臀部联体和脊柱联体。横向联体即侧方联体，往往有共同的骨盆。具体种类包括双胸联体（分离的胸腔）、双头联体（1个躯干，2个头颅）和双面联体（1个躯干，1个头颅，2张面）。其中，胸部联体（包括胸部-脐部联体）最为常见，其次是双头联体、颅骨联体和脐部联体。对称性联体儿还包括其他难以归类的和罕见类型的联体儿。

（郑　珊　董晨彬）

búduìchèn liántǐér

不对称联体儿 (asymmetry conjoined twins)

双胎中一个胎儿中途停止不发育，仅有一小肢体附着于另一个胎儿的联体儿。包括寄生性联体儿和"胎中胎"，是联体儿十分罕见的非典型表现，多见于个例报道。两个联体儿其中一个发育尚可，另一个明显发育不全。不对称联体儿发生率是对称性联体儿的1/20，男性比例高于女性。

（郑　珊　董晨彬）

bànliántǐ jīxíng

半联体畸形 (semi-conjoined deformity)

以腹、盆腔以下脏器出现重复为主要表现的畸形。又称尾端重复畸形（caudal duplication, CD）。1993年多明格斯（Dominguez）等人将相关畸形定义为尾端重复畸形综合征（caudal duplication syndrome, CDS），由胚胎发育不同阶段的胎儿受累引起的严重程度不一的后肠复制、下泌尿生殖道复制、脊髓和脊椎异常。半联体畸形是一种罕见的先天畸形，尚未有其发病率的报道。

病因及发病机制　尚未完全阐明。半联体畸形中所包含的发育畸形囊括了内、中、外三个胚层，因此推断畸形发生于胚胎发

育的早期。通过分子相互作用，导致晚期原肠发育受损，形成异位原条，从而导致尾侧细胞团（caudal cell mass, CCM）异常重复。随后，2个CCM之间位置异常的中线间充质过度激活，通过中央隔将后肠衍生物分开。活性不足的尾侧间充质则导致尾侧发育不全的特征出现。

半联体畸形的发病机制可能有以下几种假说。①妊娠23~25天CCM损伤：在妊娠第23~25天发生的损伤导致神经肠管的不完全退化。穿过CCM的神经肠管可能导致分隔脊索的纤维带形成，从而导致下脊柱和脊髓的重复。当相邻的中胚层和内胚层也发生分裂时，可能会发生肠道或泌尿生殖器官的重复。②半联体起源于联体儿：单卵双生子的不完全分裂；正常脏器的完全融合和重复畸形脏器的不完全融合。③外胚层与内胚层之间的黏附：脊髓分裂畸形是由外胚层和内胚层之间的黏附或副神经肠管导致，内侧间充质束将发育中的脊索一分为二，导致2个半神经板的形成。④尾区间充质增生：多处发生的原发性发育区缺陷或某些发育基因的突变或错误表达，如一个或多个远端HOX基因可能导致尾侧间充质异常增殖。

临床表现　复杂多样，主要表现为尾区部位消化系统、泌尿系统、脊椎、外生殖器的重复畸形，具体表现为肛门、直肠、结肠、尿道、膀胱、尾骨等重复畸形。肛门直肠畸形是半联体儿常见的消化系统畸形，其中最为常见的是会阴瘘和直肠前庭瘘。结肠重复畸形最常见的是横结肠中段重复。泌尿系统重复畸形最常见的是膀胱和尿道重复，且重复见于矢状面。脊椎重复畸形包括

脊髓脊膜膨出、脊髓栓系综合征、脊髓脂肪瘤、脊髓积水。尾区外的相关畸形包括腹壁（脐膨出）、心脏（动脉导管未闭、室间隔缺损、房间隔缺损）、胃肠道（梅克尔憩室、肠旋转不良、十二指肠闭锁、小肠闭锁、食管重复畸形）及肢体畸形（单侧下肢发育不全），这些畸形临床上出现频率不一。

诊断 产前超声和MRI检查可以帮助半联体畸形的诊断。患儿腹腔超声检查和骨盆CT三维重建有助于观察腹腔内畸形脏器。

治疗 需要多学科评估，治疗原则是挽救患儿生命、矫正畸形。外科手术的目的是尽可能保留及恢复患处器官的功能，术后需要多学科团队护理。出生后第1个月内最常见的手术干预是伴有梗阻症状的肛肠畸形的结肠造瘘、急腹症（肠膀胱瘘）及脐膨出修复术。此后，半联体畸形的治疗常与患儿出现的症状相关，如对于便秘行结肠造口术和结肠重建术，脊髓栓系行松解术，尿失禁行扩大膀胱术，反复性尿路感染可用抗生素治疗。部分病例行外生殖器矫形美容术，如阴茎重建术和阴道重建术。

并发症 依据畸形部位不一，半联体儿可出现不同并发症。膀胱、尿道重复畸形可出现膀胱输尿管反流、持续性漏尿及尿失禁。肛门、直肠重复畸形可出现大便失禁和长期便秘。脊髓脊膜膨出等脊椎畸形可导致下肢瘫痪。半联体儿术后可能出现切口愈合不良、压疮等并发症。

预后 半联体儿大部分均在胚胎期死亡，可以活产的病例较少，成功接受手术并存活的病例更为罕见。

（郑 珊 董晨彬）

jishēngtāi

寄生胎（parasitus） 完整胎体的某部分寄生有另一个或几个不完整胎体的先天性疾病。又称胎中胎。非常罕见，新生儿发病率为1/500万，男女发病率无明显差异。寄生胎多位于寄主胎儿的腹膜后区，也可见位于颅内、口腔、纵隔、肺、肝、阴囊、骨盆、肠系膜、骶尾部。通常经母亲妊娠期常规产检时发现，表现为胎儿腹部出现逐渐增大的囊实性包块，典型的影像学表现为椎骨轴样钙化或常见的脊柱结构。

病因及发病机制 该病是单绒毛膜囊双羊膜囊双胎异常发育而形成。发生机制一般认为是由于受精卵在胚胎发育早期（囊胚期）的内细胞群阶段，胚泡内全能细胞团分裂成二或三团以上的内细胞群，如这些内细胞群均等地发育便成为正常双胎或多胎；若因某种原因其中一团或几团内细胞群发育受限或停止，被包入另一团或几团内细胞群所形成的胎儿体内，就成为寄生胎。

临床表现 寄生胎大多于出生后1年左右发现，临床上主要表现为腹胀、腹部无痛性包块，若肿块较大，主要产生压迫症状，以及由代谢产物或无菌坏死、腐败后的毒素引起的中毒症状。寄生胎增大后的占位效应会造成脏器的压迫和移位，引发宿主合并症。腹腔内寄生胎致胃肠道受压引起宿主胎儿腹部膨胀、生后喂养困难、呕吐、黄疸等，也可引起泌尿生殖道受压；口腔内寄生胎会引起吞咽困难和腭裂；胸腔内寄生胎可引起呼吸困难和呼吸系统症状；颅内寄生胎可导致中枢神经系统症状。

诊断 影像学检查是产前诊断的重要手段，如产前超声和MRI。产前超声检查仍然是诊断寄生胎最重要且便捷的方式，大多数初始异常都是通过超声发现的。MRI可以弥补超声诊断的不足，并提供更多的信息，如肿块的解剖位置和组织特征，还可以了解寄生胎的血液供应情况以指导临床指定手术方案。胎儿出生后CT可见腹部囊实性肿块，三维CT可见寄生胎与其血液供应之间的关系，有利于手术方案的制订。一些间接征象如寄生在口咽部的寄生胎可引起患儿羊水吞咽困难、妊娠期羊水偏多等，可为早期诊断提供信息。

寄生胎病理特征与超声结合可有以下对应表现：①腹膜后、面部、骶尾部等可见囊实性肿块。②肿块边界清楚，壁薄（代表羊膜）。③囊实性肿块内实质性成分（寄生胎）随孕周增大而增大，并渐具胎儿形态，可见增厚皮肤、脊柱、肢体、散在骨或软骨样强回声，实质性成分周围为无回声区（代表羊水）。④肿块内可见脐带样血管蒂结构，彩色多普勒可显示平行的动脉-静脉分别与宿主动脉-静脉相通。⑤占位效应，胎体肿块压迫挤压周围组织，但对周围组织无浸润。

鉴别诊断 主要与畸胎瘤鉴别。寄生胎是由发育完善的胎儿器官、脊柱或四肢结构组成。畸胎瘤是由外、中、内三个胚层组织构成的发育异常的实质性肿瘤，可有分化成熟的软骨或牙齿；无椎骨、四肢及真正的器官，其切面可见单个或多个囊腔，囊内含有皮脂物质或黏液等，内亦可见散在不规则的骨组织或钙化灶等仅有零星骨质或钙化，包膜菲薄。

治疗 如果患儿是在出生前就诊断为寄生胎，可以终止妊娠，或者继续观察，待患儿出生后通过外科手术的方法进行摘除。出生后寄生胎一旦确诊，均需要尽早手术治疗，以免在患儿生长发育过程中肿块与周围组织粘连导致手术困难，应完整切除寄生胎及囊膜，避免泄露囊内容物，完整切除后预后良好。除了传统的手术方式外，腹腔镜技术具有创伤小、视野清晰、出血少等特点，可应用于腹部畸胎瘤的治疗，无论何种手术方式都应充分暴露视野，观察血管，切除完整，术后长期随访，定期进行影像学和血生化检查。

预后 寄生胎经有效治疗后预后一般良好，无恶化，术后应长期随访，甲胎蛋白及 β-人绒毛膜促性腺激素等肿瘤标志物可作为患者诊断、随访观察、确定寄生胎恶性复发的依据。

（郑　珊　董晨彬）

lèi wàikē zhuàngtài

类外科状态（surgical-like condition）

患儿以典型的外科症状就诊，但查不出外科病变的状态。常见的如学龄儿童反复腹痛、幼儿每晚腿痛等，临床各种检查均为阴性，内科会诊又常以局部症状而转回。此类有身体不适但查不出疾病者称为第三态，简称三态。此类类外科问题属于"三态问题"。常见的类外科问题主要包括以下六类，即环境适应反应类、忽视性不良习惯、对生理现象的误解、暂时性胎位后遗畸形、隐形畸形与术后不适。临床以解除症状，提高患儿生活质量为主。为患儿创造正常生活的条件，尽量维持患儿的正常生活规律；不要把患儿视为患儿而限制饮食与玩耍；针对具体病情，可依照有关专科知识，暂时用药或其他治疗，尽量解除痛苦。

（郑　珊　杨少波）

huánjìng shìyìng fǎnyìng

环境适应反应（environmental adaptive response）

人体对环境的适应需要有过程和一定的反应。例如，对饮食不当、空气污染、精神紧张、劳累过度以及某些慢性病灶的内部刺激，都需要人体的反应、调节与适应。小儿更需要对环境的适应，需要逐渐锻炼。

任何一个新的适应都有一定的反应。在正常情况下常无表现，但少数情况下表现为暂时不能适应的现象，常被称为"过敏"。小儿"过敏"的临床表现常见有四大类型，即渗出性反应、痉挛性反应、出血性反应与胸腺淋巴反应。①婴儿湿疹、风疹、过敏性水肿、皮肤瘙痒等属于渗出性反应。②过敏性喘息为气管痉挛，肠痉挛性腹痛为肠痉挛。病理上都是血管痉挛引起肌肉痉挛，都属于痉挛性反应。③过敏性紫癜、偶尔小量无痛性便血及显微镜下尿血等属于出血性反应，也是血管通透性的变化。④全身尤其是颈部淋巴结均稍增大属于淋巴体质反应。严重者胸腺突出肥大，相对肾上腺缩小，虽罕见但可致小儿应激能力低下，甚至发生猝死。

学龄儿童从家庭环境进入外界群体环境，需适应的范围扩大了。虽然饮食习惯不变，但可吸入性颗粒物大不相同。肠痉挛就是痉挛体质小儿一种常见的环境适应反应。随着生长发育与适应能力的完善，腹痛发作逐渐消失。至于患者过敏反应以哪种类型为主，则可能与每个人的体质不同有关。所谓需要适应的环境，包括外环境与内环境，除饮食、冷热、可吸入颗粒物、花粉等外界刺激外，也包括身体自身免疫的

建立与内分泌的发育变化等内部刺激。

（郑　珊　杨少波）

chángjìngluán

肠痉挛（intestinal spasm）

肠管平滑肌强烈收缩而发生痉挛引起阵发性腹痛，能自行缓解的状态。又称肠绞痛。

病因及发病机制 内因为患儿的痉挛性过敏体质，诱因可能为寒冷、异性蛋白质如食物或花粉等，剧烈运动引起肠道缺血如饭后快跑等。过敏反应也是免疫反应的一种形式。机体与抗原初次接触时无免疫、无明显反应；第2次（1周后）再接触时严重过敏，甚至死亡；以后小量多次接触后有免疫，无不良反应。该发展规律即接触、过敏、脱敏三部曲。过敏体质学龄儿，第1年偶尔接触致敏原时，基本上无反应，无腹痛。第2年就可能有某项致敏原已达到过敏水平，而表现为痉挛性腹痛。以后仍然不断接触，逐渐脱敏，而使腹痛消失。小婴儿断奶时期肠痉挛发展过程也是同样规律，大多数未被察觉，偶有个别发展为肠套叠，才引起注意。其他各年龄段也偶有发生过敏性肠痉挛，只是很少引人注意。因此原发性肠痉挛成了学龄儿特有疾病。

临床表现 突然发作的阵发性腹痛，部位以脐周为主，疼痛轻重不等反复发作，可自愈，有时伴有哭叫、出汗等，甚至面色苍白，不能直腰、不敢动。发作时间不长，多为几分钟或十几分钟。发作过后患儿一切恢复正常，夜间很少因疼痛而惊醒。原发性肠痉挛症状除腹痛外，很少同时有其他症状，如恶心、呕吐、发热、腹胀、腹泻、便秘等胃肠道疾病症状。

诊断与鉴别诊断 阵发性腹痛，发作持续时间不长；腹痛可自然消失，一切恢复正常。每天发作基本上不影响正常生活活动，长期也不影响正常生长发育。腹部检查无压痛、无紧张、肿物或肠型等阳性体征，肠鸣音正常，有时可触及条索状痉挛肠管，几分钟后变形或消失。稳定持续按压腹部常可缓解腹痛。血、尿、粪常规及腹部 X 线片通常无异常改变。疼痛发作时腹部 B 超及胃肠造影阴性，排除器质性病变。

早期初次发作时需排除各种常见急腹症如肠套叠、阑尾炎等。明确是否有阳性腹部体征，辅以腹部 B 超多可鉴别。慢性的复发性腹痛，需要与各种继发性肠痉挛鉴别：①消化道炎症、溃疡、肿瘤、重复畸形的存在，影响蠕动，引起肠痉挛。②胆胰管汇合异常导致胆胰反流与胆总管扩张与结石，都能引起肠痉挛或奥迪（Oddi）括约肌痉挛。③幽门螺杆菌或贾第鞭毛虫感染引起幽门或胆管痉挛。④神经性腹肌痉挛如腹型癫痫、腹型破伤风、脊髓瘤等。⑤血液血管病如腹型紫癜、腹型破伤风、脊髓瘤等。⑥代谢病如克汀病、糖尿病。⑦慢性免疫病如风湿病、川崎病等。⑧农药中毒及食物中毒。以上情况均属于慢性情况，可行相关检查，按计划逐项实行排除。一般是先按原发性肠痉挛治疗，边治边查。

治疗 原发性肠痉挛非器质性疾病，不需要治疗。但事实上通常需要治疗，且不可轻视。主要包括以下三个方面。①解除家长顾虑：是小儿"三态"治疗的第一任务，因家长的顾虑会影响孩子心理，心理忧虑可发展为生理损害。家长对小儿急性腹痛的顾虑主要是担心急腹症手术风险，或误诊危及生命，慢性腹痛时担心恶性肿瘤。因此医师需仔细诊断与鉴别诊断，排除急腹症与肿瘤，并将所有的循证证据都公开使家长看到，透明行医。②解除患儿痛苦：对症使用解痉脱敏药，并解释用药的目的和作用。偶尔短暂腹痛不需用药，只需物理疗法为宜，如休息、俯卧、保暖、针灸等均可减轻疼痛。③预防并发症：肠痉挛是暂时性功能紊乱，小婴儿肠套叠可算是其唯一的器质性并发症。但肠套叠有独特的临床表现和诊断治疗，与原发性肠痉挛完全不同，也不会混淆。

预后 良好，一般 2~3 年后可自然痊愈。有报道学龄期后发作次数明显减少而消失。

（郑　珊　杨少波）

wútòngxìng shuǐzhǒng

无痛性水肿（painless edema）

突然发生在身体表面某部位的局限性水肿，皮肤发亮，但无疼痛或其他全身症状的状态。俗称过敏性肿。多见于婴幼儿。患儿多为渗出性过敏体质，病因不明。个别情况与局部接触有关系，但尚未证实。健康婴儿突然发现手足或包皮水肿发亮，较大的幼儿更常见上唇、下唇或耳朵突然肿大。一般无痛无痒，也无全身症状、无发热，精神良好。患儿吃玩照常，甚至也不妨碍局部活动。局部肿胀明显，高出正常皮肤，界线清楚。皮肤颜色稍显苍白，纹理正常。肿胀部软，无波动，透光试验阳性。无压痛，无皮肤触痛。局部皮肤触觉、痛觉、冷热感觉均存在。一般 1~2 天内自然消退，不留任何痕迹。表现为表皮水肿者，局部局限性凸起，乳白色，无任何知觉，剪除时也不痛。暴露真皮面则有少量淋巴渗出、表面有触痛。暴露空气中，1 天后干燥愈合。1~2 天后知觉恢复正常，但局部颜色保持深红约 1 周。

皮下水肿型无症状，无须治疗，只需保护不受损伤，任何治疗均有害无益。表皮下水疱也无症状，1~2 天内自愈，只需包扎保护。液体吸收，表皮干燥成痂，1 周后逐渐脱落。然而小儿常使水疱破裂而感染，致使局部疼痛、周围红肿，而需将表皮全部剪除，真皮全面暴露，待自然干燥。因此可在无菌条件下将水疱剪破，加压包扎。

（郑　珊　杨少波）

wútòngxìng biànxuè

无痛性便血（painless anal bleeding）

小儿大便后发现粪块外表沾有血迹，或便纸上有血，偶尔便后滴两滴血的状态。此外无任何症状，不痛不痒，无便秘、腹泻、贫血。患儿多为过敏性出血性体质，在适应环境条件下，细胞免疫旺盛时期，肠道内淋巴滤泡增生，直肠内受粪便及强力排出蠕动影响，可能致使黏膜内淋巴滤泡损伤有小量出血。诱因尚难确定。因此很难预防出血。诊断依据小量无痛性便血病史，肛门检查无肛裂、无红肿，指检阴性，但黏膜表面光滑而不平，如玉米样纹理。有时可以摸到息肉。直肠镜检可见排列整齐的玉米粒状黏膜凸起（或见到息肉）。钡灌肠排出注气双重对比造影，可见到整齐网状的淋巴滤泡增生或手指够不到的高位息肉。但必须与以下疾病鉴别：①家族性结肠息肉，为恶性趋势之儿童疾病。②肠乳头状瘤及各种炎性息肉或乳头状瘤（如克罗恩病或结核）：均为多发性息肉样病变，同时合并其他肠道症状。单发的乳头状瘤非常罕见，幼儿年龄以上不愈的息肉，应以切除活检为妥。③出血性过敏体质患者，不一定表现为大便带血，也可能小便内常有大量血细胞，则必须排除泌尿系肿瘤与畸形。④过敏性紫癜，有明确的器质性损害（如血小板减少或贫血），也当视为器质性疾病处理。

该病无须治疗，预后良好，既无不适症状，也无威胁性后果，常于 1~2 年内可以自愈，不留后遗症。

（郑 珊 杨少波）

yòuniánxìng xīròu

幼年性息肉 (juvenile polyp)

小儿发生的以消化道黏膜肿块状突起为特征的病变。又称青少年息肉。可发生在消化道的任何部位，但以结肠和直肠最多见，是小儿慢性小量便血的主要原因。男童多于女童，3~6 岁多见。

病因 尚无定论，但认为肠黏膜炎性病变和慢性刺激是形成的重要因素。肠黏膜由于长期炎症和机械性刺激，发生表皮、腺上皮及其下层组织的局限性增生，就形成了息肉。个别小儿肠息肉可能是肠腺瘤类良性肿物。

病理 幼年性息肉为以肉芽组织、瘢痕组织及肠黏膜增生之瘤样组织组成，其表面多有感染、糜烂等慢性炎症改变。息肉为圆形或椭圆形肿物，大小不等，小者直径仅数毫米，大者则达 3cm 以上。息肉表面光滑或参差不齐如草莓状，色泽多为鲜红，与肠黏膜相似，若有发炎或出血则呈暗紫色。大部分息肉质软、易碎，少数则质地坚硬。息肉发生的早期其基底部较宽，以后由于肠蠕动的作用，逐渐将息肉向下推动，而使其附着的肠黏膜形成细长蒂柄。有时息肉可以在其蒂部自行折断而脱落，随粪便排出而自愈。

偶尔盲肠、回肠息肉可引起肠套叠。息肉多生长在直肠、乙状结肠交界附近，并多见于后壁，多为单发，少数为 2~3 个大小不等者散在于直肠、乙状结肠附近。

临床表现 慢性便血是幼年性息肉的主要症状。便血常发生在排便结束时，在粪便的表面有一条状血迹，呈鲜红色，不与粪便相混，量较少，少数病例便后自肛门滴数滴鲜血，由于息肉脱落引起大量出血者罕见。当息肉表面有继发感染时，除便血以外尚有少量黏液，有时在粪便的血迹处，可见一条状压痕，为息肉压迫粪便所致。患儿排便时一般无任何痛苦，无里急后重症状。低位或有长蒂的息肉，排便时可将其排出肛门外，于肛门处可见一红色球状物，若不及时将息肉送回，可发生嵌顿而脱落和出血。

诊断 对外貌健康但有慢性无痛性大便带血，而无发热、腹泻，或其他血液病症状者，均应考虑息肉。直肠指诊为最简单可靠诊断方法。若能摸到圆滑柔韧且稍能活动之小瘤（一般为豌豆至杨梅大小），便可肯定为直肠息肉。高位息肉特别是长蒂大息肉，有时也可因肠蠕动之推动或黏膜下垂而拖下至直肠，偶可在直肠指诊时摸到。指诊时需注意与粪球区别。粪球活动范围较广，在肠腔内游离而无与肠壁附着之处，用手指压之可使其变形。若能在灌肠或排便后再查，粪球应消失，息肉则更易查到。有时直肠壁后之淋巴结增大常被误诊为息肉。但用手指轻摸时（不加压力）则无边界完整清楚之球形感觉。有时在女童可触到子宫颈或卵巢等，不可误为是息肉。如果指诊阴性，应检查大便、血常规以除外慢性痢疾、肠炎或其他出血性疾病，

并可行 B 超或纤维结肠镜检查及钡剂灌肠造影（空气对比法），对高位息肉有一定的意义。在不少指诊阴性患者中，B 超或镜检、X 线造影等方法均不能得到肯定诊断，仍不能排除青年息肉的可能，但能排除很多更严重的肛肠疾病。

治疗 目的主要在于早期停止便血，以保证患儿的健康，并解决家长的担心。所有直肠及结肠息肉，均应将其摘除。对单个或少数散在的息肉，应根据息肉的部位和形态采用不同的治疗方法。

对直肠下段息肉可经肛门切除。骶麻后扩张肛门，用组织钳将息肉拉出，结扎蒂部，切除息肉；或使用肛门镜套扎法，圈套器套住息肉蒂部电灼切除息肉。指诊时能摸到的有蒂息肉，可采用手法摘除，方法是直肠指诊时，以手指末节将息肉勾住，并轻轻向骶骨面上挤压，将息肉于蒂部捏断。手法摘除息肉后，应密切观察直肠出血情况。

对于高位直肠或结肠息肉，可用乙状结肠镜或纤维结肠镜配合息肉摘除器切除息肉，术前按结肠手术要求做好肠道准备，清洁灌肠。检查应在全麻下进行，最好选用小儿纤维结肠镜，3 岁以上小儿也可用成人纤维结肠镜。发现息肉后用电凝摘除器的套圈，套在息肉的中段或近息肉处，并轻轻牵拉息肉，使息肉悬在肠腔中再行电凝。若用内镜未能摘除息肉，或无此条件时，则需行剖腹术，切开肠壁摘除息肉。

预后 小儿幼年性息肉多属自限性疾病，息肉摘除后，临床症状即消失，且一般无恶变潜能。年长后直肠黏膜强度增加，该类青年息肉不再发生。

（郑 珊 杨少波）

línbālǜpào zēngshēng

淋巴滤泡增生（lymphatic follicular hyperplasia） 小儿无痛性便血无息肉的状态。患儿系过敏性出血性体质，在适应环境条件下，细胞免疫旺盛时期，肠道内淋巴滤泡增生，直肠内受粪便及强力排出蠕动影响，可能致使黏膜内淋巴滤泡损伤有小量出血，诱因尚难确定。指检无息肉，但可摸到肠黏膜呈密集的扁平丘疹样感（如玉米棒表面）。钡剂灌肠也可有同样玉米棒图像显示。此为该年龄段的淋巴组织发育特点，一般为偶然出血，量也不大。无须治疗，1~2年内可自愈。预后良好，既无不适症状，又无威胁性后果。

（郑　珊　杨少波）

liángxìng línbājié zēngdà

良性淋巴结增大（benign lymphadenopathy） 学龄前儿童颈部两侧的淋巴结增大，但大小、形状、硬度、活动度均在正常范围，既无全身症状也无局部症状的状态。属于过敏反应，非器质性病变。患儿为淋巴性过敏体质。诱因可能为细菌或病毒类微生物侵入引起免疫性淋巴反应，但未造成感染。只是过敏体质患儿淋巴表现比正常儿突出明显。多数患儿是偶然转头，家长发现颈部可见小肿物，摸之活动而无痛。患儿本人并无感觉。其实此种小肿物是正常淋巴结，自小婴儿时期即已存在，只是未被注意。至学龄前，皮下脂肪减少，颈部发育伸长，淋巴结比较容易显出。特别是淋巴性过敏体质患者，正常淋巴结就比较偏大。有时也表现时大时小的变化。无论任何变化也无全身症状或局部症状（如发热或红肿疼痛）。

正常淋巴结的标准有以下四条。①大小：最长径不超过1cm。②形状：长圆扁如蚕豆，不呈球形或半球形如栗子（说明张力高、生长快）。③硬度：韧性如橡皮，非坚硬、非囊性感。④活动：有小范围的自由移动性，无压痛。

淋巴结分布的部位与年龄有关。小婴儿先在枕后发迹头皮下和耳前、耳后皮下。幼儿颈侧颌下逐渐明显，咽部扁桃体也同时增大。学龄以后注意到腋下或腹股沟均可摸到。只要符合正常四条标准，都属于正常淋巴结反应。非淋巴过敏体质患儿很少增大。

患儿无症状，符合正常淋巴结四条标准，即可诊断。然而诊断指标多有主观判断成分，定量数据不准。特别是不能明确与肿瘤鉴别时，应考虑切除或做活检。正常淋巴结增大，是正常范围内的免疫反应，无须治疗。

（郑　珊　杨少波）

hūshìxìng bùliáng xíguàn

忽视性不良习惯（neglected bad habits） 小儿便秘、白天尿频、夜间不尿或尿床等不良习惯，但检查无器质性或功能病变的状态。小儿吃喝拉撒睡等生理行为，会随着年龄与智力发育经符合社会规律训练形成习惯。但若小儿的习惯偏离正常社会规律，而家长也未注意及时纠正，则发展为不正常行为。主要包括习惯性便秘、习惯性便频、习惯性尿频与遗尿、习惯性呕吐等。

（郑　珊　杨少波）

xíguànxìng biànmì

习惯性便秘（habitual constipation） 每周排便少于3次，排便困难，粪便干、硬、粗，色棕黑，但不影响正常生活，检查精神、腹部、肛门均无异常的现象。

病因 ①饮食摄入不足：直接影响大便性状和排便状态。②食物成分不均衡：食物过于精细，或缺乏蔬菜尤其缺乏粗纤维容易发生便秘。③排便习惯不良：儿童饮食不规律和缺乏按时排便的训练，家长不予纠正；长时间有意识的抑制排便等。

临床表现 可表现在三方面。

全身症状 3天以上不排便可能自感有些腹胀，偶有短暂轻度腹痛。长期便秘可能影响食欲，有口臭、舌苔厚，甚至牙痛舌肿。大龄儿童可发生痤疮，皮肤、皮下小脓肿等所谓"上火"症状。长期患者晚期发生器质性病变或并发症者，可表现营养不良、贫血等有关症状。

排便症状 多因腹胀严重引起排便感觉。排便时肛门有痛感，排出困难，但一旦排出则很急，甚至有腹痛。排出后立即感到轻松。偶有小量带血。多数患者惧怕排便疼痛而不敢排便，或只排出一部分，稍得缓解而终止排便，后又有便意再排。故可能每日排便，甚至每日多次排便，但只是排出部分陈旧积粪。有个别严重便秘患者偶尔发生腹泻，稀便可绕过粪块而排出，腹泻后便秘如故。

粪便症状 一般正常饮食小儿每天排便1次，黄色软条，呈圆柱状，有黏性，能弯曲。便秘患儿粪便特点与粪便在直肠停留时间有关。①颜色：1天为黄色，3天为棕色，7天为黑色。②形状：1天弯条，3天直棒，7天小圆球或小圆球堆积。③硬度黏度：1天软而黏，3天硬而黏，7天硬不黏。④粗细直径：1天1.5cm左右，3天2cm左右，7天3cm以上。长期便秘患儿可能多日粪便混杂一起，多数排便时先排出为存留时间最长的粪便（粗硬黑球），后边是棕棒，最后为黄软细条。但常不肯排完，只排先头部分而止。柱状便条是在直肠内吸收水分而成形，小球状便则是在乙状结肠的结肠小袋内形成。

诊断 排便情况符合便秘条件，但生长发育、营养正常，肛门检查正常，肛门直肠测压正常，钡剂灌肠检查正常，排除器质性便秘，则可以诊断为习惯性便秘。神经精神系统检查正常，经开塞露刺激或洗肠试验排便正常，则肯定为可逆性习惯性便秘。

治疗 主要是纠正恶习，建立良好习惯。最常用的疗法是三段排便训练法。原则上习惯性便秘不需要手术治疗。晚期合并器质性病变如继发性巨结肠或乙状结肠冗长，也应隔一定时间洗肠使其空瘪休息而不可恢复时才考虑手术，常做的手术方式为巨大肠管或冗长肠管部分肠切除肠吻合。药物治疗原则上只做短期治疗或暂时治疗，如一些缓泻剂。饮食调节，多吃水果蔬菜和高纤维饮食，合理饮食，充分运动。

预防 饮食调理，增加富含纤维的蔬菜和水果。家长有责任注意孩子的排便习惯，督促患儿定时规律排便。

(郑　珊　杨少波)

xíguànxìng biànpín

习惯性便频（habitual bowel frequency） 每天超过2次排便，粪便不成形，或排便无知觉，用力随时排出，检查肛门和胃肠道正常，神经精神正常的现象。

病因 新生儿均表现为习惯性便频，国际上4岁以上不能意识性控制排便称为便频。中国人一般在2岁半时会训练其有意识地控制排便，原因是中国人习惯让母亲和新生儿生活在一起，随时照顾。所以习惯性便频的病因仍是家长关注与否的问题。

临床表现 典型表现为出生后排便正常，喝奶、大小便均符合婴儿生活规律，腹部及肛门检查无异常，几月龄或几岁以后无明显原因突然排便次数增多。粪便细软，但仍成形。个别患儿是在某次腹泻之后发生便频，但粪便也已恢复成形。多数患儿只是短期便频，每天排便3~4次，几天或几周内自然恢复正常。少数发展为恶性循环，粪便渐稀，次数增多。多见于幼儿时期，可有两种表现类型：一种为无意识型，患儿排便前无感觉，排出后立即控制，但已发生污裤；另一种为意识型便频，患儿频有便感，但能控制稍短时间，可保持不污裤。一般患儿除排便次数增多外无其他全身或局部症状，精神、食欲好，生长发育、营养正常，胃肠造影与粪常规均无异常。

诊断 排便次数多而无胃肠及肛门疾病，即可明确诊断。但必须排除类似疾病，首先需与失禁鉴别，便频患者能自主控制排便，只是次数增多，检查肛门括约肌与反射均正常。其次是与严重便秘的随时溢出鉴别，直肠内积粪太多，使患儿频有便意，但又难排出排净，于是频频排便。临床上常见的便频患儿多是肛肠术后的后遗症，不能与习惯性便频混淆。

治疗 便频患儿多是幼儿年龄，因此教育、训练多可见效。但已形成恶性循环者，需打断恶性循环。首先从消除排便意识入手，患儿急于排便时，及时洗肠，制造一个全空的直肠，自然会有一段时间无便可排。下次再急时再予洗肠，使患者逐渐习惯于一段时间无便意，然后逐渐延长洗肠间隔时间。最后达到每天2次、1次排便。同时延长粪便在直肠内停留时间，使粪便干燥。故2次洗肠之间，严格要求不许排便。实在控制不住，宁可站着排一部分，也不许坐盆排便，必要时可平时带用尿不湿随时防护。频繁洗肠若不方便，可逐渐改用开塞露。为使粪便干燥，可口服蒙脱石散及中药等收敛剂，从生理到心理亦有帮助。

预后 一般习惯性便频比较少见，治疗也比便秘容易。短期训练多可痊愈，可能与患儿年龄较大有关。

(郑　珊　杨少波)

xíguànxìng niàopín

习惯性尿频（habitual frequent micturition） 排除膀胱的器质性异常和尿路感染等原因，以尿频、尿急迫、尿不尽感、夜间多尿、遗尿等下尿路症状为特征的现象。又称膀胱过度活动症。

病因及发病机制 主要病因是膀胱功能异常，如膀胱逼尿肌不稳定、膀胱功能性容量偏低等。正常的膀胱功能要求有良好的储尿和排尿功能，有赖于逼尿肌（主要功能是收缩膀胱）和括约肌（主要功能是控制膀胱出口）的协调和正确工作。储尿功能，表现在膀胱内尿液充盈的时候，通过逼尿肌的松弛，也能将膀胱内压力控制在一个比较低的水平。而膀胱过度活动症患者在膀胱充盈的时候会出现膀胱肌的不稳定，此时逼尿肌不自主收缩会带来膀胱内压力的增加，表现为难以控制的尿意，尽管此时膀胱可能远未到其最大允许容量。膀胱的另一大功能是控尿，即括约肌在储尿期不能松弛，而排尿期则要充分松弛保持膀胱出口通畅。所以，括约肌异常带来的尿道不稳定也会引起膀胱过度活动症的尿频症状，这也称为逼尿肌括约肌不协调。此外，盆底肌功能减弱、膀胱感觉异常等也是引起尿急迫、尿频等膀胱过度活动症的原因。其他比较少见的病因有直肠膀胱功能的异常、精神心理因素等。

临床表现 尿频常为阵发性，和注意力有关，在儿童尤为明显，专注于玩耍和游戏的儿童，尿频症状会不明显。尿频常伴随尿急迫，有时会有控制不良引起失禁。部分儿童因年龄小或不能准确表达尿急紧迫感，可伴随哭闹、原地跳跃、夹腿、奔跑上厕所等。尿频伴随每次排尿量较小，但无尿痛，也无血尿、排尿困难。

诊断 主要依据临床症状。习惯性尿频的患儿往往无运动障碍，活动自如，排尿通畅，无明显的尿痛，尿频的症状一般也是阵发出现，注意力转移能暂时改善尿频的症状。需要进行尿常规、泌尿系超声等辅助检查，以确定是否存在尿路感染，有无泌尿系统结构异常等常见的器质性病变。

标准的排尿日记非常有助于诊断膀胱过度活动症。需要准备量杯，连续72小时记录每一次的排尿时刻和排尿量，辅助记录饮水时刻和饮水量，并记录漏尿、尿失禁等出现的时间和漏尿量。通过排尿日记，能分析日常的最大排尿量即膀胱的功能性容量，以及排尿的频次、和饮水的关系、每日的总尿量、日间和夜间的尿量，为排尿异常的诊断提供相当有用的信息。

检测逼尿肌和括约肌情况，或怀疑神经源性疾病，需要进一步行尿动力学检查。而显著的膀胱排空障碍或括约肌功能障碍，伴有明显的尿失禁，需要进一步必要的神经系统影像检查，主要是腰骶部的MRI，了解有无脊髓异常导致排尿功能异常。

尿流动力学检查分为单纯尿流率和膀胱测压两种。单纯尿流率检查执行简单，只需在尿流率仪器上排尿即可完成测定，通过尿流曲线、最大尿流率、排尿量和排尿时间等参数初步判断是否存在逼尿肌和括约肌的功能异常。膀胱测压则较为复杂，需要通过尿道向膀胱内置入测压管，通过灌注充盈膀胱，同时测定膀胱内压力（即压力-容积关系测定）或排尿时刻的膀胱压力测定（即压力-流率测定），能很好地反映膀胱逼尿肌、括约肌的功能，了解膀胱储尿、排尿功能。

鉴别诊断 其他类型的如单纯性多尿、糖尿病引起的多饮和多尿，往往通过病史和排尿日记能够鉴别。对于短期内出现的尿频伴有多尿，一定要注意有无糖尿病的可能性。

治疗 行为治疗是功能性排尿异常治疗方式的首选，包括调整生活方式、膀胱训练、盆底肌训练、生物反馈治疗及盆底肌电刺激。生活方式方面需要减少高糖、高渗饮料的摄入、控制体重、改善便秘等，而膀胱训练包括转移注意力、调整排尿间隔等。盆底肌训练和生物反馈治疗则用于能配合训练的大年龄儿童和成人，通过训练改善排尿控制。

非药物治疗效果不佳或无法坚持者，也可考虑M受体阻断剂如奥昔布宁、索利那新、托特罗定等，β_3受体激动剂如米拉贝隆，α受体阻断剂如坦索罗辛等，调节膀胱逼尿肌和括约肌的功能。

极少数症状顽固治疗难以奏效，严重影响生活质量，经完整检查排除器质性病变，而膀胱容量过小，也可以考虑使用A型肉毒素进行逼尿肌注射治疗，由医师在膀胱镜下进行，可以起到放

松逼尿肌，缓解逼尿肌痉挛和过度活动的作用。

预后 多数表现为习惯性尿频的膀胱过度活动症预后良好，非器质性病变、膀胱容量正常的情况下，一般2个月~2年症状会自然缓解。日常进行适当的心理调节，改善对社交的恐惧，也有助于缓解症状。

（郑　珊　汤梁峰）

yíniào

遗尿（enuresis） 小儿夜间睡眠中不自主排尿的现象。俗称尿床。对大年龄儿童遗尿有必要重视，定义为5岁以上儿童每月至少发生2次夜间睡眠中不自主漏尿症状，7岁及以上儿童每月至少尿床1次，且连续3个月以上，没有明显精神和神经异常。

病因及发病机制 尚不完全清楚，有一定的遗传倾向，即父母幼年时遗尿，孩子遗尿发生率也高。直接的病因是夜间尿量大于膀胱容量，同时伴有夜间膀胱充盈时觉醒异常。夜间遗尿的发病机制比较广泛，有时是多种因素综合的结果，包括夜间尿量过多例如睡前过多饮水、夜间抗利尿激素分泌不足；膀胱功能异常如逼尿肌过度活跃、膀胱有效容量过小；夜间觉醒异常如白天睡眠剥夺、觉醒阈值过高等。

临床表现 主要表现为夜间不自觉地排尿及有尿意无法及时醒来。轻者每月遗尿1~2次，严重者每晚遗尿2~3次。有些情况下能在排尿开始后醒来，但也有完全排尿而仍然睡眠中不自知。

诊断 主要依靠临床症状和排尿日记进行诊断。关注遗尿的频率、发生的时刻、遗尿的尿量、睡眠情况，以及能否叫醒排尿，白天有无排尿异常症状（尿频、尿急、尿失禁、排尿困难、间断

排尿），每天液体摄入量和尿量，有无便秘等排便异常，家族史特别是父母幼年的情况，有无心理、行为和精神异常，有无运动和学习障碍等，进行综合判断。通过记录排尿日记，辅以入睡和醒来的时刻，能分析尿量的日夜节律，以全天的最大排尿量为膀胱的功能性最大容量，判断夜间总尿量和膀胱最大容量的关系，能有效指导治疗方向。睡前排尿的频次和睡前饮水的习惯，也能为遗尿的诊断和分类提供相当有用的信息。

进行超声检查排除泌尿系统的结构异常。必要时的尿流动力学检查能判断膀胱功能。若怀疑神经源性膀胱功能异常，需要腰骶椎 MRI 检查了解有无脊髓-中枢神经系统病变。对于行为异常的儿童，可同时心理精神评估。

治疗 首先需要家庭成员的配合，避免因遗尿而给儿童带来额外的心理负担。需要鼓励儿童正常学习和生活，规律作息，避免食用含茶碱、咖啡因的食物或饮料，睡前不宜剧烈活动或过度兴奋，睡前 3 小时内避免大量饮水。辅助夜间觉醒训练，根据既往观察，在预计的遗尿时间以前，将其从睡眠中完全唤醒排尿。而 5 岁以下一般不需要特别诊断为遗尿，可以适当排尿训练而不必要求过高。

多数儿童经过非药物治疗和行为训练能显著改善。但部分患儿如抗利尿激素分泌不足致夜间尿量过多，或膀胱功能性容量偏小，均导致夜间尿量远超过膀胱容量，行为训练无效，则需要药物治疗。遗尿的药物治疗要针对病因进行。根据直接病因，如膀胱容量符合年龄的参考值，而夜间尿量过多，则考虑使用去氨加压素，通过显著减少夜间尿量的生成来避免遗尿。而如果膀胱容量过小（膀胱最大容量小于根据年龄计算的膀胱期望容量的 65%），则可以加用放松膀胱逼尿肌的药物，最常用的是 M 受体阻断剂如奥昔布宁、索利那新，对于改善膀胱有效容量后仍然遗尿，则可通过联合去氨加压素治疗。顽固性遗尿则需要更多的手段，如夜间警铃，经皮神经电刺激等。

预后 良好。行为训练和药物治疗等多种方法治疗下避免遗尿症状，能有效增强儿童的自信心。随着年龄的增长和夜间觉醒模式的改善，极少有持续到成年的遗尿情况。

（郑　珊　汤梁峰）

xíguànxìng ǒutù
习惯性呕吐（habitual vomiting）
排除器质性病变，小儿发生的胃和部分小肠内容物经食管、口腔排出体外的现象。临床上可分两类，一类为新生儿吃奶后溢奶，另一类为大年龄儿童的习惯性呕吐。二者共同条件是检查不出器质性病变。

病因及发病机制 新生儿溢奶非常常见，几乎所有的新生儿都有不同程度的溢奶。病理机制属于胃食管反流。新生儿贲门关闭不灵敏，吃奶时常有小量反流。但不影响营养，也不发生误吸。几个月以后自愈。诱因可能与吃奶时吞气太多及平卧体位有关。因此强调新生儿吃奶后直立位拍背使胃内气体经口排出，避免溢奶。临床上诊断习惯性呕吐多指第二类，大年龄儿童呕吐，常见病因有两种，一是食物等过敏引起神经性血管痉挛，使胃缺血或脑缺血都可引起呕吐；二是精神反射性呕吐，如看到脏污或想到脏污，都可引起恶心呕吐。有的患儿不知何故发生呕吐，常常自我想到脏污而呕吐，并且发展成为生活习惯。一般呕吐量不大，主要为食物或黏液，基本不见吐出胆汁，不影响营养生长。局部也无器质性病变。呕吐严重的患儿，可以影响食欲，因而发生营养不良。营养失衡，低蛋白水肿，进一步影响食欲与消化吸收，成为恶性循环，严重损害健康。

临床表现 新生儿溢奶，多无先兆症状，食后突然吐一口奶汁。有时喷射性吐出，口鼻一起喷奶，但患儿不呛咳。吐后安静。几乎每吃必吐，但体重照旧增长。喂奶后直立位拍背，可以减少溢奶，但也不能完全避免。新生儿后期逐渐自愈。大年龄儿童习惯性呕吐多发生于挑食与纠正挑食之后。开始对某些食物拒食，强迫进食后引起呕吐。以后印象深化，食后自觉恶心、呕吐。有的患儿只表现为频繁干呕。多数患儿，调整饮食后可自愈。个别患儿长期不愈，可影响食欲，体重下降，精神不佳。患儿表现为尽管有饥饿感，但食物下咽后立刻引起恶心，甚至呕吐。皮下脂肪迅速消瘦，可有凹陷性水肿。后期发展为典型营养不良症。

诊断与鉴别诊断 无器质性病变的呕吐，不影响入量，不影响营养，可诊断为习惯性呕吐。但是诊断的重点在于排除器质性疾病，也是鉴别诊断的重点。①消化道梗阻：新生儿溢奶须排除先天性梗阻。不吐胆汁可以排除幽门以下的梗阻。不吐大量奶瓣，可以排除幽门狭窄。钡餐造影可以鉴别胃食管反流、胃扭转及幽门痉挛等情况。大年龄儿童呕吐，可以通过造影、胃镜、B超排除胃肠道器质性病变。②其他系统器质性病变引起的呕吐：通过神经系统检查、眼底检查、脑CT、MRI、脑电图排除脑压增高性呕吐。还要排除精神性疾病。最后还要诊断是否已经恶性转化为营养不良症。特别注意大年龄女童有秘密妊娠的可能。③原发性胃肠功能紊乱：病理表现为某段肠管麻痹扩张，形成慢性梗阻。尚无满意常规疗法。病肠切除后，常常另一段肠管仍然发生麻痹。因此任何外科干预，都必须慎重。颠茄制剂、新斯的明、多潘立酮等药物如何配合使用，尚有待摸索研究。预后不良，不能与习惯性呕吐混淆。

治疗 新生儿吃奶、睡眠正常，体重每天增加，则不需治疗。人工喂养奶头孔大小合适，喂后直立位拍背，随时清除口鼻内的呕吐物，避免误吸即可。溢奶严重或同时有明确反流或胃扭转者，可使患儿保持床头高卧位，头端垫高30°~45°即可。体重不增或常有青紫，则需研究排除胃肠道或先天性心脏病畸形。大年龄儿童排除器质性病后，主要治疗是恢复食欲。一般正常健康患儿，允许其自己选食谱，小量多餐，保持八分饱即可。但必须保证每天按时排大便，必要时借助开塞露，有时可用镇吐安神药物。情况严重者应检查并发症，饮食营养平衡，纠正负氮平衡、慢性脱水、电解质紊乱，再调整食欲。如果发现器质性病变，特别是需要手术处理，也需在纠正营养平衡之后才能考虑。因治疗而遗留挑食毛病，待恢复健康后，再从减少零食开始，逐渐纠正三顿正餐习惯。

预后 新生儿溢奶预后良好，多数通过注意喂养技巧、喂养后拍背和体位治疗可缓解。大年龄儿童的习惯性呕吐通过生活及饮食习惯的改变多能获得缓解。

（郑珊 孙松）

xīnshēng'ér yìnǎi

新生儿溢奶（neonatal regurgitation）

新生儿在吃奶后的食物反流现象。表现为进食后不久奶水从口角溢出，是一种正常生理现象。

病因及发病机制 ①小儿的胃呈水平位，胃底平直，内容物容易溢出。站立行走后，膈肌下降及重力的作用，才逐渐转为垂直位。婴儿胃容量较小，胃壁肌肉和神经发育尚未成熟，肌张力较低，均易造成溢奶。②婴儿胃的贲门（近食管处）括约肌发育不如幽门（近十二指肠处）完善，使胃的出口紧而入口松，平卧时胃的内容物容易反流入食管而溢奶。③喂养方法不当，婴儿吃奶过多，母亲乳头内陷，或吸空奶瓶、奶头内没有充满乳汁等，均会使婴儿吞入大量空气而发生溢奶。④喂奶后体位频繁改变也容易引起溢奶。

临床表现 一般溢奶量比较少，多发生在刚吃完奶时，多见一到几口，由于奶已入胃与胃酸结合，故有时吐出的奶有奶块，呈酸臭味。一般表现为喂奶后的一种不强烈的、无压力的、非喷射性地从口边流出少量奶汁，每天可溢奶1次或多次，但不影响生长，婴儿亦无其他不适或异常情况。溢奶与体位和活动有一定的相关性，进食后立即平躺时或哭闹、活动等增加腹压的情况也容易发生溢奶。

诊断与鉴别诊断 有上述典型临床表现的新生儿需考虑新生儿溢奶的诊断，溢奶是生理现象，没有辅助检查用于确诊，但需排除过敏、食管裂孔疝、消化道梗阻等因素引起的病理性呕吐。

一般先天性消化道畸形所致的病理性呕吐较严重，频繁且呕吐量大，常呈喷射状，呕吐物中除奶汁外，还会含有胆汁，或呕吐物为粪样液。常见疾病：①食管闭锁。如果婴儿出生后唾液较多，初次进食，吃1~2口奶后即有呕吐、呛咳、青紫甚至窒息，多为食管闭锁所致。②先天性巨结肠。出生后不排胎便或少，1~2天后会出现肠梗阻症状，频繁呕吐，呕吐物中含有胆汁或呕吐物为粪样液，腹胀明显，腹壁发亮，有扩张静脉，经直肠指检或灌肠后排出大量大便，多为先天性巨结肠。③先天性肥厚性幽门狭窄。出生后无症状，吃奶及大小便均正常，2~3周出现呕吐，逐渐加重，直至每次喂奶后立即呕吐或不久即呕吐，常呈喷射状，上消化道造影可见鸟嘴状的幽门管入口及延长而狭窄的幽门管，可确诊为先天性肥厚性幽门狭窄。先天性畸形一般需手术治疗，药物治疗无效。

小儿内科性疾病所致溢奶，发病症状明显，溢奶一般不甚严重或间歇性发作。①新生儿窒息所致的脑水肿和颅内出血：除呕吐症状外，常有呻吟、发绀、抽搐等症状。②咽下综合征：约占新生儿呕吐的1/6，表现为出生后即吐，开奶后加重，为非喷射性。呕吐物多为淡黄色泡沫样黏液，含母血者则为咖啡色液体，且于出生后1~2天内吐净即消失。③新生儿上呼吸道感染：常有发热、流涕、鼻塞、咳嗽等症状。④败血症和脑膜炎：常有反应差、精神萎靡、拒食、黄疸等症状。⑤肺炎：常有发热、呼吸急促、口吐泡沫、发绀等症状。⑥过敏：新生儿对母乳或奶粉中的蛋白质过敏会引起呕吐，嗜酸性粒细胞计数升高，通过改用抗过敏专用奶粉可缓解症状。

治疗　溢奶注意改进喂奶方式即可纠正，无须药物治疗。根据日龄特点和体重，新生儿第1周每次喂奶30~50ml，第2周逐渐增加到75ml。多数通过注意喂养技巧，喂养后拍背和体位治疗可缓解。注意喂奶后尽量不要翻动和逗引婴儿，以免溢奶。随着婴儿成长，溢奶逐渐减少，在6~8个月时可完全消失。

并发症　新生儿溢奶是生理现象，较少引起并发症。少数患儿因体位原因导致溢奶时发生呛咳和误吸，引起呼吸道感染。

预防　①每次不要喂得过饱。母乳哺养时，一般喂15~20分钟即可。②奶嘴孔不要太大，喂奶时注意不要让奶瓶头部留有空气，以免孩子吸入过多空气。③喂奶时将孩子头部及上身抬高45°，不能平躺着喂奶。④喂奶后应将孩子竖抱，轻拍后背，直到孩子将胃内空气排出。⑤睡姿采用右侧卧位。

（郑珊　孙松）

shēnglǐ xiànxiàng

生理现象（physiological phenomenon）　机体正常出现的各种特征和活动表现。包括机体正常存在的各种生理活动，如排气、小便、大便、睡觉等；机体生长发育过程中出现的正常的变化，如新生儿体重下降、生理性黄疸、青春期男性喉结的出现、女性月经的出现等；机体对一定的外界刺激出现的正常反应，如沙子飞到眼里会不自主闭眼流泪、受到疼痛感刺激会不自主的躲避。生理现象是相对于病理现象来讲的，如果身体特征出现了异常，是由疾病所造成的，就称为病理现象。

对生理现象的认识和判断有助于人们在机体出现各种正常的现象和变化时能够坦然面对，避免不必要的就医；同时也有利于及时发现病理现象，做到早诊断、早治疗。

（郑珊　孙松）

yīng'ér gāngzhōu xuèguǎn kuòzhāng

婴儿肛周血管扩张（anal angiectasis in infant）　婴儿排便时，肛门边缘出现扩张的皮下静脉管的现象。婴儿肛周皮肤很薄弱，基本上无皮下组织。有些婴儿排便时局部压力增高，静脉膨胀而显出。排便后压力恢复正常，膨胀的血管不显露。1~2岁时，肛门皮肤增厚，弹力增加，膨胀的血管不再突出。这与痔疮不同，静脉血管本身无病变，只是暂时扩张而非静脉曲张。至于扩张的原因与排便当时的阻力有关，便秘可能是诱因，但并非必需的因素。因此暂时受压扩张，只能认为是排便时的生理现象，而无病理改变。

1岁左右患儿排便时，粪便排出前，肛门边缘皮肤出现青紫色小包。开始是1个，如果粪便干燥，排出困难，患儿用力，则出现更多小包，全周可能有5~6个，直径约为5mm，位于皮下，互相连续并列；无痛，不出血，排便后立即消失。便秘时排便时间长，易被家长发现。事实上大便不干时，血管仍然扩张，只是时间短暂而未被注意。除排便时肛门外观变化之外，无任何全身或局部症状。合并便秘时，则出现便秘的症状，而非血管扩张的症状。但是严重的便秘引起肛门撕裂，则可能引起血管出血。一般多在便后自然停止，很少需外科缝合。

肛门周围发现无痛性青紫软

包，排便时出现，便后消失，即可确诊。鉴别诊断当与痔疮区分。一般来说小儿无痔疮。但是如果小儿患有先天性门脉压增高，则可能发生痔疮，虽发生率很小，但可提醒医师排除门静脉畸形。鉴别的关键在于暂时扩张排便后立刻消失，平时检查毫无痔疮遗迹。可疑时，B超查肛门可以定论。痉性肛门炎（如蛲虫病）也可刺激患儿在非排便时肛门充血，使静脉扩张，但年龄较大时扩张不明显。轻度脱肛，有时也可误诊。血管扩张时肛门脱出物有完整的皮肤覆盖，而脱肛的脱出物则由黏膜覆盖。

此现象属于生理现象，不需要治疗，多随着年龄增长而自愈。一般无并发症发生，误诊为痔疮，给予任何破坏性治疗，都会产生比成人痔疮更严重的并发症。预防便秘，保持肛门卫生，便后清洗肛门，避免用力擦拭。

（郑珊　孙松）

rǔfáng guòzǎo fāyù

乳房过早发育（premature thelarche）　8岁以下（主要是在3岁以下）儿童无其他任何第二性征发育的孤立性乳腺组织发育的现象。此为一种罕见的暂时性性早熟。尚未发现明确的病因，可能是乳腺组织对正常循环雌激素的敏感性增加、卵巢卵泡囊肿短暂分泌雌激素、肾上腺来源的前体雌激素分泌增加、食物外源性污染致膳食雌激素增加和卵泡刺激素过量分泌导致下丘脑-垂体-性腺轴短暂部分激活所致。乳腺过早发育一般发生于3岁以前，只有单独的乳房发育，没有任何其他性成熟的迹象。乳房肥大通常是双侧的，有时是单侧的。乳头肿大不严重，无明显变化，未发育，男女均可，表现为乳晕下软性隆起，如小乳房。

对于符合上述典型临床表现和疾病进程的患儿，仅通过临床的随访观察即可确诊。但是对于存在可疑的其他第二性征发育表现的患儿，需与中枢性性早熟鉴别。中枢性性早熟涉及下丘脑-垂体轴的激活，表现为进展性的乳房和阴毛发育，生长速度加快，骨成熟和早期骨骺融合。但在早期中枢性性早熟可能仅表现为乳腺发育，需通过骨龄、子宫和卵巢超声、促性腺激素和雌激素测定等检查加以鉴别。

乳腺过早发育多在 1~2 年停止生长，对于女性患儿在青春期后继续发育为成人女性乳房，无须治疗。对于男性患儿若乳房发育明显，影响外观，可行乳腺组织切除术。该病为自限性良性组织增生，一般无并发症发生。部分发育明显的患儿，尤其是男性患儿可能会因自卑造成一定的心理问题。该病预后良好。饮食中注意减少外源性激素的摄入可能对该病的发生和发展有一定预防作用。

（郑　珊　孙　松）

zànshíxìng tāiwèi hòuyí jīxíng
暂时性胎位后遗畸形（temporary fetal deformation）非破坏性机械力引起胎儿身体某一部分的形状或位置异常生长的现象。胎儿的生长对环境敏感，母体的生理和胎盘功能是内因性发育畸形的决定因素。而暂时性胎位后遗畸形，是由于外源的机械力，干扰胎儿在子宫内的正常生长、功能或体位所致。约 2% 的婴儿出生即有外在的畸形，其中 90% 会自动缓解，相对较为常见。外力可能会导致单一的局部变形，如颈部、足等的变形。在妊娠 37 周之前，羊水的量通常足以缓冲胎

儿，并允许正常生长和活动。当胎儿的大小与子宫的大小相比较大时，妊娠晚期胎儿快速生长受到子宫的约束是导致畸形的主要原因。制约因素包括头胎、母亲体型小、子宫小、子宫畸形、子宫肌瘤大、母亲骨盆小、胎头早期进入母亲骨盆、胎位异常、羊水过少、大胎儿和多胎妊娠。一旦胎儿从受约束的环境中释放出来（出生后），大多数畸形的重塑能力良好。但为了取得最佳效果，必须在出生后及时请专科医师会诊以进行有效治疗。治疗包括使用温和的机械力将变形的结构重塑正常状态。当妊娠后期胎儿生长受到限制时，追赶生长通常在出生后立即开始，大多数足月儿在 6~8 个月内达到其正常生长发育状态。

其他组织器官正常的婴儿，当畸形是由于胎儿后期的宫内约束所致时，通常预后良好。由于绝大多数会发生自发性变化，所以值得对新生儿进行一段时间的观察，以明确是否需要进一步治疗。治疗通常使用与引起变形的力相似的机械力矫正，将变形结构重塑为无限接近正常的状态。对胎儿体位性斜颈尤其有利，须通过颈部理疗和及时调整婴儿头部位置来纠正斜颈。头部仍在快速生长时，使用矫正器可以纠正颅骨不对称的变形。

（郑　珊　裴新红）

tāiwèixìng xiéjǐng
胎位性斜颈（functional torticollis）胎儿在子宫内的习惯性姿式，出生后表现为头部向一侧歪斜的现象。又称胎儿体位性斜颈。多见于臀位产儿。颈部向一侧歪斜，保持在习惯性的斜颈位置，双侧颈部主动及被动活动无受限，双侧颈部肌肉无包块及损

伤表现。依据典型的颈部外观可判断斜颈，但需检查肌肉及骨骼是否存在异常，以排除骨性斜颈和肌性斜颈。尽管胎位性斜颈可自然恢复，但建议早期颈部理疗和及时调整婴儿头部位置来纠正因斜颈可能导致的颅骨不对称。同时为了预防长期习惯体位影响一侧肌肉的发育，可于婴儿睡眠时做被动转头、歪头活动，以促进习惯改进。绝大多数自愈，1~2 年后自然纠正，预后良好。

（郑　珊　裴新红）

gōngnèi tǐwèixìng zújīxíng
宫内体位性足畸形（false clubfoot）婴儿在宫内体位性因素导致的足部外观异常。新生儿可以看到"正常"足的多种变化。足部检查是新生儿评估的重要组成部分。尽管新生儿的足小，结构却复杂。大多数畸形可以很容易地通过体检来诊断。全面检查包括评估下肢的血管、皮肤和神经状况，以及观察、触诊和评估双脚的关节活动范围。常见的新生儿足畸形包括跖内收畸形、跟骨外翻（柔性平足）、马蹄内翻畸形、先天性垂直距骨（僵硬型平足）、多趾畸形、并趾畸形、脚趾重叠畸形和羊膜带畸形。常见的宫内体位性足畸形为跖内收和跟骨外翻。

宫内拥挤是造成距骨内收畸形和跟骨外翻畸形的原因，这两种畸形通常会自发消失。尽管新生儿的脚很小，但结构复杂，由 26~28 块骨骼组成。足可分为 3 个解剖区域，即后足（距骨和跟骨）、中足（舟骨、骰骨和三块楔形骨）和足脚（跖骨和指骨）。查体时观察双足是否对称；皮肤是否存在异常的折痕或褶皱或局部皮肤过度紧张；分别检查足和踝关节的运动范围，以评估踝关

节是否僵硬、位置异常、活动受限和不对称等。血管检查包括评估血液循环情况、皮肤颜色，除非外部因素影响血运的情况，如宫内羊膜带。新生儿足部畸形通常能够通过外观及查体判断，柔韧性的足部畸形无须特殊处理会自然良好转归。需要治疗的足部畸形及早诊断和规范治疗是关键。

（郑　珊　裴新红）

gēngǔ wàifānzú

跟骨外翻足 （talipes calcaneovalgus）

宫内体位因素导致足部处于极度向小腿方向伸展位置的畸形。又称体位性跟骨外翻。足背部经常贴紧小腿远端（图1）。在活产儿中的发病率约为1‰。第一胎儿童（由于宫内拥挤）和女童的发病率较高，并与髋关节发育不良有关，为足部在子宫内的异常定位造成，但足部的所有解剖结构均正常。畸形的轴心位于踝关节（胫距关节），绝大多数情况会自愈。此种足的姿势性畸形的特点是，足部过度背伸，几乎"贴"在前方小腿表面，由于前踝关节和足部结构的挛缩，足底向下的屈曲常受到限制。依据典型的足的外观易于诊断，但跟骨外翻足需与更严重的病理性先天性垂直距骨鉴别，后者的足跟呈马蹄内翻，足底呈"摇椅型"的外观。同时要注意排除髋关节发育不良。

跟骨外翻足预后良好。只有在足踝活动明显受限时，父母才有必要进行温和的伸展运动（图2）。一般来说，足的体位在3~6个月内恢复正常。若情况更为严重，可行矫正性石膏固定或支具治疗。绝大多数自愈，预后良好。

（郑　珊　裴新红）

mǔnèishōu jīxíng

蹈内收畸形 （metatarsus adductus）

新生儿前足相对于后足向内偏移的畸形。可以是非常轻微并自发消失的，也可能持续到行走年龄，更严重的为僵硬型并伴有跟骨的外翻。柔韧型的蹈内收畸形在新生儿较常见，但容易被忽视。因此，准确的发生率未知，约1%。长期以来，一直认为宫内压迫会导致蹈内收，但从未得到证实。可能与斜颈和发育性髋关节脱位有关，需一并筛查。依据足柔韧程度分为轻度、中度及重度（僵硬型）。

蹈内收通常在出生时即能够发现，临床特征是前足相对于后足的向内侧偏斜（图1）。从足背观察时，整个足看起来是向内；从足底看，脚底呈豌豆状。第1、第2趾之间的空间比正常情况下宽，第1趾更伸向内侧。重要的是确定畸形是否柔韧，当足外侧边缘受到刺激时，轻度畸形能自动矫正；柔韧性不佳时，畸形不会主动矫正，但很容易被动矫正；僵硬型的畸形表现为在足内侧有明显皮肤皱褶，软组织挛缩不能被动矫正足畸形。足部外观可疑蹈内收畸形，可行X线检查，显示距骨在蹈跖骨水平的内侧偏斜，后足存在一定程度的外翻。蹈内收需同先天性马蹄内翻足及蹈跖关节半脱位的内收内翻蹈畸形等相鉴别。

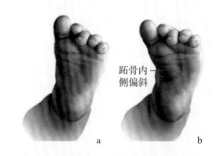

a. 正常足；b. 蹈内收足。
图1　正常足与蹈内收对比

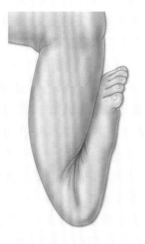

图1　跟骨外翻足外观

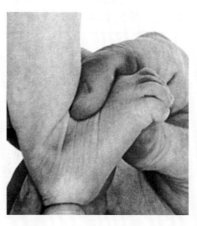

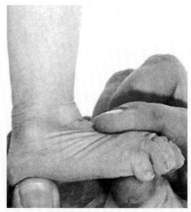

图2　跟骨外翻足伸展运动

轻度跖内收无须治疗,畸形会逐渐消失,家长可轻柔行足部按摩以刺激足积极矫正。对于畸形不能主动矫正,但很容易被动矫正的中等程度跖内收是否需要治疗存在争议,大多数认为除父母牵拉按摩外也无须过多干预;提倡的父母按摩方式为一只手将足跟保持在中立位,用另一手向外侧展前足掌。对6个月以下有明显畸形的患儿可使用系列的短腿石膏纠正,矫正石膏的技术类似于持续的拉伸过程。不能被动矫正的跖内收(中度)应更积极地治疗,大多数可以通过连续拉伸和石膏来矫正,建议尽早开始。如果无法石膏矫正,则需要手术再进行石膏矫正。新生儿跖内收及早诊断、评估及规范处理,结果良好。

(郑 珊 裴新红)

yǐnxìng jīxíng

隐性畸形 (recessive malformation) 畸形发生的部位非体表器官,体格检查不易发现的先天性发育畸形。新生儿隐性畸形多数暂无临床症状,有些隐形畸形随着年龄增长或畸形的变化逐渐出现临床症状,所以容易被漏诊或延误诊断。有些隐性畸形出现临床症状后会影响患儿预后,如隐性脊柱裂出现二便失禁时再手术,二便失禁较难恢复;肾盂输尿管连接部狭窄等出现肾损害严重时,手术后也较难恢复。所以对于新生儿体检应仔细,可结合妊娠期检查结果,争取早期发现患儿隐性畸形,积极诊治,减少并发症。

(郑 珊 张中喜)

nèizàng fǎnwèi

内脏反位 (situs inversus viscerum) 胸腹脏器的位置与正常人正好相反的畸形。又称内脏转位。发病原因尚不清楚,可能与以下两个方面有关:①胚胎时期内脏旋转异常所致,多是在胚胎发育3~8周胎儿发生的先天性位置异常。②可能来自双亲的染色体以及所载运的基因变异所致,有家族聚集性。

分为两类:①全内脏反位,俗称"镜面人",发病率为1/80 000~1/6000,是一种极为少见的人体内脏解剖变异,系指心、肺、横膈、肝、脾、胃、肠等全部内脏的位置呈180°反位,似正常人的镜面像,而循环、呼吸、消化功能均正常。全内脏转位多无任何临床症状,除部分因右位心偶尔被家长或患者自己发现外,其他多是进行检查时意外发现。②部分内脏反位,以孤立性右位心多见,多伴有其他复杂畸形,发病率低于1/100万。本身也无临床症状,临床表现主要与伴发畸形有关。

患者可长期健康而不就医。往往有主要疾病(如急腹症等)而忽略了详细检查,致诊断错误而手术不当。所以,对于该病的诊断,查体非常重要,尤其是心脏查体,可发现右位心的存在,同时需进行腹部CT或是彩超检查证实腹腔脏器有无转位。发现该病,应对患者进行健康教育,说明该病不影响任何生理功能,消除其顾虑,并嘱其在今后因其他不适就医时述说该病,以供医师诊治疾病参考。若并发有其他疾病应立即治疗。记录在册,供医疗保健工作参考。全内脏反位的人通常脏器功能完全正常,不影响患者生活质量和寿命;部分内脏反位的预后主要与伴发畸形有关,若无伴发畸形亦对生活质量和寿命无影响。

(郑 珊 孙 松)

liángxìng zàngqì jīxíng

良性脏器畸形 (benign organ malformation) 某一器官存在真性畸形,但既无外形表现也无功能损害,仅在检查时偶然发现的畸形。在胚胎发育时期,胎儿内脏发育过程中由于某些未知原因,某些结构的融合、退化、旋转、再通、分离、移位等过程出现受到干扰,从而导致某个脏器或系统的结构异于常人,但并不影响其功能。临床上无症状,多通过检查或进行其他手术时偶然发现,应结合患者既往有无与之相关的病史可诊断。但是良性脏器畸形可能存在一定的潜在危害,需要针对潜在危害进行相应的检查或定期复查,以监测其潜在危害对健康的影响。例如,双肾盂、双输尿管,临床上可无任何症状,但是存在异位开口和梗阻甚至感染的风险,因此需定期进行泌尿系超声、磁共振尿路成像、尿常规等检查,一旦发现相应的问题需早期进行治疗。

发现该病(如副脾等),应对患者进行健康教育,说明该病不影响任何生理功能,消除其顾虑,并嘱其在今后因其他不适就医时述说该病,以供医师诊治疾病参考。需同时告知该病的潜在危害和可能出现的症状。例如,孤立肾对健康虽然无害,但需注意保护肾功能,尤其对于因其他疾病需服用药物的情况需特别注意肾毒性;一侧小肾脏,多数终身不会出现任何临床症状,但偶有会引起高血压,需提示患者临床上出现高血压时应主动告知医生评估其相关性。对于已经出现相应症状的良性脏器畸形,如双肾盂、双输尿管导致的巨输尿管、梅克尔憩室导致的便血等,其治疗可参见相关条目。良性脏器畸形多数终身无症状，预后良好，对于出现症状的脏器畸形多可通过手术治疗进行矫治。

（郑　珊　孙　松）

术后不适 （postoperative discomfort）

shùhòu búshì

手术后出现的一些反应，需要一定的时间会出现特殊症状，引起患儿感到不适的现象。多数患儿及家长不与注意。但也有人非常敏感而就诊。医师必须设法排除家长的担心，给予郑重的安全保证。主要包括瘢痕反应、肠粘连、排便失控、精神康复失误等。

（郑　珊　杨少波）

瘢痕反应 （scarring reaction）

bānhén fǎnyìng

手术后正常瘢痕有一定变化规律的过程。超出正常范围过度增生称为瘢痕疙瘩。

病因病理　人体组织受损伤后必须由纤维组织填充连接而愈合，称为瘢痕。一般瘢痕愈合有两种，即一期愈合和二期愈合。一期愈合指创缘对合紧密，创缘间渗出浸润，形成纤维蛋白连接，纤维细胞生成，产生大量胶原纤维，完成纤维愈合。由上皮覆盖，遗留一条线形瘢痕。二期愈合指创缘距离较远，很难对接，中间必须由肉芽填充，上皮由创缘皮肤细胞增殖逐渐覆盖肉芽面，形成不规则片状瘢痕。一般一期愈合需 1~2 周；二期愈合则需根据肉芽发展情况与肉芽面积大小而定，有时几周有时几月，或愈而复溃，反复多次。然而即使上皮已经完善，瘢痕变化过程并未结束。无论一期或二期愈合，瘢痕反应始终连续演变终身。大致可以划分为三个阶段：前面所述的瘢痕愈合称为瘢痕反应的形成阶段。真正形成牢固能抵抗外力的

瘢痕，一般要 2 个月。此时一期愈合瘢痕只留有一条较硬的细线。周围的肿硬、缝针痕迹、色素沉积全部消失。2 个月以后，逐渐发现线状瘢痕增生变粗，颜色逐渐转红。至 6 个月形成粗、红、高出皮面的硬疙瘩，称为瘢痕反应的增生阶段。严重时，患儿常有痒痛感觉，但抓碰常引起剧痛而哭闹。一般情况也多偶有些轻微症状。伤口愈合 6 个月瘢痕增生达到高潮，以后逐渐回缩。1 年左右，瘢痕由高出皮面缩到与皮面齐平，颜色由红转淡。但宽度缩减不多，只是上皮表现萎缩。硬度大减，痛、痒、怕碰症状全消，称为瘢痕反应的吸收阶段。瘢痕吸收规律事实上是长期变化，并且每年都有变化。第二年瘢痕软化与周围皮肤难分别，但是越往后变化越不显，但一生永远保持瘢痕组织特性。

一般瘢痕组织无弹性（胶原纤维为主，极少弹性纤维），又有收缩趋势，在关节处则引起挛缩限制运动，如腋下、颈下；在环形器官则使口径缩小引起狭窄，如肛门、尿道，称为瘢痕并发症，需专科治疗。个别患儿属于过敏体质，瘢痕的增生期特别突出，使瘢痕增大超出常人几倍，高、宽、红、硬，甚至原缝合针眼瘢痕都像球形肿瘤，临床上称为瘢痕疙瘩。有时有轻度痛痒，偶尔抓破溃烂，反复不愈。应视为一种特异性器质性疾病，需手术及放射和药物等综合疗法治疗。

临床表现　瘢痕反应一般都有症状，但经过手术或急性损伤的一段痛苦时期，愈合后得到恢复而使瘢痕的症状不被注意。常是伤愈后患儿洗澡擦到瘢痕而感到疼痛。不同的阶段有不同变化而引起家长注意且担心。瘢痕的

症状多属轻微短暂，不影响生活及体育锻炼。瘢痕并发症如挛缩狭窄以及瘢痕疙瘩均各有明显症状，妨碍功能。

诊断　重点在于鉴别各类各阶段表现，是否符合一般瘢痕反应规律。更重要的是排除瘢痕并发症。首要是症状轻微短暂，不影响生活学习，局部表现符合时间变化规律，即可诊断为"正常瘢痕反应"。并发症的诊断，要根据对功能的影响与症状的严重性。但是对美观的诊断则必须与患儿及家长取得一致意见。可预备一组照片或图像，使诊断依据视觉化。

治疗　正常瘢痕反应，不需治疗，只需解释说服，使患儿及家长接受终身瘢痕的事实。为了预防过度增生，减少症状，可推荐轻度加压包扎保护瘢痕不受摩擦损伤。特别是大面积瘢痕如烧伤后，在愈合阶段即应该加压包扎。此外，轻度按摩、局部活动、必要时用些止痒药避免搔抓等，都是可取的。并发症问题要由整形科处理，因为任何修正手术必然再留瘢痕，而且瘢痕越修越大。

（郑　珊　杨少波）

肠粘连 （ankylenteron）

chángzhānlián

因疾病或外科手术造成腹膜损伤，纤维组织增生形成器官间或器官与腹壁间异常固定的状态。腹腔内器官组织受损后，也同皮肤一样有发炎愈合过程，称为腹腔内粘连。主要突出问题是肠管之间的粘连，是腹内损伤后正常愈合的自然现象，不是疾病。

病因及发病机制　腹腔粘连来源有三种，即胎儿先天性、伤病后遗性与手术后遗性。手术后遗性肠粘连成为肠粘连的主要病因。肠粘连的发展过程也以手术

后粘连为代表。腹内器官主要是腹膜（脏层和壁层）受损后（机械、化学、物理的冷热等）引起炎症反应。创面间渗出浸润，形成纤维蛋白粘连，纤维细胞生成，产生大量胶原纤维，完成纤维性粘连。由于肠管不停地蠕动牵拉，粘连组织内破解细胞与吞噬细胞的生成，使粘连组织拉薄拉断而被吸收。最后肠管恢复自由活动。手术或损伤后24小时开始形成纤维蛋白粘连，此时肠管虽已互相粘连但能轻轻分开，不出血。以后逐渐纤维沉积增加，粘连逐渐牢固。术后1~2周时为纤维粘连期。此时急性发炎尚未度过，充血、肿胀、浸润旺盛，加以粘连牢固，企图分离非常困难，出血损伤严重。4周以后急性炎症已消，粘连大部分已分离吸收。术后6~12个月一般腹腔粘连可以全部吸收。个别部位残余粘连不能吸收，称为顽固性粘连。常见有四种原因：①腹膜损失，无覆盖的上皮细胞组织。②异物夹杂在粘连之间。③残余炎症未消退。④器官间瘘管形成。无论何种类型粘连，任何阶段的粘连，均属疾病的愈合过程。即使有些症状，都是早期炎症症状的一部分，也属于愈合过程的反应。

有少数患者发生严重并发症，所谓粘连性肠梗阻，其病理是肠梗阻而非肠粘连。粘连性肠梗阻是小儿危险的急腹症。粘连限制了某些肠管蠕动，偶尔引起暂时性轻微肠痉挛，可表现为偶然腹痛而自然缓解。个别严重而持续的痉挛造成暂时的梗阻，梗阻更加重痉挛。于是形成机械性肠梗阻，不可逆转。此时粘连起两种作用：一是因粘连使肠管某处不能移动，因过度膨胀而压成死角，以致肠管完全闭塞；二是以不动

的肠管为轴心，高张力的肠管自身扭转而成机械性肠梗阻。同时肠系膜血管也被梗塞，称为绞窄性肠梗阻。粘连越多越不易折角或扭转，反而更安全。越是孤立的粘连，越容易发生危险的扭绞。因此，术后早期罕见粘连性肠梗阻罕见。

临床表现 粘连是腹内愈合过程，也是腹部愈合过程的症状一部分。愈合完成后不应有任何症状。但粘连限制了肠管某些活动，稍有不畅，可能引起短暂的痉挛而腹痛。与肠梗阻不同，病理上未形成恶性循环，因此症状只是短暂而轻微的。与其他原因肠痉挛一样，不影响生活与营养。

诊断 肠粘连本身非病，术后一段时间内必然存在，不需要诊断。常规检查包括腹部B超及胃肠造影，除一般粘连外未见蠕动不畅或不全梗阻。诊断的目的在于是否为粘连性肠梗阻。肠痉挛与肠梗阻均为腹痛病因，界限在于是否形成恶性循环。痉挛引起梗阻，梗阻又引发痉挛，周而复始，越来越重，不能缓解，成为肠梗阻。肠梗阻诊断靠持续性腹痛呕吐，呕吐物应含胆汁，腹部检查应有肠型肿物甚至压痛紧张，听诊有高调肠鸣。否则肠梗阻的诊断不能成立，即使能诊断肠粘连也无临床意义。

治疗 单纯的肠粘连不需治疗，也无法治疗。如果是反复发生粘连性肠梗阻，每次均经减压禁食而缓解，则有必要经钡餐系统检查，明确是否有某处顽固性不良粘连点。钡餐应显示造成不全梗阻的粘连点前必有肠管扩张。若再次发作时可作为决策参考。少数患者发生严重并发症即粘连性肠梗阻，则需急诊手术。

预防 ①腹腔内手术操作轻

柔，避免对浆膜的损伤。②避免肠麻痹，促进早期恢复肠蠕动。③避免过饮过食，避免过敏食物，避免变应原暴露。

（郑 珊 杨少波）

术后排便失控（uncontrolled defecation after operation）

患儿术后肛门括约肌不受意识控制，粪便自行从肛门排出的状态。术后排便失控首先是手术本身疗效的问题，应完善必须系统的检查，排除一切器质性问题。即使客观上肛门手术非常成功，仪器测定各种知觉、活动、反射都很灵敏，但是因为患儿出生以来从无自主排便的经验，也不可能完成成人认可的排便习惯规律，因此手术后必要的训练不然忽视。诊断依据肛门手术史，即使手术成功，排除器质性问题，仍无法自主排便或无法完成正常的排便习惯规律。治疗可参考习惯性便秘与便频的训练疗法。在相应的年龄训练患儿做对应的排便习惯，如正常控制排便一般要3岁以后（2~4岁）；要在正常生活条件下训练排便，不能为了排便限制规定饮食、限制体育锻炼，更不能长期吃药。关注患儿思想问题，因肛门手术患儿有自卑感，医疗或生活上有问题也不敢提出，这正是术后排便失控的真正问题。医师需告知家长与患儿，加强意识训练。

（郑 珊 杨少波）

三段排便训练法（3-step defecation training）

日常生活中人为地帮助患儿养成定时排便习惯的方法。理论基础是人的生理活动规律受"生物钟"制约，使患儿自然地按时有排便感觉，自然地控制排便活动。目标是使患儿

每日定时排便，立即排出，一次排空。应用于儿童习惯性便秘、功能性便秘和习惯性便频。

操作方法共有三个阶段。①第一阶段：要求准时排便。每天定时让患儿坐盆，鼓励排便，准备开塞露，暂时不用。②第二阶段：要求快排。等待 5~10 分钟，无便意或排不出，则注入开塞露诱导排便。③第三阶段：要求排空。擦拭肛门后，再坐盆注入一支开塞露，以测验是否排空。多数只排出开塞露而无粪便，证明已排空；若仍有粪便排出，则说明未能排空，但也不需要再用开塞露，可到此为止。每天严格准时进行训练，1~2 周后患儿逐渐习惯，再按情况发展而调整。

注意事项及并发症：若第一阶段能自排，则免去第二阶段，自称排空后，直接注入第三阶段的开塞露。若连续 3 天便后注入开塞露，只排开塞露而无粪便，则可免除第三阶段。此时虽已达到完全不用开塞露而能按时排便，但仍需密切监督，准备好开塞露进行排便，称为监督排便。坚持半年到 1 年，以巩固排便习惯。在监督排便期间，无论哪天，5 分钟不能排出，仍需注入开塞露。每隔 1 周，便后突然注入一支开塞露，作为抽查，检验是否排空。若排出粪便，则恢复每天的第三阶段开塞露，直到连续 3 天排空后再停。对于顽固性便秘，有时需注入 2~3 支开塞露。若仍不排便，则需生理盐水洗肠。使用开塞露时应注意插入头端圆滑，一次性挤进全部开塞露，不放手迅速拔出空管，操作要稳，避免损伤，造成患儿疼痛、恐惧、不合作。长期使用开塞露只要排出，不会导致中毒。

(郑　珊　杨少波)

xiǎo'ér tǐbiǎowàikē jíbìng

小儿体表外科疾病 （pediatric tegument surgical disease）

以小儿体表或近表面的组织器官的先天畸形、损伤、损伤后畸形、感染、肿物和肿瘤为主的疾病。常见的体表损伤有烧伤、冷伤。感染有脓肿、疖、痈等。儿童常见的皮肤肿物有黑色细胞痣、咖啡斑、皮赘等。体表先天畸形有先天性皮肤缺损、先天性皮肤皮下组织发育不良以及半侧颜面发育不全等。儿童常见的体表肿瘤有血管瘤、淋巴管瘤、脂肪瘤等。

(沈卫民)

xiǎo'ér shāoshāng

小儿烧伤 （pediatric burn）

热力引起 12 岁以下儿童组织的损伤。产生热力的物质有火、热液（开水、热汤、热油等）、高温气体、电、电弧、炽热金属液体或固体（如钢水、钢锭）、装在容器里的热液使容器高温等。

烧伤面积估算 小儿烧伤的面积估算是在成人的基础上演变过来的。成人的面积估算为把全身体表面积划分为若干 9% 的等份，头颈部占体表面积 9%，双上肢各占 9%，躯干前后（各占 13%）及会阴部（占 1%）占 3×9%（27%），臀部及双下肢占 5×9%+1%（46%）。而小儿的躯干和双上肢的体表面积所占百分比与成人相似，特点是头的面积大，而下肢的面积小，并随着年龄的增长，按比例变化，所以，头和下肢烧伤面积可以按下列简易公式来计算：头颈部面积（%）= 9% +（12 - 年龄）%，双下肢面积（%）= 46% -（12 - 年龄）%。

另一种简易算法，即小儿躯干前后（包括颈、臀）共 4 乘以 9%，双上肢为 2 乘以 9%，另加会阴 1%，共 55%，为各年龄固定不变值；头面部和下肢可按以下公式计算：头颈部面积（%）= 9% +（12 - 年龄）%；双下肢面积（%）= 36% -（12 - 年龄）%。

烧伤深度划分 对烧伤深度的判断，小儿一直使用的和成人一样的三度四分法，即根据烧伤的深度分为Ⅰ度、浅Ⅱ度、深Ⅱ度、Ⅲ度（图 1）。

Ⅰ度烧伤 表皮层除基底细胞以外受损，真皮乳头血管网有充血，表现为皮肤发红、干燥，又称红斑性烧伤。可有轻度肿胀，疼痛明显，但不起水疱。由于基底细胞未受损害，伤后 2~3 天红肿痛消失，5~7 天表皮皱缩脱屑，不留瘢痕。

浅Ⅱ度烧伤 包括表皮和真皮乳头层损伤，其特点为表皮与真皮之间有血浆样液体渗出和积聚，形成大小不等的水疱，又称水疱型烧伤。去除水疱后可见淡红色基底，基底上有均匀的鲜红色斑点。由于神经末梢裸露，疼

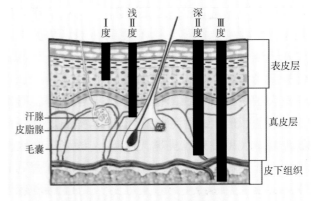

图 1　小儿烧伤深度划分

痛明显，伤后 10~14 天由皮肤附件上皮增生愈合，留有浅表瘢痕。

深Ⅱ度烧伤 损伤的深度已达真皮深层，移去分离的表皮后可见创面微湿，有部分苍白，中间有淡红色小点，感觉较迟钝，创面改变为红白相间的创面，于伤后 12~24 小时最明显。若热力损伤真皮与皮下脂肪交界处，可见细小的网状梗塞血管。伤后 3~4 周由残余的皮肤附件上皮在肉芽组织创面增生愈合，留有永久的瘢痕。

Ⅲ度烧伤 皮下组织受累，也可深达肌肉、骨骼，有焦痂形成。皮肤呈皮革状，呈蜡白、焦黄或炭黑色。创面基底干燥，无水疱。表浅静脉枝有静脉栓塞，呈树枝状，局部疼痛消失。

烧伤程度分类 根据 1970 年全国烧伤会议的文献，把小儿烧伤按严重程度进行分类，标准如下。

轻度烧伤 烧伤总面积在 5% 以下，均为Ⅱ度烧伤。

中度烧伤 Ⅱ度以下烧伤总面积在 5%~15%，或单纯Ⅲ度烧伤在 5% 以下，或Ⅱ度烧伤的部位在头面部、手足、会阴部。

重度烧伤 Ⅱ度以下烧伤总面积在 15%~25%，或单纯Ⅲ度烧伤总面积在 5%~10%；或烧伤面积不足 15%，但有下列情况之一者仍属中度烧伤：①全身情况较重或已有休克。②有严重创伤或合并化学中毒。③重度吸入性损伤。④婴儿头面部烧伤超过 5% 者。

特重烧伤 Ⅱ度以下烧伤总面积在 25% 以上，或单纯Ⅲ度烧伤面积在 10% 以上。

治疗 分为液体治疗和创面治疗。

液体治疗 抗休克和抗感染治疗。Ⅱ、Ⅲ度烧伤面积在 5% 以下的小儿早期体液量丧失较少，经代偿后多无严重循环紊乱，故一般不需静脉输液，口服含盐饮料或饮食即可。对于大于 5% 的烧伤需要补液和抗感染治疗。补液治疗，即抗休克，就是治疗低血容量休克。烧伤休克主要是由于烧伤后毛细血管通透性的改变，使得大量血浆样体液从血管内丢失，引起血容量降低。故一般早期体液渗出量与烧伤严重程度特别是烧伤面积成正比。但出现低血容量的速度由渗出的速度来确定，它不像大量失血那样突然，而是渐进的、一般在伤后 6~8 小时达到高潮，但以后仍持续渗出至伤后 36~48 小时，之后开始回吸收。对其渗出量，需评估已经丢失的量和继续损伤量，给予充足的补充，以遏制烧伤休克的发生和发展。

小儿烧伤补液量计算公式，是伤后第一个 24 小时每 1% 烧伤面积每千克体重需补充胶体和电解质液量 2ml（成人 1.5ml），大面积烧伤为 3ml。若有特重烧伤或头面部烧伤，补液量甚至 1% 烧伤面积需要补充 3~4ml 液体。胶体和电解质（或平衡盐溶液）的比例为 0.5：1，严重深度烧伤可为 1：1 的比例。补液速度，开始时应较快，伤后 8 小时补入总液量的 1/2，另一半于之后 16 小时补入。能口服者争取口服。伤后第二个 24 小时的胶体和平衡盐溶液量为第一个 24 小时的 1/2。输液时应交替给予晶体和胶体液，慎防一段时间晶体液输入过多，向组织间漏出，增加水肿，并造成低渗状态。

烧伤补液的观察，应根据小儿烧伤的原因、烧伤深度、年龄及输液后的病情变化适当调整输液内容，以下的临床指标可供输液的参考。①尿量：可反映人体的有效循环血量，反映体内脏器血液灌注情况。尿量要求达到每小时 15ml 以上，婴幼儿达到每小时 10ml；尿比重达到 1.010~1.015。遇有血红蛋白尿或肌红蛋白尿，应适当调整补液量使增加尿量并碱化尿液。②神志：烦躁不安、口渴反映血容量不足、缺氧。若已给足量输液，则宜补输胶体液。③心率和血压：婴幼儿心率应小于 140 次/分，3~7 岁心率应小于 130 次/分，心率加快表示血容量不足。血压应达到 12.0/8.0kPa（90/60mmHg）。四肢末端温暖，足背动脉搏动有力。

如果血容量补足后仍有少尿或无尿则提示肾功能障碍。可用利尿合剂解除肾血管痉挛，或用 20% 甘露醇、25% 山梨醇利尿。患儿有高热、昏迷或抽搐，可能为输液不当引起稀释性低钠血症、脑水肿，应及时测定血钠并纠正。一般治疗，除进行降温、止痉、甘露醇脱水外，可用地塞米松静脉滴注，加强消肿。大面积烧伤后组织大量破坏，产生血红蛋白尿与肌红蛋白尿，刺激肾血管产生痉挛，并在酸性环境中沉淀堵塞肾小管，出现明显代谢性酸中毒或血红蛋白尿时，可以把部分平衡盐溶液改为单纯等渗碱性溶液，以纠正代谢性酸中毒或碱化尿液减少肾小管堵塞。同时使用利尿剂利尿而稀释尿液，并适当增加补液量，以利蛋白质排出。

小儿使用的胶体一般以血浆为首选，也可使用 5% 白蛋白和全血。一般不输血，面积较大的深度烧伤，在多次换药使血红蛋白低于 60g/L 时，可补充部分全血。血浆来源困难时，可选用血浆增量剂，如右旋糖酐等。小儿使用平衡盐溶液的目的,一方面可避免单纯补充盐水时,氯离子含量过高导致高氯血症;另一方面可纠正或减轻烧伤休克所致的代谢性酸中毒。若深度烧伤面积较大,任何公式只能作为参考,不能机械执行,要综合考虑各种实验室指标,避免补液量过少或过多。过少往往使休克难以控制,且可导致急性肾衰竭;过多则可引起循环负荷过重及脑水肿、肺水肿,并促使烧伤局部渗出增加,引起细菌的繁殖和感染。

创面治疗　烧伤创面的治疗是贯穿于烧伤救治全过程中的每一个环节,分为早期清创、包扎或暴露、负压创面治疗,以及晚期的邮票植皮术。

早期清创　对小儿一般应用"简单"清创法,即采用冲洗的方法清洁创面及正常皮肤,浅Ⅱ度烧伤创面水疱皮除污染过甚者外,一般不予移除,不需要满足清创后细菌培养阴性的要求,通常不用麻醉。必要时可给予镇痛剂。

包扎或暴露　清创完成后可采用包扎与暴露疗法处理创面。包扎与暴露主要是针对烧伤创面的治疗而言,两种创面治疗方法运用得当,处置正确,会促进创面早期愈合或为手术治疗奠定良好的基础。①包扎法:选用内层敷料覆盖创面,再外用纱布或棉垫包扎进行治疗,敷料有生物性敷料如辐照猪皮、甲壳胺膜等,也有各种新型敷料如半透膜、水凝胶、水胶体等。清创完成后,安置内层敷料,外加多层脱脂纱布或棉垫,均匀加压包扎,厚度以外层敷料能保持干燥不被渗液浸湿为好。包扎范围宜超出创缘5cm,各层敷料要平整。包扎时应均匀加压,不宜太紧,以免影响肢体血液循环,或在躯干时,影响进食、呼吸;也不宜太松,以免敷料松脱、创面外露。包扎肢体时,应从远端开始,伤肢远端即使没有烧伤也应一并包扎;否则,因肢体远端回流不畅,易导致肢体肿胀。指/趾末端应该外露出来以便观察肢体血液循环。更换敷料的间隔时间视创面深度、清洁或创面感染、敷料被渗透和污染程度而定。应用局部抗菌药物则需根据药物的药代动力学决定换药间隔时间。包扎后敷料渗湿,若有臭味、体温升高、患儿哭闹不安、白细胞计数增高等均示有感染存在,应及时更换敷料。②暴露法:使用较少,在创面清创后直接暴露创面于温暖、干燥的空气中,不覆盖任何敷料,也可外用一些药物加快结痂。一般经48~72小时后可结痂,达到保护创面防止感染的目的。

负压创面治疗　封闭负压引流技术(vacuum assisted closure,VAC)是利用负压吸引装置与特殊材料连接,材料作为创面与引流管的中介物,可达到全创面的引流,并使引流物经材料与引流管隔开,不易堵塞引流管。完全封闭是持续负压引流的前提,同时,薄膜使创面与外界隔开,防止污染和感染。VAC在烧伤创面处理中,应用渐趋普遍,在儿童多用于Ⅱ度烧烫伤创面、感染创面、慢性溃疡创面、扩创后创面、深度烧伤切痂或削痂术后不能同步植皮创面。使用负压前局部需要消毒清创,尽可能清除创面坏死组织,尽量保留完整的表皮或引流后的水疱皮,尽量保留间生态组织。

在无菌条件下按创面大小和形状修剪引流材料,较大创面可多块材料拼接,保证引流敷料置入后能与创面充分接触。置入吸盘,使用生物半透性薄膜封闭创面。将吸盘的连接管管连接至负压吸引装置,检查气密性及通畅性。如果像成人一样使用较高的负压可损伤小儿的组织,小儿一般负压选择在10.0~16.6kPa(75~125mmHg),婴儿和新生儿使用的负压压力要小一些,为6.7~10.0kPa(50~75mmHg),持续负压治疗。强度与间歇的时间还可以根据创面情况调节。急性期和渗出较多的创面,采用持续负压吸引;当创面有血管外露特别是血管有损伤时,负压过强可造成血管破裂出血,应适当调整压力。渗出物中含大量蛋白质,负压引流会导致机体体液丢失、负氮平衡,引流量较大时应该注意患者的水电解质平衡和蛋白质补充。

邮票植皮术　小儿的皮源较少,因此植皮选择邮票植皮。即把取下的皮片,剪成小的邮票状小方块,再贴在创面上。一般在烧伤小儿全身情况平稳后,烧伤创面新鲜了就可选择植皮。供皮区手术前一天用肥皂水清洗。尤其是头皮供皮。儿童选择全麻,用电动取皮刀或滚轴取皮刀或鼓式取皮机取皮。供皮区用油纱覆盖,再外用干纱布超过供区创缘5cm加压包扎。将所取下的自体皮片用湿盐纱包裹,先将凡士林油纱平铺在弯盘底面或木板上,再将取下的皮片表皮面向油纱平铺,分别制成邮票大小移植于受区。术后4~5天换药打开。

(沈卫民)

diànsǔnshāng

电损伤（electrical injury）　人接触电源后,电流流过人体所引起的损伤。又称电流损伤、电击伤。它有全身性和局部损伤,其严重程度取决于电流的强度和性质（交流或直流、频率）、电压、接触部位的电阻、接触的时间长短和电流在人体内流过的通路等因素。

发病机制 不同的电源危险不一样，直流电比交流电危险，低频率比高频率危险，电流强度越大、接触时间越长越危险。而电流的强度与电压及电阻有关（电流等）。接触部位的电阻对组织的影响也不一样，接触部位的电阻低，进入体内的电流强度大时，往往可立即致死。人体各组织的电阻不同，依大小顺序为骨、脂肪、皮肤、肌腱、肌肉、血管和神经。皮肤的电阻又因表皮的厚薄和干湿情况而不同。角质层较厚的手掌和脚掌的电阻高，皮肤潮湿、出汗时电阻低。组织电阻越大（产生热量多），局部损伤就越重；而组织电阻越小，发生全身性损伤就越严重。人接触电源后，电流穿过皮肤后，即迅速沿电阻低的体液和血管运行，不仅导致全身性损伤，而且使局部邻近的血管壁发生变性和血栓形成。血管损伤是引起局部组织进行性坏死和继发性出血的重要原因之一。手的皮肤局部电阻大，在接触电流后产热多，引起肌肉痉挛，故小儿手抓住电线后常引起手指屈曲，抓住电线放不下来，增加了接触时间和危险性。施救的人需要用绝缘的木棒击打手使其脱离电损伤。如果电流通过重要器官如脑、心等，则有生命危险。因此，电击伤有出入口。但临床上很难从电流的出入口来判断电流的经路。

临床表现 分为全身损伤和局部损伤。

全身损伤 依损伤的严重程度而异，轻度者仅表现有恶心、心悸、头晕或短暂的意识丧失，恢复后，多不遗留症状。严重者可引起电休克、心室纤颤或呼吸、心搏骤停。若抢救不及时，可立即死亡。电休克恢复后，患儿在短期内尚有头晕、心悸、耳鸣、目眩、听觉或视力障碍等，但多能自行恢复。如果电流通过头部者，有可能发生白内障，需要密切观察。电击伤也可引起内脏损伤或破裂，检查时要多加注意。

局部损伤 主要表现为电流出入口的烧伤和深部肌肉骨骼的烧伤。电流接触人体进入的部位就是"入口"，流出的部位就是"出口"，出入口烧伤是由于电弧或电火花引起。通常入口的损伤较出口严重。皮肤烧伤面积多不太大，大都呈椭圆形，皮肤灰白、黄色或焦黄，中心稍下陷；严重者皮肤可以完全炭化，形成裂口，边缘较整齐，干燥，少有水肿，疼痛较轻。一般限于与导电体接触的部位和附近组织。电流通过深部引起局部的破坏较深，可达肌肉、骨骼或内脏。组织器官表现为黄色或焦黄，组织器官凝固。局部早期从外表很难确定损伤范围和严重程度，24～48小时后，周围组织开始发红、肿胀。炎症反应和深部组织水肿较一般烧伤为重，按压水肿区多无凹陷。深部肌肉骨骼的烧伤在伤后1周左右开始出现进行性广泛的组织坏死，往往有成群肌肉坏死，骨骼破坏或肢体坏死，或发生继发性大出血。导致成群肌肉或肢体坏死的主要原因是电流引起血管损伤和血栓形成，骨组织电阻较大，电流通过时产生热量较多，致骨周围组织变性、坏死。由于上述原因，肢体的筋膜腔内水肿、压力增高，形成筋膜腔综合征，加剧了坏死过程，如果继发感染，发展更迅速。感染多较严重，尤

其是厌氧性细菌感染，有的可并发气性坏疽。坏死组织脱落后，遗留的肉芽创面愈合缓慢。电击后引起大面积的烧伤，主要是电火使衣服燃烧引起。烧伤面积较大，烧伤深度和去掉衣服的时间有关。

紧急处理 急救时应迅速使患儿脱离电源，用不导电的物体，如干木棒、竹竿等将电源拨开，立即关闭电闸等。若关不了电闸，将不导电的物体把小儿和电隔开，之后立即心肺复苏，发现呼吸、心搏已停止应立即进行口对口人工呼吸和胸外心脏按压等复苏措施。这是关系到患儿能否救活的重要步骤。开始越早，救活的机会越多。

治疗 分全身治疗与局治疗。

全身治疗 包括心肺复苏和心律失常等的治疗，其创面和补液见小儿烧伤。由于电接触烧伤较深且组织器官水肿较广泛，补液量较同等面积烧伤为多，可根据患儿全身情况及尿量进行调整。同时由于广泛肌肉和红细胞的破坏，释放出大量肌红蛋白和血红蛋白，为了避免急性肾衰竭的发生，除适当增加输液量以增加尿量外，可选择利用利尿剂（如甘露醇等）和碱化尿液。应常规进行破伤风抗毒血清注射，早期要预防感染，及早选用有效抗菌药物，特别要注意厌氧性细菌感染的防治。急救和早期处理过程中，要注意发现复合伤及早处理。对于肢体电烧伤后肢体明显肿胀时，应尽早进行筋膜腔切开减压，这是挽救肢体坏死的重要措施。

局部治疗 早期采用暴露疗法。电火花和火焰致伤者，局部治疗原则同一般烧伤。小面积的可在中期包扎换药，创面不愈合者，可行邮票植皮术。对大面积

者在电接触烧伤应尽早（伤后3~5天内）将坏死组织切除整张植皮。在手术时切除范围可广泛一些，并尽可能彻底，包括坏死肌肉，甚至骨骼，依情况进行自体游离植皮、皮瓣（邻近、远位或游离）移植。如果手术时决定不了组织是否存活，最好不游离皮片移植，而采用皮瓣移植。这样经皮瓣移植后，部分可能电坏死的组织会吸收，而不至引起手术失败。对较广泛的电接触烧伤，由于一次切除往往皮瓣是不够的，可采用纱布湿敷、包扎，或最好用异体皮覆盖，以减少创面感染机会。换药后分次行邮票植皮术。有时换药发现不健康的血管，应在健康部位进行结扎，以防继发性出血。电击伤一定要换药时，应经常警惕继发性出血的发生，床旁要常备止血带。若发生大出血，应争取在血管健康部位进行结扎。不得已时，才做局部贯穿缝扎，但再次出血机会较多。腕部、踝部结扎血管时一定注意肢体的主要血管，以免缝扎主要血管而引起手足的坏死。显微外科的游离皮瓣可以用在重要部位和结构坏死的修复，如大片头皮颅骨坏死的全层切除后的修复、腹壁坏死的修复等。

预防 儿童多好动和好奇。对大儿童需要加强教育，避免去玩插头和插座；对婴幼儿则需要加强管理和监护，避免接触带电的器皿、电器和电线。

（沈卫民）

huàxué shāoshāng

化学烧伤（chemical burn）

化学物质接触人体后导致局部组织损害，并通过受损的皮肤、黏膜组织导致全身病理生理改变，甚至伴有化学性中毒的损伤。能引起化学烧伤的化学物质有数千种，

损害程度除与化学物质的性质有关外，还取决于化学物质的剂量、浓度和接触时间的长短。身体素质较差者，易发生严重全身性损伤。

临床表现 化学烧伤是一种特殊的烧伤，仍表现为一般烧伤的特点，局部改变分为Ⅰ~Ⅲ度的烧伤，并且也同样按面积和烧伤的深度分为轻、中、重和特重度烧伤。小儿常见的是酸、碱烧伤。

酸烧伤 常见的引起酸烧伤的酸性物质有强酸（硫酸、盐酸、硝酸）和弱酸（石炭酸、碳酸）。其共同特点是使组织蛋白凝固而坏死，能使组织脱水，形成皮革样，并结成痂，不形成水疱，一般不向深部侵袭，但脱痂时间慢。

碱烧伤 常见的碱性物质为苛性碱、氨、石灰及电石烧伤等。常见引起碱烧伤的是强碱，如氢氧化钠、氢氧化钾等，同样可使组织脱水，但与组织蛋白结合成复合物后，能皂化脂肪组织。皂化时可产热，继续损伤组织，碱离子能向深处穿进。该烧伤疼痛较剧，创面可扩大、加深，因此碱烧伤较深且愈合慢。苛性碱烧伤创面呈黏滑或皂状焦痂，色潮红，开始有小水疱。深的烧伤会出现焦痂。当焦痂或坏死组织脱落后，创面凹陷，边缘潜行，往往经久不愈。浅度的氨烧伤有水疱；深度的氨烧伤干燥后创面呈黑色皮革样焦痂。石灰烧伤创面较干燥呈褐色。电石烧伤实际上是热力与石灰烧伤，即电石遇水后产生乙炔和氢氧化钙（石灰）并释放出大量热，引起儿童烧伤。

紧急处理 迅速去除残余化学物质，清除干净，减少进一步的化学物质中毒和局部损伤的加深。包括解脱被污染或浸渍的衣

裤，越快越好。使用大量水将其冲去或稀释，时间不少于半小时。在急救时不主张使用对抗剂或中和剂，用中和剂不仅不实际还往往因此耽误抢救时机，而如果溶液种类或浓度选择不当，以及在化学中和反应中产热等，都可加重组织损害的可能。头面部化学烧伤时应紧急检查有无角膜及其他五官损害，要优先进行冲洗。

治疗 化学烧伤的一般处理原则如下。①创面处理：减少进一步损伤，如果化学物质有继续侵入的可能或已经侵入深部组织，继续造成广泛损害时，则应考虑对抗性处理或其他措施。没有中和的对抗方法，手术切痂可以防止化学物质继续深入损害和被吸收中毒的可靠方法，若无禁忌，应尽早施行。切痂后采用邮票或整张皮植皮修复创面。②全身中毒的处理：急救之后，要考虑由于不少化学物质通过创面或呼吸道吸入或消化道吞入甚至健康皮肤黏膜被吸收引起的中毒。因此，询问病史时要予以注意，并密切观察，了解是什么化学物质，不可因局部损害看来不严重而有所忽视。确定有全身中毒可能时，应该根据化学物质的性质和毒理及早防治，不要等临床出现中毒症状了才处理，贻误时机。若一时无法获得解毒剂或肯定致毒物质时，可先使用大量高渗葡萄糖和维生素C静脉注射、给氧、输注新鲜血液、补液等，若无禁忌，并可及早开始应用利尿剂。然后再根据病情选用解毒剂。

酸烧伤治疗 硫酸损害皮肤后的痂为深棕色，硝酸者为黄棕色，盐酸者为黄色。一般烧伤越深，痂色越深，韧性越硬，痂皮内陷也越深。但由于痂皮的掩盖，早期对深度的判断较一般烧伤困

难，不能因无水疱即判为深度烧伤。早期感染较轻，浅Ⅱ度者多可在痂下愈合；因此在判断不了烧伤深度的情况下，小儿酸烧伤采用保痂治疗。如果保痂2周未愈，说明酸烧伤深，可考虑脱痂。脱痂后肉芽创面愈合较慢。若换药后仍无上皮生长，可考虑植皮治疗。烧伤波及指/趾甲下时，应拔除指/趾甲。石炭酸的腐蚀性、穿透性均较强，吸收后主要对肾脏产生损害。为了减少残存石炭酸的继续损害，急救时在大量冲洗后，应再用70%酒精包敷或清洗（若现场有酒精，最好立即用酒精清洗），明确的石炭酸深度烧伤应考虑早期切痂植皮。另外，要注意吸入强酸的蒸汽和烟尘可引起呼吸道强烈的刺激或烧伤，会导致吸入性损伤。若发现呼吸困难，应紧急进行气管切开。

碱烧伤治疗 一般较深，如果早期处理不及时，创面可继续扩大或加深，并引起剧痛。石灰碱烧伤后急救时要尽早冲洗，时间要求长些，有人甚至主张在流动清水中冲洗24小时，可以减轻石灰碱烧伤的深度。一般不主张用中和剂，烧伤创面处理和一般烧伤没有区别。但其烧伤深，早期可采用保痂换药，2周未愈者，可切痂植皮。

预防 儿童多好动和好奇。要加强教育使儿童远离强酸和强碱物质，在农村要远离石灰池。对幼儿需要加强管理和监护，避免发生化学烧伤。

（沈卫民）

xīrùxìng sǔnshāng
吸入性损伤 （inhalation injury）

热力和/或烟雾吸入引起的呼吸道损伤。烧伤引起的头面部深度烧伤时，吸入的热蒸汽、烟雾及其中所含的有害气体与毒性物质引起呼吸道严重损伤。少数患儿可无颜面部烧伤却有严重的吸入性损伤，或仅有咽喉部烫伤而无体表烫伤者，应予特别注意。此类患儿伤情严重、复杂、并发症也多，病死率很高。

病因 引起小儿吸入性损伤有物理原因、化学有害物质和一氧化碳中毒。物理原因主要有火焰和热蒸汽，主要是儿童在有火燃烧的高温及烟雾或热蒸汽的密闭室内，惊恐、大声呼叫，高温及烟雾直接导致儿童呼吸道损伤。化学有害物质主要有人造合成纤维、塑料制品等，儿童接触到这些物质燃烧时产生的氯化物、硫酸、盐酸、氰化物、醛类物质等化学物质导致的呼吸道黏膜损伤，严重时还可引起肺水肿或全身中毒。一氧化碳中毒是一氧化碳与血红蛋白结合成碳氧血红蛋白，从而减少血红蛋白氧的携带能力。这多见于煤气开关忘关闭引起的一氧化碳中毒，儿童很快会出现意识丧失、昏迷。

病理生理 吸入性损伤引起的病理生理改变主要就是水肿阻塞呼吸道和全身中毒。水肿依据部位不同而不同，一般有三种情况。①上呼吸道声门以上受损：鼻毛灼焦、鼻黏膜充血肿胀、咽喉部水肿、咽后壁悬雍垂部分软腭肿胀，咽腔变窄。这些部位的黏液腺分泌物增加，腺体及黏膜下有白细胞和淋巴细胞浸润，但不影响呼吸。②中下呼吸道损伤：可见声门水肿、狭窄，气管黏膜充血水肿，有时有水疱，分泌物增多。黏膜下有炎症细胞浸润，黏膜脱落，吸入炭粒及有毒气体的刺激可使气管支气管痉挛加重，气道阻力增加，通气障碍，呼吸困难。长时间可致肺不张和肺间质水肿。③肺实质损伤：热的气体或毒性气体直接吸入损伤累及肺实质，肺表面活性物质减少，肺顺应性降低，肺的气体弥散量减少，通气和血流比值严重失调，肺泡-动脉血氧分压差增加，氧分压下降，二氧化碳分压增高，导致急性呼吸功能不全和衰竭。前两类可引起急性呼吸道梗阻而窒息。

损伤分期 中重度吸入性损伤可分为三期。①肺水肿期：出现的时间不等，最早可在伤后2小时。受损的肺毛细血管通透性增加致血管外蛋白量、肺淋巴蛋白量增加，血管内胶体渗透压下降引起肺水肿，水肿使组织缺氧、支气管狭窄、血管阻力增加又加重肺水肿。②坏死组织脱落期：伤后2~3天出现，可出现坏死组织脱落。吸出的痰液中可见有大块的坏死黏膜脱落，由于气管内膜坏死脱落，其清除异物及痰液的能力减弱，故常并发肺不张、肺炎，治愈后会发生不同程度的气道狭窄。③感染期：肺部感染在伤后2小时就可能出现，贯穿于整个治疗过程。主要是气管内膜受损，柱状纤毛上皮功能降低、肺的廓清能力丧失，大量分泌物积聚及黏膜脱落阻塞，使细菌滋生繁殖，再加上烧伤后全身和局部的免疫力低下以及小儿本身呼吸系统的解剖生理特点，小儿发生吸入性损伤时就极易出现肺部感染、肺炎。

临床表现 表现为整个呼吸道的烧伤，包括鼻、口、咽、喉、气管、肺。可见鼻毛烧焦、口腔和咽部黏膜烧伤，而喉、气管和肺的烧伤通常通过声音嘶哑和刺激性咳嗽以及有无哮鸣音和湿性啰音、呼吸急促、呼吸困难等体征来判断，如果出现则病变已累及支气管或肺实质。

诊断 吸入性损伤强调早期诊断。病史、临床症状、体征、实验室检查、X线检查及特殊检查结果都是判断有无吸入性损伤、损伤部位和有否合并有害气体中毒的重要手段。常用的特殊检查有纤维支气管镜、CT和X线检查、脱落细胞检查、血气分析、碳氧血红蛋白测定。纤维支气管镜最准确，可直接观察咽喉、声带、气管、支气管黏膜的损害程度，同时可以做局部治疗，吸除脱落的黏膜组织和分泌物。小儿要使用全麻，在麻醉下，经口腔或气管切开口插入，可直接观察到呼吸道黏膜烧伤情况，如黏膜充血水肿、坏死组织脱落的出血溃疡以及烟雾颗粒等。CT和X线检查可在早期进行。CT能显示渗出、下呼吸道损伤、肺不张、肺水肿及肺部感染，对诊断有重要意义。脱落细胞检查也是诊断吸入性损伤的重要检查手段。气管内滴入2ml生理盐水（由直接喉镜或经切开的气管注入），30秒后，吸出气管内分泌物，行细胞计数及纤毛细胞形态学的检查，如每张涂片纤毛细胞计数下降至200以下及纤毛细胞变形变性等有助于诊断。脱落细胞检查还可直接在纤维支气管镜检查时同时做。血气分析也是重要的肺功能检查，对预示病情、预后有重要意义。

紧急处理 急救时应迅速判断患儿有无三凹征，有无口腔和鼻咽烧伤。有呼吸三凹征时立即进行气管插管。若插管失败可气管切开，这是关系到患儿能否救活的重要步骤。开始越早，患儿存活的机会越高。

治疗 小儿吸入性损伤的处理原则是解除呼吸道阻塞，维持气道通畅，促进黏膜生长，保证气体交换，防治肺水肿和肺部感染。

局部呼吸道治疗 确保呼吸道通畅，纠正低氧血症，维护通气功能。早期建立可靠通气道，在纤维支气管镜下气管插管给氧，对于轻度的吸入性损伤可直接给氧。给氧的主要目的是为了提高肺泡内氧分压，改善低氧血症，否则严重缺氧会引起高碳酸血症。一般小儿给氧浓度30%左右，即每分钟2L流量。对晚期和气管插不进的情况下可做气管切开。插管或切开后直接接呼吸机。呼吸机早期设置为间歇正压呼吸，如果情况改善不明显，可改用呼吸末正压呼吸。待呼吸改善、血气基本恢复正常等情况后，可改为间断停用呼吸机直至完全停用。

全身液体疗法 大面积烧伤同时并发吸入性损伤，补液要加上呼吸道的面积来计算输液总量，无法判断呼吸道烧伤面积者可通过尿比重和尿量来判断输液是否充足，不要过于限制输入量，否则会出现休克纠正不了的情况，而致休克不能平稳度过。输液中要增加胶体的比例，以提高血浆肢体渗透压，减轻低蛋白血症，减少急性心力衰竭和肺水肿的发生。治疗的同时适当地使用毛花苷丙（西地兰）、氨茶碱、地塞米松等强心、扩张支气管与解除肺小血管收缩及减少肺毛细血管渗出等药物，可以更好地度过吸入性损伤的急性期。

定期气管内灌洗 可以清除气道内的分泌物和脱落的坏死黏膜，可做气管支气管内灌洗引流，可以较好地保持呼吸道通畅。

早期预防肺部感染 可在做纤维支气管镜时取分泌物培养，根据痰、血培养结果选用敏感的抗生素指导抗炎能治疗。

全身中毒的治疗 对不同的吸入气体中毒的表现进行解毒，可行输液、利尿等常规治疗。

其他治疗 高热烦躁的可使用冬眠疗法。使用激素，保护肺泡细胞的表面活性物质，稳定肺上皮功能，防止肺泡萎缩，改善生理分流，纠正低氧血症，降低毛细血管的通透性，减轻肺水肿，增强心肌收缩力，改善微循环，从而改善肺功能，但有严重感染时不宜应用。

（沈卫民）

lěngshāng

冷伤（cold injury） 寒冷对机体造成的损伤。

分类 分冻结性冷伤和非冻结性冷伤。冻结性冷伤又分为全身性和局限性冷伤两种，全身性冷伤即冻僵，严重可冻亡（即体温过低）；局限性冷伤就是局部冻伤。冻结性冷伤是因短时间暴露于极低温或长时间暴露于在零度以下低温所引起，此时组织发生冻结，故称冻伤。非冻结性冷伤是指机体处在0~10℃的低温加以潮湿环境中，引起的局部组织损伤，包括冻疮、战壕足、浸泡足等，常发生于手、足和耳垂部。冻结性冷伤在北方儿童多见，常因室外遭遇冰雪天气而自身防护措施不足引起，较容易出现严重的组织损伤，可以深达肌肉、神经甚至是骨组织。非冻结性冷伤多见于潮湿的南方，冬春季节多见，可见于任何年龄组的人群，但以学生和儿童多见。

冷伤面积估算 同小儿烧伤的面积估算一样。在小儿的躯干和双上肢的体表面积所占百分比与成人相似，而头和下肢面积可用烧伤面积计算公式计算，即头颈部面积（%）= 9% +（12 - 年龄）%，双下肢面积（%）=

46%-（12-年龄）%。

治疗　对于冻结性冷伤的治疗分为早期治疗和创面治疗。早期治疗就是复温和补液改善微循环和抗感染治疗。而对于非冻结性冷伤主要是治疗创面。

早期治疗　早期使用温水快速融化复温，可缩短组织冻结时间和融化时间，使冻区组织血管舒张血流畅通，改善局部微循环，从而减轻组织损伤的程度。快速复温既是冻伤急救的重要措施，也是冻伤治疗的关键措施，可直接影响组织能否保留及保留多少。复温时以 40~42℃ 的温水浸泡受冻肢体（不能用温度高的温水，以免引起损伤），至局部皮肤软化，颜色转为潮红。浸泡时间一般需要 20~30 分钟，不宜过长，如冻区已软化则不宜浸泡。复温的同时改善微循环，应充分保证全身的有效血容量，纠正休克状态。补液仍按烧伤计算公式，即伤后第一个 24 小时每 1% 冻伤面积每千克体重需补充胶体和电解质液量 2ml（成人 1.5ml），大面积冻伤为 3ml。若有特重冻伤或头面部冻伤，输液量甚至 1% 烧伤面积需要补充 3~4ml 液体。胶体和电解质（或平衡盐溶液）的比例为 0.5:1，重度冷伤可为 1:1。早期使用低分子右旋糖酐静脉滴注，这是治疗冻伤的主要措施之一。当开始复温时即可给予低分子右旋糖酐，以改善微循环，促进受冻组织细胞的恢复，减少致残。抗凝或纤溶疗法的效果尚有争论。

创面治疗　局部外用冻伤药，对轻的冻伤局部使用冻伤药物，临床应用并获较好疗效的药物有呋喃衍生物的各类霜剂、激素类及抗生素类外用药。对于已经破溃的创面可以使用敷料进行换药，

对重度的冷伤创面的治疗需要采用换药切痂植皮或皮瓣修复创面。

（沈卫民）

fēi dòngjiéxìng lěngshāng

非冻结性冷伤（non freezing cold injury）

在 10℃ 以下至零度以上的低温、潮湿条件下所造成局部性的冷伤。以耳、鼻、面、手、足多见。暴露于冰点以上低温的机体局部皮肤，发生血管收缩和血流缓慢，损伤组织细胞。待局部皮肤达到常温后，血管扩张、充血且有渗出，反应较大者在表皮下有积液（水疱）。有的毛细血管甚至小动、静脉受损后发生血栓，而后引起一些组织坏死。儿童的暴露部位，如面部、手、耳、足等部位的冷伤往往发生在不知不觉中，直至出现症状才察觉，首先有皮肤苍白、发麻，继而红肿、疼痛、起水疱，冻足有疼痛、发麻、苍白等反应。之后出现局部皮肤红肿，温暖时发痒或刺痛。较重者可起水疱，水疱去表皮后创面有渗液，并发感染后形成糜烂或溃疡。好转后皮肤消肿脱屑，可能有色素沉着，而且治愈后可能对寒冷敏感。若遇相同的寒冷环境，冻疮可再发。战壕足、浸泡足等的病变比冻疮较重，水疱破创面渗液，可并发感染，需要多次换药，治愈较慢。

发生非冻结性冷伤后，局部表皮存在者可每天涂抗生素软膏加冻伤膏外用，可温敷数次。有糜烂或溃疡者可用含抗菌药和皮质激素的软膏，也可用冻疮膏。战壕足、浸泡足除了局部处理，可按创面处理，用银离子敷料或水胶体敷料包扎换药，待生长愈合，对于深度的创面如果换药 2 周不好，可考虑植皮治疗。冬季儿童在野外活动、上学应有防寒、防水服装。患过冻疮的人特别是

婴幼儿，在寒冷季节对面部要防护，对手、足、耳等处采取保暖措施，并可涂擦某些防冻疮霜剂给予预防。

（沈卫民）

dòngchuāng

冻疮（frostbite, chilblain）

0~10℃ 的寒冷天气加潮湿环境引起的机体局部的非冻结性冷伤。由气候寒冷引起人体皮肤反复红斑、肿胀性损害，严重者可出现水疱、溃疡，病程缓慢，一般气候转暖后会自愈，但天气一旦寒冷又容易复发。

临床表现　冻疮好发于北方的初冬和南方的早春季节，以儿童、妇女和末梢血液循环不良者多见，常会出现肢体末端皮肤发凉、肢端发绀、多汗等表现。皮损好发于手指、手背、面部、耳郭、足趾、足缘、足跟等外露部位，常两侧分布。常见皮损表现为局限性淤血性暗紫红色隆起的水肿型红斑，境界不清，边缘呈鲜红色，表面紧张有光泽，质柔软。局部按压可褪色，去压后红色逐渐恢复。严重者可发生水疱，破裂形成糜烂或溃疡，愈后存留色素沉着或萎缩性瘢痕。痒感明显，遇热后加剧，溃烂后疼痛。

对女童，有一种特殊类型的冻疮多见于股部。临床上有特征性呈蓝红色浸润性的斑，对称分布，有时继发性溃疡和常合并毛囊性角栓。这些损害多见于换尿布的部位，完全与冷暴露有关，患儿在温暖环境中会慢慢消退，有时需与血管性疾病鉴别。

诊断与鉴别诊断　诊断并不困难，可根据病史和寒冷季节来判断，皮损的特征性分布及皮疹特点，不难诊断，无须其他辅助检查，但需与系统性红斑狼疮、婴儿湿疹、干燥综合征、肢端发

绀症等疾病鉴别。

治疗 分为全身的治疗和局部创面的治疗。

全身治疗 可以使用血管扩张剂，如口服烟酰胺、硝苯地平等。对严重的可用静脉输入扩张血管药物，如丹参加入低分子右旋糖酐或直接使用低分子右旋糖酐静滴，具有扩张血管、改善微循环、增加血流量和溶血栓等作用。

局部治疗 可用氦-氖激光和红外线照射治疗，也可用蓝光治疗后，对冻疮局部行散焦普遍照射。未破溃者可外用复方肝素软膏、多磺酸黏多糖乳膏、维生素E软膏等。已破溃者外用5%硼酸软膏、1%红霉素软膏等。对于冻疮面积大、深度深的可以用敷料换药，可选用水胶体类敷料换药，换药2周不好者可植皮治疗。

预防 嘱儿童加强锻炼，促进血液循环，提高机体对寒冷的适应能力；寒冷季节注意做好防护，儿童出门时戴手套、口罩和棉帽，不穿过紧鞋袜；在受冻后不宜立即用热水浸泡或取火烘烤；对反复发作冻疮的患儿，可在入冬前用亚红斑量的紫外线或红外线照射局部皮肤，促进局部血液循环。

(沈卫民)

dòngjiéxìng lěngshāng

冻结性冷伤（freezing cold injury） 因短时间暴露于极低温或长时间暴露于在零度以下低温所引起的冷伤。简称冻伤。局部冻伤和全身冻伤（冻僵）大多发生于意外事故或战时，人体接触冰点以下的低温如在野外遇到暴风雪、陷入冰雪中或工作时不慎接触致冷剂（液氮、固体二氧化碳等），均可造成损伤。

病理生理 人体局部接触冰点以下的低温时，发生强烈的血管收缩反应；如果接触时间稍久或温度很低，则细胞外液甚至连同细胞内液可形成冰晶。冻伤损害主要发生在冻融后，开始时，局部血管扩张、充血、渗出，之后形成冻的微栓或血栓；引起组织坏死，组织内冰晶及其融化过程造成的组织破坏和细胞坏死，促使炎症介质和细胞因子释放，引起炎症反应；再灌注造成细胞凋亡，引起全身的反应，构成了冻伤的病变。全身受低温侵袭时，除了周围血管强烈收缩和寒战（肌收缩）反应，体温降低由表及里（中心体温降低），使体内重要器官组织功能降低，甚至冻结，若不及时抢救，可直接致死。即使能急救复苏，由于血循环曾经接近或完全停滞，组织、细胞继发坏死和凋亡，也可致多器官功能障碍。

临床表现 局部冷伤的深度可表现为四度冻伤，同烧伤的深度变化一致；全身冻伤表现为开始时有寒战、苍白、发绀、疲乏、无力、打呵欠等表现，继而出现肢体僵硬和幻觉，或意识模糊甚至昏迷、心律失常、呼吸抑制，终于发生心搏、呼吸骤停。患儿若能得到抢救，其心搏、呼吸虽可恢复，但常有心室纤颤、低血压、休克等。呼吸道分泌物积聚或肺水肿。尿量少引起肾衰竭，继而引起多器官功能衰竭。

治疗 需要急救和复温，应抓紧时间，减少死亡。①急救和复温：迅速使患儿脱离低温环境和冰冻物体。衣服、鞋袜等连同肢体冻结者，不可勉强卸脱，应用温水（40℃左右）使冰冻融化后脱下或剪开。立即施行局部或全身的快速复温，但勿用火炉烘烤。可使用38~40℃温水浸泡伤肢或浸浴全身，水量要足够，水温要比较稳定，使局部在20分钟、全身在30分钟内复温。温水浸泡至肢端转红润、皮温达36℃左右。不能浸泡过久，过久会增加组织代谢，反而不利于恢复。浸泡时可轻轻按摩未损伤的部分，帮助改善血循环。若患儿感觉疼痛，可用镇静剂或镇痛剂。及时的复温，能减轻局部冻伤和有利于全身冻伤复苏。对心搏、呼吸骤停者要施行心脏按压和人工呼吸。②局部冻伤的治疗：按不同分度进行治疗，见局部冻伤。

(沈卫民)

júbù dòngshāng

局部冻伤（local frostbite） 机体在环境中遇到零度以下低温侵袭时发生在体表或身体某个部位的冻结性冷伤。又称局限性冷伤、局部冷伤。

临床表现 依损伤的严重程度而异。严重程度分为四度，其中Ⅰ度和Ⅱ度冻伤称为轻度冻伤，Ⅲ度和Ⅳ度称为重度冻伤。

Ⅰ度冻伤 又称红斑性冻伤，为皮肤浅层的冻伤。受冻早期皮肤苍白，复温后局部充血水肿，可有针刺样疼痛、灼热感，无皮肤水疱。一般于冻伤后1周内不治自愈。

Ⅱ度冻伤 又称水疱性冻伤，为部分真皮层受冻。主要特点是复温后12~24小时出现大量浆液性水疱，少数呈血性水疱，若不并发感染，1周内水疱逐渐吸收，而后结痂、干燥、剥脱，2周内愈合。积后可能遗有瘢痕。

Ⅲ度冻伤 损伤达皮肤全层，并累及皮下组织。皮肤呈青紫色、紫红色，皮肤温度下降，感觉存在。有明显的水肿和多个水疱，水疱内液为血性。受冻部位皮肤全层坏死，创面愈合后遗留瘢痕。

Ⅳ度冻伤 冻伤深度达肌肉和骨骼，受冻部位的皮肤呈青灰色甚至紫黑色。肿胀不明显，水疱稀少或无水疱，局部感觉丧失。若无感染，2～3 周呈干性坏死；若并发感染，则转为湿性坏死，病程可迁延数月。受冻部位常有不同程度的致残。

治疗 根据冷伤不同程度采取不同治疗措施。

轻度冷伤处理 Ⅰ度冻伤只有局部红肿一般无须特殊处理。Ⅱ度冻伤有少量水疱而无皮肤破溃的冻伤，可以观察处理。而对水疱已破溃的创面，可剪除已破的水疱皮，彻底清创消毒后包扎换药，对小的创面可采用暴露疗法。

重度冷伤处理 同烧伤相同，包括冻伤水疱的处理和创面的处理，对水疱较多的冷伤创面，原则是保持局部的清洁，防止继发感染，避免创面加深。不要清除水疱，可将水疱液放出，注意保护疱皮，局部清洁换药至疱皮结痂，以防创面感染，促进愈合。对水疱已破的，清除水疱并治疗。对分界不清的结痂创面，不主张早期切痂手术，应保持局部清洁，防止感染，促进冷伤组织恢复。在儿童，对分界清楚的结痂创面也采用保痂治疗，最后脱痂植皮或皮瓣转移修复。对于严重创面要早期使用抗生素预防感染。对肢体肿胀明显、组织分界不清伴全身中毒症状的病例，应采取筋膜切开减张术。除减少全身中毒症状、挽救生命外，对冷伤的截肢应采取慎重的态度。原则上截肢应在冻伤 3 周后，在组织界线明显形成后进行。

重要功能区治疗 对重要部位和功能区的冻伤，如拇指的冻伤，为防止肌肉及骨关节的坏死，可早期手术清创，采用岛状皮瓣修复，以防止功能损失。但对重要功能区的早期冻伤，组织界线不清，局部水肿明显，受损范围难以判断，而许多受冻组织可能自愈，因此，不主张早期手术。一般在重度冻伤后 3 周，组织界线逐渐形成，水肿消退，此时才可考虑游离植皮手术。植皮前应注意受区创面的准备，对较早期清创后的创面，可采用延期植皮。对创面界线清楚、有深部组织暴露而不能游离植皮的重要功能区，可采用适宜的岛状皮瓣转移修复。原则上供瓣区应是未经受损的健康组织。对于耳、鼻等部位的重度冻伤可能遗有局部严重畸形，可在伤后 6 个月后行器官再造。

（沈卫民）

dòngjiāng

冻僵（frozen stiff） 机体在环境中遇到低温侵袭且中心温度低于 35℃时发生全身性的损伤。又称全身冷伤、全身冻伤。按原因分为原发性全身冷伤和继发性全身冷伤。原发性全身冷伤是外伤，多发生于醉酒、野外作业遇大风雪、寒流或坠入冰水等意外情况而身处寒冷环境，儿童少见。继发性全身冷伤是其他疾病引起或药物引起，如婴儿全身麻醉时、服用过量镇静催眠药物（氯丙嗪）等，儿童可见。根据程度和体温下降幅度可以分为轻度冻僵、中度冻僵和重度冻僵。轻度冻僵时体温降至 32～35℃，此时患者会出现寒战、肌肉震颤，心率、呼吸增快，血压升高。如果体温进一步下降，降至 30～32℃时，发生中度冻僵，患者会出现精神错乱、言语不清、行为异常、昏睡等，心电图会呈现心房扑动、心房颤动，出现特征性 J 波。体温降至 30℃及以下时，为重度冻僵。患者寒战消失，瞳孔开始散大，心率减慢，如果体温进一步降至 28℃以下，这时会出现尿量减少、呼吸减慢、发生心室颤动、心脏停搏。如果体温降至 24℃以下，会出现皮肤青紫、苍白，呼吸、心搏骤停，发生临床死亡。

紧急处理就是复温，冻僵后复温是抢救的关键，可以使用主动复温和被动复温。主动复温就是将患者置于 15～30℃温暖环境下，用厚毛毯包裹身体逐渐复温，还可以使用电热毯、红外线、40～42℃的温水浴或者输注加热的液体，吸入加热的湿化氧气；亦可行温水洗胃或灌肠、体外循环血液加温等体内复温。而被动复温适用于轻度冻僵，患者可自己选择复温。治疗以防治休克、补液、应用血管活性剂等为主；维持呼吸功能，保持呼吸道通畅、吸氧，预防肺水肿的发生；应用呼吸兴奋剂，防治肺部感染；应用利尿剂；纠正水、电解质和酸碱失衡；维持营养；应用抗生素预防感染；处理伴发的局部冻伤和冻伤的创面修复。

（沈卫民）

xuèguǎnliú

血管瘤（hemangioma） 真皮深层或皮下组织内的血管增生、扩张并充满血液而形成柔软肿块的疾病。多见于婴儿出生时或出生后不久，可发生于全身各处。

基本内容 血管瘤是一组疾病，是由于血管内皮细胞增生引起的。它涵盖了血管肿瘤和脉管畸形，这些疾病均较常见，如血管肿瘤中的婴幼儿血管瘤、血管内皮瘤和恶性的血管肉瘤；也包括脉管畸形中的毛细血管畸形、淋巴管畸形、静脉畸形、动静脉畸形以及混合形式。

分类 1982 年，马利肯（Mulliken）和格洛瓦茨基（Glowacki）以临床病理与细胞动力学关系为基础，将传统意义的"血管瘤"重新分为血管肿瘤和脉管畸形，前者病变表现为内皮细胞增生，后者则表现为正常的内皮细胞更新。1992 年，国际血管瘤和脉管畸形研究学会（International Society for the Study of Vascular Anomalies，ISSVA）在匈牙利首都布达佩斯成立，并制定了一套分类系统；2018 年，ISSVA 于阿姆斯特丹对该系统分类进行了一次修订；2020 年，ISSVA 在线上做了少部分的增加，在淋巴管畸形部分增加了获得性进行性淋巴管病变。

血管肿瘤 分为三类。第一类为良性血管瘤，就是婴幼儿血管瘤、先天型血管瘤（快速消退型、不消退型、部分消退型）、丛状血管瘤、梭形细胞血管瘤、上皮样血管瘤、化脓性肉芽肿和其他。第二类为交界性血管瘤，有卡波西型血管内皮瘤、网状血管内皮瘤、乳头状淋巴管内血管内皮瘤、复合性血管内皮瘤、假肌源性血管内皮瘤、多形性血管内皮瘤、卡波西肉瘤、其他未另列明的血管内皮瘤。第三类为恶性血管瘤，有上皮样血管内皮瘤、血管肉瘤和其他。

脉管畸形 分为五类。第一类为毛细血管畸形，分为单纯血管痣（鲑鱼斑）、皮肤和/或黏膜毛细血管畸形（葡萄酒色斑）、网状毛细血管畸形、先天性毛细血管扩张性大理石样皮肤、毛细血管扩张症（遗传性出血性毛细血管扩张症）和其他。第二类为淋巴管畸形，分为普通（囊性）型、泛发性淋巴管异常、卡波西型淋巴管瘤病、戈勒姆-斯托特综合征（Gorham-Stout syndrome）综合征中的淋巴管畸形、管道型淋巴管畸形、获得性进行性淋巴管病变（又称获得性进行性淋巴管瘤）、

原发性淋巴水肿。普通（囊性）淋巴管畸形又分为巨囊型、微囊型、混合囊型。原发性淋巴水肿又可分为许多综合征和原发性泛发性淋巴管畸形等，但原发性淋巴水肿在儿童并不多见。第三类为静脉畸形，分为普通静脉畸形、家族性皮肤黏膜静脉畸形、蓝色橡皮疱痣综合征中的静脉畸形、球形细胞静脉畸形、脑海绵状畸形、家族性骨内血管畸形、疣状静脉畸形和其他。第四类为动静脉畸形，分为散发型动静脉畸形、遗传性出血性毛细血管扩张症中的动静脉畸形和其他。第五类为动静脉瘘，分为散发型动静脉瘘、遗传性出血性毛细血管扩张症中的动静脉瘘和其他。

混合型 两种及两种以上的脉管畸形同时存在的为混合型，有毛细血管-静脉畸形、毛细血管-淋巴管畸形、淋巴-静脉畸形、毛细血管-淋巴-静脉畸形、毛细血管-动静脉畸形、毛细血管-淋巴-动静脉畸形和其他。

合并其他畸形的血管瘤综合征 有克利佩尔-特雷诺奈综合征（Klippel-Trenaunay syndrome）、帕克斯-韦伯综合征（Parkes-Weber syndrome）、斯特奇-韦伯综合征（Sturge-Weber syndrome）、先天性非进行性肢体过度发育、马富奇综合征（Maffucci syndrome）、CLOVES 综合征、普罗蒂厄斯综合征（Proteus syndrome）、卡萨巴赫-梅里特综合征（Kasabach-Merritt syndrome）等。

（沈卫民）

yīngyòu'ér xuèguǎnliú

婴幼儿血管瘤（infantile hemangioma） 通常在出生后的 1~6 周出现的血管内皮细胞增殖的血管良性肿瘤。新生儿发生率为 1.1%~2.6%，好发于头、面、

颈部，其次为四肢和躯干。可自行消退，消退后无严重后遗症。

发病机制 血管瘤的组织病理学研究显示，增殖期血管瘤组织中，多种内皮细胞因子、成血管因子、生长因子、血管内皮细胞受体家族、骨髓标志物等均高表达；而在消退期血管瘤组织中，内皮细胞凋亡加速、肥大细胞以及金属蛋白酶组织抑制因子等水平上调。因此，不少学者认为，血管瘤的形成可能是由于局部微环境的变化以及内皮细胞自身转化的异常，从而导致血管内皮细胞的异常增殖。与血管内皮细胞异常增殖相关的因素主要有：①血管形成因子与血管形成抑制因子之间平衡失调。②细胞组成及其功能的变化，如肥大细胞、周细胞、免疫细胞异常。③雌激素水平升高。④细胞外基质和蛋白酶表达变化。⑤局部神经支配的影响。⑥凋亡学说。

分类 血管瘤根据发生部位的深度不同而分为三型，浅表血管瘤指位于乳头真皮层的血管瘤，深部血管瘤指位于网状真皮层或皮下组织的血管瘤，混合型血管瘤则二者兼有，需注意与静脉畸形相鉴别。这种简化分类方法，便于临床观察使用，得到普遍认可。但还存在婴幼儿血管瘤的分型包括单发型、多发型、节段型、中间型。其临床分类可分为浅表性、深在性、混合性（即浅表性+深在性）、网状性/顿挫性/微增生性和其他。

临床表现 大多数血管瘤发生于皮肤或皮下组织，根据病变发展的过程分为增殖期、消退期、消退完成期。虽然大多数血管瘤能自行消退，但增殖与消退速度并不相同。增殖期血管瘤最初的表现常为苍白色斑，随后即出现

周围血管扩张。其周边绕以晕状发白区。婴幼儿在出生后 1 年内表现出两个典型的快速增长期，第 1 个快速增长期在出生后 4~6 周，第 2 个在 4~5 月龄。血管瘤在这两个时期快速增长，表现出相应的临床症状，如触痛、溃烂、出血等。血管瘤的临床表现取决于病变发生的部位、大小和病变所处的时期。血管瘤的形态变化很大，可以为多种不规则形态（图 1）。较表浅的增殖期血管瘤常表现为鲜红色的斑或结节状病损，较深在的病变表面为青紫色或无颜色变化。

消退期通常在出生后的 1 年末（12~14 月龄），瘤体生长速度减慢。病变从增殖期到消退期的转变是一个渐进的过程，进入消退期的前兆是瘤体生长速度明显减慢，质地变软。皮肤或皮下的血管瘤进入消退期后，瘤体色泽由鲜红色向暗灰色转变，瘤体逐渐消退缩小。一般 5 岁以内的自然消退率为 50%~60%，7 岁以内为 75%，9 岁以内可达 90% 以上。多数病例经过 2~5 年的消退期。

婴幼儿血管瘤还可合并其他病变，如 PHACE 综合征（表现为后颅凹畸形、血管瘤、动脉病变、心血管病变、眼病变、胸骨裂和/或脐上裂缝等）、LUMAR 综合征（表现为下半躯体血管瘤、泌尿生殖系统病变、溃疡、脊髓病变、骨畸形、肛门直肠畸形、动脉病变、肾脏病变等）。

治疗 一般分为保守治疗和手术治疗。①保守治疗：口服药物、外用药物治疗和激光治疗。口服药物的一线为普萘洛尔治疗，可口服 6~12 个月。对于不耐受或有禁忌证的患儿可口服糖皮质激素。局部外用药物适用于浅表性婴幼儿血管瘤，常用 β 受体阻断剂类如普萘洛尔软膏、噻吗洛尔乳膏、噻吗洛尔滴眼液、卡替洛尔滴眼液等。激光治疗适应于浅表血管瘤或消退期后遗留毛细血管扩张性红斑。②手术治疗：对于位置特殊、影响视力、引起呼吸道阻塞、影响外观、出血溃疡的血管瘤可早期切除，消退后残留纤维脂肪组织、瘢痕等可通过手术改善，预计手术效果理想的患儿可行手术改善外观。

（沈卫民）

xiāntiānxìng xuèguǎnliú
先天性血管瘤（congenital hemangioma，CH）

发生并发展于胎儿时期，出生时即存在并完成生长的罕见的良性血管肿瘤。以新生儿期发病常见，在所有血管瘤中的发病率低于 3%。1996 年由布恩（Boon）等首次提出，他发现这类血管瘤的临床和病理表现不同于婴儿血管瘤，其在宫内已经完全发育成熟，出生时即存在，表现为头部、颈部或四肢的凸起斑块或外生性肿物。

分型 根据其自然病程，分为三种类型，即快速消退型先天性血管瘤（rapidly involuting congenital hemangioma，RICH）、不消退型先天性血管瘤（noninvoluting congenital hemangioma，NICH）和一个中间亚型即部分消退型先天性血管瘤（partial involuting congenital hemangioma，PICH）。

临床表现 RICH 和 NICH 临床特点相似，无性别差异。皮损好发于头颈、四肢和躯干，常表现为单发的紫红色或紫蓝色的皮肤肿物，周边可见白色晕圈，表面可见毛细血管扩张。NICH 皮损较 RICH 平坦。RICH 通常在出生后数天至数周开始消退，大多在 6~14 月龄时全部消退。NICH 不会自行消退，与儿童成长成比例生长。PICH 则表现出 RICH 和 NICH 的重叠特征。

诊断与鉴别诊断 CH 主要依据临床诊断，未能确诊或疑为其他肿瘤，则需影像学检查如超声检查、MRI、动脉造影和/或组织病理学检查。需要与婴幼儿血管瘤鉴别，一般可通过临床表现加以区分。①皮损出现时间：CH 的皮损常在胎儿期开始生长，并发育完全，出生时即存在可触及的肿块。婴儿血管瘤一般在生后 2

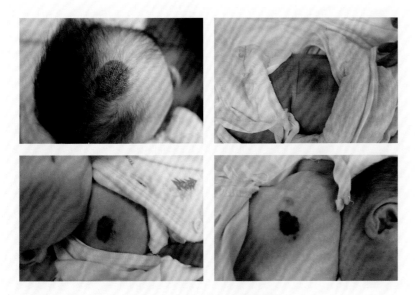

图 1 婴幼儿血管瘤的形态

周出现，约 1/3 可在出生时观察到类似瘀斑或局部毛细血管扩张的前驱表现。②皮损演变：CH 皮损消退较早或不消退，RICH 在出生时即开始消退，且在 12~14 月龄时多可完全消退；NICH 则表现为不消退，随患者生长等比例增长。婴儿血管瘤则在生后 1 年内快速生长，1 年后开始缓慢消退，12 年后多能完全消退。③病理检查：免疫组化发现，CH 的葡萄糖转运蛋白-1 染色均为阴性，而婴儿血管瘤主要表现为阳性。

治疗 CH 的治疗方法和婴儿血管瘤治疗不同，依损伤的严重程度、不同类型而进行不同的治疗。RICH 可自行消退，一般无须治疗，以观察为主，除非有并发症皮损完全消退前应定期临床监测。若出现血小板减少、高输出量性心力衰竭就需要关注，血小板减少是一过性的，不治疗通常数周内可以缓解，必要时可采用系统糖皮质激素治疗。心力衰竭可按内科心力衰竭处理，并无特殊。NICH 和 PICH 需要治疗，要根据皮损的大小和部位及是否存在局部或系统并发症而进行个体化治疗。若皮损保持无症状且不影响患儿，则没有必要治疗；较大的、明显增厚或有症状的皮损，首选手术切除并建议在学龄期前进行，应尽早采用介入和注射硬化治疗及手术切除治疗。

(沈卫民)

huànóngxìng ròuyázhǒng

化脓性肉芽肿（pyogenic granuloma） 皮肤损伤后，在水肿性基质内新生毛细血管形成的息肉样肿物。又称毛细血管扩张性肉芽肿。这是一种皮肤的后天性的良性红色结节样增生，多发生于皮肤外伤穿透性损伤，为血管反应性增生，也可能和局部血流异常有关系。可迅速增大，容易破溃出血和溃烂，长到一定大小静止。也有人认为该病与感染无关。基本损害为圆形或略扁平的绿豆至樱桃大小乳头状肉芽肿，数周或数月迅速增长，然后停止。皮损一般不超过 1cm，表面光滑呈淡红或暗红色，柔软而有弹性，触之易出血，无自觉症状，偶有溃破、糜烂，渗出少量发臭的脓液，干涸后结成褐色的脓痂。可发生于任何年龄。损害往往单个，也可数个同时存在。好发于身体容易受外伤的部位如手指、手臂和头面部小伤口上，亦常见于婴儿脐部，偶尔可见于口腔黏膜。经过缓慢，肉芽生长到一定程度，即不再发展，一般难以自行消失。妊娠性肉芽肿可能是该病的异型，常发生于孕妇口腔，尤其是牙龈。原发性化脓性肉芽肿皮损被破坏后，其周围偶尔会形成多发性卫星灶。

小的化脓性肉芽肿可以观察或激光治疗。激光可用染料激光治疗、二氧化碳激光治疗，也有用微波或射频消融治疗的。对于大的化脓性肉芽肿只有手术切除，对于面部特殊部位的化脓性肉芽肿切除之后的创面需要用皮瓣修复。

(沈卫民)

Kǎbōxī xíng xuèguǎn nèipíliú

卡波西型血管内皮瘤（Kaposi form hemangioendothelioma, KHE） 主要以梭形细胞呈卡波西肉瘤样的束状生长为特征，具有局部侵袭性的脉管源性血管肿瘤。该病罕见，由朱克伯格（Zukerberg）等人在 1993 年首先描述，组织学上具有血管瘤和卡波西肉瘤的双重特征。由于其发病率较低，暂无详细流行病学数据，发病率和病死率尚未明确。KHE 的发病机制还不明确。2016 年，利姆（Lim）通过基因测序及慢病毒转染等技术，提出 *GNA14* 基因突变导致丝裂原激活的蛋白激酶信号通路变化，可能是 KHE 发病的原因。国际血管瘤和脉管畸形研究学会在 2018 年版脉管性疾病分类正式将 *GNA14* 基因列为 KHE 的致病基因。

KHE 临床表现多样，好发于四肢，其次为躯干及头颈部，可伴随皮肤损害。腹膜后、胸腔、肌肉等深部肿瘤皮肤损害常表现为界线不清的紫色或红色斑块；较表浅的肿瘤常导致皮肤皮革样硬结化改变，皮温升高，出现紫癜或瘀斑，常伴有疼痛。不同部位的 KHE 也引起特异性症状，如腹膜后肿瘤常引起腹水、肠梗阻和黄疸，肌肉骨骼的 KHE 常导致患儿运动功能受限，胸腔 KHE 常引起呼吸循环系统异常。KHE 还可发生于睾丸、胸腺、乳腺、宫颈、甲状腺、胰腺、外耳道、肝等。KHE 多为单发，有时可见局部淋巴结受累，远处转移少见。KHE 多在儿童发生，但成人也有报道。患儿常伴有卡萨巴赫-梅里特综合征（Kasabach-Merritt syndrome）。临床表现加上 MRI 和 CT 检查可以初步考虑 KHE。但最后的确诊需要病理诊断。病理最显著的特征为大量的梭形或卵圆形细胞浸润性生长，呈不规则结节状，结节之间存在大小不一的纤维组织间隔。

治疗分为手术治疗和药物治疗。手术治疗有单纯手术和介入手术。肿瘤位置不重要的或未侵犯重要器官的 KHE，可采用手术切除；对面积大的 KHE，可使用整形外科的手段转移皮瓣或游离植皮或游离皮瓣进行修复。对侵犯重要器官的 KHE 首选口服药物治疗，其次是静脉用药。口服药物有西罗莫司、类固醇激素，静脉用药有长春新碱、干扰素、环磷酰胺、放线菌素 D、多柔比星（阿霉素）等。另外，也可采用介入栓塞和局部硬化剂治疗。

（沈卫民）

máoxìxuèguǎn jīxíng

毛细血管畸形（capillary malformation）

毛细血管出现异常和发育异常导致的血管瘤。在国际血管瘤和脉管畸形研究学会分类中为脉管畸形中的一类，可分为单纯血管痣（鲑鱼斑）、鲜红斑痣（葡萄酒色斑）、网状毛细血管畸形、先天性毛细血管扩张性大理石样皮肤和毛细血管扩张症等。

（沈卫民）

dānchún xuèguǎnzhì

单纯血管痣（simple vascular nevus）

真皮上中部毛细血管暂时扩张形成的毛细血管畸形。又称鲑鱼斑、新生儿斑。在前额正中的称为"天使之吻"；颈后的称为中线型微静脉血管畸形，又称鹳咬印。2014 年，国际血管瘤和脉管畸形研究学会将其列为毛细血管畸形的一种类型。是最常见的新生儿胎记之一，发病率为 19%～82%，亚洲人种发病率为 27.8%。其病理变化主要是可见许多扩张的毛细血管，但内皮细胞不增生。

患儿在前额或后颈部存在红斑，红斑为淡粉红色至猩红色斑片，边缘不规则，过中线，不高出皮面，压之变白，剧烈活动、发热、哭闹或环境温度升高时色泽常加深，大多数见于新生儿，也有婴幼儿期出现的。皮损位于眉间、眼睑、颈背部、前额、鼻、唇、头皮和背部等正中部位。但腰背部和鼻、唇、头皮的一般随年龄增长会变淡。

该病大多可自行消退。一般治疗以观察为主，无须干预治疗。90%在 1～2 岁自行消退，有小部分累及眉间的也可能持续到成年期。但颈背部、鼻、唇、头皮的病变有可能长期保持不变，一般随着年龄的增长，皮损的颜色会慢慢变淡，范围也会慢慢变小。但当皮损颜色加深，到 3 岁时仍有明显红斑者可采用激光治疗，可使用染料激光进行治疗；到 5 岁者也可使用光动力激光治疗。

（沈卫民）

xiānhóngbānzhì

鲜红斑痣（nevus flammeus）

由真皮内血管网扩张形成的先天性的皮下不消退的后微静脉毛细血管畸形。又称葡萄酒色斑，俗称红胎记。新生儿的发病率为 0.3%～0.5%。鲜红斑痣往往出生即存在，无法自然消退并随发育成比例增长，颜色逐渐加深，严重者可在成年早期出现皮肤的纤维血管增厚，产生结节，造成疼痛、继发感染以及自发性或外伤性出血等潜在危害。

发病机制 尚不太清楚，有人认为可能与神经发生缺陷有关，因观察到病变血管周围的神经密度降低，猜测血管紧张度的神经调控缺陷参与了该病变的发生；也有人认为与血管生成障碍有关，因观察到病变血管平滑肌细胞缺乏，猜测可能是周细胞或间充质干细胞向其转化过程中的缺陷参与了该病变的发生。

病理 组织病理特点表现为真皮层内扩张畸形的毛细血管。具体为位于真皮乳头层和网状层上层存在结构异常的畸形毛细血管样血管，直径 10～150μm，深度 300～600μm。病变偶可突入真皮深层、皮下脂肪层甚至骨骼肌层。病变初始期其血管数量增加，且随时间推移管腔会逐渐扩张，甚至形成结节，并占据更多真皮区域。

临床表现 主要表现为皮肤黏膜的淡红或暗紫色斑块，形状不规则，边界清楚，不高于皮肤表面，压之可褪色。好发于面、颈部，但全身皮肤都可发病（图1）。皮损的面积有很大的，也有很小的，可呈单侧或双侧的分布。

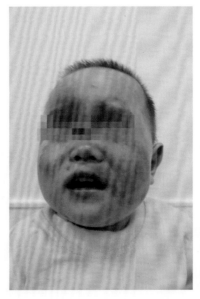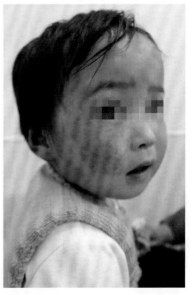

图 1 鲜红斑痣

随年龄增长，部分患者可出现红斑颜色加深，增厚并形成结节。

治疗 鲜红斑痣对于患儿造成的危害性随不断生长而加重，这是其自然病程，因此，早期、有效的干预便显得尤为重要。治疗主要有激光治疗和手术治疗。激光治疗又分为脉冲染料激光（pulsed dye laser，PDL）和光动力学疗法（photodynamic therapy，PDT）。PDL是治疗鲜红斑痣的首选方法，被认为是金标准治疗。然而PDL治疗存在缺陷，仅有不到10%的患儿病灶可完全消退，并且有很高的复发率。PDT是利用激光激发经血液循环被病变部位血管内皮细胞吸收并蓄积的光敏剂，发生光化学-生物反应来达到治疗效果的。PDT治疗鲜红斑痣后无血管再通的现象，提高了病灶的完全消退率和复发率。

（沈卫民）

jìngmài jīxíng

静脉畸形（venous malformation） 由于血管内皮细胞形态异常而导致的先天性脉管系统发育异常。又称海绵状血管瘤。组织学上主要表现为血管生成紊乱和内膜平滑肌增生。经常发生在患儿的面颊、眼睑和颈部。若发生感染，还会引起疼痛、肿胀以及皮肤溃疡等，而且有出血风险。多见于出生时，少部分在幼年或青少年时期被发现。

分类 静脉畸形的分类仍然按国际血管瘤和脉管畸形研究学会的分类方法分为七类，分别为普通静脉畸形、家族性皮肤黏膜静脉畸形、蓝色橡皮乳头样痣综合征中的静脉畸形、球形细胞静脉畸形、脑海绵状畸形、家族性骨内血管畸形、疣状静脉畸形。普通静脉畸形又有普伊赫（Puig）分类，其依据静脉造影分为四型。

Ⅰ型为孤立的畸形静脉团（无回流静脉），Ⅱ型的回流静脉为正常静脉，Ⅲ型的回流静脉迂曲、增粗，Ⅳ型的病变区域主要由扩张静脉构成。

临床表现 静脉畸形临床表现不一，好发于颊部、颈部、眼睑、唇、舌和口腔底，位置深浅不一，同时很多会造成边界不清，为触之柔软而可以被压缩的无搏动包块，当低头时病损区会充血、膨大，恢复正常位置后，肿胀可消失。生长速度与身体生长基本同步，不会自行消退，瘤体逐渐生长增大后，可引起沉重感和隐痛及明显的外观畸形和器官移位，巨大的病灶还可导致面部骨骼发育异常，影响患儿的外观和心理健康。静脉窦腔内血液凝固而容易形成血栓，并可钙化成为静脉石。静脉畸形病损不大时一般没有症状，如果持续增大，会引起颌面部、颜面部、唇、舌等功能障碍及畸形（图1）。

治疗 依据分型进行治疗，同时还要结合临床表现、部位和范围进行评估，采用多学科联合的个体化治疗方案。病变的大小、部位和范围决定了治疗方案的选择，单一方法有硬化治疗、手术治疗、激光消融治疗、口服药物治疗。对小而局限的静脉畸形常可通过单一方式一次性成功治疗

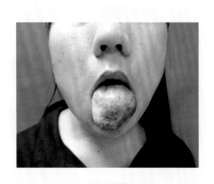

图1 舌部静脉畸形

如硬化治疗、手术切除。相反，累及周围结构的大面积静脉畸形难以治愈，并且可能需要多种治疗方式联合进行治疗。对于复杂病例的首要目标应是减轻症状而非根除病变。当瘤体引起患儿的生活质量改变，并且影响容貌时，需要制订兼顾功能和美观治疗方案，而不能盲目追求全部清除畸形的静脉而造成永久的损害。

预后 小的普通静脉畸形预后是良好的，大面积和位于重要器官上生长的静脉畸形以及综合征的静脉畸形预后不良。

（沈卫民）

dòng-jìngmài jīxíng

动静脉畸形（arteriovenous malformation） 胚胎期脉管系统发育异常致动脉和静脉直接连通（动静脉短路）造成动静脉瘘的血管畸形。一种快-慢流速性病变，病变中动脉和静脉直接连接（动静脉短路）或正常的动脉和静脉之间的毛细血管床被鸟巢状沟通动静脉的异常血管巢所取代，其中一些动脉和静脉相连接并直接汇入引流静脉，伴肌层增厚和纤维化改变。

分期 国际血管瘤和脉管畸形研究学会将其归在脉管畸形中的一型。按照肖宾格（Schobinger）分期可分如下四期。①Ⅰ期（静止期）：多在婴幼儿和儿童期，其临床特点是动静脉的血流量较小。临床表现为斑疹，恢复期血管瘤，恢复期后血管瘤或有轻度浸润、葡萄酒样痣。②Ⅱ期（进展期）：多在青春期，病变及临床症状加重。临床表现为界线不清的膨隆，皮肤正常肤色或暗红色，触诊为温暖的团块，可触及有力的动脉搏动和震颤，听诊可闻及吹风样杂音，质地较硬。超声检查可发现动静脉瘘。③Ⅲ期（破

坏期）：除有Ⅱ期的症状和体征外，病变还表现为坏死、出血和溃疡，有时可出现骨质溶解，X线表现为骨囊性变。④Ⅳ期（失代偿期）：动静脉瘘通过分流，使循环血量增加，引起心力衰竭。临床表现为心力衰竭Ⅱ期、Ⅲ期临床症状合并心功能失代偿。

按影像学分类，依亚克斯（Yakes）分类有以下四型（图1）。①Ⅰ型：动静脉直接沟通。②Ⅱ型：又分为a、b两个亚型。Ⅱa型，多条动脉或小动脉通过典型的病灶巢与引流静脉相连接；Ⅱb型，与Ⅱa型类似，不同之处在于缺乏病灶巢，代之以单独的瘤样静脉引流通道。③Ⅲ型：也分为a、b两个亚型。Ⅲa型，多条供血动脉流入单一的瘤样扩张性引流静脉，病灶巢位于静脉壁；

Ⅲb型，多条供血动脉流入多条扩张性引流静脉。④Ⅳ型：浸润型，多条动脉或微动脉不断分支，形成众多的细小动静脉瘘，局部弥散影响周围组织。在多发的小瘘口中，也存在毛细血管床以满足局部供血需要。

临床表现 颅外动静脉畸形的发生率是颅内动静脉畸形发生率的1/20。血流动力学的异常是导致动静脉畸形血管扩张的主要因素，除了缺血部位以外，无新生血管。在动静脉畸形的异常血管团块内有动静脉瘘形成，病灶内血流阻力下降，尤其瘘口大者，其病灶内血流阻力下降明显，血流量增大，造成供血动脉增粗、扭曲，并窃取大量邻近组织供血（窃血现象）。尽管动静脉畸形是先天性疾病，但是只有约60%在出生时即被发现，其余在青春期或成年才逐渐显现出来。病变可见于全身各部位，最常累及头部。颅面部动静脉畸形以面中部病变居多。创伤可加重动静脉畸形。

诊断与鉴别诊断 颅面部软组织动静脉畸形一般位于体表，根据其临床表现常可以诊断。可疑的动静脉畸形可由超声检查明确。对于位置较深的病变，需要行影像学检查，才可明确病变的范围和性质。影

像学检查包括增强CT、MRI和数字减影血管造影（digital subtraction angiography，DSA）。其中DSA可以清晰显示动静脉畸形的血管情况，是诊断动静脉畸形的金标准，但由于其创伤大、费用高，一般不作为常规的检查手段。CT血管成像和MRI血管成像可以显示病变范围和与周围组织关系，便于监测病情以及手术设计。

动静脉畸形和动静脉瘘的临床表现类似，但是二者的病理生理特征以及临床进程不同。动静脉畸形是先天性疾病；动静脉瘘多为后天获得性疾病，多源于慢性侵蚀和外伤，表现为动静脉间单一瘘道，动脉血通过瘘孔直接流入引流静脉，造成回流静脉压增高。动静脉畸形则表现为动静脉之间有多个瘘道连接。动静脉畸形和动静脉瘘均伴有扩张扭曲的动脉和回流静脉。

治疗 分为保守和手术治疗。

保守治疗 ①弹性织物压迫：对于下肢动静脉畸形，选择压力为4.0~5.3kPa（30~40mmHg）的弹性织物压迫患区，可有效缓解下肢的疼痛、肿胀和沉重感。②硬化剂治疗：无水乙醇硬化疗法可缩小损害，使动静脉畸形在早期治愈。无水乙醇通过细胞脱水和脱髓鞘改变，可以直接破坏血管内皮细胞，使血液中蛋白质迅速变性，血管畸形组织快速坏死并促进血栓形成，从而达到对动静脉畸形的治疗目的。③介入栓塞治疗：关键是直接消灭异常的血管团块，禁忌行供血动脉的直接堵塞或结扎，因为会进一步促进病变的发展。正丁基-2-氰基丙烯酸酯（N-butyl-2-cyanoacrylate，NBCA）曾经作为主流栓塞剂使用，该药物的缺点是无法破坏血管内皮细胞，在远期随访研

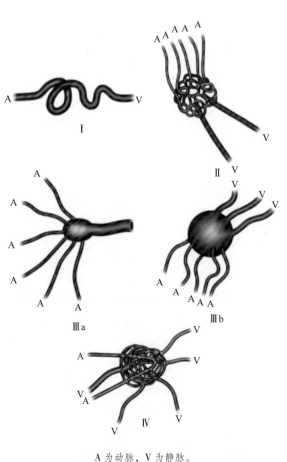

A为动脉，V为静脉。

图1 依亚克斯（Yakes）分类

究中被证实易导致动静脉畸形的复发，但是 NBCA 作为术前栓塞剂仍然有助于对手术切除界线的确定。NBCA 栓塞操作要求高、难度大、有黏管的危险，因而必须由具有一定的介入治疗经验、熟知其特性和微导管操作技术的介入治疗专家方可实施。

手术治疗 仅限于介入栓塞后仍需要改善外观及栓塞术后感染的清创等。手术治疗的指征包括出血、难愈合的溃疡、局部缺血疼痛、充血性心力衰竭、器官功能障碍等。

(沈卫民)

先天性动静脉瘘

xiāntiānxìng dòng-jìngmàilòu

先天性动静脉瘘（congenital arteriovenous fistula） 胚胎原基在演变过程中动静脉间有异常交通引起的血管发育缺陷畸形。该病可发生于人体的任何部位，常见于四肢，为良性病变，却能不断发展和蔓延，常广泛地侵犯邻近的组织和器官，甚至蔓延到整个肢体或部分躯干。

分型 先天性动静脉瘘按形态可分为三型。①Ⅰ型：指动静脉主干之间存在横轴方向的交通支，与外伤性动静脉瘘相似。②Ⅱ型：指在周围动静脉主干之间有众多细小的交通支，常累及局部软组织和骨骼，是先天性动静脉瘘中最常见的一种。③Ⅲ型：为局限性纵轴短路循环，即周围动脉的血液完全不经过毛细血管而直接经瘘口进入静脉，此型多见于脑部。

临床表现 出现患侧肢体或躯干的浅静脉曲张，局部皮肤温度升高，较健侧温度升高 2~4℃；有时患侧会合并伴有营养不良性皮炎和局部溃疡。在体表的动静脉瘘可触及明显震颤和听诊听到明显的杂音。如果在肢体，可见患侧肢体较健侧肢体增长和增粗。病变广泛、瘘口较大及病程较长的患者，可出现心悸甚至心力衰竭。

诊断 通过临床表现和特殊检查可以诊断。特殊检查有彩色多普勒超声，可见病变局部异常血管团及血流通路。CT 血管成像或 MRI 血管成像，可清楚显示血管病变的部位、范围、程度，并可显示周围组织的累及情况。数字减影血管造影为动静脉瘘的诊断金标准，可见动静脉之间异常交通，静脉增多、迂曲扩张并提早显影，并可为病变评估及手术治疗提供帮助。

治疗 可选择介入和手术治疗。介入栓塞治疗比手术创伤小，已成为治疗先天性动静脉瘘的主要方法。通过动脉造影明确病变的程度和范围，向瘘口部位释放明胶海绵、硅塑胶、不锈钢微球、聚乙烯醇、不锈钢弹簧圈等栓塞器材，但复发的可能性很大，有时需要分期多次进行。如果成功可治愈。但许多病例需要手术治疗。手术有动静脉瘘口近端主要动脉分支结扎术、动静脉瘘切除术和截肢或关节离断术。大多数先天性动静脉瘘的治疗困难，彻底治愈的可能性较小。必须仔细研究病变的实际范围，严格掌握手术适应证。

(沈卫民)

与血管瘤相关综合征

yǔ xuèguǎnliú xiāngguān zōnghézhēng

与血管瘤相关综合征（associated with hemangioma syndrome） 血管瘤、脉管畸形与其他系统疾病同时发生，伴发身体其他部位畸形或病变，且血管瘤与脉管性病变的类型可能不止一种，构成了多种特殊的综合征。分为血管肿瘤相关的综合征和脉管畸形相关的综合征。常见的血管肿瘤相关的综合征主要包括卡萨巴赫－梅里特综合征（Kasabach-Merritt syndrome）、PHACE 综合征和 VHL 综合征等；常见的脉管畸形相关的综合征有克利佩尔－特雷诺奈综合征（Klippel-Trenaunay syndrome）、帕克斯－韦伯综合征（Parkes-Weber syndrome）、斯特奇－韦伯综合征（Sturge-Weber syndrome）、遗传性出血性毛细血管扩张症、马富奇综合征（Maffucci syndrome）、蓝色橡皮疱痣综合征、普罗蒂厄斯综合征（Proteus syndrome）、CLOVES 综合征、班纳扬－赖利－鲁瓦卡巴综合征（Bannayan-Riley-Ruvalcaba syndrome）、戈勒姆－斯托特综合征（Gorham-Stout syndrome）和怀伯恩－梅森综合征（Wyburn-Mason syndrome）等。

(沈卫民)

卡萨巴赫－梅里特综合征

Kǎsàbāhè-Méilǐtè zōnghézhēng

卡萨巴赫－梅里特综合征（Kasabach-Merritt syndrome, KMS） 巨大的血管瘤伴有严重的血小板减少和凝血功能障碍的综合征。又称卡梅现象（Kasabach-Merritt phenomenon, KMP）。它包括卡波西型血管内皮瘤、丛状血管瘤。

发病机制 主要为巨大的血管瘤的瘤体内血小板潴留、局部和弥散性血管内凝血，继发消耗性凝血功能障碍。研究发现，部分脉管畸形（静脉畸形和淋巴管畸形）也被证实能够引起血小板减少以及凝血功能障碍的表现，因此，在 1997 年萨卡（Sarkar）等人提出了 KMP 的概念，作为统称以替代 KMS。

诊断 可通过巨大血管瘤（图 1a）的病史、体格检查、血常规和凝血常规来诊断，为了进一步治疗，还可以进行多种检查，包括 MRI、超声、血管造影、CT（图 1b）等，其中 MRI 是最为常用的检查方法。超声方便快捷且经济实惠，对于血管病变检查技术也相对成熟，可以清楚识别和界定这些血管病变的边缘、形态等，且对肿瘤内部血流大体情况及动态变化提供直观的影像学资料。

治疗 方法很多，分为保守治疗和手术治疗。保守治疗首选西罗莫司（雷帕霉素），效果不明显可改为西罗莫司联合激素治疗，激素可为泼尼松或静脉甲泼尼松龙。其他保守治疗还有使用包括激素、长春新碱、干扰素、普萘洛尔、丙种球蛋白和联合药物治疗等进行治疗。因长春新碱和激素治疗的副作用较多，已不再被列为一、二线治疗方案。对于病变局限可以完整切除的手术仍是首选治疗，可以根据 MRI、超声、血管造影、CT 重建确定病灶大小，每天输血小板 1U 同时输注冷沉淀，常规应用抗生素，每天查

血小板计数。直至血小板和凝血功能正常后才考虑手术治疗。在瘤体周围做切口，彻底切除瘤体组织后，直接缝合或用局部旋转皮瓣覆盖创面（图 1c、图 1d）或以皮片移植修复创面。4 天后解除缝线包压敷料，改用凡士林纱布包扎，隔日换药，直至创面愈合。

上述治疗效果不明显者可考虑二线治疗，即介入和硬化剂注射治疗。可以使用介入弹簧圈和恩尼克斯（Onyx）胶栓塞治疗，同样也是输血小板和冷沉淀，等血小板和凝血功能正常后做股动脉穿刺，置微导管，至瘤体处造影了解瘤体动脉供血情况，放入弹簧圈或恩尼克斯胶，术后加压股动脉穿刺处，一定要加压够时间，观察无渗血后可以不包扎。可用聚多卡醇或无水乙醇进行硬化治疗。聚多卡醇使用 3% 的 1∶4 汽化后，穿刺到瘤体多点注射之后加压包扎，多次硬化。同样可以用无水乙醇代替聚多卡醇

注射治疗。对于重症的或手术难以切除的和使用药物治疗无效的 KMS，可选择联合方法治疗就是血管瘤内栓塞加硬化剂注射和口服西罗莫司治疗，也可血管瘤内栓塞加硬化剂注射结合激素治疗或放射治疗。大部分的 KMS 发展缓慢甚至可以自行消退，也有部分会长期存在或治疗后复发，给治疗带来困难。

（沈卫民）

Sītèqí-Wéibó zōnghézhēng

斯特奇-韦伯综合征（Sturge-Weber syndrome，SWS）

以一侧面部三叉神经分布区域内的不规则血管斑痣和同侧脑膜葡萄状血管瘤、对侧偏瘫、青光眼和眼脉络膜以及癫痫发作等为主要表现的先天性遗传性疾病。又称脑三叉神经血管瘤病、脑面血管瘤病。常伴有骨和软组织的过度增生。SWS 多为儿童，常单侧发病，尚未发现性别、地域及种族差异。

病因与病理 SWS 的病因为先天遗传性疾病，病因和发病机制尚不清楚，胚胎早期发育时，头端的一部分原始外胚层分化为面部上份皮肤和大脑枕叶，而 SWS 患儿在第 22 对染色体上有一个额外染色体，造成供应这些结构的血管发生重组，引起面部、软脑膜及睫状体等多处血管瘤。最新有研究发现，体细胞的 *GNAQ* 基因突变可能与 SWS 的面部血管瘤有关，也有学者认为可能是纤维粘连蛋白基因突变所致，并认为主要与发育异常导致的血管畸形有关。病理上，SWS 的颜面部血管畸形为位于真皮浅层大量扩张的薄壁微静脉，扩张的血管腔内充斥缺氧血液呈现葡萄酒色。

临床表现 主要表现为在面部三叉神经分布区域有毛细血管

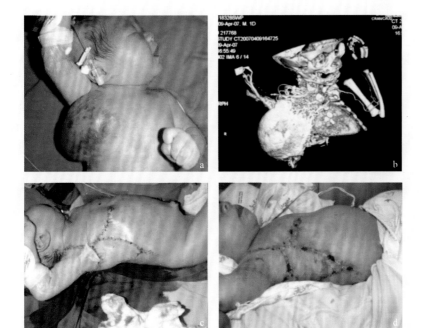

a. 术前临床表现；b. 三维 CT 成像；c. 手术后即刻情况；d. 术后 1 年的情况。

图 1　卡萨巴赫-梅里特综合征

畸形。在同侧枕、顶或额叶存在软脑膜血管瘤（静脉畸形）（图1），同时伴发有癫痫、对侧偏瘫、智力减退及伴发青光眼等。SWS的颜面部血管畸形特点是毛细血管畸形多位于三叉神经第1支或第2支分布的区域，常为单侧性，约15%为双侧性。除三叉神经分布区域外，偶有皮神经支配区域发生血管畸形的报道，亦可延伸至耳郭、唇、牙龈、软腭、舌咽等其他面部区域或头皮，甚至可蔓延至颈部、躯干和四肢。有学者认为，SWS的颜面部血管畸形是脑静脉发育不良的代偿反应。SWS的脑部血管畸形特点是同侧的枕、顶、颞叶或额叶脑膜上存在葡萄状血管畸形，由位于蛛网膜下扩张的静脉组成，脑面血管畸形对侧可出现偏瘫及偏身萎缩。

诊断 通过特殊的面部血管畸形分布症状和体征，加上MRI检查发现同侧枕、顶、颞叶或额叶的血管瘤，即可诊断SWS。由于脑皮质有钙质沉着，在颅骨X线片上可见有轨道状的双道钙化线，与脑回一致，为该病要点。但大多数患儿在青春期以后才能见到，小婴儿很少见到此征。CT检查可显示患侧脑皮质有异常钙化区。根据临床表现分为三型。①Ⅰ型：双侧面部血管痣、颅内软脑膜血管瘤病变，青光眼。②Ⅱ型：面部血管痣、青光眼，没有发现颅内病变的证据。③Ⅲ型：仅有软脑膜脑血管瘤病变，面部无血管痣，多无青光眼。

治疗 主要是抗癫痫和针对青光眼等对症治疗。

药物治疗 癫痫发作时病变区可有盗血现象，导致远距离组织缺血，应当早期积极控制癫痫发作。控制选择奥卡西平、卡马西平、拉莫三嗪、丙戊酸类等作为一线药物，效果不佳时替换其他药物。

手术治疗 SWS导致的癫痫多为药物难治性癫痫，在药物治疗不能控制癫痫发作时，经综合评估后可考虑早期手术治疗。①病变局限于一侧半球且不伴有偏瘫、肢体发育异常的儿童SWS患者，若病变仅局限于某个脑叶，可行单纯病灶切除术；若病变范围较大且累及功能区时，可根据半球功能评估结果采取一侧大脑半球切除术。一般患病年龄越早，病变范围越广泛，尽早实施半球切除的可能性越大。②已经出现偏瘫、肢体发育异常，尤其是肢体远端精细功能受损的患儿，尽早实施一侧大脑半球切除术。③极少数双侧SWS患儿，应根据其他评估结果，选择主要侧半球病变的切除术。

皮肤血管痣治疗 早期的面部血管痣极少需要美容治疗。随着年龄的增长，可以通过激光疗法或局部注射硬化剂，永久性治疗皮肤血管瘤。

眼部疾病治疗 该类患儿要每年检测一次眼压，发现眼压增高或明确为青光眼时，可给予药物降压和手术治疗同时进行。

其他治疗方法 理疗和康复治疗是轻偏瘫的适应证。有学习能力低下或智力损害的患儿，给予教育疗法，并安排到专门的职业学校。对于疾病影响较大的儿童和青少年，进行职业训练是至关重要的。患儿行为问题也较为多见，包括注意力缺失或精神行为的改变，需要进行专业的精神药物治疗和心理治疗。

（沈卫民 梁树立 陈帅）

Kèlìpèièr-Tèléinuònài zōnghézhēng

克利佩尔-特雷诺奈综合征

（Klippel-Trenaunay syndrome，KTS） 血管瘤伴发骨质和软组织肥大的综合征。又称先天性静脉畸形骨肥大综合征。1900年，克利佩尔（Klippel）和特雷诺奈（Trenaunay）两名医师首先报道此征。

病因及发病机制 尚不明确，有学者认为该疾病的发生可能与 *AGGF*1（*VG5Q*）基因变异导致脉管发育异常有关，如肢体静脉数量增多、管径扩大和血流增加；深静脉发育细小、闭塞或瓣膜缺如；淋巴管扩张和淋巴管瘤形成等。

临床表现 主要临床表现为毛细血管畸形、静脉畸形和骨软

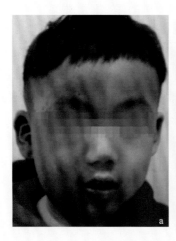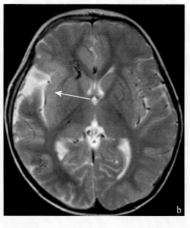

图1 SWS的颜面部血管畸形特点（a）和MRI表现（b）

组织肥大三联征（图1），同时伴有淋巴管畸形，淋巴管畸形也是KTS的常见特征。病变主要累及下肢，少数累及上肢，躯干少见，也可累及颅脑和内脏，如尿道、脑组织、纵隔、消化道等。

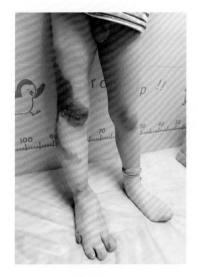

图1　克利佩尔-特雷诺奈综合征

鉴别诊断　KTS的临床表现与帕克斯-韦伯综合征（Parkes-Weber syndrome，PWS）以及其他一些血管瘤病变有较多相似之处，特别是与PWS需要相互鉴别。PWS为高流量脉管畸形，有毛细血管和动静脉畸形，有丰富的动静脉瘘，但不伴有淋巴管畸形。

治疗　由于KTS可累及各系统，且其病程进展是不可逆的，因此KTS的治疗以对症处理、延缓病情发展和手术切除病理组织为主。对症治疗包括压迫治疗、硬化剂注射、曲张浅静脉剥脱或射频治疗、解除深静脉压迫等。对于肢体肥大非常严重的患儿，手术切除病理组织是减轻肢体负担、维持肢体功能的唯一选择。塞尔姆萨塔·纳萨瓦迪（Sermsathar Iasawadi）等人提出了一种超声引导下的射频消融联合泡沫硬化剂疗法，也有用分馏二氧化碳激光消融治疗成功的案例，或运用595nm脉冲染料激光治疗KTS成功的案例，但长期效果还有待观察。单一的治疗手段效果都欠佳，只有早期确诊即开始综合贯序治疗才能为KTS患儿带来更好的疗效和愈后。对于肢体功能完全丧失的，可考虑截肢。

（沈卫民）

Pàkèsī-Wéibó zōnghézhēng

帕克斯-韦伯综合征（Parkes-Weber syndrome，PWS）

以患肢肥大、浅静脉曲张、皮肤血管痣为主要表现，同时伴有动静脉瘘的先天性血管畸形。又称血管扩张性肥大综合征。该综合征罕见复杂，由韦伯（Weber）于1907年首先报道。一般认为PWS与胎儿期胚层发育异常有关，常伴有其他中胚层先天性病变，如内脏血管瘤、纤维瘤病等。部分PWS病例有染色体异常，并有遗传倾向。有学者认为PWS患者具有*RASA1*基因突变。由于PWS的临床表现和克利佩尔-特雷诺奈综合征（Klippel-Trenaunay syndrome，KTS）颇为相似，部分临床医师将这两种疾病并称为克利佩尔-特雷诺奈-韦伯综合征。实际上，虽然都伴有骨或软组织肥大，但它们是两种不同性质的混合性脉管畸形。KTS为低流量脉管畸形，有毛细血管、静脉和淋巴管畸形，不伴有动静脉瘘；PWS为高流量脉管畸形，有毛细血管和动静脉畸形，有丰富的动静脉瘘，不伴有淋巴管畸形。

PWS的诊断标准：①下肢皮肤的葡萄酒色血管痣或血管瘤。②静脉曲张和静脉畸形。③骨与软组织增生造成患肢增粗增长。④先天性动静脉瘘。病理上，PWS的动静脉瘘中的动静脉间异常通道通常细且多，也就是存在多处微瘘。

PWS具有广泛的动静脉瘘，因此对于PWS的治疗非常棘手，处理起来也非常困难。治疗方法主要是局部加压、介入栓塞、硬化治疗和手术切除等对症治疗。应早期识别和确诊PWS，根据患儿的年龄和临床特征制订个性化的治疗方案，可延缓病情发展，减少截肢风险，还要尽量避免一些不必要的侵袭性诊断实验。

（沈卫民）

Bèikèwēisī-Wēidémàn zōnghézhēng

贝克威思-维德曼综合征（Beckwith-Wiedemann syndrome）

以先天性畸形（脐膨出、巨舌、巨体、耳皱褶）和低血糖为主要特征的综合征。简称贝-维综合征。该病少见。1963年，贝克威思（Beckwith）首次报道了1例尸检病例，次年又报道了2例存活畸形。1964年，维德曼（Wiedemann）报道了3例同胞兄弟，该病被称为贝克威思-维德曼综合征。

病因　该病为过度增生性疾病，确切病因未明，可能为常染色体单基因遗传性疾病，也有人认为可能系多基因遗传。常染色体显性遗传呈不规则显性，亦有常染色体隐性遗传，多呈散发，遗传方式未定。致病基因定位于11p15.5。

病理　尸解可见内脏各器官，尤其垂体、肝、脾、心、肾明显肥大。胰腺肥大且胰岛B细胞增生；肾小球密集，肾小管未成熟，肾髓质海绵样变，肾上腺皮质增生、囊泡变性；性腺间质细胞增生。骨髓及肌肉多正常。

临床表现　50%以上患儿出生时体重超过正常新生儿，出生后身高和体重的增长速度明显高于一般儿童而呈巨体畸形。80%以上患儿舌头巨大，伸出嘴外，

80%有脐膨出，20%有耳部皱褶（耳垂有斜形凹痕），18%有脐疝，部分患儿有低血糖（图1）。除以上主要特征外，可同时伴发多种畸形和异常，如单个肢体和半侧身体不对称性肥大、面部红斑痣（眉间火焰痣）、小头、鼻扁平凹陷而鼻两侧肌肉呈嵴状突起、眼裂上斜、上颌下颌发育不良、高腭弓、耳郭畸形、肝大、脾大、胃肠道畸形、腹股沟疝、膈疝、隐睾、阴蒂肥大、心脏畸形、巨肾、巨输尿管、巨眼球等。

诊断 早期提出以脐膨出、巨舌和巨躯为该病的特征性诊断标准，但并非每例患儿都有此三联征，且低血糖和其他畸形的发生率相当高。1980年，索特洛·阿维拉（Sotelo-Avila）提议将该病分为两类，完全型者有脐膨出、巨舌、巨躯、低血糖和其他畸形；不完全型可只有巨舌、出生时体重超过正常和躯体不对称，而无其他异常。

治疗 主要是对症处理，纠正低血糖，急诊治疗脐膨出。低血糖和脐膨出是危及新生儿生命的主要病症，低血糖可及时补给10%葡萄糖溶液，必要时加用肾上腺皮质激素。脐膨出出生后即可进行修补。此后是治疗巨舌，可以做巨舌缩小术，血管瘤可激光治疗。其他畸形一般都是对症治疗，如胃肠道畸形、腹股沟疝、膈疝、隐睾、阴蒂肥大等疾病均可使用手术治愈。

预后 婴儿的死亡风险增加，主要是因为早产并发症、巨舌、低血糖、肿瘤，少数情况下为心肌病。但随着对该病的识别和治疗的改善，儿童期后的预后通常良好，但患者可能在青春期/成年期发生并发症，如肾髓质发育不良、男性生育能力低下等。

（沈卫民 王焕民 杨深）

Mǎfùqí zōnghézhēng

马富奇综合征 （Maffucci syndrome, MS）

广泛静脉畸形合并内生软骨瘤的罕见综合征。又称软骨营养障碍-血管瘤综合征、伴多发性血管瘤的软骨发育不良症。1881年，马富奇（Maffucci）首先报道。发病多在1~5岁，主要为手足小骨的软骨肿瘤，可发展成软骨肉瘤，软骨发育不全呈进行性，直至青春期，扁平骨很少累及。

病因及发病机制 尚不清楚，由先天性中胚叶发育不良引起，并影响到软骨和血管组织，但无遗传性，无染色体异常。有学者认为与IDH2基因的突变有关。埃米尔（Amyere）等人通过对MS的软骨瘤细胞的基因筛查发现在2p22.3、2q24.3和14q11.2三个位点有明显的基因拷贝数的异常，可能为MS的病因研究揭开新的篇章。

临床表现 患儿出生时并无表现，一般常在童年和青春期时起病，其临床表现常为双侧性，但单侧比较明显，软骨发育不良由先天性软骨化缺陷所致，通常比血管损害出现晚，四肢末端的骨骼最常受影响，软骨瘤常见于掌骨及指骨。

MS的血管畸形表现：可见蓝紫色质软包块，可压缩，皮肤上表现为小结节。大多表现在肢端，也有报道发生在胃肠道系统和上呼吸道系统。大多数病例于出生时即有或婴儿期开始有明显的血管损害，包括血管瘤、血管错构瘤、淋巴管瘤、静脉曲张等。MS还易并发直立性低血压和有易患恶性肿瘤的倾向。

诊断 病史、临床表现（血管瘤和软骨瘤），再结合X线、CT检查及活检，有助于诊断。

治疗 该疾病暂无特效治疗方法，治疗以对症处理为主，主要有两个方面即骨骼系统的治疗和血管瘤的治疗。骨骼系统主要是软骨瘤，其治疗以手术为主，放疗为辅；广泛的静脉畸形较难治疗，可采用手术或硬化剂的治疗方法。软骨肿瘤和血管瘤易造成患者肢体的功能受损，多学科联手治疗，可使患儿最大受益。可减轻畸形的发生，要注意监测骨骼以及非骨骼肿瘤的恶变，特别是脑和腹部的肿瘤应尤为小心。

（沈卫民）

lánsèxiàngpípàozhì zōnghézhēng

蓝色橡皮疱痣综合征 （blue rubber bleb nevus syndrome, BRBNS）

皮肤、胃肠道及全身软组织血管发育异常，以皮肤和消化道呈不规则蓝斑或点状的静脉畸形伴消化道出血为特征的综

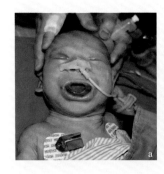
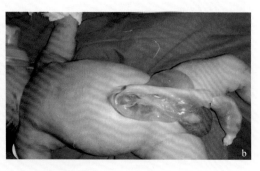

图1 贝克威思-维德曼综合征的巨舌（a）和脐膨出（b）

合征。又称蓝色橡皮奶头样痣、比恩综合征（Bean syndrome）。临床少见，1860 年加斯科恩斯（Gascoyens）首次报道，比恩（Bean）于 1958 年进一步阐述并命名为 BRBNS。

病因 该病是一种胚胎发育组织错位或发育不全的一种常染色体遗传性疾病。同时与基因突变有关，有研究表明 BRBNS 的发病可能与体细胞中 *TIE*2 基因的突变有关。

临床表现 BRBNS 血管瘤的数目及大小不等，会随年龄增长而增多、增大，且不会自行消退，可累及全身不同部位，如鼻咽部、眼、舌、胸腹膜、肺、肝、脾、骨骼肌、关节、泌尿生殖系统、血液系统、中枢神经系统等，该病多发性血管瘤主要表现在皮肤及胃肠道。

BRBNS 典型的皮肤和黏膜的静脉畸形表现为蓝黑色和橡皮样，直径 0.1~5cm，伴有疼痛或压痛，局部有多汗现象，孤立、散在或数百个聚集，可见于任何部位，以躯干及上肢多见，皮肤病损一般不易出血。这种静脉畸形常发生于胃肠道中并造成胃肠道的出血，继而导致贫血和慢性凝血功能障碍。

诊断 体表皮肤有蓝色橡皮样血管畸形加消化道黏膜静脉畸形和消化道出血，即可诊断。

治疗 该病的治疗尚无统一标准，主要是针对并发症和症状进行治疗。皮肤病灶除非出现功能障碍或面部畸形，否则无须治疗，影响面容者可局部外科手术切除，对多发者则考虑药物治疗。对于消化道血管瘤的治疗，分散、孤立病灶主要采用内镜下如硬化剂治疗、套扎术、电凝术和激光治疗。若病变范围局限，血管瘤分布密集，可考虑手术切除。因随访报道不一，总体预后难以评估。消化道大出血是其主要死亡原因。很多学者研究西罗莫司（雷帕霉素）对 BRBNS 的疗效，但该药物的治疗尚未规范，还需要更多的临床试验证实其效果。

（沈卫民）

lín bā guǎn jī xíng

淋巴管畸形（lymphatic malformation, LM）

淋巴管系统发育畸形，伴有淋巴液循环障碍的疾病。曾称淋巴管瘤。儿童常见的先天性脉管畸形。这里指的淋巴管畸形是淋巴管畸形中最常见的畸形，即普通（囊性）淋巴管畸形。普通（囊性）淋巴管畸形根据淋巴管囊腔的大小又分巨囊型、微囊型、混合囊型。巨囊型 LM 由 1 个或多个体积 $\geq 2cm^3$ 的囊腔构成（即曾称的囊肿型或囊性水瘤），而微囊型 LM 则由多个体积 $< 2cm^3$ 的囊腔构成（即曾称的毛细管型和海绵型），二者兼而有之的则称为混合型 LM。

发病机制 较多观点认为，LM 发病机制为淋巴管或淋巴组织先天性发育畸形，局部淋巴液排出障碍，造成淋巴液潴留，导致淋巴管异常扩张、增生。此外，也与特定的基因突变有关，如血管内皮细胞生长因子（vascular endothelial growth factor，VEGF）-G 参与原始淋巴管形成，血管内皮细胞生长因子受体（vascular endothelial growth factor receptor，VEGFR）-3 参与新生淋巴管的成形。

临床表现 LM 可发生于身体各部位，以颈面部为主，多表现为体表的软组织包块，触之柔软有波动感，无疼痛感。LM 一般无特殊症状，生长缓慢，仅在特殊情况（如发生感染或出血）致包块体积迅速增大（图 1），从而压迫周边组织器官而出现相应症状。有别于婴幼儿血管瘤，绝大多数 LM 不会自行消退，需要治疗干预，仅有个别案例报道 LM 消退，考虑病灶与淋巴系统有关联所致。

诊断 LM 常用的诊断手段采用临床查体结合影像学检查如超声、MRI、CT 以及淋巴造影等。超声、MRI、CT 可以显示 LM 病灶的部位、深度，对组织分型的判断具有重要的价值；淋巴造影可显示周围淋巴管，明确 LM 与正常淋巴系统的关系。最终的确认需要病理诊断，其显著的特征为大小不等异常扩张的淋巴管腔样结构，囊腔之间存在纤维组织间隔。

治疗 LM 的治疗方式主要为手术切除、手术加囊壁烧灼负压治疗、硬化剂注射（博来霉素、聚多卡醇等）、射频、激光、口服药物以及联合治疗方式等。无论采用手术或硬化剂注射，巨囊型 LM 的疗效相对较好。而微囊型及混囊型 LM 由于囊腔多而致密，且与周边组织分界不清，往往术后复发率较高。此外，针对难治性 LM 可采用口服药物（如西罗

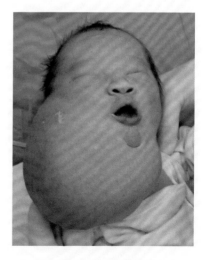

图 1 淋巴管畸形

莫司、阿培利司、塞来昔布等）治疗，以达到控制病灶发展的目的。

（沈卫民）

pífū línbāguǎnliú

皮肤淋巴管瘤 （cutaneous lymphangioma）

发生于皮肤淋巴管，以皮肤表面透明滤泡样结构呈片状或带状分布为特征的淋巴管畸形。少见，仅侵袭局部皮肤，可见于任何年龄，好发头颈部、四肢近端、会阴部等。其发病机制为局部皮肤淋巴管或淋巴组织先天性发育畸形，导致局部淋巴液回流受阻，引发皮肤淋巴管的异常扩张、增生。此外，少数病例继发于外伤、寄生虫感染、结核、放疗等这类后天因素。多表现为局部皮肤成片的透明样细小滤泡，可呈片状或带状分布，合并囊内出血时外观成红色或淡紫色，出现破损时可表现为疣状外观。其一般生长缓慢，病灶表面潮湿，无明显疼痛、瘙痒等不适症状。

诊断主要靠临床查体结合皮肤镜检查。皮肤镜可以观察到数个异常扩张的囊状结构及分隔、内含淡黄色淋巴液。最终的确认需要病理诊断，其显著的特征为皮肤轻度角化，真皮浅层异常扩张淋巴管充满淋巴液，淋巴液中可能包含红细胞、淋巴细胞、巨噬细胞或中性粒细胞等。此外，会阴部或胸部的皮肤淋巴管瘤需与尖锐湿疣、带状疱疹等鉴别。

对于较大面积的皮肤淋巴管瘤可采用手术切除结合皮瓣转移或游离植皮的方式来进行修复。硬化剂注射（博来霉素、聚多卡醇等）、冷冻、二氧化碳激光等治疗方式，均可以获得一定程度的疗效达到控制病灶发展的目的。外用西罗莫司也被报道可用于治疗皮肤浅表的淋巴管畸形，并获得不错的疗效。

（沈卫民）

línbāguǎnliúbìng

淋巴管瘤病 （lymphangiomatosis）

以淋巴管异常增生扩张、弥漫性浸润为主要特征的淋巴管增生良性病变。罕见，常侵犯骨骼以及肺、脾、肝、肠道等人体多个内脏器官，且临床表现呈多样性。其病灶区域常沿淋巴干或人体主要淋巴管走行区域分布，少数合并淋巴系统发育不良。该病无家族遗传性，且无明显性别差异。

发病机制 淋巴管瘤病的发病机制还不明确，主流观点认为该病在胚胎发育过程当中淋巴组织发育异常，导致淋巴管弥漫性过度增殖扩张。少数病例报道该病可继发于腹部创伤、手术、辐射史，或炎症及感染导致的弥漫性淋巴管阻塞。

临床表现 大部分病例均在儿童阶段即有症状表现出来。根据侵犯部位不同，淋巴管瘤病可表现相应不同的症状。该病累及肺部时，可出现呼吸困难、咳嗽、耐力下降，甚至呼吸衰竭致死亡，胸部 CT 可见肺部弥漫性改变（图1）。该病累及肠道时，可出现腹痛、腹胀、呕吐，甚至消化道出血、穿孔等症状。该病累及肝时，可表现为食欲减退以及进行性腹胀等。

诊断 淋巴管瘤病的诊断需要结合临床查体、影像学以及病理组织检查。通过 CT 及 MRI 可显示弥漫性囊性病变，淋巴造影可观察定位病变淋巴管的位置，显示与周边正常组织淋巴系统的关系。病理检查提示大小不等、异常扩张淋巴管构成，内部充满淋巴液，囊壁较薄，内衬以扁平的淋巴管内皮细胞构成。不同部位的淋巴管瘤病应与各部位相应的淋巴管畸形鉴别。一般出现弥漫性生长，不能有骨骼和胸腔积液、腹水的淋巴管畸形要考虑淋巴管瘤病。

治疗 较为困难，其发病年龄越小，治疗预后越差。由于病灶与周边组织界线不清，手术切除治疗仅限于局限性病变，但需要术前对病灶范围进行准确评估，以达到完整切除的目的。当前的治疗方式以对症治疗为主，旨在控制及减少淋巴液积聚，缓解弥漫生长引起的器官功能障碍，同时可缓解周围器官受压引起的症

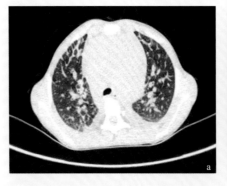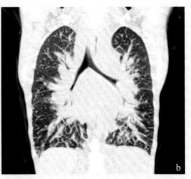

图 1 肺部弥漫性淋巴管瘤病的胸部 CT 横断面 （a）与冠状面 （b）
注：两肺纹理明显增多、增粗，两肺内见散在片絮状、条索状密度增高影，两下肺为著；双侧胸腔积液。

状。口服西罗莫司以及普萘洛尔，在一些病例治疗中有效，可以一定程度地缓解临床症状，促进瘤体萎缩。

（沈卫民）

máoxìxuèguǎn línbāguǎn jīxíng

毛细血管淋巴管畸形（capillary-lymphatic malformation，CLM）

淋巴管畸形与毛细血管畸形同时合并存在的畸形。

发病机制 CLM 的发病机制为毛细血管和淋巴管畸形的共同生长。较多观点认为血管内皮生长参与了畸形的形成，既有淋巴管发育畸形，局部淋巴液排出障碍，造成淋巴液潴留；也有毛细血管异常扩张、增生。此外，与特定的基因突变有关，如血管内皮细胞生长因子（vascular endothelial growth factor，VEGF）-G 参与原始淋巴管形成，血管内皮细胞生长因子受体（vascular endothelial growth factor receptor，VEGFR）-3 参与新生淋巴管的成形。

临床表现 CLM 既有淋巴管畸形的表现也有毛细血管畸形的表现，可发生于身体各部位，以肢体部为主，多表现为体表的鲜红斑痣和葡萄酒色斑（图1），触之柔软，压之褪色，无疼痛感。皮下可及淋巴管畸形，而淋巴管畸形一般无特殊症状，生长缓慢，有的体表会有毛细淋巴管畸形，

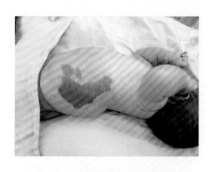

图 1 毛细血管淋巴管畸形

也就是鲜红斑痣和小的淋巴滤泡同时出现在表面，但有时皮下的淋巴管畸形生长会压迫周边组织器官而出现相应症状。有时还会出现轻微的血小板减少。

诊断 体格检查和病史可以诊断，对深部有肿物的需要进行检查。CLM 常用的检查手段有超声、MRI、CT 以及淋巴造影等。超声、MRI、CT 可以显示 CLM 病灶的部位、深度，对组织分型的判断具有重要的价值；淋巴造影可显示周围淋巴管，明确 CLM 与正常淋巴系统的关系。最终的确认需要病理诊断，其显著的特征为大小不等异常扩张的淋巴管腔样结构，囊腔之间存在纤维组织间隔。

治疗 没有重要器官畸形的体表 CLM 治疗方式主要采用手术治疗；有重要结构和巨大的毛细淋巴管畸形需要综合治疗，可采用手术切除和硬化剂注射（博来霉素、聚多卡醇等）结合，或射频、激光、口服药物等结合的治疗方式。无论采用手术或硬化剂注射，CLM 的疗效与其面积和有无侵犯重要器官相关。对于难治性 CLM 可采用口服药物（如西罗莫司、阿培利司、塞来昔布等）治疗，以达到控制病灶发展的目的。

（沈卫民）

línbāguǎn jìngmài jīxíng

淋巴管静脉畸形（lymphatic venous malformation，LVM）

病灶内同时包含淋巴管及静脉异常增生的先天性混合型脉管畸形。对外观及功能方面造成一定程度影响。当合并病灶出血时，可导致体积突然增大，从而压迫周边正常组织器官。

发病机制 LVM 的发病机制仍有争议，主要认为多种因素导

致胚胎发育过程中血管丛及淋巴系统发育异常。病灶多集中在黏膜层及黏膜下层，形成微囊样异常扩张的淋巴管与静脉结构，囊内充满淋巴液及血液成分。该病大部分生长缓慢，不会自行消退。

临床表现 多样，常见于头颈部，且好发于唇、舌、口底等部位黏膜及黏膜下层。LVM 可表现为相应部位的表面有青紫肿块，质软活动度差，可伴有局部皮肤温度增高。部分病例出现紫癜或瘀斑，一般无明显疼痛感。发生在舌部的 LVM 往往导致巨舌（图1）。严重者甚至伴有吞咽、呼吸困难等症状。

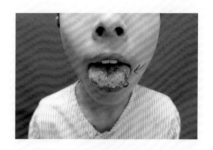

图 1 舌部的淋巴静脉畸形

诊断 临床表现结合影像学检查可以诊断 LVM，但最终确诊需要病理诊断。病理最显著的特征为病灶内大量异常扩张的淋巴管与静脉结构，囊内充满淋巴液及血液，内衬为扁平的淋巴管或血管内皮细胞。

治疗 LVM 的治疗主要分为硬化治疗、手术治疗和药物治疗。针对局限性病灶且位置不重要的，或未侵犯重要器官的可采用手术切除。对弥漫性病变需配合皮瓣转移或游离植皮技术进行修复。对侵犯重要结构和器官的 LVM，手术切除难度大，术后易复发且留有各类并发症，针对此类病灶常采用硬化剂注射治疗，通过影

像学引导（CT 或 B 超）进行囊内注射硬化剂，促使内皮细胞坏死发生纤维化，从而促进病灶萎缩。硬化剂的选择需要均考虑到淋巴管畸形以及静脉畸形，使用比较多的硬化剂有无水乙醇、聚桂醇、聚多卡醇及博来霉素等。此外，口服西罗莫司在一些病例治疗当中有效。

（沈卫民）

xiāntiānxìng línbā shuǐzhǒng
先天性淋巴水肿 （congenital lymphedema）

胚胎形成过程中淋巴系统发育缺陷导致出生后即出现肢体的凹陷性水肿。一般可累及整个肢体，也可累及足部或足趾，表面皮肤外观正常，往往无全身症状。

发病机制 该病在胚胎时由于各种因素造成淋巴系统发育障碍，造成肢体远端淋巴回流受阻引起软组织内淋巴液积聚，进一步导致纤维结缔组织增生、筋膜增厚、脂肪硬化等病理状态。先天性淋巴水肿属于常染色体显性遗传病，血管内皮细胞生长因子受体（vascular endothelial growth factor receptor）-3 的突变参与该病的发生发展。

临床表现 国际淋巴学会将淋巴水肿分为 4 期，根据不同分期该病具有相应的临床表现。0期，临床水肿症状不明显。1 期，水肿随着肢体抬高可消退，水肿呈凹陷性。2 期，患肢抬高水肿无法消退，并发生一定程度纤维化，水肿呈凹陷性或非凹陷性。3期，皮肤疣状增生变性，脂肪沉积，外观呈象皮肿（图1）。

诊断 临床表现结合淋巴造影、核素扫描可以诊断先天性淋巴水肿。其中吲哚菁绿淋巴造影可以实时动态观察造影剂在患肢的吸收及回流情况，对早期淋巴

水肿的诊断敏感性高，对病情评估、疗效观察以及治疗干预均有一定临床价值。诊断上需要与肢体广泛性淋巴管瘤病、克利佩尔-特雷诺奈综合征、单纯性肢体肥大鉴别。

治疗 比较棘手，分为非手术与手术治疗。对于早期的淋巴水肿可采取保守治疗包含了手法淋巴引流、弹力绷带加压、微波照射、肢体消肿理疗等。淋巴水肿晚期的患儿因皮肤软组织纤维化引起肢体肥厚，保守压迫效果不理想，需要结合外科手术治疗，包括病变切除加游离植皮、负压抽吸术、淋巴管静脉吻合术、带血运淋巴结移植术等。淋巴水肿的治疗需要多种方式相结合，才能达到相对满意的疗效，从而更好地缓解疾病带来的不便。

（沈卫民 韩涛）

xiàngpízhǒng
象皮肿 （elephantiasis）

先天性淋巴管发育异常或后天因素引起肢体组织中淋巴液长期淤积，导致肢体肿胀、皮皱加深、皮肤增厚粗糙的病症。因其皮肤表面可见疣状增生，外观酷似大象皮肤，故称为象皮肿。病因为原发性淋巴水肿、继发性淋巴水肿（外伤、感染、放疗等）或丝虫病感染，导致肢体远端长期淋巴回流受阻引起软组织内淋巴液积聚，

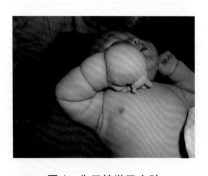

图1 先天性淋巴水肿

刺激纤维结缔组织增生、脂肪硬化、皮肤角质化等病变。象皮肿表现为肢体异常增粗、皮皱加深、表皮过度角质化，皮下大量纤维组织增生，致使皮肤坚硬如象皮，表面伴有疣状增生、皮温高。该病常伴有丹毒，可出现局部的红、肿、热、痛等炎症表现。

根据病史、临床表现可以诊断。淋巴造影可以评估治疗前后淋巴管的通畅情况以及肢体水肿的恢复情况，超声、CT、MRI 也广泛用于象皮肿的诊断评估。其中 MRI 可全面地显示淋巴管、淋巴结及周围软组织的情况，临床上配合淋巴闪烁显像，可以全面地判断患肢的淋巴系统形态及功能的变化。

象皮肿的治疗仍是临床难题。手术治疗是采取切除或抽吸部分肿大的组织，通过肢体减容以缓解患肢部位肿胀的压力。非手术治疗一般采取对症处理，包括手法淋巴引流、弹力绷带加压、烘烤疗法、烘绑疗法、肢体抬高等。药物治疗可应用中医药治疗缓解症状，以及乙胺嗪药物治疗寄生虫相关的象皮肿。

（沈卫民）

zhīfángliú
脂肪瘤 （lipoma）

成熟脂肪细胞组成的良性软组织肿瘤。较常见。难以确定其是肿瘤、错构瘤还是局部脂肪的过度堆积，该病进展较慢。脂肪瘤主要在成人期发现，尤其常见于 30～50 岁，在小于 20 岁的人群中较少出现，开始出现脂肪沉积时，才逐渐表现出来；单发病灶患者年龄较大，对称性分布的多发性病灶多在较早期即被发现。脂肪瘤发病的男女比例报道不一，中国男女比例为 2.5∶1，国外男女比例和国内相差很大为 51∶1。

病理 肉眼可见脂肪瘤切面为淡黄色，有完整的薄层纤维包膜，瘤体常被纤维分隔成大小不一的小叶状。镜下可见脂肪瘤主要由成熟的脂肪细胞组成，间杂少量核大、空泡小的脂肪母细胞，有时病灶内还见黏液变性、囊性变或钙化。

分类 包括以下四种类型。①普通皮下脂肪瘤：最常见的脂肪瘤，由成熟的脂肪细胞和少量间质组织组成，可以单发，也可以多发，表现为皮下或深部的质软肿块。②其他类型的特殊脂肪瘤：如血管脂肪瘤、肌脂肪瘤等，在临床或病理上与普通的皮下脂肪瘤有所不同。③异位脂肪瘤：可能是错构组织，在发生部位上与皮下脂肪瘤有所不同，如肌肉间脂肪瘤、血管肌脂肪瘤、神经纤维脂肪瘤等。④良性棕色脂肪瘤。

临床表现 脂肪瘤一般无自觉症状，其缓慢生长后被发现有体表肿物，对于体内的脂肪瘤一般出现压迫症状时才于检查中发现。脂肪瘤好发于躯干，如肩背、颈项、乳房和臀部，其次见于面部、头皮与外生殖器。通常表现为单发或多发的皮下扁平圆形肿块，或早分叶状、蒂状，质地柔软，覆盖的皮肤多无明显异常（图1）。肿块大小不一，刚生长者一般较小，晚期很大。脂肪瘤的生长具有一定的自限性，大多

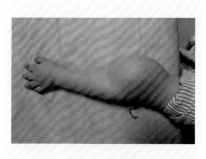

图1 脂肪瘤

数脂肪瘤仅在最初表现为隐匿性生长，到一定体积以后则几乎没有明显的变化，终身存在，有时也偶见自发萎缩现象。脂肪瘤本身多无自觉症状，较大肿块可致行动障碍，或引起神经卡压症状。除好发于皮下外，脂肪瘤还可发生于肌间隔或肌肉深层。位于皮下的脂肪瘤常由薄弱的纤维结缔组织包绕，深部的脂肪瘤则往往无明显包膜。

治疗 脂肪瘤如无碍外观与功能障碍，可不治疗。对较大的脂肪瘤，尤其是出现囊肿样变或有碍行动者，出现器官的压迫卡压症状者可以考虑手术切除，手术治疗几乎是唯一的有效治疗方法。对于浅表、有包膜的病灶切除时，应尽量保留完整的包膜，脂肪瘤浅面的皮肤在切除时可保留，经分离后直接拉拢缝合。

（沈卫民）

zhīfángliúbìng

脂肪瘤病（lipomatosis） 成熟脂肪组织弥漫性增生，具有明显遗传倾向、家族性、以多发性脂肪瘤为特征的疾病。

类型与临床表现 可分为七种类型，不同类型在任何年龄均可发病，可发生在四肢和躯干不同部位。①弥漫性脂肪瘤病：多发生在2岁儿童，也有成人发病的。主要分布在四肢、躯干、头颈部的大部分，同时有腹部、盆腔和胃肠道脂肪瘤。②对称性脂肪瘤病：又称马德隆病（Madelung disease）和拉努瓦-邦索德综合征（Lanois-Bensaude syndrome），好发于酗酒或有肝病的中年男性，男女患病比例可高达15：1，主要在30~50岁起病，但是也有儿童罹患该病的报道。脂肪组织多积聚在面部、颈部、项部、躯干上部，乳腺、上臂、腋下也可发生。

有呈现"马颈圈""牛颈"样特征性表现。③盆腔脂肪瘤病：病变的脂肪堆积在盆腔内直肠周围，黑人男性发病率高。④类固醇性脂肪瘤病：是一种长期的外源性激素治疗或受肾上腺皮质激素刺激所引起的脂肪堆积，主要堆积在面部、胸骨上和肩胛间区域形成"水牛背"的改变。⑤颅脑皮肤脂肪瘤病：是一种先天性错构瘤，主要表现为皮肤的病变和脂肪瘤，还有脑、眼的畸形。⑥脊膜外脂肪瘤病：堆积脂肪和弥漫生长的脂肪位于脊膜外。⑦HIV脂肪营养不良：主要发生在接受蛋白抑制剂治疗的获得性免疫缺陷综合征患者，亦可见于其他病毒感染患者的治疗中。脂肪堆积在内脏、乳房和颈部。

诊断 根据病史和体格检查可以确定有无肿物。对肿物可以采用B超、CT、MRI进行检查，可以初步诊断。但最后诊断仍然需要手术后的病理检查。

治疗 该病发病机制不明确，故无有效治疗方法。外科治疗较有效，包括手术切除与吸脂，或两种方法联合应用。切除脂肪和吸脂虽为姑息治疗，但可明显缓解功能障碍，增进美观。①堆积脂肪切除术：通过手术的方法，去除多余的皮肤和脂肪的方法。②吸脂术：脂肪抽吸是利用超声波、高频电场等物理手段将脂肪击碎，或直接通过皮肤小切口将吸脂管插入皮下脂肪层，反复抽吸，利用负压的吸力，将脂肪瘤病的局部堆积的皮下脂肪去除、吸出，以达到改善外形的作用。

（沈卫民）

Jiādénà zōnghézhēng

加德纳综合征（Gardner syndrome） 主要表现为结肠息肉、软组织肿瘤和骨瘤三联征的综合

征。又称家族性多发性结肠息肉-骨瘤-软组织瘤综合征、家族性结肠息肉症、遗传性肠息肉综合征。属常染色体显性遗传疾病。1905 年由加德纳（Gardner）报道结肠息肉病合并家族性骨瘤、软组织瘤和结肠癌，其后于 1958 年史密斯（Smith）提出结肠息肉、软组织肿瘤和骨瘤三联征。其具有高度恶变潜能。

病因及发病机制　发病机制未明。有研究表明，该综合征系由单一基因缺陷或几个独立的却密切联系的基因缺陷所致。男女具有相同遗传性，有病家族成员之子代 50% 可患此病。

临床表现　主要表现为三个系统的肿瘤，即消化道息肉病、骨瘤和软组织肿瘤，又称三联征。

消化道息肉病　主要症状为腹泻、腹痛、便血、贫血和肠梗阻。多数息肉广泛存在于整个结肠，息肉有时数量可达 100 个以上；胃和十二指肠亦多见，但空肠和回肠中较少见。一般可存在多年而不引起症状，通常在青壮年后才出现。若有明显的症状时，肠息肉常已发生癌变。

骨瘤　一般无症状，当出现肿块时已经很大了。骨瘤大多数是良性的，从轻微的皮质增厚到大量的骨质增生，甚至可见巨大骨瘤，多发生在颅骨、上颌骨及下颌骨，四肢长骨亦有发生；并有牙齿畸形，如过剩齿、阻生齿、牙源性囊肿、牙源性肿瘤等。骨瘤及牙齿形成异常往往先出现，要早于肠息肉。

软组织肿瘤　该综合征出现最早的症状。可出现体表肿块，多见多发性皮脂腺囊肿、皮样囊肿、纤维瘤及硬纤维瘤，有时也可见脂肪瘤和平滑肌瘤等。皮样囊肿好发于正中部位和眉外侧，

皮脂腺囊肿可出现在全身各处，往往在小儿期即已见到。纤维瘤常在皮下，表现为硬结或肿块，也有合并纤维肉瘤者。硬纤维瘤通常发生于腹壁外、腹壁及腹腔内，多发生于手术创口处和肠系膜上，切除后易复发。这些特点对该综合征的早期诊断非常重要。

其他症状　有时伴随颈部肿物，要注意瘤变的甲状腺瘤、肾上腺瘤及肾上腺癌等，但不是主要软组织肿瘤。与家族性肠息肉病相比无特征性表现。必须注意的是，临床上尚有一些不典型患者，有些仅有息肉病而无胃肠道外病变，而另一些仅有胃肠道外病变而无息肉病。可称为不典型加德纳综合征。

诊断与鉴别诊断　具备肠多发息肉、骨瘤及软组织肿瘤三联征者，即可确诊。但有时消化道外病变存在潜在性，所以必须和单纯的软组织肿瘤鉴别，此时，家族史在诊断上就非常重要。上皮样囊肿和骨瘤从小儿期就出现，先于大肠病变存在，即使没有息肉病的症状，也应考虑做内镜检查，这对早期诊断非常重要。若病变已经切除，亦应详细问诊并检查皮肤手术瘢痕的情况。①CT 检查：凡怀疑有骨瘤或骨质异常增生者可进行 CT 检查，以了解有无皮质增厚或骨质增生。②胃肠镜检查：通过纤维结肠镜检查可确诊肠息肉，行胃镜检查可发现胃息肉。发现息肉者可行活检或摘除。③粪便检查：加德纳综合征患者肠道中梭杆菌、二裂菌属的相对增加，可行粪便类固醇气相色谱法和厌氧菌培养，如果是该综合征则粪便中胆固醇和原发性胆汁酸浓度明显增高。

该综合征应与遗传性胃肠道息肉病伴黏膜皮肤色素沉着征即

波伊茨-耶格综合征（Peutz-Jeghers syndrome）、卡纳达综合征（Canada syndrome）、特科特综合征（Turcot syndrome）等胃肠道息肉的疾病鉴别。这些疾病均不伴有消化道外的病症，有助于鉴别。

治疗　主要为对症治疗。发现有骨瘤和上皮样囊肿的最好做胃肠镜，可早期发现肠息肉，尽早手术治疗，因为在出现消化道症状时多半息肉已癌变。该息肉发生癌变的可能性大，则将相应肠段行预防性全部切除。若肠内仅有少量腺瘤且无结肠癌家族史，则宜选择结直肠切除和回肠肛管吻合术。

对于胃肠道外病变的处理可因病而异，有些患者可随访观察，但治疗就是手术。可切除骨瘤和软组织肿瘤。对硬纤维瘤的治疗，虽可完全切除根治，但因肿瘤细胞弥漫性浸润性生长，完全摘除有时很困难，如残留必致复发。对不能完全切除者，可行放射线疗法或给予非激素类消炎药物。切除消化道外的软组织肿瘤和骨瘤的 40 岁以上患者，必须定期检查，主要包括物理检查和肠镜检查，以防出现肠息肉而癌变。

（沈卫民）

hēisèsù xìbāozhì

黑色素细胞痣（melanocytic nevus）　表皮、真皮内黑色素细胞增多引起的良性肿瘤。简称黑痣。在人体皮肤表层，黑色素细胞与表层基底细胞存在一定的比例，约为 1∶10，人体皮肤的色差主要由表层细胞中的黑色素的含量决定。大量良性的黑色素细胞积聚在表皮和真皮及其交界处，形成巢状排列，即形成了痣。

形成原因　小儿黑痣的形成原因有三种。①先天遗传因素：如果父母长有黑痣，其子女长黑

痣的概率比普通人高,这种情况通常好发于5岁以上的女童身上。②紫外线:是黑色素形成的一大主因,日常生活中小儿生长发育离不开阳光,但日晒会加重黑色素形成、促进黑色素的生成。③青少年的不良生活习惯:在生活中经常出现压力过大、熬夜等情况,容易会导致睡眠质量下降,而睡眠质量下降会使皮肤的功能严重受损,大大增加了黑色素形成的概率。此外,如果人们在生活中不重视饮食,很容易因为饮食不当而导致毒素不断堆积在皮肤深处,久而久之也会形成黑痣。

临床特点 黑痣可见于任何正常人体,可在出生时即已存在,或在出生后早年逐渐显现。四肢、面、颈、背部等全身都可出现,多数增生缓慢,或持续多年无变化,但很少自然消退。正常个体一般平均有 15~20 颗,多达 50颗。通常直径不超过 5mm,但也有面积巨大者称巨大黑色素痣,简称巨痣。形状表现为形形色色的改变(图1),颜色有深浅差别,痣的表面或平滑或肥厚或粗糙。有的表面有头发状黑色或黑白夹杂的长毛生长者称为黑毛痣。

黑痣除了可见于皮肤外,还可发生于黏膜表面,如口唇、会阴部黏膜、睑结膜等部位。黑痣主要影响外观,个别类型的黑痣有恶变可能,发现晚了不但影响容颜,还将危及生命安全。

分类 根据痣细胞在皮肤内的分布部位,分为交界痣、皮内痣和混合痣。根据痣的大小不同分为小痣、中等痣、大痣和巨痣。根据出生前后分类分为先天性的和后天性的痣。另外,还有一些特殊的细胞痣如晕痣、蓝痣、气球细胞痣、良性幼年黑色素瘤。

(沈卫民)

jiāojièzhì

交界痣(junctional nevus) 生长活跃的黑色素细胞和黑色素细胞巢主要位于表皮基底层和真皮交界处的色素痣。多见于儿童和青年,成年少见。交界痣的痣细胞具有增生活跃的特性,有转变为恶性肿瘤的可能。

临床表现 交界痣表面平滑或突出,无毛发,色呈浅棕、棕黑、蓝黑或青灰色。圆形或椭圆形色素斑或丘疹,直径多在 1~8mm。可见于皮肤黏膜的任何部位,发生于手掌、足底、红唇和

外阴部位的黑痣几乎都为交界痣(图1)。交界痣受外伤或刺激后(如电灼或涂以腐蚀剂),可变为恶性黑色素瘤。

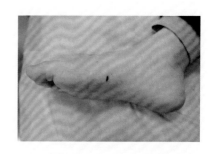

图1 发生在足底的交界痣

诊断 可以依靠临床表现和发生部位以及手术后的病理切片进行诊断。

治疗 交界痣的治疗是手术治疗。当交界痣在短期内出现迅速增大、颜色加深发黑、表面破溃出血、边缘发红渗出或出现墨水点样"卫星"小痣,表明该痣组织有恶变的趋势,需要及早手术治疗。对于面部较大的痣,可考虑分期部分切除,容貌、功能保存均较好,但不适用于有恶变倾向者。有恶变倾向者需要扩大切除,用邻近皮瓣转移或游离皮肤移植修复创面。手术后送病理。

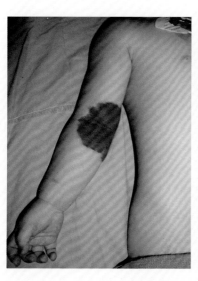
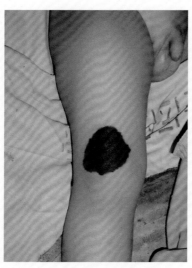
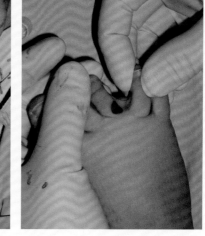

图1 形形色色的黑痣

手术应在痣的边界以外，正常皮肤上作切口。小的痣切除后，可直接拉拢缝合，对于中等大小的可以潜行剥离皮肤创缘后直接拉拢缝合。

手术治疗有以下几种。①切除缝合法：治疗小面积色素痣最常用的方法。经梭形切口切除黑痣，广泛游离创缘后缝合。②分次切除缝合法：面积稍大的色素痣，如一次切除缝合较困难或有引起邻近组织器官变形移位的，可于痣一侧向中间做部分切除，待愈合后3~6个月局部皮肤组织又逐渐恢复原有松动程度后，再施行另一次手术直至最后完全切除为止。此种手术方法虽然所需时间较长，但术后瘢痕小，外形较好。③切除植皮法：对大面积巨痣，还可在黑痣病变全部切除或选择性部分切除后采用植皮方法进行修复创面。④皮瓣修复法：在某些部位的黑痣病变切除后，可采用皮瓣（或皮管）移植修复创面，其中以局部皮瓣最为常用。扩张后的皮瓣为巨痣的修复提供了更理想的方法。⑤皮肤扩张转移扩张皮瓣法：在黑痣旁边正常皮肤下埋置扩张器，隔日注水，待扩张皮肤基本可以达到切除黑痣的缺损面积时，停止注水。再等待2~4周手术，切除黑痣，取出扩张器，把扩张出来的皮肤转移修复切除黑痣留下的创面。

（沈卫民）

pínèizhì
皮内痣 （intradermal nevus）

生长活跃的痣细胞和痣细胞巢都聚集在真皮层内的色素痣。多见于成年人，是最常见的一种痣，每人有20~30个，儿童少见。临床特点为平坦或高出皮面，有扁平的浅色素痣，有表面光滑或粗糙高起皮肤形成球形或半球形或

带有蒂；有的有毛发；有的像乳头状瘤；有的随神经分布呈线状排列（线状痣）；还有的是表面光滑不隆起皮肤，名雀斑样痣。这些痣基本上都属于皮内痣，在体表的各处均可见到，但极少发生在外生殖器。皮内痣无交界痣的活力，不发生恶变。故一般认为色素痣如果有毛发且颜色均匀而较深，边缘境界清楚者，为性质稳定的标志。从临床表现和发生部位以及手术切除后的病理切片可以确诊。

一般不需治疗，有下列情况的须及时手术切除：痣在短期内迅速扩大；经常自然出血、溃疡，周围出现卫星状损害及所属淋巴结肿大；痣的颜色发生改变，如出现红、粉红、灰、蓝或原有黑色变深。治疗的目的是改善外观、减少恶变，方法有激光、冷冻、电灼、化学药物烧灼、手术切除。

（沈卫民）

hùnhézhì
混合痣 （compound nevus）

生长活跃的黑色素细胞和痣细胞巢即位于表皮基底层和真皮交界处又有位于真皮内的色素痣。痣细胞巢呈索状伸向真皮层，不含或少含黑色素。多见于中青年，儿童也有。外观类似交界痣，但中心部位多见隆出皮面的斑块，呈半球状丘疹，表面光滑，界线清楚，褐色或黑褐色；常见外面有毛发的皮内痣的成分，其四周绕以平滑而色素呈弥漫分布的晕，是交界的成分。混合痣因有交界活力，因此，有发展成恶性的可能。依靠临床表现和发生部位以及手术后的病理切片就可准确进行诊断。

治疗的目的是改善外观，减少恶变。治疗的方法有非手术疗法和手术方法。非手术疗法包括

液氮冷冻、激光、电解、电烙、消融、高频电刀以及三氯醋酸、石炭酸等化学腐蚀法，其原理是用各种不同方法使病变局部组织破坏，并逐渐脱落，靠周围组织再生修复。虽可免于手术，但组织破坏深度不易掌握，而且若损伤过深会留有永久的瘢痕，以及治疗后局部皮肤颜色有别于周围组织等，均为其缺点。手术方法适用于任何类型色素痣的治疗，不论面积大小均可适用，疗效稳定可靠，切下组织还可以进一步做病理检查。手术方法有切除缝合法、分次切除缝合法、切除植皮法、皮瓣修复法和皮肤扩张转移扩张皮瓣法。

（沈卫民）

xiāntiānxìng hēisèsù xìbāozhì
先天性黑色素细胞痣 （congenital melanocytic nevus，CMN）

出生时即有或出生后不久出现的来源于黑色素细胞的良性肿瘤。曾称神经痣。与常见的后天性痣不同，CMN面积较大，往往累及真皮及皮下组织，包括皮肤附件、立毛肌、神经及血管。仅靠镜下的指标区分二者是很困难的，但CMN组织中可存在向神经分化的突出特点，形成瓦格纳-迈斯纳（Wagner-Meissner）小体等，因此，CMN曾被称为神经痣。当出生后几个月CMN切除之后，还会出现表皮内黑色素细胞增生的可能，并可能刺激产生浅表的黑色素瘤。19世纪的医师已经认为，CMN可能恶变成黑色素瘤。0.5%的黑色素瘤出现在青春期前，但其中33%来源于CMN，大多认为瘤直接起源于CMN。小的CMN恶变率为0~5%，大的为5~10%，再大的CMN常位于表皮真皮交界的深面或其他组织，如中枢神经系统、腹膜后等，较难检测。

70%常在10岁内发病。

病因与病理 CMN是黑色素母细胞正常的生长、发育和迁徙紊乱造成的，一般出生时就有，或生后1年内出现。对于后者，一般认为病损出生时即已存在，生后才逐渐显现。病损在妊娠5~24周形成，大多数散发，成人直径>20cm，儿童头部9cm以上或躯干6cm以上，为巨痣。精确计算则以体表面积>2%计算，但使用较困难。约1%的顺产婴儿有CMN，但大多较小，而活产婴儿中>10cm的巨痣的发病率约为1/20 000；更大的则更少见，约1/500 000。黑色素痣细胞巢通常位于表皮真皮交界（真皮网状层）或表皮内，痣细胞与色素细胞的区别在于其缺少树突。再大的CMN，痣细胞的形态通常变化较大，且较复杂。

临床表现 CMN的表现为褐色到深棕色，在深肤色也可能为蓝黑或青灰色；圆形或椭圆形，边界清晰；表面平滑，大多高起皮面。大的CMN好发于躯干，然后依次为下肢、上肢、头、颈。常跨越多个解剖部位（图1），如"游泳衣样或手套样"，常有多发的小的卫星灶。在自然病程中可能逐渐变小，但大多是颜色加深，或有毛发生长，形成斑块、结节等。

诊断及鉴别诊断 根据病史提供出生就有和病理切片可以诊断。但还要和一些皮肤痣鉴别，如表皮的色素痣、皮脂腺痣、咖啡牛奶斑、蒙古斑。早期不能完整切除，但需要活检。若存在溃疡，不均匀的色素沉着、形态改变或出现结节等，应注意恶变可能。有时对大的CMN应尽早手术，切除也应更彻底，避免恶化。此外，有些先天性痣尤其是发生在肢端，或生长十分迅速时，从临床角度来看，也与黑色素瘤有相似的表现，应引起重视。

治疗 包括完全和部分切除，但完全切除是减少恶变的唯一方法，但有时痣过于巨大，且向深部侵入，完全切除不能做到。对此类患儿，预防性切除能减少恶变的风险。随着技术的提高，恶变的发生率正逐渐降低。临床长期随访非常重要，特别是对不能切除的患儿如高危患儿，痣大、厚且向深部侵入，早期诊断往往很难。阳光照射可能引起恶变，因此对此类患儿，应尽量避免阳光照射。手术切除CMN后的创面修复的方法仍然是直接切除缝合、局部皮瓣转移、扩张皮瓣转移术和游离植皮术。

（沈卫民）

jùzhì

巨痣（giant nevus） 出生时即存在的以面积巨大为特点的黑色素细胞痣。全称巨型先天性黑色素细胞痣，又称先天性巨痣、巨型色素痣。较少见的一种先天性皮肤良性肿瘤，痣的面积很大，超过144cm²（12cm×12cm）或接近此面积的颜面部。儿童颜面部病变面积达到2%、肢体达到3%、躯干达到5%，亦可称为巨痣。一般认为创面不能直强缝合的痣，应视为巨痣。10%~13%的病例会出现恶变，转化为恶性黑色素瘤。

病因 尚不清楚，可能与基因有关，但具体的遗传方式尚不清楚。多数学者认为是常染色体显性基因的变异表达，但缺乏正常人群的对照比较。有文献报道同卵双胎中，只有一个发生巨痣，又否定了上述观点。因此有人认为，该病非常染色体显性遗传也非隐性遗传，甚至无基因遗传方面的证据。也有学者认为是多因素遗传，还有学者因发现巨痣胎儿的胎盘也有巨大的黑色素病灶，而认为巨痣是由胎儿血循环中痣细胞滤出而引起。

病理 巨痣的病理变化类似混合痣和皮内痣，但痣细胞团块向下伸展较深，有时可达皮下，在头部甚至可达颅骨。

临床表现 皮肤出现深褐色斑块、隆起，表面不规则，有小乳头状突起或疣状增生，大小可由几厘米至几十厘米，甚至整个背部、头皮、肢体，形状如帽子、坎肩、袜套样改变，表面往往高低不平，粗糙肥厚，并常见生有毛发。早期有黑色粗毛，外形奇特，俗称"兽皮痣"（图1）。发生于头皮呈肉色、表面有弯曲沟纹则称为巨型脑回状痣。

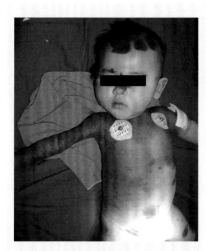

图1 先天性黑色素细胞痣

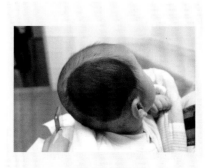

图1 巨痣

诊断 痣的面积巨大和病理切片为混合痣即可诊断。

治疗 和其他痣的治疗目的一样，去除病灶、改善外观、减少恶变。治疗的方法为手术治疗。手术有两种方法。①切除植皮法：切除大面积巨痣，采用游离皮片移植的方法修复创面，通常可视创面的大小和部位选用中厚、全厚乃至真皮下血管网皮片修复。②皮瓣修复法：主要有三种方法。a. 局部皮瓣转移，在某些部位病变切除后，可采用皮瓣（或皮管）移植修复创面，其中以局部皮瓣最为常用。b. 皮肤扩张后扩张皮瓣转移法，扩张后的皮瓣为巨痣的修复提供了更理想的方法。但是需要两次手术，第一次是埋置扩张器，然后开始注水扩张，待扩张的皮肤能够修复切除巨痣时进行二次手术切除巨痣，把扩张的皮肤按转移皮瓣转移修复巨痣的创面。c. 游离皮瓣法，对于头面部的巨痣，可以使用股前外侧游离皮瓣和背阔肌游离皮瓣与面动脉吻合修复面部缺损，是修复巨痣切除后的方法。

（沈卫民）

yùnzhì

晕痣（halo nevus） 以色素痣周围绕以圆形或椭圆形白斑为特征的皮肤病。又称离心性后天性白斑。皮肤病学将其归为白癜风一型。围绕色素痣可有局限性色素减退，此后黑痣本身也可褪色而皮损继续发展，是一种黑色素细胞合成障碍。该病是由于皮肤内黑色素细胞产生黑色素能力的进行性减少或消失，导致局部或泛发性色素脱失，形成白斑为特征。其为混合痣，早期真皮浅层或交界处大量痣细胞巢和致密炎症细胞浸润，炎症细胞大多为淋巴样细胞，少数为含有色素的巨

噬细胞，痣细胞因炎症细胞浸润而受损。晚期痣细胞逐渐减少，最后炎症细胞也消失。脱色晕处表皮早期即见黑色素细胞减少或消失，痣上方表皮内的黑素和多巴阳性黑色素细胞消失较慢，但在晕痣消退后最终也将完全消失。无炎症细胞浸润的晕痣不会消退。

晕痣是一影响美容的常见皮肤病，儿童少见，临床特点为皮损好发于躯干部，特别是背部，偶见头面部，上肢少见。可单发或多发，以斑点状色痣为中心的圆形、椭圆形色素减退斑，大小不等，均匀一致的白晕逐渐增大到 $0.5 \sim 1.0 cm$ 或更宽。白色晕轮与色素痣可同时发生，或围绕整个痣周围间隙发生。50% 患者经过数月至数年不等时间后，中心痣自然消退，周围的白晕也可以随之消失；也有病例中心痣呈炎性改变，并不消退。根据病史、临床表现可做出诊断。其特点是易诊断，难治疗，扩散快，易复发。晕痣可以观察，如果有消退趋势的可不要手术治疗。但不消退者主要是手术治疗，但也可使用激光治疗。对于想瘢痕小的患者，可切除黑痣，白斑可以激光或按白癜风进行治疗。

（沈卫民）

qìqiú xìbāozhì

气球细胞痣（balloon cell nevus） 以痣细胞呈泡沫状、大的淡染的多面形气球状为组织学特征的色素痣。又称气球状细胞痣。多发生于 30 岁以下青年，较少见。常发生于头、颈、躯干、上肢和足部。只有当气球状细胞占黑色素细胞的绝大部分甚至全部时，才称为气球细胞痣。为皮内痣和混合痣，镜下可见气球状细胞，即大而无黑色素的黑色素细胞，胞质呈泡沫状，为痣细胞内

黑素体进行性增大，空泡变性所致。细胞较痣细胞大，直径 $20 \sim 40 \mu m$，对脂质、糖原或黏多糖染色均呈阴性反应。胞核一致，小而圆，常位于细胞中央。气球细胞痣也可发生于蓝痣及恶性黑色素瘤。免疫组化为球状细胞黑色素瘤和透明细胞肿瘤，球状细胞黑色素瘤的瘤细胞明显不典型，核有丝分裂象多见；透明细胞肿瘤为气球状细胞痣的气球状细胞对 S-100 蛋白染色呈阳性反应。损害为单个淡棕色、稍隆起的丘疹，质软，直径很少超过 5mm。根据临床表现、皮损特点、组织病理特征性即可诊断。治疗的目的是改善外观、减少恶变。治疗的方法是手术切除，可送病理确定诊断；也可以彻底清除痣细胞，减少复发。

（沈卫民）

liángxìng yòunián hēisèsùliú

良性幼年黑色素瘤（benign juvenile melanoma） 病理改变呈恶性，而生物学过程呈良性为突出特点的黑色素良性肿瘤。又称斯皮茨痣（Spitz nevus）。斯皮茨（Spitz）在 1948 年首次描述。常见于儿童，发生年龄 50% 大于 14 岁，25% 大于 30 岁；无性别差异，有色人种少见。镜下见细胞呈多形性，有核分裂。大多数为混合痣，其中以皮内成分为主，5% ~ 10% 为交界痣。黑色素细胞病灶由梭形细胞或上皮样细胞或二者混合组成。其黑色素细胞在真皮内大都位于浅层，不向表皮浸润；也可在深层，而不见于皮下脂肪组织。梭形细胞呈雪茄状，核巨大，核仁明显；上皮样细胞的核与前者相似。胞质边界清晰，体积大且呈多角形，有时包含有多核、巨大的色素细胞，细胞核可达 10 ~ 20 个，毛细血管扩张。

有明显的炎症细胞浸润。其标本和恶性黑色素瘤的鉴别相当困难，需要多次鉴别。

该病于儿童面部呈生长缓慢的圆形结节。最典型的表现是在面部突出于皮面，形成高出皮面的丘疹或结节，圆顶，表面光滑，呈粉红色、橘红色、紫红色、红褐色或黑褐色甚至黑色。皮损为单个坚实丘疹、斑疹或结节，偶尔发生多个皮损，多发时呈簇状或播散状，直径常小于 6mm，生长到成年以后可达 1~2cm；无毛发、生长较快。好发于下肢和面部。

若发生在儿童面部，皮损为单发的红色或淡红色结节，应考虑该病。治疗的目的是改善外观、减少恶变。治疗的方法是手术切除。该病几乎均属于良性，即使局部复发的病例，也是因为切除不完全；也有个别病例报道发现局部淋巴结被累及。这些"恶性"的良性幼年黑色素瘤往往大而深，穿透到真皮及真皮下，但均无远处转移的报道。

（沈卫民）

xiǎo'ér tóujǐng wàikē jíbìng

小儿头颈外科疾病（diseases of pediatric head and neck surgery）

可应用外科手术手段治疗小儿头颈部与耳鼻咽喉科相关的疾病。小儿头颈外科是耳鼻咽喉头颈外科与小儿外科学相交叉的新兴学科，是为适应儿童头颈部与儿童耳鼻咽喉科相关疾病的临床诊治与科研的需要而逐步发展起来的。从头颈外科发展史来看，1954 年美国马丁（Martin）和沃德（Word）率先由普外科医师组建了头颈外科学会，1958 年康利（Conley）成立了由耳鼻咽喉科医师组成的头颈外科学会，1998 年两个组织合并为美国头颈外科协

会。中国于 1985 年在中国抗癌协会领导下成立了头颈外科专业委员会。在中国，小儿头颈外科的发展较成人落后很多，直到 2007 年，中华医学会耳鼻咽喉科学分会小儿学组成立后，小儿耳鼻咽喉头颈外科才取得了飞速发展。

小儿头颈外科疾病涉及头颈部各类疾病，且有明显的儿童特点。根据发病率的不同，小儿头颈外科疾病包括颈的先天性疾病及畸形、颈部炎性疾病、颈部脉管源性疾病、甲状腺和甲状旁腺疾病、下颌下腺疾病、腮腺疾病、颈部良性肿瘤、颈部恶性肿瘤等。与成人不同，小儿头颈外科疾病以先天性疾病及畸形和颈部炎性疾病为主，因儿童解剖结构细微、复杂，神经、血管较多，手术难度大、风险高，相互交叉的学科也多。特别是对于儿童，因其血管、神经较成人纤细，往往手术并发症较成人常见。因此，对于此类疾病应推荐专门的儿童医院头颈外科进行相应的诊疗。

（倪 鑫）

hémiàn wàishāng

颌面外伤（maxillofacial injury）

因意外如交通事故、机械损伤、高空坠落等导致口腔至眼眶、耳部及颈部等部位不同程度的损伤。累及范围较广，约占全身损伤的 20%。常见的颌面外伤包括颌面部软组织损伤和颌面部骨折两种类型。任何年龄均可发生，其中 1~6 岁的儿童和 14 岁以后青少年好发，并随着年龄增长呈上升趋势。儿童发生突发意外伤害受年龄、性别、颌面部发育、心理及行为能力、家庭教育及社会环境等因素的影响，并且这些因素与意外伤害的类型、发生率及致残程度等均有一定关系。多层螺旋 CT 扫描和三维重建技术，是

临床上显示颌面损伤的病变与损伤程度最佳的方法。儿童颌面损伤的治疗应遵循颌面外科清创缝合的原则并结合儿童生理发育的特点，加强患儿及家庭的教育及监护人的责任。

（倪 鑫）

tóumiànbù gǎnrǎn

头面部感染（head and face infection）

病原微生物在头面部生长、繁殖导致功能、代谢、组织结构破坏的病理反应。发生在头面部的感染不仅能造成严重的并发症，还能影响外观，遗留瘢痕等美容问题，需积极控制感染。

分类　常见的头面部感染包括头部感染、颜面部感染、化脓性腮腺炎、眶周和眼眶蜂窝织炎、上颌骨骨髓炎等。

头部感染　中国儿童头部感染现已罕见。旧时儿童缺乏卫生护理，常发生浅部组织化脓。婴幼儿疖肿尤以夏季为著，常延续入冬而不愈。

头皮疖肿与斑秃　属于缺乏卫生护理所致的疾病。病原菌主要为金黄色葡萄球菌，其次为白色葡萄球菌和溶血性链球菌。皮肤擦伤、糜烂、溃疡等有利于细菌在皮肤表面的定植、繁殖、感染。大龄儿童常表现为单发或散发疖肿。若为局部小化脓灶，可表现为红、肿、热、痛，常于 1 周内自愈。初起时局部红肿，范围常在 1cm 以内。晚期破溃流脓，可局部涂抹抗生素软膏，一般不宜包扎。家庭生活条件差的婴幼儿，因年龄因素，皮肤局部免疫力低下，邻近组织感染，常表现为多发疖肿。特别是夏季易出汗，发生多发疖肿，称为痱毒疖肿症。局部应用的抗菌药物包括 2% 莫匹罗星软膏、2% 夫西地酸乳膏、复方多黏菌素 B 软膏等。辅以热敷

可促进皮损成熟、引流和症状的减轻；紫外线、红外线、超短波等治疗对缓解炎症均有效。尽量通风凉爽，避免婴儿哭闹烦躁。洗头后可用3%硼酸水湿巾轻轻擦干，减少感染。疖肿予以暴露，不予包扎。

头颈部疖肿化脓，特别是头皮，任何小的切口都会留下难以修复的斑秃。若自行溃破，瘢痕可稍小。婴幼儿脓肿有张力或有增大趋势，可以穿刺抽脓减压。大龄儿童若较小疖肿已有脓头，可用注射器针头插入脓腔，使脓液及脓栓排出，从而减小瘢痕，减少斑秃。

枕骨骨髓炎与新生儿皮下坏疽　新生儿皮下坏疽是新生儿期特有的急性皮下组织的化脓性感染。绝大多数由金黄色葡萄球菌引起，多发生在生后1周，好发于新生儿容易受压的背部、腰骶部及枕部。20世纪50年代新生儿皮下坏疽曾是致命的产房流行病，现已基本绝迹。临床上仅见散发病例，病理机制为婴儿长期仰卧，枕部受压，患儿不断摇头摩擦而致感染。因受压血流不畅，以致感染坏死、溃破。如果延及枕骨引起骨髓炎，则导致枕骨外板坏死，死骨面积较大，自伤口排出可能性小，尽管积极治疗，而伤口愈而复发。治疗应扩大切口，取出死骨，可迅速愈合。

颜面部感染　主要以面部美观为重，面部危险三角区感染，细菌容易进入深静脉，导致败血症、脓毒血症，甚至进入颅内的静脉窦，不仅会导致严重的海绵窦血栓性静脉炎，还会伴有剧烈的头痛、恶心、呕吐，甚至脑脓肿而危及生命。颜面部感染治疗以抗感染为主。

面疖　特别是鼻、上唇及周围所谓"危险三角"的疖，症状常较重，病情加重或被挤碰时，病菌可经内眦静脉、眼静脉进入颅内海绵窦，引起海绵窦血栓性静脉炎，出现颜面部进行性肿胀，可有寒战、高热、头痛、呕吐、昏迷等，发病急，病情重，能危及生命，不可小视。治疗以局部保护为主，避免抓碰。局部可涂以抗生素软膏；全身方面应加强休息、增加营养以及使用敏感抗菌药。任何压挤性治疗均为禁忌。

眼睑脓肿　眼睑组织较为疏松，周围部位的感染、发炎或水肿都可使眼睑肿胀。若为感染性质则易形成脓肿。以眼睑显著红肿、触之有硬结，继则硬结变软，形成脓肿为临床特点。由于眼睑部组织疏松，临床表现为眼睑肿大突出，但张力较小。除眼睑肿胀外，患儿无其他不适症状，亦不影响睁眼及视力。尽管积脓较多，波动明显，一般无切开引流的必要。若脓肿有增大趋势，可以细针抽脓减压。局部早期应热敷、理疗。切勿挤压，以防炎症扩散。有波动感则采用平行睑缘切开排脓，脓多时置入引流条，局部涂抗生素眼膏，全身适当使用抗生素。只要无症状、脓肿不增大，可采用保守治疗方法，可保存正常无瘢痕的眼睑。即使脓肿不幸破溃，后遗瘢痕也比切开后的瘢痕小而易修复。

新生儿泪管炎　常表现为鼻梁一侧沿泪管位置皮肤发红、流泪。一般无其他症状。可持续1~2周无明显变化，经抗感染治疗后消退。少数在眼角下形成皮下小脓肿而破溃，易复发，X线片可见上颌骨骨髓炎死骨形成。该病比较罕见，并且症状不明显，常被患儿家长及医师忽略。该病对抗生素治疗比较敏感，常在诊断前治愈。若发展为骨髓炎死骨形成，则难免后遗眼角下方瘢痕缺陷而难以修复。

痤疮　青春期受内分泌影响，面部皮脂腺引流不畅，形成小粟粒状丘疹，中心常有一小黑点，称为"粉刺"。常致感染则称为痤疮，表现为散在的小红丘疹，多见于鼻周及额、颊等处。一般无明显症状，称为青春痘，有碍美观。常因挤压、处理不当而发生化脓感染，形成痤疮炎，愈后遗留小粒状瘢痕。原则上，保持皮肤清洁卫生，避免局部损害，只要避免感染化脓，几个月后内分泌平衡，自然消退而保证皮肤无损。局部可涂抹外用药物，如维A酸类、过氧化苯甲酰、抗生素类等。对于严重的痤疮，亦可口服抗生素、异维A酸治疗。对于不能耐受或不愿接受药物治疗的患儿，还可考虑物理治疗，如光动力疗法、果酸疗法、激光治疗等。

变应性水肿　或称巨大荨麻疹，小儿正常生活中突然头面部某个器官急性肿胀。常见于一侧耳郭、上唇或下唇、一侧眼皮，少数延及半边脸或整个头皮。肿胀厚度常超过原来2倍以上。一般无任何症状，常不自知。少数感到轻微刺痒麻木。多数患儿局部皮肤颜色正常，少发红，按压不留凹陷。变应性水肿属于过敏反应，1~2天自然消退，不留痕迹。原则上无须治疗，若合并其他过敏反应，则需对症治疗。

化脓性腮腺炎　多发生于全身消耗性疾病或腹部大手术后，新生儿多见。致病菌为金黄色葡萄球菌、链球菌及肺炎双球菌。抗生素发明前，外科大手术后并发化脓性腮腺炎较为普遍，病死率高。患儿于术后因禁食、唾液分泌减少或不注意口腔卫生而易于感染。

眶周和眼眶蜂窝织炎 为感染性疾病，主要侵袭儿童，引起眼睑和眼周皮肤的急性红肿（眶周蜂窝织炎），或眼睑周围皮肤和眼眶内容物的急性红肿（眼眶蜂窝织炎）。眶周蜂窝织炎明显多于眼眶蜂窝织炎。眶周蜂窝织炎多见于5岁以内小儿，而眼眶蜂窝织炎在5岁以上儿童多见。

上颌骨骨髓炎 多发生在3个月以内婴儿，尤以新生儿多见。该病血源性感染多见，亦可来源于母体感染、鼻源性感染以及由局部感染直接扩散所致。致病菌大多数为金黄色葡萄球菌，少数为链球菌。

意义 小儿头面部感染与其他部位感染的诊治原则无明显差异，在稳定生命体征、保全局部功能之外，应重视局部后遗瘢痕与美容问题。因此应积极控制感染，避免出现皮肤的溃烂、坏死，局部切开引流时应尽量沿生理皮纹走行。感染扩散面积越大坏死的可能性越大，瘢痕也会随之增大。局部使用外敷药品有助于使炎症局限。形成局部脓肿时可先行穿刺，无效时行切开引流，需注意皮肤的保护以减少瘢痕形成。

（王生才 王嘉璐）

jíxìng huànóngxìng sāixiànyán

急性化脓性腮腺炎（acute suppurative parotitis）

金黄色葡萄球菌、链球菌等化脓性致病菌经腮腺导管逆行感染所致的腮腺炎。可以局限在某一部分腺叶，亦可蔓延至整个腺体。由于小叶之间被纤维组织分隔，故化脓性腮腺炎所形成的脓肿具有散在性、多发性的特征。

病因及发病机制 急性化脓性腮腺炎较少见，是在机体抵抗力下降的情况下，各种原因使唾液分泌减少，口腔内致病菌逆行侵入导管所致。由化脓性致病菌所引起，常见的病原菌是金黄色葡萄球菌、链球菌。多数并发患有严重疾病（如急性传染病）或大手术后的患儿。

临床表现 发病急骤，多数患儿有高热、寒战、全身不适、白细胞增多等全身症状，少数患儿由于机体状况衰竭，全身反应可不明显。出现单侧或双侧同时或先后急性腮腺肿大、胀痛或持续性跳痛，张口受限。局部表现为以耳垂为中心的腮腺肿大，皮肤发红，皮温增高，明显压痛，由于腮腺包膜致密，故扪之较硬。口内腮腺导管口红肿，分泌减少，病变后期当挤压腮腺导管口时，可有淡黄色黏稠的脓性分泌物溢出。

诊断 主要是根据临床表现及血常规检查，周围血可见白细胞总数增加，中性粒细胞比例明显上升，核左移，可出现中毒颗粒。急性化脓性腮腺炎不宜作腮腺造影，以免促使感染扩散，而唾液的生化检测也无助于诊断。

鉴别诊断 需与流行性腮腺炎鉴别。流行性腮腺炎，由腮腺炎病毒引起，局部症状较轻，肿胀较软，皮肤颜色、弹性、纹理等基本正常。特别要注意对侧发生传染及其他并发症如脑膜脑炎、睾丸炎的发生。

治疗 ①全身抗感染治疗：选用有效足量的抗生素，多使用抗革兰阳性球菌的广谱抗生素如青霉素或头孢菌素类，并尽早做分泌物细菌培养及药敏试验，根据药敏试验结果指导用药。②全身支持疗法：纠正水电解质紊乱，加强营养，补充维生素。③加强口腔护理。④切开引流只限于张力高、穿刺有脓者。

预防 该病虽少见，但病情常较严重，应积极预防。对重病及大手术后的患儿，应特别加强口腔护理，保持口腔卫生，鼓励咀嚼运动，给酸性饮料或食物刺激唾液分泌，增强冲洗自洁作用。

（王生才 王嘉璐）

fùfāxìng sāixiànyán

复发性腮腺炎（recurrent parotitis）

各种原因导致儿童以腮腺反复肿胀为主要表现的腮腺炎。又称儿童性复发性腮腺炎或再发性化脓性腮腺炎。儿童可发生于任何年龄，但以5岁左右最为常见。男性多于女性。可突发，也可逐渐发病。病因不清，以幼儿及学龄前较多见。以反复腮腺区肿胀为特点，伴不适，仅有轻度水肿，皮肤可潮红；挤压单侧或双侧腺体，见导管口有脓液或胶冻样物溢出，少数有脓肿形成。大多持续1周左右，年龄越小间隔时间越短，越易复发。随年龄增长，发作次数可减少，间期延长，至青春期可痊愈。

诊断主要结合临床表现及其他辅助检查。血常规检查可见合并贫血、γ球蛋白升高、IgG升高、血淀粉酶升高，腮腺导管造影部分可见末梢导管呈点状、球状扩张。该病有自愈倾向，平时应纠正贫血，要避免感冒和疲劳，积极治疗免疫功能低下；发作期可咀嚼口香糖或口含酸性食物促进唾液引流，也可内服中药，继发感染者应用抗生素，可适当给予免疫调节剂；有人主张腮腺导管口冲洗，可有较好疗效；少数有结节包块者，考虑手术切除。儿童复发性腮腺炎具有自愈性，大多在青春期后痊愈。

（王生才 王嘉璐）

jǐngbù jíxìng huànóngxìng gǎnrǎn

颈部急性化脓性感染（neck acute suppurative infection）

多因颈部皮肤和软组织损伤后感染，或邻近部位如头、颌面、口腔、咽喉、耳、鼻等的感染灶直接扩散或经淋巴、血流播散所引起的病理反应。化脓性颈淋巴结炎是最常见的颈部浅表感染。颈深部感染包括扁桃体周围脓肿、咽后脓肿、咽侧间隙感染（又称咽上颌间隙感染或咽旁间隙感染）。咽侧间隙感染最常由扁桃体周围脓肿或咽后脓肿感染的邻近扩散引起。

颈部急性化脓性感染包括以下疾病。①软组织急性化脓性感染：疖是一个毛囊及其所属皮脂腺的急性化脓性感染，常可扩散到附近的皮下组织。痈是多个相邻毛囊和皮脂腺的化脓性炎症，或由多个疖融合而成。②急性淋巴结炎：好发于颈侧、颌下等处，常见致病菌有乙型溶血性链球菌、金黄色葡萄球菌等，可来源于口、鼻、扁桃体的感染。但多数情况找不到原发病灶。③口底蜂窝织炎：又称路德维格咽峡炎，颌面部最严重的感染之一，是口底多个间隙的感染，可以是化脓性的，也可是腐败坏死性的，后者临床表现更为严重。多系下颌牙根尖感染、智齿冠周炎、口炎、急性颌骨骨髓炎、急性扁桃体炎及软组织外伤所引起的继发性感染。④颈深部脓肿：是发生于颈深筋膜浅层深面间隙的化脓性感染。常由邻近组织发生的炎症扩散或形成的脓肿直接蔓延所致。

头颈部解剖结构复杂，重要腔道和组织器官密集，发病时危害往往比较严重，治疗难度高，预后差。对于可能存在颈深间隙感染的患儿，首先应快速评估上气道阻塞程度。焦虑、一般状况差的儿童若伴有流涎和特殊姿势（如身体前倾、头部处于"嗅物位"提示气道阻塞），必须注意维持气道的通畅。对于呼吸功能损害的患儿，必要时行插管甚至气管切开。

（王生才　王嘉璐）

jíxìng huànóngxìng línbājiéyán

急性化脓性淋巴结炎（acute suppurative lymphadenitis）

由淋巴结所属引流区域的急性炎症累及淋巴结所引起的非特异性炎症，如头、面、口腔、颈部和肩部感染，引起颌下及颈部的淋巴结炎。常见于儿童，多由上呼吸道感染、扁桃体炎、龋齿、咽炎、口腔炎、外耳道炎等炎症引起，通过淋巴引流途径引起颈部淋巴结感染。

病因及发病机制　病原菌主要是金黄色葡萄球菌及溶血性链球菌。致病菌从损伤破裂的皮肤或其他感染病灶侵入相应的区域淋巴结引起急性淋巴结炎。淋巴结充血肿胀，白细胞浸润，炎性渗出。病变的淋巴结增大后，中心坏死化脓。感染继续发展，可向周围扩散形成淋巴结周围炎，多个淋巴结粘连成硬块，可形成双腔或多腔脓肿。感染来源有牙源性及口腔感染，头、面颈部皮肤的损伤、疖、痈和上呼吸道感染及扁桃体炎等。

临床表现　初期局部淋巴结肿大变硬，自觉疼痛或压痛；淋巴结尚可移动，边界清楚，与周围组织无粘连。全身反应甚微或有低热，体温一般在38℃以下。化脓后局部疼痛加重，包膜溶解破裂后可侵及周围软组织而出现炎性浸润块；浅表皮肤充血、红肿、质硬，此时淋巴结与周围组织粘连，不能移动。脓肿形成时，局部皮肤有明显压痛点及凹陷性水肿，浅在的脓肿可查出明显波动感。此时全身反应加重、高热、寒战、头痛、全身无力、食欲减退，儿童可烦躁不安；白细胞总数急剧上升，若不及时治疗，可并发毒血症、败血症，甚至出现中毒性休克。

诊断　①颈部淋巴结肿大，伴有疼痛或触痛，质地中等，边界清楚，肤色不变，肤温不高，活动度可，与皮肤无粘连，不伴畏寒、发热等全身症状。②颈部淋巴结彩超或相关检查已排除结核及恶性疾病，如淋巴瘤、淋巴结结核及转移癌者。

治疗　①原发感染病灶的治疗：积极处理原发感染病灶是治疗急性淋巴结炎的重要措施，可局部热敷，并全身应用抗生素。清除了原发感染病灶，局部淋巴结病变常可逐渐消退。②早期应用抗生素：首选青霉素及二代头孢菌素，疑有厌氧菌感染时加用抗厌氧菌药物（如甲硝唑等）。根据临床疗效和药敏报告调整药物。③局部处理：急性淋巴结炎未成脓时，可局部热敷或以莫匹罗星、鱼石脂等药物外敷。脓肿形成后，先试行穿刺吸脓，以鉴别血管瘤和血肿，及时行切开引流。④全身症状严重、高热不退者，可加用糖皮质激素。

（王生才　王嘉璐）

kǒudǐ fēngwōzhīyán

口底蜂窝织炎（sublingual cellulitis）

口底弥散性多间隙感染导致的炎症。又称路德维格咽峡炎。一般常见于较大儿童，多见为单独的病灶。包括双侧下颌下、双侧舌下和颏间隙在内的5个间隙感染。感染性质可以是化脓性、腐败坏死性或凝固坏死性感染，后者较少见，但临床表现极为严重。1836 年路德维格（Ludwig）称腐败坏死性口底蜂窝织炎为咽峡炎，后称为路德维格咽峡炎。

病因 该病多因机体抵抗力低、细菌毒力强，导致弥散性感染。通常是与口腔菌群有关的多种微生物感染有关，超过 2/3 的患儿都有牙源性感染，通常累及第二或第三下颌磨牙。下颌舌骨下间隙首先受累，因为这些牙齿的牙根位于下颌舌骨肌与下颌骨附着处的下面，其他感染源包括扁桃体周围脓肿或化脓性腮腺炎的邻近播散。感染以对称方式扩散，累及舌下间隙，进而累及整个下颌下间隙。感染通过淋巴管播散时会引起单侧受累而不是双侧受累。少数患儿可因前磨牙和其他牙齿感染或口底创伤而出现相同的发病过程（首先累及舌下间隙）。

临床表现 化脓性感染的患儿，全身出现高热、寒战等症状，白细胞总数升高。局部最初从一侧舌下或颌下间隙出现红肿，逐渐波及整个口底，肿胀范围广泛，因口底升高而致舌根肿胀抬高压向咽喉，导致呼吸及吞咽困难，夜间睡眠中甚至悄然致命。腐败坏死性感染的患儿，全身中毒症状严重，体温可不高，神志淡漠，脉搏快弱，呼吸急促，血压下降，呈中毒性休克状态；白细胞计数也不高，有时出现幼稚细胞，中性粒细胞有中毒颗粒及空泡。局部广泛肿胀，皮肤充血发红并不明显，极易漏诊。舌体肥大抬高，呈半开口状，出现说话含混不清、张口呼吸、流口水等症状。

诊断 根据提示该病的临床表现，结合影像学检查诊断。影像学诊断工具首选 CT。MRI 可显示软组织受累情况，尤其是怀疑有颈静脉脓毒性血栓性静脉炎的患儿。

治疗 应首先防止窒息和中毒性休克，可根据患儿呼吸困难程度考虑是否作气管切开术。经静脉应用大剂量抗生素控制感染，适量应用激素以改善全身情况。局部应尽早作切开引流，减轻张力、排出脓液及坏死组织，防止机体过多地吸收毒素而加重病情。若为腐败坏死性感染，脓液较稀薄，其中含有气泡、恶臭、软组织呈灰黑色，可用 3% 过氧化氢和生理盐水冲洗，高渗盐水纱条填塞引流。全身治疗，对症处理包括降温、营养支持、呼吸支持等。

预后 对部分患儿联合使用全身性抗生素和积极的外科干预之后，该病的病死率已从抗生素前时代的 50% 以上降至 4% 以下。

（王生才　王嘉璐）

jǐngshēnbù nóngzhǒng

颈深部脓肿（deep cervical abscess）

发生于颈深筋膜浅层深面间隙的化脓性感染而产生的脓肿。感染不局限于单个间隙，可向邻近间隙和组织扩散引起气道梗阻、肺炎、颈部坏死性筋膜炎、下行性纵隔炎、败血症、脓毒血症等高危并发症。一旦发生脓肿，病情较严重且发展迅速，救治不及时可引起多种严重并发症甚至危及生命。颈深部脓肿包括扁桃体周围脓肿、咽后脓肿、咽旁脓肿、气管前间隙脓肿、下颌下间隙脓肿等。

病因及发病机制 颈深部脓肿多起源于急性感染。①邻近组织的炎症，如急性咽炎、急性扁桃体炎、急性乳突炎及急性化脓性淋巴结炎等，直接侵袭扩散进入颈深筋膜间隙形成脓肿。②邻近组织的脓肿直接溃破或蔓延，如牙槽脓肿、颞骨岩部脓肿等，均可引起该病。③外伤如鱼刺刺伤、检查或手术器械的损伤等，

炎症蔓延至颈深筋膜间隙，可形成脓肿。

临床表现 患儿常有精神萎靡、食欲减退、高热、寒战、头痛不适、流涎、呼吸及吞咽困难等。咽侧及颈部疼痛剧烈致颈部僵直、活动受限。感染侵及翼内肌，可出现牙关紧闭，张口困难。辅助检查可见患侧颈部、颌下区肿胀，局部坚硬，触痛明显，严重者可上达腮腺，下沿胸锁乳突肌而达锁骨上窝。咽部检查可见咽侧壁隆起，扁桃体多被推向咽中线或推移向前。并发症包括气道阻塞、败血症，脓肿破裂进入气道时可引发吸入性肺炎、颈内静脉血栓形成、颈静脉化脓性血栓性静脉炎、颈动脉破裂、纵隔炎（表现为胸片上纵隔增宽）、寰枢椎脱位等。

诊断 典型临床表现如发热、颈僵硬（斜颈或伸展颈部时疼痛）、吞咽困难和上呼吸消化道炎症或阻塞的其他相关症状（如流涎、牙关紧闭或胸痛），血常规示白细胞总数上升、中性粒细胞比例增加等典型细菌感染表现；颈部增强 CT 或外科引流见脓液可证实。颈部 B 超检查对脓肿的诊断也具有一定意义。

治疗 基本原则是控制感染和全身营养支持治疗。①支持性治疗：包括维持气道通畅、充分补液、镇痛以及监测并发症。气道不稳定的患者应该在重症监护室接受监测；必要时行气管插管以维持气道通畅。②抗生素治疗：经验性治疗应该覆盖 A 组链球菌、金黄色葡萄球菌及呼吸道厌氧菌。可根据引流物培养结果或临床疗效来按需调整经验性治疗。③手术引流：脓肿形成后，需行脓肿切开引流术。

（王生才　王嘉璐）

línbājié zhǒngdà

淋巴结肿大 （lymphadenecta-sis）

淋巴结直径>0.5cm 的病理状态。常提示有局部或全身疾病存在。淋巴结肿大是机体免疫应答的结果。当机体受到致病因素侵袭后，信息传递给淋巴结，淋巴细胞产生淋巴因子和抗体，有效地杀伤致病因子。二者"斗争"的结果是淋巴结内淋巴细胞和组织细胞反应性增生，使淋巴结肿大。正常人体淋巴结很小，遍布全身，直径多在 0.5cm 以内，表面光滑、柔软，与毗邻组织无粘连，亦无压痛。通常只有比较表浅的部位才可触及，位于颈部、下颌下、锁骨上窝、腋窝、腹股沟等处的淋巴结最易触到。肿大时，可触到皮肤下有圆形、椭圆形或条索状的结节，此时注意其部位、大小、数目、硬度、压痛、活动度、有无粘连、局部皮肤有无红肿、瘢痕、瘘管等。同时注意寻找引起淋巴结肿大的原发灶。较为常见的淋巴结肿大的原因有感染、肿瘤、反应性增生以及细胞增生代谢异常类的疾病等，同时存在的伴随症状也可以为寻找淋巴结肿大的病因提供重要线索。

体格检查时，根据视诊和触诊可确定表浅淋巴结肿大。深部淋巴结肿大，虽不能触及，但可引起邻近器官压迫症状，如纵隔淋巴结肿大压迫气管等。一个区域淋巴结肿大称局限淋巴结肿大，两个及两个以上区域的淋巴结肿大，要考虑为全身性淋巴结肿大。需要注意的是，淋巴结肿大只是一个体征，可由多种类疾病所导致，不同部位淋巴结异样，往往是不同疾病发出的"信号"。所以对于淋巴结肿大并没有一个具体的治疗方法，关键是找出引起淋巴结肿大的病因，针对病因而治疗。早期识别淋巴结肿大背后的病因，有利于疾病的早诊早治。

（王生才 张 格）

jǐngbù jiéhéxìng línbājiéyán

颈部结核性淋巴结炎 （cervical tuberculous lymphadenitis）

结核分枝杆菌感染颈部淋巴结所致的炎症。结核性淋巴结炎是最常见的肺外结核病，常发生于颈部，约占 81%，好发于儿童和青壮年，女性多于男性。结核性淋巴结炎发病率有逐年递增趋势，由于患者缺乏低热、盗汗等典型临床症状，不易与其他引起淋巴结炎的疾病相鉴别，早期常容易漏诊。

病因及发病机制 结核分枝杆菌可通过淋巴或血行途径感染颈部淋巴结。鼻咽部、口腔、喉部结核多通过黏膜下淋巴回流感染颈部淋巴结，肺部结核则可通过血行或淋巴途径感染颈部淋巴结。

分型 ①结节型：淋巴结无痛性肿大，散在分布，渐变大、变硬，可有压痛。②浸润型：淋巴结增多变大，疼痛，互相粘连、压痛。③破溃型：淋巴结肿大干酪样坏死、液化，继发感染时皮肤红肿、压痛，脓肿破溃可形成经久不愈瘘管。

临床表现 部分患者可出现乏力、低热、盗汗、食欲减退、消瘦等结核中毒症状。局部表现常为一侧或双侧下颌下、颈部浅层或深层多个淋巴结缓慢肿大，初期肿大的淋巴结相互分离，可移动，无疼痛；继之肿大淋巴结相互粘连，形成串珠状，轻压痛，与皮肤及周围组织粘连，活动度较差。后期肿大淋巴结可发生干酪样坏死，形成寒性脓肿。此时局部皮肤发亮呈紫红色，触之有波动感；脓肿破溃皮肤，形成不易愈合的溃疡或瘘管，瘘口溢出稀薄样脓液。有些患者表现有肺结核及喉结核的症状如咳嗽、咯血、喉痛等。

诊断与鉴别诊断 根据临床表现、结核病史或与结核患者密切接触史，胸片示胸部或纵隔淋巴结有结核病灶者，应高度怀疑该病。淋巴结穿刺细胞学检查一般可确诊。诊断困难者，可摘除淋巴结做病理检查，或取穿刺液、组织作聚合酶链反应。结核菌素试验、结核抗体、血沉检查也有助于诊断。

应注意与慢性淋巴结炎、淋巴瘤、颈部转移癌、神经鞘瘤、鳃源性囊肿等鉴别。①慢性淋巴结炎：常见于牙源性或咽部感染，淋巴结增生变硬，有压痛，无明显全身症状，可反复发作。②淋巴瘤：颈部肿块快速增大、疼痛，晚期反复高热，其他部位亦有肿大淋巴结。CT 示颈部肿块均匀轻度强化，少液化坏死，病检确诊。③颈部转移癌：多来源于头颈部、少数来源于肺部或消化道恶性肿瘤，肿块质硬，进行性增大，多无痛，不伴发热，需寻找原发灶、肿块细针穿刺确诊。④神经鞘瘤：又称施万细胞瘤，是神经鞘膜细胞发生的良性肿瘤，生长缓慢，多单发，在外周多见于较大的神经干，瘤体偏心生长，有完整的包膜。⑤鳃源性囊肿：多认为系鳃源性器官残留而致，表现为一侧颈部出现逐渐增大的肿块，局部肿胀或胀痛，合并感染时局部红、肿、热、痛。

治疗 以全身规则、联合、全程督导抗结核治疗为主，局部治疗为辅。①一般治疗：加强营养，增强体质。②抗结核治疗：常用药物有异烟肼、利福平、吡嗪酰胺、乙胺丁醇、链霉素等。③局部治疗：已形成脓肿或瘘管者，可通过局部抽脓、冲洗，再注入抗结核药物。④免疫疗法：可用转移因子、左旋咪唑、免疫核糖核苷酸、死卡介苗划痕等。

（王生才 张 格）

kǎjièmiáo fǎnyìngxìng línbājiéyán

卡介苗反应性淋巴结炎
（BCG reactive lymphadenitis）
小儿接种卡介苗后1~8个月发生的淋巴结炎。卡介苗是一种经过人工培养的无毒牛分枝杆菌悬液制成的减毒活疫苗，对预防粟粒性结核病、结核性脑膜炎有显著效果，是中国计划免疫工作中的重要组成部分。尽管卡介苗安全性良好，但由于卡介苗本身的生物特性、接种剂量、接种途径，以及人体特异性免疫过程差异等的影响，也可出现接种部位汇流区淋巴结肿大、脓肿、溃疡等异常反应，但发生率较低，仅为0.05%~0.22%。

病因及发病机制 卡介苗接种安全性良好，在疫苗质量合格、冷链运转正常、接种操作规范的保证下，异常反应发生概率极低。接种卡介苗出现反应性淋巴结炎，可能与患儿免疫功能低下有关。

临床表现 患儿肩部接种卡介苗后，一般出现接种侧腋下淋巴结肿大，少数累及锁骨上窝淋巴结。一般无全身症状，个别患儿出现哭闹、发热，体温37.5℃左右。患儿症状可自行消失，肿大淋巴结可逐渐自行吸收，少数出现液化破溃，数周后会结痂治愈。出现腋下淋巴结肿大仅占1%，发生淋巴结破溃约占1%。

诊断 依据主要有以下几点：①有 BCG 接种史，接种后有区域淋巴结病变。②无结核接触史。③PPD 试验呈阳性。④病理改变

为结核病变。

治疗 卡介苗反应性淋巴结炎大多数能逐渐吸收，不必治疗，少数出现液化破溃，需要局部处理。无须服用抗结核药物。对于发病初期，淋巴结<1cm 且无软化者，局部热敷。对少数病例保守治疗效果不佳，淋巴结>1cm 且有软化者，手术切除。

预防 ①卡介苗接种人员需持证上岗，并定期组织业务培训及考核，严格按照接种流程操作，正确掌握接种剂量、接种部位和接种途径。②接种前要做好家长告知工作，对婴幼儿进行严格体检，接种前必须充分摇匀菌液，接种后至少观察 30 分钟。③接种完成后，接种人员应当向婴幼儿家属交代接种后护理措施、注意事项，以及异常反应的观察，确保接种观察的科学有效。④加强宣传教育，婴幼儿接种疫苗后，监护人要勤于观察儿童状态，出现接种反应后要及时进行诊疗并反馈接种单位，避免延误诊疗而造成不良后果等。

（王生才 张 格）

mànxìng línbājiéyán

慢性淋巴结炎
（chronic lymphadenitis） 淋巴结炎症超过3 个月，常因急性淋巴结炎治疗不彻底，原发灶未解除或机体抵抗力差导致所属淋巴结的慢性炎症。发病率较高。急性淋巴结炎多与金黄色葡萄球菌和溶血性链球菌为主的致病菌引起的龋病、口腔炎、扁桃体炎、咽炎、上呼吸道感染、外耳道炎等疾病有关。多发生在患儿抵抗力强而细菌毒力较弱的情况下，由慢性牙源性及咽部感染或急性淋巴结炎控制不彻底，转变成慢性所致。根据致病菌为化脓性细菌或结核分枝杆菌，可分为慢性非特异性淋巴

结炎和慢性结核性淋巴结炎两类。

淋巴结内结缔组织内增生形成微痛的硬结，淋巴结活动、有压痛，但全身无明显症状；如此可持续较长时间，但机体抵抗力下降，可反复急性发作。即使原发感染病灶清除，增生长大的淋巴结也不可能完全消退。颈部的慢性淋巴结炎诊断标准：①颈部淋巴结肿大，伴有疼痛或触痛，质地中等、边界清楚、肤色不变，皮温不高，活动度可，与皮肤无粘连、不伴畏寒、发热等全身症状。②颈部淋巴结彩超或相关检查已排除结核及恶性疾病，如淋巴瘤、淋巴结结核及转移癌者。

慢性淋巴结炎一般不需治疗，但有反复急性发作者应寻找病灶，予以清除，如淋巴结肿大明显或需鉴别诊断，也可采用手术摘除。

（王生才 张 格）

māozhuābìng

猫抓病（cat-scratch disease）
汉赛巴尔通体经猫抓、咬后侵入人体引起以局部皮损及引流区域淋巴结肿大为主要特征的人畜共患性疾病。又称猫抓热、变应性淋巴网状细胞增多症。病程呈自限性。猫抓病全球散发，国外评估发病率约为 6.6/10 万。

病因及发病机制 引起猫抓病的病原体主要为汉赛巴尔通体，存在于猫的口咽部，跳蚤是猫群的传播媒介。人通过猫的抓伤、咬伤或人与猫密切接触而转移到人体，引起人体感染。

临床表现 多种多样，其严重程度主要取决于宿主的免疫状态。①原发皮损；一般 3~7 天后在猫抓、咬处局部出现一至数个红斑性丘疹，疼痛不明显，少数丘疹转为水疱或脓疱，偶可穿破形成小溃疡，经 1~3 周留下短暂色素沉着或结痂而愈。②局部淋

巴结肿大：抓伤感染后1~2周，引流区淋巴结呈现肿大，以头颈部、腋窝、腹股沟等处常见。初期质地较坚，有轻触痛，直径1~8cm，淋巴结化脓、偶尔穿破形成窦道或瘘管。肿大淋巴结一般在2~4个月内自行消退，少数持续数月。③全身症状：低热、头痛、寒战、乏力、厌食、恶心或呕吐等。④非典型表现和并发症：获得性免疫缺陷综合征或其他免疫功能低下患者可发生淋巴结外转移，引起全身病变，可出现血小板减少性紫癜、心内膜炎、脑炎、脑膜炎或脑动脉炎、骨髓炎，眼部病变较少见到，主要表现有结膜炎、视网膜血管炎症、视神经视网膜炎等。

诊断 猫抓病影像学表现无特异性，病理检查在诊断中尤为重要。诊断条件：①与猫或狗频繁接触和被抓咬伤，或有原发损害。②特异性抗原皮试阳性或特异性抗体检测阳性。③从病变肿大淋巴结中抽取脓液，并经培养和实验室检查排除其他病因引起的可能性。④淋巴结活检示特征性病变。一般确诊满足4个条件中的3个即可。

鉴别诊断 ①淋巴结结核：猫抓病性淋巴结炎与淋巴结结核影像学表现非常相似，鉴别比较困难。淋巴结结核常有低热、盗汗等症状；影像学上淋巴结结核常多发，可有钙化，可出现分隔状强化。②神经源性肿瘤：四肢神经源性肿瘤好发于成人，多发或单发，病史较长，生长缓慢，沿神经干生长，有完整包膜；影像学表现内囊变、坏死多见，增强扫描均匀或不均匀强化。③转移瘤：多发生于中老年人，常多发，结合临床病史鉴别比较容易。④软组织血管瘤：多发生于青年

人，CT平扫呈结节状、分叶状或条索状软组织密度影，肿瘤内可见静脉石或钙化，皮下或肌肉内可见增粗的血管，增强扫描呈延迟性明显强化。

治疗 猫抓病属于自限性疾病，对治疗效果尚无统一定论，多数免疫功能正常且病情较轻的患者多为自限性，一般2~4个月内自愈，无须治疗；对于症状重、合并免疫功能低下或免疫缺陷，以及累及不同组织或脏器的重症病例，宜及时采用规范的抗菌治疗。推荐使用胞内杀菌药物，如四环素类的多西环素，大环内酯类的阿奇霉素、红霉素，安沙霉素类的利福平进行治疗。

预后 良好，除并发严重脑病者，很少致死，病死率<1%。淋巴结肿大>5cm时，肿大常可持续1~2年。

预防 猫抓病为可防可治的疾病，如果不慎被猫所伤，可用碘酊或莫匹罗星软膏涂抹局部伤口，并对引流区淋巴结观察。若出现淋巴结肿大等怀疑猫抓病的症状，应早期进行病理组织学等检查协助诊断，根据机体基础免疫情况、累及的组织或脏器及时适当地使用抗菌药物，多数患者预后良好。

（王生才 张 格）

jiǎzhuàngxiàn jíbìng
甲状腺疾病（thyroid disease）

各种原因导致甲状腺组织及邻近区域发生病理改变的疾病。甲状腺为人体最大的内分泌腺，位于颈部前下方，呈H形，分左右两侧叶及峡部。峡部位于第2~4气管软骨环前方，两侧叶贴附在喉下部和气管上部的外侧面。甲状腺有两层被膜：气管前筋膜包绕甲状腺形成假被膜；甲状腺自身的外膜伸入腺实质内，将腺体

分为若干小叶，即纤维囊，又称甲状腺真被膜。腺体有大小不等的腺泡，内贮存胶质，主要为甲状腺球蛋白。

甲状腺摄取经胃肠道吸收入血的无机碘化物，合成分泌甲状腺激素。甲状腺激素有促进新陈代谢、生长发育的作用，对长骨、脑和生殖器官的发育生长至关重要。甲状腺疾病包括单纯性甲状腺肿、甲状腺功能亢进症、甲状腺功能减退症、甲状腺炎、甲状腺肿瘤及其他如甲状腺异位等。

（王生才 李艳珍）

dānchúnxìng jiǎzhuàngxiànzhǒng
单纯性甲状腺肿（simple goiter）

由于机体缺碘或甲状腺激素生成障碍等因素引起的甲状腺代偿性增生肿大的现象。在不缺碘的健康成人中，正常甲状腺大小为（4.0~4.8）cm×（1.0~1.8）cm×（0.8~1.6）cm，声像图示平均体积为7~10ml，重量为10~20g。超声诊断显示男性甲状腺略大于女性，甲状腺体积随年龄和体重的增长而增加，随着碘摄入的增多而减小。甲状腺异常生长形成甲状腺肿。因原因不同可呈弥漫性或结节性，此时甲状腺激素分泌可能正常、降低或升高。临床表现随甲状腺功能以及甲状腺肿大小及部位而异。甲状腺位于气管前方的颈前部，紧邻喉的尾侧，围绕气管的前外侧，后侧以气管和食管为界，外侧以颈动脉鞘为界。表面仅覆以较薄的带状肌、皮下组织和皮肤，因此腺叶增大时通常向外生长，不易引起气管受压或外侧大血管受压。但一叶明显增大或双叶不对称增大时，气管、食管或血管有可能移位或偶尔受压。双侧腺叶增大，尤其是甲状腺肿延伸至气管后方时，气管可能受压或出现

向心性环形缩窄。正常情况下，每个甲状腺腺叶的下极都在胸廓入口以上，如单侧或双侧腺叶生长进入胸腔，可引起胸廓入口处气管、食管、血管和神经梗阻，出现相应的临床表现，此类甲状腺肿称为胸骨后甲状腺肿。多数胸骨后甲状腺肿都位于纵隔前外侧，但约 10% 主要位于后纵隔。根据甲状腺切除术中所见，胸骨后甲状腺肿的发病率为 2%～19%。甲状腺肿分地方性与散发性两种。

（王生才 梅 林）

dìfāngxìng jiǎzhuàngxiànzhǒng

地方性甲状腺肿（endemic goiter）

由于某一地区环境碘缺乏造成机体碘摄入不足而发生的甲状腺肿大。1960 年统计全世界有 2 亿患者罹患该病，约占当时世界人口的 7%。中国除上海市外，其他省区都有程度不等的地方性甲状腺肿流行。中华人民共和国成立后经过多年的食盐加碘后，发病率已大大下降。

病因 ①缺碘是引起地方性甲状腺肿的主要原因之一。不少学者认为，成人每天碘需要量为 $100\mu g$ 左右，另一些学者认为应提高到 $200～300\mu g$。地方性甲状腺肿流行区居民的碘摄入量多数低于生理需要量。流行地区的土壤、水、食物中碘的含量与发病率成反比。流行地区居民尿中碘排出量少，甲状腺摄碘率高，说明体内缺碘，有碘饥饿状态。②水和土壤中含钙、氟和镁过多，与甲状腺肿的发病有关；土壤中的锰可促进碘被冲走；铜、铁、铅都有致甲状腺肿的作用。有些地区因微生物污染水源致甲状腺肿。

病理 早期甲状腺弥漫性肿大，血管增多，滤泡呈代偿性、肥大性增生，上皮细胞增生，滤泡内胶质减少，激素含量减少。由于腺组织不规则增生，所以渐呈结节状改变。随病情发展，晚期因血液循环不良，结节内可发生坏死、退化、出血、囊性变、纤维化和钙化等改变。结节性甲状腺肿的滤泡常集成一个或数个大小不等的结节，结节周围被有纤维包膜。此类结节应与甲状腺腺瘤鉴别。

临床表现 早期除腺体肿大外，一般无自觉症状或自觉颈部胀满感。甲状腺软，均匀性弥漫性肿大，无压痛，如结节发生囊性变，囊内出血，可迅速增大。肿大的甲状腺可压迫气管，使之移位、变窄、弯曲而影响呼吸，甚至引起窒息和循环障碍；压迫食管，引起咽下困难，但较少见；压迫喉返神经，引起声带麻痹、声音嘶哑；胸骨后甲状腺肿尚可压迫颈深部静脉，使头颈部血液回流受阻，患儿面部青紫，静脉扩张。约 5% 并发地方性克汀病，影响智力，生长发育迟缓，并出现甲状腺功能减退。少数结节型地方性甲状腺肿患儿，在长期促甲状腺激素（thyroid stimulating hormone，TSH）增高的刺激下，可演变成毒性甲状腺腺瘤。

诊断与鉴别诊断 根据在流行地区的甲状腺肿大，但无甲状腺功能亢进，摄碘率正常，尿碘小于正常值，血清甲状腺素（thyroxine，T_4）正常或低于正常，血清三碘甲腺原氨酸（3,5,3'-triiodothyronine，T_3）增高或正常，血 TSH 增高或正常，即可诊断该病。①基础代谢率：一般为正常或稍低。②甲状腺摄碘率明显增高，可达 90%～98%，尿碘排泄率低于正常，常 $<50\mu g/d$（正常值为 $50～100\mu g/d$），说明患者处于缺碘状态。此试验结果类似甲状腺功能亢进。此时可作甲状腺激素抑制试验，在地方性甲状腺肿摄碘率可受明显抑制。③颈部 X 线摄片：可见部分患者甲状腺有钙化。④实验室检查缺碘时，甲状腺细胞不能合成足够的甲状腺激素，血清 T_4 减少；甲状腺激素对垂体的抑制减少，TSH 增高；但血清 T_3 增高。

若在流行区具有甲状腺肿而尿碘不减少，应与其他疾病鉴别。①结节性甲状腺肿并发甲状腺功能亢进症：应有甲状腺功能亢进的临床症状，血 T_4 和 T_3 均高，摄碘率增加但不受甲状腺激素抑制试验所抑制。②家族性酶缺陷克汀病：甲状腺可弥漫性增大，由于酶缺陷致甲状腺激素合成障碍，可合并甲状腺肿及克汀病表现，如甲状腺功能减退、智力低下、生长发育落后、基础代谢率低、血 T_4 低、TSH 高和尿碘不减少。③慢性淋巴细胞性甲状腺炎：甲状腺可呈弥漫性增大，腺体坚硬，无痛；多数患者开始功能正常，几年后可出现甲状腺功能减退；血清抗甲状腺球蛋白抗体和抗甲状腺微粒体抗体浓度增高；针吸活检可见腺体内充满淋巴细胞及浆细胞，尿碘不减少。

治疗 ①口服复方碘溶液：由 5% 碘液和 10% 碘化钾溶液组成。口服 2～4 周，休息 4 周后再服 2～4 周，共服半年至 1 年。②碘化钾：口服，连服 1 个月，休息 1 个月再服用 1 个月，直至腺肿消退为止。③碘酊：甲状腺有结节形成时可局部注射碘酊，以腐蚀、软化甲状腺组织并供碘。④甲状腺片：中度以上腺肿者可口服甲状腺片，服半年至 1 年，腺肿可吸收或消失。⑤手术：甲状腺肿如压迫神经、血管引起症状或迅速增大时，需行甲状腺大部切除术。结节性地方性甲状腺肿有 25%～50% 可继发甲状腺功能亢进症和恶变，恶变率为 5%～7%，应早期行甲状腺大部切除术。

预防　主要措施有以下几种。①碘化食盐：食盐中加碘化钠或碘化钾，浓度为 0.01%，即每克食盐约含碘 75μg，每天需碘量为 1～3μg/kg，每天 2～3g 食盐即可供生理需要。②碘化饮水：每 10 万升饮水中加碘化钾 1g，即每升含碘化钾 10μg。③婴幼儿还可肌内注射 40% 碘油，效果很好。用碘量根据患儿年龄计算。预防用碘需维持到青春发育期，否则易引起甲状腺肿的复发。预防剂量不应过高，由于缺碘不能合成足够的甲状腺激素，一旦供碘过多，可能导致碘源性甲状腺功能亢进症。

（王生才　梅　林）

sànfāxìng jiǎzhuàngxiànzhǒng

散发性甲状腺肿（sporadic goiter）

在发生地方性甲状腺肿流行区域以外，散发于个别人或个别家庭的单纯性甲状腺肿大。该病有着各自不同的病因，却导致相同的结果，即机体对甲状腺激素的需求增加或甲状腺激素生成障碍，人体处于甲状腺激素不足的状况，下丘脑促甲状腺激素释放素-垂体促甲状腺激素（thyroid stimulating hormone，TSH）系统受到刺激兴奋，TSH 分泌增多，甲状腺组织肥大增生。

病因　①对甲状腺激素的生理需要增加：女性常在青春期、月经期、妊娠期、哺乳期及绝经期发生，也可在严重寒冷、感染及外伤等应激情况下发生。此时体内需要甲状腺激素相对增多。②应用阻碍甲状腺激素合成作用

的药物：如应用硫氰酸钾、大量碘化物、碳酸锂、钠盐、硫脲嘧啶类、磺胺类、保泰松等。③经常进食萝卜、大豆类食物：因这些食物含有致甲状腺肿物质，并妨碍肠道中由胆汁排泄的内生性甲状腺激素的再吸收，可引起甲状腺激素不足，甲状腺代偿性肥大。④由于隐性遗传造成先天性酶的缺陷：如缺乏过氧化酶、脱碘酶，可影响甲状腺激素合成；水解酶缺乏可使甲状腺素从甲状腺球蛋白分离和释放入血困难，均可导致甲状腺肿。

临床表现　通常腺体轻度肿大，呈弥漫性，往往不及地方性甲状腺肿明显。腺肿较大者可有憋气感，一般无明显的临床症状。

治疗与预防　①由药物引起的甲状腺肿停药后即可缩小。②青春期甲状腺肿大多可自行消退，但可多食海带、海蜇、海虾、紫菜等食物。③口服复方碘溶液 2～4 周，停服 4 周，再服 2～4 周，直至腺肿消失。④用甲状腺激素治疗，以抑制过多的 TSH 分泌，使甲状腺缩小，可用甲状腺片、三碘甲腺原氨酸、甲状腺素钠。⑤新生儿期甲状腺肿的患儿应断母乳，避免致甲状腺肿物质不断通过母乳进入机体。

（王生才　梅　林）

jiǎzhuàngxiàn gōngnéng kàngjìnzhèng

甲状腺功能亢进症（hyperthyroidism）

甲状腺本身或甲状腺以外原因引起的甲状腺激素过多所致的人体神经、循环、消化等各系统兴奋性增高或代谢亢进为主要表现的临床综合征。简称甲亢。甲状腺呈高功能状态，常伴甲状腺肿大和眼球外突。根据患者临床和生化表现，诊断通常很明确，典型症状包括焦虑、情绪不稳、虚弱、震颤、心悸、不耐

热、出汗增加，以及尽管食欲正常或增加仍出现的体重减轻，但也有些患者由于过度食欲刺激导致体重增加，尤其是较年轻患者。其他可能出现的症状包括粪便次数增多（不是腹泻）、尿频、女性月经稀发或闭经、男性乳房发育和阴茎勃起功能障碍等。有一些患者几乎没有临床甲亢，而唯一的生化异常是血清促甲状腺激素浓度低，这种情况称为亚临床甲亢。甲亢分为自主性高功能甲状腺结节或腺瘤及结节性甲状腺肿并发甲亢。

（王生才　梅　林）

zìzhǔxìng gāogōngnéng jiǎzhuàngxiàn jiéjié

自主性高功能甲状腺结节（autonomous hyperfunctional thyroid nodule）

由滤泡细胞增生所形成的结节性或腺瘤样组织。此是甲状腺功能亢进症（简称甲亢）的一种类型，而引起甲亢的原因并非由于某些甲状腺刺激因子。该病与突眼性甲状腺肿不同，不是因促甲状腺素受体抗体的刺激引起，起病缓，结节呈多个或单个，质地较硬。高功能结节不受促甲状腺激素（thyroid stimulating hormone，TSH）调节，故为自主性功能亢进。该病有以下特点：①一般甲亢症状较轻，无突眼。②甲状腺摄碘率可正常或轻度升高，三碘甲腺原氨酸（ 3，5，3′-triiodothyronine，T_3）抑制试验阴性，表明甲状腺结节存在自主性。③甲状腺扫描为热结节，结节外甲状腺组织摄碘功能因垂体分泌 TSH 受甲状腺激素所抑制而减低。治疗方面根据患儿有无甲亢而定。若血 T_3、甲状腺素（thyroxine，T_4）正常，无甲亢症状，肿瘤又无压迫症状，可观察；若患儿有甲亢症状，血中

T_3、T_4 升高，腺瘤有压迫症状时，应外科手术摘除。

（王生才　梅林）

jiéjiéxìng jiǎzhuàngxiànzhǒng bìngfā jiǎkàng

结节性甲状腺肿并发甲亢

（nodular goiter with hyperthyroidism）　单纯性甲状腺肿发展到一定时期，由于甲状腺滤泡上皮局灶性增生、复旧或萎缩不一致，使甲状腺出现的不对称结节状增大并发甲状腺功能亢进的疾病。临床突眼罕见，症状较突眼性甲状腺肿轻。甲状腺肿不明显，但可扪及结节。成人首选放射性碘治疗，治疗前先用抗甲状腺药物准备至甲状腺功能正常状态，小儿可考虑行甲状腺次全切除术。小儿患甲亢较成人少见，占甲亢患者的 1%～5%，其中以学龄儿童为多，尤其在青春期发病率高，新生儿和婴幼儿发病者少见。女性多见，男女之比约为 1：5。

病因　该病是一种原发性自身免疫病，主要为与基因缺陷相关的抑制性 T 细胞功能降低所致。T 细胞功能缺陷导致辅助 T 细胞不适当致敏，使 B 细胞产生抗促甲状腺激素受体抗体（thyroid stimulating hormone receptor antibody，TRAb），TRAb 对甲状腺起到模拟促甲状腺激素（thyroid stimulating hormone，TSH）的作用，但与 TSH 不同的是，它不受三碘甲腺原氨酸（3,5,3'-triiodothyronine，T_3）、甲状腺素（thyroxine，T_4）的抑制。

甲状腺功能亢进症（简称甲亢）常有家族遗传史，有时母女同患甲亢。有人认为该病属多基因遗传，不同病因的甲亢可由不同遗传基因与环境因素共同致病。此外，精神刺激如长期悲伤、盛怒等也可为重要诱因。

病理　甲状腺呈弥漫性肿大，质柔软。腺内血管增多、扩张，腺滤泡上皮细胞增生、肥大，呈柱状，形成突入滤泡腔内的乳头状体，但滤泡腔内的胶质反而减少。腺组织中尚有弥漫性淋巴细胞浸润，甚至出现淋巴组织生发中心。在突眼患者中，由于黏多糖和透明质酸沉积、淋巴细胞及浆细胞浸润，使眼球后结缔组织增加，眼外肌增粗水肿。骨骼肌和心肌也有类似改变。病程较长后，可见肝细胞局灶或弥漫性坏死，门静脉周围纤维化。

临床表现　甲状腺呈弥漫性对称性肿大，质软，随吞咽上、下移动。由于血流量增多，于甲状腺外侧可触到震颤、听到血管杂音。神经系统表现为易激动，失眠。两手平举时出现细震颤，严重者舌与足也会震颤。腱反射活跃。畏热多汗，皮肤、手掌常湿润，可伴低热、食欲亢进，体重下降，肠蠕动增快，大便次数增多。眼球突出，眼裂增宽，可出现：①冯·格雷费征（von Grave sign），眼向下看时，上眼睑不随眼球下闭，在角膜上方露出一条巩膜。②施特尔瓦格征（Stellwag sign），凝视时很少眨眼。③默比乌斯征（Mobius sign），眼球集合能力差。循环系统出现心悸、气促，重者可出现心律失常、期前收缩、心脏肥大，甚至心力衰竭等。性发育缓慢，月经紊乱，可有月经减少甚至闭经。末梢血常规检查出现白细胞总数偏低，淋巴细胞和单核细胞增多。

新生儿甲亢有两种类型。第一型较常见，患儿母亲妊娠时患甲亢，母体内的 TSII 通过胎盘到胎儿体内，使其发生甲亢，故出生时就有甲亢表现，生后 1～3 个月内可自行缓解，少数可迁延数年。第二型少见，母亲在妊娠期并未患甲亢，但有阳性家族史，婴儿生后 6 周～2 岁出现甲亢症状，常有颅缝早融合、智力障碍等表现。

甲状腺危象在小儿较少见，早期表现为原有甲亢症状加剧，发热、恶心、呕吐，病情发展可出现高热（甚至可超过 40℃）、心动过速、大汗淋漓、腹泻、黄疸、烦躁、谵妄等，最后可发生昏迷。

诊断与鉴别诊断　典型甲亢患者根据临床症状和体征较易诊断，对早期发病患儿需通过各种检查得以确诊。实验室检查：①基础代谢率（basal metabolic rate，BMR）升高。②甲状腺摄碘功能增强。③血清总 T_3、T_4 增高。④血清游离 T_3、T_4 增高。⑤血清 TSH 浓度测定，甲亢时明显减低。⑥甲状腺激素抑制试验，显示甲状腺摄碘率不受抑制。⑦促甲状腺激素释放激素兴奋试验，甲亢患者对此试验不起反应。

甲亢时应与以下疾病鉴别。①造成突眼的疾病：多数突眼伴甲状腺肿为甲亢表现，但有时也可能为甲状腺功能减退症（简称甲减）合并突眼，此时查血清 T_3、T_4 即可明确诊断。有时小儿患先天性头面不对称、眼部肿瘤（绿色瘤、黄色瘤、神经母细胞瘤）及球后出血等时，需与甲亢性突眼鉴别。②慢性淋巴细胞性甲状腺炎：早期可表现甲亢症状，但血清 T_3、T_4 不高，血清抗甲状腺球蛋白抗体和抗甲状腺微粒体抗体增高。

治疗　小儿甲亢的治疗与成人不同，首选为口服药，当甲状腺增大明显或经治疗后缩小不明显者考虑手术治疗。放射性碘治疗在儿科基本不用。

一般治疗 加强休息，防止精神紧张，补充营养（糖、蛋白及多种维生素）以纠正该病引起的消耗。

药物治疗 ①减少甲状腺激素分泌的药物：一般均用甲硫氧嘧啶、丙硫氧嘧啶、甲巯咪唑或卡比马唑等药，以抑制碘有机化及偶联，使甲状腺激素减少。用药量依据病情而定。因甲硫氧嘧啶副作用大于丙硫氧嘧啶，故一般幼儿用丙硫氧嘧啶多。用药3个月后病情可以缓解，此时可减少药量 1/3～1/2，若病情比较稳定，可给予维持量，一般需用药2～3年，服药缓解率为 50%～60%。药物的不良反应为白细胞减少，故服药期间需每周测一次末梢血常规，如白细胞<$4×10^9$/L时，宜暂停服药。药物热、药物疹，应给予抗组胺药物。严重者可出现剥脱性皮炎，此时应立即停药，并用肾上腺皮质激素等。影响肝功能时给予保肝药物。②其他药物：可用β-受体阻断剂如普萘洛尔，以改善交感神经兴奋症状。必要时用洋地黄控制心力衰竭。③碘剂：碘可抑制甲状腺素的合成与分泌，且可减少甲状腺的血流，但长期服碘剂可引起甲亢或甲减，故只用于手术前准备、新生儿甲亢及甲状腺危象时。新生儿甲亢可口服复方碘溶液。

手术治疗 较有效的方法，手术后除眼球突出外，其他症状均能消失，手术治愈率可达 95%。

适应证 中度以上原发性甲状腺功能亢进症，BMR>30%；继发性甲亢或高功能腺瘤。腺体较大，伴有压迫症状或胸骨后甲状腺肿，药物治疗无效或复发者。

术前准备 ①术前常规准备：颈、胸部 X 线片，了解甲状腺的位置和范围及其与气管的关系，并了解心脏有无扩大。X 线透视下让患者闭住声门，用力呼气和吸气，如气管壁有软化时，则在呼气时软化的气管段可扩大，而吸气时软化的气管段可变窄。②心电图和超声心动图检查。③喉镜检查声带功能。④药物准备以降低 BMR，术前 2 周开始服用复方碘溶液。2 周后患者情绪稳定，睡眠好转，体重增加，脉率<90 次/分，BMR<20%，可进行手术。

注意事项 ①术前认真服用碘剂，使 BMR 接近正常后手术，以防止术后产生甲状腺危象。②处理甲状腺上动脉时，应紧靠甲状腺两叶上极，细心分离其前、后分支，分别结扎切断，不致损伤喉上神经的外支。③处理甲状腺下动脉时，应离开甲状腺后面，近颈总动脉的内侧甲状腺被膜外结扎主干，缝合切口时勿将喉返神经缝在内。④一般切除 70%～90%的甲状腺，必须保持甲状腺体的后面部分完整，以保留甲状旁腺。切下之甲状腺应仔细检查，若发现有甲状旁腺在内，应移植至肌层中。术中严密止血，术后伤口应加压引流 48 小时。⑤术后服用复方碘溶液，共 1 周；或服普萘洛尔 4～7 个月。

并发症 ①术后出血：最常见原因是甲状腺上动脉或较大静脉结扎线脱落。有出血时，患者颈部迅速肿大，出现呼吸困难，甚至窒息。发生出血时应立即去除血肿、结扎出血的血管。②呼吸困难：原因为气管插管（尤其是术前气管有移位者）和术中刺激引起的术后喉内水肿；刺激或损伤双侧喉返神经引起的声门闭合；软化的气管壁内陷。呼吸困难严重或引起窒息，必须立即气管切开。③栓塞：处理巨大甲状腺如胸骨后甲状腺时，结扎甲状腺下部静脉干滑脱时，易产生空气栓塞，此时应立即用手帕或纱布压住进气的静脉。为防止结扎线的滑脱，近心端静脉需双重结扎或结扎加缝扎。④喉返神经的损伤：可分为切断、结扎、牵拉、血肿压迫和瘢痕组织的压迫等。由牵拉、血肿压迫引起的麻痹多为暂时性的，常于 3～6 个月后逐渐恢复；结扎、切断可引起永久性麻痹。一侧喉返神经损伤，可引起声音嘶哑，渐可由健侧声带代偿。⑤误切甲状旁腺：甲状旁腺受损伤或血液供应障碍，均可引起甲状旁腺功能减退，临床出现手足抽搐。多数是暂时的，严重者可伴喉及咽肌痉挛，引起窒息，甚至死亡。⑥甲状腺危象：治疗包括口服、必要时静脉注射碘溶液，静脉输注大量葡萄糖溶液，吸氧，镇静，降温等，也可同时用人工冬眠治疗，疗效较好。⑦术后甲减：多因甲状腺组织切除过多引起，需终身服用甲状腺素。

(王生才 梅 林)

碘致性甲状腺功能亢进症

(iodine-induced hyperthyroidism） 由于摄碘量增加所致的甲状腺功能亢进症。简称碘性甲亢。可由一次或多次大剂量摄入碘或长期摄入较高剂量碘造成，常见于缺碘地区补碘后（即使补充生理剂量的碘），可在敏感人群中发生，最常见于存在甲状腺基础疾病的患者中，部分单纯性甲状腺肿或缺碘甲状腺肿患者，体内促甲状腺激素（thyroid stimulating hormone，TSH）分泌增多，应用碘剂治疗后，因甲状腺激素合成过多而出现甲亢。极少数无甲状腺基础疾病的患者会出现碘诱发的甲状腺炎，而出现甲状腺功能亢进的表现。临床症状表现为甲亢相关的临床症状，如怕热、多汗、心悸、手抖等。确诊方法为甲状腺功能检查提示血清中 TSH 低，游离甲状腺素（thyroxine，T_4）和/或三碘甲腺原氨酸（3, 5, 3′-triiodothyronine，T_3）高。

中断碘来源后，碘甲亢通常具有自限性。治疗主要有以下方式：①停用碘剂，避免进一步碘暴露。②给予 β 受体阻断剂，减少甲亢的症状。最初应每 4~6 周测定一次甲状腺功能，随后可逐渐降低检查频率。β 受体阻断剂可在甲状腺功能恢复正常后逐渐减量至停用。③如果甲亢症状十分严重或长期存在，可使用甲巯咪唑加速恢复。使用药物过程中需定期测定血清 TSH、游离 T_3 和 T_4 评估甲状腺功能至停药。④对于存在基础自主高功能性甲状腺结节或多结节性甲状腺肿的患者，如果其甲状腺功能在停用碘后恢复正常，则不一定需要根治性治疗。但是，这些患者在再次接受碘时有甲亢复发的风险。

（王生才　刘雨薇）

药物性甲状腺功能亢进症

（drug-induced hyperthyroidism）　摄入过多甲状腺激素引起的甲状腺功能亢进症。简称药物性甲亢。少数克汀病患儿的父母误认为多服甲状腺片可加速病情好转，但结果适得其反，临床出现甲亢症状。主要治疗原则为停止药物治疗，药物性甲亢通常在停用相应药物后，甲状腺功能能够恢复，需监测甲状腺功能。

（王生才　刘雨薇）

甲状腺功能减退症（hypothyroidism）

由于各种原因引起的血清甲状腺激素缺乏或对激素作用发生抵抗所致机体代谢及各系统功能减退为主要表现的临床综合征。简称甲减。患者血清促甲状腺激素（thyroid stimulating hormone，TSH）增高、游离甲状腺素（free thyroxine，FT_4）和/或游离三碘甲腺原氨酸（free triiodothyronine，FT_3）降低，严重者可出现黏液性水肿。碘缺乏可导致机体发生不同程度的甲减。在胎儿或婴儿期发病者称克汀病（又称呆小病），在儿童期发病者称幼年型甲减，成人发病者表现为黏液性水肿。

病因　①供碘不足：因母体缺碘，供应胎儿的碘不足，以致甲状腺激素合成障碍，是新生儿甲状腺功能减退最主要的原因，多见于地方性甲状腺肿流行区，又称地方性呆小病。②先天性甲状腺功能减退症：又称散发性呆小症，见于先天性甲状腺不发育或发育不全，如胎儿早期 TSH 分泌减少，致使甲状腺发育不良；胚胎期甲状腺停留在舌下未降；母体妊娠期摄入致甲状腺肿药物，如硫脲类抗甲状腺药物、甲巯咪唑和碘化物等；母亲妊娠期接受放射性核素碘治疗。另外，也见于先天性甲状腺素合成障碍，此为家族性常染色体隐性遗传病。③后天获得性甲状腺功能减退症：以慢性淋巴细胞性甲状腺炎为多见，继发于下丘脑或垂体疾病。④其他原因：如医源性疾病（如甲状腺切除、放射性碘治疗）、口服抗甲状腺药物等。

病理生理　甲状腺功能减退时，甲状腺萎缩，腺泡大部分为纤维组织替代，可有淋巴细胞浸润，残余腺泡含少量胶质。但若功能减退因口服抗甲状腺药物所致时，甲状腺腺体增生肥大，胶质减少。继发功能减退者，甲状腺腺体缩小，腺泡上皮扁平，腔内充满胶质。甲状腺以外的组织也有很多变化，如皮肤角化、真皮细胞间大量亲水性强的黏蛋白沉积，形成黏液性水肿，严重时胸膜腔、心包腔、腹腔可积液。有肌纤维肿胀、胃黏膜萎缩、脑组织呈灶性退行性变、卵巢或睾丸萎缩等。

临床表现　甲减儿童最常见的表现是身材矮小。新生儿表现为生理性黄疸期延长、喂养困难、呼吸不畅、打鼾、胎便排出延迟、腹胀、便秘、脐疝、四肢凉和后囟开放。婴幼儿期有特殊面容，如颈短粗，鼻梁平，舌大、常伸出口外；皮肤粗，指/趾甲长期不长；智力发育落后，出现痴呆；骨生长迟缓，尤以长骨发育受累重，身材矮小，呈侏儒状；囟门迟闭，出牙晚。年长儿表现为乏力、畏寒、黏液水肿、青春期发育异常、反应迟钝、食欲减退等。先天性者除上述甲减症状外，可有特殊表现如甲状腺肿、耳聋、假性肌肥大、性早熟、高钙血症、癫痫发作、共济失调等。

诊断与鉴别诊断　早期诊断可根据：①临床表现具备甲减的特征，对可疑者应定期进行智力及听力测验。②脐血 T_3 降低，TSH 增高，T_4 可增高。③X 线检查，股骨远端骨骺在胚胎平均 38 周时应出现，但呆小病及早产儿可不出现；在生后半年内出现点彩样改变及畸形。④摄碘率降低。

辅助检查：①X 线摄片示腕骨骨龄落后，颅骨脑回压迹增多，颅底矮小。②血清 T_3、T_4 下降，TSH 于原发甲减时升高。③甲状腺摄碘曲线平坦。④血清胆固醇升高。⑤甲状腺扫描可检查是否有甲状腺缺如或异位。⑥基础代谢率低下。

新生儿期应与病理性黄疸、先天性巨结肠鉴别，智力障碍应与脑发育不全、21-三体综合征鉴别，生长落后应与佝偻病、软骨发育不良鉴别。

治疗 应尽早开始甲状腺素的替代治疗，先天性者需终身给药。若治疗过迟，智力和体格发育落后常不可恢复。①合成甲状腺激素：开始应用较低剂量，1~2 周后逐渐加量，直至症状消失，血清 T_3、T_4、TSH 恢复正常，后用维持量，每 6~12 个月检测 1 次。开始左甲状腺素治疗后，最好持续至生长期和青春期发育结束。如果此时不能确定患者是否存在永久性甲减（如亚临床甲减患儿），可停用左甲状腺素并在 1 个月后测量血清 TSH。②营养支持：给予丰富的蛋白质、钙剂、维生素 B_2、维生素 C、维生素 D，以供治疗后生长需要。

（王生才 刘雨薇）

yìwèi jiǎzhuàngxiàn

异位甲状腺 (ectopic thyroid gland)

甲状腺的正常解剖位置之外存在有功能的甲状腺组织。发生率在普通人中为（0.3~1.0）/10 万，占所有甲状腺疾病的 0.01%~0.03%。异位甲状腺可发生在颈中线或舌盲孔至胸骨切迹近中线的任何部位，以舌根部最多见（占 90%），少见于咽旁、颈侧区、胸腔内，也可见于颌下腺、腮腺等部位，非常罕见于肾上腺、脾、卵巢等部位。异位甲状腺可单发或多发，好发于成年女性，儿童少见。

病因及发病机制 在人体胚胎发育第 4 周时，甲状腺中位始基形成后逐渐下降，至胚胎第 7 周时始基到达气管软骨环前方，发育为正常甲状腺组织。在甲状腺中位始基下移过程中发生异常，则会导致异位甲状腺的发生。尽管有关甲状腺发育异常的具体分子机制仍不清楚，但某些调节基因参与甲状腺的发育，如转录因子 Nkx2-1、Foxe1、PAX-8 等对甲状腺的形成、分化及迁移等活动具有重要调控作用，其表达异常通常会导致异位甲状腺的发生。

分类 根据颈前第 2~6 气管软骨环前面及侧面有无甲状腺组织，将异位甲状腺分为副甲状腺和迷走甲状腺。副甲状腺是指颈前正常位置仍存在甲状腺组织；迷走甲状腺则是指甲状腺组织完全异位，颈部气管前方正常位置无正常甲状腺组织。

临床表现 多不典型，具体临床症状与其发生部位、病变性质和甲状腺功能异常有关。临床上常以不同部位肿物形式出现，可表现为局部肿块或压迫性症状或气道阻塞症状，约 1/3 的患者存在甲状腺功能减退或甲状腺功能亢进。

诊断 通过常规检查与特殊检查项目来诊断。

常规检查项目 ①首选锝-99m（^{99m}Tc）或碘-131（^{131}I）放射性核素甲状腺扫描。甲状腺组织具有浓聚碘或锝的特性，其敏感性与特异性均较高，因此放射性核素扫描具有特异性价值，既能显示是否存在正位甲状腺及其性质，又能将异位甲状腺肿瘤与其他肿瘤鉴别。尽管如此，少数情况下存在功能低下或无功能的异位甲状腺不显影，需要结合其他辅助检查来进行综合判断。②对于不显影的功能低下或无功能的异位甲状腺，则需结合 B 超、MRI 或 CT 等辅助检查。B 超是异位甲状腺的常用检查，可以明确甲状腺的位置、大小、形态及回声情况，同时可确认颈前正位是否存在甲状腺组织。超声下的甲状腺组织多为薄壁无回声或低回声占位，边界清楚，伴有后方回声增强。MRI 可以明确异位甲状腺的位置、大小、性质及其与周围组织的毗邻关系。MRI 下的甲状腺组织在 T1 加权像呈暗信号，T2 加权像呈明亮信号。CT 可以明确异位甲状腺的位置、大小、性质及毗邻关系。CT 下的异位甲状腺通常表现为边界清楚的均匀液性低密度影，并有一圈细小的强化边缘，边缘增厚提示感染可能。此外，CT 也可识别颈前正位有无甲状腺组织。不过考虑颈部 CT 具有一定辐射，儿童不作首要推荐，高度怀疑异位甲状腺恶变者需要完善颈部 CT。③甲状腺功能的测定：儿童异位甲状腺也需要完善甲状腺素、促甲状腺激素、甲状腺自身免疫抗体等甲状腺功能检查，有助于了解异位甲状腺的功能，同时可用于指导治疗。

特殊检查项目 细针穿刺细胞学检查有助于异位甲状腺的诊断，可了解异位甲状腺的性质以及是否发生癌变，有助于指导制订治疗方案，但可引起出血、感染等并发症，在其他无创检查不能明确诊断或者高度怀疑异位甲状腺恶变时可以考虑此检查。

鉴别诊断 ①甲状舌管囊肿：是儿童常见的颈部先天畸形疾病，多位于舌骨与甲状腺之间的颈部正中位，呈圆形或类圆形肿物，有囊性感，边界清楚，无压痛，可随吞咽上下移动，其穿刺液多为黄色液体，可继发感染导致颈部红肿、疼痛、皮肤破溃等。通常囊肿增大引起压迫症状或继发感染影响生活质量，需要手术切除。②舌根囊肿：是儿童最常见的舌根部肿物，需与舌根部异位甲状腺鉴别。舌根囊肿临床表现为吸气性呼吸困难及喉喘鸣，可伴有Ⅱ~Ⅲ度呼吸困难，可通过电子喉镜、颈部超声、穿刺抽吸或MRI辅助诊断，一般囊肿大者造成压迫需手术切除治疗；而舌异位甲状腺常通过放射性核素甲状腺扫描、颈部超声明确。

治疗 若异位甲状腺无恶变或甲状腺功能障碍可保守观察，否则需考虑及时治疗。临床上可依据异位甲状腺的位置、大小、有无症状及甲状腺功能等判断是否进行干预。治疗原则是尽量保留甲状腺的功能，综合运用手术、甲状腺激素替代及放射性¹³¹I放疗等方式改善症状，注意监测甲状腺功能，积极纠正甲状腺功能异常。

迷走甲状腺在颈前正位无甲状腺组织，一般不主张手术切除，误切后将会引起甲状腺功能减退，影响患儿正常生长发育及智力发育，需要长期服用甲状腺素替代治疗，大大降低患儿生活质量。对于一些患儿全身情况不适合手术、其家长拒绝手术或肿物切除难度大或与重要血管神经关系密切者，可选择放射性^{131}I治疗。

并发症 ①甲状腺功能异常：约1/3的异位甲状腺患儿可出现不同程度的甲减或甲亢，需完善甲状腺功能检查并结合患儿临床症状选择合适治疗方案。②异位甲状腺癌：其发生率约占甲状腺癌的0.4%，对于异位甲状腺恶变者，手术切除仍是首选治疗方案，必要时可加行局部淋巴结清扫术，手术后加行放射性^{131}I治疗、内分泌治疗等改善预后。

预后 异位甲状腺是胚胎发育异常导致的疾病，但因其发病部位的不同容易误诊误治，对于颈中线或舌盲孔至胸骨切迹近中线的肿块，需警惕异位甲状腺的可能。虽然异位甲状腺的发病率较低，但大部分异位甲状腺具有一定功能，应明确异位甲状腺的类别，避免盲目手术。临床医师应充分运用核素检查及其他辅助检查来协助诊断，制订有效且个体化的治疗方案，以提高患儿生活质量。

（王生才 姬婷婷）

jǐngbù yìwèi jiǎzhuàngxiàn

颈部异位甲状腺（cervical ectopic thyroid gland, CETG）

发生在颈部非正位的存在有功能的甲状腺组织。根据颈前正位有无甲状腺组织可分为副甲状腺和迷走甲状腺。颈部异位甲状腺以舌根部最多见（又称舌甲状腺），少见于颈部其他部位如咽旁、颈侧区、颌下腺、腮腺等。舌甲状腺多发生在性成熟期、青春期月经初潮、妊娠期、哺乳期，可能与女性特有的生理功能和内分泌环境有关。因此，舌甲状腺在女性发病率高于男性，儿童少见。

病因及发病机制 颈部异位甲状腺主要是由于胚胎发育过程中甲状腺中位始基下移至颈部中线或颈侧区即停止所导致，见异位甲状腺。

临床表现 由于颈部异位甲状腺位置特殊，查体看见颈中线或颈侧区无痛性肿物，质地中等、表面光滑、边界清楚、可随吞咽移动，当其发生感染或恶性病变时，可产生疼痛、呼吸或吞咽障碍等压迫症状。

诊断 根据其临床症状，结合放射性核素扫描、超声、甲状腺功能测定等辅助检查来明确。①常规检查项目：通过锝-99m（^{99m}Tc）或碘-131（^{131}I）放射性核素甲状腺扫描来显示是否存在正位甲状腺及其性质，还能将异位甲状腺肿瘤与其他肿瘤鉴别。对于功能低下或无功能的异位甲状腺，则需结合颈部B超、MRI等辅助检查。甲状腺功能的测定，有助于了解异位甲状腺的功能，同时可用于指导治疗。②特殊检查项目：细针穿刺细胞学检查，见异位甲状腺。

鉴别诊断 需与其他颈部常见疾病鉴别。①甲状舌管囊肿：是儿童常见的颈部先天畸形疾病，多位于舌骨与甲状腺之间的颈部正中位，呈圆形或类圆形肿物，有囊性感，边界清楚，无压痛，可随吞咽上下移动，其穿刺液多为黄色液体，可继发感染导致颈部红肿、疼痛、皮肤破溃等。通常囊肿增大引起压迫症状或继发感染影响生活质量需要手术切除。②舌根囊肿：是儿童最常见的舌根部肿物，需与舌根部异位甲状腺相互鉴别。舌根囊肿临床表现为吸气性呼吸困难及喉喘鸣，可伴有Ⅱ~Ⅲ度呼吸困难，可通过电子喉镜、颈部超声、穿刺抽吸或MRI辅助诊断，一般囊肿大者造成压迫需手术切除治疗；而舌异位甲状腺常通过放射性核素甲状腺扫描、颈部超声明确。③颈部淋巴管畸形：是由淋巴管发育异常导致的先天性疾病，90%以上发生于2岁以内的婴幼儿，75%以上发生在头颈部，根据病变内的囊腔最大径将病变分为微囊型、大囊型和混合型三种。临床上根据病变范围、大小、解剖位置、病变类型、浸润程度等制订治疗方案，包括手术切除、囊内注射硬化剂或口服药物等。④颈部淋巴结炎：是儿童常见的淋巴结感染性疾病。由于小儿免疫系统发育不完善，上呼吸道感染或牙源性感染很容易引起颈部相应引流区域的淋巴结发生炎性反应性增生，临床常表现为颈部淋巴结不同程度肿大、触痛，常伴发热、咽痛等。

治疗 ①手术切除：对于出现疼痛、呼吸及吞咽困难或甲状腺功能障碍的患儿，需行手术治疗。当颈部正位有甲状腺组织时，可考虑完全切除异位甲状腺；当颈部正位无甲状腺组织则需慎重，可考虑行部分甲状腺切除、带蒂移植或游离移植等。术后可能出现一过性甲减，需定期监测甲状腺功能，必要时可服用甲状腺激素替代治疗。②甲状腺激素替代治疗：考虑大多数异位甲状腺患者最终发展为甲状腺功能减退，且外源性甲状腺激素可以阻止异位甲状腺的进行性增大及癌变可能，故建议对异位甲状腺患儿，包括甲状腺功能正常者给予左甲状腺素片口服治疗。③放射性^{131}I治疗：对于家属拒绝手术或者不耐受全麻手术的患儿，建议行放射性^{131}I治疗，也具有良好治疗效果。

并发症 ①甲状腺功能异常：约1/3的异位甲状腺患儿可出现不同程度的甲减或甲亢，需完善甲状腺功能检查并结合患儿临床症状选择合适治疗方案。②异位甲状腺癌：其发生率约占甲状腺癌的0.4%，对于异位甲状腺恶变者，手术切除仍是首选治疗方案，必要时可加行局部淋巴结清扫术，手术后加行放射性^{131}I治疗、内分泌治疗等改善预后。

预后 诊断明确的患儿，应注意颈部正位有无甲状腺以及甲状腺组织的性质、大小、毗邻关系等，全面的评估有助于指导治疗及预后，术后也应该定期随访并监测甲状腺功能，防止恶变可能。

（王生才 姬婷婷）

xiōngnèi yìwèi jiǎzhuàngxiàn

胸内异位甲状腺（intrathoacic ectopic thyroid gland）

位于胸腔入口平面以下、与颈部甲状腺不相连或仅以纤维带相连的甲状腺组织。胸内异位甲状腺占纵隔肿瘤的5%~7%，好发于前上纵隔，仅10%~15%位于中、后纵隔。

病因及发病机制 胸内异位甲状腺主因胚胎发育过程中甲状腺中位始基下移过远进入胸内或纵隔所致，可与颈部正常甲状腺不相连，血供直接源于纵隔的大血管。由于胚胎时期甲状腺中位始基与心包大血管相邻，因此，有学者认为在心脏发生过程中甲状腺始基被带至胸内或纵隔而演变成胸内异位甲状腺。

临床表现 早期胸内异位甲状腺的临床症状可不明显，进展较缓慢、病程迁延长，其症状的严重程度取决于病变的位置、大小及毗邻关系等。病变较大且邻近重要血管、气管及食管时，患儿可因气管、食管及上腔静脉等周围结构受压而出现刺激性咳嗽、呼吸及吞咽障碍，有时可因压迫上腔静脉导致静脉回流受阻，重者可引起上腔静脉综合征。由于异位甲状腺多伴有一定功能，患儿可表现为甲状腺功能亢进症状。

诊断 ①常规检查项目：锝-99m（^{99m}Tc）或碘-131（^{131}I）放射性核素甲状腺扫描可作为首选检查。胸片、胸部MRI及胸部CT，可辅助显示胸内异位甲状腺的位置、大小、性质、毗邻关系等，还可了解气管和/或食管、重要血管等有无受压、移位，对于辅助诊断、指导治疗具有重要意义。甲状腺功能的测定，有助于充分了解胸内异位甲状腺组织的功能。②特殊检查项目：细针穿刺细胞学检查，见异位甲状腺。

鉴别诊断 需与纵隔的良性或恶性疾病鉴别。①纵隔囊性肿物：由于儿童气管直径相对狭小，与成人相比更易发生呼吸道梗阻。囊性肿物种类多样、表现繁杂，病变早期常无明显症状，而压迫症状又无特异性，不易与其他纵隔肿物鉴别。纵隔囊性肿物的诊断除根据呼吸道症状和其他压迫症状外，还需依靠X线检查、胸部CT、MRI等影像学检查来辅助筛查与诊断。②纵隔恶性肿瘤：儿童纵隔肿瘤中恶性肿瘤高达80%以上，以血液肿瘤多见，其次为神经源性肿瘤，其临床症状不典型，约25%的患儿可无临床症状，高达60%的儿童纵隔肿瘤仅表现为呼吸道症状，多为偶然发现。手术是切除纵隔肿物、明确病理的首选治疗方案。

治疗 由于胸内异位甲状腺存在压迫气管、食管及重要血管等风险，部分患儿继发甲状腺功能亢进，还有少部分病例可发生恶变，因此一旦诊断明确应尽早行手术切除，手术切口可根据甲状腺的大小以及进入纵隔的深度来决定，包括颈部低位领式横切口、前胸切口、胸骨正中切口、右胸后外侧切口或者左后外侧切口等。

并发症 ①上腔静脉综合征：因病变压迫上腔静脉导致，临床可表现为头颈部及上肢水肿、呼吸困难、进食不畅、声音嘶哑、眼睑下垂、瞳孔缩小、面部无汗等。②甲状腺功能异常：胸内异位甲状腺多伴有颈部正位有甲状腺组织，由于异位的甲状腺组织也具有一定功能，患儿常表现为继发性甲状腺功能亢进。③胸内甲状腺癌：其发生率约占2%，对于恶变者，手术切除仍是首选治疗方案，必要时可加行局部淋巴结清扫术，手术后加行放射性[131]I治疗、内分泌治疗等改善预后。

预后 胸内异位甲状腺有一定恶变可能，需长期随访观察、定期检查。预后一般较好。

（王生才 姬婷婷）

luǎncháo yìwèi jiǎzhuàngxiàn

卵巢异位甲状腺（ovarian ectopic thyroid gland）

发生在卵巢的存在有功能的甲状腺组织。极为少见，主要是由于胚胎发育过程中甲状腺中位始基下移过远到达卵巢所致。临床表现多不典型，常在体检时意外发现。卵巢异位甲状腺逐渐增大时，腹部盆腔附件区可扪及包块，颈部正位多有甲状腺组织。由于部分卵巢异位甲状腺具有一定甲状腺功能，因此患儿出现甲状腺功能亢进症状。诊断依据常规检查项目，包括锝-99m（[99m]Tc）或碘-131（[131]I）放射性核素甲状腺扫描、超声、腹部CT、MRI、甲状腺功能的测定等；特殊检查项目，细针穿刺细胞学检查，见异位甲状腺。

该病需与卵巢常见疾病鉴别。①卵巢甲状腺肿：是一种少见的单胚层高度特异性成熟型畸胎瘤，属于卵巢生殖细胞肿瘤，23~71岁女性多见。甲状腺组织必须占整个组织的50%以上才能称为卵巢甲状腺肿。临床表现为腹部疼痛和/或盆腔包块，约5%卵巢甲状腺肿患者具有甲状腺癌的组织学特征，一经确诊，应积极治疗，卵巢切除是为首选治疗。②卵巢囊肿：是妇科常见疾病，但儿童卵巢囊肿少见。多数卵巢囊肿可自行消退，少数可发生囊内出血、蒂扭转及盆腔脏器粘连等并发症，更严重者可出现卵巢坏死脱落所致"自截"现象，导致卵巢、输卵管功能丧失。儿童卵巢囊肿症状及体征均不明显，卵巢囊肿蒂扭转发生率高，且早期诊断较困难，超声及腹部CT对卵巢囊肿均具有一定诊断价值。

在明确颈部正位有甲状腺组织的前提下，可进行卵巢切除术，一般预后良好。若卵巢异位甲状腺进展为甲状腺癌，则需按照甲状腺癌的治疗原则进行。

（王生才 姬婷婷）

jiǎzhuàngxiànyán

甲状腺炎（thyroiditis）

各种原因所引起的甲状腺炎症。疾病分类方式有很多，可根据已知或疑似病因、病理学表现或临床特征来分类，尚未达成一致。既包含引起急性病伴甲状腺剧烈疼痛的疾病如亚急性甲状腺炎和感染性甲状腺炎等，也包含临床上无明显炎症且主要表现为甲状腺功能障碍或甲状腺肿的疾病如慢性淋巴细胞性甲状腺炎、药物性甲状腺炎和木样甲状腺炎（慢性纤维性甲状腺炎）等。

（王生才 刘雨薇）

mànxìng línbāxìbāoxìng
jiǎzhuàngxiànyán

慢性淋巴细胞性甲状腺炎（chronic lymphocytic thyroiditis, CLT）

机体免疫功能异常，产生针对甲状腺滤泡上皮细胞抗原组分如甲状腺球蛋白、线粒体、过氧化酶等的自身抗体，导致甲状腺组织细胞损害及功能障碍所引起的慢性甲状腺炎。又称桥本甲状腺炎或自身免疫性甲状腺炎。该病是小儿甲状腺功能减退最常见的原因，可在3岁以下发病，多发于6~16岁，10~11岁及青春期为发病高峰期，女童多于男童。起病隐匿，发展缓慢，一般状况好。

病因 该病是一种自身免疫病，其根据为：①患儿血清中可检出高效价的抗甲状腺抗体，如甲状腺微粒体抗体、甲状腺球蛋白抗体。②患儿甲状腺组织镜检时可见大量淋巴细胞、浆细胞浸润，甚至淋巴滤泡形成。③患儿约50%亲属，血液内可检出抗甲状腺抗体。④有些患儿可同时患有其他自身免疫病，如原发性肾上腺皮质功能减退症（自身免疫性）、恶性贫血、类风湿关节炎、甲状腺功能亢进症（简称甲亢）、糖尿病和系统性红斑狼疮等。

病理 甲状腺多表现为弥漫性肿大，触之坚硬。显微镜下见甲状腺腺泡间有大量淋巴细胞和浆细胞浸润及淋巴滤泡形成。甲状腺腺泡数减少，但腺泡腔内胶质减少，上皮细胞核增大，胞质增多，为嗜酸性着色，说明细胞功能失常。随病情发展，甲状腺组织萎缩，代以纤维组织增生，此时切面呈苍白色。

临床表现 甲状腺逐渐增大，两叶对称、无痛。甲状腺质地坚硬，有时可出现大小不等的结节，少数有颈部压迫感。发病早期因滤泡破坏，甲状腺激素释放入血，故可出现一过性甲亢症状。随疾病发展，50%以上患儿晚期可出现甲状腺功能减退综合征。

诊断与鉴别诊断 凡小儿甲状腺呈弥漫性肿大、质坚硬，即使甲状腺功能无明显减退，也应考虑该病。根据实验室检查及针吸活检就可确诊。实验室检查：①血清抗甲状腺球蛋白抗体和抗甲状腺微粒体抗体的浓度均升高。②基础代谢率测定，早期有甲亢时增高，晚期降低。③甲状腺摄碘率可稍增高、正常或减低，增高者如进一步做甲状腺素抑制试验，摄碘率可被抑制。④早期 T_3、T_4 可增高，晚期降低伴 TSH 增高。⑤红细胞沉降率加快。⑥血清蛋白电泳分析，清蛋白降低，γ 球蛋白升高。

该病需与单纯性甲状腺肿、甲状腺癌等鉴别。

治疗 ①甲状腺素为治疗此病主要药物，剂量应根据患儿年龄、甲状腺功能状态、病程长短等因素决定。常需长期服用。②早期病例或甲状腺局部有轻压痛者可并用泼尼松，口服，1~2 周后甲状腺缩小，可减量，用 8~12 周。③若压迫症状明显，甲状腺素治疗须 3 个月以上；甲状腺继续增大，不能除外并存甲状腺癌者应手术治疗，术后需终身服用甲状腺素。

(王生才　刘雨薇)

jiǎzhuàngxiàn zhǒngliú

甲状腺肿瘤 (thyroid tumor)

发生于甲状腺部位的良性与恶性肿瘤。在儿童中并不常见，发病率约 1%。随年龄增长，发病率呈增高趋势，好发于 10 岁以上的儿童及青少年，女性发病率高于男性。甲状腺良性肿瘤包括甲状腺腺瘤、甲状腺畸胎瘤等；恶性肿瘤为甲状腺癌，包括分化良好的乳头状甲状腺癌、滤泡状甲状腺癌、甲状腺髓样癌和甲状腺未分化癌，其中乳头状甲状腺癌占 90% 以上。甲状腺髓样癌和甲状腺未分化癌恶性程度较高，在儿童中罕见。

(王生才　刘雨薇)

jiǎzhuàngxiàn xiànliú

甲状腺腺瘤 (thyroid adenoma)

甲状腺的良性上皮性肿瘤。多为单发孤立性结节，也可多发，包膜完整，触摸时质地柔软，生长缓慢，但有癌变的可能性。可发生在任何年龄，女性多见，但儿童发病率不高。腺瘤可分滤泡型、乳头型，其中滤泡型包括嗜酸细胞型、胚胎型、胎儿型及不典型等。

临床表现 一般无明显自觉症状，有部分患儿可伴有甲状腺功能亢进（高功能甲状腺腺瘤）。触诊可及单发结节，质坚实，呈圆形或椭圆形，表面光滑，与周围正常甲状腺组织分界明显。

诊断 依据临床表现与辅助检查。常规的辅助检查有以下几种。①超声检查：甲状腺局限性增大，呈圆形或卵圆形单发肿块，内部呈均匀低回声，若伴有囊性变、坏死、出血和钙化则回声不均匀。②增强 MRI 检查：对于较大的甲状腺肿瘤，推荐 MRI 作为制订手术方案的辅助检查，可了解肿瘤与周围组织关系。③超声引导下的细针抽吸活检（fine needle aspiration biopsy，FNAB）：FNAB 是术前判断甲状腺结节良恶性的最佳方法。适用于甲状腺功能正常或减退、结节最大径 >1cm 和超声特征提示可疑的患儿。然而，由于结节大小会随年龄增长而变化，在儿童中以结节大小作为评估标准具有不确定性。虽然结节最大径 <1cm，如多个证据提示恶性病变可能时，仍需考虑进行 FNAB。当存在危险因素，如头颈胸部辐射暴露、甲状腺癌家族史、颈部可疑淋巴结时，推荐行 FNAB。④甲状腺核素扫描：非临床常规检查。可用于诊断高功能甲状腺腺瘤。

治疗 ①甲状腺激素治疗：口服左旋甲状腺激素治疗甲状腺腺瘤在儿童中仍有争议。对于有压迫症状或有辐射暴露史的患者，治疗获益可能更明显。②手术治疗：既往常规采用腺瘤切除术，但由于良性病变中可能有微小癌

灶的存在，切除术后仍有腺瘤复发和恶变可能。尤其对于儿童患者，甲状腺单个结节中超过 50% 为恶性或包含恶性变。一致的观点认为，最小切除范围为患侧腺叶全切除术。手术适应证有病变直径 ≥4cm；生长趋势明显的甲状腺结节；高功能腺瘤；超声随诊其特征有变化，经细针穿刺细胞学检查等手段仍不能排除恶性变可能者。

转归 甲状腺腺瘤发展缓慢，其转归为：①退行性变形成囊肿。②转化为高功能甲状腺腺瘤。③发生恶变，其恶变率可高达 10%~24%。

(王生才　刘雨薇)

jiǎzhuàngxiàn'ái

甲状腺癌 (thyroid cancer)

来源于甲状腺上皮细胞的恶性肿瘤。绝大部分甲状腺癌起源于滤泡上皮细胞。儿童和青少年甲状腺癌的发病率约为 0.59/10 万，且发病率逐年上升。按病理类型将甲状腺癌分为乳头状癌、滤泡状癌、髓样癌和未分化癌四种，乳头状癌和滤泡状癌属于分化型甲状腺癌，临床上以乳头状癌最多见，而髓样癌和未分化癌罕见，但后二者恶性度高，尤其是髓样癌多见于 4 岁以下幼儿，需引起重视。

儿童发病原因尚未完全清楚，认为与下列因素有关。①电离辐射作用：放射线接触史是导致儿童甲状腺癌的重要因素，在患有其他恶性肿瘤而接受放疗的儿童中，甲状腺癌是最常见继发性肿瘤。②遗传因素：髓样癌有家族性发病倾向，约 30% 的髓样癌伴多发性内分泌肿瘤（multiple endocrine neoplasia，MEN）。另外，许多遗传综合征容易罹患甲状腺肿瘤，如加德纳综合征（Gardner syndrome）、多发性错构瘤综合征

等。③其他因素：免疫功能异常（导致自身免疫性甲状腺炎）、碘摄取不足及先天性甲状腺功能减退的患儿更易罹患甲状腺结节及分化型甲状腺癌。

分化型甲状腺癌 包括乳头状癌和滤泡状癌。

甲状腺乳头状癌（papillary thyroid carcinoma，PTC） 表现有滤泡细胞分化、具有典型的乳头/滤泡结构及特征性核改变的甲状腺恶性上皮性肿瘤。作为儿童甲状腺癌最常见且分化最好的病理类型，其发病率占甲状腺恶性肿瘤的 80%~90%，颈部淋巴结转移率达 60%~80%，约 25% 的病例可发生血行转移。

病理 肿瘤体积大小不等，体积小者多为实性病变，体积大者往往伴有囊性变，囊腔内常合并出血，穿刺可见陈旧性血水。该型肿瘤一般无包膜或包膜不完整，显微镜下可见肿瘤细胞排列呈乳头状，大小不等，其中心为纤维血管囊。典型的乳头状癌病理表现为特殊的胞核特征包括毛玻璃样核、核沟或核内假包涵体，以及包绕纤维血管轴心的乳头样结构，可伴有砂砾体或纤维结构。

临床表现 小儿多以甲状腺结节和无痛性的颈部肿块为主诉而就诊，肿瘤可单发，也可累及双侧腺体，触之质较硬，境界不清，活动度差，临床有时误诊为慢性甲状腺炎或甲状腺肿。肿瘤较大者常伴有囊性改变，易误诊为甲状腺良性病变，易伴有吞咽困难。肿瘤侵犯至喉返神经可出现声音嘶哑，甚至呼吸困难。初诊时 50% 以上患儿已发生颈淋巴结转移，双侧颈淋巴结转移占38%。由于早期没有明显症状，故从淋巴结肿大到就诊相距时间多较长，有长达数年者。除颈部淋巴结外，肺是最常见的转移部位，肺 CT 可见类似粟粒样肺结核阴影的病灶，主要在肺的基底部；其他转移部位包括纵隔、长骨、颅骨与脑。

诊断 一般根据病史、体格检查及辅助检查可初步诊断，如细胞穿刺细胞学检查结果阳性，可确诊。对高度怀疑该病但不能确诊者，也可行手术探查，术中行冷冻病理以便进一步确诊，但手术需谨慎进行。常规辅助检查有以下几种。①实验室检查：检查甲状腺激素水平，包括甲状腺激素、三碘甲腺原氨酸、促甲状腺激素（thyroid stimulating hormone，TSH），可反映甲状腺功能，但不能鉴别甲状腺结节的良性与恶性。抗甲状腺球蛋白抗体和抗微粒体抗体滴度升高往往提示甲状腺炎，但不能排除恶性病变。对甲状腺癌行甲状腺全切患儿，甲状腺球蛋白可用于术后监测肿瘤复发。②颈部软组织超声：对判断甲状腺病变的大小、位置、囊实性、是否有钙化以及颈部淋巴结转移具有重要价值。甲状腺结节超声表现为边界不清，内部回声不均匀，结节内部血流增加，并且存在微钙化提示恶性肿瘤。提示淋巴结转移特征包括淋巴结肿大、变圆、淋巴门消失、强回声、囊性变、微钙化及血流增加，其中微钙化、血流增加的特异性最高，但敏感度均不高。③超声引导下细针穿刺抽吸活检（fine-needle aspiration biopsy，FNAB）：用以明确肿瘤组织的病理类型以及可疑淋巴结的转移情况，是术前定性诊断最有效的方法之一，具有成本低、微创、可重复操作等优点，在临床中应用广泛。④甲状腺核素扫描：儿童甲状腺结节经甲状腺核素显像证实为热结节时，不除外恶性可能，结合儿童甲状腺结节中恶性比例可达 20%，因此，需要对儿童的热结节慎重评估。⑤CT、MRI 检查：对于甲状腺肿物较大或固定、声带麻痹或颈淋巴结广泛转移患儿，针对局部侵犯情况尤其考虑侵犯气道和消化道的患儿，可进一步行增强 CT 或 MRI 检查，以评估肿瘤范围及周围结构受累情况。但增强 CT 需要使用含碘造影剂，术后碘治疗将因此推迟 2~3 个月，而此类高分期患儿恰恰多数需要碘治疗。因此，建议此类儿童优先选择增强 MRI 检查。

治疗 一经确诊即应尽快手术治疗，但甲状腺癌的手术方式和切除范围仍存争议。一般应根据肿瘤特点和淋巴结转移情况采取适当的手术方案。结合儿童甲状腺癌恶性肿瘤通常为多病灶，且常伴有双侧淋巴结转移甚至远处转移的特点，为减少术后复发，对于分化型甲状腺癌患儿大多采取综合治疗措施，包括甲状腺全切术或次全切除术、术后进行碘-131（^{131}I）放射性治疗等；对于有头颈部放射史的患者应选择甲状腺全切除术。术前有中央区和/或颈侧区淋巴结转移证据的患儿，行治疗性中央区颈淋巴结清扫术（central neck dissection，CND）；对于较大的肿瘤常规行预防性 CND，也可根据术中情况决定是否行预防性 CND。细胞学提示有颈侧区转移的患儿，行颈侧区淋巴结清扫，但不常规进行。术后常规给予左甲状腺素片抑制 TSH 分泌，从而预防肿瘤复发。

预后 总体预后较好，尤其早期明确诊断并及时治疗者其生存率可达 90% 以上。影响预后的主要因素有发病年龄、肿瘤大小、有无包膜外侵犯、是否存在远处转移、肿瘤是否完整切除等，但若最初诊断时即伴有肺部、骨骼、脑等远处转移，则整体预后较差。

甲状腺滤泡状癌（follicular thyroid carcinoma，FTC）起源于甲状腺滤泡上皮细胞、以滤泡结构为主要组织特征的分化好的甲状腺癌。发病率仅次于乳头状癌，占甲状腺恶性肿瘤的 10% 左右。因其具有侵犯脉管的特性，好发生血行转移，常伴有肺或骨等远处转移，并出现相应症状，颈淋巴结转移少见。FTC 的临床表现、辅助检查及诊断原则可参考 PTC 部分。FTC 恶性程度较 PTC 高，预后较差。

病理 肉眼观可见肿瘤为实性、具有包膜，包膜上常有密集分布的血管网，切面呈红褐色，常可见到出血坏死、纤维化和钙化。显微镜下可见肿瘤细胞具有滤泡上皮分化特性并排列成滤泡结构，常伴有包膜或血管侵犯。滤泡状癌分化程度不一，分化好者滤泡结构典型，细胞异型性小，可依据包膜和血管受累情况与甲状腺腺瘤区分；分化差者，滤泡结构较少，细胞异型性大，核分裂象多见，此时较易鉴别。由于 FTC 易于发生血行转移，有时可见肿瘤细胞穿透包膜进入脉管中形成癌栓。

治疗 以甲状腺全切除术辅助术后 ^{131}I 放疗的综合治疗为主，其他治疗原则与 PTC 基本相同。由于 FTC 转移方式主要为血行转移，故无淋巴结肿大者可不行预防性颈淋巴结清扫术。

甲状腺未分化癌（anaplastic thyroid carcinoma，ATC）起源于甲状腺的滤泡细胞，但是与分化型甲状腺癌不同的是，ATC 肿瘤细胞不保留滤泡细胞的任何生物学特性或功能（如碘摄取、

甲状腺球蛋白合成、TSH 依赖性），占甲状腺癌的 1%~2%，肿瘤生长快，侵犯性强，易转移，高度恶性，预后极差。

病理 肉眼观可见肿瘤瘤体较大、质硬、无包膜、边界欠清楚，切面呈暗红色，伴有明显出血和坏死。显微镜下可见肿瘤细胞主要由分化不良的上皮细胞组成，核分裂象常见。甲状腺未分化癌的细胞学病理特征有细胞排列拥挤、呈片状，形态可有鳞样、梭形、瘤巨细胞，伴有多形核、核增大、核膜不规则、染色质粗糙且凝集、大核仁等异型核分裂象。

临床表现 未分化癌多见于老年男性，小儿罕见未分化癌。患者常诉颈部疼痛，触之肿块坚硬，固定，边界不清。患者多有长期甲状腺肿大病史，短期内迅速增大，并伴随声音嘶哑、呼吸及吞咽困难、颈静脉怒张等颈部压迫症状。确诊需组织病理学检查。

治疗 一经确诊，宜根据病情尽早采取手术、放疗、化疗相结合的综合治疗，但该病在各型甲状腺癌中预后最差，平均存活期半年左右，确诊后常在 1 年内死亡。除常规疗法外，分子靶向疗法是最有前途的新兴治疗方式。这些药物通常是多种受体酪氨酸激酶抑制剂，但仍处于临床试验阶段，对于 ATC 患者的治疗效果仍需进一步观察。

甲状腺髓样癌（medullary thyroid carcinoma，MTC）起源于甲状腺的滤泡旁细胞（C 细胞，属神经内分泌细胞），占甲状腺恶性肿瘤的 3%~5%。由于滤泡旁细胞可产生降钙素，患者常伴有手足抽搐、类癌综合征等症状。MTC 可分为散发型和家族型。大

部分病例为散发型（75%~80%），家族型少见（20%~25%）。儿童 MTC 多见于 4 岁以下幼儿，男女发病率无明显差别。

病理 肉眼观可见肿瘤呈圆形、卵圆形或不规则形，边界清楚或伴周围甲状腺实质浸润，切面可呈淡红色或灰白色，可伴有出血坏死和钙化。显微镜下可见肿瘤细胞形态多样，可为卵圆形、梭形或多边形；细胞核规则、核分裂少见、核仁不明显，伴有不同程度的纤维化或淀粉样变。

临床表现 MTC 具有局部浸润性生长、易发生血行转移的特性，恶性程度较高，常转移至肝、肺、脑、骨等。散发型髓样癌占多数，为非遗传性，多表现为单发肿块。家族型髓样癌的家族中常伴有 MEN，癌灶常呈现双侧甲状腺多病灶发病，并伴有双侧颈淋巴结转移。

诊断 根据典型的临床表现、血清降钙素检查、家族史、影像学及基因检测等可初步诊断。MTC 的辅助检查除颈部软组织超声、超声引导下 FNAB、甲状腺核素扫描外，还有一些特有的辅助检查。①血清降钙素测定：血清降钙素水平升高可作为 MTC 特异性的诊断方法，且血清降钙素与瘤负荷密切相关，可作为术后有无复发的参考指标之一。②*RET* 原癌基因检测：*RET* 原癌基因是 MEN2A 和 MEN2B 的致病基因，若甲状腺结节患儿有 MTC 或者 MEN2 型家族史，建议进行 *RET* 基因突变检测。检测阳性者，高度怀疑 MTC。

治疗 可根据甲状腺肿瘤大小、是否单发，侵犯甲状腺包膜与否，伴或不伴有 *RET* 基因突变、颈部淋巴结转移及远处转移而采取次全切除及甲状腺全切除，

并行择区性颈淋巴结清扫术。对于甲状腺结节患儿 RET 基因突变检测阳性者，建议行预防性全甲状腺切除，手术年龄视 MTC 发病风险的高低（根据 RET 基因突变位点评估）而定；对术前确诊为 MTC 的患儿应该尽早采取手术治疗；对于术中冷冻未能明确而术后病理确诊为髓样癌的患儿，若首次手术切除范围不够，应考虑二次手术，且应追加相应颈淋巴结清扫，防止肿瘤复发或转移，再次手术需要注意尽量避免术后并发症的发生。

预后 MTC 预后较分化型甲状腺癌差，儿童 5 年和 15 年生存率均超过 85%，但 30 年生存率仅约 15%。

（王生才 刘雨薇）

jiǎzhuàngpángxiàn jíbìng

甲状旁腺疾病（disease of parathyroid gland）

各种原因引起甲状旁腺功能或组织异常而导致的疾病。甲状旁腺通常有 4 个，分上、下 2 对，少数有 2 个或 6 个。胚胎发育为从第 3、第 4 咽囊发育而来。位于甲状腺左右两叶背面内侧的甲状腺固有膜和外膜之间，但每 10 个腺体中约有 1 个腺体是异位的（位于胸骨上窝脂肪组织内、纵隔上部或食管后）。甲状旁腺的上皮细胞有两种，即主细胞和嗜酸性细胞。主细胞能合成甲状旁腺激素（parathyroid hormone，PTH），它在光镜下可区分为透明细胞和暗细胞；嗜酸性细胞多在青春期出现。

甲状旁腺的主要生理功能是调节体内钙的代谢，并维持钙、磷平衡。PTH 主要对骨骼、肾小管和肠黏膜细胞中钙的浓度起作用：①抑制破骨细胞转变为成骨细胞，并导致骨的溶解，使骨质中的钙入血，引起血清钙和尿钙增高。②PTH 可作用于肾远端小管，加强钙的再吸收，抑制肾近端小管对磷的再吸收，并促进尿磷排泄。③PTH 能促进小肠中钙的吸收。由此可见，PTH 无论对骨、肾或肠道的作用均是促使血钙浓度增加。正常时 PTH 和降钙素及血清中钙浓度之间存在反馈关系，血钙过低可刺激 PTH 和抑制降钙素的释放，使血钙升高，血钙过高则可抑制 PTH 和刺激降钙素的释放，使血中钙离子向骨转移而使血钙降低，从而调节钙、磷代谢的动态平衡。

甲状旁腺疾病在功能上包括甲状旁腺功能亢进症和甲状旁腺功能减退症。

（王生才 李晓丹）

jiǎzhuàngpángxiàn gōngnéng kàngjìnzhèng

甲状旁腺功能亢进症（hyperparathyroidism）

各种原因引起的甲状旁腺激素合成与分泌过多的病理现象。简称甲旁亢。可分为原发性、继发性、三发性和假性。原发性甲状旁腺功能亢进症（primary hyperparathyroidism，PHPT）是甲状旁腺组织本身不适当分泌，导致甲状旁腺激素增高，肾脏过量重吸收钙、尿磷排泄及 1,25-二羟维生素 D_3 合成增加。PHPT 有腺瘤、增生和腺癌三种病理改变，以腺瘤最常见。继发性甲状旁腺功能亢进症是低钙血症刺激甲状旁腺分泌过多的甲状旁腺激素引起，可见于肾功能不全、骨软化症等。三发性甲状旁腺功能亢进症是在继发性甲状旁腺功能亢进症基础上，腺体受到持久强烈的刺激，部分增生组织功能自主，分泌过多的甲状旁腺激素，产生高钙血症的病理改变。假性甲状旁腺功能亢进症是某些器官的恶性肿瘤分泌类似甲状旁腺素的多肽类物质引起血钙水平增高症的病理改变。

（王生才 李晓丹）

értóng yuánfāxìng jiǎzhuàngpángxiàn gōngnéng kàngjìnzhèng

儿童原发性甲状旁腺功能亢进症（primary hyperparathyroidism in children）

儿童甲状旁腺本身的病变自主性地分泌过多甲状旁腺素的病症。原发性甲状旁腺功能亢进症（primary hyperparathyroidism，PHPT），简称原发性甲旁亢，是甲状旁腺组织本身不适当分泌，导致甲状旁腺激素（parathyroid hormone，PTH）增高，引起肾过量重吸收钙、尿磷排泄增高及 1,25-二羟维生素 D_3 [1,25-dihydroxy-vitamin D_3，1,25-$(OH)_2$-D_3] 合成增加，从而引起一系列临床症状。PHPT 有腺瘤、增生和腺癌三种病理改变，以腺瘤最常见。

病因 儿童 PHPT 病因多见于下列疾病。①家族性低尿钙高钙血症（familial hypocalciuric hypercalcemia，FHH）：又称家族性良性低尿钙性高钙血症，与钙敏感受体（calcium sensing receptor，CASR）基因的失活性突变有关，为常染色体显性遗传。临床表现为无症状的高钙血症、高镁血症、低磷血症和低尿钙。由于高钙血症有近 100% 外显率，对于多数家系通过 1~2 次血游离钙水平测定即可诊断。但对于较小的家系 CASR 基因突变检测是唯一确诊方法。②新生儿严重原发性甲状旁腺功能亢进症：极为罕见，是 CASR 基因失活性突变的纯合子引起，表现为新生儿肋骨骨折、软的钟形胸廓，低肌张力、呼吸窘迫，极严重的高钙血症（常 > 4mmol/L），以及高 PTH 水平。该病通常是致死性的，除非在第 1

个月行甲状旁腺全切术。③多发内分泌肿瘤（multiple endocrine neoplasia，MEN）中的原发性甲旁亢：MEN1 中以原发性甲旁亢外显率最高，发病早于原发性甲旁亢，但晚于 FHH。④MEN2A 中的原发性甲旁亢：MEN2A 中的原发甲旁亢外显率低于甲状腺髓样癌及嗜铬细胞瘤，其外显率随年龄增长而增加，通常症状较轻，有时是在甲状腺手术时意外发现。

病理生理　甲旁亢主要病理生理改变是甲状旁腺分泌 PTH 过多，PTH 与骨和肾脏的细胞表面受体结合，骨钙溶解，释放入血，肾小管回吸收钙的能力增强，并增加肾 1,25-$(OH)_2$-D_3 合成，后者作用于肠道增加钙的吸收，导致血钙升高。当血钙上升超过正常水平时，从肾小球滤过的钙增多，导致尿钙增加。PTH 强烈抑制磷在近端和远端肾小管的重吸收，尿磷排出增多，血磷下降。临床上表现为高血钙、高尿钙、低血磷和高尿磷。PTH 过多，加速骨吸收和破骨过程，长期进展可发生纤维囊性骨炎。伴随破骨增加，成骨活性也增加，故血碱性磷酸酶水平增高。骨骼改变以骨吸收增加为主，也可呈现骨质疏松或同时有骨软化或佝偻病，后者可能与钙和维生素 D 摄入不足有关。由于尿钙和尿磷排出增加，磷酸钙和草酸钙盐沉积形成肾结石、肾功能损害。血钙过高还可导致钙在软组织沉积引起关节痛等症状。

临床表现　主要包括高血钙、骨骼病变及泌尿系统病变等。①高血钙症状：血钙水平增高可影响多个系统。神经肌肉系统表现为淡漠、嗜睡、性格改变、智力迟钝、记忆力减退、肌张力降低、易疲劳、肌无力等。消化系

统方面，胃肠道平滑肌张力减低，胃肠蠕动慢，表现为食欲减退、恶心、呕吐、腹胀、腹痛、便秘、反酸等。高血钙还可刺激促胃液素分泌，引起消化性溃疡，激活胰蛋白酶，引起胰腺炎。②骨骼病变：广泛的骨关节疼痛，可活动受限。骨密度减低，严重者骨畸形，如肩关节下垂、驼背、肋骨、骨盆塌陷等。③泌尿系统症状：尿钙、尿磷排出增加可出现渗透性利尿，继而多饮。可发生反复泌尿系结石，表现为肾绞痛、血尿。④高血钙 > 6mmol/L（> 15mg/dl）可引起甲状旁腺危象，进行性少尿，氮质血症，意识不清及昏迷。婴儿可发生肢体发育和功能障碍，惊厥和失明。

诊断　依据临床表现、实验室检查、X 线检查可明确。正常人血清总钙 2.2 ~ 2.7mmol/L（8.8 ~ 10.9mg/dl），甲旁亢时血清总钙持续性或波动性增高。血清游离钙水平测定更为敏感和准确。血磷减低、碱性磷酸酶增高反映骨骼病变的存在，骨骼病变愈严重，血清碱性磷酸酶水平愈高。测定血 PTH 水平可直接了解甲状旁腺功能，多采用全分子 PTH1-84 免疫放射法或免疫化学发光法。X 线检查表现为普遍性骨质脱钙、骨质疏松，常为全身性，以胸腰椎、扁骨、掌骨和肋骨最常见，显示密度减低，骨小梁稀疏。特征性的骨膜下吸收以指骨桡侧最为常见。骨囊性变常为多发，还可见病理性骨折。其他如骨密度测定、超声、放射性核素扫描、CT 等都有助于诊断。

鉴别诊断　该病需要与其他原因引起的高血钙鉴别，如维生素 D 中毒、肿瘤引起的高钙血症等，甲状腺功能亢进患者亦可有高血钙。低血磷需与家族性低磷

血症等鉴别。

治疗　手术切除腺瘤，对 4 个甲状旁腺均应进行检查。若为新生儿甲状旁腺增生有严重的高钙血症时应将腺体完全切除。90% 甲旁亢患儿可因手术切除病变的甲状旁腺而有效地缓解症状，降低血钙及 PTH 水平。术后可出现低钙血症。应补钙数日，以后逐渐正常，维持高钙和低磷饮食数月。高血钙危象时输入足够的生理盐水，同时用呋塞米促进尿中排出钙，利尿的同时应维持电解质的平衡，并适当补充镁和磷。

（王生才　李晓丹）

duōfāxìng nèifēnmì zhǒngliú Ⅰ xíng

多发性内分泌肿瘤Ⅰ型（multiple endocrine neoplasia type Ⅰ, MEN1）

与 *MEN1* 基因突变有关，主要以甲状旁腺、腺垂体及胰岛细胞易发生肿瘤为特征的罕见遗传病。MEN1 的患者有 ≥2 种原发性 MEN1 肿瘤，或是在临床诊断为 MEN1 的患者的家庭成员中有 1 种 MEN1 相关肿瘤。其患病率约为 2/10 万。

病因及发病机制　经典型 MEN1 患者常从患病亲代处遗传到一份失活性 *MEN1* 基因拷贝。实际形成肿瘤需要同一细胞中基因剩余的正常拷贝发生体细胞性失活，其机制通常为大片段缺失，即克努森（Knudson）提出的"二次打击"效应。MEN1 患者中内分泌肿瘤的发生率较高（外显率超过 90%），并且这些肿瘤表现多样性，可见该基因剩余正常拷贝的体细胞失活率相当高，并且对受累组织中的肿瘤发生有重要促进作用。该模式也是 MEN1 患者发生某些非内分泌肿瘤的机制。

临床表现　主要有以下症状。

原发性甲状旁腺功能亢进症 MEN1 最常见的表现是引起甲状旁腺功能亢进症的多发性甲状旁腺肿瘤，其总体外显率几乎为 100%，到 50 岁时至少为 75%。在大多数情况下，多发性甲状旁腺肿瘤是 MEN1 的最初表现。与散发原发性甲状旁腺功能亢进症相似，大部分患者无症状或症状极轻，常规或以监测为目的的生化筛查可发现高钙血症。如果存在原发性甲状旁腺功能亢进症的临床表现，则可能出现骨密度降低、肾结石和高钙血症症状（如多尿、烦渴和便秘）。与其他患者一样，MEN1 患者可根据高钙血症及血清甲状旁腺激素浓度不恰当升高做出原发性甲状旁腺功能亢进症的生化诊断。

垂体腺瘤 MEN1 患者垂体腺瘤的最常见类型为催乳素腺瘤，但也可发生生长激素细胞腺瘤、促肾上腺皮质激素细胞腺瘤、促性腺激素细胞腺瘤和临床上无功能的腺瘤，MEN1 在极少见的情况下可出现多发性垂体瘤。

胰岛细胞/胃肠内分泌肿瘤 MEN1 危及患者生命的主要表现是肠胰神经内分泌肿瘤的恶性潜能。有 1/3 ~ 2/3 的 MEN1 患者存在临床上明显的功能性胰岛细胞或胃肠内分泌细胞肿瘤症状性疾病，其中最常见原因是佐林格-埃利森综合征（Zollinger-Ellison syndrome，ZES），即胃泌素瘤，该病可导致多发性消化性溃疡或腹泻，由十二指肠或胰腺神经内分泌肿瘤分泌促胃液素导致，年发病率为（0.5 ~ 2.0）/100 万。大多数患者的诊断年龄为 20 ~ 50 岁，男性发病率高于女性。80% 左右的 ZES 为散发型，但有 20% ~ 30% 的 ZES 与 MEN1 相关。ZES 患者最常见的症状包括消化性溃疡

（73% ~ 98%）、胃灼热（52% ~ 55%）、腹泻（60% ~ 75%）、体重减轻（7% ~ 53%）以及胃酸分泌过多的并发症（出血、狭窄、瘘管形成和穿孔）。

MEN1 中产生胰岛素的胰腺胰岛细胞腺瘤通常较小、可能为多发，并且可能同时伴有其他胰岛细胞肿瘤。MEN1 患者的胰腺神经内分泌肿瘤通常会合成多种激素，与 MEN1 中具有激素活性的肠胰肿瘤类似，临床上无功能的胰腺神经内分泌肿瘤可能是恶性肿瘤并可引起肝转移。

其他肿瘤 MEN1 患者中许多其他肿瘤出现频率也会增加。这些肿瘤包括类癌、皮肤肿瘤、肾上腺肿瘤（尤其是无功能性肾上腺皮质腺瘤）、胃肠嗜铬样细胞类癌、嗜铬细胞瘤（极罕见）、血管平滑肌脂肪瘤、脑膜瘤和脊髓室管膜瘤。MEN1 患者中胸腺类癌肿瘤发病率增加，是 MEN1 患者前纵隔肿块的最常见病因，并且通常为无功能性，往往具有侵袭性，而散发性胸腺类癌患者中异位库欣综合征发生率较高。

诊断 MEN1 的临床诊断基于存在 2 种或 2 种以上主要的 MEN1 肿瘤类型（甲状旁腺肿瘤、腺垂体肿瘤和肠胰肿瘤）。临床诊断为 MEN1 的患者家族成员若发生 1 种 MEN1 相关肿瘤，则符合家族性 MEN1 的诊断。具有以下特征的患者，应怀疑有 ZES：多发性或难治性消化性溃疡；溃疡位于十二指肠远端；消化性溃疡病，且有腹泻、胃襞增大或 MEN1。对于存在消化性溃疡家族史或 MEN1 家族史的消化性溃疡患者，或质子泵抑制剂治疗有效的腹泻患者，也应考虑 ZES。通过证实基础或刺激后促胃液素浓度升高（在胃 pH 值低的情况下）

可做出诊断。

治疗 MEN1 患者行甲状旁腺切除术的指征与致原发性甲状旁腺功能亢进症的散发性腺瘤相似，包括有症状的高钙血症、肾结石和骨密度降低或骨折等骨病表现。对于具有初始甲状旁腺切除术指征的 MEN1 患者，通常推荐行甲状旁腺次全切除术（切除 3 个半甲状旁腺），不可缩小切除范围。对于 ZES 的大多数患者，标准治疗是内科治疗。而对于没有转移证据的散发性 ZES 患者，推荐除内科治疗外，还应接受剖腹探查和治愈性切除治疗。成功切除散发性 ZES 除能够消除或至少减少对抑酸药物治疗的需求外，还能降低由肿瘤转移导致最终并发症和死亡的风险。

（王生才 李晓丹）

duōfāxìng nèifēnmì zhǒngliú Ⅱ xíng

多发性内分泌肿瘤Ⅱ型（multiple endocrine neoplasia type Ⅱ, MEN2） 与 *RET* 基因突变有关，以甲状腺髓样癌、嗜铬细胞瘤和甲状旁腺增生为特征的常染色体显性遗传疾病。又称西普勒综合征（Sipple syndrome）。MEN2 可分为 2 种不同的综合征，即 2A 型（MEN2A）和 2B 型（MEN2B）。MEN2A 有 4 种亚型。MEN2A 和 MEN2B 呈常染色体显性遗传，外显率高。MEN2 在人群中的患病率为 1/30 000。

病因 MEN2 的遗传缺陷涉及 10 号染色体上的 *RET* 原癌基因。

临床表现 MEN2A 的特征是甲状腺髓样癌、嗜铬细胞瘤及原发性甲状旁腺功能亢进症。虽然甲状腺髓样癌的终生外显率接近 100%，但甲状腺髓样癌发病和 MEN2A 的其他临床表现存在显著的家族内和家族间差异。

MEN2B 的特征是甲状腺髓样癌和嗜铬细胞瘤，但无甲状旁腺功能亢进症。几乎所有患者均可发生甲状腺髓样癌。与 MEN2A 相比，MEN2B 的肿瘤发病更早且侵袭性更强，因此早期诊断和预防至关重要。该综合征也包括肠道节细胞神经瘤、通常累及唇舌的黏膜神经瘤及马凡样体型。结肠功能紊乱很常见，包括慢性便秘和巨结肠。

诊断 对任何存在甲状腺髓样癌或嗜铬细胞瘤的患者，均应怀疑 MEN2，尤其是肿瘤发病年龄早（<35 岁）、呈多中心性或多名家族成员受累时。MEN2 的诊断依据包括典型的临床表现、家族史和基因检测结果。

治疗 遗传性甲状腺髓样癌（MEN2A 和 MEN2B）患者应行甲状腺全切除术。应在甲状腺切除术前评估甲状腺髓样癌患者有无嗜铬细胞瘤；如果查出，应先切除嗜铬细胞瘤。术后应密切监测患者是否发生甲状旁腺功能减退症或喉返/喉上神经损伤。对于已知携带 *RET* 突变（但无临床明显疾病）的患者，应该在甲状腺髓样癌尚未发生或仍局限于甲状腺时，实施预防性甲状腺切除术。应该根据家族 *RET* 原癌基因的特定 DNA 突变，判定家庭成员行预防性甲状腺切除术的时机。双侧嗜铬细胞瘤患者需要接受双侧肾上腺切除术。单侧嗜铬细胞瘤患者若其他家族成员已发生高度侵袭性双侧肾上腺髓质疾病，也应考虑双侧肾上腺切除术。对于其他大多数单侧嗜铬细胞瘤患者，推荐首选单侧肾上腺切除术，无症状的轻度甲状旁腺功能亢进症患者可以推迟手术。若不手术，则可推荐采取支持和预防措施，并予以充分监测。确诊或推测为

MEN2A 的患者一旦确认了原发性甲状旁腺功能亢进症的生化诊断，手术指征同散发性原发性甲状旁腺功能亢进症患者，包括有症状或明显的高钙血症、肾结石、重度高钙尿症患者。

（王生才 李晓丹）

jìfāxìng jiǎzhuàngpángxiàn gōngnéng kàngjìnzhèng

继发性甲状旁腺功能亢进症
(secondary hyperparathyroidism)

任何导致低血钙的疾病引起的甲状旁腺激素代偿性分泌过多的状态。在慢性肾功能不全、肠吸收不良综合征、肾小管酸中毒和维生素 D 缺乏或抵抗以及妊娠、哺乳等情况下，甲状旁腺长期受到低血钙、低血镁或高血磷的刺激而分泌过量的甲状旁腺激素，以提高血钙、血镁和降低血磷的慢性代偿性临床表现。

病因 继发性甲旁亢是由磷酸盐潴留、1,25-二羟维生素 D 缺乏、低钙血症及骨骼对甲状旁腺激素作用抵抗导致的甲状旁腺增生引起。

临床表现 该病可导致骨转换增加及骨形态异常，即肾性骨营养不良。骨骼系统出现骨质疏松、持续性骨痛、骨囊肿样变化、骨折或畸形等改变。甲状旁腺功能亢进可出现高钙血症综合征，出现神经肌肉的应激性降低、嗜睡、头痛、肌张力减退等症状。血钙过高可出现高血钙危象，如呕吐、脱水、酸中毒、高氯血症、神志不清，甚至死亡。泌尿系统可出现高血钙性肾病，表现为多尿、口渴、多饮、脱水等症状；消化系统出现厌食、恶心、呕吐、腹胀、便秘及反复发作胰腺炎，常合并消化性溃疡。

诊断与鉴别诊断 主要从病史、临床表现、血液指标检测、

影像学检查等几方面着手。首先要有慢性肾病的病史，生化特点是甲状旁腺激素升高、血清钙浓度正常或降低。可能会发生继发性甲状旁腺功能亢进症的患者包括肾功能不全或肾衰竭伴 1,25-二羟维生素 D 生成受损的患者，以及钙摄入或吸收不足的患者，如维生素 D 缺乏症患者或胃肠道疾病导致吸收不良的患者。

评估肾功能（血清肌酐）、维生素 D 状态和钙是否充足（尿钙排泄），可能有助于鉴别血钙正常性的原发性甲状旁腺功能亢进症和继发性甲状旁腺功能亢进症。

治疗 该病的治疗原则主要是降低血磷、维持正常的血钙水平。①通过限制膳食磷酸盐纠正磷酸盐潴留，通常还会联用含钙的磷结合剂。②对于 G2~G4 期慢性肾病患儿，应评估 25-羟基维生素 D 水平，水平较低时给予口服维生素 D_2 或维生素 D_3 进行补充，并维持充足的钙水平。若患儿的 25-羟基维生素 D 水平正常且甲状旁腺激素水平升高，可给予骨化三醇等活性维生素 D 类似物来代替维生素 D_2 或维生素 D_3。③对于 G5 期慢性肾病患儿，为了维持血清磷酸盐值处于适龄正常范围及血清甲状旁腺激素浓度不超过正常值的 2~3 倍，一般需要联用膳食磷酸盐限制、磷结合剂和活性维生素 D 类似物。④如果患儿的维生素 D 充足，且依从膳食限磷、磷结合剂和维生素 D 类似物治疗后仍存在持续性甲状旁腺功能亢进，应考虑使用拟钙剂治疗。⑤在极少数情况下，若所有常规治疗均无效和/或继发性甲状旁腺功能亢进症转变为三发性甲状旁腺功能亢进症，可能需行甲状旁腺切除术。

（王生才 李艳珍）

sānfāxìng jiǎzhuàngpángxiàn gōngnéng kàngjìnzhèng

三发性甲状旁腺功能亢进症

（tertiary hyperparathyroidism）继发性甲状旁腺功能亢进症患者的一个或多个甲状旁腺发生自主性腺瘤或增生，又发生了自主性甲状旁腺功能亢进的病症。病因与继发性甲状旁腺功能亢进症相同。由于甲状旁腺受到长期的过度刺激，在继发性甲状旁腺功能亢进症的基础上部分甲状旁腺激素分泌细胞增生肥大，由代偿性功能亢进发展成能自主性地分泌甲状旁腺激素的结节（自主功能性结节）。临床表现与原发性甲状旁腺功能亢进症基本相同，如肾石病、消化性溃疡、精神改变以及广泛性骨吸收等，伴有甲状旁腺危象等严重并发症。

原用于治疗继发性甲状旁腺功能亢进症的措施均不能奏效，同时甲状旁腺具有自主性甲状旁腺激素分泌特点，影像检查可见甲状旁腺结节。通过甲状旁腺切除术治疗该病后，内科治疗及治疗目标应与其他伴继发性甲状旁腺功能亢进症的终末期肾病患者相同。

（王生才　李艳珍）

jiǎzhuàngpángxiàn gōngnéng jiǎntuìzhèng

甲状旁腺功能减退症

（hypoparathyroidism）　甲状旁腺激素分泌过少或效应不足而引起的临床综合征。表现为神经肌肉兴奋性增高、低钙血症、高磷血症与血清甲状旁腺激素减少或不能测得。

病因　主要见于手术损伤。甲状腺手术、甲状旁腺手术或治疗头颈癌的颈部根治性手术均可造成甲状旁腺功能减退，尤其是当甲状腺肿较广泛以及手术时解剖标志移位或模糊不清时，可发生永久性甲状旁腺功能减退。一过性甲状旁腺功能减退可由手术切除甲状旁腺或影响其血供所致，而间歇性甲状旁腺功能减退则由甲状旁腺储备下降（甲状旁腺功能不全）所致。

临床表现　术后甲状旁腺功能减退的急性表现是急性低钙血症所致，轻则口周麻木、手足感觉异常以及肌肉痉挛，重则手足痉挛、喉痉挛以及局灶性或全面性癫痫发作。长期甲状旁腺功能减退会出现基底节钙化、白内障、牙齿异常及外胚层表现。

诊断　对于术后低钙血症风险较高者，需密切监测血清总钙、白蛋白、血镁和全段甲状旁腺激素水平。存在低钙血症伴甲状旁腺激素偏低时，可以诊断为甲状旁腺功能减退（甲状旁腺激素缺乏）。

治疗　对于术后甲状旁腺功能减退患者应首先静脉补充钙剂，并同时口服补充骨化三醇。一旦患者能够经口摄入补充剂，就应尽快开始口服钙剂，以便停止静脉补钙。长期甲状旁腺功能减退患者的治疗目标是缓解症状、提高并维持血清钙浓度在正常低限范围，以及预防医源性肾结石形成，慢性甲状旁腺功能减退患者需要终身补充钙和维生素 D。

预防　甲状旁腺功能减退与手术范围有关，即使术中确认甲状旁腺并予以保护，术后也可能出现功能减退。对不慎切除或血运不佳，经过冷冻切片确认的甲状旁腺组织迅速进行自体移植，可在一定程度上降低永久性甲状旁腺功能减退的风险。对于术后低钙血症风险较高者，建议在术前给予钙剂和骨化三醇（无论血清钙水平如何），以避免术后低钙血症。围手术期血清钙和全段甲状旁腺激素的连续检测可评估术后低钙血症情况。

（王生才　李艳珍）

miànliè jīxíng

面裂畸形

（facial cleft deformity）　因胚胎期面部形成的几个突起的融合受到障碍，导致发育停滞、失常，而使面部某些特定部位遗有的裂隙。又称先天性面裂。非常少见的口腔颌面部先天性畸形，病因尚不清楚，可能与遗传因素和环境因素有关。手术修复为首选治疗方法，早期修复可以使口腔颌面畸形早期矫正。随年龄增长，生长发育需要序列治疗。

主要包括面横裂和面斜裂两种类型。①面横裂：又称口角裂或巨口症，主因胚胎时期的上、下颌突发育障碍所致的部分或全部未融合所致，可为单侧或双侧程度不一。面横裂可以单独发生，也可以作为第一、二鳃弓综合征的畸形之一。大多数情况下是作为某些综合征的一种伴随畸形而出现。手术时间可选择 3 个月以上全身发育正常的婴幼儿期，建议尽早手术。手术修复中确定口角位置非常重要，单侧裂应以健侧口角位置为标准定位；双侧裂可通过口角外侧水平线与经眼裂中、外 1/3 的垂线的交点来确定。②面斜裂：为胚胎时期侧鼻突和上颌突上部未融合所致，其程度及位置不同。泰西耶（Tessier）分类法将面斜裂分为 3、4、5、6 号裂。手术修复应根据畸形程度不同而做具体设计，一般采用 V-Y 改形术、局部旋转皮瓣或 Z 成形术等基本术式。修复时应注意对眼球、泪腺的保护。手术常需要分期进行。

（倪　鑫）

xiāntiānxìng chún-èliè

先天性唇腭裂（congenital cleft lip and palate） 包含唇裂、腭裂或二者皆有的先天性发育畸形。可分为非综合征性唇腭裂（唇腭裂不合并其他畸形）和综合征性唇腭裂（唇腭裂合并有其他畸形）。先天性唇腭裂的发病机制尚未完全明确，其发生主要受到遗传因素和胚胎早期环境因素的影响。唇腭裂的发生还与人种及性别等因素有关，在中国其发病率高达（100~200）/10 万，并且总体发病率呈上升趋势，男性发病率高于女性。先天性唇腭裂给患儿生活、学习、工作及心理健康造成很大负面影响，也给家庭和社会带来沉重负担。临床上预防畸形的发生或对其进行治疗，常需综合应用颌面外科、整形外科、口腔正畸科、修复科、耳鼻喉科、语音病理、精神心理、妇科、儿科等各科专家的密切合作，按照生长发育阶段采用唇腭裂序列治疗。

（倪　鑫）

chúnliè

唇裂（cleft lip） 唇部的完整性受到破坏，出现隐性、不完全、完全性裂隙的畸形。常见的口腔颌面部先天畸形，男性多于女性，主要表现为上唇组织移位及组织量的减少，常合并腭裂畸形，且唇腭裂畸形比单纯唇裂更多见。唇裂可单侧或双侧发病，并以左侧多见。由于唇裂特有的畸形部位和重要解剖结构的形态异常，对患儿的外观、吸吮、进食及发音功能造成很大影响。需要积极手术治疗、改善畸形。

病因及发病机制　尚不清楚，主要认为与遗传因素和胚胎早期环境因素有关。①遗传因素：主要从染色体水平和分子遗传学水平探索。染色体水平方面，第 6

对染色体上的基因位点持续表现出与该畸形的发生有关；还有学者发现该畸形患儿的染色体 1、3、10、11、12、16、17、18、20 号染色体存在缺失或重复等结构改变。分子遗传学水平方面，包括易感基因 *NSCLP*、*TGFβ*、*FGF*、*BMP* 等信号分子均在唇腭发育以及唇腭裂致病过程中起重要作用。②胚胎早期环境因素：包括妊娠初期的炎症、外伤、药物及毒物、病毒感染、营养因素、环境污染、精神刺激等因素。环境因素诱导胎儿发生畸形主要是从两方面进行，一是外界因素直接作用于胚胎组织导致畸形；二是作用于母体导致其体液成分变异，进而影响胚胎组织的正常发育与融合。

分类　①唇裂按裂隙部位可分为单侧唇裂、双侧唇裂。②按裂隙程度分为四种。a. 隐性唇裂：红唇部分裂开或是凹陷切迹，皮肤未裂开，肌层变薄。b. Ⅰ度唇裂：只限于红唇裂开。c. Ⅱ度唇裂：为上唇部分裂，未裂至鼻底。浅Ⅱ度为裂隙未超过唇高的 1/2；深Ⅱ度为裂隙超过唇高的 1/2。d. Ⅲ度唇裂：为上唇、鼻底完全裂开。

诊断　根据生后发现唇部裂开病史，查体示单侧或双侧上唇裂隙，可伴有腭裂、鼻翼塌陷等畸形，即可明确诊断。

治疗　主要为手术修复术。

单侧唇裂修复术　①适应证：单侧Ⅰ、Ⅱ、Ⅲ度及隐性唇裂；出生后 3~6 个月手术为宜，血红蛋白达 100g/L 以上。②禁忌证：营养状况差，血红蛋白 100g/L 以下，体重不足 5kg 者；同时患有其他严重先天性疾病者；口鼻周围有炎症及皮肤疾病者。③术后护理：婴儿术后用汤匙喂养，定时清洁伤口血痂和附着物。

双侧唇裂修复术　①适应证：双侧唇裂患儿；出生后 3~6 个月手术为宜，血红蛋白达 100g/L 以上。②禁忌证和术后护理：同上。

唇裂继发畸形修复术　唇畸形一般选择可在学龄前进行修复，若合并鼻畸形，其矫治可在牙槽突植骨或外科正畸术后进行，部分鼻畸形矫正可以在学龄前进行修复。

（倪　鑫）

èliè

腭裂（cleft palate） 口腔内部的硬腭或者是软腭、骨性结构或单纯的软组织裂开而出现的结构畸形。常见的口腔颌面部先天畸形，女性多于男性。腭裂常伴有软组织畸形和骨组织畸形，对患儿的吸吮、进食及发音功能都有影响。腭裂可分为单纯腭裂和伴有唇裂的腭裂，二者的发病机制不同。单纯腭裂很可能伴有其他畸形或是一种综合征的表现之一。

病因及发病机制　见唇裂。

分类　按裂隙程度分为四型。①隐性腭裂：悬雍垂（又称腭垂）凹陷切迹、未裂开，肌层变薄。②Ⅰ度腭裂：只限于悬雍垂裂开。③Ⅱ度腭裂：部分软腭裂开，裂隙未达切牙孔，根据裂开的深度又分为浅Ⅱ度裂（仅限于软腭）、深Ⅱ度裂（软腭及部分硬腭裂开）。④Ⅲ度腭裂：软硬腭全部及牙槽嵴裂开。

诊断　根据生后发现患儿腭部裂开病史，查体上腭裂隙，可伴有患侧鼻翼塌陷，可明确诊断。

治疗　腭裂一经确诊，应该积极行手术治疗，主要采用腭裂修复术，原则上是选择既能有效恢复腭裂患儿发音功能，又对上颌骨生长影响作用小的手术方法。在腭裂修复术中，以萨默拉德（Sommerlad）腭帆提肌重建法为主，兼顾使用兰氏法及其改良法、两瓣法如巴达克（Bardach）法和反向双Z即弗洛（Furlow）法等，根据患儿裂隙宽度、裂隙的程度、软腭的长度和功能选择不同手术方法，从而达到关闭裂隙、延长软腭的长度、重建腭咽部解剖和生理功能的目的。

适应证　腭裂及隐性腭裂。宜于1岁左右施行，有条件者可尽早手术；营养状况良好。

禁忌证　营养状况差；患其他疾病无法耐受手术者。

治疗时机　修复腭裂的主要目的是恢复患儿的正常语音，早期修复，患儿发音情况会较好，但过早的腭裂手术又是抑制患儿上颌骨生长发育的主要原因。实施修复手术越早，对患儿上颌骨生长发育的影响就可能越大。1岁左右是患儿正常语音发育的前期，选择此时手术，可使大多数患儿在术后形成正常的发声习惯。因此，1岁是实施腭裂修复的理想时间。

术后护理　术后注意控制饮食，维持水电解质平衡；密切观察口腔内情况，若有创面出血，及时止血；尽量避免患儿哭闹；如发生腭瘘等并发症，至少6个月后再行二期修复手术。

（倪　鑫）

jǐngbù xiāntiānxìng nángzhǒng jí lòuguǎn

颈部先天性囊肿及瘘管（congenital cervical cyst and fistula）

胚胎发育过程中，鳃弓、鳃沟、咽囊（或称鳃囊）等胚胎组织发育异常引起的颈部畸形。主要包括甲状舌管囊肿及瘘、颈鳃源性囊肿及瘘管。甲状舌管囊肿及瘘的发生与甲状舌管的胚胎发育异常有关，是颈部最常见的先天性疾病。颈鳃源性囊肿及瘘管的发生与鳃源性器官残留有关，根据来源不同，分为第一鳃裂、第二鳃裂、第三鳃裂和第四鳃裂囊肿和瘘。凡在咽内及颈侧区皮肤均有开口者称瘘管，仅在咽内或颈侧皮肤一端有开口者称不完全瘘管或窦道。若两端均无开口，仅为残留于组织内的上皮腔隙，因分泌物潴留而发展成为囊肿。有时三者可以互相转变，例如因反复感染导致肉芽、瘢痕形成，使瘘管的一端或两端封闭，则可转变为窦道或囊肿；反之，囊肿也可向咽内或颈侧皮肤穿破，形成窦道或瘘管。

（王生才　刘悄吟）

jiǎzhuàngshéguǎn nángzhǒng

甲状舌管囊肿（thyroglossal duct cyst）

某种原因引起甲状舌管退化不全导致在甲状腺下降途径出现以囊肿为主要表现的先天性畸形。多于儿童或青少年期发病，约占儿童颈部中线肿块的70%。囊肿大多数为良性病变，仅有少数可癌变。

病因及发病机制　甲状舌管的病变源于胚胎发育过程中甲状腺组织下降所形成的通道退化不全，残存导管上皮的分泌物聚集，可形成囊肿；若合并感染出现红肿、破溃，则形成瘘管。可发生在舌盲孔至胸骨上切迹之间颈中线附近的任意部位。

临床表现　多表现为颈前正中无痛性肿块，常位于舌骨和甲状软骨间的舌根、口底、舌骨、甲状腺峡部等处，但以舌骨前下方和甲状舌骨膜前较为常见，偶见于舌的盲孔或胸骨上窝。肿块表面光滑，边界清楚，直径为1~3cm，随吞咽或伸舌可上下移动。若囊肿处于感染急性期则可表现为颈部皮肤红肿、发热、压痛，颈前瘘管形成则常有少量混浊黏液排出。发生在咽部及喉内的不典型甲状舌管囊肿，在新生儿期可能表现出呼吸窘迫、发声困难或者进食困难，在婴儿和较大儿童则可表现为舌根的肿块，因其症状不典型容易漏诊。

诊断与鉴别诊断　根据病史和局部检查，诊断多不困难。超声检查多提示位于颈前中线的薄壁无回声或低回声肿块，边界清楚，感染后可表现为囊壁增厚和低回声消失。囊液也可含蛋白质，使正常的均匀低回声影像消失。有时超声可明确辨识瘘管，更有助于诊断。甲状舌管囊肿需严格与异位甲状腺、甲状腺良恶性肿瘤、颈部表皮样囊肿、鳃裂囊肿、淋巴结肿大及颈部脓肿等疾病鉴别。

治疗　主要治疗策略仍为手术治疗，部分也可行药物注射硬化剂，治疗需在非感染期，感染时需先口服抗生素治疗，如抗生素不能控制感染形成脓肿时，需切开引流，待感染控制后再行手术。西斯特伦克（Sistrunk）式式为最经典、最有效的手术方法，其核心在于切除以舌骨为中心的组织而非单纯的切除瘘管。术中于囊肿膨隆部做平行于舌骨的横切口或梭形切口，暴露病灶并自上而下充分剥离至舌骨下缘，将舌骨体中部连同骨膜一起切除以防复发，提起舌骨中部继续向舌盲孔分离直至黏膜下，最后结扎并切断瘘管。完整切除瘘管及其分支是消除反复感染和恶变的最好方法。

预后　甲状舌管囊肿与瘘预后相对较好。术后复发率整体约为5%，约1%的患儿术后组织病理学证实存在恶变。部分患儿术后可能会出现感染、血肿、伤口裂开、短暂喉鸣、一过性的神经麻痹等并发症。西斯特伦克手术的患儿中，通常有 3.2% 的患儿出现一过性并发症，但不会留有任何永久性后遗症。

（王生才　张　格）

jǐng sāiyuánxìng nángzhǒng

颈鳃源性囊肿 （branchial cleft cyst）

胚胎发育过程中鳃弓和鳃裂未能正常融合及闭合不全而形成的囊肿。又称鳃裂囊肿。属于鳃裂畸形的一种，可发生于任何年龄，但易在儿童及青少年期发生。

病因及发病机制　该病是由胚胎发育时期鳃源性器官残留所致。胚胎发育第 3 周时，在颈侧方出现 6 对鳃弓和间隔于其间的 5 对鳃裂。在发育过程中，各对鳃弓逐渐形成颈部各个器官和结构，鳃裂融合消失。如果鳃裂融合不完全，则残留的上皮组织就会形成鳃裂囊肿。

分型　根据组织来源以及发生的部位，将颈鳃源性囊肿分为以下四种类型。①第一鳃裂囊肿：Ⅰ型，完全来自外胚层，表现为膜性外耳道的重复畸形，通常位于耳前区。Ⅱ型，来自外胚层和中胚层，与外耳道并行，位于下颌角的后方或下方。②第二鳃裂囊肿：位于下颌角和锁骨上窝处之间胸锁乳突肌前缘的任何部位，多位于舌骨水平，胸锁乳突肌上 1/3 前缘附近。③第三鳃裂囊肿：起源于梨状窝的基底部，常发生于胸锁乳突肌前缘 2/3 处。大多位于左侧。内瘘口位于梨状窝，与咽喉及食管相通，较易反复感染。④第四鳃裂囊肿：位于升主动脉弓下方延伸于胸锁乳突肌下缘和颈部之间，喉返神经的后方，起源于食管上端。

临床表现　①第一鳃裂囊肿：表现为面部近耳郭处进行性增大的囊性包块，囊肿与外耳道关系密切，并穿过腮腺浅叶紧邻面神经分支。急性炎症时，囊肿可明显增大并伴有疼痛，炎症消退后包块可自行缩小但不消失。②第二鳃裂囊肿：位于下颌角下方及胸锁乳突肌前方，该型囊肿的窦道穿过颈深部结构最终开口于扁桃体窝。表现为颈部或咽部隆起肿块，伴有间歇性肿痛，继发感染时尤为明显。偶可发生低热及声音嘶哑。囊肿内所含液体为清水样或黏液，故常有压迫或胀满感。③第三鳃裂囊肿：位于胸锁乳突肌前方，在颈部的位置常低于第二鳃裂囊肿。常急性起病，表现为一侧颈部红、肿、热、痛，可伴颈部淋巴结肿大，可因上呼吸道感染或口腔感染诱发。病灶与甲状腺关系密切，急性感染期常侵犯甲状腺，容易误诊为化脓性甲状腺炎。炎症进展后局部形成脓肿，自行破溃或切开引流后症状缓解。④第四鳃裂囊肿：位于颈根部或上纵隔的囊肿，与锁骨下动脉、主动脉弓或肺动脉关系密切，也可表现为甲状腺上极的囊肿或脓肿。

诊断　根据病史特点、病变的特定部位、临床表现以及局部检查可初步诊断该病。囊肿穿刺时可抽出黄绿色、棕色或白色的液体，涂片检查可见胆固醇晶体，第一鳃裂囊肿内可有皮脂样物。超声检查可对鳃裂囊肿的位置、大小及与颈部血管的关系提供有价值的信息。对于难以解释的颈部肿块、复发性颈部感染亦应考虑到本病。辅助检查可行 B 超、碘油造影、放射性核素及血管造影、CT 及 MRI 扫描等。

鉴别诊断　颈鳃源性囊肿应与局部囊肿及肿瘤鉴别，如甲状舌管囊肿、皮样囊肿、淋巴管瘤、腮腺囊肿、神经鞘瘤、血管瘤、颈部腺体化脓性炎症、脂肪瘤等。细胞学穿刺病理学检查有助于鉴别诊断。

治疗　完整切除囊肿及瘘管是治疗该病唯一有效的根治方法。行鳃裂囊肿切除术时应彻底切除囊壁及全部上皮组织，同时处理受累皮肤；若有急性感染，应先控制感染，待炎症消退后再行手术治疗。

预后　该病整体预后较好。若术中遗留残存组织，存在复发风险。第一鳃裂囊肿术后可能出现面神经损伤风险，如切除外耳道皮肤及软骨，有外耳道狭窄风险。第二、三、四鳃裂囊肿行手术切除的患者有颈部神经及血管损伤的风险；对于第三鳃裂囊肿手术，应注意喉返神经和喉上神经的保护以及甲状腺的止血。

（王生才　孙　念）

xiāntiānxìng jǐngjìngmài kuòzhāng

先天性颈静脉扩张 （congenital jugular phlebectasia）

颈内静脉因先天性静脉发育不良引起的屏气或大声讲话时出现颈部局限性隆起的疾病。儿童多于成人，男性多于女性，单侧多见，双侧少见。病因尚不明确，有学者认为该病是患儿局部静脉系统的解剖结构异常，或静脉瓣受损或缺陷，使静脉回障碍，导致血管扩张。临床表现为一侧或双侧颈部圆形或梭形肿块，在大声连续讲话、咳嗽、喊叫、哭闹或用力屏气时明显隆起，安静时明显变小或消失。患儿多无自觉症状，常为家长无意中发现。局部触诊肿块质地柔软，囊性感，无压痛。超声对该病诊断有重要价值。结合临床表现，利用超声测量患儿在用力喊叫或做瓦尔萨尔瓦（Valsalva）动作时，颈静脉内径扩张的情况，并与患儿安静时颈静脉内径进行比较，即可明确诊断。对于这种罕见的、良性的、自限性的疾病，保守观察是治疗儿童颈静脉扩张的首选方案。异常血管流动可能导致的严重并发症是血栓形成，儿童发生率仅为1.5%。

（王生才　刘悄吟）

jǐngbù línbāguǎn jīxíng

颈部淋巴管畸形（cervical lymphatic malformation）

颈部淋巴管发育异常所致的疾病。曾称囊状水瘤、囊性淋巴管瘤等，是常见的先天性脉管畸形疾病，仅有淋巴管管腔形态的异常，并不存在淋巴管内皮细胞的异型增生，属于错构瘤的一种，并非真正的肿瘤。因此，1995年瓦纳（Waner）和苏恩（Suen）提出，将淋巴管瘤更名为淋巴管畸形，这一提议在1998年得到了国际脉管性疾病研究学会认可。淋巴管畸形90%发生在2岁以前，成年后出现者较少，约50%患者出生时即发现罹患该病；可发生在身体具有淋巴管网的任何部位，约75%的病变发生在头、颈部，其次为腋窝、纵隔及四肢。

病因及发病机制　淋巴管畸形发病机制尚未明确。瘤体中常混有血管畸形，病理上称为血管淋巴管瘤。主要由淋巴系统异常发育所致，在胚胎期，静脉丛中的中胚层首先形成原始淋巴囊，再逐渐形成有功能的毛细淋巴管，毛细淋巴管相互吻合成网，逐渐汇集成一系列由小到大的各级淋巴管。在此过程中，由于某种原因可使淋巴管系统紊乱，造成淋巴管非恶性的异常生长和扩张，即形成淋巴管畸形组织。现有三种理论认为可解释其异常的起源：胚胎形成过程中原始淋巴管正常生长的阻滞或停止引起；原始淋巴囊不能到达静脉系统导致；胚胎形成时淋巴组织定位到错误的地方。通常与染色体组型畸形、各种畸形综合征和致畸剂有关。

临床表现　淋巴管畸形根据淋巴管囊腔的大小分为大囊型、微囊型和混合型，颈部常出现大囊型。颈部淋巴管畸形通常表现为颈部无痛性肿块，囊肿质软，弹性，常见多房；囊壁薄，囊内液体清亮，透光试验阳性。囊肿常随年龄增长逐渐增大，个别患儿也可自愈，外伤后囊内可有出血，并发感染时可导致囊内实变并伴有疼痛。病变多位于颈后三角副神经区，囊肿大小不一，较小时无症状而不被发现，较大时可占据整个颈侧部，向上达颊部及腮腺区，向前超过颈正中线，向下达锁骨下窝和腋窝，向后达肩部。儿童头颈部淋巴管畸形除了影响美观，主要是对邻近的气管、食管、血管和神经造成压迫从而危及患儿的呼吸。

诊断与鉴别诊断　结合临床表现、影像学检查和/或穿刺结果，大多可以明确诊断。典型病例临床表现为颈部无痛性肿块，呈分叶状，触之囊性，透光试验阳性。①B超检查：显示为囊性无回声包块，液体透声好，边界清晰，内部可见分隔。彩色多普勒血流成像示病灶内无血流信号。部分病灶周边可显示有少量的彩色血流信号。淋巴管畸形伴部分出血可表现为多个大小不等的无回声区，有分隔，厚薄不均，囊壁欠光滑，合并局部小的不规则的低回声区，形成囊实混合性病变。B超检查能提供实时影像，安全无损伤，但B超对空间分辨和微血管影响显示欠佳。②MRI检查：MRI对于淋巴管畸形的显示优于CT，虽然T1信号随囊肿内成分的不同可呈现不同的信号强度，但T2WI无论囊肿内成分如何，均表现为特征性的高信号。MRI检查可鉴别淋巴管畸形的范围和周围组织的毗邻关系。但MRI检查耗时，不能提供实时影像，对微血管显示欠佳。③CT检查：CT增强扫描表现为囊内液体无强化，囊壁及分隔轻度强化。④诊断性穿刺：检查可抽出草黄色透明不易凝固的液体，含有胆固醇结晶可诊断。若抽出陈旧性血液结合细胞学检查，则可诊断为淋巴管畸形伴出血。

增强MRI检查可见瘤体边缘及内部分隔轻度强化，囊内无强化，可与血管畸形鉴别。单囊病变少见，需与鳃裂囊肿、食管重复畸形等疾病鉴别。

治疗　较为多样，包括硬化剂治疗、激光治疗、手术治疗以及药物治疗等。①硬化剂治疗：大囊型淋巴管畸形通常首选硬化剂治疗。硬化剂治疗亦可用于治疗小范围局限于口腔黏膜的微囊型淋巴管畸形。常用的硬化剂为平阳霉素、无水乙醇、博来霉素等。②激光治疗：可用于浅表微囊型淋巴管畸形的治疗。③手术治疗：可用于保守治疗及硬化剂治疗不能缓解的淋巴管畸形的治疗，特别是对于有症状的微囊型淋巴管畸形、其他治疗无效的大囊型及混合型淋巴管畸形、危及生命以及严重影响美观的患儿。对于病变范围局限，术前评估可彻底切除病变，且重要神经受损风险较低者，手术效果理想。但对于多数颌面部淋巴管畸形患儿，手术治疗存在创伤过大、并发症发生率高等缺点，已不作为首选治疗方案。对于呼吸、消化等功能严重受影响者，手术还可作为应急治疗方案。④药物治疗：口服西罗莫司等药物治疗难治性淋巴管畸形的研究正在逐渐开展，临床上取得了一定疗效，但大规模临床应用的效果尚待观察。

预后　在临床上，微囊型病变治疗较大囊型病变困难，复发率更高。基于影像学上病变与舌骨的关系及病变侧别，有学者将头颈部淋巴管畸形分为五期，用以预测手术风险和术后效果。一般分期越高，预后越差。微囊型病变、病变位于舌骨上和双侧发病是预示治疗困难和预后不良的因素，尤其是病变累及舌、口底及咽部等部位时预后更差。

（王生才　王嘉璐）

sāixiàn zhǒngliú

腮腺肿瘤（parotid gland tumor）

腮腺组织细胞增生所形成的良性和恶性肿瘤。儿童腮腺肿瘤包括血管来源的肿瘤、上皮性肿瘤及软组织肉瘤，好发于青春期及大龄儿童中。较成人相比，儿童腮腺实质性肿瘤中，恶性肿瘤较成人更为多见。儿童腮腺肿瘤以脉管来源的肿瘤最为多见，包括血管瘤、淋巴管畸形和血管畸形等，腮腺血管瘤是婴儿期最常见的腮腺肿瘤。除血管来源肿瘤外，儿童腮腺良性肿瘤多为多形性腺瘤，或称混合瘤。其他腮腺良性肿瘤较为罕见，包括脂肪瘤、基底细胞腺瘤、神经纤维瘤、畸胎瘤、腺淋巴瘤即沃辛（Warthin）瘤等。儿童上皮来源的腮腺恶性肿瘤主要有黏液表皮样癌和腺泡细胞癌。其他腮腺恶性肿瘤包括腺癌、未分化癌、腺样囊性癌、恶性混合瘤、横纹肌肉瘤等。

（倪鑫）

sāixiàn xuèguǎnliú

腮腺血管瘤（parotid hemangioma）

发生在腮腺的胚胎期血管内皮细胞异常增生而形成的良性肿瘤。多发生于婴幼儿，多数在出生不久被发现，绝大多数为海绵状血管瘤，随年龄增长逐渐向毛细血管瘤型分化，女婴更为常见。

病因及发病机制　尚不明确。高风险因素包括早产、宫内缺氧、胎盘功能异常等。多种遗传因素与血管瘤的发生、发展有关。缺氧在发病机制中起重要作用，如先兆子痫、妊娠期高血压疾病和妊娠糖尿病均可导致宫内缺氧环境，缺氧促进血管瘤生长因子如血管内皮生长因子的分泌。缺氧与雌激素的协同作用，促进了血管瘤内皮细胞增生，这一机制可能与女性患儿多于男性患儿有关。

分型　根据病程可分为增殖期、消退期及消退完成期。根据瘤体侵及的深度，可分为表浅型、深部型和复合型。根据病理组织学形态及临床表现分为毛细血管瘤、海绵状血管瘤、混合型血管瘤三种类型。

临床表现　随着患儿生长，血管瘤逐渐增大并侵犯周围正常腮腺组织。表现为面部腮腺区隆起的肿物，无痛、质软，有时可触及结节状柔软肿块，界线不清，有压缩感，压迫肿块可缩小，解除压力后肿块恢复原状（灌注征阳性）。血管瘤继续增大破坏腮腺组织使腮腺缩小，耳下包块逐渐增大可造成面部畸形，血管瘤可压迫腮腺导管引起唾液分泌及排出受阻。腮腺血管瘤最早期表现为充血性、擦伤性或毛细血管扩张性斑块，6月龄时肿瘤可迅速增大，局部隆起明显，形成草莓样斑块和肿瘤，以后逐渐生长缓慢甚至自行消退。肿物增大发展可产生疼痛、面部畸形、面神经麻痹等症状，少数可伴有继发性出血、感染等并发症。血管瘤可致腮腺导管阻塞，分泌功能受阻。

诊断　根据病史特点、病变的部位、特有的临床表现以及局部检查可初步诊断该病。90%的婴幼儿腮腺血管瘤通过B超即可确诊。CT平扫表现为腮腺区均匀或不均匀低密度病灶，增强呈明显强化。MRI检查可以明确瘤体范围以及与周围组织的关系。

鉴别诊断　腮腺血管瘤应与腮腺淋巴管瘤鉴别，可行穿刺抽液鉴别，腮腺血管瘤内可吸出鲜血；淋巴管瘤穿刺液为淡黄色清亮液体，有时内含血液成分。腮腺血管瘤亦应与腮腺实体肿瘤鉴别，B超检查结合细胞学穿刺病理学检查有助于鉴别诊断。

治疗　腮腺血管瘤可随时间推移而退化。因此，对婴幼儿腮腺血管瘤可采取随访观察的保守方法。通过仔细观察血管瘤的位置和大小，定期测量、照相、记录，观察其变化，若有异常表现，需进行必要的检查。治疗常以局部外用和系统用药为主，可以配合激光和局部注射治疗。对于影响功能的腮腺区巨大血管瘤，也可早期予以手术治疗，手术的目的在于改善美观和功能，手术后可配合药物及激光治疗。

系统治疗　①普萘洛尔：口服普萘洛尔治疗增殖期血管瘤安全有效，对消退期血管瘤也有一定效果，且不良反应少，已成为治疗各部位血管瘤的一线药物。治疗需进行常规体检，尤其是监测心、肝、肾、甲状腺功能，血糖，胸部X线检查等。建议治疗时间至少1年。治疗期间的药量可以根据瘤体缩小的情况而定，临床上观察大多数患儿随着年龄增长、体重增加不需要加量，原则是以最小剂量获得最有效的瘤体控制，以防止药物带来的不良反应，此用法在停药时也不必逐渐减量，可以直接停药而病情不反复。②糖皮质激素：对于具有全身用药适应证又不能耐受普萘洛尔的患儿可以选用。12周为1个疗程，2个疗程间隔4~6周。

局部外用治疗 ①β受体阻断剂类：如普萘洛尔软膏、噻吗洛尔软膏等。②免疫调节剂类：如2.5%咪喹莫特等。

局部注射治疗 可局部使用博来霉素、平阳霉素、糖皮质激素等，还可局部使用脉冲染料激光。

手术治疗 对于以上治疗效果不明显且肿物较大或出现严重并发症如面部畸形、面瘫、继发出血等可以考虑手术切除，但分离技术要求很高，术中应防止面神经损伤和大量失血。

预后 婴幼儿腮腺血管瘤在1岁以内属于增殖期，1岁后逐渐消退，5岁时的消退率为50%，7岁时为70%。

（王生才 孙 念）

sāixiàn hùnhéliú

腮腺混合瘤（mixed tumor of parotid）
发生于腮腺，由腺上皮组织及黏液、软骨样间质组成的良性肿瘤。又称多形性腺瘤。其组织结构的多样性。儿童和青少年较为罕见，好发年龄为10岁左右，女性较男性多发。

病因 尚不明确，可能与多基因变异有关，亦可能为物理、化学、生物、精神、遗传等多因素参与所致。

类型 腮腺混合瘤根据构成成分比例不同，可分为细胞丰富型及间质丰富型，其中细胞丰富型较易发生恶变，而间质丰富型较易复发。

临床表现 主要表现为耳垂下方结节状肿物，肿瘤无压痛，多数患儿早期无自觉症状。肿瘤生长缓慢，边界清楚，活动度良好，与周围组织不粘连。肿瘤质地中等偏韧，表明皮肤光滑，可有囊性变，若继发感染，可伴随肿胀及疼痛症状。腮腺混合瘤很少继发面神经麻痹，若出现面神经麻痹、疼痛、破溃等症状，应高度怀疑出现恶变。

诊断 根据病史特点、好发年龄、症状及体征，并结合超声检查、增强CT及MRI可做出初步诊断，细针穿刺细胞学检查可以明确肿瘤的性质。

鉴别诊断 应与第一鳃裂囊肿、腮腺恶性肿瘤、急慢性腮腺炎等疾病鉴别。第一鳃裂囊肿与外耳道及面神经关系密切；腮腺恶性肿瘤往往进展较快，边界欠清。

治疗 腮腺混合瘤的治疗为手术治疗。手术原则是在保护面神经的基础上，完整彻底地切除肿瘤。由于该病80%发生于腮腺浅叶，行腮腺浅叶合并肿瘤切除术是治疗腮腺混合瘤的首选方法。单纯肿瘤切除术的复发率较高，对于直径小于4cm的腮腺混合瘤可行部分浅叶切除术，强调肿瘤周围必须包括足够的切缘。若肿瘤位于腮腺深叶者，则应行保留面神经的全腮腺切除术。

预后 该肿瘤膨胀性生长影响容貌，且肿瘤容易复发，多次复发其恶变的可能性增大。术后可能出现面神经损伤风险。

（王生才 孙 念）

jǐngdòngmàitǐliú

颈动脉体瘤（carotid body tumor）
起源于颈动脉交叉处颈动脉体化学感受器的肿瘤。又称颈动脉体化学感受器瘤。少见，属于神经内分泌肿瘤，是最常见的头颈部副神经节瘤（paraganglioma，PGL），因其发病率低、病变部位特殊、局部解剖结构复杂、血管丰富，治疗有一定的复杂性。

病因及发病机制 慢性组织缺氧和线粒体氧敏感基因的突变与其发生有关。颈动脉体瘤常为散发性，少数具有遗传性，可为遗传性肿瘤综合征的一部分，如家族性PGL综合征、多发性内分泌肿瘤ⅡA和ⅡB、希佩尔-林道病（von Hippel-Lindau disease）等。琥珀酸脱氢酶的基因突变主要与颈动脉体瘤有关。

分型 根据肿瘤范围以及血管包绕情况将颈动脉体瘤分为以下三种类型。①Ⅰ型：局限型，肿瘤与颈动脉分叉轻度粘连。②Ⅱ型：部分包绕型，肿瘤体积较大，颈内、颈外动脉被瘤体部分包绕。③Ⅲ型：完全包绕型，肿瘤体积巨大，颈内、颈外动脉被瘤体完全包绕。

临床表现 颈动脉体瘤绝大多数无功能，缺乏典型的临床症状。通常表现为缓慢生长的上颈部或下颌角下方及咽旁的肿块。典型的症状包括颈部无痛性肿块，按压有搏动感，触诊左右易移动，上下不易移动。肿瘤压迫局部组织和血管可产生局部压痛、吞咽困难、声音嘶哑、头晕头痛、耳鸣、晕厥等症状。少数颈动脉体瘤可分泌儿茶酚胺活性物质，此类患儿可出现高血压，头痛、心动过速、出汗三联征，阵发性发作，面色苍白，直立性低血压及晕厥，震颤和焦虑等。

诊断 儿童通常因为儿茶酚胺分泌过多产生症状、肿瘤占位效应、影响检查时意外发现，或因遗传性综合征接受家系筛查而就诊。B超、增强CT、MRI血管成像、数字减影血管造影（digital subtraction angiography，DSA），以及 DSA 过程中颈内动脉暂时性球囊阻断试验等可以协助诊断，还需结合生化测定及基因检测结果综合判断。

鉴别诊断 ①颈动脉瘤：为颈动脉血管壁膨隆产生的动脉瘤，可呈搏动性肿块表现，并非实性肿瘤，其内部为动脉血流。超声诊断可予以鉴别。②颈部神经鞘瘤：为来源于神经鞘细胞的良性肿瘤，表现为颈部肿块，无搏动感，DSA 检查肿瘤内部无明显血供。

治疗 颈动脉体瘤一经确诊，首选手术治疗。早期手术彻底清除肿瘤组织是治疗颈动脉体瘤最为有效的途径。儿童无功能性颈动脉体瘤可直接手术切除，位于颈总动脉分叉处的颈动脉体瘤行手术治疗时风险较高，术中需严密监测血压，备足血量。功能性颈动脉体瘤手术治疗前需充分准备：对有高血压的患儿，术前应采取降压、扩容、纠正心律失常等措施；备足血量，应用止血措施。术中切除肿瘤时，应尽量避免挤压和搬动瘤体，保护大血管及重要气管，随时做好吻合血管的准备，有包膜者应完整切除其包膜，可降低复发风险。肿瘤切除后应严密观察血压变化并及时对症处理。

其他治疗包括放射治疗及血管内介入栓塞治疗。对于不能耐受手术的颈动脉体瘤患儿，可采用放射治疗控制肿瘤的进展。血管内介入栓塞治疗主要用于术前的辅助治疗。

预后与随访 儿童头颈部无功能性颈动脉体瘤彻底切除，预后良好。若手术后出现神经损伤，导致声嘶、饮水呛咳、面瘫、伸舌偏斜等症状，少数患儿出现术后偏瘫症状。由于功能性颈动脉体瘤在病程后期可产生无法预测的变化和转移，因而需长期随访，定期进行生化及影像学检查。

(王生才 孙 念)

xiǎo'ér shénjīng wàikē jíbìng

小儿神经外科疾病（pediatric neurosurgery disease） 可应用外科手术手段治疗的包括胎儿在内的全年龄段儿童脑、脊髓和周围神经系统疾病。主要包括以下几类疾病。①先天畸形及缺陷：包括头皮、颅骨、脑、脊椎和脊髓等部位的先天性结构或功能异常性疾病。②脑积水及脑脊液循环障碍：脑脊液分泌、循环及吸收障碍导致的如脑积水、先天性颅内囊肿、特发性颅内高压等疾病。③外伤：各种致伤因素对头皮、颅骨、脑、脊椎、脊髓和周围神经系统造成损伤。④肿瘤：各种原发、继发性中枢神经系统肿瘤和其他转移至中枢神经系统的肿瘤。⑤感染：各种病原体侵入中枢神经系统，形成的炎症、脓肿等。⑥癫痫及功能障碍：各种原发性或继发性癫痫及其他神经功能障碍性疾病。⑦血管疾病：各种先天或继发性儿童脑血管畸形。

(葛 明 王 佳)

értóng lúnǎo sǔnshāng

儿童颅脑损伤（craniocerebral injury in children） 直接或间接外力作用于儿童头部引起的以脑功能改变为主的损伤。此损伤是造成儿童死亡和致残的最常见原因。

分类 ①根据硬脑膜是否破损，分为闭合性颅脑损伤和开放性颅脑损伤。②根据致伤原因，分为直接颅脑损伤和间接颅脑损伤。③根据损伤机制，分为原发性颅脑损伤和继发性颅脑损伤。④根据损伤程度，分为轻度颅脑损伤、中度颅脑损伤、重度颅脑损伤和特重度颅脑损伤。⑤根据格拉斯哥（Glasgow）昏迷评分，分为轻型颅脑损伤、中型颅脑损伤和重型颅脑损伤。

病因 造成儿童颅脑损伤最常见的原因是坠落、跌倒、撞击等，新生儿颅脑损伤最常见的原因是产伤。

临床表现 ①头皮损伤：包括挫伤、局部肿胀、裂伤、撕脱伤等。②颅骨改变：包括颅骨变形、凹陷等。③耳、鼻渗液、渗血。④意识障碍：伤后精神萎靡、嗜睡、昏睡、谵妄等；新生儿表现为生后不哭、四肢活动少等。⑤瞳孔改变：单侧或双侧瞳孔对光反射迟钝或消失，瞳孔散大。⑥头痛。⑦恶心、呕吐。⑧生命体征改变。⑨单侧或双侧肢体活动障碍。⑩癫痫发作。

诊断 依据外伤病史、临床表现与辅助检查可明确诊断。辅助检查包括头部 CT、头部 MRI、腰椎穿刺、颅骨 X 线平片。

治疗 ①非手术治疗：通过药物及其他方式进行治疗，包括呼吸道护理、生命体征监护、防止脑水肿、降低颅内压、抗癫痫、纠正水电解质紊乱、纠正贫血、神经营养、康复治疗等。②手术治疗：对于开放性颅脑损伤或脑挫伤、血肿等占位效应明显、药物治疗效果不理想者，应及时采取手术治疗。

预后 与病情轻重、损伤部位及是否及时救治密切相关，轻症者预后良好；重症者预后差，且易遗留后遗症。

预防 新生儿颅脑损伤的预防，关键是重视围生期护理，防止早产、难产，提高接生技术；

对于其他年龄段的儿童，应加强看护、加强儿童安全教育，普及安全防护知识。

（葛 明 王 佳）

bìhéxìng lúnǎo sǔnshāng
闭合性颅脑损伤（closed craniocerebral injury）

硬脑膜完整，颅腔未与外界相通的颅脑损伤。头皮和颅骨可以破损，也可以完整。多为坠落、跌倒、交通事故等意外伤害直接或间接造成的损伤，包括脑震荡、脑挫裂伤等原发性颅脑损伤和颅内血肿、脑水肿与肿胀等继发性颅脑损伤。临床症状可有头痛、恶心、呕吐、意识障碍、瞳孔改变、肢体活动障碍等。根据创伤程度选择保守治疗或手术治疗，轻者预后良好或无症状，重者可能成植物人或死亡。

（葛 明 王 佳）

tóupí sǔnshāng
头皮损伤（scalp injury）

直接外力作用导致的头部皮肤受损。直接外力包括切割、冲撞、打击、摩擦、牵扯、穿戳等。损伤包括头皮擦伤、头皮挫伤、头皮裂伤、头皮血肿、头皮撕脱伤、头皮缺损。轻者可有局部皮肤肿胀、淤血、疼痛、少量出血等；重者可有大量出血、皮肤及毛发缺失、休克等。有明确的外伤史及临床表现即可诊断。头皮擦、挫伤，可清创包扎。头皮裂伤，可清创缝合。头皮血肿，轻者无须处理，可自行吸收；重者可加压包扎，如后期形成皮下积液，可穿刺抽吸。头皮撕脱伤，首先纠正休克，满足条件者可清创缝合；感染严重者需清创后晚期植皮。并发症包括皮肤感染、头皮下脓肿、休克等。

单纯头皮损伤者多数预后良好，严重头皮撕脱伤者及新生儿

帽状腱膜下血肿者可能伴有严重的休克，需积极治疗，否则预后不良。预防上注意儿童安全宣教，如骑乘交通工具时注意佩戴头盔，乘坐小汽车时系安全带或使用儿童安全座椅，远离正在工作的大型机器如收割机、传送带等。

（葛 明 王 佳）

tóupí sītuōshāng
头皮撕脱伤（scalp avulsion）

部分或全部头皮自帽状腱膜下层或骨膜下层被撕脱而暴露颅骨的损伤。多因头发卷入转动的机器或高速转动的钝物切线打击所致。由于表皮、皮下组织及帽状腱膜层相接紧密，故在强力牵扯下，三层组织容易被一起从帽状腱膜下间隙撕脱。头皮自帽状腱膜下被撕脱，有时可伴额、颞肌一起被撕脱，颅骨外露；可大量出血，常伴有休克。

治疗：①防治失血性休克。②镇静，防止疼痛性休克。③抗生素防治感染。④注射破伤风抗毒素。⑤在无水、无菌、低温条件下保护撕脱下的头皮。⑥手术治疗，撕脱头皮未离体、撕脱时间较短，血供良好者可行清创缝合术；撕脱头皮在 6 小时内、创面干净、血管断端整齐者可行清创头皮再植术；撕脱时间在 8 小时内、创面无明显污染、骨膜完整或骨膜可缝合修补且撕脱头皮无法再植者，可行清创自体植皮；撕脱时间长、创面污染严重、上述方法失败且颅骨大面积暴露者，可 I 期清创，待肉芽组织生长后，II 期植皮。

并发症有失血性休克、疼痛性休克、头皮感染，严重者甚至发生骨髓炎乃至败血症。除瘢痕外，轻症者一般预后良好，危重症者不及时治疗可能危及生命。

（葛 明 王 佳）

tóupí xuèzhǒng
头皮血肿（scalp hematoma）

头皮遭受钝性外力作用导致组织内血管破裂出血形成的损伤。头皮组织富含血管，在受到外力打击后，头皮组织内血管破裂后出血，局限于皮下、帽状腱膜下或骨膜下形成血肿。包括皮下血肿、帽状腱膜下血肿和骨膜下血肿，根据病因及临床表现即可诊断。①皮下血肿：血肿体积小，局限于头皮损伤中央，中心硬，周围软，无波动感。一般无须特殊治疗，伤后 24 小时内可局部冷敷以减少出血，切忌按揉推拿，使出血增加。24～48 小时后可改为热敷促进血肿吸收。②帽状腱膜下血肿：血肿范围广，张力低，波动感明显，婴幼儿血肿范围较大者可有贫血及休克表现。较小血肿处理方式同皮下血肿，较大者可加压包扎；如血肿增大或 1 周内仍未吸收，可穿刺抽吸。③骨膜下血肿：血肿范围不超过骨缝，张力高，可有波动感，常伴有颅骨骨折。处理同帽状腱膜下血肿，但包扎时切忌强力加压，防止血肿经骨缝流向骨内。

婴幼儿血肿范围较大者，可合并贫血及休克，应注意纠正；血肿合并感染者，可形成脓肿。头皮血肿一般预后良好。

（葛 明 王 佳）

lúgǔ gǔzhé
颅骨骨折（skull fractures）

暴力作用于头部所致的颅骨结构改变。按骨折部位可分为颅盖骨折和颅底骨折；按骨折形态可分为线性骨折、凹陷性骨折和粉碎性骨折；按骨折与外界是否相通，分为开放性与闭合性骨折。典型临床表现包括局部疼痛、皮肤肿胀、瘀斑等；凹陷性骨折者可触及颅骨凹陷；颅底骨折和合并脑

脊液漏及脑神经损伤表现。

诊断：①有明确的外伤史。②典型临床表现，如瘀斑、脑脊液漏、脑神经损伤表现。③影像学检查，颅骨 X 线平片对于颅盖骨折的确诊率较高，可达 90%，而对于颅底骨折的确诊率仅为 30%～50%；头部 CT 除可以判断颅骨骨折外，还可以判断颅内组织的情况。

治疗：①单纯线性骨折无须特殊治疗，如伴有颅内血肿则应按血肿处理。②凹陷性骨折，满足以下适应证的，应当考虑手术治疗，a. 骨折片下陷压迫脑重要功能区，引起神经功能障碍者；b. 合并脑损伤或骨折片下陷超过 1cm（小儿 0.5cm）或因大块骨片下陷引起颅内压增高者；c. 位于静脉窦处的凹陷骨折，导致静脉回流受阻引起颅内压升高的；d. 开放性凹陷粉碎骨折，不论是否伴有硬脑膜与脑的损伤均应早期手术。③颅底骨折一般无须手术治疗；合并脑脊液漏的，应绝对卧床，避免感染，避免咳嗽、打喷嚏等。

并发症有脑神经损伤、脑脊液漏、颅内感染。单纯颅骨骨折预后良好；重者颅脑外伤者除颅骨骨折外，一般合并颅内血肿、脑疝等，预后不良。

（葛 明 王 佳）

yuánfāxìng nǎosǔnshāng
原发性脑损伤 （primary brain injury）

暴力作用于头部后直接发生的脑损伤。包括脑震荡、脑挫裂伤、弥漫性轴索损伤等。

病因及发病机制 直接暴力及间接暴力均可造成。

直接暴力 ①加速性损伤：运动性的物体撞击头部造成损伤，如打击伤等。②减速性损伤：运动中的头部撞击物体产生的损伤，如坠落伤、跌伤等。③挤压性损伤：相对固定的头部受到挤压所受到的损伤，如新生儿产伤等。

间接暴力 ①挥鞭样损伤：剧烈的加速、减速或旋转运动是脑部受到的剪应力损伤，常见于车祸伤。②颅脊联合伤：脑部受到经由脊柱传导的冲击力形成的损伤，常见于坠落伤。③胸部挤压伤：由于胸部挤压导致血液经上腔静脉反流灌入脑内形成的损伤。

临床表现 主要有意识障碍、头痛、生命体征改变、呕吐等颅内压增高表现、神经系统体征、脑膜刺激征等。不同部位及程度的脑损伤可能造成不同程度的永久性功能障碍、不同程度的记忆丧失。严重脑损伤引起颅内压升高形成脑疝，可导致死亡。

诊断 根据外伤史、临床表现及 CT、MRI 等影像学检查，一般诊断无困难。

治疗 包括非手术治疗和手术治疗。

非手术治疗 ①保持呼吸道通畅，维持生命体征稳定。②严密观察病情。③防止脑水肿，降低颅内压力：脱水治疗，包括应用甘露醇、浓氯化钠溶液、甘油果糖、呋塞米等；限制入量；颅内压监测，必要时行脑室穿刺外引流或脑室腹腔分流术；低温脑保护；辅助过度通气。④神经营养药物。⑤康复治疗，防治并发症。

手术治疗 包括开颅血肿清除术、去骨瓣减压术、脑室穿刺外引流及脑室腹腔分流术、硬膜下积液钻孔引流术。

预后 轻度原发性颅脑损伤如脑震荡预后良好，脑挫裂伤、弥漫轴索损伤病情较重者，预后差。

（葛 明 王 佳）

nǎozhèndàng
脑震荡 （concussion）

外力打击头部后立即造成的短期脑功能障碍。主要由直接外力作用所致。临床表现有头痛、头晕、恶心、食欲减退、呕吐、耳鸣、短暂意识障碍、逆行性遗忘等。有明确的外伤史及临床表现，头部影像学检查无异常者即可诊断。无特殊治疗，一般需在伤后 72 小时内观察意识、生命体征、瞳孔变化，同时适当休息、减少活动，避免二次损伤，症状较重者可予以对症支持治疗。一般无并发症。单纯脑震荡预后良好。

（葛 明 王 佳）

nǎo cuòlièshāng
脑挫裂伤 （brain contusion）

暴力作用于头部造成脑组织的器质性损伤。分为脑挫伤和脑裂伤，因二者常合并出现，故统称为脑挫裂伤。主要由直接外力作用于头部所致。临床表现有意识障碍，神经系统功能障碍如偏瘫、癫痫、失语、偏盲等，颅内压增高表现如头痛、恶心、呕吐等。诊断依据明确外伤史、典型临床表现与影像学检查。头部 CT 可见颅内高低密度混杂影，严重者可伴有脑水肿；头部 MRI 表现为挫裂伤灶长 T1、长 T2 水肿信号及不同时期的出血信号。

治疗：①非手术治疗，包括严密观察病情变化，定期行头部影像学检查；保持呼吸道畅通；防治脑水肿，降低颅内压；其他症状对症处理。②手术治疗：开颅探查，清除坏死脑组织，脑水肿严重者应去骨瓣减压。并发症包括颅内感染、创伤性癫痫、神经功能障碍等。轻症患儿经积极治疗预后良好，严重者多数预后不良，常伴有终身神经功能障碍。

（葛 明 王 佳）

原发性脑干损伤（primary brain stem injury）

yuánfāxìng nǎogàn sǔnshāng

暴力作用于头部后立即出现的脑干损伤。可分为脑干震荡、脑干挫伤及脑干出血等。主要由直接外力作用于头部所致。

临床表现：①意识障碍，多表现为伤后立即出现昏迷。②神经系统功能障碍，中脑损伤者眼球固定，瞳孔大小、形态不定；桥脑损伤者瞳孔针尖样缩小，双眼球同向偏斜；延髓损伤者呼吸、循环功能紊乱。③去大脑强直。④交叉性瘫痪。

诊断：①明确外伤史。②典型临床表现。③影像学表现，头CT及MRI表现为脑干肿胀，散在出血，周围脑池受压。

治疗：手术治疗效果不佳。轻症可按照脑挫裂伤治疗；重症治疗效果不佳，主要给予糖皮质激素、脱水、冬眠低温疗法、吸氧治疗，纠正呼吸和循环紊乱，维持机体内、外环境的平衡。满足条件者应行早期气管切开。恢复期应用神经营养药物及高压氧治疗，积极防治并发症。

脑干损伤患儿需长期卧床治疗，常伴有深静脉血栓、坠积性肺炎、误吸、神经源性肺水肿等。轻症患儿经积极治疗预后良好，严重者预后极差，约占脑外伤病死率的1/3。

（葛 明 王 佳）

弥漫性轴索损伤（diffuse axonal injury，DAI）

mímànxìng zhóusuǒ sǔnshāng

头部受到旋转外力时，脑组织受剪应力作用导致的以神经轴索肿胀、断裂为主要特征的损伤。外伤使头部产生旋转加速度和/或角加速度，导致脑组织受到剪应力作用，导致神经轴索和小血管损伤。多见于车祸、坠落伤等。损伤后意识障碍，多表现为伤后立即出现昏迷，昏迷程度深，持续时间长；神经系统功能障碍无特异性，可有瞳孔变化、去皮质状态及去大脑强直等表现。诊断依据明确外伤史、典型临床表现与影像学检查。头部CT及MRI可在皮髓质交界处、神经核团和白质交界处、胼胝体、脑干等部位发现单发或多发的无占位效应出血灶，脑组织弥漫性肿胀，可有蛛网膜下腔出血，中线结果无明显移位。

轻症可对症支持治疗；重症治疗效果不佳，主要以脱水、抗炎、低温疗法等对症支持治疗为主。注意保持呼吸道通畅，满足条件者必要时气管切开。恢复期应用神经营养药物及高压氧治疗，积极防治并发症。对于中线偏移，出现一侧瞳孔散大者，及时行去骨瓣减压术。轻症患儿短期内可有记忆力下降和逆行性遗忘，甚至短期的去皮质状态，一般可恢复。重者患儿需长期卧床治疗，可出现植物状态，常伴有深静脉血栓、坠积性肺炎、误吸、神经源性肺水肿等。轻症患儿经积极治疗预后良好，严重者有较高的致残率和致死率，预后差。

（葛 明 王 佳）

脑水肿（cerebral edema）

nǎoshuǐzhǒng

各种因素导致脑组织水分异常增多的病理状态。根据不同病理类型，可分为血管源性脑积水、细胞性脑积水、渗透性脑积水、间质性脑积水。

病因及发病机制　病因可有脑外伤、脑血管病、脑肿瘤、颅内感染、内源性及外源性中毒、放射性脑损伤、脑代谢异常、脑缺氧等。其发病机制包括血脑屏障功能障碍、脑微循环障碍、脑细胞代谢障碍、脑内自由基增加、神经细胞钙超载、颅内静脉压升高等。

临床表现　①颅内压增高：表现为头痛、呕吐、意识障碍、视盘水肿；形成脑疝者可有瞳孔改变及生命体征改变，早期表现为瞳孔缩小、呼吸减慢、脉搏细速，血压升高，随着脑疝加重，可出现瞳孔散大、心跳呼吸骤停。②脑功能障碍：常见表现为癫痫，也可有偏瘫、视力下降、失语、精神障碍等表现，如脑水肿不加以控制，蔓延至全脑，或一开始即为全脑弥漫性脑水肿，患者可表现为昏迷、生命体征异常、中枢性高热等。

诊断　①临床表现及病史。②影像学检查：CT提示在病灶周围或全脑低密度；MRI表现为在T1或T2加权像上均为高信号。③颅内压监测：可提示颅内压增高，有助于判断脑水肿的严重情况及趋势。

治疗　①手术治疗：首要目的为祛除病因，如切除病灶，清除血肿或引流脑脊液等，对于弥漫脑水肿者，可行去骨瓣减压术，以扩大颅腔，降低颅内压。②非手术治疗：脱水药物治疗，如甘露醇、呋塞米、浓氯化钠溶液、甘油果糖等；促进脑灌注，如使用尼莫地平等扩张小血管药物；改善脑缺氧，如高压氧治疗；神经营养治疗。

预后　取决于造成脑水肿的原因，如果原发病在早期得到有效治疗，一般预后良好；而原发病若为全身系统性疾病如严重心脑血管疾病、呼吸系统疾病、重症外伤、肝病、严重脑出血、中毒代谢性疾病等，往往预后较差。

（葛 明 王 佳）

jìfāxìng nǎosǔnshāng

继发性脑损伤 (secondary brain injury)

暴力作用于头部后一段时间后出现的脑组织损伤。包括脑水肿、颅内血肿等。可以是原发性脑损伤的基础上，病情进一步进展引起，也可以在没有明显原发性脑损伤的情况下发生。临床症状可有头痛、恶心、呕吐、意识障碍、瞳孔改变、肢体活动障碍等。轻症患儿可选择保守治疗，一般预后良好。重症患儿需手术治疗，可能造成残疾、植物状态，死亡率高。

(葛 明 王 佳)

yìngnǎomó wài xuèzhǒng

硬脑膜外血肿 (epidural hematoma)

脑外伤后血液积聚在分离的硬脑膜与颅骨内板之间形成的血肿。

病因 主要由外伤导致着力点处颅骨骨折，伤及附近的硬脑膜动脉、静脉、静脉窦或板障内血管，出血积聚于硬脑膜与颅骨内板之间，形成血肿，而血肿增大则进一步使硬脑膜与颅骨内板分离加重。

分类 按照出血时间可分为：①急性硬脑膜外血肿，外伤后3天内形成的血肿。②亚急性硬脑膜外血肿，外伤后3天～3周内形成的血肿。③慢性硬脑膜外血肿，外伤后3周以上形成的血肿。

临床表现 ①意识障碍：伤后可出现意识障碍，20%～50%的患儿表现为伤后昏迷，随后清醒，之后再昏迷，这是由于伤后原发性脑损伤导致伤后昏迷，之后患儿逐渐清醒，后由于血肿出现并逐渐增大，颅内压增高导致脑干受压，患儿再次出现昏迷。②神经系统功能障碍：压迫功能区者可出现相应的神经功能障碍。③颅内压增高表现：头痛、恶心、呕吐等症状。④生命体征改变：早期血压升高、脉压增大、呼吸和心率减慢、体温升高，晚期血压下降、呼吸抑制、脉搏细弱等。⑤瞳孔改变：幕上血肿大多先形成小脑幕切迹疝，瞳孔早期缩小，随即患侧瞳孔散大，病情继续进展，形成枕骨大孔疝，双侧瞳孔均散大。

诊断 ①明确外伤史。②典型临床表现。③影像学检查：头部CT表现为颅板下梭形高密度影，内可混杂血性低密度信号；头部MRI可见局部梭形出血信号，边界清楚。

鉴别诊断 ①硬脑膜下血肿：同样多为外伤导致，一般为脑皮质表面动静脉或桥静脉破裂引起，出血主要积聚在硬脑膜下，多位于对冲部位，可与硬脑膜外血肿同时伴发。头部CT检查脑表面与颅骨之间有新月形高密度影。②脑内血肿：外伤导致，多位于对冲部位，少数位于着力部位，严重者伤后即出现意识障碍，瞳孔进行性散大。头部CT检查表现为类圆形或不规则高密度影。

治疗 一经发现，满足手术指征的患儿，应立即手术清除颅内血肿。手术指征：①幕上血肿大于20ml、颞部血肿大于20ml、颅后窝血肿大于10ml、中线偏移5mm、脑池或脑室明显受压者。②意识障碍进行性加重或出现再昏迷。③颅内压大于5.3kPa（40mmHg）。④有局灶性脑损害体征。不满足手术指征的患儿，应予以密切观察，若病情进展，仍需手术治疗。手术方式包括开颅血肿清除术、钻孔引流术、去骨瓣减压术等。

保守治疗的主要措施包括脱水、激素、止血、抗感染等治疗，应用脱水剂时在早期不宜大剂量，以能缓解症状为宜，以免颅内压下降过多，导致硬脑膜外血肿扩大。婴幼儿血肿较大者可伴有严重贫血甚至休克。应注意监测血红蛋白水平，必要时输血，纠正休克。

预后 若无其他严重并发症、原发脑损伤较轻者，预后良好。病死率为5%～25%。病死率与术前患儿意识水平直接相关，术前意识水平越差者，病死率越高。

(葛 明 王 佳)

yìngnǎomó xià xuèzhǒng

硬脑膜下血肿 (subdural hematoma)

脑外伤后血液积聚在脑皮质表面与硬脑膜和蛛网膜之间的血肿。多与脑挫伤伴发。

病因 主要由外伤导致脑挫伤或脑表面血管或桥静脉破裂，血液流入并积聚于硬脑膜下腔形成血肿。

分类 按照出血时间可分为：①急性硬脑膜下血肿，外伤后3天内形成的血肿。②亚急性硬脑膜下血肿，外伤后3天～3周内形成的血肿。③慢性硬脑膜下血肿，外伤后3周以上形成的血肿。

临床表现 ①意识障碍：急性硬脑膜下血肿在伤后即可出现意识障碍，常表现为持续昏迷，较少有清醒期；亚急性或慢性硬脑膜下血肿则表现为逐渐出现的意识障碍。②神经系统功能障碍：累及功能区者可出现相应的神经功能障碍，如偏瘫、失语、癫痫等。③颅内压增高表现：头痛、恶心、呕吐等症状。④生命体征改变：早期血压升高、脉压增大、呼吸和心率减慢、体温升高，晚期血压下降、呼吸抑制、脉搏细弱等。⑤瞳孔改变：早期大多先形成小脑幕切迹疝，瞳孔早期缩小，随即患侧瞳孔散大，病情继续进展，形成枕骨大孔疝，双侧瞳孔均散大。⑥脑膜刺激征：多数患儿伴有蛛网膜下腔出血，脑膜刺激征明显。

诊断 ①明确外伤史。②典型临床表现。③影像学检查：急性期头部 CT 及表现为颅板下新月形高密度影，内可混杂血性低密度信号，可伴有脑挫裂伤和脑内血肿；头部 MRI 可见局部新月形出血信号，较 CT 能更清晰地显示脑损伤范围。慢性期和亚急性期 CT 及表现为颅板下新月形低密度或等密度影，有时需仔细分辨；头部 MRI 较 CT 更敏感。

鉴别诊断 ①硬脑膜外血肿：同样多为外伤导致，一般为脑膜动脉或静脉窦破裂出血，多伴有骨折，出血主要积聚在硬脑膜与颅骨内板之间，头部 CT 检查脑表面与颅骨之间有梭形高密度影。②脑内血肿：外伤导致，多位于对冲部位，少数位于着力部位，严重者伤后即出现意识障碍，瞳孔进行性散大。头部 CT 检查表现为类圆形或不规则高密度影。

治疗 ①急性硬脑膜下血肿：出血量少、无明显意识障碍、血肿厚度小于 10mm、中线移位小于 5mm 者，可保守治疗，主要包括脱水、激素、止血、抗感染等治疗；意识障碍较重、出血量多的，应采取开骨窗或骨瓣清除血肿，脑水肿较重者，需去骨瓣减。②慢性硬脑膜下血肿：一般采取颅骨钻孔引流术，对于血肿壁钙化者须行骨瓣开颅清除血肿术，血肿内机化形成分隔者，可采取神经内镜手术。

预后 慢性硬脑膜下血肿及无其他严重并发症、原发脑损伤较轻的急性硬脑膜下血肿，预后良好。原发脑损伤较重的，预后差，病死率可达 50% 以上。

（葛 明 王 佳）

nǎonèi xuèzhǒng

脑内血肿（intracerebral hematoma） 脑外伤后脑实质内出血形成的血肿。可发生于脑内任何位置，额叶、颞叶发生率最高。

病因 主要为外伤使脑组织受到剪应力作用，导致脑内血管破裂出血，形成血肿。

临床表现 ①意识障碍：常表现为伤后昏迷，进行性加重，无中间清醒期。②神经系统功能障碍：累及功能区者可出现相应的神经功能障碍，如偏瘫、失语、偏盲、癫痫等。③颅内压增高表现：头痛、恶心、呕吐等症状。④生命体征改变：早期血压升高、脉压增大、呼吸和心率减慢、体温升高，晚期血压下降、呼吸抑制、脉搏细弱等。⑤瞳孔改变：早期先形成小脑幕切迹疝，瞳孔早期缩小，随即患侧瞳孔散大，病情继续进展，形成枕骨大孔疝，双侧瞳孔均散大。⑥脑膜刺激征：多数患者伴有蛛网膜下腔出血，脑膜刺激征明显。

诊断 ①明确外伤史。②典型临床表现。③影像学检查：头部 CT，急性期表现为脑内团块样高密度影，2~4 周变为等密度，4 周后变为低密度；头部 MRI 表现为脑内出血信号影，较 CT 敏感。

鉴别诊断 ①硬脑膜外血肿：同样多为外伤导致，一般为脑膜动脉或静脉窦破裂出血，多伴有骨折，出血主要积聚在硬脑膜与颅骨内板之间，头部 CT 检查脑表面与颅骨之间有梭形高密度影。②硬脑膜下血肿：同样多为外伤导致，一般为脑皮质表面动静脉或桥静脉破裂引起，出血主要积聚在硬脑膜下，多位于对冲部位，可与硬膜外血肿同时伴发。头部 CT 检查脑表面与颅骨之间有新月形高密度影。

治疗 ①手术治疗：一般采用开颅血肿清除术，吸除血肿，清理挫伤糜烂的脑组织。脑水肿重者需去骨瓣减压。②非手术治疗：血肿量小于 30ml、中线无明显偏移、神志清楚者，可采取保守治疗，包括脱水、激素、止血、抗感染，需严密观察病情变化。病情进展需及时手术。

预后 轻症患儿预后较好，可完全康复；重症者预后差，致残率、病死率高。

（葛 明 王 佳）

nǎoshìnèi chūxuè

脑室内出血（intraventricular hemorrhage） 头外伤后出血进入并积聚于脑室内的病理状态。分为原发性脑室内出血和继发性脑室内出血。原发性脑室内出血是暴力作用在额部或枕部，使脑组织沿前后方向猛烈运动时，脑室壁产生剪力变形，使室管膜血管破裂出血；继发性脑室内出血是脑实质内血肿，破入脑室，形成血肿。临床表现有意识障碍，神经系统功能障碍如去大脑强直、癫痫等，颅内压增高症状如头痛、恶心等，中枢性高热。诊断时依据明确外伤史、典型临床表现和影像学检查，头部 CT 可见脑室内高信号影填充。

该病多并发于脑挫裂伤、脑内血肿等，其危害性尤甚于脑室内出血，应该在及时处理原发性和继发性损伤的同时，行脑室引流术，或术中吸出脑室内的凝血块，术后留置脑室外引流管持续引流。少量脑室内出血，如患儿无明显颅内压增高症状，可腰椎穿刺释放血性脑积水。并发症包括颅内感染、创伤性癫痫、脑积水等。预后与脑室内出血量、原发脑损伤的严重程度、年龄及是否早期出现脑积水有关，病死率为 31.6%～76.6%。

（蔄 明 王 佳）

颅后窝血肿 （posterior fossa hematoma）

lúhòuwō xuèzhǒng

头外伤导致颅后窝组织出血形成的血肿。暴力作用于枕部，导致枕骨骨折，损伤静脉窦或导静脉形成硬脑膜外血肿，有时可骑跨横窦，向幕上发展形成血肿；暴力作用于枕部导致小脑挫裂伤，可形成小脑内血肿或硬脑膜下血肿。临床表现可见枕部皮下肿胀或瘀斑，意识障碍进行性加重，颅内压增高症状如头痛、恶心、呕吐等，局灶性神经症状如小脑受累导致的眼球震颤、共济失调等，脑疝征象即生命体征紊乱、瞳孔散大、对光反射消失等。诊断时依据明确外伤史、典型临床表现与影像学检查，头部 CT、MRI 示颅窝后出血信号影。

一般认为出血量在 10ml 以上的，应尽快手术，清除血肿，解除压迫。出血量在 10ml 以下的可严密观察，保守治疗，若病情进展，也应尽早手术。并发症包括颅内感染、皮下积液、脑积水、共济失调等。预后与脑挫裂伤的程度有关。早期手术清除血肿可取得较好结果，如发展至枕骨大孔疝，导致中枢性呼吸、循环衰竭，病情较为险恶，病死率高达 15%～25%。

（蔄 明 王 佳）

硬脑膜下积液 （subdural fluid accumulation）

yìngnǎomó xià jīyè

脑脊液在硬脑膜和蛛网膜之间异常积聚。导致儿童硬脑膜下积液的主要病因是开颅手术导致脑室开放，脑脊液从脑室经手术通路进入硬脑膜下腔。此外，化脓性脑膜炎、过度分流、脑外伤也可导致硬脑膜下积液。临床表现有意识障碍，表现为精神逐渐萎靡，甚至嗜睡；颅内压增高表现如头痛、恶心、呕吐等症状；瞳孔改变，单侧硬脑膜下积液形成小脑幕切迹疝，瞳孔早期缩小，随即患侧瞳孔散大。婴幼儿可出现头围增大、囟门张力高。诊断时依据明确外伤史、典型临床表现与影像学检查，头部 CT 及 MRI 可见新月形液体信号。

鉴别诊断：①硬脑膜下血肿，多是外伤导致，病情发展急骤，可伴有颅骨骨折，头部 CT 检查脑表面与颅骨之间有新月形高密度影。②脑积水，可伴有头围增大、精神萎靡不振，头痛、呕吐等，主要依靠头部影像学检查鉴别。脑积水主要表现为脑室增大，可有脑室旁水肿，脑实质受压。

一般采取颅骨钻孔引流术，如出现囊壁机化形成分隔者，可采取神经内镜手术。并发症有脑积水、硬脑膜下血肿、颅内感染等。一般经手术治疗后预后良好。

（蔄 明 王 佳）

多发性颅内血肿 （multiple intracranial hematoma）

duōfāxìng lúnèi xuèzhǒng

头外伤后颅内同一部位或不同部位形成两个以上相同或不同类型的血肿。常发生于坠楼伤、车祸伤的重症外伤患儿，发生率占颅内血肿的 14.4%～21.4%，其中，居不同部位者占 60% 左右；位于同一部位但不是同一类型的血肿，约占 40%。常见的临床表现有意识障碍、颅内压增高表现、瞳孔改变及神经功能障碍。多发性颅内血肿患儿病情重、进展快，一经发现应立即抢救并准备手术，根据患儿的伤情制订手术计划，术后予以高级生命支持及康复治疗。此类患儿预后差，致残率、病死率高。

（蔄 明 王 佳）

脑神经损伤 （cranial nerve injury）

nǎoshénjīng sǔnshāng

外伤、感染、缺血、颅内压增高等因素造成脑神经断裂、出血、坏死、水肿，出现短期或永久性的功能障碍。因脑神经经由颅底的裂隙孔洞而出颅，故而脑神经损伤最常见的原因为颅底骨折，颅内压增高导致的脑疝、脑膜炎、血供障碍和手术误伤也可能导致脑神经损伤。①嗅神经损伤：轻者嗅觉丧失可部分或全部恢复，重者将永久性丧失嗅觉。②视神经损伤：视野缺损、偏盲甚至全盲。③动眼神经损伤：眼球运动异常、斜视。④滑车神经损伤：向下凝视出现复视。⑤三叉神经损伤：面部麻木、感觉迟钝或消失、角膜反射减退或消失、眼睑闭合不全、咀嚼无力等。⑥外展神经损伤：眼球内斜、外展不能、复视等。⑦面神经损伤：面瘫、额纹消失、眼闭障碍等。⑧听神经损伤：听力下降甚至消失。⑨后组神经损伤：饮水呛咳、声音嘶哑、舌后 1/3 味觉消失、胸锁乳突肌及斜方肌瘫痪、伸舌偏斜等。

多数脑神经损伤没有特殊治疗方法，在治疗原发病的基础上，辅以神经营养剂、血管扩张剂及中医针灸等治疗为主。早期视神经管骨折变形导致的视神经损伤可采取视神经管减压术。面神经损伤有时可采用面-副神经吻合术及面-膈神经吻合术。预后与原发病有关，病变轻时，可在数周或数月内恢复正常，重时可永久性损伤。颅脑损伤或手术后应注意观察有无脑神经损伤症状，早期发现及治疗，避免漏诊，有助于提高预后。

（蔄 明 王 佳）

外伤后癫痫 (post-traumatic epilepsy)

wàishānghòu diānxián

继发于颅脑损伤的癫痫发作。又称外伤性癫痫。可分为早期发作和晚期发作。早期发作为伤后 1 个月内出现的癫痫发作，约占 16%，常见原因为脑挫裂伤、颅内血肿、凹陷性骨折片、局部脑组织的缺血、水肿、生化改变等，多为局灶性发作；晚期发作为伤后 1 个月以上出现的癫痫发作，约占 84%，常见原因为脑退行性病变、脑膜脑瘢痕、脑穿通畸形、颅内异物、骨折征、晚期脑脓肿等，多为全身大发作。外伤后癫痫的治疗以药物治疗为主，常用的药物包括丙戊酸钠、左乙拉西坦、卡马西平、苯巴比妥等。药物不能控制的难治性癫痫，应在完善术前评估后进行手术治疗，包括癫痫灶切除术、迷走神经刺激术、胼胝体切开术等。

（葛 明 王 佳）

开放性颅脑损伤 (open craniocerebral injury)

kāifàngxìng lúnǎo sǔnshāng

头皮、颅骨、硬脑膜均不完整，颅腔与外界相通的颅脑损伤。多为锐器或钝器造成的颅脑开放伤和火器伤造成，可有脑震荡、脑挫裂伤等原发性颅脑损伤和颅内血肿、脑水肿与肿胀等继发性颅脑损伤。临床症状可有皮肤、颅骨缺损，大量出血、脑脊液漏或脑组织溢出，以及头痛、恶心、呕吐、意识障碍、瞳孔改变、肢体活动障碍等。开放性颅脑损伤均需手术治疗，轻者预后良好或无症状，重者可能成植物人或死亡。

（葛 明 王 佳）

格拉斯哥昏迷评分 (Glasgow coma score，GCS)

Gélāsīgē hūnmí píngfēn

通过睁眼、语言和运动三方面对意识障碍程度进行的量化评分。1974 年由英国格拉斯哥大学的两位神经外科教授格雷厄姆·蒂斯代尔 (Graham Teasdale) 与布赖恩·詹妮特 (Bryan J. Jennett) 提出的测评昏迷的方法。

评估方法 GCS 有睁眼反应、语言反应和肢体运动三方面。三方面的分数总和即为昏迷指数。

睁眼反应 ①4 分：自然睁眼。靠近患者时，患者能自主睁眼，术者不应说话、不应接触患者。②3 分：呼唤会睁眼。正常音量呼叫患者，或高音量呼叫，不能接触患者。③2 分：有刺激或痛楚会睁眼。先轻拍或摇晃患者，无反应后予强刺激，如以笔尖刺激患者第 2 或第 3 指外侧，并在 10 秒内增加刺激至最大。强刺激睁眼评 2 分；若仅皱眉、闭眼、痛苦表情，不能评 2 分。④1 分：对于刺激无反应。⑤C 分：若因眼肿、骨折等不能睁眼，应以 "C" (closed) 表示。

语言反应 ①5 分：说话有条理。定向能力正确，能清晰表达自己的名字、居住的城市或当前所在地点、当年年份和月份。②4 分：可应答，但有答非所问的情形。定向能力障碍，有答错情况。③3 分：可说出单字。完全不能进行对话，只能说简短句或单个字。④2 分：可发出声音。对疼痛刺激仅能发出无意义叫声。⑤1 分：无任何反应。⑥T 分：因气管插管或切开而无法正常发声，以 "T" (tube) 表示。⑦D 分：平素有言语障碍史，以 "D" (dysphasic) 表示。

肢体运动 ①6 分：可依指令动作。按指令完成 2 次不同的动作。②5 分：施以刺激时，可定位出疼痛位置。给予疼痛刺激时，患者能移动肢体尝试去除刺激。疼痛刺激以压眶上神经为金标准。③4 分：对疼痛刺激有反应，肢体会回缩。④3 分：对疼痛刺激有反应，肢体会弯曲，呈 "去皮质强直" 姿势。⑤2 分：对疼痛刺激有反应，肢体会伸直，呈 "去脑强直" 姿势。⑥1 分：无任何反应。

昏迷程度判定 最高分为 15 分，表示意识清楚；12~14 分为轻度意识障碍；9~11 分为中度意识障碍；8 分以下为昏迷；分数越低则意识障碍越重。

（葛 明 王 佳）

脑疝 (brain hernia)

nǎoshàn

颅内占位性病变或脑水肿使颅内出现压力梯度，脑组织由高压区向低压区移位，在经过生理间隙或孔道时，部分脑组织、血管、神经受压，导致一系列临床症状和体征的疾病。

根据发病部位进行疾病分类，脑疝主要分为以下几类。①小脑扁桃体疝：又称枕骨大孔疝。大多发生于颅后窝占位性病变或幕上占位晚期，小脑扁桃体被挤入枕骨大孔并嵌顿而产生。枕骨大孔疝发生后，延髓、脑神经及血管被挤压，呼吸、心跳等生命中枢受损，患儿常突然出现呼吸停止，深度昏迷，四肢瘫痪，双侧瞳孔散大等，若抢救不及时，会很快死亡，是脑疝中最危重的。②小脑幕裂孔疝：又称小脑幕切迹疝、颞叶沟回疝。幕上占位性疾病引起颅内压增高时，病灶侧的颞叶沟回部分的脑组织被挤入小脑幕裂孔内形成。中脑动眼神经、大脑后动脉受压，血液循环受阻。患儿常表现剧烈头痛、频繁呕吐、烦躁不安，直至昏迷。病灶侧瞳孔先缩小，继而逐渐散大，两侧瞳孔不等大，对光反射消失，对侧中枢性偏瘫。原发病未经及时治疗者，在疾病后期会形成枕骨大孔疝。③大脑镰下疝：又称扣带回疝，多发生于幕上占位性病变，是指半球内侧面的扣带回及邻近的额回经大脑镰下缘向对侧移位。患儿可无明显症状，也可表现为头痛、烦躁、意识障碍等，不经及时治疗，后期可合并小脑幕切迹疝、枕骨大孔疝，从而危及生命。

脑疝治疗的关键是治疗原发病，明确脑疝后应积极手术治疗，包括开颅颅内占位切除术、开颅颅内血肿清除术、去骨瓣减压术、脑室穿刺外引流术、脑室腹腔分流术等。除手术外，应予保持呼吸道通畅，同时脱水、激素、过度通气等治疗以降低颅内压力。脑疝的出现意味着病情已经进入危重期，早期治疗患儿仍可治愈，而中晚期及治疗不理想者，预后极差。

（葛 明 王 佳）

xiǎonǎomù lièkǒngshàn

小脑幕裂孔疝（tentorial herniation）

幕上占位性疾病引起颅内压增高时，病灶侧的颞叶沟回部分的脑组织被挤入小脑幕裂孔内，造成中脑、动眼神经、大脑后动脉和中脑导水管受压，由此产生的脑疝。又称小脑幕切迹疝、颞叶沟回疝。常见病因包括：①幕上脑肿瘤。②脑外伤或自发性颅内出血引起的幕上血肿、脑水肿等。③颅内感染、脑脓肿等。④颅内寄生虫病。患儿常表现剧烈头痛、频繁呕吐、烦躁不安，直至昏迷。病灶侧瞳孔先缩小，继而逐渐散大，两侧瞳孔不等大，对光反射消失，对侧中枢性偏瘫。治疗的关键在于处理原发病，开颅颅内占位切除术、开颅颅内血肿清除术、去骨瓣减压术、脑室

穿刺外引流术、脑室腹腔分流术等。早期治疗患儿仍可治愈，而中晚期及治疗不理想者，易继发枕骨大孔疝，预后极差。

（葛 明 王 佳）

xiǎonǎobiǎntáotǐshàn

小脑扁桃体疝（cerebellar tonsillar herniation）

大多发生于颅后窝占位性病变或幕上占位晚期，小脑扁桃体被挤入枕骨大孔并嵌顿，延髓、脑神经及血管被挤压，呼吸、心跳等生命中枢受损而产生的脑疝。又称枕骨大孔疝。可分为急性疝出和慢性疝出两种。①急性者多见于颅后窝血肿、肿瘤等，一旦发生，生命体征改变显著，迅速发生呼吸和循环障碍，先呼吸减慢，脉搏细速，血压下降，很快出现呼吸、心搏骤停，即使抢救，预后仍极差。故首要在于前期预防，对于幕下肿瘤或出血的患儿，完善术前检查后应尽早手术；合并梗阻性脑积水者，如短期内无法解除梗阻，应先行脑室穿刺或脑室腹腔分流术。②慢性者多见于寰枕畸形，临床表现可有枕下疼痛、后组神经刺激症状等，如伴有脊髓空洞，可有感觉分离表现，一经临床诊断，也应及早手术，避免症状加重。

（葛 明 王 佳）

értóng nǎosǐwáng

儿童脑死亡（brain death in children）

发生在生后29天~18周岁的脑死亡。脑死亡是指包括脑干在内的全脑功能不可逆转的丧失，分为原发性脑死亡和继发性脑死亡。原发性脑死亡是由原发性脑疾病或损伤引起；继发性脑死亡是由心、肺等脑外器官的原发性疾病或损伤致脑缺氧或代谢障碍所致。造成脑死亡的病因可以是脑外伤、脑出血、中枢神经系统感染、颅内肿瘤、脑水肿

或继发于心肺功能障碍等。

中国儿童脑死亡的判定标准如下。①儿童脑死亡判定标准适用年龄：生后29天~18周岁。②判定的先决条件：昏迷原因明确，排除了各种原因的可逆性昏迷。③临床判定：深昏迷；脑干反射消失；无自主呼吸，靠呼吸机维持通气，自主呼吸激发试验证实无自主呼吸。必须同时满足以上3条临床判定。④确认实验：脑电图，显示脑静息；经颅多普勒超声，显示颅内前循环和后循环血流呈震荡波、尖小收缩波或血流信号消失；正中神经段潜伏期体感诱发电位，显示双侧N9和/或N13存在，P14、N18和N20消失。确认实验必须具备其中2项。⑤判定时间：临床判定和确认实验结果均符合脑死亡判定标准可首次判定为脑死亡。生后29天~1岁婴儿，首次判定后24小时再次复查，结果仍符合脑死亡判定标准，方可最终确认为脑死亡。1~18周岁儿童，首次判定后12小时再次复查，结果仍符合脑死亡判定标准，方可最终确认为脑死亡。严重颅脑损伤或呼吸、心搏骤停复苏后应至少等待24小时进行脑死亡判定。

（葛 明 王 佳）

nǎomó nǎopéngchū

脑膜脑膨出（meningoencephalocele）

胚胎时期神经管发育不良导致脑组织连同硬脑膜经颅骨缺损区膨出颅外的先天性疾病。可能是受妊娠初期孕妇营养、叶酸缺乏或外伤、感染、新陈代谢障碍等因素影响。①局部症状：一般为圆形或椭圆形的囊性包块，位于鼻根处者多为扁平包块，表面皮肤可正常或退行性变，透光试验阴性。②神经系统症状：轻者无明显神经系统的症状，重者

可有智力低下，位于鼻根者可有嗅觉丧失，突入眶内者可有视力障碍，位于枕部可有小脑受损等表现。③相邻器官受压表现：位于鼻根者可引起面部畸形，眶距增宽，突入眼眶者可引起眼球突触等。

诊断依据典型临床表现与影像学检查，头部CT有助于判断骨缺损的范围，头部MRI有助于判断脑组织是否膨出，其中脑室随脑组织膨出者称为脑室-脑膨出。可与脑膜膨出鉴别，脑膜膨出同样有颅骨缺损，膨出物囊内仅有脑脊液，无脑组织膨出，透光试验阳性。

主要采取手术治疗，术中切除膨出硬脑膜，还纳脑组织，修补颅骨缺损；合并脑积水者应先处理脑积水；合并感染、脑脊液漏者，应积极控制感染，待创面清洁或接近愈合后再行手术。并发症有脑积水、颅内感染、皮肤愈合不良、脑脊液漏等。预后取决于病情严重程度，术前合并神经功能障碍、智力低下或其他部位畸形者，预后差。应加强妊娠早期叶酸补充，加强妊娠期超声检查，产前超声发现脑膜脑膨出的胎儿，满足条件的可终止妊娠。

（葛 明 王 佳）

nǎojīshuǐ

脑积水（hydrocephalus） 脑脊液分泌过多或吸收循环障碍，从而在脑室内异常积聚，导致脑室扩张、颅内压增高的疾病。

病因 ①肿瘤：可阻塞脑脊液循环通路的任何一部分，形成梗阻性脑积水；有些肿瘤具有分泌脑脊液的功能，如脉络丛乳头状瘤。②先天畸形：如神经管畸形、先天性导水管阻塞或狭窄、先天性蛛网膜颗粒缺失等。③出血：外伤或脑血管畸形破裂导致

脑出血，血液进入脑室形成闭塞性蛛网膜炎，抑制脑脊液吸收，形成交通性脑积水；较大凝血块直接阻塞脑室系统形成梗阻性脑积水。④感染：常见于细菌性脑膜炎或结核性脑膜炎，炎性物质阻塞蛛网膜下腔引起交通性脑积水；化脓性脑膜炎形成脑室内隔膜者，形成梗阻性脑积水。

分类 ①梗阻性脑积水：又称非交通性脑积水，指病变位于脑室系统内或附近，阻塞脑室系统内脑脊液循环而形成的脑积水。②交通性脑积水：指脑脊液分泌过多或吸收障碍而形成的脑积水。

临床表现 ①意识障碍：表现为精神逐渐萎靡、嗜睡严重者甚至昏迷。②颅内压增高表现：如头痛、恶心、呕吐、视盘水肿等症状。③神经功能损伤：共济失调、视物模糊、癫痫等。④婴幼儿可出现头围增大、囟门张力高者查体可闻及"破壶音"、双眼下视形成"落日征"、头皮静脉怒张等。⑤可出现硬膜下积液、颅内感染等并发症。

诊断 ①典型临床表现。②影像学检查：头部CT及MRI可见脑室扩张，脑室旁水肿，梗阻性脑积水可见占位性病变。

鉴别诊断 ①硬脑膜下血肿或积液：可有头痛、意识障碍、视物不清等病史，婴儿可有头颅增大、颅骨变薄，一般无落日征，CT扫描可以鉴别。②脑萎缩：多发生于老年患者，症状发展缓慢，达数年之久。CT检查特征为脑室轻度扩大，脑沟回明显增宽，无室旁水肿。MRI可见脑室和蛛网膜下腔均扩大。患者一般无颅内压增高表现。

治疗 ①药物治疗：主要目的在于减少脑脊液分泌和降低颅内压，如甘露醇、呋塞米、乙酰

唑胺等。②手术治疗：是治疗脑积水的主要方式，包括脑室腹腔分流术、脑室镜三脑室底造瘘术、脑室穿刺外引流术等。对于有明确占位性病变导致梗阻性脑积水的，应切除病变，解除梗阻。

预后 单纯脑积水一般经手术治疗后预后良好。有原发灶的梗阻性脑积水主要取决于原发病灶的性质。

（葛 明 王 佳）

xiǎonǎobiǎntáotǐ xiàshàn jīxíng

小脑扁桃体下疝畸形（Arnold-Chiari malformation） 颅后窝中线结构发育异常，小脑扁桃体下疝至椎管内，延髓、第四脑室也伴随下移的先天性畸形。又称阿诺尔德-希阿里畸形。病因尚不明确，可能与胚胎发育过程中脑组织发育过快、颅骨发育不良有关。分为四型。①Ⅰ型：小脑扁桃体和小脑蚓部下疝入椎管，小脑扁桃体下端疝出枕大孔平面5mm以上，可合并脑积水和脊髓空洞。②Ⅱ型：在Ⅰ型的基础上，延髓、脑桥和第四脑室均疝入椎管，几乎都伴有脑积水脊髓空洞，可伴有脊髓脊膜膨出。③Ⅲ型：在Ⅱ型的基础上，伴发高颈髓或枕下脑脊膜膨出。④Ⅳ型：小脑发育不全，无小脑下疝。患儿可表现小脑功能障碍，走路不稳、共济失调等；脑神经受损，声音嘶哑、饮水呛咳、颈痛、斜方肌、胸锁乳突肌无力等；颅内压增高表现，头痛、呕吐、嗜睡等；脊髓空洞表现，分离性感觉障碍，双手鱼际肌、骨间肌萎缩等。

根据临床症状及典型影像学检查即可诊断。无症状且无脑积水及脊髓空洞者可保守观察；有症状或合并脑积水及脊髓空洞者主要采取手术治疗，根据畸形程度，可选择的手术方式有单纯颅

骨减压术、颅骨减压+硬脑膜切开减压术、颅骨减压+硬脑膜切开减压+小脑扁桃体下疝切除术。合并脑积水者可行脑室腹腔分流术。并发症有脑脊液漏、颅内感染等。Ⅰ型、Ⅱ型经手术治疗一般预后良好，Ⅲ型、Ⅳ型预后差。

（葛 明 王 佳）

Dāndí-Wòkè zōnghézhēng

丹迪-沃克综合征（Dandy-Walker syndrome） 以小脑蚓部发育不全、第四脑室囊性扩大和幕上脑积水为病理表现的综合征。又称丹迪-沃克畸形或第四脑室孔闭塞综合征。第四脑室中间孔或侧孔为先天性纤维网、纤维带或囊肿所闭塞，小脑蚓部先天性发育不全，导致第四脑室囊性扩张，继发幕上脑积水。患儿可表现为小脑功能障碍，走路不稳、共济失调等；脑积水表现，头围增大、头痛、呕吐、嗜睡等；脑神经麻痹，声音嘶哑、饮水呛咳等。根据临床症状及影像学检查的典型表现即可诊断。由于幕上脑积水为继发性，故应采取脑室-腹腔分流术；年长患儿或分流管堵塞患儿，可考虑内镜治疗。并发症有脑脊液漏、颅内感染等。预后与神经畸形的严重程度有关，多数报道病死率在20%左右。

（葛 明 王 佳）

biǎnpíng lúdǐ

扁平颅底（platybasia） 后枕部颅骨发育过程中失去正常的生理弯曲，表现为局部扁平，造成颅后窝狭小、脑组织受压的先天性疾病。颅前窝、颅中窝及颅后窝的颅底部，特别是鞍背至枕大孔前缘处，自颅腔向上凹，使颅底变得扁平，蝶骨体长轴与枕骨斜坡构成的颅骨基底角变大，超过145°。该病常与颅底凹陷、寰椎枕化、寰枢椎脱位以及小脑扁桃

体下疝同时存在。单独存在时一般不出现症状，无症状者无须手术，存在神经症状时需手术治疗。

（葛 明 王 佳）

luòrìzhēng

落日征（sun set sign） 患儿双眼球下视，眼球下缘沉落到下眼睑缘，上部巩膜暴露，形似落日的现象。常见于脑积水晚期。随着脑积水加重，第三脑室后部的松果体上隐窝极度扩张，压迫中脑顶盖，导致负责双眼垂直协同运动的皮质下中枢麻痹，引起双眼垂直协同麻痹，多表现为上视麻痹型，形成落日征表现。此征提示患儿脑室扩张严重，需尽快完善检查，及早手术治疗。

（葛 明 王 佳）

Pàlǐnuò zōnghézhēng

帕里诺综合征（Parinaud syndrome） 中脑背侧或顶盖前区占位或中脑病变造成的以双眼向上凝视麻痹、会聚-回缩性眼球震颤、瞳孔光近反射分离为表现的三联征。又称中脑顶盖综合征、上仰视性麻痹综合征、四叠体综合征。常见于松果体肿瘤、三脑室后肿瘤、中脑梗死等病变等压迫或破坏中脑上丘，导致眼球垂直同向运动皮质下中枢麻痹，引起双眼垂直协同麻痹，造成以双眼向上凝视麻痹、会聚-回缩性眼球震颤、瞳孔光近反射分离为表现的三联征。出现该体征高度怀疑中脑或顶盖前区病变，应完善头部影像学检查明确诊断。有时脑积水患儿因第三脑室后部的松果体上隐窝极度扩张，压迫中脑顶盖，也会造成类似帕里诺综合征的表现，称为落日征。

（葛 明 王 佳）

Màikèyóu'ēn zhēng

麦克尤恩征（MacEwen sign） 先天性脑积水患儿由于颅骨变

薄、颅缝分离，叩诊时出现类似击破瓷壶所产生的声响的征象。又称破壶音。常见于重度的先天性脑积水患儿，由于颅骨菲薄，而脑室巨大，叩击诊头部时，颅骨与脑室内液体产生共振，出现类似击破瓷壶所产生的声响。出现该体征表示患儿处于脑积水晚期，脑室巨大而颅骨菲薄，应尽早手术。

（葛 明 王 佳）

nǎojǐyè fēnliúshù

脑脊液分流术（cerebrospinal fluid shunt） 通过在体内植入一组引流管装置，将脑室内的脑脊液分流到体内其他腔隙的手术。分为三类。①脑室颅内分流术：如脑室-矢状窦分流术、脑室-枕大池分流术等。②脑室颅外分流术：如脑室-腹腔分流术、脑室-心房分流术、脑室-膀胱分流术等。③腰大池分流术：如腰大池-腹腔分流术。随着脑积水手术理念的逐渐成熟，除脑室-腹腔分流术、腰大池-腹腔分流术外，其他分流方式已极少见，主要应用于一些腹腔情况不满足行分流手术条件的患儿。

适应证：①包括梗阻性脑积水、交通性脑积水和正常压力性脑积水在内的各种类型脑积水。②特发性颅内高压。③腰大池-腹腔分流术仅适用于交通性脑积水及正常压力性脑积水。

禁忌证：①颅内有新鲜出血颅内感染尚未控制者。②腹腔内有炎症或腹水者。③头、颈、胸、腹或腰部引流管走形区皮肤感染。④梗阻性脑积水为腰大池-腹腔分流术禁忌证。

手术前气管插管下全身麻醉。手术步骤：①穿刺脑室或腰大池。②建立皮下隧道。③连接分流装置，包括穿刺端、分流泵和腹腔

端，观察分流装置是否通畅。④腹部小切口，逐层分离，打开腹腔。⑤将腹腔端置入腹腔。⑥各部切口逐层缝合。

并发症：①感染，包括皮肤感染、颅内感染及腹腔端感染。②分流管功能障碍，包括分流管堵塞、断裂、脱出、移位等。③腹腔并发症包括肠梗阻、内脏穿孔、腹腔端包裹、腹股沟疝和鞘膜积液等。④过度分流，包括裂隙脑室综合征、低颅压综合征和慢性硬膜下出血。⑤癫痫。⑥脑肿瘤合并脑积水者可能出现肿瘤腹腔转移。⑦腰大池-腹腔分流术可引起小脑扁桃体下疝。

（葛明 王佳）

nǎoshì fùqiāng fēnliúshù

脑室-腹腔分流术（ventriculo-peritoneal shunt）

通过在体内植入一组带有单向阀门的引流管装置，将脑室内的脑脊液分流到腹腔内的手术。

适应证：①包括梗阻性脑积水、交通性脑积水和正常压力性脑积水在内的各种类型脑积水。②特发性颅内高压。

禁忌证：①颅内有新鲜出血颅内感染尚未控制者。②腹腔内有炎症或腹水者。③头颈部或胸腹部皮肤感染。

手术前气管插管下全身麻醉。患儿仰卧位。手术步骤：①选择穿刺孔，额部为中线旁开 2~3cm，冠状缝前 1~2cm；枕部为中线旁开 2~3cm，枕骨粗隆上方 5~6cm。②在选择穿刺孔部位做弧形切口，颅骨钻孔，孔径略粗于引流管。③于右上腹做一小切口。④利用金属通条分离皮下隧道，导入引流管腹腔段。⑤灼烧硬脑膜后，行脑室穿刺，穿刺目标点为侧脑室额角室间孔前方，可利用超声或导航设备辅助穿刺。

⑥连接分流管脑室端、分流泵及腹腔端并固定，观察腹腔端是否有脑脊液流出。⑦分流管腹腔端置入腹腔内。

并发症：①感染。②分流管功能障碍，包括分流管堵塞、断裂、脱出、移位等。③腹腔并发症包括肠梗阻、内脏穿孔、腹腔端包裹、腹股沟疝和鞘膜积液等。④过度分流，包括裂隙脑室综合征、低颅压综合征和慢性硬膜下出血。⑤癫痫。⑥脑肿瘤合并脑积水者可能出现肿瘤腹腔转移。

（葛明 王佳）

értóng lúnèi zhǒngliú

儿童颅内肿瘤（intracranial tumor in children）

儿童期发生于颅内的肿瘤。包括原发于脑组织、脑膜、垂体、脑神经、脑血管等组织的原发性颅内肿瘤，以及由全身其他器官或组织的肿瘤转移至颅内的继发性颅内肿瘤。发病原因尚不明确，其致病因素较为复杂，可能与基因突变、化学药物刺激、放射性物质接触、遗传因素等有关。分类有胶质瘤、脉络丛肿瘤、胚胎性肿瘤、松果体肿瘤、脑神经肿瘤、脑膜瘤、间叶性非脑膜上皮来源肿瘤、黑色素细胞肿瘤、淋巴和造血系统肿瘤、生殖细胞肿瘤、鞍区肿瘤、中枢神经系统转移瘤等。

临床表现多样，典型临床表现有颅内压增高表现，包括头痛、恶心、呕吐等；局灶症状，癫痫、肢体活动障碍等；脑神经损伤，视力下降、听力下降、吞咽困难等；内分泌变化，多饮多尿、性早熟等；意识变化，随肿瘤生长，出现意识障碍；生命体征变化。主要采用手术治疗，非手术治疗包括放射治疗、化学药物治疗、免疫治疗等。预后与肿瘤的位置、类型、性质、大小、患儿年龄及

身体状况等诸多因素有关，良性肿瘤一般预后好，恶性肿瘤预后较差。

（葛明 王佳）

shēngzhíxìbāo zhǒngliú

生殖细胞肿瘤（germ cell tumor, GCT）

原发于颅内的，起源于原始生殖细胞的肿瘤。多见于 15 岁以下的儿童，诊断时的年龄多为 10~14 岁。男性发生率略高于女性，男女比例为 2∶1~3∶1，其中松果体区域 GCT 男性优势更加显著。在北美和欧洲，中枢神经系统 GCT 占儿童中枢神经系统肿瘤的 0.5%~3.0%，在亚洲地区占儿童中枢神经系统肿瘤的 11%。

病因 尚不明确。多数学者认为所有生殖性肿瘤均起源于原始生殖细胞。

分类 ①生殖细胞瘤。②畸胎瘤，又分为成熟型畸胎瘤、未成熟型畸胎瘤和有体细胞型恶变的畸胎瘤。③胚胎性癌。④卵黄囊瘤，又称内胚窦瘤。⑤绒毛膜癌。⑥混合性 GCT。

临床表现 根据肿瘤位置不同，临床表现不尽相同。①松果体区肿瘤：压迫中脑导水管可引起颅内压增高症状，如头痛、恶心、呕吐、嗜睡等；压迫中脑动眼神经核可出现垂直凝视障碍、会聚性眼球震颤、瞳孔光近反射分离等。②鞍区肿瘤：可引起下丘脑/垂体功能障碍，如尿崩症、青春期发育迟缓或性早熟、生长发育落后等；压迫视交叉者还导致视力下降或双眼颞侧偏盲。③基底节区肿瘤：多表现为进行性偏侧肢体无力。

诊断 ①典型临床表现。②影像学检查：头部 MRI 比头 CT 更敏感，松果体区、鞍区或基底节占位，有时可同时位于两个或两个以上部位，增强 MRI 有时可

见播散灶。③实验室检查：甲胎蛋白（α-fetoprotein，AFP）和 β-人绒毛膜促性腺激素（β-human chorionic gonadotropin，β-hCG）是颅内 GCT 的肿瘤标志物。生殖细胞瘤和成熟型畸胎瘤通常表现为肿瘤标志物阴性，部分生殖细胞瘤患儿有合体滋养细胞存在，β-hCG 可轻度升高（<50mIU/ml）。β-hCG 极度增高应考虑绒癌或含有绒癌成分，AFP 极度增高应考虑含有卵黄囊瘤成分。未成熟型畸胎瘤、混合性 GCT 患儿，AFP、β-hCG 均可升高。④病理检查：活检或手术切除的标本含有 GCT 成分。⑤诊断性放射治疗：既是诊断方式，也是治疗方式，在临床表现、影像学和实验室检查都高度怀疑为 GCT，而没有活检或手术取得病理时，由于 GCT 对放射治疗高度敏感，给予低剂量的放射治疗，肿瘤体积明显缩小或消失，既达到诊断目的，也达到治疗目的。⑥实验性化学药物治疗：与诊断性放射治疗的原理类似，GCT 对化学药物敏感度高，既可以明确诊断，也可以判断肿瘤对化学药物治疗的敏感性。

鉴别诊断 ①松果体囊肿：多无症状，头部 MRI 可见位于松果体的囊性病变，囊壁可强化，肿瘤标志物正常。②松果体肿瘤、松果体母细胞瘤：影像学上与松果体生殖细胞瘤难以鉴别，但无性别倾向，亦无肿瘤标志物升高。③视路胶质瘤：位于鞍区，多以眼科症状就诊，可合并性早熟、内分泌代谢紊乱等，头部 MRI 可见鞍区肿瘤，注药后均匀增强，肿瘤标志物正常。

治疗 ①手术治疗：包括开颅肿瘤切除术、肿瘤活检术等。合并脑积水的，可行脑室-腹腔分流术或脑室镜三脑室底造瘘术。

②放射治疗。③化学药物治疗。

预后 生殖细胞瘤和成熟型畸胎瘤为良性，前者经化疗、后者经手术治疗均可痊愈，其余类型的 GCT 为恶性，预后较差。混合性 GCT 则根据其含有恶性肿瘤成分的不同，预后也不尽相同。

（葛 明 王 佳）

lúyānguǎnliú

颅咽管瘤（craniopharyngioma）

起源于颅咽管即拉特克囊（Rathke pouch）胚胎鳞状上皮细胞或残存的胚胎上皮细胞的先天性良性肿瘤。

病因 有两种学说。①残余细胞学说：有学者认为颅咽管瘤的组织来源于胚胎发育至 7~8 周颅咽管退化遗留的上皮细胞小巢，包含鳞状上皮和腺垂体细胞。②鳞状上皮化生学说：另外一些学者认为鳞状上皮细胞巢是垂体细胞化生的产物，而不是胚胎残留。还有人观察到垂体腺细胞和鳞状上皮细胞的混合，并且见到二者之间有过渡，这一发现也支持化生学说。

分类 根据病理性质可分为两类。①造釉细胞型颅咽管瘤：主要见于儿童，多为囊实性肿瘤，囊壁可有钙化，囊内为"机油样"含胆固醇及坏死成分的囊液，镜下可见角化鳞状上皮伴随散在的脱落细胞簇。②鳞状乳头型颅咽管瘤：主要见于成人，较少出现囊变及钙化，镜下可见分化良好的角化的复层鳞状上皮，形成乳头状结构。

临床表现 ①内分泌异常：主要因垂体柄破坏所致，可表现为多饮多尿、身材矮小、面色晦暗、生长发育落后、第二性征发育迟缓等。②视力下降：主要为压迫视神经及视交叉所致，可伴有视野缺损。③颅内压增高症状：

除肿瘤占位效应外，可压迫或堵塞脑室形成脑积水，表现为头痛、呕吐、嗜睡等。

诊断 ①典型临床表现。②影像学检查：头部 CT 可见鞍区囊实性占位，囊壁可有特征性的"蛋壳样"钙化；头部 MRI 表现为鞍区囊实性占位，较 CT 可更好地观察肿瘤与视神经、下丘脑、垂体及周围血管的关系。③内分泌检查：主要包括血清皮质醇激素、甲状腺功能、生长激素、黄体生成素和卵泡刺激素等。若术前存在尿崩症，则应检查血液中电解质情况，如果有电解质紊乱应及时纠正。④病理检查：儿童多为造釉细胞型颅咽管瘤。⑤视力视野检查：术前及术后均应明确患儿视力情况，若合并颅内压增高表现，应检查视盘有无水肿。

鉴别诊断 ①视路胶质瘤：位于鞍区，多以眼科症状就诊，可合并性早熟、内分泌代谢紊乱等，头部 MRI 可见鞍区肿瘤，注药后均匀增强，肿瘤标志物正常。②鞍区生殖细胞肿瘤：多以性早熟起病，血清检查可检测到肿瘤标志物甲胎蛋白和 β-人绒毛膜促性腺激素升高。

治疗 ①手术治疗：为首选治疗方式，包括开颅肿瘤切除术和经鼻蝶内镜手术，合并脑积水的，可行脑室-腹腔分流术或脑室镜三脑室底造瘘术。②放射治疗：一般不作为主要治疗手段，而是作为延缓复发或不适宜手术患儿的治疗措施，包括同位素内放射治疗和三维适形放射治疗等。③化学药物治疗：效果不明确，多作为复发患儿的辅助治疗。④内分泌治疗：颅咽管瘤患儿术后多伴有激素及电解质紊乱，需要长期激素替代治疗及密切随访。

预后 颅咽管瘤为良性肿瘤，

预后与肿瘤是否全切密切相关，全切者一般预后良好。复发者或伴有严重内分泌紊乱者，治疗效果不佳。

（葛 明 王 佳）

shìguǎnmó zhǒngliú

室管膜肿瘤（ependyma） 起源于脑室与脊髓中央管的室管膜细胞或脑内白质室管膜细胞巢的中枢神经系统肿瘤。

病因及发病机制 室管膜肿瘤起源于脑室、脊髓中央管或脑组织内的多能神经干细胞即放射状胶质细胞或其前体。放射状胶质细胞可以分化为不同形态的室管膜细胞，包括伸长细胞、胚胎性室管膜细胞、成熟室管膜上皮细胞、特殊分化的室周器上皮细胞和脉络膜上皮细胞等。室管膜肿瘤的组织分化谱系相当于衍生出此种干细胞的不同分化阶段。

临床表现 由于室管膜肿瘤起源于脑室壁，故常堵塞脑室形成脑积水，患儿易出现颅内压增高症状，如头痛、呕吐、嗜睡等；婴幼儿患者常有头围增大、发育落后头皮静脉怒张等。幕上室管膜瘤影响相应功能区者可出现癫痫、肢体活动障碍、偏盲等；幕下室管膜瘤易延蛛网膜向前向下蔓延，包绕脑神经者可出现饮水呛咳、吞咽困难、颈痛、斜头等，影响小脑者可出现走路不稳、共济失调等。

诊断 ①典型临床表现。②影像学检查：在 CT 影像上可表现为等密度、高密度或者混合密度，囊变常见，可伴有钙化，常位于脑室内，合并脑积水；MRI 上常表现为 T1 加权像上呈低或等信号，在 T2 加权像上呈明显高信号，注药后不均匀增强，颅后窝室管膜瘤常起源于四脑室侧隐窝，通过外侧孔从第四脑室扩展至桥

小脑角，也可沿正中孔延伸进入到上颈段蛛网膜下隙，压迫颈髓段。③病理检查：根据 2021 年世界卫生组织（World Health Organization，WHO）第五版中枢神经系统肿瘤分类，室管膜肿瘤按照部位和基因突变特征，分类见表1。

鉴别诊断 ①幕上室管膜瘤需与脉络丛乳头状瘤、室管膜下巨细胞型星形细胞瘤鉴别。脉络丛乳头状瘤好发于婴幼儿，多位于侧脑室三角区及枕角，首发症状多为头围增大、恶心、呕吐；CT 及 MRI 表现为表面粗糙，注药后强化明显。室管膜下巨细胞型星形细胞瘤多合并结节性硬化，多位于室间孔上，有时可见脑室壁上多发钙化结节。②幕下室管膜瘤需与髓母细胞瘤、星形细胞瘤鉴别。髓母细胞瘤多起源于小脑蚓部，CT 多表现为颅后窝高密度影，MRI 有时可见播散灶，注药后可均匀或不均匀强化，与室管膜瘤鉴别困难，多靠病理明确诊断。星形细胞瘤多起源于小脑半球、CT 多表现为颅后窝低密度影，MRI 可见囊变，注药后可有强化。

治疗 ①手术治疗：是首选治疗方式，手术应在保证安全的情况下，尽量全切除肿瘤，以避

免复发。②放射治疗：对于手术未能全切的或术后病理提示为 WHO 3 级的室管膜瘤，放射治疗是必要的，对于肿瘤播散患儿，应行全脑全脊髓放射治疗。③化学药物治疗：可作为手术及放疗的辅助治疗，常用的方案为长春新碱+依托泊苷+环磷酰胺±顺铂，当肿瘤有残余时，可根据情况加用甲氨蝶呤。

预后 影响室管膜肿瘤患儿预后的因素主要包括年龄、肿瘤是否全切、术前是否播散、肿瘤病理性质及分子分型。其中，全切肿瘤是影响室管膜肿瘤患儿预后最重要的因素，肿瘤未能全切者，其 5 年生存率下降 20% ~ 30%。

（葛 明 王 佳）

xiàqiūnǎo cuògòuliú

下丘脑错构瘤（ hypothalamic hamartoma） 发生于下丘脑或灰结节区的由正常神经组织形成的异位肿块。又称灰结节错构瘤。

病因 起源于乳头体或灰结节，是于妊娠期第 35 ~ 40 天形成下丘脑板时错位所致，由正常神经组织形成，而非肿瘤。

分型 分为四种类型。① I 型：为窄蒂型，肿物顶部与下丘脑附着面很小，主要表现为性早

表 1 室管膜肿瘤分类

分类	好发人群	预后	WHO 分级
幕上室管膜瘤			2~3 级
幕上室管膜瘤，*ZFTA* 融合阳性型	儿童/成人	差	2~3 级
幕上室管膜瘤，*YAP1* 融合阳性型	婴幼儿	良好	2~3 级
颅后窝室管膜瘤			2~3 级
颅后窝室管膜瘤，PFA 组	婴幼儿	差	2~3 级
颅后窝室管膜瘤，PFB 组	青少年/成人	良好	2~3 级
脊髓室管膜瘤			2~3 级
脊髓室管膜瘤，*MYCN* 扩增型	青少年	差	2~3 级
黏液乳头状型室管膜瘤	成人	良好	2 级
室管膜下室管膜瘤	成人	良好	1 级

熟。②Ⅱ型：为宽蒂型，肿物与下丘脑附着面宽大，患儿可同时有性早熟和痴笑性癫痫。③Ⅲ型：为骑跨型，肿物骑跨在第三脑室底上下，患儿以痴笑性癫痫和癫痫大发作为主，可伴有性早熟。④Ⅳ型：为三脑室内型，肿物完全位于第三脑室内，可伴有梗阻性脑积水，临床表现以痴笑性癫痫和其他癫痫发作形式为主，很少有性早熟。

临床表现　主要包括性早熟、痴笑性癫痫、认知功能障碍、行为异常等。部分患儿可出现内分泌紊乱、脑积水、颅内感染等。

诊断　①典型临床表现。②影像学检查：首选为头部 MRI，表现为位于垂体柄后方、视交叉与中脑之间，灰结节和乳头体区圆形或椭圆形肿物，边界清晰，有蒂或无蒂，可向上突入第三脑室。T1WI 多为等信号，T2WI 呈等或高 T2 信号改变。注射增强剂后无强化。

鉴别诊断　①颅咽管瘤：多以多饮多尿、发育落后等内分泌症状为首发症状，头部 CT 可见鞍内囊实性肿瘤，钙化明显，部分呈特征性"蛋壳样"钙化；头部 MRI 注射增强剂后，肿瘤无明显增强效应。②鞍区生殖细胞瘤：多以性早熟为首发症状，头部 CT 可见鞍内实性肿瘤，可有钙化及囊变；头部 MRI 注射增强剂后，可有不均匀强化；血清及脑脊液肿瘤标志物甲胎蛋白和 β-人绒毛膜促性腺激素常为阳性。③视路胶质瘤：位于鞍区，多以眼科症状就诊，可合并性早熟、内分泌代谢紊乱等；头部 MRI 可见鞍区肿瘤，注药后均匀增强，肿瘤标志物正常。

治疗　①Ⅰ型下丘脑错构瘤仅有性早熟者，无须手术治疗，

以药物治疗性早熟为主，如曲普瑞林。②手术治疗：性早熟治疗无效者、痴笑性癫痫或合并脑积水者，可选择开颅手术治疗。③立体定向脑电图引导下热凝损毁技术：具有微创、精准特点，适用于痴笑性癫痫及合并其他癫痫发作的患者。④其他治疗：包括伽马刀、迷走神经刺激术等。

预后　单纯性早熟者预后良好；合并癫痫发作者，其预后取决于癫痫发作的形式，合并全身大发作、癫痫灶弥散者，预后较差。

(葛　明　王　佳)

suǐmǔxìbāoliú

髓母细胞瘤（medulloblastoma, MB）　好发于儿童的颅后窝胚胎性肿瘤。其形态类似于胚胎期的髓母细胞。

病因及发病机制　一般认为，髓母细胞瘤起源于小脑蚓部，来源于胚胎残余组织，如髓帆增殖中心，而大龄者可能由小脑外颗粒层细胞残余发展而来。

分型　根据组织学分型，可分为经典型、促纤维增生/结节型、大细胞/间变型、广泛结节型。根据分子分型，可分为：①WNT 活化型。②SHH 活化和 TP53 野生型。③SHH 活化和 TP53 突变型。④非 WNT/非 SHH 活化型，又可分为 Group3 型和 Group4 型。各分子分型、组织学分型关系、临床特征及预后关系见表 1。

临床表现　①髓母细胞瘤起源于小脑蚓部，常堵塞或压迫第四脑室及中脑导水管形成脑积水，患儿出现颅内压增高症状，如头痛、呕吐、嗜睡等；婴幼儿患者常有头围增大、囟门张力升高等。②小脑功能障碍：走路不稳、共济失调等。③脑神经损伤：声音

嘶哑、饮水呛咳等。

诊断　依据典型临床表现、影像学检查、病理检查、临床分期与危险程度分层。

影像学检查　在 CT 影像上可表现为等密度、高密度，可有囊及坏死，钙化少见，常压迫第四脑室及中脑导水管，引起脑积水，脑室旁水肿一般较重；MRI 上常表现为 T1 加权像上呈低或等信号，在 T2 加权像上呈等或高信号，注药后不均匀增强，常可见软脑膜和脊膜播散。

病理检查　组织学分型和分子分型见表 1。

临床分期　主要参照 Chang 分期系统，分为局限期和转移期。局限期，M0，肿瘤局限，无转移证据。转移期，M1，仅是脑脊液肿瘤细胞阳性；M2，小脑蛛网膜下腔和/或侧脑室或第三脑室肉眼结节状种植；M3，脊髓蛛网膜下腔肉眼结节状种植，M4，颅外转移。

危险程度分层　主要有临床危险分层与分子分型危险分层。

临床危险分层　根据年龄、手术切除程度、有无转移、病理类型对髓母细胞瘤进行危险分层。①年龄>3 岁儿童髓母细胞瘤：标危，肿瘤完全切除或近完全切除（残留病灶≤1.5cm²），无扩散转移（M0）。高危，手术次全切除（残留病灶>1.5cm²）；伴有转移性疾病，包括神经影像学播散性疾病，手术 14 天后腰穿或脑室脑脊液阳性细胞学证据或颅外转移；病理组织学弥漫间变型。②年龄≤3 岁儿童髓母细胞瘤：标危，肿瘤完全切除或近完全切除（残留病灶≤1.5cm²），无扩散转移（M0）和病理亚型为促纤维增生/结节型和广泛结节型。高危，除标危外全部定为高危。

表 1 髓母细胞瘤分子分型、组织学分型、临床特征及预后关系

基因分型	组织学分型	临床特征及预后
髓母细胞瘤，WNT 活化型	经典型 大细胞/间变（极罕见）	低危肿瘤 肿瘤临床病理意义不清楚
髓母细胞瘤，SHH 活化，TP53 野生型	经典型 大细胞/间变型 促纤维增生/结节型 广泛结节型	标危肿瘤 肿瘤临床病理意义不清楚 婴儿低危肿瘤，常见婴儿和成人 婴儿低危肿瘤
髓母细胞瘤，SHH 活化，TP53 突变型	经典型 大细胞/间变型 促纤维增生/结节型（极罕见）	高危肿瘤，不常见 高危肿瘤，常见 7～17 岁儿童，临床病理意义不清楚
髓母细胞瘤，非 WNT/非 SHH，Group3	经典型 大细胞/间变型	标危肿瘤 高危肿瘤
髓母细胞瘤，非 WNT/非 SHH，Group4	经典型 大细胞/间变型（罕见）	标危肿瘤 肿瘤临床病理意义不清楚

分子分型危险分层 根据分子亚型确定危险度分层及预后。①低危组：未发生播散的 WNT 型髓母细胞瘤，年龄 < 16 岁；Group4 型，伴有 11 号染色体缺失或者 17 号染色体重复，同时未发生转移者被纳入本组。5 年生存率>90%。②标危组：未发生播散的 TP53 野生型且无 *MYCN* 扩增的 SHH 型；无 *MYC* 扩增的 Group3；无 11 号染色体丢失的 Group4 纳入本组。5 年生存率为 75% ～90%。③ 高危组：发生播散的 Group4 型；发生播散的非婴儿型 TP53 野生型 SHH 型；未播散的 *MYCN* 扩增的 SHH 型纳入本组。5 年生存率 50% ～75%。④极高危组：TP53 突变的 SHH 型；发生播散的 *MYC* 扩增的 Group3 型纳入本组。5 年生存率<50%。

鉴别诊断 ①室管膜瘤：多起源于第四脑室侧孔，CT 多表现为颅后窝高密度影，也可伴脑积水，MRI 常可见肿瘤延第四脑室侧孔向脑干前方蔓延，易包绕后组神经，患儿后组神经损伤症状常较重；有时难以与髓母细胞瘤鉴别，靠病理检查明确。②星形细胞瘤：多起源于小脑半球，CT

多表现为颅后窝低密度影，MRI 可见囊变，注药后可有强化。可伴脑积水，脑室旁水肿程度一般低于髓母细胞瘤。

治疗 ①手术治疗：是首选治疗方式，手术应在保证安全的情况下，尽量全切除肿瘤，以避免复发；合并脑积水者，必要时行脑室‐腹腔分流术。②放射治疗：包括原发灶和全脑全脊髓放射治疗，是高危髓母细胞瘤不可缺少的治疗手段。③化学药物治疗：常作为手术和放疗的补充治疗，一般在放射治疗期间和放射治疗后进行。

预后 影响髓母细胞瘤患儿预后的影响因素包括年龄、手术切除程度、有无转移、病理类型和分子分型等。低危组 5 年生存率可高达 90% 以上，而极高危组则低于 50%。

（葛 明 王 佳）

màiluòcóng zhǒngliú

脉络丛肿瘤 （choroid plexus tumor） 起源于脉络丛上皮细胞的肿瘤。多见于儿童，占儿童颅内肿瘤的 1.5% ～4.0%。

分类 ①脉络丛乳头状瘤（choroid plexus papilloma，CPP）：

WHO Ⅰ级，最常见，约占脉络丛肿瘤的 80%。②不典型脉络丛乳头状瘤（atypical choroid plexus papilloma，ACPP）：WHO Ⅱ级，较脉络丛乳头状瘤的复发率更高，约占脉络丛肿瘤的 15%。③脉络丛癌（choroid plexus carcinoma，CPC）：最少见，WHO Ⅲ级，可侵及脑实质，也可脑脊液播散种植。

临床表现 脉络丛肿瘤起源于脉络丛上皮细胞，其中 CPP、ACPP 具有分泌脑脊液的功能，故常形成巨大脑室型脑积水，患儿易出现颅内压增高症状，如头痛、呕吐、嗜睡、视盘水肿等；婴幼儿患者常有头围增大、囟门张力高等。CPC 恶性程度较其他两种高，但不具备脑脊液分泌功能，故脑积水者少见。影响相应功能区者可出现癫痫、肢体活动障碍、偏盲等；幕下脉络丛肿瘤少见，影响小脑者可出现走路不稳、共济失调等。

诊断 ①典型临床表现。②影像学检查：头部 CT 上多为等密度或稍高密度影，形态呈类圆形、浅分叶状或颗粒状，且多数伴有严重脑积水；MRI 上常表现脑室内分叶状肿瘤，注药后大多均匀强化。③病理检查：CPP 瘤体呈乳头状，类似于正常脉络丛，可能代表了局部脉络丛的错构生长，细胞核为圆形或卵圆形，位于上皮基底部，核分裂象罕见；ACPP 内细胞密度增加，核分裂象（≥2 个/10HPF）及核异形增多；CPC 内瘤细胞呈巢状分布，浸润性生长，细胞核大、深染，极向紊乱，核分裂象多见。

鉴别诊断 ①室管膜下巨细胞型星形细胞瘤：多合并结节性硬化，多位于室间孔上，有时可见脑室壁上多发钙化结节。②室

管膜瘤：可位于幕上及幕下，起源于脑室壁细胞，堵塞脑室者可伴有脑积水，但巨大脑室者少见，MRI 注药后多为不均匀强化。

治疗 手术切除是最主要的治疗手段，因脉络丛肿瘤好发人群为婴幼儿，且肿瘤血供丰富，位置深在，术前应做好充分准备。术后脑积水不缓解者，应行脑室腹腔分流术。良性肿瘤者一般无须放射治疗与化学药物治疗。对于恶性脉络丛肿瘤，满足条件者可予放射治疗，但多数患儿发病年龄<3 岁，不能耐受放射治疗。此时多数采用联合化学药物治疗缩小肿瘤体积，为二次手术提供机会。

预后 总体较好，良性的脉络丛乳头状瘤预后较好，5 年生存率可在 90%以上，恶性的脉络丛癌预后较差，其 5 年生存率也可达 50%上下。

（葛 明 王 佳）

értóng nǎojiāozhìliú

儿童脑胶质瘤（pediatric brain glioma）

儿童期发生于颅内的胶质瘤。儿童和青少年最常见的中枢神经系统肿瘤，占所有儿童颅内肿瘤 40%~60%。

病因 尚不明确，推测其起源于大脑和脊髓中的胶质前体细胞。儿童脑胶质瘤相较于成人，其基因改变有很大不同。例如，儿童低级别胶质瘤（pediatric low-grade gliomas，PLGG），其特征性的基因改变，多累及 MAPK 信号通路，包括 *BRAF* 基因融合突变或 *V600E* 点突变、*FGFR1* 点突变、*NF1* 突变、*CDKN2A* 以及 *NTRK2* 突变等；而成人常见的分子病理改变（如 *IDH*、1p19q 缺失，*TP53*、Tert 表达异常等）也鲜见于 PLGG。儿童高级别胶质瘤（pediatric high-grade gliomas，PH-GG）中，常见的 *H3K27* 变异、*H3G34* 突变等，也少见与成人；而成人常见的 *IDH* 突变，则少见于 PHGG。这说明儿童与成人胶质瘤的发生机制有很大不同。

分类 根据 2021 年世界卫生组织（World Health Organization，WHO）中枢神经系统肿瘤分类，常见于儿童的脑胶质瘤包括：①儿童型弥漫性低级别胶质瘤，包括弥漫性星形细胞瘤 MYB 或 MYBL1 变异型、血管中心型胶质瘤、青年人多形性低级别神经上皮肿瘤、弥漫性低级别胶质瘤 MAPK 通路变异型。②儿童型弥漫性高级别胶质瘤，包括弥漫性中线胶质瘤 H3K27 变异型、弥漫性半球胶质瘤 H3G34 突变型、弥漫性儿童型高级别胶质瘤 H3 野生和 IDH 野生型婴儿型半球胶质瘤。③局限性星形细胞胶质瘤，如毛细胞星形细胞瘤、室管膜下巨细胞型星形细胞瘤等。④胶质神经元和神经元肿瘤，如婴儿促纤维增生性神经节细胞胶质瘤/婴儿促纤维增生性星形细胞瘤、胚胎发育不良性神经上皮肿瘤等。⑤室管膜瘤，如幕上室管膜瘤 ZFTA 融合阳性型、颅后窝室管膜瘤 PFA 组等。

临床表现 多样，典型临床表现有：①颅内压增高表现，包括头痛、恶心、呕吐等。②局灶症状，癫痫、肢体活动障碍等。③脑神经损伤，如面瘫、视力下降、听力下降、吞咽困难、饮水呛咳等。④内分泌变化，尿崩症、性早熟、发育落后等。⑤意识障碍，如嗜睡、昏迷等。⑥生命体征变化，如心率、血压下降等。⑦婴幼儿可出现头围增大、囟门张力增高、头皮静脉怒张等。

治疗 主要采用手术治疗，非手术治疗包括放射治疗、化学药物治疗、免疫治疗等。

预后 与病变的位置、类型、性质、大小、是否播散、患儿年龄及身体状况等诸多因素有关，低级别胶质瘤一般预后好，高级别胶质瘤预后较差。

（葛 明 王 佳）

shìlù jiāozhìliú

视路胶质瘤（optic pathway glioma，OPG）

起源于视觉通路或下丘脑的低度恶性胶质瘤。以毛细胞型星形细胞瘤、毛细胞黏液样星形细胞瘤等多见，高级别肿瘤罕见。

病因 OPG 多散在发生，病因尚不明确，少部分为神经纤维瘤病 I 型（neurofibromatosis type 1，NF1）相关 OPG，NF1 为常染色体显性遗传病。

临床表现 OPG 病程一般较长，进展缓慢，并且部分患儿存在自限性。首发症状多为视力下降和眼震，可合并视野缺损、眼球突出、视神经萎缩等。压迫或堵塞第三脑室者可引起脑积水，产生头痛、嗜睡、呕吐等症状。累及下丘脑者或垂体者可合并内分泌紊乱，如性早熟、尿崩等，部分患儿可出现特征性的极度消瘦表现，与恶病质相似。

诊断 ①典型临床表现。②影像学检查：OPG 在 CT 上多表现为低密度影，可合并囊变，极少有钙化；在 MRI 表现为 T1 等信号或低信号，T2 稍高信号，注药后可见明显均匀或不均匀强化。③病理检查：多数为毛细胞型星形细胞瘤（WHO I 级），其典型表现是 *BRAF* 基因变异，最常见的是 *KIAA1549-BRAF* 融合；部分患儿病理提示为毛黏液性星形细胞瘤，该肿瘤较毛细胞星形细胞瘤侵袭程度高，增生活跃，为 WHO II 级；HF1 相关 OPG 为常染色体显性遗传病，其染色体存在 17q11.2 缺失。

鉴别诊断 ①颅咽管瘤：多以多饮多尿、发育落后等内分泌症状为首发症状，头部 CT 可见鞍内囊实性肿瘤，钙化明显，部分呈特征性"蛋壳样"钙化；头部 MRI 注射增强剂后，肿瘤无明显增强效应。②鞍区生殖细胞肿瘤：多以性早熟为首发症状，头部 CT 可见鞍内实性肿瘤，可有钙化及囊变；头部 MRI 注射增强剂后，可有不均匀强化。血清及脑脊液肿瘤标志物甲胎蛋白和 β-人绒毛膜促性腺激素常为阳性。

治疗 ①手术治疗：常采用开颅肿瘤切除术，手术目的为减小肿瘤体积，解除脑积水。②放射治疗：OPG 对放射治疗敏感，但对儿童副作用大，可引起神经发育迟缓、垂体功能受损及迟发的血管效应等，故一般原则为尽量延缓放射治疗的应用，并尽量应用精确的放射治疗技术。对于肿瘤进展或视力恶化的 OPG 患儿来说，放射治疗仍是最有效的治疗方式。③化学药物治疗：国际上通常认为化学药物治疗为首选方法，但尚未出现精确的靶向治疗药物，常用药物包括卡铂、长春新碱等。中国仍主张将化学药物治疗作为手术治疗的补充和延缓放射治疗的手段。

预后 由于病理多为低级别胶质瘤，若能接受最佳治疗方案，该病的预后较好，5 年生存率多在 70% 以上。影响患儿生存质量的因素主要为视力障碍神、内分泌紊乱及神经损害。

（葛 明 王 佳）

értóng nǎogàn jiāozhìliú

儿童脑干胶质瘤（pediatric brainstem glioma，PBGM） 发生于儿童中脑、脑桥及延髓部位

的胶质瘤。占儿童颅内肿瘤的 10%～15%，是成人发病率的 5～10 倍。

分类 根据部位不同可分为中脑胶质瘤（如顶盖星形细胞瘤）、脑桥胶质瘤（如弥漫内生型脑桥胶质瘤）、延髓-颈段胶质瘤。根据生长方式不同，可分为弥漫内生型脑干胶质瘤、局灶型脑干胶质瘤、腹侧外生型脑干胶质瘤、延髓-颈交界型胶质瘤。

病因及发病机制 尚不明确，通过对 PBGM 的基因组测序发现，H3K27M 突变、IDH 突变、ACVR1 突变、PPM1D 突变、PET 蛋白等信号通路活化、BRAF V600E、KIAA1549-BRAF 融合突变、IDH1/2、H3K27M、PPM1D、TP53、ACVR1 突变及 MGMT 启动子甲基化等，提示 PBGM 的发病机制复杂，不同类型的 PBGM 发病机制可能完全不同。

临床表现 由不同部位 PBGM 引起的症状不同，一般包括：①小脑功能障碍，表现为共济失调、步态不稳、语言交流不清等。②脑神经损伤，累及动眼神经、滑车神经、外展神经，可出现眼球固定、瞳孔散大、复视、上睑下垂、外下斜视等；累及三叉神经和面神经可表现为面部感觉异常、角膜反射减退、咀嚼无力及周围性面瘫等；累及后组脑神经，表现为饮水呛咳、声音嘶哑、吞咽困难等。③锥体束征，表现为肌力下降、肌张力增高、腱反射亢进、病理反射阳性等。④肿瘤本身占位效应或压迫第四脑室和中脑导水管可形成脑积水，表现为颅内压增高症状，如头痛、呕吐、视神经乳头水肿等。

诊断 ①典型临床表现。②影像学检查：在 CT 影像上可表现为中脑、脑桥、延髓部低等密

度、高密度或者混合密度，囊变及钙化少见，可有坏死出血，可合并脑积水；MRI 较 CT 可以更好地判断肿瘤范围、生长方式、边界浸润情况、与周围血管和神经的关系等。③病理检查：有助于明确肿瘤性质。

鉴别诊断 ①脑干海绵状血管畸形：急性期临床表现与肿瘤相似，CT 可见高密度出血影，行 MRI 磁敏感加权成像（SWI 像）有助于确诊海绵状血管畸形。②脑干脑炎：一般有发热病史、脑干水肿严重者临床表现类似于脑干胶质瘤，但一般炎症控制后，症状可有所缓解，有别于肿瘤，可通过脑脊液检查鉴别；影像学检查一般见脑干弥漫水肿，磁共振波谱显示 N-乙酰天冬氨酸水平低于正常对照组，可能有助于区分急性脱髓鞘性脑脊髓炎患者引起的脑桥良性弥漫性隆起与 PBSG 区别。

治疗 ①手术治疗：弥漫内生型脑干胶质瘤不适合手术，若仅为明确组织学类型，则活检手术也无必要，活检仅适用于不伴局灶性强化或 C-MET PET-CT 成像显示不伴局灶性高代谢的弥漫内生型脑桥胶质瘤，活检手术的意义在于获取肿瘤组织，进行免疫学靶向治疗的相关检测，以期找到合适的靶向或免疫治疗药物，延长患儿生命。局灶型、腹侧外生型和延髓-颈交界型肿瘤可进行手术，但需经验丰富的医师进行周密的术前计划。顶盖星形细胞瘤几乎不进展，若合并梗阻性脑积水，可根据患儿的病情行第三脑室底造瘘术或脑室腹腔分流术。②放射治疗：是弥漫性脑干胶质瘤最主要的治疗手段，主要采取分次放疗的方式。超分割放射治疗通过更频繁地使用更低剂量的

放射治疗来达到更高的总体剂量。③化学药物治疗：尚无一项随机对照研究显示单独化学药物治疗或联合放射治疗应用化学药物作为辅助治疗方式可以提高弥漫性脑干胶质瘤患儿的总体生存率。④免疫、靶向治疗：针对弥漫性脑干胶质瘤患儿的免疫或靶向治疗临床试验正在开展，并已经取得了一系列进展，可能是治疗该疾病的发展方向。

预后 与肿瘤位置、性质、大小、手术方式和术后放化疗有关，顶盖星形细胞瘤几乎不进展，如不造成脑积水，几乎不会威胁患儿生命；而弥漫内生型脑干胶质瘤多在明确诊断后2年内死亡。

（葛 明 王 佳）

Wéibó zōnghézhēng

韦伯综合征（Weber syndrome）

中脑大脑脚脚底部出现病灶，损害了同侧动眼神经和锥体束，导致动眼神经麻痹与偏瘫同时存在的综合征。又称大脑脚综合征或动眼神经交叉性偏瘫综合征。常见于中脑大脑脚脚底部位局灶性病变、幕上占位引起的颞叶沟回疝及颅底动脉瘤，压迫或损害从此处走行的锥体束与动眼神经，导致了以眼睑下垂，眼球外展位，眼球向上、内收及向下运动麻痹，瞳孔散大，对光反射消失为表现的动眼神经麻痹和对侧中枢性面瘫及肢体瘫痪。出现该体征高度提示中脑大脑脚脚底部病变或幕上肿瘤引起小脑幕裂孔疝，头部影像学检查可明确病因。

（葛 明 王 佳）

Bèinèidíkètè zōnghézhēng

贝内迪克特综合征（Benedikt syndrome） 同侧动眼神经麻痹和对侧上下肢运动障碍为表现的综合征。又称红核综合征、锥体外系交叉综合征。基底动脉脚间

支、大脑后动脉二者之一或均阻塞、脚间窝病变或小脑幕裂孔疝，导致同侧动眼神经麻痹；大脑脚后方黑质受损，引起对侧肢体强直；中脑红核受损，引起对侧肢体帕金森样动作；内侧丘系损害，引起对侧触觉、震动觉、位置觉障碍。出现该体征高度怀疑中脑脚间窝病变或周围血管闭塞，头部影像学检查明确诊断。

（葛 明 王 佳）

Mǐyà'ěr-Jūbùlè zōnghézhēng

米亚尔-居布勒综合征（Millard-Gubler syndrome） 外展神经麻痹、面神经麻痹，对侧肢体上运动神经元性偏瘫为表现的综合征。又称脑桥腹外侧部综合征、交叉性外展-面神经麻痹-偏瘫综合征。脑桥肿瘤、出血或梗死导致脑桥腹外侧的皮质脊髓束、内侧丘系、内侧纵系、脑桥小脑束、外展神经核受损，外展神经、面神经麻痹，引起同侧眼球外展不能，周围性面瘫及对侧肢体偏瘫。出现该体征高度怀疑脑桥病变，头部影像学检查明确诊断。

（葛 明 王 佳）

yānwùbìng

烟雾病（moyamoya disease） 双侧颈内动脉原发性慢性进行性狭窄，导致大脑基底部形成一些由侧支通路构成的异常网状血管，代偿原发病导致脑缺血的特殊类型血管疾病。因在脑血管造影时呈现许多密集成堆的小血管影，形似烟雾，故名。

病因 尚不明确，可能由种族、家族、遗传及一些未知因素或者几种因素共同作用导致。

临床表现 烟雾病的典型临床表现分为缺血性与出血性。①缺血性：表现为反复发生的短暂性脑缺血发作或脑梗死，可出现运动、意识、语言和感觉障碍，多发生在10岁以下的儿童患者。②出血性：表现为头痛、意识障碍和肢体瘫痪，主要是侧支血管或相关动脉瘤破裂导致脑室出血、蛛网膜下腔出血和脑内出血造成的，多发生于成年患者。

诊断及分期 ①典型临床表现：儿童主要表现为反复发生一过性瘫痪或力弱，多为偏瘫，亦可为左右交替性偏瘫或双偏瘫。②影像学检查：儿童以缺血性发作为主，故CT常表现为脑皮质或皮质下低密度影及局限性的脑萎缩；MRI表现为长T1、长T2信号，T2相可见异血管网因流空效应而呈蜂窝状或网状低信号血管影像；血管造影：是烟雾病诊断的金标准，根据血管造影表现，可将烟雾病分为6期（表1）。

鉴别诊断 ①颅内动静脉畸

表1　烟雾病铃木（Suzuki）分期

铃木分期	血管造影表现（基于颈内动脉血管造影）
I	单独的颈内动脉床突上段（C1~C2段）狭窄
II	颈内动脉狭窄加重，颅内其他血管扩张，颅底颈内动脉供血区烟雾样血管初步形成
III	颅底烟雾样血管进一步增多、茂密，颈内动脉严重狭窄，大脑中动脉、前动脉血流减慢
IV	烟雾血管开始减少，颈内动脉严重狭窄，大脑中动脉、前动脉、后动脉供血减少
V	烟雾样血管进一步减少，同侧的大脑中动脉、前动脉、后动脉完全闭塞
VI	烟雾血管消失，颈外动脉通过硬脑膜侧支代偿颅内血供

形：一般以急性出血为表现，患儿可有突然头痛、嗜睡甚至生命体征变化。脑血管造影可显示成团的畸形血管和异常粗大的引流静脉，无颈内动脉狭窄、闭塞和侧支循环等现象。②豆纹动脉闭塞：儿童患者一般为手术或外伤导致，常表现为偏瘫及偏身感觉障碍，MRI 弥散加权成像提示外侧豆纹动脉供血区梗塞改变。

治疗　主要依靠手术治疗。①直接血运重建术：如颞浅动脉-大脑中动脉吻合术、颞浅动脉-大脑前动脉旁路术等。②间接血运重建术：如脑-颞浅动脉贴敷术、脑-颞肌贴敷术、脑-硬脑膜血管融合术、颅骨多点钻孔术等。儿童患者由于血管较纤细，直接血运重建术难度较大，血管易发生痉挛导致吻合失败，故多数采用间接血运重建术。

预后　儿童烟雾病患者大部分在进行良性治疗的同时，日常活动不会造成明显的障碍，预后较成人好。

（葛　明　王　佳）

diānxián

癫痫（epilepsy）　多种病因引起的以脑神经元过度放电导致的突然、反复和短暂的中枢神经系统功能失常为特征的慢性脑部疾病。具有引起癫痫发作的持久易感性，并引起神经生物学、认知、心理和社会后果。其临床症状是由神经元过度同步化异常放电引起，具有发作性、反复性、短暂性和刻板性等特征。癫痫的发病率约 0.76%，儿童期和老年期是癫痫的发病高峰。

病因与分类　1989 年，国际抗癫痫联盟将癫痫共分成四类，即部位相关性（局灶性、局限性、部分性）癫痫及综合征、全面性癫痫及综合征、全面性合并局灶性的癫痫、不能确定为局灶性还是全面性的癫痫。按病因学又将癫痫分为三种类型。①特发性癫痫：除可能的遗传易感性外，没有其他潜在的病因。除了癫痫发作，没有脑部结构性病变和其他神经系统症状或体征。通常有年龄依赖性，如儿童失神癫痫、青少年肌阵挛癫痫。②症状性癫痫：癫痫发作是由一个或多个可辨认的脑部结构性病变所致，如海马硬化引起的颞叶内侧癫痫、局灶性皮质发育不良引起的额叶癫痫。③隐源性癫痫：推测病因也是症状性的，但以检查手段无法明确病因。

2017 年，国际抗癫痫联盟在 1989 年癫痫和癫痫综合征的分类基础上提出新版多层次癫痫和癫痫综合征分类框架。癫痫分类框架的起点是癫痫发作类型的分类，第二层次癫痫类型的分类，包括局灶性癫痫、全面性癫痫、全面性及局灶性癫痫二者兼有，以及分类不明的癫痫；第三层次是癫痫综合征的诊断。这一新分类在每一层次均强调了从结构、遗传、感染、代谢和免疫等方面寻找病因，因为病因将会对治疗产生重要影响。同时，在每一层次还应关注患者的共病，如焦虑、抑郁等（图 1）。

诊断　主要依靠脑电图记录到棘波、尖波、棘慢波、尖慢波等癫痫样放电或者捕捉到癫痫发作的节律性放电及其演变的脑电图改变，同时有临床癫痫发作。癫痫发作可以是运动性或非运动性，可以是局灶性、全面性或不能分类的形式。确诊癫痫后还要进行癫痫的分类诊断、癫痫的病因学诊断和癫痫共病的诊断，部分儿童癫痫还可以诊断为某些癫痫综合征。癫痫的诊断需要符合以下任何一种条件：①间隔 24 小时至少有 2 次非诱发性（或反射性）癫痫发作。②一次非诱发性（或反射性）癫痫发作，且患者具有与再次发作的高危因素（与 2 次非诱发性癫痫后在未来 10 年癫痫再发作的概率类似相近，至少 60%）。③确诊癫痫综合征。

治疗与管理　以药物治疗为主，其中约 2/3 患者治疗后可以达到癫痫无发作。药物难治性癫痫可以进行外科手术治疗、神经调控治疗、饮食治疗等；对于有明确病因，且可以对因治疗者应

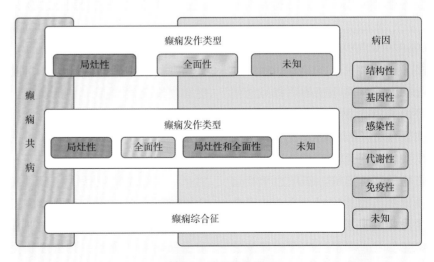

图 1　癫痫的分类

当首先进行针对病因的治疗。

反复的癫痫发作和癫痫放电可以加重或引起认知损害，存在病耻感，引起精神心理问题。同时，罹患癫痫的意义远超单纯的痫性发作。该病严重影响了患者的日常生活，如求学、就业、交友、婚育、经济收入等。长期的担心、照顾癫痫患者也给其家庭成员的心理和生活带来了巨大的压力。癫痫对患者及其家庭生活质量的影响和患者年龄、性别、癫痫类型和严重程度等都密切相关。癫痫是一种复杂疾病，不仅需要临床医师的专业诊治知识，还需要患者、患者家属及朋友和其他照顾者的积极参与，需要各种社会组织、社区服务提供者的知识和技能。根据生物-心理-社会医学模式，癫痫治疗与康复的目标不再局限于发作的控制和症状的缓解，而是如何使患者的健康状况全面改善或恢复，即最大限度控制发作与提升患者生活质量之间找到一个最佳平衡点。因此，癫痫患者的综合管理模式是以患者为中心，以抗癫痫发作治疗为基础，整合临床医师、照料者、社会组织等多种力量，帮助患者提高自我管理的技能，从而改善健康和提高生活质量。

(梁树立)

nàiyàoxìng diānxián

耐药性癫痫 (drug resistant epilepsy)

应用正确选择且能耐受的两种抗癫痫发作药物（单药或联合用药），仍未能达到持续无发作的癫痫及癫痫综合征。又称药物难治性癫痫。癫痫患儿经过正规的药物治疗，仍有1/3患儿为耐药性癫痫，对患儿的认知、记忆、生活质量、社会心理及儿童的生长发育等造成影响。

诊断 根据定义，诊断时首先强调"正规"应用两种抗癫痫发作药物无效。正规应用药物是指选药正确，并应用足够的剂量和足够长的时间，如果某种药物的应用未按抗癫痫发作药物选择原则正确应用或患儿不能耐受该药物副作用，在未达到药物有效治疗浓度之前停用，此种药物不能视为正规应用。诊断时强调正规"两种"药物仍有发作的癫痫，可诊断为耐药性癫痫，未经治疗新诊断的癫痫患儿使用第一种单药治疗后有47%能达到无发作，再使用第二种可有13%达到无发作，继续第三种单药治疗时则仅有1%的患儿可达到无发作。在药物治疗过程中出现任何形式的发作（包括先兆），或因睡眠剥夺、月经、发热等因素诱发的发作，均应视为未能达到持续无发作。另外，诊断时还应综合考虑药物副作用，发作对心理、生理和工作及儿童发育的影响等因素。

高危因素及早期识别 ①易发展为难治性癫痫的综合征：临床上有些癫痫患儿从诊断一开始就很有可能是难治性癫痫，而不是随病情演变发展而来，主要包括大田原综合征（早发性婴儿癫痫性脑病伴暴发抑制）、婴儿痉挛症、伦诺克斯-加斯托综合征（Lennox-Gastaut syndrome）、拉斯马森综合征（Rasmussen syndrome）、颞叶内侧癫痫、下丘脑错构瘤发笑发作等。②易发展为耐药性癫痫危险因素：初始抗癫痫发作药物治疗效果差、年龄依赖性癫痫性脑病、在癫痫诊断和治疗前存在频繁发作、出现过癫痫持续状态、长期活动性癫痫发作、结构性病损（海马硬化、皮质发育异常、肿瘤、外伤性软化灶、双重病理）等明确的病因。

管理 包括评估、治疗措施与综合管理三方面。

评估 ①重新考虑癫痫的诊断和鉴别诊断，排除非癫痫发作事件。②按照耐药性癫痫定义和诊断要点，综合考虑是否存在易发展成耐药性癫痫的危险因素，排除假性耐药性癫痫。③查找引起耐药性癫痫的病因和癫痫综合征。④评估患儿的认知、心理和社会功能损害程度，是否存在记忆力减退、药物严重副作用和焦虑、抑郁、精神障碍等共病，儿童患者评估发作对患儿智力和生长发育等方面的影响。

治疗措施 ①切除性外科手术：主要对于有明确致痫灶且致痫灶位于脑非重要功能区的手术风险较低的耐药性癫痫患儿，应尽早考虑切除性手术。②姑息性外科手术：包括胼胝体切开、软膜下横切等手术，通过阻断癫痫样放电的传导，达到减少发作频率和减轻发作程度的目的。③生酮饮食：适用于儿童各年龄段发作频繁的癫痫综合征。④神经调控：包括迷走神经电刺激、脑深部电刺激、脑皮质电刺激、经颅磁刺激等，治疗目的为减少发作，改善生活质量；进一步抗癫痫发作药物治疗，包括应用新型抗癫痫发作药物和尝试多药联合应用。⑤皮质类固醇治疗：主要用于部分儿童耐药性癫痫。⑥其他治疗：如静脉用免疫球蛋白等。

综合管理 进行耐药性癫痫治疗选择的癫痫专业医师，应根据诊断、病因、预后、各种治疗方法的疗效、治疗风险、花费和家属的治疗意愿等进行综合评价，权衡利弊和风险收益比，决定治疗措施。耐药性癫痫患儿应处于评估-治疗-随访-再次评估-再次治疗-随访的动态治疗和管理中。

(梁树立)

yīng'ér jìngluán fāzuò

婴儿痉挛发作（infantile spasm seizure）

婴儿期表现为重复而刻板的痉挛性收缩的癫痫性发作。通常比肌阵挛运动更持久，但比强直性发作时间短，持续时间多在 1~3 秒，也可以表面为鬼脸、点头或微妙的眼动。常成串发作。最常见于婴儿痉挛症（90%）、伦诺克斯-加斯托综合征（Lennox-Gastaut syndrome）。此外，还可以见于大田原综合征、早期肌阵挛癫痫性脑病、严重肌阵挛性癫痫或者其他全面性癫痫。

病因及发病机制　存在明显异质性，依病因可分为结构-代谢性、基因性、感染-免疫性、未知病因，是脑损伤的年龄依赖性反应。致病机制不明。最初在 2010 年国际抗癫痫联盟分类工作报告中明确提出将癫痫性痉挛作为一种发作类型，癫痫性痉挛可以是全面性起源、局灶性起源或起源不明。临床可分为屈曲型或伸展型痉挛，以前者多见，表现为发作性点头动作，常在觉醒后成串发作。

临床表现　婴儿表现为突变的近端和躯干肌肉屈曲、伸直或屈曲-伸直混合的突然的屈曲、伸展或混合伸展的运动性症状。发作期脑电图最常见为高波幅广泛性一过性慢波、伴随低波幅快活动及弥漫性电压衰减，其他图形按出现率由高到低依次有广泛性尖慢波、广泛性尖慢波伴随电压衰减、仅为电压衰减、广泛一过性慢波、电压衰减复合快波活动、广泛性慢波伴随电压衰减和复合快波活动、电压衰减伴节律性慢波、仅为快波活动、棘慢波伴随电压衰减和复合快波活动、电压衰减和复合快波活动伴随节律性慢波，同步肌电图可以见到菱形肌电暴发。

诊断　主要依据发作时的临床症状和脑电图表现；病因学诊断需要进行头部 MRI、基因监测、代谢筛查和脑脊液与血液自身免疫性脑炎相关抗体、病毒性脑炎相关抗体等化验。

治疗　①对于不伴结节性硬化的患儿给予类固醇，包括促肾上腺皮质激素及泼尼松，或者氨己烯酸作为一线治疗药物。对于由结节性硬化引起的婴儿痉挛发作给予氨己烯酸作为一线治疗药物，如果无效，再给予类固醇（促肾上腺皮质激素或者泼尼松）治疗。应用类固醇或氨己烯酸时，要仔细考虑用药的风险-效益比。如果一线药物治疗无效或不能耐受，可以应用托吡酯、丙戊酸、氯硝西泮或拉莫三嗪作为添加治疗。婴儿痉挛症不建议或慎用卡马西平、奥卡西平、苯妥英钠等药物。②低龄儿童局限性病灶或癫痫灶可出现癫痫性痉挛发作，所以对于药物难治性痉挛发作的患儿需要进行术前评估，如果确定局限性病理灶或癫痫灶，可以进行切除性手术治疗。③如果无法确定致痫灶的药物难治性痉挛症患儿可以进行迷走神经刺激术治疗或生酮饮食治疗。

预后　大部分患儿总体预后不良，存在明显的精神运动发育落后。通过手术或药物可以控制癫痫发作患儿，预后相对较好。对于起病晚、起病时认知发育相对正常的患儿，预后优于严重脑发育异常、脑炎后遗症、结节性硬化症、*SCN2A* 基因突变等相关的婴儿痉挛发作。超过 10% 的患儿在 3 岁前死亡，近 50% 患者在 50 岁前死亡，肺炎是最主要的死亡原因，其次是癫痫相关的意外死亡。

（梁树立）

qiángzhí fāzuò

强直发作（tonic seizure）

表现为突发的持续数秒到数分钟的全身或局部肌肉持续收缩的癫痫发作。病因复杂，可以为结构性、遗传性和未知。可以分为全面性和局灶性强直发作，全面性强直发作最常见于伦诺克斯-加斯托综合征（Lennox-Gastaut syndrome），部分性强直发作可以见于起源于额叶、颞后枕叶等部位的局灶性癫痫。致病机制不明。发作期脑电图为广泛性 10~25Hz 棘波节律，呈波幅渐高、频率渐慢趋势，持续 3 秒以上；同时双侧三角肌肌电在癫痫发作起始 1 秒钟之内快速增强并持续维持。部分性强直时脑电图可以为单侧改变。临床诊断主要依据发作时的临床症状和脑电图表现；病因学诊断需要进行头部 MRI、基因监测和脑脊液与血液化验等。

药物治疗首选丙戊酸和拉莫三嗪，也可以选择托吡酯、左乙拉西坦和吡仑帕奈，不能选择卡马西平、奥卡西平、加巴喷丁和氨己烯酸。药物难治性强直发作，可以进行术前评估，如果有局灶性病灶或致痫灶，可以进行切除性手术；如果不能找到致痫灶或致痫灶无法进行切除，可以进行胼胝体切开术、迷走神经刺激术，也可以考虑生酮饮食治疗。诊断为伦诺克斯-加斯托综合征的患儿多为药物难治性癫痫，癫痫控制不良。胼胝体切开术可以控制 60%~80% 的强直发作。

（梁树立）

diānxián chíxù zhuàngtài

癫痫持续状态（status epilepticus）

以持续的癫痫发作为特征的病理状态。发作自行终止的机制失败或异常持续发作的机制启动（在时间点 t1 之后）所导致的一种临床状态，可以导致包括神经元死亡、损伤和神经网络改变（在时间点 t2 之后）等长期不良后果，取决于发作的类型和时长。t1 提示启动治疗的时间点，t2 提示长期不良后果可能发生的时间点。强直-阵挛性癫痫持续状态的 t1 为 5 分钟，t2 为 30 分钟；伴意识障碍的局灶性癫痫持续状态的 t1 为 10 分钟，t2 大于 60 分钟；失神癫痫持续状态的 t1 为 10~15 分钟，t2 尚不明确。癫痫持续状态的发病率每年为（8.5 ~ 36.1）/10 万。儿童（0~13 岁）的惊厥性癫痫持续状态的发病率每年是 35.0/10 万，非惊厥性癫痫持续状态的发病率每年约为 12.1/10 万。

分类 ①症状学分类：主要根据是否有明显的运动症状和意识障碍的程度进行分类（表 1）。②病因学分类：可以分为病因已知和病因未知。已知病因疾病包括结构性、代谢性、炎症性、感染性、中毒性或遗传性。可发生癫痫持续状态的疾病包括脑血管病（如急性缺血性卒中、颅内出血）、中枢神经系统感染（如细菌性脑膜炎、病毒性脑炎）、神经变性病（如阿尔茨海默病）、颅内肿瘤（如胶质瘤、脑膜瘤）、皮质发育畸形（如局灶性皮质发育不良Ⅱ型、结节性硬化症）、头部外伤、酒精相关（如酒精中毒、酒精戒断）、中毒（药物、神经毒素、重金属）、突然停用或抗癫痫发作药浓度低、脑缺氧或缺血、代谢紊乱（如电解质紊乱、肝性脑病）、自身免疫病（如抗 N-甲基-D-天［门］冬氨酸受体脑炎、拉斯马森脑炎）、染色体和基因异常（如环形 20 染色体综合征、快乐木偶综合征）、神经皮肤综合征（如斯特奇-韦伯综合征）、遗传及代谢性疾病（如线粒体病、亚历山大病、枫糖尿症、神经元蜡样脂褐质沉积症、拉福拉病等进行性肌阵挛癫痫）及其他疾病（如家族性偏瘫型偏头痛）等。根据导致病因与癫痫持续发生的时间关系，可以分为急性、远期性和进展性。③根据治疗反应性分类：可分为确定的癫痫持续状态、难治性癫痫持续状态（给予至少两种种类和剂量均适当的静脉抗癫痫发作药物，癫痫持续状态仍然持续）、超难治性癫痫持续状态（麻醉药开始后至少 24 小时，癫痫持续状态仍不能终止，或在进行适当麻醉药治疗过程中癫痫持续状态反复，或药物减停后复发而需要再次麻醉治疗）。

诊断 ①伴运动症状的持续状态，脑电图持续性异常放电，持续时间达到 t1。②非惊厥性癫痫持续状态的临床诊断标准如下。a. 无已知癫痫性脑病的患儿出现痫样放电（棘波、多棘波、尖波，棘－慢复合波或尖－慢复合波）> 2.5Hz，或痫样放电 ≤ 2.5Hz 或节律性 δ/θ 活动（> 0.5Hz）并且满足以下条件之一：静脉给予抗癫痫发作药后脑电图和临床改善；有轻微的临床发作现象；典型的时空演变，如递增起始（电压增加和频率变化），或模式演变（频率>1Hz 的变化或部位变化），或递减终止（电压或频率）。b. 存在已知癫痫性脑病的患儿出现上述脑电特征，且与基线期比较，波幅或频率明显增加，伴可以观察到的临床状态变化，静脉给予抗癫痫发作药后临床和脑电图改善；如果静脉给予抗癫痫发作药后，脑电图改善但没有临床改善，或者如果脑电图波动但没有明确的演变，被认为是"可能的非惊厥性癫痫持续状态"。

治疗 根据惊厥与非惊厥进行不同治疗。

惊厥性癫痫持续状态 总体治疗原则是快终止临床发作和电发作、积极查找病因、生命支持治疗。处理流程是在初始治疗阶段（通常发作开始 5 分钟启动治疗），首选苯二氮䓬类药物，对于未建立静脉通道者可以咪达唑仑（鼻腔黏膜/口腔黏膜/肌内注射）或地西泮（直肠给药），建立静脉通道者可以注射劳拉西泮或地西

表 1 癫痫持续状态的症状学分类

伴突出的运动症状	不伴突出的运动症状（非惊厥性癫痫持续状态）
1 惊厥性癫痫持续状态	1 非惊厥性癫痫持续状态伴昏迷
1.1 全面性惊厥	2 非惊厥性癫痫持续状态不伴昏迷
1.2 局灶起始演变为双侧惊厥性癫痫持续状态	2.1 全面性
1.3 不能确定局灶性或全面性	2.1.1 典型失神
2 肌阵挛癫痫持续状态	2.1.2 不典型失神
2.1 伴昏迷	2.1.3 肌阵挛失神
2.2 不伴昏迷	2.2 局灶性
3 局灶运动性癫痫持续状态	2.2.1 不伴意识损害
3.1 反复局灶运动性发作	2.2.2 失语持续状态
3.2 持续性部分性癫痫	2.2.3 伴意识损害
3.3 旋转性发作持续状态	2.3 不能确定局灶性或全面性
3.4 眼球阵挛持续状态	2.3.1 自主神经癫痫持续状态
3.5 局灶性运动抑制性持续状态	
4 强直癫痫持续状态	
5 过度运动性癫痫持续状态	

泮；第二阶段（20~40分钟）应当静脉注射丙戊酸、左乙拉西坦或苯巴比妥；第三阶段（>40分钟）患儿已经可以诊断为难治性惊厥性癫痫持续状态，应用全身麻醉药，静脉给药，主要包括咪达唑仑、丙泊酚、戊巴比妥和硫喷妥等；超难治性惊厥性癫痫持续状态应积极寻找病因，争取对因治疗，同时静脉抗癫痫发作药物（可应用氯胺酮，无效可尝试利多卡因、硫酸镁等），必要时可尝试生酮饮食、急诊神经调控治疗和低温治疗等。

非惊厥性癫痫持续状态　根据不同情况进行不同治疗。①惊厥性癫痫持续状态之后的非惊厥性癫痫持续状态：按照惊厥性癫痫持续状态的治疗流程进行治疗；伴昏迷或意识模糊的非惊厥性癫痫持续状态患儿，建议使用一线和二线抗癫痫发作药物，需要使用足量的静脉推注剂量，并且每12小时进行临床发作和持续脑电的评估，仅在多种抗癫痫发作药物治疗失败情况下，方可尝试使用麻醉药物。②不伴昏迷或意识模糊的非惊厥性癫痫持续状态：建议快速进阶地使用抗癫痫发作药物，不使用麻醉类药物。

预后　难治性癫痫持续状态中35%患儿死亡，30%有神经功能缺失，35%基本完全康复；超难治性癫痫持续状态中55%死亡，25%有神经功能缺失，20%基本完全康复。

（梁树立）

zhìxiánqū
致痫区（epileptogenic zone）大脑皮质兴奋-抑制网络功能失常，其强度足以引起患者临床癫痫发作的区域。手术切除此区域后，发作可以得到完全缓解。从致痫区概念上可以注意到几点：

①致痫区是一个后置性的概念，即必须先切除（包括毁损或离断）后才能知道是不是致痫区，所以术前是无法确定致痫区范围。②最小的切除范围而达到无发作，就确定了无法知晓真正的致痫区。③切除（包括毁损或离断）致痫区是术后无发作所必须的条件，所以姑息性手术不能达到无发作，致痫区存在多种脑联接甚至专门的癫痫扩散网络。④针对切除术后癫痫复发的问题，后期提出了潜在致痫区的概念，即同样能够引起癫痫发作，但其真正的致痫性较致痫区弱，在真正致痫区存在的情况下很难独立引起癫痫发作。所以如果切除了致痫区，而没有切除或没有完全切除潜在致痫区，可能会引起癫痫的复发，而如果没有完全切除致痫区则可能术后癫痫控制不良或后期复发。⑤致痫区的概念主要考虑空间概念，而没有涉及时间因素，即致痫区还可能随时间的变化而发生移位。

通过全面检查评估来确定致痫区，包括癫痫发作症状学、脑电图（发作期与发作间期）、头部MRI、神经科查体、神经心理评估（生活质量、发育评估、智商、记忆商等），必要时进行正电子发射体层成像检查，甚至脑磁图检查，然后根据相关结果综合判断提出致痫区相关的激惹区、病灶区、功能缺失区、发作起始区、症状产生区，进而根据这五个区域来推测致痫区及其网络的假说。如果相关可能的致痫区不唯一，或者不能解释临床症状或MRI的发现，或者确定的致痫区邻近或位于功能区，则需要进行颅内电极埋藏，确定致痫区的位置、范围及其与功能区的关系。

患儿是否可以行切除性手术，取决于是否可以找到致痫区、致痫区切除后是否会引起严重的并发症（致痫区与主要功能区是否重叠）。所以，癫痫外科的切除性手术就是切除致痫区，只有确定致痫区才有可能考虑切除性手术，也才能够较大概率达到术后无癫痫发作。

（梁树立）

zhèngzhuàng chǎnshēngqū
症状产生区（symtomatogenic zone）　癫痫发作开始及发作中相应的临床症状特别是起始症状相对应的区域。癫痫症状的出现需要癫痫放电范围和能量足够大、累及功能区两个条件。致痫区在起始阶段的范围和能量都非常小，多不能引起临床症状。如果致痫区位于相对的功能亚区，也不能引起临床症状。所以症状产生区与致痫区的关系可能相关，当然也可能毗邻、重叠或只是有功能连接。

定位推测：首先要有一个准确的临床症状，一般不能单纯依靠患儿或家属的描述来进行观察，最好是应用视频脑电图记录到的临床症状结合脑电图进行分析。其次，临床症状可能存在定侧或定位的价值，如肢体单侧强直或瘫痪，则提示对侧大脑半球为症状产生区；再如视觉或听觉先兆往往可以分别定位于枕叶和颞横回为症状产生区，但定侧意义则较小。最后，症状分析中不仅要仔细分析癫痫发作的第一个症状，同时也要对继发性全面性发作之前的局灶性发作症状及此后症状的演变过程全面分析，确定症状产生区及其可能的扩散通路。

症状产生区仅是对致痫区一个大概的定位，并不能直接用于指导手术。但需要注意的是，如果通过脑电图、MRI或正电子发射体层成像等方法定位的致痫区与症状产生区存在矛盾时，对于致痫区的确定要十分慎重。

（梁树立）

fāzuò qǐshǐqū

发作起始区 （ictal onset zone）

临床癫痫发作起始的脑皮质区。又称起搏区。多为发作期脑电图（electroencephalogram，EEG）或发作期颅内电极 EEG 放电最先起始的脑皮质区，或者发作期单光子发射计算机体层成像（single photon emission computed tomography，SPECT）对应的区域。另外，功能 MRI 和脑磁图也可以帮助定位癫痫发作起始区。头皮 EEG 对于脑沟、脑中线、脑底面和岛叶的皮质放电记录困难，而且 $4 \sim 6cm^2$ 的皮质同步化放电（约 3000 万个神经元）才能在头皮记录到异常 EEG，而整个 $2200cm^2$ 的脑皮质中仅有不到 1/6 为凸面皮质，如果常规 19 导联 EEG 约每个电极代表位置为 $20cm^2$，而密集 EEG 可以达到每个头皮电极代表范围达到 $4cm^2$ 甚至更小，但由于放电传导和颅骨厚度等问题，头皮电极代表的区域并不一定是相应颅骨下的脑皮质区，而且头皮 EEG 的电极位置是用 10-20 系统固定安置的，如果致痫区的位置位于多个头皮电极的中间位置可能会出现复杂的放电起始形式，所以除伴有海马硬化的颞叶癫痫和有病理灶的症状性癫痫外，单纯依靠发作期头皮 EEG 定位癫痫发作起始区并不十分可靠。颅内电极 EEG 特别是立体定位 EEG，被认为是确定癫痫发作起始区的金标准，但同样存在一些问题，以立体定位 EEG 为例，立体定位电极的触点与触点之间的间距为 1.5mm，两个触点中心间的距离为 3.5mm，有较

高的空间分辨率，但电极与电极之间的距离较大，一般在 $2 \sim 3cm$，所以其空间分辨率并不理想，而且电极植入计划是依据头皮 EEG、MRI、症状学等进行的，并不知晓致痫区的准确位置，如果电极植入位置并不包括真实的致痫区，而其颅内电极中间也可能出现第一个记录到发作的颅内电极和相应传导电极。发作期 SPECT 及发作间期 SPECT 减影与 MRI 融合成像技术对确定癫痫发作起始区有较大作用，但由于发作期 SPECT 需要在癫痫发作开始 30 秒内将锝-99（^{99}Tc）标记的药物注射进患儿静脉内，且 ^{99}Tc 半衰期短，所以临床操作存在一定难度，实际开展受限。

临床监测到的癫痫发作起始区应当更为准确地说是 EEG 发作起始区，仅能代表头皮电极或所植入的颅内电极所记录到的 EEG 放电起始区域。临床仍认为这是与致痫区最接近或者关系最为密切的可监测到的癫痫发作相关皮质。

（梁树立）

jīrěqū

激惹区 （irritative zone）

发作间期棘波、尖波等癫痫样放电发放的脑皮质区。需要进行发作间期放电监测，主要是头皮脑电图（EEG）、颅内电极 EEG（包括立体 EEG）。另外一个重要的激惹区定位检查技术就是皮质脑电图（electrocorticography，ECoG），但 ECoG 的准确性比头皮 EEG 或颅内电极 EEG 更受到质疑，首先受到麻醉和手术操作的影响无法避免；其次，仅能监测开颅区域，而没有其他区域的对照，特别是对侧相应区域 ECoG 的对照，所以无法判断检测到的棘波或尖波的意义；另外，基本上仅能监测

到发作间期放电，也就是只能发现激惹区。脑磁图或功能磁共振成像（functional magnetic resonance imaging，fMRI）可以帮助确定产生发作间期棘波的脑皮质或皮质下区域，也被认为是激惹区。

发放间期棘波很少引起扩散，所以是局灶产生，不会产生相应的症状学，难以确定和症状的关系。只有发作间期棘波募集到足够的能量，并且位于初级功能区时可能产生相关的症状。对于一些皮质发育不良或发育性肿瘤的患儿，其激惹区和癫痫起始区有明显的相关性，无论在头皮 EEG、颅内电极 EEG 还是 ECoG，如果出现连续棘波、节律性棘波、局灶性多棘波、重复性棘波、频繁节律性癫痫样暴发等典型的癫痫样放电时，提示局部可能就是癫痫起始区，但对于颞叶癫痫、外伤性癫痫等其他病因导致的癫痫发作，癫痫发作起始区应当是激惹区的一部分，而激惹区可能也包含潜在癫痫发作起始区。激惹区的范围相对广泛，fMRI-EEG 或者棘波溯源的软件等分别利用棘波形成过程中出现的脑皮质和皮质下结构的代谢变化或者是偶极子变化来推测棘波真正产生的区域，但这个区域也仅是产生棘波的区域，但与癫痫产生并无直接关系，有时甚至指向错误的定位，如一侧海马硬化的颞叶癫痫多表现为双侧颞叶为激惹区，甚至仅对侧颞叶为激惹区，但切除伴有海马硬化的颞叶后达到癫痫无发作，对侧颞叶棘波发放也会消失。

（梁树立）

diānxián bìngzào

癫痫病灶 （epileptogenic focus）

局灶性的癫痫放电活动区域。肉眼或影像学可见的病理灶，

该病理灶本身有致痫性，可以引起癫痫发作或者导致邻近的皮质致痫性增加而引起癫痫发作。主要是指高分辨 MRI 可以发现的区域，7T-MRI 及一些新的序列帮助发现更多的病理灶，同时分子影像学、组织-分子影像学技术也更多地应用于确定致痫病灶。

确定癫痫病灶需要明确几个问题：①癫痫病灶与致痫区的关系。②癫痫病灶的范围。皮质发育不良和发育性肿瘤本身存在异形神经元，本身就有致痫性，但在 MRI 可见的病变周围还存在 MRI 不可见的微小病变等改变，如微小的局灶性皮质发育不良（focal cortical dysplasia，FCD）、FCD-Ⅰ等。这些病理改变同样可以引起癫痫（潜在致痫区），如果单纯切除 MRI 可见病变可能导致癫痫控制不良或复发；另外如脑瘢痕等病理改变，其本身没有神经元，不会引起癫痫发作，但其周围区域存在受损、缺氧改变的脑皮质，可以引起癫痫发作，但真正引起癫痫发作的致痫区是位于病理灶的毗邻区域还是有一定距离的区域尚无统一定论，现有研究显示主要还是位于病理灶的毗邻区域，特别是常见的 FCD-Ⅲ型改变。所以，影像学的发展不单纯在于发现病理灶，还要能够确定病理灶周围是否存在微小改变的病理区域，以更好地确定致痫区。③颅内病灶是否就是癫痫病灶，大部分的蛛网膜囊肿、双侧脑室不对称、基底节的钙化、动脉瘤、颅骨病变等不是癫痫病灶，但海马硬化、皮质发育不良、先天性脑内肿瘤、脑血管畸形、发生在癫痫症状后短期内发现的脑内肿瘤、癫痫发生前的脑瘢痕多为癫痫病灶，但需要依靠脑电图和临床症状学的分析确定病理灶与致痫灶是否一致。④一些患儿存在多个病理灶，哪个或哪些是癫痫病灶必须准确判断。有些患儿同时存在低致痫性病理灶（如蛛网膜囊肿和双侧枕区的缺血性改变）和高致痫性病理灶，这时多为高致痫性病理灶与癫痫相关；但也有些患儿（如结节性硬化症、多发灰质异位、多发海绵状血管瘤）存在多个高致痫性病理灶，此时要结合症状学和脑电图区分是一个还是多个致痫病灶，以确定治疗方案。

癫痫病灶是致痫区的重要相关区域，但并不是所有的癫痫患儿均有癫痫病灶。有明确局限性癫痫病灶的药物难治性癫痫术后无发作率可以达到 80% 以上，而 MRI 未发现病灶或者广泛性病灶的患儿术后 5 年的无发作率多数不超过 50%。

（梁树立）

diānxián fāzuò zhèngzhuàng

癫痫发作症状（epileptic seizure symptom）

癫痫发作过程中的临床症状。包括先兆（如果有）、类型、演变和持续时间等。①症状采集：应当采用问诊和录像相结合的方式，问诊对于早期的感觉先兆的获得至关重要，但是由于儿童或低智商患者不能配合完全问诊，可以结合视频进行分析，如有听觉症状的患者可能会有捂耳的症状，而恐惧症状可见到相应的表情或动作。视频的采集需要完整，包括发作前、发作中和发作后的全过程，最好是视频脑电图中的视频，可以与脑电图同步记录和回放。②症状分析：首先是有没有先兆、先兆的性质和特点是癫痫发作分类和症状产生区的关键，要进行深入分析，全面性癫痫发作常没有先兆；其次要看发作中症状的变化，特别是突出的症状出现的时间顺序，如带有厌恶更让撇嘴症状定位在前扣带回，如果是第一个症状，则提示癫痫起源于前扣带回的可能性大，而作为中后期的症状则提示前扣带回不是症状起始区，而是后期传导受累的区域；再次看有没有可以定侧的症状，如 "4" 字症、头眼偏转、单侧上肢自动症、单侧肢体抽搐或强直等都有很好的定侧价值，双侧对称的症状多提示全面性癫痫，但局灶性癫痫也可以出现双侧受累甚至对称性症状；最后看发作后有没有后遗症，如发作后一侧肢体瘫痪，则提示对侧大脑半球是致痫区的可能。

癫痫发作的正确分型是治疗的基础，而术前定位是根治性癫痫手术成功的关键。通过癫痫发作症状分析结合脑电图的表现可以帮助癫痫发作的诊断与分类、癫痫症状产生区的定侧与定位、癫痫网络的定侧与定位。发作性症状定侧意义分为四级。①高度定侧意义：一侧阵挛、扭转、不对称强直姿势、一侧鬼脸、发作后轻瘫、发作终止不对称。②一般定侧意义：一侧肌张力障碍姿势、一侧强直姿势、发作后擦鼻子、语言障碍、一侧手自动症。③定侧意义不肯定：早期头转动、一侧眨眼、发作后擦鼻子、发声以及发作后呕吐（右颞）、发作后尿急（右颞）、立毛现象（左颞）。④不能定侧：口咽自动症、过度运动自动症、幻嗅、发笑、发作后咳嗽、自主神经症状。

（梁树立）

diānxián shǒushù zhìliáo

癫痫手术治疗（epileptic surgery treatment）

应用神经外科的技术手段，采用切除、离断、毁损癫痫灶或阻断癫痫放电传导的方法来终止、减少或减轻癫痫发作的方法。主要针对药物难治性癫痫和颅内病变相关性癫痫的患儿，是以终止、减轻或减少癫痫发作、改善患儿生活质量为目的的干预性治疗手段；低龄儿童癫痫的外科治疗中为脑发育提供机会也是重要目的之一。癫痫手术治疗是药物治疗以外的最主要的癫痫治疗方法。

适应证　手术评估需要在经验丰富的癫痫团队合作下进行，随着医学技术的发展和新型诊疗设备在临床的应用，癫痫的手术适应证也有相应的扩展。①应用现代神经影像学技术和电生理监测技术，以及影像及电生理的后处理技术，能明确引起癫痫发作的"责任病变"。无论是先天性或后天性、单个或多发病变，即使在一段时间内药物可以控制发作，但难以长期无发作或难以停药后不发作，因此应当在安全的条件下，优先进行手术治疗。②儿童难治性癫痫，如偏侧痉挛-偏瘫伴顽固性癫痫综合征、婴儿痉挛症、伦诺克斯-加斯托综合征等，发作多表现为次数频繁，程度严重。这些患儿多属于药物难治性，而且可早期预测。只要身体条件可耐受手术者，主张手术无最小年龄限制。早期手术不仅有利于控制癫痫发作，还可改善患儿大脑功能发育及有助于神经心理功能的恢复；但手术风险应在术前仔细评估。

禁忌证　癫痫是否适合手术治疗和患儿能否耐受手术，是确定手术禁忌证的前提。禁忌证并非绝对，伴随临床医学的进展，能够进行手术治疗的领域还在不断拓展。手术禁忌证主要包括有进展性神经系统变性疾病或代谢性疾病者；合并严重的全身性疾病者；合并有严重精神障碍、严重的认知功能障碍者；由于身体某些器官问题和/或营养状况不能耐受手术者；确诊为自限性局灶性癫痫。另外，作为功能性疾病的手术治疗，手术前患儿或其家属不同意手术或不接受手术后可能有癫痫发作者是手术的绝对禁忌证。

术前诊断评估　儿童脑电图复杂多变，脑结构也伴随年龄的增长而变化，因此对于儿童癫痫外科，具有全方位、优秀的术前评估团队尤为重要。流程见图1。

癫痫的诊断和分类　具体见癫痫。

术前无创评估定位阶段　通过结构和功能两方面进行致痫区和功能区定位，主要应用全身体格检查（特别是神经科查体和皮肤查体）、癫痫发作症状学分析、发作间期与发作期头皮脑电图、头部高清MRI、神经心理评估（韦氏儿童智商、记忆商、发育评估、生活质量等）等检查手段，必要时结合弥散张量成像（diffusion tensor imaging，DTI）和正电子发射体层成像（positron emission tomography，PET）检查。如果通过此步骤得不到可靠的结论或者结果之间相互矛盾，则需要进行有创评估阶段定位检查。

术前有创评估定位阶段　以侵袭性手段为主，包括颅内电极的放置、监测及皮质电刺激等。采用有创性检查，必须是在无创性检查的基础上，且对致痫区的定位有一个合理的假设。临床上，禁止应用侵袭性检查探测全脑进行致痫灶定位。

术中监测阶段　术中皮质脑电图（electrocorticography，ECoG）监测与术中皮质电刺激，能够作为手术切除范围的参考，但仍存在争议。ECoG记录到的异常放电区域为局限的激惹区，不仅监测范围和时间均有限，而且会受到术中麻醉及围手术期抗癫痫发作

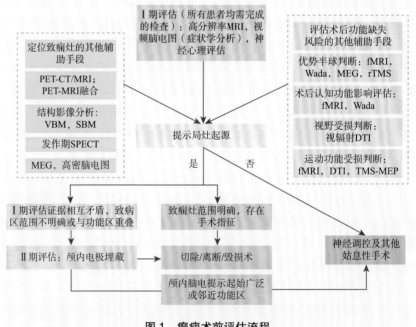

图1　癫痫术前评估流程

注：VBM，基于体素的形态测量；SBM，基于表面的形态测量；SPECT，单光子发射计算机体层摄影；MEG，脑磁图；fMRI，功能磁共振成像；Wada，瓦达试验；rTMS，重复经颅磁刺激；MEP，运动诱发电位。

药物的影响。因此，不能过分依靠 ECoG 去确定手术切除范围。ECoG 监测对于某些局限性结构性病变引起的癫痫，在术中确定切除范围时有一定的帮助。

手术方式 主要有切除性手术、离断性手术、神经调控性手术、毁损性手术等。由于先天性皮质发育障碍、半球病变等多发生在儿童患者中，儿童癫痫手术最为常用的术式为切除性手术。此外，儿童大脑皮质的可塑性远大于成人，手术后神经功能障碍恢复的时间与程度都将优于成人。癫痫外科手术治疗存在一定的风险，实施手术的医师必须严格掌握手术适应证。通过正规的术前综合评估，精确地找出致痫区所在。之后应选择恰当的手术方式，应首选切除性手术，合理选用姑息性手术，慎重考虑其他手术方式（如神经调控、放射外科治疗等）。尽最大可能减少手术并发症。同时，加强手术后综合治疗，提高手术成功率。

切除性手术 开展最多的癫痫外科手术方式，通过手术将癫痫灶切除，以达到减少或者终止发作的目的。手术方式主要包括以下几种。①颞叶癫痫切除性手术：最常见的癫痫手术方式，癫痫灶位于颞叶，手术疗效好。根据切除的颞叶具体部位分为前颞叶切除术、选择性杏仁核-海马结构切除术、裁剪式颞叶切除术。②颞叶外癫痫切除性手术：癫痫灶位于颞叶外，累及局部或者单个脑叶。手术方式可以分为皮质切除术及单脑叶切除术。皮质切除术包括局灶性新皮质切除术、中央区皮质切除术、岛叶皮质切除术。单脑叶切除术包括额叶切除术、枕叶切除术、顶叶切除术。③多脑叶切除术：癫痫灶累及 2 个及 2 个以上的脑叶，手术切除 2 个及 2 个以上的脑叶，包括额颞叶切除、颞枕叶切除、颞顶枕切除及保留中央区的额颞顶枕叶切除。④大脑半球切除术：癫痫灶累及一侧大脑半球，病因主要包括一侧半球巨脑回、多微脑回、软化灶、颜面血管瘤病、拉斯马森脑炎等。手术分为解剖半球切除术与功能半球切除术。功能半球切除术也可以归为离断性手术。

离断性手术 ①胼胝体切开术：主要包括胼胝体全段切开术、胼胝体前段切开术、胼胝体后段切开术。②多软膜下横切术：是一种非切除性手术，用于治疗致痫区位于重要功能区的手术方法，通过离断浅表皮层横行联系纤维，使新皮质的小区域与脑回内相邻区域在解剖上断开，以阻止发作产生及痫性放电的传播。③皮质离断术：临床上常用的皮质离断术主要包括额叶（或额极）离断术、颞顶枕或顶枕离断术。④大脑半球离断术：分为功能性半球切除（离断）术和半球离断术。功能性半球切除术的目的是完全分离患侧半球而不完全切除半球，手术需要切除中央区和颞叶，离断剩余组织与丘脑、底节以及对侧的纤维联系。半球离断术可以不切除任何脑组织而达到半球离断的目的，可减少失血量和颅骨切开的范围。

神经调控性手术 ①迷走神经刺激术（vagus nerve stimulation, VNS）：适用于不适于外科切除性手术或不接受开颅手术且药物难以控制发作的癫痫患儿。该技术损伤小，参数可体外调节，可以在手术后 1~2 周开机进行刺激参数的调整。治疗时间越长，癫痫控制效果越好，部分患儿生活质量会有显著提高。②其他神经调控方法：包括丘脑前核电刺激术、海马电刺激术、反馈式电刺激术等。

毁损性手术 ①脑立体定向射频毁损术：当致痫区位于脑深部或脑重要结构周围时，不宜行开颅手术，立体定向射频毁损术可能是较好的选择。此方法也被应用于立体定向脑电图监测后的患儿，通过立体定向电极毁损明确的发作起始区域对发作有明确的抑制作用，主要用于下丘脑错构瘤、较小的局灶性皮质发育不良、室旁灰质异位的患儿，少数的结节性硬化和颞叶内侧型癫痫等也可应用此技术。②磁共振引导下激光热疗：是中国癫痫治疗领域内初步探索的新技术，还有待临床的观察与研究。③立体定向放射外科治疗：包括 γ 射线、X 射线等立体定向放射电离毁损治疗，对伴有海马硬化的颞叶癫痫有效，其他适应证尚不明确。此项外科治疗机制尚不完全明确，效果有待进一步证实。

术后抗癫痫发作药物治疗 癫痫外科手术后均需继续抗癫痫发作药物治疗。手术后早期（多指术后 1 周内），由于手术本身对大脑皮质的刺激以及手术导致的血液中抗癫痫发作药物浓度的波动，可能会出现癫痫发作，甚至癫痫持续状态，应该给予抗癫痫发作药物治疗。术后当日即开始给予抗癫痫发作药物治疗，一般选择注射用抗癫痫发作药物，可以进食后恢复口服抗癫痫发作药物。术后早期由于同时应用多种其他药物，药物间的相互作用比较复杂，制订用药方案时应尽可能选择相互作用少的药物，特别要注意抗癫痫发作药物的不良反应，必要时监测血药浓度。可以继续使用术前的抗癫痫发作药物，也可以根据手术后可能出现的发作类型使用相对应的抗癫痫发作药物。

手术后抗癫痫发作药物的长期治疗，其价值在于控制手术后可能残余的致痫区，防治有发作潜能的皮质（如刺激区）发展为新的致痫区。手术后若发作彻底消失，何时停用抗癫痫发作药物尚缺乏高等级循证证据，国内专家共识推荐至少继续服药 2 年，然而也应该坚持个体化的原则，对于局灶性致痫病理切除彻底、前颞叶切除术、术后脑电图复查无癫痫样放电的情况，属于缩短服药时间的因素。手术后长期抗癫痫发作药物的使用原则要参照术前用药进行调整，术后效果良好的患儿，可将术前应用的药物种类减少，最好首先停用副作用大及术前药效较差的药物。仅留先兆发作的患儿，根据发作的频率、持续时间以及对患儿的影响，参考脑电图情况考虑是否可以减药，并酌情延长术后服药时间。如果术后效果不佳，则应长期服用抗癫痫发作药物治疗，或考虑再次行手术评估。

术后随访和评估 癫痫外科的手术效果应该从术后癫痫发作控制情况、抗癫痫发作药物使用情况、脑电图所反映的脑功能改善情况、神经心理功能改善情况以及因手术致残的恢复情况等几方面综合评价。其中发作控制情况最为患儿及家属所关注。癫痫外科手术后的随访内容包括癫痫发作控制情况、脑电图变化情况、功能缺失恢复情况以及神经心理功能的改变情况等。随访时间以手术后 3 个月、半年，以后每年一次为宜。开颅手术癫痫发作控制情况的评估应用国际抗癫痫联盟（International League Against Epilepsy，ILAE）于 2001 年提出的 ILAE 的术后疗效分级系统（表1）。VNS 术后疗效评估采用麦克休（Mchugh）分级（表2），综合考虑 VNS 术后发作严重程度、发作后恢复以及利用外置 VNS 磁铁装置终止发作的效果。

（梁树立 翟 锋）

qiēchúxìng diānxián wàikē shǒushù
切除性癫痫外科手术（resective epilepsy surgery） 通过开颅手术，将患者的癫痫灶切除，以达到治疗癫痫目的的手术方式。开展最多的癫痫外科手术方式，治疗癫痫效果最佳。首先要通过详细的术前评估（无创或者有创）明确癫痫灶位置，并判断癫痫灶与功能区之间的关系。切除性手术适应证要求致痫区和功能区定位明确，且切除致痫区患者的重要神经功能受损的可能性较低。

手术方式 主要包括以下几种方式。

颞叶癫痫的切除性手术 颞叶癫痫是最为常见的癫痫类型，即癫痫灶位于颞叶，绝大多数颞叶癫痫患儿为药物难治性癫痫，病因主要包括肿瘤、皮质发育不良、血管畸形、海马硬化、软化灶等。根据癫痫灶累及的范围主要包括颞叶内侧型、颞叶外侧型、内外侧混合型、颞极型。另外，还有颞叶癫痫附加症，癫痫灶范围超出了颞叶。颞叶癫痫主要的手术方式包括以下术式。

前颞叶切除术 一种治疗颞叶癫痫的经典、常用术式，适用于致痫区（包括致痫病灶）位于一侧前颞叶区域。切除的范围包括颞叶内侧结构、颞极和颞叶新皮质。优势半球切除新皮质不超过 4.5cm，非优势半球切除不超

表 1　癫痫术后发作结果 ILAE 分级

1 级：发作完全消失
1a 级：术后发作完全消失；无先兆
2 级：仅有先兆；无其他形式发作
3 级：每年 1~3 个发作日；伴或不伴有先兆
4 级：每年 4 个发作日，每年发作日较基线数量减少 50%；伴或不伴有先兆
5 级：每年发作日较基线数量减少<50%，增加 100%；伴或不伴有先兆
6 级：每年发作日较基线数量增加>100%；伴或不伴有先兆

表 2　VNS 术后疗效评估的麦克休（McHugh）分级

Ⅰ 级	发作频率下降 80%～100%
	Ⅰ A 级：发作或发作后严重程度减轻
	Ⅰ B 级：发作或发作后严重程度无减轻
Ⅱ 级	发作频率下降 50%～79%
	Ⅱ A 级：发作或发作后严重程度减轻
	Ⅱ B 级：发作或发作后严重程度无减轻
Ⅲ 级	发作频率下降<50%
	Ⅲ A 级：发作或发作后严重程度减轻
	Ⅲ B 级：发作或发作后严重程度无减轻
Ⅳ 级	仅磁铁装置有帮助
Ⅴ 级	无改善

过 5.5cm。海马头、体及部分杏仁核结构也要切除。

选择性杏仁核-海马结构切除术　主要针对单纯颞叶内侧型癫痫，将海马结构及杏仁核切除，颞叶新皮质保留。手术可以采取经侧裂、颞上沟、颞下、颞中回入路，每个术者可以选择自己熟悉的方式。

裁剪式颞叶切除术　根据致痫区及致痫病灶累及颞叶范围的不同，采用不同切除范围切除颞叶皮质（可包括颞叶内侧结构）。

颞叶外癫痫的切除性手术　主要有皮质切除术与脑叶切除术。

皮质切除术　即将癫痫灶累及的皮质切除，要对皮质下的纤维素进行保护。手术方式主要包括：①局灶性新皮质切除术，适合颞叶外局灶性病变导致的部分性癫痫。在准确定位致痫区的基础上，切除致痫病灶及致痫区后，可取得满意的手术效果。②中央区皮质切除术，实施该类手术需格外慎重，建议在完成皮质功能测定和在神经功能监测下进行手术，如致痫区较局限，手术效果通常是良好的，但往往会出现可接受的暂时的或永久性的神经功能损伤。中央区下部 3~4cm 的皮质切除相对是安全的，术后可能出现对侧的面瘫，舌部活动不灵，言语含糊等症状，但大部分患儿 1 个月内即可恢复。③岛叶皮质切除术：岛叶皮质位置深在，手术需考虑因血管及覆盖的功能区皮质损伤而导致的功能障碍的风险。由肿瘤继发的岛叶癫痫同时还要考虑肿瘤的性质及切除的范围。

脑叶切除术　适用于致痫区累及 1 个或多个脑叶的患儿。切除术的范围主要取决于引起癫痫发作的病变性质和程度、致痫区的大小以及功能区的边界等情况。

一般在确保不损伤功能区的前提下，切除病变越彻底，发作的预后越理想。

大脑半球切除术　如果致痫区弥散于一侧半球，可以选择大脑半球切除手术，主要适用于偏侧惊厥-偏瘫-癫痫综合征、围产期损伤、一侧半球脑穿通畸形、一侧弥漫性皮质发育不良（如半球巨脑症）、拉斯马森综合征和斯特奇-韦伯综合征等。大脑半球切除术式主要包括解剖性半球切除术（改良术式）、功能性半球切除术、大脑半球离断术以及大脑半球去皮质术等。因手术要切除一侧语言、运动等重要功能区，术前要对患儿的功能进行评判，评估术后功能损失情况。半球手术是功能神经外科最大的手术，手术风险较高，尤其很多患儿是低龄儿童，对术者、麻醉、护理等方面要求较高，开展此手术要慎重。

并发症　切除性手术后有可能出现神经功能缺陷，如颞叶癫痫术后出现动眼神经麻痹、视野缺损、颞肌萎缩、面瘫等；也可能出现偏瘫、失语、颅内感染以及颅内血肿等较为严重的并发症。术前准确定位功能区可以减少或者避免出现术后神经功能缺损。对术前已经存在神经功能缺失的患儿，切除病灶多不会加重原有的功能缺失。术前应详细评估并发症出现的可能性并向家属详细交代。

（梁树立　翟锋）

diānxián bìngzào qiēchúshù

癫痫病灶切除术（epileptic lesionectomy）　切除癫痫相关的病理灶，以终止或减轻癫痫发作为目标的神经外科手术方式。癫痫患儿正规用药后仍无法控制发作，可以诊断为药物难治性癫痫，可

以寻求手术治疗，如果大脑影像学（MRI 或者 CT）存在异常，同时这些异常就是引起癫痫的原因，这个病灶就是癫痫性病灶。引起癫痫的病变主要包括肿瘤（良性、恶性）、皮质发育不良、多微脑回、巨脑回、脑裂畸形、灰质异位、动静脉畸形、静脉畸形、海绵状血管瘤、结节性硬化、软化灶、海马硬化、蛛网膜囊肿、寄生虫感染、颜面血管瘤病、脑膜血管瘤病、拉斯马森（Rasmussen）脑炎、感染性肉芽肿等。

诊断与评估　这些患儿共同的特点是影像学存在异常，如果发作期脑电图放电部位与病变吻合，即可认为病变为癫痫灶。如果患儿间歇期脑电图放电部位与病变吻合，结合临床表现，也可以确定病变为癫痫病灶。若有条件可以行脑磁图检查。脑磁图对于影像学有病变患儿癫痫灶定位的作用还是比较明显的。如果病变累及解剖上重要的功能区，可以通过功能磁共振、瓦达（Wada）试验甚至颅内电极置入进一步明确癫痫灶及其与功能区的关系，再制定切除方案。

手术方式　因癫痫病灶累及的部位范围不同，虽然都是癫痫病灶切除，但手术方式也不尽相同。①一些良性的肿瘤，如脑膜瘤，病变位于脑外，癫痫的原因是肿瘤压迫周围脑组织引起的，手术切除肿瘤即可，脑组织要注意保存完整。②引起癫痫的胶质瘤，多是低级别的，生长比较缓慢，但病变也无明显边界，手术除了切除肿瘤，在不损伤功能情况下，周边要切除 1~2cm。③局灶性皮质发育不良、局灶灰质异位等发育性病变引起的癫痫，癫痫灶切除与低级别胶质瘤有所相似，扩大切除病变 1~2cm。④结

节性硬化患儿癫痫灶可能不仅仅是一个结节，致痫结节也可能不在一个脑区，甚至不在同侧。手术需要切除多个致痫结节，在导航下进行手术更精确。⑤拉斯马森脑炎、颜面血管瘤病或者巨脑回等病变累及一侧半球，癫痫灶切除即为半球切除。如果颜面血管瘤病并不是累及一侧半球，而是累及了多脑叶，癫痫病灶切除就为多脑叶切除。

注意事项 首先病理灶不一定就是癫痫病灶，需要准确判断；患儿单纯病灶切除治疗癫痫效果并不好，要连同病理灶和癫痫灶同步切除，因此在非功能区病灶可以扩大切除1~2cm，甚至行脑回切除、脑叶切除、半球切除，将癫痫灶而不是单纯病灶完整切除，达到治疗癫痫的效果。

(梁树立 翟锋)

diānxián wàikē lúnèi nǎodiàntú jiāncè

癫痫外科颅内脑电图监测

(intracranial electroencephalography monitor in epilepsy surgery) 将专用颅内脑电图电极通过外科手术方法置于癫痫患者颅内，进行手术室外的脑电图监测。临床癫痫外科中，在常规的术前无创性检查无法准确确定癫痫灶时，要考虑进行颅内电极的监测，颅内电极主要包括两类，即皮质电极（条状电极和栅状电极）和脑深部针状电极（包括立体定位脑电图电极）。

适应证 分为基本适应证与不同癫痫的其他具体适应证。

基本适应证 ①考虑为部分性癫痫拟行手术治疗。②无创的综合评估认为所有的癫痫发作或者绝大部分的癫痫发作起源于1~2个致痫区，但尚不能准确确定其部位。③通过分析认为通过颅内电极可以更为准确地确定致

痫灶的位置和范围。④考虑癫痫灶位于功能区，需要进行脑功能定位者。⑤需要确定癫痫灶的主要传导网络，以同时切断癫痫灶传导通路时。

不同癫痫的其他具体适应证 ①颞叶癫痫：不能定侧的颞叶癫痫；颞叶皮质病理灶需要确定是否切除海马结构时；考虑为双重病理时；优势则进行语言功能定位时。②颞叶外癫痫：缺乏局限性病理灶；病理灶与症状学或电生理检查结构不一致；多发病理灶时；广泛的皮质发育不良或软化灶等需要确定切除范围；确定运动、语言等功能区与癫痫灶的关系时。③二次手术的患者。

禁忌证 ①局灶性的放置电极可能造成错误定位，所以不能用于无创评估无法局限致痫灶区域的患者。②存在不适宜进行颅内电极手术者，如糖尿病等明显增加手术风险时，使长期监测引起的颅内出血和感染的可能性较大。③不能承受高成本者，电极的价格昂贵，而且长时间监测费用也较大。④已经无创评估确定为双颞叶癫痫或多灶性癫痫，不适于进行切除性手术者。⑤拟行单纯胼胝体切开术或神经调控治疗者。⑥有明显精神症状，不能配合的患者。⑦家属不理解手术的风险或不能接受术后可能放弃切除性手术的患者。

电极种类选择 ①立体定位脑电图电极：用于脑立体脑电图定位，临床应用最广泛。②脑深部电极：用于脑深部皮质或病灶周围，如海马、杏仁核、异位灰质、扣带回、额底、岛叶、脑深部局限性病灶、下丘脑错构瘤等。③条状电极：用于定侧诊断，特别是颞叶癫痫定侧时（常与深部电极联合应用）；也可以用于多病

灶癫痫的致痫灶定位；或者与栅状电极联合应用，用于栅状电极周围未覆盖区域；纵裂或颅底等栅状电极难以置入区域致痫灶定位。④栅状电极：用于颞叶外侧型癫痫、颞叶外皮质癫痫的定位；功能区定位；二次手术者；可以与脑深部电极或条状电极联合应用。

电极埋藏计划 ①癫痫灶假设的提出：对无创术前评估方法的结果进行详细分析，特别是癫痫发作症状学的顺序、发作间期和发作期脑电图、高分辨率的MRI、PET/MRI融合图像的分析，初步提出可能的癫痫灶及相关癫痫灶之间的联系。②电极覆盖范围计划：覆盖范围应当包括病理灶、明显异常功能低代谢灶和头皮脑电图显示的电生理灶在内的可能癫痫灶（中间区域、周边定界区域）、脑电图及症状学传导的重要通路、毗邻的重要功能（特别是邻近功能区的定界范围），必要时应当有一个远离癫痫灶部位的对照参考电极。③颅内电极脑电图方式选择：是采用立体定位脑电图还是硬脑膜下电极，要依据无创检查的结果、癫痫灶的位置、患儿的年龄和所有单位的设备及术者的经验等多个因素综合考虑。立体定位脑电图对脑深部（皮质下、岛叶、海马）、中线、脑沟内结构的癫痫样放电有明显的优势，对于二次手术和脑炎、脑外伤等引起皮质明显粘连的致痫灶的定位、双侧病变或多灶性病变也应当优先考虑。硬脑膜下电极（栅状电极结合或不结合条状电极或针状电极）对于单侧初级功能区的癫痫灶定位中，确定功能区的边界及功能区与癫痫灶的毗邻关系有一定的优势，同时对于颅骨薄的2岁以内的低龄儿

童也较立体定位脑电图更安全。

手术方法 包括以下方法。

立体定位电极的置入 全身麻醉后，根据电极的分布情况合理选择手术体位，根据确定的手术计划，在立体定向头架或机器人引导下，用专用钻头根据颅骨厚度钻穿颅骨（注意不能破坏硬脑膜），单极电凝穿透硬脑膜，在定向引导下沿穿刺方向在颅骨上拧入固定螺丝。计算固定螺丝外口到靶点距离，调整立体定位电极固定环的位置，经颅骨固定螺丝中间空腔通道置入电极，用螺母拧在颅骨固定螺丝上。很多癫痫中心已经掌握了机器人引导的立体定向深部电极置入，并行立体定向脑电图监测。每根电极置入需要 3~5 分钟，患儿术后反应很轻，麻醉清醒后即可监测脑电图，减少了开颅电极脑脊液漏，感染等并发症。

皮质条状置入 单纯应用条状电极或联合脑深部电极时可以颅内钻孔置入，切开硬脑膜避免打开脑表面的蛛网膜，以防止插入电极时损伤脑组织。对于成人和有脑炎、脑外伤后的患者应当特别小心，防止硬脑膜粘连引起电极打折。插入中遇阻力时不可用力过猛，以免损伤皮质静脉。如果遇到电极打折或不能完全插入时可以选择调整一次位置，如果仍不能置入时可以更换长度较短的电极，不可以反复多次置入。如果遇到静脉出血时，要拔除电极，少量填塞明胶海绵，用冷生理盐水反复冲洗。

栅状电极的置入 采用开颅的方法置入。电极位置的放置应当充分包括可能的致痫区域，最可能的致痫区尽量位于全部电极覆盖部位的中心区域，且尽可能用 32 导联以上的电极覆盖，中线

部位和额叶眶面、枕叶底面、颞叶底面尽量置入 12~16 导电极。周围的位置可以用条状电极进行补充覆盖，如果邻近功能区时要把相应的功能也用电极覆盖，以便进行功能区定位。

记录与解读 ①脑电图记录：必须有同步录像记录，同时低频滤波不应当高于 0.5Hz，高频滤波不能低于 500Hz（有条件的单位尽量达到 1000Hz）。记录时间一般为 7~10 天，必要时可以延长，但应当在 4 周内完成。脑电图记录应当包括不少于 3 次的惯常性癫痫发作，如果考虑为多灶性癫痫可能时需要有 5 次以上癫痫发作。②常规脑电图的解读：背景活动由于没有颅骨等对脑电的衰减作用，波幅较高，快波节律更为明显，可以见到较多尖波样的 α 或 mu 节律，而棘波则更高，持续时间更短。出现不对称性低电压或慢波也可能是由于电极局部的出血或感染引起，要注意鉴别。颅内电极发作间期的棘波发放范围和频率较高于头皮脑电图，不能作为癫痫灶定位的依据，但对于固定、成串且频繁的棘波发放部位与癫痫灶相关的可能性较大。发作期脑电图一定是出现在临床症状前的突出于背景的节律性活动，可能是慢波或节律性快波，其位置可以局限性局部，也可以形成扩散，在形成扩散时要注意研究其传导的通路。如果在一次癫痫发作中双颞叶或者一侧皮质不相邻的电极间同时出现癫痫性放电，则可能这些部位均不是真正的癫痫起源点，而是传导所致。同样，如果脑电图监测到的放电晚于临床症状，也说明癫痫起源点在电极覆盖范围之外。③高频脑电图：对于 80~500Hz 的脑电图应当进行合理

解读。高频脑电图，特别是 250~500Hz 的高频振荡与癫痫灶有密切关系，具体仍需要进一步研究。④特别注意：对于硬脑膜下电极脑电图时，如果在电极与脑皮质之前出现血肿，可能会影响脑电图记录的准确性。

（梁树立　翟　锋）

gūxīxìng diānxián wàikē shǒushù

姑息性癫痫外科手术（palliative epileptic surgery） 以减轻或缓解癫痫发作为目标的癫痫外科手术。广义上包括胼胝体切开术、多处软膜下横切术、立体定向放射治疗、立体定向射频热凝治疗、神经调控治疗。狭义上主要指非切除性的开颅癫痫外科手术，包括胼胝体切开术、多处软膜下横切术。①适应证：药物难治性全面性癫痫、药物难治性部分性癫痫但无法定位致痫区或者致痫区无法切除的患者。②禁忌证：良性癫痫或药物控制良好的癫痫、可以进行切除性手术的癫痫、全身情况差且不能耐受开颅手术的患儿、家属不接受术后仍有癫痫发作的患儿。手术方法、应用解剖与并发症见胼胝体切开术、多处软膜下横纤维切断术与迷走神经刺激术。

（梁树立）

piánzhītǐ qiēkāishù

胼胝体切开术（corpus callosotomy） 切开全部或部分的胼胝体，以控制或缓解癫痫发作的手术方式。包括前段胼胝体切开术、后段胼胝体切开术、一期或分期的全段胼胝体切开术。

应用解剖 胼胝体是两侧大脑半球之间的一个重要的横向性连合纤维，位于脑室之顶，从前向后呈类镰刀形，前窄后宽，分为嘴部、膝部、体部和压部。胼胝体的神经纤维呈放射状进入两

侧半球的白质，再与皮质结构相联系。胼胝体的主要功能是连合两半球间的皮质纤维传导。嘴部的纤维在侧脑室前角的深面连接两侧额叶的眶面；膝部的纤维连接两侧额叶的内、外侧面；体部的纤维向外与内囊的投射纤维交错，连接两侧半球广泛的皮质区；压部的纤维呈弓形向后至枕叶。动物实验证明，额部纤维通过胼胝体前部纤维连接，颞中、后部及顶部纤维经胼胝体体部连接，而枕部纤维通过胼胝体压部连接。胼胝体本身纤维又分为三层，表层传导额、顶、旁中央小叶及扣带回纤维；中层传导额中下回、中央前回纤维；下层则连接外侧裂盖部及颞叶上部纤维。胼胝体膝部因连接的两额叶纤维聚集而呈 U 形巨束，又称前钳。因胼胝体前部主要为两额叶的信息传导通道，与情感、精神活动密切相关，又由于癫痫大发作的病灶多源于额叶，而其放电的扩散又是经过胼胝体前部传导，因此，胼胝体引起了神经外科学者的重点关注。

癫痫的放电主要来源于大脑皮质的癫痫病变，癫痫发作的放电是通过连合纤维传导至对侧大脑半球，切断主要的连合束就可减轻或消除癫痫的全身性发作或将发作局限于一侧脑内。同时，由于放电的神经元总数减少，可提高全身性和部分性癫痫发作阈值。这就是用胼胝体切开术抑制全身性癫痫发作扩散的主要理论基础。胼胝体、海马连合和前连合均为传导半球间的信息通道，但胼胝体是三者中最大的传导束，在人类达到了最大发展，约含有 1.8 亿条纤维。

适应证 ①药物难治性癫痫。②全身性癫痫发作，尤其是失张力性、强直和强直-阵挛性癫痫发作，或者多灶性癫痫或不能切除的致病所引起局部性癫痫。③发作间期脑电图表现为弥漫发作性多灶性棘波或慢波，以及可引起双侧同步放电的局灶性棘波，伴有正常或异常背景波的广泛棘波放电，或发作期脑电图检查则表现为单侧起源，快速引发弥漫发作和双侧同步放电者。④无局灶性致病区的伦诺克斯-加斯托综合征和婴儿痉挛症患者。

禁忌证 不适应开颅手术患者；进行性广泛脑实质退行性变者。

手术方法 ①前段或全段胼胝体切开术：平卧位，非优势侧额部冠状缝前入路（如果引流静脉明确，也可以从优势侧入路），内侧皮切口到达中线，骨瓣距中线 1cm 左右，释放脑脊液后从纵裂入路，到达胼胝体，分离显露要切开的胼胝体全长（前段或全段）后，从膝部开始向前到达嘴部，向后到达压部（全段切开）或体部中后 1/3 交界处。切除深度为显示侧脑室或透明隔室管膜为止，尽可能保留脑室完整性。切开宽度无特殊要求，可用神经剥离子划开或显微吸引器吸开。手术中注意保护矢状窦、上引流静脉、胼周动脉，手术中不要切开或吸除扣带回等脑组织，严格纵裂入路。②胼胝体后段切开术：俯卧位或平卧头高位，非优势侧顶部入路（如果上引流静脉明确，也可以从优势侧入路），手术方法与前段切开术相同。

并发症 ①出血：特别是矢状窦和上引流静脉出血可能出血量大，需要压迫止血，以顶部入路时更为明显。②缺血或梗死：矢状窦和上引流静脉损伤可引起出血性梗死，而胼周动脉的损伤可引起额顶叶内侧面的缺血和梗死，严重者可以出现偏瘫等症状。③失联合综合征：表现为左右侧运动不协调，在成人一期全段胼胝体切开中可能会出现，儿童较为少见。另外，术中减少对脑组织的牵拉和破坏有可能减少其发生。

（梁树立）

duōchù ruǎnmóxià héngxiānwéi qiēduànshù

多处软膜下横纤维切断术

（multiple subpial transection, MST） 通过切断皮质间的横向纤维联系，达到抑制致病区放电的形成与扩散目的，用于治疗癫痫的神经外科手术方式。莫雷尔（Morrell）首先提出并应用于临床，切断皮质间的横向纤维联系，同时保留了纵向纤维，使皮质的主要功能不受影响，从而避免术后偏瘫、失语等严重并发症，主要用于无法安全切除致癫痫区的情况。此术式并不是切除致痫灶，只是阻止或限制癫痫放电从起源部位扩散至另一致痫灶部位，有助于减少或消除由大脑皮质重要功能区域所致的癫痫发作。MST 已成功应用在获得性癫痫性失语的治疗上。

手术原理 癫痫放电要有皮质神经元大量的横向或水平纤维联系的完整才能扩散。在皮质上切断部分短的内部连接纤维，可阻碍细胞的同步化放电。据测皮质的宽度若大于 5mm 或横向连接超过 5mm，就能维持癫痫放电。故若每隔 5mm 切断皮质，就可阻止癫痫放电。由此推断，每隔 5mm 横向纤维切断，则可阻止大面积神经元的同步化放电，而这一间距远远大于皮质柱状结构的功能单位，因而不会导致皮质的功能损害。

适应证　①多种检查结果证实，致痫灶位于功能区或累及功能区者。②病理灶或致痫灶切除后，仍有痫性放电的周围皮质可应用 MST，以减少皮质切除范围，保护其功能。

手术方法　MST 可以单独应用，也可以与其他切除性手术联合应用。属于开颅手术，一般气管内插管全麻。术前先应用脑皮质电极探测，查出棘波灶部位并标记。实施联合手术时，应在联合手术前实施皮质电极探查，然后先实施联合手术，如病灶切除、前颞叶及海马-杏仁核切除、胼胝体前部切开等；再行皮质电极探查，综合两次探查的结果，确定横纤维切断范围。手术应当采用专用的软脑膜下横纤维切断刀，刀头弯曲 90°，垂直 4mm，刀尖为一光滑球形约 0.6mm；刀刃在球形体内下方，刀外侧缘光滑钝圆，刀柄下 1/3 有一定弹性，可以随意增加弯曲度，以利于对不同脑回方向的切割。手术从致痫灶脑回的一端开始用 9 号针头在该回一侧靠脑沟缘部选一无血管区戳一个小洞，将横纤维切断刀从洞孔中插入穿向脑回的对侧，力图接近脑沟处，因脑沟内有较大血管。故一般横纤维切断刀不得进入沟内，从脑回的对侧缘即沟边露出刀的球体，这时通过软脑膜可看到其球体但不得穿破软脑膜。保持刀与脑回进入方向呈垂直位，防止刀进入过深而损伤白质内的纤维，再沿原戳口方向把刀垂直拉回，一定要看着刀的球体一直保持在软脑膜下返回，可把皮质浅层的横纤维完全切断。需特别注意不得损伤任何软脑膜血管及对侧脑沟内的血管。取出横纤维切断刀时，常在插入口处有细小毛细血管出血，可用小块明胶海绵轻柔压迫片刻即能止血，切记不可用电凝烧灼。在横纤维切断道上常可看到一条暗红色线，为正常现象，要求两道平行切割的间距为 5mm。在每个脑回视情况可切割 4～5 道，切割必须严格按脑回走行方向垂直横纤维切断，反复依次在脑回上行切割手术操作。

手术注意要点：①横纤维切断道与脑回保持垂直位，间距 5mm。最佳横纤维切断深度，中央前回 5mm，中央后回及距状皮质 2mm，其余大脑皮质应 4mm 为好。②保护皮质血管，软脑膜上的任何小血管均需避免损伤。③预防软脑膜-脑瘢痕形成。为防止成纤维细胞对脑组织的入侵，软脑膜表面上的任何破口要减少到最低限度。

并发症　由于创口入口较小，部分患者可能有出血并发症，或供应血管损伤的脑回萎缩，也有报道术区囊腔的产生。

（梁树立　刘婷红）

mízǒushénjīng cìjīshù

迷走神经刺激术（vagus nerve stimulation，VNS）

通过置入体内刺激器，间歇性刺激颈段迷走神经，控制或减轻癫痫发作的神经外科手术方式。迷走神经是人类延髓发出的第 10 对脑神经，约 80% 为上行神经纤维，其上行传入神经环路以脑干孤束核为中继站，投射到去甲肾上腺素能核团-蓝斑系统，进而影响边缘系统、丘脑以及广泛的皮质网络。1997 年，VNS 通过美国食品药品监督管理局认证，已经广泛应用于全球 70 多个国家和地区，是主要应用于不适宜切除性手术的药物难治性癫痫患者的姑息治疗手段（图 1）。VNS 是一种神经调控疗法，通过电刺激一侧迷走神经（通常为左侧，因右侧迷走神经包含控制窦房结的纤维束），调控大脑电活动，因而也被称为电子药物。VNS 系统分为体内部分和体外部分，体内部分由火柴盒大小的脉冲发生器、双极电极导线组成，体外部分则由医师端程控仪和手持磁铁组成。其原理为脉冲发生器通过导线将电信号传输到迷走神经。由于迷走神经与许多不同的功能和大脑区域有关，也应用于除癫痫外其他疾病的临床治疗或研究，如焦虑症、肥胖、酒精成瘾、慢性心力衰竭、自身免疫病、肠易激综合征、阿尔茨海默病、帕金森病、高血压和慢性疼痛。

作用机制　关乎 VNS 改善癫

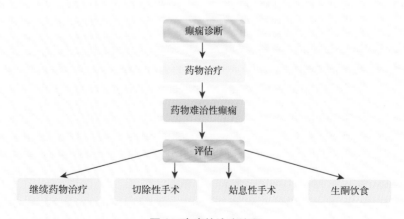

图 1　癫痫的诊疗流程

痛的机制尚不完全明确，有不同假说，如脑网络重塑、打断神经电活动网络、神经递质假说、脑内微环境、脑组织血流分布等假说，其确切机制仍有待进一步阐明。其中电生理和脑网络重塑，是研究热点，学者更倾向于多种机制的共同作用。

适应证 ①符合国际抗癫痫联盟2010年发布的药物难治性癫痫的诊断标准。②未发现可治疗的癫痫病因，或针对病因治疗失败。

手术方法 在左侧前胸（一般为锁骨下）做一个切口，钝性分离出囊袋，可将脉冲发生器置入其中；然后在左侧颈部切开一个小口，找到颈动脉鞘并暴露迷走神经，将双极导线缠绕在左侧迷走神经；最后在两个切口之间做一个隧道，将导线与脉冲发生器连接。现有部分癫痫中心开展颈部单切口手术，更容易分辨迷走神经，避开了静脉和淋巴结，较传统双切口手术不仅缩短了手术时间，并且减少了术中损伤，提高了安全性及美观性。

术后随访与神经调控 通过程控仪器读取和调节刺激参数，可调节的参数包括电流、脉宽、频率、脉宽和刺激间歇时长等。神经调控一般分为两个阶段。第一阶段，临床医师一般从最常见和最有效的参数（电流0.5mA、频率30Hz、脉宽250微秒，刺激时间30秒、间歇时间5分钟）开始，逐步滴定刺激参数，增加电流（一般<3mA）或脉宽，直到最小参数获得最大症状改善为止。每次刺激期之前都有2秒的加速时间，刺激结束时有2秒的减速时间。当患者或家属预知到发作时，也可以通过刷磁铁，给予一次高于常规刺激参数的临时刺激，

从而终止发作，或降低发作的严重性或缩短发作持续时间。第二阶段，指第一阶段电流即脉宽达到较大参数仍不能控制癫痫发作，可以增加刺激时间和间歇时间比值，即占空比（一般<50%），增加刺激量，进一步观察疗效。

疗效 抗癫痫疗效确切，55%~65%的药物难治性癫痫患者癫痫发作可以减少约50%，6%~11%的患者癫痫发作可以得到完全控制，且随植入时间延长有效率提高。除降低发作频率外，VNS还可能减轻癫痫发作的严重程度和缩短发作持续时间。对癫痫共病也有积极作用，如抑郁、焦虑等。此外，VNS术后患者生活质量、情绪、记忆、语言等有不同程度改善。VNS的疗效与年龄、癫痫发作类型、癫痫综合征等不具有相关性，儿童患者的数据亦表现出随着时间推移、症状改善有效率逐步增加的特点。迷走神经刺激器植入后，因健康问题而无法工作的患者平均人数和看护的平均时间显著减少，改善患者以及看护人员的生活质量。VNS术后的住院、急诊就诊和门诊就诊均显著减少。在VNS后期，严重意外事件（如严重疾病状态、骨折和颅脑外伤）也有所减少。

并发症 安全高，耐受性良好。大多不良事件与外科手术或电刺激本身相关。手术并发症（如切口感染、手术区积液等）较少见。刺激器相关副作用，包括硬件相关如导线断裂，机器故障等也不常见。常见的刺激相关副作用多与刺激强度相关，如声音嘶哑、咳嗽、呼吸困难、感觉异常、头痛、局部疼痛等，此类副作用可以通过合理程控消除，或随着时间推移，患者逐步适应。

有吞咽困难病史患者接受刺激后可能出现吞咽困难，可以在进食时调整设备设置或者临时关闭刺激器。

术后注意事项 手术前应对患者进行充分的宣教，置入VNS设备的患者，可以接受大部分常规诊疗，少数如心脏起搏器、脑起搏器、放射治疗、微波治疗等可能对VNS运行产生影响。此外，VNS患者在接受MRI检查时，需根据说明书具体要求，进行合理检查的选择，或关机或低场强核磁检查。VNS术后，患者在生活中和工作中应该避免接触大磁场设备、大功率电气设备和安检设备，使用患者身份识别卡，在安检时向工作人员出示。VNS设备中的脉冲发生器具有寿命限制，根据使用情况、耗电量不同，使用寿命也有较大差别（5~10年），脉冲发生器电量耗尽前应尽快前往医院更换脉冲发生器，即再植入。

（梁树立　刘婷红）

yīng'ér jìngluánzhèng
婴儿痉挛症（infantile spasm）
多在婴儿期起病，以精神发育迟滞、癫痫性痉挛发作和发作间期脑电图上的高度失律三联征为表现的药物难治性癫痫性脑病。又称韦斯特综合征（West syndrome）。韦斯特（West）于1841年首次报道。

病因及发病机制 复杂多样，可由先天性脑发育异常（局灶性皮质发育不良、多微小脑回畸形、无脑回畸形）、遗传代谢病（苯丙酮尿症）、围产期脑损伤（缺氧性脑损伤、代血糖脑损伤等）、中枢神经系统感染等导致。少数患儿可由致病基因 *ARX*、*CDKL5*、*DNM1*、*DOCK7*、*FOXG1*、*GRIN2B*、*IQSEC2*、*MAGI2*、*PLCB1*、*PIGA*、

RARS2、*RYR1*、*RYR2*、*RYR3*、*SPTNA1*、*SCN2A*、*ST3GAL3*、*STX-BP1*、*SLC35A2*、*LC1A4*、*TSC1* 和 *TSC2* 等变异导致。少部分可以由大田原综合征演变而来，也可以见于 21-三体综合征（唐氏综合征）、12P 四体综合征即帕利斯特-基利安综合征（Pallister-Killian syndrome）和威廉姆斯综合征（Williams syndrome）等复杂的发育异常，或出现在患有神经退行性疾病的儿童身上，包括球形细胞白质萎缩性甲状旁腺疾病和门克斯病等。另外，在神经皮肤综合征中较为常见，特别是结节性硬化症、神经纤维瘤病 Ⅰ 型、颜面血管畸形等。

临床表现 通常生后 3～12 月龄发病，很少在 3 月龄内或 1 岁后发病。早期临床上主要表现为以点头发作为主的癫痫性痉挛发作，患儿脑电图背景表为无规则、高波幅（500～1000μV）广泛性慢波，间期表现为高度失律，多灶性不规则癫痫样放电；发作期表现见婴儿痉挛发作。

诊断 第一步进行全面的问诊（包括家族史）和详细的全身体检，尤其是重点进行全面的神经评估（包括眼底镜检查），同时确定有无皮肤、面部、心脏、四肢、胸腹部和生殖器官的系统性异常；第二步是完整的视频脑电图记录，如果观察到发作间期的高度失律和发作期的痉挛发作，可以确定该病。进一步检查包括心脏和内脏器官的超声检查、头部 MRI 检查，以帮助查找病因。如果仍不能确定病因，可行全外显子测序和拷贝数变异的检查。当疾病进展迅速时，必须进行代谢评估。

治疗 药物治疗首选促肾上腺皮质激素、泼尼松、氨己烯酸（不伴结节性硬化），或首选氨己

烯酸、促肾上腺皮质激素、泼尼松（伴结节性硬化），一线药物治疗失败可添加药物托吡酯、丙戊酸、氯硝西泮、拉莫三嗪。生酮饮食对药物难治性婴儿痉挛症有较好的效果，可以早期应用。另外，也有一些精准治疗，西罗莫司/依维莫司用于治疗结节性硬化症，美金刚和瑞替加滨（依佐加滨）可以治疗环 20 号染色体异常引起电压门控钾通道（KCNQ2）相关的婴儿痉挛症。切除性手术适用于结节性硬化症、颅面血管畸形、局灶性皮质发育不良等有明确癫痫病灶或者合并局灶性发作且可以确定致痫区的患儿。而没有局限性放电或没有局限性病灶的药物难治性患儿，可以进行迷走神经刺激术治疗，年龄较大，且出现强直发作的患儿，也可以进行胼胝体切开术。

预后 该病为临床最常见的癫痫性脑病，多数患儿治疗效果不佳，预后不良，部分可演变为伦诺克斯-加斯托综合征。成年早期（截至 35 岁）31% 死亡。大部分患儿会合并精神发育迟滞，可以在癫痫出现前，也可以在癫痫发作后才出现；一些患儿也可以出现孤独症样表现。主要相关的预后因素是病因、发病年龄以及晚期不当治疗，严重脑畸形、感染后疾病和遗传相关的患儿，预后通常较差。

（梁树立）

huòdéxìng diānxiánxìng shīyǔ
获得性癫痫性失语（acquired epileptic aphasia） 发生在儿童，以获得性失语、癫痫发作、脑电图异常和行为心理障碍为主要表现的综合征。又称兰道-克勒夫纳综合征（Landau-Kleffner syndrome，LKS）。该病少见，于 1957 年由兰道（Landau）和克勒

夫纳（Kleffner）首次报道 6 例病例，到 2015 的共报道 350 例。起病年龄 2～14 岁，多在 3～8 岁。

病因 不明，年龄依赖性发病，可能与遗传因素有关，文献报道少数患儿可发现 *GRIN2A*、*SETD1B* 基因变异。免疫和炎症反应可能参与的致病过程。

临床表现 主要有获得性失语、癫痫发作、脑电图异常和行为心理障碍。失语特点是在数天到数个月内患儿出现语言和/或听觉失认症，即完全或部分无法识别、处理和解释语言和/或非语言声音。患儿的听力正常，但不明白他/她听到了什么，影响语言理解能力。语音生成也受到影响，典型的症状是发音、流利性和单词检索困难。其他症状包括牙牙学语、持续语言或缄默。大约 10% 的患儿有表达困难，但最常见的是接受困难和表达困难的结合。语言功能表现出显著的个体差异，通常随时间而变化，似乎与癫痫发作倾向无关。没有癫痫发作的儿童也可有严重的语言障碍。许多人还可对声音过敏。70%～80% 的患儿有癫痫发作，主要表现局灶性运动性发作，多在睡眠中出现。清醒时可出现不典型失神、肌阵挛发作、失张力发作或全面强直-阵挛发作。脑电图以慢波睡眠期连续出现的 1.5～2.5Hz 棘慢综合波为特征，多为双侧性，颞区为主，背景和睡眠周期基本正常，快速眼动期棘慢综合波活动受到抑制，甚至可以完全正常。注意力障碍、多动、攻击性、社交退缩、情绪不稳定、睡眠障碍、焦虑和抑郁是相对常见的共病。工作记忆通常会受损，而长期记忆则完好无损。儿童自闭症也常出现。

诊断 第一步进行家族史和

认识发育情况的全面问诊，并进行详细的全身体检，尤其是重点进行全面的神经心理评估。第二步是完整的视频脑电图记录，如果记录到慢波睡眠期连续出现的棘慢综合波，结合发病前发育正常而发病后急性或亚急性失语的特点可以明确诊断。进一步的检查包括脑 MRI 检查，必要时可行全外显子测序和拷贝数变异的检查。当疾病进展迅速时，必须进行代谢评估。

鉴别诊断 该病的临床表现与癫痫伴慢波睡眠期持续棘慢波有重叠，区别点在于癫痫伴慢波睡眠期持续棘慢波多表现为全面的智力倒退，而该病以失语为特征性表现。

治疗 保护认识和控制癫痫发作为治疗的主要目标。早期治疗和控制癫痫放电对保护认识有重要作用。丙戊酸钠、氯巴占（或其他苯二氮䓬类）、左乙拉西坦是最常用的抗癫痫发作药物。如果持续使用抗癫痫发作药物几周内癫痫活动和语言障碍没有得到控制，建议开始类固醇治疗。如果复发，可以尝试重复使用泼尼松龙治疗。对于抗癫痫发作药物或类固醇难治或在停用类固醇后语言障碍复发的患儿，可以考虑进行静脉注射免疫球蛋白治疗。对少数受影响严重的儿童，药物治疗效果不明显，可经过评估后进行多次膜下横切手术或切除性手术，横切水平皮质纤维，同时保留垂直皮质纤维。目的是防止癫痫样活动的传播（见多处软膜下横纤维切断术）。对于共病也需要积极治疗。保持与家人、同龄人等的沟通互动对于儿童的语言、行为和心理社会功能至关重要。及早制订替代性和增强性的沟通策略，视觉语言（手语）或其他

形式的替代交流，同时进行听觉训练，可以帮助智力改善。语言干预应该持续评估和调整。青少年时期语言水平的提高需要采取强化语言干预等其他措施。当脑电图改善时，语言干预也应该加强。

预后 癫痫发作预后良好，一般应用抗癫痫发作药物后控制良好，同时癫痫发作和脑电图改变呈年龄依赖性，常在 15 岁后缓解。半数以上患儿持续有语言、心理和行为障碍。语言障碍的预后各不相同。从青春期开始，语言功能达到正常或几乎正常、中度的长期语言困难，也可能完全没有语言功能。早期发病年龄和长期癫痫脑电图活动史是不良预后因素。病程的波动提示预后良好。

(梁树立)

Lúnnuòkèsī-Jiāsītuō zōnghézhèng

伦诺克斯-加斯托综合征

（Lennox-Gastaut syndrome, LGS）

多在儿童期起病，以精神发育迟滞、强直等多种癫痫发作形式为主要表现的药物难治性癫痫性脑病。发病率为（0.1 ~ 0.28）/10 万，在儿童中期发病率约为 2%。在所有癫痫患者中，LGS 占比 1% ~ 2%；在儿童癫痫患者中，LGS 占比可达 4% ~ 10%，1 ~ 14 岁均可发病，但 3 ~ 8 岁最多见，男童较女童更常见。

病因 复杂多样，65% ~ 75% 的患者病因明确，包括脑发育异常、围产期脑损伤、中枢神经系统感染或外伤等导致的脑损伤。少数病例可由 *CHD2*、*SCN2A*、*SCN8A*、*GRIN2B*、*ALG*13、*GABRB*3、*STXBP*1 等基因突变所致。

临床表现 多种类型的癫痫发作和智力障碍/发育迟缓，智力障碍/发育迟缓多呈进行性加重。

最常见的癫痫发作类型有强直发作、不典型失神及失张力发作，也可有癫痫性痉挛发作、肌阵挛发作、强直-阵挛发作、局灶性发作和非惊厥性癫痫持续状态等。①强直发作：出现在睡眠期，表现为躯体中轴、双侧肢体近端或全身肌肉持续性的收缩，肌肉僵直，没有阵挛成分，通常持续 2 ~ 10 秒，偶尔可达数分钟。强直发作在 LGS 最常见（占 80% ~ 100%），也是最有特征性的发作类型。②不典型失神发作：表现为短时间的意识障碍，意识障碍程度较轻，可伴有运动症状（如自动症等），发作持续可能超过 20 秒。③失张力发作：表现为头部、躯干或肢体肌肉张力突然丧失或减低。临床表现轻重不一，轻者可仅有点头动作，重者则可导致站立时突然跌倒。失张力发作是导致严重鼻部和牙齿损伤的最常见原因。④非惊厥性癫痫持续状态：患儿表现为反应迟钝、语言及动作减少。脑电图表现为 2 ~ 3Hz 高波幅棘慢复合波、慢波持续放发。在脑电图监测的情况下静脉给予苯二氮䓬类药物后放电及临床表现得到改善，则支持非惊厥性癫痫持续状态的诊断。⑤智力障碍/发育迟缓：20% ~ 60% 的 LGS 患儿在诊断时存在明显的智力障碍或发育迟缓，随着时间的推移，通常进行性加重。发病 5 年内，75% ~ 99% 的 LGS 患儿都会存在严重的智力问题。

诊断 根据病史、多种类型的癫痫发作及脑电图，诊断并不困难。具有以下特点可诊断 LGS：①难以控制的多种癫痫发作形式，如强直发作（睡眠中）、失张力发作、不典型失神发作等，其中睡眠中的强直发作是 LGS 最常见、最具有特征性的发作类型，癫痫

发作常难以控制。②特征性脑电图表现，发作间期弥漫性慢棘波复合波（1.5～2.5Hz）及睡眠中的棘波节律。③智力障碍/发育迟缓，常伴行为异常。

首先进行家族史全面问诊和详细全身体检，尤其是重点进行全面的神经评估（包括眼底镜检查），同时确定有无皮肤、面部、心脏、四肢、内脏和生殖器官的系统性异常。其次是脑电图（尤其是睡眠脑电图）检查，可见到背景活动异常，发作间期脑电图异常及发作期脑电图异常。①背景活动异常：多表现为频率减慢，节律差或表现为弥漫性 θ 频段慢波。②发作间期弥漫性 1.5～2.5Hz 慢棘-慢复合波：弥漫性慢棘-慢复合波有时有左右交替不对称现象，无明确定侧、定位意义。但是若持续不对称，有定侧、定位价值，提示可能存在一侧结构方面的异常。③睡眠中阵发性棘波节律：此种表现是 LGS 最具有特征性的脑电图改变，多出现于非快速眼动期，表现为 10～20Hz 低-高波幅的快节律暴发，持续 0.5～10 秒，若是时间持续 5 秒以上，可伴有强直发作。发作间期弥漫性 1.5～2.5Hz 慢棘-慢复合波和睡眠中阵发性棘波节律（10～20Hz）是诊断 LGS 的必不可少的脑电图特点。其他检查包括头部影像学尤其是头部 MRI 成像、血尿代谢检查、遗传学方面检测对于寻找病因具有重要意义。头部 MRI 对于寻找导致 LGS 的病因（如脑肿瘤、皮质发育畸形、神经功能皮肤综合征、围产期脑损伤等）具有不可替代的作用，对于明确病因、指导治疗具有重要意义。遗传性病因具有高度异质性，通过遗传学检测有助于明确病因，减少不必要的检查，若

无明确表型指向某一特定疾病（如结节性硬化），建议行患儿及其父母的三人家系全外显子组，若患儿除 LGS 的表现外尚伴有其他表型如多发畸形或者合并中重度发育迟缓/智力障碍、孤独症谱系疾病，建议同时行染色体微阵列分析或低深度全基因组测序检测，如考虑环形染色体 20、染色体平衡易位等染色体芯片不能识别的染色体异常，加做染色体核型分析。

但在临床工作中会碰到以下难题：①疾病早期脑电图表现尚不典型，如果出现了多种发作形式尤其是有强直发作或失张力发作时，要注意 LGS 的可能性，应该动态监测脑电图。②发作类型识别困难，如睡眠中的强直发作，有时仅表现为躯干、肩部、颈部或面部短暂强直，难以被人发现，视频脑电图对于识别此种发作具有重要作用。当患儿认知受累明显、对外界反应下降，且脑电图间期表现为慢棘慢复合波时，识别不典型失神发作较为困难。

治疗 在明确病因的基础上，给予针对病因的特定治疗，是治疗的关键。但是，多数 LGS 患儿无特效的治疗手段或药物，预后较差，实现癫痫无发作较为困难，因此多数患儿的治疗目标应该是抑制或减少更多致残性癫痫发作类型的频率，减少药物不良反应的发生，提高生活质量。在选择治疗计划之前，应与父母/监护人以及患儿（如果可能）商定治疗目标。从长远来看，生活质量的评估比癫痫发作更为重要，认知表现和行为的标准化测量也非常重要。应对治疗计划进行定期评估。治疗方法包括药物治疗与非药物治疗，非药物治疗包括生酮饮食和癫痫手术治疗。

药物治疗 丙戊酸作为一线药物，芦非酰胺、氯巴占、拉莫三嗪、托吡酯可作为添加治疗药物，其他抗癫痫发作药物如左乙拉西坦、唑尼沙胺、吡仑帕奈等也可应用。不适合使用的药物包括卡马西平、加巴喷丁、奥卡西平、普瑞巴林、替加平及氨己烯酸等。

生酮饮食 通过食用碳水化合物含量非常低、蛋白质含量适中、脂肪含量高的饮食，诱导形成酮体，而发生抗癫痫发作的作用。治疗 LGS 患者时 18 个月保留率为 75%，有效率为 40%，无发作率为 15%。

癫痫手术治疗 根据癫痫外科的手术方式的不同分为切除性手术、离断性手术（如胼胝体切开术）、神经调控性手术。①切除性手术：适应于有结构性病因且病灶主要在一个半球或结节性硬化症的患儿。正确的手术适应证选择、严格规范的多学科术前评估是手术成功的关键。②胼胝体切开术：主要用于不能进行切除性手术且以跌倒发作（含强直、失张力发作等）、全面强直-阵挛性发作为突出症状的患儿，2 年和 5 年的无发作率分别为 13.0% 和 8.7%。③迷走神经刺激术：适应于不能进行切除性手术的药物难治癫痫患儿，特别是以肌阵挛和痉挛为主要发作形式的患儿，54% 的患儿对迷走神经刺激术辅助治疗有效，且治疗方案耐受性良好。

预后 长期预后通常很差，完全无癫痫发作少见。通常与智力发育、社会功能和独立生活的长期不良影响有关。这些不利的结果对家庭成员和照顾者有重大影响。患儿的发作类型和脑电图特征随着年龄的增长而发生变

化，癫痫发作的频率和强度有所降低，但许多患儿仍持续癫痫发作；主要为强直性或强直阵挛性发作。在认知功能方面，94.7%的患儿有中度至重度智力残疾。及时诊断和合理的治疗可能会改善受影响患儿的预后，降低管理成本。

(梁树立)

Lāsīmǎsēn zōnghézhēng

拉斯马森综合征 （Rasmussen syndrome，RS）

起源于新皮质的部分性癫痫，伴进行性偏瘫、智力损伤和慢性非特异性脑炎为特征的综合征。由拉斯马森（Rasmussen）等人于 1958 年首次描述。该病临床特征为难治性部分性发作，神经影像学为逐渐进展的慢性一侧半球萎缩。药物治疗和局部手术切除难以控制发作，患侧半球切除可改善发作并防止进一步全脑恶化。该病的发病率为 (1~7)/1000 万，平均发病年龄为 6 岁。

病因及发病机制 病因未明，有病毒感染学说、自身免疫学说及细胞免疫学说。主要认为可能与病毒感染后免疫反应有关，如血管周围淋巴细胞浸润、小胶质细胞结节增生、外周血管套形成等炎症反应性病变，但尚未从 RS 患儿脑组织中分离到病毒复制的现象。有学者认为其发病为自身抗体介导中枢神经系统变性所致，患儿中发现的自身抗体是抗谷氨酸受体 3、富亮氨酸胶质瘤失活 1 蛋白抗体、α-氨基-3-羟基-5-甲基-4-异噁唑丙酸受体、γ氨基丁酸 B 受体及抗 N-甲基-D-天冬氨酸受体等。然而，这些抗体可能继发于病理学，而不是病因。因为没有一种自身抗体在数量较多的 RS 患儿中被发现，且不具有特异性。也有报道称 RS 为 T 淋巴细胞介导

细胞毒性所致，病理为多灶性、进展性，由神经胶质和 T 淋巴细胞免疫介导，T 淋巴细胞可能启动这一过程，导致神经元损伤。神经元和星形胶质细胞受到细胞毒性 T 细胞的攻击可能是星形胶质细胞丢失的重要机制，而星形胶质细胞丢失在神经元损伤、诱导癫痫发作及加速神经元细胞死亡中起一定作用。此外，也有小胶质细胞活化介导神经变性及炎症因子基因表达及基因易感性等学说。

临床表现 有 3 个发展阶段。①前驱期：平均病史 7.1 个月（0~8.1 年），无特异性缓慢起病，癫痫发作频率低，可能伴有轻度偏瘫。②急性期：该阶段平均持续 8 个月，频繁癫痫发作，50%~69%患儿常伴有部分性癫痫持续状态，抗癫痫发作药物治疗难以控制，因受不同的皮质区影响，癫痫发作形式多样，而后可出现进展性偏瘫、偏盲、认知功能障碍、失语（优势半球受损）。③后遗症期：发展相对平稳，但遗留永久的神经功能缺损表现（智力减退、精神症状、偏瘫、偏盲等），大脑半球进行性萎缩，仍有持续的癫痫发作。

诊断与鉴别诊断 RS 的诊断标准见表 1。MRI 特征性表现为进行性单侧脑沟、脑回及侧脑室扩

大，基底节尾状核头部轻、重度萎缩，早期皮质及皮质下脑白质在 T2/FLAIR 上高信号。脑电图检查对于 RS 患儿无特异性改变，表现为广泛性异常；背景活动多为不规则慢波及低电压不对称波，占 89%~90%，可见多灶或孤立性棘波，睡眠期呈非对称性分布。组织病理学表现为局限于一侧大脑半球的皮质炎症、神经元缺失、神经胶质细胞聚集；小胶质细胞、T 淋巴细胞、血管周围套细胞、神经元坏死、吞噬神经细胞是最主要的病理特征。50%有脑脊液细胞数和蛋白轻度增高，也可发现寡克隆或单克隆带。

RS 早期容易与其他难治性部分性癫痫混淆，特别是因皮质发育不良、代谢或神经退行性变导致的认知障碍、结节性硬化、脑血管病和肿瘤等引起的持续性部分性癫痫。全面的实验室和影像学检查有助于鉴别。

治疗 各种抗癫痫发作药物均可试用，但常表现为难治性、持续性、部分性癫痫发作。可试用免疫治疗，如大剂量甲基泼尼松龙冲击或采用大剂量丙种球蛋白治疗，对少数患儿的病情有缓解作用。能够终止或减少发作、阻断病情进展最有效的方法是外科手术治疗，即一侧大脑半球切除或次全切除，可以使发作和智

表 1　RS 的诊断标准

下列 2 个标准符合 A 全部三条，或 B 任意两条即可诊断 RS

A

(1) 局灶性癫痫 & 局灶性皮质功能障碍

(2) 脑电图一侧半球慢活动，伴或不伴有癫痫样放电或起始

(3) MRI 一侧半球皮质局灶性萎缩伴有：a. 同侧灰质或白质 FLAIR 高信号，或 b. 同侧尾状核头萎缩或 FLAIR 高信号

B

(1) 部分性发作持续状态，或进行性皮质功能障碍

(2) 一侧皮质进行性萎缩

(3) 病理：小胶质细胞、活化 T 淋巴细胞浸润或反应性星形胶质细胞增生（伴或不伴有结节形成），若有明显 B 细胞浸润、巨噬细胞或病毒包涵体则予以排除

力倒退中止进展。常用的大脑半球切除手术方式是进行大脑半球离断术，可达到大脑半球全切除的效果，并可避免脑表面含铁血黄素沉积症等手术合并症。

（梁树立　陈　帅）

pízhì fāyù bùliáng

皮质发育不良（cortical dysplasia）

胚胎期神经元分化、迁移和/或皮质整合过程障碍，导致的以发育迟缓、癫痫、局部神经功能障碍和精神发育不全为特征的先天性发育缺陷。该病所引起的癫痫，药物往往难以控制。MRI 阳性的皮质发育不良占成人癫痫病例的 5% 左右；皮质发育不良是儿童癫痫外科最常见的病理，占 42%～53%。在癫痫 MRI 检查中 1.8%～2.4% 儿童新发癫痫、16%～21% 婴儿新发癫痫中、16%～23% 新发的婴儿痉挛症、1.7%～9.3% 非综合征的局灶性癫痫或颞叶癫痫中可以发现皮质发育不良。

病因与分类　包括遗传因素和环境因素，单独或共同作用而形成。与皮质发育不良相关的基因有 WDR62、DYNC1H1、TUBG1、mTOR、PI3K、NPRL2、NPRL3、DEPEC5、TSC 等。依据畸形大小、部位、性质和影像学检查等分为轻微皮质发育不良，局灶性皮质发育不良（focal cortical dysplasia，FCD），错构瘤，无脑回、多小脑回、脑裂畸形等脑回畸形，结节性或带状灰质异位、双皮质，小脑畸形、巨脑畸形、裂脑等脑结构异常。根据脑发育不同阶段对皮质发育不良分类，见表 1。

临床表现　脑功能障碍（根据部位和皮质发育不良的种类，可出现局灶性或广泛的脑功能障碍，包括运动、感觉、语言、记忆、认知等）和癫痫发作，临床症状上缺乏特异性。癫痫发作多为药物难治性癫痫。

诊断　主要依据影像学检查。MRI 主要表现为白灰质界线不清，灰质变薄或增厚，白质内出现异常的灰质结构和放射线征（Transmantal 征）等，根据种类不同可以出现脑回增大或变小，脑体积增大或缩小。MRI 对于广泛的小脑畸形、巨脑畸形、脑裂、巨脑回和相对局限的错构瘤、灰质异位、多小脑回等基本可以明确诊断，但对于轻微的皮质发育不良和 FCD-Ⅰ型及部分 FCD-Ⅱ型的诊断相对困难。头皮脑电图上主要表现为高波幅（>100μV）节律性 θ 活动或 δ 活动，高波幅尖慢波、α 活动和 β 活动，波幅波动的 θ 活动和 δ 活动（比预期的年龄快，可能不同步），局灶性变慢和癫痫样棘波，反复或接近持续的棘波或发作。各类皮质发育不良（不包括 FCD）的临床特点与影像学、脑电图特点见表 2。

治疗　主要有药物治疗、生酮饮食、手术治疗。

药物治疗　没有专门针对皮质发育不良相关癫痫的药物治疗方案，仍依据《中国癫痫诊疗指南》（2015 版）中确定的原则进行，根据癫痫发作类型和癫痫综合征选药。但皮质发育不良相关癫痫多为药物难治性癫痫，可以达到 80% 以上，所以对于单药治疗失败的患儿，可以直接进行多药联合治疗，而不是尝试第二个单药治疗，同时由于病理灶的存在，一旦出现一次无诱因的癫痫发作，即应当开始治疗，而不用等待第二次癫痫发作再行治疗。同时考虑到皮质发育不良相关癫痫的药物难治性特点，对于药物治疗后无癫痫发作的患儿，至少应当连续 5 年无发作，且脑电图无明确癫痫样放电才能考虑减停抗癫痫发作药物。

生酮饮食　高脂、低碳水化合物和适当蛋白质的饮食，虽然其抗癫痫机制尚不完全清楚，但有效性和安全性已经认可，主要用于药物难治性儿童癫痫和特殊遗传代谢病相关的癫痫的治疗，对于皮质发育不良相关的癫痫也可应用。对癫痫性脑病治疗有效率为 57%，而局灶性癫痫有效率为 40%。

手术治疗　主要有切除性手术、胼胝体切开术、射频毁损术、

表 1　皮质发育不良的分类

时期与原因	分类
分化阶段：神经元与胶质细胞分化及凋亡异常	（1）严重的先天性小脑畸形（迁徙前的分化减少或凋亡增加） （2）先天性或产后早期的巨脑畸形 （3）皮质发育不良伴有异常分化的非肿瘤性细胞（包括 FCD-Ⅱ） （4）皮质发育不良伴有异常分化细胞及肿瘤性细胞（胚胎发育不良性神经上皮肿瘤、节细胞瘤、节细胞胶质瘤）
迁徙阶段：神经细胞迁徙异常	（1）畸形伴有神经管膜异常（室周灰质异位） （2）广泛的迁徙障碍（放射状或非放射状） （3）局部的晚期放射状或切除状迁徙障碍 （4）迁徙终止障碍或软膜的界膜缺如
迁徙后阶段：迁徙后皮质构建与连接障碍	（1）多小脑回或类多小脑回结构 （2）继发于先天性代谢缺陷的发育异常 （3）发育后期分布异常相关的局灶性发育不良（轻微的皮质发育不良、FCD-Ⅰ、FCD-Ⅲ），不伴分化异常 （4）迁徙后发育障碍相关的小脑畸形

表2 各类皮质发育不良（不包括FCD）的临床特点与影像学、脑电图特点

分类	MRI特点	临床特点
半侧巨脑回	半侧大脑半球部分或全部增大，白灰质分界不清，深部灰质增大，白质移位。脑皮质结构可以为正常或发育不良。可以分为三型：单纯的半侧巨脑回、合并其他神经皮肤综合征、合并同侧脑干和小脑的增大	发育迟滞，智力低下，癫痫起病早（数天到数月内），药物治疗困难，可表现为婴儿痉挛症或其他癫痫性脑病
小脑畸形	简单的脑回型、轻度的微无脑回畸形，显著的脑体积变小、脑沟少且结构异常，但皮质厚度正常	头围较同龄人>3标准差，且无宫内损害史，出现时正常，生后1~2年出现小脑畸形
室周旁灰质异位	室周旁，特别是三角区、枕角和颞角邻近区域的异位灰质结构，呈小的圆形或卵圆形与灰质信号相同的结节影，无增强，部分可以凸入脑室壁	主要见于女性，为X染色体连锁异常。主要表现为学习问题，80%~90%出现癫痫发作，部分为药物难治性
皮质下灰质异位（双皮质、带状灰质异位）	白质内灰质结构位于脑室和皮质之间，可以为结节状、曲线状或混合型，薄层及浅脑沟是其特点。双皮质表现为平等的双皮质样结构被薄层白质构分开。信号均与灰质结构相同	新生儿可以正常，1年内出现进食问题、肌张力低和癫痫发作，后期多有智力障碍和药物难治性癫痫。可出现婴儿痉挛发作，合并多种类型发作，后期出现伦诺克斯-加斯托综合征样电生理特点
光滑脑	脑表面光滑，无脑沟及脑回结构，新皮质脑皮质仅有4层结构。不完全型患儿在颞叶后额下回可以见到部分脑沟回结构。典型的MRI表现为沙漏样结构，皮质增厚和皮质下白质变薄，无白灰质交错，侧裂变浅	新生儿可以正常，1年内出现进食问题、肌张力低和癫痫发作，后期多有严重智力障碍和药物难治性癫痫。35%~85%出现婴儿痉挛发作，但可合并多种类型发作，后期出现伦诺克斯-加斯托综合征样电生理特点
多小脑回	脑皮质增厚或不规则，可以被多而小的脑沟分成多个小脑回。可以为单侧或双侧，局灶或多灶，但以侧裂，特别是侧裂后部最为多见。突出特点是异常脑回结构、皮质增厚和白灰界线不规则	智力障碍和药物难治性癫痫。多与裂脑同时出现，单纯多小脑回可以累及功能区，出现轻度的语言或运动障碍
裂脑	一侧或双侧的全脑裂，从蛛网膜下腔到侧脑室，脑裂两侧为皮质结构，根据大小可以为分开唇和闭唇，多在侧裂周围区域，可合并视神经、海马、透明隔不发育或发育不良	双侧裂脑可以动眼障碍、智力低下和癫痫，但一侧多为功能障碍和癫痫发作伴慢波睡眠期持续电活动，闭唇者可以出现偏瘫和运动迟缓，开唇多合并脑积水和癫痫发作

神经调控性手术。

切除性手术治疗 皮质发育不良相关癫痫药物难治性比例高，部分患儿起病早，且可表现为婴儿痉挛等癫痫性脑病，早期可以出现明显的精神发育迟滞、语言和运动落后等，所以要早期考虑到手术并进行术前评估。由于其中MRI阳性比较高、部分性癫痫多见等特点，切除性手术是其主要的治疗方法。

适应证：主要包括经过两种合理选择且能耐受的抗癫痫发作药物治疗后仍有癫痫发作的药物难治性癫痫；病灶可以切除且不累及功能区及重要传导束，或病理灶累及功能区或重要传导束，但预期功能区或传导束发生转移或移位，切除病理灶后不会出现严重并发症；严重致残性癫痫发作或进行性认识损害的低龄儿童，预期切除术后功能障碍可以完全或部分恢复者；家属愿意接受手术，并接受手术可能的风险者。

术前评估：病史采集与查体、MRI检查、视频脑电图监测和神经心理检查。视频脑电图检查中至少有3次癫痫发作。神经心理检查包括智商、记忆商和生活质量评分，智商测试应用儿童（16岁以下）或成人（≥16岁）韦氏智力量表（中文版）进行；记忆商采用韦氏记忆力量表（中文版）完成；生活质量应用《癫痫患者生活质量评定量表-31》（中文版）完成。MRI显示局限性病理灶或范围较大的病理灶且不累及重要功能区者，症状学和头皮视频脑电图支持癫痫灶与病理灶相关，判定该病理灶为癫痫灶；MRI多灶或可疑异常患儿进行正电子发射体层成像（positron emission tomography，PET）检查，PET-MRI显示局灶性或广泛性异常且不累及重要功能区者，症状学和头皮视频脑电图支持癫痫灶与病理灶相关，判定该病理灶为癫痫灶；PET-MRI融合不能确定病理灶的2岁以上儿童，需要进行颅内电极埋藏脑电图检查，颅内电极至少需要覆盖发作期头皮脑电图可疑起始区、症状产生区、PET-MRI融合提示可能异常的区域，颅内电极脑电图至少需要记录到3次癫痫发作；MRI或PET-MRI融合发现病理灶，但病理灶与EEG和发作症状学不一致时，2岁以上儿童需要进行颅内电极埋藏脑电图检查，颅内电极至少需要覆盖病理灶、脑电图可疑起

始区和症状产生区；MRI或PET-MRI融合发现病理灶，但累及功能区的2岁以上儿童需要进行颅内电极埋藏脑电图检查，颅内电极至少需要覆盖病理灶和功能区，除监测癫痫灶外，应当进行功能区制图。根据需要还可以进行脑磁图、发作期单光子发射计算机体层成像，同时考虑进行大脑半球切除者还可以结合患儿年龄、认识水平等选择性进行瓦达试验及弥散张量成像检查、视力视野检查等。

手术方法：大脑半球切除术（用于半侧巨脑回等半球性病变，特别是合并频繁发作的低龄儿童或者合并一侧偏瘫的患儿，手术方法包括解剖性大脑半球切除术、功能性大脑半球切除术和半球离断术）、（部分、多）脑叶切除术（适应于MRI较广泛，且分布一个或多个脑叶内的皮质发育不良，特别部分性巨脑回、异位灰质，手术切除范围应当包括FLAIR像上显示的病变范围、电生理灶及少量残存的脑叶结构）、病理灶切除术（适用于局限性病理灶，如结节状异位灰质、FCD、脑裂畸形或多小脑回等，未行颅内电极埋藏术，或行颅内电极埋藏术提示癫痫灶与病理灶重叠或毗邻者，切除范围为病灶及周边胶质增生带）、癫痫灶切除术（适用于MRI未见明显异常，或病理灶累及功能区，颅内电极埋藏术确定癫痫灶，切除范围为癫痫灶与周边非功能区病理灶及皮质结构）。

胼胝体切开术　对于光滑脑、小脑畸形或巨脑畸形难以确定一侧致痫灶或双侧多小脑回和脑裂畸形等经过术前评估后仍不能确定致痫区域者，对于存在伦诺克斯-加斯托或婴儿痉挛症等表现者，可以考虑进行胼胝体切开术。

成人应当选择胼胝体前2/3切开术，范围包括胼胝体膝部和体部的前2/3；儿童可以选择一期全段胼胝体切开术，此类病例数较少，大部分患儿可以明显减少癫痫发作，也有部分患儿可以终止癫痫发作。

射频毁损术　对于脑深部局限性灰质异位或室管膜下灰质异位等无法切除的病灶、功能区或岛叶、中线部位的局限性FCD等，也可在颅内电极脑电图引导下进行射频毁损或MRI引导下的激光毁损治疗。

神经调控性手术　用于不可切除的皮质发育不良相关的药物难治性癫痫治疗，包括双侧或弥漫性皮质发育不良、保留神经功能的功能区皮质发育不良、手术后仍有癫痫发作的皮质发育不良等。应用主要是迷走神经刺激术和脑深部电刺激术，其中迷走神经刺激术已经被广泛批准应用，并且可以使50%以上的患儿癫痫发作减少超过50%，甚至无癫痫发作。脑深部电刺激治疗主要是丘脑前核电刺激、中央中核电刺激和丘脑底核电刺激术，刺激的部位涉及脑深部或功能区局限性病灶或癫痫网络的重要通路。另外，还有直接皮质电刺和一些无创的耳迷走神经电刺激术、三叉神经电刺激术、经颅磁刺激和经颅电刺激术，但效果报道差别较大，仅在少数单位应用。

术后药物治疗　术后1~2天应用静脉抗癫痫发作药物，24小时内开始口服抗癫痫药，抗癫痫发作药物选择以术前应用的药物中选择一到两种，术后至少无发作2年以上，且头皮脑电图无明确癫痫样放电才可逐步减停药物，期间出现癫痫发作应当恢复抗癫痫发作药物应用。

术后随访　所有患儿均于术后12个月和24个月时进行随访癫痫控制情况，癫痫发作减少按国际抗癫痫联盟分为Ⅰ~Ⅵ级。12个月随访时检查并发症及智商与生活质量变化。并发症包括一过性与长期并发症。对术前进行智商测定的患儿术后采用相同的量表进行评估。

预防　主要为三级预防。

一级预防　对于有明确致病基因的病例，如WDR62和DYNC1H1基因与多种皮质发育不良相关。光滑脑畸形同样为常染色体显性遗传性疾病，系LIS1、DCX或TUBA1A等基因异常所致。双侧侧裂多小脑回畸形则与SRPX2基因突变相关，表现为X连锁遗传，而额顶叶多小脑回畸形为常染色体显性遗传，与GPR56基因密切相关。但是对于皮质发育不良遗传信息的采集仍不普遍，许多皮质发育不良类型尚未发现明确致病基因，或者致病基因仍仅能解释少部分同类皮质发育不良的患儿。所以对于皮质发育不良患儿，完善血液基因和体细胞基因信息的采集，发现更多、更特异的致病基因，为生育家庭提供遗传咨询等一级出生缺陷预防。

二级预防　对于已经确诊携带致病基因的夫妻，可以在妊娠期进行羊水穿刺，进行相关基因检测，对于已经发现携带致病基因的常染色体显性遗传性的患儿根据情况可以适时终止妊娠，实现二级出生缺陷预防。对于尚未建立与特异性基因异常相关性的皮质发育不良类型，四维超声检查可以发现一些严重、广泛的皮质发育不良病例，而胎脑MRI可以为孕妇和胎儿提供安全的检查方案。有文献报道对于25周前后的胎脑MRI对于多小脑回的特异性和敏感性分别为 100% 和 85%，对于裂脑症则特异性和敏感性均达到 100%，异位灰质灵敏度为 73%，特异度达到 92%。而对于半侧巨脑回畸形、巨脑畸形和小脑畸形则更容易特异性地检出，但在不同的妊娠期进行相同的检查，胎期越小，检出率越低。另外，应用胎脑脑磁图可以进行脑功能和癫痫的诊断，帮助发现胎脑 MRI 异常或高度怀疑脑发育不良的胎儿进行产前诊断，建立胎脑 MRI 和脑磁图检查的指征、时机、扫描方案和结果正确解读等规范，从而提高胎儿期皮质发育不良的检出率及其相关癫痫的可能性，根据情况可以适时终止妊娠，实现二级出生缺陷预防。

三级预防　皮质发育不良相关的癫痫多为药物难治性癫痫，在严重影响患儿身心健康的同时造成了社会和家庭的巨大经济压力。对于皮质发育不良合并癫痫的患儿应当积极药物和/或饮食治疗，同时尽早进行高分辨 MRI 扫描、PET-MRI 融合、视频脑电图等全面的术前评估，对于灾难性癫痫或出现进行性认识或功能损害的患儿，手术治疗是其重要的治疗方法，通过切除性手术或者神经调控外科治疗，可以降低病残率，提高患儿生活质量，从而实现对此类患儿的三级出生缺陷预防。

预后　脑功能损害难以恢复，癫痫药物治疗困难，切除性手术术后 60% 的患儿无发作，病理灶全切除者为 80% 无术后癫痫发作，部分切除者 20% 无发作。

（梁树立）

júzàoxìng pízhì fāyù bùliáng

局灶性皮质发育不良（focal cortical dysplasia，FCD）

胚胎期皮质神经元分化或迁移后整合障碍导致局部脑皮质层状和柱状结构紊乱，白质内神经元数目增多，伴有神经元形态异常和胶质细胞形态异常的先天性脑发育异常。皮质结构的局灶性发育异常，在组织学上表现为皮质分层不良，在整个皮质和邻近的白质中存在异形的巨型神经元，在许多情况下伴有难以确定谱系的形态怪异的气球样细胞。FCD 是癫痫组织病理中最常见的皮质发育不良类型，占比超过 80%。在癫痫 MRI 检查中 3%~5% 的婴儿新发癫痫、6%~9% 的新发婴儿痉挛症中可以发现 FCD。

病因与分类　与环境因素、妊娠期因素和遗传因素有关。一般分为三型，Ⅰ 型为单纯皮质结构紊乱，Ⅱ 型有异形神经元，Ⅲ 型为 Ⅰ 型合并其他病理改变（表 1）。从发育学角度 FCD-Ⅱ 型属于神经元与胶质细胞分化及凋亡异常，而 FCD-Ⅰ 和 FCD-Ⅲ 型属于迁徙后发育障碍。*SCL35A2* 基因和 FCD-Ⅰ 型有关，而 *mTOR*、*PIK3CA*、*PTEN*、*RHEB*、*AKT3*、*DEPDC5*、*TSC* 等基因与 FCD-Ⅱ 型有关。

临床表现　大部分患者无神经功能损害，部分患者可以出现运动或语言等功能受损。癫痫是其主要的临床症状。大部分患者起病早，绝大多数在 10 岁前起病，FCD-Ⅱ 型患者的癫痫起病年龄明显低于 FCD-Ⅰ 型（Ⅱb 型平均年龄 4.7 岁，Ⅱa 型为 3.7 岁，Ⅰ 型为 6.5 岁），同时 FCD-Ⅱ 较 Ⅰ 型癫痫发作频繁。低龄儿童可以表现为局灶性发作或癫痫性痉挛发作，而大年龄儿童或成人多为局灶性发作。约 16% 的患者可以出现癫痫持续状态。

诊断　主要依据 MRI、脑电图和正电子发射体层成像（positron emission tomography，PET）/单光子发射计算机体层成像（single photon emission computed tomography，SPECT）等。总体约 65% MRI 阳性，FCD-Ⅰ 型主要表现为灰白质界线不清，在颞叶多见；30% 的 FCD-Ⅰ 型 MRI 阳性。FCD-Ⅱ 型局部皮质变厚，脑回增大伴脑表面光滑或不规则，灰白质界线模糊，主要位于灰质，可呈倒三角形结构，脑沟底多见，部分合并放射线征（Transmantal 征），白质受累少，无明显水肿，T2 及 FLAIR 像上呈高信号。FCD-Ⅱa 常无明显异常。FCD-Ⅱ 型多为颞叶外，甚至半球性；90% 的 FCD-Ⅱ 型有 MRI 异常。90% 发作间期 PET 为低代谢，50% 发作期 SPECT 为高灌注。50% 发作间期脑电图阳性，表现为节律性癫痫样放电、频繁节律性暴发癫痫样活动、多棘波、重复放电、连续放电等特征性放电模式。68% 发

表 1　FCD 的分类

分类	异常描述
Ⅰ	a 皮质垂直向结构异常
	b 皮质水平方向 6 层结构异常
	c 皮质水平方向和垂直方向结构同时存在异常
Ⅱ	a 局灶皮质发育不良合并异形神经元细胞
	b 局灶皮质发育不良合并异形神经元细胞和气球样细胞
Ⅲ	a 颞叶局灶皮质发育不合并海马萎缩
	b 胶质细胞或胶质神经元细胞肿瘤邻近皮质的局灶结构异常
	c 脑血管畸形邻近皮质的局灶结构异常
	d 其他儿童早期获得性病灶（创伤、脑炎、脑梗死等）邻近皮质的局灶结构异常

作期脑电图异常，FCD-Ⅰ主要是低电压快节律活动、慢波或直流电漂移+低电压快节律活动，而FCD-Ⅱ要是表现为多棘波暴发+低电压快节律活动、低电压快节律活动、发作前棘波+低电压快节律活动。

治疗 主要包括药物治疗与手术治疗。

药物治疗 见皮质发育不良。

手术治疗 主要有以下几种。

切除性手术 药物难治性癫痫比例高，患者起病早，且可表现为婴儿痉挛等癫痫性脑病，早期可以出现明显的精神发育迟滞、语言和运动落后等，所以要早期考虑到手术并进行术前评估。切除性手术是其主要的治疗方法。FCD相关癫痫的自然病程是药物难治性癫痫，特别是FCD-Ⅱ型患者最好的结果是终生服药控制癫痫，并可能出现认知损害等药物相关的副作用，即使如此，长期无发作的可能性也非常低。对于可疑的FCD-Ⅱ型患者（包括MRI阴性时），无论癫痫控制情况如何，应当送到癫痫外科中心进行评估；即使是药物敏感的癫痫，也应当考虑早期评估。所以FCD的手术适应证包括FCD-Ⅰ型或FCD-Ⅱa型MRI阴性的药物难治性癫痫、FCD-Ⅱ型病灶明确局限的患者单种抗癫痫药失败者、FCD-Ⅱ型合并癫痫持续状态、FCD-Ⅱ型不能排除肿瘤或者FCD-Ⅲ型合并肿瘤的患者。术前评估见皮质发育不良。切除性手术方法主要包括：①（部分、多）脑叶切除术，适应于MRI较广泛，特别是FCD-Ⅲa型和较大范围FCD，手术切除范围应当包括FLAIR像上显示的病变范围、电生理灶及少量周边的脑叶结构。②病理灶切除术，适用于局限性

FCD，未行颅内电极埋藏术，或行颅内电极埋藏术提示癫痫灶与病理灶重叠或毗邻者，切除范围为病灶及周边胶质增生带。③癫痫灶切除术，适用于MRI未见明显异常，或FCD病理灶累及功能区，颅内电极埋藏术确定癫痫灶，切除范围为癫痫灶及周边非功能区FCD病理灶。

射频毁损术 MRI引导下激光热凝手术对于短径在2cm以下MRI阳性的FCD-Ⅱ型病变可以达到较好效果，而颅内电极引导下的热凝治疗对FCD不推荐应用。

神经调控手术 用于不可切除的FCD相关的药物难治性癫痫治疗，包括范围较大且累及重要功能区的FCD、手术后仍有癫痫发作的FCD等。主要包括迷走神经刺激术、脑深部电刺激术等，具体见皮质发育不良。

术后药物治疗与随访见皮质发育不良。

预防 见皮质发育不良。

预后 患者存在的功能缺失不会进展，但无法改善，且通常是药物难治性癫痫。合理药物治疗后，16.7%的患者有1年以上缓解期，5%的患者缓解期可达到5年或以上。手术后60%的患者无发作，病理灶全切除者为80%，部分切除者为20%左右。局限性异常者、病理灶全切除与术后癫痫无发作成正相关，而FCD-Ⅰ型往往提示预后不良。立体定向脑电图热凝术后无发作率8.7%，与神经调控手术类似。

（梁树立）

bàncè pízhì fāyù jīxíng

半侧皮质发育畸形（malformation of hemispheric cortical development） 一侧大脑半球全部或绝大部分发育不良，以神经元异位、球囊细胞或巨型神经元、

髓鞘化异常为主要表现的先天性畸形。其组织学特征与局灶性皮质发育不良类似。分为两个类别，即半脑畸形和单侧半球的多脑叶畸形。

临床表现 85%患儿在生后数日内即出现频繁的癫痫发作，而且早期即可表现为药物难治性癫痫的特征，使用多种抗癫痫发作药物治疗无效。癫痫发作的形式，包括部分运动性发作、不对称强直性或阵挛性全面发作；常成簇发作，主要累及对侧肢体。最常见的癫痫类型是对侧肢体的局灶运动性癫痫和婴儿痉挛症。同时，患儿可表现出中度至重度的发育迟滞，以及半侧神经功能缺陷如对侧偏盲、偏瘫，半脑畸形患儿中的表现更为突出、严重。半侧巨脑回畸形，是半侧皮质发育畸形的最典型代表。其他类型出现的功能缺陷表现取决于哪些脑叶受累；而局部未受累的脑叶，通常也失去正常的神经功能。少数情况下，半侧皮质发育畸形可作为结节性硬化症、斯特奇-韦伯综合征或其他相关神经皮肤病症的一种特别表现。

诊断 半侧皮质发育畸形伴癫痫的诊断，基于癫痫症状学、视频脑电图、影像学检查如头部CT和MRI。首先，需要确定半侧皮质发育畸形的类型和范围、癫痫发作的分类等。其次，通过基因筛查和家族史询问，明确潜在的遗传诊断。半侧皮质发育畸形伴癫痫的患儿脑电图呈现多种异常模式，以病变侧的暴发-抑制和/或高度失律为特征，高频背景活动，半球频发尖波棘波并逐渐累及对侧半球。在年龄稍大的患儿中，还可以观察到发作期和发作间期的广泛性尖慢复合波等弥漫性异常脑电。半侧皮质发育畸

形需要进行 1.5T 以上 MRI 扫描。MRI 影像可以表现为多脑叶皮质发育不良、半侧巨脑回、多小脑回等征象。典型的影像特征包括脑回形态异常、皮质厚度异常、灰质分化缺失等。T1 和 FLAIR 是最有用的序列，可以明确显示出异常的皮质结构改变。半脑畸形的 MRI 表现为受累大脑半球可以出现明显的皮质下灰质异位灶、向基底神经节延伸，侧脑室增大或畸形，甚至发生大脑镰偏移、受累的枕叶皮质突出过中线。在半侧皮质发育畸形中，对侧半球通常显示为正常，即使对侧受累，一般也非常轻微。

治疗 首先根据癫痫发作类型进行抗癫痫发作药物治疗。对于半侧皮质发育畸形所致的难治性癫痫，需要进行癫痫手术评估和治疗；尽早诊断，有利于及时制订手术计划并进行治疗。常用的手术方式有解剖性半球切除术、半球离断术、改良半球离断术和垂直矢状旁半球离断术等。经筛选的半球皮质发育畸形伴难治性癫痫患儿，半球手术可使半数患儿达到癫痫不发作，并使另外 20%~30% 的患儿癫痫发作程度和频率显著减少，同时减少抗癫痫发作药物的使用，患儿智力认知获得进一步改善。大脑半球切除术的时机是至关重要的，以最大限度地获得认知和癫痫的改善、减少手术风险。

(梁树立 徐金山)

bàncè jùnǎozhèng

半侧巨脑症（hemimegalencephaly） 神经元迁移障碍累及大脑一侧半球的罕见的严重的先天性大脑畸形。西姆斯（Sims）于 1835 年首次描述了这一病症。不同于其他的大脑发育异常，半侧巨脑症呈现出极度不对称，不

符合大脑正常发育的任一阶段。虽然梗死、感染以及其他大脑后天性损伤也会导致大脑变得不对称，但半侧巨脑畸形与这些有本质区别；半侧巨脑症既不是继发性的病变，也不属于代谢性或神经退行性疾病，也没有发现染色体的异常改变。半侧巨脑症可发生于不同的种族和性别，男性占优势；任何一侧半球都可以出现。

病因与分类 神经元迁移障碍的结果，一般发生在妊娠第 3~5 个月。组织病理学显示，这种迁移障碍的发生最早可在妊娠第 3 周，已经发现 mTOR 通路一些相关的基因异常。根据临床症状可以分为：①单纯型半侧巨脑症，呈散发性，不伴有半身肥大，不累及皮肤、全身。②综合征型半侧巨脑症，伴随其他疾病如神经皮肤综合征；多数遵循孟德尔遗传模式，可以出现半身肥大。③全面型半侧巨脑症，伴随同侧脑干和小脑的增大，此类型是最不常见的。全面型半侧巨脑症常是综合征型或单纯型半侧巨脑症的情形之一。

临床表现 通常在新生儿期和婴儿期内出现表征，极少有成人病例报道。患儿典型的临床表现为难治性癫痫发作，伴随严重的精神运动迟缓和对侧偏瘫。癫痫是最常见和最严重的神经系统表现，93% 的患儿会出现癫痫发作。常在新生儿期发病，有时在出生后数日内即可发病。癫痫发作很难用药控制，演变为婴儿期灾难性癫痫。癫痫可表现为多种形式的发作以及癫痫综合征。新生儿不对称强直性癫痫即大田原综合征、婴儿痉挛症是常见癫痫综合征。部分性癫痫发作（包括运动性或复杂部分性发作、继发

性全面性发作）也是半侧巨脑症常见的癫痫类型。肌阵挛发作少见，还可能发生癫痫持续状态，或难治性部分性癫痫持续发作。患儿的癫痫发作和脑电图均表现不对称性。

单纯型半侧巨脑症患儿的亲代，一般无异常情况；但由于头盆比例失调，患儿出生时常需要经过剖宫产，因此巨颅畸形也常是第一个被观察到的征象。单纯型半侧巨脑症缺乏面部畸形特征，但是由对侧上运动神经元病变所致面瘫、也可表现出不对称面容，这应归为全身偏瘫的一部分。患儿在生后的几个月里头部会迅速增大，容易被误诊为梗阻性脑积水；但没有梗阻性脑积水的特征，如穹隆隆起、颅缝分离、眼部落日征或其他颅内压增高的临床特征。患儿早期即可出现全面性发育迟缓，包括语言发育落后、严重的智力低下等；极少数患儿的认知功能可以接近正常。患儿还可以表现为不同程度的肢体偏瘫，发生于巨脑症对侧；从新生儿期开始就可以表现出明显的偏瘫症状；早期进行性偏瘫与慢性癫痫有关。部分患儿没有局灶性运动功能障碍，但会表现出广泛性的张力过低或行动笨拙。偏瘫侧的偏盲，在婴儿早期即可发生。

综合征型半侧巨脑症患儿伴随神经皮肤综合征，包括表皮痣综合征、普罗蒂厄斯综合征（Proteus）、血管骨肥大综合征、伊藤色素减少症、神经纤维瘤病 I 型、结节性硬化症等。这些病症之间有较多重叠。

诊断 可以通过临床表现、影像学检查（头部 CT 和 MRI 等）得到明确，并可进一步确定类型。导致新生儿和婴儿期巨头症的单侧颅内病变如血肿、囊肿、先天

性肿瘤等，很容易从首次影像学检查中排除。半侧巨脑症的癫痫发生率很高，必须检查脑电图。

根据MRI表现可以分为：Ⅰ级，病变半球轻度增大，脑室稍不对称，额角变直，白质高信号，中线无或有轻微移位，未见显著皮质发育不良的影像征象；Ⅱ级，病变半脑中度增大，侧脑室中度扩张或缩小，头颅畸形，中线轻度或中度移位，中度皮质发育不良；Ⅲ级，半球明显增大，侧脑室明显扩张和扭曲，中线扭曲、枕骨征，头颅畸形，严重、广泛的皮质发育不良，包括半无脑畸形。

X线平片显示颅骨不对称、患侧颅骨增大；还可出现脑内钙化灶和骨性发育不良。产前超声显示半侧巨脑、巨头、脑室不对称或脑室扩大。CT和MRI的显著特征包括，肉眼可见的单侧大脑半球增大、不对称，皮质发育不良，以及脑室系统的不对称和畸形。受累脑室表现：①额角伸直。②侧脑室轻度至重度扩张。③特定情况下因占位效应，额角缩小、塌陷或闭塞。④头颅畸形，不同程度偏侧巨脑。中线常向对侧移位。

单纯型或综合征型半侧巨脑症的脑电图表现区别不大，常出现不对称、持续的阵发性活动，有时没有临床表现。例如，大田原综合征可表现为早期不对称的抑制暴发模式。半侧巨脑症的三种脑电图异常包括：①振幅很大的三相复合波，主要分布在病变一侧，此模式在部分发作的患儿中出现。②非对称抑制暴发模式，在出生时或几个月后出现。③高振幅、非对称的类α活动，清醒状态下变化不大，此模式比其他两种模式有更好的结局。推荐使用视频脑电图进行半侧巨脑症的癫痫监测，特别对于那些有亚临床阵发性活动的患儿。

治疗 患儿常需要多种抗癫痫发作药物控制癫痫发作，但效果多不理想。用药过程，应密切监测血药浓度、血常规及肝肾功能。药物难治性癫痫常需要大脑半球切除术（或离断术），这是治疗半侧巨脑症相关癫痫的重要手段。大脑半球切除术于1978年首次用于治疗半侧巨脑症患儿的难治性癫痫，尽管手术风险高，但仍为临床上难治性癫痫的最佳治疗选择。大脑半球切除术（或离断术）有助于控制或减少癫痫发作，使不少患儿在整体发育方面获得了改善，尤其是语言和生活质量改善方面。术前应进行详细的评估、制订安全的手术计划，以减少手术风险和病死率。对于伴随的偏瘫、语言障碍以及认知落后等病症，需进行必要的康复治疗。

预后 婴儿半侧巨脑症病死率高，手术并不能提高生存率。重度（Ⅲ级）半侧巨脑症患儿的预后较差，第一年即面临死亡的风险；中度（Ⅱ级）患儿预期寿命较长，其神经功能水平主要取决于癫痫的严重程度；轻度（Ⅰ级）患儿可接近正常的生活。综合征型半侧巨脑症的预后，较单纯型半侧巨脑症更差。控制癫痫发作，是治疗半侧巨脑症的主要目标之一。

（梁树立 徐金山）

jiéjiéxìng yìnghuà fùhézhèng
结节性硬化复合症（tuberous sclerosis complex，TSC） 常染色体显性遗传的多器官受累的神经皮肤综合征。又称伯恩维尔病（Bourneville disease）。TSC是癫痫、特别是婴儿痉挛发作的重要病因之一，也是癫痫外科治疗的基因相关性癫痫与病灶相关癫痫之一。发病率为1/22 000~1/6000，多于儿童期出现症状，男性略多于女性患者。1835年，雷克林豪森（Recklinghausen）首次系统描述TSC临床症状；1880年，伯恩维尔（Bourneville）首次记录临床表现。

病因及发病机制 TSC致病基因为*TSC1*和*TSC2*基因。*TSC-1*基因位于9q34染色体，编码错构瘤蛋白，10%~15%患儿存在突变；*TSC2*基因位于16p13.3，编码结节蛋白，70%~75%患者存在突变；也有15%的患儿，尚未发现*TSC*基因突变。已经发现的*TSC*基因突变类型超过1800个，其中*TSC1*突变以小片段突变为主，而*TSC2*突变多为大片段缺失、基因重排、小片段突变、错义突变等。家族性病例约占1/3，其中*TSC1*与*TSC2*突变比例相当；而其他更多见的是散发病例（约占2/3），而散发性患者中*TSC2*突变明显更常见。*TSC1*或*TSC2*基因突变后导致TSC1/TSC2复合体结构与功能异常，对哺乳动物雷帕霉素靶蛋白（mammalian target of rapamycin，mTOR）抑制作用减弱，影响妊娠7~20周的神经前体细胞，导致蛋白合成增加，细胞生长增快，血管生成增多，葡萄糖摄取与代谢异常，细胞的定位和移行障碍，从而出现临床多器官受累表现。

临床表现 根据受累部位不同，可有不同表现，不同的*TSC*基因突变也有差别，一般认为*TSC2*基因突变比*TSC1*基因突变症状严重，*TSC2*散发病例比家系病例严重，TSC家系病例中，子代较亲代症状严重。另外，患儿在不同的年龄，其临床表现会有差别，如心脏横纹肌瘤在胎儿期多见，但在学龄期则基本消失，而面部纤维血管瘤则在学龄期后才逐渐出现。

神经系统损害 脑部的主要病理损害是皮质结节、白质放射状移行线、室管膜下钙化灶和室管膜下巨细胞星形细胞瘤（subependymal giant cell astrocytoma, SEGA），临床症状主要包括癫痫、发育迟滞、精神异常和神经功能缺失，其中癫痫最为常见。癫痫是 TSC 的主要神经症状，发病率占 70%～90%，至少 50%～70% 为药物难治性癫痫。可早自婴幼儿期开始，多数在几个月内起病，发作形式多样，约 45% 自婴儿痉挛症开始，84% 以上可有部分性发作，也可有其他全面性发作。从婴儿到青少年癫痫发作呈加重趋势，发作症状加重，频率增加，频繁而持续的癫痫发作后可继发违拗、固执等癫痫性人格障碍。患儿可出现伦诺克斯-加斯托综合征样表现，也有一些患儿转化为局灶性发作，频繁发作者多有性格改变。智力减退在 38%～80% 的 TSC 患儿中出现，多呈进行性加重，癫痫及其发病年龄早是关键影响因素。药物难治性癫痫中，90% 以上存在认知损害和发育迟滞，通过手术治疗发现有效控制癫痫发作后，TSC 癫痫患儿的认知水平可完全或部分恢复，同时晚发性部分性癫痫和一过性婴儿痉挛发作者可不出现明显的认知损害。有 10 个以上皮质结节者几乎全部存在智力发育障碍，智力正常的患儿多存在较小和较少的皮质结节，多位于顶叶和中央区，同时癫痫发作多起病晚且表现为单一的部分性发作。TSC 相关的神经精神问题是影响患儿生活质量的重要原因，表现为睡眠障碍、情绪不稳、行为幼稚、易冲动、自伤和思维紊乱等精神症状。睡眠障碍是最常见的精神行为问题。TSC 患儿特别是 TSC2 突变者（25%）可表现为孤独症，多与婴儿痉挛发作及发育迟滞相关。少数 TSC 患儿可有其他神经系统阳性体征，如锥体外系体征或偏瘫、腱反射亢进等。室管膜下结节阻塞脑脊液循环通路或局部巨大结节、并发 SEGA 等可引起颅内压增高表现。

皮肤损害 最为常见，主要表现为：①血管纤维瘤，特征是位于口鼻三角区，对称蝶形分布，呈淡红色或红褐色针尖至蚕豆大小的坚硬蜡样丘疹，按之稍褪色，90% 在 4 岁前出现，随年龄增长而增大。②色素脱失斑，85% 患儿出生后就有长树叶形、卵圆形或不规则形色素脱失斑，在紫外灯下观察尤为明显，见于四肢及躯干。③鲨鱼皮斑，背部腰骶区多见，20% 在 10 岁以后出现，略高出正常皮肤，局部皮肤增厚粗糙，呈灰褐色或微棕色斑块。④甲下纤维瘤，13% 患儿可表现，自指/趾甲沟处长出，趾甲常见，多见于青春期。⑤其他：咖啡牛奶斑、皮肤纤维瘤等均可见。

其他表现 50% 患儿有视网膜胶质瘤，称为晶体瘤，也可出现小眼球、突眼、青光眼、晶体混浊、白内障和原发性视神经萎缩。肾血管平滑肌脂肪瘤和肾囊肿最常见，表现为无痛性血尿、蛋白尿、高血压或腹部包块等，TSC 死亡者中肾脏疾病占 27.5%，是第二大死因。47%～67% 患儿可出现心脏横纹肌瘤，该肿瘤一般在新生儿期最大，随年龄增长而缩小至消失，可引起心力衰竭，是该病婴儿期最重要的死因。肺淋巴管肌瘤病常见于育龄期女性患者，是结缔组织、平滑肌及血管过度生长形成网状结节与多发性小囊性变，可出现气短、咳嗽等肺心病及自发性气胸的表现。一些少见临床表现包括骨质硬化与囊性变及脊柱裂和多趾/指畸形等，消化道、甲状腺、甲状旁腺、子宫、膀胱、肾上腺、乳腺及胸腺等均可受累。

诊断 分为两类，即确定诊断和可能诊断。在诊断标准中有主要指标与次要指标。①主要指标：11 个，即色素脱失斑（≥3 处，直径至少 5mm）、面部血管纤维瘤（≥3 处）或头部纤维斑块、指/趾甲纤维瘤（≥2 处）、鲨鱼皮样斑、多发性视网膜错构瘤、脑皮质发育不良（包括皮质结节和白质放射状移行线）、室管膜下结节、SEGA、心脏横纹肌瘤、淋巴血管肌瘤病（如果和血管平滑肌脂肪瘤同时存在，则合并为 1 项主要指标）、血管平滑肌脂肪瘤（≥2 处）。②次要指标：6 个，即"斑斓"皮损、牙釉质点状凹陷（>3 处）、口内纤维瘤（≥2 处）、视网膜色素脱失斑、多发性肾囊肿、非肾性错构瘤。确定诊断至少 2 项主要指标，或 1 项主要指标加 2 项次要指标；可能诊断为 1 项主要指标，或 2 项次要指标。

该标准中明确了 TSC 基因的诊断意义，即致病性突变（已报道致病突变或功能证实 TSC 基因突变并影响 TSC1/2 复合体的功能）可作为独立的诊断标准；但要注意基因突变检测阴性不足以排除 TSC 诊断，非致病性突变不能作为独立的诊断标准。

TSC 相关癫痫的治疗 主要包括药物治疗、生酮饮食与手术治疗。

药物治疗 ①mTOR 抑制剂

治疗：是对 TSC 的病因治疗。临床应用的有西罗莫司和依维莫司。西罗莫司治疗癫痫的有效率为 41%~74%，依维莫司治疗癫痫的有效率为 29.3%~39.6%。常见不良事件包括口腔炎、腹泻、鼻咽炎、上呼吸道感染和发热。②抗癫痫发作药物治疗：氨己烯酸是 TSC 相关婴儿痉挛症的首选治疗药物，95% 的婴儿痉挛症者使用后可以停止临床发作，并有约 15% 的患儿脑电图恢复正常，但 20%~30% 的患儿可能出现不可逆的视野缺损问题，此并发症与用药时间正相关。除氨己烯酸外，没有专门针对 TSC 相关癫痫的药物治疗方案，所以其他类型癫痫的药物治疗仍根据癫痫发作类型和癫痫综合征选药。由于 TSC 病因无法去除且相关癫痫多为药物难治性，对于药物治疗后无癫痫发作的患儿，至少应当连续 5 年无发作，且脑电图无明确癫痫样放电才能考虑减停抗癫痫发作药物。对 TSC 合并脑电图异常的患儿在出现癫痫症状前应用抗癫痫发作药物，可以减少药物难治性癫痫和精神发育迟滞出现的比例。

生酮饮食　在控制 TSC 相关癫痫发作同时，改善认识水平，但尚缺乏高等级证据资料。

手术治疗　主要有下列几种。

切除性手术　TSC 相关癫痫可以进行手术治疗已经成为共识，主要是基于以下原因：①手术目的是控制癫痫，并不是 TSC 疾病本身，而 TSC 相关癫痫与皮质结节（和周围皮质）相关。②TSC 相关药物难治性癫痫常出现进行性认知损害，有明确的手术指征。③皮质结节在患儿 12 月龄时达到稳定状态，无明显生长性，且并非所有皮质结节均有致痫性。④TSC 以儿童多见，儿童处于脑发育的关键时期，术后无发作或一段时间的无发作会明显改善长期认识发育，术后抗癫痫发作药物数量减少也会促进认知改善。⑤最重要的既往切除性手术治疗 TSC 相关癫痫在癫痫控制和认知改善方面具有良好效果。

药物难治的 TSC 相关性癫痫均可以列入切除性手术的适应证，而对于起病年龄晚（超过 1 岁）、无婴儿痉挛病史、智商 ≥70、病程短（<10 年）、头皮脑电图提示单侧或 1~2 个癫痫灶、合并 SE-GA 需要手术者、合并巨大且明确钙化的皮质结节者和脑电图/MRI 结果一致的病例应当优先考虑切除性手术。另外，判断为药物难治性癫痫患儿应当尽早进行术前评估与手术治疗，减少不可逆性脑损害。患儿年龄、结节数量、双侧结节、智商、婴儿痉挛症病史、TSC 基因异常种类等并不是排除癫痫外科手术的因素。

术前评估：癫痫相关的颅内病变是皮质结节，所以 TSC 的癫痫灶定位主要是确定致痫结节。致痫结节的术前无创检查定位主要依靠详细的症状学分析、神经查体、脑电图与脑磁图、结构影像与功能影像学和神经心理检查等无创检查。对于无创检查不能定位的患儿应行有创颅内电极埋藏脑电图检查，其适应证包括药物难治性 TSC 相关癫痫并且拟行切除性手术治疗；通过第一次术前评估会议认为通过颅内电极可更准确定位致痫灶的位置和范围；≤7 个皮质结节，有头皮脑电图（脑磁图）或症状学支持有局灶性发作的证据；7 个以上的皮质结节，经过无创的术前检查确定了可能起源的一个或几个区域，无法准确确定致痫结节；致痫结节位于运动、躯体感觉或语言功能区者。颅内电极覆盖范围包括 ≤7 个皮质结节时应当全覆盖；7 个以上的皮质结节时，应当包括局部性症状产生区（如果有）、体积大且有钙化的结节、头皮脑电图提示发作期放电起始结节、发作间期主要的放电结节、脑磁图棘波区域相关结节、其他影像学提示可疑致痫的结节；海马硬化、皮质发育不良等其他可疑病理灶；可疑致痫结节累及的功能区。

切除性手术是 TSC 相关癫痫外科治疗最有效的治疗方法，常用的方法有（多）脑叶切除术、（多）致痫结节切除术及联合手术。手术的原则是在功能保护和安全的前提下，对结节连同周围异常皮质进行扩大切除。对于结节较大累及一个颞极、额极或枕顶叶的大部分、单脑叶或邻近脑叶内多个结节、颅内电极脑电图或脑磁图等确定致痫区域较为广泛者，且不影响功能的情况下应当进行脑叶或多脑叶切除术。大脑半球切除术也有少量报道，仅适应于一侧半球巨大或连片结节且对侧肢体偏瘫的低龄儿童，病例选择需要慎重。致痫结节根据其形态可以分为三型，Ⅰ型特点是结节在皮质上均以脑沟为边界，边界清楚；Ⅱ型特点是结节的部分皮质边界与脑回分界不清，而至少一部分是以脑沟为边界；Ⅲ型特点是结节的皮质边界均与脑回分界不清。手术全切是指沿脑沟将致痫结节切除，如果有受累的脑回需要切除至该脑回远侧脑沟；致痫结节扩大切除则是指在致痫结节全切基本上周围扩大一个脑回进行切除。

神经调控手术　适用于经综合术前评估无法定位致痫结节或患儿和家属不同意切除性手术的药物难治性 TSC 相关癫痫患儿。

迷走神经刺激术已用于 TSC 相关癫痫患儿的治疗,有效率为 73%,无发作率 4%。术后超过 30% 的患儿出现认知行为改善,儿童改善更为明显。

胼胝体切开术 此手术是 TSC 相关癫痫治疗的姑息性外科方法,特别是合并伦诺克斯-加斯托综合征或婴儿痉挛症的 TSC 患儿,手术效果明显差于切除性手术。但胼胝体切开术联合 TSC 致痫结节(或脑叶)切除术,可以提高认识改善。

毁损治疗术 MRI 引导下的激光热毁损术已有报道,可以分期或一期行多个致痫结节毁损。另外,在致痫结节切除基础上,利用立体脑电图进行射频毁损远隔部位致痫结节或多结节射频毁损治疗,短期观察对癫痫控制均有效,均未见明显并发症。但毁损术的效果还需要更多研究和更长时间观察来验证。

术后癫痫控制与随访 口服 mTOR 抑制剂者术后至少 4 周内不宜用药。术后 1~2 天内应用静脉抗癫痫发作药物,24 小时内开始口服抗癫痫发作药物,抗癫痫发作药物应在术前应用的药物中选择一至两种,术后至少无发作 5 年以上,且头皮脑电图无明确癫痫样放电才可逐步减停药物,其间出现癫痫发作应当恢复抗癫痫药物应用。所有患儿均于术后 12 个月和 24 个月时进行随访癫痫控制情况,癫痫发作减少按国际抗癫痫联盟分为 Ⅰ~Ⅵ级。12 个月随访时检查并发症及智商与生活质量变化。术后早期仍有明显癫痫发作者,应当进行脑电图检查,分析原因,调整抗癫痫发作药物和 mTOR 抑制剂的种类、用法和用量,迷走神经刺激术后患儿同时调整刺激参数,减少癫痫发作。

迷走神经电刺激、毁损手术、胼胝体切开术 1 年以后癫痫控制不良患儿,可行进一步术前评估

TSC 相关症状管理 ①TSC 相关的神经心理问题:每次随访进行神经心理评估,特别是 3、6、12、18 岁等不同发育阶段,根据年龄和检查结果进行相应干预。②肾:每 1~3 年进行一次腹部 MRI 检查,观察肾血管肌脂瘤和囊肿情况,每年监测血压和肾功能,大于 3cm 的无症状性血管肌脂瘤进行 mTOR 抑制剂治疗,如果出现血管肌脂瘤出血应当首先激素治疗后介入栓塞。③肺:无症状的肺淋巴管肌瘤病且首次肺部 CT 检查无肺囊肿的患者,每次随访进行肺部查体,每 5~10 年进行一次肺部高清 CT 检查;如果有囊肿的患者每年进行肺功能检查,2~3 年进行一次肺 CT 检查,特别是 18 岁以后女性更为注意。中重度症状的肺淋巴管肌瘤病推荐进行 mTOR 抑制剂治疗。④眼部:有眼部结节或视力视野损害的患者每年进行眼部检查。⑤心脏:无症状的患者每 1~3 年进行一次心电图检查,直到横纹肌瘤消失,然后 3~5 年进行一次检查观察心脏传导问题,如果有症状需要进行动态心电图或其他相关检查。

预防 采用三级预防。

一级预防 对于有明确致病 TSC 基因突变的病例,可以为生育家族提供遗传咨询等一级出生缺陷预防。无明确 TSC 基因突变者,术后可以进行皮质结节的体细胞检测,明确有无 TSC 基因突变,或对血液标本进行再次检测或分析,如果仍无明确 TSC 基因突变者,也要向家属提供相关可能的遗传咨询服务。

二级预防 对于已经确诊携带致病基因的夫妻,可以在妊娠期进行羊水穿刺,进行相关基因检测,对于已经发现携带致病基因的常染色体显性遗传的胎儿根据情况可以适时终止妊娠,实现二级出生缺陷预防。对于尚未建立与特异性基因异常相关性的 TSC 胎儿,四维超声检查可以发现心脏和颅内异常病变,而胎脑 MRI 可以为孕妇和胎儿提供安全的检查方案。室管膜下钙化结节在超声上表现为脑室壁上的回声结节,MRI 上表现为 T1 高信号,T2 低信号;SEGA 在超声上表现为脑室内或额叶邻近莫氏孔的团块影。MRI 表现为直径大于 1cm 的邻近莫氏孔的团块影,T1 高信号,T2 低信号;皮质结节和室管膜下钙化结节用于产前诊断,但横纹肌瘤是产前诊断的主要提示依据,胎脑 MRI 和心脏超声均正常基本能排除 TSC 诊断,最晚 TSC 应当在产前 3 个月内检查和评估,根据情况可以适时终止妊娠,实现二级出生缺陷预防。

三级预防 TSC 相关的癫痫多为药物难治性癫痫,在严重影响患儿身心健康的同时造成了社会和家庭的巨大经济压力。对于 TSC 合并癫痫的患儿应当积极药物和/或饮食治疗,同时尽早进行高分辨 MRI 扫描、PET-MRI 融合、视频脑电图等全面的术前评估,对于出现进行性认识或功能损害的患儿,手术治疗是其重要的治疗方法,通过切除性手术或者迷走神经刺激术治疗,可以降低病残率,提高患儿生活质量,从而实现对此类患儿的三级出生缺陷预防。

预后 80% 以上的癫痫为药物难治性癫痫,切除性手术后 56%~59% 的患儿无发作,10 年的长期无发作率达到 47.8%。癫

痫控制不良的患儿多合并精神发育迟滞和精神障碍。心脏横纹肌瘤相关的心力衰竭、肾血管肌脂瘤破裂出血是主要的死亡原因。

（梁树立 袁 柳）

fāyùxìng zhǒngliú

发育性肿瘤（development tumor）

与发育具有相关性的儿童脑肿瘤。发育性肿瘤的概念还存在很多争议，需要后续的研究提供更多证据支持。在这类肿瘤中，基因突变只是始动因素之一，肿瘤的形成还需要特定脑组织发育过程中的特异性时空参与，也就是肿瘤的发生是基因、特定细胞类型、解剖位置、发育时间共同驱动的结果。①基因：同时参与发育性肿瘤的基因不在少数。参与 P13K/Akt/mTOR 途径的 *PTEN* 基因，或 SHH 途径的 *PTCH*1 基因都具有细胞增殖、生长、存活的功能，同时具有调控皮质发育的功能。EZHIP 蛋白参与组蛋白 H3K27 甲基化的负调控，一般只在睾丸和卵巢的生殖细胞中检测到，而在颅后窝室管膜瘤中发现了此蛋白质的重新表达。②特定细胞类型：在 1 型神经纤维瘤病小鼠模型中，纤维瘤的进展不仅需要 *NF*1 肿瘤抑制基因的突变，还需要特定的肿瘤微环境和额外的 *NF*1 单倍体不足。③肿瘤位置：髓母细胞瘤可以根据组织学特征和遗传谱系分为不同的亚组，这些亚组的差异可能与其在小脑不同区域的起源有关。在髓母细胞瘤中，肿瘤位于颅后窝的位置是该亚型起源细胞的标志，SHH 驱动的都是起源于小脑外部颗粒细胞层中的神经祖细胞，WNT 驱动的都是起源于背侧脑干的神经祖细胞，尚未观察到相反的情况。④发育时间：弥漫性脑桥胶质瘤仅限于腹侧脑桥，并且

发生在童年中期一个狭窄的窗口期，成人极其罕见。此肿瘤的位置和年龄特异性表明可能存在神经发育过程的失调，此疾病的小鼠模型也印证了这一观点。

肿瘤的研究一直集中在肿瘤的本身以及与其他恶性肿瘤的相互关系上，如经典的抑癌和致癌通路。但这种思路在面对很多恶性肿瘤以求延长生存时间的办法的研究已经到达了瓶颈。中枢神经系统肿瘤是儿童中第二常见的恶性肿瘤，仅次于白血病，是儿童癌症相关死亡的主要原因。从发育生物学的角度来考虑儿童相关的中枢神经系统肿瘤，为深入研究这些肿瘤的起源与性质开辟了新的方向。脑发育和肿瘤发生的机制涉及共同的途径，并且是相互关联的。

（梁树立 陈 峰）

pēitāi fāyù bùliángxìng shénjīng shàngpí zhǒngliú

胚胎发育不良性神经上皮肿瘤（dysembryoplastic neuroepithelial tumor，DNET/DNT）

位于幕上、好发于颞叶的良性混合性胶质神经元肿瘤。道马斯-杜波特（Daumas-Duport）于 1988 年首次描述，虽然相对罕见，但是在儿科人群中却是第二常见的致癫痫肿瘤类型。该病的发病率为 3/1000 万，年龄峰值在 10～14 岁，随着年龄的增长而急剧下降。癫痫发作年龄在 11～25 岁，男性比女性稍多。根据 2016 年世界卫生组织（WHO）中枢神经系统肿瘤分类，其被归类为神经元及混合神经元-胶质瘤，WHO Ⅰ级。

病因及发病机制 具体不详，与基因相关，来源于中枢神经系统发育过程中的第二生发层。丝裂原活化蛋白激酶和哺乳动物雷帕霉素靶蛋白（mammalian target

of rapamycin，mTOR）信号通路代表了 DNET 发病机制中最终导致细胞增殖的 2 个主要分子通路。二者都被突变的成纤维细胞生长因子受体 1（fibroblast growth factor receptor 1，FGFR1）激活；肝激酶 B1 抑制剂在 5′腺苷一磷酸活化蛋白激酶磷酸化后作用于 mTOR 级联反应。已在肿瘤和肿瘤周围区域检测到活化的小胶质细胞/巨噬细胞的高免疫反应性。这些细胞被认为负责产生炎症因子白细胞介素 1β 及其受体，二者都在邻近神经元中发挥主要的致癫痫作用。

临床表现 通常仅有癫痫发作，常为药物难治性癫痫，表现为部分复杂性发作，伴或不伴继发性全身性发作。患者一般智力正常，不伴有其他神经系统症状。头痛、视盘水肿和其他神经系统异常少见，这些症状可能是透明隔中的 DNET 导致脑积水和颅内压增高所致。颞叶内侧及额叶最为常见，脑室、尾状核、透明隔、胼胝体、基底神经节、中脑、顶盖、小脑、脑干等位置罕见。多灶性 DNET 与更复杂的疾病如雅各布斯综合征（47,XYY）或 1 型神经纤维瘤病有关。

诊断 结合患者癫痫等临床表现及 MRI 结果可做出临床诊断，确诊需病理检查。

影像学检查 表现通常包含皮质增厚，而皮质下延伸则相当罕见。没有占位效应和瘤周水肿是这些病变的主要特征。CT 上呈低密度囊性或者多囊性病变，可检测到钙化。在凸面的纯皮质病变中，骨窗经常显示颅骨的畸形。MRI 的 T1 加权像上表现为低信号，在 T2 加权像上表现为高信号。病灶基于皮质，并局部扩张皮质，有时会延伸入白质。

FLAIR 上也呈现高信号,可以围绕病变的边缘形式出现(环征),在超过皮质外部厚度的较大肿瘤中,呈三角形分布模式。可能遇到卫星皮质发育不良,有其自身的致痫性。增强表现各异,发生于不到 1/2 的病例中,增强为结节状、环状或不均匀的对比增强,而非弥漫性增强,增强通常涉及囊性或多囊性框架的外围。有人根据 MRI 表现将其分为 3 个亚型即单囊型、多囊型和弥漫型。弥散张量 MRI 和纤维束成像在 DNET 的诊断和术前规划方面越来越受到关注。纤维束成像也被认为对于与低级别胶质瘤鉴别诊断至关重要。在 DNET 中,观察到纤维束的位移模式。相反,神经胶质瘤沿着白质束扩散。分数各向异性图证实在没有病灶周围白质受累的情况下,各向异性下降与病变密切相关。质子 MRI 光谱在鉴别 DNET 与低级别胶质瘤的诊断中具有较高应用价值。DNET 的 NAA/Cho 平均比率一般在 1.12,低级别胶质瘤 NAA/Cho 平均比率为 0.66±0.27。

病理检查 标志性特征是特定胶质神经元的多结节生长,轴突束垂直于皮质表面排列,排列着小的少突胶质细胞样细胞。具有"正常"细胞学的神经元可以保持在这些线之间,散布在黏液样嗜碱性物质中,因此被称为"浮动神经元"。这些病变中不存在神经节细胞发育异常。必须将 DNET 与弥漫性胶质瘤相鉴别,存在任一突变都提示弥漫性胶质瘤,异柠檬酸脱氢酶 1 型和 2 型突变都不符合 DNET,同样 1p 和 19q 共缺失也提示弥漫性胶质瘤。

鉴别诊断 ①神经节细胞胶质瘤:对比增强和钙化通常比 DNET 更常见。在高级成像中,

弥散加权成像 ADC 值后者更高。检测到由神经节样细胞、颗粒体和血管周围淋巴细胞组成的簇,虽然不是特征性的,但支持神经节细胞胶质瘤的诊断。在免疫组织化学上,它们导致 CD34 阳性微管相关蛋白 2 阴性,而 DNET 具有完全相反的模式。②少突胶质细胞瘤:尽管也可能发生囊性变性,但在超过 90% 的病例中通常表现为界线清楚的实体病变,伴有钙化。缺乏特定的胶质神经元元素、*IDH*1/*IDH*2 突变的证据和 1p、19q 共缺失已导致将少突胶质细胞瘤与 DNET 区分开来。③毛细胞型星形细胞瘤:一般表现为带有附壁结节的局限性囊性病变。这个结节显示出不均匀的对比增强,在 DNET 中是罕见的。此外,光谱中的乳酸峰可表征毛细胞型星形细胞瘤。

治疗 开颅手术是 DNET 的首选治疗方案。完全切除肿瘤及其周围可能的致痫灶可以取得理想的效果,包括脑电图、平扫及增强 MRI 等术前的各项检查评估必不可少,有条件的患者还可完善正电子发射体层成像、脑磁图等为手术提供更多信息。有时无法全切病灶,比如位于功能区的及其附近的病灶,需谨慎选择以使患者最大获益。*FGFR*1 突变参与 DNET 的发病机制提供了研究方向,为非手术治疗提供了新的前景。

预后 一般较好,术后无须放疗、化疗。在完全切除肿瘤的短期随访中,80%～100% 的病例达到 Engel Ⅰ级的结果,长远来看癫痫发作频率可能会增加。罕见情况下可能出现肿瘤复发,甚至恶变,所以如果未能全切肿瘤建议定期复查 MRI。

(梁树立 陈峰)

神经节细胞胶质瘤(ganglioglioma) 含有神经胶质成分和神经元的混合性肿瘤。神经元通常为分化成熟的神经节细胞,胶质成分通常为星形胶质细胞,也可见少突胶质细胞或罗森塔尔(Rosenthal)纤维。多见于儿童及青少年。在颅内任何部位均可发生,但以颞叶最多见。该病的发病率仅占脑肿瘤的 0.4%～0.9%,却是最常见的癫痫相关性肿瘤。

病因及发病机制 无特殊病因或危险因素。CD34 表达的神经节细胞胶质瘤与 *BRAF V600E* 突变有关。

临床表现 最常见的表现为局灶性癫痫发作,若肿瘤发生在颞叶内侧可出现局灶性发作伴意识障碍,部分病例(30%)可继发全面性发作,多为药物难治性癫痫。其临床症状与肿瘤发生的部位有关。该病常与局灶性皮质发育不良(focal cortical dysplasia,FCD)伴发(Ⅲb 型)表现一致。除癫痫外,颅内占位性病变的其他症状,如颅内压增高和局灶性神经功能缺损也可出现。

诊断 主要依靠影像学检查进行诊断。肿瘤位于皮质或皮质及其下方白质内。根据影像学形态特征分为囊性、实性及囊实性三种特征。颅内 CT 可见钙化(约 1/3 病例),具有鉴别意义。钙化表现为结节、斑点或环形钙化,瘤体为低密度或等密度影。故怀疑为该病时应同时进行 CT 检查。典型 MRI 特征为皮质内囊性病灶伴壁内结节,增强扫描可见结节强化,环绕囊肿的皮质和皮质下在 FLAIR 和 T2 加权像呈高信号,常伴有均匀强化的壁内结节,边界清晰,肿瘤如无明显强化(约 70%),则较难将该病与 FCD 鉴

别。因此，皮质内的囊性结构诊断价值较高。瘤周一般无水肿，如有水肿征象，应怀疑恶变 WHO Ⅱ 级或 Ⅲ 级神经节细胞胶质瘤或间变性神经节细胞胶质瘤。病理上神经节细胞胶质瘤由混合神经元及肿瘤性胶质细胞组成，两种细胞群比例可不一样，存在以神经元表型为主以及以胶质细胞表型为主。免疫组化可见胶质细胞成分的神经胶质细胞原纤维酸性蛋白（glial fibrillary acidic protein，GFAP）表达，表达干细胞抗原 CD34 有利于该病诊断。

鉴别诊断 ①胚胎发育不良性神经上皮肿瘤：与神经节细胞胶质瘤同属于神经元及神经元-胶质混合肿瘤，儿童及青少年多见，可出现特征性表现，如"三角征""脑回征""环征"，钙化少见。②毛细胞型星形细胞瘤：儿童多见，影像学难以鉴别，但较少累及大脑皮质，故癫痫发作少，好发于小脑。③神经节细胞瘤：较神经节细胞胶质瘤更为良性，由神经节细胞构成，影像学较难鉴别。免疫组化不含 GFAP 等胶质细胞成分。④少突胶质细胞瘤：更多见钙化，囊变少见，强化不均匀，常有斑片状影，且多好发于中年女性，以额叶多见。

治疗 可行切除性手术治疗。单纯手术切除后癫痫发作明显改善，与术后联合化学药物治疗或放射治疗预后无明显差异。故低级别神经节细胞胶质瘤临床治疗多为单纯手术切除，不做化学药物治疗或放射治疗，其复发率远远低于其他同级别胶质瘤。由于该病多伴有难治性癫痫，手术时需在全切除肿瘤的同时切除癫痫起源灶。

预后 WHO 将其归类为神经元和神经元-胶质混合肿瘤，分级为 Ⅰ 级，若胶质细胞成分发生组织学退化可恶变为间变性神经节细胞胶质瘤，分级上升为 Ⅲ 级。该病良性程度高，预后一般良好，全切除后肿瘤患者可以长期存活，术后 7.5 年无复发的患者占 94%。

（梁树立 王旸烁）

shénjīngjiéxìbāoliú

神经节细胞瘤（gangliocytoma）

由神经节细胞构成的脑部良性肿瘤。属于 WHO Ⅰ 级。无特殊病因或危险因素，与 *BRAF* 基因突变有关。最常见的表现为局灶性癫痫发作，若肿瘤发生在颞叶内侧可出现局灶性发作伴意识障碍，可继发全面性发作。多为药物难治性癫痫。其临床症状与肿瘤发生的部位有关。除癫痫外，颅内占位性病变的其他症状，如颅内压增高和局灶性神经功能缺损也可出现。位于颅后窝的小脑发育不良性神经节细胞瘤，又称莱尔米特-杜克洛病（Lhermitte-Duclos，disease），是缓慢生长的小脑肿瘤，多见于小脑半球，可累及小脑蚓部，与非病变的脑组织没有明确分界。临床表现可无症状，也可出现共济失调、颅内压增高的相应表现，如头痛、呕吐、视物模糊、视盘水肿、耳鸣等，症状与病变引起的梗阻性脑积水相关。

神经节细胞瘤多见于额叶、颞叶、三脑室和小脑半球。影像学检查表现类似神经节细胞胶质瘤，与其较难鉴别，MRI 可有囊变，CT 上有钙化，一般无明显增强。病理上发育不良的神经元中夹杂有非瘤性的胶质细胞，而神经元是唯一的肿瘤成分；免疫组化不含神经胶质细胞原纤维酸性蛋白等胶质细胞成分。该病可行切除性手术治疗，不做放射治疗与化学药物治疗。由于该病多伴有难治性癫痫，手术时需在全切除肿瘤的同时切除癫痫起源灶。预后好于神经节细胞胶质瘤。

（梁树立 王旸烁）

nièyè diānxián

颞叶癫痫（temporal lobe epilepsy，TLE）

起源于颞叶（癫痫灶位于颞叶）表现为伴或不伴意识障碍的局灶性癫痫发作的癫痫综合征。主要包括颞叶内侧型、颞叶外侧型、内外侧混合型、颞极型。该病是最常见的难治性癫痫，常需要手术治疗，前颞叶切除术是颞叶癫痫最有效的治疗方案。

颞叶解剖 颞叶上界为大脑外侧裂、下界为颅中窝、前为蝶骨翼、后为顶枕裂到枕前切迹，颞叶新皮质通过平行走行的颞上沟和颞下沟分为颞上、中、下回。颞叶下表面由外侧梭状回和内侧的海马旁回组成，沟回是海马旁回的一部分，嗅沟将沟回、海马旁回及颞极分开。海马旁回内上方为海马沟，围绕海马沟的一些结构为海马结构，组成内侧颞叶。切开侧脑室颞角顶部，可见内侧隆起的海马。海马又称阿蒙角，为前后状，分为头部、体部、尾部。海马又与齿状回、海马残件共同组成海马结构。海马细胞结构分为分子层、椎体细胞层、多形层。杏仁核位于颞角的前部，由诸多神经核团组成，与尾状核头部相连，但是无明显界线。

病因 常见的病因包括海马硬化、热性惊厥、结构性病变（低级别胶质瘤、皮质发育不良、海绵状血管瘤）、脑炎、家族遗传性等。

临床表现 颞叶内侧症状多表现为上腹部气体上升感、恐惧、幻嗅、愣神、动作终止、游走、口消化道自动症。若累及新皮质可出现单侧或者双侧肢体的强直、强直阵挛，如果累及优势侧颞后会出现语言功能障碍。儿童患者由于大脑处于发育阶段，网络结构未完全成熟，临床表现多种多样，单纯部分性发作、复杂部分性发作以及继发性全身性发作，或这些发作的混合均可出现。有的患儿甚至表现为痉挛发作。外侧颞叶癫痫的发作特点为听幻觉或错觉或睡梦状态、视觉性感知障碍或言语主侧半球有病灶时出现言语障碍，如果放电扩延到内侧颞叶或颞叶以外结构，则伴或不伴意识障碍的局灶性癫痫发作。

诊断 提示颞叶内侧型癫痫的诊断特点有以下几点。①临床症状表现为不伴意识损害的局灶性发作表现为自主神经的和/或精神的症状，以及某些感觉（如嗅觉和听觉）现象（包括错觉在内），最常见的是上腹部（多数是上升）的感觉。伴意识损害的局灶性癫痫以运动停止开始，随后出现典型性口消化道自动症，也经常随之发生其他自动症。典型时程>1分钟。经常发生发作后意识混乱，发作后有遗忘症，恢复是逐渐的。②脑电图特点：发作间期头皮脑电图多样性，可以无异常、背景活动轻度或显著的不对称、颞叶棘波、尖波和/或慢波，单侧或双侧同步，但也可不同步，这些异常并不总限于颞区；发作时在一侧颞叶底部有高幅的节律性活动（5～7分钟）。③此类患者的病史中常有热性惊厥史及家族癫痫史，多在5～10岁突然发作，多有先兆，较少发生继发性全身性癫痫发作，可缓解数年，常为顽固性癫痫发作，发作间隙有行为紊乱（多为抑郁表现）。神经系统检查一般正常，但可有记忆力减退。④神经影像学

检查特点：MRI常示一侧颞叶和海马小及一侧颞角扩大。冠状位T2加权像或FLAIR系列冠状位示内侧颞叶有增高的信号。发作间隙期正电子发射断层成像（positron emission tomography，PET），表现在颞叶为低代谢，常累及同侧丘脑和基底核；发作间隙期单光子发射计算机断层成像（singlephoton emission computed tomography，SPECT）检查表现在颞叶为低灌注，在发作期SPECT为高灌注的特征。

外侧颞叶癫痫的头皮脑电图呈现单侧或双侧中颞区和后颞区棘波，此种棘波在外侧面导出最为显著。

治疗 主要采用切除性手术治疗。

术前评估 临床症状、体征，结合发作间期和发作期脑电图、MRI、PET、心理评估，必要时检查脑磁图、磁共振波谱。如果不能确定是否为颞叶癫痫或是否为单侧颞叶癫痫时，可以进行颅内电极植入监测。

适应证 ①单侧颞叶癫痫，药物治疗无效。②多次脑电图检查确认癫痫灶位于一侧颞叶。③CT、MRI、磁共振波谱、PET、脑磁图有阳性发现，并与临床表现和脑电图结果一致。④典型的颞叶内侧癫痫最适合手术。

手术方法 ①前颞叶切除术：是治疗颞叶癫痫的经典、常用术式，适用于致痫区（包括致痫病灶）位于一侧前颞叶区域。切除的范围包括颞叶内侧结构、颞极和颞叶新皮质。优势半球切除新皮质在颞中回上测量不超过4.5cm，非优势半球切除不超过5.5cm。手术可先分离侧裂，然后进入侧脑室，沿侧副沟向外切除颞叶新皮质，然后再将海马、杏

仁核切除，这样解剖结构清晰，减少了对重要结构的损伤。术中颞角脉络丛一定要明确，这是重要的解剖结构，内侧结构切除一定不能超过脉络丛。有术者习惯将海马、杏仁核与颞叶新皮质一起切除。②选择性杏仁核-海马结构切除术：主要针对单纯颞叶内侧型癫痫，将海马结构及部分杏仁核切除，颞叶新皮质保留。手术可以采取经侧裂、颞上沟、颞下、颞中回入路进入侧脑室颞角，每个术者可以选择自己熟悉的方式。若在导航下进行，可以采取直切口、小骨瓣。这样创伤较小，但对术者手术技巧要求较高，一旦术区或者术区外有出血，切口小不容易看到出血点，反而耽误时间甚至造成比较严重的并发症。③裁剪式颞叶切除术：根据致痫区及致痫病灶累及颞叶范围的不同，采用不同切除范围切除颞叶皮质（可包括颞叶内侧结构）。手术的目的是切除所有皮质脑电图监测放电的脑组织或者明显病变的脑组织，当然重要的功能区不能切除。

术后并发症 感染、出血、偏瘫、面瘫、失语、视野缺损、认知障碍、颞肌萎缩、脑积水、动眼神经损伤。这些手术并发症有的是暂时的，有的是长期存在的。熟悉颞叶局部解剖，严格无菌操作、止血，操作轻柔，可以减少并发症出现。

（梁树立 翟 锋）

xiǎo'ér xiōngwàikē jíbìng

小儿胸外科疾病（thoracic diseases of children）　包括胸廓、食管、肺部、纵隔病变等疾病。小儿普胸外科是专门研究儿童胸部疾病的医学专科，主要对小儿胸外科疾病进行诊治。

学科发展 中国小儿外科专

业最早由中国工程院院士张金哲于1954年创立。随着各地小儿外科的创立及诊治水平的不断提高，对小儿外科不同部位、不同系统疾病的诊治提出了更高、更专业的要求。在小儿普通外科基础上，逐步建立了小儿外科各亚专业。在张金哲院士的组织与倡导下，首都医科大学附属北京儿童医院于1972年相继成立儿外科各亚专业，胸外专业就是其中之一，当时由薛峰负责，接诊收治儿童胸外科疾病的患儿，主要诊治的病种以感染性疾病为主，如脓胸、肺脓肿、肺结核等，后续逐渐开展纵隔肿瘤、漏斗胸、鸡胸、食管裂孔疝、膈疝、先天性肺囊肿等疾病的诊治工作。20世纪80年代后期，四川华西医院的胡廷泽、刘文英也细分出小儿普胸外科专业，并开始对感染和漏斗胸等疾病进行了一些基础研究。同时期国内其他儿童专科医院大多由心胸外科或普外科兼顾小儿胸外科疾病的诊治工作，也有少部分小儿胸外科疾病在成人综合医院的胸外科进行诊治。

欧美国家儿童专科医院的外科通常设置有专门的矫形骨科、泌尿外科、心脏外科、神经外科、整形外科，而其他疾病基本在"Pediatric Surgery"（儿外科）进行诊治，主要包括普外科、普胸外科及新生儿外科的疾病，并没有专门设立儿童胸外科。中国人口众多，随着经济和技术的进步，儿童胸外科疾病就诊人数逐年增多，一些医院认识到有必要设立专门从事小儿胸外科疾病诊治的专业队伍，提高儿童胸外科疾病的诊治水平。回顾小儿普胸外科的历史，除20世纪70年代初的北京儿童医院和80年代的四川华西医院外，又出现了几家独立且专门从事小儿胸外科疾病诊治的单位，如安徽省儿童医院、浙江大学医学院附属儿童医院、广州市妇女儿童医疗中心、河北省儿童医院等；也有一些是身兼两个专业，如济南儿童医院、首都儿科研究所附属儿童医院是肿瘤和普胸专业。大多数儿童专科医院小儿胸外科疾病的诊治仍归入心脏外科或普通外科等专业，但也有很多医院都指定专人进修，从事或偏向于普胸外科疾病，如大连儿童医院、青岛儿童医院、郑州儿童医院、西安儿童医院等；也有一些成人医院的普胸外科，分出了专人偏重开展小儿胸外科疾病的诊治。

为顺应小儿普胸外科的发展，2015年中华医学会小儿外科分会心胸外科学组向分会常委会申请成立小儿普胸外科协作组，并获批准。中华医学会小儿外科分会常委、小儿心胸外科学组副组长刘文英任组长，副组长为曾骐、张海波、贾兵、舒强、刘威。2017年中国妇幼保健协会妇幼微创专业委员会成立小儿胸外微创学组，曾骐任主任委员，副主任委员为武玉睿、李建华、董岿然、张儒舫、皮名安、段贤伦。

分类 ①胸壁畸形：以漏斗胸、鸡胸为主。②先天性肺囊性疾病：先天性肺气道畸形、隔离肺、肺大疱等。③胸部肿瘤：纵隔肿瘤（神经源性肿瘤、畸胎瘤、淋巴管瘤等）、胸壁肿瘤（原始神经外胚层肿瘤等）、肺部肿瘤（胸膜肺母细胞瘤、炎性肌纤维母细胞瘤、肺转移瘤等）。④食管膈肌疾病：食管闭锁、食管裂孔疝、后外侧膈疝、胸骨后疝、膈膨升、食管狭窄（气管软骨异位、贲门失弛缓症、食管化学烧伤等）。⑤其他：胸部外伤、脓胸、乳糜胸、气胸等。

治疗发展 漏斗胸微创尼斯（Nuss）手术的广泛开展、胸腔镜技术的引入以及科技的发展，推动小儿胸外科疾病的治疗进入了飞速发展时期。

漏斗胸尼斯手术 在漏斗胸手术治疗的历史上具有里程碑意义，也引领了国内小儿胸壁畸形矫治的发展。小儿外科的手术绝大多数是向成人外科学习发展起来的，小儿普胸外科也是如此。由于漏斗胸发病年龄的特殊性，使其在小儿外科的发展先于成人外科，从拉维奇（Ravitch）手术引入中国，在20世纪80年代就吸引了一批小儿外科医师关注儿童胸外科疾病，同时吸引了极少数成人胸外科医师，但其适应证相对窄，手术打击大，操作比较复杂。21世纪初，无须在胸部正中切口、不截骨、不分离肌肉的被称为胸壁矫形革命的尼斯手术引入中国。首都医科大学附属北京儿童医院、北京大学第一医院、西安交通大学附属第二医院等几家单位开始尝试采用微创矫形手术治疗漏斗胸。

2007年4月，该手术发明人唐纳德·尼斯（Donald Nuss）教授来中国授课及手术演示，并特别授权北京儿童医院为微创漏斗胸矫形手术在中国的唯一培训中心。由于尼斯手术具有一定风险性，通过培训中心的平台，建立全国性、权威性的小儿普胸外科医师培训基地和交流平台，培训一批从事胸壁畸形矫治工作的专业技术人员，使胸壁畸形的微创治疗得到了更广泛、安全地开展。

胸腔镜技术 追溯胸腔镜的历史，最早由雅各布斯（Jacobeus）在1910年首次报道了胸腔镜的应用。随后罗杰（Rodger）

等在 1970 年首次报道了胸腔镜在儿童中的应用，即应用改良的膀胱镜设备行肺部病变的观察、取活检及局部胸腔清创。20 世纪 90 年代，胸腔镜逐渐在间质性肺病、肺部恶性肿瘤的诊断中得到应用，胸腔镜肺活检已成为较常用的手段。随着技术的发展，胸腔镜逐渐应用于成人肺部疾病的治疗中。20 世纪 70 年代，甘斯（Gans）首先应用腹腔镜诊断胆道闭锁和进行性腺探查。1981 年，张金哲院士与甘斯在北京儿童医院合作实施儿童腹腔镜胆道探查术。1990 年，什瓦特（Götz）等首次报道儿童腹腔镜阑尾切除术，被视为儿童腹腔镜应用于临床治疗的开端。

1992 年，胸腔镜正式进入中国。在美国外科医师迈克尔·麦克（Michael Mack）的指导下，北京大学第一医院胸外科成功开展了中国第一例电视胸腔镜手术，标志着中国胸腔镜外科的诞生。1998 年腔镜技术正式引入北京儿童医院，初期主要用于腹腔疾病的治疗，如腹腔镜阑尾切除术、肥厚性幽门梗阻等。

对于胸腔疾病的治疗，由于儿童气道生理解剖结构的特殊性，小年龄儿童气道窄，不能进行双腔气管插管，术中不能单肺通气，使得胸腔空间狭小，加上儿童肋间隙狭窄，胸腔内术野暴露问题成为儿童胸腔镜的难点。早期儿童胸腔镜仅局限于进行肺活检、胸膜活检等简单手术，肺叶切除、纵隔肿瘤切除等技术要求高、操作复杂的手术开展较困难。儿童胸腔镜手术与成人不同，成人可以使用双腔气管插管实现单肺通气，在胸腔镜监视下进行胸部手术，此时胸腔与外界相通，常规手术器械通过胸壁小切口放入胸

腔内进行操作。而婴幼儿实现单肺通气较困难，一般 10 岁以上的儿童才能使用最小尺寸的双腔气管插管。早期为实现单肺通气，常采用直接将气管插管插入健侧主支气管，但操作方法难度较大，越小的患儿气管越短，常因体位及术中牵拉造成插管深度变化而使单肺通气失败。

在相当长的时间里，最常采用的方法是胸腔内注入 CO_2 建立人工气胸，实现肺萎陷后行胸腔镜手术。早期由于人工气胸压力一般控制在 $0.5 \sim 0.8kPa$（$4 \sim 6mmHg$），因此不能进行复杂手术，只做一些脓胸、肺活检等简单手术。随着经验的积累，医生们更加注重流量控制，在不存在严重呼吸道或血流动力学异常情况下，大多数患儿可耐受 $1.3 \sim 1.6kPa$（$10 \sim 12mmHg$）压力，这一过程需要使用附带阀门的套管，这种方法也可应用于不能耐受单肺通气的患儿。通过使用小潮气量、低压力峰值和加快呼吸速率，可顺利使肺萎陷，为后续手术做好准备。

科技发展的推动力　随着科技的进步，更细的纤维支气管镜出现，使术中可以调节的单侧气管插管成为可能。支气管导管堵塞器的出现也为小年龄患者单肺通气提供了新的途径。支气管内阻断器的应用使儿童胸腔镜手术中实现单肺通气更加容易。四维彩超的出现使更多的小儿胸外科疾病在胎儿期就能发现，使患儿能更早地被诊断，选择更恰当的手术时机，以取得更好的治疗效果。胸腔镜微创手术具有创伤小、术中视野好、术后并发症少、住院时间短等优点，已广泛应用于各种小儿胸外科疾病的治疗。随着麻醉技术的进步及胸腔镜操作

技术的熟练掌握，胸腔镜手术迎来了更大的发展空间。胸腔镜可应用于肺叶/段切除、纵隔肿瘤切除、膈疝修补、膈肌折叠、食管闭锁等。

临床意义　儿童胸外科疾病是小儿外科疾病体系中重要的一部分，且有着不同于其他儿外科亚专业疾病的特点，随着全民健康计划的提出，二孩政策的放开，国家、社会应更加关注儿童健康，儿童是祖国的未来，相信在国家的大力支持下，整个社会的关注下，学会、学组的扶持下，全国儿童普胸外科专业队伍将不断壮大，中国小儿胸外科疾病的诊疗水平将不断提高。

（曾骐　徐长琪）

xiōngbù chuāngshāng

胸部创伤（chest injury）　外力作用于胸部表面或外来物通过胸壁进入胸腔内所引起的胸壁表面和内脏损伤。主要发生于成人斗殴中，约 2/3 的胸部创伤死亡是在患者到达医院后治疗不当所致，因此其治疗在创伤中占重要地位。儿童胸部创伤多为多发创伤的一部分，如车祸、坠楼、灾害性挤压或爆炸，因此死亡率更高。在枪支武器管理失控的国家，少儿火器伤也时有发生。

病因与分类　胸部创伤按病因可分为钝性伤和穿通伤。

钝性伤　①直接损伤：钝器打击等造成胸部被击部位发生肋骨骨折、胸骨骨折或胸内脏器损伤。②减速伤：身体高速运动中忽然停止，不论有无碰撞都会发生由于惯性作用、胸内脏器仍继续向一定方向移动导致脏器和组织断裂或破裂。胸部减速伤可有或无胸壁损伤。③挤压伤：由于重物挤压，超过机体自然弹性限度，使胸廓前后径或左右径发生

变形，造成胸廓骨性结构改变、骨折。常合并有血气胸、肺挫裂伤，主气管、支气管断裂或锁骨下血管损伤，甚至发生心脏、大血管挫裂伤。

穿通伤 ①由火器投射物（如弹片、弹珠等）所致的胸部损伤：可直接击穿、离断或撕裂胸壁结构及胸内脏器组织，并释放出大量热能造成局部高温使组织破坏。如果投射物速度快、动能大，可形成贯通伤。如果动能小未穿通人体前，能量已耗尽，则形成盲管伤。高速运动的投射物进入组织还可使伤道入口与出口处污物吸入造成污染。因此，火器伤无论是贯通伤还是盲管伤均可导致污染。②锐器伤：包括由刀、剪、木棍、钢筋等尖锐物穿入胸部所致。锐器伤也分为非穿透伤和穿透伤，后者常造成肋间血管、肺脏，甚至气管、食管、心脏、大血管的严重损伤。③医源性胸部创伤：随着医学的发展，医源性胸部创伤发生率也不断上升，经皮肺穿刺可造成气胸、血胸、空气栓塞。血管穿刺、心血管介入性干预、内镜下的诊疗，造成包括气管、支气管、食管、心脏、大血管以及冠状血管损伤，从而导致气胸、血胸、脓胸、纵隔脓肿、心脏压塞和失血性休克等。

诊断 胸部创伤通过仔细地询问病史、体格检查及辅助检查，大多数可明确诊断。在小儿主要需要了解创伤的经过如交通事故中车的速度、被撞和着地的部位、被撞出的距离，如在车内作用力的方向、方向盘的情况等，以估计创伤的器官及严重程度，并确定进一步的检查。

症状 ①胸痛：是最常见的症状，特别是骨折患儿因疼痛不敢呼吸、咳嗽及变换体位。特别值得注意的是下胸部肋骨骨折，疼痛可沿肋间神经放射到腹部，小儿又表述不清表现为腹痛，易与急腹症和腹部创伤相混淆，但往往无腹肌紧张。②胸闷、呼吸困难：也是胸部创伤后最容易出现的症状。呼吸困难的原因除因剧烈胸痛外，分泌物堵塞或误吸引起的呼吸道梗阻、气胸及大量血胸所致肺受压萎陷、肺实质损伤、胸壁的损伤尤其是浮动胸壁引起的反常呼吸，均可导致呼吸困难。③咯血：表明肺或支气管有损伤，距肺门越近的咯血出现早而且最较多，距肺门越远的咯血出现时间较晚量也较少。④心悸：婴幼儿仅表现为哭闹，青少年可自述心悸或心前区不适感。胸部创伤因失血、血容量减少，导致心排血量减少，反射性地引起心率加快，可出现心悸。心肌挫伤、电解质紊乱可引起心律失常而出现心悸。

体征 通过望、触、叩、听诊等体格检查明确体征。

望诊 ①休克：表现为面色苍白、躁动不安、出冷汗、脉搏快而弱、血压下降。胸部创伤引起严重呼吸功能障碍时由于血流经肺，未得到充分氧合，使还原血红蛋白增多出现发绀。②呼吸困难：可见呼吸加快、患儿不能平卧、端坐呼吸、鼻翼扇动。在多根多处肋骨骨折的患儿有的可看到反常呼吸运动。③胸壁隆起或凹陷：胸骨或肋骨骨折可表现为局部隆起或凹陷，张力性气胸、血胸创伤性膈疝时均可出现该侧胸壁饱满。④皮下气肿：为胸部创伤常见的体征。皮下气肿本身多不重要，却常见于张力性气胸，气管或食管破裂，可先引起纵隔气肿，并迅速向四周蔓延，因而发现有皮下气肿，应高度警惕肺、气管、食管等脏器的损伤。⑤上胸皮肤及眼结膜下淤血斑点：若发现患儿面颈及上胸部皮肤有不同程度的紫蓝色淤血点、眼睑皮肤呈青紫色的淤血斑、眼球结膜下出血，均为创伤性窒息的典型表现。⑥创口和伤道：若为开放伤应对创口和伤道进行检查，包括伤口的位置、外观、径路、有无出入口，可帮助推断伤情。

触诊 ①压痛及挤压痛：若有肋骨骨折，有时可触到骨折的断端或随呼吸有骨擦感。用手挤压胸廓可引起骨折部位剧烈的挤压痛。②气管移位：若气管偏向一侧可能是患侧肺不张或对侧血胸、气胸。③皮下气肿：用手按压皮下气肿部位可有捻发感。

叩诊 可确定双侧胸廓是否对称。若有单侧气胸，患侧呈过清音；血胸及腹腔内容物疝入胸腔则呈实音。创伤性血气胸时，上呈鼓音，下呈实音。

听诊 可确定双侧呼吸音是否对称。创伤性血胸、气胸、肺不张等均有呼吸音减弱甚至消失；肺水肿、肺冲击伤时，两肺均可听到广泛干、湿啰音，分泌物积聚可听到痰鸣音。严重心肌挫伤有时可听到心律不齐和/或心包摩擦音。心音遥远提示可能有心脏压塞。

辅助检查 除呼吸、脉搏、血压等常规检查项目外，对危重患儿应根据伤情做床旁超声和胸部X线检查、血气分析、心电监护中心静脉压测定及记录每小时尿量。已行胸腔闭式引流的患儿，应仔细观察胸腔引流的颜色、性质及引流量，判定有无活动性出血，同时应观察有无漏气情况，估计肺或气管损伤的程度。胸部X线检查是胸部外伤最基本也是最重要的辅助检查。拍胸片前最好留置胃管以标记纵隔的位置。胸部 X 线片可观察有无气胸及纵隔移位的情况，有无气管破裂造成的纵隔气肿等。在小儿病情较重不能拍立位片时要对比双侧胸腔的密度，以免漏掉血胸。膈不连续，下肺野的不规则的多囊状影可考虑创伤性膈疝的可能。胸部 X 线检查还可以确定气管的位置，在小儿气管短，体位的改变可使气管插管拔出或进入右主支气管。纤维支气管镜及胸部 CT 检查也是胸部外伤十分重要的检查方法。胸部创伤常为全身多发损伤的一部分，因而在重点检查胸部伤的同时，对其他部位包括颅脑、腹部、四肢等亦应进行全面检查以免遗漏危及生命的创伤，产生严重的后果。

治疗原则 对于创伤的处理应在现场就开始进行。最好是现场的救护员、警察或消防队员进行基本的抢救，包括控制外出血、稳定长骨骨折，在保护好脊髓的前提下将患儿救出事故发生地。医护人员到达现场后再进行复苏，包括气道、呼吸和循环。医护人员在转运到达医院之前应对三种紧急的致命性胸部创伤立即进行有效的处理，包括张力性气胸、开放性气胸及大范围连枷胸。当患儿有明显的呼吸困难、气管移向对侧、患侧呼吸音消失、叩诊鼓音及颈静脉怒张等，应高度怀疑张力性气胸，可将带有单向活瓣的针头经锁骨中线第 2 肋间刺入胸腔减压。有呼吸困难并且胸部有开放性伤口时，很容易诊断开放性气胸，可将迅速单向活瓣置于伤口上，如用橡皮手套剪掉一指间或塑料布将三面粘贴在伤口上。胸部外伤后，多根多处肋骨骨折，伤处的胸壁呼吸时出现与正常呼吸相反的运动，又称连

枷胸，往往造成严重的呼吸困难，此时气管插管和供氧是大范围连枷胸和呼吸困难的首选治疗。

到达创伤中心或医院后，即可对伤员进行系统的规范化检查和处理，但首先应保证呼吸通畅、维持好呼吸和循环。可先用手托下颌，抬高舌和上呼吸道，清除脱落的牙齿、呕吐物及异物。如果抬高下颌仍无法使呼吸道通畅，则应立即行气管插管。自主呼吸的患儿，怀疑有颈椎损伤时应选择经鼻插管，未证实无颈椎损伤之前必须按颈椎损伤对待。确定患儿有无危及生命及肢体的损伤。建立两条大的静脉通路，开始液体复苏，并进行血液交叉配型。中心静脉插管监测中心静脉压，同时开始治疗危及生命和危及肢体的损伤。在复苏过程中，应当进一步对患儿从头到脚进行全面仔细体检并询问既往病史，并对初步的检查结果进行分析。动态地观察患儿的全身和胸部损伤的变化，尤其要注意对于紧急的危及生命的胸部损伤要及时诊断和处理，如呼吸道堵塞、张力性气胸、开放性气胸、大量血胸、连枷胸和心脏压塞。必须注意有无潜在的危及生命的损伤如肺挫伤、主动脉破裂、气管及支气管破裂、膈肌破裂和心肌挫伤等。

诊断明确并对危及生命的损伤初步处理后，需要进行进一步治疗。患儿中胸部创伤很常见，其中以发生肋骨骨折、气胸和血胸等多见，但大多数只需要胸腔闭式引流和支持治疗，仅有少数患儿需要手术治疗。

（曾 骐 徐长琪）

lèigǔ gǔzhé

肋骨骨折（rib fracture） 发生于肋骨由外力或疾病引起的骨折。多为直接胸部外伤如钝挫伤（如

汽车碰撞）或坠落伤引起创伤性肋骨骨折，常发生在撞击部位或肋骨最薄弱的后外侧部分。成人和儿童都可发生移位性骨折及非移位性骨折。重度咳嗽、体育活动以及肿瘤、感染等继发因素也可引起。患儿多伴有轻至中度疼痛，可定位于 1 根或 2 根肋骨，深呼吸常可再现或加重疼痛。肋骨骨折可以完全或部分断裂，断端可能损伤或者刺破内脏，如肺、脾及血管等，形成严重并发症，危及生命。单纯肋骨骨折可以表现为肋骨骨折部位青紫、肿胀、呼吸时疼痛，或者严重不适、持续性胸痛。胸部 X 线片能很好地诊断肋骨骨折，同时能够显示气胸、血胸及其他胸腔内损伤的征象。CT 识别肋骨骨折及胸腔内损伤敏感性和特异性都高于 X 线平片。胸廓下部的肋骨骨折可伴有腹腔内损伤，胸腹部 CT 可能有帮助。CT 三维成形技术能使胸片并不明显的骨折显示得非常清晰。

肋骨骨折的治疗取决于骨折的严重程度及并发症，多数不完全性骨折可以自行愈合，应及早充分缓解疼痛，这是避免呼吸幅度减小和肺不张所致并发症（主要为肺炎）的关键。镇痛方式取决于损伤、医师是否熟悉神经阻滞及其潜在并发症。约束活动或绷带固定胸部可部分缓解症状，但可能限制患儿深呼吸，增加肺炎、肺不张的发生风险。对于严重的肋骨骨折或者伴有内脏损伤的并发症，需要进行外科手术。肋骨骨折的并发症包括肺挫伤、血管损伤出血、脾破裂、菌血症、严重感染等。若损伤较严重，特别是通气功能受损时，患儿需要住院并接受有创治疗，手术固定适用于部分肋骨骨折，尤其是伴

有胸壁变形、连枷胸或骨折不愈合的患儿。推荐 3 周内不要从事重体力劳动和高强度训练。静息痛消退后即可开始增加活动，多数肋骨骨折会在 6 周内愈合。许多患儿能够更早恢复日常活动。几乎所有非病理性肋骨骨折都可经保守治疗良好愈合。部分患儿存在迁延性疼痛和运动失能。

（曾　骐　徐长琪）

liánjiāxiōng

连枷胸（flail chest）

重度胸部创伤可造成两根或两根以上肋骨双处及以上骨折，部分骨性胸壁失去支撑，脱离整个胸廓呈游离状态的表现。此部分胸壁与正常胸壁的呼吸运动相反，出现矛盾运动，临床又称反常呼吸运动。若合并内脏血管损伤如肺挫伤其病死率可高达 40% 以上。

发病机制　连枷胸是由于严重胸部外伤造成多根多处肋骨骨折，或多根肋骨骨折合并胸骨骨折，受伤部位的胸壁失去支持，与整个骨性胸廓分离，成为游离胸壁。多发生在前胸壁或侧胸壁，少见后胸壁，是因为后胸壁有强脊柱和背部肌肉保护。

病理生理　连枷胸造成的病理生理改变是吸气时胸内负压增高，整个胸廓向外向前扩张，横膈下移，气体被吸入呼吸道，但失去肋骨支撑的游离胸壁因负压向内凹陷。呼气时胸内负压减小，胸壁向内和横膈向上运动回复到正常位置，肺内气体被呼出；游离胸壁因胸膜腔内压减小而向外凸出，如此形成与正常胸壁运动相反的反常呼吸运动，限制肺的呼吸功能，甚至产生呼吸衰竭。此外，胸廓稳定性失衡，纵隔随反常呼吸运动来回摆动，影响血压及静脉回流，严重者可引起循环衰竭。

临床表现　胸部外伤会伴有明显疼痛，可见呼吸增快、憋气、心悸、呼吸困难、发绀，甚至休克。体格检查除肋骨骨折临床表现外，可发现骨折部位的浮动胸壁及反常呼吸运动。

诊断　根据外伤史、临床表现及体征，特别是游离胸壁造成的反常呼吸运动，多可做出诊断。急诊应注意有无胸腹腔内脏器损伤，尤其是肺损伤（肺挫伤）、脾挫裂伤等。有条件需连续血气分析，明确低氧血症程度。胸部 X 线正侧位可以明确多发多处肋骨骨折的诊断，筛查内脏合并损伤，如气胸、血胸、血气胸、肺损伤以及纵隔增宽。伤情允许情况下应行胸腹部 CT 或 MRI 检查，进一步确定内脏损伤严重程度及范围，特别是有无心脏大血管损伤。

治疗　原则为尽快消除浮动胸壁造成的反常呼吸运动，纠正其产生的呼吸循环功能障碍。根据反常呼吸运动范围、大小，呼吸困难的严重性，紧急处理，加压包扎固定胸壁软化区。浮动胸壁范围较小，反常呼吸运动程度较轻，有足够自主呼吸能力，不需要机械通气辅助，可应用胸带加压包扎。保持呼吸道通畅，及时清除呼吸道内分泌物，除鼻导管吸痰或经支气管镜吸痰外，必要时行气管插管或气管切开进行控制性机械通气，是消除反常呼吸、纠正呼吸循环功能障碍最有效的方法。低氧血症应行控制性机械通气。机械通气能对胸廓提供支撑，稳定胸壁，改善反常呼吸运动，保证呼吸道通畅及足够肺泡通气量，改善气体交换。同时应有效、足量、足疗程镇痛和应用抗生素治疗感染。一般不考虑手术处理肋骨骨折，加压包扎外固定方法可改善胸壁的反常呼

吸，但可能出现胸壁塌陷畸形，对其远期呼吸功能有一定影响。有学者推荐胸部创伤患儿，胸内出血或脏器损伤进行开胸手术，在处理胸部其他创伤同时行肋骨骨折固定术，有效地控制反常呼吸，远期效果较好，可不遗留胸壁塌陷畸形。

（曾　骐　徐长琪）

qìxiōng

气胸（pneumothorax）

胸膜破损，导致肺泡气或空气等进入胸膜腔而形成的胸膜腔积气。胸膜腔是由壁层胸膜和肺及支气管表面的脏层胸膜连续构成的一个潜在性腔隙。肺组织、支气管破裂，破坏了脏层胸膜导致空气进入胸膜腔，或胸壁被穿透，壁层胸膜破损导致空气进入胸膜腔，都可形成气胸。气胸一般都会导致患侧肺受压萎陷。

分类　一般分为闭合性气胸、开放性气胸、张力性气胸。

闭合性气胸　多为肋骨骨折的并发症，气胸形成后，患侧肺受压萎陷，原破裂漏气点自行封闭，无进行性持续漏气。闭合性气胸患儿的临床症状与胸内积气量有关。少量气胸、肺萎陷 30% 以下，多无明显症状，不需要治疗，1~2 周可自行吸收。大量气胸时，患儿有胸闷、胸痛、气促症状，需穿刺抽气或行闭式引流术排出积气，促使萎陷的肺尽快膨胀。

开放性气胸　胸膜腔有与外界相通的伤口，空气可随呼吸自由出入胸膜腔，裂口较大时，伤侧肺将完全萎陷，失去功能。开放性气胸常见于刀伤、火器伤、工伤、车祸等，也见于各种原因导致的气管断裂，往往伴随严重的复合伤如肺挫伤、出血、肋骨骨折等。患儿有明显的气促、呼

吸困难和发绀，现场抢救的首要措施是封闭破口，将开放性气胸转化为闭合性气胸，消除双侧胸内压失衡导致的纵隔摆动，并行胸腔穿刺或闭式引流治疗。

张力性气胸 气胸中最严重的一种，又称高压性气胸，可见于自发性气胸或外伤性气胸，患儿壁层胸膜或脏层胸膜的破口形成活瓣，导致吸气时气体单向进入胸膜腔，导致胸膜腔积气越来越多，压力越来越高，患侧的肺完全萎陷，甚至心脏、纵隔等重要器官移位。严重会发生呼吸循环障碍、危及生命。

病理生理 当气胸发生时，空气可自由进入胸膜腔，使胸膜腔内压与大气压持平，这会诱使肺部分性萎陷。少量气胸可能耐受良好且没有症状。大量气胸常引起通气限制性改变，表现为呼吸过速，有时会出现吸气性三凹征。严重会发生通气血流比失调、纵隔摆动，甚至呼吸循环障碍、危及生命。

临床表现 取决于胸膜腔内的气体量、发病速度、肺萎陷程度、胸膜腔内张力以及患儿的年龄和呼吸储备。呼吸储备会因任何基础肺部疾病的存在而受到影响。大量气胸的患儿常诉突发呼吸困难及胸膜刺激性胸痛（针扎或刀刺样疼痛）。疼痛在患侧通常呈弥漫性，并放射到同侧肩部。气胸偶尔伴干咳，疼痛可自行缓解。气胸量多时患侧胸壁随着呼吸上下起伏减弱、呼吸音减低、叩诊过清音及语音震颤减弱，甚至呼吸过速、发绀。气管向对侧偏移、低血压、心尖搏动向对侧移位等提示张力性气胸，需紧急减压。偶尔还会出现皮下气肿伴捻发音，或者气腹所致腹部膨隆。

诊断 气胸多是通过胸片诊断的。严重可伴随引起心包积气、气腹和皮下气肿。张力性气胸通常伴有由肺萎陷引起的低氧血症，以及在部分病例中静脉回心血量减少的血流动力学变化，临床急诊应注意甄别。胸部 X 线片能很好地诊断气胸，同时能够显示肋骨骨折、血胸及其他胸腔内损伤的征象。CT 有助于识别气胸原因及有无合并肺部基础病变，对肺大疱、胸腔占位、肋骨骨折及胸腔内脏器损伤，灵敏度和特异度都高于 X 线平片，同时能够鉴别如先天性肺囊性变、先天性大叶性肺气肿、先天性膈疝等。

治疗 一般取决于气胸的量、呼吸窘迫的程度以及有无基础肺部疾病，目标是清除胸膜腔中的气体并防止复发。少量气胸的稳定患儿可观察，必要时住院和辅助供氧，并行穿刺抽气。对于有显著呼吸困难、低氧血症或疼痛的患儿，建议住院和辅助供氧，并视情况行胸腔穿刺或放置胸腔闭式引流管/猪尾导管。有基础肺部疾病的患儿发生大量气胸建议放置胸腔闭式引流管，在促使肺扩张的同时，应积极治疗原发肺疾病，存在肺大疱的复发性气胸推荐手术干预。胸腔镜微创手术优于开胸手术，切除病变后常进行胸膜固定降低再次复发风险。

随访与预后 若采取保守治疗（即未经手术或胸膜固定术治疗），50%~60% 的患儿气胸会复发。接受观察、穿刺抽气或胸管引流的气胸患儿中有 15%~20% 出现了同侧或对侧复发，大多数复发出现在初始事件后 1 年内，随后复发风险降低。远期复发罕见。外科微创介入手术及胸膜固定术大大降低了复发的可能。

（曾 骐 徐长琪）

bìhéxìng qìxiōng

闭合性气胸（closed pneumothorax） 胸膜破裂口较小，随肺萎缩而闭合，肺泡气达一定量后不再继续进入胸膜腔的气胸。胸膜腔是由壁层胸膜和肺及支气管表面的脏层胸膜连续构成的一个潜在性腔隙。肺组织、支气管破裂或外伤破坏了脏壁层胸膜导致空气进入胸膜腔，气胸形成后，患侧肺受压萎陷，原破裂漏气点自行封闭，无进行性持续漏气。临床表现取决于胸膜腔内的气体量、发病速度、肺萎陷程度、胸膜腔内张力以及患儿的年龄和呼吸储备。少量气胸、肺萎陷 30% 以下，多无明显症状，不需要特殊处理，1~2 周可自行吸收。患儿常诉胸痛呈针扎或刀刺样，偶尔伴干咳；大量气胸，患儿有胸闷、胸痛、气促症状。患儿多以胸痛就诊。胸部 X 线片能很好地诊断气胸，同时能够显示肋骨骨折、血胸及其他胸腔内损伤的征象。CT 有助于识别气胸原因及有无合并肺部基础病变，同时对肺大疱、胸腔占位、肋骨骨折及胸腔内脏器损伤，灵敏度和特异度都高于 X 线平片。

治疗一般取决于气胸的量、呼吸窘迫的程度以及有无基础肺部疾病，目标是清除胸膜腔中的气体并防止复发。少量气胸的稳定患儿可观察，必要时住院和辅助供氧，并行穿刺抽气。对于有显著呼吸困难、低氧血症或疼痛的患儿，建议住院和辅助供氧，并视情况行胸腔穿刺或放置胸腔闭式引流管/猪尾导管。有基础肺部疾病的患儿发生大量气胸建议放置胸腔闭式引流管，在促使肺扩张的同时，应积极治疗原发肺疾病，若存在肺大疱的复发性气胸推荐手术干预。胸腔镜微创手术优于开胸手术，切除病变后常进行胸膜固定降低再次复发风险。

若采取保守治疗（即未经手术或胸膜固定术治疗），50%～60%的患儿气胸会复发。接受观察、穿刺抽气或胸管引流的气胸患儿中有15%～20%出现了同侧或对侧复发，大多数复发出现在初始事件后1年内，随后复发风险降低。远期复发罕见。外科微创介入手术及胸膜固定术大大降低了复发的可能。

（曾 骐 徐长琪）

kāifàngxìng qìxiōng

开放性气胸（open pneumothorax）

胸膜腔有与外界相通的伤口，空气可随呼吸自由出入胸膜腔的气胸。裂口较大时，伤侧肺将完全萎陷，失去功能。常见于刀伤、火器伤、工伤、车祸等外伤，也见于各种原因导致的气管断裂，往往伴随严重的复合伤如肺挫伤、出血、肋骨骨折等。患儿有明显的胸痛、气促、呼吸困难和发绀，严重者出现血压下降、呼吸衰竭甚至休克。急诊胸片即可明确诊断。CT有助于识别合并损伤、肋骨骨折及胸腔内脏器损伤，灵敏度和特异度都高于X线平片。

现场抢救的首要措施是封闭破口，将开放性气胸转化为闭合性气胸，消除双侧胸内压失衡导致的纵隔摆动，并行胸腔穿刺或闭式引流治疗。急诊处理外伤需早期彻底清创、修补胸壁缺损，加强气道管理及呼吸支持，放置胸腔闭式引流管促使肺扩张，同时应积极治疗其他合并损伤和疾病。急诊筛查及住院时应注意有无胸腹多发复合伤，若合并多发肋骨骨折、连枷胸、进行性血胸等推荐手术干预。

（曾 骐 徐长琪）

zhānglìxìng qìxiōng

张力性气胸（tension pneumothorax）

胸膜破裂口呈单向活瓣或活塞作用导致的气胸。又称高压性气胸。张力性气胸是气胸中最严重的一种，可见于自发性气胸或外伤性气胸，患儿壁层胸膜或脏层胸膜的破口形成活瓣，导致吸气时气体单向进入胸膜腔，导致胸膜腔积气越来越多，压力越来越高，患侧的肺完全萎陷，甚至心脏、纵隔等重要器官移位。严重会发生呼吸循环障碍、危及生命。患儿多有明确外伤史，有明显的胸痛、气促、呼吸困难和发绀，屏气或负重用力时胸痛加重，严重者出现皮下积气、纵隔积气、颈静脉怒张、血压下降、呼吸衰竭甚至休克。急诊胸片提示胸腔大量积气、肺萎陷明显，气管、纵隔偏向健侧。CT有助于识别合并损伤、肋骨骨折及胸腔内脏器损伤，灵敏度和特异度都高于X线平片。

现场抢救的首要措施是急诊减压，迅速改善张力性气胸引起的呼吸循环紊乱。可尝试针头胸膜腔穿刺，若穿刺无效或病情反复需行闭式引流治疗。若引流后肺复张困难、漏气严重，可能存在支气管损伤、肺挫裂伤等，必要时行开胸、胸腔镜探查。急诊加强气道管理及呼吸支持，放置胸腔闭式引流管促使肺扩张，有效的镇痛与康复支持，应积极抗炎并治疗其他合并损伤和疾病。

（曾 骐 徐长琪）

xuèqìxiōng

血气胸（hemopneumothorax）

胸腔内同时存在积血和积气的病理状态。多由创伤引起，气胸与血胸同时存在，是胸部创伤如胸部钝挫伤、锐器伤、火器伤等常见的并发症。出血可来源于胸壁、心脏、肺血管等破裂出血进入胸膜腔。血气胸的严重程度与气胸、血胸的量多少、出血速度及并发损伤有关。严重会发生呼吸循环衰竭、危及生命。患儿多有明确外伤史，有明显的胸痛、气促、呼吸困难和发绀，进行性加重，严重者出现面色苍白、脉细弱、血压下降、呼吸衰竭甚至休克。大量失血可引起血容量迅速减少产生失血性休克，大量血性积液压迫肺组织引起呼吸障碍，患儿可有严重的呼吸与循环紊乱的表现。血常规可出现不同程度血红蛋白、红细胞计数、血细胞比容下降。胸片提示胸腔积气、肺组织不同程度萎陷，并可见胸腔积液、气液平征象，严重者气管、纵隔偏向健侧。胸部超声可用于测定出血量并为胸穿刺定位。CT表现为横贯一侧或双侧的胸腔气液平为特征，且有助于识别合并损伤、肋骨骨折及胸腔内脏器损伤。

急诊加强气道管理及呼吸支持，迅速开放静脉通道、补液纠正休克。开胸探查或胸腔镜探查的指征有进行性血胸、凝固性大量血胸、开放性或张力性气胸经闭式引流后持续漏气，合并胸腹脏器损伤、膈肌损伤等，可紧急手术探查以免贻误抢救时机。

（曾 骐 徐长琪）

chuāngshāngxìng zhìxī

创伤性窒息（traumatic asphyxia）

突发钝性、闭合性胸部外伤或上腹挤压致心肺压力骤增所造成的以上腔静脉末梢损伤为主要特征的综合征。表现为上半身广泛皮肤、黏膜、末梢毛细血管淤血及出血性损害，其发生率占胸部损伤的2%～8%，多见于胸廓弹性较好的儿童及青少年，可能伴随有其他脏器组织损伤。

发病机制 遭受重物撞击、车祸、挤压、房屋倒塌等，可造成的胸部或上腹部突然遭受暴力钝性挤压，造成胸内压急剧增高，如伤者反射性声门紧闭，气管和肺内空气不能排出，胸内及肺循环压力骤然升高，致使右心腔血液反流至腔静脉系统。由于下腔静脉系统静脉瓣完整而上腔静脉系统缺乏静脉瓣，淤滞在右心及腔静脉系统的血液突然受到挤压，反流而上使上腔静脉系统压力过大，导致末梢毛细血管破裂。可出现点状出血，甚至小静脉破裂出血，从而引起一系列病理生理变化。

临床表现 胸廓弹性较好的儿童和青少年发生创伤性窒息时，多数不伴胸壁骨折，但在年长者或重伤时亦可伴肋骨、胸骨骨折及脏器损伤，急诊应注意鉴别。患儿有不同程度的呼吸困难、视物模糊等，严重者伴有烦躁不安等精神症状。临床表现有头、面、颈、上胸部及上肢范围的皮肤、皮下、口腔黏膜及结膜紫红色出血斑点和瘀斑。25%患儿可有视网膜出血、视盘水肿，此现象又被称为挤压综合征。若合并颅内静脉末梢出血、水肿，可表现为头痛、头晕、头胀、躁动不安、兴奋多语和一过性意识障碍等；若颅内血肿占位明显可引起偏瘫和昏迷。

诊断 根据胸腹外伤挤压病史，结合上腔静脉系统末梢皮肤或黏膜有点状出血，或者眼结膜水肿、巩膜出血，诊断多较明确，但急诊应注意是否合并颅内出血、胸腹脏器复合伤，首先处理危及伤员生命的损伤。急诊胸片可以提示有肋骨骨折、血气胸、肺挫伤，头部CT提示脑水肿，心肌酶谱示肌酸激酶和肌酸激酶同工酶升高。

治疗 创伤性窒息可引起脑、心、肺、肾等各种组织和器官损害。因此，应早期干预、全身治疗、综合治疗。首先应保持呼吸道通畅，必要时行气管插管或气管切开。同时建立静脉通道，适度抬高上半身，利于血液回流。对危重者，及时开放通路同时监测中心静脉压，及时纠正休克、缺氧；及时处理合并伤，气道雾化缓解气管痉挛，选用敏感抗生素；控制液体入量，减少炎性渗出，防止肺水肿及急性呼吸窘迫综合征，必要时行机械通气；同时良好的镇痛、镇静必不可少。必须重视每一个可能受累的器官，防止呼吸、循环衰竭及肾功能受损。在积极治疗的同时，对于卧床时间较长者应注意防治血栓。

(曾骐 徐长琪)

xiōngbì jīxíng

胸壁畸形（anomalies of chest wall） 因先天性或其他原因导致胸壁发育异常，可造成的不同类型畸形。胸壁由骨性胸廓（胸椎、肋骨及肋软骨，胸骨及关节）、皮肤、浅筋膜（脂肪、浅血管、淋巴管、皮神经、乳腺）、深筋膜（胸大肌的表面及深面）、肌层（胸大肌、腹外斜肌和腹直肌上部，锁骨下肌、胸小肌、前锯肌）和肋间隙（肋间肌、肋间血管和肋间神经）构成。主要包括漏斗胸、鸡胸、波伦综合征（Poland syndrome）、胸骨裂、叉状肋等，其中漏斗胸和鸡胸最常见。

病因与分类 根据病因学分为先天性畸形和后天性畸形。

先天性胸壁畸形 一般分为两类，最常见的一类是肋骨过度生长导致的前胸壁凹陷（漏斗胸）或突出（鸡胸）。第二类是由于正常发育失败或发育不全，如胸骨裂，胸骨中线部分或完全融合失败，除胸骨外，还可能有相关结构发育不全如心脏、心包、膈肌和前腹壁，即坎特雷尔（Cantrell）五联症；波伦综合征，胸大肌发育不良或者缺如，可能伴发乳房发育不良或缺如，胸骨畸形，肋骨畸形或缺如，胸壁凹陷，并指畸形等。先天性胸壁畸形还具有一定的遗传倾向，如先天性的漏斗胸和鸡胸部分患儿有明显的家族遗传史；结缔组织疾病如马方综合征（Marfan syndrome）和埃勒斯－当洛斯综合征（Ehlers-Danlos syndrome）的发病率在胸壁畸形患儿中显著增加。

后天性胸壁畸形 又称继发性胸壁畸形，往往由于创伤或压力作用造成。①疾病因素：如巨大的胸腔肿瘤推挤形成的鸡胸，脓胸、胸膜炎造成的胸壁塌陷，慢性呼吸系统疾病、肺气肿等引起的桶状胸，严重脑瘫患儿的异常压力效应和痉挛可能导致异常的胸部形态。过早广泛切除漏斗胸肋骨可能破坏生长中心，导致获得性窒息性软骨营养不良；正中开胸手术后愈合不良形成的漏斗胸、鸡胸；胸、肋骨破坏造成的局部凸起或凹陷。②营养不良：如钙、维生素缺乏造成的鸡胸。③职业因素：如长期进行吹奏的演员容易形成桶状胸。

诊断 通过询问病史、体格检查及辅助检查大多数可以明确诊断。合并多系统畸形的患儿，尤其需要考虑各种综合征的诊断，包括马方综合征、神经纤维瘤病、波伦综合征、颅骨锁骨发育不良综合征、雅霍－莱文综合征（Jarcho-Levin syndrome）、PHACE综合征等。

症状 胸壁外观异常，畸形发展到一定程度，多会影响心肺功能。多数患儿伴随有体弱、运动耐力低下、易于呼吸道感染等病史，部分患儿有家族史。

体征 畸形形态多样，可局限或广泛，可对称或非对称。需要注意合并畸形，包括脊柱侧凸、肺囊性疾病、先天性心脏病等。

辅助检查 ①X线、CT及MRI：评估胸壁畸形程度，判断手术适应证。②胸壁表面光学扫描三维重建：为新发展的方法，可有效降低接受射线检查的风险和剂量。③心电图、心脏超声及呼吸功能检查：评估心肺功能，排除合并的畸形。

治疗原则 先天性胸壁畸形需要根据可能的发病原因、年龄阶段以及合并畸形，根据患儿的情况制订个性化的临床治疗方案，包括保守治疗和手术治疗。保守治疗包括对于程度较轻的胸壁畸形患儿定期随访，以及漏斗胸患儿的负压吸盘和鸡胸患儿的支具等。保守治疗方案可以作为手术治疗的补充，进一步完善胸壁畸形的治疗体系。对于漏斗胸、鸡胸、叉状肋患儿，保守治疗有助于早期干预，可达到辅助矫正目的，甚至是完全矫正的效果，以减少对生理、心理发育的继发损害。随着年龄增长，胸壁畸形患儿胸壁组织发育成熟，保守治疗通常达不到良好的矫正效果。而且，随着年龄增长，患儿常有自卑感，影响心理健康，同时在行走、坐立时，为掩盖畸形的胸部，造成驼背，不愿游泳和参加户外活动。异常的姿势及缺乏锻炼反而会加重畸形。因此对青春期及成人期的大年龄患者和对心肺有影响者，可以根据胸壁畸形的发病原因考虑适当的手术治疗。对于波伦综合征、胸骨裂患儿，需要根据疾病分型以及严重程度制

订个性化的治疗方案。波伦综合征患儿需要根据畸形累及范围分阶段治疗。一般在手部畸形矫正后再行胸部畸形矫形，手部畸形的治疗重点在于改善功能，最好在学龄前完成；而胸部畸形的治疗，与病变的严重程度、年龄、性别及患儿的个性化需求有很大关系，包括重建胸廓的完整性和稳定性，以及肌肉移植和乳房重建。对严重的胸骨裂患儿的手术治疗建议在新生儿期进行，且心脏畸形建议同期手术。

继发性胸壁畸形可以根据治疗原发病来防止胸壁畸形的形成和发展。例如，慢性呼吸系统疾病引起的桶状胸，早发现、早治疗原发疾病就可以防止桶状胸的发生、发展；正中开胸手术后不止用简单的钢丝缝合固定，而用特殊的小钢板固定就能阻止胸骨愈合不良形成的漏斗胸、鸡胸；严禁过早行漏斗胸手术，可消灭因手术造成的获得性胸廓窒息性发育不良；脓胸、胸膜炎早治疗就可以减低造成的胸壁塌陷的可能，即便发生胸壁畸形，早期行胸膜剥脱术也可以防止和治疗胸壁塌陷。当发现鸡胸时不仅要考虑到有可能是遗传因素等造成的先天性鸡胸，也可能是营养不良、钙、维生素缺乏造成的鸡胸，早期的治疗可以阻止鸡胸的发生、发展；注意不能忽略少见的胸腔肿瘤推挤形成的鸡胸，早期发现肿瘤并及时干预不仅能治疗胸壁畸形，同时能防止误诊、误治，挽救生命。

正常的胸壁除弧度部分是平坦和对称的，而且胸廓的大小（前后径、左右径、上下径）也是相对于身长也是一定的。任何原因造成胸壁的形态、大小及对称性明显的改变，将表现为胸壁畸

形，并对患儿身心健康产生影响。异常的胸部外观形象降低了患儿的生活质量，也对患儿身心健康发展产生极大影响。患儿因胸廓的异常外观存在不同程度的心理困扰，进而出现自卑、自尊心下降，影响社交功能，甚至会发展为抑郁症。机体的生理功能是依赖与之相适应的解剖结构而实现的，胸壁既保护着胸腔内的脏器，其自身又参与呼吸与循环，有着重要的生理功能，因此胸壁畸形可能会影响心肺功能。需要重视胸壁畸形患儿的正确诊断以及综合治疗，以改善患儿的外观、心肺功能以及心理健康。

（曾 骐 于 洁）

lòudòuxiōng

漏斗胸（pectus excavatum）

部分胸骨、肋软骨及肋骨向脊柱呈漏斗状凹陷的胸廓畸形。儿童时期最为常见的胸廓畸形之一，多自第3肋软骨开始到第7肋软骨，向内凹陷变形，一般在剑突的上方凹陷最深。国外报道的发病率在0.25%~0.33%，男女比约4：1，部分漏斗胸1岁以内就可以被发现，还有一部分漏斗胸有家族遗传史。

病因及发病机制 尚不十分清楚。早先的研究者认为与膈肌中心腱纤维挛缩牵拉胸骨末端及剑突有关；也有学者认为是骨生成和软骨生成失败；多数学者认为下部肋软骨发育过快，胸骨慢而被向下挤压形成漏斗胸。畸形有家族性倾向，国外报道有15%~40%漏斗胸患儿的家庭成员中的一个或更多的人有胸廓畸形。

分型 根据漏斗胸外观畸形形态和凹陷的范围，有学者将漏斗胸分为四型，即广泛型、普通型、局限型和不规则型；韩国朴（Park）医师根据CT图像将漏斗

胸分为对称型Ⅰ和非对称型Ⅱ，再将其分为9种亚型；也有学者将朴分型简化为对称型、偏心型和不均衡型。

临床表现 绝大多数漏斗胸患儿出生时或生后不久胸部便出现浅的凹陷，且多以剑突处明显（图1）。随年龄增长，一般在婴幼儿期及学龄前期凹陷进行性加深，学龄期基本趋于稳定。但也有部分儿童胸廓凹陷出现较晚，学龄期甚至青春期随身体的快速发育而进行性加重。由于凹陷的胸廓对心肺造成挤压，气体交换受限，肺内易发生分泌物滞留，故常发生上呼吸道感染，有时活动后出现心悸气短、食量减少、消瘦等。多数年龄小的患儿由于尚不能准确描述其症状，因此部分患儿家长甚至医师产生了一种错误观念，认为漏斗胸只是外观畸形，而没有相关的生理变化。直至患儿开始出现了自觉症状、心肺功能的改变和心理问题，如轻微活动后感到疲惫、呼吸急促、心悸或和心动过速，部分患儿还有胸部的疼痛、压迫感等，但已错过最佳手术矫治时机。

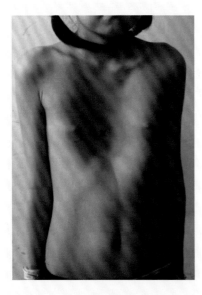

图1 漏斗胸外观

诊断与鉴别诊断 根据患儿的胸部外观，很容易诊断。漏斗胸本身不需要鉴别诊断，但临床上漏斗胸也可以是某些疾病的表现之一，如马方综合征、神经纤维瘤病、黏多糖病以及一些骨骼发育障碍的疾病。黏多糖病不一定需要手术治疗；马方综合征、神经纤维瘤病可以手术，但手术要更加牢固的固定，固定时间要长于一般普通漏斗胸。同时漏斗胸可合并其他先天性疾患，如先天性脊柱侧凸、先天性心脏病等。

治疗 目的是解除心肺受压、改善心肺功能，包括非手术与手术治疗。

非手术治疗 婴儿期因用力呼吸及哭闹会导致暂时的畸形，而且对3岁以内小儿由于体弱、骨质较软、肋软骨易变形（佝偻病活动期），应先观察有无自行矫正的希望，若无自行矫正可能的可先试行负压吸盘等保守治疗。

手术治疗 3岁以上若症状、体征显著，凹陷非常严重的可选择行手术矫正，轻到中度范围比较局限的漏斗胸仍可以选择观察或保守治疗。但大多数学者认为手术矫治比较好的年龄为6~13岁。因为此年龄段患儿有一定的配合能力，畸形范围相对局限，导致脊柱侧凸的胸源性应力未发生，手术塑形较容易，效果也好。随着技术的进步，手术越来越微创，手术指征也有放宽的趋势。手术并发症分为术中和术后并发症。术中并发症包括肋间肌撕脱伤、心包损伤、肺的损伤、膈肌损伤、肝损伤，以及心脏、大血管损伤等；术后并发症包括支撑架移位、液气胸、长期疼痛及疼痛造成脊柱侧凸、金属排斥和伤口感染等。

预后 漏斗胸经过保守治疗或者手术治疗后，大多可以痊愈，但也有少数患儿会出现手术后复发，复发率2%~37%。复发的原因有很多，来自患儿的因素包括神经纤维瘤病、马方综合征等，骨代谢障碍的患儿复发率较高。短期内身高的快速增长也是复发的重要原因。其他复发的原因还包括手术的时机，手术既不要太早也不要太晚；支撑架移位是尼斯（Nuss）手术复发的最常见原因。

预防 当漏斗胸处于轻度时，注意加强营养及体育锻炼，可能会防止漏斗胸加重。

（曾骐 于洁）

lòudǒu zhǐshù

漏斗指数（funnel index，FI）测定漏斗胸凹陷程度的指数。日本学者和田寿郎提出，通过漏斗指数公式测定漏斗胸凹陷程度，分为轻、中、重三度，作为临床手术指征的参数。

$$FI = (a \times b \times c)/(A \times B \times C),$$

其中，a为漏斗胸凹陷部的纵径，b为凹陷部的横径，c为凹陷部的深度，A为胸骨的长度，B为胸廓的横径，C为胸骨角至胸椎体的最短距离（图1）。FI<0.2为轻度畸形，0.2≤FI<0.3为中度畸形，FI≥0.3为重度，其中FI≥0.2具备手术指征。因FI存在一定局限性，临床多用哈勒指数（Haller index，HI）来评估漏斗胸的严重程度。

（曾骐 于洁）

Hālè zhǐshù

哈勒指数（Haller index，HI）通过胸部CT计算以确定漏斗胸严重程度的指数。又称CT指数。美国哈勒（Haller）医师提出，轴向位CT上，胸壁凹陷最深所在层面，胸廓最大内横径与凹陷最深

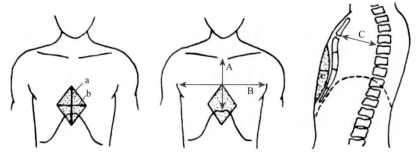

a. 漏斗胸凹陷部的纵径；b. 凹陷部的横径；c. 凹陷部的深度；A. 胸骨的长度；
B. 胸廓的横径；C. 胸骨角至胸椎体的最短距离。

图 1　漏斗指数（和田寿郎）

点胸骨后缘至脊柱前缘距离的比值（图1），在国际上被广泛接受和应用，作为量化漏斗胸严重程度的客观指标。正常人HI平均为2.52，而根据HI可将漏斗胸分为轻、中、重度，轻度为HI<3.2，中度为HI 3.2~3.5，重度为HI≥3.5。若HI≥3.2，则具备手术指征。

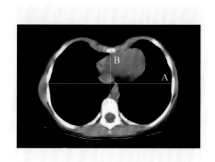

A. 胸廓最大内横径；B. 胸壁凹陷最深点胸骨后缘至脊柱前缘距离。

图 1　哈勒指数

（曾　骐　于　洁）

Nísī shǒushù

尼斯手术（Nuss operation）

不截骨的微创漏斗胸矫正术。1998年美国小儿外科尼斯（Nuss）医师发明，因其手术简单、时间短、出血少、早期恢复体能以及矫形效果满意的优点，很快风靡国际小儿外科学界，迅速被众多医师和患儿家长接受。

适应证：多数学者认为手术指征是漏斗胸进行性加重，哈勒（Haller）指数≥3.2和/或漏斗胸导致呼吸道症状、心肺功能异常，如体检发现的心脏瓣膜脱垂、房室间传导阻滞、肺不张、限制性通气障碍等。

手术方法：测量患儿胸廓，选择合适长度的支撑架。气管插管全麻，双上肢外展位，暴露前胸壁。调整漏斗胸支撑架的弯曲度。在胸骨凹陷最低点的同一水平处，两侧胸壁腋前和腋后线之间各行一横切口，1~2cm。分离肌肉，行肌肉或皮下隧道至双支撑架平面的凹陷起点。在同切口内或低于一侧切口（一般为右侧）的1~2肋间腋中后线之间行7mm切口置入气腹针，人工气胸后置入5mm胸腔镜。直视下将扩展钳于凹陷起始点，沿预先选定的肋间隙缓慢向前通过胸骨下陷处，分开心包，在胸骨后越过纵隔，至对侧凹陷起始点并于切口穿出。用绳连引导支撑架凸面朝后拖过胸骨后方。支撑架到位后，将其翻转，使胸骨和前胸壁突起成期望的形状。一侧支撑架套入固定器，将固定器缝在肋骨骨膜上，再把固定器与胸壁及支撑架缝在一起，将另一侧支撑架缝在肋骨骨膜上。视术中情况放或不放胸腔闭式引流，术后第2天就可以

下地活动，但禁剧烈活动，以防支撑架移位。术后5天出院。术后2年以上，胸壁足以支撑胸骨时去除植入物。

尼斯手术并发症分为术中和术后并发症。术中并发症包括肋间肌撕脱伤、心包损伤、肺的损伤、膈肌损伤、肝损伤，以及心脏、大血管损伤等。术后并发症包括支撑架移位、液气胸、长期疼痛及疼痛造成脊柱侧弯、金属排斥和伤口感染等。

（曾　骐　于　洁）

jīxiōng

鸡胸（pectus carinatum）

部分胸骨、肋软骨及肋骨向前突起的胸廓畸形。儿童时期第二常见的胸廓畸形，发病率仅次于漏斗胸。

病因及发病机制　尚不明确，早期的观点为膈肌发育异常导致牵拉前胸壁引起，但该观点并没有得到证实。普遍认可的理论是胸肋软骨的代谢异常或发育紊乱，导致肋软骨过度生长向内挤压并上抬胸骨形成鸡胸。

分型　尚未统一。国外有学者将鸡胸分为对称型、不对称型和鸽胸，国内将鸡胸分为胸骨弓状前凸型、非对称型、胸骨柄前凸型及胸骨抬举型。

临床表现　由于鸡胸患儿因前胸突起（图1）经常会感到担心、忧虑，在同龄人面前感到羞愧、自卑，不愿参加社交活动，因此鸡胸患儿更多会出现焦虑和胸痛的症状，运动不耐受、心悸等症状也会出现，但较漏斗胸出现的频率低。

诊断与鉴别诊断　根据患儿的胸部外观，很容易诊断。鸡胸本身不需要鉴别诊断，临床上鸡胸也可以是某些疾病的表现之一。但是有部分鸡胸患儿合并脊柱侧凸畸形，还有可能合并先天性心

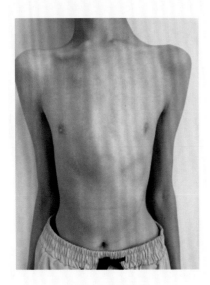

图1 鸡胸外观

脏病、先天性肺气道畸形等，约有1/3的鸡胸患儿有家族史。鸡胸还可伴发于马方综合征（Marfan syndrome）、努南综合征（Noonan syndrome）、黏多糖贮积症Ⅳ型即莫基奥综合征（Morquio syndrome）、成骨不全等疾病。鸡胸也会出现在一些手术之后，如在胸部手术或者先天性心脏病手术后出现，或过度的漏斗胸矫形手术后。

治疗 鸡胸的手术不单单是为了外形的美观，更是为了减轻或预防畸形对心肺功能的影响及矫正异常的姿势，包括非手术与手术治疗。

非手术治疗 支具的优点包括没有手术瘢痕，可以避免手术的风险、术后的疼痛以及因为手术内植入支架而要求的活动受限，治疗费用显著比手术低。非手术治疗作为大部分鸡胸患儿的最初治疗是值得推荐的。但是随着患儿年龄增长，骨质变硬，外用支具往往达不到矫形目的。

手术治疗 对于年龄较大的青少年以及支具佩戴效果不佳的鸡胸患儿，需要通过手术治疗矫正畸形。国内外对手术时机的选择尚未统一，手术过早会由于骨质软造成鸡胸复发。由于10岁以上患儿处于快速生长期，胸壁凸起的畸形很容易形成高脊的外观，所以10岁以上即可行手术治疗。在微创手术治疗之前的几十年中，传统开放手术是唯一术式。传统手术对鸡胸矫治多采用胸骨沉降术及其改良术式。手术并发症并不多见，包括支撑架移位、液气胸、长期疼痛及疼痛造成脊柱侧凸、金属排斥和伤口感染等。

预后 鸡胸经过保守治疗或者手术治疗后，大多都可以痊愈。极个别的患儿由于自身患有结缔组织病如马方综合征等，骨骼异常，可能会出现术后复发。

预防 当鸡胸处于轻度时，注意加强营养及体育锻炼，可能会防止鸡胸加重。

（曾骐 于洁）

xiōnggǔliè

胸骨裂（sternal cleft） 腹侧中线融合异常导致胸骨板融合异常而出现的胸骨畸形。胸骨裂为罕见病，好发于女婴，常合并心血管畸形、PHACE综合征、中线融合障碍、坎特雷尔（Cantrell）五联症等。

病因及发病机制 在20世纪前期，学术界对于胸骨的胚胎起源有很大争议。一些学者认为肋骨形成了最初的胸骨板，而另外一些学者认为胸骨是与前胸肩带一起发育而来。直到1952年最终证实胸骨并不起源自肋骨以及胸肩带，而是起源于中胚叶侧板的一对间充质板。在胚胎第6周，自胚胎腹外侧体壁形成一对间充质板，并逐渐发育成为中胸腹板。在胚胎第6~9周，胸骨始基逐渐向中间移行形成胸骨板并逐渐与发育中的肋骨相连，胸骨板最终从胸骨柄开始在中线处逐渐融合。胚胎第10周，胸骨板融合成胸骨体。胸骨板自上而下融合过程中，在到达最后一对肋骨时，形成剑突。若发育过程中两侧胸骨板不能连接，或仅部分连接，即形成不同类型的胸骨裂。

分型 有两种分型方式。①根据胸骨缺损位置分为六型：胸骨上裂（图1）、胸骨大部裂、胸骨全裂、胸骨下裂、胸骨上裂合并下腭裂、胸骨中部裂。②根据有无合并心脏异位分为三型：胸骨裂不合并异位心、胸骨裂合并胸异位心、胸骨裂合并胸腹异位心（又称坎特雷尔五联症）。

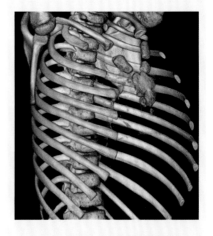

图1 胸骨上裂CT重建影像

临床表现 胸骨上裂常为单独的畸形，患儿常无症状，且不伴有其他脏器的功能障碍，但也有部分患儿因为缺损区域的反常呼吸引起反复的呼吸道感染、发绀以及呼吸困难。当胸腔内压力增加时，常可在缺损的上部看到肺疝。

诊断 根据外观即可诊断。在患儿母亲妊娠期，常可通过高分辨超声检查诊断，产后超声可以辅助评价缺损严重程度以及有无合并心脏畸形。胸骨裂的诊断并不难，关键是区分类型，以及有无心脏、腹部等其他合并症。

治疗 采用手术治疗。手术指征：①缺少胸骨组织的保护，心脏以及大血管容易受到外伤。②菲薄的皮肤以及可能的皮肤心包粘连可能引起心包炎。③前胸壁反常运动导致纵隔移位、右室负荷过大、心律失常等。④呼吸困难、低通气、咳嗽，引起反复呼吸道感染。⑤患儿以及家属不能接受异常突出的心脏外观。⑥随着生长发育，缺损逐渐变大，手术矫正更加困难。⑦脐疝、腹直肌异常可以同期手术。

手术治疗建议在新生儿期进行，心脏畸形建议同期手术。对年龄较大以及缺损广泛的患儿，可以对胸骨旁的肋软骨进行"Z"成形或楔形切开有助于对合胸骨缺损，减少胸骨凹陷的可能。胸骨大部裂的患儿需要切除胸骨下段连接的软骨组织，同时需要缝合颈前根部的肌肉，以防止肺疝。术后第 1 天比较重要，需要注意有无因为胸腔纵隔容积突然减小而引起的心脏压迫。在成人以及缺损大的患儿，可以应用不同的补片或者移植骨。手术并发症并不多见。

预后 单纯胸骨裂手术治疗后，大多都可以痊愈。若胸骨裂合并有其他畸形，需根据畸形情况分期治疗，有些比较严重的心血管畸形无法行手术治疗，有预后差的可能。

（曾 骐 于 洁）

Kǎntèléi'ěr wǔliánzhèng

坎特雷尔五联症（pentalogy of Cantrell）

包括胸骨缺损、心包部分缺损、膈肌前部缺损、脐上腹壁中线缺如伴心脏膨出、心血管畸形五种特征的罕见的先天性畸形。又称坎特雷尔综合征。

1958 年坎特雷尔（Cantrell）首先描述而命名。该五联症的病因及发病机制尚不明确，可能与染色体异常相关，发病机制可能与胚胎发育期 14~18 天时中胚层外侧节段发育障碍，导致膈肌横膈膜发育不全以及形成腹壁的头褶迁移受阻有关。而不同时期的发育障碍可能是导致该五联症临床表现各异的原因。分为三型，Ⅰ型为明确诊断，五种畸形全部存在；Ⅱ型为可能诊断，具备五种畸形中的四种，必须包括心脏畸形及腹壁缺损；Ⅲ型为不完全诊断，畸形组合不同但未达到Ⅱ型标准者，必须包括胸骨缺损。

该五联症的临床特点表现为上腹脐膨出伴有远端胸骨裂，前中线膈肌缺损，心包与腹膜腔相通，心脏向前移位和发育异常。但是并非所有患儿均具备这五种典型症状。临床上绝大多数患儿为不完全坎特雷尔五联症，极少部分为完全坎特雷尔五联症。部分患儿合并颅内及颜面畸形、脑积水、露脑/无脑儿、肛门闭锁、结肠旋转不良、淋巴管畸形、肾发育不良、脊柱裂及马蹄内翻足等。一般根据外观即可诊断。超声表现为心脏位于胸腔外并腹壁缺损。异位心可能仅表现为部分心脏向胸腔外膨出，也可表现为整个心脏位于胸腔外，常合并心内畸形，以法洛四联症、室间隔缺损最常见。腹壁缺损以脐膨出最常见，亦可表现为腹裂畸形。下部胸骨、前纵隔及心包缺陷超声难以显示。

坎特雷尔五联症心血管畸形多种多样，手术方式需根据心脏畸形制订（图1），治疗需要多学科共同参与才能达到满意的效果，手术的关键是心脏畸形的成功矫正、异位心脏合理还纳。大多数

病例可以成功修复畸形，生存率主要取决于心脏畸形的严重程度，有些比较严重的心血管畸形无法行手术治疗，有预后差的可能。

（曾 骐 于 洁）

Bōlún zōnghézhēng

波伦综合征（Poland syndrome）

以胸大肌胸骨端缺失为基本表现的上肢和躯干先天性畸形的综合征。又称胸大肌缺如短指并指综合征。该病发病率约为 1/20 000，男女比例为 3∶1，没有家族遗传性。畸形表现为单侧，一部分患儿合并有手部畸形。

病因及发病机制 尚不清楚，大多数学者认为是妊娠第 6 周结束时，当毗邻胸腔的上肢还处于生长阶段，由于胚胎供血的干扰导致同侧的锁骨下动脉或其一个分支发育不良，影响了血液流动的速度，血液流动减弱的程度决定了该病的异常程度和严重性。胸部动脉发育不良会引起胸部主要肌肉组织的缺如，而肱动脉发育不良会引发手部的畸形。另外一种学说认为，该发育不良是由于中胚层侧面在受精后 16~28 天时的分裂所造成的缺陷。

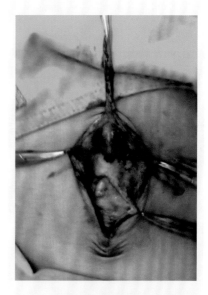

图 1 坎特雷尔五联症术中照片

临床表现 根据畸形的严重程度，分为简单型和复杂型。简单型又称部分波伦综合征，仅表现为胸大肌缺如，伴有同侧乳头发育不良，可伴有胸小肌缺如，但是患侧肋骨无畸形。复杂型的特点为胸大肌缺如合并肋骨及胸骨畸形，并伴有明显的短指并指畸形，患侧胸廓及上肢发育不良，患侧乳房、乳头、乳晕明显发育不良甚至完全缺失（图1）。

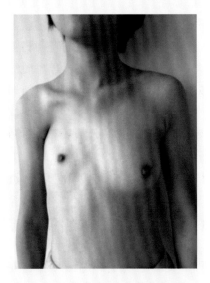

图1　波伦综合征外观

诊断与鉴别诊断 根据患儿的胸部外观，很容易诊断。波伦综合征的主要特征性表现为胸部及乳头发育不良，胸部发育不良主要为肌肉组织缺如、肋骨软骨发育不良；应与单侧胸壁发育不全相鉴别。后者也存在单侧胸壁凹陷及乳房发育不良，但胸部主要肌肉组织发育正常。

治疗 分为上肢畸形的矫正和胸部畸形的矫正，一般在手部畸形矫正后再行胸部畸形矫形。

手部畸形的治疗　重点在于改善功能，最好在学龄前完成，主要矫正并指畸形，对短指和缺指畸形一般不需处理。

胸部畸形的治疗　与病变的严重程度、年龄、性别及患儿的个性化需求有很大关系。对于简单型患儿，由于症状仅限于胸部肌肉部分缺如，手术需延迟至青春期后进行。对于复杂型患儿，由于严重的肋骨及胸廓畸形导致心肺缺少足够的保护，可提前手术治疗，修复需要两个阶段。第一阶段，重建胸廓的完整性和稳定性，即肋骨及肋软骨缺损的修复治疗，该手术应在患儿青春期前完成，从而防止呼吸紊乱和保护胸部重要脏器。常用的术式为自体肋骨移植及网状补片修补术。肋骨的重建不仅可以治愈胸壁缺陷，还可以防止呼吸紊乱，并为肌肉移植提供了有力的支撑位置。第二阶段，肌肉移植，可延期至成年后完成。女性患者应待健侧胸壁及乳房发育完成后再行手术，这样可保证一次重建手术后双侧胸壁对称，术式包括乳房假体植入术或乳房再造术，由于乳房再造时需同时矫正胸部凹陷，需要大量的组织，因此应选用能提供足够组织的肌瓣，如背阔肌、腹直肌、臀大肌等。由于背阔肌形状扁平，面积较大，并可形成腋前皱襞，故为最佳的胸大肌替代物。男性患者应在青春期发育结束后进行手术，若胸部畸形严重，亦可提早进行，以尽早消除患者的心理障碍，术式包括自体脂肪移植术、背阔肌肌瓣转移术。

（曾　骐　于　洁）

xiōngmó jíbìng
胸膜疾病（disease of pleura）

以胸膜与胸膜腔的解剖结构和生理功能异常为特征的疾病。胸膜腔在正常的呼吸生理中起着至关重要的作用，由一层润滑的液体组成，防止两层胸膜之间发生摩擦，并产生负压梯度，以允许肺泡扩张和气体转移。胸膜腔内液体、空气和压力的平衡非常微妙，当空气或液体的积聚破坏了平衡时，可能会对心肺系统产生重大影响。胸膜疾病主要包括：①气胸。②胸膜腔积液，儿童最常见的胸腔积液为肺炎旁积液。③脓胸。④乳糜胸，病因多种多样，儿童乳糜胸的发病率未知，但儿童乳糜胸最常见的表现是术后并发症、继发于出生创伤，或与遗传综合征（如努南综合征或唐氏综合征）有关。先天性异常，如淋巴管畸形，包括淋巴管扩张和淋巴管瘤，也可导致乳糜胸。⑤血胸。

正常胸膜腔液是无菌、无色，为0.1~0.3ml/kg，是一种微血管滤液，溶质含量与身体其他部位的间质液相似。除了血浆和组织胶体渗透压，胸膜腔液还受斯塔林（Starling）力的控制，即组织和毛细血管压力。因此，液体根据渗透压和静压力梯度从高压系统性壁层胸膜毛细血管流入负压胸膜腔。维持胸膜腔容积的主要控制机制是胸膜淋巴引流系统，随着过滤的增加而增加，并提供有效的负反馈调节系统。淋巴系统具有适应性，可将流量增加30倍；但当壁层胸膜的正常滤过增加或内脏胸膜的异常滤过发生并超过淋巴系统的引流能力时，就会产生渗出。液体积聚的主要机制取决于积液的病因，这也会影响液体的特征，以及液体是漏出液还是渗出液。当机械力或渗透压、全身或肺静水压的变化通过改变胸膜的过滤或再吸收能力导致胸膜腔液体积聚，但毛细血管对蛋白质的通透性保持正常时，就会发生漏出。由于胸膜病变（如炎症、恶性肿瘤或梗死）导致毛细血管通透性异常，渗出液显示出较高的蛋白质水平。在内脏胸膜破裂的情况下，如支气管胸膜瘘的发生，或通过壁层胸膜外部（如创伤期间），空气在流向负压胸膜腔环境时可能会积聚，导致气胸。

儿童胸膜疾病并不常见，但会导致较高的病死率，可能需要长期住院，通常需要积极干预措施。在某些领域仍然缺乏指导治疗的证据，需要儿科中心之间进行合作，以提供最佳的循证临床指南。

（曾骐 刘鼎义）

nóngxiōng
脓胸（empyema）

继发于肺部感染、肺部手术、胸部穿通伤、食管破裂、纵隔脓肿穿破、膈下或椎旁脓肿扩散的胸膜炎症。

病因及发病机制 病毒和肺炎支原体较细菌感染更易并发胸膜炎症。小儿病毒感染较细菌多，约20%病毒感染形成一过性、自愈性胸腔渗液。病原菌以肺炎球菌、金黄色葡萄球菌、肺炎链球菌和流感嗜血杆菌为多见，结核性胸膜积液占8%~22%。脓胸亦可来源于腹部炎症、食管穿孔、咽后壁或椎旁感染。

经典分期 脓胸为渐进性发病，一般分为三期。①渗出期：病程最初3天，因胸膜毛细血管通透性增加，有少量稀薄、无菌液体，可自愈。②纤维化脓期：发病3~7天，细菌侵入胸膜，炎症加重，积液混浊，或粘连、分隔。有中性粒细胞浸润，纤维组织存积。胸膜增厚成膜状。③机化期：发病2~3周，或6周以上，治疗不当或不及时，随纤维母细胞增生，脓液稠厚，胸膜表面肉芽和纤维组织机化形成纤维板，肺组织被牢固包裹，功能受限。

临床表现 患儿发热、寒战、频发咳嗽、胸痛，并有臭味痰液；呼吸急促、盗汗、食欲减退和体重减轻。病程早期听诊有胸膜摩擦音，积液增多时消失。肺部有干、湿啰音或支气管呼吸音，呼吸音减低，叩诊实音。

诊断 根据病史，发热、呼吸困难症状，查体呼吸音减低、叩诊实音，可大致判断脓胸。①血常规检查：白细胞计数增加，核左移或出现中毒颗粒。②血清学检查：排除支原体和腺病毒。③结核菌素试验：排除结核感染。④胸部X线片：可见液平面或肋膈角变钝。⑤CT：有助于发现肺炎、肺脓肿、胸腔渗液、粘连分隔、胸膜增厚和肿瘤，也可作为疗效观察。⑥诊断性胸腔穿刺：胸液培养和药物敏感试验判断病原菌，抗酸染色排除结核感染。

鉴别诊断 脓胸需与以下疾病鉴别。①未消散的肺炎：叩诊为浊音而非实音，听诊有啰音，心脏不移位，胸部X线片检查可鉴别。②心包积液：大量心包积液与左侧脓胸相似，根据心脏听诊、叩诊、胸部X线检查和心脏彩超可鉴别。

治疗 包括非手术治疗和手术治疗。

非手术治疗 抗生素抗感染治疗、胸腔穿刺或胸腔闭式引流。

手术治疗 ①胸腔镜手术：分离和清除脓液、粘连，剥离增厚胸膜，置胸管引流。②胸膜剥脱术：适用于慢性脓胸有胸膜增厚粘连和支气管胸膜瘘，分离和清除增厚胸膜、分隔和脓液，生理盐水冲洗胸腔，置胸管引流。亦可经胸腔镜手术行胸膜剥脱。

预后 小儿脓胸早期经有效的综合治疗后，胸部X线片改变3~6个月消失，肺功能和运动恢复正常。

（曾骐 刘鼎义）

nóng-qìxiōng
脓气胸（pyopneumothorax）

脓胸合并胸膜腔积气的疾病。儿童脓气胸大多继发于肺部感染，如肺炎、肺脓肿、脓胸，在婴幼儿多见，小儿葡萄球菌肺炎时，肺内小脓肿极易破裂入胸腔而形成脓气胸。患儿临床表现与脓胸相似，主要表现为高热、呼吸困难、胸痛等。如果合并高压性气胸，呼吸困难会比较明显。根据病史及症状，结合立位胸部X线片见一侧肺萎陷、胸腔有气液平面，即可明确诊断。应与膈疝鉴别，二者胸部X线片都表现为气液平，但膈疝查体可闻及胸腔内肠鸣音，且腹部空虚。

非张力性脓气胸治疗与单纯脓胸相同，张力性脓气胸需立即采用胸腔闭式引流。早期通畅引流可使肺扩张，脓腔闭合，一般1周内可以愈合。胸腔引流后呼吸稳定，1周后引流不多（每天不超过20~50ml）则可拔管。不需等待肺全部张开，X线片胸腔内无积液即可。拔管后可以长时间存在气胸及小量积液不消失，只要无症状，多可自行恢复正常，极少需再手术。早期经有效综合治疗，预后良好。

（曾骐 刘鼎义）

xiàngāntuō'ānméi huóxìng cèdìng
腺苷脱氨酶活性测定（determination of adenosine deaminase activity）

测定腺苷脱氨酶（adenosine deaminase，ADA）的活性，是诊断肺结核的检测方法之一。ADA是活化淋巴细胞的产物，催化腺苷转化为肌苷，对正常免疫功能很重要。此方法是高度敏感的检测方法，并且由于ADA活性测定价格较低，同时有多种证据支持其临界值，因此ADA活性测定是诊断肺结核的首选检测方法之一。

ADA 活性测定是结核性胸膜炎的敏感标志物，几乎所有结核性胸膜炎患者的胸腔积液中 ADA 水平都升高，当 ADA≤40U/L 时，可作为排除肺结核的检测指标，但对人类免疫缺陷病毒阳性的患者存在假阴性情况。ADA 在 IgG4 相关的胸腔积液中以及中性粒细胞渗出液中也可升高。

其原理为 ADA 可特异性催化腺苷产生不可逆的脱氨反应，这种反应在室温下，pH 7.4 的磷酸盐缓冲液中即可完成。故以腺苷为底物，在适宜的条件下，与患者血清中的 ADA 发生反应，再用次氯酸钠测氨法测定其产氨量，用以表示 ADA 活力。在老年人或危重患者中可能会出现 ADA 降低的假阴性改变，这类情况下低 ADA 水平不应排除肺结核的诊断。

（曾　骐　刘鼎义）

chúndànbái yǎnhuà shìyàn

纯蛋白衍化试验（purified protein derivative test）

测定人体感染结核分枝杆菌和免疫力的特殊试验方法。纯蛋白衍化（purified protein derivative，PPD）可用于确定个人是否感染结核分枝杆菌，其结果呈阳性，则被认为是痰涂片阴性的疑似结核患者中阳性培养结果的有力预测因子。结核菌素是从结核分枝杆菌培养物中提取的蛋白质的无菌悬浮液，通过皮内注射到前臂掌侧。皮肤试验中使用的标准 0.1ml 剂量含有 5 个结核菌素单位（TU）。正确放置的针头应留下直径 6~10mm 的明显的皮丘。48~72 小时，有免疫应答史的患者由于迟发型超敏反应会导致注射部位硬化。中国疾病预防控制中心对阳性检测的解释取决于患者的风险因素。根据风险定义了 3 个不同的积极性

切点：①对于最近接触过结核病患者、胸片上出现与先前结核病一致的纤维化改变或免疫抑制的患者，5mm 或以上硬结呈阳性。②对于来自高发病率国家的移民、高危机构的居民或工作人员、注射吸毒者以及患有增加活动性结核病风险的医疗共病的人，10mm 或以上硬结呈阳性。③对普通人群来说，15mm 或以上为阳性。

关于结核患者开始经验性治疗的决定是基于临床表现、影像学检查结果、是否存在结核病风险因素，以及是否排除其他非结核病疾病。评估是否存在结核风险因素应包括 PPD 试验，以确定是否存在结核分枝杆菌感染。如果 PPD 结果呈阳性，则对活动性疾病的怀疑会增加。但 PPD 的敏感性不理想，因此无法仅根据阴性试验结果决定停止经验性治疗；如果对活动性疾病的怀疑足够高，尽管结核菌素皮试结果为阴性，经验性治疗仍有必要。

（曾　骐　刘鼎义）

xiōngqiāng bìshì yǐnliúshù

胸腔闭式引流术（closed thoracic drainage）

将引流管一端放入胸腔内，而另一端接入比其位置更低的水封瓶，以便排出气体或收集胸腔内的液体，使得肺组织重新张开而恢复功能的技术。作为一种治疗手段广泛地应用于血胸、气胸、脓胸的引流及开胸术后，对于疾病的治疗起着十分重要的作用。

适应证　①胸腔手术后为排出创面渗出所致的胸腔积液、积气，保持胸内负压，促使肺扩张。②各种原因（外伤、感染、肿瘤性疾病、乳糜胸）所致胸腔积液，胸腔穿刺效果不佳（如积液短时间内大量增长，积液较浓稠、穿刺针引流效果不好等）。③各种原

因（自发性、感染）所致的气胸，考虑存在肺持续漏气，胸腔穿刺效果不佳（如情况危急的张力性气胸，可以先紧急胸腔穿刺释放压力缓解症状）。④持续增加的纵隔气肿，压迫症状明显，皮下穿刺难以缓解症状。⑤向胸膜腔内注入药物（如胸膜固定术或纤溶治疗，儿科治疗中很少用到）。

操作方法　①结合患儿情况及辅助检查（胸部 X 线片、胸部 CT、超声）结果选择合适体位（多选择平卧位，因积液量大难以平卧者可选择半卧位）及适当的引流管。②根据体格检查、辅助检查结果，以及置管的体位，确定置管位置并作标记（常规选择在第 5~7 肋间的腋中线或腋前线），注意避开膈肌。③常规消毒、铺巾，用 1~2% 利多卡因逐层浸润麻醉，至回抽有气体或液体。④用手术刀片在置管处皮肤做合适引流管径的切口，用 5 寸弯头止血钳沿肋骨上缘分离皮下组织、肌肉直至突破胸膜进入胸腔，此时可见液体流出，或可听到气体逸出，用止血钳适当扩大伤口，然后退出止血钳。⑤可选用带针引流管，垂直胸壁由置管处置入，入胸腔后按积气、积液情况调整引流管角度，拔出针芯，同时将套管送入合适深度；或用血管钳夹住普通引流管前端，将管送入胸腔，留置合适深度，固定引流管。⑥外接胸腔闭式引流瓶，大量气胸、积液患者注意缓慢释放气体、液体。

注意事项　①应遵守严格的无菌预防措施。②置管前需要结合查体及辅助检查确定存在气胸或胸腔积液，切忌将肺大疱、肺气肿，或胸腔囊性占位误认为气胸或胸腔积液而进行操作。③脓胸或怀疑存在胸腔粘连者，选择

置管位置不要过低，注意避开膈肌。④局部浸润麻醉时注意先回抽无回血再推药，切忌将局麻药直接推入血管内。⑤注意止血钳沿肋骨上缘分离组织，避免损伤沿肋骨下缘走行的肋间血管及神经，扩大伤口时不要扣合止血钳，以免损伤胸腔内组织。⑥气胸者引流管尽量朝胸腔顶、前胸壁方向置入，胸腔积液者引流管尽量朝后胸壁方向置入，置入不要过深或过浅。⑦大量气胸、积液患者注意缓慢释放气体、液体，避免发生纵隔摆动或复张性肺水肿。

（曾 骐 张旭）

shìpín fǔzhù xiōngqiāngjìng shǒushù

视频辅助胸腔镜手术（video-assisted thoracoscopic surgery，VATS）

使用 2 个或多个端口切口并在手术室监视器辅助下对肺部、纵隔等部位的病变进行手术治疗或活检的方法。又称电视胸腔镜手术。监视器可显示患侧胸腔手术的视频，且不涉及肋骨扩张操作。VATS 已成为胸外科医师的常用工具，广泛用于辅助治疗胸壁、胸膜疾病，肺部病变，纵隔肿物，食管病变等。

操作方法：将患者置于健侧卧位。建立人工气胸或通过双腔气管插管、气管内封堵器等进行单肺通气，使手术侧胸腔的肺完全不张。胸腔手术切口比腹腔镜手术切口短且宽，在切口部位使用长效局部麻醉剂（如布比卡因）可减少术后疼痛。标准配置为成角度、可旋转的 5mm 或 10mm 的 30°镜头及视频显示器，根据目标病变在胸腔内的位置，将显示器放置在手术台的合适位置。有角度的镜头可以更好地显示胸膜腔、中央肺血管和支气管，而减少对其他操作器械的干扰。相对于需要处理的手术目标，胸腔切口一

般呈三角形排布，切口以约 180°的弧度面对病变，并分散放置，以防止器械相互影响。

胸腔镜手术的准备工作与开胸手术类似，因为可能需要转换为传统的开放手术，原因包括出血、广泛粘连、无法定位病变、切除范围超出计划以及无法安全进行等。

（曾 骐 刘鼎义）

xiōngmó bōtuōshù

胸膜剥脱术（pleural decortication）

剥除胸膜壁层及脏层增厚的纤维层（板），达到既消除胸膜腔内的病变组织又使肺组织从纤维板的束缚下游离出来重新复张的手术。慢性脓胸患者胸膜及脓液会在肺表面形成纤维板，影响肺叶膨胀，为缓解患者呼吸困难，需要将肺表面的纤维板剥离去除。此方法包括胸腔镜、小切口、开胸三种方式。胸膜为被覆于胸廓、肺实质、纵隔和横膈间皮膜，分脏层和壁层。脏层胸膜附于肺实质表面，并伸入叶间裂，壁层又分为肋、纵隔和横膈三部分。脏层和壁层胸膜在肺门处连接，于肺门后方形成双层肺韧带。此方法适用于慢性脓胸有胸膜增厚粘连分隔和支气管胸膜瘘者。患者侧卧位，儿童一般经 6~7 肋间进入胸腔。分离和清除增厚胸膜及分隔，吸出脓液，将整个肺叶完全游离，使肺全部膨胀，生理盐水冲洗胸腔。支气管胸膜瘘或肺表面破裂漏气时，予缝合修补。于下一肋间腋中、后线置胸管引流。切口逐层缝合。并发症有肺叶表面广泛渗血、肺叶表面漏气。

（曾 骐 刘鼎义）

rǔmíxiōng

乳糜胸（chylothorax）

淋巴液异常积聚于胸腔内的临床表现。

病因及发病机制 ①自发性

乳糜胸：为先天性淋巴系统发育异常导致。②创伤性乳糜胸：可因各种颈胸部外伤导致。③医源性乳糜胸：主要见于心胸手术导致胸导管破裂。其他包括上腔静脉阻塞、纵隔恶性肿瘤阻塞胸导管、乳糜腹液体经横膈裂孔进入胸腔等。

临床表现 初期通常无明显异常表现，随着积液量增加，肺组织受压加重，逐渐出现胸闷、胸痛、气促、呼吸困难、心动过速、血压降低。体格检查可表现为患侧呼吸音减弱，叩诊浊音或实音。

诊断 乳糜胸的确诊依靠胸腔穿刺，当穿刺液为乳白色不凝固液体时，应考虑乳糜胸的可能。①胸腔引流或穿刺液分析：淋巴细胞特别是 T 细胞>70%。苏丹Ⅲ染色显示脂肪。三酸甘油酯定量，>1100mg/L，99% 为乳糜液；<500mg/L，5% 为乳糜液；定量为 500~1100mg/L，应进而作脂蛋白分析，区分乳糜分子和胆固醇结晶。胆固醇/三酸甘油酯<1，有诊断意义。禁食情况下，胸腔引流液为浆液性。胃管注入乳液后呈白色乳汁状，应考虑为乳糜液。②淋巴管造影：可显示异常扩张和扭曲肺部淋巴管，与其囊性改变，确定胸导管渗漏部位。

治疗 原则是处理基本病因、减少乳糜生成、引流和闭塞胸腔间隙、补充液体与营养支持、护理呼吸道。非手术治疗 3 周，乳糜量有所减少时，可继续治疗和观察，约 50%胸导管瘘可自行闭合。乳糜液引流量多，甚至增加时，考虑手术干预。

非手术治疗 ①胸腔穿刺和闭式引流：首行胸腔穿刺明确胸腔液体性状，减轻呼吸困难。穿

刺 1~2 次后，液体增长迅速，为避免反复穿刺致气胸和继发感染，持续闭式引流和低负压吸引可使肺部逐步膨胀，促使胸膜粘连形成，有利于乳糜漏口闭合。保持胸管通畅，若有堵塞，应及时更换。引流乳糜液必须按量和成分补充。②严格限制脂肪的摄入，给予高碳水化合物、高蛋白饮食，控制液体摄入量，必要时予静脉营养治疗。③静脉滴注生长抑素或奥曲肽：生长抑素和奥曲肽可抑制胃、胰腺和胆道的分泌，以及抑制肠道吸收乳糜，从而减少胸导管内的液体量。

手术治疗 包括胸导管结扎术、胸腹腔分流术、胸膜固定术、胸膜切除术。对于胸腔肿瘤继发乳糜胸，应针对原发病进行治疗。适应证：①乳糜漏出量>300ml，持续 5 天，或保守治疗 2 周以上无效。②营养和代谢并发症，如电解质缺失和免疫抑制。③多发腔隙状乳糜胸和纤维块、肺塌陷。④食管手术后并发乳糜胸如不及时手术，死亡率高。

预后 儿童相对少见，对各种原因引起的大宗病例保守和手术治疗经验尚未见报道。有效治疗方法有待继续探讨。多数先天性乳糜胸、50% 外伤性乳糜胸（包括手术后乳糜胸）应用以上非手术治疗方案治愈。

(曾 骐 刘鼎义)

xiōngdǎoguǎn jiézāshù

胸导管结扎术 （thoracic duct ligation）

利用手工缝合或结扎夹将胸导管结扎的手术。胸腔镜及开胸均可行此手术。胸导管在第 2 腰椎平面、中线处始于乳糜池，沿主动脉右侧经横膈主动脉裂孔进入后纵隔，继转向主动脉右后方；在第 8~10 胸椎处位于食管前，主动脉和奇静脉之间；

于第 4 胸椎处转向左侧，随左锁骨下动脉、左颈内静脉和锁骨下静脉交汇处进入静脉系统。淋巴系统之间，胸导管与奇静脉、肋间静脉和腰静脉间，壁层胸膜与淋巴管均有丰富的网状交通，故胸导管结扎后不会形成乳糜胸。第 5 胸椎以下病变形成右侧乳糜胸，第 5 胸椎以上为左乳糜胸。

该手术适应于乳糜胸保守治疗无效者。患者左侧卧位，经右胸第 6~7 肋间后外侧切口，显露后纵隔，沿奇静脉前方纵行切开纵隔胸膜，在奇静脉与主动脉之间寻找胸导管，用不吸收线于瘘口上、下方结扎或缝合导管。术前 1 小时口服脂肪餐 15~30ml，有助于术中发现瘘口。并发症有淋巴水肿，但随着侧支淋巴-静脉交通的建立，通常经数月即可缓解。

(曾 骐 刘鼎义)

xiōng-fùqiāng fēnliúshù

胸腹腔分流术 （pleuroperitoneal shunts）

利用单向瓣膜系统将乳糜从胸膜腔转移到腹膜腔的手术。乳糜液经腹膜吸收或分流，减少液体和营养丢失，待新淋巴导管侧支形成。主要用于经胸腔手术有禁忌者。取患侧抬高 25°~30°仰卧位，下胸部腋前线作小切口，放置前先反复加压泵腔，确保术后引流通畅。输出导管潜入皮下隧道 2~3cm，经第 7 或第 8 肋间进入胸腔，置于腋后线平面，以利于引流。输入管通过肋缘和脐之间小切口，皮下潜行由腹直肌前鞘进入腹腔，于腹直肌后鞘作荷包缝合固定。并发症有分流管阻塞、胸腔或腹腔感染。

(曾 骐 刘鼎义)

xiōngmó gùdìngshù

胸膜固定术 （pleurodesis）

采用各种方式促使胸膜粘连，闭塞乳糜漏的手术。包括物理摩擦胸导管周围胸膜，以及注射抗肿瘤药、抗生素等。适应于保守治疗失败的乳糜胸。①经胸腔镜闭式引流管，将药物注射至胸腔内。②经胸腔镜或开胸，物理摩擦胸膜或注射药物。相对来说，经胸腔镜或开胸的方式，能更好地针对病灶位置进行治疗，并且可以同时配合其他手术治疗乳糜胸。并发症有发热、疼痛等药物反应。

(曾 骐 刘鼎义)

xiōngmó qiēchúshù

胸膜切除术 （pleurectomy）

切除胸膜、消除胸膜腔，使肺与胸壁粘连，防止乳糜再聚集，闭塞乳糜漏的手术。常与胸导管结扎术、胸膜固定术等结合治疗乳糜胸；用于既往胸导管结扎术和胸膜固定术治疗失败后的患者。患者侧卧位，广泛剥离、切除胸膜，尤其是怀疑乳糜漏处。此手术创面大，易出现广泛渗血。

(曾 骐 刘鼎义)

zònggé jíbìng

纵隔疾病 （mediastinal disease）

发生在纵隔部位的疾病。纵隔是两侧胸膜腔之间器官的总称，以胸骨和胸椎为其前后界，上界为胸廓入口，下界为膈，内包括许多重要器官，有大血管、气管、主支气管、心包、食管、胸腺及大量脂肪、神经和淋巴管等组织。

纵隔的分区常见的有以下三种，临床常用的为三分法。①九分法：前纵隔，位于气管、升主动脉及心脏的前缘，呈倒置的狭长的三角区域；中纵隔，相当于气管、主动脉弓、肺门和心脏的范围；后纵隔，食管前缘以后的区域；上纵隔，胸骨角至第 4 胸椎体下缘的水平线以上；下纵隔，第 4 前肋端至第 8 胸椎下缘的水平线以下；中纵隔，位于上下纵隔之间。②解剖学四分法：上纵隔，胸骨角至第 4 胸椎体下缘的水平线以上；下纵隔，胸骨角至第四胸椎体下缘的水平线以下；以心包为界，心包前方为前纵隔，心包与气管处为中纵隔，心包后方为后纵隔。③三分法：由希尔兹（Shields）于 1972 年提出的最简单的分类方法。所有的纵隔分区都是上至胸廓入口，下至膈肌。前纵隔前界为胸骨内面，后界为心包前壁于与大血管；中纵隔（内脏纵隔区）前界为前纵隔后界，后界为椎体前方；后纵隔为椎旁纵隔区，由中纵隔后方至肋椎角。

纵隔淋巴结分为前纵隔区域与内脏纵隔区域淋巴结两部分。纵隔主要有两条神经，膈神经和迷走神经。胸交感干位于肋骨小头的前方，每侧由 10~12 个胸交感神经节组成。纵隔血管主要有上腔静脉、肺动脉、肺静脉、奇静脉等。肺动脉起自右心室，分为左、右肺动脉，两侧肺静脉均分为上下两支。奇静脉沿右侧椎体旁走行，并接受来自每个肋间静脉的分支。胸导管起自于腹部的乳糜池，沿脊柱上升，经主动脉裂孔入胸腔，在膈肌水平胸导管位于主动脉的右侧，随着胸导管向上走行，开始向左弯曲。在主动脉弓水平，胸导管走行变成紧靠脊柱左侧。

纵隔疾病主要包括两类，一类为感染性疾病如纵隔炎，一类为非感染性疾病如纵隔肿瘤等。既往文献中有纵隔异位甲状腺、胰腺的报道，临床少见。若临床发现纵隔占位病变，合并有相关内分泌系统紊乱，或其他异常情况时，需注意有无异位组织可能，必要时需手术治疗。纵隔疾病可出现任何年龄段，是胸部疾病中常见的一种，疾病种类不同、治疗原则亦不同，发现疾病后应尽早干预。

（曾 骐 陈诚豪）

zònggéyán

纵隔炎（mediastinitis） 各种原因引起纵隔结缔组织的炎症。临床多出现于食管或气管的手术后或外伤后。

病因及发病机制 根据发生的原因，纵隔炎可分为原发性和继发性。儿科病例中多为继发性原因，常见的病因如食管或气管手术后伤口愈合不良或出现吻合口瘘、食管气管异物损伤、贯通性胸部外伤、心脏手术后、医源性损伤等，部分也可由于牙源性或颈部如咽后壁感染扩散至纵隔而出现纵隔炎的表现。原发性原因可为严重的全身性感染血行播散导致，但相对较少见。

由于纵隔组织较疏松，各种原因引起的感染，可沿着疏松的纵隔软组织扩散至整个纵隔，局部可形成脓肿，脓肿可发生破溃进入胸腔，引起胸腔积液、脓胸。若同时有气管或食管内的气体进入纵隔，可出现纵隔气肿或脓气胸。

临床表现 儿童纵隔炎的临床表现多为体温高热、呼吸急促等中毒感染症状，常可伴有胸骨后疼痛，并向颈部放射。若纵隔炎形成脓肿，可压迫气管、食管、心脏等重要脏器组织，产生呼吸困难、吞咽困难、心动过速等表现。严重时可出现感染性休克，危及生命。体格检查时胸骨区可有压痛，纵隔浊音界扩大。若有气体进入纵隔，查体时可触及皮肤的握雪感，提示皮下气肿的形成。

诊断 主要根据患儿有外伤或手术病史，或颈部及纵隔周围软组织感染病史，以及体格检查和辅助检查。①血常规检查：可提示白细胞、中性粒细胞明显增高，C 反应蛋白增高。②胸部 X线：表现为两侧纵隔增宽，可因局部炎症累及周围胸膜使纵隔两侧界线不清；胸片提示肋膈角消失或变钝，提示有胸腔积液。③胸部 CT：更加清楚了解纵隔组织情况，若局部形成脓肿，可出现气管、食管受压移位；气道重建可以了解气道有无异物等。④上消化道造影：可证实食管有无异物、有无穿孔、有无吻合口瘘，以及具体部位及大小等情况。⑤纵隔超声：超声检查无放射线辐射，可作为怀疑纵隔感染患儿的常规检查项目之一，有助于了解纵隔内有无脓肿形成，以及脓肿是否可以穿刺引流等情况。纵隔炎诊断不难，对于引起纵隔炎的原因需要进行仔细分析与鉴别。

治疗 主要包括非手术治疗和手术治疗。

非手术治疗 ①支持治疗：卧床休息，加强营养，不能进食水的儿童需按体重以及发热等情况进行补液。②抗菌药物治疗：初始治疗常选用针对革兰阳性球菌及革兰阴性杆菌的广谱头孢菌素类抗菌药物。后期根据呼吸道分泌物、胸腔引流液、脓肿穿刺液或血培养等细菌学检查，调整抗菌药物的使用方案。③积极治疗原发病。

手术治疗 对已形成纵隔脓肿、胸腔积液等情况，根据脓肿及积液量的情况，必要时做引流处理。针对不同部位的脓肿引流方式主要有以下方法。①穿刺引流：超声定位引导下，在脓肿位置进行穿刺抽脓。大龄儿童可在局麻下进行，小年龄儿童必要时在全麻下进行操作。该方法创伤小，但可能需间断多次穿刺。适合脓肿较小、位置较表浅的脓肿。对于脓肿已分隔的情况，穿刺效果一般。②胸腔闭式引流术：当纵隔炎已形成胸腔积液甚至脓胸时，根据积液量的情况，可考虑采取胸腔闭式引流术。通过在胸腔内放置引流管，达到引流积液的目的（见胸腔闭式引流术）。

预后 纵隔炎经积极治疗原发病，积极抗感染等规范化治疗后，大部分患儿可以达到痊愈。但对于纵隔感染严重，发生脓毒症，进而出现感染性休克，可危及生命。

预防 对于接受胸腔手术特别是纵隔手术的患儿，术前应预防性使用抗菌药物防止术后感染的发生。对于气管、食管等二类切口的手术，术后应根据体温、血常规、病原学检查等结果综合考虑是否延长或调整抗菌药物的使用。

（曾　骐　陈诚豪）

zònggé zhǒngwù

纵隔肿物 （mediastinalmass）

纵隔区域的原发性或转移性肿物。可发生于各年龄组，良性和恶性均有，儿童以胚胎性肿物多见。根据纵隔四分法将纵隔肿物分为四类。①上纵隔肿物：上纵隔位于第 4 胸椎椎体下缘与胸骨柄下缘平面以上，此区主要包含大血管、气管、部分胸腺及淋巴。因此易发生胸腺瘤、淋巴瘤、支气管囊肿等。②前纵隔肿物：前纵隔位于上纵隔与膈肌之间，前界为胸骨，后界为心包，其内主要有疏松含气组织和胸腺。前纵隔肿物常见为淋巴瘤、胸腺瘤、畸胎瘤、精原细胞瘤及淋巴管瘤，以恶性多见。③中纵隔肿物：中纵隔为心包前缘与胸椎前缘之间，

内有心脏、心包、出入心脏的大血管、沿心包两侧下行的膈神经和淋巴结等。此处肿物常见为心包囊肿，畸胎瘤也可发生于心包内或后纵隔。④后纵隔肿物：后纵隔为心包后的所有组织，包括脊椎旁沟，内有降主动脉、食管、迷走神经、交感神经链、胸导管、奇静脉和半奇静脉系统等。常见为神经源性肿瘤、支气管源性囊肿及肠源性囊肿等。儿童后纵隔恶性肿瘤发生率约占 30%。

一般良性肿瘤手术后预后良好。恶性肿瘤需根据不同的病理结果，采用不同的化学药物治疗、放射治疗等综合治疗方式。

（曾　骐　陈诚豪）

qián zònggé zhǒngliú

前纵隔肿瘤 （anterior mediastinal tumor）

位于前纵隔内的良、恶性肿瘤。前纵隔内主要有疏松结缔组织、淋巴组织及胸腺。常见的前纵隔肿瘤有四类，即胸腺瘤、生殖细胞肿瘤、淋巴瘤与淋巴管畸形。

胸腺位于前上纵隔，下缘紧附于心包，胸腺与人体免疫功能有较密切关系。婴儿胸腺均较大，此属正常生理状态，无须治疗，随年龄增长胸腺将逐渐缩小。但如遇胸腺有弥漫性扩大，或向单侧凸出则应进一步检查，明确诊断。畸胎瘤，属于生殖细胞肿瘤的一种，可发生于纵隔的任何部位，但多位于前纵隔，分为囊性、实性及囊实性，由外、中、内三胚层组织构成，内有软骨、平滑肌、支气管、肠黏膜、神经血管等成分。畸胎瘤可分为成熟型、未成熟型和伴恶性转化三种。淋巴瘤属于网状内皮组织的恶性肿瘤，起源于网状内皮组织中最普通的淋巴细胞，是血液系统疾病的一种，淋巴瘤可分为霍奇金淋

巴瘤和非霍奇金淋巴瘤。儿童常见的是非霍奇金淋巴瘤。前纵隔肿瘤良性多见，预后较好，恶性肿瘤仍需多学科治疗。

（曾　骐　陈诚豪）

xiōngxiànliú

胸腺瘤 （thymoma）

来源于不同类型的胸腺上皮细胞或向胸腺上皮细胞分化的肿瘤。胸腺上皮来源肿瘤（thymic epithelial tumor, TET）占成人恶性肿瘤的 0.2%~1.5%，在儿童中发病率更低，儿童发病的平均年龄在 11.4 岁，包括不同组织学亚型，不同亚型具有不同的临床表现和预后，主要包括胸腺瘤和胸腺癌两大类疾病。

病因及发病机制 胸腺瘤是胸腺上皮细胞来源的肿瘤，根据不同组织学类型分为多种亚型。胸腺瘤的具体病因尚不清楚，多数学者考虑与免疫功能异常相关。

分型分期 世界卫生组织对 TET 分型为 A、AB、B1、B2、B3 型和胸腺癌，其中 A 和 AB 型具有潜在侵袭性，较少出现远处转移，而胸腺癌常伴发有远处转移。胸腺瘤的分期主要根据正冈（Masaoka）分期（表 1）和 TNM 分期（表 2）。综合考虑实际适用性及临床意义，T、N、M 类按阶段分组（表 3）。这一模式主要是根据结果制订的；在较低的分期中，完全切除患者的复发率被认为是最相关的，而在较高的分期中，所有患者的生存率，无论切除情况如何，都被认为是更重要的。对分期组之间的差异进行统计分析，通常发现在多个患者队列中（如 R0，R-any）有逐步恶化的生存率。

临床表现 可以无症状，但约有 1/3 的患儿因为压迫或侵犯相邻的纵隔结构而出现症状，可

表 1　胸腺瘤正冈（Masaoka）分期

分期	特征
Ⅰ 期	肉眼见包膜完整，镜下无包膜侵犯
Ⅱ 期	肉眼可见周围脂肪组织或纵隔胸膜浸润，或镜下见包膜浸润
Ⅲ 期	肉眼可见侵犯邻近器官（如心包、大血管或肺）
Ⅳa 期	胸膜或心包播散
Ⅳb 期	淋巴或血行转移

表 2　胸腺肿瘤 TNM 分期（第 8 版）

分期		特征
原发肿瘤（T）	TX	无法评估原发肿瘤
	T0	没有原发肿瘤的证据
	T1	肿瘤包裹或延伸到纵隔脂肪；可累及纵隔胸膜
	T1a	无纵隔胸膜受累
	T1b	肿瘤直接侵犯纵隔胸膜
	T2	肿瘤直接侵犯心包（部分或全部）
	T3	肿瘤直接侵犯肺、头臂静脉、上腔静脉、膈神经、胸壁、心外肺动脉或静脉
	T4	肿瘤侵犯到以下任何一个部位：主动脉（升、弓或降），弓状血管，心包内肺动脉，心肌，气管，食管

如果可能，在病理分期时必须在显微镜下证实受累。

T 类别由侵犯的"级别"定义；它们反映了最高程度的侵犯，而不管有多少其他（较低层次）的结构被侵犯。T1, 1 级结构，胸腺，前纵隔脂肪，纵隔胸膜；T2, 2 级结构，心包；T3, 3 级结构，肺，头臂静脉、上腔静脉、膈神经、胸壁、肺门血管；T4, 四级结构，主动脉（上升、弓状或下降）、弓状血管，心包内肺动脉，心肌，气管，食管。

区域淋巴结（N）	NX	无法评估区域淋巴结
	N0	无淋巴结转移
	N1	前（胸腺旁）淋巴结转移
	N2	深部胸内或颈部淋巴结转移

如果可能，在病理分期时必须在显微镜下证实受累。

远处转移（M）	M0	无胸膜、心包或远处转移
	M1	胸膜、心包或远处转移
	M1a	单独的胸膜或心包结节
	M1b	肺实质内结节或远处脏器转移

预后分期分组

表 3　T、N、M 类按阶段分组

T	N	M	分组
T1a, b	N0	M0	Ⅰ
T2	N0	M0	Ⅱ
T3	N0	M0	ⅢA
T4	N0	M0	ⅢB
Any T	N1	M0	ⅣA
Any T	N0, N1	M1a	ⅣA
Any T	N2	M0, M1a	ⅣB
Any T	Any N	M1b	ⅣB

注：R0，无肿瘤残留；R-any，任何类型的切除（原发癌部位或局部淋巴结处无肿瘤残留、显微镜下肿瘤残留或肉眼下肿瘤残留）。

表现为呼吸急促、咳嗽、胸痛、吞咽困难、体重减轻。对于肿瘤压迫纵隔大血管，可以出现上腔静脉压迫综合征。由于胸腺是免疫器官，在成人有 1/3 的患者可同时伴有免疫系统的异常，如重症肌无力，常见在 AB、B1、B2 类型的胸腺瘤的患者中同时伴随有抗乙酰胆碱受体抗体。对于重症肌无力的患者中约有 20% 可能患有胸腺瘤。约 15% 的胸腺瘤还可以出现其他副肿瘤综合征的表现，如溃疡性结肠炎、干燥综合征、低丙种球蛋白血症、库欣综合征、肾病或血液系统问题。

诊断　根据病史和体格检查，特别是出现呼吸困难、上腔静脉压迫综合征等表现时，应考虑到纵隔肿瘤的可能。有以下几项检查对诊断能提供帮助。①影像学检查：CT/MRI 等影像学检查在胸腺瘤的诊断中具有非常重要的作用，影像学检查可以提示肿瘤的位置、性质、与周围组织关系、有无浸润生长，从手术角度预判可否切除等。如果肿瘤侵犯重要大血管，是预后不良的一种表现。胸腺瘤影像学通常表现为一个圆形或分叶状的软组织密度肿块，CT 可以判定肿瘤生长的范围以及肿块侵入胸膜或肺的范围，如有这些特征则提示恶性可能。有时肿瘤内部可表现有低密度区域，提示有坏死可能，偶尔还可以有钙化，但这些表现对判断肿块是否为恶性的意义不大。②肿瘤标志物的检查：主要包括甲胎蛋白、人绒毛膜促性腺激素、乳酸脱氢酶等，主要用来鉴别诊断。③活组织检查：可以通过穿刺活检或手术活检来明确病理诊断。④其他检查：如支气管镜、心脏彩超等，用来评价气管支气管、心血管有无侵犯。

鉴别诊断 婴儿胸腺通常都较大，属于正常生理状态，无须治疗，随年龄增长胸腺可逐渐缩小。但如遇胸腺弥漫性增大并出现呼吸系统症状，应进一步检查以明确诊断。对于胸腺瘤的其他鉴别诊断主要包括淋巴瘤、恶性生殖细胞肿瘤、畸胎瘤等其他前纵隔恶性或良性肿瘤。

治疗 ①手术治疗：手术完整切除是胸腺瘤治疗的最佳方法，特别是在疾病的早期尚未发生周围组织侵犯的阶段，对于肿瘤已侵犯周围大血管或其他重要脏器时，手术完整切除将非常困难。手术能否完整切除是胸腺瘤预后非常重要的因素之一。对于影像学提示肿瘤侵犯大血管的情况时，手术前需做好充分准备，如体外循环设备等。手术方式可以采用经典的前正中开胸、胸腔镜、机器人等手术方式。②其他治疗：基于胸腺瘤对于放射线敏感的特性，放射治疗可作为胸腺瘤的辅助治疗方式之一。化学药物治疗也是胸腺瘤辅助治疗的方式之一，特别是对于晚期胸腺瘤或胸腺癌的病例化疗是最重要的治疗方式。

并发症 胸腺瘤可侵犯纵隔及胸腔重要脏器，如心包、肺、大血管等，相应出现心肺功能的异常表现，在手术中增加相关手术并发症发生的概率。

预后 A、AB 和 B1 型预后相对较好，B2 和 B3 型具有中等生存率。儿童病例中，5 年生存率主要根据病理的组织分型及分期的不同而不同，分型分期较好的患儿，5 年生存率可达 90%。

（曾 骐 陈诚豪）

zònggé jītāiliú

纵隔畸胎瘤（mediastinal teratoma） 发生于纵隔，由 2 个或 3 个胚层的几种不同类型的组织构成的肿瘤。畸胎瘤是来源于原始三胚层的胚细胞异常发育形成的胚胎性肿瘤，是婴儿期常见的实体肿瘤，好发部位为身体的中线以及性腺区域，如骶尾部、腹膜后、纵隔、卵巢、睾丸等，属于生殖细胞肿瘤中的一种。生殖细胞肿瘤主要分为成熟型畸胎瘤、未成熟型畸胎瘤和恶性生殖细胞肿瘤。

病因及发病机制 畸胎瘤确切病因尚不清楚，较为公认的发病机制是原始生殖细胞发育异常。在正常胚胎发育过程中，具有全能发展潜能的组织或细胞可发展或分化成各个胚层的成熟细胞，但在发育过程中细胞分化出现异常而形成肿瘤。对于纵隔部位出现畸胎瘤的原因，考虑为在胚胎发育过程中，原始生殖细胞未能完成正常迁移到性腺的过程，中途停留在了纵隔部位而形成前纵隔的畸胎瘤。

分型 ①成熟畸胎瘤：纵隔成熟畸胎瘤含有来自外胚层、中胚层和内胚层中至少 2 个、分化良好的组织成分，为良性肿瘤。②未成熟畸胎瘤：纵隔未成熟畸胎瘤表现为有来自所有 3 个胚层的成熟成分，并含有不同比例的未成熟胚胎组织，如原始神经组织等，具有一定侵袭性。未成熟畸胎瘤较少见，约占纵隔畸胎瘤的 1%。

临床表现 纵隔成熟畸胎瘤通常生长缓慢，多数患儿在咳嗽或体格检查等其他情况偶然拍片发现。若肿瘤逐渐增大或对气道有压迫时，常可表现为胸痛、咳嗽、反复呼吸道感染，甚至呼吸困难等。临床也偶有畸胎瘤破溃至气管支气管引起咳嗽，咳出物也见有毛发或脂质物等情况。破溃至心包会引起心脏压塞，破溃至胸腔会引起脓胸，甚至破溃至大血管会引起大出血等。畸胎瘤偶可侵犯肺及气管支气管。

诊断 根据病史和体格检查，结合影像学检查通常可以在手术前进行诊断，最终确诊需依靠病理检查。胸部正侧位片可显示边界相对清晰完整的肿物，大约 1/4 的患者可见瘤内或边缘有钙化，平片也能显示发育良好的牙齿或骨骼等结构。纵隔超声、CT 或 MRI 等影像学评估可清晰显示肿物大小、解剖位置、包膜是否完整及肿物成分等情况。胸部 CT 或 MRI 可显示肿物不同密度组成部分，如脂肪、钙化、骨骼、牙齿等畸胎瘤特征性影像学表现。畸胎瘤影像学检查多表现为囊实混合性占位。

鉴别诊断 畸胎瘤需要与其他前纵隔肿瘤鉴别，包括淋巴管瘤、淋巴管血管混合瘤及其他具有囊实性肿瘤特征的肿瘤。

治疗 手术切除是纵隔畸胎瘤安全有效的治疗方案。成熟畸胎瘤单纯行手术完整切除后预后良好，儿童未成熟畸胎瘤的生物学行为与成熟畸胎瘤相似，多数学者主张未成熟畸胎瘤经手术完整切除后，不需要其他辅助治疗。也有学者认为，未成熟畸胎瘤（WHO Ⅱ 级、Ⅲ 级）有恶性生物学行为，须按照恶性生殖细胞肿瘤处理，手术切除肿瘤后予辅助化学药物治疗。手术完整切除肿瘤是改善预后、减少复发的关键，因此对于明确合并感染、胸腔积液甚至脓胸的病例，建议内科抗炎保守治疗 2 周以上，待感染控制后再行手术；针对肿瘤浸润心包、肺、膈肌等组织，建议行部分心包切除、肺切除、膈肌切除重建，争取完整切除肿瘤。手术方式可采取侧开胸、胸腔镜微创或机器人手术进行。

预后 儿童和青少年阶段，肿物一般都比较局限，有完整包膜，多能完整切除，预后良好，手术后一般不会复发或复发概率较小。而纵隔恶性生殖细胞肿瘤常在确诊时就已发生广泛转移，比较少见，且预后较差。

（曾 骐 陈诚豪）

zhōng zònggé zhǒngliú

中纵隔肿瘤（middle mediastinal tumor）

位于中纵隔内的良、恶性肿瘤。中纵隔内主要有心脏和大血管、气管与支气管、膈神经、迷走神经等。常见的中纵隔肿瘤有支气管囊肿、心包囊肿、淋巴结转移性肿瘤。中纵隔大多数囊性病变来源于支气管肺组织，多紧靠气管支气管，常位于肺门旁或隆突下，也可完全位于邻近支气管的肺实质内。心包囊肿为良性单房性病变，典型的囊肿发生于心包膈角，70%的囊肿位于右侧心包膈角，22%的位于左侧，余下的位于心包的其他部位。中纵隔肿瘤良性多见，一般预后较好，因毗邻气管、大血管、神经，故手术难度较高，术中需精细操作，避免损伤。

（曾 骐 陈诚豪）

zhīqìguǎn nángzhǒng

支气管囊肿（bronchial cyst）

胚胎发育时期气管支气管树分支的一段或多段发育异常而形成的囊肿。多见于纵隔及肺内，占纵隔原发肿瘤的5%。

病因及发病机制 不完全明确，较为认可的发病机制为胚胎第4周时，原始前肠开始分隔成喉、气管和食管，分裂出来的支气管树在胚胎早期出现发育障碍，肺芽远端管化，近端与支气管不相通，形成一关闭的囊肿畸形，即为支气管源性囊肿。支气管囊肿发生在支气管形成之前，故可以生长在纵隔或肺内，发育异常较早的囊肿位于纵隔和肺门，而发生时间较迟的多位于肺内，并且往往经支气管与外界相通。支气管肺囊肿可分为单发性与多发性、单房性与多房性、含液囊肿与含气囊肿或气液囊肿等不同形态。

分型分期 根据发生的部位不同可分为肺内型、纵隔型和异位型，其中纵隔型较为多见。支气管囊肿长在肺内的称为肺内型囊肿，又称先天性支气管肺囊肿或先天性肺囊肿，属于肺实质性病变。长在肺外纵隔内的称为纵隔型囊肿，是人们常提到的支气管囊肿，属于支气管肺前肠畸形。

根据临床特征可分为六种类型。①Ⅰ型：张力型囊肿，多发生于婴幼儿。②Ⅱ型：囊肿与支气管交通，常合并感染。③Ⅲ型：除偶尔咳嗽外，常无症状，多为年长儿和成年人，摄片时偶然发现。④Ⅳ型：巨大囊肿，需经病理证实。⑤Ⅴ型：肺肿瘤型，多属孤立的含液囊肿。⑥Ⅵ型：多发性囊肿，临床表现为长期咳嗽、咳痰、气短，合并感染时出现高热，咳大量脓痰或咯血等。

临床表现 支气管囊肿的患儿可没有临床症状。新生儿迅速增大的中央性囊肿可出现呼吸窘迫、发绀和喂养困难。对于婴儿，囊肿可压迫气管或支气管，严重影响呼吸功能，支气管压迫可导致支气管狭窄和反复发作的肺炎。在较大的儿童，可引起胸痛、呼吸困难、咳嗽和喘息等症状。纵隔型支气管囊肿易产生压迫症状，因囊肿压迫气管或肺组织而产生咳嗽、胸痛及不同程度的呼吸困难等症状，有时还会造成患侧肺的阻塞性肺气肿。肺内型支气管囊肿则以感染症状为主，囊肿与支气管相通，继发感染，有咳嗽、咳痰或咯血、发热，甚至咳大量脓痰，与肺脓肿、支气管扩张相似，偶尔可有囊肿内大量出血。有时囊肿破溃可出现张力性气胸、呼吸困难、发绀等症状。囊肿较小无论位于纵隔或肺实质内如无继发感染，则可无任何症状和体征，仅于胸部X线检查时偶然发现或是被检测为颈部肿块。

诊断 ①影像学检查：支气管囊肿常难以诊断，因为隆突下囊肿与心影相重叠，在普通胸部X线片上不能显示。当气管或食管受压时，可见到肺气肿或肺不张，吞钡检查可发现囊肿位于气管与食管之间。胸部X线片上示单侧肺气肿、肺过度膨胀或单肺过度萎陷萎缩，可提示支气管囊肿的诊断，后者取决于支气管阻塞的程度。囊肿与气管支气管树之间偶可交通，在胸部X线片可发现液气平交界面。多数支气管囊肿可通过CT进行诊断，纵隔型支气管囊肿主要表现为纵隔内界线清楚，密度均匀的圆形或卵圆形肿块；肺内型液体囊肿表现为位于肺内的圆形或卵圆形的单房或多房性肿块，界线清晰，密度均匀，周围肺组织无浸润，液体囊肿如与气管相通则囊肿内有气液面；气性囊肿囊壁菲薄，周围无实质病变。可观察囊肿的数目、分布、大小，CT值可与实性肿瘤鉴别，增强CT可与隔离肺等相鉴别。MRI检查对于密度较高的囊肿有一定意义，可以比较好地显示囊肿的大小及与周围组织关系等。B超可观察膈的连续性与膈疝鉴别。②活组织检查：组织学检查时，囊肿内衬呼吸道上皮，偶有鳞状上皮化生的病灶；囊壁类似于较大的气道壁，含有平滑肌、腺体和软骨。软骨板的存在是最可靠的诊断标准。

鉴别诊断 需要与食管囊肿、心包囊肿、囊性淋巴管瘤、囊性神经源性肿瘤及甲状腺肿物等鉴别。①当支气管肺囊肿继发感染时，须与肺脓肿、支气管扩张等慢性肺化脓性疾病鉴别。②囊肿继发感染，病情不严重时，须与结核、肺良性肿瘤或恶性肿瘤鉴别。③充气性囊肿与肺气肿并肺大疱甚或气胸鉴别。④应与婴儿和儿童葡萄球菌肺炎引起的肺多发性囊性病变鉴别。该病一般有明确的感染史，发展很快，大小常有变化。此类患儿不应行胸腔闭式引流或开胸手术，因为肺炎控制后含气囊肿会消退。⑤下叶的多发囊肿应行透视、B超检查，以观察膈的连续性与膈疝鉴别。⑥纵隔型支气管囊肿的鉴别诊断包括感染或肿瘤引起的淋巴结肿大，前肠或心包源性囊肿，肺隔离症，各种肿瘤如畸胎瘤、血管瘤、脂肪瘤、错构瘤和神经源性肿瘤。

治疗 支气管囊肿无论是纵隔型还是肺内型，一经发现均应手术治疗。手术方案包括囊肿部分切除和肺楔形切除、肺段切除以及肺叶切除。对无症状的囊肿，可以暂时观察，但如果有发展趋势或反复感染情况发生，仍然需要及时手术摘除。手术的具体时间尚无定论，大多数倾向于6月龄~2岁为佳。①张力性含气囊肿可引起患儿急性呼吸窘迫，须行急诊手术。②如果囊肿合并感染，先行抗感染治疗，充分引流后，早期手术。③查体发现的囊肿虽无症状，但如与肿瘤不易鉴别及为预防继发感染、出血、癌变也应尽早手术治疗。④年龄

幼小非手术禁忌，双侧广泛病变为手术禁忌。疑诊该病忌做胸穿以防感染扩散形成脓胸或张力性气胸。手术方式的选择上，随着微创技术的发展，遵循创伤小、恢复快、疗效可靠的治疗原则，胸腔镜手术已成为先天性支气管源性囊肿首选的手术方法。机器人手术系统的问世，可提供更精确的外科手术操作。

该病一旦发现应尽早行手术治疗，囊肿越小，术后并发症风险越小；若囊肿大或合并感染时，术后并发症风险高。

预后 手术是此病有效的治疗方法，完整切除囊肿后复发率极低，绝大多数预后良好。多发性的支气管肺囊肿及有合并症的有可能预后不良。

（曾　骐　陈诚豪　张　娜）

xīnbāo nángzhǒng

心包囊肿（pericardial cyst）

在围心腔形成时，有的裂隙未与大的围心腔融合而形成的囊肿。罕见的先天性心包发育畸形，通常位于中纵隔，发病率为1/10万。囊肿直径2~5cm或更大，占纵隔肿块的7%和纵隔囊肿的33%。心包囊肿为良性单房性病变。典型的囊肿发生于心包膈角，70%的囊肿位于右侧心包膈角，22%的位于左侧，余下的位于心包的其他部位。

病因及发病机制 形成原因是胚胎期心包发育过程中胚胎间质中有间隙出现，这些间隙融合在一起便发育成原始的心包腔。若其中一个间隙不能与其他间隙融合，且与心包腔隔绝独立存在，便发育成心包囊肿，常附着于心包外壁。其囊壁由富含结缔组织的胶原和薄层扁平上皮细胞组成，囊内多为无色透明或淡黄色清亮液体。

临床表现 75%的心包囊肿没有相关症状，常因其他原因在胸部X线检查时发现。但随着囊肿逐渐增大会出现压迫症状或继发感染和出血，包括不典型的胸痛、呼吸困难和持续性咳嗽。若病变较大压迫心脏，可出现心悸、气短或心力衰竭表现，有的患者可因劳累或体位改变而症状加重，体格检查多无阳性发现，若囊肿位于升主动脉和上腔静脉之间，可出现上腔静脉综合征。

诊断 心包囊肿大多无症状，通常是在检查时偶然发现。①超声心动图：表现为无回声腔，经食管超声心动图可能更容易观察到。②胸部X线片：通常可提示存在心包囊肿，可以观察到右心边缘轮廓扩大，表现为囊肿壁薄，其内含清亮液体。③CT/MRI：心包囊肿在CT上表现为椭圆形、薄壁、边界清楚的均匀肿块，在心脏CT和CMR的对比成像中不能增强。另外，超声心动图疑诊心包囊肿的患者可行CT或MRI确诊。

鉴别诊断 心包囊肿需要与心腔增大、脂肪垫突出、左心耳突出、横膈疝、支气管源性囊肿、主动脉瘤、左室瘤和恶性肿瘤鉴别。

治疗 包括随访观察和手术治疗。心包囊肿的处理取决于包囊的特征和症状的出现。对于无症状的患者，不需要治疗。经胸超声心动图被用来监测随访无症状的患者，并确保良性的过程，在此过程中，囊肿有自发消退的可能性。对于随访期间明显增大的心包囊肿，应尽早干预，预防一系列并发症，包括猝死、心脏压塞、囊性破裂、继发感染、右室流出道梗阻、肺血管狭窄、囊腔向上腔静脉和右室壁侵蚀、充

血性心力衰竭、心房颤动、心包炎和支气管阻塞等。在有症状的心包囊肿患者中，应手术切除，手术方法包括开胸、胸腔镜和机器人等。另外，在超声心动图、超声或 CT 引导下，经皮心包囊肿穿刺术和抽吸术也是一种方法。

预后 良好，有心脏周围囊肿自发消退的个案报道。对于手术切除的患者，术后一般不会复发或复发概率较小。

（曾　骐　陈诚豪）

zònggé línbāliú

纵隔淋巴瘤（mediastinal lymphoma）

源自胸腺或纵隔淋巴结的淋巴瘤。淋巴瘤是起源于网状内皮组织中最普通的淋巴细胞的恶性肿瘤，可分为霍奇金淋巴瘤和非霍奇金淋巴瘤。纵隔肿瘤在 3 岁以后以淋巴瘤最为多见，且儿童常见的是非霍奇金淋巴瘤，多数来源于胸腺，T 淋巴母细胞淋巴瘤是最常见的病理类型。纵隔淋巴瘤好发于上纵隔、前纵隔及中纵隔。

病因及发病机制 儿童肿瘤更多显示与基因突变相关的特点，而环境因素也对肿瘤的形成起重要作用。环境因素包括化学因素、物理因素及生物因素，化学致癌剂二噁英、双酚等可能引起儿童白血病、淋巴瘤等；物理电离辐射也有可能引起淋巴瘤；生物病毒感染对淋巴瘤的形成也具有重要作用。儿童肿瘤多来自胚胎细胞，常见部位为淋巴系统、造血系统、中枢神经系统以及肌肉骨骼系统，其病理特点是非上皮癌，而以母细胞瘤、肉瘤、淋巴瘤为主。

临床表现 少数淋巴瘤患儿可没有任何症状，常规体格检查及胸部 X 线检查有阳性发现。多数出现与局部病变有关的症状，包括胸痛（胸骨、肩胛骨疼痛，有时与呼吸有关）、咳嗽（通常无痰）、呼吸困难、吞咽困难、声音嘶哑、面部或上肢肿胀。还有一些与淋巴瘤相关的症状如发热、盗汗、消瘦，偶尔可出现瘙痒。常见的体征包括胸骨或胸壁变形，偶尔可伴有静脉扩张，可触及乳内淋巴结肿大，气管移位，上腔静脉梗阻，喘鸣或喘息，肺不张或实变，胸腔积液或心包积液。声带麻痹、霍纳综合征（Horner syndrome）及臂丛神经症状不常见。

诊断 根据患儿进行性无痛性淋巴结肿大临床表现及淋巴结活检进行诊断，确诊需根据病理检查。对于疑诊淋巴瘤的患儿，可考虑采用超声引导下穿刺活检来明确诊断。对于穿刺风险大、年龄小操作不配合的患儿，可在全麻下进行穿刺活检。纵隔淋巴瘤没有特异性放射学特征，但影像学检查对诊断淋巴瘤、了解病变范围、确定相邻结构有无浸润、帮助选择放疗部位、跟踪治疗效果和诊断复发等方面具有重要作用。

鉴别诊断 需要与其他纵隔好发肿瘤鉴别，也需要与其他淋巴结肿大的疾病鉴别。上纵隔肿瘤多为胸腺瘤、淋巴瘤、支气管囊肿等；前纵隔肿瘤多为淋巴瘤、胸腺瘤、畸胎瘤、精原细胞瘤及淋巴管瘤，以恶性多见。同时，需要鉴别局部淋巴结肿大，需排除淋巴结炎、恶性肿瘤转移、结节病等。以发热为主要表现的淋巴瘤，需与结核病、败血症、结缔组织病、坏死性淋巴结炎等鉴别。结外淋巴瘤，需与相应器官的其他恶性肿瘤鉴别。

治疗 ①非手术治疗：联合化学药物治疗（简称化疗）是儿童淋巴瘤的主要治疗方法。霍奇金淋巴瘤的治疗主要采用化疗+放射治疗的综合治疗。而非霍奇金淋巴瘤的治疗主要包括化疗、生物治疗（单克隆抗体、干扰素等）、造血干细胞移植（HSCT）等治疗。②手术治疗：目的主要是为了获取病理学检查需要的组织标本或化疗不能完全消除的残余包块。

淋巴瘤患儿进行初始诊断检查和评估期间需考虑潜在的紧急并发症，其可能危及生命，干扰和延误淋巴瘤的治疗，必须及时识别和治疗。并发症包括：①上腔静脉或下腔静脉阻塞。②急性呼吸道梗阻。③肠梗阻、肠套叠。④脊髓压迫。⑤心脏压塞。⑥淋巴瘤性脑膜炎和/或中枢神经系统占位病变。⑦高尿酸血症和肿瘤溶解综合征。⑧输尿管梗阻、单侧或双侧肾积水。⑨静脉血栓栓塞性疾病。

预后 首选治疗方案和预期结局随组织学亚型和分期不同而异，大多数纵隔淋巴瘤儿童和青少年采用正规的治疗方法预后良好，5 年生存率超过 85%。

预防 环境因素可能对淋巴瘤的形成起作用，儿童应尽可能避免接触化学致癌剂二噁英、双酚等，物理电离辐射以及生物病毒感染。

（曾　骐　陈诚豪）

hòu zònggé zhǒngliú

后纵隔肿瘤（posterior mediastinal tumor）

位于后纵隔内的良、恶性肿瘤。后纵隔内主要有主动脉、食管、迷走神经、交感神经链、胸导管、奇静脉、半奇静脉等。常见的后纵隔肿瘤有肠源性囊肿、神经源性肿瘤。胸部神经源性肿瘤来自周围神经、交感神经节或纵隔的化学感受器副神经节系统。虽然发病高峰出现在成人，但神经源性肿瘤在儿童的纵隔肿物中占有相当大的比例。成人中的大多数神经源性肿瘤是良性的，而大部分儿童中的神经源性肿瘤是恶性的。肠源性囊肿又称食管重复囊肿、肠囊肿、胃源性囊肿或神经管源性肠囊肿，囊肿大多数紧邻食管，由平滑肌和食管、胃或小肠的黏膜上皮构成。后纵隔肿瘤中，神经母细胞瘤恶性程度高，且因毗邻食管、大血管、乳糜管、神经，故手术难度较高，术中需精细操作，避免损伤。恶性肿瘤需多学科协作，预后与肿瘤性质、分期等相关。

（曾骐 陈诚豪）

zònggé shénjīngmǔxìbāoliú

纵隔神经母细胞瘤（mediastinal neuroblastoma）

起源于后纵隔交感神经节多潜能交感干细胞的胚胎性神经细胞的恶性肿瘤。神经母细胞瘤是儿童最常见的颅外实体肿瘤，起源于交感神经系统，可分布在任何有交感神经组织存在的位置，最常见的部位在腹膜后，但有10%~20%的肿瘤可原发于纵隔。此类肿瘤显著的特点是临床表现多样及高度浸润性，通常转移的部位有区域淋巴结及骨、骨髓、脑、肝、肺；大多发生在儿童，75%的病例发生在4岁以下的儿童。

病因及发病机制 与大部分恶性肿瘤相似，此类肿瘤的病因和发病机制没有明确的结论。①母体和胎儿因素：药物因素，阿片类药品的使用及叶酸的缺乏；妊娠因素，妊娠糖尿病或胎儿出生体重大于胎龄儿或小于胎龄儿。②遗传因素：神经母细胞瘤大多为散发，但仍与任何特定的全身性种系染色体异常、遗传易感性或伴随的先天性异常有关；尽管

大多数神经母细胞瘤是散发的，但有1%~2%的病例为家族性（即遗传性）。

神经母细胞瘤的发病机制涉及多种分子和细胞遗传学因素，并且这些因素都已经明确应用于临床。约50%的神经母细胞瘤可发现染色体缺失和节段性染色体畸变，定位于染色体1p、11q、14q等；*MYCN*基因扩增可见于约25%的神经母细胞瘤，是预后不良的一个指标；DNA倍体对于神经母细胞瘤结局和治疗反应也是一项重要指标。

临床分期 临床上仍沿用国际神经母细胞瘤分期系统（International Neuroblastoma Staging System，INSS），是根据首次肿瘤切除的完整性、是否跨越中线和有无淋巴结转移进行分类和定义的术后分期系统。1期：局限性肿瘤，肉眼完全切除，有或无镜下残留；同侧与肿瘤非粘连性淋巴结镜下阴性（与原发肿瘤融合粘连并一并切除的淋巴结可以是阳性的）。2A期：局限性肿瘤，肉眼不完全切除；同侧与肿瘤非粘连性淋巴结镜下阴性。2B期：局限性肿瘤，肉眼完全或不完全切除，同侧与肿瘤非粘连性淋巴结镜下阳性；对侧肿大的淋巴结镜下阴性。3期：无法切除的单侧肿瘤越过中线，区域性淋巴结阴性/阳性；单侧肿瘤未超过中线，对侧肿大淋巴结阳性；中线部位肿瘤，通过肿瘤直接侵犯（无法切除）或淋巴结转移方式向两侧延伸。4期：任何原发肿瘤伴有远处淋巴结、骨髓、肝、皮肤和/或其他器官（4S期疾病除外）播散。4S期：原发肿瘤为局限病变（如1、2A或2B期），并仅限于皮肤、肝和/或骨髓转移［限于年龄在1岁以下的婴儿，骨髓微

量受累即骨髓穿刺或活检显示神经母细胞瘤占所有有核细胞的比例<10%，如果行间碘苄胍（metaiodobenzylguanidine，MIBG）扫描，骨髓必须是阴性的]。

临床表现 多样，胸部常见的症状与肿瘤位置有关。肿瘤压迫可导致气管偏斜或狭窄并致喘鸣，患儿常因呼吸道感染症状就诊偶然发现；高位的胸部和颈部肿块压迫交感神经可能出现霍纳综合征，表现为上睑下垂、瞳孔缩小和无汗症。胸部巨大肿瘤压迫上腔静脉导致机械性梗阻，可能出现上腔静脉综合征，表现为面部或颈部肿胀以及呼吸困难。纵隔肿瘤向椎管内延伸压迫脊髓，可能出现下肢无力，排尿、排便障碍及活动困难；还有一些肿瘤侵犯其他组织会出现相关症状，如累及骨髓可能导致贫血，累及骨可能导致骨痛，累及全身可能出现体重不增或体重下降。

诊断 由于骨性胸廓的遮挡，体格检查不易发现，故纵隔神经母细胞瘤的诊断主要依靠临床病史采集、实验室检查及影像学检查。病理诊断是诊断神经母细胞瘤的金标准。神经母细胞瘤由一致的小细胞未分化的神经母细胞组成，部分母细胞周围有神经纤维网。实验室检查主要包括血常规、血生化、肝肾功能、尿液或血清中儿茶酚胺代谢物（香草扁桃酸和高香草酸）水平，神经元特异性烯醇化酶、铁蛋白及乳酸脱氢酶等非特异性指标浓度升高也可能提示神经母细胞瘤。

影像学检查包括纵隔超声、胸部X线平片、胸腹部CT平扫及增强、胸椎MRI、正电子发射计算机断层显像（PET/CT）、全身骨扫描、MIBC显像。纵隔神经母细胞瘤在CT上的特点是后纵隔

沿脊柱旁交感神经链走行的梭形实性肿块，边界清，内见钙化，多为不规则斑片状或点条状钙化，亦可见囊变坏死，部分跨中线生长，可向下延伸至腹膜后。CT可以准确显示肿瘤的一般情况及与周围组织器官的关系，尤其是对周围血管的侵犯，有助于评估手术的可能性。MRI在提高软组织对比度、分辨率方面有优势，因此是评估椎管受累的最佳检查。PET/CT对于肿瘤全身情况的评估，尤其是对骨髓转移和软组织的成像。MIBG显像对于肿瘤的转移灶，尤其是骨转移的成像较好。

鉴别诊断 包括多种肿瘤性和非肿瘤性疾病，纵隔占位应与淋巴瘤、生殖细胞肿瘤和感染鉴别；有骨髓转移者应与淋巴瘤、小细胞骨肉瘤、间叶性软骨肉瘤、尤因肉瘤家族肿瘤、原始神经外胚叶肿瘤、未分化软组织肉瘤（如横纹肌肉瘤）鉴别；若椎管受累，还应与其他神经发育性肿瘤（如硬纤维瘤、表皮样肿瘤和畸胎瘤）以及星形胶质细胞瘤鉴别。

治疗 根据风险分类来决定。根据儿童肿瘤协作组（Children's Oncology Group，COG）风险分类系统，低危患者一般采取手术治疗就可以达到很好的治疗效果，并且通常不需要化疗，有一些体积较小或年龄较小的患儿，通过观察甚至可以发现肿物有自行消退的趋势。一般来说，低危患儿的结局非常好，复发的患者一般也可通过进一步手术或化疗而得到挽救。中危患者建议采用中等强度的新辅助化疗（如多柔比星、环磷酰胺、铂类药物和依托泊苷）联合或不联合手术切除。除非能在不危及邻近重要结构的情况下切除肿瘤，否则不建议初期进行积极的手术切除。治疗的目标是

通过足够的化疗时间（无论是否行后续手术），以达到至少部分缓解（软组织肿块至少减少50%）以及转移性疾病缓解，以期能为手术提供更高的安全性。高危患者需要积极的多学科治疗方案（包括化疗、手术切除、造血干细胞移植、放疗和免疫治疗）使生存结局得到改善。

预后 纵隔神经母细胞瘤的总生存期较腹部长，治疗效果较好，随着治疗技术的进步，在接受清髓化疗联合干细胞挽救的患者中，一些特定患儿的无事件生存期及总生存期得到改善。根据COG分期，不同危险度的患儿预后不同。低危患儿随访观察或手术切除后无事件生存率大于85%，总生存率接近100%；中危患儿在经过新辅助化疗及手术切除治疗后的长期生存率可以超过90%；高危患儿在经过了个体化的综合治疗后长期生存率约为50%。

（曾骐 陈诚豪）

zònggé shénjīngjiéxìbāoliú

纵隔神经节细胞瘤（mediastinal neuroganglioma） 发生于纵隔的由分化成熟、呈簇状分布的肿瘤性神经节细胞组成的神经源性肿瘤。神经源性肿瘤占后纵隔肿块的60%以上，儿童最常见的神经源性肿瘤之一为神经节细胞瘤，由节细胞和神经纤维组成，是起源于交感神经链的良性肿瘤。早期无典型临床症状，纵隔肿块可能是行普通胸片、CT或MRI检查时无意发现的，也可能直接侵犯或压迫纵隔正常结构，产生多种症状，包括咳嗽、喘鸣、咯血、呼吸急促、疼痛、吞咽困难、声嘶、血管受压所致面部和/或上肢肿胀（如上腔静脉综合征）、心脏压塞或心脏受压所致低血压、交感神经链受累所致霍纳综合征。

神经节细胞瘤属于良性病变，多无全身症状。

神经节细胞瘤常见的部位在椎旁区域，以右侧多见。在胸片上其形态为细长或三角形，宽阔的基底正对纵隔。由于在侧位片上的分辨差，上下边界不清晰。CT能准确显示肿瘤的信息及与周围组织器官的关系，尤其是显示对周围血管的侵犯，有助于评估手术的风险。不同病理类型纵隔神经源性肿瘤的CT表现相似，表现为后纵隔沿脊柱旁交感神经链走行的梭形实性肿块，边界清，内见钙化，部分跨中线生长，可向下延伸至腹膜后。神经节细胞瘤CT平扫上多表现为密度均匀，密度低于周围肌肉组织密度，呈点状钙化；增强CT上，呈动脉期或静脉期延迟轻度均匀强化，这是由于神经节细胞瘤内黏液基质较多，使细胞外间隙容积扩大所致。神经节细胞瘤为良性肿瘤，边界清晰，多呈膨胀性生长，对周围组织器官为推移改变，无远处转移，一般生长缓慢。光镜下可见神经节细胞分散在神经纤维束间，肿瘤内可见神经鞘细胞。

此类肿瘤多有完整包膜，如果影像学检查发现的异常仅有纵隔肿块，没有典型的全身症状，并且纵隔肿块明显可切除而未见任何提示肿块侵犯局部结构的影像学证据，建议不取活检直接切除。外科切除预后良好，需监测有无复发。

（曾骐 陈诚豪）

zònggé shénjīngjiémǔxìbāoliú

纵隔神经节母细胞瘤（mediastinal ganglioblastoma） 发生于纵隔的由神经母细胞及不同分化程度的神经节细胞、增生的神经鞘及神经胶质纤维构成的神经源性肿瘤。神经节母细胞瘤是神

经母细胞源性肿瘤的一种，起源于交感神经系统，可分布在任何有交感神经组织存在的位置，临床生物学行为与神经母细胞肿瘤相似，临床表现多样。与神经母细胞瘤不同的是，神经节母细胞瘤的发病年龄偏大，患儿一般大于 5 岁，且肿瘤恶性程度较神经母细胞瘤低。

纵隔神经节母细胞瘤的病因及发病机制、临床分期、临床表现与神经母细胞瘤相同。病理诊断是金标准，恶性程度较神经母细胞瘤低，由成熟的神经节细胞和各阶段未成熟的母细胞组成。实验室检查及影像学检查与神经母细胞瘤相同。纵隔神经节母细胞瘤在 CT 图像上常也表现为后纵隔沿脊柱旁交感神经链走行的梭形实性肿块，边界清，内见钙化，区别于神经母细胞瘤，其钙化多为点状钙化，钙化形态与肿瘤分化程度及恶性程度有关。该病与神经母细胞瘤、神经节细胞瘤主要靠病理结果进行鉴别，其他需要鉴别的疾病大致与神经母细胞瘤相同。

该病的治疗也需要多学科合作进行综合治疗，可根据儿童肿瘤协作组危险度分级进行。一般低危患儿采取手术治疗的方式，通过手术治疗能得到非常好的效果。中危患儿采取新辅助治疗+手术治疗联合的方式，若外科医师能够在保证手术安全性的基础上切除肿瘤，可以先选择手术完整或部分切除肿瘤，之后根据病理及基因检测结果进行新辅助治疗。若经过外科医师评估认为手术直接切除风险过高，则可先行新辅助化疗，经过肿瘤内科及外科医师评估过后，可再行手术治疗切除肿瘤。高危患儿一般根据辅助检查结果先采用个体化的新辅助化疗方案，经过肿瘤内科及外科医师评估过后，可行手术治疗切除肿瘤。术后再根据病理及基因检测结果进行新辅助治疗。该病的恶性程度较低，预后较好。具体见纵隔神经母细胞瘤。

(曾骐 陈诚豪)

zònggé shénjīngxiānwéiliú

纵隔神经纤维瘤（mediastinal neurofibroma） 发生于纵隔的由神经鞘细胞、神经内衣、神经束衣的成纤维细胞共同构成的良性神经源性肿瘤。神经纤维瘤是由施万细胞、神经束膜样细胞和成纤维细胞混合组成的肿瘤，其间散在分布有神经纤维、线状胶原带和黏液样基质，可来自肋间神经、膈神经、迷走神经或交感神经，属于良性神经鞘肿瘤中的一种。90% 神经纤维瘤为单发性，也可为家族性神经纤维瘤病（neurofibromatosis，NF）的局部表现。1 型 NF 是一种常染色体显性遗传病，其标志性特征是多发咖啡牛奶斑和神经纤维瘤。

病因与分类 神经纤维瘤通常根据位置和外形来分类。①皮肤（或真皮）神经纤维瘤是皮肤和皮下组织的小型结节性肿瘤，起源于小的皮肤神经，可导致局部疼痛或出血，但不会引起神经功能障碍。②神经内神经纤维瘤是位置较深、局灶性、界线清楚的梭形病变，可累及神经根、神经干、神经丛或周围神经。神经穿肿块而过，在肿块全长都与肿瘤成分混杂在一起。通常表现为肿块，伴有局部或神经根疼痛，或者伴有感觉运动神经系统症状和体征。神经外膜内的肿瘤有包膜，不过大多仍超出了神经外膜的范围，虽然分界明确，但未受包裹。这两种类型被认为是离散的肿瘤，占神经纤维瘤的 90%。③丛状神经纤维瘤呈非离散性，肿瘤是多结节性狭长的肿块，累及大神经，表现为一团粗线缠结或绳状团块，类似于"一袋蠕虫"。④软组织巨神经纤维瘤是较大、弥漫性的肿块，可导致区域性或单个肢体肿大（以前被称为象皮肿），见于 NF1 患者。

临床表现 症状和体征由肿瘤直接侵犯神经、侵犯周围组织或肿瘤本身的占位效应所致，临床可无症状，瘤体过大可产生压迫症状，少数患儿可因肿瘤伸入椎管出现脊柱侧弯及脊髓压迫症状。多发的神经纤维瘤基本可诊断为 NF1。这些肿瘤可累及几乎任何神经或神经丛；一般发生于年轻患者人群；相比于左侧，该病更常出现在右侧。单发的神经纤维瘤极少恶变，但 NF1 中的离散性神经纤维瘤可出现恶变，而丛状神经纤维瘤的恶变风险很高。

诊断 除临床表现与体征，影像学检查有助于定位肿块、判断病变范围和确定神经外组织的任何受累情况。神经内神经纤维瘤的 CT 图像表现为分界清楚的肿块，密度低于肌肉。由于神经纤维瘤全段都与肿瘤成分混杂在一起，因此表现为与起源神经密不可分的神经梭形膨大。这与施万细胞瘤病不同，后者更常为偏心性，而非沿神经走行集中分布。MRI 中，神经纤维瘤在 T1 加权像上为低信号，在 T2 加权像上为高信号。肿瘤常会被增强，且通常不均匀。在 T2 加权像上，肿瘤常被显示为特征性的中央低信号灶，即靶征，这可能是因为中央有致密的胶原和纤维组织。这种表现强烈提示为神经纤维瘤。丛状神经纤维瘤的 CT 和 MRI 表现为较大、多叶状、簇集样团块，由许多神经纤维瘤组成，沿神经和神经分支扩展。

治疗与预后 治疗取决于其症状和体征。如果患儿无症状，单发性神经内神经纤维瘤可观察处理。若伴有疼痛、进展性神经功能障碍或诊断不明，有必要进行手术切除。疑似恶性的单发性神经内神经纤维瘤应手术切除，或者先行活检，证实为恶性后再切除。对于需要治疗的单发性或多发神经内神经纤维瘤或丛状神经纤维瘤患儿，手术切除肿瘤同时保留神经功能是治疗的目标。肿瘤位置也对手术结局有较大影响，如臂丛神经肿瘤，术后并发症发病率相对较高，可发生明显的术后肌无力。

许多丛状神经纤维瘤会恶化为侵袭性更强的结节性病变，这些结节性病变的生长速度超过丛状神经纤维瘤本身，成为恶性周围神经鞘膜肿瘤，必须注意增长迅速的病变，应考虑手术。

（曾 骐 陈诚豪）

chángyuánxìng nángzhǒng

肠源性囊肿 （enterogenous cyst）

由胚胎时期原始前肠与脊索之间的粘连形成外牵性憩室发育而来，常与颈椎和胸椎的畸形相伴的纵隔囊肿。又称食管重复囊肿、肠囊肿、胃源性囊肿或神经管源性肠囊肿，多位于后纵隔。

病因及发病机制 肠源性囊肿起源于原始前肠的后份，该段前肠发育成胃肠道的上半部分。囊肿大多数紧邻食管，是由平滑肌和食管、胃或小肠的黏膜上皮构成。肠源性囊肿可能是一种多源性发育畸形，可合并椎体畸形、短颈畸形。其发生原因存在多种学说，包括脊索与原肠分离异常学说、胚胎期肠管再腔化异常学说、憩室学说、血管学说、尾端孪生学说。

经典分类 按形态分为两类。①囊肿型：呈球形、卵圆形或囊形，大小不等，巨大者可占据大部分的胸、腹腔。囊内分泌物潴留使囊壁紧张，囊内压力增高产生胀痛与压痛。②管状型：管形重复畸形与正常食管平列走行，形成双腔管道，长度从数厘米到数十厘米不等。

临床表现 症状通常由食管被压迫后出现的梗阻所致，一般表现为吞咽困难。累及气管、支气管树则引起咳嗽、呼吸困难、反复发作的肺部感染，也可引起胸痛。如果囊肿存在胃黏膜，那么可能发生消化性溃疡、穿孔至食管或支气管腔，导致咯血和呕血；若溃烂至肺实质，可能导致出血和肺脓肿形成。肠源性囊肿可与其他消化道畸形如肠闭锁、肠旋转不良、梅克尔憩室、肛门闭锁和脐膨出等并存，同时可伴发椎体融合、半椎体或脊柱裂、肺发育不全、食管闭锁或心脏畸形等。

诊断与鉴别诊断 食管重复囊肿通常与食管相连，但很少与食管腔相通，左侧较右侧多见，上消化道造影检查可证实食管的外压性表现。CT或MRI扫描能清楚地显示病变的囊性性质，并能与后纵隔脊柱旁沟中更常见的神经源性肿瘤相区别。肠囊肿中的胃黏膜可通过锝-99扫描技术明确，神经管源性肠囊肿行MRI检查可以清楚地显示囊肿突入椎管的范围，同时可显示并存的脊髓畸形。

胸腔肠源性囊肿可有两种来源：①食管的重复畸形多见，可形成圆形的孤立性囊肿，依附在食管或支气管。②十二指肠和空肠的重复畸形少见，重复畸形可穿过膈肌达胸腔顶部或附于颈椎，同时可伴发椎体融合、半椎体或脊柱裂。患儿可同时合并肺发育不全、食管闭锁或心脏畸形。

治疗 肠源性囊肿的治疗应选择手术切除，其原因有：①由于分泌物进行性增多，囊肿可不断增大，从而压迫气管、支气管或食管。②囊肿可经血行感染。③囊肿有发生恶变的可能。④囊肿常衬以胃黏膜，有可能发生出血或穿孔。

起源于食管的胸腔消化道重复畸形，应切除囊肿和黏膜，然后缝合食管壁，注意保护迷走神经；胃重复畸形多位于大弯侧，将之完整切除的过程中避免损伤胃血供或者结肠系膜血管，必要时可以使用吻合器。十二指肠重复畸形一般难以完全切除，常采用囊肿开窗内引流术。胸腔镜手术及机器人辅助胸腔镜手术在诊断及治疗肠重复畸形方面显示出明显的优势，必要时胸腔镜可探查胸腔以明确诊断，并可直接进行胸腔镜手术切除，与开胸手术比较创伤明显减少，术后恢复更快。

预后 肠源性囊肿是先天性发育畸形，治疗预后与其和正常食管的相互关系有关，同时预后和肠源性囊肿合并的其他畸形严重程度有关，虽然有报道显示肠源性囊肿远期有癌变的可能性，但及时手术治疗后一般预后良好。

（曾 骐 陈诚豪）

qìguǎn jíbìng

气管疾病 （disease of trachea）

各种原因造成的发生于气管部位的疾病。儿童气管外科疾病常见有先天性气管畸形、气管损伤和气管异物三大类。先天性气管畸形主要包括先天性气管闭锁和先天性气管狭窄。先天性气管闭锁又称气管发育不全或气管未发育，是一种罕见但致命的疾病。该缺陷为喉部以下的气管部分或完全缺如。下呼吸道常经远端的气管食管瘘或支气管食管瘘与胃肠道相连接。气道和食管之间缺乏瘘管时是不能存活的。先天性气管狭窄是一种罕见的异常，其发病率要低于喉或其他气管畸形。气管狭窄是由完整的或接近完整的软骨环引起。气管、支气管损伤在儿童、青少年并不十分常见，但随着车辆及交通事故的增加，气管损伤的病例也有所增长。此类外伤患儿多为复合伤，常合并有其他脏器的损伤，伤情严重，死亡率高。因此，尽早确诊，及时采取积极抢救措施，对于降低死亡率、防止肺的永久性损害，具有重要意义。气管、支气管异物是指发生于声门裂以下呼吸道内的异物，是儿科常见急症，一般发生在 5 岁以下儿童，有明显的异物食入呛咳史，可出现剧烈咳嗽、憋气、呼吸困难等症状。如果没有得到及时、正确的救治，部分患儿会在短时间内因窒息导致呼吸、循环衰竭而死亡。

先天性气管畸形比较罕见，人们对该疾病缺乏足够的认识，容易延误病情。而气管损伤和气管异物的发病率较高，治疗不及时处理会在短时间内因窒息导致呼吸、循环衰竭而死亡。气管疾病如果能早诊断，并给予及时、正确的治疗，往往会取得比较好的预后。

（曾 骐 张 旭）

qìguǎn sǔnshāng

气管损伤 （tracheal injury）　直接作用于颈部或气管的外力所引起的损伤。气管、支气管损伤在儿童、青少年中并不常见，但随着交通事故及意外伤害的增加，

气管损伤的病例也逐步增长。此类患儿常合并有其他脏器的损伤，病情危重，病死率高。因此，尽早确诊，及时采取积极抢救措施，具有重要意义。

病因及发病机制　①钝性伤造成气管、主支气管损伤的机制可能有以下三种：当胸部前后突然受压，前后径减小，横径加宽，将两肺拉向侧方，使相对固定的隆突受到强烈牵拉发生断裂，常为横行或环周断裂；当声门紧闭时，气管内压力骤然升高，气流可冲破隆突附近的气管，常为纵行断裂，并常被纵隔覆盖；突然减速对气道会产生剪切力使相对固定的隆突处发生断裂。②医源性损伤：麻醉插管、插管套囊过度膨胀、长期机械通气等造成气管损伤。③吸入烟雾、有毒化学物质。④穿通伤：锐器、火器所致的气管、支气管损伤。⑤气管、支气管异物等造成的损伤。

临床表现　胸部受伤后，出现皮下气肿、咳嗽、咯血、气胸、气短及肋骨骨折，都应考虑存在气管或支气管损伤的可能。临床症状主要由气管、支气管损伤的部位、漏气及出血量的多少决定。气管、支气管断裂的典型特征是出现纵隔及胸骨上窝皮下气肿，并迅速向颈、面、肩及前胸部蔓延，在胸腔闭式引流下仍漏气不止，肺不能膨胀，呼吸困难进行性加重。咯血的程度与气管支气管破裂的大小有关，凝血块进入支气管，可出现肺不张。若同时出现大量的血胸，则可引起血流动力学的改变和急性呼吸功能衰竭。单侧支气管完全断裂的影像学典型表现为伤侧肺萎陷，并下落到肺门附着点以下，仰卧位时肺落在侧后方。

诊断　根据受伤史、体格检查、胸部影像学和纤维支气管镜检查，对于气管、支气管损伤，均可及时做出准确的诊断，明确损伤部位。

治疗　首先保持呼吸道通畅，若存在气胸，可留置 1~2 根胸腔闭试引流管引流气体；若气胸不能明显改善，需考虑大气道损伤，应在一般情况允许下尽早行纤维支气管镜检查以明确损伤的部位和情况。

气管插管或气管切开是治疗气管、支气管损伤的基本有效措施。不仅有助于清除呼吸道分泌物，而且可减低声门关闭时气管内压力，减少气体不断漏入纵隔或胸膜腔，保持气道通畅，缓解呼吸困难。对于颈段气管或胸内气管、支气管的小裂伤，在保证受累肺组织能复张的前提下，一般周径不超过气管的 1/3 多可采取保守治疗。

对于撕裂范围较大或完全断裂者，在行闭式引流下仍不能控制气胸、肺不能复张，并疑有其他脏器损伤时，应尽早开胸探查，行气管、支气管修补成形手术。术前应做纤维支气管镜检查，明确断裂部位，吸除呼吸道内分泌物。一旦诊断明确，应积极手术，早期手术裂口及断端容易显露，早期修补有助于肺尽早复张，防止损伤部位狭窄。

采用纤维支气管镜引导下将气管插管送至断裂处的远端，维持通气，是安全有效的方法。在小儿还可考虑使用高频通气，既能保证足够的通气，又能维持较低的气道压力。

较小的裂伤，可用 5-0、4-0 可吸收的无损伤线修补，并用纵隔胸膜包埋、覆盖加强吻合口。裂口较大或完全断裂者，需行重建手术。对于伤后数周、数月、

数年裂口多为肉芽组织所填塞，形成瘢痕狭窄并粘连，应先行纤维支气管镜检查，明确断裂、狭窄部位，距声门和隆突的距离，切除狭窄重建吻合时可以采用充分游离和松解气管，游离肺门，切断下肺韧带使气管长度延长。吻合时一定尽量避免张力，以降低吻合口瘘、再狭窄的发生率。

预后 与气管、支气管损伤的严重程度，以及有无合并其他脏器的损伤有关。

（曾 骐 张 旭）

皮下气肿（subcutaneous emphysema）

胸部皮下组织有气体积存的征象。以手按压皮下气肿的皮肤，可引起气体在皮下组织内移动，出现捻发感或握雪感。用听诊器按压皮下气肿部位时，可听到类似捻动头发的声音。胸部皮下气肿多由于肺、气管或胸膜受损后，气体自病变部位逸出，积存于皮下所致；偶见于局部产气杆菌感染而发生。严重者气体可由胸壁皮下向颈部，腹部或其他部位的皮下蔓延。胸部闭合性损伤和开放性损伤常伴有皮下积气，空气通过受损部位进入皮下组织通常有三种途径：①气胸同时伴有壁层胸膜受损时，胸腔内空气即可通过受损部位进入胸壁皮下组织。②气管、支气管或食管破裂时，空气可直接从破裂口进入纵隔，再经胸骨上凹扩散至颈、面和胸部皮下组织。③空气直接通过胸壁体表伤口进入皮下组织。

通常情况下，胸部损伤后空气通过受损部位进入皮下组织，可通过检查皮下积气来判断胸部损伤部位，给予及时救治，控制气体的来源。

（曾 骐 张 旭）

气管切开术（tracheotomy）

切开颈段气管，放入特制气管导管的紧急气道建立方法。在环甲膜上做一个切口，通过该切口将气管造口术导管或气管内导管插入气管。标准法、四步法和塞尔丁格（Seldinger）法是常用的环甲膜切开技术。

适应证 未受控制的出血进入口腔和/或呕吐导致气道梗阻；严重呕吐；严重颌面创伤；无法迅速去除的喉异物；上气道结构肿胀。

操作方法 ①固定喉部，触诊环甲膜：右利手术者应站在患者右侧；左利手术者站在患者左侧。使用非优势手固定喉部，使用优势手进行操作。将非优势手的拇指和中指分别放在甲状软骨的两侧以固定喉部。使用示指在甲状软骨头缘中线处触诊喉结，然后向尾侧移动 1～2cm，直至感觉到甲状软骨下面的一个小凹陷。此处即为环甲膜。在环甲膜下缘触诊环状软骨。在整个操作过程中用手控制并固定喉部，以维持解剖关系。②垂直切开皮肤：触诊到环甲膜后，在该处皮肤上做一个约 4cm 的垂直中线切口。中线皮肤切口避开了两侧的血管。如果初始位置太高、太低或不能充分暴露环甲膜，垂直切口有利于向上或向下扩展。③水平切开环甲膜：在环甲膜上做一个 3cm 的水平切口。切开时须小心，用力过大可损伤气管后壁（应注意环状软骨环的后部很宽，有助于防止切口穿过气管后壁进入食管）。将解剖刀对准尾部以避开声带。虽然声带被甲状软骨围绕且在一定程度上受到保护，但只比环甲膜高 0.5～2.0cm。在分离甲状软骨和环状软骨时，注意不要

将它们切开或折断。切开环甲膜后，将非优势手的示指尖一直放置在切口的入口处，以维持切口开放。继续牢牢固定喉部，让位于喉两侧的拇指和中指以及位于环甲膜切口处的示指始终保持三角定位。此时绝对不能松手，因为常会有大量出血模糊环甲膜术野。如果因为肥胖、水肿、创伤、解剖异常或其他原因而不能固定喉部，那可能需要将解剖刀留在切口直至放入气管拉钩。此时应小心，不要让解剖刀损伤气管后壁。④插入气管拉钩：将气管拉钩置于甲状软骨深面，让助手向前向上牵拉。⑤插入气管扩张器并将其打开，以垂直扩大切口：夹紧扩张器的手柄将钳夹打开。正常环甲膜的水平方向较宽，因此很难在垂直方向上扩张。扩张器需要克服甲状软骨向下缩回的阻力以及环状软骨向上缩回的阻力。将扩张器留置于切口处直至插入导管；移除扩张器后，甲状软骨和环状软骨会回复至原位。⑥插入气管切开套管：扩张切口后，将扩张器旋转 90°，使手柄指向患者脚的方向。在气管扩张器的两钳夹片之间插入导管。如果扩张器仍在原来的水平方向，则下钳夹片会妨碍导管进入气管。导管经过扩张器钳夹片后继续向前推进进入气管内。移出气管拉钩和气管扩张器。在插入和退出器械时，应特别注意不要刺破导管气囊。⑦取出管芯（根据导管类型按需进行），管芯是带有圆形尖端的实心物体。⑧插入内套管（根据导管类型按需进行）并给气囊充气：使用 10ml 注射器给导管气囊充气。小心地充气，直至气囊指示器显示充满但不紧张；过度充气会增加气管黏膜发生压力损伤的风险。⑨将气管切开套管

与呼吸机或袋瓣装置连接：确认导管位置正确后，用环形布带在颈部固定导管。采用弹性连接管，以免牵拉和压迫气管壁。

注意事项 ①计划气管切开时应该清楚气管切开能否有效绕过气道梗阻部位。例如，梗阻位于远端气管时，行环甲膜切开术会浪费宝贵的时间，错过使用无创通气的机会。②熟悉环甲膜切开术工具，并提前选择和练习自己偏好的方法。③判断患者的颈前解剖结构是否会使操作特别困难或耗费时间。

(曾骐 陈诚豪)

qìguǎn yìwù

气管异物（foreign body in trachea） 发生于声门裂以下呼吸道内的异物。儿科常见急症，多发生在5岁以下儿童，有明显的异物食入呛咳史，可出现剧烈咳嗽、憋气、呼吸困难等症状。如果没有得到及时、正确的救治，部分患儿会在短时间内因窒息导致呼吸、循环衰竭而死亡。

病因及发病机制 气管异物的发生与不良进食习惯以及儿童缺少照看密切相关。主要原因包括：①小儿咀嚼功能及喉反射功能发育不健全。②小儿磨牙尚未生成，不能充分咀嚼，在进食时容易受情绪的影响而哭、笑甚至打闹，以致将食物呛入气管、支气管内。③有些学龄期儿童喜欢将笔帽或小玩具含在口中，在哭闹、惊恐、深吸气时，易将口含物吸入气管。④重症或昏迷患儿由于吞咽反射减弱或消失，将呕吐物、血液、食物、脱离的牙齿等呛入气管。⑤临床也见有昏迷患儿因蛔虫上行而钻入气管者。⑥某些医源性意外也可导致气管异物的发生。

临床表现 与异物的大小、性质、部位、存留时间及局部的病理改变有关。主要症状有阵发性咳嗽、喘息、发热、呼吸困难甚至窒息，肺部表现为支气管炎、肺炎、肺不张、肺气肿，严重者可引起气胸、皮下气肿、纵隔气肿，如果吸入异物较大或异物存留气管时间长，甚至可引起急慢性呼吸、循环衰竭。病程发展大致可分为以下四期。

异物吸入期 一般有明确的进食呛咳表现。呼吸困难多为吸气性，但如较大异物嵌顿，呼吸困难可为混合性，同时出现呼气喘鸣音。较大异物卡在声门、声门下及气管内时，可因阻塞主气道而发生窒息，甚至短时间内死亡。较小尖锐的异物嵌顿于喉头者，大部分有声音嘶哑甚或失音。气管活动性异物随呼吸运动可引起阵发性剧烈咳嗽、憋气及呼吸困难，可在患儿胸骨后方听到异物撞击声，即咳嗽时的"拍击音"。此期时间一般较短，可在数分钟至数小时后症状缓解甚至暂时消失。

无症状期 较小的异物吸入后可嵌顿于支气管内的某一处，此时可无症状或仅有轻咳和喘鸣。此期长短不一，由数小时到数十年不等，与异物大小、形状、性质、阻塞及感染程度有关。个小、形圆、质钝、无毒的矿物性异物或义齿，可在小支气管内长期存留，直到因其他原因行胸部影像学检查时偶然被发现；刺激性较强的异物，易导致支气管炎等并发症，无症状期较短。

阻塞期 由于异物刺激和继发炎症反应，或已堵塞支气管，可出现咳嗽加重、产生肺气肿或肺不张等支气管阻塞的表现。年龄较小的患儿，此期出现相对较早且症状较重。

并发症期 ①肺炎、支气管炎最常见，约占70%以上。②肺不张、肺气肿。③并发气胸、纵隔气肿等危重并发症者一般不足1%，一旦发生，可能危及生命。原因为异物成为活瓣从而引发阻塞性肺气肿，并进一步加重，达到一定程度后可致肺泡破裂。肺内空气进入胸腔引起气胸；进入肺间质内，由肺间质沿血管周围进入肺门，形成纵隔气肿；空气沿血管、气管周围及颈深筋膜向上，至颈部皮下，引起皮下气肿。尖锐异物也可造成气管、支气管黏膜损伤，气体进入胸腔而出现。

诊断 及时、正确的诊断与患儿的生命安全密切相关。根据病史、症状、体征和辅助检查，该病诊断多无困难。

病史 进食呛咳史，以及异物吸入后出现的剧烈咳嗽、呕吐、憋气、发绀等症状是该病最重要的诊断依据。但有些年龄较小的儿童不能表达，若家长也未能及时发现，或异物呛入时间距就诊时间较长，则异物吸入史可能被忽略，误诊、漏诊的可能性较大。因此，应认真细致地询问病史，包括异物呛入的时间、当时及后续的表现、异物的性质和形状等。

症状 缺乏特异性，症状与异物种类、异物阻塞支气管的位置及异物存留气管内时间长短有关。主要表现为阵发性咳嗽、喘息、发热、呼吸困难等。

体征 ①当异物阻塞总气管或同时阻塞双侧支气管时，可出现严重呼吸困难甚至窒息，望诊可见患儿鼻翼扇动、吸气性三凹征、发绀、呼吸急促或呼吸减弱。较小异物位于气管时，随呼吸上下移动可听到拍击声。在咳嗽时更为明显。有时以手指触摸气管上段时也可感觉到异物拍击感。

听诊为双侧呼吸音减弱。②异物位于一侧支气管或其分支时，一侧呼吸音减弱或消失是其特征性表现。可产生两种体征：a. 异物未完全堵塞管腔，易在异物以下部分形成阻塞性肺气肿。查体除听到呼气延长的"咝咝声"外，阻塞一侧或一叶的呼吸音减低，语颤变弱，叩诊呈鼓音。严重者患侧胸部运动受限，呼气时心脏向健侧移位。b. 异物完全堵塞管腔，空气不能吸入也不能呼出，阻塞部位以下的空气逐渐被吸收，则形成阻塞性肺不张。检查可发现异物停留一侧或一叶呼吸音减低，语颤增强，叩诊变为浊音。

辅助检查　主要通过以下检查辅助诊断。

透视　不透射线的异物（如金属）可直接通过 X 线检查发现，而多数异物（如植物性异物）则需通过间接征象判断。透视可以动态观察肺及纵隔情况，发现某些特征性的征象。①纵隔摆动：支气管异物患儿吸气时，因健侧吸入的气体多，纵隔向患侧摆动；呼气时健侧气体排出较快，患侧排气慢，纵隔向健侧摆动或回到原位。②纵隔增宽：若总气管或双侧主支气管异物不完全阻塞，吸气时胸腔内负压加大，血液回流增加，可见纵隔影变宽。

胸部 X 线片　胸部正侧位片可以发现以下征象。①异物直接影像：金属或其他密度高的异物可直接显影，对于判断异物位置及形态很有帮助。②阻塞性肺气肿：一侧支气管不完全性阻塞时，出现阻塞平面以下的肺气肿征象。③阻塞性肺不张：异物完全阻塞一侧支气管或叶支气管时，出现阻塞平面以下的肺不张征象。同时可以了解是否有自发性气胸、纵隔气肿。

颈胸部 CT　多层螺旋 CT 及三维重建的广泛应用，使气管异物的诊断率有明显提高。通过 CT 可了解病变的位置、范围和邻近组织的关系，便于异物定位。

支气管镜　内镜检查正越来越多地应用于气管异物的检查、诊断及治疗。可在局部麻醉下进行，操作者需熟练使用支气管镜设备。常用的支气管镜分软质支气管镜和硬质支气管镜，前者又分纤维支气管镜和电子支气管镜。软质支气管镜异物诊断率高，能发现较小的异物，对于位置较深异物的取出具有一定的优势；硬质支气管镜应用于较大异物的检查及取出。

治疗　气管异物一经确定诊断，须尽快手术取出。

急救及处理原则　①对确诊的气管异物患儿，若出现窒息及Ⅳ度呼吸困难，可迅速将患儿侧卧，拍击其背部，使异物尽可能进入一侧支气管，而使另一侧支气管保持通畅。紧急情况下可考虑行气管切开或气管插管。②异物呛入的时间短或虽然时间稍长但未产生严重并发症的，估计异物取出困难不大者，以及已有阻塞性呼吸困难者，应立即手术取出。③异物存留超过 3 天，患有并发症、高热、全身衰竭者需先收住院，治疗并发症，纠正脱水、水电解质平衡失衡。待全身情况好转后再手术。④刚做过支气管镜手术发现异物位置深、嵌顿严重、黏膜水肿而未能取出异物者，可以先充分消炎，待气管、支气管黏膜消肿后再手术。⑤患儿已有皮下气肿、纵隔气肿或气胸，轻度的可以密切监测下全麻下取出异物，严重的应先处理气肿或气胸再行手术，但气肿继续加重者应尽快手术取出异物。⑥住院

治疗并发症期间，可能因异物位置的改变而突然发生阻塞性呼吸困难或窒息。因此应准备好随时施行异物取出手术。⑦术前保持镇静，减少耗氧量，轻度憋气及呼吸困难时给予吸氧。

麻醉方法　全身麻醉可以避免患儿躁动带来的医源性创伤，对患儿精神创伤较小，在全身麻醉下肌肉松弛，声门处也相对松弛，异物容易取出。但是若麻醉深度掌握不好时容易出现喉、气管、支气管痉挛，增加了手术的风险和难度。随着麻醉水平的提高，现多采取静脉复合麻醉，即长效麻醉药与短效麻醉药及镇痛药相结合，忌单独使用可能引起喉痉挛的氯胺酮。注意全身麻醉应全程保证有效的通气，在一定肌松药的情况下，维持自主呼吸，特别是当置入气管镜和钳夹住异物出声门时应给予短效肌松药，以便减少咳嗽反射。同时结合边进入边给予局部表面麻醉的分段式麻醉方法，以减少气管支气管痉挛，利于异物取出。

手术方法　主要有以下方法。

直接喉镜（或前联合镜）下取异物法　用直接喉镜（或前联合镜）挑起会厌，暴露声门，用异物钳直接钳取异物，或张开异物钳在声门下等待，当患儿咳嗽，异物冲击钳子时，迅速将异物夹住取出。该法的优点是患儿痛苦小；方法及器械简单，手术时间短；异物钳头大，容易钳住异物。适应证为异物位于声门、声门下或气管内的患儿，当几次试取失败后应改用支气管镜下取出异物。

硬质气管镜下取异物法　位置较深或已发生肺部并发症的异物需用支气管镜伸入接近异物的部位再钳取。该法是最为常用的方法，绝大部分患儿可通过该法

取出异物。需根据患儿年龄选择不同型号的支气管镜。一般采用光纤的间接光源，先吸出分泌物，仔细看清异物的位置和方向以及异物与支气管壁间的关系。通常在吸气时气管腔扩大时钳取，钳取异物时用力要适度，用力过大易将异物夹碎，用力过小异物容易脱落。尤其患侧有肺不张时，异物在通过声门时容易脱落，并被吸入健侧，导致双侧支气管阻塞，造成严重缺氧。此时应将支气管镜送入健侧，取出异物。较大异物不能经支气管镜取出者，应将异物靠近支气管镜前端，与支气管镜一同取出。有尖的异物如针、图钉等，须将异物尖端夹在支气管镜内或用异物钳夹持尖端取出，以免损伤黏膜。对于较大异物不能从声门取出者，可行气管切开术，异物由切开口处取出。当异物存留时间长或多次试取失败，造成异物嵌顿于支气管黏膜内或被肉芽组织包裹无法取出时，可考虑胸部手术切开支气管取异物。

纤维（电子）支气管镜取异物　该方法是在支气管镜上带有钳道，可以通过钳道置入异物钳，并可以送氧气、吸引分泌物。其优点是：①照明亮度高，手术野清晰。②可以在局麻下进行，对患儿的刺激小。③可弯曲，适用于颈部疾病头不能后仰的患者。④可观察段支气管以下或者上叶开口内硬质支气管镜达不到的区域，适用于较小异物的取出。由于其钳叶较小，不适于用此取较大的异物。

并发症　与异物性质、所在部位、阻塞程度和感染情况不同。临床上主要包括喉水肿、皮下气肿、纵隔气肿、气胸等。对于气管异物，应尽量保持患儿安静，

避免活动引起异物刺激声门；术前选用适合患儿气管管腔大小的支气管镜型号，以免因支气管镜过粗，引起喉部黏膜损伤；术中操作轻柔，尽量减少下镜次数及手术时间，减轻手术创伤。术前、术后可给予肾上腺皮质激素减轻喉水肿，严重喉水肿引起窒息者，可予以气管插管或气管切开。后三种并发症较少见，但极为凶险，严重者可导致死亡。

预防　气管异物是完全可以避免的，应加强对家长的宣教，使其明白气管异物的危险性，教导小儿养成良好的进食习惯。主要预防措施：①避免使正在进食的小儿受到刺激及干扰。②不要给 3 岁以下的孩子喂食瓜子、花生、豆类等带壳类的食物。③将小玩具放在儿童不能触及的地方。④发现小儿口含食物、玩具等物品时，应耐心劝说其吐出，不要以手硬抠或使其受惊吓。⑤教育学龄期的儿童改掉口里含着笔帽、哨等东西的习惯。⑥当怀疑异物呛入时及时、就近到有条件的医院就诊。

预后　气管异物预后差异很大。若异物卡在喉部或总气管，患儿可能在数分钟内窒息死亡。而小的异物有时无须处理即可自然咳出。对于大多数到医院就诊的患儿，若能早期诊断，大多都能在硬性支气管镜或纤维支气管镜下顺利取出，预后良好；少数就诊时间晚或因漏诊、误诊而延误治疗的患儿，可能发生严重并发症。

（曾骐 张旭）

xiāntiānxìng qìguǎn xiázhǎi
先天性气管狭窄（congenital tracheal stenosis）　胚胎期气管原基发育异常导致软骨环节段性漏斗状的或广泛的狭窄。主要见

于婴幼儿。气管狭窄是一种罕见的发育异常，其发病率要低于喉或其他气管畸形，包括先天性气管狭窄和获得性声门下狭窄。获得性声门下狭窄多由早产及支气管肺发育不良相关的气管插管或气道创伤引起。

病因与分型　先天性气管狭窄因胚胎期气管原基发育异常，导致软骨环呈节段性、漏斗状或广泛的狭窄，由完整的或接近完整的软骨环引起。发生于气管支气管树的任何部位的节段性狭窄（50%）；广泛性或完全狭窄/发育不全（30%）；漏斗形病变，往往伴发肺动脉吊带（20%）。

临床表现　先天性气管狭窄常合并其他先天性畸形，最常见的是心脑血管异常。发病的年龄和症状的严重程度取决于狭窄的程度。完全性狭窄于新生儿期表现出来，而节段性或漏斗形病变则可能在较晚期出现症状。婴儿通常表现为严重的呼吸窘迫、发绀和喂养困难。其他表现包括吸气性喘鸣、难治性的单音呼气性哮鸣音或反复的肺炎。当炎症或黏液栓导致气管进一步变窄时，可能危及生命。较年长的患儿者可出现这些表现，或反复的肺炎。胸片或透视（用或不用造影剂）有时可发现气管狭窄。

诊断　通常需行支气管镜检查来证实诊断，CT 或 MRI 可能有助于确定狭窄的范围。胸片或透视有时可发现气管狭窄。三维气道 CT 重建技术的进步产生了虚拟气管支气管镜检查，这改善了对气管支气管异常的诊断。

鉴别诊断　①与引起呼吸困难和喘息等症状的疾病相鉴别，如气管异物、哮喘、气道肿瘤、心功能不全、肺发育不良等。②识别疾病本身，找出气管狭窄

的具体原因，可通过年龄、诱因、基本病史、症状、体格检查、辅助检查等进一步明确诊断。

治疗 气管狭窄需要外科手术矫正，包括微创手术（如球囊扩张、支架置入和激光治疗）或传统外科手术（如喉气管重建术、滑片法气管成形术和部分环状软骨气管切除术）。

常见的手术并发症有以下几种。①皮下气肿：是手术最常见的并发症，与管前软组织分离过多，气体沿切口进入皮下组织间隙并蔓延，气肿可达头面、胸腹，但一般多限于颈部。大多数于数日后可自行吸收，不需做特殊处理。②气胸及纵隔气肿：气切在暴露气管时，向下分离过多、过深，损伤胸膜可引起气胸。轻者无明显症状，严重者可引起窒息。若发现患者气管切开后，呼吸困难缓解或消失，而不久再次出现呼吸困难时，则应考虑气胸，X线拍片可确诊。此时应行胸膜腔穿刺，抽出气体。严重者可行闭式引流术。手术中过多分离气管前筋膜，气体沿气管前筋膜进入纵隔，形成纵隔气肿。对纵隔积气较多者，可于胸骨上方沿气管前壁向下分离，使空气向上逸出。③出血：术中伤口少量出血，可经压迫止血或填入明胶海绵压迫止血，若出血较多，可能有血管损伤，应检查伤口，结扎出血点。④气管食管瘘：少见。在喉源性呼吸困难时，由于气管内呈负压状态，气管后壁及食管前壁向气管腔内突出，切开气管前壁时可损伤到后壁。较小的、时间不长的瘘孔，有时可自行愈合，瘘口较大或时间较长，上皮已长入瘘口者，只能手术修补。

预后 单纯的短段狭窄的结局相对较好，严重气管狭窄的病死率随着外科治疗技术的进步已逐步降低。当气管狭窄伴有其他疾病时，死亡的风险仍然显著。气管狭窄患者通常需要长期呼吸机支持，但通气的持续时间和动态对比增强支气管造影所反映的狭窄范围并不能预测患者的生存情况。儿童喉气管狭窄在治疗中仍面临着巨大挑战。在选择手术方式时，要根据患儿年龄、身体状况、狭窄程度、狭窄原因、有无气管切开等多方面进行综合考虑，选择合适的治疗方式。

预防 早发现、早诊断、早治疗，提前预防气道狭窄病变的发生。儿童颈部较短、气管管腔小、软骨较软，甲状软骨和环状软骨等解剖标识难以明确，如需要手术的患者，有条件的应行气管插管，气管插管用时短，损伤小，且能及时缓解呼吸困难，有效吸除气管及肺内分泌物，避免术中窒息，减少气胸、纵隔气肿等并发症。气管插管后急症手术变为普通手术。提高了手术的安全性，便于抢救治疗。

（曾骐 张旭）

fèijíbìng

肺疾病（disease of lung） 主要累及肺间质、肺泡和/或细支气管的肺部疾病。儿童肺部疾病的临床表现缺乏特异性，早期多以咳嗽、发热等上呼吸道感染症状为主，部分患儿通过产前超声发现异常，也有部分患儿在拍胸片时偶然发现，因此相关的辅助检查对于儿童肺部疾病的诊断以及鉴别诊断尤为重要。儿童肺部外科疾病常见有先天性肺囊性病变和肺肿瘤两大类。

先天性肺囊性病变是一组疾病的统称，包括先天性肺气道畸形、肺隔离症、大叶性肺气肿、先天性支气管闭锁、先天性肺囊肿。其中，先天性肺囊肿因其定义模糊、存在争议，缺乏典型的病理描述，在临床上诊断越来越少见。先天性肺气道畸形是一种呼吸道发育异常，具有不同的临床表现和预后，患儿可能在新生儿期表现为呼吸窘迫，也可能直至较大年龄才出现症状，许多病例可通过常规产前超声检查发现，手术切除是根治性治疗。肺隔离症是一种罕见的下呼吸道先天性畸形，隔离肺组织团块与气管支气管树无正常连接，没有正常功能，其动脉血供来自体循环。先天性肺叶性肺气肿是一种以单个或多个肺叶过度充气为特征的下呼吸道发育异常，部分病例可归因于正在发育气道的阻塞（可引起空气潴留），许多婴儿伴有其他畸形，尤其是心血管系统畸形。儿童支气管扩张的胸部CT表现为支气管异常扩张，并伴有表现为反复或持续湿咳/咳痰、气道感染和/或炎症的临床综合征，是多种疾病的最终结果，包括先天畸形、囊性纤维化、原发性免疫缺陷、气道异物滞留或感染后病程。

小儿肺部肿瘤较少见，可分为原发性和继发性（转移性），儿童肺原发性肿瘤罕见，转移性肿瘤相对多见。

（曾骐 张娜）

xiāntiānxìng fèiyèxìng fèiqìzhǒng

先天性肺叶性肺气肿（congenital lobar emphysema，CLE）

一个或多个组织学正常的肺叶过度膨胀为特征的下呼吸道发育异常。又称先天性肺泡过度扩张，曾称先天性肺叶过度膨胀、先天性段支气管软化、婴儿或儿童期肺气肿和婴儿叶性肺气肿。与成人肺部疾病引起的气肿样改变不同，其没有明显的肺实质破坏。通常肺上叶和中叶受累最多，但大多数患儿多局限在一个肺叶。

病因及发病机制 发病原因随临床情况表现各有不同，但基本的发病机制肯定有肺叶或肺段支气管阻塞，气体被封闭在远端肺组织内，引起肺高度膨胀，进一步加重支气管梗阻。引起阻塞的原因有支气管肺发育异常，支气管黏膜的肉芽组织造成阻塞；支撑气管支气管的软骨缺乏或软化，使得支气管壁在呼气时向管腔内塌陷而引起进行性气体潴留；支气管黏膜皱襞活瓣样作用；间质分化为软骨和纤维结缔组织不良；外部压迫性支气管阻塞。肺动脉扩张、动脉导管未闭、双主动脉弓、法洛四联症、室间隔缺损、先天性肺动脉壁缺损和肿瘤等都可以合并肺叶性肺气肿。有极少一部分 CLE 是由多肺泡肺叶造成的。所谓多肺泡肺叶是肺泡数量较正常同体积肺组织高 3~5 倍。而气道和血管在数量、大小和组织学上均符合其年龄的发育程度，空气可以通过交通孔道，这就造成了肺叶性肺气肿。

临床表现 最常见的表现是新生儿和婴幼儿程度不同的呼吸窘迫，包括呼吸急促、咳嗽、呼吸困难、吸气和呼气性喘鸣，有时出现发绀。迟发症状包括萎靡、发育迟缓、晕厥、精神运动性呆滞、胸廓畸形，最常见的是反复发作的肺部感染。体格检查见胸廓不对称，病侧胸廓膨隆饱满，叩诊为鼓音，呼吸音减弱，可有哮鸣音或啰音，气管、心脏向健侧移位。

诊断 结合病史、相关影像学检查特点以及术后病理，可明确诊断。

超声检查 随着产前超声检查的普及，越来越多的 CLE 得以在产前或出生后早期发现，但其与先天性肺气道畸形（congenital pulmonary airway malformation, CPAM）三型均表现为肺部回声均匀的高回声团块，二者难以鉴别。由于 CPAM 的发病率远高于 CLE，所以产前超声通常会按照 CPAM3 型诊断而很少考虑 CLE。心脏 B 超、心血管造影也有助于显示压迫支气管的异常肺动静脉以及先天性心脏病的并存情况。

X 线检查 胸部 X 线片可诊断该病，表现为受累肺叶过度膨胀，体积增大，透亮度增加，可见稀少纤细肺纹理。同时相邻的肺叶受压致体积缩小和密度增高，为压迫性肺不张，纵隔向健侧推移，可有纵隔疝形成。新生儿期由于肺内胎液未被完全吸收，胸片暗影较透亮影多，易误诊为胸腔积液或肿瘤。若定期复查摄片，可见暗影逐渐消退，数日后出现典型的肺叶气肿征象。

CT 检查 可更加清晰地显示 CLE 的肺部异常，并可为 CLE 与其他肺部占位性病变的鉴别提供帮助。CT 还可以发现畸形的血管及肿物造成的外部压迫，而且 CT 气管重建可排除气管异物。

支气管镜检查 能发现支气管梗阻部位，某些情况下还可起治疗作用，且支气管镜检查一般不用做初筛查。

其他检查 MRI 对明确诊断也很有帮助；特殊的检查方法有吸入放射性气溶胶扫描，患儿通过麻醉气囊呼吸两分钟放射性气溶胶锝-99（^{99m}Tc）硫胶体，然后拍片，能显示不通气的肺段。

鉴别诊断 ①气胸：CLE 中的气肿性肺叶往往具有线状支气管血管纹理和肺泡纹理，而气胸则没有这些肺纹理。CLE 表现为压迫性肺不张，纵隔向健侧推移，可形成纵隔疝。②局限性肺过度充气：异物、先天性支气管闭锁、肿块（如支气管囊肿）或肺动脉吊带（左肺动脉发源异常）引起的气道阻塞可导致局限性肺过度充气。而张力性气胸则是形成"向心性"压迫。③先天性肺病变：包括 CPAM、肺隔离症，影像学检查可表现为肺透光度降低。CPAM 影像学检查一般表现为单发或多发囊性病变，但 CLE 其内可见稀疏肺纹理向四周伸展。④先天性膈疝：CT 上可表现为胸腔下部囊性病变，超声检查可发现膈肌连续性中断，消化道造影检查可进一步明确消化道位置及走行。

治疗 CLE 的手术指征仍有争议，大多数医师认为 CLE 治疗的指征为毗邻的正常肺组织由于受压而出现危及生命的进行性肺功能不全。若有症状且进展也应尽早切除患肺。1 岁以上无明显症状的患儿，可以观察，其肺功能多能长期保持稳定。在麻醉时应考虑到肺内气体潴留的问题，应该避免过高的空气压力。在重症病例，气管插管后必须马上行开胸术，因为人工通气可导致患肺突然膨胀，并进一步压迫正常肺和纵隔结构。周围压迫不张的肺组织不需切除，其以后能复张。术中很容易辨认病肺，病肺呈海绵状。而所有病肺组织都应切除，否则会引起复发。同时应消除其他外部压迫因素。

预后 CLE 手术的风险和预后主要取决于合并的畸形种类。大多数没有合并症的患儿术后长期随访显示，残留肺组织有一定的代偿性生长，肺组织减少或残余疾病引起的肺功能损害已不明显，患儿发育正常。保守治疗的病例受影响，肺叶的过度扩张有所减轻。

（曾骐 张旭）

xiāntiānxìng fèiqìdào jīxíng

先天性肺气道畸形（congenital pulmonary airway malformation，CPAM）

肺胚胎发育异常形成大小不等、相互交通的肺内囊肿，与腺瘤样改变混合存在的畸形。又称先天性囊性腺瘤样畸形（congenital cystic adenomatoid malformation，CCAM）。患者可能在新生儿期表现为呼吸窘迫，也可能直至较大年龄才出现症状而被发现。多可通过产前超声检查发现，少数产前超声检查发现的病变会在自行消退，但大多数病变将会持续存在。手术切除是首选治疗手段。

病因及发病机制 不同CPAM类型起源于气管支气管树的不同水平和肺发育的不同阶段，可能受宫内气道阻塞和/或闭锁的影响，其形成与母体因素（如种族、年龄或暴露）无关。CPAM形成的分子机制尚不明确，但可能与器官发生过程中细胞增殖与细胞凋亡之间失衡有关。

经典分型 2002年施托克尔（Stocker）将CCAM重新命名为CPAM，并分为五型。

0型CPAM 最为罕见，仅占1%~3%，起源于气管或支气管组织。其囊肿较小，最大直径为0.5cm，覆有假复层纤毛上皮。病灶含有黏液细胞和软骨，但无骨骼肌。这是一种累及整个肺部的弥漫性畸形，气体交换障碍，患者在新生儿即死亡。

1型CPAM 最常见，占60%~70%，起源于远端支气管或近端细支气管。病变由边界清楚的薄壁囊肿构成，囊肿直径为2~10cm。常为单个，但可能有多个分隔。囊肿内覆有假复层纤毛柱状上皮，囊壁含有平滑肌和弹性组织。黏液生成细胞存在于约1/3的病例，上皮下可能存在较薄的纤维肌层。5%~10%的病变有较小的异常软骨岛。该型有潜在恶性可能。临床表现主要取决于囊肿大小，大囊病变可引起新生儿呼吸窘迫、纵隔向对侧偏移。

2型CPAM 占15%~20%，病变由多个直径为0.5~2cm的囊肿和融入邻近正常组织的实质性区域组成。囊肿与扩张的终末细支气管相似，覆有纤毛立方或柱状上皮；可能有较薄的纤维肌层，其弹性组织含量增加。无黏液分泌细胞和软骨成分，可合并其他先天性畸形。与叶外型肺隔离症可能具有相似外观。

3型CPAM 占5%~10%，其病灶通常很大，累及整个肺叶或多个肺叶。病变起源于腺泡，由远端气道或气腔的腺瘤样增生组成。病变可为囊性和实质性组织的混合，也可是完全实质性。许多小囊肿的直径不足0.5cm，覆有非纤毛立方上皮。病变有较薄的纤维肌层且弹性组织增加，与2型病变类似。无黏液分泌细胞和软骨成分。婴儿患者可在子宫内或出生时发病，通常表现为新生儿期严重呼吸窘迫或死亡。

4型CPAM 占5%~10%，囊肿直径最大可达7cm，由非纤毛扁平肺泡内覆细胞构成，无黏液细胞和骨骼肌。可能在出生时或儿童期发病，常表现为张力性气胸或感染，但也可能在无症状患者中被偶然发现。该型有潜在恶性可能，与胸膜肺母细胞瘤密切相关。

临床表现 主要取决于囊性病变大小。病变压迫邻近正常肺组织，可引起新生儿呼吸窘迫、纵隔向对侧移位等。位于肺周围组织的薄壁病变可能破裂引起气胸。大多患者生后无明显症状，可至较大年龄因偶然或反复呼吸道感染发现，严重者可以出现呼吸困难、咯血等。

诊断 结合病史、相关影像学检查以及术后病理，可明确诊断。①产前超声：CPAM容积比是CPAM容积与胎儿头围的比值，可作为预后指标。②产前MRI评估有助于区分CPAM与其他肺部异常，包括肺隔离症、先天性膈疝以及先天性肺叶性肺气肿。③CT：表现为病变区透亮度增加，可见不规则囊样结构，及不同程度的占位效应。增强CT可明确有无体循环供血血管，与肺隔离症相鉴别。

鉴别诊断 ①肺隔离症：在产前超声中表现为边界清楚的均质性强回声肿块，增强CT可见异常体循环来源供血血管。②先天性膈疝：CT上可表现为胸腔下部囊性病变，超声检查可发现膈肌连续性中断，消化道造影检查可进一步明确消化道位置及走行。③先天性肺大疱：肺尖部小囊泡样改变，多于偶然或青少年时期自发性气胸发现。④支气管闭锁：多表现为组织学正常的肺叶过度膨胀，没有明显的肺实质破坏，CT可见黏液栓堵塞支气管分支，远端支气管扩张。⑤肺部感染性疾病：金黄色葡萄球菌或肺炎链球菌等感染后，肺内可形成囊性病变，囊腔可大可小。⑥间质性肺病：囊性间质性肺病，如朗格汉斯细胞组织细胞增生症，胸部CT可见网状或结节状影，上肺区囊腔或蜂窝样变，可伴有复发性气胸病史。

治疗 随着患儿年龄的增长，CPAM的继发感染率逐渐升高，因术前反复呼吸道感染导致胸腔内粘连者，手术时间及术中出血量均高于没有感染的病例。另外，部分 CPAM 与恶性病变在影像学上难以区分，甚至存在恶变可能。有学者提出，1 岁以内的手术患儿中远期肺功能恢复情况明显好于 1 岁以后的手术患儿，无症状 CPAM 的手术并发症在各年龄组之间的发生率相似。因此，建议对无症状的 CPAM，一经发现，应该在患儿可以耐受手术的情况下早期手术治疗。根据病变部位及范围选择解剖性肺段切除术或肺叶切除术。

并发症 ①反复呼吸道感染：随着患儿年龄的增长，CPAM 的继发感染率逐渐升高。②手术并发症包括出血、气管损伤、神经损伤、淋巴管损伤等。③术后并发症包括肺不张、持续漏气、病灶残留、呼吸道感染等。

预后 婴幼儿手术后肺功能与切除肺体积的大小、是否有肺发育不良以及肺组织代偿性生长等因素有关。有研究证明肺泡的发育可从胚胎的第 5 周持续到 8 岁之前。由于 CPAM 存在反复感染甚至为恶性病变的潜在风险，以及微创和麻醉技术的发展，对于无症状的 CPAM 早期手术，有利于肺功能的恢复。但是仍缺乏婴幼儿手术后长期肺功能监测的有力数据，所以对这些患儿应进行长期随访，并与未手术的患儿进行对比研究，评价二者之间肺功能以及远期并发症的差异。

(曾 骐 张 旭)

fèigélízhèng

肺隔离症（pulmonary sequestration） 由肺先天发育异常导致肺组织与正常肺组织隔离的疾病。又称支气管肺隔离症。肺在发育过程形成的无功能的肺组织肿块，和正常的气管支气管树不相通或偶相通，单独发育并接受体循环动脉供血，不具有肺的功能。很少情况下，作为其前肠起源的证据，畸形的隔离肺组织通过不同发育程度的支气管与食管或胃肠道相连，又被称为支气管肺前肠畸形。肺隔离症伴发畸形包括先天性膈疝、其他肺部畸形如先天性肺气道畸形（congenital pulmonary airway malformation，CPAM）、先天性肺叶性肺气肿、肺发育不良或支气管源性囊肿，以及其他畸形包括漏斗胸、心包缺陷、先天性心脏病、右位心、脊柱畸形、副脾、胸部或腹部内脏重复畸形。

病因及发病机制 具体病因仍不清楚，有人认为胚胎时期由于肺动脉没有形成，体循环的动脉血管持续存在，异常血管内的压力较高引起肺组织囊性变，更由于异常血管的牵拉，造成肺组织分离。此学说认为血管畸形是原发的疾病。有人认为肺囊性变为原发病变，动脉异常为继发的。有人认为支气管肺前肠畸形是由于在正常肺芽尾侧的原始食管处出现独立的呼吸潜能细胞群，或者由于部分肺芽起源于背侧的食管而非腹侧的咽气管。这些细胞突入毗邻的正常发育的肺组织内，起初通过一个蒂与发生部位的脏器相连。由于血液供应不足，此蒂退化，形成单纯畸形。如果此蒂未能退化，此组织便与胃肠道自由交通，产生交通性支气管肺前肠畸形。如果此组织发生于胸膜发育前，被一起包入毗邻的正常肺内，即表现为叶内型肺隔离症。如果发生于胸膜形成之后，其与毗邻的肺分开生长，就有自身独立的胸膜包裹，即为叶外型肺隔离症。决定畸形最终解剖形态的三个主要发育性指标为肺动脉替代背侧主动脉原始供血的胚胎发生情况、前肠原始交通的退化程度以及畸形发生的时间。也

有人认为叶内型肺隔离症是一种后天性病变，在有反复支气管阻塞和远端感染情况下，感染的肺段与附近正常肺组织隔离，肺韧带内出现侧支动脉供应此感染肺段，并认为至少大部分叶内型肺隔离症是一种后天性疾病过程。隔离肺引起的病理生理改变是左向右分流。

更多观点支持肺隔离症属胚胎发育异常。有证据表明肺隔离症与 CPAM 和其他前肠畸形的形成有大量相同的分子和遗传因素。*Hox* 基因、Hoxb5 蛋白在肺隔离症和 CPAM 组织中均有异常升高。与 Hox5 相关的细胞黏附分子整合素 α2 和 E-钙黏着蛋白可能参与了该病的发生。

分型 2001 年，布拉图（Bratu）等为方便疾病的处理，提出根据异常肺组织与气管支气管树的连接类型、脏层胸膜的分布、动脉供血、静脉引流、与前肠的连接、组织学、混杂或多发病变，以及合并畸形等因素综合进行分类。通常根据隔离的肺组织与脏层胸膜的关系，将肺隔离症分为叶内型与叶外型。

叶内型肺隔离症（intralobar pulmonary sequestration，ILS） 隔离肺组织位于肺叶内，或与正常肺组织包裹于共同的脏层胸膜，约占肺隔离症的 70% 以上。ILS 与支气管可存在病理性通道，或与正常肺组织间通过科恩（Kohn）孔交通。ILS 左侧多于右侧，下肺多见，而且绝大多数位于内基底段和后基底段，可合并其他先天性畸形。约 73% 的 ILS 血供来自胸主动脉异常分支，20% 来自腹主动脉异常分支，其余则可来源于主动脉弓、无名动脉、内乳动脉、肋间动脉、锁骨下动脉、胃左动脉、冠状动脉、肠系膜上动

脉、腹腔干、膈动脉或肾动脉等，其静脉回流至肺下静脉。

叶外型肺隔离症（extralobar pulmonary sequestration，ELS） 隔离肺组织与正常肺组织之间存在明确的间隔，由独立的脏层胸膜包裹。ELS 的发病率为 ILS 的 1/6～1/3，可位于胸部任何部位，70% 以上病变位于下叶与膈肌间。胸内型 ELS 64%～77% 位于左侧，常位于膈肌与下叶之间。异常血管来源于膈上或膈下，常较细小且多发，静脉回流至奇静脉、半奇静脉或腔静脉。腹内型 ELS 发病率为 10%～15%，常位于膈下或腹膜后。

临床表现 ILS 的临床特征为反复肺部感染伴有咳嗽、咳痰、咯血和低热，重者可因反复感染而营养不良、胸痛、乏力。反复下叶肺炎应当考虑 ILS。ILS 与正常气管支气管并不相通，感染产生的气液面是由于隔离组织与支气管树相通，此交通往往是局部侵蚀和瘘管形成的结果。体格检查患侧呼吸音低，并常有啰音，有的患儿可闻向后背传导的杂音。偶有咯血症状，咯血症状可能与主动脉供血压力高及隔离肺内反复感染致毛细血管破裂有关。较大隔离肺引起新生儿或婴儿呼吸窘迫，大多数病例在头几个月内出现症状。

诊断 根据病史、体格检查以及影像学检查发现异常动脉供应肺组织，即可诊断。

胎儿期检查 随着胎儿超声检查的日益普及，大量肺隔离症病例在出生前就获得诊断。妊娠 16 周即可通过超声诊断，其胎儿期声像图表现为胸腔或腹腔内稍强回声或强回声的实性肿块，回声均匀，边界清晰。彩色多普勒探查显示肿块血供来自主动脉或其分支是其诊断特征。如果肿块体积与胎儿头围比值>1.6 提示高风险，可能出现胎儿水肿以及生后早期呼吸道症状。巨大的隔离肺可压迫心脏、胸内静脉和食管，出现纵隔移位、胎儿水肿和羊水过多。一旦出现胎儿胸腔积液或水肿，则需要评估胎儿肺的发育，如果肺头比<15% 提示胎儿肺发育不良。超声对肺隔离症细小供血动脉的探测易受操作者经验、超声分辨率、孕妇腹壁厚度及胎儿运动等因素影响，有一定的局限性。三维超声图像重建更加立体、直观、清晰，对异常血管的显示具有更高的灵敏度。MRI 不受胎儿位置、羊水量、母亲体型等的限制，且具有组织分辨率高、扫描视野大等优点，能直观显示病灶位置、大小、数目、内容物、胸腔脏器受压、胎儿水肿、病灶的血供和引流静脉，具有独特的优越性，有助于区分肺隔离症、CPAM 和先天性膈疝。超声和 MRI 都没有 100% 的特异性。肺隔离症在胎儿时期的消退并不罕见，尤其是在混合有腺瘤样成分的病例中。

出生后检查 ①X 线检查：普通胸片对肺隔离症有提示价值，但不能明确诊断。ILS 胸片通常表现为囊性病变或实性肿块影，囊腔较小者可呈"蜂窝状"，合并感染表现为液气囊或液性囊肿伴周围斑片影，病变多位于肺下叶后基底段。反复发作或迁延不愈的下肺炎症，经充分抗感染治疗后肺内阴影固定不能完全吸收者。ELS 的胸部平片常表现为脊柱旁不含气的致密肿块状。若病变与膈、主动脉有索状影连接，应考虑肺隔离症的可能。疑似肺隔离症的患儿者应接受进一步检查。②CT：胸片提示肺隔离症的患儿，应及时接受胸部 CT 检查。产前筛查出肺隔离症，即便出生后无明显临床症状，也最好是在 1~6 月龄进行胸部 CT 检查。ILS 的 CT 平扫表现为囊性、实性或囊实性，囊性者可为单个囊或多个囊，气囊或液气囊，可有炎症、支气管扩张等表现。ELS 的 CT 平扫多表现为边缘清楚、密度较均匀的实性软组织块影，多位于肺下叶与膈之间或脊柱旁，也可见于胸腔其他位置，偶尔发生于纵隔、心包腔、膈肌或腹腔。CT 平扫常不能发现异常血管，而 CT 血管造影（CT angiography，CTA）的三维血管重建可以完整、详尽地绘制出动静脉流向细节，成为生后诊断及术前评估首选的影像学检查。③其他影像学检查：数字减影血管造影作为一项有创性的检查，可以清晰地显示患儿的异常血管，非诊断必须，是经皮导管介入封堵异常血管的基础。MRI 和 MRI 血管成像作为无创性的检查方法能显示异常血管及走行，但对肺内病变的评价不如 CT，且扫描时间长、费用高，一般仅适用于碘剂过敏的患儿。支气管造影可明确肺隔离症的位置、是否与支气管交通，但该检查有一定风险，不作为一线检查。多普勒超声对生后肺隔离症的诊断也有帮助。如果怀疑肺隔离症与消化道有交通，应完善上消化道造影。

鉴别诊断 ①先天性肺病变：如 CPAM、支气管闭锁、肺气肿等，影像学检查多可见肺组织透光度增高或呈囊性改变。②肺部感染性疾病：金黄色葡萄球菌或肺炎链球菌等感染后，肺内可形成实变或脓肿，抗感染治疗后病变可吸收。③先天性膈疝：CT 上可表现为胸腔下部囊性病变，超声检查可发现膈肌连续性中断，消化道造影检查可进一步明确消化道位置及走行。④肿瘤：影像学检查显示形状不规则、基底位于纵隔的；病理组织检查明确诊断。

治疗 ①ILS 隔离肺与支气管相通，常合并反复感染应予切除。②ELS 常伴同侧胸内其他畸形需手术的，可同时处理。无症状可以观察，但有恶变的报道，最好手术切除。③异常动脉壁层肌肉少、壁薄，弹性组织弱，易碎出血，手术处理左下肺化脓性感染和肺囊肿时应警惕，防止大出血。④隔离肺与支气管相通时粘连重，出血多，不要做局部切除或楔形切除。⑤手术时尚需注意隔离肺的囊肿与食管和胃底有无交通的瘘管，异常交通亦应妥善处理。⑥微创腔镜手术已经广泛应用于隔离肺的手术治疗上。⑦应用栓堵技术：通过栓堵异常的体循环供血治疗隔离肺，尤其是肺外隔离肺，但是由于时间尚短，还没有大量的随访病例，疗效尚不确定。

并发症 ①继发感染：ILS 随着患儿年龄的增长，反复呼吸道感染率逐渐升高；ELS 也有局部感染形成脓肿的报道。②手术并发症包括出血、气管损伤、神经损伤、淋巴管损伤等。③术后并发症包括肺不张、持续漏气、病灶残留、呼吸道感染等。

预后 肺隔离症通过适当的治疗预后良好；有合并症的要视合并症的情况有可能预后不良。无论开放或者胸腔镜微创手术，手术治疗的安全性高，术后并发症发生率低。肺隔离症的癌变极为罕见，可能与 CPAM 混合病变有关。病例报告显示，肺隔离症发生肿瘤的性质多样，包括硬化性血管瘤、胸膜肺母细胞瘤、腺癌或支气管肺泡癌、类癌、多神经内分泌肿瘤、纤维间皮瘤或淋巴上皮瘤样癌，预防癌变是手术切除肺隔离症病变组织的原因之一。

(曾骐 张旭)

jiāotōngxìng zhīqìguǎn-fèi-qiáncháng jīxíng

交通性支气管肺前肠畸形

（communicating bronchopulmonary foregut malformation） 一段叶内或叶外型隔离肺组织合并支气管和胃或食管异常通道的畸形。又称支气管肺前肠畸形。此定义沿用了格勒（Gerle）的定义。此为发生于呼吸系统、消化系统和脉管系统的罕见的联合畸形。该病发病率低。

病因及发病机制 尚无统一的观点。主要考虑胚胎发育异常引起，呼吸道和上消化道共同起源于胚胎前肠，因此该畸形可能是某一阶段的胚胎发育异常和/或停滞所致。该病由于可能起源于胚胎早期的发育异常，故易伴发其他畸形，包括先天性心脏病、膈疝、肺囊性病、消化道畸形、泌尿生殖系畸形、胸壁畸形、脊柱畸形等。

分型 斯里坎特（Srikanth）等将交通性支气管肺前肠畸形分为四种类型。①Ⅰ型：为食管闭锁，闭锁远端有瘘道与隔离肺组织相通。Ⅰ型又分为ⅠA（一侧肺受累）和ⅠB（单个肺叶或肺段受累）。②Ⅱ型：为一侧肺未发生，同侧胸腔内可见起源于食管下段的隔离肺组织。③Ⅲ型：为隔离肺叶或肺段与食管或胃交通。④Ⅳ型：为部分正常支气管系统与食管相通。斯里坎特分型中的Ⅳ型尚存争议。

临床表现 该病畸形复杂且分型较多，临床表现无明显特异性，通常为咳嗽、进食后呛咳，或反复肺炎、胸痛、咯血等症状。

诊断 术前详细完整的诊断较为困难。结合病史、相关影像学检查可明确诊断。①增强 CT 检查：诊断肺隔离症。②上消化道造影：排查气管食管/胃瘘的可能。③超声检查：发现该病患儿，可发现隔离肺，并可见到气体随吞咽进入瘘管。

鉴别诊断 需要与胸部肿瘤、上腹部肿物、食管闭锁、肺隔离症等疾病鉴别。术前影像学检查可能只发现气管食管/胃瘘或隔离肺中的一种，对于不明原因反复进食后呛咳、反复咳嗽和呼吸道感染的患儿，尤其是产前超声已发现肺隔离症等肺部先天畸形的患儿，应警惕交通性支气管肺前肠畸形的存在，早期行上消化道造影、增强 CT 检查，明确病因。

治疗 ①对于已发生感染的患儿，需要配合术前鼻饲及抗感染等对症支持治疗，待感染控制后再择期进行手术治疗。②手术治疗：手术方式的选择上，首先暴露辅助检查中所见的气管食管/胃瘘、隔离肺血管，明确解剖关系。按隔离肺病变的分布，分为肺楔形切除、肺段切除、肺叶切除，合并肺发育不良的患儿需要考虑全肺切除。处理气管食管/胃瘘通常采用瘘近端双道结扎或缝扎，电刀或碘酊灼烧瘘管断端，远端切除。对于粗大的瘘管，为防止气管食管/胃瘘复发，可采用纵隔胸膜将食管瘘口包埋的方法。

预后 早期诊断、及时手术治疗，该病预后好。

(曾骐 张娜)

zhīqìguǎn kuòzhāng

支气管扩张 （bronchiectasis）

支气管慢性扩张引起的临床综

合征。随着抗生素和疫苗的应用，该病明显减少。该病大多是由于支气管及其周围肺组织反复、慢性化脓性炎症和纤维化，使支气管壁的肌肉和弹力组织破坏，导致支气管变形及持久性异常扩张。

病因及发病机制 支气管扩张主要与感染和阻塞有关，部分是先天因素所致，故病因主要分为先天性与继发性因素两种。①先天性支气管扩张：较少见，是由于先天性支气管发育不良，支气管软骨及其支持组织发育存在缺陷，或存在遗传性疾病，使肺的外周不能进一步发育，导致已发育支气管扩张。②继发性支气管扩张：主要发病因素是支气管和肺的反复感染，各种原因造成的一定程度的支气管阻塞以及支气管受到牵拉，几种因素相互影响，造成支气管壁及结构的破坏和持久性的支气管扩张。反复或严重的肺部感染，造成支气管壁各层组织尤其是平滑肌纤维和弹力纤维和软骨组织遭到破坏，削弱了管壁的支撑作用，黏液纤毛清除功能亦降低，同时支气管壁与肺泡之间大量的淋巴细胞浸润，淋巴细胞聚集形成淋巴滤泡，并向管腔突起而造成一定程度的支气管狭窄、阻塞，吸气、咳嗽时管腔内压力增加管腔扩张，而呼气时不能回缩，分泌物引流不畅长期积存于管腔内，最终导致支气管扩张。

临床表现 最常见的症状为慢性咳嗽、咳痰、咯血和反复肺部感染。咳嗽是炎症刺激所致，主要为了排痰，当清晨排痰或体位引流时有阵咳，取患侧在低位的侧卧位，咳嗽即减轻，病变加重痰增加时咳嗽加剧。咳痰与病变轻重、范围与支气管引流是否通畅有关，病变轻者每天有少量黄痰，重者痰量1天可达数百毫升。由于高效抗生素的应用，大量脓痰的情况已不多。部分患者以咯血为唯一症状。咯血量可从痰中带血至一次数百毫升，甚至因窒息死亡，病程长者可有不同程度的贫血和营养不良。咯血量与病情的严重程度、病变范围不一定平行。因肺的慢性感染及反复恶化，常有全身中毒症状如低热、乏力、食欲减退、消瘦、贫血等。在儿童可致生长发育迟缓及营养不良。病变波及胸膜的有胸膜炎及脓胸，胸痛是患者常有的主诉。病变反复恶化，最终使全肺或部分肺毁损，可形成肺心病，甚至右心衰竭。在抗生素应用前时代，感染有血行播散，产生脑脓肿的，现已极少见。合并的症状有上呼吸道感染及鼻窦炎、扁桃体炎等。

诊断 根据病史、体格检查及影像学等检查，诊断不难。①胸部 X 线平片：病变区纹理增多、增粗、排列紊乱，若扩张的支气管内有分泌物潴留，则呈柱状增粗。由于支气管扩张常伴有间质性炎症，因此在肺纹理增多的同时伴有网状样改变；如果在胸片上显示大小和分布不等的蜂窝状、圆形或卵圆形透明区，代表囊状支气管扩张。部分支气管扩张患者的胸部平片无异常改变。②气管造影：可确诊支气管扩张的存在、病变的类型和分布范围，对决定是否手术切除、切除的范围有肯定的意义。支气管造影可见支气管呈柱状扩大，或囊状扩张以及混合型扩张。③胸部 CT：已能查出支气管扩张，并有相当特异性，如柱状扩张管壁增厚，并延伸至肺的周围；混合型有念珠状外形。囊状扩张成串或成簇囊状，囊腔内可有液体。CT 检查可使部分患者免除支气管造影检查，特别是对造影剂过敏患者。④痰细菌学：鉴别肺结核。⑤纤维支气管镜：可见扩张之支气管开口处有脓性分泌物及黏膜炎症，可做细胞学检查。

鉴别诊断 ①慢性支气管炎：多见于大龄患者，冬春季节出现咳嗽、咳痰或伴有喘息，多为白色黏液痰，并发感染时可有脓痰。急性发作时两肺底均有散在的干湿啰音，与支气管扩张症的固定性湿啰音不同，该病湿啰音为易变性，咳嗽后湿啰音可消失。②肺脓肿：有急性起病过程，畏寒、高热，当咳出大量脓痰后体温下降，全身毒血症状减轻，X线片可见大片致密炎症阴影，其间有空腔及液平面，急性期经有效抗生素治疗后，可完全消退。慢性肺脓肿者曾有急性肺脓肿病史，常可并发支气管扩张，支气管扩张亦可并发肺脓肿，明确诊断有赖于 HRCT 或支气管碘油造影。③假性支气管扩张：特点是柱状支气管扩张，常发生在急性支气管炎后，但经数周或数月后可完全恢复。

治疗 主要分非手术与手术治疗。

非手术治疗 ①控制感染：抗生素的选择应根据感染细菌的种类以及对肺组织和气道分泌物的穿透力而定，轻者口服为主，重者静脉用药。通常选用的药物有广谱抗生素如磺胺甲𫫇唑/甲氧苄啶，新型大环内酯类如克拉霉素、阿奇霉素，二、三代头孢等，必要时经纤维支气管镜局部灌洗后注入抗生素可有显著疗效。②物理治疗：包括体位引流、拍背咳痰、呼吸锻炼、宣教呼吸保健原则等。③支气管扩张药：解除气道痉挛，有利于痰液排出，如氨茶碱、β_2 受体激动药等。④祛痰药：可增加黏液流动性的湿化，如溴己新、氨溴索等。⑤治疗相关疾病：如鼻窦炎、胃食管反流、免疫球蛋白缺乏症等，每年注射百日咳、麻疹及流感的疫苗，减少刺激物的接触。⑥咯血的治疗：咯血是支气管扩张的常见症状，且为威胁生命的主要原因，咯血常无明确的诱因，也不一定与其他症状，如发热、咳脓痰等平行。少量咯血经休息及镇静药、止血药应用，一般都能止住。大量咯血可行气管镜检查，局部注冰水，用细长条纱布或气囊导管堵塞，有条件者可行支气管动脉栓塞术。

手术治疗 手术切除病肺是根治支气管扩张的有效方法。病变比较局限、在一叶或一侧肺组织，有反复咯血或感染者是手术适应证，也是根治支气管扩张的方法。但对于双侧广泛支气管扩张、体弱患者，估计病变切除后，将导致呼吸功能严重损害者，则不宜手术。年龄幼小并非手术禁忌。为了减少复发，原则上应选用肺叶切除术，可选用开胸手术、胸腔镜手术等。

预后 支气管扩张为良性疾病，但因该病是许多不同病原的最后病理结果，患者病情及治疗方法不同，预后亦有很大不同。一些观察性的结论：①不同病情预后不一，如结核引起的预后较好，而遗传的囊性纤维化病死率仍高。②病变广的预后较差，病变恶化，有时伴肺心病，终致死亡。③广谱抗生素应用后儿童的支气管扩张明显下降。④小儿对肺叶切除的耐受性较好，术后可通过肺泡的再生而代偿，不致发生胸廓畸形。术中应彻底切除病肺，否则术后仍可复发。一般外科手术死亡率<1%，术后80%症状消失，15%改善，5%无改善或恶化。

预防 积极防治婴幼儿期呼吸道感染、定期预防接种、防治异物吸入、及时清除鼻咽部病灶等，均可有效预防支气管扩张的发生。

(曾 骐 张 娜)

fèizhǒngliú

肺肿瘤（lung tumor） 发生在肺实质及肺间质的肿瘤。按其来源分为原发性和继发性（转移性）；按其生物特性分为良性或恶性；按其组织形态可归类为上皮性肿瘤、软组织肿瘤和间皮细胞瘤。小儿肺部肿瘤较少见，可分为原发性和继发性（转移性），儿童肺原发性肿瘤罕见，转移性肿瘤相对多见。原发性肿瘤常见为胸膜肺母细胞瘤、炎性肌纤维母细胞瘤等，转移性肿瘤包括肾母细胞瘤、骨肉瘤、尤因肉瘤、横纹肌肉瘤、肝母细胞瘤、生殖细胞肿瘤等。炎性肌纤维母细胞瘤是一种具有潜在恶性，甚至能发生远处转移的间叶性真性肿瘤，其良恶性之分仍存在争议，属于交界性肿瘤之一。儿童肺部肿瘤的临床症状不典型，影像学检查无特异性，临床诊断困难，且多数为恶性病变，早期诊断、早期治疗对改善预后极为重要。

(曾 骐 张 娜)

fèiyánxìng jīxiānwéi mǔxìbāoliú

肺炎性肌纤维母细胞瘤（pulmonary inflammatory myofibroblastic tumor，PIMT） 发生于肺部，由肌纤维母细胞性梭形细胞组成，常伴有浆细胞和/或淋巴细胞的肿瘤。曾称肺炎性假瘤。2002年，世界卫生组织为其定义。随着免疫组织化学、细胞遗传学及分子生物学的发展及大量临床资料的积累，证实该病变实为一种具有局部浸润及复发潜能的真性间叶性肿瘤，而非单纯的炎性病变。

病因及发病机制 尚不明确，认为多继发于手术、创伤、放疗、感染、类固醇激素的使用、自身免疫反应、间变性淋巴瘤激酶的异常表达、基因变异等。PIMT镜下可见大量炎症细胞背景中分布着成纤维细胞和肌纤维母细胞，从病理形态上可分为黏液血管型、梭形细胞密集型及纤维瘢痕型三种亚型，但分型是否有临床意义仍存在争议。

临床表现 大部分起病隐匿，经常由常规体检发现。临床症状较轻且不典型，部分患儿可有咳嗽、咳痰、胸闷、胸痛、咯血等症状，全身性可表现为发热、贫血、体重下降等症状。

诊断与鉴别诊断 对PIMT的诊断尚无特异性方法，肿瘤活检或切除后病理诊断是金标准。其确诊主要依靠组织病理学及免疫组化证实，而免疫组化的意义在于证实肌纤维母细胞的免疫表型，排除其他诊断，是诊断PIMT的重要依据。辅助检查：①实验室检查无特殊，部分病例可表现为红细胞沉降率增加、血小板增多等。②影像学检查，大部分肺部表现为肺内的实性肿块或结节，缺乏特征性的表现。CT表现多样，可分为浸润型、肿块型及结节型。病灶单发多见，右下肺多于其他肺叶，常位于肺周边表浅部位，边缘清晰。不同密度影像，提示不同组织类型混合存在。

PIMT应与肺癌、肺结核、横纹肌肉瘤、肌纤维瘤病、结节性筋膜炎、婴幼儿纤维肉瘤鉴别诊断。

治疗 PIMT 属于低度恶性肿瘤，部分可能出现恶化、转移，需早期行手术治疗。手术目的为祛除病灶、明确诊断、指导进一步治疗。手术方式包括肺楔形切除、肺叶或全肺切除。不能切除的病变或复发性肺病变可选择皮质激素治疗。文献报道采用大剂量皮质类固醇和非皮质类固醇抗炎药物治疗，部分患儿症状消退。

预后 大多数病例完全切除预后很好。5 年生存率为 99%，10 年生存率为 77.7%。也有个别自发消退的病例。PIMT 以及肺外炎性肌纤维母细胞瘤局部复发率分别是 2% 和 25%；5% 的病例发生远处转移。

（曾骐 张娜）

xiōngmó fèimǔxìbāoliú

胸膜肺母细胞瘤（pleuropulmonary blastoma，PPB） 由恶性原始间叶成分和良性上皮细胞成分组成的肺胚胎性恶性肿瘤。罕见的具有侵袭性的儿童肺部恶性肿瘤，常累及胸膜和肺，有家族发病倾向。PPB 的发病率低，临床表现缺乏特异性，影像学表现不典型，难以与先天性肺囊性病区分，PPB 的漏诊率、误诊率均较高。患儿绝大多数 6 岁以内发病，平均 3.2 岁，男女发病率无明显差异。

病因及发病机制 病因不明确。研究证实，PPB 的发生与 *DICER1* 基因突变有关，PPB 是 *DICER1* 家族性肿瘤易感综合征的标志性疾病之一。1988 年马尼韦（Manivel）等首先提出该肿瘤与传统成人型肺母细胞瘤不同，传统成人型肺母细胞瘤由不同分化程度的肿瘤性上皮管腔和肉瘤样或胚胎性间叶成分组成，而儿童型肺母细胞瘤中只有间叶成分是肿瘤性的，其肿瘤中常见的上皮成分是良性的。

分型 按病理类型 PPB 可分为三种，分别是 I 型（囊性）、II 型（囊实性）和 III 型（实性）。I r 型为 I 型 PPB 的一种特殊类型。

临床表现 PPB 的临床表现无特异性。①患儿表现为乏力、咳嗽、气促、发热、胸痛等症状，抗感染治疗效果差，伴或不伴胸腔积液。PPB 多发生在肺周边或胸膜，较晚出现呼吸困难等肿瘤压迫症状。晚期可有食欲减退、不明原因体重减轻表现。②25% 的 PPB 患儿及家族有肿瘤或发育异常，囊性肾瘤最常见，其他 PPB 相关肿瘤还有家族肺囊肿、甲状腺肿瘤、胚胎性肿瘤（髓母细胞瘤、恶性生殖细胞瘤）、肾母细胞瘤等。③PPB 在确诊时发生远处转移比较罕见，通常是在复发时合并有远处转移，I 型发生远处转移罕见，大脑和骨骼是 II 型、III 型经血转移常见部位，发生转移的概率达 30%，可出现头痛、骨痛等表现。

诊断 根据病史、体格检查及影像学检查等，确诊依靠病理诊断。

检验检查 ①血常规检查：了解有无贫血及血小板减少。②生化检查：肝肾功能、乳酸脱氢酶、电解质是必查项目。③脑脊液检查：对于怀疑有中枢神经系统转移的患儿应做脑脊液检查，行脑脊液组织病理检测了解有无肿瘤细胞。④骨髓检查：当患儿出现血细胞改变和/或影像学检查提示骨髓侵犯时，建议行骨髓常规、骨髓活检检查协诊。⑤基因检测：该病存在家族性遗传基因缺陷，部分患者可以检测到 *DICER1* 基因突变。检测 *DICER1* 基因突变有利于提高家族 *DICER1*

基因综合征以及 PPB 诊断的准确性。

影像学检查 ①原发部位：包括胸片、胸部增强 CT，有条件可以做正电子发射体层成像。肿瘤多位于肺的周边、胸膜，也可以位于心脏、主动脉、肺动脉或隔膜间的肺组织。CT 表现为肺部单发的巨大单囊或多囊性肿物，也可表现囊实性混合性肿物或实性肿物，与肿瘤病理类型有关。囊实性肿瘤表现为巨大多囊肿物，壁厚，形态与先天性肺囊肿相似。肿物密度多均匀，边缘较清楚，体积较大，可有假包膜，肿物一般不与支气管相通，少数有肺不张，肺门淋巴结肿大者少见。少数表现为单个结节或小肿块迅速增大，肿块巨大时可侵占半侧胸部。常伴有中心坏死引起的低密度区，有些巨大肿瘤形似脓胸，但钙化少见。有的向纵隔内生长易误诊为纵隔肿瘤。②转移病变：II 型、III 型 PPB 可以远处转移至脑和骨骼。头部 MRI 检查了解有无颅内转移；若患儿全身肢体疼痛症状明显，有条件者可行放射性核素骨扫描以评估全身骨骼是否存在骨骼转移。

鉴别诊断 PPB 病例罕见，易误诊为肺炎、肺结核、肺脓肿等疾病。此外，I 型 PPB 需与支气管源性囊肿、IV 型先天性肺气道畸形鉴别；II 型和 III 型 PPB 由于有恶性梭形细胞成分存在，鉴别诊断包括横纹肌肉瘤、尤因肉瘤、畸胎瘤、滑膜肉瘤、其他的梭形细胞/未分化细胞肉瘤，以及肺母细胞瘤；由于存在原始胚芽，鉴别诊断包括转移的肾母细胞瘤。原发于胸腔的横纹肌肉瘤需要和 PPB 鉴别，*PAX3-FOXO1* 是由染色体易位 t（2；13）（q35；q14）产生的特征性融合基因，存在于约60%的腺泡型横纹肌肉瘤患者中，可以用于和PPB的鉴别诊断。

治疗 国际上治疗PPB为手术治疗、化学药物治疗（简称化疗）和/或放射治疗（简称放疗）综合治疗。治疗原则：①肿瘤能基本完全切除者先手术；完全切除困难者仅活检，明确诊断后先化疗再手术。②如诊断初没有手术，争取第2~4个疗程后手术治疗。如果9~10个疗程后局部仍然有残留病灶，建议二次手术或局部放疗；如30周评估无影像学残留，即处于完全缓解、无瘤状态，可停化疗。总疗程数不超过12个。

手术治疗 外科手术是治疗PPB的重要方法。PPB是一种高侵袭性恶性肿瘤，一旦确诊应早期切除肿瘤。最好能做完整的肿瘤切除或仅有镜下残留，对于肿瘤巨大无法完整切除的患儿，可行穿刺活检或手术活检，明确病理后可经化疗2~4个疗程后使肿瘤缩小，再进行根治性手术。术中需要保护好肿瘤周围重要组织、血管及神经，注意周围肺、胸膜、膈肌处是否有转移瘤组织。手术方式仍然有一定的争议，常见的手术方式有根据病变范围，选择囊切除、肺段切除、肺叶切除或全肺切除等。但并没有这些手术方式与预后的相关研究。

化疗 常用的化疗药物主要有长春新碱、环磷酰胺、异环磷酰胺、放线菌素D、多柔比星等。Ⅰ型以手术为主，如果化疗，建议为VAC方案，即长春新碱+放线菌素D+环磷酰胺。Ⅱ型和Ⅲ型应用国际PPB推荐方案，术后需要化疗，化疗方案以IVADo为主，即异环磷酰胺+长春新碱+放线菌素D+多柔比星。

放疗 尚无针对性的临床研究或较大宗的病例报道支持PPB放射治疗的有效性。但如果化疗和手术切除后仍然有无法切除的残余原发瘤灶，建议遵循肺实质辐射的参考剂量，可局部放疗。病灶局部调强剂量一般为25Gy。建议放疗时间在化疗8个疗程后，放疗期间停用放线菌素D。

预后 与肿瘤能被完整切除、肿瘤有无转移有关，对于Ⅱ型、Ⅲ型患儿，化疗药物敏感性对预后影响较大。此外，预后还与肿瘤体积大小、包膜是否完整及肿瘤病理类型间胚叶成分的分化程度有直接关系。

（曾骐 张娜）

shíguǎn jíbìng

食管疾病（esophageal diseases） 各种原因造成的发生于食管部位的疾病。儿童食管疾病主要包括以下几种。①食管异物：是儿科常见的急症之一，以1~3岁最多见，1岁以下罕见。容易造成食管穿孔、食管及食管周围炎、大血管损伤、颈部皮下气肿或纵隔气肿、气管-食管瘘等严重并发症。儿童食管异物一旦引起并发症要及时处理。②食管化学烧伤：是吞服强酸或强碱等腐蚀剂所导致的食管壁的化学腐蚀伤，随着损伤的修复，食管发生瘢痕狭窄，影响患者进食。严重的食管烧伤可在短时间内发生上消化道穿孔和大出血，甚至死亡。病情发展可分为急性期、缓解期及瘢痕狭窄期。儿童食管化学烧伤在不同时期的处理策略不同。③新生儿先天性食管闭锁及气管食管瘘：是新生儿期严重危及患儿生命，需要急诊手术矫治的先天性发育畸形，其发病机制仍不清楚。典型表现为喂奶时，患儿吸吮一两口后即开始咳嗽，随即奶汁从鼻孔和口腔溢出，同时呼吸困难、面色发绀。手术矫正畸形是根治食管闭锁唯一有效的治疗手段。④先天性食管狭窄是先天性食管腔狭窄，全段均可发生，以下1/3段最常见。根据病理结构可以分为不同类型。食管扩张只能对部分患儿生效。手术切除食管狭窄段再行食管吻合是根治该病最可靠的治疗方式。⑤贲门失弛缓症：系食管运动障碍性疾病，其主要特征为食管下括约肌高压、食管缺乏蠕动和对吞咽动作松弛反应障碍，不能随吞咽或进食，协调有序蠕动和松弛，食管体呈现异常蠕动，胃食管连接处梗阻。最常用的药物是硝酸盐类药物、钙离子通道阻滞剂及A型肉毒毒素。手术治疗包括腹腔镜下贲门肌层切开术。⑥胃食管反流：是大多数婴儿常见、自愈性过程，可分为生理性或功能性反流、病理性反流或胃食管反流病、继发性胃食管反流。常用上消化道造影、食管测压、食管下段24小时动态pH监测和食管内镜检查结合来确诊，治疗可通过体位及饮食调节，药物治疗包括促胃肠动力药、H_2受体阻断剂、黏膜覆盖剂及制酸剂等。经积极正规体位、饮食和药物治疗6~8周，症状无改善可考虑手术治疗。

（曾骐 张谦）

shíguǎn yìwù

食管异物（esophageal foreign body） 进入食管腔内的非正常物体。儿科常见的急症之一，发病率和危害性较气管异物略低。但因其同样有引起严重并发症的危险，病死率达1.00%~1.74%，临床应予以足够重视。该病可发生于任何年龄，老年人最多见，其次为小儿，以1~3岁最多见，1岁内罕见。食管异物在人群中的发病率尚无确切统计，总体而言，儿童患病率略低于老年人但多于青壮年，年长儿多于年幼儿。男童发病率明显高于女童，原因可能是男童较为活泼、好动。在缺少照看的儿童中食管异物发病率明显提高。随着人们食物结构的改变和全社会对食管异物认识的提高，该病发病率有下降趋势。

病因 ①家长或托管人员照看不严，婴幼儿喜欢在玩耍时将各种物品放入口内或被其他年幼儿放入口内，吞咽后卡入食管狭窄处，是造成食管异物的最主要原因。②小儿咽喉部保护性反射不完善，尤其在注意力不集中时不易感觉食物中的异物而囫囵吞咽，如枣核、鱼骨头等。③儿童食管相对狭窄，加之食管受刺激时易发生痉挛，较小块食物即可能造成异物。④青少年进食仓促或疏忽。⑤自杀倾向。

食管异物中最常见的是动物性异物，如鸡蛋壳、排骨片、鸡骨、鱼骨等；其次为金属性异物，如硬币、徽章、耳钉、金属钩、裤钩、发卡、图钉、弹簧、开口别针、折断刀片、纽扣电池、圆铁片、金属顶针、钢珠等；再次为化学合成类异物，如塑料片、橡胶管等；最后为植物类异物，如枣核、杏核等。食管异物的种类多种多样，而异物的形状、化学性质是决定病情和治疗方式的重要影响因素。

受解剖因素的影响，食管不同部位的异物发生率有明显不同。位于颈段的第一狭窄即食管入口是异物最常发生的部位，发生率占全部食管异物的60%以上。主要因为食管入口是整个食管最狭窄处，并且对异物具有首当其冲的截留作用；该处前方有环状软骨、气管，后方有颈椎，周围有较多的肌群及神经血管包绕，使异物易于嵌顿；该处食管黏膜皱襞多且变化大，黏膜受损后易发生糜烂、肿胀，使异物更难移动；小儿的神经反射尚不健全，一旦异物进入下咽便可使食管括约肌反射性痉挛，也导致异物易于嵌顿该处。第二狭窄位于胸腔，毗邻许多重要脏器，发生致命并发症的概率最高，尤其对于形状不规则的异物，应特别重视。该处异物发生率约占20%。下段食管异物的发生率最低，占10%左右。异物嵌顿的部位是选择处理方法的重要依据。

病理 异物的形状和体积是影响食管病理改变的最大因素。通常情况下，异物部分或全部堵塞食管，患儿进食不足，时间较长则影响营养供养而造成患儿饥饿、脱水、电解质紊乱。就局部病理变化而言，主要有以下几种情况：①光滑的异物，如硬币、肉块、纽扣、圆核等一般对食管黏膜的损伤较小；而表面粗糙不平但体积不大的异物，可以造成黏膜层轻微的创伤，这种损伤多能自行愈合。②若为异物较大、边缘锐利的或带有腐蚀性的异物则可损伤黏膜达到肌层，可形成穿孔、狭窄、憩室和瘘。③若异物穿破食管黏膜肌层，早期形成食管周围炎、后期可形成纵隔感染、脓肿，气胸和胸膜炎。在颈部的可出现颈间隙感染。④最严重的异物可穿破食管，扎入大血管或腐蚀大血管引起急性大出血而死亡。

临床表现 患儿表现多样，但大都有突然哭闹、烦躁、拒食、进食呕吐或流涎，甚至呼吸困难的表现。①吞咽困难：由于异物本身的嵌顿堵塞或异物刺激引起食管痉挛而致吞咽困难，其程度与异物停留的部位、形状和有无继发感染水肿等因素相关。较小异物或扁平异物在短时间内仍可进流食、半流食。若异物较大或合并感染时，吞咽困难明显，严重时不能饮水、吞咽唾液也感困难，勉强吞咽时可有伸缩颈部、面部紧缩等痛苦表现。因唾液不能顺利咽下，患儿常有流涎症状。②疼痛：异物较小或较圆钝时，常仅有咽下梗阻感。尖锐性异物或有继发感染时，疼痛较明显，吞咽时重。异物位于食管上段时，疼痛部位常在颈根部或胸骨上窝处，位于食管中段的异物常伴有胸骨后疼痛。小儿疼痛感比成人稍轻。③呼吸道症状：儿童气管管径细、管壁软，较大的异物位于食管入口处时挤压喉部往往发生呼吸困难；在食管里可向前压迫气管后壁而出现相应的呼吸症状。④颈部活动受限：嵌顿于食管上段的尖锐异物，或已经并发颈部周围炎者，因颈部肌肉保护性痉挛而使头部固定在一个位置使活动受限。

诊断 异物史明确的患儿诊断多无困难。但由于年龄较小的儿童不能明确主诉，有时家长也不能提供准确的异物史，此时若临床表现不典型，就容易漏诊、误诊，甚至可使异物存留数年。因此，对不明原因突然出现进食困难、食后就吐等症状，排除了急性感染的情况下，要高度怀疑食管异物的可能，应常规摄胸片或行食管造影，必要时作纤维喉镜或食管镜检查，了解喉部、食管入口、食管的情况。

病史及症状 异物史及症状是临床诊断最重要的依据。年龄较小患儿进食带核食物或口含玩具后突然出现哭闹、不愿进食、口涎外溢等表现者，应高度怀疑食管异物。年长儿常能说清咽下何物及吞咽疼痛和梗阻感，更有助于诊断。

体征　食管上段异物因压迫颈根部而疼痛，常引起头颈部活动受限；食管周围炎及周围脓肿可发生颈部肿胀、高热；若有食管穿孔可形成皮下气肿；食管中下段异物体征常不明显。

影像学检查　①X线检查：是诊断食管异物的有效手段。对于不透X线的异物，可以直接显示其形态、大小、位置；对于透X线异物，则需要多次小口吞服造影剂。食管造影可显示造影剂充盈缺损或造影剂分流现象。细小异物可吞服钡棉，棉絮挂于异物之上而在该处显影。对疑有食管穿孔者或小婴儿忌用钡剂造影，可改用碘油造影。因为有呛入肺内可能。②CT：可以发现异物所在的位置及其与周围的关系。

喉镜或食管镜检查　用间接喉镜或纤维喉镜检查下咽部及喉入口，可发现食管入口异物或发现梨状窝有唾液存留。食管镜检查对食管异物有确诊价值，但属于有创检查。

治疗　以手术取出异物为主。婴幼儿食管异物，若患儿无明显症状，异物已越过食管入口，可密切观察24小时，随时行胸透了解异物有无下行，若已入胃，多能自行排出。一旦发生异物嵌顿，不要让患儿强吞食物，以免加剧对食管壁的损伤而引发严重并发症。

麻醉方法　儿童的解剖生理特点与成人不同，小儿喉软骨部较软，受压后易变形。单独在表面麻醉或全身麻醉而无气管插管下行硬食管镜手术，置入食管镜时压迫喉部，可出现喉痉挛窒息。若遇胃内容物反流，则易误吸入气管。因此，硬食管镜手术应在全身麻醉及气管插管下进行。全身麻醉并行气管插管，能有效保证呼吸道的通畅，避免喉痉挛窒息，手术更为安全。另外，全麻手术患儿痛苦小，避免了局麻手术时因患儿哭闹挣扎而致食管损伤。当有全身性疾病时，手术更应在全麻下进行。

手术方法　依据异物的形状、大小、位置采取不同的处理方法。

直达喉镜取异物法　适用于位于食管入口的异物。此方法简便快速，无须全麻，但有局限性，有时可能压迫喉部引起窒息。

福莱（Foley）管取异物法　对于外形规则、边缘圆钝的异物，可采用福莱管法取出异物。异物与食管壁之间要有缝隙，以便将福莱管从此缝隙置入并越过异物。利用福莱管的气囊顶住异物，向上牵拉将异物带出。此方法为非直视下手术，术前X线定位十分重要，亦可在X线监视下操作。此方法操作简便、快速，不需麻醉，手术中对食管的损伤小，患儿痛苦小，术后能很快进食，尤其适用于取出硬币、扣子等异物。采用福莱管取异物时，患儿取仰卧头侧位，以免食物反流引起误吸。福莱管的型号根据患儿年龄以及异物的位置来选择，一方面保证福莱管的长度在经鼻或经口置入食管时能将气囊越过异物；另一方面，福莱管气囊充气量应较常规适当加大，这样才能在向上牵拉时有效地将异物带出。婴幼儿使用福莱管取异物时，应使用开口器，以便当异物从食管中取出到达口腔后，操作者能及时将滞于口中的异物取出，避免异物的再次咽下，同时应准备吸引器和直达喉镜以备不测。

硬食管镜取异物法　对于大而尖锐异形的异物，通过硬食管镜取出。食管镜手术是在直视下进行，对异物在食管内的情况有更直接的了解，可以减少对食管的损伤。硬食管镜的选择应根据患儿的年龄、异物的形状及位置。在实施手术时，特别是取尖锐异物时应尽量将异物的尖部钳夹住，以防止其对食管壁的损伤。如异物较大不能从食管镜中取出，可以钳夹住异物与食管镜一并退出，并利用食管镜的唇部遮住异物的尖部，而不能盲目夹取。

食管镜检查时将异物推入胃内　对于小而光滑的异物在不易取出时可推入胃，任其由肠道排出；异物位置压迫气管影响了呼吸，镜取时间过长患儿已不能承受的；异物形状特殊，用钩无法向上拉出时可以向下推移，推入胃内，开腹切开胃内取出异物，这样也避免了开胸手术，纤维胃镜也可以将推入胃内的异物的取出。但若有毒性物品和锐利突出的坚硬物品、巨大异物下推困难者，尽可能避免将异物推入胃内。异物推入胃内后，患儿应多食用含长纤维的菜以帮助包裹异物安全从肠道排出。禁服泻药（泻药促进肠蠕动，可以促发肠梗阻和穿孔）。一般能通过幽门的异物，都能从粪便排出，时间一般不超过2天。异物推入胃后需注意观察，下列情况应考虑内腔镜下或切开胃壁取异物：经过多日后，X线透视证实异物仍停留在胃内，不能通过幽门者；异物长度超过6cm，很难通过十二指肠降部和升部弯曲处；异物边缘锐利或呈针状物时，容易造成大、小肠穿孔。

颈侧切开或开胸取异物法　指征为食管镜试取失败又无法推下入胃者；异物嵌入食管壁较深，异物已被肉芽组织包裹，硬食管镜手术较为困难者；已造成食管穿孔而异物仍然难于取出者应考虑切开食管取异物。异物位于食管入口处，可经颈侧切开食管；异物位于食管胸段，可通过开胸切开食管。颈侧切开或开胸的主要目的是取出异物，保护重要邻近器官，探查食管周围组织并酌情行Ⅰ期食管穿孔修补术。位于食管中下段，毗邻气管和大动脉的尖锐异物（如带钩义齿），食管镜下强行取出易造成动脉-食管瘘或气管-食管瘘等严重并发症，应考虑请胸外科开胸取异物。

注意事项 进行硬食管镜操作时，应注意操作轻巧，保护食管壁，以减少取出异物过程中食管壁的再损伤。对于腐蚀性异物如纽扣电池，更应特别予以重视，因其停留在食管内可发生碱性液外溢，腐蚀食管壁，轻者可引起消化道出血，严重的可引起食管穿孔、破裂大出血，甚至危及生命，应及时取出。术后应密切观察有无食管穿孔破裂及出血的表现，如呕血、便血，及时对症处理。腐蚀性异物的患儿，应在出院后追踪有无食管狭窄的发生。

并发症 食管异物的并发症发生与异物性质、形状、存留时间、进食状况以及处理方法等因素有关。儿童食管异物一旦引起并发症要及时处理。如果并发症较轻，术后应予以禁食、补液、抗感染等常规治疗，禁食时间可缩短，为1~6小时，开始进食后应先予以进水、奶等流食，逐渐过渡到正常饮食。对于食管穿孔等严重并发症，早期发现并及时处理十分重要。

食管穿孔 按照穿孔原因可分为两类。①锐利异物，受吞咽的强力作用造成急性穿孔损伤。穿孔部位多在咽喉以下的颈部食管。穿孔当时可有剧痛、吐血、呛咳、发绀、吞咽及呼吸困难等表现。此后逐渐出现颈部肿痛、皮下气肿及发热，可诊断食管穿孔。影像造影检查可以确定诊断并明确穿孔部位。②异物已进入纵隔内食管并卡在某处不动，慢性压迫食管壁造成局部坏死，周围组织粘连，可形成慢性穿孔。带有腐蚀性液体的异物，如纽扣电池在消化液的浸泡下，含有强碱性液外溢，腐蚀食管黏膜，有时尽管异物已经取出，但是其碱性液仍然在侵蚀黏膜，极易发生食管的穿孔。此类可疑穿孔的诊断主要依靠影像学检查发现局部积气水肿，食管造影或三维成像可了解食管及周围详细情况，再考虑镜检或手术探查。

食管异物穿孔时，尽早取出异物，才能最有效地避免或减轻并发症。对于异物尖锐、存留时间较长、可疑食管穿孔的患儿，镜检有较大的危险，必要时开胸探查取异物。因为食管水肿，插入食管镜比较困难，而且食管穿孔需要缝合，周围气管特别是大血管需要保护，突发大出血时需要抢救，镜下操作万一发生问题常措手不及。开胸要根据影像所见，选择左（右）侧胸膜内（外）切口，充分暴露穿孔部位及大血管，方可逐步探查食管穿孔及异物。在近异物处切开食管，看清情况后，取出异物，做瘘口缝合。

食管及食管周围炎 食管黏膜或肌层损伤后感染，或食管穿孔后炎症向外扩散，可并发食管周围炎、纵隔炎。患儿多有高热等全身中毒症状，X线检查显示纵隔增宽。穿孔位于颈段食管时，化脓性炎症可经食管后隙侵及咽后隙并发咽后脓肿。并发颈深部或纵隔脓肿应适时切开引流，控制感染。

大血管损伤 食管异物最严重的并发症。食管中段尖锐异物嵌顿致管壁穿破，引起食管周围化脓性感染。若病变累及主动脉弓或锁骨下动脉等大血管，可以引起致命性大出血，表现为大量呕血或便血，治疗困难，应重视预防。食管-主动脉瘘形成假性动脉瘤也可以突然破裂大出血，病死率极高。对于有食管异物或术后几天内突然呕吐鲜血，即是大动脉瘘形成假性动脉瘤或大静脉破裂先兆出血征象，为紧急开胸探查的指征，应与胸外科配合立即开胸修补破裂血管，有获救可能。

食管异物引起颈部大血管损伤，有异物堵塞及周围的粘连，或已形成假性动脉瘤，暂时可不出血。但任何轻微的移动，随时都可能发生致命性出血，来不及抢救而于术中死亡。需事先了解穿孔周围情况。如果有血管损伤的可能，需先暴露可能出血处血管的远近段，置入应急止血带，试验证明能影响穿孔处搏动，方可探查穿孔。也可暂时阻断远近段血管，再进行探查，取异物。若发现血管损伤，应行修补缝合。对事先无准备的突发性大出血，可用手指并拢压迫异物处，吸引器清理积血。同时另一人同时压住异物处的远近段血管处（两处需同时压住）。出血控制后，三处压迫都不能动。迅速清理术野，暴露出血管后夹住，方可进行缝合处理。若系动脉侧壁损伤，则可切断后做端端吻合，以免发生狭窄或假性动脉瘤。如果出血不能有效按压控制，患儿情况也不允许拖延，应以纱布填塞压迫，行休克抢救，待稳定后，再计划探查。

颈部皮下气肿或纵隔气肿 食管穿孔后，咽下之空气经穿孔外逸，进入颈部皮下组织或纵隔内形成气肿，当异物取出后大多可逐渐自行吸收。尖锐异物，早期取出后应马上行 X 线检查以排除食管破裂所致的纵隔气肿。当出现纵隔气肿时，首先应予以禁食或鼻饲。气肿吸收后，可以进行食管泛影葡胺造影，确认没有食管瘘，才能予以进食。

气管食管瘘 由于异物嵌顿，压迫食管致管壁坏死，或尖锐异物直接穿破气管、食管壁，累及气管、支气管，形成气管食管瘘，导致肺部感染。并发气管食管瘘者，应予鼻饲加强营养，待瘘口自然愈合，一般不会超过 2 个月。若无愈合希望，需行手术修补。气管穿孔者，需要检查是否有软骨损伤，特别是感染坏死。因为软骨很难愈合，一般需切除缝合。缝合方法一般将上下软骨环缝拢即可（单纯软组织伤也同样缝合）。为了安全，避免吻合口瘘，可以同时做气管切开。

预防与宣教 尽管采取很多措施，食管穿孔尤其是大血管损伤患儿的死亡率仍然很高，术后的合并症也较多。所以，关键还在对危险性异物的预防。危险性食管异物最常见的是枣核和骨屑等锐利坚硬性异物。小儿食用枣馒头、枣粥等误吞枣核后，如果在食管内转为横向，则可能长期停留不动，慢慢压迫穿孔。另一种常见情况是小儿喝排骨汤。枣核形状的骨屑混在汤中，大口喝下，卡入食管。横向停留较长时间后可发生穿孔。所以，此类饮食必须仔细挑拣后再给小儿食用，必须使较大患儿懂得吞咽类似物品的危险性。万一误吞，立即观

察是否平安进入胃内，如果感觉仍在食管，应尽快确诊，早日取出。水肿后再取，危险性将大大增加。

儿童食管异物的预防应注意以下几点：①加强对家长的宣教，注意对儿童的看护；塑料碎片、金属小制品如别针、拉链、钱币、饰物等要妥善保管于儿童不能触及的地方。②纠正儿童喜将硬币、金属片、针等含于口中的不良习惯。③喂食婴幼儿的食物中注意挑出骨片，不要喂食含有果核的等物。④教育幼儿进食时细嚼慢咽，进食或喂食时勿玩耍、逗乐、哭闹。⑤注意对青少年心理健康的引导。

(曾骐 张谦)

shíguǎn huàxué shāoshāng

食管化学烧伤（chemical burn of esophagus） 吞服强酸或强碱等腐蚀剂导致食管壁的化学腐蚀伤。儿童是食管烧伤的主要易患人群，尤以 5 岁以下幼儿最为多见。该病发病率尚无确切统计。随着社会经济的发展，消毒剂等化学腐蚀品普遍应用于居民家中，因误服消毒剂所致小儿口腔、食管烧伤发病率有所增加，已成为重要的儿童意外损伤之一。随着生活水平的提高，人们日常接触强酸、强碱类物质的机会逐渐减少，食管化学腐蚀伤有所减少。但是发生在北方地区的病例仍然多于南方，农村多于城市。

病因 幼儿和学龄前儿童对有害物质的辨别能力差，常因误服腐蚀性物质而造成消化道的损伤。最常见的腐蚀剂是强碱（如氢氧化钠），约占 85%；强酸（如浓硫酸、盐酸）次之，约占 10%。误服煤酚皂溶液（来苏尔）、碘酒、高锰酸钾等在临床也常见到。在某些地区，习惯用氢

氧化钠加入碳酸钙调制粉浆用来刷房，或用氢氧化钠洗刷抽油烟机，这种液体若被小儿吞服，可造成严重消化道烧伤。此外，有患儿因误喝开水而烫伤食管，但一般损伤程度较轻。

病理生理 病理改变根据食管烧伤部位、物质性质不同而不同。

食管烧伤部位 食管化学性烧伤以食管中段最多，约占 70%，而且程度多较重；其次为食管下段，约 20% 的患儿可伤及该部位；上段损伤仅占 10% 左右。多发性食管烧伤狭窄者约占 25%。全段烧伤狭窄者少见。食管腐蚀伤的侵蚀部位与解剖结构及吞咽功能有关。在化学物质的强烈刺激下，环咽肌及食管强烈收缩，腐蚀剂快速通过食管入口及上段向下，经中、下段入胃。由于吞服腐蚀剂的量一般不会太多，多于中段即已"消耗殆尽"，因此食管下端损伤又少于中段。

病理改变 酸性物质烧伤和碱性物质烧伤的病理改变不同。酸性物质可使接触面发生凝固性坏死。但是，由于食管鳞状上皮外的黏液耐酸，加上凝固结痂也可阻止酸性物质向深部组织渗透，食管壁深部组织受损相对较轻。但酸性物质进入胃内后由于胃液也为酸性则对胃的烧伤较重。碱性物质能皂化脂肪并溶解蛋白质，析出的氢氧离子可继续深入肌层造成食管壁更严重的组织坏死，烧伤的深度与碱液的浓度密切相关。由于胃酸的中和作用，碱性液的烧伤较少累及胃部或胃壁受损较轻。食管化学烧伤早期组织水肿，后期坏死脱落后形成溃疡，周围组织增生，肉芽长大，胶原聚积粘连和瘢痕形成，从而引起食管狭窄。

分期分级 小儿食管烧伤的严重程度，与误服化学烧伤剂的性质、数量、浓度以及与食管接触时间等有关。强碱物质腐蚀性强，可造成严重食管灼伤，形成食管瘢痕狭窄，重者可引起食管穿孔或瘢痕闭锁；强酸物质所致损伤不易向食管深部侵犯，形成的瘢痕一般比较浅，发生狭窄也较轻，但若误服量大可发生酸中毒，而且强酸进入胃内对胃的损伤较大，甚至造成胃穿孔，引起急腹症。因此，酸性腐蚀剂烧伤应更加注意胃内情况。根据累及组织的深度及病理改变情况，食管烧伤大致可分为三度。

Ⅰ度烧伤 腐蚀剂性质温和、浓度低、量少且停留时间短时，一般仅伤及黏膜与黏膜下层，局部表现为充血、水肿、渗出，继之损伤上皮脱落，黏膜较快地进行再生修复。多于数天内痊愈，一般不发生瘢痕狭窄。常见于误服碘酒、来苏等引起的灼伤。

Ⅱ度烧伤 除损伤黏膜及黏膜下层外，还累及部分肌层。早期（1~4天）食管黏膜充血，出血，表层坏死，局部出现膜性渗出物。继之假膜脱落，形成深层溃疡及肉芽。2周左右病变逐渐停止发展，炎症开始消退。第3周创面开始修复，纤维结缔组织形成并收缩。至第4周瘢痕收缩逐渐形成狭窄。重塑的狭窄食管管壁粗糙，弹性及蠕动功能差，患儿出现明显的吞咽困难表现。

Ⅲ度烧伤 烧伤深达食管全层，甚至侵蚀食管周围组织。严重者可发生纵隔炎。急性期可有中毒及电解质紊乱症状，可致休克及死亡。幸存者多发生严重瘢痕狭窄并遗留并发症，治疗困难。

临床表现 依分期不同，有不同的临床表现。

急性期 烧伤的严重程度不同，急性期持续的时间也长短不一，多在1周左右。伤后可立即出现唇、舌、口腔、咽喉和胸骨后烧灼痛。幼儿表现拒食、哭闹不安、口涎外溢等。食管穿孔患儿常诉胸痛、憋气，伤及大血管则突发咯血、呕血而很快死亡。伤后1~2个小时发生黏膜水肿，6~8小时达高峰，24小时内局部情况可基本稳定。水肿累及喉部可出现声音嘶哑及呼吸困难，严重者可因喉梗阻而窒息。口唇、舌、口咽部可见水疱形成，水疱破溃后出现溃疡，有时上覆白膜。此期应注意患儿呼吸、体温、中毒症状、水电解质紊乱等情况，严防休克及窒息。

缓解期 又称炎症消散期，持续1~3周。此期急性炎症减轻，食管水肿及充血消退，口腔、咽部溃疡及食管浅层溃疡开始愈合，全身及局部症状逐渐缓解，吞咽功能部分恢复，可进一般饮食，有时可被误认为已痊愈。

瘢痕狭窄期 一般出现于烧伤后第3~5周。此期创面开始修复，结缔组织增生，瘢痕形成并逐渐收缩。患儿再度出现吞咽困难且症状更加严重。若发生食管闭锁，则食后即吐或滴水不进。此期患儿逐渐出现酸碱失衡、水电解质紊乱及营养不良。

诊断 根据病史和临床表现大多不难做出诊断。①病史：大多数家长或者患儿本人可以提供明确的吞服腐蚀剂病史，是该病的主要诊断依据。②临床表现：中、重度烧伤患儿就诊时可能已出现唇、舌、颊部及口咽黏膜的水疱、溃疡、白膜或水肿，患儿吞咽疼痛、流涎、不能进食等症状。伤及声门及大气道时可出现声音嘶哑、呼吸困难。继之可出

现脱水、酸中毒及肺部感染。有些患儿可很快出现中毒性休克。伤后1周饮食逐渐恢复正常，数周后再次出现吞咽困难甚至不能进食，是该病的典型表现。③X线检查：是食管烧伤后狭窄的重要检查方法。多在伤后3周左右，患儿能吞服流食时进行。使用造影剂可发现食管狭窄的部位及严重程度。多采用钡剂造影，但对于怀疑有食管穿孔等并发症的患儿，应采用碘油造影。轻度烧伤者，黏膜纹理基本正常或轻度增粗扭曲，后期瘢痕狭窄不明显。中度烧伤者，黏膜纹理粗糙紊乱，呈锯齿状或串珠状等不规则表现。重度烧伤者，管腔明显缩小，甚至呈憩室状或鼠尾状。也可发现食管穿孔等并发症。④食管镜检查：可以直视下观察食管烧伤的情况，但有引起食管穿孔之危险，不宜早期施行。晚期检查可观察到狭窄部位之起端，但一般难以通过狭窄段入口，尤其在缓解期和瘢痕形成后不宜强行将食管镜插入狭窄食管。故食管镜检查对多段或全食管狭窄者不宜采用。⑤实验室检查：合并出血或感染时可见血白细胞计数升高或血红蛋白降低等相应的表现。

该病也有少数患儿被漏诊或误诊，主要见于：①病史不明确、烧伤程度较轻的患儿。②就诊较晚，患儿处于缓解期，医务人员经验少，容易误认为烧伤已痊愈。③食管烧伤患儿中约有20%没有口唇、口咽烧伤的表现，容易被误诊。因此，医务人员应提高对该病发展规律的认识，遇有疑似患儿时，注意详细询问病史，并适时行X线等相关检查，以明确诊断，尽量避免误诊漏诊，以免延误治疗。

治疗 儿童食管化学烧伤在

不同时期的处理策略不同。

急性期的处理 此期急救处理十分重要,基本原则是抢救生命,尽快终止损伤进展,减少并发症和预防瘢痕狭窄。注意维持呼吸道通畅,抢救中毒性休克,纠正水及电解质紊乱,减轻疼痛,维持营养。

中和腐蚀剂及保护创面 强碱物质可用弱酸中和,以食醋、2%醋酸、果汁最为方便迅速;强酸物质则可服用肥皂水、2%~3%的氢氧化铝。无论误服强酸或强碱物质,均可立即口服蛋清或植物油等以保护创面,使用越早越好,伤后2小时以内效果最佳,否则作用不大。急救处理后应禁食,可给予静脉营养,3~5天开始进流食,再由半流食过渡到普通饮食。

对症及支持治疗 若损伤喉部出现呼吸道梗阻表现,应紧急处理喉水肿,酌情进行气管插管,并准备随时进行气管切开。注意抢救休克,预防肾衰竭,补液供给营养,纠正水电解质紊乱及酸碱失衡。伤后早期应静脉应用广谱抗生素预防感染。适时补充必需的维生素,必要时输血及血浆,对伤后恢复有益。

肾上腺皮质激素的应用 意见尚不统一。多数学者认为,烧伤早期足量使用激素,能有助于预防和治疗休克,减轻局部水肿及肉芽,促进创面愈合,减少纤维组织增生,尤其对于中度烧伤可能更有意义。一般是先用足量后递减至维持剂量、先静脉给药后改口服,直到开始扩张治疗停药。有国外学者通过实验发现,激素能预防或减轻食管腐蚀伤后瘢痕狭窄的形成,但北京儿童医院通过对300余例食管灼伤患儿的观察,证实凡误服火碱者即使应用激素也无一例不发生食管瘢痕狭窄。因此,应用激素对于食管狭窄的预防效果尚无定论。另外,对于合并严重感染或食管可疑穿孔者,应禁用或慎用激素。

缓解期的处理 烧伤后1周左右,病情逐渐稳定,进入缓解期。由于Ⅱ度以上烧伤的患儿几乎不可避免地发生食管狭窄,所以此阶段的治疗以预防和减轻食管瘢痕狭窄为主。对食管烧伤后瘢痕狭窄的预防措施主要有药物、预防性扩张和食管留置扩张管三类。药物预防主要是用糖皮质激素以尽可能减少烧伤后瘢痕狭窄,同时以抗生素预防感染;预防性扩张是应用最广也最为有效的手段。伤后3周左右,可考虑开始预防性食管扩张。国外许多医学中心预防性扩张的成功率在60%以上,可能与其多数食管烧伤是误吞洗消剂引起,食管的损伤相对较轻,且患儿多能及早到大医院进行规范治疗有关。而在中国,食管烧伤多由强碱或强酸引起,食管损伤比较严重,加之许多患儿就医较晚甚至不能接受规范治疗,所以在中国食管扩张预防食管狭窄的成功率较低。此阶段食管壁脆弱极易穿孔,应谨慎增加扩张子的型号,扩张时注意力度要轻,不可过于勉强。另外,早期在食管中留置扩张子或硅胶管也可能有助于减轻瘢痕收缩。

瘢痕狭窄期的治疗 进入瘢痕狭窄期的患儿,在治疗前,需进行X线或食管镜检查了解食管狭窄的部位和程度,食管有无溃疡、穿孔及憩室,并检查全身情况,若有营养不良及水电解质紊乱,需先行纠正。治疗方法大致可以分为食管扩张术和食管重建术两种,重点介绍食管扩张术。关于食管扩张治疗开始的时机选择问题,意见尚不统一。多数主张应在口、咽及食管黏膜的水肿,糜烂等炎症反应消退,停用糖皮质激素之后,即瘢痕狭窄形成的初期开始正式的食管扩张治疗。发生食管瘢痕狭窄的患儿,因进食困难多发生营养不良及水和电解质代谢异常,而且食管狭窄后再置鼻饲管非常困难,故患儿经确诊发生食管狭窄后,应及早施行胃造瘘术。除可经胃造瘘注入食物改善全身维持营养状况外,还可留待日后施行食管扩张之用。食管扩张的方法很多,包括经口扩张法、气囊导管扩张法和胃造瘘引线扩张法等。

经口扩张法 即顺行扩张法,在20世纪70年代以前应用较多。适用于狭窄程度轻,狭窄段较短且无扭曲者。手术需在全身麻醉下进行。在食管镜下暴露狭窄段上口,以长辣椒形探子伸入狭窄口进行扩张。由于视野局限于狭窄上口,对狭窄段的操作具有盲目性,故穿孔率高。另外,也有在全身麻醉后在食管镜直视下进行经口顺行扩,安全性增加。

气囊扩张法 器械为特制的聚乙烯双腔导管,其一腔为金属导丝,另一腔为气囊。在X线透视或纤维胃镜辅助下经鼻孔将双枪管伸入食管,越过狭窄后充气,气囊最大直径可达15mm,保留数分钟后放气,撤出双腔管。此法最大优点是进出食管过程无摩擦,不损伤黏膜,对于较大儿童效果较好。

胃造瘘引线扩张法 又称循环扩张法或逆行扩张法,是应用最多的方法。适用于不同程度的狭窄病例。具体步骤:①胃造瘘手术,入院后尽早施行。一般在上腹左旁正中切口,在胃前壁稍靠上血管较少处切开做双层荷包缝合，胃必须与腹壁固定，瘘口插入软管固定于腹壁上。②胃造瘘术后，准备一根丝线，长度相当于从患儿耳根经前鼻孔至剑突下约5cm处之距离。令患儿将丝线缓慢咽下。然后经胃瘘处向胃内注水约200ml，再以吸引器经胃瘘口吸水，目的是将咽入胃内的丝线自胃瘘口吸出，将线的两端分别固定于口周和腹部以备扩张之用。③胃造瘘后2周左右即可开始扩张。将丝线两端连接无毒的硅胶或橡胶扩张探条，由口到胃或由胃瘘到口腔循环扩张，基本频率为每周1次。探条由最细者开始，通过顺利后，逐个型号加粗。待狭窄有改善，扩张频率即可改为2周1次，或1个月1次，或2个月1次。不需扩张后再观察半年，可以正常进食，复查食管造影，最窄处≥0.5cm后，即可行胃瘘修补术。此法的优点是适用于大多数患儿，设备简单，操作方便，无须麻醉，除胃造瘘外其他扩张过程均可在门诊进行；安全性高，并发症少，扩张后反应轻，患儿休息片刻即可进食。

并发症 包括全身并发症与局部并发症。

全身并发症 吞服强腐蚀剂，烧伤严重时，可因为进食水困难而引起酸中毒、水电解质紊乱、肾衰竭、休克等并发症，累及喉部及大气道者可引起呼吸困难及窒息。引起全身并发症者预后较差，重者在烧伤后数小时至2天内死亡。

局部并发症 ①出血：伤后数天内可有小量吐血及便血，为直接损伤出血及创面渗血所致。量较大的出血一般出现于1~2周内，为坏死组织脱落血管破裂引起。可因急性大出血而死亡。因此，对重度烧伤的患者，1周左

右各种症状虽有缓解，但仍应避免剧烈活动，避免饮入过热、过硬的食物。②食管穿孔和纵隔炎：见于吞服腐蚀剂性质浓烈、剂量较大的患儿。碱性腐蚀剂较酸性者更易发生。多在食管中、下段左侧壁发生穿孔累及左侧胸腔，引起纵隔感染，偶尔可形成气管食管瘘。③呼吸道损伤：患儿吞服腐蚀剂时呛咳、误吸，继发的食管及食管周围炎等均可引起呼吸道炎症，常见的有喉水肿、吸入性肺炎、肺脓肿和支气管扩张症等。④口腔、咽部及胃的损伤也常见到。

预防 腐蚀剂尤其是强碱、强酸要严格管理，放置于患儿不能接触之处；加强教育，防止青少年有自杀意图而食入腐蚀剂。

（曾 骐 张 谦）

xiāntiānxìng shíguǎn bìsuǒ

先天性食管闭锁 （congenital esophageal atresia）

胚胎发育异常形成的食管隔断。食管和气管的胚胎发育异常，可导致食管闭锁和/或与气管形成不同形式的瘘管即食管气管瘘，是新生儿期消化道的一种严重发育畸形，临床表现为患婴吃奶时出现呕吐、青紫、呛咳和呼吸困难等症状。

病因及发病机制 该病是先天性疾病，由前肠的胚胎发育异常所致，但由哪种原因导致胚胎

发育异常仍然不得而知，可能与前肠背侧的细胞层分化生长异常、局部血管闭塞、心脏原基压迫以及药物毒素等有关。

分类 中国常将该病分为五型（图1）。

Ⅰ型 占4%~8%。食管和气管之间不存在连接，无食管气管瘘。食管呈2个完全分离的盲端，而且2个盲端通常相距较远（≥4cm）。因近端食管呈盲袋样，唾液不能下咽，所以常表现为出生后大量唾液外溢。因不存在食管气管瘘，所以消化道内容物不能通过瘘道进入肺内，但是部分唾液可能会因为误吸进入气管，所以可能并发肺炎。正常新生儿出生后因哭闹而吸入大量的气体进入消化道，但是Ⅰ型食管闭锁远端食管是盲端，所以患儿即使哭闹胃肠道内也不会存在气体，也很少出现腹胀。

Ⅱ型 占0.5%~1.0%。食管的近端和气管形成食管气管瘘，食管远端为盲端。唾液容易通过瘘道进入气管，所以呛咳表现明显，并进一步导致肺炎。远端食管同样为盲端，胃肠道内也不会存在气体。远、近端距离通常较远。

Ⅲ型 占85%~90%。食管近端为盲端，远端和气管形成食管气管瘘。出生后表现为大量白

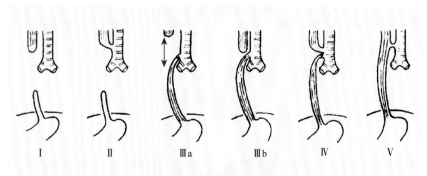

图1 先天性食管闭锁的分型

色泡沫样黏液经口腔溢出，偶因误吸有呛咳表现。因为远端食管和气管形成食管气管瘘，气体可进入胃肠道，常出现腹胀。如腹部压力过大可致胃内液体反流进入气管。远近端食管之间距离 > 2cm 者为Ⅲa 型，<2cm 为Ⅲb 型。

Ⅳ型　约占 1%。食管远、近端均和气管形成食管气管瘘。近端食管在前壁于盲端近侧 0.5cm 左右发出细小瘘管进入气管，唾液可通过近端瘘进入气管，气管内气体也可通过远端瘘进入胃肠道。远、近端距离通常较近。

Ⅴ型　占 0.5%以下。食管未真正闭锁，只在气管和食管之间存在一个单纯的食管气管瘘。新生儿出生后可以进食，但可能出现呛奶。部分患儿因瘘管细小，新生儿期可能漏诊。漏诊患儿可反复肺炎。因为病理解剖形态类似字母 H 或者 N，所有又称为 H 型或 N 型食管闭锁。

临床表现　由于食管闭锁患儿不能吞咽唾液，出生后很快表现出唾液过多的症状，带泡沫的唾液从口腔、鼻孔溢出，因此又被称为"螃蟹宝宝"。反流的口腔分泌物容易导致阵发性咳嗽、窒息甚至暂时性发绀。典型表现为喂奶时，患儿吸吮 1~2 口后即开始咳嗽，随即奶汁从鼻孔和口腔溢出，同时呼吸困难、面色发绀。若迅速从口腔、咽部吸出液体以及患儿咳嗽将呼吸道排净后，呼吸状态又趋于正常。每次试行喂奶，均将发生同样的症状。

体格检查可以发现腹胀，可能是因为大量气体从气管通过下段食管瘘进入胃肠道导致。Ⅰ型和Ⅱ型食管闭锁患儿不能吞咽气体，气管与远段食管之间又无交通，因此胃肠道内不存在气体，腹部即呈平坦瘪塌状。除处理腹部情况外，还要仔细检查可能合并存在的畸形，特别是检查会阴部外观。心血管系统的检查除外严重的心脏畸形也很重要，严重心脏畸形与患儿的存活关系密切。

诊断　分产前与产后诊断。

产前诊断　胎儿期超声检查可发现胃泡较小或胃泡消失并伴有羊水过多，但总体产前诊断率较低，为 20%~40%。超声检查在胎儿颈部发现无回声区，同时出现羊水过多和小胃，则可增加产前诊断的准确性。胎儿 MRI 的兴起可能对超声检查怀疑食管闭锁的患儿提供有效帮助。对此类患儿行染色体检查非常重要，发现染色体异常可以及时终止妊娠。

产后诊断　凡是在第一次喂食时发生呕吐、窒息、咳嗽，发绀等症状，应做排除食管闭锁的检查。通常由鼻孔或口腔插入一细导管，若插入 8~12cm 时导管受阻，再下行困难，或屡次从口腔翻出时可进一步辅助检查。

胸、腹部 X 线片　拍摄 X 线片见导管卷曲在近端则可明确诊断。Ⅰ型及Ⅱ型食管闭锁患儿腹部无气体，Ⅲ型及Ⅳ型食管闭锁腹部见胃肠充气影，若立位腹部 X 线片见到"双泡征"则提示合并十二指肠闭锁。

食管造影　可经导管注射约 2ml 的碘造影剂，X 线片显示食管上段的盲袋和其位置。造影剂注入量不宜过多，拍摄 X 线片后需及时吸出，以免反流入气管内。

CT 检查　大多数食管闭患儿，通过 CT 三维重建不但可以清楚地显示上段食管盲袋，而且可以显示远端气管、食管的位置；极少数病例还能分辨出远端食管存在异位软骨，使术前诊断更精确。远端食管气管瘘的位置较固定，位于气管隆突上方，因此如果食管近段盲端位于第 1 或第 2 胸椎，预估两盲端距离偏远，很可能是Ⅲa 型。但通过 CT 三维重建发现有些患儿远端食管气管瘘的位置也相应较高，甚至与近段食管紧贴，实际为Ⅲb 型，手术亦可证实 CT 重建结果的准确性。

其他检查　在术前应进行心脏超声检查以除外严重的心脏畸形，另外要确定主动脉弓的位置，右侧主动脉弓需选择左侧胸入路手术。除外其他畸形的检查如全脊柱的 X 线检查，肾和颅脑超声检查可延迟到手术后。

鉴别诊断　①羊水吸入：其引起的呕吐症状在新生儿中较常见，与食管闭锁患儿喂奶时的呕吐及咳嗽等症状类似，并常被误诊。羊水吸入可经吸痰和洗胃等处理治愈，而食管闭锁误吸症状可通过吸痰得到缓解，但不能顺利放置胃管。②新生儿肺炎：食管闭锁并发肺炎常被作为一般新生儿肺炎收入内科，但患儿典型的症状有别于一般的新生儿肺炎，通过插入胃管，即可诊断。③先天性心脏病：部分食管闭锁患儿因发绀入院，可被误认为是先天性心脏病所致，插胃管有助于鉴别。食管闭锁合并先天性心脏病时，需要仔细地进行心血管系统的查体和心脏超声检查。

治疗　手术矫正畸形是根治食管闭锁唯一有效的治疗手段。随着手术、麻醉水平及术后监护条件的提高，食管闭锁治愈率可达 90%以上。

产前准备　若产前可疑存在食管闭锁，患儿家庭需要到专业的诊疗中心咨询相关信息并提前安排出生后转运流程。分娩医院可尝试放置胃管来确诊食管闭锁，并将胃管留置于食管近端。在转运过程中，患儿可采取右侧卧位并抬高头部以减少唾液误吸。胃管持续吸引食管近端分泌物可有效避免误吸，患儿家庭需在产前就准备好便携式吸痰器。若不能及时获取吸痰器，也可用 50ml 注射器间断抽吸。

术前准备 食管闭锁不需要急诊手术。术前充分评估心、肺功能并排除其他畸形对治疗方案的选择意义重大。术前持续吸引食管近端分泌物来保持呼吸道清洁以预防吸入性肺炎。推荐使用大号胃管可增加有效引流，放置胃管的过程中遇阻力后回 0.5cm 即可。胃管持续吸引的同时要对口腔分泌物进行间断吸引。早产儿因肺发育不良需呼吸支持，但气体可经食管气管瘘加重腹胀进而加重呼吸困难，形成恶性循环如腹胀严重影响通气则需尽早手术。

胸腔镜手术 随着微创技术的提高及更加精致器械的应用，微创手术在新生儿高难度复杂疾病中得以开展。与传统手术经胸膜外入路不同，胸腔镜手术需要穿透胸膜肺萎陷后才能充分暴露食管，术后食管吻合口瘘可能导致严重的胸腔感染。另外，新生儿狭小的胸腔容积容易限制操作，因此需要更长的学习曲线。需要强调的是，并不是所有的食管闭锁都适合胸腔镜手术，若患儿存在严重先天性心脏病或早产儿肺胸腔镜气管食管重度发育不良，很难耐受单肺通气。手术过程如下。

体位及套管选择 患儿取左侧卧位，右手上举，右侧胸朝上并向下俯卧 30°~45°，可适当整体靠左侧床边。操作者及助手在患儿左侧，胸腔镜显示器在正对侧，器械护士在右侧尾端。首先将 5mm 套管置于腋后线第 5 肋间

（多数位于右手上举时的肩胛下角）建立压力约 1.1kPa（8mmHg）的右侧 CO_2 气胸，进入胸腔镜后再放置 2 个操作套管于腋中线第 4 肋间及腋中线第 6 肋间（视新生儿大小可适当外移一个肋间隙），上操作套管直径为 5mm 以便放置生物夹，下操作套管直径为 3mm。若患儿为右位主动脉弓，可选择左胸入路，体位及套管选择同右侧。

离断气管食管 进入胸腔后使用 2-0 丝线分别结扎奇静脉近端及远端并离断。使用电钩切开右侧纵隔胸膜寻找远端食管，通常远端食管在奇静脉水平汇入气管后壁，充分游离食管气管瘘后使用生物夹夹闭并用剪刀离断瘘管。生物夹需尽量靠近气管以避免气管憩室形成。

游离食管近端 向颈胸入口方向打开胸膜并抓取近端盲袋，向颈部充分游离盲端，并将盲袋顶端剪开。部分近端食管位置靠上难以辨认，可通过盲袋内胃管活动定位。在游离近端食管过程中若发现盲袋较小或盲端较尖锐，需仔细分辨是否为 IV 型食管闭锁，即近端也存在食管气管瘘。近端食管气管瘘通常较细短，不能使用生物夹，可使用丝线分别结扎瘘管两端并离断，最后还需要游离部分椎前筋膜覆盖瘘管的气管端。

食管端-端吻合 通常使用 5-0 单丝线间断缝合食管全层，约 8 针。在张力较高的吻合中可适当增大入针点与切缘的距离以避免撕裂。多数 III a 型食管闭锁也可以在胸腔镜下完成吻合。后壁缝合后可经鼻放置胃管以利于前壁缝合，注意在吻合前壁时需避让胃管。

并发症 主要有以下几种。

吻合口狭窄 发生率 50% 左右，可能出现吞咽困难、喂养时发绀、误吸、肺炎及发育迟缓等症状，需要与食管运动障碍、食管气管瘘复发、胃食管反流及气管软化等并发症鉴别。单纯从症状判断食管吻合口是否狭窄较困难，食管造影可准确显示整个食管的粗细，能测量吻合口的大小，但尚没有统一的诊断标准。吻合口狭窄与远、近端食管的距离或吻合口张力有密切关系。该并发症的疗效和胃食管反流关系密切，术后口服抑酸剂可能降低吻合口狭窄的发生率。球囊扩张是使用最广泛的治疗方式，探条扩张和球囊扩张的治疗效果差异不大，但探条扩张导致食管穿孔的风险会更高。一般食管扩张需要在术后 3 周以上才能进行，扩张间隔为 2 周。食管扩张可能导致食管破裂穿孔，一旦诊断需留置胸腔引流管，观察胸腔引流物为气体或是唾液状液体。若引流管出现较多分泌物，则需要在 24 小时内完成食管破裂处的修补。

除物理原理扩张食管外，一些药物（如糖皮质激素类药物和丝裂霉素）也能在一定程度上控制食管狭窄的进展。食管支架在儿童中的应用并不广泛，使用食管支架的指征不清晰，并有报道在使用食管支架之后支架移位穿破胸腔大血管导致死亡的病例，所以选择食管支架治疗时需要有严格的指征，并且使用后需要严格监控支架的位置。难治性吻合口狭窄可能需要重新切除吻合。

胃食管反流 患儿发生胃食管反流的可能性为 20%~50%。部分可随生长发育而逐渐好转，但对于长段缺失的食管闭锁因胃食管反流常影响食管扩张效果而选择抗反流手术。最主要的表现

是呕吐，患儿可因呕吐而导致一系列的症状，包括体重不增、反复性肺炎、食管炎及食管狭窄。食管造影及 24 小时食管 pH 监测可了解反流的严重程度。多数患儿可通过保守治疗病情好转。①体位调整：平时可以躺在约 10° 的斜坡床上，进食后可以保持直立或前倾位。②饮食调整：少食多餐，进食黏稠食物，或者在配方奶中添加牛奶增稠剂。③药物治疗：服药频率及用量尚未统一，多在呕吐症状好转后逐渐撤药。④手术治疗：反复食管狭窄、因胃食管反流呛咳误吸导致肺炎、持续严重的食管炎或体重不增，需要考虑抗反流手术，最常用尼森（Nissen）术式。腹腔镜手术正逐步成为主流方式。

吻合口瘘 食管闭锁一期吻合术后吻合口瘘的发生率为 10%～21%，不同治疗团队间的差异较大。吻合口瘘的发生与食管血液供应、盲端间距、食管质地、缝线材料及吻合技术有关。食管盲端距离越大缝合的张力就越大，发生吻合口瘘的概率越大。多数吻合口瘘经禁食、保持吸痰、胸腔闭式引流及广谱抗生素抗炎等保守处理后可自行愈合。若存在严重败血症、张力性气胸甚至休克等表现即提示保守治疗失败，可在生命体征较平稳后再行食管修补。在吻合口瘘的保守治疗阶段需多次复查食管造影以及纤维支气管镜，一旦发现食管气管瘘复发，多需再次手术修补。

食管气管瘘复发 复发率为 5%～10%，常由吻合口瘘或者吻合口感染造成，但也可能是未被发现的近端食管气管瘘，即Ⅳ型食管闭锁。主要症状包括反复胸腔感染、肺炎及喂养时呛咳或窒息。确诊主要通过纤维支气管镜

检查，可明确瘘口的位置及大小，为手术治疗提供帮助。一旦诊断食管气管瘘复发多不能自行愈合。手术修补仍是最主要的治疗手段，内镜下瘘管去上皮化、黏合剂封堵（成功率为 28.6%）以及瘘管钳也可作为替代治疗。

肺部感染及气管软化 食管闭锁术后患儿发生肺部感染的机会远超过正常同龄儿童。发生原因与食管及气管发育状态有关，食管吻合后运动不良或食管狭窄容易导致误吸。胃食管反流也常造成胃内容物误吸从而并发肺部感染。除了食管本身的问题，患儿都不同程度地存在气管发育异常，以气管软化最多见。有 25% 的患儿可能存在不同程度的呼吸困难，但多数会随着生长发育得到改善。严重的气管软化可出现呼吸喘鸣、血氧饱和度下降、呼吸暂停、发绀及心动过缓等症状，多数发作的呼吸困难均与进食有关，常发生在食管狭窄患儿，极少数还可能出现"死亡发作"。

食管动力异常 当内镜检查没有明显吻合口狭窄时，食物团块引起的吞咽困难可能是食管动力异常造成的。食管动力异常是食管本身神经支配异常造成的，可通过反复的误吸而进一步引起呼吸并发症，尚无有效的应对措施。

预后 食管闭锁手术的成活率，按照斯皮茨（Spitz）分级Ⅰ级为 97%，Ⅱ级为 59%，Ⅲ级为 22%。随着新生儿监护水平的提高，早产、高危儿的成活率提高，但是严重的心脏畸形、多发畸形仍是影响预后的重要因素。对食管闭锁术后的患儿长期随访结果表明，新生儿期进行一期食管吻合者成年后的生活质量无损。生活质量的评定显示一期食管吻合

者优于分期结肠代食管者。标准的生理-社会评价评分证明食管闭锁的成年患者的学习、情感和行为问题多于正常人，合并主要的先天性畸形者或在新生儿期需要长时间人工呼吸者的认知行为明显受损。

（郑 珊 孙 松）

VACTERL zōnghézhēng

VACTERL 综合征（VACTERL syndrome）

一组少见的先天性畸形，分别由 6 个畸形的第一个英文字母组成，即 V 代表椎体异常（vertebral abnormalities），A 代表肛门直肠畸形（anorectal malformation），C 代表心脏畸形（cardiac malformation），TE 代表气管食管畸形（tracheoesophageal fistula or esophageal atresia），R 代表肾泌尿系畸形（renal anomalies），L 代表肢体畸形（limb malformation）。

病因及发病机制 病因不明确。研究显示，该病发病与遗传因素、环境致畸物质、母亲妊娠糖尿病、服用雌激素和/或孕激素的化合物、他汀类药物等有一定相关性。

临床表现 包括 6 种畸形。①椎体异常：通常包括脊椎骨分节不良，如半椎体、蝶形椎体、楔形椎体、椎体融合、椎体多余或缺失，以及其他形式的椎体发育不良。常见腰椎异常引起的脊柱弯曲异常。②肛门直肠畸形：通常表现为肛门闭锁或肛门狭窄，正常肛门开口位置无肛门，粪便完全无法排出或通过异位的瘘管排出，伴有急性或慢性肠梗阻。③心脏畸形：40%～80% 与 VACTERL 综合征相关的患者存在心脏畸形，其范围可能包括危及生命的严重结构缺陷，也可能包括无任何临床症状且不需要治疗的轻微解剖缺陷。④气管食管畸

形：最常见的形式是食管闭锁伴远端食管气管瘘，也可能表现为其他亚型的食管闭锁或单纯的食管狭窄或气管狭窄。气管食管畸形早期症状包括产前发现的羊水过多或胃泡缺失，产后不能插入鼻胃管，或婴儿期窒息及吞咽困难。⑤肾泌尿系畸形：肾异常的严重程度和类型多种多样，包括单侧肾发育不全（严重时为双侧）、马蹄形肾、囊性和/或发育不良肾，有时伴有输尿管和泌尿生殖道异常。肾和泌尿系畸形多无临床症状，一般通过 B 超等影像学检查发现。⑥肢体畸形：传统定义为肢体桡侧畸形，包括拇指未发育/发育不全，但许多其他肢体异常也被归因于 VACTERL 综合征，包括多指畸形和下肢异常。与其他畸形一样，患儿患肢畸形的严重程度也各不相同。

诊断 食管闭锁伴食管气管瘘和肛门直肠畸形是 VACTERL 综合征最常见的首发病症，对于这些患儿要进行详尽的体格检查，并常规行脊柱平片、腹腔脏器 B 超、四肢平片等检查，以明确是否伴发相关畸形。对于 VACTERL 综合征严格的诊断标准，还没有形成明确的共识。大多数临床医师和研究人员认为至少存在 3 个以上述畸形才能进行诊断。

治疗 VACTERL 综合征可能涉及多种畸形，治疗较为复杂，具体每一种疾病的详细治疗可参见相关条目。对 VACTERL 综合征的治疗可分为两个阶段：①对于危及生命的情况，如严重的心脏畸形、肛门闭锁和食管闭锁，通常在新生儿期或情况允许的条件下进行手术治疗。例如，肛门闭锁可以立即进行结肠造口，二期再进行肛门成形手术；伴发的泌尿生殖系统异常也经常分期治疗。

心脏畸形的矫正也可能需要多次手术，这取决于心脏的病变类型。食管闭锁伴食管气管瘘通常可一期手术修复，术后的并发症（如瘘管复发）可能需要更多的手术。②许多先天性畸形可导致较长期的后遗症，如椎体异常可能导致生命后期严重的背部疼痛，或肾脏异常可能导致感染、肾结石、肾功能降低等远期后遗症，均需要合适的时机进行相应的治疗，以延长患者生命，改善患者生活质量。

预后 随着手术技术的改进以及新生儿和术后专业设施的完善，VACTERL 综合征的预后已大大改善。尽管如此，即使对心脏异常、食管闭锁和肢体异常等畸形进行了手术矫正，患儿仍可能在整个生命周期中面临相当大的医疗挑战。各种畸形带来的后遗症及手术并发症如脊柱侧凸、便秘及污粪、心功能不全、食管气管瘘复发、胃食管反流、尿路感染、膀胱输尿管反流、尿路结石等，仍然在很大程度上影响着患儿的生活质量。需要注意的是，与 VACTERL 相关的患儿通常不会表现出神经认知障碍。

预防 仅能通过正规的产前检查，及早发现相关畸形，从而早期由小儿外科医师介入进行相关产前咨询，根据预后情况决定是否终止妊娠。出生后发现的 VACTERL 综合征应立即转运至具备相关技术力量的儿科或儿外科中心进行治疗，以最大限度地挽救患儿生命，改善生活质量。

（郑 珊 孙 松）

CHARGE zōnghézhēng

CHARGE 综合征（CHARGE syndrome） 以多种先天性异常为特征的常染色体显性遗传疾病，分别由 6 种异常的第一个英文字母组成，即 C 代表眼部畸形（coloboma），H 代表心脏疾病（heart disease），A 代表后鼻孔闭锁（atresia of choanae），R 代表生长发育迟缓（retarded growth retardation），G 代表生殖泌尿道异常（genital hypoplanoma），E 代表耳部畸形（ear deformity）。2020 年《遗传学前言》（Frontiers in Genetics）中的一篇论文报道，活产婴儿发病率为 1/85 000～1/15 000，散发病例多见。

病因及发病机制 大多数病例（65%～70%）由染色体解旋酶 DNA 结合蛋白 7 基因（CHD7）致病性变异功能丧失引起的。CHD7 位于 8q12.2 染色体上，有 37 个外显子，编码一个有 2997 个氨基酸的蛋白质，与疾病相关的 CHD7 突变中框移突变最多发生，其次为无义突变、碱基缺失，也可见剪接点突变、错义突变、基因缺失及重复等。胎儿胚胎发育早期，CHD7 基因于神经管、未分化的神经上皮和神经嵴起源的间质中等多处组织器官中高度表达，之后只在眼、耳及嗅觉系统等处表达，对应了 CHARGE 综合征常见的畸形部位。

临床表现 该综合征会导致多种器官结构和功能异常，临床表现多样。①主要症状：外耳、中耳或内耳畸形，包括半规管发育不全；后鼻孔闭锁和/或腭裂；先天性眼部缺损。②次要症状：生长、发育迟缓，智力障碍；脑神经麻痹或脑干功能障碍，包括听力障碍；吞咽/喂养困难；脑结构异常；下丘脑垂体功能障碍（促性腺激素或生长激素缺乏）；器官（心脏/食管）畸形；肾异常，骨骼/肢体异常。

诊断 ①典型 CHARGE 综合征：具备 3 个主要症状，或 2 个主要症状+2个次要症状。②部分型 CHARGE 综合征：具备 2 个主要症状+1 个次要症状。③不典型 CHARGE 综合征：具备 2 个主要症状，或 1 个主要症状+2 个次要症状。

鉴别诊断 主要与以下疾病鉴别。

歌舞伎面谱综合征（Kabuki syndrome） 因患者外貌特征与日本歌舞伎演员装扮相似而得名，可依靠评分进行临床诊断。主要表现为骨骼发育不良、内脏发育畸形、生长发育迟滞、皮纹异常、智力低下，并具有特异性面容特征。CHARGE 综合征的耳郭畸形及眼部异常在歌舞伎面谱综合征中并不常见；歌舞伎面谱综合征中常见手指的短小在 CHARGE 综合征中并不常见。歌舞伎面谱综合征由 12q13 上的 *KMT2D* 基因（55%~80%）或 Xp11 上的 *KDM6A* 基因（9%~14%）突变引起，是 CHARGE 综合征所不具备的，当表现不典型时，诊断手段可选用分子生物学。

22 号染色体缺失综合征 包含一系列由 22q11.2 缺失引起的不同综合征，如迪格奥尔格综合征（DiGeorge syndrome）、腭心面综合征、圆锥动脉干异常面容综合征等，常见的临床表现有先天性心脏病、免疫系统异常、特殊面部表现、上腭缺陷及低血钙。

鲁宾斯坦-泰比综合征（Rubinstein-Taybi syndrome） 主要以不同程度的智力障碍、拇指/踇趾的粗大及特异性的面部表现被发现，位于 16p13 上的 *CREBBP* 基因或 22q13 上的 *EP300* 基因突变引起，可依赖分子学鉴别。

治疗 CHARGE 综合征涉及多个结构和组织，对其治疗需要多学科协作、个体化制订，并进行长期跟踪随访和逐步完善，以对症治疗为主。新生儿早期需注重呼吸及摄食功能维护如管饲和胃肠造瘘术、系统评估心脏等重要脏器畸形并行手术治疗；中期干预包括听觉及言语功能维护、颅颌面畸形的手术修复，如唇腭裂的患儿除非合并复杂的心脏疾病可手术进行修补，可以预防喂养困难及正常的说话；随着患者年龄的增长，动态检测激素水平并适时进行内分泌治疗、心理评估则是必要的，其他还有视网膜脱落修补术、人工耳蜗移植术等。

预后 患儿临床表现各异，故预后差异较大，提示动态随访并及时调整治疗方案是必要的，进一步精确定位致病基因并完善对其筛查检测方法有望提高诊断率。

预防 主要依赖于产前超声筛查的临床诊断。超声发现的心脏缺陷、头颈部畸形（如小头畸形、小耳畸形、小眼畸形等），可以作为 CHARGE 综合征产前诊断的线索。此外，用母体血浆通过无创产前试验（noninvasive prenatal testing，NIPT）筛查胎儿新生突变对于诊断是非常有效的。检测 *E1* 和 *E38* 基因的突变，也可能为通过母体血浆 NIPT 预测 CHARGE 综合征的严重程度提供线索。

（郑 珊 董晨彬）

SCHISIS zōnghézhēng

SCHISIS 综合征（SCHISIS syndrome）

以神经管缺陷（无脑畸形、脑膨出、囊性脊柱裂）、唇腭裂、脐膨出和膈疝中的两种或两种以上联合表现为特征的畸形。这些畸形的相互关联出现的频率较预期的随机组合频率要高。SCHISIS 综合征实际上是一种致命的畸形，更常见于女童（男女比为 1：3）、双胞胎（4.6%）、臀位（13.7%），而且与较低的出生体重和较短的妊娠期有关（36.4 周），患病胎儿母亲的流产率明显较高。由于原始中胚层的发育障碍而引起多种中线结构的畸形，可能不适合用任何可识别的或已知的基因突变或染色体异常来解释。因此，一方面，可以考虑相同的环境影响（如维生素 B_6 缺乏），可能导致这些异常的关联；另一方面，还必须考虑基因的同一性或相似性，以确定对不同裂型畸形表型的遗传作用。患儿体重低，死胎、死产发生率高。

该综合征主要以超声、MRI 检查的指征以及羊膜甲胎蛋白（α-fetoprotein，AFP）或乙酰胆碱酯酶的测定等产前检测来诊断。对于不同的畸形主要通过相应的外科手术治疗，部分患儿需要随着生长发育长期间断性治疗。制订具体的治疗计划要视具体的病情而定。例如，神经管缺陷可进行宫内手术或产后手术修复；唇腭裂的治疗以外科手术修复为主，通常是应用序列治疗来恢复唇腭部的形态和生理功能，解决喂养问题，恢复正常的语音功能，后期结合患儿所需正畸治疗、心理治疗等。如果患儿在出生前诊断为 SCHISIS 综合征，可以视病情程度终止妊娠，或者继续观察，待患儿出生后通过外科手术的方法进行修复。

在备孕期间或妊娠早期定时定量补充叶酸和营养元素，可降低胎儿神经管缺陷的发生概率。可以测定孕妇血 AFP 和羊水中 AFP 和乙酰胆碱酯酶的含量。产前超声检查和 MRI 能排查更多 SCHISIS 综合征的裂型表现。

（郑 珊 董晨彬）

H 型食管气管瘘（H-type esophagotracheal fistula）

H xíng shíguǎn-qìguǎnlòu

在食管和气管之间存在一条瘘管，使食管和气管沟通并呈 H 型的先天性食管气管瘘。又称 V 型食管闭锁。该病的发病率为 1/80 000 ~ 1/50 000，占先天性食管畸形的 4% ~ 5%。

病因及发病机制　尚不明确，可能与胚胎早期发育异常导致气管食管分隔不完全有关。

临床表现　新生儿出生后可进食，但可能出现进奶后呛咳，严重的可能出现青紫、喂养困难。部分患儿因瘘管较细无明显呛咳症状，而表现为生长过程中反复肺炎或在其他疾病的相关检查中偶然发现。部分患儿因大量气体经瘘管进入消化道而引起腹胀。长期喂养困难、反复肺炎等得不到及时诊断和治疗的患儿可能会出现营养困难、发育落后等。

诊断　有进食后呛咳、反复肺炎的患儿均应考虑到 H 型食管气道瘘的可能。食管造影是重要的常规诊断方法。动态观察吞咽造影剂时显示造影剂经瘘管进入气管，并且直视下排除胃食管反流所引起的气管显影，在侧位观察时，能发现食管气管瘘口的位置，对诊断 H 型食管气管瘘有较大的诊断意义，而摄片显示瘘管的概率不高。另外，胃镜和气管镜检查也是诊断该疾病的重要方法，但要明确诊断 H 型食管气管瘘，则需在胃镜或气管镜下检查食管前壁或气管后壁有无瘘口，并可以明确观察到亚甲蓝等有色液体通过瘘管溢出才能确定。

鉴别诊断　该病无特异性临床表现，容易漏诊及误诊。需要与胃食管反流、会厌功能不良等表现为呛咳、反复肺炎的疾病鉴别，临床上可通过食管造影、胃镜、喉镜等检查进行鉴别。

治疗　手术消除瘘管是该病唯一的根治性方法。对于位置较高的瘘管可经颈部切口寻及瘘管，结扎并切断瘘管；位置较低的瘘管可通过胸腔镜或开胸手术结扎并切断瘘管。胃镜下瘘管去上皮化、瘘口夹闭、支气管镜下激光消融、生物胶填塞瘘管等新的微创治疗技术的应用，显示出一定的疗效，具有较好的应用前景。

并发症　瘘管较粗的患儿每次进奶均会发生剧烈呛咳，甚至无法经口进食，加之误吸造成的反复或长期呼吸道感染，患儿往往会有严重的营养不良、发育迟缓。瘘管复发是术后较常见的并发症，瘘管根治手术后约有 10% 的患儿会出现瘘管复发，常有局部感染造成。瘘管复发后上述临床表现复现，需再次通过手术治疗。

预后　多数患儿通过手术修复瘘管后预后良好。少数患儿因长期误诊得不到有效治疗，并发严重的肺炎、窒息、营养不良、生长发育滞后，生活质量和预后较差。

（郑珊　孙松）

新生儿气管软化症（neonatal tracheomalacia，NTM）

xīnshēng'ér qìguǎn ruǎnhuàzhèng

新生儿气管缺乏应有的软骨硬度和支撑力，导致管腔出现不同程度塌陷的病理现象。新生儿气管软骨发育缺陷或受到损害后失去支撑结构，不能维持气道稳定并使气道保持完全开放状态，引起特征性犬吠样咳嗽以及呼气时的喘鸣，严重时可引起急性呼吸梗阻而猝死。

病因及发病机制　气管源自胚胎内胚层，在胚胎 4 周时，前肠外翻形成后来的气管，并在 4 周末时与食管分离，其后，气道由一个单腔开始发育，至肺发育成熟时可见 10 余个各级气管分支，气管和主支气管在胚胎 4 周时成形。妊娠前期主要是气道细胞数量的增加，妊娠后期以气道的成熟和重塑为主，包括气道长度和直径的增加。气道的硬度源自气道软骨、结缔组织和平滑肌。气道由前部 16 ~ 20 个 C 型软骨环包绕支撑后方纤维膜形成，气道不易塌陷并易于扩张。软骨或后部膜性组织弱化，均会导致呼吸时气道腔塌陷。

原发性 NTM 的病因不清，普遍认为其与气管胚胎发育过程中气管软骨缺氧以及成熟障碍相关。其他可能相关的机制还包括早产、母亲妊娠期营养不良、缺钙等都可能影响气管发育。继发性 NTM 的主要原因是正常软骨支撑作用的退化，包括长期的气管插管、感染、气管外部压迫等。多种原因使气管软骨血供不足或局部缺血缺氧造成软骨环变细、变薄，弹性变差，在晚期软骨环还可被吸收消失，形成膜性组织，这些因素均会造成气道的软化，导致 NTM 的发生。

分型　NTM 分为原发性和继发性。气道壁发育不成熟造成的气管软化属于原发性 NTM，其发病率约为 1/2100，可以单独存在，也可与其他气道畸形如食管气管瘘、喉裂、喉软化和支气管软化等合并存在。继发性 NTM 一般见于各种原因造成的正常气管软骨的退化，如存在血管环、占位等胸内病变，挤压气管软骨，或合并感染、长期高气道通气压、创伤等。随着新生儿重症医学技术的发展和新生儿护理技术的提高，更多新生儿患儿得到救治，也使得继发性 NTM 增加。

临床表现 多数原发性 NTM 在患儿 2~3 月龄时才出现症状。最常见的表现是犬吠样咳嗽以及呼气时的喘鸣，其他症状还包括反复发作的呼吸窘迫、哮喘、发绀以及自发性颈部过伸等。症状可因呼吸加强或因喂食时食管扩张压迫气管而加剧，塌陷的气管因无效咳嗽无法排出气道内分泌物，因此患儿易于罹患重症呼吸道感染。重症 NTM 患儿甚至可因突发气道完全梗阻而猝死。

诊断 特征性的呼吸表现伴肺部干啰音、呼吸暂停史、反复发作肺炎或因呼气梗阻依赖机械通气者，均应高度怀疑存在 NTM。NTM 诊断的金标准是支气管镜直视检测，并且可以确认食管气管瘘及其他气道畸形。用力呼气时管腔狭窄超过 50% 即可诊断为 NTM，大多数 NTM 患儿气道塌陷多超过 75%，气道完全塌陷者也占了 NTM 的 33%。增强 CT 也应用于诊断 NTM，并且可以了解 NTM 范围及主动脉、无名动脉与气管的相对位置或是否存在右锁骨下动脉等。MRI 也可用来动态评估气道情况，因需镇静，所以 MRI 及肺功能测试等都不常用。

治疗 取决于病因和严重程度，若仅为轻度气道塌陷，可采用非手术治疗。随着年龄增长，软化的气管组织有望变硬，而症状也可以在患儿 1~2 岁时得到改善。对需要干预的患儿，治疗措施包括药物、正压通气和手术。

药物治疗 对于轻、中度不影响生命的 NTM，可以内科对症治疗，包括高渗盐水喷雾剂湿化气道，使分泌物变稀薄便于清除；低剂量吸入类固醇减轻气道黏膜炎症性肿胀并减少分泌物产生；吸入异丙托溴铵减少分泌物生成并促进小气道变硬；对存在活动性气道炎症的还需使用抗生素。NTM 患儿气道平滑肌收缩力减弱，治疗药物一般是正性肌力药。沙丁胺醇等 β 受体激动剂可以降低气道平滑肌收缩力，因此对于存在气道塌陷的患儿应谨慎使用。

正压通气 正性气道压力治疗及经鼻导管氧疗持续正压气道通气是治疗中重度不同类型 NTM 的有效方法。持续正压气道通气可通过无创或有创的方式，也可经由气管内导管或气管造口处使用，其中有创通气的优势在于可以应用人工气道支撑软化灶。

手术治疗 当患儿呼吸症状危及生命或对健康有长期损害，则需要外科治疗。对于继发性 NTM 有时手术需同时处理其他异常病变。基本的手术指征有呼吸暂停、反复肺炎、间歇性气道梗阻以及因气道软化无法脱离机械通气。呼吸完全梗阻是手术的绝对指征，一经诊断，需及时干预。对已行气管造口术的患儿应尽早行矫治术，尽量缩短气管导管的应用时间。手术方式包括开放或者胸腔镜主动脉固定术、气管切除或外固定术，以及直接前部或后部气管固定术。若 NTM 区段较为局限，不超过气管全长的 30%，可直接行气管切除端端吻合术或气管纠治术。在保守治疗和手术治疗均无效的情况下，可尝试用支架。

预后 对于有典型的呼吸症状或撤离呼吸机困难的新生儿应高度怀疑 NTM，应积极行支气管镜检查，以避免漏诊，延误治疗。绝大多数轻、中度 NTM 患儿多在 2 岁时症状自行缓解。需要手术治疗的患儿，首选术式是主动脉固定术。多数预后良好。

(郑 珊 张中喜)

先天性食管狭窄（congenital esophageal stenosis） 先天性因素引起食管管腔病理性变窄而导致的疾病。食管全段均可发生，以下 1/3 段最常见。发病率为 1/50 000~1/25 000，根据狭窄程度，出生后或至成人出现症状。该病良性，合并心脏畸形是影响预后主要原因。

病因及发病机制 食管狭窄为隔膜样和蹼状，或长段食管腔如线状（纤维肌性狭窄）。多为胚胎第 8 周食管空化不全，或病变部位血液供应障碍引起。

病理分型 根据病理结构可以分为三型。①气管支气管残留型（tracheobronchial remnants，TBR）：食管肌层内有异位气管软骨，呼吸道黏膜腺体，纤毛上皮甚至胃及胰腺组织，多发生于食管中下段，此型常见。②肌肉纤维增厚型（Fibromuscular stenosis，FMS）：狭窄段长若锥状，见食管中下段。③隔膜型（Membrane stenosis，MS）：为薄膜状环形隔，全段均可发生。三者可同时并存。

临床表现 多在 4~6 月龄起病，多表现为添加辅食后吞咽困难或餐后呕吐。其他症状还有唾液分泌增多、生长发育受限、反复窒息或者肺炎。

诊断 根据症状、食管造影及内镜检查，不难诊断。①上消化道造影：首选检查，可以了解狭窄的部位、程度及范围，并且可以了解有无食管裂孔疝、有无胃食管反流等。检查结果可与其他疾病相鉴别。②食管镜检查：同样可以了解狭窄的部位、程度及范围，并且可以观察有无食管反流以及反流程度。③内镜活检和 pH 监测：排除胃食管反流病继发性狭窄。④CT 检查：可准确发现食管狭窄部位和管壁病变。⑤超声内镜检查：明确狭窄原因。根据食管固有膜增厚，不同的回声增强，区分纤维肌性狭窄和气管支气管狭窄。

鉴别诊断 需要和贲门失弛缓症以及胃食管反流病鉴别。TBR 多误诊为贲门失弛缓症，中段的 TBR 消化道造影检查有典型的钟摆征，可与贲门失弛缓症鉴别；而狭窄位于食管远端的 TBR 造影显示为鼠尾征，与贲门失弛缓症的较僵直形似萝卜根的造影征象不易鉴别；呕吐发生年龄及入院手术年龄，TBR 要明显小于贲门失弛缓症。贲门失弛缓症是儿童少见病，症状可表现为间断进食困难和餐后呕吐，消化道造影均提示食管下段狭窄，胃镜检查也可表现为食管下段狭窄及近端食管扩张并食物滞留，因此和先天性食管狭窄较难鉴别。该病常合并其他消化道畸形，需要注意合并食管闭锁，部分患者可能因此而漏诊。

治疗 主要包括食管扩张和手术治疗。

食管扩张 只能对部分先天性食管狭窄患儿生效，TBR 患儿食管扩张治疗无效，并且食管穿孔率较高，而 FMS 和 MS 患儿有效率也不一致。扩张方式有球囊扩张和探条扩张两种，二者的平均扩张次数无统计学差异，探条扩张有效率较球囊扩张略高。食管扩张的间隔时间、次数及持续时间尚有争议。

手术治疗 ①手术切除食管狭窄段再行食管端端吻合是根治先天性食管狭窄最可靠的治疗方式。多数病例可行胸腔镜手术，右侧切口适用于食管中段狭窄，左侧切口用于食管下段狭窄。位于食管腹腔段狭窄应采取腹部切

口，吻合口接近胃食管连接部，应加做尼森（Nissen）胃底折叠术防反流。术中可通过放置带球囊导尿管来定位食管狭窄位置。②长段纤维肌性狭窄，食管切除 3cm 以上，应考虑做结肠、空肠或胃食管替代术。注意保护迷走神经和膈神经，损伤迷走神经应同时做幽门成形术。

预后 该病为良性疾病，但也可导致严重的营养不良。食管扩张的长期疗效尚待观察。手术切除食管狭窄段可能出现吻合口瘘，小瘘可自行愈合，大者需再手术。中下段狭窄单纯切除，食管端端吻合术后易发生胃食管反流，重者需再行抗反流手术。长期来说，手术切除吻合后可能再出现食管狭窄，需要通过食管扩张继续治疗。

（曾骐 张谦）

shíguǎn chéngxíngshù

食管成形术（esophagoplasty）

利用胃、结肠、空肠等替代物代替失去功能的食管的手术。

应用解剖 在解剖学上，一般将食管划分为颈段、胸段和腹段三个部分。从生理学观点来划分，食管常分为食管上括约肌、食管体部和食管下括约肌三部分。胸外科在临床上为叙述方便，又将胸段食管分为胸上段、胸中段和胸下段三段。胸上段从胸廓入口至气管分叉平面（主动脉弓上缘水平），相当于第 4 胸椎下缘处，距中切牙 18~24cm，长约 6cm；胸中段为气管分叉平面至贲门口全长的上 1/2，相当于第 7 胸椎平面，距中切牙 24~32cm，长约 8cm；胸下段为气管分叉平面至贲门口全长的下 1/2，距中切牙 32~40cm，长约 8cm。

适应证 ①先天性食管短缺或长间距食管闭锁。②食管化学

烧伤导致严重瘢痕狭窄。③食管肿瘤需要切除长段食管。

手术方法 根据替代物不同，分为肠管代食管、胃代食管。

肠管代食管 ①空肠代食管：原为苏联的方法，截取空肠上段肠系膜血管较直的部分，远端与胃吻合，近端可经胸腔内或胸骨后提到颈部与食管痿吻合。由于血液循环有时不足而易发生吻合口瘘，有人尝试将其与胸廓内动脉等沿途血管做显微吻合，以确保空肠血供主减少瘘的发生，因此增加了手术难度。②横结肠代食管：横结肠比较容易游离，又有网膜血管双重血运。吻合方法同上。③右结肠回盲瓣代食管：取回肠末端 10cm 连续盲肠、回盲瓣及足够的升结肠为代食管。吻合方法同上。回肠口径与食管吻合匹配，回盲瓣防止反流。

胃代食管 ①胃壁管代食管：剪裁胃大弯自幽门前截断，保留完整的大弯网膜血管及胃底部连接处的通畅。缝成大弯胃管，经胸内提升至颈部与食管吻合。估计胃管长度不足时，胃管远端可包括幽门至十二指肠第一部，一起提至颈部吻合。胃缝合后再与十二指肠二部端端吻合。此举必须试验血运许可。②胸胃：新生儿先天性食管闭锁，可一期将胃游离经胸提至颈部吻合。食管烧伤则常需贲门移植，以保证残余食管引流。

并发症 主要有以下并发症。

吻合口瘘 最常见的是颈部吻合口瘘。因远端血运不良，愈合不固。咽缩肌压力很大，远端蠕动不畅而常发生穿孔。早期穿孔，特别是新生儿，常因吻合口水肿而穿孔。水肿消失后如果食管无狭窄，瘘口多于 1 周内愈合。烧伤性患儿颈部吻合口瘘，常因

吻合处的瘢痕影响，一旦穿孔很难愈合。必须经过食糜灌注试验，证明远端畅通，方有望修补成功。

肠管代食管的最重要问题是保证血运充足。血运不足则颈部吻合口瘘必然发生，甚至发生吻合口断裂，代食管下滑，严重者可以缩回胸腹腔。如果因为颈部吻合口断裂，代食管有缩入胸内趋势，必须立即提出移植皮下。预防血运不足：①首先要慎重选择保留血管。先暂时夹闭不断开，观察将来颈部断端小血管搏动活跃，方可截断上提。②上提过程中必须保护血管不被拉伤，可以绑在"肠拖出用"的套筒内，从下口插入隧道，送出颈部切口。剪开绑线，拔出套筒，观察代食管切缘出血情况、速度、颜色。若不满意，可加热敷15分钟后再观察，必要时切除不满意的小段观察。仍不满意则原地外置，暂不做吻合。③代食管本身的重量给吻合口增加张力，导致裂开缩回。因此吻合后必须在颈部多方面缝合固定，保证吻合口不受任何牵拉。

吻合口狭窄 颈部吻合口狭窄多引起顽固瘘口，否则强力吞咽自然得以扩张。瘘口不愈或吞咽困难者可经口探条扩张。实际造成合并症的是胃部吻合口狭窄，症状常不明显而不易诊断。直至发生严重代食管扩张才引起医师注意。胃吻合口狭窄，可以表现为梗阻，也可表现为反流、食管炎及慢性出血性贫血。不做严格的粪便隐血检查很难发现。确诊后应立即手术纠正。

滞留扩张 胃吻合口狭窄固然是发病原因，但不是主要原因。大多数代食管滞留与扩张患儿并无吻合口狭窄。主要形成的原因是代食管无与吞咽匹配的蠕动。

滞留的症状主要是局部胀闷、口臭、呼吸有臭气，偶尔呕吐，吐出大量腐臭食糜。皮下代食管可以随时用手经皮尽量推挤干净。

反流与溃疡 胃与代食管吻合，无贲门结构，反流在所难免。长期反流，溃疡也很难免。局部发炎水肿，又加重滞留与反流。如果形成恶性循环，最后造成溃疡、出血、瘢痕、狭窄，后遗病理性巨食管症，不得不拆除重建。有人建议重新吻合外加防反流折叠手术；也有人建议将吻合口断开，在腹部外置，分别佩戴收集袋与灌注袋。但尚未见文献报道。

（曾 骐 张 谦）

bēnmén shīchíhuǎnzhèng

贲门失弛缓症 （achalasia）

神经肌肉功能障碍所致的食管动力障碍性疾病。食管壁肌间神经丛内的神经节细胞进行性变性，导致食管下括约肌（lower esophageal sphincter, LES）不能松弛，伴远端食管蠕动消失。贲门失弛缓症曾被认为是一种少见疾病，年发病率约为 1.6/10 万，年患病率为 10/10 万。男女受累的概率相等。任何年龄都可发病，但青春期前发病罕见，多见于 25～60 岁成人。

病因及发病机制 原发性或特发性贲门失弛缓症的病因尚不明确。继发性贲门失弛缓症由引起与原发性贲门失弛缓症相似或相同的食管运动异常的疾病导致。贲门失弛缓症推测是由食管壁神经元炎症和变性引起。以下观察结果提示贲门失弛缓症是一种自身免疫病：贲门失弛缓症与人类白细胞抗原DQ区的变异相关，以及贲门失弛缓症患者的循环中常存在抗肠神经元抗体；还有研究表明贲门失弛缓症可能由单纯疱疹病毒-1感染引起；也有研究

显示可能存在变态反应驱动型贲门失弛缓症。

贲门失弛缓症患者的食管组织学检查通常显示肌间神经丛中的神经元（神经节细胞）数量减少，剩下的神经节细胞通常周围有淋巴细胞及少量嗜酸性粒细胞浸润。这种炎症性变性优先累及产生一氧化氮的抑制性神经元（影响食管平滑肌松弛）；通过引起平滑肌收缩使LES紧张的胆碱能神经元可能相对免于受累。然而，动力障碍这一贲门失弛缓症的特征性表现似乎主要由食管壁内本身的抑制性神经元丢失引起。LES的抑制性神经支配丧失会引起括约肌基础压力升高，导致括约肌不能正常松弛。在食管体的平滑肌部分，抑制性神经元丢失可导致蠕动消失。贲门失弛缓症的表现取决于神经节细胞丢失的程度和位置。远端食管蠕动消失及吞咽时LES不能松弛都会影响食管排空，但贲门失弛缓症的大多数症状和体征主要由LES松弛障碍，即食管胃连接部流出道梗阻引起。此外，贲门失弛缓症患者的上食管括约肌反射性松弛也可能存在轻微障碍。贲门失弛缓症患者也可能存在胃松弛障碍

分型 根据高分辨率测压法显示的食管增压模式的芝加哥分类 3.0 版（Chicago Classification version 3.0, CC-3），失弛缓被分为下列三种亚型。①Ⅰ型（典型）贲门失弛缓症：吞咽未引起食管增压的显著改变。根据 CC-3 标准，Ⅰ型贲门失弛缓症为 100% 无蠕动，表现为远端收缩积分（distal contractile integral, DCI）< 100mmHg·s·cm；DCI是远端食管收缩力的一个指数。②Ⅱ型贲门失弛缓症：吞咽引起食管全段同时增压。根据 CC-3 标准，Ⅱ型

贲门失弛缓症表现为 100% 无蠕动，且 ≥20% 的吞咽后出现全段食管增压。③Ⅲ型（痉挛性）贲门失弛缓症：吞咽引起过早且通常导致管腔闭合的收缩或痉挛。根据 CC-3 标准，Ⅲ型贲门失弛缓症表现为无正常蠕动，且 ≥20% 的吞咽后出现远端潜伏期 <4.5 秒及 DCI>450mmHg·s·cm 的过早（痉挛性）收缩。

临床表现　最常见的症状为进食时出现吞咽困难，以及出现非酸性未消化食物或唾液反流。患者卧位时可能导致误吸。患者还可能自行诱发呕吐以缓解餐后胸骨后饱胀感。有的患者存在嗳气困难、胸骨后胸痛和胃灼热症状。部分患者可能因远端食管梗阻出现呃逆，患者会通过进食更加缓慢缓解，并且常会采取一些特定的动作以促进食管排空，如伸长颈部或向后开肩。体重减轻通常比较轻微，也有部分患者出现明显的体重减轻。如果患者出现吞咽困难快速进展和显著体重减轻，可能提示存在恶性肿瘤而导致的假性贲门失弛缓症。

诊断与鉴别诊断　确诊贲门失弛缓症需要进行食管测压，诊断性测压结果为 LES 不完全松弛以及食管远端 2/3 段蠕动消失。对于食管测压结果不明确的患者需进行食管吞钡造影评估食管排空和食管胃连接部形态。贲门失弛缓症可能被误诊为胃食管反流病，尤其是对于有典型的烧灼性胸痛患者；鉴别诊断还包括其他食管动力障碍和恶性肿瘤引起的假性贲门失弛缓症。

治疗　旨在将 LES 静息压降低至"括约肌不再阻碍摄入物质通过"的水平。具体方法包括机械性破坏 LES 的肌纤维如球囊扩张术、外科肌层切开术或经口内镜下肌层切开术，或通过药物降低 LES 压力如注射肉毒毒素或口服硝酸盐类。Ⅱ型贲门失弛缓症患者的所有侵入性治疗结局都是最好的。但尚无治疗可逆转神经节细胞变性、修复缺失的食管神经元，从而也无法使食管功能恢复正常。因此，现有治疗不能使吞咽功能恢复正常，仅能带来改善。此外，所有这些治疗的效果往往都会逐步减弱，所以患者需接受长期随访，常需重复治疗或接受其他治疗。手术并发症包括胃食管反流病、穿孔、气胸、出血、迷走神经损伤和感染。需要定期随访，以评估治疗是否起效或有无副作用。

预后　贲门失弛缓症患者有发生食管癌的风险，所以需要长期监测随访。

（曾 骐 于 洁）

shíguǎn xià kuòyuējī
食管下括约肌（low esophageal sphincter，LES）

位于食管下端和胃连接处。此处并不存在明显的括约肌，但有一宽 1~3cm 的高压区。正常人静息时，LES 的压为 1.3 ~ 4.0kPa（10 ~ 30mmHg），比胃内压高 0.7 ~ 1.3kPa（5~10mmHg），成为阻止胃内容物反流入食管的一道屏障，起到生理性括约肌的作用。当食物进入食管后，刺激食管壁上的机械感受器，可反射性地引起下括约肌舒张，允许食物进入胃内。食团进入胃后，LES 收缩，恢复其静息时的张力，可防止胃内容物反流入食管。当食管下 2/3 部的肌间神经丛受损失，LES 不能松弛，导致食团入胃受阻，从而出现吞咽困难、胸骨下疼痛、食物反流等症状，引起贲门失弛缓症。

（曾 骐 于 洁）

Chájiāsī jùshíguǎnzhèng
查加斯巨食管症（Chagas megaesophagus）

锥虫感染所致的以食管无张力性扩张为主要病变的疾病。又称查加斯病。1908 年被查加斯（Chagas）医师发现，由克鲁斯锥虫引起，主要传播媒介为吸血猎蝽虫，主要流行于中、南美洲，故最早称为美洲锥虫病。

病因及发病机制　克鲁斯锥虫寄生于人和哺乳动物的血液和多种组织细胞内，其生活史中有锥鞭毛体与无鞭毛体两种形态，锥鞭毛体可经皮肤创口侵入人体血液，也可经母乳、胎盘、输血途径传播，或通过食入传染性锥蝽粪便污染的食物而感染。旅游时被锥蝽叮咬对旅行者是一大威胁。被锥蝽叮咬受染者潜伏期为 6~10 天，由输血受染者潜伏期为 10~20 天。

临床表现　临床可分急性期、隐匿期和慢性期。

急性期　可能出现发热（稽留或间歇）、皮疹、肝脾大、淋巴结病以及非炎症性水肿，可仅限于面部或表现为全身性。虫血症期或锥虫进入组织，引起心肌炎与心内膜炎、窦性心动过速、二尖瓣收缩期杂音、心脏肥大以及脑膜脑炎，症状多于 4~12 周后消失。急性期可并发心力衰竭。严重者多见于新生儿、幼儿、老人及免疫抑制者，常可引发死亡。

隐匿期　为低虫血症期，几乎无症状，但会进行性发展为有症状的慢性期，可引起不能复原的、危及生命的、致残的合并症，特别是对于免疫抑制者。此型可迁延 20~30 年，甚至终身。

慢性期　一般出现虫血症后数年或数十年始发病。①心肌病：是心脏疾病与猝死的主要原因。

患者常出现充血性心力衰竭，并有心脏扩大。2/3 患者有心脏传导障碍。病程可很短且突然死亡，或因长期心力衰竭而死亡。此外，心尖部或心房所脱落的栓子可引起脑或肺栓塞而猝死。②多种器官扩张：主要是食管与结肠，常因食管扩张、失迟缓的发展及食管下段括约肌不完全松弛而引起咽下困难、胃食管反流甚至癌变，结肠扩张而出现便秘，也可出现肠扭转如急腹症，有可能出现巨胃、巨十二指肠、巨支气管、巨输尿管等。

诊断与鉴别诊断 存在流行区旅居史的患者，结合临床特征可考虑该病，但必须找到病原虫或其抗原、抗体才能确诊。①病原体检查：急性期可用新鲜血液封片，或悬滴法，或厚涂片吉姆萨染色法镜检。慢性期可用肿大淋巴结活体检查找无鞭毛锥虫体；脑膜脑炎患者脑脊液内单核细胞增多，蛋白轻度增加，偶可查见锥虫。②血清学检查：多用间接免疫荧光抗体试验与酶联免疫吸附试验，急性期检测 IgM 抗体，慢性期检测 IgG 抗体。可采用分子生物学方法，通过基因重组 DNA 技术，提高了检测的敏感性和特异性；利用聚合酶链反应技术，检测慢性锥虫感染者的血液或组织内锥虫核酸，或传播媒介体内的锥虫核酸。

此外，该病的临床表现、X 线检查及食管测压，甚至药物的治疗反应等很多方面均与特发性失迟缓症相似，需要予以鉴别。

治疗 感染早期用硝基呋喃胺或硝基咪唑类衍生物治疗有一定疗效。婴幼儿急性期感染者常预后不良，未经治疗已进入慢性期的患者一般采用对症处理。对于发生食管潴留的患者，轻症可予饮食习惯调整、药物等保守治疗；重症可予食管扩张，食管肌层切开或食管切除，食管空肠或结肠吻合等手术治疗。

预后 急性期预后取决于患者年龄和感染程度。先天性患儿、幼儿及免疫抑制患者死亡率最高。心肌炎及脑膜脑炎常导致死亡。慢性心脏型患者心脏肥大、心力衰竭、严重心律失调等均预后不良。心力衰竭或血栓栓塞均可致死。慢性期患者死亡可能由于营养不良、食管内容物吸入或急性肠梗阻引起。

预防 改善居住条件和房屋结构，避免锥蝽在室内滋生，滞留喷洒杀虫剂可杀灭室内锥蝽，控制传播媒介。

(曾骐 于洁)

shíguǎn qiúnáng kuòzhāngshù

食管球囊扩张术 （balloon dilation of esophagus）

应用含气球囊扩大食管腔，通过拉伸并形成食管下括约肌平滑肌纤维的机械性撕裂和破坏，降低食管下括约肌静息压，从而缓解症状的手术。食管球囊扩张术是治疗贲门失弛缓症的有效非手术疗法。食管上连于咽，沿脊柱椎体下行，穿过膈肌的食管裂孔通入胃，全长约 25cm。食管肌层分内环、外纵两层，厚约 2mm，两层之间夹有弹力纤维，食管上段的肌层属横纹肌，其后方缺乏纵行的肌纤维。食管中段是横纹肌与平滑肌混合存在的区域。在食管的两端环行肌较为发达，类似括约肌。食管下段全由平滑肌组成。

适应证 先天性食管狭窄、贲门失弛缓症、食管术后吻合口狭窄、食管化学性烧伤狭窄、肿瘤放疗后瘢痕狭窄、反流性食管炎腐蚀性狭窄。

手术方法 从 3.0cm 球囊开始，逐步扩张，球囊必须送达食管胃连接处后充气。扩张后常规造影排除穿孔和梗阻改善情况。术后禁食 24 小时，密切观察生命体征改变。治疗 3~4 次无效，食管扩张达 4 度应考虑手术。

并发症 ①疼痛。扩张结束后可逐渐缓解。②出血。主要由局部黏膜撕裂造成，出血量一般较小，可经术中积极止血及术后止血药控制。③穿孔。强力扩张穿孔率达 1%~5%，可进一步导致血气胸、纵隔以及胸腔感染，可能造成严重后果。④术后反流性食管炎。会出现反酸、胃灼热、胸骨后不适等症状，可使用抑酸药物治疗。⑤心律失常。部分有心脏病史的患者，可能会导致心律失常等不良事件。

(曾骐 于洁)

ròudúdúsù zhùshèshù

肉毒毒素注射术 （botulinum toxin injection）

在食管下段-贲门部注射肉毒毒素，抑制周围运动神经末梢突触前膜乙酰胆碱释放，引起肌肉松弛性麻痹以治疗贲门失弛缓症的技术。肉毒毒素是肉毒杆菌产生的含有高分子蛋白的神经毒素，是已知在天然毒素和合成毒剂中毒性最强烈的生物毒素，主要抑制神经末梢释放乙酰胆碱，引起肌肉松弛麻痹，特别是呼吸肌麻痹是致死的主要原因。肉毒毒素最早被用来作为生化武器，破坏生物的神经系统，使人出现头晕、呼吸困难、肌肉乏力等症状；后来被医学界用来治疗面部痉挛和其他肌肉运动紊乱症。在 1986 年，加拿大一位眼科教授发现肉毒毒素能让患者眼部的皱纹消失，他向外界公布，引发了美容史上的所谓"Botox 革命"。此后，整容界将其功能扩大，如用其瘦脸、塑小腿等。研究发现肉毒毒素可抑制副交感和胆碱能节后交感神经元乙酰胆碱释放，故其在消化道疾病治疗亦有效果。

适应证 主要包括三方面。①肌肉过度收缩等神经肌肉紊乱症状，如肌纤维肌颤搐、磨牙症、肛裂、肛门痉挛、阴道痉挛、迟缓不能、食管痉挛等，以及整形、神经外科手术后的肌肉松弛阶段。②腺体分泌过多症状，如多汗症、鼻炎、流涎症、鳄鱼泪综合征等。③疼痛症状，如紧张性头痛、偏头痛、颈源性头痛、肌筋膜疼痛、慢性腰背痛、肱骨外上髁炎（网球肘）等。

操作方法 对于贲门失弛缓症的治疗，肉毒毒素能抑制周围运动神经末梢突触前膜乙酰胆碱释放引起的肌肉松弛性麻痹，其作用持续时间一般在 3 个月左右。在超声内镜引导下进行肉毒毒素注射，操作会更加准确，效果会更好。治疗时一般选用齿状线以上 0.5cm，做 1 个或 2 个平面（两个平面之间间距 1cm），并取 3、6、9、12 点钟 4 个部位进行注射，每个部位注射适当量的肉毒毒素。肉毒毒素注射术操作简单、安全性好、患者痛苦小、费用低，但远期复发率高，可以作为其他治疗方法的辅助治疗。同时，对于不能耐受手术或球囊扩张等治疗的高龄患者，肉毒毒素注射术提供了额外的选择。

注意事项 2009 年 4 月，中国批准肉毒毒素用于医疗美容，但获批准进入正规医院整形美容科和皮肤科的肉毒毒素，仅适用于除皱眉纹，而且属于特殊管理的毒麻药品，须经严格的处方限制才能购买和使用。对于贲门失弛缓症的治疗，注射肉毒毒素显示出一定的疗效，但医师需要非常谨慎，一般仅用于其他治疗方法均失败的病例。

（曾 骐 于 洁）

shíguǎn zòngjī qiēkāishù
食管纵肌切开术 （esophageal longitudinal myotomy） 解除贲门括约肌机械梗阻，扩大贲门通路的手术。又称黑勒（Heller）手术。1980 年加夫里卢（Gavrilu）在黑勒术式基础上，加防反流手术，又称加夫里卢术。1991 年佩列格里尼（Pellegrini）首先将胸腔镜外科技术应用于贲门失弛缓症的治疗，胸腔镜黑勒手术避免了对食管裂孔大范围的游离，减少了对膈食管韧带的损伤，使抵御反流性食管炎的机制得到保护。

应用解剖 食管上连于咽，沿脊柱椎体下行，穿过膈肌的食管裂孔通入胃，全长约 25cm。食管肌层分内环、外纵两层，厚约 2mm，两层之间夹有弹力纤维，食管上段的肌层属横纹肌，其后方缺乏纵行的肌纤维。食管中段是横纹肌与平滑肌混合存在的区域。在食管的两端环行肌较为发达，类似括约肌，食管下段全由平滑肌组成。

适应证 贲门失弛缓症，食管极度扩张、迂曲和食管球囊扩张术治疗无效者。

手术方法 经腹或经胸步骤：①切口，取左上腹部横切口、左肋缘下斜切口，或上腹正中切口。经胸取左胸第 7 肋间前外侧切口。腹部切口能充分暴露食管胃连接处，便于作防反流手术。②分离，食管胃连接处表面后腹膜，通过食管裂孔游离食管达扩张段，以索带牵引。③纵向切开、分离食管纵肌，上至扩张段，下达食管胃连接处胃壁，使黏膜膨出。④丝线间断缝合：食管胃连接处大弯处胃壁与食管切口左、右边缘达胃小弯，即塔尔（Thal）防反流术，保持食管纵肌裂口呈分离状态，或作图佩（Toupet）术式，胃底向后 270° 包绕食管胃连接处，并分别与食管纵肌游离缘间断缝合固定。⑤术中食管黏膜如破损，即时修补后，用网膜置于食管与塔尔瓣间缝合加强。

并发症 ①食管黏膜破裂：术中食管黏膜破裂常发生在食管胃黏膜交界处，这个部位食管肌层方向发生了改变，血运丰富，结构显示不清，容易误伤胃黏膜。一旦发生黏膜损伤，可行黏膜修补术。②出血：分离食管裂孔或食管周围组织可能会有小出血，小血管容易止血，可经电凝控制，而来自食管动脉等大血管分支的出血，则需要结扎止血，注意食管黏膜下出血忌用钛钉，以防损伤食管黏膜。

（曾 骐 于 洁）

wèi-shíguǎn fǎnliúbìng
胃食管反流病 （gastroesophageal reflux disease，GERD） 胃、十二指肠内容物反流进入食管并引起临床表现和病理变化的疾病。胃食管反流（gastroesophageal reflux，GER）可发生于健康婴儿、儿童及成人的正常生理现象，大多数发作较短暂，不引起症状、食管损伤或其他并发症。当反流发作引起食管炎或体重增长不良等并发症时，即产生 GERD。婴儿因食管下括约肌（lower esophageal sphincter，LES）或防反流机制发育未臻完善，胃内容反流至食管，发生无胆汁性呕吐。

病因及发病机制 胃食管连接处曾被认为是单纯瓣膜，但已确认的食管胃连接处是为防止 GER 复合性结构，LES 短暂松弛、嗳气，可缓解某些食物所致胃胀气。此综合防反流机制由横膈食管裂孔处的弹簧夹作用，一定长度的腹内食管段、膈食管韧带和贲门食管角即希氏（His）角形成的腹内食管高压带、食管胃连接处黏膜增厚和胃排空等组成。反流的主要原因是胃内压相对增高，或胸内食管下段内压减低，致食管胃连接处压力梯度增大。正常的腹内食管段可影响或控制此压差改变。测压证实食管终末端具有一高压带，此处环肌收缩和LES内大量的平滑肌反射，在防止反流中起最主要作用。此反射随年龄而异，故新生儿尤以早产儿因 LES 发育不成熟易发生GER。LES 收缩受内分泌、旁分泌和神经内分泌系统释放的体液因子所调节。LES 偶可发生非吞咽性自发性松弛，也可见于 GER。促胃液素延长 LES 收缩。当 LES 压力为 $0 \sim 0.7 kPa$（$0 \sim 5 mmHg$），且频繁长时间松弛；腹内食管段<1cm；希氏角为钝角时形成病理性反流。反流性食管炎进一步损害 LES，形成恶性循环。神经系统疾病患儿易有 GER，食管闭锁术后 GER 可持续至成年。短食管，食管裂孔疝和胃食管连接上移均为 GERD 发病原因。

临床表现　幼婴 GER 除呕吐奶液，易咳嗽外，对生长发育常无明显影响，6 ~ 12 月龄时自愈。GERD 患儿则呕吐频繁，易激惹啼哭，反复肺部感染，哮喘或夜间反流性呛咳。GERD 是否为婴儿猝死综合征原因，尚存争议。体征有生长发育差、心率慢、面色苍白、吞咽困难、呕血或喉痉挛。10% ~ 20%病例合并食管炎，甚至食管狭窄。儿童常诉胸腹痛，呕血则为并发食管炎特征。

诊断　临床表现复杂且缺乏特异性，仅凭临床表现难以区分生理性或病理性，多采用综合诊断技术。凡临床发现不明原因反复呕吐、咽下困难、反复发作的慢性呼吸道感染、难治性哮喘、生长发育迟缓、反复出现窒息、呼吸暂停等症状时都应考虑到GERD 存在的可能性，必须针对不同情况，选择必要的辅助检查，以明确诊断。

X 线检查　胸片排除肺和纵隔肿物。钡剂胃肠道造影系列观察食管、胃和十二指肠，排除胃流出道梗阻性疾病（肠旋转不良、胃蹼）、食管气管瘘和食管裂孔疝。

18~24 小时食管 pH 监测　微型 pH 探头可用于任何年龄。双极探头能比较食管远、近端 pH。动态观察反流次数、最大 pH 和持续时间、总反流百分数，预示食管对反酸清除力度，可重复做。检查结果受患儿处于活动或睡眠状态、进食内容如牛奶或果汁、反复肺炎、喘鸣、睡眠性呼吸困难等影响，故观测时间最好超过16 小时。常用有约翰逊-德梅斯泰（Johnson-DeMeester）方法：pH<4，持续时间 5 分钟，监测时间内反流 >5%，具有诊断意义。此法对 GER 诊断价值虽存疑义，仍属诊断金标准，也可用于观测或随访抗反流手术后效果。不适用于碱性反流。

胃食管测压　长时间动态观察对 GERD 诊断具重要意义。测定其基础压，胃与食管压力梯度；记录食管不同部位压力；LES 压力改变，LES 与横膈的关系。最好同时测定食管上括约肌压力及松弛状态。吞咽时，LES 压力改变，LES 松弛。LES 压力持续降低和 LES 不当松弛，对 GERD 诊断具重要意义。观察食管体向前推进或停滞蠕动波形，能有效发现儿童原发性或继发性食管动力失常。

内镜检查　新型纤维内镜可安全用于幼婴和新生儿。观察LES 位置和张力，有否食管裂孔疝。直接观察食管黏膜可发现腐蚀性食管炎、溃疡和食管狭窄。在胃食管连接上≥2cm 处，取黏膜活检排除巴雷特（Barrett）食管。特征是镜下可见特殊柱状上皮，基底型上皮和结合上皮。其发生率高达 12.5%。

放射性核素锝-100（^{100m}Tc）硫酸胶造影　放射标记牛奶口服。定量测定食管和胃排空，十二指肠胃反流。从食后 30 分钟和 60 分钟胃核素排空百分率确定 GER 致胃排空延迟。特别是 24 小时后复查，胃内显核素痕迹。此法优于放射学检查和 pH 监测；缺点是观察时间长、患儿长时间固定、有时需从气管灌洗液镜下检出含脂巨细胞或呼吸道纤维上皮活力损伤确诊，一般不作为常规检查。

酸反流试验　将 pH 探头插入LES 上方约 3cm 处，经鼻胃管注入盐酸液（$0.1 mol/L$，按体表面积每 $1.73 m^2$ 给 300ml 计算），GER 时 pH<4，亦可用苹果汁替代盐酸液。

食管腔内电阻抗　用以探测酸性和非酸性反流。

鉴别诊断　应与下列疾病鉴别。①贲门失弛缓症：X 线食管造影显示对称性狭窄呈鼠尾状，食管体部扩张，压力测定食管下括约肌压力增高，食管体蠕动消失。②食管裂孔疝：X 线正位在心膈角处，侧位在心脏影后方见半圆形胃阴影或液平面影，大部分胃肠影与心脏影重叠。消化道造影可见食管滑动疝，可见食管下段突出于膈上，裂孔扩大，立位时复位。食管旁疝显示胃大部或全部位于胸腔，甚至扭转。

治疗 包括体位及饮食、药物治疗、手术治疗。

体位及饮食 患儿全日严格处于床头抬高30°~45°、直立位。前倾30°俯卧位理论上肋食管连接部处于最高位。右侧卧位或上半身抬高位，更利于胃排空和减少反流。但呕吐重或呼吸困难病例应慎重。最好在家长严密观察下，具体选择适合体位。婴儿奶液中加入谷物类使之稠厚。儿童给予少量多次、高蛋白低脂肪餐。晚餐后不再进任何饮料。必要时可经鼻胃管、鼻空肠管进食，甚至胃肠道外营养，以改善有严重并发症患儿营养状况，为及早手术创造条件。

药物治疗 ①促胃肠动力药：增加LES张力，促进胃排空，包括拟副交感神经制剂如氨甲酰甲胆碱，多巴胺受体阻断剂如甲氧氯普胺、多潘立酮，新型非胆碱能、非多巴胺能，食管、胃肠道动力剂如西沙必利。②H_2受体阻断剂：包括西咪替丁、雷尼替丁（作用较西咪替丁强）、奥美拉唑、法莫替丁。③黏膜覆盖剂：在糜烂或溃疡食管黏膜表面形成保护膜，促进愈合，如硫糖铝、枸橼酸铋钾，也有用双八面体蒙脱石治疗食管炎。④制酸剂：中和胃酸，缓解症状，如氢氧化铝，作用短暂，需多次给药。

手术治疗 适应于经积极正规体位、饮食和药物治疗6~8周，症状无改善。①24小时pH监测，食管酸性反流持续5分钟以上。②反流致威胁生命的呼吸道感染、慢性肺部疾患，甚至睡眠中呼吸骤停。③重度营养不良，影响生长发育。④食管炎、食管狭窄进行性加重，严重贫血或巴雷特食管。⑤胃移位至胸腔。

小儿抗反流手术主要有胃固定术和胃底折叠术。①尼森（Nissen）胃底折叠术：胃底360°包绕食管缝合，适用于反复呕血或血便，有食管反流或反流性食管炎者。②塔尔（Thal）部分折叠术：部分胃壁180°前向折叠。术后患儿能呕吐及呃逆，无吞咽困难及上腹胀气之虞。适用于婴儿或儿童，无中枢神经症状或食管炎的GER，食管闭锁术后食管功能失调。③图佩（Toupet）术式：胃底270°折叠，手术操作原则同尼森术式。

预后 80%病例术后症状缓解，但尚无对GERD不同术式远期抗反流疗效和并发症随访报道。

（曾骐 张谦）

24 xiǎoshí shíguǎn pH jiāncè

24 小时食管 pH 监测（24-hour esophageal pH monitoring）

通过24小时连续监测食管的pH值用于诊断胃食管反流的方法。监测结果可作为诊断胃食管反流的金标准。微型pH探头可用于任何年龄。从患儿鼻腔插入pH监测电极，放在食管下括约肌上5cm处，体外与记录仪连接，动态观察反流次数、最大pH和持续时间、总反流百分数，预示食管对反酸清除力度，可重复做。检查结果受患儿处于活动或睡眠状态、进食内容如牛奶或果汁、反复肺炎、喘鸣、睡眠性呼吸困难等影响，故观测时间最好达到24小时。

常用有约翰逊－德梅斯泰（Johnson-DeMeester）方法。若pH<4、持续时间>5分钟、监测时间内反流>5%，则对胃食管反流具有诊断意义。此方法也可用于观测或随访抗反流手术后效果，同时还可检测分型，有助于治疗方式选择。①Ⅰ型：最常见，饮苹果汁后3~4小时，持续高频反流相，食管下括约肌静止压正常或降低，或合并大型食管裂孔疝。约10% 1岁内可自愈，50%需手术。②Ⅱ型：反流和食管下括约肌静止压增高，持续30~45分钟（>2小时）。多为胃前庭或幽门严重痉挛，10%~15%需手术。③Ⅲ型：Ⅰ、Ⅱ混合型，13%病例需手术治疗。

注意事项：①检查前3天停用影响胃酸分泌及胃肠动力的药物。②腐蚀性食管炎禁忌插电极。③正常24小时食管pH参考值为：pH<4的总时间<4%，反流次数5分钟内≤2，最长反流持续时间<16分钟。

（曾骐 张谦）

suānfǎnliú shìyàn

酸反流试验（acid reflux test）

测试胃食管反流病、食管裂孔疝等的试验。又称塔特尔试验（Tuttle test）。经鼻胃管向胃内注入盐酸液（0.1mol/L，按体表面积每$1.73m^2$给300ml计算），亦可用苹果汁替代盐酸液，缓慢拉电极。电极置于下食管高压区上5cm处，测量5、10和15cm不同点的pH值。同时配合瓦尔萨尔瓦（Valsalva）动作（声门关闭强行呼气，以增加胸内压力）和米勒（Müller）动作（呼气后关闭声门用力吸气，增加胸内负压）及改变体位，诱发胃食管反流，测pH值。正常时胃内pH值为1~4，高压区食管内pH值为5~7。将pH探头插入食管下括约肌上方约3cm处，胃食管反流时pH<4。

（曾骐 张谦）

xiǎo'ér kàngfǎnliú shǒushù

小儿抗反流手术（anti-reflux surgery in children）

用于治疗小儿胃食管反流病的手术。主要有胃固定术和胃底折叠术。

手术指征 ①经系统内科治疗无效或停药后很快复发者。②因先天性食管裂孔疝导致反流者。③有严重的反流并发症，如食管炎合并出血、溃疡、狭窄等。④因反流导致呼吸道反复感染、窒息等。⑤客观检查证实为病理性反流者（如动态 pH 监测）。⑥碱性胃食管反流。

小儿胃食管反流病（gastroesophageal reflux disease, GERD）需外科手术治疗的仅占全部患儿的 5%～10%，故手术适应证需要慎重选择。对有下列情况的小儿则不应作为手术适应证：①内科治疗不充分，若经过至少 6 周治疗，反流症状仍持续存在，可考虑行放射性核素检查胃排空情况，若胃排空障碍，可加用胃动力药，仍不能控制症状者，再考虑外科治疗。为有效治疗胃食管反流及其并发症，最好由儿童消化内科与儿外科医师合作，制订全面的治疗方案。②新生儿期及小婴儿的生理性胃食管反流，随年龄增长，逐渐缓解、自愈。少部分 GERD 通过内科治疗也能收到良好的效果。③对部分临床症状是否由反流性疾患引起缺乏客观证据，如反复发作的上呼吸道感染、窒息，不能完全肯定由反流引起者，不应手术治疗。一定要尽量通过检查发现客观证据才能考虑外科手术治疗，否则会导致不良结果。

手术原则 手术目的是加强食管下括约肌抗反流的能力，通过胃底贲门部的解剖重建，恢复其正常的关闭能力，阻止反流发生，同时又能正常吞咽，并通过吸气以减少胃胀气，需要时能够呕吐。基本原则应达到以下几点：①提高食管下括约肌静息压力，一般争取恢复到胃静息压力的 2 倍水平，以维持食管、胃之间的正压屏障，通常可通过胃底折叠环绕食管远端或胃底固定术来实现。②维持足够长度的腹段食管，如婴幼儿期术中应游离腹段食管 1.5～2.0cm 长，以维持贲门部的关闭状态。③重建的贲门部在吞咽时应能自如松弛。如果存在胃排空障碍，可以同时加做幽门成形术或其他相关处理。

手术方式 尼森（Nissen）胃底折叠术是最常用的抗反流手术，即 360° 全胃底折叠术。此手术疗效好，控制呕吐或反流疗效在 95%。主要并发症有复发、食管下端狭窄及胀气综合征等，复发率为 5%～15%。

手术步骤：①经左上腹横/斜切口可充分游离食管下段及食管裂孔，避免开胸对呼吸、循环干扰。多采用腹腔镜下实施尼森抗反流手术，这已成为国内外专业界公认的金标准。②锐性游离左肝三角韧带，将肝左叶向右下牵拉或腔镜下上抬肝左叶，暴露食管裂孔，切开此处后腹膜，游离食管 2～4cm，器械辅助将食管向下牵引。③4-0 丝线间断缝合缩小膈食管裂孔。④游离胃底，使能由后向前包绕食管一周，必要时结扎上方 2～3 支胃短动脉。⑤为避免套叠滑脱，先将胃底大弯侧与食管下段间断缝合 3～4 针，第一针始于胃食管连接处。⑥将胃壁包绕食管缝合，缝线先后穿过胃壁浆肌层、食管纵肌及包绕的对侧胃壁浆肌层打结，其松紧根据年龄通过 20～24F 探条或胸腔引流管留置食管内作为支架管，长度 2～3cm。超过 3cm，术后易致吞咽困难。⑦包绕段胃壁可与食管裂孔处横膈间断缝合固定。⑧有幽门梗阻或迷走神经损伤者，必要时同时做幽门成形术，或胃造瘘供给营养。

临床实践中需要根据每一个患儿疾病的不同严重程度和可能存在的各种不同的并发症的情况以及术者经验选择术式，出现多种不同的抗反流手术以及联合手术，以求得到好的结果，避免术后食管狭窄和胀气等问题，如德梅斯泰（DeMeester）折叠术以减少吞咽困难和气顶综合征，科利斯-尼森（Collis-Nissen）手术可用于短食管患儿，塔尔-尼森（Thal-Nissen）手术用于消化性食管狭窄。

术后疗效判定标准 一般可参考以下指标：①GERD 症状及并发症完全消除。②能够嗳气，排出胃内多余气体。③必要时可呕吐。④GERD 的客观检查，如24 小时胃食管动态 pH 监测和胃食管动力学检查等恢复或接近正常范围。

（曾　骐　张　谦）

wèigùdìngshù

胃固定术（gastropexy） 将胃固定在体壁上，以有效地限制胃的移动、膨胀的手术。

应用解剖 腹段食管为食管裂孔至贲门，是食管最短的一段。食管在第 10 胸椎水平穿经膈的食管裂孔入腹后弯向左侧，终止于胃贲门处。腹段食管在腹腔移行于胃。正常人在非进食情况下，这个部位像咽-食管连接部一样，处于关闭状态，其唯一生理功能是保证食物由食管到胃的单向流动，防止胃内容物反流到食管里去。从食管和胃的外面观，很容易看到一个标志，即管状的食管与囊状的胃相交界处。但从内面观，最突出的标志是覆层鳞状上皮与柱状上皮的交界线（Z 线）。从组织学观点上讲食管胃的交界部即在鳞、柱状上皮细胞移行部。

腹段食管的前面和右面的一部分与肝左叶脏面的右后侧相接触，形成肝的食管压迹。食管的后面越过右膈脚、左膈脚和左膈下动脉。食管的右面完全包于小网膜内，前面和左面完全由腹膜遮盖。腹膜在食管的后面返折到膈下面，形成胃膈韧带的一部分，其纤维在食管胃交界处是扇形。

适应证 ①食管裂孔疝，防止疝气复发同时防止反流。②反流性食管炎，指以胃食管反流为主要因素，食管虽有程度不同的溃疡，甚至有出血，但食管无明确的狭窄，或仅有轻度狭窄，尚未形成短食管者。③充分的药物治疗不能缓解反流症状和合并症或患者对药物治疗不能耐受者。④食管旁疝，可行胃前固定术防治胃嵌顿，是一种姑息治疗，适用于高龄、无法耐受长时间手术的患者。

手术方法 根据胃固定方式分为胃前固定术和胃后固定术。

胃前固定术 将胃底前壁或胃小弯固定在腹前壁，以达到增加腹腔内食管长度、减小希氏（His）角、抗反流的目的。见布雷马胃固定术。

胃后固定术 将胃食管连接部与主动脉前正中弓状韧带连接锚定，从而重建胃食管瓣膜，恢复食管括约肌功能，达到抗反流效果，并减少食管裂孔疝的复发。可采用开腹或腹腔镜手术，现多进行腹腔镜手术。首先通过钝性解剖将胃和下食管从所有周围结构中分离出来，如有食管裂孔疝需要将胃和食管下端复位到腹部。暴露左右膈肌脚和正中弓状韧带，缝合食管裂孔。确定被膈食管韧带纤维束覆盖的贲门前表面和后表面，并将三条间隔1cm的不可吸收缝线右前向后穿过膈食管韧

带纤维束，然后缝合到弓状韧带上，弓状韧带已通过巴氏抓钳提升，以将其与主动脉隔开。这些缝线提供了希尔（Hill）手术的固定牢固性。

并发症 ①吞咽困难：食管裂孔处缝合过紧。②术中操作不仔细导致神经损伤、主动脉破裂等。③持续胃食管反流或复发。

（曾 骐 张 谦）

Bùléimǎ wèigùdìngshù

布雷玛胃固定术（Boerema gastropexy）

将胃底前壁或胃小弯固定在腹前壁，以达到增加腹腔内食管长度、减小希氏（His）角、抗反流目的的手术。由于此种手术抗反流效果没有尼森（Nissen）胃底折叠术好，再手术率高，所以已较少开展此手术。适应证：①反流性食管炎。②充分的药物治疗不能缓解反流症状和合并症或患者对药物治疗不能耐受者。③食管旁疝，可行胃固定术防治胃嵌顿，是一种姑息治疗，适用于高龄、无法耐受长时间手术的患者。

手术方法可采用开腹或腹腔镜手术，现多进行腹腔镜手术。首先通过钝性解剖将胃和下食管从所有周围结构中分离出来，如有食管裂孔疝需要将胃和食管下端复位到腹部。胃固定术本身包括使用2~4根不可吸收缝线将胃底前壁或胃小弯处，缝合时需注意胃和食管的角度，缝线从上腹部和左上象限的开口处引出。缝合线穿过前腹壁的白线或筋膜，并在体外绑紧。一小部分胃被疝入这些端口部位，以确保固定牢固。这样使食管远端处于张力之下，形成一个尖锐的希氏角。此手术可继发食管旁疝、肠粘连和小肠套叠、乳糜胸等。

（曾 骐 张 谦）

wèidǐzhédiéshù

胃底折叠术（fundoplication）

将胃底包绕食管，以达到防止胃食管反流目的的手术。适用于反流性食管炎，以及充分的药物治疗不能缓解反流症状和合并症或患者对药物治疗不能耐受者。

胃折叠术根据胃底包绕方式分为以下几种。①尼森（Nissen）胃底折叠术：胃底360°包绕食管，见尼森胃底折叠术。②图佩（Toupt）部分折叠术：胃底向后部分包绕食管。腹内食管段和胃壁游离同尼森术式。将胃底拉向食管后间隙，180°~270°包绕膈下食管段和胃食管连接处。胃底与左、右膈脚分别间断缝合固定；再将胃底与食管右、左侧壁间断缝合。每处分别用丝线缝合两针，缩小膈肌脚。③多尔（Dor）部分折叠术：胃底向前部分包绕食管。腹内食管段和胃壁游离同尼森术式。将胃底由食管前方上提至胃食管连接部右上方2cm处，缝合固定右侧膈肌脚、胃底、食管右侧壁，其下方间断缝合胃底及右侧食管壁2针，间距1cm。④塔尔（Thal）部分折叠术：胃底向前部分包绕食管，见塔尔胃底折叠术。

并发症：①腹胀综合征。尼森术后患儿不能呕吐及呃逆，常有上腹饱胀、吞咽困难、复发或折叠滑脱。②折叠缝合的胃底过松，致胃食管反流复发。③食管狭窄加重。因原有食管炎，在此基础上手术中置胃管及手术操作使食管下端黏膜水肿。一般可自行恢复，若仍不能消除需要用食管扩张治疗。

（曾 骐 张 谦）

Nísēn wèidǐzhédiéshù

尼森胃底折叠术（Nissen fundoplication）

将胃底360°包绕食管，以达到防止胃食管反流目的

的手术。适用于反流性食管炎，以及充分的药物治疗不能缓解反流症状和合并症或患者对药物治疗不能耐受者。

手术方法：①经左上腹横/斜切口可充分游离食管下段及食管裂孔，避免开胸对呼吸、循环干扰。现已多采用腹腔镜手术方式。②锐性游离左肝三角韧带，将肝左叶向右下牵拉或腔镜下上抬肝左叶，暴露食管裂孔，切开此处后腹膜，游离食管2~4cm，器械辅助将食管向下牵引。③4-0丝线间断缝合缩小膈食管裂孔。④游离胃底，使其能由后向前包绕食管一周，必要时结扎上方2~3支胃短动脉。⑤为避免套叠滑脱，先将胃底大弯侧与食管下段间断缝合3~4针，第一针始于胃食管连接处。⑥将胃壁包绕食管缝合，缝线先后穿过胃壁浆肌层、食管纵肌及包绕的对侧胃壁浆肌层打结，其松紧根据年龄不同可通过20~24F探条或胸腔引流管留置食管内作为支架管，长度2~3cm。超过3cm，术后易致吞咽困难。⑦包绕段胃壁可与食管裂孔处横膈间断缝合固定。⑧有幽门梗阻或迷走神经损伤者，必要时同时做幽门成形术，或胃造瘘供给营养。

并发症：①腹胀综合征。术后患儿不能呕吐及呃逆，常有上腹饱胀、吞咽困难、复发或折叠滑脱。②折叠缝合的胃底过松，致胃食管反流复发。③食管狭窄加重。因原有食管炎，在此基础上手术中置胃管及手术操作使食管下端黏膜水肿。一般可自行恢复，若仍不能消除需要用食管扩张治疗。

（曾 骐 张 谦）

Tǎ'ěr wèidǐzhédiéshù

塔尔胃底折叠术 （Thal fundoplication） 将胃底210°~270°向

前包绕食管，以达到防止胃食管反流目的的手术。适用于反流性食管炎，以及充分的药物治疗不能缓解反流症状和合并症或患者对药物治疗不能耐受者。

手术方法：切口及游离腹段食管同尼森胃底折叠术。游离食管下端，小婴儿腹腔段食管长度约1.5cm，大年龄儿童2~3cm，关闭食管裂孔2~3针，根据患儿体重而选择合适的食管支撑管，来衡量裂孔关闭合适程度，固定食管与膈肌1~2针，防止食管回缩至纵隔，使胃处于膈下正常位置，然后将胃底与食管前壁间断缝合一排，然后再将胃底及胃前壁包绕食管下端成180°。重建希氏（His）角是这个手术最主要的特征。

并发症：①胃胀气，胃排空延迟，造成折叠缝合处裂开手术失败。②折叠缝合的胃底过松，致胃食管反流复发。③食管狭窄加重。因原有食管炎，在此基础上手术中置胃管及手术操作使食管下端黏膜水肿。一般可自行恢复，若仍不能消除需要用食管扩张治疗。

（曾 骐 张 谦）

xiāntiānxìng géshàn

先天性膈疝 （congenital diaphragmatic hernia, CDH） 妊娠初期胎儿横膈发育缺陷，致腹腔脏器不同程度移位至胸腔，造成解剖关系异常的疾病。相对常见的先天性疾病，存活率为70%~80%。

分类 根据缺损部位可分为后外侧疝与非后外侧疝。

后外侧疝 即胸腹膜裂孔疝，又称博赫达勒克（Bochdalek）疝，横膈后外侧肌组织发育缺损，部分胃、肠、肝或脾疝入胸腔。

非后外侧疝 横膈缺损位于

中线左、右侧，有学者称为亚型后外侧疝。此型又分为以下亚型。①先天性胸骨后膈疝：胸骨后或胸骨旁膈肌缺损。②坎特雷尔（Cantrell）五联症：极少数胸骨后膈疝合并脐上、腹壁中线缺损，胸骨下部和横膈心包缺损。③中央疝：为横膈中央腱的部分缺损，根据缺损边缘完整肌组织结构与后外侧疝鉴别，但此命名尚存在争议。④食管裂孔疝：常认为是胃食管反流的同义词，但胃食管反流多数属功能性，而症状重的食管裂孔疝常需要手术。⑤膈膨升：是指横膈肌化不全形成。

临床表现 新生儿后外侧疝主要表现为呼吸系统症状。严重者出生后数小时内出现呼吸困难、面色青紫，哭闹或喂奶时加重，患侧卧位或半坐位时稍减轻，也可突然加重和进行性恶化。因哭闹时患侧胸腔产生更大负压，使更多腹腔脏器进入胸腔，造成呼吸困难，吸奶后更多液体和空气进入胸腔内的胃肠道，使呼吸窘迫，若不及时或适当处理可发生死亡。呕吐较少见，若发生往往是疝入胸腔内肠管嵌顿或伴有肠旋转不良所致。其严重程度取决于膈肌缺损的大小、腹腔脏器进入胸腔的多少，以及患儿肺发育不良的程度。婴幼儿和儿童期反复呼吸道感染，经常咳嗽、发热、气喘，偶有呼吸困难，症状较轻者也可无明显症状，检查胸片时发现。较大儿童可自诉腹痛，当体位变化、剧烈哭闹、过饱饮食或剧烈活动后可突然呼吸困难、面色青紫、胸痛、腹痛；疝内容物嵌顿时，患儿除呼吸困难外可有剧烈腹痛、呕吐咖啡样物质以及肠梗阻症状。

诊断 一般根据膈肌的标志性缺陷位置进行诊断。CDH可导致新生儿因继发性的肺发育不全和肺动脉高压而死亡，也与多种异常有关，包括先天性心脏病和染色体异常。这种联系导致了这种疾病的高病死率。

治疗 患有严重 CDH 的新生儿应从在产房就开始护理。大多数情况下，建议立即行气管插管和放置鼻/口胃管进行胃肠减压，以尽量减少肺部以及心脏受压。CDH 伴持续性肺动脉高压可能需要吸入一氧化氮或体外膜氧合（extracorporeal membrane oxygenerator，ECMO）进行治疗。曾有学者认为患有 CDH 的婴儿需要立即进行手术修复，以期从胸部复位肠道并闭合膈肌缺损，从而通过肺扩张改善气体交换。1990 年首次报道了胎儿手术修复膈肌缺损。但是膈肌缺陷严重的胎儿似乎无法在产前手术中存活下来。开放式胎儿修复术被放弃，取而代之的是气管阻塞术。当胎儿气管阻塞时，通常胎儿肺实质产生液体积聚，并导致肺增生。由于肺发育不良在 CDH 相关的发病率和病死率中占很大一部分，气管阻塞被认为可以改善部分 CDH 患者的肺发育不良。在动物研究中取得了一系列有希望的发现后，美国开始了一项关于胎儿气管阻塞的前瞻性随机试验，但没有发现对存活率的益处。胎儿气管阻塞在欧洲得到了更大的发展，美国的临床试验正在进行中。尽管曾提倡早期产后矫正手术，但现在出现了向延迟修复的转变，很大程度上是因为术后呼吸功能往往恶化。因此，早期积极的呼吸循环支持，然后延迟手术折叠是推荐的方法，与改善预后相关。

患有 CDH 的婴儿患气胸的风险增加，这与疾病本身影响双肺发育有关。患有 CDH 的存活儿童可能有神经发育障碍、听力损失、喂养困难、胃食管反流、肺部疾病、脊柱侧凸和修复后复发。在需要 ECMO 的患儿中，35% 的患儿通过 CT 评估提示大脑异常，35%~45% 的患儿需要助听器。宫内干预手术的并发症发生率较高，包括缺陷复发、早产和流产。

（曾 骐 严 冬）

xiōng-fù lièkŏngshàn

胸腹裂孔疝（pleuro-peritoneal hiatal henia） 膈肌缺陷部位位于膈肌后外侧相当于胚胎期胸腹裂孔处的先天性膈疝。又称先天性后外侧膈疝、博赫达勒克孔疝（Bochdalek hernia）。占先天性膈疝的 70%~75%，故狭义的先天性膈疝通常指胸腹裂孔疝。新生儿的发病率为 1/5000~1/2500，约 85% 发生在左侧，13% 发生在右侧，2% 为双侧。尽管产前诊断膈疝及手术、监护水平有长足进步，但危重膈疝病死率依然高达 40%~60%，其致死主要原因是肺发育不良和肺动脉高压。44%~66% 的胸腹裂孔疝患儿有合伴其他畸形，最常见为心血管和泌尿生殖系统畸形。患儿染色体畸形发生率在 4%~16%，合伴畸形可以影响成活率。

病因及发病机制 膈肌由四部分发育融合形成，膈中央部分由原始横膈形成，左右后外侧部分由胸腹腔形成，背侧中央部分（膈肌脚）由食管系膜演化而来，膈的肌肉部分由肋间肌发育形成。胎儿于妊娠第 8~9 周胸腹腔体腔完成分隔，胸膜与腹膜两层膜之间间质逐步发育成横膈。但在膈的两侧后外侧腰肋三角位置有一薄弱区，此即原胸腹膜管处。在膈肌发育的早期，中肠进入卵黄囊，到第 9~10 周时逐渐返回腹腔。若此时胸腹裂孔仍未关闭，则腹内脏器就可通过腰肋三角进入同侧胸腔，形成无疝囊的胸腹裂孔疝（占 85%~90%）；若胸腹裂孔处仅有胸腹膜封闭但缺乏肌层，腹内脏器亦可通过此薄弱处进入同侧胸腔，形成有疝囊的胸腹裂孔疝（占 10%~15%）。因左侧胸腹裂孔关闭较晚，故左侧胸腹裂孔疝多见。

肺的正常发育开始于胚胎第 3~4 周，如胚胎第 8~9 周膈肌未闭合，腹部脏器疝入胸腔后，压迫正在发育分支的支气管和肺动脉，导致支气管管径变小、支气管分支减少、肺泡变小、肺泡数量及肺泡周围毛细血管减少、肺动脉分支减少、肺小动脉壁肌层增厚、肺小血管阻力增加，形成肺动脉高压的胚胎学基础。

临床表现 新生儿期、婴幼儿及儿童期胸腹裂孔疝的临床表现有很大差异，尤其是新生儿期，其病情进展迅速，危险性大，病死率高。临床表现主要涉及呼吸、循环和消化三个系统，以呼吸、循环衰竭为主。严重者出生后数小时内即出现呼吸急促，并有明显青紫，发作往往是阵发性的，即在哭闹或喂奶、变动体位时加重。消化系统症状中呕吐较少见，如发生往往是因纳入胸腔内肠管嵌闭或伴发肠旋转不良引起。

临床上体格检查可发现患侧胸部呼吸运动明显减低，心尖搏动点移向对侧；胸壁叩诊呈浊音，如胃肠道充满液体并有肝、脾、胃肠充气较多时呈鼓音。听诊患侧呼吸音消失，有时听到肠鸣音，则诊断意义更大。当较多腹腔内脏器进入胸腔内，腹腔可呈典型舟状腹。

诊断 主要分产前诊断与出生后临床诊断。

产前诊断 ①一般采用无损

伤性的超声检查，诊断胸腹裂孔疝在妊娠早期12周即可检测到。当超声发现胎儿胸腔内有肿物表现为肝、肠或胃时即诊断为胸腹裂孔疝，同时可发现心脏移位到对侧，腹腔内容物减少。②胎儿MRI检查软组织分辨率高，准确地反映胎儿双侧肺的容积及发育状况，多维度检查可以显示膈肌是否完整以及缺损情况，确定肝肾位置及腹腔内其他脏器的位置，对疾病的鉴别意义重大。③产前羊水穿刺可作进一步染色体分析和基因芯片检测，有利于排除染色体畸变和部分基因突变的诊断。

出生后临床诊断 ①胸腹X线片：胸腔内见肠管充气影，心脏和纵隔移位，一侧横膈影消失，腹部胃泡影缩小或不见，肠管含气影减少。②动脉血气分析：检查pH、动脉血二氧化碳分压和动脉血氧分压，在持续胎儿循环合并右向左分流时，氧分压可能增高，测定血电解质、钙和葡萄糖。③超声检查：排除并存心血管、肺与泌尿系畸形。④CT或MRI：发现脑、脊柱和泌尿系畸形。⑤染色体核型分析。

鉴别诊断 在诊断中需与先天性囊性腺瘤样畸形、支气管肺隔离症、支气管肺前肠畸形、支气管闭锁、膈膨升，以及纵隔肿物如支气管源性、神经源性或胸腺肿物等疾病鉴别。

治疗 一旦诊断明确即刻进入手术前准备阶段，等待患儿心肺功能相对稳定，血气分析等指标基本正常后施行手术。

术前准备 稳定呼吸循环功能，除了暖箱保暖、血气监测、抗感染、纠正酸碱平衡及液体补充，更为重要的是急症插置鼻胃管吸引减少胃肠因充气和液体积聚加重肺部的压迫。另外，对呼吸困难患儿应给予气管内插管及人工呼吸机辅助呼吸，保证氧的供应和肺叶扩张。为避免胃肠道胀气和呼吸困难加剧，应禁用面罩或气囊加压给氧。在术前抢救和治疗中，血气分析和中心静脉压监测很重要。体外膜氧合在治疗中作为术前稳定的一部分，是胸腹裂孔疝伴严重呼吸衰竭的一种有力措施，其应用虽然提高了患儿早期的存活率，但出血和神经系统等并发症对患儿的远期结果产生了影响。

手术要点 手术关闭缺损是用其两边缘做间断直接缝合，缺损太大必要时需做膈后缘解剖，可直接缝合到体壁，甚至围绕肋骨缝合。若缝合时感觉有中度张力存在，可在缝针处加用小块垫片，以避免缝合组织撕脱。若张力过大可用补片，也可以利用周围邻近组织结构进行重建。术中注意探查是否合并隔离肺、肺囊腺瘤样畸形等合伴畸形，并可根据情况给予处理。同时注意减轻腹腔内压力。探查并排除肠旋转不良等消化道畸形是否存在，并给予必要的纠治。采用腹腔镜或胸腔镜手术治疗膈疝，通常选取呼吸、血流动力学相对稳定、膈肌缺损较小、没有伴发畸形和迟发型膈疝的患儿。

术后并发症 可能包括胃食管反流、肠梗阻、食管狭窄、气胸、乳糜胸/乳糜腹等。

预后 生后24小时内出现呼吸窘迫严重者，不及时和不适当处理可能造成死亡，预后差。随产前诊断超声检查的普遍开展与技术提高，一部分已明确严重的胸腹裂孔疝者已做人工流产处理，另一部分在转运到小儿外科治疗中心前已死亡，病死率高达60%。随治疗措施的提高，成活患儿涉及以后的生活质量问题主要包括术后肺功能问题、长期神经和精神症状问题、膈疝复发和胃食管反流再手术问题。

预防 胸腹裂孔疝产前诊断非常重要，可给医务人员及家长提供参考信息，并做出更为详尽的疾病判断和风险评估，让孕妇及其家庭有更多的考虑和治疗选择。

（曾骐 严冬）

géshàn zōnghézhēng

膈疝综合征（diaphragmatic hernia syndrome） 先天性膈疝与其他异常一并出现导致的综合征。30%~50%的病例被称为"复合性""非单纯性"或"综合征性"先天性膈疝（congenital diaphragmatic disease，CDH）。

病因及发病机制 CDH伴有其他异常，包括重要结构畸形、染色体异常和/或单基因病。所有重要器官系统均可发生相关畸形，无特定模式。产前诊断为CDH的病例中有10%~20%经传统核型分析结果异常；合并其他畸形时，核型异常更常见；最常见的非整倍体包括18-三体、13-三体及21-三体。其他核型异常也有报道，如X-单体、12p-四体（等臂染色体12p）、5号染色体部分三体、20号染色体部分三体及多倍体。微阵列通过检测可能与CDH相关的亚显微拷贝数异常而提高诊断率。微阵列分析可检出4号染色体短臂部分缺失（4p16.3），即沃尔夫-赫希霍恩综合征（Wolf-Hirschhorn syndrome）；多余衍生物（22）t（11；22），即伊曼纽尔综合征（Emanuel syndrome）；以及1号、15号和18号染色体上的拷贝数异常，它们是CDH众多染色体病因中的一部分。

临床表现 根据合并畸形最

常见于双侧 CDH 和死产 CDH 病例，发生率高达 95%。死产 CDH 婴儿合并的异常主要包括神经管缺陷和心脏缺陷（室间隔缺损、血管环和主动脉缩窄）。其他中线发育异常，包括食管闭锁、脐膨出和腭裂。

合并相关畸形的 CDH 病例中有 10%～15% 为综合征型。费林斯综合征（Fryns syndrome）是与 CDH 相关的最常见常染色体隐性遗传综合征，临床特征包括 CDH、肺发育不全、颅面畸形、远端肢体发育不全及特征性内脏畸形。多南-巴罗综合征（Donnai-Barrow syndrome），*LRP*2 基因突变，产前/产后表现可能包括 CDH、胼胝体缺失、眼器官缺损、高度近视、感音神经性聋及特征性面部表现（眼距过宽、美人尖、短鼻/鼻梁平）。帕利斯特·基利安（Pallister Killian）嵌合体综合征，等臂染色体 12p 异常，产前/产后表现可能包括 CDH、多指/趾畸形、腭裂，以及产后张力减退、皮肤色素沉着异常，以及智力障碍（通常较严重）。CDH 也可作为阿佩尔综合征（Apert syndrome）、CHARGE 综合征、科芬－西里（Coffin-Siris syndrome）、高尔茨（Goltz syndrome）、佩尔曼（Perlman syndrome）、斯威耶（Swyer syndrome）、沃尔夫－赫希霍恩综合征、伊曼纽尔综合征等的偶发表现。

诊断 产前羊水穿刺可作进一步染色体分析和基因芯片检测，有利于排除染色体畸变和部分基因突变的诊断。出生后可行超声检查排除并存心血管、肺与泌尿系畸形，行 CT 或 MRI 发现脑、脊柱和泌尿系畸形，染色体核型分析有利于排除染色体畸变。

鉴别诊断 主要与单纯性 CDH 鉴别。30%～70% 的 CDH 病例为单纯性。这些病例中，肺发育不全、肠旋转不良和心脏右位是由 CDH 中血流动力学或机械性改变所致，因此通常被认为是 CDH 序列征的一部分，其存在与"单纯性 CDH"这一名称并不矛盾。CDH 患儿的心脏右位、常见较小左心室，以及与先天性心脏病之间的关联，确定 CDH 为单纯性之前需行胎儿超声心动图检查。

治疗 产前期由围产医学科，遗传学科，新生儿内、外科，监护，护理和麻醉专家组成产前治疗评估中心，做出周详分娩计划与新生儿监护。膈疝确诊后若胎儿有染色体或其他致死多发畸形，在法律许可范围内决定是否终止妊娠。而产后则需要根据所合并的不同疾病，分别予以对症治疗。

并发症 根据先天性膈疝所合并的不同疾病，其并发症各不相同。

预后 随产前诊断超声检查的普遍开展与技术提高，一部分已明确严重的先天性膈疝者已做人工流产处理，另一部分患儿在转运到小儿外科治疗中心前已死亡，死亡率高达 60%。预后根据所合并不同疾病的治疗效果而有所不同。

预防 产前诊断非常重要，可给医务人员及家长提供参考信息，并作出更为详尽的疾病判断和风险评估，让孕妇及其家庭有更多的考虑和治疗选择。

（曾 骐 严 冬）

xiōnggǔ hòu shàn

胸骨后疝（retrosternal hernia） 横膈胸骨后部融合缺损导致一部分腹腔内脏器疝入胸腔的先天性膈疝。又称莫尔加尼-拉雷疝（Moragni-Larrey hernia）。横膈前部、胸骨旁最常见的先天性缺陷，发病率占所有类型先天性膈疝的 1%～5%。儿童右侧胸骨后疝的发生率最高，约为 90%，其次是双侧（8%）和左侧胸骨后疝（2%）。胚胎期从横膈中央腱前部有 2 条厚而短的肌束连接至剑突后方，其侧方遗留狭窄的三角形开口，包绕腹壁上动、静脉和淋巴管，内有脂肪和含气组织。因发育缺陷或外伤，肝、横结肠、网膜或胃经此薄弱区进入胸腔，由腹膜形成疝囊。个别与心包连通。新生儿期常无症状，至儿童时期始发现，常因呼吸道感染行胸部 X 线检查发现。症状的出现常与疝内容物相关。小肠或大肠疝入可出现肠梗阻；疝入器官绞窄可引发胸骨后疼痛，特别是胃全部疝入时，可出现胃"翻转"或呕血。网膜疝入亦可出现胸骨后疼痛。疝囊过大可引起呼吸困难、运动不耐受或已出现呼吸道感染等肺部症状。

该病诊断主要依靠影像学检查。胸腹部 X 线片可以显示心影旁肿物或液平面影，CT 检查可在心隔角、脊柱旁见软组织影，必要时可行消化道造影检查。需与其他类型的先天性膈疝鉴别，通常由于疝入的内容物引起的症状相似而不易临床区分，需借助影像学检查进行鉴别。该病需手术治疗，以解除或预防更严重的并发症发生。可采用经胸或经腹的手术方式，但多采用经腹方式，可开放手术亦可微创手术。一般效果较好。术后 3～5 年应随访，注意横膈活动情况。

（曾 骐 严 冬）

zhōngyāngshàn

中央疝（central hernia） 横膈中央腱的部分缺损导致的先天性膈疝。根据缺损边缘完整肌组织结构与后外侧疝鉴别，但此命名尚存在争议。

病因 主要因横膈中央腱的部分缺损所形成。横膈原为心脏与肝间的隔膜，发育中向后、侧方生长，于妊娠 8~10 周，封闭左侧胸腹裂孔。横膈的主要组成有：①中央部和/或前部，与肝联合成为无肌组织的横膈中央腱。②后外侧部，源于胸腹膜皱褶和胸腔中胚层三角形结缔组织，与移行颈节的肌组织组成横膈神经肌肉部分。胚胎 8 周时，胸腹膜皱褶未能与横膈及食管背侧系膜融合，形成后外侧疝即胸腹裂孔疝，与非后外侧疝如胸骨后疝或食管裂孔疝。中央疝是非后外侧疝分型中的一种。

临床表现 出生后呼吸困难，主要由肺发育不良导致，低氧血症和高碳酸血症导致肺血管收缩和肺高压；通过动脉导管与卵圆孔的右向左分流，并进入自身长时间恶性循环。

诊断 ①胸、腹部 X 线直立位平片：为新生儿胸部或消化道畸形常规检查。患侧横膈影上移或消失，胸腔见含气胃肠影或置入胃管卷曲影。纵隔向健侧移位。腹部肠管含气影减少。疝入胃肠有绞窄或梗阻时，腹部或胸部可见多个液平面。平片尚可排除先天性肺囊肿、先天性囊性腺瘤样畸形、肺炎、外伤性膈疝并发的肋骨骨折及血气胸。动态观察横膈随呼吸移动或矛盾运动，可鉴别膈膨升与膈肌麻痹。②X 线造影：经胃管注入少量气体或造影剂，有助于鉴别胸腔内肠管、胃、小肠和结肠。从胃食管连接位置和钡剂反流鉴别食管滑动疝和食管旁疝。凡诊断明确、有呼吸窘迫的新生儿，为避免钡剂误吸和增加手术复位困难，最好不做此

项检查，若有必要，可使用碘造影。③超声检查：妊娠 22~23 周或出生后，三维或四维超声可显示膈肌缺损，腹内脏器疝入胸腔、纵隔移位，腹部正常胃泡影消失、腹围缩小，腹水和胸腔积液；并存病变，如胸膜-心包囊肿或肿瘤、外伤性膈疝和其他脏器损伤；鉴别膈肌麻痹与膈膨升。④CT：矢状位与冠状位逐层扫描和三维成像可增加诊断阳性率，分辨膈缺损部位、大小，疝入胸腔脏器，肠绞窄、梗阻及肠系膜皱襞，后者可形成缩窄的马甲征。增强造影显示肠系膜血管、外伤性膈疝、液气胸、血胸、肋骨骨折和腹部器官损伤。口服增强显影剂可见胃食管连接处与胃底位置。⑤MRI：矢状位和冠状位显示线样的横膈，与肋骨和脊柱附着处；膈肌缺损和并存脏器损伤。由于检查需时长，仅适用于外伤性膈疝病程长，而未能确诊者。

治疗 患有严重先天性膈疝的新生儿应在产房就开始护理。大多数情况下，建议立即行气管插管和放置鼻/口胃管进行胃肠减压，以尽量减少肺部以及心脏受压。具体治疗见先天性膈疝。

(曾 骐 严 冬)

shíguǎn lièkǒngshàn

食管裂孔疝 (esophageal hiatus hernia) 胃通过异常宽大的食管裂孔突入胸腔内所导致的先天性膈疝。99%的食管裂孔疝为滑动性，胃食管连接部上移，由于胃食管反流及出现其他并发症逐渐被发现，可伴有疝囊，儿童阶段的各年龄组均可发现。

病因与病理 儿童食管裂孔疝多为食管膈肌裂孔先天性发育不全所致。膈肌食管裂孔比正常宽大，而且肌肉环薄细、无力，胃部分甚至全部疝入横膈以上的

纵隔或胸腔内。膈裂孔为源自脊柱包绕食管的左右膈肌脚和肌腱，并附着于横膈中央腱。当腹内压增高时裂孔自然缩小。膈食管韧带来源于膈肌脚的纤维结缔组织，将食管下段的约肌保持在腹腔内，食管在此平面被腹膜和膈食管韧带覆盖。

分型 食管裂孔疝最广义的分类包括四种类型。

Ⅰ型 滑动疝-Ⅰ型或滑动型食管裂孔疝的特征是胃食管连接部移位至膈上。胃仍保持其正常的纵向位置，胃底仍处于胃食管连接部之下。

Ⅱ型 由膈食管膜的局部缺损导致，胃底作为疝的引导点，而胃食管连接部仍固定于主动脉前筋膜和正中弓状韧带。

Ⅲ型 兼具Ⅰ型和Ⅱ型食管裂孔疝的特征，其特点是胃食管连接部和胃底均经裂孔疝出。胃底位于胃食管连接部之上。

Ⅳ型 与膈食管膜的较大缺损有关，特征是疝囊内存在胃之外的其他器官（如结肠、脾脏、胰腺或小肠）。

临床表现 由于不少新生儿仅伴有小裂孔，症状常不典型。表现为自出生后第 1 周或 1 个月内出现呕吐。呕吐可量大、剧烈，多数病例呕吐物可含血性物。当大量呕吐以后反而十分愿意摄入食物，吞咽中出现不适和烦躁通常提示食管有狭窄与溃疡形成，可有吞咽困难表现或上腹部与剑突区有疼痛感。持续的食管炎可以引起食管黏膜出血并营养不良，从而导致贫血。由于胃食管反流多在夜间出现，往往造成误吸而导致吸入性肺炎，在部分食管裂孔疝的病例甚至表现出反复的咳嗽、肺炎等呼吸道症状，容易误诊。极个别严重病例还可发生纳

入胸腔的胃或肠管嵌闭梗阻甚至组织坏死。食管裂孔疝可以合并其他多种先天性畸形，主要为消化道疾病，如先天性幽门肥厚性狭窄等。部分食管裂孔疝患儿可无症状，在做其他检查时无意中发现。

诊断与鉴别诊断 该病在胸部 X 线片和 CT 上都有比较特征性的表现，即食管下端和部分胃体疝入胸腔。上消化道影像一般可获得明确诊断，但对比较轻症的食管裂孔疝尤其是滑动性食管裂孔疝，则有时可能需反复多次检查以明确。有一些放射学的间接征象可为诊断滑动性食管裂孔疝提供参考，如出现胃食管反流、食管胃角变钝、胃食管上移和增宽、胃食管前庭段呈尖幕状、贲门以上管道黏膜纹增粗、扭曲和存在食管炎等。若出现这些征象，应做仰卧头低足高位上消化道造影检查，以提高检出率。食管动力学检查及 24 小时食管 pH 监测、食管内镜等也是辅助了解病变的检查方法。需要注意的是，存在胃食管反流不一定存在食管裂孔疝，但如果存在食管裂孔疝，则一般都会有胃食管反流。

治疗 新生儿期多数滑动性食管裂孔疝（约占 90%）一般无须手术，可以采用体位疗法，包括半卧坐位、少量多次喂养及增加营养等方法，而食管裂孔旁疝经非手术治疗未得到缓解且伴严重症状的滑动性食管裂孔疝则往往需要外科手术加以纠治。

手术适应证 ①有反复呼吸道感染、生长发育受影响并伴随其他严重症状，出现严重的食管炎、溃疡、出血、狭窄、脏器嵌顿等并发症。②食管裂孔旁疝和巨大裂孔疝。③经调整饮食结构、改变体位和药物治疗 6~8 周症状无改善者。

手术目的 ①将贲门复位，腹段食管回复到膈下正常位，并保留一定长度的腹腔段食管，一般随儿童年龄不同而长度不一（1~3.5cm），以达到能对抗腹内压力为目的。②通过缝合左右膈肌脚将扩大的膈肌食管裂孔缩小。③将胃固定在腹腔，固定方法多种多样，如希尔（Hill）提出的背侧胃固定术。④建立和/或恢复抗胃食管反流机制，重建锐性的希氏角，并施行胃底折叠术，以达到抗反流目的。如果同时存在胃排空延迟的情况，则可能还需要同时加做幽门成形术。

手术方法 常用手术方法是经腹行膈肌食管裂孔疝修补术，并同时施行胃底折叠术，其优点是不但可达到上述原则的要求，还可以探查腹腔内其他脏器有否畸变病损，有利于术后呼吸道管理。随着微创外科技术的不断发展，应用腹腔镜辅助下的微创手术方法对食管裂孔疝进行纠治完全能够达到开腹手术的技术标准，亦已经成为国内外手术治疗食管裂孔疝的标准手术途径，减少了创伤，有利于术后恢复。有部分临床中心开展机器人辅助食管裂孔疝修补术。

术后随访 除了应观察临床症状有无缓解，一般还应做 X 线造影检查，特别注意有无反流，必要时还可做食管动力学测定和食管下段 24 小时 pH 监测，并与术前情况相比较，以明确术后抗反流的改善情况。食管裂孔疝手术预后良好，复发率低。

（曾骐 严冬）

Túpèi 180° wèidǐzhédiéshù

图佩 180° 胃底折叠术（Toupet 180° fundoplication） 通过将胃底向后折叠固定，达到抗反流效果的手术。食管是消化道的一部分，全长约 25cm。可分为颈段、胸段、腹段。食管有三个生理狭窄，分别位于食管的起始部、左主支气管后方交叉处及穿过食管裂孔处。食管有内环、外纵两层肌肉。食管黏膜移行为胃黏膜处成为 Z 线，常将其作为食管和胃的分界线，在此处膈肌形成食管裂孔。食管下段的食管括约肌并非存在形态学的括约肌，而是一段高压区，正常静息时压力为 1.3~4.0kPa（10~30mmHg），是阻止胃内容物反流入食管的一道屏障。

适应证 ①尽管有足够的药物治疗，但仍存在持续性反流。②已证实有反流的患者对抑酸药物反应不完全。③以及不愿终身服药者。

手术方法 ①经左上腹横/斜切口充分游离食管下段及食管裂孔，避免开胸对呼吸、循环干扰。②锐性游离左肝三角韧带，将肝左叶向右下牵拉，暴露食管裂孔，切开此处后腹膜，游离食管 2~4cm，以脐结扎带穿过食管并向下牵引。③4-0 丝线间断缝合缩小膈食管脚，进、出针处用小垫片加强。④游离胃底，使其能由后向前包绕食管，必要时结扎上方 2~3 支胃短动脉。⑤为避免套叠滑脱，先将胃底大弯侧与食管下段间断缝合 3~4 针，第 1 针始于胃食管连接处。⑥将胃壁包绕食管 180° 缝合，缝线先后穿过胃壁浆肌层、食管纵肌及包绕的对侧胃壁浆肌层打结，其松紧根据年龄不同而通过 20-34F（婴儿）或 32-50F（儿童）探条，长度 2~3cm。超过 3cm，术后易致吞咽困难。⑦包绕段左上方胃壁与食管裂孔处横膈间断缝合固定。手术示意见图 1。

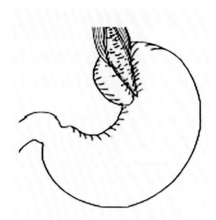

图1 图佩180°胃底折叠术
（资料来源：《张金哲小儿外科学》第2版）

并发症 术后反流控制较尼森手术不佳，但术后吞咽困难出现概率较低。

（曾骐 严冬）

gépéngshēng

膈膨升（diaphragmatic eventration） 因先天性横膈发育异常或因膈神经损伤引起横膈张力异常降低，横膈部分或全部上移导致的疾病。可为单侧或双侧、完全性或部分性。左侧比右侧多见，约8∶1；双侧罕见。男多于女，为（2~3）∶1。临床表现以呼吸道症状为主的综合征。

病因及发病机制 膈膨升按病因学分先天性（非麻痹性）与后天获得性（麻痹性）。①先天性膈膨升：病因尚不明确，一些学者认为可能与某些病毒感染有关，如巨细胞病毒和风疹病毒，尚无家族遗传倾向的报道。先天性膈膨升是以横膈肌肉发育低下为特点的发育异常。在胚胎第6~10周膈肌发育过程中，由于颈部第3、第4肌节或胸壁成肌细胞未迁入由胸膜腹膜形成的将胸腔腹腔分隔开的膈间隙中，导致横膈的肌化异常而引起先天性膈膨升。其以缺乏横纹肌或横纹肌极度退化为特征，膈肌变薄，特别是中心腱部分被广泛的纤维弹性组织替代。先天性膈膨升除横膈肌肉发育低下外还可伴有其他畸形发生，如肺发育不良或不发育、肋骨缺损、先天性心脏病、异位肾、脑积水和脐膨出等。②获得性膈膨升：为分娩损伤颈部第3~5神经根，致膈神经麻痹所致；先心病患儿术中损伤膈神经，其他因素还包括感染、炎症及肿瘤压迫等。

严重肌肉发育低下病例与完全性膈神经麻痹病例中，横膈因新生儿呼吸、肠管充气、纵隔心脏位置偏移而出现明显抬高。横膈运动可以随每次呼吸气出现矛盾性活动，如右侧膈膨升，当吸气时腹内压增高，病变侧膈上升，纵隔偏向左侧，影响了肺的扩张，这样吸气时肺容量较正常减少。而在呼气阶段因左侧横膈抬高纵隔又回复到右侧。右侧横膈随腹内压下降也下降，同时右侧肺得到由健侧呼气经支气管分流而来的多余气量。在呼吸循环期间气体由一侧肺到另外一侧肺的情况称为反常呼吸。

临床表现 膈膨升患儿因膈肌舒缩功能和稳定性丧失，主要影响呼吸、循环和消化系统功能，严重者可致膈衰竭。膈膨升的临床症状与体征常与肌肉发育程度和病因有关。体征亦无特异性，可见患侧胸部呼吸运动减弱、纵隔移位、叩诊浊音、呼吸音减弱或消失，偶可听到肠鸣音。①先天性膈膨升，横膈先天性肌发育低下，轻者无明显症状，胸部摄片时偶尔发现。但重症者肺组织进行性受压严重，往往在出生后第1天至几周内出现呼吸困难，甚至有时发病呈急危重，因而需手术治疗。②获得性膈膨升，轻度膈神经麻痹往往因临床症状轻微而被忽略，仅在患儿做X线检查时才观察到一侧有膈肌抬高。而症状严重者则可表现为一系列呼吸系统症状，如呼吸急促、呼吸困难、发绀，甚至发生于呼吸窘迫综合征。里卡姆（Rickham）报道一组新生儿膈膨升中有12例均因患严重膈神经麻痹而发生呼吸窘迫综合征。除以上症状外，可发生反复呼吸道感染。

诊断 患儿出现呼吸急促、呼吸困难、发绀或反复发生呼吸道感染，查体发现患侧胸部呼吸运动减弱、叩诊浊音，偶可听到肠鸣音，再结合辅助检查，诊断不难。①X线检查：X线平片正侧位均可见一侧横膈明显抬高，膈肌的弧度光滑不中断，其下方为胃肠影。②透视或彩超：观察到膈肌有矛盾运动。③其他：CT或MRI检查也越来越普遍地用于膈膨升的诊断，上消化道造影有助于与膈疝鉴别。

鉴别诊断 膈膨升最需与膈疝鉴别，有时与有疝囊的先天性膈疝难以鉴别。先天性膈疝触诊腹部空虚，X线检查示膈肌不完整，显影不清，或膈上显示异常影像，如气泡或致密影；造影剂是诊断膈疝的重要手段，经胃注入造影剂后，可证实胃肠在膈上胸腔内。但是这样的区别有时需要讨论。该病还需与胸骨后疝、先天性肺大疱等鉴别。

治疗 主要包括非手术治疗和手术治疗。

非手术治疗 1955年以前主要采取非手术治疗，即吸氧、呼吸支持、抗生素治疗为三大主要措施。

手术治疗 大多数学者认为膈肌折叠术作为有呼吸窘迫综合征、需要长期气管内插管或其他呼吸支持的严重病例的必要手术。

区分手术还是保守治疗主要取决于临床症状、X线检查和血气分析等，反常呼吸运动存在是明确的手术指征。腔镜手术已经成为膈肌折叠的首选术式，手术入路有经腹或经胸两种。经胸手术简单便捷，且能减少术中膈神经损伤的概率，是右侧膈膨升的推荐术式；经腹入路实施膈肌折叠术可同时探查是否存在腹腔脏器畸形，且在内镜治疗的条件下，气腹的状态比气胸对患儿通气及灌注的影响相对较轻。不过，由于胸腔镜下膈肌暴露更为清晰，且周围无脏器阻挡，手术实施便捷，故仍是微创治疗小儿膈膨升的主流术式。术后处理应注意保暖、吸氧、拍背、超声雾化、经常变换体位，目的是防止肺部并发症发生。术后多需置鼻胃管减压2~3天，同时纠正水、电解质紊乱及维持酸碱平衡。同时术后需密切随访肺复张及肺功能远期恢复情况。

并发症 ①呼吸窘迫综合征：严重膈神经麻痹及膈肌位置升高压迫心肺，可引起呼吸窘迫综合征，表现为严重的低氧血症和呼吸极度困难。②反常呼吸：严重肌肉发育低下与完全性膈神经麻痹病例可出现反常呼吸。③肺不张：膈膨升可导致肺泡塌陷，引起患侧肺不张。

预后 该病预后良好。术后随访一般均可恢复正常。膈肌位置正常，临床症状消失，治疗后大多数患儿可获得正常的生长发育。

预防 先天性膈膨升的病因尚不清楚，暂无有效的预防措施。后天获得性膈膨升的预防包括分娩、先心病患儿术中时注意避免损伤膈神经、预防感染等。

（曾骐 严冬）

jīnggōngwài chǎnshí zhìliáo
经宫外产时治疗（ex-utero in-trapartum therapy，EXIT）
保持胎儿-胎盘血液循环的同时进行胎儿手术治疗的方法。在子宫切开后，通过对母体的麻醉，保持子宫松弛及子宫-胎盘的血液循环和气体交换，娩出胎头和胎肩后，对胎儿进行手术治疗。EXIT是在分娩时进行的一种特殊手术程序。20世纪90年代初，该技术首次被开发出来。

适应证 主要适用于以下疾病。

肺部病变 常见的胎儿肺部病变包括先天性肺气道畸形、支气管闭塞、支气管囊肿、支气管隔离肺、先天性肺气肿等，罕见病变包括肺母细胞瘤和胎儿肺间质肿瘤。肺部肿物压迫食管可导致胎儿吞咽困难；压迫纵隔淋巴管、下腔静脉或心脏，可导致胎儿水肿、心脏衰竭甚至死亡；而压迫正常肺组织则导致出生后肺发育不良或呼吸衰竭。因此，EXIT术前必须准备好体外膜氧合等监测和救治措施。大部分肺部肿物的生长都会与胎儿发育同步，少数可随孕周增加而缩小；也有一小部分病变可能快速增大并对胎儿造成严重影响。通常在妊娠3个月时胎儿肺部病变无法通过超声诊断，而在妊娠18~26周时产前超声检查中可能会发现异常，但需要在妊娠32~34周时行胎儿MRI检查，以评价肿物与相邻肺组织的解剖关系及纵隔受压程度。

对于肺部小肿物不造成纵隔移位的胎儿产时可先开放气道，待新生儿情况稳定后于6月龄内进行相应治疗；而对于妊娠晚期胎儿的巨大肺部肿物伴纵隔移位或其他合并症时，产时行肺部肿物切除术是最好的选择。EXIT对于肺部巨大肿物造成纵隔受压的胎儿是最有利的手术方式。而对于合并羊水过多的胎儿可以先行羊水减量后卧床休息，并予以保胎治疗，维持至足月再行EXIT，从而避免早产相关并发症。

先天性高位气道阻塞综合征（congenital high airway obstruction syndrome，CHAOS） 罕见，由于其可以导致新生儿出生时呼吸窘迫而成为EXIT的适应证。CHAOS涵盖了全部产前解剖缺陷而导致的完全或不完全性胎儿气道阻塞的疾病，如喉闭锁、喉蹼、声门下狭窄、气管闭锁或气管狭窄以及外源性的高位气道阻塞，包括巨大颈部肿物或血管环、双主动脉弓、右位动脉弓及左锁骨下动脉异常等。对于可疑CHAOS的胎儿应进行MRI和超声心动图检查。MRI不仅有助于诊断，还有助于定位梗阻的部位，为治疗奠定基础。CHAOS胎儿期的影像学表现包括肺部高回声团、双侧肺扩张并回声增强、横膈扁平或反向、梗阻远端气道扩张、胎儿腹水或胎儿水肿。当CHAOS胎儿发生完全性呼吸道阻塞时，可导致心脏功能衰竭并造成胎儿水肿，危及生命，而EXIT手术可为胎儿/新生儿的后续手术治疗争取时间。对可疑CHAOS的胎儿应进行详细的产前超声检查以除外其他异常，且整个妊娠期应进行严密的超声监测；若胎儿气道梗阻远端支气管扩张可以考虑行EXIT。

虽然对合并胎儿水肿的CHAOS患儿及时行EXIT是有积极意义的，但有些胎儿异常如梅干腹综合征、先天性无肛、脆性X综合征等常在产后才得到诊断，所以对于合并胎儿水肿的患儿要谨慎选择EXIT手术。

颈部肿物　包括畸胎瘤、淋巴管瘤、先天性甲状腺囊肿、神经母细胞瘤、血管瘤、胸腺囊肿和鳃裂囊肿等。淋巴管畸形是最常见的头颈部肿物。而60%颈部淋巴管畸形与染色体异常相关。EXIT对于可能造成呼吸道阻塞的大的颈部肿物是安全有效的治疗措施，而那些小的、远离气道的、不会引起胎儿呼吸道阻塞的颈部肿物不需要行EXIT。

一般认为，如果新生儿生后5分钟内没有建立呼吸则可导致缺氧性脑损伤或死亡。巨大颈部肿物外在的压迫造成解剖关系紊乱，导致无法建立气道而使新生儿病死率增加，而EXIT能明显提高此类患儿的生存率。由于巨大肿物影响胎儿吞咽功能，导致羊水过多，从而增加了早产、胎膜早破的风险，而早产儿肺不成熟会使病情复杂化。如果颈部肿物较大，延伸到胸腔，可能造成肺发育不良，而气管插管时易引起大出血。所以术前必须进行全面的超声及MRI检查以明确气管受压程度和气管食管移位情况，提前做好应急计划。一般认为，胎儿颈部肿物可能压迫气管时，妊娠32周后应每2周做一次超声检查，妊娠32～34周期间做胎儿MRI，颈部肿物胎儿应该在妊娠37～39周时行EXIT。如果有早产征象，需提前促胎肺成熟，同时术中开放气道后可给予肺表面活性物质。

先天性膈疝　60%的先天性膈疝胎儿可以在妊娠中期得到诊断。肝脏位置、肺头比及肺容积百分比等可以很好地评估预后及是否适合行EXIT。有10%的先天性膈疝患儿死于没有足够的肺实质，主要问题是出生后肺发育不良、肺通气不足、进行性肺动脉

高压和医源性气压性损伤。若患儿出生后立即手术，则存活率可高达74%。但对于严重先天性膈疝胎儿来说，EXIT后体外膜氧合治疗对提高生存率无明显意义。

其他适应证　理论上，任何影响出生时心肺功能的胎儿疾病都可以接受EXIT，如单侧肺发育不良、双侧胸腔积液、肺动静脉畸形导致继发性肺动脉高压、连体双胞胎分离、单侧肺动脉缺如伴气道狭窄、严重微下颌、纵隔大肿物、口鼻肿物（鼻皮样囊肿、胶质瘤、鼻内或鼻外脑膜膨出）、小颌畸形等。必要时可采取一些术前治疗，包括B超引导下针吸肿物的囊性部分，在一定程度上恢复部分解剖结构，方便术中开放胎儿气道；术前适当减少羊水量以便清晰显示胎盘边缘，从而利于确定子宫切开位置，同时可避免术中羊水突然减少而造成的子宫收缩和胎盘早剥。

因肿物可引起胎儿心血管系统生理改变，而维持胎盘循环的时间增加可能导致病情恶化，所以建议开放胎儿气道后择期再行手术治疗。如果能够保证气管插管稳定，且患儿生命体征平稳，行产时颈部肿物切除术也是可行的。

禁忌证　尚无EXIT的明确禁忌证。但若母亲有严重的妊娠期合并症及并发症，会增加母儿麻醉及手术风险，则不宜行EXIT。

操作方法　母亲使用高浓度吸入剂进行全身气管内麻醉，以维持子宫静止。胎儿头颈部通过子宫低横切口分娩，保护脐带，并长时间维持子宫胎盘血流。此为允许在胎儿继续通过胎盘支持进行氧合和通气的同时进行外科手术或救生干预。一旦子宫暴露，需要术中通过超声评估确认胎盘

位置和胎儿位置，并进行子宫切开术。术中防止子宫完全减压对于降低胎盘分离起重要作用，可以通过将胎儿身体的下部保持在子宫内，并用导管持续进行羊膜输注来实现。

注意事项　EXIT不是剖宫产的简单变体，应该在专门的中心进行。需要一个完整的多学科团队进行适当的术前评估，包括讨论胎儿诊断、咨询和EXIT的手术方案。术中团队包括一名麻醉师、母婴医学专家、儿外科专科医师和手术室护理。新生儿学家和备用的完整手术团队也应做好准备，以便在脐带循环纠正失败的情况下接收新生儿。

并发症　①麻醉并发症。②产后出血。③胎儿并发症：心动过缓或心功能不全。④胎盘早剥。⑤胎儿窘迫。

(曾骐 严冬)

xiǎo'ér xīnzàng wàikē jíbìng

小儿心脏外科疾病（pediatric cardiac surgery disease）　发生于胎儿至18岁阶段的需要在心脏、大血管或心脏相关血管上通过手术或其他外科学方法治疗疾病。通常包括发生于18岁以下儿童心脏发育及大血管的解剖基础、需要外科干预的先天性心脏病、获得性心脏瓣膜病、缺血性心脏病、主动脉疾病、大血管畸形、心肌疾病、心包疾病、心脏肿瘤等，以及相应疾病的外科治疗技术及围手术期管理。1938年，美国波士顿儿童医院的罗伯特·格罗斯（Robert Gross）医师完成了第一例动脉导管未闭手术，开辟了小儿心脏外科的先河。20世纪，一系列小儿心脏外科技术发展起来。先后出现了布莱洛克-陶西格分流、低体温暂停血液循环、体外心肺循环等技术，使得儿童

心脏疾病的外科诊疗取得迅速发展。

(舒 强)

értóng xīn jiānhùshì

儿童心监护室（cardiac intensive care unit, CICU） 用于集中救治儿童心脏病危重患者的特殊场所。主要用于各种类型的复杂先天性心脏病如完全性大血管转位、完全性肺静脉异位引流、肺动脉闭锁、左心发育不良综合征、主动脉弓中断、永存动脉干、右心室双出口、房室共同通道、三尖瓣下移畸形、三尖瓣闭锁等根治术或杂交手术、阶段性分期手术的监护与救治；各类非复杂先天性心脏病如室间隔缺损、房间隔缺损、动脉导管未闭等的开胸手术或介入手术的围手术期监护与救治；各类胸外科手术如先天性膈疝、先天性食管闭锁、先天性食管裂孔疝、纵隔肿瘤等开胸手术及胸腔镜手术术后的监护与救治。

儿童心胸外科围手术期及危重症的监护诊疗，包括先天性心脏病心内直视术围手术期严重心力衰竭、低心排血量综合征、肺高压危象、严重心律失常、休克、呼吸衰竭、毛细血管渗漏综合征、呼吸机相关性肺炎、危重患者的液体管理与营养支持、呼吸机使用及呼吸管理、围手术期脏器保护策略、危重患者的出凝血管理等。

(舒 强)

jīxiè xúnhuán fǔzhù

机械循环辅助（pediatric mechanical circulatory support） 利用人工机械循环设备提供暂时或永久性心脏泵功能支持，维持全身组织灌注的技术。受心脏大小、胸腔大小和血管内径限制，可用于儿童的机械辅助循环的装置较成人少，主要包括提供循环呼吸支持的体外膜氧合、提供左心或右心功能支持经皮血泵和心室辅助装置、提供全心功能支持的全人工心脏等。按装置耐久性可分为短期机械辅助装置与长期机械辅助装置；根据血泵驱动原理，可分为离心式血泵与轴流式血泵。①离心式血泵：是指靠叶轮旋转时产生的离心力来输送血液的泵。当叶轮旋转时，在泵的中心和外边缘之间形成压力梯度，使血液从泵的流入口流向流出口，从而支持患者血液循环。通过泵的血流量取决于叶轮的转速，以及进出口压力的差值。②轴流式血泵：靠旋转叶轮的叶片对血液产生作用力，经过导叶导流后，使血液沿轴线方向流出。

主要适应证有常规药物治疗无效的急性心源性休克、终末期心力衰竭过渡到康复或心脏移植、永久心功能替代。主要并发症有出血、血栓形成及栓塞、溶血、感染等。禁忌证包括恶性肿瘤、颅内出血、对抗凝治疗不耐受或过敏者、严重的多器官功能衰竭、不可逆脑损伤等。

(舒 强 叶莉芬 谷凯云)

duǎnqī jīxiè fǔzhù xúnhuán zhuāngzhì

短期机械辅助循环装置（temporary mechanical circulatory support device, TCS） 暂时通过部分替代左心室和/或右心室的功能提供循环支持的设备。TCS 适用于常规治疗无效的心源性休克，基础疾病可逆的患者可获得康复；基础疾病不可逆的患者可过渡到长期心室辅助装置或心脏移植；也可为明确诊断争取时间。可用的设备主要包括：①静脉-动脉体外膜氧合。在大的静脉和动脉置入导管，将静脉血引流到人工泵，经人工膜肺氧合后回流到动脉系统，可同时提供循环和呼吸支持。该设备会增加左心室后负荷，左心功能严重受损时需考虑左心减压。禁忌证包括大量颅内出血、严重的多脏器功能衰竭、主动脉瓣反流等。主要并发症有出血、血栓等。②主动脉内球囊反搏。由两大部分组成，包括一根柔软的带有内腔的球囊导管，其中一个内腔用于远端抽吸/冲洗或压力检测，另一个内腔用于定期向密闭的球囊重放氦气，球囊大小为 20~50ml；一个可移动的控制台，根据主动脉压和心电图的输入信号来启动和控制充放气，气囊在主动脉瓣关闭后立即充气，在主动脉瓣开放前的瞬间放弃，以改善冠脉灌注和降低左心室后负荷。主要并发症有血管损伤、出血、脊髓缺血等。③Impella CP, 2.5, 5.0, 5.5。Impella 微型轴流泵的流入道逆向穿过主动脉瓣置于左心室，高速旋转的泵将左心室血液抽出射入升主动脉，可提供 1.5~5.0L/min 血流量。主要并发症有溶血，主动脉瓣损伤等。④TandemHeart。一种经皮心室辅助装置，离心泵经股静脉穿过房间隔置入左心房，将左心房血液抽出射入股动脉，最大可提供 4L/min 的血流量。主要并发症有气栓、心脏压塞、残余房间隔缺损、大量右心房主动脉分流等。

除静脉-动脉体外膜氧合外，其他设备主要用于成人。

(舒 强 叶莉芬)

tǐwài móyǎnghé

体外膜氧合（extracorporeal membrane oxygenation, ECMO） 能提供短期（几天或几周）呼吸和/或循环辅助的体外生命支持技术。又称体外膜式氧合。主要的原理是通过人工管道将部分静脉血引到人工泵（人工心脏），经氧合器（人工肺）完成气体交换后被回输到人体静脉或动脉系统。氧合血回输到静脉系统的模式称为静脉－静脉体外膜氧合（V-V ECMO），只能提供呼吸支持；氧合血被回输到动脉系统的模式称为静脉－动脉体外膜氧合（V-A ECMO），可同时提供心肺功能辅助。临床决策者根据病情治疗需要决定辅助模式，治疗过程中根据病情变化也可灵活更改辅助模式。

适应证 主要用于传统治疗无效的心和/或肺功能衰竭，心搏骤停时心肺复苏，心、肺移植过渡，移植供体保护等。

禁忌证 心肺功能不可逆且不考虑移植或者不适合移植、严重的多器官功能衰竭、不可逆的神经损伤、难以控制的大出血、恶性肿瘤、严重免疫抑制、年龄过大或过小等。

操作方法 ①模式选择：V-V模式、V-A模式、杂交模式。②插管部位选择：成人大多选择股动静脉置管；儿童根据体重大小选择股部或颈部置管；心脏术后患者多选择中央插管。③连接与运行充排气：人工管路预充排气加药氧合加温后动静脉端夹闭备用。机体动、静脉插管前全身肝素化，插管完成后连接人工管道，一般来说离心泵转速达1500rpm后松开钳子启动ECMO。④ECMO管理：根据病情调整泵速、呼吸机设置和血管活性药物剂量；持续监测心电图、血压和血氧饱和度等，测血气分析，监测重要脏器功能等。⑤抗凝管理。⑥ECMO撤离：每日评估病情，若心和/或肺功能恢复到一定程度应考虑做脱机准备，降低ECMO辅助程度，评估患者自主心肺功能，具备撤机条件的进入撤机试

验。V-A ECMO的撤机试验可采用减流量至泵逆流或夹闭管路，此时可适当上调血管活性药物，若ECMO流量在全流量的20%以下能保持循环稳定，可考虑撤离；V-V ECMO撤机试验相对比较简单，减停ECMO的气流量时呼吸循环可以维持可考虑停机。经撤机试验确定可以的，调整呼吸机设置和血管活性药，全身肝素化后夹闭动静脉管道，拔除动静脉插管，视情况决定是否实施血管修补，撤离后注意插管位置出血情况。撤离后48小时内严密监测心肺功能，必要时再次ECMO辅助。

注意事项 绝对防止静脉端进气，固定管道和插管防止脱管，及时发现机械故障等。

并发症 出血、血栓、感染、肢体缺血坏死、脑损伤等。

（舒强 叶莉芬）

zhǔdòngmài nèi qiúnáng fǎnbó

主动脉内球囊反搏（intra-aortic balloon pump，IABP） 在胸主动脉内植入圆柱状球囊进行循环辅助的装置。由动脉系统植入一根带气囊的导管至降主动脉内左锁骨下动脉开口远端，进行与心动周期相应的充盈扩张和排空，使血液在主动脉内发生时相性变化，从而起到辅助衰竭心脏作用。

适应证 高危因素心脏病患者手术中预防性应用；心脏手术后脱离心肺机困难；心脏手术后低心排血量综合征；缺血性心脏病、急性心肌梗死并发心源性休克；机械性并发症室间隔穿孔、二尖瓣反流；顽固性心绞痛、顽固性严重心律失常、冠状动脉造影、经皮冠状动脉腔内血管成形术、冠状动脉溶栓及外科手术前后的辅助；心脏移植前后的辅助；体外循环手术中产生搏动性血流。

禁忌证 ①绝对禁忌证：较重的主动脉瓣关闭不全、主动脉窦瘤破裂、主动脉动脉瘤、脑出血。②相对禁忌证：不可逆的脑损伤、心内畸形纠正不满意、有转移的肿瘤。

应用指征 多巴胺用量大于10g/（kg·min），或并用两种升压药，且血压仍有下降趋势；心脏指数小于2.0L/（m²·min）；平均动脉压小于6.7kPa（50mmHg）；左心房压大于2.7kPa（20mmHg）；中心静脉压大于1.5kPa（15cmH₂O）；尿量小于0.5ml/（kg·h）；末梢循环差，手足凉；精神萎靡，组织供氧不足，动脉或静脉血氧饱和度低。

操作方法 ①经皮穿刺法：股动脉穿刺，通过穿刺针芯将导引钢丝送入股动脉，沿导引钢丝将带管芯的鞘管送股动脉，将气囊导管通过鞘管腔送入股动脉直至预定位置（主动脉内左锁骨下动脉开口远端2cm），外撤鞘管，体内保留12cm鞘管。固定鞘管和气囊导管，撤去单通，导管连接至反搏机器，开始反搏。②股动脉切开法：已被经皮穿刺法取代，儿童可使用。选择股动脉搏动较强的一侧，切开皮肤，游离股动脉及其分支并阻断，纵行切开股动脉1~1.5cm，取一段内径10mm或8mm、长5cm预凝的人工血管，近端剪成45°的斜面，用4-0或5-0血管缝合线连续吻合于股动脉，开放股动脉远端阻断钳，检查吻合口有无漏血。测量切口至胸骨角距离为气囊导管插入长度，用丝线在导管上结扎作标记，以止血钳提起人工血管边缘插入气囊，用手捏紧人工血管控制出血，双重结扎人工血管，防止漏血。也可将气囊导管套入人工血管后植入，开始反搏后再吻合人

工血管。在紧急情况下，股动脉作荷包缝线，气囊导管套入人工血管后，从荷包缝线中插入股动脉，立即开始反搏，如影响下肢血液供应，则吻合人工血管。③经胸主动脉植入法：适用于股动脉无法植入或心脏手术中。用主动脉侧壁钳夹住部分升主动脉侧壁，将直径 10mm、长约 20cm 的人工血管与主动脉切口做端-侧吻合，插入气囊导管，结扎人工血管远端，并使其固定于胸壁中。

注意事项 ①无菌敷料包扎插管部位，防止脱位。每 24 小时更换伤口敷料，必要时随时更换。②体位和活动：对安装 IABP 的患者，监护人员一定要强调其绝对卧床。插管侧大腿弯曲不应超过 30°，床头抬高也不应超过 30°，以防导管打折或移位。应鼓励和协助患者在限制允许的范围内多移动。③心理护理：耐心解释患者提出的问题，安慰鼓励患者，为患者创造一个安静的、能够充分休息的环境非常重要。在条件允许的情况下可以遵医嘱给予镇静药。④血流动力学状态的监测：根据需要，每 15～60 分钟评估并记录患者血流动力学状态及对 IABP 支持治疗的反应。主要观察和记录数据包括常规生命体征、中心静脉压、肺动脉压、肺毛细血管楔压、心排血量、体温、液体出入量及其他实验室检查指标。⑤主动脉血管并发症的预防：IABP 治疗中最常见并发症是主动脉血管并发症，发生率为 6%～24%。通常与插入操作有关，主要危险因素有糖尿病、高血压、女性患者和外周血管疾病。应密切观察患者是否出现血管性并发症的症状和体征，如突然剧烈的疼痛、低血压、心动过速、血红蛋白下降、肢体末梢凉等，并及

时报告。⑥下肢缺血的预防：下肢缺血发生率为 5%～19%。应加强观察其穿刺侧肢体的脉搏、皮肤颜色、感觉、肢体运动、皮肤温度等。在主动脉内气囊导管插入后第一小时内每隔 15 分钟观察判断 1 次，此后每 1 小时测量判断 1 次。当发生插入术后的下肢缺血时，应撤除气囊导管。⑦预防血栓、出血和血小板减少症：注意要把 IABP 泵因故障不工作的时间控制在 15 分钟内，1∶3 模式不超过 1 小时。观察足背动脉搏动情况下肢温度及颜色变化；观察尿量变化，若尿量减少、尿比重低，应考虑是否有肾衰竭或肾动脉栓塞。正确执行肝素抗凝。⑧辅助失败时，考虑下列原因：a. 应用太晚，低血压时间长，组织缺氧，造成多脏器不可逆性衰竭。b. 病情过重，心室收缩力过差、动脉收缩压低于 50mmHg 者，需用心室辅助装置。c. 存在机械性因素，如先天性心脏病畸形纠正不满意、冠状动脉搭桥术后主要桥阻塞。d. 撤除过早。

并发症 下肢缺血、感染、出血和血肿、导管插入夹层、动脉穿孔、导管插入困难、气囊破裂等。

（舒 强 刘喜旺 张玺城）

chángqī jīxiè fǔzhù xúnhuán zhuāngzhì

长期机械辅助循环装置（durable mechanical circulatory support device） 永久通过部分替代左心室和/或右心室的功能提供循环支持的设备。主要指心室辅助装置（ventricular assistant device，VAD），将心房或心室内血液引流至辅助装置内，经血泵驱动后回输至动脉系统，从而部分或全部替代心脏的泵血功能的装置，包括左心室辅助装置（left ventricular assistant device，LVAD）、右心

室辅助装置（right ventricular assistant device，RVAD）和全人工心脏，其中 LVAD 临床应用最广泛。根据机械力学机制不同分两型，一种发明于早期，也称第一代 VAD，是由气动泵提供搏动血流的外置式 VAD，低体重儿童心腔和胸腔空间较小，可能不适合植入式 VAD，仍是外置式 VAD 的适用人群；另一种是由轴流泵或离心泵提供持续血流的可植入的 VAD。与第一代 VAD 相比，新一代 VAD 轻巧、便携、血液破坏少、患者可戴设备出院回家，生活质量更高，在体重较大的儿童和成人的应用越来越广泛。①适应证：药物治疗无效的终末期心力衰竭，经辅助后患儿可获得康复或过渡到心脏移植，也可作为终极治疗永久替代心脏功能。②禁忌证：儿童长期机械辅助装置的禁忌证主要有未成熟儿、低体重儿（<2.5kg）、明确是神经系统损伤、抗凝受限、严重的多脏器功能衰竭、染色体异常等。③注意事项：儿童患者根据心腔和胸腔的容积选择合适的心室辅助装置。④并发症：出血、血栓形成及栓塞、右心衰竭、感染等。

（舒 强 叶莉芬）

quán réngōng xīnzàng

全人工心脏（total artificial heart，TAH） 能够同时提供双心室功能支持的机械辅助循环装置。其结构要求为具备精密的控制系统、能够平衡 2 个心室的心排血量、生理需要时可改变心排血量。①适应证：终末期限制性心肌病、双心室功能衰竭、移植后心力衰竭、难治性室性心律失常、左心室辅助装置继发右心室功能衰竭等桥接心脏移植。②禁忌证：胸腔过小、恶病质、慢性多器官功能衰竭、颅内出血、不

能接受抗凝、不能接受心脏移植等。③操作方法：打开心包，沿左腋中线肋缘下方做 2 个约 2 英寸小切口用来插 2 根动力线，人工心脏和人工血管浸入肝素溶液备用。正中开胸，升主动脉和右房双腔静脉插管建立体外循环，主动脉阻断后沿着房室沟围绕着右心室基底部沿圆周切除右心室，注意保持三尖瓣环完整，残留心室肌大约 1cm 宽，留 1～2mm 三尖瓣叶附着在瓣环上，其余三尖瓣切除。按同样方法切除左心室。在主动脉瓣和肺动脉瓣上方断开主动脉和肺动脉，确保剩余的动脉长度足够用于后续心脏移植，沿残余心室圆周缝合袖套，将左右心室快速接头与相应的房室瓣吻合，依次插入左心室和右心室，精确测量好人工血管的长度后连接左右心室，随后完成主动脉和肺动脉与人工管道吻合，确定不漏血后左心室充分排气后启动 TAH，开放升主动脉，提高 TAH 参数到目标值后脱离体外循环。④并发症：出血、血栓、感染、溶血、机械故障等。

（舒 强 叶莉芬）

xiāntiānxìng xīnzàngbìng
先天性心脏病（congenital heart disease） 胚胎发育时期由于心脏及大血管的形成障碍或发育异常，或出生后应自动关闭的通道未能闭合（在胎儿属正常）而引起解剖结构异常所导致的疾病。简称先心病。先天性发育畸形中最常见的一种类型。在活产婴儿中占 8‰～10‰。

病因 具体病因尚不明确，是遗传和环境因素及其相互作用的结果。遗传因素包括单基因遗传缺陷、多基因遗传缺陷、染色体畸变、先天性代谢缺陷；环境因素包括物理因素、化学因素、生物因素、妊娠期疾病、妊娠期用药、妊娠期不良习惯、孕妇精神状态等。

分类 根据心脏左、右两侧及大血管间有无分流分为三类。①左向右分流型：最常见，如室间隔缺损、房间隔缺损、动脉导管未闭等。②右向左分流型：出现持续性青紫，如法洛四联症、大血管转位等。③无分流型：左、右心或动静脉之间无异常通道或分流，如肺动脉狭窄、主动脉窄缩、右位心等。根据心脏节段解剖分为心脏分隔缺损、流出道梗阻、动脉圆锥异常。

临床表现 取决于畸形的大小和复杂程度。主要症状有反复呼吸道感染、生长发育差、消瘦、多汗、口唇和指甲青紫或者哭闹或活动后青紫、杵状指/趾、喜蹲踞、晕厥、咯血、心脏杂音等。左向右分流型的动脉导管未闭、室间隔缺损和房间隔缺损以及膜狭窄性疾病（主动脉狭窄、肺动脉狭窄）有并发感染性心内膜炎的可能。无分流的先心病可能并发感染性心内膜炎、心力衰竭、脑血管意外等。

诊断 通过症状、体征、心电图、超声心动图、心导管造影、增强 CT 或心脏 MRI 等即可做出诊断，并能估计其血流动力学改变、病变程度及范围。合并多种畸形、复杂疑难的先心病，采取三维 CT 检查、心导管检查或心血管造影等检查手段综合诊断。

治疗 以介入或外科手术治疗为主，药物治疗只能缓解症状，并不能治愈先心病。①一般治疗：休息，吸氧。②药物治疗：对症治疗，缓解症状。③根治手术：心内纠治术、心外纠治术、生理性纠治术。④介入和镶嵌手术：球囊瓣膜成形术、经导管封堵术、经皮球囊动脉扩张及支架/瓣膜植入术、人工房间隔造口术等。⑤姑息性手术。

预后 不同亚型预后不同，经过治疗的先心病患儿超过 90% 可以长期生存，绝大多数（如房间隔缺损、室间隔缺损、动脉导管未闭等）对生命及活动无明显影响。

预防 做好产前筛查、超声波检测，妊娠 18～22 周为先心病的最佳检测时间。

（舒 强）

shìjiàngé quēsǔn
室间隔缺损（ventricular septal defect，VSD） 左右心室间的异常孔洞，造成左右心室血流异常交通的先天性心脏病。有先天性和后天性之分，可单独存在，也可与其他心脏畸形并发。此处主要介绍孤立性先天性室间隔缺损，该病在新生儿中发生率约为 0.2%，占所有类型先天性心脏病的 12%～20%，其发病率在先天性心脏病中最高。

病因及发病机制 管型的单腔心脏于胚胎发育至第 4 周末出现房室之分。室间孔是位于原始心室中连接左右室的管道。胚胎发育第 7 周末，原始室间孔的关闭由左右融合并向下延伸的球嵴（漏斗部间隔）、扩大的心内膜垫（膜部间隔）及肌部室间隔三部分的生长相互融合完成，形成室间隔，将左右心室腔隔开。这三个组成部分的相互接合部对合不完善或者某一个组成部分本身发育不全都可导致 VSD。缺损多为单发，多发较少见。

分型 根据分类方法不同，VSD 可有多种分型。范普拉格（Van Praagh）的分类法，将 VSD 分为四种类型。①房室通道型：缺损位于三尖瓣下，三尖瓣环为其边界。②肌型：缺损位于肌部，其可以位于肌部的任意部位，可为单发或多发。肌部缺损会难以显露及手术修补，一定程度上是因为其边缘通常处于不同平面，且形状也不同。当其开口于右心室的心尖部位时，也会非常难以触及。肌部 VSD 的一个特殊亚型是"瑞士干酪样"VSD。这种可累及肌部室间隔的所有部位，因胚胎发育时心肌未能致密化所致。多个外形清晰的肌部缺损应与"瑞士干酪样"缺损区别开来，前者可接受一期关闭手术，而"瑞士干酪样"VSD 的患儿，更好的治疗方式是肺动脉干环扎。③圆锥室间隔型：膜部缺损、膜旁型缺损（膜部周围区域的缺损），此类型包括圆锥室间隔对位不良性缺损，如法洛四联症的隔前移及主动脉弓中断的圆锥隔后移所致的对位不良型 VSD。④圆锥隔型：圆锥隔缺损所致的 VSD，其上缘为肺动脉瓣、其他边缘为圆锥隔肌。

安德森（Anderson）分类法以缺损边缘为基础，将 VSD 分为三种基本类型。①膜周型缺损：房室瓣与大动脉瓣叶之间的纤维连续构成 VSD 边缘的一部分。②肌型缺损：缺损边缘均为肌性组织。③双动脉下型缺损：主动脉瓣与肺动脉瓣的纤维连续构成 VSD 边缘的一部分。

临床中多按胚胎发育来源分为三类。①漏斗部缺损：Ⅰ型（干下型）、Ⅱ型（嵴内型）。②膜部缺损：Ⅰ型（嵴下型）、Ⅱ型（单独膜部）、Ⅲ型（隔瓣下型）。③肌部缺损；包括窦部和小梁部。膜部缺损最多见，漏斗部缺损次之，肌部缺损较少见。同时合并两种或两种以上类型的为混合型 VSD，一般面积较大。

病理生理 主要因左右心室腔相通，引起心室水平血液左向右分流，并产生的一系列继发性变化。正常情况下，左心室收缩期压力约为右心室的 4 倍。由于新生儿早期的高肺血管阻力特征，肺血管阻力和体循环阻力相差不多，左向右的分流量最少。随着肺小动脉弹力层及中间肌层出生后 6 周到 3 个月逐渐退化，肺血管阻力下降，左向右分流逐渐增多，左右心室负荷均增加。肺血流过多，体循环血流减少，可导致患儿生长发育迟缓。因肺血管自身有一定调节功能，所以肺循环血量虽在早期有所增多，但肺动脉压力可基本不变。但肺血流长期增多，可引起肺小动脉痉挛、收缩等功能性病变，肺动脉压力随之升高。最后可发生肺血管重构，管壁增厚，管腔变小，可形成不可逆的肺血管梗阻性病变，导致肺血管阻力进一步上升。当肺血管压力持续升高并高于体循环压力，则产生右向左分流，即一部分右心室静脉血经缺损分流入左心室，使体循环血氧含量降低，导致患儿出现发绀，体力活动时加重，即艾森门格综合征（Eisenmenger syndrome），导致右心功能恶化甚至死亡。此时病程已进入晚期。心室水平血流分流量由缺损的大小、肺动脉和全身血管床的相对阻力决定，因此上述病理生理影响程度及进展速度取决于 VSD 的大小、肺循环和体循环的相对阻力情况。其他影响因素包括心室顺应性、肺动脉或主动脉流出道的梗阻情况等。

临床表现 ①小缺损（小于主动脉开口直径 1/3），分流量少，一般发育不受影响，可无明显症状。②中等缺损（主动脉开口直径 1/3~2/3），可有活动后心悸、气短，易出现肺炎及心力衰竭症状。③大缺损（大于主动脉开口直径），因早期分流量大，症状明显，常有发育迟缓、喂养困难，易合并肺炎、心力衰竭及活动后心悸、气短、乏力，病情进展快。伴有明显肺动脉高压时，肺炎及心力衰竭的发生次数可减少，但心悸、气短加重，并有发绀及咯血症状。大型缺损患儿脉搏较细小。发展至晚期，艾森门格综合征患儿，可出现活动后发绀或持续口唇发绀，逐渐加重，伴有慢性右心衰竭表现及杵状指/趾。中至大型缺损的患儿，因右心室扩大，可导致胸骨前突出现鸡胸样隆起。典型患儿于胸骨左缘 3~4 肋间闻及全收缩期喷射样杂音，向心前区传导，伴震颤，P_2 亢进。伴有肺动脉高压时，杂音及震颤可减轻变弱，甚至消失，P_2 更为亢进。

诊断 根据病史、体征、超声心动图、X 线检查和心电图，再结合心导管检查和心室造影可诊断。①胸片：缺损较小，心影可正常，肺血不增加；缺损较大者，分流量大，可有心影扩大，左心室扩大，主动脉结小，肺动脉圆锥隆出，主动脉结变小，两肺纹理明显增多。重度肺动脉高压时，心影呈向心性缩小，肺动脉段圆锥突出，右肺动脉近段粗大，远端突变细呈残根样改变，肺野外周纹理稀疏。②心电图：缺损小的心电图表现可正常，中等以上典型 VSD 因左心室肥厚，心电图多为电轴左偏、左室高电压。若合并重度肺动脉高压，心电图可为双室肥厚，甚至为右心室肥厚。③超声心动图：最常用确诊方法。一般状况下超声心动图可了解 VSD 部位、大小、有无合并其他心脏畸形及初步测量肺动脉压力。④心导管检查或造影：通常仅用于合并重度肺动脉高压患儿。心导管检查可准确计算心脏各腔室压力、氧饱和度、分流量、全肺血管阻力等数据，并可明确合并的其他心内畸形。

治疗 包括以下方面。

药物治疗 缺损较小者通常无须治疗。为避免感染性心内膜炎发生，在进行牙科手术或其他可引起短暂菌血症的创伤性操作之前，可预防性应用抗生素。缺损较大，出现充血性心力衰竭的婴儿通常应给予强心、利尿剂和血管扩张药物治疗，改善心功能。反复肺部感染时需要给予合适的抗生素治疗。合并肺动脉高压患儿可给予扩张肺血管药物降低肺动脉压力。

介入治疗 通过介入封堵治疗部分膜周部和肌部 VSD，但因大多数 VSD 接近于主动脉瓣、三尖瓣以及心脏传导系统，存在一定的技术难度及并发症发生率，因此应严格把握适应证。

手术治疗 应注意以下方面。

适应证 ①小型 VSD：患儿无症状，心电图和胸部 X 线检查基本正常，可以随诊观察。但如果存在任何主动脉瓣脱垂、心内膜炎病史、心室扩张证据，应及时手术治疗。②中型 VSD：幼儿无症状或症状较轻，无肺动脉高压，肺血流和体血流比值在 2∶1 左右，室缺位于膜部或三尖瓣隔叶后，可定期复查，若 3 岁以后缺损无变化或症状加重，应于学龄前手术治疗。③大型 VSD：反复肺部感染合并心力衰竭，药物治疗有效，肺动脉压/体动脉压比值≥0.75，仍以左向右分流为主者，2 岁内应及时手术治疗。④大型 VSD 者，新生儿或婴儿期分流量很大，合并反复肺部感染、

肺衰竭和顽固性心力衰竭，危及生命，经药物积极治疗无效时，可在新生儿期或婴儿期及时手术治疗。⑤VSD 合并重度肺动脉高压，手术指征各中心略有不同。以动力性肺动脉高压为主，平静时无发绀，活动后出现，动脉氧饱和度>85%，肺/体循环阻力比值≤0.75，肺体血流量比值>1.5，全肺阻力小于 10Wood，吸氧试验下降 2Wood，超声心动图提示室水平双向分流，左向右为主。术前吸氧 2 个月左右，并经强心、利尿、血管扩张药物治疗，心导管复查提示全肺阻力下降，心室水平左至右分流量增加，仍应考虑手术治疗。

禁忌证 ①休息时仍有发绀，杵状指/趾，心前区杂音消失，肺动脉瓣第二心音亢进，甚至分裂。②胸片示心影不大或向心性缩小，心胸比率在正常范围内，肺血不多，肺动脉段明显突出。右肺动脉近段明显扩张，而远端突变细小，呈残根状，外带肺纹理稀疏几乎消失。③心电图示电轴右偏，心前区导联为典型右心室肥厚图形。④右心导管检查，示右向左分流为主，全肺阻力 > 10Wood，肺/体循环阻力比值>0.75，肺体循环血流量比值<1.5。血氧饱和度<90%。⑤肺组织活检：希思（Heath）肺血管病变分级标准Ⅳ级以上的病理改变，如肺小动脉内膜增生，广泛纤维化，导致管腔狭窄和闭塞，甚至出现血管丛样病变或发生坏死性动脉炎表现，均为不可逆性变化。

手术方法 采用胸骨正中切口、胸骨下端小切口和经右外侧小切口，经右心房、右心室、肺动脉、主动脉、左心室等手术路径，体外循环下行 VSD 直视修补。多发室缺或累及室间隔上多

个区域的室缺可能使用联合路径。术中应注意仔细探查游离缺损的边缘，三尖瓣隔叶与缺损粘连的部分应分离暴露清楚，避免遗漏缺损及损伤主动脉瓣等，根据缺损大小及周围组织情况，决定直接缝合或补片修补。一般缺损小于 5mm，边缘为纤维组织，可直接间断褥式缝合；较大缺损应采取补片修补，以免局部张力过大。伴有重度肺动脉高压，可使用带有单向活瓣补片进行修补。缝合方法包括直接缝合修补、间断补片褥式缝合、连续缝合补片修补、连续加间断缝合补片修补等，术中可根据具体情况及术者个人习惯进行选择。修补完毕，应仔细膨肺检查，避免残余分流。

术中注意要点 ①防止三尖瓣关闭不全或狭窄。修补膜周部及三尖瓣隔瓣后缺损时，应防止损伤三尖瓣及其腱索。②防止传导阻滞。膜周部缺损，缝线应置于三尖瓣隔瓣根部，缝至危险区域时，进针部位距缺损边缘应 5~7mm。若心脏复跳后出现三度房室传导阻滞，怀疑为缝合损伤，应再次体外循环，拆除部分缝线，重新修补。若考虑为牵拉损伤，可安放临时心肌起搏导线，行临时起搏，并给予激素及提升心率药物。组织水肿影响者，短时间后可自行恢复。③防止主动脉瓣关闭不全。高位或大型 VSD，特别是干下型缺损，主动脉瓣环下无间隔组织，甚至主动脉瓣叶脱垂，遮挡缺损边缘。若缝线牵拉过紧，可造成主动脉瓣环变形导致关闭不全；若缝合过深易损伤主动脉瓣，也可造成主动脉瓣关闭不全。因此，缝合时，应仔细探查主动脉瓣叶，可少量灌注停跳液观察主动脉瓣情况。下针不可过高过深。术中一旦出现主动

脉瓣关闭不全，必须及时拆除缝线，重新缝合。④缺损修补不完善。心脏复跳后，应认真行心外探查，心脏表面是否有收缩期震颤，必要时，可行心内探查。若有残余缺损，应立即再次修复。

术后并发症 室间隔残余分流、房室传导阻滞、主动脉瓣关闭不全及三尖瓣关闭不全。

自然病程和转归 ①自然闭合：大多数限制性 VSD，直径<5mm，通常在出生后第一年逐渐变小或发生自然闭合，多数不需手术治疗。小型膜周部 VSD，自然关闭率高达 75%~80%。1 岁之前自然闭合发生率最高，5 岁前仍有小幅持续增加，5 岁后自然愈合极为罕见。VSD 自然闭合与缺损的位置关系密切，而非缺损的大小。较大缺损也有缩小、闭合的可能。自然愈合最常见于肌部缺损及膜周部缺损；而干下型缺损几乎没有可能自愈。②心内膜炎：VSD 患儿较正常儿童心内膜炎发生率高，约为 5%。多发生于小的 VSD 患儿，通常感染位置在三尖瓣隔瓣，可能和高速过隔血流有关。③充血性心力衰竭：在大型 VSD 患儿中，随新生儿肺血管阻力降低，左向右分流增加，肺循环血量增多，致使左心回流血量增加，引起前容量负荷加重，当左心时失代偿时，将出现充血性心力衰竭。多见于 2 岁以内，以 6~12 月龄为著。2 岁以后，若由于缺损缩小或肺循环阻力增加，左向右分流减少，心衰可相应好转。④肺动脉高压：大型缺损造成肺循环血流量大，随年龄增长，肺动脉压力持续升高，肺血管病变恶化，造成肺血管阻力升高。患儿 1~2 岁后即可能面临不可逆肺血管病变风险。随着肺血管阻力升高，左向右分流逐渐减少，

病情晚期，产生重度肺高压，出现双向分流甚至右向左分流，导致艾森门格综合征。⑤主动脉瓣关闭不全：干下型缺损、开口于右室流出道的缺损、伴有间隔对位不良的肌部流出道型或膜周型缺损均可出现主动脉瓣脱垂。多累及主动脉瓣右冠瓣及无冠瓣。随年龄增长，受累的主动脉瓣叶脱垂嵌入缺损，遮挡缺损，造成分流口变小，分流量减少，同时加重主动脉瓣关闭不全。因此，VSD 患儿一旦发现伴有主动脉瓣脱垂，应尽早行手术治疗。

预防 该病为先天性疾病，妊娠 18~22 周做好产前筛查、超声检测，以期早发现、早诊断、早治疗。

（舒 强 李志强）

fángjiàngé quēsǔn

房间隔缺损（atrial septal defect） 心房间隔在胚胎时期发育、吸收或融合过程中出现异常，左、右心房之间未闭合残留缺损而造成的先天性心脏病。约占先天性心脏病的 10%，女性多于男性。

病因 在胎儿心脏发育阶段，任何影响心脏胚胎发育的因素均可造成房间隔缺损，主要有以下三方面。①外界环境因素：较重要的为宫内感染（如风疹、流行性感冒、腮腺炎等）、大量接触放射线、高龄孕妇以及吸烟饮酒等。②遗传因素：无明确的遗传基因，多认为遗传与环境的相互作用。③营养因素。

发病机制 心房间隔在其生长发育过程中，一直具有心房间孔，出生之后心房间孔始行闭合。约在胚胎期第 1 月末，从原始心房壁的背部上方，从中线生长出第一隔，与此同时房室交界处也分别从背侧和腹侧向内生长出心

内膜垫。当第一隔的中央部分与心内膜垫互相连接，第一孔即将闭合时，第一隔上部组织又自行吸收形成另一个心房间孔，称为第二孔，以保持两侧心房间的血流通道。在第一隔的右侧又从心房壁上生长出另一个隔组织，称为第二隔，第二隔中部的卵圆形缺口称为卵圆孔。第二孔型心房间隔缺损是由于第二隔或卵圆瓣发育不全所造成。第一孔型心房间隔缺损是由于心内膜垫发育不全，未能与第一隔完全融合。房室共道的形成则由于心内膜垫严重发育不全。

分类 方法较多，各学者意见尚不一致。根据胚胎学和病理解剖，分为两大类，即原发孔型缺损和继发孔型缺损。①原发孔型缺损：又称第一孔未闭型房缺损，缺损位于房间隔与心内膜垫交界处。常合并二尖瓣前叶裂缺，少数还有三尖瓣裂缺。②继发孔型缺损：又称第二孔未闭型缺损，最为常见，约占所有房间隔缺损的 80%。包括静脉窦型、冠状静脉窦型、单心房、卵圆孔未闭等。缺损位于房间隔中心部位，称为中央型；部分患者缺损位置低，称为低位缺损。见继发孔型房间隔缺损。

临床表现 房间隔缺损的症状随缺损大小而有所不同。缺损小的可无症状，仅在体格检查时发现胸骨左缘 2~3 肋间有收缩期杂音。缺损较大时分流量也大，导致肺充血、体循环血流量不足表现为体形瘦长、面色苍白、乏力、多汗、活动后气促和生长发育迟缓。由于肺循环血流增多而易反复呼吸道感染，严重者早期发生心力衰竭。多数患儿在婴幼儿期无明显体征，2~3 岁后心脏增大，前胸隆起，触诊心前区有

抬举冲动感，一般无震颤，少数大缺损分流量大者可出现震颤。听诊特点：①第一心音亢进，肺动脉第二心音增强。②由于右心室容量增加，收缩时喷射血流时间延长，肺动脉瓣关闭更落后于主动脉瓣，出现不受呼吸影响的第二心音固定分裂。③由于右心室增大，大量的血流通过正常肺动脉瓣时（形成相对狭窄）在左第二肋间近胸骨旁可闻及2~3级喷射性收缩期杂音。④当肺循环血流量超过体循环达1倍以上时，则在胸骨左下第4~5肋间隙处可出现三尖瓣相对狭窄的短促与低频的舒张早中期杂音，吸气时更响，呼气时减弱。随着肺动脉高压的进展，左向右分流逐渐减少，第二心音增强，固定性分裂消失，收缩期杂音缩短，舒张期杂音消失，但可出现肺动脉瓣及三尖瓣关闭不全的杂音。

诊断 根据临床症状和体征，联合辅助检查包括胸部X线检查、心电图、心脏彩超、心脏MRI等进行诊断。一些病例的胸部X线片可发现位于心影左上缘的肺总动脉增粗、左右肺动脉在肺门处的增粗以及肺血增多。心电图的电轴偏转有助于该病的诊断。心脏彩超通过识别心房间隔处的彩色血流成像，可以很好地识别并诊断该病。对于合并有肺静脉引流的房间隔缺损，心脏MRI具有很好的诊断辅助作用。

治疗 一部分较小的继发孔型心房间隔缺损病例，可能在出生后1年内自行闭合，出生后2年则自行闭合的可能性极小。单纯型继发孔型心房间隔缺损或继发孔型心房间隔缺损伴有部分右肺静脉异位回流，肺循环血流量与体循环血流量之比超过1.5∶1者均应考虑手术治疗。最适当的手术年龄为4~5岁，早期手术治疗可防止肺循环阻力升高和出现右心衰竭。婴幼儿期呈现充血性心力衰竭，内科手术未能控制心力衰竭者，则需尽早施行手术。临床上出现发绀、心房水平呈现逆向分流，运动后动脉血氧饱和度进一步降低的病例禁忌手术治疗。手术治疗方法有体外循环下房间隔缺损封堵术、微创伞片封堵术。

预后 大、中型房间隔缺损在20~30岁将发生充血性心力衰竭和肺动脉高压；还可能出现房性心律失常，如心房扑动或心房颤动。

预防 无特异性预防方法，妊娠期做好健康监测、产前筛查、超声检测，以期早发现、早诊断、早治疗。

（舒强 刘喜旺 张玺诚）

jìfākǒngxíng fángjiàngé quēsǔn

继发孔型房间隔缺损（secundum atrial septal defect）

在胚胎发育时期，原始房间隔于发生、吸收或融合过程中出现异常，在左右心房之间形成残存通道的先天性心脏病。房间隔缺损中最常见的类型。在所有先天性心脏病中的发病率为10%~20%，男女比例为1∶2。

病理解剖与分型 继发孔型房间隔缺损位于卵圆窝区域，由原发隔的一个或多个缺失造成，大的缺陷通常与原发隔的大部甚至完全缺失有关。通常为单一缺损，也可见多发或筛孔状缺损，大小不一，常见的多在2~3cm。可单独存在，也可为复杂心脏畸形中的一部分。大多数患儿的继发隔发育良好，很少对腔静脉、右肺静脉、冠状窦或房室瓣造成影响。

根据其缺损部位可分为四种类型。①中央型或称卵圆窝型：为最常见类型，占总数的75%。缺损位于心房间隔的中央，即胚胎期卵圆窝之处。缺损大多边缘完整，呈椭圆形或圆形，距心脏神经传导系统较远，易缝合。少数病例缺损较大，右肺静脉开口距离缺损后缘较近，可伴有右肺静脉异位回流。②下腔静脉型：又称低位缺损或后位房间隔缺损，约占总数的20%。缺损较大，多单发，呈椭圆形，位置低，位于心房间隔的后下部，缺损紧靠下降静脉开口处，下缘仅残留极少薄膜组织或完全缺失。可伴有右下肺静脉异常回流至右房或下腔静脉。下腔静脉型房缺虽存在左向右分流，但其并非真正的房间隔缺损，该缺损属于异常的静脉心房连接，其原因是肺静脉异位连接至下腔静脉，同时仍与左心房保持连接所致。③上腔静脉型：又称静脉窦型缺损或高位缺损，占总数的5%~10%。缺损发生于上腔静脉与右心房连接处位于心房间隔后部及上嵴束的头端，多伴有右上肺静脉异位引流。缺损面积通常小于2cm。缺损上缘为上腔静脉，下缘为房间隔组织，上腔静脉血流可通过缺损回流至左、右心房。④混合型：同时出现上述两种或两种以上畸形称为混合型，约占6%。通常缺损较大，可占据房间隔大部，常兼具上腔静脉型或下腔静脉型特征。

病理生理 正常情况下，由于左心室壁较右心室厚，导致左心室顺应性比右心室略差，因此左心房压力一般高于右房压力，继发孔型房间隔缺损的血流动力学改变是在心房水平产生左向右血液分流。左向右分流量的多少，是由缺损大小、左右心室的顺应性和左右心房的压力阶差决定。

左房血液经缺损分流至右房，导致肺循环血流量增多，同时体循环血流量减少，可造成患儿发育迟缓，体力活动受限。由于右心-肺循环血流量远多于左心-体循环系统，导致右心房、右心室及肺动脉扩大，而左心房、左心室和主动脉变小。通常患儿无发绀，缺损较小时部分患儿亦可无明显症状，巨大房间隔缺损或共同心房时，来自左房氧含量高的动脉血与右房氧含量低的静脉血在心房充分混合，可导致发绀。随时间推移，长期肺循环血流量增多可引起肺动脉压力升高，造成肺小动脉内膜损伤，继而出现内膜增生和中层肥厚等血管重构，导致管腔狭小和肺血管阻力升高等肺高压病理改变。肺动脉高压不仅易造成呼吸道感染及血栓形成，并导致右心房、右心室肥大，引起房性心律失常及右心衰竭，最终导致全心衰竭。肺动脉、右心室和右心房压力持续升高，左向右分流量减少。当右房压力持续升高并高于左房压力时，则产生右向左分流，即一部分右心房静脉血经缺损分流入左心房，导致患儿出现发绀，此时病程已进入晚期，患儿往往已无法耐受手术。

临床表现 临床症状与缺损的大小、多少、位置密切相关。多数患儿因缺损小分流量少，多无不适表现，生长发育正常，仅可听诊时发现心脏杂音。少数患儿缺损较大，分流量多，则可较早出现易疲乏，劳累后气短、心悸等症状，表现为生长发育稍差，活动耐量低于同龄儿童。同时因肺循环血量增多患儿易反复出现上呼吸道感染或肺炎；伴有部分性肺静脉异位引流的病例，因极大量左向右分流，婴儿期即可出现心力衰竭。严重肺动脉高压引

起右向左分流时，临床上呈现发绀，即艾森门格综合征（Eisenmenger syndrome）。缺损较大时因心脏扩大可导致左侧前胸壁隆起，触诊胸骨左下缘可及心脏抬举性搏动。听诊肺动脉瓣区可闻及第二心音亢进，伴固定分裂。胸骨左缘第2或第3肋间可闻及柔和的收缩期泼水样杂音，多无震颤。肺动脉高压出现后，收缩期杂音可减弱，第二心音可更亢进。伴有肺动脉瓣关闭不全时，胸骨左缘第2、第3肋间可闻及舒张期杂音。肺动脉高压严重时，心脏杂音可不明显，并伴有发绀。患儿晚期可出现颈静脉怒张、水肿、肝大等慢性充血性右心衰竭症状。

诊断与鉴别诊断 根据症状、体征、胸部X线检查、心电图、超声心动图等可明确诊断。①胸部X线检查：可见肺血增多，右心房、右心室扩大，肺动脉段突出，主动脉弓影缩小。②心电图检查：可见P波增高或增大，PR间期延长。电轴右偏，不完全或完全性右束支传导阻滞，右心室肥厚。③超声心动图：显示房间隔缺损大小、位置，可见右房右室扩大。④心脏大血管增强CT：可明确有无合并其他心脏畸形，如肺静脉异位引流等。⑤右心导管检查：非常规检查，仅用于伴有重度肺动脉高压患儿确定诊断及评估，计算分流量、肺动脉压力及肺血管阻力等。

在鉴别诊断方面需与原发孔型房间隔缺损、肺静脉异位引流等鉴别，这关系到手术方式的选择。原发孔缺损及合并肺静脉异位引流的患儿早期即可出现症状。心电图和超声心动图在鉴别诊断方面具有重要意义。

治疗 继发孔型房间隔缺损直径小于5mm者，多在1岁以内

自然闭合，闭合率为39%，4岁后自然闭合极少。这部分患儿可随访观察。缺损直径大于8mm者几乎不可能自然闭合。此类患儿远期并发症可有房性心律失常、右心衰竭、肺动脉高压、异常栓塞及充血性心力衰竭，若不行外科手术干预，大型ASD患者的平均死亡年龄为36岁。任何有体征或肺/体循环血流≥1.5的非复杂继发孔房缺患者即应考虑手术。早期手术治疗可防止肺血管阻力升高和右心衰竭。多数中心建议在患儿学龄前对继发孔型房缺实施关闭。对于成年继发性房间隔缺损患者，年龄、性别和心功能不全均不是禁忌证，除检查证实肺循环阻力显著升高，心房水平出现右向左分流并伴有发绀者，原则上均可进行手术治疗。不可逆性的肺动脉高压是手术禁忌证。房间隔缺损的治疗方式主要有两类，即体外循环下房间隔修补术和非体外循环下的房间隔封堵术。前者包括常规正中切口和右腋下小切口房间隔缺损缝合或补片修补术；后者为X线或超声引导下介入治疗和右胸骨旁小切口封堵术，适用于直径小于30mm、边缘大于5mm的中央型缺损。

预后 继发孔房间隔缺损的手术治疗已取得良好疗效，手术死亡率降至1%以下，绝大多数患儿没有血流动力学后遗症，预期寿命正常。患儿术后生长发育不受影响，可正常从事工作和劳动。成年患者经手术治疗可明显降低心律失常发生率，显著提高生活质量。

（李志强 闫道乐）

wánquánxìng fángshìtōngdào
完全性房室通道（complete atrioventricular canal，CAVC）
心内膜垫发育异常所致的以房室

间隔消失、仅有一组房室瓣且在其上下方分别存在房间隔缺损和室间隔缺损为形态特点的先天性心脏病。约占先天性心脏病的5%。

病因 具体病因尚不明确，是遗传和环境因素及其相互作用的结果。约50%的21-三体综合征患儿合并该病。

分类 根据前瓣叶的形态，可分为三型即拉斯泰利（Rastelli）分型。①A型：有发育分化相对均等对称的左前瓣与右前瓣，二者之间基本不形成桥连，两组瓣叶的腱索分别附着于各自心室侧的室间隔嵴部。②B型：左前瓣较大，跨过室间隔延伸至右心室，右侧腱索附着于右心室乳头肌，右前瓣较小。③C型：前瓣几无分化而形成一大的共瓣，瓣下无腱索，右前瓣仅有残迹或消失。

临床表现 房室隔缺损的临床表现取决于肺血增加多少以及肺动脉压力。出生初几周，即使室间隔缺损较大，因肺阻力相对较高，患儿可无明显症状；4～6周后，患儿可出现大的左向右分流和肺高压症状。①部分型及过渡型房室隔缺损的症状轻重与房室瓣反流程度有关。轻者症状出现较晚，往往体检时发现杂音，进一步检查而确诊；重者在婴儿期即有症状，表现为喂养困难、呼吸急促、多汗盗汗、生长迟缓。体征方面，心脏听诊第一音增强，第二音固定分裂；胸骨左缘闻及收缩期杂音，心尖区有房室瓣反流收缩期杂音；肺部常有湿啰音和哮鸣音；肝大。②完全型房室隔缺损多在出生后不久即出现症状，表现为气促多汗、喂养困难、生长迟缓、反复肺部感染和心力衰竭。体征与上述相似但更严重，胸骨左缘下部有室间隔缺损收缩期杂音。

诊断 除临床表现外，还需依赖以下检查进行诊断。

胸片 示肺血增多、右房右室增大，若房室瓣反流较重，心脏增大明显，可有左房左室增大、左总支气管抬高表现。完全型房室隔缺损在婴儿时即有严重肺血增多，右房、左室、右室明显增大表现。

心电图 示右房增大、右室肥大、P-R间期延长，70%有Ⅰ度房室传导阻滞。房室瓣反流较重者及完全型房室隔缺损者可有左室肥大。偶尔可有房性心律失常，如心房颤动或心房扑动。

超声心动图 二维彩色多普勒超声心动图是明确房室隔缺损详细形态学最有价值的诊断手段。有关房间隔和室间隔缺损大小、房室瓣畸形、两心室"均衡"程度、左室流出道、乳头肌状况，以及合并畸形等病理变化均可清楚获悉，并可估算某些生理参数，也能判断分流方向、程度及房室瓣反流程度。

心导管和选择性心血管造影 根据心导管资料可测量和计算出分流的方向和大小，肺和体循环压力、阻力和血流量，以及左室、右室和肺动脉压力。对于6月龄以下婴儿，除非需要获悉有关分流大小及肺动脉压力和肺血管阻力等数据，不必常规作心导管检查。但对6月龄以上患儿，为获悉必要肺血管生理数据以及超声心动图检查尚不能明确诊断者，仍需要作心导管检查。

治疗 一经确诊，即需手术。原则上主张一期矫正术。对于新生儿合并心力衰竭、肺部感染需依赖人工呼吸及全身状况差的患儿，或合并左心发育不全的患儿，临床估计难以耐受体外循环和心脏阻断，可先行肺动脉环束术，以控制心内分流和肺动脉高压，待心脏及全身情况改善后，再行二期根治手术。对于完全型房室通道合并其他复杂心脏畸形者，如单心室、大动脉转位、右心室双出口、法洛四联症及内脏异位等，选择矫治还是姑息手术，要根据具体情况决定，以求较低的手术危险，获得较好的临床效果。手术方法有单片法、双片法和改良单片法。术后可能出现房室传导阻滞、低心排血量综合征和左心功能不全、肺动脉高压危象、溶血等并发症。

预后 自然预后差，术后预后改善。手术死亡率在3%以内，10年远期生存率在90%以上。

预防 无特异性预防方法，妊娠期做好健康监测、产前筛查、超声检测，以期早发现、早诊断、早治疗。

（舒 强 刘喜旺 张玺城）

dòngmài dǎoguǎn wèibì

动脉导管未闭（patent ductus arteriosus，PDA） 出生后连接肺动脉和主动脉间的动脉导管持续存在而致部分动脉血分流入肺循环的先天性心脏病。在没有其他结构性心脏异常或肺血管阻力升高的情况下，PDA中的分流将从左到右（从主动脉到肺动脉）。

病因 尚不明确，可能与母亲妊娠期间的环境因素、遗传因素等有关。

分类 可分为五类。①管型：最常见，管状导管两端直径相等，外形如圆管或圆柱。②漏斗型：较多见，导管的主动脉端往往粗大，而肺动脉端则较狭细，呈漏斗状，或先为喇叭口状，以后为圆管状入肺动脉。③窗型：较少见，导管极短，两端开口几乎吻合，管腔较粗大，管壁却很薄。

④哑铃型：较少见，导管中段细，主、肺动脉两侧扩大，外形像哑铃。⑤动脉瘤型：极少见，导管两端细，中间呈动脉瘤样扩张，壁薄而脆，张力高，容易破裂，有时肺动脉端已闭成盲管。

临床表现 ①症状：主要取决于主动脉至肺动脉分流血量的多少以及是否产生继发肺动脉高压和其程度。轻者可无明显症状，重者可发生心力衰竭。常见的症状有劳累后心悸、气急、乏力，易患呼吸道感染和生长发育迟缓。晚期肺动脉高压严重，产生逆向分流时可出现下半身发绀。②体征：典型的体征是胸骨左缘第二肋间听到响亮的连续性机器样杂音，伴有震颤。肺动脉瓣第二心音亢进，但常被响亮的杂音所掩盖。分流量较大者，在心尖区尚可听到因二尖瓣相对性狭窄产生的舒张期杂音。测血压示收缩压多在正常范围，而舒张压降低，因而脉压增宽，四肢血管有水冲脉和枪击音。

诊断 根据病史、体格检查并结合典型的心脏听诊杂音、X线检查及超声心动图等检查的表现可以明确诊断。

治疗 ①药物治疗：早产儿中，非甾体抗炎药物如布洛芬、吲哚美辛等可帮助关闭动脉导管。②介入治疗：蘑菇伞封堵术、弹簧塞堵塞术等。③非体外循环手术：单纯结扎法、结扎加贯穿缝扎法、切断缝合法和机器人辅助下结扎术等。④体外循环下手术：建立体外循环，分离游离出PDA，予以结扎或缝扎，适用于一些粗大或窗型PDA。

预后 除少数已发展至艾森门格综合征、失去手术或介入治疗机会的患儿外，总体预后良好。动脉导管细小者可能不会引起并发症，导管粗大且未及时充分治疗的患者可能会出现肺动脉高压、心力衰竭、感染性心内膜炎。PDA儿童未经治疗可能会出现易感冒、发育迟缓或有蹲踞现象等特征。巨大PDA患儿，症状通常比较严重，易发生心力衰竭。及时行介入手术治疗的患儿，若术中及术后未出现并发症，术后3个月复查心脏彩超无残余分流，心功能无异常，则可认定患儿已基本痊愈，在生活、饮食、运动、生长发育、自然寿命等方面均与常人无明显差异，仅需定期复诊即可。

预防 没有特异性预防方法，孕妇妊娠前及妊娠期健康的状态具有一定意义。

（舒 强 刘喜旺）

Fǎluò sìliánzhèng

法洛四联症（tetralogy of Fallot） 由对位不良型室间隔缺损、右室流出道（包括漏斗部）狭窄、主动脉骑跨及右心室肥厚为解剖学特征的先天性心脏畸形。该病是最常见的发绀型先天性心脏病和复杂先天性心脏病。上述四种畸形有共同的病理学基础。

病因及发病机制 胚胎学基础为圆锥动脉干发育异常，并据此发展出多种理论。一种理论认为圆锥动脉干扭转不充分、分隔不均匀及圆锥间隔未能与膜部间隔及肌部间隔共同闭合室间孔三点，共同导致该畸形发生。另一种理论认为肺动脉下圆锥发育不良为该畸形唯一胚胎学基础。该疾病与多种基因存在关联，包括 *JAG2*、*NKX2-5*、*ZFPM2*、*VEGF* 等。此外，与多种染色体异常相关，如 22q11.2 缺失综合征即迪格奥尔格综合征（DiGeorge syndrome）、21-三体综合征等。

分型 根据合并畸形分为单纯型和复杂型两类。单纯型指法洛四联症伴肺动脉狭窄；复杂型指法洛四联症伴肺动脉闭锁、法洛四联症伴肺动脉瓣缺如及法洛四联症伴完全型房室管。

临床表现 发绀是法洛四联症的主要表现，大多数在 3~6 个月开始出现，也有部分患者在儿童期或成人期才出现，随右室流出道狭窄加重，发绀加重。大多数患儿出生后即出现呼吸困难和喂养困难。婴幼儿剧烈哭闹或活动后可出现缺氧发作，表现为呼吸困难、发绀加重、昏迷甚至死亡。儿童患者有喜蹲踞表现，成人患者易发生高血压。年长患儿侧支血管扩张可能引起咯血。并发症包括心律失常、心力衰竭、低氧血症、高血红蛋白血症、生长发育不良、高血压、肾功能不全、脑血栓、脑脓肿等。

体格检查时，听诊可闻及胸骨左缘收缩期喷射样杂音，部分患者可触及震颤，如右室流出道狭窄较轻或严重，杂音及震颤可不明显；第二心音分裂，肺动脉瓣区第二心音减弱；口唇可见发绀，长期发绀者可有杵状指/趾。

诊断 根据病史、征格检查及辅助检查可以诊断。①胸片：肺血减少，右房右室大，心影向左扩大，心尖上翘，心腰凹陷，呈典型"靴形心"形态。②心电图：右心增大，右室面高电压，心电轴右偏；慢性病程患儿左心减小，胸前左心导联可无 Q 波，R 波低平；20% 患者可有不完全右束支传导阻滞。③超声心动图：是该病的主要诊断方法，可以明确室间隔缺损的位置、大小，右室流出道的狭窄程度和位置，主动脉骑跨程度，主动脉瓣、肺动脉瓣、二尖瓣的纤维连续关系，右心室肥厚的程度，并可发现合并畸形。同时，可观察左心室发育情况及计算肺动脉-降主动脉直径比值（McGoon 指数），以判断手术方式。④心导管检查：不作为常规检查，对于怀疑周围肺动脉发育不良、左心室发育不良及冠状动脉畸形者有重要意义。对固有肺动脉发育不良合并体肺侧支者，可明确侧支情况。⑤血常规：可发现红细胞增多，血细胞比容增高，血小板减少。⑥凝血常规：可存在凝血时间延长和低纤维蛋白原血症。

鉴别诊断 应与其他肺血减少的先天性心脏病，如右室流出道狭窄合并房间隔缺损、右心室双出口合并右室流出道狭窄鉴别；还应与其他发绀型先天性心脏病，如陶-宾综合征（Taussig-Bing syndrome）等进行鉴别。单纯法洛四联症应与复杂法洛四联症相互鉴别。

治疗 除少部分危重患儿，术前不需特殊治疗。出生后即刻出现明显发绀患儿，可静脉应用前列腺素维持动脉导管开放。持续低氧血症时，可应用去氧肾上腺素或去甲肾上腺素增加外周阻力，减少分流。缺氧发作时，可补充容量，同时应用吗啡镇静，β受体阻断剂缓解右室流出道痉挛，去氧肾上腺素或去甲肾上腺素减少分流。对于肺动脉发育良好（McGoon 指数>1.2 或肺动脉指数即 Nakata 指数>150mm^2/m^2），左心室发育良好（左心室收缩末期容积指数≥30ml/m^2）者，虽然手术时机尚存争议，但大部分中心主张一期矫治。

手术主要步骤为室间隔缺损修补、右室流出道疏通和肺动脉瓣切开；若合并右室流出道、肺动脉瓣环、肺动脉发育不良，在狭窄部位同时进行补片扩大；右室流出道发育不良合并横跨右室流出道的重要冠脉分支，可采取双流出道法或外管道连接以避免冠脉损伤。对于肺动脉或左室发育较差患儿，可采取分期手术：第一期采用布莱洛克-陶西格分流术（Blalock-Taussig shunt，简称 B-T 分流术）、改良 B-T 分流术、波茨（Potts）分流、沃特斯顿（Waterston）分流、中心分流、右室流出道疏通/补片加宽等术式增加肺血流，促进肺血管和左心室发育；二期行矫治手术。随着介入技术进展，一期姑息手术可经介入进行，包括动脉导管支架植入术、右室流出道支架植入术、肺动脉瓣球囊扩张术等。

手术相关并发症包括矫治术后早期的低心排血量综合征、残余梗阻、残余室间隔缺损、灌注肺、肺水肿、心律失常；姑息术后早期的管道堵塞、乳糜胸、肺水肿；矫治术后晚期的再梗阻、肺动脉瓣反流、三尖瓣反流、右心衰竭、心律失常及姑息术后晚期的管道衰败、感染性心内膜炎、假性动脉瘤等。

预后 自然预后不良，若不治疗，25% 患儿在 1 岁内死亡，40% 患儿在 3 岁内死亡，70% 患儿在 10 岁内死亡，95% 患者在 40 岁内死亡，死亡原因主要是缺氧和心力衰竭。矫治手术围手术期死亡率为 0～5%，晚期死亡率为 2%～6%，再手术率为 2%～25%。矫治术后 25 年死亡率升高。姑息手术围手术期死亡率偏高，为 2.5%～10%。

预防 妊娠前积极治疗影响胎儿发育的疾病，如糖尿病、红斑狼疮、贫血等。积极做好产前检查工作，预防感冒，应尽量避免使用已经证实有致畸胎作用的药物，避免接触有毒、有害物质。

对高龄产妇、有先天性心脏病家族史、夫妇一方有严重疾病或缺陷者，应重点监测。

（陈欣欣　舒　强）

gǎiliáng Bùláiluòkè-Táoxīgé fēnliúshù
改良布莱洛克-陶西格分流术
（modified Blalock-Taussig shunt）

利用人造管道将锁骨下动脉与肺动脉连接的肺少血型先天性心脏病的姑息手术。简称改良 B-T 分流术。

应用解剖 锁骨下动脉是上胸部成对的主要动脉，位于锁骨下方，从主动脉弓接受血液。在常见的主动脉左弓情况下，右锁骨下动脉起自无名动脉，左锁骨下动脉直接起自主动脉弓。锁骨下动脉沿胸膜顶向外走行，前方有锁骨下静脉走行，二者以前斜角肌间隔。锁骨下静脉与颈内静脉汇合处称静脉角，在左右两侧分别有胸导管、右淋巴导管注入。迷走神经自颈静脉孔穿出后，走行在锁骨下动脉内侧，在右侧分出喉返神经分支，绕过右锁骨下动脉。膈神经走行在锁骨下动脉与静脉之间。锁骨下交感环环绕在右锁骨下动脉起始部。肺动脉干在主动脉弓下分为左、右两支。左肺动脉为肺动脉干的直接延续，走行于降主动脉前，心包内长度较短，心包外长度较长；右肺动脉以接近直角的角度从肺动脉干发出，在心包内走行较长距离，从升主动脉和上腔静脉后方通过。

适应证 为各种肺少血型先天性心脏病的姑息手术方案或分期手术的一期手术方案，包括但不限于左心室或肺动脉发育不良的法洛四联症伴肺动脉狭窄/A 型肺动脉闭锁、右心室发育不良的室间隔完整肺动脉闭锁/重度肺动脉狭窄、不适宜解剖矫治的右心室双出口伴右室流出道狭窄、肺血显著减少的三尖瓣闭锁等。

手术方法 在气管插管全麻下进行，大部分可在非体外循环下完成。根据不同的吻合位置，可选择的手术方式：①经左后外侧切口进胸建立左锁骨下动脉与左肺动脉之间的人造管道。②经右后外侧切口进胸建立右锁骨下动脉与右肺动脉之间的人造管道。③经胸部正中切口建立右锁骨下动脉与右肺动脉之间的人造管道。

第三种手术方式被广泛采用。经胸部正中切口切开皮肤，纵行锯开胸骨，分离胸腺，必要时可行胸腺部分切除至次全切除，注意避免损伤无名静脉。纵行切开心包至升主动脉远端，游离无名动脉至右锁骨下动脉近段，在升主动脉与上腔静脉之间分离出右肺动脉。静脉注射肝素 1mg/kg 对患儿进行肝素化，选择合适尺寸（＜5kg，3.5～4.0mm；5～10kg，5.0mm；＞10kg，6.0mm）的膨体聚四氟乙烯人造血管，上端剪成斜面，下端剪成平面。无损伤血管钳夹闭右锁骨下动脉近端，动脉下壁做与血管长轴走行一致的、与膨体聚四氟乙烯人造血管斜面大小匹配的切口。6-0 或 7-0 缝合线将膨体聚四氟乙烯血管与锁骨下动脉做端侧连续缝合。松开无损伤血管钳，膨体聚四氟乙烯人造血管排气后哈巴狗血管夹钳夹人造血管中段。以无损伤血管钳钳夹右肺动脉上壁，保留部分右肺动脉管腔通畅，在右肺动脉上壁做与血管长轴走行一致的、与膨体聚四氟乙烯人造血管平面大小匹配的切口。6-0 或 7-0 缝合线将膨体聚四氟乙烯血管与右肺动脉做端侧连续缝合，最后两针暂不收紧，松开无损伤血管钳及哈巴狗血管夹，充分排气后将线收

紧打结。以自体心包或人造心包膜关闭心包腔有助于减轻粘连，减少二期手术开胸过程中的困难。心包腔右胸腔开窗有助于预防心脏压塞。留置右胸腔引流管，侧孔保留在心包腔有利于充分引流。

正中开胸手术可能为二次手术开胸造成一定困难，但仍具有其他入路无可比拟的优势：①美学方面，该方式减少了切口数量。②后续处理上，该方式便于矫治手术时切断、结扎。③血流动力学方面，该方式接近中心分流，相对不易产生肺动脉变形。④损伤控制方面，该入路离断肌肉最少，创伤较小，术后远期脊柱侧弯发生率低。⑤安全性方面，术中出现严重低氧血症时，随时可转为体外循环下手术，保证了患者安全。

并发症 ①乳糜胸：手术损伤胸导管或右淋巴导管可导致乳糜胸，轻者可行胸腔闭式引流、禁食、胃肠外营养，严重者需开胸结扎淋巴管。②右侧声带麻痹：手术损伤右侧喉返神经可致右侧声带麻痹，导致声音嘶哑。单侧喉返神经损伤一般不致呼吸困难，大多数情况不需特殊处理；对侧声带可代偿，但在婴幼儿可能增加气管插管时间。③膈肌麻痹：手术损伤右侧膈神经可致膈肌麻痹，导致呼吸困难，轻症可不予处理，严重者需行膈肌折叠术。④霍纳综合征（Horner syndrome）：手术损伤锁骨下交感环可致霍纳综合征，一般采取物理疗法治疗。⑤充血性心力衰竭：管道过于粗大可导致回心血量增多，引起充血性心力衰竭。⑥感染性心内膜炎：分流术后感染性心内膜炎风险增加，进行侵入性操作前注意预防性应用抗生素。⑦假性动脉瘤：少数患儿吻合口

处可形成假性动脉瘤，需外科手术治疗。⑧管道衰败：可在早期或晚期发生，早期多由于抗凝控制欠佳导致管道内血栓形成，尤其是应用较小管路情况下；晚期可因吻合口狭窄、血栓形成、肺动脉成角等多种原因导致管道衰败，需评估情况，再次行分流手术或进行下一期手术。

（陈欣欣 毕嘉琛）

zhōngyāng gūxī fēnliúshù
中央姑息分流术（central palliative） 将肺动脉干与升主动脉连接或将右心室与肺动脉连接的肺少血型先天性心脏病的姑息手术。

应用解剖 大动脉连接及位置正常的患者，升主动脉起自左心室，走行于肺动脉干与上腔静脉之间，向右前上方延续为主动脉弓；肺动脉干起自右心室，起始部位于升主动脉左前方，向左后上方走行，在主动脉弓下分为左肺动脉和右肺动脉。升主动脉及肺动脉干之间有主肺动脉间隔。

适应证 为各种肺少血型先天性心脏病的姑息手术方案或分期手术的一期手术方案，包括但不限于左心室或肺动脉发育不良的法洛四联症伴肺动脉狭窄/A 型肺动脉闭锁、右心室发育不良的室间隔完整肺动脉闭锁/重度肺动脉狭窄。

禁忌证 解剖矫治的右心室双出口伴右室流出道狭窄、肺血显著减少的三尖瓣闭锁等。

手术方法 手术在气管插管全麻下进行。经胸部正中切口切开皮肤，纵行锯开胸骨，分离胸腺，必要时可做胸腺部分切除至次全切除，注意避免损伤无名静脉。纵行切开心包，充分暴露升主动脉、肺动脉干及左右肺动脉。有多种建立中心分流的方式。

中央端侧分流 即梅（Mee）分流，大部分可在非体外循环下完成。静脉注射肝素1mg/kg对患儿进行肝素化。选择合适尺寸的膨体聚四氟乙烯人造血管，无损伤血管钳钳夹肺动脉干侧壁，确保循环能够维持且血氧饱和度大于60%，在钳夹部位沿血管长轴做切口，切口大小与膨体聚四氟乙烯管道匹配，6-0或7-0缝合线将膨体聚四氟乙烯血管与肺动脉干做端侧连续缝合。松开无损伤血管钳，人造血管排气后哈巴狗血管夹钳夹人造血管中段。无损伤血管钳钳夹升主动脉侧壁，确保血压稳定。截取合适长度的人造血管，断口修剪成平面。在钳夹部位沿血管长轴做切口，切口大小与膨体聚四氟乙烯管道匹配，6-0或7-0缝合线将人造血管与升主动脉做端侧连续缝合，最后两针暂不收紧，松开血管钳及哈巴狗血管夹，充分排气后将线收紧打结。若术中出现血压难以维持或顽固低氧血症，可转为体外循环辅助下手术。

拉克斯（Laks）分流 血管选择、肺动脉端处理及升主动脉侧壁阻断同中央端侧分流。截取更长的膨体聚四氟乙烯人造血管，在人造血管后壁修剪出与血管直径匹配的圆形或长轴走向切口，在升主动脉前壁相应位置修剪出与人造血管后壁切口匹配的圆形或长轴走向切口，6-0或7-0缝合线将人造血管与升主动脉做侧侧连续吻合。开放无损伤血管钳及哈巴狗血管夹，充分排气后，钳夹人造血管残端，并以钛夹夹闭。该分流也可在非体外循环下完成，中转体外循环条件同中央端侧分流。

墨尔本（Melbourne）分流 多用于法洛四联症合并肺动脉闭锁伴患儿。分离主肺动脉间隔，充分游离升主动脉左侧壁。哈巴狗血管夹阻断左右肺动脉。离断肺动脉干，肺动脉干远端做朝向升主动脉的斜切口。在相应高度以无损伤血管钳钳夹升主动脉左侧壁，在钳夹部位做升主动脉纵行切口，6-0或7-0缝合线将肺动脉干远端与升主动脉做连续端侧缝合，最后2针暂不收紧，松开无损伤血管钳及哈巴狗血管夹，充分排气后将线收紧打结。当患儿有较多体肺侧支时，该分流同样在非体外循环下完成；若患儿肺血主要来源于动脉导管，该手术需在体外循环下进行。

佐野（Sano）分流 多用于法洛四联症合并肺动脉闭锁患儿，也是左心发育不良综合征患儿改良诺伍德（Norwood）姑息手术的一部分。手术在常温或浅低温体外循环下进行。若暴露满意，可单纯阻断上下腔静脉，在心脏跳动下进行手术；否则，在心脏停搏、心肌保护下完成手术。哈巴狗血管夹阻断左右肺动脉，6-0或7-0缝合线将5.0mm或6.0mm膨体聚四氟乙烯人造血管与左右肺动脉共汇或右肺动脉起始部做连续端侧缝合，松开哈巴狗血管夹，管道排气后利用哈巴狗血管夹阻断管道中部。截取适宜长度的人造血管，下端修剪为斜面，斜面尖端修剪圆。在右室流出对应位置切开长度匹配的纵行切口，6-0或7-0缝合线将人造血管与右室流出道做连续端侧缝合，最后两针暂不收紧，松开哈巴狗血管夹，充分排气后将线收紧打结。对于法洛四联症合并重度肺动脉瓣狭窄患儿，右心室流出道疏通术、肺动脉瓣膜切开术、肺动脉补片加宽术或右心室流出道-肺动脉跨瓣环补片加宽术本质上和佐野分流术本质相同。

并发症 ①充血性心力衰竭：除佐野分流术外，管道过于粗大可导致回心血量增多，引起充血性心力衰竭。②感染性心内膜炎：分流术后感染性心内膜炎风险增加，进行侵入性操作前注意预防性应用抗生素。③假性动脉瘤：少数患儿吻合口处可形成假性动脉瘤，需外科手术治疗。④管道衰败：可在早期或晚期发生，早期多由于抗凝控制欠佳导致管道内血栓形成，尤其是应用较小管路情况下；晚期可因吻合口狭窄、血栓形成、角度欠佳等多种原因导致管道衰败，需评估情况，再次行分流手术或进行下一期手术。⑤肺动脉反流：法洛四联症合并肺动脉狭窄行右心室流出道疏通术、肺动脉瓣膜切开术、肺动脉补片加宽术或右心室流出道-肺动脉跨瓣环补片加宽术可致肺动脉反流。⑥低心排血量综合征：体外循环期间心肌能量供需失衡或右室流出道疏通时切口过长、心肌切除过多可致术后心功能不全、心排血量下降和外周灌注不足。

（陈欣欣 毕嘉琛）

Fǎluò sìliánzhèng xīnnèi jiǎozhìshù

法洛四联症心内矫治术（intracardiac correction of tetralogy of Fallot）

在体外循环下进行的以矫正法洛四联症的直视下心内手术。

适应证 择期手术适应证：①诊断为法洛四联症。②左心室容量足够（左心室舒张末期容量指数≥30ml/m²）。③肺动脉发育良好，肺动脉-降主动脉直径比值（McGoon指数）>1.2或肺动脉指数即Nakata指数>150mm²/m²。

特殊的手术适应证：满足前述适应证时，出现新生儿前列腺素依赖的法洛四联症、出生后数周到数月内发绀加重、出现缺氧发作的情况时，可考虑限期手术或急诊手术。

禁忌证 以下合并畸形被认为是手术禁忌证，但无良好的数据支持：①左前降支起源于右冠状动脉并横跨右室流出道。②合并多发肌部室缺。③中央肺动脉不连续。

手术方法 手术在气管插管全身麻醉下进行，采用胸部正中切口。常规开胸，纵行切开心包。探查肺动脉是否存在狭窄后扩张、是否存在发育不良。探查动脉导管，若存在动脉导管未闭，充分游离。静脉注射肝素 3~4mg/kg 对患儿进行肝素化。活化凝血时间（activated clotting time，ACT）>360 秒时开始插管，升主动脉插入动脉插管；经右心耳或上腔静脉插入上腔静脉插管；经右心房下部靠近下腔静脉入口处插入下腔静脉插管。上腔静脉插管头端避免阻塞无名静脉回流；下腔静脉插管头端避免阻塞肝静脉回流。单根静脉插管完成后，ACT>480 秒即可开始体外循环并降温。体外循环开始后迅速控制动脉导管血流，并行动脉导管切断缝合。降温，在上腔静脉与升主动脉之间的右肺动脉表面打开纤维膜，直角钳经上腔静脉右侧与右上肺静脉之间的隐窝进入，绕过上腔静脉后壁，在肺动脉表面朝向纤维膜切口处钝性分离，直角钳露出后牵引阻断带穿过。在下腔静脉和右下肺静脉隐窝处打开纤维膜，直角钳沿膈肌面右心房后方自左向右朝向纤维膜切口处钝性分离，直角钳露出后牵引阻断带穿过。在主动脉根部缝合灌注荷包，插入灌注针，排气后接灌注液管路。降温至 33℃ 以下即可阻断升主动脉，阻断升主动脉后立即灌注停跳液，然后迅速阻断上下腔静脉，在房室沟右侧 1cm、界沟前方的固有右心房做平行于房室沟的切口，切口上缘向右心耳方向延长，避免损伤左房顶或窦房结；切口下缘向下腔静脉插管位置延长。经卵圆孔或右上肺静脉放置左心引流。

手术包括以下步骤。①右室流出道疏通：根据探查结果选择切口方向。若肺动脉瓣环发育良好，或流出道远端存在横跨流出道的重要冠状动脉，可选择右室流出道横切口，但在大部分情况下，选择纵行切口。切口长度取决于圆锥长度，下缘最远不超过右心室中上 1/3 处。将隔束、壁束整块切除；切除大部分室上嵴，使室上嵴充分下沉；切除漏斗部前壁肥厚肌束和流出腔的增厚内膜；若存在肺动脉瓣下隔膜，一并切除；切除影响心室舒张的右心室体部异常肌束；存在双腔右心室时，充分切除异常肌束；若调节束肥厚，可部分切断，但不能完全切除。如需行右室流出道补片加宽，适当减少心肌切除有利于保护术后早期心功能，但应避免切除过少造成残余梗阻。②肺动脉瓣切开：若肺动脉瓣为三叶瓣，但存在交界粘连，用尖刀可沿融合的瓣叶交接嵴且切开至瓣叶基底部，注意避免损伤肺动脉壁；若肺动脉瓣为二叶畸形，可将瓣叶附着的侧壁部分切开；若瓣叶交接嵴显示不清，可将融合的瓣膜自中部剪开；若瓣叶肥厚造成梗阻，可切除瓣叶。③室间隔缺损修补：可选用右室流出道切口，或经右心房-三尖瓣入路修补。多针 6-0 带垫片缝合线在右室面水平褥式间断缝合，在室缺边缘布线。缺损后下缘，自三尖瓣瓣环至圆锥乳头肌根部位置，

应小心缝合，避免损伤传导束。布线完成后，裁剪合适大小的戊二醛处理自体心包片、牛心包片或涤纶补片，上片打结。室间隔缺损修补同样可以采取连续缝合或间断-连续缝合。间断-连续缝合时，靠近流出道位置采取连续缝合，靠近三尖瓣和传导束的位置采取间断缝合。④右室流出道补片加宽：将戊二醛处理自体心包片或牛心包片修剪为长椭圆形，5-0 或 6-0 缝合线自流出道远端向近端连续缝合，加宽右室流出道。⑤肺动脉补片加宽：若存在肺动脉水平的狭窄，可行肺动脉干补片加宽、肺动脉干至左肺动脉补片加宽、左肺动脉开口补片加宽、右肺动脉开口补片加宽或肺动脉干至双肺动脉补片加宽。若合并肺动脉瓣环狭窄（Z 值<-3），可延长右室流出道切口，在瓣叶交界处切开肺动脉瓣环，切口上端至肺动脉无狭窄部位，行右室流出道-肺动脉跨瓣环补片。补片修剪、缝合方式同右室流出道补片。对于合并三尖瓣关闭不全者，经右心房切口行三尖瓣成形术暴露良好。特别是对于行跨瓣环补片加宽的病例，术后三尖瓣功能至关重要。

特殊情况的处理：①对于肺动脉发育处于矫治手术临界状态者，保留卵圆孔开放和适度的三尖瓣反流有利于预防术后急性右心衰竭。若保留卵圆孔后体外循环仍难以停止，可在室间隔缺损补片上制造较小的缺损，以维持术后循环稳定。②横跨右室流出道的重要冠状动脉，根据冠脉位置，采取不同处理方式，可在冠脉上下分别行补片修补，靠近冠状动脉位置，补片修补在心内膜面可以减轻对冠状动脉的张力，避免冠状动脉扭曲。对于高位横跨

右室流出道的冠状动脉，以带瓣管道行右室流出道肺动脉连接术。切断肺动脉，近端缝闭，远端以5-0或6-0缝合线连续缝合，与带瓣人造管道连接。在右室流出道做与管道匹配的切口，将管道近端修剪出斜面，注意尖端修剪为圆形，避免补片头端吻合后缩窄。以5-0或6-0缝合线连续缝合，将带瓣管道与右室流出道连接。开放升主动脉，心脏复跳。当暴露满意，切口附近无重要冠状动脉时，右室流出道补片加宽、肺动脉补片加宽或右室流出道肺动脉连接可在开放升主动脉后进行。除新生儿、小婴儿或右心功能不全者，大部分患儿可缝闭卵圆孔。充分排气，关闭右心房切口，开放上下腔静脉阻断带，复温满意后逐渐脱离体外循环。停机后测量右心室压力、右室流出道压力、肺动脉压力，评估残余梗阻情况。

并发症 ①冠状动脉扭曲或损伤：当存在横跨右室流出道的冠状动脉或右室流出道切口靠近冠状动脉时，可能造成冠状动脉损伤或扭曲成角，严重时可致心肌梗死。②右室流出道残余梗阻：由于右室流出道疏通不充分或补片扩大不当导致术后残余右室流出道梗阻，在复跳早期心脏容量负荷低时，动力型梗阻容易发现，结合测压可以发现梗阻部位，当右心室肺动脉压差低于50mmHg时，大部分患者可耐受。③肺动脉瓣关闭不全：无论是否行跨瓣环补片，术后都常见肺动脉瓣关闭不全。当三尖瓣关闭功能良好时，一般不会产生重大影响，在跨瓣环补片中，缝制抗反流单瓣对于早期心功能恢复或有帮助，但单瓣短期内即可失功。肺动脉瓣关闭不全致右心功能受损可手术或介入行肺动脉带瓣管道置换。

④残余分流：可由于补片撕脱或小型肌部室缺术前未发现导致，法洛四联症患儿肺血管阻力通常较低，故较小缺损也可能造成较大分流和左心衰竭。⑤低心排血量综合征：体外循环期间心肌能量供需失衡或右室流出道疏通时切口过长、心肌切除过多可致术后心功能不全、心排血量下降和外周灌注不足。⑥灌注肺：术前存在丰富体肺侧支可致术中肺脏持续高灌注，造成间质和肺泡水肿。⑦心律失常：各种心律失常多发生于术后早期，包括室上性心动过速、三度房室传导阻滞、完全性右束支传导阻滞等。⑧右室流出道再梗阻：晚期并发症，造成再次手术的常见原因，可发生在流出道、肺动脉瓣、肺动脉等各个水平，尤其好发于左肺动脉开口位置。

(陈欣欣 毕嘉琛)

cányú shìjiàngé quēsǔn

残余室间隔缺损（residual ventricular septal defect） 单纯室间隔缺损或合并室间隔缺损的先天性心脏病术后常见的并发症。发生率一般为3.8%～10%。手术技术不正确是残余室间隔缺损发生的主要原因，如缝针间距太大或进针过浅、补片面积裁剪不合适、打结不结实、补片撕裂等；术前未诊断出多发室间隔缺损，术中探查未发现或遗漏。

残余室间隔缺损的临床表现与残余大小及分流量有关，残余缺损分流量小时可无症状，当分流量大时可出现气促及术后低心排血量等表现，部分患儿可出现血红蛋白尿或感染性心内膜炎等，体格检查胸骨左缘第3～4肋间可闻及收缩期杂音，分流量大时心前区可触及震颤，多于术后1～3天发现。术后早期心脏超声心动

图可发现大多数残余室间隔缺损。当缺损室间隔缺损小且无症状可长期随访观察，一般有自行闭合可能。若长期随访有临床表现者应根据具体情况选择外科手术、介入治疗或经胸前穿刺封堵等治疗；若残余室间隔缺损>2mm，自然闭合的可能性较少，应尽早行手术干预。

术前应进行全面的检查，确定室缺的大小、部位及数量等，对于复杂先天性心脏病，术前必要时可行心导管造影；加强术中探查，提高手术技术，术中行食管超声检查及时发现残余室间隔缺损并修补；术后早期行心脏超声检查，及时发现残余室间隔缺损。

(陈欣欣 陶惠康)

cányú yòushì liúchūdào gěngzǔ

残余右室流出道梗阻（residual right ventricular outflow tract obstruction） 右心室流出道梗阻型先天性心脏病术后常见的并发症。残余梗阻可发生在肺动脉瓣下、肺动脉瓣环（瓣膜）、主肺动脉及肺动脉分支等处。主肺动脉发育不良、术中保留了肺动脉瓣环、使用的补片面积过小、右室流出道疏通未充分、术后吻合口狭窄等都与残余右室流出道梗阻的发生有关。

临床表现与梗阻的严重程度有关，当梗阻轻时可无明显的临床表现，当梗阻程度严重时可表现为右心功能不全，即表现为低心排血量、中心静脉压升高、胸腔积液、腹水、肝大及低氧血症等。体格检查胸骨左缘第3肋间可闻及收缩期杂音。结合患儿的病史、体征及辅助检查可明确诊断。术后超声心动图可了解残余梗阻的部位、程度及压力差等。轻度的残余梗阻程度具有一定的减轻术后肺动脉反流的作用，显

著降低远期肺动脉反流，可暂不予干预，当右室压力/左室压力>0.8时提示残余梗阻严重，需要干预治疗，部分患儿压力差会随着时间逐渐下降可无须干预，但出现严重的右心功能不全或者压力差无明显下降时应再次干预。

术前充分评估右室流出道梗阻的位置、程度、主肺动脉及左右肺动脉发育情况；术中充分疏通右室流出道，必要时切开肺动脉瓣环使用跨瓣补片，充分掌握非跨瓣补片的适应证，心脏复跳后可测量跨瓣压差，如压差大时可再次探查评估；术后早期行床旁心脏彩超评估右室流出道残余梗阻程度，如梗阻程度严重时应进行干预。

（陈欣欣　陶惠康）

fèidòngmàibàn guānbì bùquán

肺动脉瓣关闭不全（pulmonary valve insufficiency）

肺动脉瓣无法正常关闭，导致在心室舒张时血液从肺动脉反流入右心室，是右室流出道梗阻型心脏病如法洛四联症、肺动脉瓣狭窄等术后常见的并发症。轻度肺动脉瓣反流可无明显的症状，而重度反流可导致右心功能不全。术中使用跨瓣补片、肺动脉瓣的切开、术中使用了右室肺动脉带瓣管道，其瓣膜失功导致该病。

临床表现主要与其反流的程度有关。程度轻时患儿可耐受无明显的临床表现，当反流程度加重时可出现右心功能不全的表现，如气促、乏力、呕吐、腹胀等。体格检查肺动脉瓣听诊区可闻及舒张早期的杂音，可有颈静脉怒张、肝大及下肢水肿等。根据病史、体征及辅助检查可明确诊断。心电图可有右心室肥厚、右束支传导阻滞等表现；胸部X线片可表现为右心室扩大和肺动脉段的突出；心脏彩超可了解肺动脉瓣反流的程度及评估心功能。

当反流程度轻或无症状者可长期随访观察，对于有右心功能不全的患儿可予强心、利尿等治疗，肺动脉瓣置换术是治疗严重的肺动脉关闭不全合并右心衰竭的主要方法。应充分掌握非跨瓣补片的适应证，术后长期随访，若有临床表现则早期进行干预。

（陈欣欣　陶惠康）

dàdòngmài zhuǎnwèi

大动脉转位（transposition of great arteries，TGA）

由胚胎时期主动脉和肺动脉转位异常导致的发绀复杂型先天性心脏病。又称完全性大动脉转位。右心房与右心室相连接，后者发出主动脉，而左心室与左心房相连并发出肺动脉干。发病率为1/5000～1/3500，占先天性心脏病中的5%～7%。1979年贝利（Baillie）首次描述了该病的解剖结构，1814年法尔（Farre）首次应用了主动脉-肺动脉转位这一概念。对于外科治疗该病的历史已有50余年，1959年和1964年森宁（Senning）和马斯塔德（Mustard）报道了该病的矫治手术心房内板障手术，1975年雅特内（Jatene）首次完成了大动脉调转术，勒孔特（Lecompte）对其进行了改进。随着外科技术的发展，TGA患儿的生存率明显提高。

病因及发病机制　TGA的病因尚不明确，有研究表明TGA与妊娠糖尿病或妊娠期接触除草剂或抗癫痫发作药物有关。另外TGA与遗传综合征的相关性较低，少部分病例与迪格奥尔格综合征有关，在异构症和无脾综合征中较为常见，有动物实验表明*Smad*2及*NODAL*基因的突变与TGA有关。在一项TGA患者的全基因组关联研究表明，TGA的发生与转录因子TBX20可调控*Wnt5a*基因的表达有关。

关于TGA发病机制的假说包括以下几种。①直线动脉干圆锥隔假说：认为该疾病由主动脉和肺动脉的分隔发生异常所引起。②异常纤维骨架假说：即肺动脉-二尖瓣纤维连续取代了正常的主动脉-二尖瓣纤维连续。③异常胚胎血流动力学假说：疾病由梗阻性的不正常血流特征引起。④动脉干反向发育理论：即半月瓣下方的区域发生反向发育。

分类　20世纪60年代范普拉格（Van Praagh）提出了心脏的节段分析法，即心脏由心房、心室及大动脉组成，对其心脏结构的位置关系进行描述。节段命名法包括心房位置（S，心房正常；I，心房反位；A，心房不定位）、心室攀化（D，右位；L，左位）、大动脉位置（S，大动脉关系正常；D，右位；L，左位）。正常的心脏编码为（SDS）。根据节段命名法，完全性大动脉转位分为：①完全性大动脉转位右转位，即心房正位、心室右攀、大动脉右转位（SDD）。②完全性大动脉转位左转位，即心房反位、心室左攀、大动脉左转位（ILL）。为了与矫正型大动脉转位区分，完全性大动脉转位定义为没有生理学矫正的大动脉转位。

根据是否合并室间隔缺损（VSD）和是否合并左室流出道梗阻（LVOTO）进行分类，分为室间隔完整的完全性大动脉转位（TGA/IVS）、完全性大动脉转位合并室间隔缺损 TGA/VSD）、室间隔完整的完全性大动脉转位合并左室流出道梗阻（TGA/IVS/LVOTO）、完全性大动脉转位合并室间隔缺损及左室流出道梗阻

（TGA/VSD/LVOTO）。

临床表现 出生后几小时内发生严重发绀，组织缺氧状态迅速发展为代谢性酸中毒。中型或大型房间隔缺损、大型室间隔缺损、动脉导管未闭，或其组合往往有较轻的发绀，但有心力衰竭的症状和体征，如呼吸急促、呼吸困难、心动过速、发汗、无法增加体重，可能在生命的最初几周内发展。除了全身青紫，体检相当不典型。除非存在其他相关畸形，否则可能并没有心脏杂音，S2 单一而响亮。

合并的畸形：①常见的有动脉导管未闭和卵圆孔未闭或房间隔缺损，这对于缓解患儿的低氧血症有重大的意义，在新生儿期可通过输注前列腺素 E_1 维持动脉导管的开放保证体循环和肺循环的血液混合。②室间隔缺损：有 40%~50% 的 TGA 可合并室间隔缺损，其变异较多，大小不定，可以在室间隔的任何地方，其中膜周部及对位不良型室间隔缺损最常见。③左室流出道梗阻：TGA 左室流出道发生的概率约25%，左室流出道梗阻可能是动力性的或者为管道样狭窄，对于动力性梗阻，由于新生儿期的肺高压导致其无明显的临床表现，随着肺动脉压力的下降，左、右心室的压力差升高，告知室间隔凸向左心导致梗阻。瓣下管道样狭窄常见于 TGA/VSD 的患儿。④冠状动脉变异：TGA 冠状动脉变异的原因可能与胚胎期冠状动脉主干末与来源于主动脉乏氏窦的血管芽正常融合所致。冠状动脉的类型是大动脉调转术的独立危险因素。雅各布（Yacoub）标准将冠状动脉分为五型，A 型为正常型，B 型是冠状动脉单一开口，C 型是两个冠状动脉开口在瓣叶交界处相互靠近，D 型是右冠发出回旋支环绕肺动脉，E 型是回旋支从后窦发出环绕肺动脉，这种分型包涵了 90% 的冠脉形态。莱顿（Leiden）规则是使用最为广泛的对于 TGA 冠脉畸形的分类方法，将观察者置入主动脉内，面向肺动脉，右手边的主动脉窦为 1 窦，左手边为 2 窦，逗号表示分支来源于同一根血管，而分号表示相互独立起源，主要描述的是冠状动脉的起源，可简单有效地描述大部分冠脉形态，但是其局限性在于不能定义冠脉的心外膜或心肌内的走行或其他血管的起源。⑤其他：少部分 TGA 的患儿还可以合并三尖瓣畸形、主动脉弓离断或者主动脉缩窄等畸形。

诊断 患儿有出生后缺氧、发绀史，需怀疑该病，行超声心动图可明确诊断，必要时可行计算机体层血管成像、心导管和选择性心血管造影。

治疗 一旦确诊，尽早手术，推荐在 2 周内手术，最迟不超过 4 周。术前忌吸入高氧，已出现低氧血症者给予前列腺素 E_1。纠正代谢性酸中毒，利用正性肌力性药物改善心功能、利尿剂减轻心脏负荷。外科手术方法分为生理性血流转位术和解剖学血流转位术两大类。前者指心房水平的血流转换，包括森宁（Senning）手术及马斯塔德（Mustard）手术两种，但较少采用。解剖学血流转位术是指两大动脉水平的血流转位，包括一期调转手术、拉斯泰利（Rastelli）手术、勒孔特（Lecompte）手术、尼凯多赫（Nikaidoh）手术。

预后 一期调转手术后效果改善明显，术后死亡率 2%~5%。

预防 没有特异性预防方法，孕妇妊娠前及妊娠期健康的状态具有一定意义。

（舒强 陈欣欣）

yòupànxíng dàdòngmài zhuǎnwèi
右襻型大动脉转位（D-loop transposition of the great arteries，D-TGA）

心房与心室连接一致而心室与大动脉连接不一致的圆锥动脉干畸形。完全性大动脉转位的一种类型。大部分为心房正位，即形态学左心房在左侧，而形态学右心房为右侧，主动脉完全或大部分起源于形态学右心室，而肺动脉则完全或大部分起源于形态学左心室，主动脉位于肺动脉的右前方。其发病率占先天性心脏病的 7%~9%，预后凶险，出生后第 1 年存活率仅有 10%。

病因及发病机制 D-TGA 的发生与胚胎动脉干圆锥发育异常有关。正常情况下，肺动脉圆锥发育而主动脉下圆锥消退，主动脉位于肺动脉右后方。而在 D-TGA 中，心脏正常右襻时主动脉下圆锥持续存在，而肺动脉圆锥被吸收并与二尖瓣产生纤维连续，因此主动脉位于肺动脉瓣前方，使得两个半月瓣分别与大血管呈对线排列并连接。由于心室动脉连接不一致，导致上下腔静脉回流至右心，通过主动脉再次进入体循环，而肺静脉氧和的血液进入左心后进入肺循环，造成发绀。当合并房间隔、室间隔缺损时，血液能够在心房、心室水平进行更多的混合，部分患儿可无明显发绀，但可导致肺循环充血及后期肺动脉高压的增高。当未合并室间隔缺损时，其主要依赖于动脉导管和心房水平的血液混合，当分流较少时，发绀会更早的出现及程度更严重。另外，D-TGA 合并的冠脉变异较多，如回旋支起自右冠状动脉、回旋支及右冠状动脉反向、左右冠状动脉反向、左冠状动脉壁内走行等。

分型 室间隔完整的完全性大动脉转位（TGA/IVS）、完全性大动脉转位合并室间隔缺损（TGA/VSD）、完全性大动脉转位合并室间隔缺损及左室流出道梗阻。

临床表现 ①发绀：大部分患儿出生后可表现为发绀。发绀程度取决于其类型，TGA/IVS 的患儿出生早期即出现发绀，随着动脉导管的关闭，其发绀程度逐渐加重；而对于 TGA/VSD 的患儿则发绀程度较轻，其随着年龄增长，发绀逐渐加重。②充血性心力衰竭：患儿出生后可出现气促、喂养困难、生长发育迟缓、反复呼吸道感染等。③体格检查：口唇的四肢末端的青紫，在生后早期心脏杂音不明显，当伴有大的室间隔缺损时可出现胸骨左缘第 3~4 肋间收缩期杂音，合并动脉导管未闭时可在胸骨左缘第 2 肋间闻及连续性杂音，杂音较响时可触及震颤。当长期的发绀可导致杵状指/趾，当有充血性心力衰竭时可触及肝大。

诊断与鉴别诊断 根据病史、体征和辅助检查即可诊断。①心电图：多无特异性表现。②胸部 X 线片：心脏轮廓呈斜置蛋形，合并室间隔缺损可表现为肺血增多和心脏扩大。③心脏超声：可显示主动脉位于右前方，起源于右心室，而肺动脉主要起源于左心室。该病主要与发绀型先天性心脏病如右心室双出口、法洛四联症、肺动脉闭锁等鉴别。

治疗 生后一确诊，可给予前列腺素 E_1 维持动脉导管开放，当存在严重的低氧血症和代谢性酸中毒时，给予呼吸机辅助通气及纠酸等处理，有充血性心力衰竭表现时可给予强心、利尿等治疗，尽早手术治疗。对于 TGA/IVS 的患儿应于生后 2 周内手术，否则左心室后期不能承受体循环的压力；而对于 TGA/VSD 的患儿尽量选择在生后 1 月内手术，手术时机的延长可增加肺血管病变的风险。手术方式：①姑息性手术有体-肺分流术、肺动脉环缩术、房间隔切开术。②根治术包括有房内转位术如森宁（Senning）术、一期或二期大动脉调转术。

术前应评估患儿是否可行一期根治性手术。大动脉调转术是最常用的术式，其适用于左心室发育良好、无严重的左室流出道梗阻及肺动脉瓣狭窄、无严重的二尖瓣及三尖瓣反流、无严重的冠脉畸形、无严重的肺血管病变。当无条件行一期手术，则需行姑息手术。对于合并大室间隔缺损及肺动脉高压的患儿，可采取肺动脉环缩术以减少肺血流量，为后期二期手术做准备；当有严重左室流出道狭窄或肺动脉瓣狭窄的患儿，因肺血管发育欠佳，无法行根治术时可行体-肺分流术。

术后并发症有低心排血量综合征、心律失常（多继发于冠状动脉损伤）、残余室间隔缺损或残余流出道梗阻、大动脉吻合口狭窄。

预后 未经治疗的 D-TGA 在生后 1 个月内病死率约为 50%，1 年内病死率为 90% 以上。随着外科技术的进步，D-TGA 患儿的生存率已有明显提高，术后 5 年的生存率为 80% 以上。

（陈欣欣　陶惠康）

xīnfáng diàozhuǎnshù

心房调转术（atrial transposition） 建立一个心房内板障将未氧合的体循环静脉血通过二尖瓣引流至左心室，然后通过肺动脉进入肺循环氧合，之后板障引导氧合的肺静脉血经过三尖瓣回到右心室进入主动脉及体循环的手术。包括森宁手术（Senning operation）和马斯塔德手术（Mustard operation）。该手术可把完全性大动脉转位的并行循环转变成一个串联循环，从而矫正发绀。完全性大动脉转位已基本采用动脉调转术进行治疗，但大龄儿童的完全性大动脉转位室间隔完整仍可适用。

手术方法：①森宁手术。沿房室沟右侧切开右心房，分别切至上下腔静脉入口的左前缘。在房间沟右后方纵行切开左心房。放置左心引流管。沿卵圆孔前缘纵行切开房间隔至上、下腔静脉开口附近以形成梯形房间隔组织片。连续缝合房间隔组织片的尖端至左肺静脉前缘，覆盖左肺静脉。继续连续缝合右房侧壁与房间隔前缘直到上下腔静脉开口，以将体静脉通过该通道经房间隔缺损引流入二尖瓣进入左心室。间断缝合以将右肺静脉开口展开。连续缝合右侧心包上下缘与右房右侧壁至右房切口的前缘，将肺静脉引流入三尖瓣进入右心室。②马斯塔德手术。右心房纵切口，剪除房间隔，修剪组织补片，将补片连续缝合于左肺静脉与左心耳底部之间，分别将补片向左、右肺上静脉及下静脉的开口的上下方缝合直至上、下腔静脉入口下方的右房壁，继续缝合将剩余的组织补片边缘缝至残余房间隔，并向上腔静脉和下腔静脉口上缘和下缘右心房壁缝合。从而将腔静脉引流入二尖瓣进入左心室，肺静脉引流入三尖瓣进入右心室。

并发症：因将右心室作为体循环泵使用，导致右心室衰竭、心律失常（包括窦房结功能障碍、心房扑动、心房颤动和室性心动过速等）；因心房板障产生的皱褶和挛缩导致腔静脉、肺静脉回流阻塞和血栓形成，心房板障漏导致心房间分流。

（陈欣欣 李文雷）

dàdòngmài zhuǎnhuànshù

大动脉转换术（arterial switch operation）

利用手工缝合完成两大动脉换位及冠状动脉转移的手术。与正常的位置不同的是，大动脉转位患儿的大动脉解剖位置是颠倒的，其主动脉起源于右心室，位于肺动脉前方，肺动脉起源于左心室，位于主动脉后方。部分患儿合并冠状动脉解剖畸形。此手术适用于完全性大动脉转位的解剖矫治、心室双出口伴位于肺动脉瓣下室间隔缺损的双心室矫治。

大动脉转换术一般在气管插管全身麻醉下进行，采用仰卧位。①采用胸骨正中切口进入纵隔，获取心包并裁剪成裤状。对大血管进行广泛的游离，包括将肺动脉从肺门附着位上松解下来。②建立体外循环：全身肝素化，在主动脉靠近无名动脉起源处插入动脉插管，并在右心房插入一根静脉插管建立体外循环。在主动脉根部插入灌注管。降温至18℃。阻断升主动脉。于灌注管灌注冷心脏停搏液。③停循环，离断升主动脉，纽扣状切取带有血管壁组织的冠状动脉开口，游离并松解冠状动脉起始部 2~4mm，游离过程中注意保留其分支。④在主肺动脉分叉处将其离断并与升主动脉换位，将肺动脉换位到主动脉前方。⑤适当切除新主动脉（原肺动脉）近端血管壁，应用不可吸收缝线将冠状动脉开口纽片无张力缝合至新主动脉根部。⑥应用不可吸收缝线采取连续缝合的方式完成新主动脉的吻合后，恢复循环。使用单片裤状心包布片修补新肺动脉（原主动脉）根部，并应用不可吸收缝线采取连续缝合的方式完成新肺动脉的吻合。⑦开始复温，并逐渐提高灌注量。在适当剂量的心血管活性药物支持下脱离体外循环。给予鱼精蛋白中和肝素。彻底止血。留置胸腔/纵隔引流管并关胸。

并发症：①术后远期新主动脉根部扩张及主动脉瓣反流，严重者影响心功能。②术后远期心律失常及左心衰竭。③术后冠状动脉狭窄或梗阻。

（陈欣欣 马迅）

zhǔdòngmài yíwèishù

主动脉移位术（aortic transposition）

将主动脉根部连同冠状动脉移位至左心室，并使用组织补片加宽右室流出道或外管道连接右心室到肺动脉的手术。又称尼凯多赫手术（Nikaidoh operation）。适用于合并室间隔缺损和左心室流出道梗阻的完全性大动脉转位。手术时，充分游离左右肺动脉至肺门。于升主动脉瓣环上 8mm 离断升主动脉，探查左右冠状动脉及其分支，游离左右冠状动脉起始部。以直角钳通过主动脉瓣口，在主动脉瓣下 5mm 指示右室切口，分别向左右延长切口环绕取下主动脉根部。在主肺动脉根部离断主肺动脉，剪开肺动脉瓣环前壁-圆锥隔至室间隔缺损顶部。使主动脉根部可以向后移位。将主动脉根部后壁吻合于左室流出道切口。修剪组织补片，闭合室间隔缺损至主动脉根部前缘，将主动脉隔入左室，以重建左室流出道。将主肺动脉后壁吻合于右室切口的右缘。修剪外科生物补片，扩大修补右室切口-主肺动脉切口，或使用外管道重建右室流出道。并发症有冠脉扭曲、残余室间隔分流、完全性房室传导阻滞、残余左室流出道梗阻、残余右室流出道梗阻、肺动脉瓣反流、管道钙化、感染性心内膜炎、吻合口狭窄及管道瘤样扩张。

（陈欣欣 李文雷）

dī xīnpáixuèliàng zōnghézhèng

低心排血量综合征（low cardiac output syndrome，LCOS）

以心排血量下降、外周脏器灌注不足、组织缺氧为特点的一组临床综合征。心脏外科术后多见，且在各种疾病导致心功能障碍时均可出现。低心排血量延长患者住院时间、增加并发症及病死率、增加医疗费用，给患者和医疗资源带来沉重负担。

病因及发病机制 ①心脏畸形矫治不满意。②有效循环血量不足。③心内操作期间，需阻断心脏循环，缺血、缺氧可对心肌造成损害，致使心肌收缩不全。④术后如有换氧不足，缺氧或酸血症均可加重心肌收缩不全。⑤心动过速或心动过缓影响房室舒张不全，心律失常如缺氧性或手术创伤所引起的三度传导阻滞。⑥心脏受压影响心室的充盈，如心脏压塞或心包缝合后紧束等。⑦冠状动脉供血不足和冠状动脉气栓所致心肌梗死。⑧术前心功能较差。⑨有肺动脉高压的左向右分流先天性心脏病患儿。

临床表现 心脏指数（cardiac index，CI）又称心指数、心排血指数，低至 2.5L/(min·m²) 时才出现临床症状，如心率增快，脉压变小，血压下降，收缩压低于 12.0kPa（90mmHg），桡动脉、足背动脉脉搏细弱，中心静脉压上升，末梢血管收缩，四肢发冷、苍白或发绀等，尿量可减少至0.5ml/kg以下。此时心排血量等监测的结果，可示 CI < 2.0L/（min·m²），每搏指数<25ml/m²，周围血管阻力 > 1800（dyn·s）/cm⁵，氧耗量 100ml/（min·m²），>20mg%。

诊断 符合以下两项或两项以上者可诊断：①收缩压下降超过术前基础血压20%，持续2小时或2小时以上。②尿量每小时<0.5ml/kg，持续2小时或2小时以上。③中心静脉压>1.7kPa（17.7cmH₂O），持续2小时或2小时以上。④中心体温与体表体温之差>5℃，持续2小时或2小时以上，导致四肢发凉。⑤CI<2.5ml/（min·m²）。

治疗 一旦诊断，及时治疗。①合并低氧血症者行机械通气治疗。②补充血容量，提高中心静脉压到 1.5 ~ 1.6kPa（15 ~ 16cmH₂O）。③经超声心动图证实，若有心内畸形矫正不满意，应再次手术。④有心脏压塞时，争取术后6小时内开胸止血；有胸腔积液和腹水者，应及时穿刺或引流。⑤适当使用正性肌力药物和扩血管药物。多巴酚丁胺和多巴胺是治疗心力衰竭和抗低心排血量的重要药物，能增加心脏排血量，有利于改善组织灌注和氧合，二者常联合应用。若血压稳定，多巴胺与多巴酚丁胺按1:2配比；若血压偏低，则可按（1~2）:1配比泵入。对于心率较慢，周围组织灌注不良的患者可应用异丙肾上腺素；多巴胺和多巴酚酊胺使用剂量超过15μg/（kg·min），血压仍不稳定时可考虑使用肾上腺素，常与血管扩张药合用。⑥应用强心剂和利尿药。⑦纠正酸中毒、保持水和电解质平衡。

预后 治疗不及时者可进展为心源性休克或心力衰竭，甚至多器官功能衰竭；及时对症处理，纠治原发病者预后较好。

预防 严格掌握心脏手术适应证。术后动态监测动脉压、中心静脉压、气道阻力、血氧饱和度，定时行血气分析，维持心率在每分钟100次左右，小儿应在每分钟120次左右，使中心静脉压维持在 1.5 ~ 2.0kPa（15 ~ 20cmH₂O），尿量>1ml/（kg·h），血压维持在 90/60mmHg 左右；有心脏压塞征象，应及时开胸止血。纠正酸中毒、保持水和电解质平衡。

（舒 强 应力阳）

zhǔdòngmài suōzhǎi
主动脉缩窄（coarctation of aorta） 主动脉局限狭窄，管腔缩小，造成血流量减少的疾病。病变可以很局限，也可以累及较长片段（此时称为管状发育不良），二者可单独存在也可同时存在。缩窄多位于主动脉峡部及左锁骨下动脉远端。

病因 尚未清楚，主要存在两种观点。一种观点认为，主动脉缩窄是从动脉导管来的组织环形扩展到主动脉壁内，因而导管闭合时的收缩和纤维化可波及主动脉，引起局部狭窄。另一种观点认为，主动脉缩窄因胎儿血流方式异常而引起。

分类 根据狭窄发生部位和范围分为：①导管前型（婴儿型），缩窄位于动脉导管发出之前，范围较广。②导管后型（成人型），缩窄位于动脉导管韧带远侧，较局限。

根据是否合并其他心内畸形，分为三型：①孤立性主动脉缩窄。②主动脉缩窄合并室间隔缺损。③主动脉缩窄合并其他心内畸形。

临床表现 取决于缩窄的部位、严重程度、有无合并畸形，以及就诊时患儿的年龄。①导管前型主动脉缩窄：容易合并心脏畸形。患儿常在婴儿期因充血性心力衰竭就诊，如果有未闭的动脉导管将血流送到胸主动脉，可有股动脉搏动。约半数病例在出生1个月内动脉导管闭合时症状加重，表现为烦躁、呼吸困难等，左前胸及背部可有收缩期杂音。②导管后型主动脉缩窄：患儿幼年时期一般无症状，大儿童及成人常因上肢高血压、高血压并发症就诊，症状随年龄增长而加重，可有头痛、视物模糊、头颈部血管搏动强烈等表现。下半身因血供不足出现畏寒、容易疲劳甚至间歇性跛行。

诊断 导管后型主动脉缩窄多于体检检查时发现高血压或以高血压就诊，根据上肢高血压、下肢低血压、背部肩胛间区连续性血管杂音、桡动脉搏动强、股动脉搏动弱等可初步诊断，超声多普勒、MRI、计算机体层血管成像（CTA）检查和心血管造影即可明确诊断。导管前型主动脉缩窄因常合并心内畸形而漏诊，临床上一旦发现上下肢动脉搏动不一致，有差异性发绀，即应怀疑该病，超声多普勒、MRI、CTA和心血管造影可确诊。

治疗 一旦确诊，应尽早手术。婴幼儿合并其他心内畸形，应尽量一期手术矫治，若病情重或条件不具备，可分期手术。重度肺动脉高压发生不可逆转肺血管病变，则不宜手术。手术方法：①分期矫治术，仅恢复主动脉的正常血流而不处理心内合并畸形的手术。适用于全身情况较差、彻底矫治手术危险性较大的患者。②一期矫治术：经正中切口，重建主动脉弓与降主动脉的连续，并同时矫治心内畸形。术后并发症主要有出血、术后早期高血压、喉返神经及膈神经损伤、吻合口狭窄、左支气管狭窄、脊髓缺血性损伤、主动脉弓部再梗阻等。

预后 主动脉缩窄手术死亡率小于1%，未手术者晚期多发心力衰竭及严重肺动脉高压。

预防 没有特异性预防方法，孕妇妊娠前及妊娠期健康的状态具有一定意义。

(舒 强 应力阳)

qiēchú jiā duānduān wěnhéshù

切除加端端吻合术（excision plus end-to-end anastomosis）

在常温麻醉阻断下切除缩窄段，然后将断端对端吻合，用于单纯局限性主动脉缩窄的手术。

适应证 ①单纯主动脉缩窄。②症状严重伴呼吸困难、顽固性心力衰竭，经积极内科治疗无效者。③缩窄病变较局限，不超过2.5cm。

禁忌证 ①长段主动脉缩窄。②主动脉严重发育不全伴有弥漫性硬化或钙化病变。③严重心肌损害。

手术方法 包括以下方面。

术前准备 ①有充血性心力衰竭的患儿，应给予吸氧及强心利尿治疗，控制心力衰竭。②严重心力衰竭伴酸中毒及体循环灌注不足的患儿，应给予机械辅助呼吸，输入碳酸氢钠以纠正酸中毒。并可应用前列腺素E以扩张未闭动脉导管，改善体循环灌注。伴肾衰竭者术前应行透析治疗，以纠正电解质失衡。

麻醉和体位 气管内插管全麻。麻醉诱导应迅速平稳，防止高血压危象。体位多采用左胸后外切口则取右侧卧位90°。

手术步骤 ①左侧第4肋间后外切口进胸，沿降主动脉纵行切开纵隔胸膜，向上延伸至左锁骨下动脉及最上肋间动脉，向下至缩窄平面下4cm。游离缩窄段上、下端降主动脉。并分别绕带，以备不慎损伤血管时，控制出血用。②游离结扎并切断未闭动脉导管或动脉韧带，游离导管时应注意避免损伤喉返神经。③缩窄段切除及端-端吻合，在缩窄段降主动脉近端及远端各置一把无创血管钳，切除缩窄段，吻合时助手将上、下端的血管钳轻轻靠拢，以减少血管壁吻合和结扎时的张力。应用4-0聚丙烯缝线行间断或连续外翻加间断缝合，使内膜对齐。缝合结扎最后一针时应注意排尽血管腔内之积气。

并发症 ①出血：常由于肋间动脉增粗或呈瘤样扩张，结扎切断后缝线脱落或割裂血管壁引起，或由于血管壁退行性变致吻合口部位缝线割裂引起，应立即开胸探查止血。②术后反常高血压：表现为术后上、下肢血压较术前高，而主动脉血流无梗阻，病因不明。多见于侧支循环发育不良的患儿，或手术时年龄较大者。严重时血压可升至23.9~26.6kPa（180~200mmHg）。应给予血管扩张药降压，以减轻心、脑负荷，避免发生脑血管意外。③再缩窄：婴幼儿行缩窄段切除端-端吻合者再缩窄的发生率明显高于左锁骨下动脉血管片成形术者。④脊髓缺血性损害：发生原因与术中未采取有效的保护措施、侧支循环发育不良、脊髓血管变异以及结扎多对肋间动脉等因素有关，表现为下肢轻度瘫痪、完全性截瘫、布朗-塞卡（Brown-Sequard）损害等。⑤腹痛：患儿术后可有腹部不适持续数天可逐渐恢复。少数腹痛明显伴有腹胀、

肠蠕动减弱，应禁食、补液及胃肠减压。严重者可因肠系膜动脉炎导致小肠坏死或腹腔内出血，应即剖腹探查。

(舒 强 刘喜旺 张玺城)

suǒgǔxià dòngmàipiàn zhǔdòngmài chéngxíngshù

锁骨下动脉片主动脉成形术（subclavian arterial flap aortoplasty）

利用剖开自体左锁骨下动脉的管壁作移植物，加宽后的主动脉管腔能随年龄增长而增长，用于主动脉缩窄的手术。又称锁骨下动脉血管片成形术。1966年，瓦尔德豪森（Waldhausen）等首次应用该技术做主动脉成形术。

适应证 婴幼儿等低龄儿童主动脉缩窄，缩窄近心端的血管发育较好以及邻近缩窄的血管壁纤维化不重的病例，均可做此术。

禁忌证 ①主动脉严重发育不全伴有弥漫性硬化或钙化病变。②严重心肌损害。

手术方法 ①左侧第4肋间后外切口进胸，仔细探查确定缩窄的部位及范围。沿降主动脉纵行切开纵隔胸膜，向上至椎动脉起始部，向下至缩窄远端3~4cm处，在左锁骨下动脉与左颈总动脉间游离主动脉弓远端及缩窄段远端的降主动脉。②游离结扎并切断未闭动脉导管或动脉韧带等。③在椎动脉起源处结扎左锁骨下动脉，同时结扎椎动脉以免术后并发锁骨下动脉窃血综合征。④在左颈总动脉和左锁骨下动脉间以无创血管钳阻闭主动脉，距缩窄段远端3~4cm处用无创血管钳阻闭降主动脉。⑤在椎动脉的近端切断左锁骨下动脉。切开主动脉缩窄段，向上延伸至左锁骨下动脉根部，向下经主动脉峡部至缩窄后扩张的降主动脉，切除

血管腔内的缩窄蹼,将锁骨下动脉垂片与降主动脉切口缝合,婴儿可用 6-0 聚丙烯线缝合,新生儿用 7-0 聚丙烯线缝合。亦可在切断左锁骨下动脉后,纵行剖开血管壁,与缩窄近端降主动脉缝合成管状,再与已切除缩窄段远端的降主动脉行端-端吻合。⑥成形术毕测量近侧及远侧端降主动脉压力。压力阶差应 < 1.3kPa (10mmHg)。

并发症 ①出血:常由于肋间动脉增粗或呈瘤样扩张,结扎切断后缝线脱落或割裂血管壁引起,或由于血管壁退行性变致吻合口部位缝线割裂引起,应立即开胸探查止血。②假性动脉瘤样形成或瘤样扩张:发生原因与主动脉内膜及内膜下层的损伤、同种血管片的退行性变或补片感染等因素有关,需再次手术治疗。③术后反常高血压:表现为术后上、下肢血压较术前高,而主动脉血流无梗阻,病因不明。多见于侧支循环发育不良的患儿,或手术时年龄较大者。严重时血压可升至 23.9 ~ 26.6kPa (180 ~ 200mmHg)。应给予血管扩张药降压,以减轻心、脑负荷,避免发生脑血管意外。④再缩窄:其原因有缩窄段切除不够;吻合口未能随婴幼儿生长发育而增长,特别是采用连续缝合限制了吻合口的增长;残留有导管组织,导管组织内含有肌纤维并延伸到主动脉壁,当其纤维化后可引起再缩窄;吻合口栓塞。应再次手术矫正。⑤脊髓缺血性损害:发生原因与术中未采取有效的保护措施、侧支循环发育不良、脊髓血管变异以及结扎多对肋间动脉等因素有关。表现为下肢轻度瘫痪、完全性截瘫、布朗-塞卡(Brown-Sequard)损害等。⑥腹痛:患儿术后可有腹部不适持续数天可逐渐恢复。少数腹痛明显伴有腹胀、肠蠕动减弱,应禁食、补液及胃肠减压。严重者可因肠系膜动脉炎导致小肠坏死或腹腔内出血,应即剖腹探查。

(舒 强 刘喜旺 张玺城)

rén gōng bǔ piàn kuò dà shù

人工补片扩大术(artificial patch augmentation)

切除狭窄段后,远心端与主动脉弓行端侧吻合,前壁利用人造补片或使用牛心包,加宽降主动脉缩窄处,成形的管腔能随年龄增长而增长,用于主动脉缩窄的手术。

适应证 缩窄近心端的血管发育较好以及缩窄长度不长的幼儿及年长儿。

禁忌证 ①主动脉严重发育不全伴有弥漫性硬化或钙化病变。②严重心肌损害。

手术方法 手术有两种方案。第一种不伴有心内畸形的单纯局部主动脉缩窄,充分游离缩窄两端主动脉,切断缝合动脉导管,阻断钳阻断缩窄段的近心端和远心端,纵行切开缩窄段,切除缩窄处隔膜组织,主动脉的上下切口均需超过缩窄段至正常组织处,选择合适大小人造补片或牛心包补片,剪成椭圆形,予以前壁扩大补片。第二种合并心内畸形的主动脉缩窄,建立体外循环下,切除狭窄段后,近心端断端丝线结扎,注意避免影响左锁骨下动脉,远心端阻断钳阻断后,与主动脉弓行端侧吻合,前壁利用人造补片或使用牛心包扩大补片。

并发症 ①出血:常由于肋间动脉增粗或呈瘤样扩张,结扎切断后缝线脱落或割裂血管壁引起,或由于血管壁退行性变致吻合口部位缝线割裂引起,应立即开胸探查止血。②假性动脉瘤样形成或瘤样扩张:需再次手术治疗。③术后反常高血压:应给予血管扩张药降压,以减轻心、脑负荷,避免发生脑血管意外。④再缩窄:应再次手术矫正。⑤脊髓缺血性损害:表现为下肢轻度瘫痪、完全性截瘫、布朗-塞卡(Brown-Sequard)损害等。⑥腹痛:患儿术后可有腹部不适持续数天可逐渐恢复。少数腹痛明显伴有腹胀、肠蠕动减弱,应禁食、补液及胃肠减压。严重者可因肠系膜动脉炎导致小肠坏死或腹腔内出血。

(舒 强 应力阳 张玺城)

rén gōng guǎn dào lián jiē shù

人工管道连接术(artificial pipe connection)

将缩窄段主动脉切除,应用人工血管或同种血管端-端吻合重建主动脉的连续性,修复缩窄的主动脉,用于主动脉缩窄的手术。适应证:①缩窄范围长,切除后无法作端-端吻合者。②主动脉壁有退行性变,不宜作端-端吻合。③术中主动脉有损伤难于缝合修补者。④直接吻合术后再狭窄者。

手术时游离主动脉弓缩窄处以及相邻的近心端和远心端主动脉,切除狭窄段,选择合适大小人工血管或同种血管与血管端行端端吻合,建立主动脉的连续。主要并发症有出血、术后反常高血压、再缩窄、脊髓缺血性损害、腹痛。

(舒 强 应力阳 张玺城)

jiè rù qiú náng xuè guǎn kuò zhāng shù

介入球囊血管扩张术(percutaneous balloon valvuloplasty)

通过稀释造影剂扩张球囊产生的压力作用于血管壁,产生内层及中层撕裂,解除血管狭窄的手术。1976 年,格鲁恩兹(Gruentzig)

等首先应用球囊扩张导管成功进行球囊血管成形术。在先天性心脏病中最常用于主动脉缩窄，是较大儿童、青少年的首选治疗方法，尤其主动脉缩窄外科手术后再狭窄，并可与峡部支架置入相结合；其次为肺动脉分支狭窄、腔静脉狭窄、肺静脉狭窄、体-肺动脉分流术后吻合口狭窄等可获得一定疗效。

手术方法：①术前准备经临床表现、心电图、X线检查及超声心动图明确诊断，有心功能不全等并发症者需先内科治疗，病情改善后酌情行球囊扩张术。②心导管及心血管造影：左右心导管检查，一般在全身麻醉下，经皮穿刺及股动静插管，常规肝素100U/kg，测压及血氧测定；根据手术部位行血管造影了解狭窄部位、程度、范围及发育情况。③选择球囊大小及长度，球囊导管插入及到位，球囊扩张。球囊扩张术毕复测跨狭窄压力阶差及造影，了解缩窄部位形态学改变。

介入球囊血管扩张术是主动脉狭窄治疗（术后）再狭窄的首选方案，在新生儿中，再狭窄率太高，故球囊成形术不是这个年龄组的标准治疗方案。在青少年中，介入性导管球囊血管成形术通常与峡部支架置入相结合。并发症主要有股动脉血栓形成、术后动脉瘤形成、术后再狭窄，其他如主动脉穿孔、心律失常等。

（舒强 章毅英）

zhǔdòngmàigōng zhōngduàn

主动脉弓中断（interrupted of aortic arch）

升主动脉与降主动脉间的连续性中断导致的罕见的先天性心脏病。

病因 主动脉弓中断的形成和胚胎早期，主动脉弓发育异常有关，这种发育异常会导致主动脉弓不同程度的缺失，使升主动脉和降主动脉不能延续。

分类 分为三型。①A型：较常见，约占40%，中断位于峡部，左锁骨下动脉以远，降主动脉与未闭动脉导管相连，常伴有室间隔缺损和严重的肺动脉高压，可继发不可逆性肺内血管病变。②B型：最常见，约占55%，中断位于左颈总动脉与左锁骨下动脉之间，可合并迪格奥尔格综合征（DiGeorge syndrome）引起的低钙血症。③C型：少见，约占5%，中断位于无名动脉与左颈总动脉之间。

临床表现 患儿出生后几天内通常无明显表现，随着动脉导管的关闭，缺血症状将会突然出现。主要表现为心力衰竭、酸中毒、无尿；重度肺动脉高压及肺血管病变，导致右心室肥厚及衰竭；差异性发绀；四肢差异性血压、脉搏。

诊断 超声心动图是主动脉弓中断重要的常规诊断手段，计算机体层血管成像和MRI可直观了解解剖情况，心导管造影在大龄儿童及成人中应用测定肺动脉压力指数。

治疗 一旦确诊，应尽早手术。婴幼儿合并其他心内畸形，应尽量一期手术矫治，若病情重或条件不具备，可分期手术。重度肺动脉高压发生不可逆转肺血管病变，则不宜手术。手术方法：①分期矫治术，合并严重肺高压、全身症状重的患儿一期行左右肺动脉环缩术，限制肺动脉血流，同时增加下肢血流；二期矫治主动脉弓离断及相关心内畸形。②一期矫治术：经正中切口，重建主动脉弓与降主动脉的连续，并同时矫治心内畸形。

术后早期出血、肺动脉高压危象、喉返神经损伤，术后晚期主动脉弓再狭窄、左室流出道梗阻、左支气管梗阻等并发症。

预后 未手术患儿90%出生后1年内死亡，75%出生1个月内死亡。晚期多发心力衰竭及严重肺动脉高压。术后早期死亡率在10%以下，术后21年存活率为60%。低体重、起病急、B型主动脉弓中断、合并其他心内畸形是死亡的危险因素。

预防 没有特异性预防方法，孕妇妊娠前及妊娠期健康的状态具有一定意义。

（舒强 应力阳 张玺城）

shēn dīwēn tíng xúnhuán

深低温停循环（deep hypothermic circulatory arrest，DHCA）

体外循环手术中体温降至25℃以下后在一定时间内完全停止机体血液循环，仅维持脑部低流量血液灌注，以进行下一步手术的技术。此技术是一种体外循环脑保护技术，其最主要的脑保护机制是低温降低了机体脑组织氧耗。1960年，巴纳德（Barnard）和斯赫里勒（Schrire）首次将DHCA技术用于主动脉弓手术。DHCA、顺行选择性脑灌注和逆行选择性脑灌注是主动脉弓部手术中最常用的三种脑保护技术，但DHCA已逐渐被选择性脑灌注技术取代。一般来说，全弓手术时核心温度降到18℃，安全时限45分钟；半弓手术时核心温度降到19~20℃，安全时限约22分钟。手术时可同时辅以头部冰帽、糖皮质激素等治疗措施。手术结束后缓慢复温至34~36℃，复温期间保持水温和血温温差低于10℃。

适应证：主要用于儿童和成人的主动脉弓部手术，也可用于其他非心脏外科手术需要停循环时。

操作方法：麻醉后胸骨正中切口，主动脉和上下腔静脉插管建立体外循环，在心肺转流开始的同时进行降温，当鼻咽温降至18~20℃时阻断升主动脉，灌注心肌停搏液，心脏停搏后停止体外循环动脉灌注，并钳夹动脉管道，麻醉医师膨肺一次，同时外科医师轻压腹部以使体内血液能经静脉回流至储血罐，观察氧合器内血平面不再上升时，钳夹静脉回流管，开始手术操作。停循环期间，可辅以头部冰帽保持低温，体外循环系统持续自身循环。手术完成后插回主动脉和上下腔静脉插管恢复体外循环，当静脉血氧饱和度达70%以上时开始复温。保持水温与体温温度差小于10℃，水温最高不得大于40.5℃。其他管理遵循体外循环管理原则。

注意事项：控制停循环时间，严密监测脑功能；复温期间水温机体温度的温差小于10℃。

并发症：①脑功能损害，如认知功能下降、癫痫、舞蹈症等。②其他重要脏器缺血缺氧性损伤，如肾损伤。③凝血病。

（舒 强 叶莉芬）

xuǎnzéxìng nǎoguànzhù

选择性脑灌注（selective cerebral perfusion，SCP） 从主动脉弓上三支的前两个分支或全部三支插管灌的体外循环脑保护技术。又称区域性脑灌注。分顺行选择性脑灌注（antegrade selective cerebral perfusion，SACP）和逆行选择性脑灌注（retrograde selective cerebral perfusion，SRCP）。主要应用于主动脉弓手术，ASCP、RSCP和深低温停循环是主动脉弓手术最常用的三种脑保护技术。RSCP的插管策略是氧合血从上腔静脉逆行灌注，临床上很少采用。ASCP的插管策略是将插管置入头臂干或右腋动脉，氧合血直接灌注右脑，通过颅底动脉环灌注左脑，颅底动脉环不完整者如果手术空间允许可增加左颈总动脉插管。SCP期间除脑以外的其他器官处于停循环状态，因此需同时配合使用低温技术，根据温度调节血流量最大限度保证机体氧供。随着手术技术的成熟，手术时间缩短，SCP期间的温度较早期有所提高，在保证氧供的同时避免低温对机体的不利影响。

适应证：主要用于主动脉弓重建手术。

禁忌证：动脉粥样硬化等结构异常不适合插管或者有斑块脱落风险者。

操作方法：体外循环开始后缓慢降温维持水温与鼻咽温相差小于10℃，达到目标温度时，阻断升主动脉，于主动脉根部注停搏液，心脏停搏后将主动脉插管插入头臂干，有时也可同时左颈总动脉置管，阻断头臂干或左颈总动脉近心端、无名动脉和左颈总动脉。SCP手术结束，动脉插管退回至升主动脉恢复全身灌注，当混合静脉血氧饱和度大于70%时开始复温，复温期间保持水温和体温的温差小于10℃。其他体外循环管理策略遵循体外循环的一般原则。。

注意事项：选择右侧置管时有创动脉血压监测选择右侧上肢；保持右上肢平均动脉压4.0~6.7kPa（30~50mmHg）；新生儿或小婴儿后平行时间适当延长以保证复温均匀充分，防止术后低体温；脑功能及肾脏等其他重要脏器功能监测。动脉插管部位选择右锁下动脉插管，静脉插管部位可选用右心房插管，也可做腔房两级插管经股静脉插入右心房。

并发症：脑过度灌注或灌注不足或血栓、气栓等导致脑损伤，其他重要脏器损伤，血管损伤等。

（舒 强 叶莉芬）

zhǔ-fèidòngmàichuāng

主肺动脉窗（aorto-pulmonary window，APW） 升主动脉和肺动脉之间存在直接交通而两组半月瓣发育正常的心脏畸形。又称主肺动脉瘘、主肺动脉间隔缺损。发生率占先天性心脏病的0.1%~0.2%。

病因 胚胎发育过程中，动脉干嵴与左、右圆锥嵴不能完全融合，导致动脉主干分隔不完全，从而导致主动脉窗。

分类 莫里（Mori）分型法：①Ⅰ型，紧邻升主动脉和主肺动脉的缺损。②Ⅱ型，升主动脉和右肺动脉的缺损。③Ⅲ型，混合型。

理查森（Richardson）分型法：①Ⅰ型，升主动脉和主肺动脉干之间的缺损。②Ⅱ型，缺损位置较靠近头侧，通常累及升主动脉后侧壁和右肺动脉开口处。③Ⅲ型，右肺动脉直接起自升主动脉，升主动脉和主肺动脉干之间没有缺损。

临床表现 ①症状：主要取决于缺损的大小，以及是否产生继发肺动脉高压和其程度。小型缺损可无明显症状，缺损通常为大型，并存在明显的左向右分流，发生充血性心力衰竭。常见的症状有气急、乏力、体重不增，易患呼吸道感染和生长发育迟缓。②体征：典型的体征是胸骨左缘第3肋间听到响亮的收缩期杂音。测血压示收缩压多在正常范围，而舒张压降低，因而脉压增宽，四肢血管有水冲脉和枪击音。

诊断与鉴别诊断 根据临床症状与体征，结合心脏超声、计算机体层血管成像等辅助检查，可以诊断。胸部平片和心电图表现与动脉导管未闭相比没有特异性，超声检查、造影、超高速 CT 和 MRI 检查，有助于进一步确诊。临床上主要应与动脉导管未闭、主动脉窦瘤破裂、室间隔缺损伴肺高压、室间隔缺损合并主动脉瓣脱垂、冠状动脉肺动脉瘘等疾病相鉴别。

治疗 一旦确诊，应立即进行手术治疗。若患儿晚期，合并发绀、艾森门格综合征或以右向左分流为主者，禁行手术。手术方法有经主动脉切口修补术、经肺动脉切口修补术、心外结扎合切开缝合术、经缺损前壁切开修补术等。

并发症 常合并肺动脉高压及其他心脏畸形，手术死亡主要与合并心脏畸形及重度肺动脉高压有关。

预后 即使直径较小的 APW，也不可能自然愈合。如果直径在 5mm 以下，分流量不大，肺动脉高压的发生会相对晚些。对于分流量较大的患儿，症状出现早，早期即可发生肺动脉高压，病程如同大的室间隔缺损或动脉导管未闭的患儿。

预防 没有特异性预防方法，围手术期应充分镇静，结合扩血管治疗，必要时吸入一氧化氮预防肺动脉高压。

(舒　强　应力阳　张玺城)

zhǔdòngmàibàn shàng xiázhǎi
主动脉瓣上狭窄（supravaular aortic stenosis）

主动脉管腔在刚超过主动脉瓣上方的位置出现的狭窄。此病是左心室流出道梗阻中的一种，常合并肾、脑、肠系膜、肺等器官的动脉狭窄，部分病例合并威廉姆斯综合征（Williams syndrome）。

病因 胎儿发育过程中，遗传因素（如染色体 17q11.23 弹性蛋白基因缺失）与环境因素（如妊娠期高辐射暴露、甲醛暴露等）相互作用，导致该病。

分类 ①局限型主动脉瓣上狭窄：占 75%，表现为窦管交界附近局限性主动脉壁环状增厚，形成嵴状管腔内狭窄。因该处动脉中层及内膜增厚形成环形纤维向管腔内突入，阻挡左冠状动脉开口，远端呈狭窄后扩张，升主动脉根部外观缩窄呈沙漏状。此型中尚有部分呈隔膜型。②弥漫型主动脉瓣上狭窄：自窦管交界起，升主动脉远端呈广泛内壁增厚及管腔狭窄，多累及主动脉弓部，主动脉弓远端多数正常。升主动脉可见内膜苍白而僵硬。镜下观察，内膜增厚，黏液样变性，中层纤维组织增生，弹力纤维减少或消失并排列紊乱，往往中层与内膜无明显分界。

临床表现 ①症状：患儿多有心悸、气短症状，偶有晕厥及心绞痛症状，部分患儿可无症状。②体征：常于胸骨左缘第 2、第 3 肋间闻及喷射性全收缩期杂音，部分可于此处扪及收缩期震颤。合并威廉姆斯综合征的患儿，智力发育延迟，呈"小精灵"面容和婴儿期高钙血症。

诊断与鉴别诊断 根据主诉、临床表现及胸骨左缘全收缩期喷射性杂音，结合辅助检查特别是超声心动图、心脏大血管 CT 造影成像以及升主动脉造影检查，可确定诊断。因病理生理及血流动力学与主动脉瓣及主动脉瓣下狭窄相似，应注意进行鉴别。

治疗 跨狭窄段收缩期压差大于 6.7kPa（50mmHg），心电图示左心室肥厚及劳损，胸部 X 线片示心脏增大，临床有心绞痛、晕厥和心功能不全或合并其他严重心脏畸形，均为手术指征。①局限型主动脉瓣上狭窄：低温、体外循环下，纵行切开主动脉根部跨越狭窄环达无冠窦近主动脉瓣环处，部分切除狭窄组织，然后用液滴状或菱形补片加宽主动脉根部，用 4-0 或 5-0 线连续缝合。补片可选用自体心包人工血管或同种血管、少见病例人工血管片可能致溶血，选择自体心包外衬涤纶片效果较好。临床主张应用更广泛加宽主动脉根部的方法。同样纵行切开升主动脉，跨越狭窄环达无冠窦，然后转向右冠窦，在右冠状动脉开口和左、右瓣交界之间做一倒 Y 形切口，用下端修剪成倒 Y 形的补片加宽主动脉根部，以适合带有右冠状动脉的主动脉区域。补片的两尖端缝于切口顶端近主动脉环处。②弥漫型主动脉瓣上狭窄：常用方法为切除升主动脉狭窄的内膜，应用补片加宽整个升主动脉及狭窄的头臂血管起始部。主动脉弓远端弥漫且严重狭窄的患者，可选择带瓣外管道行心尖与狭窄以远主动脉架桥的方法。

并发症 ①主动脉瓣关闭不全：局限型补片在一个或两个主动脉窦扩大加宽了部分主动脉，可能因此而改变整个主动脉瓣环的形态和力学构造，形成主动脉瓣关闭不全。采取三片法加宽主动脉壁，可能减少此类并发症的发生。②主动脉瓣上再狭窄：局限型或弥漫型的主动脉瓣上狭窄，增厚的纤维内膜缺乏进一步生长发育的潜力。随着年龄的增长，修复的狭窄部位并无扩张的趋势，会造成再次狭窄而影响手术的远期效果。

预后 约 66% 患儿可生存达 30 年。梗阻严重的患儿常出现猝死，这可能与左心室肥厚、冠状动脉进行性硬化和心肌缺血有关。及早手术，可减轻左心室肥厚及心肌缺血。

预防 没有特异性预防方法，孕妇妊娠前及妊娠期健康的状态具有一定意义。术后常规辅助呼吸 6~8 小时，对缺损大、肺动脉压明显增高者，应适当延长辅助呼吸时间；给予扩血管药治疗，以降低肺动脉压，对术前有肺动脉高压者，应给予充分重视。

(舒 强 应力阳 张玺城)

Àisēnméngé zōnghézhēng

艾森门格综合征（Eisenmenger syndrome） 各种左向右分流性先天性心脏病的肺血管阻力升高，使肺动脉压力达到或超过体循环压力，导致血液通过心内或心外异常通路产生双向或反向分流的病理生理综合征。当左向右分流的先天性心脏病合并肺动脉高压，随着肺动脉压力进行性增高，可发生梗阻性肺动脉高压，患儿出现缺损部位的双向分流或右向左分流，导致该病。临床症状有呼吸困难、发绀、逐渐出现杵状指、活动耐量下降、水肿、眩晕、晕厥、咯血、心律失常，并可合并脑血管事件。心浊音界明显增大，心前区胸骨左缘第 3~4 肋间有明显搏动，原有的左向右分流的杂音减弱或消失，肺动脉瓣第二心音亢进，以后可出现舒张期杂音，胸骨下段偏左部位可闻及收缩期反流性杂音。

根据病史及临床上晚发青紫，结合 X 线检查及超声心动图，诊断一般无困难。鉴别诊断主要与先天性青紫型心脏畸形鉴别，一般亦无困难。肺动脉高压可靶向药物治疗，如波生坦等；心肺联合移植或肺移植同时修补心脏缺损。并发症有心力衰竭、心律失

常、脑血管事件、肺炎等。约 66% 患儿可生存达 30 年。梗阻严重的患儿常出现猝死，可能与左心室肥厚、冠状动脉进行性硬化和心肌缺血有关。及早手术，可减轻左心室肥厚及心肌缺血。肺高压患者给予扩肺血管药治疗，同时积极治疗相关心脏病，预防及延缓该综合征的产生。

(舒 强 应力阳)

dòngmài dǎoguǎn jiézāshù

动脉导管结扎术（ligation of ductus arteriosus） 利用丝线完成主动脉与肺动脉间通道闭合的手术。可分为开胸胸动脉导管结扎术、胸腔镜动脉导管结扎术和达芬奇机器人动脉导管结扎术。

适应证：1 岁以内婴儿出现充血性心力衰竭。中小直径动脉导管未闭无心力衰竭的婴儿，可择期手术。1 岁以上儿童，一旦确诊，应手术治疗。

手术方法：气管插管全身麻醉，采用右侧卧位，左后外侧切口或腋下直切口，经第 3 肋间或第 4 肋间进胸。胸切口撑开后，用压肺板将上肺叶压向下外侧。暴露出肺门及左上纵隔面，认清越过主动脉弓部的左膈神经及迷走神经，在其后方自左锁骨下动脉起点向肺门平面切开。经胸主动脉前缘及导管下后缘游离导管后壁的松弛组织，解剖出动脉导管下窗和上窗。将直角钳从下窗经导管内侧向上窗方向分离，当钳端自上窗穿出后，将结扎导管的粗丝线从导管后拉过去，导管的主动脉端和肺动脉端各放置一根结扎线。结扎导管时请麻醉师加深麻醉，或者应用硝普钠等降压药物使收缩压降至 8.0kPa（60mmHg）左右。先结扎主动脉端的丝线，然后再结扎另一根丝线，动脉导管闭合后，局部震颤

应立即完全消失。局部术野充分止血后，将后纵隔胸膜切口疏松地缝合 2~3 针，以利于局部引流。胸部切口按常规闭合，并放置引流管。

并发症：①出血，动脉导管破裂导致大出血。②喉返神经损伤。③假性动脉瘤，属严重并发症，多在术后 2 周左右发生。主要由术中严重创伤（出血、止血）、血肿形成、局部感染、导管或主动脉内膜撕裂及手术方式选择不当等原因造成。④术后高血压，术后最常见的并发症，多数经处理后于 24 小时或 3 天以至 2 周内恢复。⑤导管再通，因结扎线松脱所致，或因导管脆弱、结扎线蚀透管壁而形成。⑥肺不张，较少见，主要见于婴幼儿患者。

(舒 强 应力阳)

dòngmài dǎoguǎn qiánbìshù

动脉导管钳闭术（icarceration of ductus arteriosus） 使用钛夹夹闭动脉导管，达到闭合动脉导管目的的手术。适用于动脉导管未闭，粗大动脉导管直接结扎可能会出现残漏、早产儿动脉导管未闭为减少手术创伤、危重病儿为减少手术时间。禁忌证包括合并重度肺动脉高压、艾森门格综合征者，动脉导管钙化，动脉导管封堵术后再通。

手术操作时，取左后外侧切口或腋下直切口，第三肋间进胸，在胸降主动脉前纵行切开后侧胸膜，分离动脉导管上窗和下窗显露动脉导管，应用钛夹钳闭动脉导管。并发症有出血、喉返神经损伤、术后高血压及肺不张。术后高血压是术后最常见的并发症，多数经处理后于 24 小时或 3 天至 2 周内恢复。肺不张较少见，主要见于婴幼儿患者。

(舒 强 应力阳)

dòngmài dǎoguǎn qiēduàn fénghéshù

动脉导管切断缝合术 （division and suture of patent ductus arteriosus）

将动脉导管切断，然后分别缝合主动脉端和肺动脉端，达到闭合动脉导管的手术。适用于粗大的动脉导管、动脉导管未闭术后再通者；禁用于合并重度肺动脉高压、艾森门格综合征者，动脉导管钙化，动脉瘤形成。

手术前气管内插管单侧肺通气，麻醉诱导应迅速平稳，防止高血压危象。患儿采用右侧90°卧位。全麻下经左后外侧切口进胸，显露动脉导管，应用硝普钠等降压药物，儿童收缩压降至8.0kPa（60mmHg），分别于导管的主动脉侧和肺动脉侧，放置两把无创伤导管钳即波茨（Potts）钳，导管较短者，可在主动脉侧放置波茨-史密斯（Potts-Smith）钳夹在降主动脉上，再在两把钳间切断导管，以无创伤针线连续缝合切口两端。合并重度肺动脉高压的病例，因肺动脉张力较高，血管壁也较脆，所以切断后应立即缝肺动脉侧的导管残端，以免残端滑脱或管壁被扯破而造成修补及止血困难。血管残端用5-0无创针线贴近钳子做贯穿全层的连续往返缝合。肺动脉端缝好后，撤掉波茨钳。若个别针眼渗血，干纱布压迫止血即可。肺动脉侧的止血钳撤掉后，局部有较宽敞的空间，较方便以后的操作。缝合主动脉侧的导管残端时，先将末端的一把止血钳撤掉，露出富余残端，这样更容易缝合。在缝合时轻轻推压已缝好的肺动脉侧血管，使2个大动脉之间有足够大的间距，以便于操作。主动脉侧的缝闭方法与肺动脉相同。缝合切断导管残端时，下针要十分贴近阻断钳，从而保证所有的缝针均在一条线上。导管切断后如发现残端有从钳夹缝间退缩的趋势，应迅速贴近止血钳在残端上先缝1~2个单针，打线结后即可阻止残端进一步滑脱。并发症有出血、喉返神经损伤、术后高血压。

（舒 强 应力阳）

fèidòngmài nèi fénghéshù

肺动脉内缝合术 （intrapulmonary suture）

在全麻低温体外循环条件下阻断心脏血液循环，经肺动脉切口显露并直接缝闭动脉导管切口，达到闭合动脉导管的手术。适用于合并有心内畸形者；导管依赖的先天性心血管畸形，未闭的导管起着患儿借以生存的代偿作用，在未根治其他畸形以前禁用此用术。

患儿仰卧位，按常规做胸部正中切口，建立体外循环，心脏停搏后，在肺动脉前壁上切开，向头侧扩大肺动脉切口到导管开口附近。若出血仍较多，可进一步减低灌注流量，直至能看清导管开口为止，但不必停循环。在使用右心吸引时切忌吸引器头插入动脉导管未闭腔内，或使腔内完全无血，以免发生气栓。于直视下，一般导管开口均可直接缝合，用带小垫片的4-0无创伤针线，在肺动脉管腔内从导管开口的下缘进针，穿过开口上缘及肺动脉前壁，出针到血管的外面，同法缝第二针，将穿到肺动脉外面的两根针线相互打结。一般缝2~3个带小垫片的褥式缝线即可将导管开口的大部分闭合，然后恢复正常灌注量。若导管开口的两角处漏血，可将血管腔外保留的缝针穿入腔内，再从内向外在局部连续补缝1~2针即可完全止血。肺动脉切口用连续缝合法闭合。导管开口为1.5~2cm者，不宜直接缝合，可剪一相应大小的涤纶片，用4-0或5-0无创伤针线连续缝合，将补片固定在开口上。并发症有出血、术后高血压。

（舒 强 应力阳）

xiōngqiāngjìng xià dòngmài dǎoguǎn jiézāshù

胸腔镜下动脉导管结扎术 （thoracoscopic ligation of ductus arteriosus）

从左侧胸壁打孔，在胸腔镜辅助下，用丝线或钛夹将动脉导管结扎，从而阻断动脉导管血流，达到闭合动脉导管的微创手术。与开胸动脉导管结扎术相同，学龄前患儿尤其适用此法。禁忌证包括艾森门格综合征、导管依赖性先天性心血管畸形。

手术操作时，气管内插管单侧肺通气。患儿采用右侧90°卧位。选择左第5或第6肋间腋前线为胸腔镜孔。第3或第4肋间腋中或腋后线为操作孔，孔口长5~8mm。在胸降主动脉前纵行切开后侧胸膜及主动脉外膜，分离显露动脉导管，结扎动脉导管。结扎时防止对导管的牵拉，应利用2个钳子在导管水平部位线结扎或应用钛夹夹闭。均行两道双重结扎，先结扎主动脉侧，再结扎肺动脉侧。膨肺排出左胸气体，缝合切口和皮肤。并发症有出血、喉返神经损伤、假性动脉瘤、术后高血压。

（舒 强 应力阳）

shuāng zhǔdòngmàigōng

双主动脉弓 （double aortic arch）

升主动脉发出2个主动脉弓，分别在气管和食管的两侧经过，再汇入降主动脉形成一个真性环的血管畸形。2个主动脉弓各自发出颈总动脉和锁骨下动脉。在此类患儿中70%的为右侧主动脉弓占优势，而20%为左侧主动脉弓优势，5%为2个主动脉弓大小相等。

病因及发病机制 胚胎发育第4对动脉弓左侧形成主动脉弓，右侧形成无名动脉和右锁骨下动脉干，当双侧第4动脉弓存留则形成双主动脉弓。

病理解剖 升主动脉正常，左侧主动脉弓在气管前方从右向左行走，越过左主支气管，在脊柱左侧与右侧主动脉弓汇合成降主动脉。右侧主动脉弓跨越右侧主支气管在脊柱前方、食管后方，越过中线向左向下行，与左侧主动脉弓汇合成降主动脉。少数病例降主动脉位于右侧，左动脉弓跨越左主支气管后，向后向右经食管后方，在脊柱右侧与右主动脉弓汇合成为降主动脉。不论降主动脉位于左侧或右侧，由于双侧主动脉弓形成的血管环围绕气管、食管，如两侧动脉弓之间空隙狭小，临床上均可产生压迫症状。

临床表现 血管环或血管环连同纤维条索或异位主动脉弓分支对气管、食管产生压迫，则在临床上可呈现程度轻重不等的呼吸道受压和/或吞咽困难的症状。气管、食管受压程度严重者，在出生后即可呈现吸气性喘鸣伴呼气性哮鸣及呼吸急促、呼吸音粗糙、持续性咳嗽、哭声嘶哑。部分患儿常反复发作呼吸道感染，发作时呼吸道梗阻症状加重。食管受压迫的患儿，往往拒食并呈现吞咽困难。

诊断与鉴别诊断 ①超声心动图检查：经胸超声心动图和经食管超声心动图，有助于双主动脉弓的诊断。超声心动图可以准确判断出主动脉弓和分支的整体轮廓，利于诊断。②食管造影检查：可显示在食管的压迹。③CT或MRI检查：可能显示气管腔受压迫的征象。右位主动脉弓则胸部X线平片仅在右侧见到主动脉弓球形隆起，而左侧缺如。④支气管镜检查：可以了解气管狭窄情况及狭窄长度，明确气管受压迫的部位。

治疗 主动脉弓及其分支畸形产生呼吸道和食管受压迫症状明显的病例，均应施行手术治疗。根据病变具体情况，切断或游离造成气管、食管受压迫的血管或包括动脉韧带等纤维条索状组织，充分松解游离气管、食管以消除症状。最常用的手术切口是左后剖胸切口，经第4肋间进胸。注意避免喉返神经和胸导管受损伤。解剖游离动脉导管或动脉韧带，予以切断缝合。

(李志强 丁楠)

yòuwèi zhǔdòngmàigōng

右位主动脉弓 （right aortic arch）

主动脉自左心室发出后向后接于降主动脉，沿脊柱的右侧下降，近横膈时偏向左侧的先天性血管畸形。胚胎发育时期左侧第4弓消失，而形成右位主动脉弓。由于退化发生的部位不同，产生不同的类型。其中最常见的是食管后左锁骨下动脉和主动脉弓镜像分支。左锁骨下动脉起源于降主动脉，走行于食管左后方，而动脉韧带位于降主动脉和左肺动脉之间，形成血管环。该病头、臂部动脉的分支发出次序可为正常时的镜像（即依次为左无名动脉、右颈总动脉、右锁骨下动脉）或呈其他排列。可与肺动脉、动脉韧带共同构成血管环。

右位主动脉弓一般对气管、食管不产生压迫，但有少数病例动脉导管或动脉韧带，从左肺动脉绕过食管后方连接于右侧主动脉弓远段，或左锁骨下动脉起源于近段降主动脉，经食管后方进入左上肢，动脉导管或动脉韧带较短，形成血管环，产生气管、食管压迫症状。右位主动脉弓合并左位动脉韧带的患儿可能在左锁骨下动脉自降主动脉发出的起源位置上有科默雷尔（Kommerell）憩室。这个憩室在胚胎学上是第4弓的残端，憩室可能增大到独自造成食管或气管压迫的程度，也有憩室增大转变成动脉瘤破裂报道。右位主动脉弓伴左位动脉导管或左位动脉韧带时可与动脉导管、动脉韧带、主动脉弓、肺动脉共同构成血管环，压迫食管和气管而引起吞咽困难、呼吸窘迫和肺部感染等症状。

CT、MRI、心脏彩超和/或食管造影可提示该病的存在，主动脉造影则可确诊。临床上要与主动脉缩窄、主动脉弓中断、双主动脉弓、动脉导管未闭鉴别。出现症状的患儿可施行手术治疗如切断动脉韧带等以松解压迫食管和气管的血管环。胸腔镜手术技术及达芬奇机器人技术也成为一种取代经胸廓切口来离断血管环的方法。有学者认为，当科默雷尔憩室的尺寸大于锁骨下动脉直径1.5～2倍时，应将憩室或动脉瘤样扩张的部分切除，并将左锁骨下动脉移植到左颈动脉上，以避免其独自压迫气管和食管。

(李志强 丁楠)

zuǒwèi zhǔdòngmàigōng

左位主动脉弓 （left aortic arch）

升主动脉向上向左形成左弓，然后环绕并走行于气管、食管后方，与右侧降主动脉相延续的血管环畸形。①伴右侧上位降主动脉时，少见，若存在右侧动脉导管未闭或动脉韧带，则形成完全性血管环。胸部X线检查和食管钡剂X线检查可提示该病的存在，主动脉造影则可确诊。临床上要与主动脉缩窄、主动脉弓中断、双主动脉弓、动脉导管未闭鉴别。出现症状的患儿可施行手术治疗如切断动脉韧带等以松解压迫食管和气管的血管环。②当胚胎发育期右锁骨下动脉和右颈总动脉之间的第4弓退化，则形成左位主动脉弓伴迷走的右锁骨下动脉。国外报道左位主动脉弓伴迷走右锁骨下动脉的人群发病率为0.5%～1.0%。比布特（Beabout）等认为迷走的右锁骨下动脉走行于食管右后方，形成食管压痕而没有形成完全的血管环，一般不造成吞咽障碍，需要手术治疗的更少见。

（李志强 丁楠）

wúmíng dòngmài yāpò zōnghézhēng

无名动脉压迫综合征（innominate artery compression syndrome）

无名动脉压迫气管，导致气管狭窄而引起婴幼儿以反复喘鸣或喘息为主要表现的血管环畸形。1948年格罗斯（Gross）和诺伊豪泽尔（Neuhauser）首次认识该病。病因尚不清楚，有学者认为可能是由于无名动脉的起源较正常更靠近主动脉的左后方，以至于它向上走行时向后压迫气管前壁。但亨宁顿（Hennington）等报道当位置异常，增大的胸腺突入相对狭窄的胸廓入口时会压迫无名动脉导致气管受压。对于压迫气管的无名动脉，经典的处理方法是将无名动脉悬吊到胸骨后。在悬吊后，可行支气管镜检查，以明确解除气管压迫。也有作者报道离断无名动脉，重新种植到升主动脉上比之前更靠右前的位置上。

（李志强 丁楠）

fèidòngmài diàodài

肺动脉吊带（pulmonary sling）

左肺动脉起源于右肺动脉，并走行在气管和食管之间，形成不完整的血管环畸形。

病因及发病机制 胚胎发育期支气管树的尾端毛细血管与发育期的肺组织和来源于右第6弓衍生出的支配动脉相连接时所发生的罕见畸形。肺动脉吊带可以是整个左肺动脉起源于右肺动脉，也可以是左上肺动脉起源正常，左下肺动脉起源于右肺动脉。当肺动脉吊带伴有动脉导管或动脉韧带，其一端位于肺动脉主干与右肺动脉连接部，另一端向上经左主支气管和左肺动脉后方与降主动脉相连时则形成完全性血管环。

多数肺动脉吊带是隆突上型，即左肺动脉起源于右肺动脉后先向上越过右主支气管，再从气管食管间经过，在相当于气管分叉水平或略高于气管隆突，进入左侧肺门，常对气管和右主支气管起始部造成压迫。隆突下型较少见，指左肺动脉起源低，绕过气管的隆突下经左主支气管后面到达左肺门，导致左主支气管的梗阻，气管发育不良。肺动脉吊带患儿中有50%～60%合并完全性气管环，为O形软骨，即所谓的"环-吊带"，此时气管的膜性部分缺如，气管软骨形成一个完整的圆圈。

临床表现 主要以呼吸道症状为主，与气管受压和气管狭窄程度密切相关。很少存在食管受压症状。

诊断 可以包括胸部X线平片、食管造影、超声心动图、CT、MRI以及电子支气管镜检查。由于除吊带造成的单纯压迫外，气管畸形的发生率也高，所以重要的是对肺动脉吊带的患儿进行全面评估，电子支气管镜检和CT检查通常作为主要的诊断及评价手段，用以明确气管狭窄的程度、位置、长度。

治疗 所有有症状的肺动脉吊带都有手术指征，无症状的肺动脉吊带患儿一般也推荐手术治疗。术前检查应该确定是否隆突部位有单纯的压迫性狭窄，是否存在气管的局限性解剖性狭窄，最后确定是否存在与气管全环有关的弥漫性严重气管狭窄。

肺动脉吊带最常用的手术是离断、移植左肺动脉。最初手术路径是经左侧第4肋间切口进胸，切开纵隔胸膜，切断动脉导管或动脉韧带，离断左肺动脉，缝合近端，用侧壁钳钳夹部分主肺动脉，修剪左肺动脉断端成斜面，将其吻合至正常左肺动脉在主肺动脉的起始部。一些学者提倡胸骨正中切口和采用体外循环，可以使术者准确离断左肺动脉并有足够的时间进行吻合操作，从而保证左肺动脉通畅。

气管成形术主要采用三种气管成形方法。对于较短的气管狭窄可以采用气管狭窄切除后，行气管端端吻合术。对于较长的气管狭窄，可以采用气管自体移植术，或用自体心包补片修补气管前壁。气管滑动成形术被认为是最好的一种气管成形术，主要是将气管在狭窄的中点处切断，将气管上端的后壁及气管下端的前壁纵行切开，做气管断端的滑行吻合。特别重要的是整个吻合口的所有针脚都要进行外翻缝合，在管腔外部进行缝合能达到最好的效果。

预后 单纯肺动脉吊带患儿或伴轻度气管狭窄者手术疗效好，早期诊断、手术，术前、术中及术后应用支气管镜辅助治疗，多能取得满意疗效。使用气管滑动成形术治疗气管狭窄，已取得了很好的效果。

（李志强　丁椥）

zuǒxīn fāyù bùliáng zōnghézhēng

左心发育不良综合征 （hypoplastic left heart syndrome, HLHS）

包括左心室发育不良或缺如、升主动脉严重发育不良等的先天性心脏畸形。体循环血流的供应依赖右心室通过动脉导管灌注，并且体肺静脉血被迫在右心房进行混合。1952 年，列夫（Lev）首先发现该畸形，特征是左侧心腔、升主动脉和主动脉弓发育不良的先天性心脏畸形。1958 年，努南（Noonan）和纳达斯（Nadas）首先引用了左心发育不良综合征的概念，并描述其病理解剖特征为主动脉瓣和二尖瓣的闭锁。HLHS 在西方国家发病率明显高于东方国家。据国外统计，该病在 1 岁以内先天性心脏病诊断中占 7%～9%；若不及时手术，该病在新生儿先天性心脏病生后 1 周死亡率中占 25%。

病因及发病机制　HLHS 被认为是心脏胚胎发育过程的异常，导致胎儿循环的正常血液不能或部分进入左心系统，使整个左心系统不能正常发育。所以此类患儿中常同时存在二尖瓣和主动脉瓣的发育不全。这也促使一些研究者企图通过胎儿介入的方法来增加左心系统的血流，以促进二尖瓣和主动脉瓣发育。HLHS 的病理学研究发现，约 45% 伴有主动脉瓣闭锁和二尖瓣狭窄，约 41% 伴有主动脉瓣和二尖瓣闭锁，约 13% 伴有严重的主动脉瓣和二尖瓣狭窄。扩大和肥厚的右心室构成心室的主体，并成为心尖的主要部分。患儿三尖瓣环均扩大，5%～7% 有形态学异常。8%～10% 的患儿有明显的三尖瓣反流，并成为影响近期和远期生存的危险因素。95% 的患儿室间隔完整，左心室腔只有极少部分，并伴有心内膜弹性纤维组织增生。升主动脉发育不良，直径 1～8mm，二维超声心动图显示，其平均直径在 3.8mm，55% 的患儿升主动脉直径小于 3mm，升主动脉内血流逆行灌注冠状动脉。肺动脉扩张，右心室泵出的血流通过肺动脉和动脉导管供应主动脉。80% 的患儿还伴有主动脉弓缩窄。

列夫等推测 HLHS 的病因学是由于宫内卵圆孔狭窄阻碍下腔静脉血经卵圆孔到左心房，并形成异常的宫内血流动力学改变。也有学者推测是因为宫内严重的左心室流出道发育不良，并表现出主动脉瓣闭锁。主动脉瓣闭锁进一步导致随后的心脏发育和血流动力学异常。28% 的患儿有遗传基因异常或心外的其他畸形，也可能兼而有之。所有 HLHS 的患儿均应该做遗传基因检查。

病理生理　根据 HLHS 患儿主动脉和二尖瓣的状况可分为四个亚型。Ⅰ 型，主动脉、二尖瓣狭窄；Ⅱ 型，主动脉、二尖瓣闭锁；Ⅲ 型，主动脉闭锁、二尖瓣狭窄；Ⅳ 型，二尖瓣闭锁、主动脉狭窄。据统计，最常见是 Ⅱ 型，其次是 Ⅰ 型、Ⅲ 型，Ⅳ 型较少见。升主动脉直径常小于 2mm，伴有不同程度的主动脉弓发育不全，甚至闭锁。约有 80% 的患儿伴有降主动脉近端的狭窄。患儿均存在粗大动脉导管未闭（PDA），肺总动脉粗短，通常在瓣上仅 3～4mm 即分出右肺动脉，左肺动脉常可发育不良，这可能与胎内左侧肺血流减少有关。左房一般较小，大多存在一个较大的卵圆孔，HLHS 患儿在胎内因肺循环的出路梗阻，其肺血流往往减少，右室血流通过导管直接进入降主动脉或发育不良的主动脉弓，此时的升主动脉仅相当于单支冠状动脉的功能。出生后随着肺血管阻力的降低，右心室至体循环的血流也降低，此时若动脉导管仍开放，患儿的存活主要依赖体、肺循环血管阻力的平衡。病理学家研究发现，HLHS 患儿肺动脉平滑肌对吸入氧的浓度和动脉 pH 特别敏感，所以当应用呼吸机氧浓度过高或直接吸入氧气，都可造成严重的代谢性酸中毒。这是因为肺循环的平衡遭到破坏。该病也可伴有其他心内畸形，常见是室缺、肺动脉双叶瓣、完全性肺静脉异位引流等。虽然 HLHS 患儿伴冠状动脉异常较多见，但对右室组织的影响不大，该病还可伴有染色体异常及其他中枢神经异常。

临床表现　HLHS 患儿大多为出生后 1～2 天因呼吸窘迫而被发现，患儿常伴有轻度发绀。随着胎儿心脏超声的普及，许多患儿在出生前已被明确诊断。少数患儿由于存在一个粗大的 PDA，出生后体肺循环阻力达到一个自然平衡，体、肺循环血流也基本平衡，可以暂时不被发现。但此类患儿一旦吸入氧气，使得肺血管阻力降低，这种平衡即遭破坏，便会出现严重的代谢性酸中毒，继发全身脏器的衰竭。

诊断与鉴别诊断　许多 HLHS 患儿出生前已经诊断。但大多数患儿生后 24～48 小时因为呼吸困难和发绀而检查确诊。如果动脉导管开始关闭，体循环灌注减少，患儿出现苍白、昏睡和脉搏减弱。心脏检查显示右心室为主导的脉搏，单一的第二心音，胸骨左缘柔和的收缩期杂音。心电图显示右心房增大和右心室肥厚。胸部 X 线片显示心影增大和肺血流增加。2% 的患儿因为限制性房间隔缺损而有肺静脉回流梗阻的表现。导管如果关闭，患儿出现严重酸中毒和肾衰竭。心脏超声检查不仅可明确诊断，还可以了解二尖瓣、主动脉瓣环的大小、左室容量及伴有的其他心内畸形。二维和彩色多普勒超声心动图可以确定心脏的形态和评价主动脉弓发育不良的程度。多普勒显示升主动脉逆行血流，很少需要心导管检查。除非患儿左心室处于临界大小，需要精确评估以确定手术方案。球囊房间隔切开术对部分限制性房间隔缺损的患儿降低肺血管阻力有一定帮助。

HLHS 患者需避免做心导管检查，因心导管本身可损伤动脉导管，导致 PDA 收缩。此外，造影剂对新生儿肾功能的影响以及造影检查使患儿失血、热量丧失和儿茶酚胺增加等一系列不良反应。

治疗 HLHS 患者一旦明确诊断，在手术前须做到下列几条：①绝对避免吸入纯氧。②确保前列腺素 E 的输入。③及时纠正代谢性酸中毒。④视血压情况酌情使用正力性药物。⑤若需转送其他医院，尽量做气管插管，呼吸机的氧浓度为 21%。保持轻度的呼吸性酸中毒（PCO_2 6.0 ~ 7.3kPa），以增加肺血管阻力。⑥维持适当体温、血糖水平和营养等。总之，术前的一切都是围绕保持体、肺循环的动态平衡。HLHS 患儿手术时间大多在生后 2~3 天；少数患儿因肺血流过多或限制性的卵圆孔开放等导致充血性心力衰竭或严重的低氧血症，必须在生后 24 小时内急诊手术。

手术种类与适应证 HLHS 患儿手术治疗方法有三种不同观点：①单纯支持疗法，患儿通常较快死亡。②分期重建。③心脏移植。各医疗中心必须评价每一种治疗方法的结果，并告知家属。由于姑息手术和心脏移植技术的改进，其治疗效果甚至好于其他一些复杂的先天性心脏病，因此支持疗法受到质疑。2000 年以来，诺伍德手术被广泛应用，并在原有基础上不断改进。

现大多将其分为三期。Ⅰ期，房间隔切开，肺总动脉切断，其近端与发育不良的升主动脉和主动脉弓形成新的主动脉，体肺循环建立新的分流。Ⅱ期，半房坦或做双向腔肺分流术。Ⅲ期，改良房坦手术。手术后并发症明显减少，存活率有了很大提高。美国哥伦布儿童医院报道了一种由心脏内、外科医师复合治疗的新方法。即在第一期由心内科医师在动脉导管和房间隔处分别放置支架，再由外科医师在左-右肺动脉处做环缩。这样就保证了体、肺循环的平衡。Ⅰ期术后 3~4 个月再做Ⅱ期手术，用同种血管补片做新的主动脉成形和半房坦手术，并在上、下腔与心脏连接处放置不透光的标记环，为下次介入手术做准备。Ⅲ期手术大多在 2 岁左右由心内科医师用介入方法，即通过颈内静脉放置导管，用钢丝针在上腔和右房补片处打孔，并与股静脉进入的导管建立"轨道"，再放置有包裹可膨胀的高分子材料的特殊支架。当支架到达适当位置后释放，再用球囊扩张，一般内径可达到 16~18mm，形成内管道的房坦手术。

术后监护 如果说 HLHS 患儿手术前保持动脉导管的开放，维持适当的肺循环和体循环血流比率是至关重要的话，手术后继续保持这种平衡显得更为重要。手术后 24~48 小时须继续保持患儿麻醉状态，一般用芬太尼和肌松药，用微泵持续滴注。术后早期可用小剂量正力性药物辅助心功能恢复，如多巴胺 3 ~ 5μg/（kg·min）。肾上腺素等使外周血管收缩的正力性药物须避免使用，会导致体循环阻力增高，造成肺循环血流过多，持续性代谢性酸中毒。所以当血流稳定、末梢灌注欠佳的情况下，可适当应用硝普钠以降低后负荷。应用呼吸机吸入氧的浓度一般保持在 21%，视血气分析结果调节，但很少超过 30%。

手术前、后和麻醉中给患儿吸入二氧化碳（CO_2）是治疗 HLHS 患儿的新观点。费城儿童医院乔布斯（Jobes）等报道吸入 CO_2 可增加肺循环阻力，预防肺血过多、低心排血量和代谢性酸中毒具有一定的作用。他们对 HLHS 患儿手术前、麻醉中（体外循环建立前）、手术后在吸入气中常规混合 CO_2，浓度为 1% ~ 4%，视血气分析结果调节，手术后使患者的动脉血氧饱和度保持在 75% ~ 80%、$PaCO_2$ 5.3kPa、PaO_2 4.7kPa 较为理想。手术后发生代谢性酸中毒，可应用 5% 碳酸钠予以纠正，若持续性酸中毒常提示体、肺循环平衡失调，应适当提高吸入气 CO_2 浓度，增加肺循环阻力，以保持体循环充足的血流。假如仍难以控制，则须再进手术室，开胸后用银夹等缩小体肺分流管道。HLHS 患儿术后 24~48 小时血流动力学稳定后即可拔除气管插管，大多数患儿拔管后早期应用头罩氧帐，仍需吸入少量 CO_2。

手术结果 随着手术技术不断改进，特别是将房坦手术分为二期进行和佐野手术的应用，使手术后并发症减少，存活率不断提高。密歇根大学医学院埃乃托尼（Iannettoni）等报道 1990~1993 年 73 例 HLHS 患儿做诺伍德 I 期手术，62 例存活，手术存活率 85%。而 1986~1989 年 50 例中存活 21 例，存活率为 42%。美国波士顿儿童医院 1984~1991 年共手术 78 例 HLHS，早期死亡率为 42%。费城儿童医院诺伍德（Nolwood）等报道 354 例 HLHS 患儿，I 期手术死亡率从 1985~1990 年的 30% 下降至 1991 年的 19%。自 1989 年开始对 II 期手术常规采用先半房坦手术，再做全房坦手术，使 II 期手术死亡率也从 22% 下降至 11%（半房坦手术 6%，全房坦手术 5%），分期房坦手术虽不能完全消除胸腔、心包积液等并发症，但可明显改善患儿存活率。

佐野手术（Sano operation）是由日本佐野在 1998 年首先提出的一种改良诺伍德手术方法，其与诺伍德手术不同之处，在于用 1 根 5mm 内径的膨体聚四氟乙烯管道连接肺动脉和右心室，替代了原来的体、肺分流术，其优点是右心室、肺动脉的连接，术后肺循环的血流控制较前明显改善。佐野报道一组 19 例 HLHS 患儿，年龄 6~57 天（平均 9 天），体重 1.6~3.9kg（平均 3kg），做改良诺伍德手术。应用 4mm（5 例）或 5mm（14 例）膨体聚四氯乙烯管道做右心室肺动脉连接，17 例存活患儿包括 2 例体重小于 2kg，13 例患儿 I 期术后平均 6 个月做 II 期改良格林手术，取得满意效果。

（李志强　朱耀斌）

Nuòwǔdé shǒushù

诺伍德手术（Norwood procedure）

由美国医师诺伍德（Norwood）提出并用于治疗左心发育不良综合征（HLHS）的手术。在 20 世纪 70 年代末和 80 年代初有不少学者报道了有关 HLHS 外科治疗的方法，但都是短期存活，直到 1983 年诺伍德等报道 1 例 HLHS 患儿姑息手术后 8 个月成功地进行了生理性根治术即房坦（Fontan）手术，使 HLHS 患儿的分期手术受到重视，并被称为诺伍德手术。此手术自提出以来被广泛应用，并在原有基础上不断改进，现大多将其分为三期。

I 期手术　房间隔切开，肺总动脉切断，其近端与发育不良的升主动脉和主动脉弓形成新的主动脉，体肺循环建立新的分流。该手术的基本原则：①在右心室和主动脉之间建立一个没有梗阻的永久性通道。②限制肺内血流，使肺动脉压力和阻力保持基本正常。③建立一个大的心房内通道，保证肺静脉回流畅通。为此，20 世纪 80 年代初诺伍德设计了此手术方法，先将肺总动脉在分叉处切断，远端关闭，纵行切开升主动脉和弓部，肺动脉近端与升主动脉做端侧吻合；动脉导管结扎，在新的升主动脉分叉处用直径 4mm 膨体聚四氟乙烯管道建立体肺循环分流，切除部分房间隔。

该手术存在几个明显不足：①HLHS 患儿都有主动脉发育不全和不同程度的主动脉缩窄，单用肺动脉做吻合术后常有残余梗阻。②HLHS 患儿升主动脉往往很细（有的 2mm），直接吻合张力较大，可导致出血和肺动脉瓣的关闭不全。③肺动脉远端直接缝合容易造成肺动脉分叉处的狭窄。④升主动脉上做血管分流，分流量较难控制，并给第二次进胸带来困难等。为此，以后在原有手术基础上做了改进，主要包括用同种大血管材料（肺动脉或主动脉）作为补片，形成新的升主动脉和主动脉弓，肺动脉远端切口也取同种血管补片材料关闭，在无名动脉和主动脉分叉处用膨体聚四氟乙烯管道做体肺循环分流（改良布莱洛克手术），根据患儿体重大多选用直径 3.5~4mm 人造血管。手术缝线一般采用 6-0 聚丙烯。在做肺动脉近端与发育不全的升主动脉之间缝线连接时应特别注意，大多采用 7-0 聚丙烯缝线间断缝合 5~8 针，确保冠状血管给血。此外，同种血管补片大小必须适宜，过长会造成肺动脉关闭不全，直接影响心室功能。

II 期手术　诺伍德分期手术是在 I 期手术后 12~13 个月再做根治手术，因在这个年龄，大多数患儿肺血管阻力低于 2.5Wood 单位，心室舒张末压力小于 0.9~1.1kPa（7~8mmHg），适宜做房坦手术，即生理根治术。但随着临床经验的不断积累，为减少术后并发症，诺伍德等又主张在二次手术之间再增加一次中间手术，即阻断体肺分流，将上腔静脉与肺循环建立联系（双向腔肺分流术或半房坦手术）。该手术大多选择在 I 期手术后 6~12 个月，视患儿 I 期手术后恢复情况而定。手术同样采用深低温停循环方法。建立体外循环后即将体肺循环分流管道阻断并切断，靠主动脉一端直接缝闭。靠近肺总动脉一端膨体聚四氟乙烯管道完全切除，并向二侧肺动脉扩大，与上腔静脉直接做端侧吻合或做半房坦手术。其优点是可同时扩大狭窄的肺动脉，III 期手术操作较为方便。半房坦手术具体方法：切断分流管道后将肺动脉切开右侧至上腔静脉旁，左侧视肺动脉狭窄情况（此在 HLHS 患儿较多见），延伸至扩张段，将右房顶部切开至上腔静脉与右肺动脉交叉处，取 6-0 聚丙烯缝线将上腔静脉左侧壁与右肺动脉的部分切口做侧侧吻合，长 1~1.5cm。再将同种血管补片作为肺动脉和上腔静脉前壁，在缝合静脉时先将补片直接缝合于右房与上腔静脉交界处，然后再从补片中间与右房切口缝合，使得上腔静脉与右房隔开。这些部位一般都采用 5-0 或 4-0 聚丙烯线缝合。

Ⅲ期手术 即改良房坦手术，该手术多半选择在Ⅱ期手术后 6~12 个月，采用标准体外循环方法。若Ⅱ期手术采用双向腔肺分流术，则先做右房顶部与肺动脉吻合交通，吻合口 2cm 为宜，再做右房内板障。若Ⅱ期采用半房坦手术，即右房切开后，将顶部的同种血管补片切开扩大，使右房直接与肺动脉交通，然后再取内径为 10mm 的膨体聚四氟乙烯管道，其长短根据上、下腔静脉升口之间的距离而定，剪开管道用 4-0 聚丙烯线沿原房间隔的边缘连续缝合，管道的凹面向右侧，在缝合下缘时应特别注意避开冠状窦及传导组织，补片的上缘则可与右心房同时缝合。对房坦手术大多采用补片上开窗术，有的主张在补片上开多个小洞（直径 2.7mm×3），也有的主张单个洞直径 4mm，这种方法对预防手术后低心排血量、缓解右心压力过高、保护右室功能、减少术后并发症和死亡率起到重要作用。有学者报道多个小洞有自然关闭的趋势，而单个直径 4mm 洞则大多需通过心导管关闭。美国波士顿儿童医院报道一组 70 例开窗术术后患儿，其中 55 例在术后 10 天至几个月内通过心导管关闭补片上的洞。这些患儿都是补片上单个直径 4mm 孔，关闭前平均氧饱和度在 84%~86%。心导管在关闭洞前必须先做阻断试验，即用球囊

阻断开孔约 10 分钟，测定右房压力和动脉氧饱和度，并与阻断前相比较。如果阻断后右房压变化很小，右房氧饱和度不变或增高，同时动脉氧饱和度增高，说明患儿已能耐受阻断，即用伞形装置关闭补片上的洞。反之，阻断后右房压力升高，右房氧饱和度下降，动脉氧饱和度下降，则说明心排血量明显降低，阻断试验失败，不能关闭房隔上的通道。这类患儿再通过心血管造影检查，常可发现有多个侧支交通和心功能不全等。有些患儿肺动脉狭窄通过球囊扩张、主动脉侧支血管用心导管线圈栓塞、药物改善心功能等综合处理后可通过导管再次关闭通道。

(李志强 朱耀斌)

Gélín shǒushù

格林手术 （Glenn operation）

将上腔静脉与同侧肺动脉相吻合的手术。又称上腔静脉-肺动脉连接术。格林手术为治疗发绀型先天性心脏病，尤其是单心室创造了独特而重要的空间。它与体肺分流手术在生理上显著不同，腔肺分流手术能增加肺血流量，从而增加体动脉的氧饱和度，同时不增加心室容量负荷。双向格林手术改进了单向的格林分流术，使得上腔静脉血流能流向双侧肺动脉，保留了中央肺动脉的连续性和完整性，最终取代了经典的格林手术，成为功能单心室较好的姑息手术。手术适应证：肺动脉-降主动脉直径比值大于 1.8，肺动脉指数大于 250mm²，肺血管阻力每平方米小于 4Wood 单位。

手术方法：全麻，气管插管呼吸机辅助呼吸，仰卧位，胸部正中切口，常温非体外循环下，1.3mg/kg 肝素抗凝，建立上腔静脉与右心房转流，上腔静脉近心

端横断，近心端缝闭，远心端与右肺动脉端侧吻合，结扎奇静脉。术后头高位 45°，以利于静脉回流。术后严密观察血压、上腔静脉压、心率、血氧饱和度变化。使用硝酸甘油减轻肺血管阻力，常规使用阿司匹林抗凝治疗。

(李志强 朱耀斌)

Fángtǎn shǒushù

房坦手术 （Fontan operation）

将体循环回流的静脉血不经右心室而经右心房或上、下腔静脉与肺动脉吻合直接进入肺循环的手术。专门为单心室循环而设计的手术方法。1968 年，弗朗西斯·房坦（Francis Fontan）最先应用治疗三尖瓣闭锁并获成功，因此该手术以他的名字命名。房坦在最早几例患者的右心房与肺动脉间加一个猪主动脉瓣，后研究发现加入人工瓣无意义，而且增加血流阻力。随将人工瓣膜取消，称为改良房坦手术。由于右心房与肺动脉直接吻合，右心房压力长期增高，产生一系列晚期并发症。1988 年，德勒瓦尔（DeLeval）等应用心内隧道的全腔静脉与肺动脉连接，以及 1990 年马尔切莱蒂（Marcelletti）使用心外管道的全腔静脉与肺动脉连接手术，统称为房坦手术。

适应证 主要用于治疗功能性单心室，如三尖瓣闭锁、二尖瓣闭锁、心室双入口（单心室）、左或右心室严重发育不良及房室瓣骑跨等疾病。如何选择房坦手术，舒萨（Choussat）和房坦早期提出十条标准：①年龄>4岁。②窦性心律。③腔静脉回流正常。④右心房容量正常。⑤主肺动脉压力≤2.0kPa（15mmHg）。⑥肺动脉阻力<4U/m²。⑦肺动脉与主动脉比值>0.75。⑧左心功能正常，射血分数（ejection fraction，

EF）≥0.6。⑨左侧房室瓣功能正常。⑩既往分流手术无不良影响。

经多年探索和总结，房坦手术的标准已修改了许多。总的要求是肺血管发育好，左心室功能好，肺血管阻力好。具体标准参考如下：①年龄最好在 2~4 岁。②肺动脉-降主动脉直径比值≥1.8，肺动脉指数为 $250mm^2/m^2$。③肺动脉平均压 < 2.0kPa（15mmHg），肺血管阻力<$4U/m^2$。肺血多的患者肺动脉平均压应< 2.7kPa（25mmHg），但肺血管阻力应 <$2U/m^2$。④左心室功能正常，即左心室 EF>0.6，左心室舒张末期压力<1.3kPa（10mmHg），左心室容量与重量比值 0.83~1.01。⑤房坦指数应<4。

禁忌证 ①心肺动脉发育不良。②肺血管阻力>$4U/m^2$。③肺动脉高压和阻塞性肺血管病变。④全身状态不良，重要脏器功能不全。

手术方法 右心房-肺动脉直接吻合的方法现已弃用。广泛应用的方法是全腔静脉-肺动脉连接术，共有四种方法，即心内侧隧道、心外侧隧道、心房内管道、心外管道。这些方法中以心外管道和心内隧道应用较多。前者应用于较大的儿童，后者在 2~4 岁的儿童应用。

心外管道全腔静脉-肺动脉连接术 可以在体外循环心脏停搏下完成，也可以在并行体外循环心脏不停搏或非体外循环下完成。此处介绍体外循环心脏停搏下全腔静脉-肺动脉吻合术和非体外循环下全腔静脉-肺动脉吻合术两种方法。

心体外循环心脏停搏下全腔静脉-肺动脉吻合术 患儿仰卧位，全麻。经前正中纵劈胸骨切口。切开心包后，探查心脏畸形，了解肺动脉发育。若术前未做心导管者，则直接测肺动脉和左心室舒张末压力。分离上腔静脉至无名静脉分叉处。分离肺动脉根部，切断动脉导管或导管韧带。分离左、右肺动脉至心包反折处。全身肝素化后，插升主动脉插管。靠近无名静脉处插上腔静脉管，靠近心包反折处插入下腔静脉管，主动脉根部插心肌停搏液灌注管，体外循环转流，温度降至 24~25℃，阻断上下腔静脉和主动脉。在上腔静脉与右心房连接处上 0.8~1.0cm 处切断上腔静脉。近端连续缝合闭锁。结扎肺动脉干，在右肺动脉上缘做 3.0~4.0cm 的切口。应用 5-0 或 6-0 聚丙烯线做上腔静脉远端和右肺动脉上缘切口的吻合。后壁采用连续缝合，前壁间断缝合，便于随年龄增长吻合口增大。在下腔静脉上 2.0~2.5cm 切断右心房底部，探查或扩大房间隔缺损，缝合右心房切口。截取一段直径 1.8~2.2cm 的膨体聚四氟乙烯人工血管，远端用 4-0 聚丙烯线与下腔静脉吻合。在右肺动脉下缘做 3.0~4.0cm 纵切口，人工血管上端与肺动脉吻合，缝合最后 1 针后开放腔静脉，排出静脉内气体，排出心脏内气体，开放主动脉，心脏复跳。辅助循环，血压稳定后停机，止血，关胸，手术结束。

非体外循环下全腔静脉-肺动脉吻合术 开胸、心外探查以及肺动脉分离同体外循环下全腔静脉-肺动脉吻合术方法相同。全身肝素化后，在上腔静脉与右心房各插一管道建立分流，阻断并切断上腔静脉，缝闭近心端。用侧壁钳钳夹右肺动脉上缘，做一纵切口，将上腔静脉远心端与右肺动脉上缘吻合。然后钳夹右肺动脉下缘同样做一纵切口，截取一段 1.8~2.2cm 的膨体聚四氟乙烯人工血管与肺动脉吻合。松开肺动脉阻断钳，将阻断钳移至人工血管上，拔除上腔静脉插管。在下腔静脉心包反折处插下腔静脉管并与右心房建立分流。用阻断钳钳夹右心房下端并切断，缝闭近端，远端与人工血管吻合。最后 1 针开放下腔静脉排气，手术完成。手术结束，测上、下腔静脉压，腔静脉压过高或术前有危险因素时，需做心外管道与右心房开窗术。用侧壁钳钳夹管道侧壁和右心房壁，用 0.4~0.6cm 的打孔器在人工血管打一孔，右心房侧壁做一切口，然后将二者吻合。开窗术也可用直径 0.4~0.6cm 的膨体聚四氟乙烯人工血管在外管道和右心房之间吻合一段血管桥。

心房内侧隧道全腔静脉-肺动脉连接术 适用于 2~4 岁的儿童。需在体外循环下进行。先分离肺动脉和腔静脉，常规建立体外循环，上腔静脉与右肺动脉吻合方法与心外管道方法相同。上腔静脉近心端开放。切开右心房，扩大房间隔缺损。应用直径 >1.6cm 的膨体聚四氟乙烯人工血管，纵行剖开并剪除一部分，两端剪成弧形。用 4-0 或 5-0 聚丙烯线将半圆形管道与右心房侧壁缝合，从而形成一隧道。在侧隧道的人工血管上用打孔器开窗。缝合右心房切口。把肺动脉干切口向右侧扩大或在右肺动脉下缘做一纵切口，做上腔静脉近心端与右肺动脉下缘吻合，最后 1 针排气，开放循环，心脏复跳，手术结束。

手术疗效 房坦手术开展以来，病死率从早期的 20% 下降到现在的 5% 左右。结果的改善与全腔静脉-肺动脉连接有关。手术后并发症：①主要并发症为低心排血量综合征，机械辅助循环和血管活性药物治疗帮助心脏功能恢复。若不能阻止低心排血量综合征，应早期拆除房坦管道，下腔静脉与右心房重新吻合。②心律失常，手术结束时常规放置心房和心室临时起搏导线以便起搏。③胸膜、心包和腹腔渗液也是常规并发症，渗液通常是浆液性，偶尔是乳糜样，与手术后静脉压升高有关。大量引流液需补充白蛋白或血浆，必要时应给予全肠外营养。术后 5 年生存率 93%，10 年生存率 91%。④晚期并发症主要有心律失常、血栓形成、蛋白丢失性肠病、心室功能衰竭等。而上述并发症均影响患者长期效果。

房坦手术仍是治疗功能性单心室最有效的方法。该手术的目的是将并联的体、肺循环血流分开，形成串联循环，达到消除心室容量负荷、改善缺氧的目的。房坦手术的缺点在于本身为一单心室循环生理，完全依靠单一心室产生能量驱动体、肺循环运行，肺循环无血泵。术前条件好者，长期效果满意；术前条件差者，术后静脉压长期 > 2.0kPa（15mmHg），左室舒张末期压 > 1.3kPa（10mmHg），或有房室瓣反流者，长期效果差。因此，严格选择手术适应证，设计合理的血流分布，对有危险因素者施行分期手术或开窗以及术后应用一氧化氮吸入，以提高近、远期效果。对其循环生理深入研究，预防和治疗晚期相关并发症。

（李志强　朱耀斌）

bàn Fángtǎn shǒushù

半房坦手术（hemi-Fontan operation）

为了减少右心室承担高容显负荷的时间，对左心发育不良综合征患儿年龄在 3~10 个月（通常在 6 个月）阶段施行第二期姑息手术。术前先进行心导管检查评价肺血管阻力、肺动脉解剖、三尖瓣反流和右心室功能情况。半房坦手术的优点是在后期的房坦手术中可以减少体外循环时间和解剖结构的游离，只要将心房内缝在上腔静脉开口的补片拆掉，用心房内侧隧道将下腔静脉隔到上腔静脉开口。另外，还可以常规扩大肺动脉分支，以优化房坦手术后的解剖条件。

手术方法　患儿仰卧位，桡动脉或股动脉穿刺监测血压和动脉血气，中心静脉可以不必置管，气管插管后开始体表降温，降温方法包括降温毯、头置冰帽和降低室温。手术路径采用胸骨正中切口，肝素化后主动脉和体静脉插管建立体外循环，中断所有体肺交通的血管，体外循环流量调整在 150ml/（kg·min），灌注液温度逐渐降低到 16℃。在降温阶段，进行解剖分离，尤其是升主动脉后方的肺动脉分支会合处，当食管和鼓膜温度降低到 18℃，阻断升主动脉并暂停体外循环。回流血液通过静脉插管引流到储血瓶，拔出静脉插管，冷晶体心肌停搏液 30ml/kg 通过主动脉根部灌注，并通过右心房吸除。右心房最顶部切开，切口向右上腔静脉延伸。通过切口探查房间隔缺损，如果有必要可以扩大，左右肺动脉分支的共汇处切开到一侧肺叶上支，右上腔静脉切开的下缘与右肺动脉侧侧吻合，取冷冻保存的肺动脉同种带瓣管道补片扩大肺动脉共汇处的前壁，并形成顶隔开上腔静脉和右心房。如果存在左上腔静脉，切开其中部，阻断近心端，同样与另一侧肺动脉侧侧吻合。如果有肺动脉干闭锁，肺动脉干横断并在瓣上缝合，一般不主张直接结扎，因为有盲端会形成血栓。上腔静脉与右心房连接处的切口必须扩大，其直径要与下腔静脉与右心房连接口直径一致。上腔静脉到右心房的通路暂时阻断，直到在二期房坦手术中再次开放。然后恢复体外循环，开放主动脉。一般这些操作需要体外循环约 30 分钟，复温阶段，恢复机械通气，减小肺血流的阻力。小剂量正性药物维持下脱离体外循环。拔除插管后，形态右心房置导管用作输液和监测心脏充盈压。然后常规关胸。

术后注意事项　手术后在心脏充盈压的指导下精确地进行液体出入管理，早期拔除气管插管，一般在术后 5~8 小时拔除气管插管，术后 1 天使用利尿药物，住院时间一般在 1 周以内，由于暂时静脉压力提高出现面部水肿和激惹（常主诉是头痛）在小婴儿比较常见，可持续数天。胸腔积液和乳糜胸比较少见。出院时不吸氧的动脉氧饱和度一般在 80%~84%。

（李志强　朱耀斌）

yuánwèi xīnzàng yízhí

原位心脏移植（orthotopic cardiac transplantation）

切除患儿自身有病变的心脏，将供心缝接在原位的手术。

适应证　大多数的终末期心力衰竭（新指南 D 期）伴或不伴有室性心律失常，经系统完善的内科治疗或常规手术均无法使其治愈，预测寿命 <1 年的患者都有接受心脏移植的手术指征。其他脏器（肝、肾、肺等）无不可逆性损伤。患者及其家属能理解与积极配合移植手术治疗。适合心脏移植的常见病症：①晚期原发

性心肌病，包括扩张型、肥厚型与限制型心肌病，以及慢性克山病等；在中国心肌病无特效办法，是最适合行心脏移植的，且这些患者肺动脉压不易太高，如出现室性心律失常，则指征更强。②无法用搭桥手术治疗的严重冠心病。冠心病在国外占比重较大，但中国此种患者年龄均较大，故所占移植比例较少。③无法用矫治手术根治的复杂先天性心脏病，如左心室发育不良等。④无法用换瓣手术治疗的终末期多瓣膜病者。⑤其他难以手术治疗的心脏外伤、心脏肿瘤等。⑥心脏移植后，移植心脏广泛性冠状动脉硬化、心肌纤维化者。

禁忌证 包括绝对禁忌证和相对禁忌证。

绝对禁忌证 ①全身有活动性感染病灶。②近期患心脏外恶性肿瘤。③肺、肝、肾有不可逆性功能衰竭。④严重全身性疾病（如全身结缔组织病等），生存时间有限。⑤供受者之间 ABO 血型不一致。ABO 血型相配是避免急性排斥反应的首要条件，符合输血原则即可，HLA 配型则不必严格要求。⑥肺动脉高压作为终末期心力衰竭的严重并发症，被视为心脏移植的高危因素，增加围手术期的死亡率，是当前心脏移植的一大难题。学者普遍认为经完善的非手术治疗后，测肺动脉平均压＞8.0kPa（60mmHg）、肺血管阻力＞8Wood 单位是原位心脏移植的绝对禁忌证。若肺血管阻力过高，术后供心无法适应高肺血管阻力而导致右心衰竭甚至死亡。⑦血清 HIV 阳性者。⑧不服从治疗或滥用毒品、酒精中毒者。⑨精神障碍及心理不健康者。⑩近期有严重肺梗死史。

相对禁忌证 ①年龄＞65 岁者。年龄不是心脏移植的禁忌，大多数患者年龄在 30~65 岁，但 60 岁以上受体数量明显增多。高龄受体移植后可获得与非高龄受体近似的远期疗效。②陈旧性肺梗死。③合并糖尿病。④脑血管及外周血管病变。⑤慢性肝炎。⑥消化性溃疡、憩室炎。⑦活动性心肌炎、巨细胞性心肌炎。⑧恶病质（如体质差、贫血、低蛋白血症、消瘦等）。

病心切除 患儿按常规做术前准备和消毒铺巾。取前胸正中切口，锯开胸骨，在建立体外循环前，先要充分游离上腔静脉和主、肺动脉。常用的心脏移植技术有经典的斯坦福（Stanford）法和双腔静脉吻合法。前者较容易掌握，但经过长期随访，已认为双腔静脉吻合法远期效果更优。因其对窦房结功能和对三尖瓣反流的影响较小。建立体外循环要求上腔静脉插管采用弯头插管，聚丙烯线缝荷包，尽量高些，升主动脉插管尽量高。在体外循环全身降温至 28~30℃，开始切除病心，右房切除在右心耳的基底部边缘开始，当切口逐渐接近房室沟时，切口通过房间隔上面进入左房顶部，深部的切口轻轻延至右房附加物的周围（将和心脏一起移走），然后回到房室沟，将切口往下，以上面同样的方式进入左房，接近冠状窦。连接房间隔的上下切口。主动脉与肺动脉尽可能接近横切，在左房顶部切断肺动脉与主动脉，朝左右肺动脉的开口进行修剪，使之在分叉处形成一较宽的开口。最后将心脏移出患儿的胸腔，准备移入供者的心脏。

供心修剪 修心的全过程均在冰盐水中进行，缝闭或结扎套紧上腔静脉断端；从下腔向上向右朝右心耳剪开右心房，使右心房成一袖口；对角线剪开四个肺静脉开口，形成左房袖口。

供心植入方法 常见的供心的植入方法有三种，即标准法（经典法）、双腔静脉法与全心脏原位移植术式。三种术式各有其优缺点，其中标准法和双腔静脉法应用最广。

标准法（经典法） 供心的植入从左房袖口与受者残余左房部分开始，右边的缝线把供者左房壁与患者的房间隔相连，开始右房连接，肺动脉的连接用标准的端端连接方式以 4-0 聚丙烯缝线进行缝合。接口打上标志以便进行后来右室的排气，最后进行主动脉端端吻合。在牢固的缝合心脏之前，每个心腔内加入等渗的冰盐水，同时在缝好每根缝线之前，往心包里加入等渗冰盐水，以便获得移植过程中的低温。在阻断钳移开之前，注意左心系统的排气。在主动脉先前放置好的荷包缝合处，放置一个排气针，利用强大的负压，同时向肺通气将气体从左室及右室排尽，然后打紧缝线。肺动脉缝合注意避免血管扭曲。放置普通的引流管以及起搏导线，常规关闭胸腔切口。解剖的多变性，比如永存左上腔孔或大动脉转位等需要特殊的移植技术。此法操作方便，吻合口少（左房、右房、主动脉、肺动脉 4 个），速度快，术程短，吻合口漏血少。但有资料研究表明，按标准术式植入的心脏在解剖学和生理学上存在一些缺点，最终结果为术后左房、右房的几何结构改变，心房过大，易导致心律失常、房内血液滞留、血栓形成、房室瓣反流及双窦房结现象。

双腔静脉法 操作上要比全

心脏原位移植法简单。因为减少了一个吻合口，减少了左房吻合口漏血的机会，术后右房、左房的几何结构无明显改变，具有全心脏原位移植的优点，避免了心房内血流紊乱及房室瓣反流。该法可以更好地保护窦房结的功能，保持完整的右心房形态及血流动力学特点，从而减少术后房颤和二、三尖瓣反流的发生率。另外，它可给供者保留足够的肺静脉和部分左房壁，从而可使供者同时提供心、肺两个器官，分别用于心、肺移植的患者，使供者的器官得到更充分的利用，挽救更多的患者。但是吻合口较多（左房、上腔静脉、下腔静脉、主动脉、肺动脉 5 个），速度稍慢，术程长，吻合口漏血多见。其手术操作方法除了左房吻合按标准法进行外，其余操作方法基本与全心脏原位移植方法相同。

全心脏原位移植法 简称全心法。由法国德雷富斯（Dreyfus）于 1991 年首次报道，认为经典式移植时，大部分左右心房被保留，所以认为它仅是一种心室的替换。此法将左、右心房全部切除，故称为全心移植法，能更好地恢复心脏生理功能的优点，首例移植后经过非常顺利，随访 20 个月时活动能力良好。相继又完成了 7 例，术后均未发生技术性并发症。此手术术野暴露差，操作不方便，技术难度大，吻合口多（左肺静脉、右肺静脉、上腔静脉、下腔静脉、主动脉、肺动脉 6 个），速度慢，术程较长，吻合口漏血多见。但是术后左房、右房的几何结构无明显改变，心脏的血流动力学影响小，心律失常、房内血液滞留、血栓形成及房室瓣反流等现象少见。

（李志强 朱耀斌）

dāncè fèidòngmài qǐyuán yú zhǔdòngmài

单侧肺动脉起源于主动脉

（anomalous origin of one pulmonary artery from aorta） 罕见的先天性心脏病。简称单侧肺动脉起源异常。既可以是右肺动脉，也可以是左肺动脉。但是以右肺动脉多见，文献报道约占该病患者的 85% 以上。其主要是描述性定义，由西尔维娅·格里菲思（Sylvia P Griffiths）等人提出：①起自主肺动脉的一侧肺动脉缺如。②单支粗大的血管起自主动脉，并且分支后深入肺组织，作为患侧肺循环唯一的血供（支气管肺动脉一般不在考虑范围之内）。③患侧肺组织的形态、结构均和正常的肺组织相近，发育基本正常。

该病发病率低，截至 2003 年有外文文献报道的该病例不足 200 例。北京安贞医院在总结了该院近 10 年，共 9000 个先天性心脏病资料后，推论该病患病率为 0.17% 左右。虽然自 1868 年弗伦策尔（Fraentzel）首次在尸检时发现，并报道该病。

病因及发病机制 由于该病患者较少，总结的经验有限，所以具体病因并不清楚。有人从胚胎发育角度出发，一定程度上可以揭示该病的发生过程。有假说提出该病可能是由于在胚胎发育过程中第 6 对主动脉弓发育异常造成。正常情况下两侧的肺动脉血管对称地发自这对主动脉弓，右侧肺血管与右弓的连接处逐渐退化，而与起自右心室的主肺动脉相互连接，并最终发育为右肺动脉，左肺动脉发育过程中保留了和左弓之间的管道连接，这就是动脉导管。由于某种原因，干扰了胚胎期血管演化过程，应该

消失的右侧动脉导管保留下来，反而与主肺动脉之间的连接退化。这种假说最早由瓦根福尔特（Wagenvoort）发表于 1960 年的循环杂志。后来依照右肺动脉起源的位置高低，对病因有一些新的解释。主要是针对诊断近端型的病例。有研究者认为正常胚胎发育的右肺动脉向左侧迁移与左侧肺动脉近端融合。当某种原因造成右侧肺动脉向左迁移延迟，晚于主动脉-肺动脉间隔分隔完成。这时右肺动脉只能与主动脉壁融合，所以近端型常合并主肺动脉窗。关于远端型的解释基本仍然沿用了关于几对动脉弓的解释。

病理解剖 一般将与主动脉连接的肺动脉称为患侧肺，与肺动脉连接的称为健侧肺。由于两侧肺都承受了过度的容量和压力负荷，所以两肺早期即有逐渐加重的肺动脉高压，管壁肌层逐渐增厚的肺小血管病变。分型主要是依据起源的位置高低分为近端型和远端型，近端型指肺动脉发自主动脉窦及窦上 2cm 以内，远端型是指肺动脉发自无名动脉起始附近。单肺动脉起源异常可以产生一系列的病理生理变化，主要病理表现为肺组织充血、肺动脉高压和充血性心力衰竭。血流动力学简单描述为，自左心室泵出的动脉血大部分进入主动脉弓和降主动脉供应脑、肝、肾等器官，另一部分经过右肺动脉进入右肺，这部分已经氧合充分的血液其实是无效的肺内交换。来自体静脉回流的静脉血，经过三尖瓣进入右心室后全部被泵入主肺动脉和左肺动脉，由于该病常合并动脉导管未闭，所以左肺动脉会再接受一部分体循环的血液，最终两肺均产生明显的肺动脉高压。由于左心接受了部分自右肺

动脉回流的血液，所以左室前负荷增加，早期促进了心肌肥厚，晚期产生失代偿心力衰竭。右心室由于长期面对压力逐渐升高的左肺动脉，故后负荷增加，也可以产生心肌肥厚等继发改变。

临床表现 单肺动脉起源异常的患儿在出生时常未见明显异常。一般在出生后几周内，有逐渐加重的呼吸急促、活动耐力下降，如喂养时需要间歇数次，也有的患儿伴随迁延不愈的呼吸道感染，尤其是肺炎。若合并有房间隔缺损、室间隔缺损等心内畸形，随着肺动脉高压的进展，可能会出现艾森门格综合征，表现为中央型发绀。起病初期因为分流量大，故在胸骨左缘第3肋间可以闻及连续性杂音，3/6级以上。随着肺动脉高压的进展，分流量可以逐渐变小，杂音变得越来越轻。因为左室前负荷增加，左心扩大，所以二尖瓣相对关闭不全，在心尖区可以闻及舒张期杂音。

诊断 综合分析临床表现、体征和辅助检查结果尤其是超声心动图和增强CT即可诊断该病。需要鉴别的疾病主要是主肺动脉窗、共同动脉干和肺动脉闭锁等。①心电图检查：心电图的改变取决于左、右心室肥厚的进展速度。随着年龄的增长，最终表现为双室肥厚。主要是胸导联上R波向量增加，电轴可以左偏，也可以右偏，甚至相互抵消作用后，电轴维持在正常位置。②胸部X线检查：双肺纹理增粗、增多，有时甚至有肺充血水肿的改变，合并肺炎时可以看见片影。由于心脏扩大，心胸比常明显增大，大于0.65，左心室增大为主的可以看见心尖向左移位，甚至占据绝大部分的左胸腔。③经胸超声心动图检查：虽然彩超对大血管的检查，存在一定的局限性，但彩超仍是先天性心脏病的最基本的检查方法，只要超声科医师对该病有一定的认识，一般在大动脉截面会清楚地发现右肺动脉和主动脉延续的血流，一般在主动脉瓣上约3cm以内。同时彩超可以明确有无合并其他心内畸形，如房间隔缺损、室间隔缺损等。如果图像欠佳，可以考虑经食管超声检查。④增强CT检查：通过注射造影剂和数字减影技术，可清楚地显示大动脉水平的血管畸形，可以更加直观地了解畸形血管的位置、走行和各种数据，对于手术方式的选择是十分重要的。⑤心导管和造影检查：作为有创检查和存在潜在的造影剂危害，随着B超和增强CT技术的发展，心导管造影检查的诊断价值已经下降。但是对于肺动脉高压进展较快的患儿，尤其是怀疑合并有艾森门格综合征时，有必要行心导管检查和吸氧试验，了解肺血管阻力情况，这对于手术预后有重要意义，艾森门格综合征是外科手术的绝对禁忌证。

治疗 主要分为内科治疗与外科治疗。

内科治疗 右肺动脉起源异常的患儿合并有较严重的肺动脉高压，术前内科治疗，主要包括口服呋塞米、螺内酯利尿治疗减轻心脏前负荷，服用西地那非、波生坦，甚至是静脉滴注瑞莫杜林等降低肺动脉压力；如果患儿合并有较严重的心力衰竭，术前也应该常规加用地高辛强心，使患儿术前状态尽可能平稳。

外科治疗 外科手术是唯一有可能治愈该病的医疗手段，主要为恢复右肺动脉和主肺动脉之间的血流联系，阻断右肺动脉和主动脉之间的血流通道，如果合并有简单的心内畸形可以考虑Ⅰ期矫治。国内外主要的手术矫治方法分为三种，分别叙述如下。

肺动脉离断后端侧吻合术 此方法是将右肺动脉仔细分离，并用侧壁钳夹闭右肺动脉，从其和主动脉连接的部分离断右肺动脉。自主动脉的后方，将右肺动脉断端牵引至主肺动脉旁，在侧壁的合适位置吻合。一般用6-0滑线吻合，为了降低吻合口狭窄的发生，可以考虑吻合主肺动脉侧壁"十"字切开。对于主动脉的侧壁，如果张力较小，可以直接6-0滑线双重缝合；如果张力较大，需要用戊二醛处理的心包片缝合。

人工合成管道移植术 主要适用于右肺动脉起自主动脉右侧壁，游离右肺动脉后作端侧吻合时张力过高，或者是距离过远。一般选择合适管径大小的膨体聚四氟乙烯管道分别与右肺动脉、主肺动脉做端端吻合和端侧吻合。需要指出的是这类患者术后早期预后尚可，由于膨体聚四氟乙烯管道自身硬度支撑作用，早期吻合口狭窄的发生率低，但是随着年龄的增长，有更换管道的需要。

动脉环管道法 适用于右肺动脉起自主动脉右后侧壁，在游离右肺动脉的过程中存在困难的时候。依据动脉环的材料来源可以分为两种方法。①单一主动脉片法：具体方法就是将与右肺动脉连接的一段主动脉完全自升主动脉上离断，原上下口分别用6-0滑线缝合，左侧和肺动脉侧壁相近，沿冠状位切开，吻合于主肺动脉的侧壁，这样主动脉的管壁构成了一部分右肺动脉的管道，延长了右肺动脉，减轻了吻合口的张力，原主动脉在充分游离后，两端行端端吻合术。②主动脉肺动脉双片法：主要适用于右肺动脉起自主动脉的右前侧壁，这时还是离断和右肺动脉连接的一段主动脉，将主动脉环的后壁剪开。在主肺动脉的适当位置沿左缘切开前壁，向右侧翻开和主动脉环的后壁缝合，主动脉环的前壁缝合在主肺动脉左缘，形成管道连接。最后主动脉自肺动脉的后方行端端吻合术。以上两种方法其实是对人工管道法的进一步发展，这样形成的动脉环管道，具有潜在的生长能力，可以随着年龄的增长而生长，但是要考虑到主动脉吻合口的张力，血管切口较多，术后出血的风险较肺动脉离断后端侧吻合术与人工合成管道移植术多。

预后　术后早期并发症主要是吻合口出血，为了预防大出血，一方面要求吻合口两侧组织游离充分，达到无张力吻合效果；另一方面术后要使用降压药物配合，避免血压骤然升高。中远期并发症主要是吻合口狭窄，这和吻合口的生长能力有关，所以术后患者应当定期在门诊随访，如果狭窄严重，需要再次手术解决。大部分患儿都收到了满意的治疗效果。

（李志强　朱耀斌）

yǒngcún dòngmàigàn

永存动脉干（persistent truncus arteriosus，PTA）

仅有单一动脉干从心脏起源，骑跨在室间隔上供应体、肺、冠状动脉循环的先天性心血管畸形。又称共同动脉干。发病率占先天性心脏病的 0.21%～0.34%。PTA 没有单独的肺动脉瓣或心室-肺动脉连接，可以与法洛四联症合并肺动脉闭锁相鉴别。其形成主要是在胚胎期第 3 周末至第 4 周时，由于某种原因导致的圆锥动脉干分隔的完全停滞，以至于原始动脉干未能分隔成升主动脉和肺动脉。由于原始动脉干间隔与心室圆锥间隔相连并参与室间隔的形成，多数 PTA 均伴有大型的室间隔缺损（ventricular septum defect，VSD）。此外，在 PTA 中若同时合并第 4～6 原始主动脉弓发育变异可能会导致主动脉弓发育不良或离断。部分 PTA 患儿同时患有迪格奥尔格综合征（DiGeorge syndrome），表现为胸腺和甲状旁腺发育不良甚至完全萎缩，从而导致 T 细胞免疫缺陷和低钙血症等。

病理解剖　PTA 解剖特点是存在唯一的动脉干同时接纳 2 个心室的排血，并发出冠状动脉、升主动脉和真性肺动脉。绝大多数病例都合并大型 VSD，并且共用唯一的动脉干瓣。动脉干瓣膜可能有 2～4 个或更多的瓣叶，偶尔也可有发育不良。心室圆锥隔事实上完全缺失，多数病例中动脉干瓣跨越在两个心室之上。不合并 VSD 的情况非常罕见，这种病例的主动脉半月瓣和肺动脉半月瓣的形式上看起来是分隔开的，实际仍是融合的。亦有非常罕见的病例共干瓣膜可能完全跨越在右心室上；此类患儿若不合并 VSD 的话，那么其左室和二尖瓣可能会极度发育不良。10%～15% 的 PTA 患儿可能合并主动脉弓中断，以 A 型和 B 型最为常见。此外，冠状动脉起源和走行异常也并非罕见。

分型　PTA 的解剖分型仍存在一定的争议，较为常用的有两种分型方法。

科利特-爱德华兹（Collett-Edwards）分型　将 PTA 分为四型。Ⅰ 型，主-肺动脉间隔部分形成，存在肺动脉主干。Ⅱ 型，左右肺动脉分支分别起自邻近的共同动脉干背面。Ⅲ 型，左右肺动脉分支在共同动脉干上的开口相隔很远，分别在共同动脉干的右侧面和左后侧面。Ⅳ 型，真正的肺动脉分支缺失而肺血流由主肺侧支供应。

范普拉格（Van Praagh）分型　1 型，以主-肺动脉间隔部分存在为特点，肺动脉主干存在。2 型，主-肺动脉间隔缺失，肺动脉主干不存在，左右肺动脉分支分别起源于共同动脉干，并且两者接近。3 型，由共同动脉干只发出单侧肺动脉，而另一侧肺动脉从动脉导管或主动脉起源。4 型，中主动脉弓发育不良或离断，存在一个大的未闭合的动脉导管。此外，范普拉格分型还详述了存在 VSD（A 型）和不存在 VSD（B 型）。因此，每例 PTA 患者的诊断命名都包括一个字母和一个数字。例如，合并主动脉弓离断的 PTA 如果合并 VSD，则范普拉格分型是 A4 型。

尽管则这两种分型都被临床心血管医师和心脏外科医师广泛应用，但这两种分型各有局限性。对于科利特-爱德华兹 Ⅳ 型，既往曾被称作假性共干。由于其预后与 PTA 显著不同，多数人认为应将其归类于 PTA/VSD 的亚型之一。而基于手术矫治技术和预后的异同，范普拉格分型进一步引入了大主动脉型和大肺动脉型的概念，即改良范普拉格分型（表 1）。

病理生理和临床表现　PTA 的患儿在新生儿期后随着肺血管阻力下降，大量左向右分流增加。约 50% 的患儿有共干瓣反流，在已有容量负荷基础上承受压力负荷。肺血管阻塞性病变可在生后 6 个月发生，如果手术治疗较晚，

表 1　永存动脉干 (PTA) 分型

改良范普拉格分型	范普拉格分型	科利特-爱德华兹分型
PTA 合并融合或接近融合的肺动脉（大主动脉型）	A1 型、A2 型	Ⅰ型、Ⅱ型、Ⅲ型
PTA 合并一侧肺动脉缺失（大动脉型合并一侧肺动脉缺失）	A3 型	
PTA 合并主动脉弓中断或缩窄（大肺动脉型）	A4 型	

预后不佳。多数患儿在出生后 1~2 个月症状明显加重，在 6 个月即很有可能迅速进展至不可逆的肺血管病变。由于左、右心室射出的血液同时进入动脉干，因此患儿出生后即表现出不同程度的发绀（即肺血增多型发绀）。部分共干瓣出现逐渐加重的关闭不全，将进一步加重左、右心室负担。

PTA 的临床表现在生后最初的几周内已明显表现为心脏杂音，呼吸急促和吸入性凹陷。一些患儿有发绀，但主要为充血性心力衰竭的表现，包括呼吸急促、肝大、喂养时出汗、生长迟缓、水冲脉、左胸骨旁全收缩期杂音，如果有共干瓣反流，可以听到舒张期杂音，第二心音单一。

诊断与鉴别诊断　胸部 X 线片和心电图通常为左右心室扩大、肺动脉高压等非特异性表现，心脏超声检查通常能够确诊。胸片显示心脏增大、肺血管影增多、肺动脉段缺如。约 1/3 的患儿右位主动脉弓。肺血不对称预示一侧肺动脉闭锁。双侧肺血减少说明已存在长期肺血管阻塞性病变。心电图表现为窦性心律和双室肥厚。肺血流量大时，左心室更占优势；肺血管梗阻性病变时，右心室更占优势。心脏杂音逐渐增强和发绀逐渐加重都提示心力衰竭和肺动脉高压的不断加重。对于 6 个月以上的婴幼儿需要认真评估肺动脉高压和肺小动脉阻力的程度，必要时应行心导管检查。

杂音越响预示左向右分流越明显，越易出现充血性心力衰竭。进行性发绀预示肺血管阻塞性病变在加重。

治疗　如果不治疗，6 个月的病死率为 65%，1 年的病死率为 75%。一些患儿会因肺血管阻力增加而平衡体、肺血流，可以活到 10 岁左右或更大。因此 PTA 在生后 2~6 周内手术预后较佳。大部分婴儿患者尽管给以强心、利尿治疗，仍表现为充血性心力衰竭。早期行肺动脉环缩效果不佳，病死率高。麦贡（McGoon）等根据拉斯泰利（Rastelli）的实验，即带瓣管道连接右心室和肺动脉，完成了第一例纠治手术。早期矫治手术成功均为大龄患儿，因此主张手术年龄推迟，但在等待手术的时期，许多患儿失代偿和死亡。埃伯特（Ebert）等的报道表明在生后 6 个月内手术纠治能取得很好的短期和长期效果。其他报道在对新生儿和婴儿患者同时进行共干瓣整形或更换的情况下，也取得了相同的结果。因此应在患儿出现失代偿性充血性心力衰竭、肺血管阻塞性病变、心源性恶病质前即给以早期手术干预。

PTA 的手术技术进步与体外循环、心肌保护和心外管道的进展分不开。早期强调灌注技术简化和处理术后出血。埃伯特等采用主动脉单心房插管，不置心室引流管，不使用心肌停搏液，12mm 涤纶编织带猪动脉瓣管道，

取得了良好的效果，但由于管道壁较僵硬，因出血而再手术率较高。冷冻保存同种带瓣管道的广泛应用，含血心肌保护液的提出和新插管的发明使得手术的客观条件大为改善。手术方法的改进如经纵隔重建中断的主动脉弓，共干瓣整形提高了围手术期的生存率和长期结果。

主动脉高位插管有足够的空间阻断主动脉，离断肺动脉，主动脉重建。上下腔静脉插管和左心室引流最大限度地减少静脉气栓、暴露心室内手术视野和增加冷血心肌保护液的效果。收紧肺动脉后开始体外循环，在有主动脉弓中断时，因为降主动脉通过动脉导管和肺动脉干与动脉插管相通，为保证经动脉导管血流，需要分别收紧肺动脉。如果主动脉弓完整，可以完全收紧肺动脉干。重建中断的主动脉弓要在深低温停循环下进行。有严重共干瓣反流，心肌保护液不能顺行灌注，采用冠状动脉直接或逆行冠状窦灌注。在这种情况下，我们倾向采用逆行冷血灌注心肌保护液。分离肺动脉时须特别注意探查冠状动脉的解剖和共干瓣。如发现共干瓣存在反流，此时行瓣膜整形或置换。主动脉切口直接缝合或用聚四氟乙烯补片修补。带瓣管道远端首先与肺动脉吻合。根据管道和肺动脉的相对大小，在肺动脉上作相应切口。用涤纶编织带瓣管道时，注意管道与共干瓣的位置关系，最大限度减少冠状动脉和心脏受压。同种带瓣管道的技术类似。管道近端与右心室吻合结束后开始复温。体外循环结束后开始排气和引流管拆除。

右心室-肺动脉重建技术已有很大改进。12mm 涤纶编织带猪动

脉瓣管道曾取得了优良结果，但由管道较僵硬，并且新生内膜增生、钙化、猪动脉瓣变形速度快，外科医师以冷冻保存同种带瓣管道取代之。首先具有很大柔韧性，远端与肺动脉吻合出血可能性很小，可以裁减用于小于1月龄新生儿。再则近端与右心室的吻合口可以同种异体或其他修复材料扩大，将心室的切口减至最小。主动脉和肺动脉的同种异体材料扩大有更多的优点。由于会引起新生内膜快速过度生长，已放弃其使用，而改用心包同时异体材料或聚四氟乙烯。多在右心室和肺动脉之间植入肺动脉的同种异体管道。肺动脉同种带瓣管道由于较主动脉不易钙化，应用较广泛。用聚四氟乙烯或同种异体材料进行扩大时，先将右心室和同种异体肺动脉完成近端吻合，这样可防止近端管腔狭窄。聚四氟乙烯等硬质材料在再次开胸更换管道时可防止心腔破口的发生。

预后 不同心脏中心所报道的PTA手术死亡率差异很大（3%~27%）。术后肺动脉高压危象、动脉干瓣膜反流以及合并主动脉弓中断仍是术后早期死亡的主要高危因素。虽然近年PTA手术死亡率明显下降，术后中、远期的生存率取决于共干瓣有无反流以及肺动脉管道的置换率。在新生儿和婴幼儿期植入的各种人工管道耐久性的统计结果令人失望，管道的再次置换率取决于初次手术管道的直径和材质以及患儿的生长发育。同种带瓣管道再次实施管道置换的时间中位数是3.1年，牛心包管道植入4年后免于再次手术的比例是54%，自体心包带瓣管道10年免于再次手术的比例是76%。

（李志强　朱耀斌）

肺动脉高压危象（pulmonary hypertensive crisis） 在肺动脉高压的基础上发生的广泛的肺小动脉痉挛性收缩，致使肺循环阻力骤然升高，右心血排出受阻，由此产生的突发性肺动脉压力增高和低心排血量的临床危象状态。

病理生理 肺血管内皮系统，可以看作一个分泌器官，对肺循环的调节起重要作用。内皮细胞产生的一氧化氮、前列环素是主要的血管舒张因子，而来自内皮细胞的内皮素-1、来自血小板的血栓素 A_2 及多种来源的5-羟色胺是主要的缩血管因子，两类血管活性因子的平衡，维持正常的肺血管舒缩状态。血管内皮功能减退在肺动脉高压的病理生理过程中起重要作用。肺血流量增加、来自血流的异常应力、低氧、炎症因子、内毒素等多种原因均会引起肺动脉内皮功能异常，致使一氧化氮、前列环素减少而内皮素-1、血栓素 A_2 及5-羟色胺增加，促进血管收缩和内皮细胞及平滑肌细胞增殖，管腔狭窄，最终导致肺动脉高压的形成。体外循环，可以引起血管内皮细胞的损伤，加重肺动脉高压者肺血管内皮细胞功能异常。扫描电镜观察显示肺动脉高压者肺小动脉血管内皮比血管正常内皮粗糙，可能易于与处于血管边缘的血液成分发生异常反应，如血小板和白细胞，这可能导致后两者释放缩肺血管物质及平滑肌细胞有丝分裂原。后两者暴露于体外循环及低温后更易于脱颗粒释放强力血管收缩因子，尤其血栓素和白介素。由于血管舒张因子的不足，内皮功能异常的肺血管对循环中缩血管因子的刺激也呈现出异常的高反应性，在低氧、酸中毒等诱因下，

极易出现异常的收缩反应，引起肺血管阻力的急剧升高，发生肺动脉高压危象。

临床表现 肺动脉压力在肺动脉高压危象发生时急剧上升，达到体循环血压水平甚至超过体循环血压。血氧饱和度及心排血量严重降低，体循环血压下降，最终可致患儿死亡。

治疗 过度通气、纯氧、碱化体液、静脉给予芬太尼或吗啡以镇静，静脉给予肌松药物。肺动脉高压危象是致命的，至关重要的是预防其发生。在心脏术后24~48小时，持续的肌松和镇静是一种重要的预防措施，可降低肺动脉高压危象的发生率。其他药物有静脉滴注米力农、硝普钠、硝酸甘油及吸入一氧化氮。一氧化氮是一种选择性肺血管扩张剂，对体循环无作用。传统治疗无效的顽固性肺动脉高压病例，吸入一氧化氮可显著降低肺动脉压力。术后吸入一氧化氮，同时需监测高铁血红蛋白毒性水平（通过动脉血气分析进行评估）。

预防 肺动脉高压危象一旦发生，病死率很高，因此预防工作很重要。多数肺动脉高压危象发生于体外循环心内直视手术后，相当一部分发生于呼吸机撤离过程中。因此，重视合并中、重度肺动脉高压的先天性心脏病患儿心内直视手术围手术期的处理，是预防肺动脉高压危象的关键。①术前对肺动脉高压病变应予准确评估，对合并重度肺动脉高压者在明确手术适应证的同时应选择适当的手术时机，并给予适当的吸氧、强心、利尿及扩张血管药物治疗。②术中应通过放置漂浮导管等措施建立持续的肺循环血流动力学监测，注意保持麻醉深度，力求麻醉过程平稳，避免

使用刺激呼吸道的药物，使用膜式氧合器及微栓过滤器，必要时加用超滤以减少体外循环所诱发的炎症反应物质产生及残留，减轻液体负荷及组织水肿。术中应加强心肌保护，以利术后心功能的维护。即使如此，部分患儿于体外循环撤机时可能出现肺动脉高压危象，需要吸入一氧化氮辅助撤机。③术后应持续监测肺循环血流动力学改变，充分镇静、给氧，延长呼吸机使用时间，呼吸机使用中，应注意使用过度通气，监测动脉血气分析结果，及时纠正酸中毒，气道管理应予重视，尽量避免吸痰等诱发肺动脉高压危象的出现。心功能的支持也很重要，应适当使用正性肌力药物。一氧化氮、前列腺素类药物、内皮素受体阻断剂及磷酸二酯酶抑制剂等扩张肺血管药物的使用，也有利于预防肺动脉高压危象的出现。

（李志强　朱耀斌）

fáng-shìjiàngé quēsǔn

房室间隔缺损（atrioventricular septal defect，AVSD）

包括房室瓣水平上下间隔发育不全或缺如，导致共同房室连接，从原发孔房间隔缺损到合并巨大室缺所构成的一组复合畸形。又称心内膜垫缺损、房室管畸形和共同房室通道。其他病理特征包括房室瓣畸形、单纯原发孔房间隔缺损、主动脉上升前移、左心室流入道缩短、流出道延长等。AVSD占所有先天性心脏畸形的4%，21-三体综合征儿童心脏畸形的50%以上。约70%的完全型AVSD患儿合并21-三体综合征。法洛四联症是AVSD患儿中最常见的心内合并畸形。随着对房室瓣解剖和病理生理的深入了解，外科手术技术也不断提高，其手术疗效和远期生存率已有明显提高，大多数的医学中心推荐3~5月龄时进行AVSD手术根治。

病因及发病机制　胚胎发育过程中，室间隔从心尖部向上生长，房间隔自心房顶部向下，将原始心脏分为左右两部分。两间隔在房室交界区汇合，扩大形成心内膜垫。心内膜垫进一步增殖将共同房室通道分隔成左右房室口，同时参与二、三尖瓣膜的形成。在此过程中发生缺陷可导致共同房室通道分隔不完全和房室瓣膜的发育异常。

心内膜垫向心尖的生长形成了房间隔的心室部分，它形成了位于三尖瓣下的肌肉组织，这部分组织的缺失可形成流入道的室间隔缺损。如果同时合并原发的房间隔缺损和单一的房室瓣开口或共同房室瓣开口（而不是独立的二尖瓣和三尖瓣），此类畸形称作完全型AVSD。

随着心内膜垫向心脏左右两端的不断生长，形成了三尖瓣隔瓣和二尖瓣的前瓣叶。如果心内膜垫在此过程中出现缺失，可以导致二尖瓣前瓣裂或二尖瓣与三尖瓣瓣叶融合而形成共同房室瓣。

分型　根据房室瓣周围的心脏间隔组织发育情况，以及房室瓣本身的畸形程度，AVSD可被大体为部分型、过渡型和完全型三类。

部分型AVSD　包括低位原发性房间隔缺损，可伴房室瓣畸形，分为：①单纯原发孔房间隔缺损，多呈新月形。紧靠房室瓣上方，房室瓣关闭良好。②原发孔房间隔缺损伴有二尖瓣前叶裂或三尖瓣隔叶裂。③共同心房，整个房间隔缺失，可伴有二、三尖瓣裂或发育不良。

过渡型AVSD　一般是指介于部分型与完全型心内膜垫中间状态的病变，包括有确切的左、右房室瓣口，一个紧邻房室瓣的房间隔缺损以及一个房室瓣下方的室间隔缺损。此处多为限制性室间隔缺损。室间隔缺损的位置通常位于流入道室间隔，可能仅限于二尖瓣前瓣的瓣裂下和三尖瓣隔瓣下。

完全型AVSD　左右房室腔只有一组共同房室瓣，同时存在相邻的原发性房间隔缺损和室间隔缺损。正常心脏为两组房室瓣，三尖瓣瓣环附着缘略低于二尖瓣环。在完全型AVSD中，一组共同房室瓣桥跨于心脏左右两侧，形成上（前）桥瓣和下（后）桥瓣，两侧房室瓣环等高，房室瓣通常为5叶或6叶。拉斯泰利（Rastelli）根据共瓣的形态及其桥跨程度和腱索附着点将其分为三型。该分型和后共同瓣或下桥瓣的解剖无关。①A型：最常见。上桥瓣通过腱索广泛附着在室隔嵴上，前共同上（前）桥瓣在室间隔处被分割成左右两部分，左上瓣完全位于左心室上方，右上瓣完全位于右心室上方。进行重建手术时，这种形态学特征有利于将前共同房室瓣分割成左右两部分。②B型：非常罕见。前共瓣的裂隙偏向右室侧，连接左前共同前桥瓣的部分腱索、乳头肌附着在右侧室间隔上。③C型：前（上）桥瓣明显地桥跨在室间隔上。前（上）桥瓣无裂隙分割、无腱索附着在室隔嵴上，漂浮在室间隔上方。间隔勺状凹陷，室间隔的流入部到心尖的距离缩短和左心室隔面减少。动脉瓣未嵌入房室瓣环中，形成左心室流出道延长呈鹅颈畸形，使心尖至流出道部室间隔的长度增加。此类患儿房间隔缺失，造成房室结和心脏传导束向下移位。

病理生理 AVSD 的病理生理改变主要取决于房室间交通、房室瓣关闭不全的程度，以及所合并的心内畸形。AVSD 患儿早期都有左向右分流造成的肺血流增多。部分型 AVSD 的初期改变与房间隔缺损类似。过渡型 AVSD 中，左心室压力大于右心室压力，室间隔缺损两侧有压差。在完全型 AVSD 病例中，由于大型左向右分流造成右心室和肺动脉压力跟体动脉压力等同，缺损的两侧没有压差，因此肺动脉高压显著，肺血管病变进展迅速；当房室瓣关闭不全时，心室容量超负荷，造成心腔扩大，同时由于左向右分流增多，肺血流增加，可导致左心室回流血量增多，心腔不断增大，房室瓣反流加重，从而形成恶性循环。存在中重度房室瓣关闭不全患儿占 15%~20%，此类婴幼儿易出现充血性心力衰竭。80%未治疗者通常在生后 2 年内死亡，3 岁以上患儿几乎均合并肺动脉高压。完全型房间隔缺损和其他圆锥动脉干畸形存在明确的伴发关系，尤其是法洛四联症、右心室双出口和大动脉转位。房室管缺损最常合并的圆锥动脉干畸形是法洛四联症，约占 6%。这部分患儿会出现不同程度的发绀，其病理生理学取决于右心室流出道的梗阻程度。因肺血流受限，所以在这些患儿中，充血性心力衰竭不常见。

临床表现 主要取决于肺血流量、肺动脉压力及房室瓣反流程度。部分型 AVSD 合并有少量或无二尖瓣反流时，可无症状。中度以上二尖瓣反流时可出现活动后心悸、气短、头痛、胸痛等。大多数完全型 AVSD 患儿在出生后早期即可出现充血性心力衰竭症状，包括发绀、反复呼吸道感染、呼吸急促、喂养困难、多汗、体重增长过缓甚至生长停滞。由于 21-三体综合征的病例中完全型 AVSD 发生率很高，故此类患儿应完善心脏方面检查，以排除该畸形。

临床体征方面，患儿多数消瘦，胸骨左缘第 2~3 肋间可闻及 3/6 级以上收缩期杂音，主要是左向右分流引起相对性肺动脉瓣狭窄产生。肺动脉瓣听诊区第 2 心音亢进，固定分裂。胸骨左缘和心尖部可闻及室间隔缺损和二尖瓣反流性杂音。

诊断 部分型和过渡型 AVSD 患儿的早期症状较轻或无明显症状。完全型患儿可有反复的上呼吸道感染、发绀、呼吸急促、喂养时多汗、体重不增等症状，明确的心脏杂音和心电图表现，结合超声心动图的检查即可确诊。①心电图：一侧或双侧心房及双心室肥厚，PR 间期延长，一度房室传导阻滞和特征性的电轴偏向左上象限。②胸部 X 线片：心影显著扩大，肺血管纹理增多，肺动脉段突出，双心房及双心室扩大，晚期重度肺动脉高压时，右肺血管呈残根样改变伴肺血减少。③超声心动图：是诊断 AVSD 的标准方法。二维超声可以显示房间隔及室间隔缺损大小、房室瓣畸形的形态以及有无合并其他心内畸形。彩色多普勒超声可显示瓣膜反流程度，心内分流的方向、大小、程度和反流量的大小，估测肺动脉的压力情况。④右心导管检查：已不是术前常规检查。仅用于晚期诊断的患儿测定肺血管阻力，评估是否具有手术适应证。

鉴别诊断 该病尚需与室间隔缺损合并二尖瓣反流进行鉴别。

完全型 AVSD 患儿的症状出现早且严重，更早出现严重的肺动脉高压，胸部 X 线片及心电图都提示明显的双心室增大。超声心动图检查可以明确诊断。

治疗 以手术治疗为主。在部分型和过渡型 AVSD 中，早期病变较轻，无症状或症状轻微的患儿可在 1~4 岁选择时机手术。其间应重视对这类患儿的随访。如果伴有严重二尖瓣关闭不全或左心结构发育不良（二尖瓣畸形、主动脉瓣下狭窄、主动脉弓缩窄），患儿早期即可出现明显的心力衰竭症状或发育迟缓，应及时进行手术治疗。完全型 AVSD 患儿，在婴儿期前 1~3 月龄即可出现充血性心力衰竭，推荐在 3~5 月龄进行手术治疗，以防止肺血管发生不可逆病变。对完全型 AVSD 合并法洛四联症或右室流出道明显狭窄的患儿，如果体循环和肺循环相对平衡，可至 1 周岁时再行手术。无论是部分型还是完全型 AVSD，其基本术式是选择经胸骨正中或右侧腋下切口，体外循环下进行。

部分型 AVSD 手术方法 部分型 AVSD 的手术原则包括二尖瓣瓣裂及关闭不全的矫正及修补原发孔房间隔缺损。将生理盐水反复注入左心室内，使二尖瓣叶漂浮起来，仔细探查二尖瓣的关闭情况，明确反流的部位和性质。如果瓣叶关闭良好，则直接间断缝合二尖瓣裂。对于单纯二尖瓣裂边缘卷曲导致的关闭不全，通常可以通过缝合瓣叶裂口进行矫正。少数患儿可能存在因腱索过长引起的瓣叶脱垂或瓣环扩大所致对合不严造成的中心性反流，应采取腱索缩短术或二尖瓣瓣环成形等技术修复。取相应大小的补片修补原发孔房间隔缺损。通常从二尖瓣裂的根部开始进针，在二尖瓣和三尖瓣结合处的二尖瓣侧沿室间隔峰向两侧连续缝合。当存在左上腔静脉开口于冠状静脉窦时，必须将冠状静脉窦隔在右心房侧。补片可沿着冠状静脉窦的左侧修补。

过渡型 AVSD 手术方法　基本上与部分型一样。

完全型 AVSD 手术方法　一旦确诊应尽早手术治疗。最佳手术时机应在 3~6 月龄，通常不超过 2 岁。手术治疗原则包括关闭房间隔缺损、关闭室间隔缺损、构建左右两组无狭窄且功能良好的房室瓣，并避免损伤房室结和希氏束。

一期根治手术　包括双片法（采用 2 块补片）、单片法（采用 1 块补片）及改良单片法。不同技术体外循环方法基本一致，在中度低温体外循环下进行，间断灌注冷血或冷晶体心肌保护液。经右房切口进行修补。

双片法：由乔治·特拉斯勒（George Trusler）于 1976 年首先提出的，可保留共同房室瓣的完整性。手术方法包括用一块涤纶或聚四氟乙烯补片关闭室间隔缺损，将瓣叶缝和固定至室间隔缺损补片的顶部。左侧房室瓣的对拢区域予以缝闭，再使用另一块心包补片修补房间隔缺损。通过右房切口，仔细探查房室瓣分裂、瓣叶腱索与室隔嵴的连接情况，冠状静脉窦开口位置，确定拉斯泰利分型。通过注射器将 4℃生理盐水注入左心室，使瓣膜处于漂浮状态，评估前后共同房室瓣的关闭情况。A 型畸形中，由于前后共瓣的自然分裂，较容易区分左右房室瓣的交界；而 B 型和 C 型畸形则需要综合考虑室间隔嵴的位置、房室瓣面积、腱索附着

点、准确判断左右房室瓣的分界处。将房室瓣分别向前后牵开，仔细探查室间隔缺损的范围。该病的室间隔缺损有固有的形态，均是流入道间隔上平下凹的半椭圆缺损（自左室面观察），通常前后径大于上下径，用缝线或卡尺测量房室瓣环前后径及室间隔缺损最低点到瓣环平面的距离，以便精确修剪一块用于关闭室间隔缺损的补片，这可使房室瓣位于室间隔上方的合适高度，从而避免主动脉下狭窄。5-0 或 6-0 聚丙烯线带垫片连续或间断褥式缝合修补室间隔缺损，缝线应置于室间隔的右心室面，以防止损伤左束支和房室结。补片的高度应大于室间隔缺损上下缘之间距离 3~4mm，以预留出缺损下缘的"超越"缝合所需距离，同时防止房室瓣与补片缝合后塌陷导致瓣膜关闭不全及左心流出道狭窄。补片长度依房室瓣大小而定。若瓣环显著扩大，补片长度宜略短于瓣环前后径，确保缝合后适当对瓣环进行环缩。补片下端先与室间隔缺损下缘缝合后，再将左上瓣叶和左下瓣叶向中央拉拢后，再把左侧房室瓣缝合至补片上缘悬吊起来，先从补片的右心室面进针缝合，然后用同一缝针从房室瓣共同房室瓣叶按前述方式设计的分界处的室面进针，由房面穿出，沿补片上缘自后向前做间断褥式缝合，缝合后暂不打结，待用。在左上瓣叶和左下瓣叶之间形成的左侧房室瓣的对拢区域，使用聚丙烯缝线单纯间断缝合关闭，同时缝合房室瓣前后叶间的裂隙，左心室腔内注水，确保左侧房室瓣对合处于最理想状态。最后裁取与房间隔缺损相应大小补片，修补房间隔缺损。将左侧房室瓣夹缝在室间隔补片及房间

隔补片之间，这种加强缝法可防止缝线割穿瓣叶，降低瓣膜撕裂的风险。注意在房室结区靠近左侧房室瓣处浅缝，尽量将冠状窦隔入右心房。

单片法：1962 年，由马洛尼（Maloney）首次报道。主要适用于拉斯泰利 A 型病例，对于 C 型患儿，因其需切开共同房室瓣从而较多地改变房室瓣的基本结构，增加房室瓣撕裂的风险，应用较少。补片可采用自体心包、聚四氟乙烯或涤纶补片。小婴儿常采用经戊二醛固定的自体心包片（新鲜心包有在心室水平形成瘤样膨出的风险），也可以采用涤纶片，但存在术后二尖瓣或三尖瓣关闭不全形成射流冲击涤纶片，造成溶血的风险。成射流冲击涤纶补片而造成术后溶血的风险。根据室间隔缺损、房间隔缺损的大小和形状，房室瓣瓣环的前后边缘来决定补片的形态。补片的高度一般为房间隔缺损顶端到室间隔缺损底部的距离，补片的宽度为共同房室瓣环的前后径。心内直视探查与双片法相同，关键是设计最佳的共同房室瓣分隔面。术中看清前后共同瓣的对合线，通过用一针水平褥式缝线将前后共同瓣对合在一起，来建立一条虚拟的二尖瓣和三尖瓣的分界线，将共同房室瓣分割。探查和设计完成后，对 C 型患儿分别将前后共同房室瓣从已设计好的分界处部位的游离缘向瓣根部切开，充分显露室间隔缺损边缘。对 A 型患儿则直接将补片置于左右房室瓣之间的室间隔嵴上方。多针间断水平褥式方法将室隔嵴与补片下缘缝合。在瓣环等高水平，使用多针间断褥式缝线将共同房室瓣的左侧部分固定到补片的适宜平面上，并以自体心包或垫片加

固，以防瓣膜撕裂。随后用同样的缝合方法来将右侧房室瓣固定到补片上。然后将补片的上缘与房间隔缺损边缘连续缝合，来关闭房间隔缺损。此缝线在紧邻二尖瓣的左房内缝合时，在冠状窦区域中要小心浅缝，避免损伤传导系统和希氏束。此处也可将房间隔缺损的缝线从上方包绕冠状窦，将冠状窦隔入左心房。两种技术的完全性房室传导阻滞的发生率相似。

改良单片法：临床上改良单片法较单片法及双片法应用更多。该技术更适合小体格婴儿，同时操作简便，缩短了主动脉阻断及心脏停搏时间，可降低因左侧房室瓣反流发生二次手术的概率。改良单片法即间断褥式缝线依次分别穿过室间隔缺损下缘右室面、前后桥瓣的左右房室瓣的预计分割位置和心包补片，将缝线打结后，就有效地关闭了室间隔缺损。在分割共同房室瓣时，应优先确保左侧房室瓣有足够的面积。其余步骤与单片法相同。

分期手术　因其会加重共同房室瓣反流，通常较少应用，原则上应尽早一期根治。但对于合并严重心力衰竭、肺炎、内科治疗无效的完全型 AVSD 的早产儿、小婴儿可考虑先行肺动脉环缩术；待心脏和全身情况改善后 3~6 个月，再行根治手术。

预后　部分型及过渡型 AVSD 患儿病例手术死亡率≤2%。手术时年龄在 2 岁以上、术前症状较重、心胸比率在 0.6 以上、心功能Ⅲ级以上，以及合并有其他心脏血管畸形者，手术死亡率较高。早期手术治疗是降低完全型 AVSD 死亡率的关键，建议患儿在 6 月龄前接受手术治疗。改良单片法是完全型 AVSD 的首选术式，其死亡率为 2%，低于双片法（3.5%）及单片法死亡率（4.8%）。手术风险因素包括低体重、左右心室发育不均衡、心功能差及重度房室瓣反流、大龄及合并其他心内畸形、合并 21-三体综合征等。约 3% 的患儿需置入永久性心脏起搏器，7%~8% 的患儿因残余分流及二尖瓣反流而再次手术。10 年生存率 81%~91%。

(李志强　闫道乐)

肺静脉异位引流 (anomalous pulmonary venous drainage)

fèijìngmài yìwèi yǐnliú

一条或多条肺静脉未能与左心房相连，而是通过体静脉系统或直接回流至右心房而形成的心脏畸形。又称肺静脉异位连接。

病因及发病机制　胚胎期，肺芽内脏血管丛的肺静脉丛未能与左心房后壁突起形成的肺总静脉连接，而是通过原始主静脉系统或脐卵黄静脉系统回流，导致肺静脉开口在右心房，或通过体静脉系统连接至右心房。虽然有证据证明该疾病存在一定的遗传相关性，但很难将其归因于单个基因。通常情况下肺静脉有 4 支。如果其中 1~3 支肺静脉与体静脉或右心房连接，则称为部分型肺静脉异位引流；如果 4 支肺静脉全部与体静脉或右心房连接，则称为完全性肺静脉异位引流。

临床表现　主要取决于异位引流的位置、静脉支数、是否存在房水平分流、回流肺静脉是否梗阻及是否合并其他畸形。轻症可仅表现为多汗，易患肺部感染，体重增长缓慢，类似房间隔缺损；重症可出现气促、发绀、顽固性低氧血症、难以纠正的代谢性酸中毒，甚至呼吸循环衰竭。肺血增多引起肺动脉高压；肺动脉高压可继发右心衰竭等；部分病例合并窦房结功能不全，晚期可引起病窦综合征。

体格检查无明显特异性体征。存在房水平分流可闻及胸骨左缘收缩期杂音，第二心音固定分裂；存在肺动脉高压时，肺动脉区第二心音增强；存在肺静脉梗阻时可闻及肺部细湿啰音；存在右心衰竭时，可表现为肝大、颈静脉怒张等。

诊断　根据病史、体征及辅助检查可以诊断。①胸片：无肺静脉回流梗阻时，往往表现为肺血增多，胸片类似房间隔缺损，心影增大，以右心房、右心室为主，心影向左侧扩大。梗阻多出现在完全型肺静脉异位引流部分病例中，存在梗阻时，肺血正常，心影不大，梗阻严重时可出现肺水肿征象。②心电图：可表现为正常心电图，或右房增大，右心室肥厚，心电轴右偏。③超声心动图：经胸超声心动图能了解异位引流肺静脉的支数、回流途径和部位，是否合并梗阻及合并畸形，但存在漏诊可能。食管超声心动图诊断率较高，但为半有创检查。④CT：诊断肺静脉异位引流的可靠方法，确诊率高，为最佳的无创检查手段。⑤MRI：具有较大的诊断意义，理论上具有 CT 的优势，且避免了辐射暴露。但检查时间长，费用高，限制其应用。⑥心导管检查：随着 CT 普及，心导管检查不作为常规检查方法。心导管检查可有效明确异位引流静脉的支数、回流途径和部位。对于存在梗阻的肺静脉异位引流，心导管检查可能加重梗阻、造成肺出血。当怀疑合并体肺侧支时，主动脉造影可明确体肺侧支的位置，超选择造影可明确体肺侧支情况及供应肺段。

鉴别诊断　不伴肺静脉梗阻

的静脉异位引流主要与房间隔缺损进行鉴别，合并肺静脉梗阻的完全型肺静脉异位引流主要与原发性肺静脉狭窄/闭锁、三房心合并梗阻、重度二尖瓣狭窄/瓣上狭窄或闭锁进行鉴别。

治疗 肺静脉异位引流无法自愈。部分型肺静脉异位引流如为单根肺静脉异位引流，肺循环与体循环血流量比值（Qp：Qs）<1.5时，是否需要手术矫治尚存争议。多根肺静脉异位引流或单根肺静脉异位引流但（Qp：Qs）>1.5时，可择期手术，通过心房内隧道或异位引流静脉-左心房吻合将异位引流的肺静脉进行纠正。完全型肺静脉异位引流存在既有手术指征。存在梗阻的完全型肺静脉异位引流可能是前列腺素 E_1 应用后唯一真正需要急诊手术的先天性心脏病，手术将肺静脉共汇部切开后与左心房后壁无张力原位吻合。无梗阻的心上型和心下型完全型肺静脉异位引流手术方式与存在梗阻时相同；无梗阻的心内型完全型肺静脉异位引流采取冠状窦去顶/房间隔缺损扩大术，将异位引流肺静脉导入左心房，并修补房间隔缺损，此手术将冠状窦血流隔至左心房，但由于血流量较少，并不会引起明显发绀。

手术后的并发症包括低心排血量综合征、肺高压危象、肺静脉狭窄（包括吻合口位置狭窄和弥漫肺静脉狭窄）、心律失常。

预后 该病自然预后变异度较大。分流量大小及肺静脉梗阻情况对预后有较大影响。分流量越大，肺静脉梗阻越重，出现肺血管病变越早、越重。完全型肺静脉异位引流、存在肺血管梗阻、多支肺静脉异位引流分流量大者，预后不良。分流量少者，可无症状成长至成年，但可能出现进行性肺动脉高压和右心衰竭。上述不利因素同样提高围手术期死亡率。术后仍可能出现肺静脉狭窄，通常于术后数月内出现，与不良预后有关。

（陈欣欣　毕嘉琛）

wánquánxíng fèijìngmài yìwèi yǐnliú
完全型肺静脉异位引流（total anomalous pulmonary venous drainage）
全部肺静脉均未能与左心房相连，而是与右心房或其回流静脉相连而形成的先天性心脏病。又称完全性肺静脉异位连接。绝大部分情况下，完全型肺静脉异位引流和房间隔缺损/卵圆孔未闭同时存在；极少数情况下，患儿不存在房间隔缺损/卵圆孔未闭，但存在心室水平分流。

病因及发病机制 胚胎发育早期，肺芽静脉丛通过原始主静脉系统和脐卵黄静脉系统回流；胚胎发育1个月时，原始心房左后壁出芽形成总肺静脉；肺芽静脉丛汇合成4支肺静脉主支与总肺静脉相互连接，与体静脉交通支退化；随着房间隔的形成，肺静脉最终回流至左心房；总肺静脉被左心房吸收，使4支肺静脉直接开口于左心房后壁。若汇合的4支肺静脉主支丛未能与总肺静脉连接，而是持续通过体静脉回流，则会造成完全型肺静脉异位引流。已有数十例家族性完全型肺静脉异位引流的报道，提示部分疾病发生可能与基因有关。猫眼综合征与完全性肺静脉异位引流有关，*TAPVR1*、*PDGFRA*、*ANKRD1*、*SEMA3D*、*RBP5*、*SGCD*、*ACVRL1* 等基因可能参与其发病机制。

分型 根据肺静脉畸形连接部位，分为四型。①心上型：约占45%，4支肺静脉汇合后，通过垂直静脉连接至无名静脉、上腔静脉或奇静脉。②心内型：约占25%，4支肺静脉汇合，并与冠状静脉窦相连或与右心房窦部直接相连；或双侧肺静脉不汇合，而是分别开口到右心房窦部。③心下型：约占25%，4支肺静脉汇合后，通过垂直静脉下行穿过膈肌后连接至门静脉、静脉导管、胃静脉、左或右肝静脉、下腔静脉；或双侧肺静脉向下汇合为2条垂直静脉下行，直至穿过膈肌才汇合成单一静脉并引流至上述位置。④混合型：约占10%，4支肺静脉以不同的组合方式，经不同的途径回流入右心房或体静脉。

临床表现 主要表现为气促、发育差等右心衰竭症状和发绀。症状轻重取决于回流静脉的梗阻程度及心房水平血液混合程度。一般而言，回流静脉梗阻越重，心房水平交通越小，临床症状越严重。由于大量血液回流至右心房，患儿早期出现右心房及右心室扩大，在新生儿期即可出现右心衰竭症状，典型表现为气促、发育差、喂养困难、容易肺部感染等。患儿心房水平的交通通常为非限制性的。右心房内，体肺静脉血混合成混合静脉血，混合静脉血的血氧饱和度与是否存在肺静脉梗阻密切相关。若存在肺静脉梗阻，早期可出现肺间质水肿和肺动脉高压，肺血流量减少，混合静脉血氧饱和度降低而出现发绀，低氧诱发的肺动脉收缩增加了肺血管阻力，进一步加重了右心衰竭。患儿可出现严重的低氧血症和难以纠正的代谢性酸中毒。少见的限制性心房水平交通也有类似临床表现。若回流静脉无梗阻，患儿症状较轻，肺动脉高压进展缓慢，体格可进一步生长，出现肺血流明显增多和肺动脉高压时可出现生长停滞、呼吸急促和多汗。发绀往往不重，表现可能仅为经常感冒、咳嗽、发热，活动后心悸、气促，哭闹后发绀等。

体格检查时，多无明显特异性心脏体征。尽管可闻及第二心音分裂、肺动脉第二心音亢进及胸骨左缘收缩期微弱杂音，但往往缺乏特异性。当出现右心衰竭时，可以发现肝大、颈静脉怒张和下肢水肿等。由于梗阻出现肺水肿时，可于肺部闻及湿啰音。梗阻严重、病情危重时，可出现周围脉搏细弱、皮肤黏膜苍白等循环衰竭表现。

诊断　根据病史、体征及辅助检查可以诊断。①胸片：心影大小与肺血多少相关，无梗阻者表现为心影向左侧或左上扩大。肺血增多，肺水肿常见于新生儿和小婴儿，肺高压可见于婴幼儿。年龄较大的上腔型完全型肺静脉异位引流，胸片可见典型"雪人征"，扩张的垂直静脉、头臂静脉和上腔静脉形成"雪人"的头部，扩大的心脏构成"雪人"身体。存在肺静脉梗阻时，心影较小，肺血增多可不明显，但由于显著肺淤血，表现出急性肺水肿的毛玻璃样改变。②心电图：无特征性改变，右心房增大，右心室肥厚，心电轴右偏。然而，新生儿及小婴儿右心室肥厚为正常表现，故难以准确鉴别。③超声心动图：二维超声心动图结合超声多普勒检查，不仅可明确各个心腔的大小、心室壁的薄厚，还可直接观察各条肺静脉的引流部位、梗阻情况及心房水平交通情况，对诊断该病具有重大价值。可同时观察合并畸形。对于混合型或合并其他复杂畸形的完全型肺静脉异

位引流，超声心动图有漏诊可能。④CT：诊断该病的可靠方法，有助于判断是否存在梗阻，并明确梗阻位置。但由于存在辐射，且超声心动图诊断效力较高，故应用不多。⑤MRI：非急症患儿的二线检查方案，有助于判断是否存在梗阻，并明确梗阻位置。对于混合型的诊断特别有帮助。⑥心导管检查：不作为常规检查。心导管检查可发现各个心腔血氧饱和度基本相等。对于合并梗阻的，血管造影可能加剧肺水肿，故应避免。

鉴别诊断　不伴肺静脉梗阻的完全型肺静脉异位引流主要与单心房、房间隔缺损、部分性肺静脉异位引流等进行鉴别，合并肺静脉梗阻的完全型肺静脉异位引流主要与原发性肺静脉狭窄/闭锁、三房心合并梗阻、重度二尖瓣狭窄/瓣上狭窄或闭锁等进行鉴别。

治疗　该病没有自愈可能，因此存在即为手术适应证。对于不伴肺静脉梗阻的病例，当出现充血性心力衰竭症状，可应用标准抗心力衰竭治疗后，于婴儿早期进行择期手术；对于合并肺静脉梗阻的病例，急诊手术可能是唯一挽救生命的方案。①心上型或心下型：充分游离出肺静脉共汇部，离断垂直静脉，在体外循环或深低温停循环下，将共汇部原位吻合于左心房，采用无内膜接触缝合技术或许可以降低术后吻合口梗阻和再次手术的发生率。②心内型：不合并梗阻，体外循环下冠状静脉窦顶部到卵圆孔之间的房间隔组织，并将冠状窦去顶到左心房后壁，重建房间隔，将去顶的冠状静脉窦分隔至左心房。若合并梗阻，则手术方式同心上型或心下型。③混合型：根

据心脏解剖形态选择相应的手术方法。

手术后的并发症包括肺高压危象、低心排血量综合征、肺静脉狭窄（包括吻合口狭窄和远端静脉狭窄）、术后心律失常等。

预后　该病自然预后很差，若不手术矫治，3月内病死率约50%，1年内病死率80%。能够生存至1岁以上的患儿，往往没有肺静脉梗阻且存在大型房间隔缺损，血流动力学可在10~20年内保持稳定，其中部分患儿最终发展为艾森门格综合征。手术矫治后，晚期并发症较少，10%左右患儿因肺静脉狭窄需要再次手术，术前存在梗阻是二次手术的独立危险因素。若出现弥漫性肺静脉狭窄，预后极差。

（陈欣欣　毕嘉琛）

bùfēnxíng fèijìngmài yìwèi yǐnliú

部分型肺静脉异位引流（partial anomalous pulmonary venous drainage）

4支肺静脉中的1~3支未能与左心房相连，而是与右心房或其回流静脉相连而形成的心脏畸形。可以孤立存在，也可以同时合并房间隔缺损。

病因及发病机制　胚胎发育早期，肺芽静脉丛通过原始主静脉系统和脐卵黄静脉系统回流；胚胎发育1个月时，原始心房左后壁出芽形成总肺静脉；肺芽静脉丛汇合成4支肺静脉主支与总肺静脉相互连接，与体静脉交通支退化；随着房间隔的形成，肺静脉最终回流至左心房；总肺静脉被左心房吸收，使4条肺静脉直接开口于左心房后壁。若1~3支肺静脉主支丛未能与总肺静脉连接，而是持续通过体静脉回流，则会造成部分型肺静脉异位引流。

分型　异位引流的肺静脉支

数和位置非常复杂，大致可分为3型。①心内心型：最常见类型为腔静脉窦综合征，即右上、中肺静脉引流到上腔静脉-右心房结合部，其中95%合并上腔型房间隔缺损；其次为右上、中肺静脉直接引流入右心房；右下肺静脉引流入右心房、右肺静脉引流入冠状静脉窦、右上肺静脉与左肺静脉汇合后引流到上腔静脉-右心房结合部或冠状静脉窦少见。②心上型：最常见右上、中肺静脉引流入上腔静脉，其中大部分合并上腔型房间隔缺损；其他包括左上肺静脉或左肺静脉经垂直静脉引流入无名静脉、右上肺静脉引流入奇静脉、左上肺静脉引流入无名静脉同时右上肺静脉引流入上腔静脉等。③心下型：较少见，主要为右肺静脉或右下肺静脉引流入下腔静脉（弯刀综合征）或肝静脉。

临床表现　主要取决于异位引流的静脉支数、是否存在房水平分流、回流静脉是否梗阻及是否合并其他畸形。单只肺静脉异位引流不合并其他畸形可无明显症状；多支肺静脉异位引流可出现气促、发育差等右心衰竭症状，合并回流静脉梗阻或心房水平分流可出现发绀，但回流静脉梗阻较少见。心下型常同时存在右肺发育不良，可表现出相关呼吸系统症状。部分患儿由于长期左向右分流，会出现进展的肺动脉高压。肺动脉高压可继发右心衰竭等。部分病例合并窦房结功能不全，晚期可引起病窦综合征。

单纯部分型肺静脉异位引流往往无明显特异性心脏体征。合并房间隔缺损时可闻及第二心音固定分裂、肺动脉区第二心音增强及胸骨左缘收缩期微弱杂音，但往往缺乏特异性。当出现右心衰竭时，可以发现肝大、颈静脉怒张和下肢水肿等。

诊断　根据病史、体征及辅助检查可以诊断。①胸片：显示类似房间隔缺损，心影增大，以右心房右心室为主，心影向左侧扩大。肺血增多。若有平行于右心缘的弯刀状阴影，同时心脏向右移位时，考虑肺静脉异位引流入下腔静脉；若同时发现有右肺发育不全的影像可进一步确认。②心电图：可表现为正常心电图，或右房增大，右心室肥厚，心电轴右偏。③超声心动图：经胸超声心动图能了解部分型肺静脉异位引流的类型、肺静脉的回流途径和部位，但有较高的漏诊率。食管超声心动图诊断率较高，但为半有创检查。④CT：诊断该病的可靠方法，确诊率高，为最佳的无创检查手段。⑤MRI：具有较大的诊断意义，理论上具有CT的优势，且避免了辐射暴露。但因检查时间长、费用高，限制了应用。⑥心导管检查：可发现肺静脉回流位置局部血氧饱和度升高，肺动脉造影可明确异位引流肺静脉的支数、回流途径和部位。怀疑弯刀综合征时，同时行主动脉造影可明确肺段血供来源、体肺侧支情况。

鉴别诊断　部分型肺静脉异位引流多合并房间隔缺损，心电图、胸片与单纯房间隔缺损基本相同，经胸超声心动图对异位引流肺静脉敏感性欠佳，故存在一定漏诊概率。当发现上腔型或下腔型房间隔缺损时，需特别注意肺静脉回流情况。

治疗　该病无法自愈，但对于肺循环与体循环血流量比值（Qp：Qs）<1.5的病例，是否手术矫治仍有争议。（Qp：Qs）>1.5的病例，手术择期进行。若

术前有右心衰竭症状，可予标准抗心力衰竭治疗。对于合并上腔型房间隔缺损的右肺静脉引流到上腔静脉或右心房，若引流位置较低，可在体外循环下应用心房内板障将肺静脉通过房间隔缺损隔至左心房，必要时在上腔静脉增加菱形补片以防止上腔静脉狭窄；若引流位置较高，可采取沃登（Warden）技术，在肺静脉开口以远切断上腔静脉，近端缝闭，通过心房内板障将上腔静脉开口通过房间隔缺损隔至左心房，切开右心耳后将上腔静脉远端吻合在右心耳上。若不合并房间隔缺损，可切除部分房间隔组织，人为制造房间隔缺损后按上述方式手术。左上肺静脉引流至无名静脉者，若不合并房间隔缺损，可在非体外循环下切断垂直静脉，将垂直静脉与左心耳吻合，注意避免吻合口狭窄。心下型往往需要在体外循环或深低温停循环条件下手术，具体手术方式见弯刀综合征。

手术后的并发症包括：①术后心律失常，尤其是成人期行手术矫治患者。②肺静脉狭窄，包括吻合口狭窄和远端静脉狭窄等。

预后　该病自然预后变异度较大。肺血管病变严重程度对远期预后有较大影响。肺血管异位引流血管少、不合并其他复杂畸形者，可能无症状成长至成年，但可能出现进行性肺动脉高压和右心衰竭。异位引流血管支数多、合并复杂畸形或支气管肺发育异常者可能早期出现症状，需尽快手术治疗。手术整体效果满意，除弯刀综合征外，近期效果与单纯房间隔缺损修补无明显差别，但涉及上腔静脉窦附近操作的手术后，窦房结功能不全概率较高。尽管沃登操作被认为对窦房结功

能影响较小，但术后仍有 55% 患儿出现窦房结功能不全。

（陈欣欣　毕嘉琛）

wāndāo zōnghézhēng

弯刀综合征 （scimitar syndrome）

右侧 2 支肺静脉汇合为垂直的肺静脉干后，向下走行汇入下腔静脉而形成的心脏畸形。因该静脉在胸部 X 线正位片酷似中东短弯刀而得名。常合并右肺发育不良并导致心脏右移或右旋心，右下肺或整个右肺由主肺动脉侧支血管供血；可合并或不合并房间隔缺损。

病因及发病机制　胚胎发育早期，肺芽静脉丛通过原始主静脉系统和脐卵黄静脉系统回流；胚胎发育一个月时，原始心房左后壁出芽形成总肺静脉；右侧肺芽静脉丛汇合为肺静脉干后，未与总肺静脉连接，而是永久性通过脐卵黄静脉系统回流；随着下腔静脉肝上段形成，弯刀综合征产生。相关的遗传条件尚未得到很好证实，但已发现该病男女发病率比例为 1∶2，有家族高发现象，部分谱系为常染色体显性遗传。

临床表现　血流动力学改变类似房间隔缺损，但由于同时存在肺静脉异位引流、体肺侧支供血，症状出现较房间隔缺损早。少部分患儿出生后即出现呼吸窘迫、肺动脉高压、反复肺部感染、发育迟缓；大部分患者婴儿期症状较轻，在儿童期或成人期发病，表现出生长发育差、活动耐量下降。部分病例存在多汗、喂养受限情况。随病情进展可出现呼吸困难、易疲劳和充血性心力衰竭。由于肺血增多和右肺异常血供，患儿易出现肺部感染，且右肺感染概率较左肺更高，部分患儿可出现咯血症状。随肺血管病变进展，可出现艾森门格综合征。

体格检查可发现心浊音界右侧扩大，心尖搏动右移、右肺呼吸音低。肺动脉瓣第二心音亢进。合并房间隔缺损者可闻及胸骨左缘收缩期杂音及第二心音固定分裂。

诊断　根据病史、体征及辅助检查可以诊断。①胸片：肺血增多，右肺缩小，肺内可能见囊性变或不规则实性肿块，存在肺炎时可见渗出。心脏右移，心影扩大，可见平行于右心缘的弯刀状阴影，即异位引流的肺静脉。②心电图：可表现为正常心电图，或右房增大、右心室肥厚、心电轴右偏。③超声心动图：经胸超声心动图可了解肺静脉的回流途径和部位，同时可发现伴发畸形，如果经胸超声心动图不能确定全部肺静脉回流，可能导致漏诊。食管超声心动图诊断率较高，但为半有创检查。④CT：确诊率高的可靠检查手段，特别是当经胸超声心动图无法确诊时。对于年龄较大的儿童和成人，可能为最佳的无创检查手段。⑤MRI：具有较大的诊断意义，理论上具有 CT 的优势，且避免了辐射暴露。但因检查时间长、费用高，限制了应用。⑥心导管检查：具有重要意义，可以明确右肺异常供血动脉的起始部位、数目、供血范围；明确畸形肺静脉引流范围和回流途径；可与"假弯刀综合征"进行鉴别。

鉴别诊断　弯刀综合征应与孤立房间隔缺损进行鉴别，大部分弯刀综合征存在房间隔缺损，以下腔型为著，当发现下腔型房间隔缺损时，需注意肺静脉回流情况。此外，还应注意与孤立肺隔离症进行鉴别。

治疗　孤立性弯刀综合征的治疗决策通常具有挑战性。有症状者通常需要及时干预，肺循环与体循环血流量比值（Qp∶Qs）>1.5 可作为定量的干预指征。手术包括异位连接肺静脉的处理、体肺侧支的处理及隔离肺的处理。①异位连接肺静脉应重新导入左心房：体格较小患儿中，手术可在深低温停循环下进行；体格较大患儿可在体外循环下进行手术。根据肺静脉开口位置决定矫治方式。若开口位置较高，可直接应用右心房内板障将异位引流的肺静脉通过房间隔缺损引流至左心房；若开口位置较低，首先将肺静脉移植至右心房侧壁，再利用心房内板障将其通过房间隔缺损引流至左心房。无论哪种方式，均需注意避免静脉开口发生荷包口样缩拢，避免板障过大引起下腔静脉开口阻塞。对于部分适宜病例，可离断弯刀静脉并直接移植至左心房，可在非体外循环下进行。②体肺侧支的处理：根据侧支粗细、支配范围、支配肺段血供来源、支配肺段肺部发育情况及是否存在回流静脉等条件采取不同策略进行处理，包括单源化、结扎、栓塞等。③隔离肺的处理：临床症状严重者可能需要右肺肺叶或全肺切除。

手术后的并发症主要为引流静脉的狭窄，患儿接受手术年龄越小，引流静脉晚期狭窄的可能性越大。

预后　患儿整体生存率较高，手术效果良好。症状出现早、存在肺动脉高压及合并其他先天性心脏畸形，特别是复杂先天性心脏病，均为该病预后不良的因素。

（陈欣欣　毕嘉琛）

sānfángxīn

三房心 （cor triatriatum）

由菲薄的纤维肌性膜将左心房或者右

心房分隔为 2 个腔的先天性心脏病。较罕见。

病因及发病机制 共同肺静脉在正常胎儿发育中重吸收并成为左房的一部分，吸收不完全导致隔膜的形成并将左房分割为两个腔，即可导致三房心。尚未发现基因突变或何种危险因素与三房心的发生相关。

分类与分型 分为左房三房心与右房三房心。

左房三房心 临床上最为常见，左心房被隔膜分为上下两个腔（真房和副房），上面的腔（副房）接受来自肺静脉的血，下面的腔（真房）与左心耳相连，隔膜可阻挡二尖瓣开口导致左室流入道梗阻。①Ⅰ型：副房与真性左房之间不相通，副房通过卵圆孔交通或伴完全性肺静脉异常回流。②Ⅱ型：副房与真性左房之间有一至数个小的通道，从临床外科角度又可分为 2 个亚型。a. 与右心房不相通，临床表现类似二尖瓣狭窄症状；b. 与右心房相通，临床表现类似房间隔缺损或完全性肺静脉异常回流的症状。③Ⅲ型：副房与真性左房存在大的相通。

右房三房心 罕见，静脉窦右瓣将右房分为 2 个腔，该类型表现与埃布斯坦（Ebstein）畸形相似且难以区分。

临床表现 三房心在婴儿期主要表现为肺动脉高压和肺静脉梗阻。因为心排血量下降，儿童主要表现为生长发育落后、喂养困难和缺氧发作。因肺静脉回流受阻引起肺水肿、肺动脉高压、房性心律失常。肺动脉高压继发右心衰竭。在儿童和成人，由于隔膜的钙化，开放口径越发减小导致心排血量下降，肺静脉高压和右心衰竭的症状和体征越发明显。绝大多数患儿表现为呼吸困难和端坐呼吸、易疲劳、咯血、活动耐量下降、气促和心悸。

体格检查可具备右心衰竭和肺充血的体征，肺瓣听诊区第二心音亢进，胸骨上段左缘可闻及柔和收缩期杂音伴心音固定分裂，右室抬举样搏动。其他可能出现的体征还包括肺部可闻及啰音、外周脉搏减弱、腹水、外周水肿、外周静脉膨胀、颈静脉怒张且压力升高、面色苍白等。左房三房心在成年期初发临床症状较为罕见，其表现与二尖瓣狭窄相似，但不具有第一心音亢进和开瓣音。

诊断 根据病史、体征及辅助检查可以诊断。①胸片：肺充血、急性肺水肿的毛玻璃样改变，左房增大，心影增大。②心电图：无三房心特征性改变，可有房颤，无特征性的 P 波改变，由肺充血和右室肥厚导致的电轴右偏。③超声心动图：可以明确三房心的诊断，超声图像的三维重建可精确找到缺损和隔膜的确切位置，对外科手术也有指导作用；肺动脉及肺静脉回流也可探及；可通过清晰显示左房内隔膜鉴别三房心和二尖瓣上狭窄。

鉴别诊断 许多先天性心脏病表现与三房心相似，故诊断时应相鉴别，如二尖瓣上狭窄、二尖瓣狭窄、原发性肺动脉高压、肺静脉高压、完全型肺静脉异位引流、部分型肺静脉异位引流、房室间隔缺损、室间隔缺损、三尖瓣狭窄和心房黏液瘤。

治疗 ①药物治疗：对无症状患儿可定期复查，随访患儿的症状和体征发展情况。有症状患儿的治疗包括药物治疗和非药物治疗，非药物治疗包括稳定容量超负荷和肺水肿的血流动力学，房颤患者的心率、节律控制和抗凝治疗。抗凝治疗预防深静脉血栓、肺栓塞和卒中，为外科治疗争取时间。②手术治疗：根治的治疗方法。胸部正中切口，体外循环下经房间隔入路或房间沟入路切开左心房，显露异常隔膜和肺静脉开口，确认二尖瓣及左心耳后，小心切除止于房壁及房间隔的异常隔膜，修补房间隔缺损，对于大型房间隔缺损应用自体心包修补。

预后 若患儿有明显症状，未经治疗预后不良。外科手术治疗 10 年生存率约 83%，但具有合并先天性心脏病的患儿不良后果风险增大，生存率下降。

（陈欣欣　陈伟丹）

fèidòngmàibàn xiázhǎi

肺动脉瓣狭窄（pulmonary valve stenosis） 由于各种原因致肺动脉瓣结构改变，造成右心室收缩时，肺动脉瓣无法完全张开导致的以血流动力学改变为主的疾病。一般指室间隔完整，肺动脉瓣口的狭窄，可合并或不合并右室流出道狭窄。肺动脉瓣狭窄可单独出现，也可作为复杂先天性心脏畸形的一部分。根据症状出现的时间分为新生儿严重肺动脉瓣狭窄与非新生儿期肺动脉瓣狭窄，二者在严重程度、解剖、病理生理改变、治疗方案及预后等各方面均有区别。

病因及发病机制 胚胎发育 6~9 周，动脉干嵴汇合将动脉干分为肺动脉和主动脉，肺动脉腔内生长出 3 个结界，并逐渐向中心生长，继而吸收变薄，形成肺动脉瓣。动脉干分隔异常和肺动脉瓣形成异常都可能导致肺动脉瓣狭窄。研究最充分的与肺动脉瓣狭窄相关的综合征是努南综合征（Noonan syndrome），*PTPN*11 基因突变与之相关。非综合征相关的肺动脉瓣狭窄相关基因尚不明确。

临床表现 症状取决于狭窄程度。轻度狭窄可终身无症状；部分轻度狭窄及中度狭窄早期无症状，但可出现进行性呼吸困难、胸闷、乏力；重度狭窄有活动耐量低、呼吸困难、胸闷、胸痛、发绀，偶可表现为晕厥甚至猝死；新生儿严重狭窄可表现为出生后数天甚至数小时内出现的严重的呼吸困难、发绀和缺氧发作，难以缓解。并发症包括低氧血症、右心衰竭、三尖瓣反流、卵圆孔未闭，存在右向左分流时，有出现脑脓肿的可能性。

体格检查可见心前区隆起，听诊胸骨左缘 2~3 肋间可闻及收缩期喷射样杂音，广泛传导，并可触及震颤，但在极轻或极重的狭窄中，震颤往往不可及；第二心音分裂，肺动脉瓣区第二心音减弱；晚期由于右心衰出现肝大、腹水、颈静脉怒张、搏动。

诊断 根据病史、体征及辅助检查可以诊断。①胸片：轻度狭窄心影不大，肺血基本正常；中度以上狭窄肺血减少，心影增大以右心为主，在重症新生儿表现为右心缘外凸，慢性病程年长患儿表现为心影向左或左上扩大；肺动脉狭窄后扩张时，肺动脉段突出。②心电图：右心增大，心电轴右偏，Ⅱ导联 P 波高尖，右室面导联可见高耸 R 波；合并劳损时可有 ST 段下移，T 波低平或倒置。上述与狭窄程度正相关，故心电图可作为评估狭窄程度的重要资料。狭窄程度严重时，上述改变可向左侧延伸。③超声心动图：是该病的主要诊断方法，可以明确肺动脉瓣环大小、瓣叶形态、瓣口面积，探查合并畸形如右室流出道狭窄、室间隔缺损，结合多普勒可明确跨肺动脉瓣压差。④心导管检查：对于确诊该病、明确右心室压力及跨瓣压力阶差有重要意义，结合造影可明确狭窄部位及形态，可引导经皮穿刺肺动脉瓣球囊扩张。

鉴别诊断 应与其他肺血减少的先天性心脏病鉴别，如肺动脉闭锁、法洛四联症、肺动脉瓣反流；轻症尚需与房间隔缺损、室间隔缺损进行鉴别。

治疗 跨瓣压差 2.7kPa（20mmHg）以下不需特殊治疗。其余病例主要通过介入或手术治疗。对于单纯肺动脉瓣水平狭窄，且右心室发育良好者，经皮穿刺肺动脉瓣球囊扩张是首选治疗方式。新生儿严重肺动脉瓣狭窄，即使存在一定程度右心室发育不良，也可选择肺动脉瓣球囊扩张术。不适宜球囊扩张的患儿行直视下肺动脉瓣交接切开术或闭式切开术，随着体外循环技术不断进步，后者已不常用。根据右室流出道、肺动脉瓣环及肺动脉干发育情况同时进行流出道疏通、跨或不跨瓣环的右室流出道补片加宽或单纯肺动脉干补片加宽。对右室发育不良者，可保留卵圆孔。部分患儿还需加做体肺分流术。手术并发症包括残余梗阻、肺动脉瓣反流、低氧血症、低心排血量综合征。

预后 自然病程根据狭窄轻重有较大变异。年龄越小，出现症状越早，预后越差。新生儿重度狭窄，不及时治疗难以存活。轻度狭窄进展缓慢，预期寿命与正常人相同；中度以上狭窄，出现进行性右心衰竭和发绀后，不经治疗一般在数年内死亡。若不合并右室发育不良，围手术期死亡率低，5%~10% 患儿因远期再次狭窄需进一步治疗。重症肺动脉瓣狭窄合并右心发育不良或右心衰患儿有一定的围手术期死亡率，死亡主要原因为低氧血症、低心排血量综合征、右心衰竭。

（陈欣欣 毕嘉琛）

xīnshēng'ér yánzhòng fèidòngmàibàn xiázhǎi

新生儿严重肺动脉瓣狭窄

（neonatal critical pulmonary stenosis） 新生儿期需要紧急处理的严重肺动脉瓣狭窄。通常合并动脉导管依赖的肺循环，可能合并右室流出道狭窄、肺动脉狭窄和/或右心室发育不良。

病因及发病机制 胚胎发育 6~9 周，动脉干嵴汇合将动脉干分为肺动脉和主动脉，肺动脉腔内生长出 3 个结界，并逐渐向中心生长，继而吸收变薄，形成肺动脉瓣。严重的动脉干分隔异常和肺动脉瓣形成异常可能导致新生儿严重肺动脉瓣狭窄。患儿出生后由于右心室后负荷显著增加，而出现右心衰竭症状；肺动脉瓣前向血流受阻，肺血流大部分依靠未闭的动脉导管提供；右心室高压导致三尖瓣反流和右心房高压，使右心房扩张，卵圆孔将维持开放状态并造成右向左分流。此疾病相关基因尚不明确。

临床表现 患儿出生后数天内甚至数小时或出生后即刻出现明显气促、发绀、低氧血症和心力衰竭，并有缺氧发作。并发症包括低氧血症、右心衰竭、三尖瓣反流、卵圆孔未闭。体格检查可见心前区隆起，听诊胸骨左缘 2~3 肋间可闻及收缩期喷射样杂音，广泛传导；第二心音分裂，肺动脉瓣区第二心音减弱。口唇、肢端发绀明显。

诊断 根据病史、体征及辅助检查可以诊断。①胸片：肺血减少，右心缘外凸，合并右室流出道狭窄时心腰凹陷。②心电图：右心增大，心电轴右偏，Ⅱ导联 P 波高尖，右室面导联可见高耸 R 波；合并心肌损伤时可有 ST 段下移，T 波低平或倒置。③超声心动图：是该病的主要诊断方法，可以明确肺动脉瓣环大小、瓣叶形态、瓣口面积，探查合并畸形如右室流出道狭窄、室间隔缺损，结合多普勒可估算跨肺动脉瓣压差。④心导管检查：常和经皮穿刺肺动脉瓣球囊扩张时同时进行，对确诊有重要意义，结合测压和造影可明确狭窄程度及部位，明确肺动脉瓣叶形态，同时评估右心室发育情况。

鉴别诊断 应与其他肺血减少的先天性心脏病鉴别，如肺动脉闭锁、法洛四联症、肺动脉瓣反流、埃布斯坦畸形（Ebstein anomaly）等，可通过心导管检查进行鉴别。

治疗 术前往往需要应用前列腺素 E₁ 持续泵入维持动脉导管开放，并注意纠正酸中毒。常规抗心力衰竭治疗往往效果不佳。经皮穿刺肺动脉瓣球囊扩张已成为治疗此疾病的标准方法。股静脉是最常用的静脉通路，颈动脉、肺动脉干、右心室也可作为进行扩张的入路。此时，可通过经皮颈静脉或经胸肺动脉干建立通路。合并流出道肥厚肌束、流出道狭窄、肺动脉瓣环狭窄或肺动脉狭窄者，瓣膜切开术仍是首选方案，在体外循环下进行，并根据情况同时进行流出道疏通、补片加宽术。对右室发育不良者，可保留卵圆孔。部分患儿还需加做体肺分流术。

球囊扩张术并发症包括残余梗阻、肺动脉瓣反流、低氧血症、穿刺点并发症及致命的大出血；瓣膜切开术并发症包括残余梗阻、

肺动脉瓣反流、低氧血症、低心排血量综合征。

预后 该病自然预后差，不及时治疗难以存活。合并右心发育不良或右心衰患儿有一定的围手术期死亡率，死亡主要原因为低氧血症、低心排血量综合征、右心衰竭。

（陈欣欣 毕嘉琛）

bìshì fèidòngmàibàn qiēkāishù
闭式肺动脉瓣切开术（closed transventricular pulmonary valvotomy）
非体外循环下肺动脉瓣切开的手术。又称布罗克手术（Brock operation）。1948 年由罗素·布罗克（Russell Brock）首先报道，1950 年提出增加漏斗部的切开。该手术主要用于室间隔完整型肺动脉闭锁、重度肺动脉瓣狭窄和法洛四联症的姑息矫治。可在以下情况下使用：①改良布莱洛克-陶西格分流术或者其他体肺分流术失败，且患儿仍达不到根治的标准。②患儿解剖或生理条件不足以根治，通过解除肺动脉瓣切开增加肺动脉血流，促进肺动脉发育，改善缺氧。

手术时，胸骨正中切口，打开心包后，于右室流出道缝荷包，通过荷包切开肺动脉瓣及漏斗部，达到部分疏通右室流出道的目的。并发症主要包括术中大出血、肺动脉瓣反流、再次狭窄和猝死等。

（陈欣欣 陈伟丹）

qiǎndīwēn tǐwàixúnhuán xià kāifàngshì fèidòngmàibàn qiēkāishù
浅低温体外循环下开放式肺动脉瓣切开术（pulmonary valvotomy with mild hypothermic cardiopulmonary bypass）
在浅低温体外循环辅助下，在跳动的心脏中直视切开狭窄的肺动脉瓣的手术。

适应证 ①有明显临床症状

如呼吸困难、胸闷、乏力、活动耐量降低者。②重度肺动脉瓣狭窄，肺动脉瓣口小于 0.5cm²/m²，无论是否存在症状。③中度以上肺动脉瓣狭窄，右室压力接近或超过体循环压力，无论是否存在症状。④肺动脉瓣狭窄出现心脏扩大，心电图显示右心室肥厚劳损时，需手术治疗。⑤新生儿期严重肺动脉瓣狭窄出现发绀、呼吸循环障碍时。⑥右心室肺动脉干压差小于 6.7kPa（50mmHg），未合并右室流出道梗阻及其他心内畸形者。

禁忌证 合并右室流出道发育不良、右室流出道梗阻或其他心内畸形需同期矫治者。

手术方法 手术在气管插管全身麻醉下进行，采用胸部正中切口。常规开胸，纵行切开心包。探查肺动脉是否存在狭窄后扩张、是否存在发育不良。静脉注射肝素 3~4mg/kg 对患儿进行肝素化。活化凝血时间（activated clotting time，ACT）>360 秒时开始插管，升主动脉插入动脉插管；经右心耳或上腔静脉插入上腔静脉插管；经右心房下部靠近下腔静脉入口处插入下腔静脉插管。上腔静脉插管头端避免阻塞无名静脉回流；下腔静脉插管头端避免阻塞肝静脉回流。单根静脉插管完成后，ACT>480 秒即可开始体外循环并降温，降温至 32~34℃，降温同时上下腔静脉过阻断带。在上腔静脉与升主动脉之间的右肺动脉表面打开纤维膜，直角钳经上腔静脉右侧与右上肺静脉之间的隐窝进入，绕过上腔静脉后壁，在肺动脉表面朝向纤维膜切口处钝性分离，直角钳露出后牵引阻断带穿过。在下腔静脉和右下肺静脉隐窝处打开纤维膜，直角钳沿膈肌面右心房后方自左向右朝向

纤维膜切口处钝性分离，直角钳露出后牵引阻断带穿过。阻断上下腔静脉，在肺动脉干近端行1~2cm横行切口或纵行切口。若右室流出道、肺动脉瓣环及肺动脉发育良好，横行切口可提供更理想的暴露；若上述结构发育不良，纵行切口方便后续补片加宽。牵开肺动脉切口，暴露肺动脉瓣并探查。若肺动脉瓣为三叶瓣但存在交界粘连，用尖刀可沿融合的瓣叶交接嵴且切开至瓣叶基底部，注意避免损伤肺动脉壁；若肺动脉瓣为二叶畸形，可将瓣叶附着的侧壁部分切开；若瓣叶交接嵴显示不清，可将融合的瓣膜自中部剪开；若瓣叶肥厚造成梗阻，可切除瓣叶。肺动脉瓣交接切开后，应继续探查肺动脉瓣环及右室流出道。若肺动脉瓣环发育良好，肺动脉瓣开放满意，但右室流出道存在肥厚肌束，可在流出道做横行切口，切除肥厚肌束并扩大补片，补片不跨瓣环有利于减轻肺动脉瓣反流。若合并右室流出道、肺动脉瓣环、肺动脉发育不良，则延长纵切口，经肺动脉瓣交接至右室流出道，切除肥厚肌束并行跨瓣环补片。若合并单纯肺动脉发育不良，肺动脉补片扩大术即可缓解狭窄。无论补片位于何位置，均采用戊二醛固定的自体心包或牛心包修补，补片均应修剪为椭圆形，避免出现锐角。5-0~7-0缝合线自远端向近端修补。若无须补片扩大，6-0或7-0缝合线自远端向近端关闭肺动脉切口。关闭切口前应注意右心系统充分排气，排气后缝线打结。对于合并三尖瓣关闭不全者，经右心房切口行三尖瓣成形术暴露良好。特别是对于行跨瓣环补片加宽的病例，术后三尖瓣功能至关重要。

并发症 ①残余梗阻：右室流出道到肺动脉一个或多个节段发育不良，或手术解除梗阻不彻底，可导致残余梗阻，按血流动力学分类，术后右心室肺动脉干压差 <4.0kPa（30mmHg）为优良，4.0~6.7kPa（30~50mmHg）为良好，>6.7kPa（50mmHg）为不良。不良者需再次手术矫治。②肺动脉瓣关闭不全：无论是否行跨瓣环补片，术后都常见肺动脉瓣关闭不全。当三尖瓣关闭功能良好时，由于右心室对容量负荷有较好的耐受能力，一般不会产生重大影响，在跨瓣环补片中，缝制抗反流单瓣对于早期心功能恢复或有帮助，但单瓣短期内即可失功。③低心排血量综合征：体外循环期间心肌能量供需失衡或右室流出道疏通时切口过长、心肌切除过多可致术后心功能不全、心排血量下降和外周灌注不足。④肺动脉瓣再狭窄：晚期并发症，一般可通过经皮肺动脉瓣球囊扩张解决，若合并晚期右室流出道梗阻，需手术干预。

(陈欣欣 毕嘉琛)

tǐwàixúnhuán xīnjībǎohù xià fèidòngmàibàn qiēkāishù

体外循环心肌保护下肺动脉瓣切开术（pulmonary valvotomy with cardiac protection during cardiopulmonary bypass）

中低温全流量或深低温低流量灌注，在直视下切开狭窄肺动脉瓣的手术。

适应证 与浅低温体外循环下开放式肺动脉瓣切开术类似，更适用于：①小体格低体重患儿不停跳情况下手术困难者。②合并其他心内畸形、右室流出道梗阻或合并右室流出道、肺动脉瓣环、肺动脉水平发育不良，需要同期手术矫治者。

手术方法 手术在气管插管全身麻醉下进行，采用胸部正中切口。常规开胸，纵行切开心包。探查肺动脉是否存在狭窄后扩张、是否存在发育不良。探查动脉导管，如存在动脉导管未闭，充分游离。静脉注射肝素 3~4mg/kg 对患儿进行肝素化。活化凝血时间（activated clotting time, ACT）>360 秒时开始插管，升主动脉插入动脉插管；经右心耳或上腔静脉插入上腔静脉插管；经右心房下部靠近下腔静脉入口处插入下腔静脉插管。上腔静脉插管头端避免阻塞无名静脉回流；下腔静脉插管头端避免阻塞肝静脉回流。单根静脉插管完成后，ACT>480 秒即可开始体外循环并降温。体外循环开始后迅速控制动脉导管血流，将动脉导管切断缝合。降温至28~32℃（中低温）或25~28℃（深低温），降温同时上下腔静脉过阻断带。在上腔静脉与升主动脉之间的右肺动脉表面打开纤维膜，直角钳经上腔静脉右侧与右上肺静脉之间的隐窝进入，绕过上腔静脉后壁，在肺动脉表面朝向纤维膜切口处钝性分离，直角钳露出后牵引阻断带穿过。在下腔静脉和右下肺静脉隐窝处打开纤维膜，直角钳沿膈肌面右心房后方自左向右朝向纤维膜切口处钝性分离，直角钳露出后牵引阻断带穿过。在主动脉根部缝合灌注荷包，插入灌注针，排气后接灌注液管路。降温至33℃以下即可阻断升主动脉，阻断升主动脉后立即灌注停跳液，然后迅速阻断上下腔静脉，在房室沟右侧1cm、界沟前方的固有右心房做平行于房室沟的切口，切口上缘向右心耳方向延长，避免损伤左房顶或窦房结；切口下缘向下腔静脉插管位置延长。经卵圆孔或右上肺静脉置放左心引流。心脏停搏后，在肺动脉干近端行 1~2cm 横行切口或纵行切口。若右室流出道、肺动脉瓣环及肺动脉发育良好，横行切口可提供更理想的暴露；若上述结构发育不良，纵行切口方便后续补片加宽。牵开肺动脉切口，暴露肺动脉瓣并探查。若肺动脉瓣为三叶瓣但存在交界粘连，用尖刀可沿融合的瓣叶交接嵴且切开至瓣叶基底部，注意避免损伤肺动脉壁；若肺动脉瓣为二叶畸形，可将瓣叶附着的侧壁部分切开；若瓣叶交接嵴显示不清，可将融合的瓣膜自中部剪开；若瓣叶肥厚造成梗阻，可切除瓣叶。肺动脉瓣交接切开后，应继续探查肺动脉瓣环及右室流出道。若肺动脉瓣环发育良好，肺动脉瓣开放满意，但右室流出道存在肥厚肌束，可在流出道做横行切口，切除肥厚肌束并扩大补片，补片不跨瓣环有利于减轻肺动脉瓣反流。若合并右室流出道、肺动脉瓣环、肺动脉发育不良，则延长纵切口，经肺动脉瓣交接至右室流出道，切除肥厚肌束并行跨瓣环补片。若合并单纯肺动脉发育不良，肺动脉补片扩大术即可缓解狭窄。无论补片位于何位置，均采用戊二醛固定的自体心包或牛心包修补，补片均应修剪为椭圆形，避免出现锐角。5-0~7-0 缝合线自远端向近端修补。若无须补片扩大，6-0 或 7-0 缝合线自远端向近端关闭肺动脉切口。对于合并三尖瓣关闭不全者，经右心房切口行三尖瓣成形术暴露良好。特别是对于行跨瓣环补片加宽的病例，术后三尖瓣功能至关重要。开放升主动脉，心脏复跳。充分排气后关闭右心房切口，开放上下腔静脉阻断带，复温满意后逐渐脱离体外循环。停机后测量右心室压力、右室流出道压力、肺动脉压力，评估残余梗阻情况。若无明显残余梗阻但血氧饱和度仍偏低，可加做改良布莱洛克-陶西格（Blalock-Taussig）分流术。

并发症　①残余梗阻：右室流出道到肺动脉一个或多个节段发育不良，或手术解除梗阻不彻底，可导致残余梗阻，按血流动力学分类，术后右心室肺动脉干压差 < 4.0kPa（30mmHg）为优良，4.0~6.7kPa（30~50mmHg）为良好，>6.7kPa（50mmHg）为不良。不良者需再次手术矫治。②肺动脉瓣关闭不全：无论是否行跨瓣环补片，术后都常见肺动脉瓣关闭不全。当三尖瓣关闭功能良好时，由于右心室对容量负荷有较好的耐受能力，一般不会产生重大影响，在跨瓣环补片中，缝制抗反流单瓣对于早期心功能恢复或有帮助，但单瓣短期内即可失功。③低心排血量综合征：体外循环期间心肌能量供需失衡或右室流出道疏通时切口过长、心肌切除过多可致术后心功能不全、心排血量下降和外周灌注不足。④肺动脉瓣再狭窄：晚期并发症，一般可通过经皮肺动脉瓣球囊扩张解决；若合并晚期右室流出道梗阻，需手术干预。

（陈欣欣　毕嘉琛）

fēi xīnshēng'érqī fèidòngmàibàn xiázhǎi

非新生儿期肺动脉瓣狭窄

（non-neonatal critical pulmonary stenosis）　不需要在新生儿期紧急处理的室间隔完整的肺动脉瓣狭窄。狭窄可由于瓣叶畸形或瓣环细小造成，并可合并或不合并右室流出道狭窄。

病因及发病机制　胚胎发育 6~9 周，动脉干嵴汇合将动脉干分为肺动脉和主动脉，肺动脉腔内生长出 3 个结界，并逐渐向中心生长，继而吸收变薄，形成肺动脉瓣。动脉干分隔异常和肺动脉瓣形成异常都可能导致肺动脉瓣狭窄。研究最充分的与肺动脉瓣狭窄相关的综合征是努南综合征（Noonan syndrome），*PTPN11* 基因突变与之相关。非综合征相关的肺动脉瓣狭窄相关基因尚不明确。

分级　根据梗阻的严重程度对肺动脉瓣狭窄分为三级。梗阻程度用超声心动图最大跨肺动脉瓣瞬时压差估计，压差 < 5.3kPa（40mmHg）为轻度狭窄，压差 5.3~8.0kPa（40~60mmHg）为中度狭窄，压差 > 8.0kPa（60mmHg）为重度狭窄。虽然心导管术可以直接用于测量该压差，但心导管术往往用于治疗性干预，很少单纯用于诊断；且心导管术常在镇静状态下进行，测量值通常低于相应的超声心动图估计值。

临床表现　症状取决于狭窄程度。轻度狭窄几无症状；部分轻度狭窄及中度狭窄可出现症状进展，出现进行性呼吸困难、胸闷、乏力；重度狭窄有活动耐量低、呼吸困难、胸闷、胸痛、发绀，偶可表现为晕厥甚至猝死。并发症包括低氧血症、右心衰竭、三尖瓣反流、卵圆孔未闭，存在右向左分流时，可出现脑脓肿。

体格检查可见心前区隆起，听诊胸骨左缘 2~3 肋间可闻及收缩期喷射样杂音，广泛传导，并可触及震颤，但在极轻或极重的狭窄中，震颤往往不可及；第二心音分裂，肺动脉瓣区第二心音减弱；晚期由于右心衰出现肝大、腹水、颈静脉怒张、搏动。

诊断　根据病史、体征及辅助检查可以诊断。①胸片：轻度狭窄心影不大，肺血基本正常；中度以上狭窄肺血减少，心影增大以右心为主，表现为心影向左或左上扩大；大部分病例存在肺动脉狭窄后扩张，胸片示肺动脉段突出。②心电图：右心增大，心电轴右偏，Ⅱ导联 P 波高尖，右室面导联可见高耸 R 波；合并劳损时可有 ST 段下移，T 波低平或倒置；上述与狭窄程度正相关，故心电图可作为评估狭窄程度的重要资料。狭窄程度严重时，上述改变可向左侧延伸。③超声心动图：是该病的主要诊断方法，可以明确肺动脉瓣环大小、瓣叶形态、瓣口面积，探查合并畸形如右室流出道狭窄、室间隔缺损，结合多普勒可明确跨肺动脉瓣压差。④心导管检查：常在经皮穿刺肺动脉瓣球囊扩张术中进行，对于确诊该病、明确右心室压力及跨瓣压力阶差有重要意义；结合造影可明确狭窄部位及形态。扩张完成后可测压明确手术即刻效果。

鉴别诊断 应与其他肺血减少的先天性心脏病鉴别，如肺动脉闭锁、法洛四联症、肺动脉瓣反流、埃布斯坦畸形（Ebstein anomaly）等。

治疗 对于单纯肺动脉瓣狭窄病例，经皮穿刺球囊肺动脉瓣成型是首选治疗方案。股静脉是最常用的静脉通路。当存在右心室发育不良、合并流出道肥厚肌束、流出道狭窄、肺动脉瓣环狭窄或肺动脉狭窄者，瓣膜切开术仍是首选方案。手术包括直视下肺动脉瓣交接切开术或闭式切开术，随着体外循环技术不断进步，后者已不常用。直视下肺动脉瓣交接切开术在体外循环下完成，阻断上下腔静脉，在心脏跳动或停跳下，切开肺动脉，直视下切开粘连的肺动脉瓣交界至瓣膜基底；二叶瓣畸形时，将瓣叶附着的侧壁部分切开；若交界嵴显示不清，可将融合成锥形的瓣叶剪成两叶。合并流出道肥厚肌束者，同时进行流出道疏通；合并流出道狭窄、肺动脉瓣环狭窄、肺动脉狭窄者，可行补片扩大，并根据情况同时进行流出道疏通、补片加宽术。

球囊扩张术并发症包括残余梗阻、肺动脉瓣反流、低氧血症、穿刺点并发症及致命的大出血；瓣膜切开术并发症包括残余梗阻、肺动脉瓣反流、低氧血症、低心排血量综合征。

预后 自然病程根据狭窄轻重有较大变异。轻度狭窄进展缓慢，预期寿命与正常人相同；中度以上狭窄，出现进行性右心衰竭和发绀后，不经治疗一般在数年内死亡。若不合并右室发育不良，围手术期死亡率低，5%～10%患儿因远期再次狭窄需进一步治疗。

（陈欣欣 毕嘉琛）

shìjiàngé wánzhěngxíng fèidòngmài bìsuǒ

室间隔完整型肺动脉闭锁

（pulmonary artery atresia with intact ventricular septum） 肺动脉和右心室之间生理性交通中断且左、右心室之间无交通的罕见但严重的心脏畸形。在所有先天性心脏病中占比不足1%。常伴发右心室不同程度的发育不良和冠状动脉重大畸形。

病因及发病机制 胚胎发育6～9周，动脉干嵴汇合将动脉干分为肺动脉和主动脉，肺动脉腔内生长出3个结节，并逐渐向中心生长，继而吸收变薄，形成肺动脉瓣。导致肺动脉瓣叶在发育过程中闭锁的胚胎学机制尚不明确，遗传和环境因素可能产生了共同的影响，产前感染、20q13.12 缺失、22q11.2 缺失都与该畸形存在一定关联。胎儿超声心动图的研究提示，在发生肺动脉瓣闭锁的胎儿中，早期存在肺动脉瓣的前向血流，因此有学者推测闭锁发生在心脏分隔后相对较晚的时期。三尖瓣及右心室血量减少可能与合并的三尖瓣及右心室发育不良相关。由于右心室只有流入道而没有流出道，当三尖瓣功能较好时，右心室压力可以显著升高，右心室内血液可通过心小静脉逆行进入冠状动脉循环。逆向血流及其造成的湍流和相应内皮损伤可导致冠状动脉畸形，包括冠状动脉的狭窄和冠状动脉瘘，以至于最严重的右心室依赖的冠状动脉循环。高压力同时导致右心室肥厚，并出现心肌纤维排列混乱和心内膜弹力纤维增生等独特的组织病理学改变。如果同时合并三尖瓣重度关闭不全，则常见右心室扩张和室壁变薄，而冠状动脉畸形几乎不会出现。

分型 根据右心室发育情况进行分型。有不同的分类标准。①根据右心室形态分为单一部分（仅有流入道）、两部分（流入道和流出道）和三部分（流入道、小梁部和流出道）。②三尖瓣瓣环 Z 值与右心室发育不良严重程度相关，据此对右心室发育情况分类。轻度右心室发育不良（Z 值-2～0）、中度右心室发育不良（Z 值-3～-2）和重度右心室发育不良（Z 值≤-3）。

临床表现 此类患儿极少合并明显体肺侧支。患儿多为足月出生，且动脉导管为肺血唯一来源。出生后不久，由于动脉导管逐渐闭合，患儿出现明显发绀、低氧血症和酸中毒，且对氧疗反应不佳，甚至可能由于吸氧促进动脉导管闭合而加重症状。少见的情况下，动脉导管过粗时，患儿血氧饱和度可高于90%，但存在肺循环过度，造成充血性心力衰竭和动脉舒张压降低，影响心肌灌注，出现气促和心动过速。

听诊通常可发现心动过速。动脉导管逐渐关闭而发绀明显的患儿，心前区杂音可以很轻。动脉导管未闭患儿可在胸骨左缘第2~3肋间闻及收缩期或连续性杂音。三尖瓣反流明显的患儿右心明显扩大，可见心前区隆起，并可在胸骨左缘第4~5肋间闻及全收缩期吹风样杂音。

诊断 根据病史、体征及辅助检查可以诊断。①胸片：肺血减少，心脏轮廓基本正常，合并严重三尖瓣反流时右心明显扩大。②心电图：和新生儿常见的右心室电优势相反，一般表现为左心室电优势。③超声心动图：是该病的主要诊断方法，但动脉导管开放情况下难以和新生儿严重肺动脉瓣狭窄进行鉴别。超声心动图应该仔细测量三尖瓣尺寸，评估右心室形态学和发育程度、识别冠状动脉瘘。④心导管检查：主要用于判断冠状动脉情况，明确有无右心室依赖的冠状循环及冠状动脉近端狭窄。

鉴别诊断 应与肺动脉瓣狭窄、三尖瓣闭锁进行鉴别，但和新生儿严重肺动脉瓣狭窄处理原则基本一致。

治疗 术前需要应用前列腺素E$_1$持续泵入维持动脉导管开放，并注意纠正酸中毒。根据右心室发育情况决定双心室修复、一个半心室修复或单心室修复。对于右心室发育良好的患儿，单纯右心室减压术，包括瓣膜球囊扩张术、瓣膜切开术或跨瓣环补片手术，但球囊扩张术后往往需要再次外科干预。部分患儿单纯右心室减压后仍有较严重发绀，此时可加做体-肺分流手术改善发绀同时促进右心室和三尖瓣进一步生长。若患儿右室发育极差（三尖瓣Z值小于-4），合并三尖瓣重度反流，或存在右心室依赖的冠脉循环时，采取单心室途径，新生儿期采取改良B-T分流术，6月龄时评估肺动脉解剖及血流动力学后行双向格林手术，并在2~4岁三期实施房坦类手术。介于上述二者之间的病例，可将双向格林手术作为最终手术，即一个半心室修复。若患儿肺血管发育差，肺血管阻力高，体-肺分流术将是患儿的最终手术。同时存在左心室功能障碍者，一期心脏移植是唯一的治疗方案。

体-肺分流术可导致充血性心力衰竭且难以复苏，可能由于分流管道出现血栓而产生明显发绀，并需要二次手术；右心室减压术并发症包括残余梗阻、肺动脉瓣反流、低氧血症、低心排血量综合征；不恰当的右心室减压可导致严重低心排血量和心肌梗死；一个半心室修复可导致肺内动静脉瘘；单心室修复远期严重并发症为蛋白丢失性胃肠病。

预后 该病自然预后极差，不及时治疗新生儿期病死率超过50%。手术后早期死亡主要原因为低氧血症、低心排血量综合征、右心衰竭、冠状动脉缺血。

（陈欣欣　陶惠康）

sānjiānbàn bìsuǒ

三尖瓣闭锁（tricuspid atresia）

以三尖瓣完全缺失为特征的发绀型先天性心脏病。根据肺动脉血流可分为几个亚型并具有不同的临床表现。若在1岁内发病不予干预具有很高的病死率。三尖瓣闭锁是第三常见发绀型先天性心脏病，在出生活婴儿中约占0.012%，且无性别差异，在家族中无明显再发风险，仅极少数具有在家族中以常染色体隐性遗传的风险。

病因及发病机制 三尖瓣闭锁的发病机制尚不完全清楚，来自心内膜垫的房室瓣的正常发育受到破坏。在大多数这些患儿中，三尖瓣入口表现为右心房中的一个酒窝（肌肉型）。在更罕见的形式中，部分分层的瓣叶融合并形成膜。

分型 根据大动脉的关系、室间隔缺损的存在和肺动脉狭窄程度分为三型。① I 型（70%~80%）：大动脉解剖关系正常，分为三个亚型，a亚型为室间隔完整伴肺动脉闭锁，b亚型为小的室间隔缺损伴肺动脉狭窄或发育不良，c亚型为大型室间隔缺损并不伴肺动脉狭窄。② II 型（12%~25%）：右位型大动脉转位，分为三个型，a亚型为室间隔缺损伴肺动脉闭锁，b亚型为室间隔缺损伴肺动脉狭窄或发育不良，c亚型为室间隔缺损不伴肺动脉狭窄。③ III 型（3%~6%）：除右位型大动脉转位外的大动脉异位畸形，如永存动脉干、右心室双出口。

临床表现 由于合并肺动脉狭窄或闭锁导致肺血减少，血氧饱和度降低。因此，患儿会发绀。相反，没有肺血减少的患儿，全身动脉饱和度相对较高，则不会发绀。

诊断与鉴别诊断 胸部X线片可能显示肺纹理减少，表明肺动脉血量减少。右心边界也可能是突出的，提示右心房扩大。超声心动图对三尖瓣闭锁具有诊断意义。二维超声心动图将显示三尖瓣缺失和心室腔大小不一致，左心室大于右心室；彩色血流多普勒会显示三尖瓣没有血流。出于诊断目的，通常不需要进行心导管插入术。三尖瓣闭锁需与其他伴有发绀和肺血流减少的病变包括孤立性右室流出道梗阻和法洛四联症等鉴别。

治疗 对于合并严重肺动脉狭窄或非常小的室间隔缺损且具有导管依赖肺循环的发绀患儿，必须在出生后立即开始使用前列腺素。在婴儿期后期出现心力衰竭并伴有肺循环充血的患儿需要用利尿剂减轻容量负荷。

分期手术 因为只有一个功能性心室（左心室），所有三尖瓣闭锁患儿都接受分期单心室姑息治疗，以提供足够的肺血流和全身血流。手术主要分三个阶段。

第一阶段，姑息治疗的手术选择取决于大血管的解剖结构、有无流出道梗阻以及室间隔缺损的大小。①肺血减少的患儿：在患有肺动脉狭窄或者闭锁的患儿中，第一阶段涉及通过体-肺分流术提供足够的肺血流量，通常通过改良布莱洛克-陶西格（Bla-lock-Taussig）分流术（简称改良B-T分流术），通常是在右锁骨下动脉和右肺动脉之间使用聚四氟乙烯管道连接。②无肺血减少的患者：在肺血流畅通（Ⅰc型）的患儿中，第一阶段可能行肺动脉束带术，可限制过多的血流流向肺血管床。在少数患儿中，室间隔缺损可能小到足以限制肺血流量，循环平衡，因此不需要肺动脉束带术。③右位型大动脉转位和主动脉瓣下梗阻患儿：对于具有阻塞主动脉血流的室间隔缺损的Ⅱ型病变患者，第一阶段可能是室间隔缺损扩大或行改良B-T分流术及达穆斯-凯-斯坦塞尔（Damus-Kaye-Stansel）手术（主肺动脉和升主动脉之间的吻合）。

第二阶段，Ⅰ型和Ⅱ型病变的第二阶段涉及腔肺吻合术，包括上腔静脉连接到右肺动脉，双向格林（Glenn）或半房坦（he-mi-Fontan）手术。这将导致血液从上半身被动地流入肺血管。手术通常在患儿4~6月龄进行。

第三阶段是房坦手术，于1971年首次为三尖瓣闭锁的治疗而描述。最初的房坦手术涉及将右心耳端对端吻合到右肺动脉近端。该术式从一开始就经历了相当大的修改。现主要涉及下腔静脉和肺动脉之间的心外或心房内无瓣膜导管连接，必要时该管道可以开窗，房坦手术导致全身静脉回流被动流入肺血管，通常在患儿2~3岁进行。

手术并发症 姑息治疗的每个阶段都有许多短期和长期并发症。病死率最高的是单心室手术姑息治疗的第一阶段和第二阶段。接受B-T分流术的患儿存在各种并发症的风险，包括分流管道阻塞、坏死性小肠结肠炎、脑血管意外等。肺动脉束带术后遇到的并发症包括束带迁移、环缩程度合适需要重新干预，此外还有肺动脉狭窄或肺动脉变形。格林手术具有出色的短期和长期结果，手术死亡率低于1%，5年生存率为87%，这种手术后长期并发症并不常见。

房坦手术之后有长期并发症，包括心律失常、心室功能障碍、发绀和蛋白质丢失性肠病。①在房坦手术之后，使用抗血小板治疗来预防血栓栓塞的争论一直存在。与抗血小板治疗相关的血栓栓塞和出血事件的发生率与抗凝治疗相关的发生率相当。抗凝只适用于那些有危险因素的人，如心律失常或既往血栓形成。②蛋白质丢失性肠病在房坦手术后发生率为5%~12%。长期存在的蛋白质丢失性肠病会影响患儿的营养状况，主要治疗方法是支持性治疗。肠内使用皮质类固醇可维持白蛋白水平并减轻症状。③塑性支气管炎是房坦循环的可能的长期后遗症。气道腔内有浓稠的分泌物是其特征，发生率约4%，可能是由蛋白质淋巴液通过淋巴-支气管交通溢出引起的。

三尖瓣闭锁术后存在的其他长期并发症还包括但不限于房坦手术相关肝病（肝纤维化和肝硬化）、肾功能不全、运动耐量下降等。房坦循环失败的患者最终可能需要心脏移植。

预后 大多数未经手术的患儿在出生后的第一年就死亡。在早期诊断和有效手术治疗的当前时代，大多数三尖瓣闭锁患儿都能活到成年并具有良好的活动能力。房坦手术的手术死亡率低于2%。

（陈欣欣　陈伟丹）

bìshì fángjiāngé bùfen qiēchúshù

闭式房间隔部分切除术

（closed atrial septectomy） 在心脏跳动下切除部分房间隔组织，以促进心房内血液混合的手术。房间隔分流不足，需要通过扩大房间隔缺损增加心房内血液混合，可用于单心室或室间隔缺损型大动脉转位。手术时，切开心包后，以弯扁钳平行右侧房间沟夹住左、右心房壁联合的部分以及心腔内局部房间隔的后部。平行房间沟切开心房，显露并切除切口内的房间隔组织，缝合房壁切口。潜在并发症包括大出血、损伤肺静脉、心律失常等。

（陈欣欣　陈伟丹）

fèidòngmài huánsuōshù

肺动脉环缩术（pulmonary artery banding，PAB）

应用束带将肺动脉通过手术环缩至合适的、相对较细的水平，以控制通过肺动脉的血流量的手术。又称肺动脉束带术。此手术主要有两个目的：①减少继发于显著左向右分流的显著肺循环过度患者的肺血流量，作为后期确定性手术修复前的姑息治疗。②增加形态左心室（作为低压肺心室的功能）的后负荷，以便在大动脉转位患者的动脉转换手术之前准备或"训练"心室成为全身心室。

应用解剖　在考虑将肺动脉束带作为潜在的姑息策略之前，需要考虑几个解剖特征。重要的是要考虑主肺动脉（main pulmonary artery，MPA）的长度，以便在 MPA 的中部放置带子，而不会撞击近端肺动脉瓣和远端肺动脉分支。右肺动脉的下部通常比左肺动脉在 MPA 上的位置稍近，并且以更锐角出现。因此，当放置束带时，右肺动脉的撞击风险往往更高，因为束带向远端的任何迁移都可能导致右肺动脉变形，尽管左肺动脉也可能发生这种情况。鉴于较高的肺与全身血流比，MPA 往往比主动脉更大，血管壁更薄，具有大的室间隔缺损和低肺血管阻力的患者最终会发展为肺过度循环。

适应证　需要通过 PAB 限制肺血流的临床情况包括：①肌肉"瑞士奶酪"室间隔缺损（ventricular septum defect，VSD），可能在技术上难以修复和/或需要对婴儿进行脑室切开术。②多发或单发 VSD 合并手术合并症，即极低出生体重、败血症、肺炎、颅内出血、多器官功能衰竭等。③在进一步发育和生长后进行潜在的双心室修复之前，具有临界左心室发育不全的不平衡房室管缺陷作为缓解措施。④左心发育不全综合征的高危婴儿，双侧 PAB 和动脉导管未闭支架置入短期手术姑息治疗。

需要左心室训练的患者的临床场景包括：①右襻型大动脉转位患者的左心室准备工作晚（＞1 个月），以进行随后的分期动脉转换手术，其中左心室通过充当肺心室功能而变得"失调"。②左襻型大动脉转位患者的左心室准备用于随后的分期双开关手术。③减少无 VSD 的左襻型大动脉转位患者的三尖瓣关闭不全。在这种情况下，肺-左心室的压力负荷会引起室间隔移位，从而改善全身右心室三尖瓣小叶的接合。④作为单心室解剖结构和顺行肺血流的患者在双向格林（Glenn）分流器放置时的辅助手术，以维持一些顺行血流但保持较低的上腔静脉压力。

手术方法　肺动脉束带的标准手术方法包括经第 2/3 肋间左前侧开胸、通过第 3/4 肋间左侧开胸、正中胸骨切开。在前/侧开胸的情况下，通过牵开胸腺并解剖左膈神经前方的心包来暴露 MPA。当进行正中胸骨切开术时，特别是在伴随手术如房间隔切除术期间，需要使用体外循环。在大动脉转位或单心室解剖的患者中，首选胸骨正中切开术，因为其可以很好地暴露 MPA。

暴露于主动脉和 MPA 后，准备放置带。各种材料用于绑扎。脐带很少有外科医师首选，因为其对侵蚀血管壁的亲和力低，并且其能穿过硅橡胶圈套器轻松修改可用作调节带。特拉斯勒（Trusler）公式经典地用于帮助确定最佳带周长，已指定以下尺寸作为良好的初始指导，非发绀混合病变，周长为 20mm＋1mm/kg；混合病变的周长为 24mm＋1mm/kg；单心室生理学与未来姑息性房坦手术的计划，周长为 22mm＋1mm/kg。最终的束带周长取决于束带的压力梯度、远端肺动脉压力，如果患者有单心室生理功能，还可能取决于去饱和度。

识别 MPA 的中间部分，密切关注肺动脉瓣和分支肺动脉的位置，以避免肺动脉的撞击和肺动脉瓣的变形。解剖主动脉和 MPA 之间的外膜以避免带的迁移。束带穿过环绕肺干的横窦。然后将带子小心地穿过主动脉和 MPA 之间的解剖部位，从而避免将夹子穿过 MPA 并可能伤害血管。带的标记位置沿 MPA 的前壁对齐，并通过聚乙烯管将其缠绕。在圈套器下方放置一个心包纱布以避免损伤血管，并使用止血夹固定圈套器。

添加或移除止血夹有助于分别减少或增加带的周长。有时，在几周内 MPA 内折叠的再吸收会减少带对整个 MPA 的限制，从而可松开带。因此，已经描述了一种对窦管交界处远端 MPA 进行 V 形动脉切开术的技术。这是在放置表带之前使用 C 型夹来完成的，可避免将来松动表带的风险。PAB 后要实现的心血管血流动力学包括：①肺动脉压力为全身压力的 30%～50%。②在吸入氧气浓度 50% 时氧饱和度约为 90%。③全身血压增加 0.7～1.3kPa（5～10 mmHg）。对于单心室生理患者，较低的动脉氧合目标是可以接受的。

PAB 的取出通常在分期心内修复完成后进行。解剖 PAB 周围的瘢痕组织，去除带通常是 MPA 狭窄的证据。这可以通过切除狭窄段然后进行端对端吻合术或狭窄段的垂直切口和狭窄段的补片增强来纠正。对于那些使用肺动脉带几个月或更短时间的患者，通常不需要这种肺动脉成形术。

并发症 PAB 的潜在并发症包括一个或两个肺动脉分支狭窄或扭曲、肺动脉瓣功能的改变、旋支冠脉受压、束带侵蚀到肺动脉、肺动脉假性动脉瘤、溶血、血栓形成、无效的束带放置导致肺血管系统发生不可逆转的变化、导致肺动脉高压和局部感染。

(陈欣欣　陈伟丹)

sānjiānbàn xiàyí jīxíng

三尖瓣下移畸形 (downward displacement of the tricuspid)

部分或全部三尖瓣瓣叶未附着于正常瓣环的位置，而呈螺旋向下移位，以三尖瓣发育异常、瓣叶下移伴有关闭不全、瓣环扩大和房化右心室主要表现的先天性心脏病。又称埃布斯坦畸形 (Ebstein anomaly)。少见，可合并其他心内畸形，其发病率在先心病中占约 1%。

病因及发病机制 病因尚不明确。在胎儿心脏发育的过程中，三尖瓣（主要为后瓣和隔瓣发育不良）生长低于正常位置，从而导致部分心室组织变为心房组织，同时合并房化右心室和三尖瓣中大量反流。其发病机制主要为在右心房收缩时右心室舒张，房化的右室舒张扩大及三尖瓣的关闭不全使右心房出现血液潴留，最后导致右心房血容量增多，压力升高，当存在卵圆孔未闭或者房间隔缺损时，心房内可出现右向左分流，使体循环血氧饱和度下降，出现发绀。当右心房压力进一步增大时可出现心力衰竭，部分患儿由于心房扩张出现心律失常。

分型 根据右心室解剖学形态、三尖瓣下移程度可分为以下四型。A 型，右心室容积充分且房化右室容积小，三尖瓣前叶活动好；B 型，房化右室容积扩大，收缩能力下降，三尖瓣前叶活动较好；C 型，三尖瓣前叶活动受限，同时伴有右心室流出道梗阻现象；D 型，右心室几乎完全房化，三尖瓣瓣叶相互粘连形成囊袋样结构贴于右心室。

临床表现 主要取决于三尖瓣的反流程度、是否存在心房内分流、有无心律失常和合并其他心脏畸形等。在新生儿时期正常出现的肺动脉压力增高会加重三尖瓣反流的程度，重度的三尖瓣反流使右心房压力增高，造成卵圆孔的右向左分流，因此在新生儿期间可能会出现右心衰竭和发绀。随着肺动脉压力的下降，发绀和心力衰竭的程度会有所减轻，大部分患者在儿童期才逐渐出现气促、发绀及心力衰竭等表现。部分患儿可出现预激综合征、房室结折返型心动过速或室性心律失常。体格检查时，在胸骨左缘可触及收缩期震颤，胸骨左缘可闻及收缩期杂音，发绀严重者可出现杵状指/趾。

诊断 根据病史、体征结合辅助检查可做出诊断。①胸部 X 线片：可见右心房增大，肺血减少。②心电图：提示右心房肥大，不完全性或完全性右束支传导阻滞，电轴右偏，部分可出现预激综合征。③心脏超声：可提示三尖瓣发育异常、不同程度的三尖瓣反流和房化右室。

治疗 ①内科治疗：当无严重的三尖瓣反流、无明显发绀且心功能尚可时，可随访观察，给予强心、利尿等内科治疗并纠正心律失常，新生儿期可输注前列

腺素 E_1 维持肺血流。②手术治疗：当出现心力衰竭内科治疗无好转或严重发绀、心律失常不能控制时应考虑外科手术治疗。手术治疗的方式取决于患儿的解剖情况及血流动力学变化，根据个体需要选择不同的术式，如三尖瓣成形或置换术、房化心室的折叠、房间隔缺损的修补、导管射频消融等。当右心室发育不良时，可行体 - 肺分流术或全腔肺吻合术。

手术并发症：①三尖瓣狭窄或关闭不全，与术前三尖瓣发育异常或手术整形效果不佳所致。②人工瓣膜置换术相关问题，如瓣周漏、溶血及抗凝过程中的异常等。③心律失常，与右心房扩大、三尖瓣关闭不全、右心室发育不良或术后人工瓣膜有关。

预后 三尖瓣下移畸形是一种少见的先天性心脏病，若不及时治疗，10 岁内病死率约为 25%，主要的原因为心力衰竭，外科手术治疗是主要的治疗方法。随着外科手术的进步，术后患儿的病死率有所下降，术后三尖瓣下移畸形的患儿 5 年生存率在 80% 以上，与病死率增加相关的因素包括可肺动脉闭锁、室间隔缺损、肝大等。

(陈欣欣　陶惠康)

sānjiānbàn chéngxíngshù

三尖瓣成形术 (tricuspid valvoplasty)

基于自身三尖瓣组织对三尖瓣瓣环、瓣叶、腱索和乳头肌进行修复的手术。在三尖瓣下移畸形中，三尖瓣成形术主要包括水平房化心室折叠三尖瓣成形术、卡尔庞捷 (Carpentier) 成形术、改良卡尔庞捷成形术等。

应用解剖 在心脏的所有瓣膜中，三尖瓣是最大且最接近心尖端，位于右心房和右心室之间

的瓣膜。它由三个瓣叶组成，即隔瓣、前瓣和后瓣。三尖瓣复合体由瓣叶、瓣环、腱索、乳头肌和附着的右心室段组成。三尖瓣的平均压力梯度小于 0.3kPa（2mmHg），由于瓣膜尺寸大且心脏右侧压力较低，瓣膜的峰值速度小于 1m/s。通常前瓣是三个小叶中最大的，也是运动最大的。隔叶是最不活动的，在距二尖瓣前叶的附着点顶端小于 10mm 的距离附着在瓣环上。后瓣是瓣环周长最短的，瓣叶的对合点位于或低于瓣环水平，对合长度为 5~10mm，在瓣环扩张的情况下，可以提供更多的瓣膜面积。通常，有两个乳头肌，前乳头肌和后乳头肌，而隔乳头肌是多样的。前乳头肌是最大的，附着的腱索支撑前瓣和后瓣，有时与调节束连接。后乳头肌可以是双裂的或三裂的，附着的腱索支撑后瓣和隔瓣。三尖瓣环呈 D 形，较大的半圆形 C 形段与右室游离壁相关，而较短且较直的段与室间隔相关。

三尖瓣下移畸形即埃布斯坦（Ebstein）畸形主要是隔瓣和后瓣向心尖位移，导致三尖瓣环和三尖瓣孔向心尖位移。这种心尖位移也被描述为三尖瓣向右室流出道的旋转位移。位移通常定义为隔瓣从解剖三尖瓣环的位移 > 8mm/m²。三尖瓣前瓣常有异常的腱索附着并变得过度活动，被描述为"帆状"，或者前瓣可能受到束缚，导致运动受限，前瓣也可能是有孔的。

右心室分成两部分。第一部分是"心房化"的右心室，通常应该是右心室流入道的地方，从未移位的三尖瓣环延伸到"功能性"右心室。第二部分是功能性右心室。第一部分接收来自三尖

瓣反流的血流，并与右心房一起扩张。功能性右心室可能非常小，在隔瓣和后瓣严重下移的情况下，通常仅由右心室流出道组成。

超过 80% 的三尖瓣下移畸形患儿还伴有继发孔房间隔缺损或卵圆孔未闭，可能出现反常血栓，也可合并室间隔缺损和肺动脉闭锁。此外，三尖瓣下移畸形与传导系统异常有关，这被认为是由间隔畸形致房室结受压和房室结连接中断造成的，表现为辅助传导通路的存在，约 1/3 的三尖瓣下移畸形患儿有一条以上辅助通路。此外，5%~25% 的三尖瓣下移畸形患儿患有预激综合征，是合并预激综合征最常见的先天性心脏病。

适应证　三尖瓣前瓣是三尖瓣成形的基础，宽大、帆状的三尖瓣前瓣构成三尖瓣修复的基础。前瓣的游离缘可以是活动自由的，局部的、节段的直接附着在心内膜上或者整个附着在心内膜上。如果超过 50% 的前瓣剥离失败，或者前瓣的游离缘完全附着于右心室，则瓣膜成形术可能无法获得持久的修复，瓣膜置换是首选。

禁忌证　当右心室严重扩张且功能不佳时，不适合行三尖瓣成形术，应选择单心室矫治手术。

手术方法　多种三尖瓣成形技术应用于三尖瓣下移畸形的修复。改良卡尔庞捷成形术是幼儿和成人首选的手术方法，包括将前后瓣从其异常附着处移开，顺时针旋转这些瓣的边缘，并在三尖瓣环水平将它们缝合到隔瓣的隔缘上。水平房化心室折叠三尖瓣成形术包括通过折叠房化右室来修复三尖瓣，缩小三尖瓣的大小，并创建一个功能良好的单叶三尖瓣。卡尔庞捷成形术包括折叠房化右室和缩小三尖瓣环，但

折叠方向与水平房化心室折叠三尖瓣成形术的方向成直角。所有房化右室折叠都必然会中断右心室肌肉组织的一些冠状动脉供应，并且都具有扭曲右冠状动脉的潜在风险，可能产生室性心律失常和损害心室功能的问题。

并发症　主要包括三尖瓣成形失败瓣膜反流、房室传导阻滞、心律失常、冠脉损伤、心力衰竭等。

（陈欣欣　陈伟丹）

shuǐpíng fánghuà xīnshì zhédié sānjiānbàn chéngxíngshù

水平房化心室折叠三尖瓣成形术（horizontal atrial ventricular folding tricuspid valvuloplasty）

沿三尖瓣方向折叠封闭房化心室的同时将三尖瓣瓣叶上移至正常的瓣环水平的手术。又称丹尼尔森术（Danielson technique）。适用于重建三尖瓣下移畸形。该技术仅处理房化右室，未对三尖瓣瓣叶进行成形。建立体外循环，心脏停搏下，水平折叠房化右室并折叠后瓣环，从而将前瓣拉向室间隔，增加瓣膜对合面。虽然后瓣环的折叠将后瓣排除在外，但隔瓣仍然处于瓣膜对合平面以下。该技术成就了一个功能性单瓣化的三尖瓣。术后并发症主要包括三尖瓣反流、房室传导阻滞、心律失常、冠脉损伤、心力衰竭等。

（陈欣欣　陈伟丹）

Kǎ'ěrpángjié shù

卡尔庞捷术（Carpentier technique）

包括广泛的游离瓣叶和纵向折叠房化右室的手术。又称垂直房化心室折叠三尖瓣成形术。适用于重建三尖瓣下移畸形。手术时，建立体外循环，心脏停搏下，将前瓣和后瓣从功能性三尖瓣环处分离下来。保留腱索，在

右室后壁纵向折叠房化右室。将前瓣和后瓣缝在真正的三尖瓣环上，在三尖瓣环水平上形成一个两瓣化的三尖瓣。术后并发症主要包括三尖瓣反流、房室传导阻滞、心律失常、冠脉损伤、心力衰竭等。

（陈欣欣　陈伟丹）

gǎiliáng Kǎ'ěrpángjié shùshì

改良卡尔庞捷术式（modified Carpentier technique）

包括广泛的游离瓣叶、纵向折叠房化右室和三尖瓣的锥形重建，实现瓣叶之间的接合手术。又称锥形成形术。适用于重建三尖瓣下移畸形的三尖瓣和右心室的手术技术。

手术时，建立体外循环，心脏停搏下，在三尖瓣前叶移位附着点与正常瓣环平面的分叉点附近开始，向后切开，将前瓣和后瓣从异常附着处分离下来。将各个瓣叶与相应的右心室壁区域之间的异常乳头肌和其他组织分开，由此产生的良好暴露允许对融合的乳头肌进行劈开，以改善之后右室流入道，然后通过释放三尖瓣与室间隔的连接来移动前叶的间隔边缘。因此，只有前瓣与真正的三尖瓣环附着，适当的瓣膜下装置留在原位。然后将后瓣的自由边缘顺时针旋转并缝合到前瓣间隔边缘，形成一个类似锥形的新的三尖瓣。隔瓣通常发育不全并向下移位，通过取下其近端边缘并从室间隔释放，当它太短而无法到达真正的三尖瓣环时，通过将其近端边缘向中心折叠来完成纵向伸长。完成这些准备后，将隔瓣的前缘缝合到前瓣的间隔边缘，将后叶的自由边缘锚定到另一侧形成一个更宽的锥体。在此之后，将房化右室纵向折叠。再通过折叠真正的三尖瓣环以匹配已构建的锥形瓣膜，并将锥体缝至三尖瓣环上。术后并发症主要包括三尖瓣反流、房室传导阻滞、心律失常、冠脉损伤、心力衰竭等。

（陈欣欣　陈伟丹）

sānjiānbàn tìhuànshù

三尖瓣替换术（tricuspid valve replacement）

保留或去除原有瓣膜组织并用人工瓣膜置换三尖瓣的手术。适用于三尖瓣下移畸形。超过 50% 的前瓣剥离失败，或者前瓣的游离缘完全附着于右心室，则瓣膜成形术可能无法获得持久的修复，瓣膜置换是首选。

手术时，常规胸部正中切口，建立体外循环，心脏停搏下，平行右房室间沟切口右房，切除朝右室流出道方向的瓣叶组织。以 2-0 带垫片的双头针行间断褥式缝合从隔瓣瓣环缝起，从心房面进针，紧靠隔瓣根部浅缝。依次缝合前瓣环和后瓣环，缝毕，按序缝至人造瓣膜缝环上，送瓣入瓣环后打结。缝合时组织环的每针缝合间距应稍大于人造瓣环的间距。这样可使三尖瓣环环缩，且人造瓣膜固定可靠。也可在缝合隔瓣侧时缝线置于冠状窦开口上方，把冠状静脉窦隔在心室侧，此方法可避免损伤传导束。术后并发症主要包括三尖瓣反流、房室传导阻滞、心律失常、冠脉损伤、心力衰竭等。

（陈欣欣　陈伟丹）

dānxīnshì

单心室（single ventricle）

一个心脏完全接受来自三尖瓣和二尖瓣或共同房室瓣的血流，或整个房室连接仅与一个心室腔相连，伴或不伴残余心室的先天性心脏病。少见的复杂型先天性心脏病，活婴中发病率约为 1/6500，占先天性心脏病的 1.5%~2%，且病死率高。

病因及发病机制　在胚胎发育过程中由于共同房室瓣与心室之间未能正确对线，从而使两个房室瓣都对向同一个心室，形成诸多类型的单心室。单心室的患儿体循环与肺循环的血液在心室腔内混合，其血流动力学取决于有无体循环或肺循环流出道梗阻及房室瓣关闭不全的程度等有关，当存在肺循环流出道梗阻如肺动脉瓣狭窄时可导致肺血流减少，出现严重发绀，而没有肺循环流出道梗阻的患儿可出现肺血流增多、肺充血和充血性心力衰竭。当肺循环适当梗阻可使肺循环体循环的血流接近平衡，其心脏负荷较小，可能长期生存。

分型　单心室有不同的分型方法。①范普拉格（Van Praagh）按照心室解剖形态特点把单心室分为四型：A 型为形态学的左心室无右室窦部；B 型为形态学的右心室无左室窦部；C 型为室间隔未发育或仅有残余室间隔组织；D 型为不具有左心室或右心室的特征。②埃利奥特（Elliott）将单心室分为三型：左心室双入口、右心室双入口、双入口不定型心室。③安德森（Anderson）将双入口心室分为三种类型：左心室型，表现为形态学为左心室，无右心室窦部，仅有一个右心室漏斗部残腔连于左心室；右心室型，表现为形态学为右心室，残留左心室漏斗部残腔；心室不定型。

临床表现　主要取决于肺循环与体循环血液的混合程度及有无合并体肺循环流出道梗阻。对于大部分单心室患儿可早期出现发绀、喂养困难、生长发育落后等表现，而对于肺血增多或肺血平衡的患儿，早期可无明显症状，随着生长发育逐渐出现充血性心力衰竭等表现。体格检查，可见生长发育落后、发绀和杵状指/趾，可有颈静脉怒张和肝大；心脏搏动弥散，心脏听诊时可闻及较响的收缩期杂音。

诊断 根据病史、体征结合相关辅助检查可明确诊断。①胸部 X 线片：无特征性改变，可表现为肺血增多或减少并可观察心脏的大小，初步判定肺循环流出道梗阻的情况。②心电图：常无特异性表现。③心脏超声：基本可以判定单心室的类型，了解有无肺循环或体循环流出道的梗阻，大动脉之间的关系及有无合并其他心脏畸形等。④心导管检查：可用于评估肺动脉的压力及发育情况，为后续手术治疗的决策提供依据。

治疗 主要有药物治疗与手术治疗。

药物治疗 当存在肺循环流出道梗阻的患儿在新生儿期可输注前列腺素 E_1 维持动脉导管的开放直到实施体肺分流术，对于无梗阻的患儿随着肺动脉压力的下降，可逐渐出现充血性心力衰竭，可行强心、利尿等治疗。

手术治疗 单心室一经确诊就已是手术适应证。①解剖矫治：少数患儿可采用心室分隔术，但其预后欠佳。②生理矫治：对于肺血多的患儿，可在 3 月龄内实行肺动脉环缩术，保护肺血管床，在 6 月龄时评估肺动脉压力，若下降满意可实行双向格林手术（双向腔静脉-肺动脉吻合术），2~3 岁后实行改良房坦手术（全腔肺吻合术）。对于肺血受限的患儿可尽早实行体-肺分流术，促进肺血管的发育，在 6 月龄时评估肺血管发育情况，确定可否实行双向格林手术。而肺血平衡的患儿无严重发绀，可在 6 月龄时评估后再实行双向格林手术。③心

脏移植：少部分单心室可采用心脏移植手术。

术后并发症：①体-肺分流术的并发症有人工管道血栓形成、膈肌麻痹等。②肺动脉环缩术的并发症有低氧血症、心脏窘迫、心律失常等。③双向格林手术的并发症有上腔静脉梗阻综合征、低氧血症、胸腔积液、乳糜胸。④改良房坦手术的并发症有胸腔积液、心律失常、低心排血量综合征、低氧血症、蛋白丢失性肠病、多器官功能衰竭等。

预后 大部分单心室的患儿在婴儿早期即可出现症状，未经治疗的单心室患儿病死率高，1 月龄病死率约为 50%，6 月龄病死率为 70% 以上。随着外科手术技术的进步，单心室生理矫治的术式手术死亡率得到明显的改善，双向格林手术的死亡率低于 5%，改良房坦手术的死亡率低于 10%。

（陈欣欣　陶惠康）

yòuxīnshì shuāng chūkǒu

右心室双出口（double outlet right ventricle，DORV）
主动脉和肺动脉完全或大部分起自形态学右心室的先天性心脏病。少见，其发病率在先天性心脏病中占 1%~3%，其解剖类型多变，形态上是介于法洛四联症和完全性大动脉转位之间的一系列心室-动脉连接异常。2000 年，国际胸外科医师协会和欧洲胸心外科协会将 DORV 定义为一个大动脉全部和另一大动脉开口的 50% 以上起源于形态学右心室（"50%"规则）。

病因及发病机制 在胚胎发育时期圆锥动脉干旋转或吸收异常，使其与左、右心室连接发生不同程度的偏离。DORV 的血流动力学与室间隔缺损的大小及与大动脉的关系、肺动脉有无狭窄

有关。①当无肺动脉狭窄时，因室间隔缺损的存在会出现左向右分流，当室间隔缺损在主动脉下、双动脉下或远离大动脉开口时，其肺血流不受限制，可早期出现肺动脉高压和充血性心力衰竭；而当室间隔缺损在肺动脉下时，肺动脉血氧饱和度大于主动脉，可早期出现发绀和充血性心力衰竭。②当合并有肺动脉狭窄时，肺血流减少，血氧饱和度降低，早期可出现严重发绀。

分型 常用的是根据室间隔缺损与大动脉之间的关系及肺动脉的狭窄程度进行分型。①室间隔缺损型：主动脉瓣下室间隔缺损，无肺动脉狭窄。②法洛四联症型：主动脉下室间隔缺损合并右室流出道狭窄。③陶-宾（Taussig-Bing）型：室间隔缺损在肺动脉瓣下，无肺动脉狭窄。④远离大动脉型：室间隔缺损与两个半月瓣环的最小距离大于主动脉瓣环直径。⑤房室间隔缺损型：即 DORV 合并房室间隔缺损，部分可合并右房异构、完全性肺静脉异位引流、无脾、永存左上腔静脉等。

临床表现 与其类型有关。①室间隔缺损型和远离大动脉型：当主动脉下室间隔不伴有肺动脉下狭窄时，患儿主要表现为充血性心力衰竭，如气促、反复的上呼吸道感染、生长发育落后，可有轻微的发绀，胸骨左缘第 3~4 肋间可闻及收缩期杂音。②法洛四联症型：临床表现与法洛四联症相似，主要表现为发绀。当狭窄严重时可出现气促、蹲踞、高血红蛋白血症，体格检查可发现有颜面部及四肢末端的发绀和杵状指/趾，胸骨左缘第 2~4 肋间可闻及收缩期喷射性杂音。③陶-宾型：其临床表现与完全性大动脉

转位伴室间隔缺损相似，在早期即出现发绀和充血性心力衰竭，体格检查可发现有颜面部及四肢末端的发绀，胸骨左缘可闻及收缩期杂音。

诊断与鉴别诊断 根据病史、体征结合相关辅助检查可明确诊断。①胸部 X 线片：无特征性改变，可表现为肺血增多或减少。②心电图：常表现为窦性心律、电轴右偏和右心室肥大。③心脏超声：为最主要的诊断方法，可基本判定其类型及血流动力学的变化。必要时可行心导管检查或 CT、MRI 检查。该病应与法洛四联症、大动脉转位、对位不良室间隔缺损合并肺动脉高压鉴别。

治疗 当有心力衰竭等表示时可给予强心、利尿等治疗，并纠正低氧血症和代谢性酸中毒。一经确诊就已是手术适应证，手术方案主要根据 DORV 不同的类型和血流动力学进行制定，包括了一期矫治手术和分期手术。姑息性手术包括体-肺分流术、肺动脉环缩术；当双心室修补无法进行时，可选择单心室修补方案如双向格林手术、改良房坦手术等；双心室修补手术包括拉斯泰利（Rastelii）手术即心室内隧道修补术、勒孔特（Lecompte）手术、尼凯多赫（Nikaidoh）手术等。

室间隔缺损型或法洛四联症型患儿，当有严重发绀、反复呼吸道感染、喂养困难、生长发育迟缓等症状时应尽早手术，若无明显症状可至 3~6 月龄时手术。陶-宾型患儿早期出现严重发绀和充血性心力衰竭应在新生儿期或婴儿早期行双心室矫治术。远离大动脉型未合并肺动脉瓣狭窄时，可在 6 月龄前行双心室矫治术，当合并肺动脉瓣狭窄，可于 6 月龄以上行双心室矫治，对于严重

发绀、肺动脉发育不良可先行体-肺分流术。当 DORV 合并房室间隔缺损时，对于双心室发育不平衡或共同房室瓣功能欠佳的患儿可考虑行单心室姑息治疗。

术后并发症：①左心室流出道梗阻，与限制性室间隔缺损、内隧道补片扭曲、主动脉瓣下肌肉肥厚等有关。②右心室流出道梗阻，与漏斗部肌肉肥厚或内隧道占领右室空间有关。③残余室间隔缺损。④低心排血量综合征。⑤心律失常。

预后 DORV 的临床类型多样，当未得到及时治疗时，常死于并发症，其手术治疗方案的主要依据其类型和血流动力学变化。DORV 双心室矫治的 5 年生存率达 89%~93.5%，其中室间隔缺损型、法洛四联症型及大动脉转位型双出口的远期预后良好，左心室流出道狭窄是远期再手术的主要原因。

(陈欣欣　陶惠康)

Táo-Bīn jīxíng

陶－宾畸形（Taussig-Bing anomaly） 主动脉转位且完全起源于形态学右心室，肺动脉完全或部分起源于形态学右心室之上，同时合并室间隔缺损的心血管畸形。特殊类型的右心室双出口，1949 年由海伦·陶西格（Helen Taussig）和理查德·宾（Richard Bing）发现。其发生的原因是由于胚胎时期圆锥发育不良所致。在陶-宾畸形中双侧动脉圆锥或主动脉下单个圆锥的发生率各为 50%，肺动脉通常起源于双心室，主动脉位于右侧稍靠前或与肺动脉平行。室间隔缺损位于肺动脉下，当存在肺动脉下圆锥时，其将室间隔缺损与肺动脉瓣隔开，圆锥形成了室间隔缺损的上缘。若无肺动脉下圆锥，肺动脉会不

同程度地骑跨在室间隔缺损上，形成缺损的上缘。漏斗隔和壁束会造成不同程度的主动脉下梗阻，因此陶-宾畸形中大部分合并主动脉缩窄。患儿的肺动脉接受左心室和部分右心室排出的血造成过度充血，可导致早期出现肺动脉高压及肺血管病变，因此对于陶-宾畸形的右心室双出口应在婴儿早期进行手术治疗。

(陈欣欣　陶惠康)

xīnshì nèi suìdào xiūbǔshù

心室内隧道修补术（intraventricular tunnel repair） 应用补片建立将左心室血液经室间隔缺损引入主动脉隧道的手术。三尖瓣与肺动脉瓣间距离大于主动脉瓣口的直径，在右心室内建立左心室至主动脉隧道不会造成左室流出道或右室流出道的梗阻。通常采用右房-三尖瓣入路，如果右室流出道不够宽敞，难以暴露可采用右室流出道纵切口入路或联合入路。用一补片作右心室内隧道，连接室间隔缺损与主动脉瓣口，引导左心室血流在隧道内下进入主动脉。采用的内隧道补片材料的宽度应该大于主动脉瓣口周长，补片隆起部分形成心内隧道的前 2/3，内隧道在缝合时，应充分利用肺动脉瓣和三尖瓣之间的空间，避免内隧道腰身的狭小。多采用连续缝合技术，对低体重婴幼儿应采用间断缝合以避免因心肌撕裂引起残余室间隔分流。术中可能需要部分切除半月瓣与室间隔缺损之间的圆锥肌肉，并朝主动脉瓣或肺动脉瓣方向扩大原室间隔缺损，以减少或避免左室流出道梗阻。并发症有残余室间隔分流、完全性房室传导阻滞、残余右室流出道梗阻、残余左室流出道梗阻。

(陈欣欣　李文雷)

yòuxīnshì liúchūdào chóngjiànshù

右心室流出道重建术 （reconstruction of right ventricular outflow tract）

应用外管道建立右心室到肺动脉通道的手术。适用于合并肺动脉干狭窄或冠脉横跨右室流出道且肺动脉干狭窄的右心室双出口。取牛颈静脉带瓣管道或缝制的自体心包管道并裁剪至合适长度，右心室流出道行纵切口，剪除肥厚肌肉，连续缝合管道连接右心室-肺动脉。外管道口径的选择参考患儿体表面积相对应的正常右心室流出道大小。并发症有外管道失功、肺动脉瓣反流、感染性心内膜炎、吻合口狭窄及管道瘤样扩张。

（陈欣欣 李文雷）

Lāsītàilì shǒushù

拉斯泰利手术 （Rastelli operation）

心室内隧道和右心室流出道重建术。适用于室间隔缺损位于主动脉下或者在双动脉下方或者远离两大动脉，合并右室流出道狭窄的右心室双出口；合并室间隔缺损和左心室流出道梗阻的完全性大动脉转位。手术时，指向肺动脉干方向，纵行右心室切口，切除肥厚的隔束和壁束，显露室间隔缺损到主动脉瓣的路径，与心室内隧道方法相同，采用心包补片或人工血管片建立左心室到主动脉的心内隧道。如果有肺动脉干狭窄或冠脉横跨右室流出道者，可切断肺动脉干，缝闭其近段，采用外管道与肺动脉干远端做端端吻合，近段与右心室切口吻合。如果仅有肺动脉瓣狭窄，可采用跨肺动脉瓣环的右室流出道补片。

并发症有残余室间隔分流、完全性房室传导阻滞、残余左室流出道梗阻、残余右室流出道梗阻、外管道失功、肺动脉瓣反流、感染性心内膜炎、吻合口狭窄及管道瘤样扩张。

（陈欣欣 李文雷）

Lèkǒngtè shǒushù

勒孔特手术 （Lecompte operation）

将肺动脉分叉部移至主动脉前方并直接与右心室切口吻合，使左、右肺动脉骑跨升主动脉的手术。又称 REV 手术。适用于主动脉与肺动脉呈右前左后或前后关系的右心室双出口，减少由于肺动脉根部向前移位而产生的张力，可降低术后肺动脉再狭窄可能。手术时，充分游离肺动脉至左右肺门，离断动脉导管或韧带，切断升主动脉和肺动脉干，缝闭肺动脉干近段，将肺动脉分叉部移至主动脉前方，端端吻合升主动脉切口，肺动脉远端后壁与右心室切口上缘吻合，心包片加宽右心室至肺动脉切口。并发症有残余右室流出道梗阻、肺动脉瓣反流。

（陈欣欣 李文雷）

Dámùsī-Kǎi-Sītǎnsāi'ěr shǒushù

达穆斯-凯-斯坦塞尔手术 （Damus-Kaye-Stansel operation）

将肺动脉干与主动脉进行吻合，使主动脉可以同时接收来自左心室和右心室血液的手术。主要适用于合并主动脉瓣和/或瓣下狭窄或主动脉近端狭窄等合并有左室流出道梗阻且肺动脉瓣功能基本正常的肺动脉下室间隔缺损的右心室双出口。手术时，充分游离肺动脉干和左右肺动脉至肺门处，经右室纵切口，建立左室经过室间隔缺损到肺动脉的内隧道，于左右肺动脉汇合处切下肺动脉干，于升主动脉左侧行一大小等于肺动脉直径的椭圆形切口，将主肺动脉远心端吻合于该处。取外管道连接右室切口到肺动脉汇合处。若主动脉瓣术前存在反流，应闭合主动脉瓣口。并发症有肺动脉和升主动脉吻合口扭曲、狭窄，主动脉瓣关闭不全，肺动脉瓣关闭不全，冠状动脉损伤。

（陈欣欣 李文雷）

xiāntiānxìng jiǎozhèngxìng dàdòngmài zhuǎnwèi

先天性矫正性大动脉转位 （congenital corrected transposition of great arteries，ccTGA）

心室动脉连接不协调，同时伴有心房心室连接不一致，使心脏在生理功能上得以矫正的先天性心脏病。又称左旋或左襻型大动脉转位 （levo- or L-looped transposition of the great arteries，L-TGA）。特征是房-室和心室-大动脉连接均不一致，产生了体循环的静脉血流入右心房，通过二尖瓣和左心室到肺动脉进入肺循环，氧合后的肺静脉血流入左心房，通过三尖瓣和右心室到主动脉进入体循环，使单纯 ccTGA 患儿生理上得到矫正，故称为矫正性大动脉转位，可合并室间隔缺损、肺动脉狭窄等其他心内畸形。

病因及发病机制 病因是心球心室襻和圆锥动脉干 2 个部分的胚胎发育异常所致。原始心管向左襻转（左旋或左襻）会导致心室位置异常，即右心室位于左心室的左侧，可产生心房、心室连接不一致，同时带动了圆锥动脉干逆时针转动，使主动脉转至左前与右心室连接，肺动脉转至右后与左心室连接。心管左襻往往造成室间隔和房间隔排列异常，2 个房室结和房室瓣畸形，并发室间隔缺损、右室流出道狭窄、房室传导阻滞、三尖瓣关闭不全等。

病理解剖与分型 ccTGA 患儿的心脏位置多为左位心或中位心，20%～25% 为右位心，分为两型。①SLL 型：心房正位，心室左襻和左侧大动脉转位为 SLL 型，占 92%~95%；右侧的右心房通过右侧的二尖瓣，左心室及左室流出道与右后方的肺动脉连接，左侧的左心房通过左侧的三尖瓣，右心室及右室流出道与左前方的升主动脉连接。②IDD 型：心房反位，心室右襻和右侧大动脉转位为 IDD 型，占 5%~8%，解剖结构为 SLL 型的镜像。

临床表现 未合并其他心脏畸形的 ccTGA 患儿，在出生和儿童期通常没有症状，随着年龄增长，可出现心律失常，最常见为完全性心脏传导阻滞，表现为心动过缓、乏力及运动耐量差。右心室功能不全逐渐进展，三尖瓣关闭不全逐渐加重，不能承担体循环血泵，逐渐出现充血性心力衰竭症状，如呼吸困难、乏力、体液潴留和运动耐量下降等。

大多数 ccTGA 患儿（>90%）合并其他心脏畸形决定了不同的临床表现。合并室间隔缺损（70%~80%）主要表现为收缩期粗糙杂音及心衰表现。合并肺循环心室（即左室）流出道梗阻（30%~60%）表现为发绀、活动后气促、收缩期喷射性杂音等。合并三尖瓣关闭不全（约 90%），通常伴随年龄增长而加重出现左侧房室瓣的反流杂音。20%~53% 的患儿有三尖瓣下移畸形，出现右心功能不全和三尖瓣关闭不全的表现。由于传导系统的变异，有 20%~30% 的患儿合并完全性房室传导阻滞，因心动过缓就医。

诊断 根据病史、体征及辅助检查进行诊断。①超声心动图：可以确定 ccTGA 诊断及主要合并畸形。发现三尖瓣和解剖右心室处于体循环位置即可确诊。右心室肌小梁粗大、左心室肌小梁纤细、室间隔面平滑、两大动脉相互平行，主动脉位于肺动脉的左前上方。同时可了解房室瓣、心室流出道及室间隔缺损位置等心内畸形。②胸部 X 线片：SLL 型 ccTGA 由于主动脉位于肺动脉左前，X 线胸部后前位片可见心影的左上缘平直或凸出，而无正常主动脉结、肺动脉段、左室的三段影像，但无特征性。25% 的患儿可为中位心或右位心。当合并其他心内畸形时可出现相应畸形的胸片表现。③心电图：由于心室反位，心室电活动为右向左传导，心电图特征为右胸导联出现深 Q 波，左胸前导联无 Q 波。另外可有房室传导异常或完全性房室传导阻滞，合并预激综合征者表现为阵发室上性心动过速。合并三尖瓣关闭不全者可出现心房颤动或心房扑动。④心导管和心血管造影：可进一步明确诊断，用于测量各心脏腔室的压力和氧含量，得知肺动脉狭窄程度和心内分流。显示室间隔位置，各心腔形态，体静脉、肺静脉回流，以及其他合并心内畸形情况。⑤心血管 CT：可在超声的基础上为确定诊断补充依据，明确合并畸形情况尤其是冠状动脉走行、分布。

鉴别诊断 主要包括有心力衰竭或完全性房室传导阻滞的疾病，可通过特征性心电图表现来鉴别。心力衰竭需与心肌炎、心肌病、冠心病、慢性阻塞性肺疾病等鉴别，完全性房室传导阻滞与心动过缓、冠心病、心肌病、心肌炎、药物影响等鉴别。

治疗 手术方法有生理矫正手术、解剖矫正手术、单心室修复术及姑息手术。

生理矫正手术 即修复合并的其他心脏畸形而保留矫正性大动脉错位，如修复房间隔缺损和/或室间隔缺损、解除肺动脉狭窄等。不行解剖矫正术时检测解剖右心室和三尖瓣功能。

解剖矫正手术 若伴有非限制性室间隔缺损、左室流出道梗阻和/或三尖瓣畸形，需应用解剖矫正术，以使解剖左心室成为体循环心室，解剖右心室成为肺循环心室。如果无严重的肺动脉瓣或瓣下狭窄，可行双调转术即心房调转术如森宁手术和动脉调转术以建立正常连接，即体循环静脉血液经板障通过三尖瓣进入解剖右心室，再流入肺动脉，而氧合后的肺静脉血液经板障通过左心房经二尖瓣进入解剖左心室，泵入体循环。如果合并大型室间隔缺损和左室流出道梗阻则行森宁-拉斯泰利手术，即心房调转术和引导血液从左心室进入主动脉的内隧道修补以及建立右心室至肺动脉管道连接。

单心室修复手术 适用于此类畸形有肺动脉狭窄合并左心室和/或右心室发育不良或合并巨大室间隔缺损和房室瓣骑跨或结构异常不适合生理和解剖矫治的病例。在 4~6 月龄行双向腔静脉-肺动脉分流术，2~4 岁龄行全腔静脉与肺动脉连接术。

姑息手术 计划将左心室作为体循环心室时，若无合并严重肺动脉瓣狭窄、肺动脉高压或非限制性室间隔缺损，应行肺动脉环缩术来锻炼左心室，同时可减轻右室球形程度，改善右心室的几何结构，稳定房室瓣关闭不全。对于合并大型非限制性室间隔缺损的婴儿，大量分流导致肺血流增多会导致心力衰竭，可通过肺动脉环缩术增加肺循环阻力，从而减少肺血流，改善心衰症状，并促进体重增加，为解剖学矫正术做准备。若新生儿肺动脉瓣或瓣下严重狭窄者，可施行体肺分流术或改良锁骨下动脉与肺动脉分流术。

术后并发症处理 解剖矫正手术并发症主要为心律失常、左心室功能不全和新主动脉瓣关闭不全以及某些板障并发症。①心律失常：术后房室传导阻滞可应用小剂量异丙肾上腺素和临时起搏器，若不能恢复窦性心律，需安装永久性起搏器。出现室上性心动过速可选用洋地黄和β受体阻断剂。②左心室功能不全：解剖学修复术后的形态学左心室功能不全发生率为 10%～20%。术后左心室功能不全的基础病因和危险因素尚不明确。可能的危险因素包括手术时年龄较大、新主动脉瓣关闭不全以及依赖起搏器。冠脉扭转、受压部分心肌供血不足，以及主动脉阻断时间较长也可引起左心功能不全，需应用药物以提高心排血量，严重者应用左心辅助。③新主动脉瓣关闭不全：肺动脉环缩术是患儿出现主动脉根部扩张和新主动脉瓣关闭不全的危险因素。④板障相关并发症：心房调转术后产生腔静脉、肺静脉等板障通道的阻塞，必要时需再次手术。⑤外管道失功、阻塞：需择期更换心外管道。

预后 ccTGA 患儿的体循环解剖右心室功能不全和体循环三尖瓣关闭不全会不断进展，远期可发生心力衰竭，合并其他心脏畸形的患儿可更早发生心力衰竭。虽然生理矫正手术的早期死亡率低，但体循环右心室功能不全会不断进展乃至发生心力衰竭，10 年生存率仅 50%～75%。对解剖学修复术远期疗效仍在进一步随访验证中。

（陈欣欣 李文雷）

xiāntiānxìng guànzhuàngdòngmàilòu
先天性冠状动脉瘘（congenital coronary artery fistula）

冠状动脉或分支与心腔或大血管之间的直接异常交通。占所有先天性冠状动脉畸形的 50%，占先天性心脏病的 0.25%～0.4%。冠状动脉瘘来源于右冠状动脉（50%～55%）、左冠状动脉（35%）、双侧冠状动脉（5%）。瘘的部位以右心系统为主，占 90% 以上，瘘入右心室占 40%，右心房占 25%，肺动脉占 15%～20%，少数瘘进入上腔静脉或冠状窦，极少进入左心系统。

病因及发病机制 先天性冠状动脉瘘是由于胚胎时期，原始心脏的血流由心肌中富含血液的小梁窦状间隙所供应，这些窦状间隙与心腔和心外膜血管相通。在胎心发育过程中，这些窦状间隙退化形成心最小静脉，若没有退化并持续存在，则形成冠状动脉瘘。

分型 多采用榊原（Sakakibara，音译）等血管造影分类分为两型。①A 型：瘘口位于近端，冠状动脉近段扩张，远端正常。②B 型：瘘口位于远端，冠状动脉全程扩张，远端形成瘘口，近端与瘘口间有正常的冠状动脉分支。

临床表现 取决于瘘的口径、位置、异常冠状血管的阻力及其与心腔、血管间的压力阶差。如果终止于低压的右心系统可产生左向右分流，引起右心房右心室血流量增多，使右心容量超负荷。若瘘入左心室，血流动力学表现类似主动脉瓣关闭不全，主动脉内血液在舒张期瘘入左心室。由于瘘口的分流，使瘘口近端的冠状动脉扩张，远端冠状动脉血流减少，血管发育不全或硬化，导致心肌供血不足。症状多见于成人，偶见于婴幼儿。55%～73% 的患者出现症状包括心绞痛、呼吸困难、心力衰竭、心律失常等。冠状动脉瘘最典型的体征是在胸骨左缘或右缘第 2 或第 3 肋间可闻及持续的连续性杂音，杂音的位置因瘘口部位不同而异。分流量大的患者可出现水冲脉，股动脉枪击音和毛细血管征阳性。

诊断 根据病史、体征及辅助检查进行诊断。①超声心动图：可以确定先天性冠状动脉瘘的诊断及主要合并畸形，可显示扩张的冠脉和各心腔大小，可通过彩色多普勒确定冠脉瘘口的位置。②胸部 X 线片：无特殊诊断特征，2/3 患者可见心脏肥大。瘘入右心室 X 线片可见肺纹理增多、肺动脉段突起、左室增大，瘘入左心室 X 线片可见左室增大、肺纹理减少。③心电图：2/3 的患者可有心电图改变，部分患者出现心室肥厚，少数患者可出现 ST 段压低，T 波倒置等心肌缺血性改变，瘘入右心房和冠状静脉窦者易出现心房颤动和传导阻滞。④心导管和心血管造影：可测量瘘的分流量计各心脏腔室的压力。冠脉造影可显示冠脉瘘口大小位置。⑤心血管 CT：可显示冠状动脉增粗、扩张，显示冠状动脉瘘口部位，明确合并畸形情况。

鉴别诊断 因心前区杂音需与动脉导管未闭、室间隔缺损伴主动脉瓣关闭不全、主动脉窦瘤破裂、主动脉肺动脉窗等鉴别。

治疗 包括手术修补和经导管介入封堵。

手术修补 ①体外循环下冠状动脉瘘修补术：适于冠状动脉扩张呈瘤样，容易损伤出血者，难以显露的瘘口，合并其他须同期手术者。可经扩张的冠状动入路直接缝合修补或补片修补瘘口，瘘入右心室或右心房、肺动脉者可切开瘘口处进行修补。②冠状动脉窦支结扎术：仅适用于分支瘘或主干终末支瘘，可不应用体外循环，因不能保持瘘口远端冠状动脉的血流，已很少应用。③冠状动脉下切线缝合术：适用于心室前壁瘘，冠状动脉瘘支较小者，可不应用体外循环。在瘘口部位的冠状动脉下做褥式缝线进行瘘口结扎，但易发残余瘘。

经导管介入封堵　适用于单发的瘘口且瘘口附近无重要分支，可尝试封堵，包括置入弹簧圈、封堵器以及血管塞等。

术后并发症　①外科术后并发症主要有心肌缺血及心肌梗死，多因直接结扎瘘口造成。残余瘘，多为冠状动脉下切线缝合者。②封堵术后并发症主要有冠状动脉破裂、心脏压塞、心肌缺血、封堵器脱落、冠脉栓塞等。

预后　先天性冠状动脉瘘自然预后与瘘口位置大小相关，小的瘘对血流动力学影响不大，可无症状；中等大小瘘可能在成年后出现症状，如气促、呼吸困难、心力衰竭等；而大的瘘在婴幼儿早期就会出现上述症状。少数患者可出现亚急性细菌性心内膜炎、冠脉瘤样扩张等。外科治疗疗效佳，手术死亡率为 0~6%，单纯畸形手术死亡率接近为 0。介入封堵微创疗效满意，在某些冠状动脉瘘的治疗中可替代外科手术。

（陈欣欣　李文雷）

guànzhuàngdòngmài qǐyuányú fèidòngmài

冠状动脉起源于肺动脉（anomalous origin of coronary artery from pulmonary artery）　冠状动脉异常地自肺动脉发出，而不是从正常的主动脉瓣的两个冠窦发出的现象。这是一种冠状动脉的先天性解剖结构异常，分为左冠状动脉起源于肺动脉、右冠状动脉起源于肺动脉、回旋支起源于肺动脉，以左冠状动脉起源于肺动脉最常见，症状最为严重，发生率约为 1/30 万。

病因及发病机制　在胚胎发育过程中，冠状动脉的正常发育取决于心外膜上形成的动脉丛与起源于主动脉窦的血管芽之间的连接。发育过程中包括肺动脉干上生长的血管芽、心外膜动脉丛与心肌内血管丛相交通都是正常发育的一部分，而在冠状动脉起源于肺动脉的病例当中，主动脉血管芽和心外膜动脉丛之间未能建立正常的交通。

临床表现　临床症状包括多汗、呼吸困难、发育停滞等症状。由于冠状动脉灌注不足，心肌细胞肥大和增生以及冠状血管的生发等这些生后数周内的正常生长发育过程未能进行，左心室逐渐扩张、心室壁变薄，由于心肌缺血而出现二尖瓣乳头肌功能障碍或梗死，导致严重的二尖瓣反流。存活下来的婴儿可能会由于持续的冠脉窃血现象而逐渐出现心绞痛、心肌梗死等症状，而持续的左向右分流会导致右心负荷过重或右心衰竭出现气促、水肿、肝大等症状。

诊断与鉴别诊断　在生后早期即出现左心室扩张甚至已出现无法解释的心力衰竭，应怀疑存在冠状动脉畸形，心电图可能提示心肌缺血改变，胸片可能提示充血性心力衰竭的征象，心脏彩超中可见到扩张的左心室，同时可探查到肺动脉水平的左向右分流，左心室收缩功能的下降等。在诊断尚未明确的病例中可施行冠状动脉造影检查明确冠状动脉解剖结构。冠状动脉 CT 和 MRI 对一些具有复杂解剖结构畸形的病例也有重要的意义，MRI 同时能评估由于缺血性心肌引起的心肌纤维化程度。该病需要与动脉导管未闭、主动脉窦瘤破裂、主动脉-肺动脉窗等疾病鉴别。

治疗　以手术治疗为主，手术目的在于恢复冠状动脉开口的正常解剖位置，在手术中游离异常起源的冠状动脉，切取带肺动脉组织的冠脉开口纽片，并重新种植到主动脉上。对于因冠状动脉解剖条件不许可，或冠脉长度不足无法实施冠脉重新种植的病例中，应考虑施行山口（Takeuchi）隧道手术，构建一个肺动脉内隧道将异常起源的冠状动脉连接至主动脉。

预后　冠脉再植入术后冠状动脉通畅的患儿通常能得到心肌功能的恢复，二尖瓣反流也得到改善，少数患儿远期出现二尖瓣重度反流而需再次进行瓣膜修补或置换手术。未经处理的患儿在 1 岁以内的病死率高达 90%，死因通常为左心功能衰竭或全心衰竭。存活到青年期或青壮年的病例可能会出现心律失常、心绞痛或猝死。

（陈欣欣　马迅）

zuǒ guànzhuàngdòngmài chóngjiànshù

左冠状动脉重建术（left coronary artery reconstruction）　利用手工缝合将异位起源的左冠状动脉重新种植于主动脉上的手术。适用于左冠状动脉异常起源于肺动脉的患儿。一般在气管插管全身麻醉下进行，采用仰卧位，采用胸骨正中切口进入纵隔。全身肝素化，在主动脉高位插入动脉插管，并在右心房插入一根静脉

插管建立体外循环后，阻断左右肺动脉避免进一步的冠脉窃血。在主动脉根部插入灌注管。降温。阻断升主动脉。于灌注管灌注冷心脏停搏液。在左冠状动脉开口上方横断肺动脉，纽扣状切取带有血管壁组织的左冠状动脉开口，游离并松解左冠状动脉起始部2~4mm，游离过程中注意保留其分支。应用不可吸收缝线采取连续缝合的方式完成肺动脉的吻合。开始复温，并逐渐提高灌注量。在适当剂量的心血管活性药物支持下脱离体外循环。给予鱼精蛋白中和肝素，彻底止血，留置胸腔/纵隔引流管并关胸。并发症有术后冠状动脉狭窄或梗阻、术后低心排血量。

（陈欣欣 马迅）

Shānkǒu suìdào shǒushù

山口隧道手术 （Takeuchi tunnel operation） 通过经肺动脉内隧道术将开口于主肺动脉内的冠状动脉连接至主动脉的手术。适用于解决由于异常起源于肺动脉的冠状动脉解剖限制或长度不足而无法直接移植的情况。手术时，患者仰卧位，取胸部正中切口，通过主动脉和上、下腔静脉插管建立体外循环，阻断升主动脉及左、右肺动脉，经主动脉及主肺动脉根部灌注心肌保护停跳液。在肺动脉瓣正上方的主肺动脉前壁横切口，保留右侧血管壁连续，制作成一张翻片。在升主动脉邻近主肺动脉的左侧壁行切口，连续缝合升主动脉及主肺动脉后壁形成主肺动脉窗。再以连续缝合将主肺动脉血管翻片缝合到主肺动脉后壁，将起源于肺动脉的冠状动脉开口与主肺动脉窗之间形成隧道。再以心包补片重建主肺动脉前壁。心包补片重建主肺动脉前壁仍可能造成肺动脉瓣上狭窄；内隧道补片部分撕脱造成冠状动脉-肺动脉瘘或冠脉阻塞，需施行补片的修复或加用冠状动脉旁路移植手术。

（陈欣欣 李文雷）

xiāntiānxìng xīnzàngbìng jièrù zhìliáo

先天性心脏病介入治疗 （interventional treatment of congenital heart disease） 经皮穿刺外周血管，在X线透视引导和超声心动图的辅助下，将导管推送至心脏病变的相应部位对先天性心脏病进行治疗的方法。

适应证 ①左向右分流的心脏病：如动脉导管未闭、房间隔缺损、室间隔缺损等间隔缺损，主动脉肺动脉分流，冠状动静脉瘘，肺动静脉瘘等。②梗阻性先天性心脏病：如主动脉狭窄、肺动脉分支发育不良或狭窄、上下腔静脉闭锁等。③先天性心瓣膜病：如主动脉瓣膜狭窄、二尖瓣关闭不全、三尖瓣闭锁及肺动脉瓣膜狭窄和闭锁等。④外科手术后遗留的病理畸形：如房间隔缺损、室间隔缺损、动脉导管未闭外科修补术后的残余分流等。⑤镶嵌治疗。

禁忌证 ①解剖结构不适合做介入治疗者。②有心内膜炎及出血性疾病者。③合并严重肺动脉高压，动脉导管水平出现双向分流或者右向左分流，急性肺血管扩张试验阴性或经靶向药物治疗无改善者。④凝血功能异常或明显的肝肾功能异常者。⑤心功能不全，不能耐受手术者。

手术方法 根据病变的治疗类型分类，包括球囊扩张术（适用于肺动脉狭窄、主动脉狭窄、肺动脉瓣狭窄等）和经导管封堵术（适用于房间隔缺损、室间隔缺损、动脉导管未闭等）两类。

球囊扩张术 ①一般行股静脉和/或股动脉穿刺后置管，100U/kg肝素进行全身肝素化，将心导管送至狭窄的心脏瓣膜或血管处。造影明确瓣膜或血管狭窄的形态和位置。②将交换导丝送入，移除心导管及鞘管，并将球囊扩张导管送入。③手动或用压力泵增加球囊扩张的压力，微调球囊位置扩张3~4次，以保证狭窄部位的充分扩张，扩张时间应尽可能短。④扩张结束后，球囊排气撤出。⑤再次行心腔或血管造影，必要时心导管测压，判断球囊扩张的效果。撤出输送系统，穿刺点压迫止血，绷带加压包扎。

经导管封堵术 ①一般行股静脉和/或股动脉穿刺后置管，100U/kg肝素进行全身肝素化，将心导管送入至先天性心脏病畸形部位。②将交换导丝送入，移除心导管及鞘管。③经交换导丝建立输送系统，将合适的封堵器沿交换导丝送至心脏病畸形的部位，撤除导管和交换导丝，释放封堵器，撤除输送鞘管。④重复造影或超声心动图检查，查看封堵器的位置、形态及夹闭各边缘的情况，检查有无残余分流及瓣膜有无启闭异常。确认无误后旋转输送钢丝，完成封堵器的最终释放。撤出输送系统，穿刺点压迫止血，绷带加压包扎。

并发症 主要有血栓栓塞、穿刺部位的血肿、股动静脉瘘、心脏压塞、心律失常。

（舒强 胡坚）

fángjiāngé quēsǔn zàizàoshù

房间隔缺损再造术 （atrial septostomy） 运用介入方法建立房间隔缺口，或使原有的房间隔缺损或未闭的卵圆孔扩大的手术。此类手术可增加体、肺静脉混合血流，减轻左（右）心房压力，

提高血氧饱和度，缓解患儿缺氧、缺血状况，改善患儿的血流动力学，为后续心脏矫治手术创造条件，已成为许多复杂性先天性心脏病的重要姑息性治疗方法。

适应证：对于需要心房间血流交通以改善低氧血症及血流动力学的复杂性先天性心脏病如完全性大动脉转位、完全性肺静脉异位引流、右心室梗阻性疾病、左心室梗阻性疾病、体外膜式氧合辅助循环下的左心房减压、房坦（Fontan）高危儿等，均有良好的治疗效果。

禁忌证：①凝血功能异常或明显的肝肾功能异常者。②心功能不全，不能耐受手术者。

手术方法：穿刺右股静脉，送入引导导丝至上腔静脉，经下腔静脉、右心房、卵圆孔或小房间隔缺损到达左心房，或沿导丝送入房间隔穿刺鞘及穿刺针，经胸超声心动图及X线透视定位下，使用房间隔穿刺针于卵圆窝处行房间隔穿刺。穿刺成功后测量左心房压，再推送房间隔穿刺鞘管至左心房。送入导丝至左肺上静脉作为支撑，使用球囊、微型刀等进行扩张。效果满意后再次行右心漂浮导管检查和经胸超声心动图检查，测量相关数据。撤出输送系统，穿刺点压迫止血，绷带加压包扎。

并发症 低氧血症、房间隔缺损缩小、脑损伤。

（舒 强 胡 坚）

qiúnáng fángjiāngé zàokǒushù

球囊房间隔造口术（balloon atrial septostomy） 运用介入方法将头端带有球囊的专用导管进行房间隔造口的手术。1966年拉什金德（Rashkind）和米勒（Miller）等研制，主要用于姑息治疗完全性大动脉转位。

适应证：小于6周大的婴儿，大动脉转位，伴有或不伴有心脏缺陷；完全性肺静脉异位引流；左心室梗阻性疾病、右心室梗阻性疾病等。

禁忌证：下腔静脉中断；大于1月龄的婴儿，房间隔通常较厚，不易行房间隔球囊造口术。

手术方法：经皮穿刺法将球囊导管插入股静脉，经下腔静脉达右心房，然后轻柔地操纵导管指向房间隔。由于房间隔位于后位，与上腔静脉相一致，因此导管可先进入上腔静脉，然后后退至心房中部指向房间隔处，经卵圆孔或房间隔缺损达左心房。一旦球囊导管达左心房，调整导管位置，避免导管头端插入肺静脉及二尖瓣口，以稀释造影剂扩张球囊，根据不同类型球囊导管，从1ml开始，最后达1.5~3.5ml。扩张球囊的造影剂容量需根据球囊导管的种类及大小而定。球囊扩张后，迅速把球囊由左心房拉拽至右心房及右心房与下腔静脉交界处。球囊导管经房间隔时，使房间隔向右下移位，球囊经房间所处有阻力且有撕裂感觉。然后迅速推送球囊导管由下腔静脉与右心房交界处到右心房中部，抽吸造影剂使球囊塌瘪后再次插入左心房。如此反复2~5次，直至扩张的球囊经房间隔无阻力为止。术毕分别测定左、右心房平均压及压差，并由左心房至右心房拉连续压力曲线，并测量动脉血氧饱和度、血气及超声心动图检查等，以观察疗效。

并发症：左心房、肺静脉、主动脉、右心房及下腔静脉撕裂，心脏压塞；房室瓣损伤可快速出现反流引起心功能不全、心律失常。

（舒 强 胡 坚）

wēixíngdāo fángjiāngé qiēkāishù

微型刀房间隔切开术（transcatheter blade atrial septostomy） 透视引导下使用微型刀建立房间隔缺口的手术。当房间隔太厚而不能仅通过球囊造口术充分撕裂时（在6周以上的婴儿中），刀片式房间隔造口术是首选手术。

适应证：6周以上的婴儿，大动脉转位，伴有或不伴有心脏缺陷；完全性肺静脉异位引流；左心室梗阻性疾病、右心室梗阻性疾病、肺血管阻塞性疾病合并右心房压力升高等。

禁忌证：下腔静脉中断，左心房太小或心房为主异常。

手术方法：经股静脉、下腔静脉达右心房，然后经卵圆孔或房间隔缺损达左心房，如果房间隔切开导管放置有困难，可先放置经房间隔的长鞘达左心房，然后插入房间隔切开导管；最佳的房间隔切开导管的位置位于左心房后部，导管头接近或恰在左上肺静脉内。一旦房间隔切开导管到位，把经房间隔的长扩张管撤回到下腔静脉，再于双向X线透视下，调整微型刀张开及折叠的导管控制部分，应以容易张开而无阻力为宜，否则导管头可能位于肺静脉或心内。对于伴有卵圆孔未闭患儿，微型刀张开后，微型刀片在正位时位于左侧，在侧位时其刀片方向位于前部。一旦核实房间隔切开导管位于左心房并调整好刀片的位置指向左前下方，将整个导管缓缓朝右心房抽拉。带刀片的导管头端通过房间隔时有阻力感，随着张开刀片的导管进入右心房，阻力即刻消失。一旦导管进入右心房，立即把导管推至右心房中部，再把导管头端刀片折叠入管内；重复上述操作 2~4 次，直至刀片房间隔导管通过房间隔时无阻力，即撤去房间隔切开导管，换以球囊导管做球囊房间隔造口术，以进一步扩大房间隔缺损。术毕，重复测定左右心房平均压、压力阶差、血氧饱和度，以及做超声心动图检查房间隔缺损大小。

并发症：右心房和心室穿孔。其他并发症包括空气栓塞和无法将刀片缩回导管中。

（舒 强 胡 坚）

qiúnáng kuòzhāng fánggé zàokǒushù
球囊扩张房隔造口术 （ static balloon atrial dilation ）

透视引导下使用静态球囊扩张的方法建立房间隔缺口的手术。此方法可增加体、肺静脉混合血流，减轻左（右）心房压力，提高血氧饱和度，缓解患儿缺氧、缺血状况，从而改善患儿的血流动力学。米切尔（Mitchell）等首先应用静态球囊扩张造口术建立心房间交通。

适应证：对房间隔造口术适应证的患儿，尤其>6 周婴儿，由于卵圆孔瓣增厚球囊房隔造口术疗效不佳，而用微型刀房间隔切开术从技术上难以进行；或者由于房隔增厚经房间隔切开术后效果不佳者。有报道用在重度肺动脉高压的病例。

禁忌证：下腔静脉中断。

手术方法：麻醉后经皮穿刺股静脉，插入止血血管鞘，先以端孔导管插入，达下腔静脉、右心房，经卵圆孔或小房间隔缺损达左心房、肺静脉。若心房间无交通，可经房隔穿刺途径插管至左心房。由导管内插入直径 0.89mm（0.035 英寸）或直径 0.96mm（0.038 英寸）长 260cm 的导引钢丝，再循导丝插入适当直径的球囊扩张导管，经下腔静

脉、右心房，直至房间隔处。球囊大小和长度需根据心房大小及疾病治疗的目的而定，若房隔造口是以增加左向右分流为目的的，应造成尽可能大的房缺，对新生儿开始用 4~5mm 直径球囊，至 10~12mm 结束，年长儿可用至 20mm 直径球囊；若房隔造口是引起右向左分流降低右心房压力为目的的，应该谨慎有控制地造成房间隔缺损，避免由于右向左分流引起的血氧饱和度过度下降，对这些患儿，开始时应用 4mm 直径球囊，以后每次增加 1mm，需测量血流动力学及动脉血氧饱和度，逐渐增加球囊直径，通常很少应用大于 8mm 直径的球囊。先以少量造影剂扩张球囊，使球囊中央骑跨于房间隔，随后以稀释造影剂扩张球囊，反复数次，直至腰凹消失。撤去球囊导管，15 分钟后再进行左右心房平均压及动脉血氧饱和度的测定。

并发症：左心房、肺静脉、主动脉、右心房及下腔静脉撕裂，心脏压塞；房室瓣损伤可快速出现反流引起心功能不全、心律失常。

（舒 强 胡 坚）

jīngpí qiúnáng xuèguǎn chéngxíngshù
经皮球囊血管成形术 （ percutaneous balloon angioplasty ）

血管穿刺后，选择性血管造影明确血管狭窄情况后，选择合适的球囊，利用稀释的造影剂扩张球囊产生的压力作用于血管壁，从而解除血管狭窄的手术。

适应证：最常用于先天性主动脉缩窄，尤其适用于主动脉缩窄外科手术后再狭窄，其次为肺动脉分支狭窄、肺静脉狭窄、腔静脉狭窄等。

手术方法：①术前患者准备，包括病史、体检及所有辅助检查

资料，备血，备齐内科抢救药物及器械，与心脏外科联系做开胸手术的准备。②心导管及心血管造影检查。麻醉后，行右侧股动、静脉穿刺，置入血管鞘。股动脉插管后常规给予肝素 100U/kg，然后根据手术时间适当追加肝素。先行右心导管检查，判断分流及肺动脉高压情况，随后从股动脉循导丝插入猪尾巴导管，行主动脉及左心室的测压及血氧测定。再根据情况应用直头软钢丝越过血管狭窄段，循导丝跟进导管，撤去导丝测定狭窄段前后压力和血氧饱和度，计算狭窄部位前后压力阶差；然后进行选择性血管或心室造影，明确血管狭窄的部位、程度。③球囊扩张导管选择。根据不同血管狭窄选择合适直径和长度的球囊。④球囊扩张导管的到位及扩张。一旦血管狭窄确诊，即循导管插入长度为 260cm 的导丝至目标血管远端，然后撤去导管，保留导丝，根据选用球囊扩张导管的直径，采用直径不同的血管扩张管扩张股静脉或股动脉穿刺口，循导丝插入球囊扩张导管。先以低压稀释造影剂试行扩张球囊，根据腰凹位置调整球囊扩张导管，使血管狭窄区跨在球囊的中央。扩张球囊可见腰凹，随后加大扩张压力，连续扩张 3~5 次，使腰凹消失。如果腰凹未能消失，则表示狭窄部未获撕裂，可能需用直径更大或更高压力球囊试行扩张。重复血流动力学及心血管造影检查。

并发症有血管扩张术后再狭窄，血管破裂或撕裂，动脉夹层，失血，股动脉、股静脉、髂静脉栓塞等，气体栓塞或心包积液，动脉瘤，心律失常。

（舒 强 解春红）

zhǔdòngmài suōzhǎi qiúnáng kuòzhāng
xuèguǎn chéngxíngshù

主动脉缩窄球囊扩张血管成形术（percutaneous balloon angioplasty of coarctation of the aorta）

应用球囊导管扩张主动脉缩窄，解除或降低缩窄段两端的压力阶差，增加降主动脉血流的非开胸的手术。

适应证 ①Ⅰ类：主动脉缩窄外科手术后再狭窄，经导管测量的跨缩窄段收缩期压差大于 2.7kPa（20mmHg），缩窄段形态适宜介入治疗者；主动脉缩窄外科手术后再狭窄，缩窄段形态适宜介入治疗，经导管测量的跨缩窄段收缩期压差小于 2.7kPa（20mmHg），但伴有明显的侧支血管形成、单心室循环、左心收缩功能下降的情况之一者。②Ⅱa类：未经外科手术的主动脉缩窄，如果合并严重的左心室功能减退、重度二尖瓣反流、低心排血量等情况时，球囊扩张术可作为一种姑息减症手术。③Ⅱb类：未经外科手术的局限性、隔膜型主动脉缩窄，经导管测量的跨缩窄段收缩期压差大于 2.7kPa（20mmHg），年龄大于 4 月龄；缩窄部解剖复杂的主动脉缩窄或术后再狭窄，或某些系统性疾病如结缔组织病或特纳综合征等合并的主动脉缩窄或术后再狭窄，本着个体化的原则在仔细分析论证后可以考虑行球囊扩张术。

手术方法 包括以下几方面。

术前准备 经临床表现、心电图、X 线片及超声心动图、CT 或 MRI 检查诊断为主动脉缩窄者，入院后常规检查血、尿和粪便常规，肝肾功能、凝血功能，乙肝、梅毒、HIV 等病原检测。对伴有左心功能不全或全身情况不良者，都需要经内科药物治疗，

尽量改善全身状况，对于新生儿婴儿型主动脉缩窄者可应用前列腺素 E 扩张动脉导管，直至心导管手术。

心导管术及心血管造影 ①左、右心导管检查：麻醉后，行右侧股动、静脉穿刺，置入血管鞘。股动脉插管后常规给予肝素 100U/kg，然后根据手术时间适当追加肝素。先行右心导管检查，判断分流及肺动脉高压情况。猪尾巴导管和导丝一起插至主动脉缩窄端以下，先行测压及血氧测定，随后应用直头软钢丝试以越过缩窄段至主动脉弓部；猪尾巴导管沿导丝上行至主动脉弓直至升主动脉，撤去导丝测定缩窄部上主动脉压力和血氧饱和度，计算缩窄部位上下侧压力阶差；然后进行升主动脉或左心室造影，一般选用升主动脉造影。②升主动脉造影：导管置升主动脉在后前位和左侧位造影，可显示主动脉缩窄的部位、程度、范围及主动脉弓发育情况。

球囊扩张导管选择 通常采用的球囊与缩窄部直径比值为 2.5～4.0；若无主动脉弓发育不良，选用球囊直径不大于缩窄段近端主动脉的直径；若伴有主动脉弓发育不良，球囊直径不宜超过降主动脉横膈水平的直径。采用单球囊不能满足需要时，可应用双球囊进行球囊扩张。选择的球囊长度通常为 3～4cm。

球囊扩张 猪尾巴导管置左心室或升主动脉造影后，撤去造影导管保留导丝于升主动脉或左心室内。血管扩张管扩张股动脉穿刺口，选择合适直径的球囊循导丝经股动脉穿刺口插入，上行至主动脉缩窄部，先以稀释造影剂以低压试以扩张球囊，以调节球囊的位置使球囊中央跨于缩窄

部。一旦球囊中央位于缩窄部，即以稀释造影剂扩张球囊，可见球囊中央出现腰凹，随着球囊内压力快速上升腰凹消失。如此调整上下位置并反复扩张球囊 3～4 次。球囊扩张术毕，抽瘪球囊保持负压状态，然后撤球囊导管。保留导丝在升主动脉内，一手于股动脉穿刺口处压迫止血，另外沿导丝插入止血扩张导管，再沿导丝插入猪尾巴导管直至升主动脉或左心室，撤去导丝，以猪尾巴导管连接多导生理记录仪监测升主动脉压力，同时连接血管扩张管的侧管同步测定降主动脉压力，获得跨主动脉缩窄部压力阶差。行升主动脉造影，观察术后主动脉缩窄扩张情况。术后拔除止血扩张管，压迫止血，加压包扎，监护临床症状、心率、血压 24 小时。

并发症 主要有主动脉夹层及动脉瘤形成、主动脉破裂或穿孔、股动脉血栓形成、主动脉缩窄球囊扩张术后再狭窄、股动脉假性动脉瘤，还有出血、心脏压塞等。

（舒 强 解春红）

fèidòngmài fēnzhī xiázhǎi jīngpí
qiúnáng xuèguǎn chéngxíngshù

肺动脉分支狭窄经皮球囊血管成形术（percutaneous balloon angioplasty for pulmonary artery branch stenosis）

应用球囊导管扩张肺动脉分支狭窄，解除或降低狭窄段两端的压力阶差，增加肺动脉血流的非开胸的手术。

适应证 ①肺动脉狭窄处压力差≥2.7kPa（20mmHg）。②右心室或近侧主肺动脉压力大于主动脉压力的 1/2 或右心室压力大于 6.7kPa（50mmHg）。③单边肺血流量<35%。

手术方法 包括以下方面。

术前患者准备 包括病史、体检及所有辅助检查资料，备血，备齐内科抢救药物及器械，与心脏外科联系做开胸手术的准备。

心导管及心血管造影检查 经皮股动、静脉穿刺，置入血管鞘。动脉穿刺后即给予肝素100U/kg。右心导管经股静脉、下腔静脉至右心房、右心室和肺动脉，分别测量右心房、右心室及肺动脉压力。周围肺动脉狭窄时，主肺动脉及右心室压力增高。然后用端孔导管通过肺动脉分支狭窄处，若导管难以通过，可先用软头导丝试以越过狭窄区至肺野内，再循导丝插入导管至周围肺动脉，再由肺动脉分支狭窄的远端后撤导管至狭窄近端拉记连续压力曲线，测定跨狭窄压力阶差。同时猪尾导管经股动脉逆行至主动脉测量主动脉及左心室压力。

球囊扩张导管选择 一般认为球囊直径应为肺动脉分支狭窄直径的 3~4 倍，但不大于远端正常肺小动脉直径的 2 倍。球囊长度通常选用 2~4cm 长的球囊，根据年龄及病变部位而定，只要在扩张球囊时，缩窄部恰在球囊中央。

球囊扩张导管的到位及扩张 选择端孔导管插入肺动脉分支狭窄的近端，再操纵软头导丝经端孔导管顶端通过狭窄部达肺动脉远端。导丝尽量推至远端肺小动脉，如在下叶肺动脉，应至少直达横膈处。导丝到位后，撤去导管，保留导丝，然后用血管扩张管扩张股静脉穿刺入口处。球囊扩张导管循导丝插入，经下腔静脉、右心房、右心室、主肺动脉，使球囊导管达到肺动脉分支狭窄处。先以少量稀释的造影剂扩张球囊，了解球囊是否位于合适的位置，以便随时调整腰凹位

于球囊的中央。同时根据球囊扩张时腰凹出现的明显程度，判断所采用的球囊大小是否适合血管狭窄的程度，以便随时调整球囊导管的大小。球囊位于合适的位置后，即以稀释造影剂对球囊进行扩张。球囊充盈持续时间较短，通常为 5~10 秒，但需扩张多次才达到治疗目的。

并发症 肺动脉分支破裂或撕裂，失血，股动脉、髂静脉即肺动脉分支栓塞等，肺动脉分支狭窄扩张术后再狭窄，动脉瘤，心律失常。

（舒 强 解春红）

fèijìngmài xiázhǎi qiúnáng xuèguǎn chéngxíngshù

肺静脉狭窄球囊血管成形术
（percutaneous balloon angioplasty for pulmonary vein stenosis） 应用球囊导管扩张肺静脉狭窄，解除或降低狭窄段两端的压力阶差，增加回心血流量的非开胸的手术。

适应证 通常选择单独肺静脉狭窄作为球囊扩张的对象，球囊扩张术试行扩张肺静脉与左房交界处狭窄病变。

手术方法 包括以下方面。

术前患者准备 包括病史、体检及所有辅助检查资料，备血，备齐内科抢救药物及器械，与心脏外科联系做开胸手术的准备。

心导管及心血管造影检查 经皮穿刺股静脉，置入血管鞘。右心导管经股静脉、下腔静脉至右心房、右心室和肺动脉，分别测量右心房、右心室及肺动脉压力。漂浮导管经股静脉途径至肺小动脉，测定肺小动脉楔入压。右心导管经股静脉、下腔静脉、右房经卵圆孔或用房间隔穿刺法导管插至左房，导管至左房后即给予肝素100U/kg，然后探查左、

右肺静脉至肺野，再把导管缓缓后撤直至左房，导管于肺静脉狭窄前压力明显增高，通过狭窄段后压力下降，计算跨狭窄部压力阶差。猪尾巴导管经血管鞘至肺动脉行选择性肺动脉造影，以确定肺静脉狭窄的部位与数目及合并的其他心内畸形，造影后测量肺静脉狭窄部的直径，以选择合适的球囊扩张导管。

球囊扩张导管选择 球囊直径为肺静脉狭窄部直径的 3~6 倍，球囊长度为 30mm 左右。

球囊扩张导管的到位及扩张 一旦肺静脉狭窄确诊，即循导管插入长度为 260cm 的导丝至肺静脉，尽量深入至肺野，然后撤去导管，保留导丝，根据选用球囊扩张导管的直径，采用直径不同的血管扩张管扩张股静脉穿刺口，插入球囊扩张导管。以低压稀释造影剂试行扩张球囊，根据腰凹位置调整球囊扩张导管，使肺静脉狭窄区跨在球囊的中央。扩张球囊可见腰凹，随后加大扩张压力，连续扩张 3~5 次，方可使腰凹消失。如果腰凹未能消失，则表示狭窄部未获撕裂，可能需用直径更大或更高压力球囊试行扩张。重复血流动力学及心血管造影检查。

并发症 肺静脉狭窄球囊扩张术后再狭窄，肺静脉破裂或撕裂，失血，股静脉、髂静脉栓塞等，左心房内的气体栓塞。

（舒 强 解春红）

jīngpí qiúnáng bànmó chéngxíngshù

经皮球囊瓣膜成形术 （percutaneous balloon valvuloplasty）
经皮穿刺外周动脉或静脉，经导管送入球囊扩张狭窄的瓣膜的手术。此类手术为先天性瓣膜狭窄性病变的主要治疗手段，并取得了良好的治疗效果。主要包括经

皮球囊肺动脉瓣成形术、经皮球囊主动脉瓣成形术及经皮球囊二尖瓣成形术。中国 20 世纪 80 年代中期开展此类手术并获得广泛推广应用，已成为先天性心脏病介入治疗常用的技术之一。

手术方法：术前经临床表现、心电图、X 线片及超声心动图检查明确诊断，有心功能不全等并发症者需先内科治疗，病情改善后酌情行球囊扩张术。左右心导管检查，一般在全身麻醉下，经皮穿刺及股动静插管，常规肝素 100U/kg，测压及血氧测定；根据手术部位行心室及血管造影，了解瓣膜狭窄部位、程度、范围及发育情况。手术时，选择球囊大小及长度，球囊导管插入及到位，球囊扩张。术毕复测跨瓣膜压力阶差及造影了解扩张后狭窄瓣膜形态学改变。

注意事项：影响球囊扩张术效果的因素有狭窄的严重程度与解剖特征，发育不良型瓣膜狭窄球囊扩张术疗效差；球囊大小选择，肺动脉瓣狭窄的球/瓣比值大（1.2~1.4）则效果好，但长期预后需关注瓣膜反流情况。主动脉瓣狭窄选择球囊直径≤主动脉瓣环直径或更小。

并发症：瓣膜关闭不全、股动脉血栓形成、动脉瘤形成、心力衰竭、心律失常、术后再狭窄。

（舒 强 章毅英）

jīngpí qiúnáng fèidòngmàibàn chéngxíngshù

经皮球囊肺动脉瓣成形术

（percutaneous balloon pulmonary valvuloplasty，PBPV） 利用球囊扩张的机械力量使粘连的肺动脉瓣叶交界处分离，以解除瓣口狭窄的手术。1982 年卡恩（Kan）首先报道应用球囊扩张导管对先天性肺动脉瓣狭窄进行了

PBPV 并获得成功，现可替代大部分病例的外科开胸手术，成为肺动脉瓣狭窄的首选治疗方式。

适应证 单纯性肺动脉瓣狭窄，右心室至肺动脉连续测压，收缩压差大于 5.3kPa（40mmHg）。重症肺动脉瓣狭窄伴心房水平右向左分流；发育不良型肺动脉瓣狭窄；换瓣后引起再狭窄。

禁忌证 重度发育不良型肺动脉瓣狭窄；单纯右室流出道狭窄或以其为主的重度狭窄者，心室收缩及舒张期狭窄程度变化不大；伴重度三尖瓣关闭不全需外科处理者。

手术方法 患儿通常在全麻下行左右股静脉插管及右股动脉插管或采用非侵入法，监测血压。

单球囊肺动脉瓣膜成形术 ①建立轨道：经股静脉送入端孔导管至右心室，再跨越肺动脉瓣进入左下肺动脉。沿右心导管送入"J"形交换导丝至左下肺动脉末端。②球囊直径选择：球/瓣比值 1.2~1.4。③球囊扩张：退出端孔导管，保留导丝，球囊到位后，推注造影剂，使球囊充盈，扩张开始肺动脉瓣狭窄处可见凹陷，随球囊全部扩张，腰凹消失，一般扩张 2~4 次，从开始扩张球囊到完全吸瘪球囊总时间 5~10 秒。④退出球囊导管后，重复测量血流动力学参数。

双球囊肺动脉瓣膜成形术 年长儿童肺动脉瓣环直径大，单一球囊不能达到足够球/瓣比值时可采用。①由左右股静脉进行穿刺插入球囊导管，方法同单球囊肺动脉瓣膜成形术。②双球囊简易直径计算，为一个球囊直径加另一个球囊 1/2 直径的总和。③先推送一侧球囊导管直至肺动脉瓣处，以少量稀释后造影剂扩张球囊，使瓣口位于球囊中央，然后

吸瘪球囊，再推送对侧球囊至肺动脉瓣处，使两根球囊导管处于同一水平。④2 个球囊同时进行扩张。⑤吸瘪球囊后逐一退出球囊，重复测量血流动力学参数。

注意事项 ①术前一般做右心导管检查和右心造影、心电图、胸片及超声心动图等检查，初步确定肺动脉瓣的狭窄类型及严重程度，选择合适的球囊扩张方法，评估手术时可能发生的并发症及效果。②球囊扩张术前配血备用。③重症肺动脉瓣狭窄首次扩张球囊直径选择应小于常规直径。④术后 24 小时复查超声心动图。⑤密切注意穿刺部位有无血肿、渗血及下肢水肿。⑥术后 3 个月、6 个月、12 个月定期复查超声心动图、心电图及胸片。

并发症 围手术期有一过性心动过缓、血压下降，右室流出道反应性痉挛，心律失常，心脏压塞及心脏穿孔，三尖瓣关闭不全，股动静脉瘘。远期常见肺动脉瓣反流。总病死率小于 0.5%，多见于新生儿、小婴儿及重症病例。

（舒 强 章毅英）

jīngpí qiúnáng zhǔdòngmàibàn chéngxíngshù

经皮球囊主动脉瓣成形术

（percutaneous balloon aortic valvuloplasty，PBAV） 经股动脉逆行将球囊导管推至主动脉瓣，以解除瓣叶粘连和分离融合交界处、减轻狭窄的手术。1984 年，拉巴比迪（Lababidi）首先报道 PBAV，现已成功应用于胎儿及初生婴儿的主动脉瓣狭窄，但由于球囊导管须由股动脉逆行通过狭窄的主动脉瓣口，操作上难度较大，而且术中并发症较多，远期疗效低于经皮球囊肺动脉瓣成形术。

适应证 先天性主动脉瓣狭窄有症状者；狭窄程度，跨主动脉压差 ≥ 50mmHg 为介入指标；新生儿或婴幼儿严重主动脉瓣狭窄，伴充血性心力衰竭者，可作为减症治疗手段，推迟外科手术时间；外科瓣膜切开术后再狭窄。

禁忌证 先天性主动脉瓣狭窄伴有主动脉及瓣膜发育不良者，合并中度或重度主动脉瓣反流者。

手术方法 术前进行左心导管检查和造影。①导管路径：右股动脉插管，猪尾巴导管或端侧孔导管插入股动脉，经降主动脉、主动脉弓、升主动脉达左心室。②压力测定：左心导管由左心室撤至升主动脉记录连续压力曲线，根据压力曲线区分狭窄部位。③升主动脉、左室造影：测量主动脉瓣直径；了解主动脉瓣形态、活动及反流情况；冠状动脉分布及形态；排除左心室流出道及瓣上狭窄，了解心室功能状态。

单球囊主动脉瓣膜成形术
①球囊导管：要求球囊直径略小于或等于瓣环直径，球/瓣比值为 0.8~1.0 或更小；球囊长度 3cm，也推荐应用 4~5cm，后者有利于球囊固定，同时可连接双腔可快速吸瘪造影剂。②准备以 3 倍稀释的造影剂。③球囊到位：导管到位后直头导丝插至左心室，循导丝插入猪尾巴导管或端侧孔导管，撤去 145cm 导丝，留置导管于左心室，再由导管送入 260cm 长的"J"形导引钢丝，撤去导管，留置长导引钢丝于左心室内，经动脉鞘，沿导引钢丝插入相应大小的球囊导管直至主动脉瓣口。④球囊扩张：球囊到位后，推注造影剂，使球囊充盈，扩张开始主动脉瓣狭窄处可见凹陷，随球囊全部扩张，腰凹消失，一般扩张 2~3 次，每次时间为 5~10 秒。

⑤快速吸瘪造影剂退出球囊导管后，重复测量血流动力学参数。

双球囊主动脉瓣膜成形术
适用于年长儿童肺动脉瓣环直径大，单一球囊不能达到足够球/瓣比值；重症主动脉瓣狭窄，先小球囊扩张，再双球囊进行扩张。①由左右股动脉进行穿刺插入球囊导管，方法同单球囊扩张术。②双球囊直径选择。③球囊扩张：先推送一侧球囊导管直至主动脉瓣处，以少量稀释后造影剂扩张球囊，使瓣口位于球囊中央，然后吸瘪球囊。再推送对侧球囊至主动脉瓣处，使两根球囊导管处于同一水平。2 个球囊同时进行扩张。④退出球囊导管后，重复测量血流动力学参数。

注意事项 ①术前心电图、胸片及超声心动图等检查，初步确定主动脉瓣狭窄类型及严重程度，选择合适的球囊扩张方法，评估术时可能发生的并发症及效果。②球囊扩张术前配血备用。③严重主动脉瓣狭窄时可选择较小球囊先行扩张。④术后 3 个月、6 个月、12 个月定期复查超声心动图、心电图及胸片。⑤术后 24 小时复查超声心动图。⑥密切注意穿刺部位有无血肿、渗血及下肢水肿。PBAV 术时常伴心律失常，扩张前可在左心室内放置起搏导线以备辅助治疗。

并发症 术中球囊扩张阻断主动脉引起血流动力学障碍和/或心律失常，特别在婴幼儿病死率较高；股动脉损伤；主动脉瓣关闭不全或残余狭窄。

（舒 强 章毅英）

jīngpí qiúnáng èrjiānbàn chéngxíngshù
经皮球囊二尖瓣成形术（percutaneous balloon mitral valvuloplasty，PBMV） 采用经静脉经房间隔穿刺径路，利用球囊导管

膨胀力将粘连的二尖瓣瓣叶交界处撕裂分离，以解除瓣口狭窄的手术。因其手术创伤小、治疗效果好、术后患者恢复快，广泛应用于临床，现已基本取代了传统的开胸二尖瓣分离术。但先天性二尖瓣狭窄球囊扩张效果并不佳。

适应证 中、重度单纯二尖瓣狭窄，瓣膜无明显变形、弹性好、无严重钙化，瓣膜下结构无明显异常，左心房无血栓，瓣口面积 ≤ 1.5cm^2，窦性心律；二尖瓣狭窄伴重度肺动脉高压，外科手术治疗危险性很大者，不宜换瓣者。二尖瓣交界分离手术后再狭窄、心房颤动、二尖瓣钙化，合并轻度二尖瓣或主动脉瓣关闭不全，可作为相对适应证。

禁忌证 有未控制的感染性心内膜炎及合并其他部位感染者；合并中度及以上的二尖瓣反流或主动脉伴反流；左心房有血栓或半年内有体循环栓塞史；风湿活动期；瓣下结构病变重，二尖瓣有明显钙化，威尔金斯（Wilkins）超声评分 12 分以上者。

手术方法 经外周静脉穿刺、插管，将球囊导管经股静脉、下腔静脉由右心房经房间隔达到二尖瓣区并扩张二尖瓣瓣膜，达到解除或减少左心房血流阻力的目的。①所有患者均需接受诊断性左、右心导管及穿间隔左心导管检查，进行血流动力学检测，心排血量测定并行左心室造影。将二尖瓣钙化以及造影显示的二尖瓣反流程度分为 0~4 级。②穿间隔导管操作：大多需要穿刺间隔，采用顺行途径。顺行 PBMV 可以使用单球囊或双球囊法。③在穿间隔操作后须给予抗凝，即静脉给予 100U/kg 肝素。④PBMV 术前术后进行血氧分析，以确定术后是否存在左向右分流。双球囊

PBMV 术可通过一侧的股静脉，一次穿刺间隔，送入双球囊，亦可通过双侧股静脉，2 次穿刺间隔。在逆行 PBM 时，经右侧股静脉穿间隔将导引钢丝送入左心房、左心室、升主动脉，通过左、右股动脉，从降主动脉中捕获导引钢丝，建立轨道。再沿导引钢丝经皮送入球囊扩张导管。操作时需特别注意固定球囊和导引钢丝，以免向前移动导致左心室穿孔。根据患者体表面积选择球囊扩张导管大小。沿导引钢丝将球囊扩张导管送至二尖瓣，平行于左心室长轴。手工充盈球囊，直至球囊中部因二尖瓣狭窄造成"腰"消失。通常 1 次充盈便足够，有时需要 2 次甚至 3 次充盈。充分放气后依次退出球囊。双球囊 PBMV 非常有效，但有导引钢丝或球囊顶端造成左心室穿孔的风险。

注意事项 ①术前体格检查、实验室检查、心电图、胸片及超声心动图检查，必要时行影像增强器透视，了解有无心律失常、二尖瓣膜条件、有无钙化、狭窄的程度、瓣下结构有无异常及是否合并二尖瓣关闭不全等。②利多卡因溶液、肝素、造影剂及各种抢救药品、手术器械的准备。③24 小时心电监护监测心率、心律、呼吸，血压每小时 1 次，并做记录。④注意休息，劳逸结合，避免过重体力活动，保持心情平和、避免激动。在心功能允许情况下，可进行适量的轻体力活动。⑤穿刺点部位护理：防止穿刺部位出血，严密观察穿刺处有无渗血、渗液，保持穿刺部位清洁无菌。

并发症 严重二尖瓣关闭不全、左心室穿孔、心包积液、栓塞。

（舒 强 章毅英）

jīngdǎoguǎn dòngmài zǔsèshù
经导管动脉阻塞术（transcatheter arterial embolization）

在影像设备的监视下通过导管选择性或超选择性将栓塞材料注入或送入靶血管内，达到使局部血管闭塞目的的手术。该方法具有创伤性小、可控性强和准确性高的优点，已广泛应用于临床。常用栓塞剂有自凝血块、自体组织、明胶海绵、无水乙醇、弹簧圈、可脱离球囊、聚乙醇、碘油乳剂等。

适应证 ①用于异常血流动力学的纠正或恢复：用于动静脉畸形、动静脉瘘、静脉曲张的栓塞，填塞异常血管腔等。②用于止血。③用于血流重新再分布：对正常的动脉血供进行栓塞，使之供血的脏器由其他动脉供给，从而达到某种治疗目的。④用于肿瘤的治疗：通过栓塞肿瘤供养血管使肿瘤组织缺血坏死，达到缩小肿瘤体积，减轻或消除由肿瘤引起的症状，以改善患者生存质量和延长生存期。⑤内科性器官切除：消除或抑制其亢进的功能、减少体积或使之彻底消除。

禁忌证 ①难以恢复的肝肾功能不全或恶病质者。②导管未能深入靶血脉固定者。③若导管头端不能避开椎动脉、脊髓动脉等非靶血管则不可进行栓塞。

手术方法 ①动静脉入路：一般选择一侧股动脉或股静脉入路，全身或局部麻醉后行塞尔丁格（Seldinger）技术穿刺，引入导管鞘。也可选择经桡动脉、肱动脉、肘静脉、锁骨下静脉入路。②靶血管插管和造影：经导管鞘插入导管，透视下导管成形后将导管头送至靶血管位置水平，导管头在血管各壁依次上下缓慢移动，当导管头有嵌顿感或挂钩感时推注少量对比剂，判断是否为靶血管。必要时也可直接用造影导管做血管造影。当证实为靶血管后，轻微转动和上送导管头，固定导管头后造影了解靶血管的走行、分布和有无其他侧支交通。根据血管走行，直接或借助导丝引导，将超滑导丝、微导管等超选择插管至目标位置，原则上要求导管应插入欲被栓塞的血管，并尽量避开非靶血管。③选择栓塞剂：根据治疗目的选择作用不同的栓塞剂，如动静脉畸形、动静脉瘘和动脉瘤等的根治性治疗则选用长期性栓塞剂，出血或肿瘤术前栓塞则可选用中短期栓塞剂，肿瘤的姑息性治疗选用可携带化疗药物的碘油、微囊、明胶海绵等。需根据靶血管的直径选择适当大小的栓塞剂。④释放栓塞剂：低压流控法，不阻断靶血管血流，以低压注入栓塞剂，由血流将栓塞剂带到血管远端而形成栓塞；阻控法，以导管端部嵌入靶血管或以球囊导管阻断靶血管的血流，然后再注入栓塞剂；定位法，导管准确插入欲被栓塞的部位，然后释放栓塞剂完成局部栓塞。⑤栓塞程度的监测：再次造影判断栓塞程度和效果。⑥拔出导管和鞘后，局部穿刺点压迫止血并加压包扎。

并发症 疼痛、发热、消化道反应（恶心、呕吐、食欲减退和腹胀等）、过度栓塞造成大范围组织坏死、误栓引起重要脏器缺血坏死、感染、弹簧圈脱落。

（舒 强 高立超）

jīngdǎoguǎn tǐfèicèzhī shuānsèshù
经导管体肺侧支栓塞术（transcatheter embolization of aortopulmonary collateral vessels）

X 线透视下通过导管将栓

塞材料送入侧支血管内，实现侧支血管栓塞的手术。具有简便、微创、可重复性的特点，常用于重症法洛四联症、肺动脉闭锁伴室间隔缺损等发绀型先天性心脏病导致的体-肺侧支循环的栓塞治疗。

适应证：分布区域具有双重血供（主动脉和肺动脉），且较为粗大（一般直径≥2mm）或范围广泛、外科手术需要处理但不易处理的体-肺侧支血管。

禁忌证：①侧支血管为某一段脏器的唯一血供来源时。②明确的局部感染或全身感染时。③凝血机制障碍，可能导致栓塞材料置入后难以诱发血栓形成。

手术方法：①经皮穿刺一侧股动脉并置入血管鞘，成功后静脉给予肝素抗凝。②送猪尾导管至主动脉弓降部造影明确侧支血管的数目、大小、走行路径及供血范围，注意需要同时观察部分腹主动脉和双侧锁骨下动脉。③造影后撤出猪尾导管，导丝引导5F眼镜蛇导管进入主动脉弓降部，进一步引导至侧支血管，进行选择性侧支血管造影明确其大小、走行路径及供血范围。④确定拟栓塞的靶血管后选择合适的导管、导丝、栓塞材料进行栓塞。将输送导管头端置于侧支血管内合适位置，将弹簧圈或动脉导管未闭封堵器、血管栓塞器等其他栓塞材料，通过导丝或操纵杆从导管头端推出定型，然后进行选择性血管造影检验栓塞效果，如果栓塞不完全，根据需要可采用多个弹簧圈或其他器械进行重复栓塞。⑤拔出导管和鞘后，局部穿刺点压迫止血并加压包扎。

并发症：栓塞材料移位、脱落，发热，机械性溶血，肺梗死。

（舒 强 高立超）

dòngjìngmàilòu shuāndǔshù

动静脉瘘栓堵术（transcatheter embolization of arteriovenous fistula） X线透视介入下动脉穿刺造影，插管至动静脉瘘部位，将所见瘘口栓塞的手术。此法系微创治疗，创伤小，恢复快，是治疗动静脉瘘的首选方法，但有些病例还需结合外科手术治疗。

不同部位动静脉瘘栓塞有不同的适应证：①封堵一个器官的部分或全部动脉树，通常用于在手术切除之前处理病变器官。②只封堵最大的动脉分支，如封堵向动静脉瘘部位供血的血管。③封堵特定部位的血管。

手术方法：①一般多选择股动脉或股静脉入路，置入合适的血管鞘进行栓塞术，视病变情况选择动脉路径或静脉路径。原则上，所选择的手术路径应当是进入动静脉瘘部位最直接和简单的通路。②使用造影导管（多功能导管或者猪尾导管）进行血管造影以明确瘘道的位置和其与主要血管的关系。然后进一步深入供应瘘道的动脉分支进行选择性血管造影明确病变解剖形态。③将输送导管送入病变区域后，通过输送导管对供应瘘道的血管分支进行栓塞，常用的栓塞材料有弹簧圈、血管塞、动脉导管封堵器、带膜支架等。栓塞材料的选择依赖于病变解剖、术者经验和习惯。④栓塞程度的监测，再次造影判断栓塞程度和效果，有无残余的供血血管。⑤拔出导管和鞘后，局部穿刺点压迫止血并加压包扎。

并发症：栓塞装置的移位，最常见的是进入远端肺动脉；溶血，发生在存在显著残余血流的情况下。

（舒 强 高立超）

guānzhuàngdòngjìngmàilòu
shuāndǔshù

冠状动静脉瘘栓堵术（transcatheter closure of coronary arteriovenous fistula） X线透视下插管至冠状动脉及其分支与任一心腔或冠状窦及其静脉属支、近心大血管（如肺动脉、肺静脉、上腔静脉）之间存在的异常交通处，将所见瘘口栓塞的手术。1983年里迪（Reidy）等首次报道了经导管冠状动脉瘘栓塞术，随着导管技术及介入技术的更新，该方法获得了较大发展。

适应证 进行性增大的左向右分流、左心容量负荷过重、心肌缺血、左心室功能障碍、充血性心力衰竭、防止心内膜炎及动脉内膜炎，外伤性或介入手术所致医源性冠状动静脉瘘。

禁忌证 ①冠状动静脉瘘发生在先天性单一冠状动脉或左主干上，或需栓塞的冠状动脉分支远端有正常分支发出，该处心肌组织供血正常。②受累的冠状动脉血管存在瘤样扩张、出口小等情况，轨道难以建立。③右心导管提示重度肺动脉高压，右向左分流为主。④封堵术前1个月内患有严重感染。⑤合并其他先天性心内畸形或获得性心脏病需外科手术者。

手术方法 ①动静脉入路：一般选择一侧股动静脉入路，穿刺成功后置入导管鞘。②对于瘘入右心系统的冠状动脉瘘，需常规行右心导管检查，分别对左、右心腔，主动脉和肺动脉进行测压和血氧饱和度测定，计算分流量、全肺阻力。然后常规行升主动脉造影及选择性左、右冠状动脉造影，了解冠状动脉分支分布及心脏结构的关系，明确冠状动静脉瘘的位置，直径，瘘口的形态及其累及的冠状动脉分支，有无侧支循环形成。③根据冠状动静脉瘘的影像表现，选择合适的封堵器材（常用的有可控弹簧栓子及输送器、动脉导管未闭封堵器、多聚四氯乙烯带膜支架等）。④介入治疗途径：动脉顺行途径，一般用于瘘管较短，途径不曲折，瘘口或栓塞部位较狭小的病例；静脉逆行途径，需建立股动脉-冠状动脉-瘘口-右心房、室-下腔静脉-股静脉的导丝轨道，然后由股静脉沿导丝系统送入输送鞘，再经输送鞘置入封堵器材，主要用于瘘管较长、曲折走行、瘘口大的冠状动静脉瘘。应尽可能将封堵器材置入病变血管远端瘘口处，或瘘管远端最狭窄处，避免栓塞冠状动脉远端正常的分支。⑤再次造影判断栓塞程度和效果，封堵器释放前需密切观察10分钟以上，如果出现心电图ST段明显改变，T波倒置或严重室性心律失常，或患者出现胸痛、胸闷等不适症状，表明可能存在心肌缺血，应回收封堵器，放弃介入治疗；否则即可释放封堵器。⑥拔出导管和鞘后，局部穿刺点压迫止血并加压包扎。

并发症 心律失常，冠状动脉痉挛，冠状动脉夹层（包括瘘夹层）及冠状动脉穿孔，术后残余分流和溶血，封堵器脱落、异位栓塞，瓣膜的损伤，感染性心内膜炎，外周血管并发症有出血和血肿、假性动脉瘤、动静脉瘘、血栓性闭塞、腹膜后血肿等。

（舒 强 高立超）

fèidòngjìngmàilòu shuānndǔshù

肺动静脉瘘栓堵术 （transcatheter embolization of pulmonary arteriovenous fistula） X线透视下插管至肺动静脉瘘部位，将所见瘘口栓塞的手术。主要优点是

创伤小、痛苦小、恢复快，且可以最大限度保留正常肺组织，更适合同时治疗多发病灶及重复治疗。常用的栓塞材料包括弹簧圈、血管塞、可脱性球囊、封堵器和双伞封堵器等。

适应证 ①供血动脉直径大于3mm的病灶。②供血动脉直径小于3mm的多发病灶，有低氧血症者。③供血动脉直径小于3mm的病灶，但曾有异位栓塞病史者。

禁忌证 ①血管插管、造影禁忌者，如严重凝血功能异常、碘造影剂过敏或严重肾功能不全者等。②血管栓塞禁忌者，如靶血管选择性插管失败和肺动脉插管出现严重心律失常者等。③合并严重的肺动脉高压者。

手术方法 ①入路选择：一般经股静脉入路，穿刺后置入合适的血管鞘，亦可选择肘静脉、颈静脉和锁骨下静脉等入路。②造影：一般情况下，可先置入5-6F/80~90cm血管长鞘或各型导引导管至肺动脉干或主肺动脉。应用猪尾导管行双侧肺动脉或单侧肺动脉造影。进一步将导管深入供应瘘道的动脉分支进行选择性血管造影明确病变解剖形态。③栓塞方法：a. 弹簧圈，最理想的是将栓塞用导管尽量插管至供血动脉远端，避开正常分支进行栓塞，一般只要栓塞供血动脉即可达到良好的栓塞效果，栓塞后再次造影判断栓塞程度和效果。b. 血管塞，首先根据肺动脉造影图像，先通过导丝和各型导管将输送装置尽量置于供血动脉的远端。然后将血管塞用推送杆推入输送装置，其头端进入血管后回撤输送装置进行释放。释放后立即加压手推造影判定血管塞的位置，同时固定输送装置和血管塞P推送杆。3~5分钟后用极小的

力量手推造影观察血管塞内血栓形成情况。若血栓形成不佳，则每隔2~3分钟反复轻推造影进行观察。等血管塞内血栓完全形成，再等待2~3分钟，行低压、低流速造影。造影证实栓塞效果后在透视下逆时针旋转推送杆将血管塞分离、释放。④拔出导管和鞘后，局部穿刺点压迫止血并加压包扎。

并发症 术中空气栓塞、术中其他意外栓塞、术中瘤囊破裂、自限性胸膜炎、术后肺动脉高压和右心衰竭、异位栓塞。

（舒 强 高立超）

dòngmài dǎoguǎn wèibì fēngdǔshù

动脉导管未闭封堵术 （percutaneous catheter closure of patent ductus arteriosus） X线透视下插管至动脉导管，将所见动脉导管封堵的手术。因创伤小、疗效好、恢复快，已逐渐成为治疗动脉导管未闭（patent ductus arteriosus, PDA）的首选方案。

适应证 ①体重≥4kg，有左心室容量超负荷证据且解剖条件适合介入的PDA患儿，无论有无症状，推荐首选介入封堵PDA。②心腔大小正常的左向右分流的小型PDA，如果通过标准的听诊技术可闻及杂音，建议介入封堵。

禁忌证 ①PDA合并重度肺动脉高压，表现为单纯右向左分流。②合并需外科手术矫正的心脏畸形。③依赖PDA生存的心脏畸形。

手术方法 包括以下方法。

经股静脉PDA封堵术 ①穿刺右股动、静脉，可先行左、右心导管检查。②送入猪尾导管行主动脉弓降部造影，以明确PDA形态、位置及大小。③后前位X线透视下，将MPA2导管通过右心房-右心室-肺动脉-PDA送入

降主动脉，并将交换导丝置于降主动脉下方（膈肌以下）。对于经上述途径难以将 MPA2 导管送至 PDA 及降主动脉者，可经降主动脉端送入直径 0.89mm（0.035 英寸）长泥鳅交换导丝（200cm 或 260cm），通过 PDA 至肺动脉，再经股静脉端送入圈套器至肺动脉，将长泥鳅导丝拉至体外建立动静脉导丝轨道。④沿交换导丝将输送鞘管送入近横膈水平，撤出输送鞘内芯及导丝。⑤通常选择蘑菇伞封堵器，其直径一般大于 PDA 最窄处直径 3～6mm，婴幼儿 PDA 组织弹性大，选择封堵器直径应 2 倍于 PDA 直径。封堵器经输送鞘管送至鞘管头端，在 X 线透视下先打开主动脉侧伞盘，然后回撤输送鞘管及封堵器入 PDA 内，固定输送钢缆，回撤鞘管至 PDA 的肺动脉侧，使封堵器的腰部卡在 PDA 内。⑥10 分钟后重复主动脉弓降部造影，若无残余分流或微量分流，听诊无明显杂音，测量左肺-主肺动脉压和升主-降主动脉压无明显压差，封堵器形态、位置合适时可将封堵器完全释放。⑦重复右心导管检查，撤出鞘管后穿刺点压迫止血，绷带加压包扎。

经股动脉 PDA 封堵术 适用于细小管型 PDA。①先行左心导管检查及主动脉弓降部造影。②左侧位 X 线透视下采用 5F JR4 或 5F 眼镜蛇导管或修剪的猪尾导管配合泥鳅导丝在主动脉弓降部探查，通过 PDA 逆行将导管送入主肺动脉后，测量肺动脉压。③撤出泥鳅导丝，交换长导丝（200cm 或 260cm、直径 0.89mm 泥鳅或普通交换导丝）进入肺动脉或右心系统，退出导管，送入输送鞘管进入主肺动脉。④选择合适的封堵器（一般为封堵器或

弹簧圈）经输送鞘管送至鞘管头端，在 X 线透视下先打开肺动脉侧伞盘，然后回撤输送鞘管及封堵器入 PDA 内，固定输送钢缆，回撤鞘管至 PDA 的主动脉侧，使封堵器的腰部卡在 PDA 内。⑤封堵后经输送鞘管行主动脉弓降部造影，确定有无残余分流等情况，如封堵器位置、形态满意，无明显残余分流，可逆时针旋转输送钢缆释放封堵器，撤出输送系统，穿刺点压迫止血，绷带加压包扎。

并发症 残余分流，溶血，封堵器移位、脱落，三尖瓣腱索断裂，降主动脉狭窄或左肺动脉狭窄，一过性高血压，血小板减少，导丝嵌顿。

（舒 强 傅松龄）

Bōsītèmàn fǎ dòngmài dǎoguǎn wèibì shuāndǔshù

波斯特曼法动脉导管未闭栓堵术（transcatheter closure of patent ductus arterious using Porstmann technique）

X 线透视下插管至动脉导管，使用 Ivaion 栓子将所见动脉导管封堵的手术。1967 年，波斯特曼（Porstmann）等首次报道应用 Ivaion 栓子成功封堵动脉导管未闭（PDA）的病例。由于插入塞子（16F）所需的导引器尺寸较大，此技术并未被广泛采用。

适应证：体重至少 18kg 以上，最好大于 26kg，连续性杂音在 3 级以下，心电图及胸片心胸比例在正常范围者，PDA 直径均在 5mm 以下。但已不常用。

禁忌证：①PDA 合并重度肺动脉高压，表现为单纯右向左分流。②合并需外科手术矫正的心脏畸形。③依赖 PDA 生存的心脏畸形。

手术方法：取左侧位常规做 PDA 造影，根据 PDA 大小及形态

剪制合适的泡沫塑料塞子备用。股动脉及股静脉分别穿刺插管并全身肝素化，在透视下将 3m 长的钢丝绳插入心导管内由股动脉插入，经 PDA 到肺总动脉。另用一网套导管由股静脉置入经右心至肺总动脉，伸出网套住钢丝绳后仍原位退出，则钢丝绳形成从动脉进经 PDA 并由静脉出的轨线。把准备好的塞子由股动脉置入，用导管沿钢丝绳将塞子顶至 PDA，杂音当即消失而治愈，穿刺口采用压迫止血。

并发症有股动脉栓塞，溶血，塞子移位、脱落，三尖瓣腱索断裂，残余分流，一过性高血压，导丝嵌顿。

（舒 强 傅松龄）

Lāshíjīndé fǎ dòngmài dǎoguǎn wèibìshuāndǔshù

拉什金德法动脉导管未闭栓堵术（transcatheter closure of patent ductus arterious using Rashkind technique）

X 线透视下插管至动脉导管，使用双伞闭合器将所见动脉导管封堵的手术。1979 年，拉什金德（Rashkind）等报道了一种用于经导管闭合动脉导管未闭（PDA）的小型钩状伞形封堵器。

适应证：PDA 最窄直径 2～4mm 用 12mm 双伞闭合器；PDA 最窄直径>4mm 用 17mm 双伞闭合器。现已不常用。

禁忌证：①PDA 合并重度肺动脉高压，表现为单纯右向左分流。②合并需外科手术矫正的心脏畸形。③依赖 PDA 生存的心脏畸形。

手术方法：①常规穿刺左或右股动脉，置 6F 猪尾巴导管于主动脉弓降部行左侧位造影，以观察 PDA 的形状、位置及最窄直径。②拉什金德关闭 PDA 法：

a. 经股静脉法，由右股静脉置 6F 右心导管经 PDA 至胸主动脉，将直径 0.89mm（0.035 英寸）的长交换导丝沿右心导管置入降主动脉，沿交换导丝送入长鞘管（12mm 伞用 8F 长鞘，17mm 伞用 11F 长鞘），通过 PDA 达胸主动脉，装载伞片，将伞片送至长鞘末端，使远端伞片在胸主动脉内张开。再轻微回撤整个系统，使远端的伞在 PDA 的胸主动脉端形成楔形，回撤长鞘，使近端的伞在 PDA 肺动脉端打开。使双伞固定良好，观察杂音及主动脉造影情况，将双伞装置释放，撤除所有导管，压迫止血，术后预防性用抗生素 3 天。b. 经股动脉法，双伞闭合器及其传递系统由股动脉送入，其余类似于经股静脉法。③撤出输送系统，穿刺点压迫止血，绷带加压包扎。

并发症有残余分流，溶血，封堵器移位、脱落，三尖瓣腱索断裂，降主动脉狭窄或左肺动脉狭窄，一过性高血压，血小板减少，导丝嵌顿。

（舒 强 傅松龄）

jīngdǎoguǎn tánhuángquān dòngmài dǎoguǎn wèibì fēngdǔshù

经导管弹簧圈动脉导管未闭封堵术（percutaneous closure of patent ductus arteriosus using coil embolization）

X 线透视下插管至动脉导管，使用弹簧圈将所见动脉导管封堵的手术。包括可控和非可控型弹簧圈，主要应用可控弹簧圈，较少应用非可控型弹簧圈。

适应证：PDA 直径 ≤ 2.0mm 的可选用可控弹簧圈，余同动脉导管未闭栓堵术。

禁忌证：①PDA 合并重度肺动脉高压，表现为单纯右向左分流。②合并需外科手术矫正的心脏畸形。③依赖 PDA 生存的心脏畸形。

手术方法：①经股静脉顺行法，经股静脉送入端孔导管至肺动脉，经 PDA 将直径 0.9mm，长 260cm 的加硬导丝送至降主动脉，保留导丝，撤出端孔导管，在 X 线透视下沿导丝将相应直径的输送鞘管送入降主动脉，选择适当直径的可控型弹簧圈经输送鞘管送入降主动脉，将 2～3 圈置于 PDA 的主动脉侧，1～2 圈置于 PDA 的肺动脉侧。观察 5～10 分钟后重复主动脉弓降部造影，若弹簧圈位置合适、成形满意、无或微量残余分流，可操纵旋转柄释放弹簧圈，撤出导管，压迫止血。②经股动脉逆行法，穿刺股动脉，插入端孔导管至降主动脉，经 PDA 送入肺动脉，交换输送鞘管，选择适当直径的可控型弹簧圈经输送鞘管送入肺动脉，将 1～2 圈置于 PDA 的肺动脉侧，2～3 圈置于 PDA 的主动脉侧。观察 5～10 分钟后重复主动脉弓降部造影，若弹簧圈位置、成形满意、无或微量残余分流，可操纵旋转柄释放弹簧圈，撤出导管，压迫止血。

并发症有残余分流，溶血，弹簧圈移位、脱落，三尖瓣腱索断裂，导丝嵌顿。

（舒 强 傅松龄）

jīngdǎoguǎn fángjiāngé quēsǔn guānbìshù

经导管房间隔缺损关闭术（transcatheter closure of atrial septal defect）

X 线透视下借助导管将封堵器送入心房，固定在房间隔缺损（ASD）处，阻断心房水平左向右分流，恢复正常血液循环的手术。随着介入器材和导管技术的进步，该法的死亡发生率接近零，严重并发症发生率 <1%，已成为解剖条件合适的继发孔型 ASD 的首选治疗方式。

适应证：①年龄 ≥ 2 岁，有血流动力学意义（缺损直径 ≥ 5mm）的继发孔型 ASD；缺损至冠状静脉窦，上、下腔静脉及肺静脉的距离 ≥ 5mm，至房室瓣的距离 ≥ 7mm；房间隔直径大于所选用封堵器左房侧的直径；不合并必须外科手术的其他心血管畸形。②年龄 <2 岁，有血流动力学意义且解剖条件合适的继发孔型 ASD。③前缘残端缺如或不足，但其他边缘良好的具有血流动力学意义的继发孔型 ASD。④具有血流动力学意义的多孔型或筛孔型 ASD。

以下情况可酌情考虑：①心房水平出现短暂性右向左分流且疑似出现栓塞后遗症（卒中或复发性短暂脑缺血发作）的患儿。②缺损较小，但有血栓栓塞风险者。

禁忌证：①原发孔型、静脉窦型及无顶冠状窦型 ASD。②伴有与 ASD 无关的严重心肌疾患或瓣膜疾病。③合并梗阻性肺动脉高压。

手术方法：①麻醉后穿刺右股静脉，给予肝素 100U/kg，必要时先行右心导管检查，导管通过 ASD 送入左心房，将交换导丝置于左上肺静脉。②必要时可沿交换导丝送入测量球囊明确 ASD 的伸展径，然后沿交换导丝将输送鞘管送入左心房。③选择合适的封堵器经输送鞘管送至左心房，在 X 线透视（左前斜位 45°～60°），先打开左心房侧伞盘，然后回撤至贴住房间隔左心房面，回撤鞘管的同时适当推送输送钢缆释放封堵器腰部和右心房侧伞盘。④轻轻推拉输送钢缆测试封堵器的稳定性，经超声和 X 线透视核实封堵器形态、位置满意，无残余分流，未影响房室瓣活动及肺静脉回流时，逆时针旋转输送钢缆，释放封堵器。⑤拔出输送鞘，压迫穿刺点后，绷带加压包扎。

并发症主要有封堵器脱落、移位，心律失常，心脏压塞，气体栓塞，残余分流，头痛和偏头痛，脑栓塞。

（舒强 张庆）

Xīdélǐsī niǔkòushìbǔpiàn fángjiāngé quēsǔn guānbìshù

西德里斯纽扣式补片房间隔缺损关闭术（transcatheter closure of atrial septal defect using Sideris buttoned device）

X 线透视下插管至房间隔，使用西德里斯（Sideris）纽扣式补片将所见房间隔缺损（ASD）封堵的手术。

适应证：ASD 直径（球囊测量）应小于 30mm 者，余同经导管房间隔缺损关闭术。

禁忌证：①原发孔型、静脉窦型及无顶冠状窦型 ASD。②伴有与 ASD 无关的严重心肌疾患或瓣膜疾病。③合并梗阻性肺动脉高压。

手术方法：麻醉下经皮穿刺右股静脉，送入普通右心导管，自右心穿过 ASD 达左上肺静脉，交换为 0.64mm（0.025 英寸）/260cm 长导丝，送入漂浮导管或特制测量导管，按球囊探测法测量缺损的实际伸张内径，以此内径 2~2.5 倍的尺寸为选用补片，再交换为长鞘。将正补片折叠后装入长鞘内，用推送导管将补片送至缺损左侧并展开，进而在透视及 B 超监视下回拉长鞘段补片系统，仔细调整补片位置使其将缺损完全堵闭。听诊杂音消失或明显减轻，超声证实无分流或仅小量分流，即可用长鞘顶端推送负补片于缺损右侧与正补片扣合固定，抽出装载导线释放补片装置，退出长鞘，局部压迫包扎。

并发症有胸痛，心律失常，心脏压塞，气体栓塞，残余分流，补片脱落、移位。

（舒强 张庆）

bàngzhuàngjiáshì bìhéqìfǎ fángjiāngé quēsǔn shuāndǔshù

蚌状夹式闭合器法房间隔缺损栓堵术（transcatheter closure of atrial septal defect with clamshell）

X 线透视下插管至房间隔，使用蚌状夹式双伞型闭合器装置，将所见房间隔缺损（ASD）封堵的手术。

适应证：①单纯中央型继发孔 ASD，上、下、前、后边缘均应 >5mm。②ASD 伸展径 <20mm。③补片不能大于房间隔径。

禁忌证：①原发孔型、静脉窦型及无顶冠状窦型 ASD。②伴有与 ASD 无关的严重心肌疾患或瓣膜疾病。③合并梗阻性肺动脉高压。

手术方法：①穿刺股静脉，送入端孔导管通过 ASD 至右上肺静脉行左前斜位（左侧位 30°~40°，头脚位 25°~30°）造影，测量 ASD 径和房间隔长度。②插入交换导丝至左上肺静脉，沿导丝送测量球囊到左房中部，用造影剂打胀球囊，在彩色多普勒血流成像和 X 线观察下，回撤球囊至右房，然后测量 ASD 最大伸展径，以大于 ASD 伸展径 2 倍的值选择补片。③通过交换导丝交换 11F 长鞘，将蚌状夹式闭合器与输送装置的锁扣相连后导引入输送器内。将装置与输送器一起经长鞘输送至 ASD 的左心房端使远端蚌状伞张开。调整回撤整个系统直到食管超声提示张开的伞关闭 ASD 位置满意，回撤输送鞘使近端伞在 ASD 右房侧张开，监测确认蚌状夹式闭合器在心内房间隔处已关闭 ASD，补片支撑脚无移位或影响房室瓣开放和关闭。即可释放整个装置。④观察 15 分钟后撤除所有导管，结束手术。压迫穿刺点后，绷带加压包扎。

并发症有封堵器材脱落、移位，心律失常，心脏压塞，气体栓塞，残余分流，头痛和偏头痛，脑栓塞。

（舒强 张庆）

Lāshíjīndé shuāngsǎnxíng fángjiāngé quēsǔn shuāndǔshù

拉什金德双伞型房间隔缺损栓堵术（transcatheter closure of atrial septal defect using Rashkind double-umbrella device）

X 线透视下插管至房间隔，使用拉什金德（Rashkind）双伞型封堵器将所见房间隔缺损（ASD）封堵的手术。后经改进成为封堵伞而用于临床。

适应证：①直径小于 10mm 的房间隔缺损。②患儿体型足够大，允许股静脉通过 16F 鞘管进入心房缺损处。

禁忌证：①原发孔型、静脉窦型及无顶冠状窦型 ASD。②伴有与 ASD 无关的严重心肌疾患或瓣膜疾病。③合并梗阻性肺动脉高压。

手术方法：封堵伞的置入在透视和经食管超声或心内超声引导下完成。①股静脉穿刺成功后置管，给予肝素后行常规血流动力学检查后，测量缺损"伸展"直径的大小。②将端孔导管（通常应用多功能导管）送入左上肺静脉，推荐使用加硬长钢丝导入测量球囊，以保证球囊充盈时的稳定性。将鞘管插至左上肺静脉，再将封堵伞沿鞘管送入，直到伞的末端在左心房内打开。然后将输送鞘管和打开的伞面一起拉向房间隔，直至前端的伞片刚刚接触房间隔（经食管超声短轴切面是证实封堵伞位置最有用的方法）。在保持推送杆不动的同时，回撤输送鞘管，以使近端伞片在房间隔的右心房侧打开。③经超声和 X 线透视核实封堵器形态、位置满意，无残余分流，未影响房室瓣活动及肺静脉回流时，释放封堵伞。④拔出输送鞘，压迫穿刺点后，绷带加压包扎。

并发症有封堵伞脱落、移位，伞臂断裂，心律失常，心脏压塞，气体栓塞，残余分流，头痛和偏头痛，脑栓塞。

（舒强 张庆）

jīngdǎoguǎn shìjiàngé quēsǔn fēngdǔshù

经导管室间隔缺损封堵术

（transcatheter closure of ventricular septal defect） X 线透视下插管至室间隔，用封堵器将室间隔封堵的手术。1988 年，洛克（Lock）等首次应用封堵伞封堵室间隔缺损（VSD）。2007 年，美国食品药品监督管理局批准肌部封堵器上市，已在全球广泛应用于肌部 VSD 封堵。

适应证 ①膜周型 VSD：年龄≥3 岁；有临床症状或有左心超负荷表现；VSD 上缘距主动脉右冠瓣≥2mm，无主动脉瓣脱垂及主动脉瓣反流；缺损直径＜12mm。②肌部 VSD：年龄≥3 岁，有临床症状或有左心超负荷表现，肺体循环血流量比（Qp∶Qs）＞1.5。③年龄≥3 岁、解剖条件合适的外科手术后残余分流或外伤后 VSD，有临床症状或有左心超负荷表现。

以下情况可酌情考虑：①膜周型 VSD，有临床症状或左心超负荷表现，年龄 2~3 岁。②VSD 上缘距离主动脉右冠瓣≤2mm，虽有轻度主动脉瓣脱垂但无明显主动脉瓣反流。③肌部 VSD，体重≥5kg，有临床症状或有左心超负荷表现，（Qp∶Qs）＞2.0。

禁忌证 ①双动脉下型 VSD。②伴轻度以上主动脉瓣反流。③合并梗阻性肺动脉高压。④既往无感染性心内膜炎病史且无血流动力学意义的膜周和肌部 VSD。

手术方法 ①穿刺右股动、静脉（肌部 VSD 通常要穿刺右颈内静脉），可先行右心导管检查，并将 MPA2 导管置于肺动脉。②送入 5F 猪尾导管依次行左心导管检查、左心室造影及升主动脉造影（通常取左前斜 60°+足头位 20°），以确定 VSD 的位置及大小、有无主动脉瓣反流等。静脉注射肝素 100U/kg。③建立动静脉轨道：左前斜 60°+足头位 20°用右冠导管或其他导管（如修剪的猪尾导管）经主动脉、左心室配合导丝探查 VSD 左心室开口，导丝穿过 VSD 进入右心室后，将长泥鳅导丝（200cm 或 260cm）送入肺动脉或腔静脉。由股静脉侧经 MPA2 导管送入圈套器，在肺动脉或腔静脉套住交换导丝头端，由股静脉拉出，建立股静脉（或右颈内静脉）-右心房-右心室-VSD-左心室-股动脉导丝轨道。④放置鞘管：由股静脉端沿轨道插入输送鞘至右心房与右冠导管相接，将输送鞘沿导丝送至主动脉弓顶部，后撤扩张管头端至右心室后，缓慢回撤输送鞘管至主动脉瓣下，然后由动脉端推送交换导丝及右冠或其他导管至左心室心尖，使输送鞘头端顺势指向左心室心尖部。⑤放置封堵器：退出导丝及输送鞘内芯后，选择合适大小的封堵器（一般比

缺损直径大 2mm）与装载系统和输送钢缆连接好，沿输送鞘送至鞘管头端，固定输送钢缆回撤输送鞘，在左心室腔内打开左心室侧伞盘，然后将输送鞘和输送钢缆一起后撤使封堵器左心室侧伞盘紧贴室间隔左心室面。打开封堵器腰部及右心室侧伞盘，使其腰部卡在 VSD 上，双盘"夹住"室间隔。⑥检查确认后释放封堵器：重复左心室造影、升主动脉造影以及超声心动图检查，确认无明显残余分流、无新发主动脉瓣关闭不全、三尖瓣关闭不全，封堵器位置、形态良好后，逆时针旋转输送钢缆释放封堵器。超声评估及后续处理同前。撤出输送系统，穿刺点压迫止血，绷带加压包扎。

并发症 主要有心律失常、封堵器移位或脱落、对瓣膜的影响和损伤、残余分流和溶血。

（舒强 张庆）

xuèguǎn nèi zhījià zhìrùshù

血管内支架置入术

（endovascular stent implantation） 在球囊扩张血管的基础上，在狭窄血管内置入支架，支架以弹力将狭窄推开，保持血管畅通的手术。

适应证 血管内支架在先天性心脏病中主要应用：①肺动脉分支狭窄。②先天性心脏病外科手术后的血管狭窄，如法洛四联症纠治术后肺动脉分支狭窄等。③先天性主动脉缩窄，主动脉缩窄外科术后再狭窄以及动脉瘤样形成。④动脉导管依赖的复杂性发绀型先天性心脏病。⑤体、肺静脉狭窄。

手术方法 ①术前患儿准备：包括病史、体检及所有辅助检查资料，备血，备齐内科抢救药物及器械，与心脏外科联系做开胸手术的准备。②心导管及心血管

造影检查：麻醉后，行右侧股动、静脉穿刺，置入血管鞘。股动脉插管后常规给予肝素 100U/kg，然后根据手术时间适当追加肝素。先行右心导管检查，判断分流及肺动脉高压情况，随后从股动脉循导丝插入猪尾巴导管，行主动脉及左心室的测压及血氧测定。再根据情况应用直头软钢丝越过血管狭窄段，循导丝跟进导管，撤去导丝测定狭窄段前后压力和血氧饱和度，计算狭窄部位前后压力阶差；然后进行选择性血管或心室造影，明确血管狭窄的部位、程度。③支架置入术：a. 动脉导管依赖的复杂性发绀型先天性心脏病，明确诊断后，测量动脉导管长度及最窄内径。从股动脉插入 4F 端孔导管，经主动脉穿过动脉导管，到达肺总动脉。沿端孔导管插入 0.81mm（0.032 英寸）加硬超滑导丝，拔除端孔导管，沿导丝插入 5F 右冠状动脉导管，撤出 0.81mm 超滑导丝，然后沿 5F 右冠状动脉导管插入 0.36mm（0.014 英寸）冠状动脉导丝，再沿冠状动脉导丝插入已预制冠状动脉支架的球囊，到达动脉导管内。在透视下调整支架位置，然后用压力泵扩张球囊和支架，压力多在 1.0~1.2mPa，最高达 1.8mPa。抽吸球囊内对比剂，并撤出球囊，重复主动脉弓降部造影。造影显示支架位置合适，动脉导管内血流通畅后，结束手术。b. 其他血管狭窄，一旦血管狭窄确诊，即循导管插入长度为 260cm 的导丝至目标血管远端，然后撤去导管，保留导丝。支架置入是将长鞘管沿导丝先送入血管并通过狭窄部位，然后再将预先装载了支架的球囊导管沿导丝在长鞘管内送入狭窄部位。手推造影剂确定支架定位准确后，依次扩张球囊导管内、外球囊，使支架扩张至目标内径。重复血流动力学及心血管造影检查。

并发症 主要有支架断裂，支架球囊分离，血管的再狭窄，血栓形成、栓塞，支架脱落，支架移位，动脉瘤，支架阻塞。

（舒 强 解春红）

先天性心脏病镶嵌治疗（hybrid intervention for congenital heart disease）

xiāntiānxìng xīnzàngbìng xiāngqiàn zhìliáo

利用外科和介入治疗各自的优势，共同完成先天性心脏病治疗的方法。此方法可减少创伤和并发症，最终提高总体疗效和成功率，是介入治疗和外科手术两种治疗手段的有机结合，以达到优势互补的目的。适用于对于某一特定的疾病或患儿，单独应用介入治疗或外科手术均不能达到理想的治疗效果。有心内膜炎、凝血功能异常或明显的肝肾功能异常者，心功能不全、不能耐受手术者，禁用此方法。①介入治疗在外科手术前的应用，可有效缓解重症复杂先天性心脏病患儿的危重情况，为手术矫治赢得时间；也可使某些手术过程简化，降低手术难度，为外科手术创造更好的条件，主要有心房间隔造口交通术、主动脉至肺动脉侧支血管的封堵和体-肺动脉分流术后管道的堵塞。②介入治疗在外科手术中的应用，可降低手术难度和风险，缩短手术时间，提高手术成功率，主要有肌部室间隔缺损的封堵术、肺动脉分支狭窄球囊扩张及支架置入术、主-肺动脉侧支血管及分流管道的球囊堵塞和左心发育不良综合征的镶嵌治疗。③介入治疗在外科手术后的应用，可解决外科手术所遗留的某些问题，减少或避免外科再次手术，主要有残余分流、残余梗阻、房坦（Fontan）手术后窗孔堵塞术、主-肺动脉侧支血管的堵塞。并发症有血栓栓塞，穿刺部位的血肿、股动静脉瘘，心脏压塞，心律失常。

（舒 强 傅松龄）

xīnzàng zhǒngliú

心脏肿瘤（cardiac tumor） 心脏表面或心脏内异常生长的组织。可分为两类，一类为起源于心脏组织的原发性心脏肿瘤，一类为起源于其他组织，然后播散到心脏组织上的继发性心脏肿瘤。

原发性心脏肿瘤：①原发性良性心脏肿瘤，类型有横纹肌瘤、纤维瘤、畸胎瘤、黏液瘤、血管瘤、脂肪瘤等。大部分患儿并无明显临床症状，仅因偶然行影像学检查而发现。对于有症状的患儿应尽量采取手术部分切除或全部切除的治疗策略。②原发性恶性心脏肿瘤，占所有心脏肿瘤的 10%~25%，绝大多数为肉瘤，包括血管肉瘤、横纹肌肉瘤、纤维肉瘤、平滑肌肉瘤、脂肪肉瘤、神经源性肉瘤、滑膜肉瘤、骨肉瘤、淋巴瘤等。最常发生远处转移的器官为肺和肝。随着肿物不断生长，患儿可能会出现心腔梗阻、心律失常、心功能受损及外周血管栓塞，继而出现心力衰竭、全身脏器缺血甚至猝死。对于有症状的患儿应尽量予手术部分切除或全部切除，术后针对病理结果采取不同的化疗方案的治疗策略。该类疾病预后较差，即使进行手术切除和术后辅助化疗/放疗，仍然有相当一部分患儿出现肿瘤复发，相较于其他组织/器官的恶性肿瘤，预期存活时间较短。

继发性心脏肿瘤：可来源于其他器官的转移性播散、血行路径或淋巴路径播散、邻近器官结构的直接扩散。继发性恶性心脏肿瘤相较于原发性恶性心脏肿瘤来说更为常见，常见的肿瘤类型包括淋巴瘤、神经母细胞瘤、肾母细胞瘤、恶性黑色素瘤、肉瘤等。通常在晚期才会出现症状，同原发性恶性心脏肿瘤。对于无症状的患儿考虑应用化学药物治疗作为初期治疗，当出现心肌受累或心腔内梗阻引发血流动力学失代偿的情况时，应考虑行部分切除或全部切除的手术治疗。

(陈欣欣 马迅)

xīnzàng héngwénjīliú

心脏横纹肌瘤（cardiac rhabdomyoma） 发生于心脏的由横纹肌细胞组成的肿瘤。儿童最常见的心脏肿瘤，总体发生率在 0.027%~0.08%。该类肿瘤可为原发性，亦可为起源于其他组织，然后累及心脏。心脏原发性横纹肌瘤在 0~1 岁儿童中占原发性心脏肿瘤的 62%，在 1~15 岁儿童中占 45%。该肿瘤通常被认为是错构瘤，相当一部分患儿合并结节性硬化症（tuberous sclerosis，TS），在心脏表现可多发于心室心肌、心房或心外膜表面。多数心脏横纹肌瘤为多发性，部分患儿可有自发消退过程。

病因和发病机制 心脏横纹肌瘤与 TS 关系密切，约 50% 的 TS 患儿合并心脏横纹肌瘤，此类患儿常常被检查出 *TSC-1* 和/或 *TSC-2* 基因突变。其余的为散发病例。

临床表现 存在很大的个体化差异，从无症状的患儿因其他原因就医行影像学检查发现该病，至胎儿期或婴儿期的心源性猝死。其他临床表现可存在发育落后、末梢栓塞引发肠系膜缺血、脾或肾梗死、肢体缺血，右心房和右心室的肿瘤可能会出现急性肺栓

塞和罕见情况下由于心内右向左分流出现体循环栓塞。心脏肿瘤的影响还可出现心腔流出道/流入道的梗阻、心脏压塞、心律失常。右心系统的肿瘤可能会引起由于右心衰竭导致的全身性水肿、肝大、腹水，以及上腔静脉综合征。巨大的左心系统肿瘤可能会引起肺水肿导致的气促。心脏压塞、心腔流出道/流入道的梗阻可能会威胁生命。心脏肿瘤可导致全部类型的心律失常，包括心房颤动、室性心动过速和心室颤动。常合并有感染、充血性心力衰竭、血流动力学障碍等。

诊断与鉴别诊断 通常在妊娠期通过胎儿心脏超声检查被首次发现。多数心脏横纹肌瘤患儿存在 *TSC1* 和 *TSC2* 基因突变。生后行 CT 检查可更加全面了解肿瘤的数量及部位。心脏 MRI 能更清晰地定位肿瘤，对计划手术切除的病例非常有用，还可用于心室收缩功能评估。该病主要与心脏纤维瘤、心房黏液瘤、血管瘤、畸胎瘤、血栓、炎性肌纤维母细胞瘤等鉴别。

治疗 心脏横纹肌瘤通常无明显临床症状且有自发消退的倾向。肿瘤在妊娠晚期会停止生长或体积相对缩小，有小部分病例仍有宫内继续生长的趋势，出生后一部分患儿的心脏横纹肌瘤会在婴儿时期部分或全部消退，一般建议采用保守治疗。罕见的病例可由于巨大的肿瘤引起血流动力学阻塞或心律失常影响到心脏功能，才有必要给予药物治疗或手术切除。

手术的主要目标是解除血流动力学阻塞，保护心室及瓣膜功能，以及防止损伤传导系统。非必要情况下不建议完全切除肿瘤，因为这很可能损伤心肌和其他重

要结构。非常巨大的心脏横纹肌瘤可能侵犯心内瓣膜、乳头肌、腱索和心腔间隔，应考虑同种异体原位心脏移植。

预后 手术成功切除横纹肌瘤的患儿预后良好，而持续存在的心脏横纹肌瘤则带来巨大风险，因其可能持续生长并阻塞左心室流出道，从而导致血流动力学异常，甚至带来室性心动过速或心脏传导阻滞。胎儿心脏横纹肌瘤的存在可能是提示结节性硬化，心脏横纹肌瘤通常是 TS 的第一个症状，紧接而来是因此神经系统受累和损伤，因此应全面评估身体其他脏器存在的肿瘤。

(陈欣欣 马迅)

xīnzàng xiānwéiliú

心脏纤维瘤（cardiac fibroma） 由成纤维细胞和胶原组成的，可能出现心室流入道/流出道的阻塞、传导系统疾病和猝死等症状的心脏良性孤立性肿瘤。继心脏横纹肌瘤之后儿童第二常见的心脏肿瘤，总体发生率在 0.0017%~0.019%。与心脏横纹肌瘤相反，心脏纤维瘤很少自发消退，有症状的病例应考虑手术切除。

病因及发病机制 原发性心脏纤维瘤发病机制与遗传因素、环境因素、妊娠期母亲病毒感染、罹患慢性疾病及不合理用药、营养不良、辐射、化学毒物暴露等有关。部分病例中表现为痣样基底细胞癌综合征即戈林-戈尔茨综合征（Gorlin-Goltz syndrome）的一部分。

临床表现 存在很大的个体化差异，因其他原因就医行影像学检查发现该病而无表观症状，至胎儿期或婴儿期的心源性猝死。其他临床表现可存在发育落后、末梢栓塞引发肠系膜缺血、脾或

肾梗死、肢体缺血，右心房和右心室的肿瘤可能会出现急性肺栓塞和罕见情况下由于心内右向左分流出现体循环栓塞；还可出现心腔流出道/流入道的梗阻、心脏压塞、心律失常。右心系统的肿瘤可能会引起由于右心衰竭导致的全身性水肿、肝大、腹水，以及上腔静脉综合征。巨大的左心系统肿瘤可能会引起肺水肿导致的气促。心脏压塞、心腔流出道/流入道的梗阻可能会威胁生命。可合并感染、心律失常（心动过缓或心动过速）、充血性心力衰竭、血流动力学障碍等。

诊断与鉴别诊断 心脏纤维瘤通常在妊娠期通过胎儿心脏超声检查被首次发现。出生后的心脏CT检查可更加全面了解肿瘤的数量及部位。心脏MRI能更清晰地定位肿瘤，对计划手术切除的病例非常有用，还可用于心室收缩功能评估。该病需与心脏横纹肌瘤、心房黏液瘤、血管瘤、畸胎瘤、血栓、炎性肌纤维母细胞瘤等鉴别。

治疗 心脏纤维瘤多数无明显临床症状，部分病例在成年期后体检才被首次发现，但罕有报道存在自发消退的倾向。婴幼儿期的病例一般建议采用保守治疗。罕见的病例可由于巨大的肿瘤引起血流动力学阻塞或心律失常影响到心脏功能，才有必要给予药物治疗或手术切除。手术的主要目标是解除血流动力学阻塞，保护心室及瓣膜功能，以及防止损伤传导系统。非必要情况下不建议完全切除肿瘤，因为这很可能损伤心肌和其他重要结构。非常巨大的心脏纤维瘤可能侵犯心内瓣膜、乳头肌、腱索和心腔间隔，肿瘤切除后无法保留正常的心脏结构和功能，应考虑同种异体原位心脏移植。

预后 手术成功切除心脏纤维瘤而不损伤心脏正常结构的患儿预后良好。心脏纤维瘤通常不存在自发消退倾向，某些病例甚至呈现进行性生长而阻塞各个心腔，从而导致血流动力学异常，甚至带来室性心动过速或心脏传导阻滞，带来巨大风险。

（陈欣欣 马迅）

xīnzàng jītāiliú

心脏畸胎瘤（cardiac terato-ma）

发生于心脏的由一个以上胚层（通常三个胚层）的多种组织构成的肿瘤。通常位于心脏外，心内畸胎瘤极其罕见。在儿童最常见原发性心脏肿瘤中排行第四，占所有肿瘤的8%~12%。50%的病例是在出生后第1个月内诊断的，有2/3的病例是在1岁以内诊断的。该类肿瘤可为恶性的（20%）。畸胎瘤通常是囊性有包膜的肿瘤，位于心包内，有的会附着于大血管的根部。畸胎瘤不会有自发消退过程。

病因及发病机制 畸胎瘤是胚胎生殖细胞肿瘤，包含了所有三个胚层的多种组织，可能包括肌肉、软骨、胃肠、呼吸、神经组织和系统的成分。

临床表现 最初可能并无明显临床表现，多数因其他原因就医行影像学检查发现该病。随着肿物的不断生长，可能会逐渐出现心包积液、因对大血管压迫而产生的梗阻，临床表现为患儿呼吸窘迫、心功能衰竭和心脏压塞，严重者可致死。心内畸胎瘤尽管罕见，其引发的症状表现为多样化，包括发育落后、末梢栓塞引发肠系膜缺血、脾或肾梗死、肢体缺血，右心房和右心室的肿瘤可能会出现急性肺栓塞和罕见情况下由于心内右向左分流出现体循环栓塞。右心系统的肿瘤可能会引起由于右心衰竭导致的全身性水肿、肝大、腹水，以及上腔静脉综合征。巨大的左心系统肿瘤可能会引起肺水肿导致的气促。心脏压塞、心腔流出道/流入道的梗阻可能会威胁生命。还可合并感染、心律失常（心动过缓或心动过速）、充血性心力衰竭、血流动力学障碍等。

诊断与鉴别诊断 心脏畸胎瘤通常在妊娠期通过胎儿心脏超声检查被首次发现。这些肿瘤为心包囊内的单发、质地不均匀的带蒂肿块，通常可见其内有多个囊性结构和钙化。病情危重的患儿通常伴有心包积液。生后行CT检查可更加全面了解肿瘤的数量及部位。心脏MRI能更清晰地定位肿瘤，对计划手术切除的病例非常有用。该病需与心脏纤维瘤、心房黏液瘤、血管瘤、横纹肌瘤、血栓、炎性肌纤维母细胞瘤等鉴别。

治疗 心脏畸胎瘤由于无法自发消退，通常逐渐长大并引发多种症状，因而一旦发现应积极准备手术治疗。手术的主要目标是解除肿瘤对心脏和大血管压迫，避免心脏压塞。术中将肿瘤从心腔外的心外膜上分离下来，并离断肿瘤和大血管之间的瘤蒂。大多数心脏畸胎瘤完全位于心外，因而体外循环并非必要手段。

预后 通过手术可完整切除心脏畸胎瘤的患儿预后良好，罕有报道复发的病例。恶性的心脏畸胎瘤若能完整切除肿瘤，术后并用化学药物治疗，也能有良好的预后。若肿瘤侵袭心包甚至心肌、心内膜，不能完整切除肿瘤，则预后较差，术后容易复发，手术死亡率较高。

（陈欣欣 马迅）

xīnzàng niányèliú

心脏黏液瘤 (cardiac myxoma)

发生于心脏的由星芒状黏液细胞构成的软组织肿瘤。通常为原发性良性心脏肿瘤，相较于儿童而言，在成人中更为常见，发病率约为 0.5/100 万。常见发病部位为心房，其中左心房黏液瘤（75%~80%）相较于右心房黏液瘤（10%~20%）更常见。虽然通常认为黏液瘤是良性的，但有黏液瘤具有局部的侵袭性或局部的复发表现，通常认为具有恶性性质。多个位置复发的黏液瘤患者预后较差，死亡率约达 50%。

病因及发病机制 黏液瘤细胞起源于多能间充质细胞，能够分化神经和内皮细胞。约有 10% 的黏液瘤患儿存在常染色体显性的家族遗传模式，成为卡尼综合征（Carney syndrome）的一部分，而其余病例为散发性的。心房黏液瘤的确切病因仍在研究中。

临床表现 原发性心脏黏液瘤的临床特征存在很大的个体化差异，无症状的患儿因其他原因就医行影像学检查发现该病，至胎儿期或婴儿期的心源性猝死。其他临床表现可存在发育落后、末梢栓塞引发肠系膜缺血、脾或肾梗死、肢体缺血，右心房和右心室的肿瘤可能会出现急性肺栓塞和罕见情况下由于心内右向左分流出现体循环栓塞。心脏肿瘤的影响还可出现心腔流出道/流入道的梗阻、心脏压塞、心律失常。右心系统的肿瘤可能会引起由于右心衰竭导致的全身性水肿、肝大、腹水，以及上腔静脉综合征。巨大的左心系统肿瘤可能会引起肺水肿导致的气促。心脏压塞、心腔流出道/流入道的梗阻可能会威胁生命。可合并感染、心律失常（心动过缓或心动过速）、体循环/肺循环栓塞、充血性心力衰竭、血流动力学障碍等。

诊断与鉴别诊断 通过病史、体征及辅助检验检查，如超声心动图、心脏 CT、心脏 MRI 等可诊断。①基础实验室检验结果可提示贫血、白细胞增多、血小板减少、红细胞沉降率加快和丙种球蛋白水平升高等。②超声心动图：是首选的诊断方式，可以描述心房肿物的大小、位置、附着位置和活动性，以及肿瘤影响循环和作为栓子来源的程度。③心脏 MRI：提供了更加详细的解剖结构信息，而且在 T1 和 T2 加权序列可深入了解肿瘤内的微环境。当心脏 MRI 不适用时，心脏 CT 是一个很好的选择。

该病需与心脏纤维瘤、心脏横纹肌瘤、心脏血管瘤、心脏畸胎瘤、血栓、炎性肌纤维母细胞瘤等鉴别。

治疗 心脏黏液瘤治疗首选手术切除。选用胸骨正中切口进入纵隔，体外循环下经右心房切口可很好地显露左右心房的肿物，术中注意仔细分离肿物基底部（二尖瓣环或卵圆窝）。肿瘤需完整切除，通常需联通基底部周围一圈正常心内膜一同切除。非常巨大的心脏黏液瘤可能侵犯心内瓣膜、乳头肌、腱索和心腔间隔，应考虑同种异体原位心脏移植。

预后 手术完整切除心房黏液瘤的患儿预后良好，手术死亡率不超过 5%，术后恢复迅速。散发病例的复发率为 1%~3%，家族性病例为 12%，复杂心房黏液瘤为 22%。

（陈欣欣 马迅）

xīnzàng xuèguǎnliú

心脏血管瘤 (cardiac hemangioma)

发生于心脏的由增殖的血管构成的非上皮性良性肿瘤。罕见的原发性良性心脏肿瘤，在心脏肿瘤中约占 2%。心脏血管瘤可发生于心脏的任何部位，且常伴有并发心包积液。其组织亚型可分为海绵状血管瘤、毛细血管瘤、动静脉血管瘤或蔓状动脉瘤。少部分患儿的心脏血管瘤会自发消退。

病因和发病机制 心脏血管瘤的确切病因仍在研究中。

临床表现 存在很大的个体化差异，从无症状的患儿因其他原因就医行影像学检查发现该病，至胎儿期或婴儿期的心源性猝死。其他临床表现可存在发育落后、末梢栓塞引发肠系膜缺血、脾或肾梗死、肢体缺血，右心房和右心室的肿瘤可能会出现急性肺栓塞和罕见情况下由于心内右向左分流出现体循环栓塞。心脏肿瘤的影响还可出现心腔流出道/流入道的梗阻、心脏压塞、心律失常。右心系统的肿瘤可能会引起由于右心衰竭导致的全身性水肿、肝大、腹水，以及上腔静脉综合征。巨大的左心系统肿瘤可能会引起肺水肿导致的气促。心脏压塞、心腔流出道/流入道的梗阻可能会威胁生命。心脏肿瘤可导致全部类型的心律失常，包括心房颤动、室性心动过速和心室颤动。可合并感染、充血性心力衰竭、血流动力学障碍等。

诊断与鉴别诊断 通常在妊娠期通过胎儿心脏超声检查被首次发现。生后行 CT 检查可更加全面了解肿瘤的数量及部位。心脏 MRI 能更清晰地定位肿瘤，对计划手术切除的病例非常有用，还可用于心室收缩功能评估。该病需与心脏纤维瘤、心房黏液瘤、心脏横纹肌瘤、心脏畸胎瘤、血栓、炎性肌纤维母细胞瘤等鉴别。

治疗 先天性的心脏血管瘤

在胎儿出生后一般没有明显的临床症状，一般采用保守治疗。罕见的病例可由于巨大的血管瘤引起血流动力学阻塞或心律失常影响到心脏功能，才有必要给予或手术切除。手术的主要目标是解除血流动力学阻塞，保护心室及瓣膜功能，以及防止损伤传导系统。非必要情况下不建议完全切除肿瘤，因为这很可能损伤心肌和其他重要结构。非常巨大的心脏血管瘤可能侵犯心内瓣膜、乳头肌、腱索和心腔间隔，应考虑同种异体原位心脏移植。

预后　手术完整切除心脏血管瘤的患儿预后良好，手术死亡率较低。但仍有部分患儿会出现复发，术后应定期至医院复诊。

（陈欣欣　马迅）

xīnjī cuògòuliú

心肌错构瘤（myocardial hamartoma）　心肌内正常组织的错误组合与排列所导致的类瘤样畸形。又称组织细胞样心肌病、浦肯野细胞肿瘤、泡沫样心肌变形等。罕见的原发性良性心脏肿瘤。该病通常在胎儿期或出生后难以通过影像学检查发现，仅当患儿出现严重室性心动过速时得以诊断，或是通过术后病理结果或尸检结果确诊。心肌错构瘤的确切病因仍在研究中，有的研究认为与心肌细胞线粒体形成异常有关，另外的研究则发现存在细胞壁增厚的浦肯野细胞团簇以及有正常心肌细胞交错其中，提示心肌错构瘤的发生可能与线粒体基因或浦肯野细胞的异常发育有关。

心肌错构瘤的主要临床表现为心律失常，相当一部分患儿出现了危及生命的难治性室性心动过速，甚至猝死。已有大量的病例报道提示心肌错构瘤与室性心律失常、心室电风暴等症状存在

密切关联。由于心肌错构瘤往往只由数层细胞构成，通常无法通过超声心动图等影像学检查检出。只有通过电生理检查和手术中直视检查心内膜面，术后病理或尸检中对心内膜进行活检才能得到确诊。该病需与心脏混合脂肪瘤鉴别。

心肌错构瘤经诊断后应考虑手术治疗，术中切除后结合对切缘进行射频消融治疗可起到治愈作用，防止快速型心律失常的发生，可获得良好的预后，但术后仍有复发的可能，需要再次手术治疗。

（陈欣欣　马迅）

xiǎo'ér fùbù wàikē jíbìng

小儿腹部外科疾病（pediatric abdominal surgery disease）　以手术为主要方法治疗先天性或后天性因素导致的小儿腹部器官病变。常见的小儿腹部外科疾病包括可以引起小儿腹痛、恶心、呕吐的消化道梗阻或功能紊乱的疾病，如便秘多见于肠梗阻和腹膜炎，而腹泻多是肠炎的表现。肠套叠、梗阻性黄疸等肠道、肝胆系统疾病可能导致呕血和/或便血。小儿腹部包块可由炎性肿块、器官肿大及良恶性肿瘤引起。如乙状结肠粪石、肠套叠、神经母细胞瘤等。而先天性肥厚性幽门狭窄及肝胆类疾病的患儿，可出现黄疸。

（冯杰雄）

fùbù chuāngshāng

腹部创伤（abdominal injury）　暴力导致的腹腔内脏器的损伤。腹部创伤可累及多个实质性或空腔性腹腔脏器，且损伤时症状体征可能较隐蔽，如胃肠道破裂、肝挫伤、肾挫伤、肝脾破裂等，严重者将威胁其生命，需要临床医师及时、有效、安全地确诊和

处置以降低相关伤死率。腹部创伤可分为开放性损伤和闭合性损伤。开放性损伤按照腹膜是否穿破，分为穿透伤和非穿透伤。闭合性损伤可分为腹壁伤和腹内脏器伤。根据受伤解剖部位不同，腹内脏器伤又可分为实质脏器伤和空腔脏器伤。

临床表现　单纯腹壁损伤表现为局限性腹壁肿和压痛，有时可见皮下瘀斑。伴有腹腔内脏器损伤时，其临床表现取决于受损脏器的性质和受损程度。腹内实质性脏器（肝、脾、肠系膜等）破裂的主要临床表现是内出血，则随着出血量的增加，脉搏又逐渐加快、变弱，血压也随之下降，最后出现休克。而腹内空腔脏器损伤破裂的主要临床表现是腹膜炎等。胃、十二指肠破裂，腹膜受化学性胃肠液的强烈刺激，早期出现脉率加快、血压下降等休克表现。回肠、结肠破裂，由于肠内容物刺激性较小，早期可无血压、脉搏改变。晚期由于腹膜炎产生肠麻痹后，腹胀常明显，肠鸣音减弱或消失。

诊断　腹部创伤的诊断对于治疗方案、预后以及降低病死率都至关重要。腹部创伤由于受伤原因和机制的不同，临床表现也不相同。其诊断主要依靠外伤史、体格检查及辅助检查。

开放性腹部创伤往往存在腹腔脏器（肠管、网膜等）的外露，根据其伤口流出液性质，诊断难度不大。但闭合性腹部创伤症状和体征较隐蔽。无论开放或者闭合性腹部创伤，及时并准确地判断内脏损伤程度是急诊急救的关键。除判断哪些脏器损伤外，还需考虑有无合并伤（如血管、输尿管和神经等）。

腹部创伤患儿需常规行腹部

X 线及超声检查，根据检查结果及病情决定是否行 CT 及 MRI 检查。①腹部 X 线检查可明确有无金属性或不透 X 线的异物及显示膈下或腹腔内游离气体。对诊断困难的腹部闭合伤可采用水溶性造影剂（泛影葡胺等）行消化道造影，以便诊断胃肠道穿孔。②超声由于其具有无创、快速、便捷等优点，在动态观察、监测患儿病情变化等方面具有独特优势，能通过测量下腔静脉塌陷指数预测休克发生风险。特别是第二代造影增强超声检查，进一步增加了腹部实质性脏器损伤的灵敏度和准确度。③CT 检查在腹部创伤尤其是钝性损伤的诊断中也具有举足轻重的地位，双相 CT 的动脉期成像对活动性出血、假性动脉瘤和实质脏器损伤具有较高的灵敏度。

治疗　对于腹部穿透伤，需要积极手术治疗。而对于腹部钝性伤，手术指征主要为腹腔穿刺阳性、有腹膜刺激征或经非手术治疗血流动力学不稳定者。对失血性休克伤员应边准备手术、边抗休克，不能一味抗休克，以致贻误手术时机。及时手术止血才是最根本的抗休克措施，这是处理危重腹部创伤时的原则观念。外科干预以微创化、简单化为原则。

另外，得益于现代先进诊断技术及监测手段的应用，以及现代重症监护单元的发展与完善，以损伤控制外科为特色的新型非手术治疗在腹部创伤的救治中发挥了重要的作用。腹部创伤非手术治疗是在妥善处理腹部创伤与其他部位损伤关系基础上的一种综合性治疗方案，重在严密观察生命体征及腹部体征变化，动态监测血红蛋白、血细胞比容、尿量情况，定期复查 B 超及 CT。对

于经过持续补液后血流动力学仍不稳定者，应及时行剖腹探查或腹腔镜手术。

（冯杰雄）

fùbù bìhéxìng sǔnshāng

腹部闭合性损伤（blunt abdominal injury）　钝性暴力如碰撞、击打、挤压和坠落等导致腹腔内脏器官的损伤。因没有开放性伤口而称为闭合性损伤，包括腹腔内空腔脏器和实质性脏器的损伤。

临床表现　空腔脏器损伤一般出血不多，会导致急性腹膜炎，以板状腹、腹部剧烈刀割样疼痛等为主要临床表现。实质性脏器损伤，腹膜炎体征不明显，以出血为主要临床表现。失血量较多时会导致失血性休克、腹腔间隔室综合征或腹腔内高压，是导致腹部闭合性损伤早期死亡的主要原因。

诊断　主要结合外伤史，并依靠物理检查、腹腔穿刺和辅助检查结果综合分析，观察患儿内脏损伤、脏器损伤以及多发性损伤情况。

针对腹部伤的辅助检查主要应用超声、CT、MRI、动态多点腹腔穿刺、腹腔动脉造影、腹腔镜、诊断性腹腔灌洗等。①超声检查优势在于简便、无创，具有较高的诊断率，在临床应用过程中可以进行动态观察对比。如果发现患儿在短期中存在腹水增加的情况，需要应用剖腹探查术。实质脏器损伤实施超声检查诊断率比较高、误诊率较低，因此对判断腹腔内出血现象比较安全可靠。②CT 具有较高的敏感性和可靠性，在诊断期间能够出充分显示患儿肝脾碎裂程度、血肿部位、大小情况，以及出血类型、范围和出血量。③MRI 针对肝、脾包

膜下血肿及肝内血肿具有一定的特殊性，其表现的诊断率较为可靠。④诊断性多点腹腔穿刺能够获得具有比较确切的诊断依据。操作中要注意腹腔穿刺距受伤时间、穿刺深度、部位等。必要时针对不同部位以及时间进行重复性穿刺，以动态观察患儿情况。腹腔穿刺结果为阳性均为剖腹探查的指征。⑤介入放射学在腹部闭合性损伤诊断中可以显示腹部血管，以了解腹部实质脏器伤部位、大小、邻近脏器压迫性血肿。⑥腹腔镜技术适用于血流动力学比较稳定的患儿，可进行腹腔内容的仔细观察，不仅能够明确患儿出血情况，还能够进行损伤脏器部位和类型的探查。

治疗　患儿就诊时如果一般状况好、血压稳定、腹穿阴性、腹部体征不明显，可先予以非手术保守治疗，但必须严密观察生命体征及腹部情况。在有情况时，应行剖腹探查术：①腹膜刺激征。②腹穿阳性。③超声或腹腔穿刺提示腹腔积血或积液。④膈下游离气体。⑤动态观察腹部体征无改善或加重。⑥难以纠正的休克。⑦血红蛋白进行性下降也是探查指征，但必须排除后腹膜血肿或其他部位出血可能。

剖腹探查术须根据不同原因，采取简单有效的治疗措施，抢救患儿生命。切口的选择以处理损伤脏器方便为原则，如损伤脏器不明可先取右中腹直肌切口，先小后大，根据情况上、下延长。手术探查要彻底，不要遗漏合并伤。

（冯杰雄）

fùbì cuòshāng

腹壁挫伤（abdominal wall contusion）　在外力作用下，腹壁软组织的连续性被破坏而造成的损

伤。多为钝性暴力或重物车祸、重物挤压、高处跌落撞击直接打击所致。在外力直接作用下，腹壁局部组织的连续性被破坏，皮肤、皮下甚至深部组织中的微小血管和淋巴管破裂，血液及淋巴液外渗，出现皮下出血、肿胀，较重者因深部组织的小血管破裂而形成血肿，甚至肌肉纤维断裂。

腹壁挫伤是外伤中较轻的损伤，主要临床表现有：①伤部肿胀、皮下淤血、局部疼痛、压痛明显。②病变周围肌紧张、肠鸣音正常或减弱。当腹肌紧张、腹压增加时疼痛加重，屈身静卧时疼痛减轻。③严重者可有腹壁肌纤维撕裂和深部血肿。④一般挫伤多无全身表现，如果挫伤广泛时，患儿可出现发热等全身症状。

根据损伤部位的局部体征，对单纯腹壁挫伤的诊断并不困难。但小儿因腹部肌肉组织薄弱，难以抵抗外力打击，常造成腹腔内脏损伤。因此，对于腹部挫伤，关键在于及时确定有无腹腔内脏损伤以及其他部位的合并损伤，以免延误治疗，造成严重后果。怀疑有脏器损伤或深部血肿时，可根据病情选用超声、X线摄片或CT扫描等。

腹壁挫伤以保守治疗为主。患儿卧床休息，局部冷敷以减少出血及渗出，48小时后可进行热敷，促进血肿吸收。亦可用按摩乳、类肝素等药物局部涂擦按摩，以减轻疼痛，促进肿胀消散吸收。血肿较大时可穿刺抽出积血并加压包扎。如仍有活动性出血，则血肿进行性增大，应尽早手术，清除血肿，结扎出血点。挫伤较重者，为预防感染应适当应用抗生素治疗。

(冯杰雄)

shízhì qìguān sǔnshāng
实质器官损伤（injury of parenchymatous organ） 暴力导致的肝、脾、胰、肾等实质器官的损伤。主要临床表现为腹腔内或腹膜后出血，包括面色苍白、脉率加快、脉压变小，严重时脉搏微弱，血压不稳，甚至休克。出血量大者可有腹胀和移动性浊音。腹痛呈持续性，一般并不很剧烈，腹膜刺激征也并不严重。但肝破裂伴有较大肝内胆管断裂时，或是胰腺损伤伴有胰管断裂，因有胆汁或胰液溢入腹腔，可出现明显的腹痛和腹膜刺激征。脾破裂时腹膜刺激征的表现一般较轻。肩部放射痛提示肝或脾损伤。肾损伤时有血尿。

对钝性腹外伤或急腹症的病例，为诊断和鉴别腹内实质性脏器与空腔脏器伤，最直接简单而较可靠的方法是诊断性腹腔穿刺。抽出混浊液体或混有胆汁或测淀粉酶值高者可确诊为腹膜炎、胆道或肠道损伤、胰腺炎等，若抽出不凝固血液为腹腔出血。有些患儿受伤时间短，脏器损伤轻，出血少，速度慢或少量出血局限于某个间隙内，抽不出不凝固血液，但也不能完全排除内脏损伤的可能。根据病情可以反复多次、多部位试穿。

在病情允许时应做B超、CT等检查。这些检查易于发现腹内积血、积液、腹膜后血肿或前腹壁血肿，以及脾、肝、肾、胰等实质性脏器损伤，尤其是对发现肝、脾、肾包膜下破裂和肝、脾中央型破裂具有重要意义。普通的X线检查对腹外伤的患儿也是必要的，低位肋骨骨折可考虑伴有同侧的肝脾伤，骨盆骨折常伴有腹膜后血肿。腹部平片有助于观察膈下有无游离气体，以便鉴别腹膜刺激征是来源于实质性器官的出血，还是空腔脏器损伤的腹膜炎。血尿常规、血小板、血细胞比容和出凝血时间等检查也不容忽视。

一般腹腔脏器损伤后，首先要进行的是补充血容量，以及压迫止血和多通道补液。其次，要尽快明确诊断，详细询问病史，进行血常规、血生化检查，导尿判断泌尿系统有无损伤，影像学检查确定脏器损伤的范围，观察外伤后是否出现休克、贫血等症状，依照受伤部位、临床表现进行床旁B超定位，一旦发现有活动性出血应该积极送手术室，避免病情加重。术中要全面检查腹腔，避免遗漏其他脏器损伤。术后，还需要进行补液、机械通气、维持水电解质平衡，治疗并发症。

(冯杰雄)

gānsǔnshāng
肝损伤（liver injury） 暴力导致肝的完整性受到破坏。肝损伤的发生率在腹腔脏器损伤中仅次于脾破裂，居第二位，但所致病死率居首位。小儿单纯肝损伤较成人常见，肝右叶受累多见。约2/3的小儿肝损伤属轻度，包括血肿、挫伤及轻度撕裂伤。

病因 小儿肝损伤多系闭合性损伤，可由撞击、爆震伤、坠落或新生儿在分娩过程中受产道挤压所致。

损伤分级 包括开放性和闭合性肝损伤。临床常使用摩尔（Moore）的肝损伤五级分类法评价损伤的严重程度：①Ⅰ级，包膜撕脱，无活动性出血，肝实质裂伤深度<1cm，无活动性出血。②Ⅱ级，肝实质裂伤深1～3cm，肝周穿透伤；包膜下血肿直径<10cm。③Ⅲ级，肝裂伤深>3cm，活动性出血，中央型穿透伤；包膜下血肿直径>10cm，非扩展性。④Ⅳ级，肝叶组织损坏；巨大中央型血肿，扩展型。⑤Ⅴ级，肝后下腔静脉或主要肝静脉伤，双侧肝叶广泛破裂伤。Ⅲ级以上的肝损伤，称为严重肝损伤。

临床表现　右上腹部疼痛，并向右肩背部放射，出汗、口渴、恶心或呕吐。腹部触诊时有明显的压痛、反跳痛、腹肌紧张及叩痛等。如果患儿同时有内出血，表现为面色苍白、血压下降、脉率增快、腹部有移动性浊音，血常规示红细胞减少、血红蛋白降低等。被膜下破裂的损伤程度较轻，出血较少，血肿局限于肝被膜下，可以无腹膜刺激征及失血性休克的表现，仅有肝区胀痛和触痛；有时可扪及肿大的肝。

诊断　影像学检查如超声、螺旋 CT、MRI 和肝动脉造影等，为血流动力学稳定的患儿提供了早期精确诊断的条件；但大多数严重肝损伤在休克状况下，仍只能根据病史、体征和腹腔穿刺做出是否需要紧急剖腹的决定，在手术中证实肝损伤。

治疗　随着影像学和监护急救技术的发展，儿童肝损伤的治疗策略亦有改变。儿童肝损伤近89%可经非手术方法治愈。但肝损伤严重、出血不能自行停止者，及时行术止血及修复肝组织。

非手术治疗　血流动力学稳定的患儿中 40% 以上首选非手术治疗。非手术治疗的首要条件是患儿血流动力学稳定，其次是腹腔内没有合并伤需要剖腹探查。

介入治疗　对于肝破裂出血、肝动脉门静脉短路、肝动静脉短路、创伤后血胆汁、假性动脉瘤，以及肝外伤并发症胆道出血、延迟出血可行选择性肝动脉栓塞术。肝动脉栓塞术，止血确实，即使少数再次出血，也可再次栓塞，亦可为其后的手术治疗创造条件。

手术治疗　对于循环不稳定，有继续出血征象，或怀疑有腹内合并伤，应行手术探查。①肝外伤的止血：选择性肝动脉结扎配合缝扎、堵塞等止血效果良好，对于门静脉系统出血慎用门静脉结扎，而结扎脾动脉可以缓解出血。另外，还可用压迫包囊、胶粘法、物理止血等措施。②肝外伤清创术和肝叶切除术。③肝大血管损伤：最危险、处理最困难的合并伤，在伤后早期及手术中都有可能发生致死性大出血。应调整输血、输液，循环稳定后修复静脉。④腹腔及胆道引流：腹腔引流仍为治疗肝外伤的一贯主张。胆道引流不宜常规使用，特别是直径<5mm 的胆总管不宜常规使用。

并发症　术后常见并发症如继续或继发性出血、腹腔高压症、腹腔间室综合征、胆漏、膈下脓肿、全身炎症反应综合征等，都需要及时发现和处理。非手术治疗措施如动脉栓塞后胆囊或肝缺血、胆道出血、胆漏、胆汁瘤等，也是常见并发症，因此在治疗时应严密观察，早期发现和治疗。

预后　损伤机制、伤后手术时间、入院有无休克、失血和输血量、损伤级别、有无合并伤和损伤严重度评分值、手术治疗方法，都是明显与结局相关的因素。肝损伤死亡原因多为难以控制的大失血、术后感染并发症、合并伤或多器官功能障碍。即使手术得以控制出血，致死三联征仍是早期主要威胁，发生原因为大出血和大量输入冷冻库血致凝血因子缺失、肝广泛性损伤时凝血因子合成不足，以及休克时代谢障碍等。肝损伤发生死亡不仅与伤情严重度也与诊治是否及时、方法是否适当有关。避免早期漏误诊，掌握好手术与非手术治疗适应证，准确选择手术方式，都是提高肝损伤救治生存率的重要环节。

（冯杰雄）

pǐsǔnshāng

脾损伤（spleen injury）　暴力导致脾的完整性受到破坏。脾脏因其解剖及组织学特点，是腹腔内最容易受损的器官，脾损伤占腹部创伤的 40%～50%，并伴有一定的死亡率，尤其是多发伤或复合伤的患儿。按病理解剖可分为中央型破裂（脾实质深部）、被膜下破裂（脾实质周边部分）和真性破裂（累及被膜），有时被膜下破裂及中央型破裂可转为真性破裂，称为延迟性脾破裂。

病因　有外伤性、医源性和自发性三类，临床中以各类闭合性或开放性腹部损伤为多见，约占85%。医源性损伤以各类腹部手术、内镜检查或其他医疗操作引起。自发性脾破裂多有脾脏基础病理改变，多有腹压骤增等诱因。

临床表现　主要表现为腹膜刺激征、腹腔内出血和失血性休克的症状和体征。患儿均有不同程度的左季肋部疼痛，疼痛可放射到左肩部，且于呼吸时加重，脾区压痛、叩击痛，腹肌紧张不明显，脾浊音区扩大且固定。完全性破裂伤，伤情轻、出血少者同中央破裂者相似；伤情重、出血快且多者左上腹痛加重，并发展为全腹痛，腹肌紧张，有全腹压痛、反跳痛，以左上腹明显，但单纯性脾破裂的腹膜刺激征较感染性或化学性腹膜炎轻，移动性浊音常阳性。可有布兰征，即患儿左侧卧位时右侧腰部叩诊为鼓音，右侧卧位时左侧腰部叩诊为固定的浊音。合并失血性休克时，可有烦躁、口渴、心悸、出汗、四肢无力、呼吸急促、表情痛苦、神志淡漠、面色苍白、脉搏细速及血压下降等临床表现。

诊断 主要依据病史、症状和体征及辅助检查明确诊断。

病史 有开放性或闭合性腹部外伤史，或有病理性脾大而可能导致自发性脾破裂的患儿需要考虑到脾破裂的可能。

症状和体征 患儿表情痛苦，弯腰曲背，如出血量大，常有面色苍白、四肢湿冷、脉搏细速、血压降低等急性内出血或失血性休克表现。腹部可因大量积血而膨隆，如为包膜下血肿或原有脾大疾病，常能触到肿大的脾或囊性包块。随着腹内积血量的增多可出现弥漫性腹膜炎体征，如全腹明显肌紧张、压痛、反跳痛，并以左上腹为著。脾浊音界可增大，且较固定，如腹内积血较多，可有移动性浊音。

辅助检查 ①红细胞计数和血细胞比容呈进行性下降时。②腹腔穿刺抽出不凝血或诊断性腹腔灌洗结果呈阳性。③超声检查可发现脾破裂及腹腔内出血。④腹部X线检查可发现左侧膈肌抬高，活动受限，有时可显示肿大、变形、轮廓模糊的脾，或脾阴影消失。左侧肋骨骨折对诊断脾损伤有参考价值。⑤CT检查对脾被膜下血肿或脾实质损伤有特殊的诊断意义。⑥诊断困难者，行选择性腹腔动脉造影、脾核素扫描及MRI检查可发现脾破裂征象，但不适于大出血、病情危重者。⑦腹腔镜检查可见左上腹腔内有血凝块，大网膜包裹在受伤脾的表面。缺点是比较费时，有时难以确定脾破裂的程度。⑧高

度怀疑时应行剖腹探查术予以证实，避免遗漏。

治疗 脾虽有多种功能，但严重脾损伤多伴随其他脏器合并伤，应根据患儿伤情及全身状态选择合适的治疗方式，须遵循"挽救生命第一、保留脾第二"及"损伤控制"的原则，必要时果断切除脾，以免因过度延长手术时间、增加术中出血而导致严重后果。如果患儿无其他严重合并伤，且脾损伤程度较轻，可根据条件及术者经验选择合适的脾保留性手术。

(冯杰雄)

yíxiàn sǔnshāng

胰腺损伤（pancreas injury）

暴力导致的胰腺完整性受到破坏。常合并有其他脏器损伤，临床症状常被掩盖，易造成漏诊。闭合性胰腺损伤是日常生活中最主要的胰腺损伤，常由交通事故、暴力袭击所致。

损伤分级 胰腺损伤大体可分为开放性胰腺损伤、闭合性胰腺损伤以及医源性胰腺损伤等特殊类型损伤。胰腺损伤的分级多采用1990年美国创伤外科学会制订的分级法。①Ⅰ级：小血肿，浅表裂伤，无大胰管损伤。②Ⅱ级：较大血肿，较深裂伤，无大胰管损伤。③Ⅲ级：胰腺远端断裂伤，有大胰管损伤。④Ⅳ级，胰腺近端断裂或累及壶腹部，有大胰管损伤。⑤Ⅴ级：胰头严重受损，有大胰管损伤。

临床表现 主要表现是腹腔内出血及胰液性腹膜炎，尤其在严重胰腺损伤或主胰管破裂时，可出现剧烈腹痛，放射至肩背部，伴恶心、呕吐和腹胀，肠鸣音减弱或消失，且因内出血和体液大量丢失而出现休克。上腹部压痛，可有明显的腹膜刺激征，部分患

儿有脐周皮肤变色征。

诊断 依据外伤史、临床表现及辅助检查进行诊断。主要临床表现有腹部压痛、反跳痛。实验室检查血清淀粉酶测定是常用的诊断方法，可列为筛选检查之一。影像学检查，CT值降低、胰周水肿或液体积聚，应考虑胰腺外伤的可能。

治疗 对于诊断明确，胰腺损伤较轻并且患儿一般状况良好，无其他脏器的合并伤，可采取保守治疗，予以抗炎、抑酶、抑酸及营养支持治疗。非手术治疗的主要并发症是胰瘘和胰腺假性囊肿形成。因此保守治疗应定期行B超、CT检查随访，如有胰腺肿胀或胰周积液，可行手术引流术，怀疑有胰管损伤，及时行剖腹探查术。

并发症 常见并发症包括大出血、胰腺脓肿、胰腺假性囊肿、胰瘘等。①大出血：多因胰腺损伤后，外溢的胰液未能及时引出体外，则胰酶消化腐蚀其周围的大血管，致使血管管壁溃烂发生大出血。应予以充分引流。②胰腺脓肿：是胰腺挫伤的结果，防止的办法仍然是加强有效的引流，将坏死组织引至体外。③胰腺假性囊肿：多继发于急慢性胰腺炎和胰腺损伤，由血液、胰液外渗以及胰腺自身消化导致局部组织坏死崩解物等的聚积，不能吸收而形成，囊壁由炎性纤维结缔组织构成，囊内无胰腺上皮层衬垫，因此称为胰腺假性囊肿。假性囊肿急性期手术主要是外引流或袋形缝合，以治疗囊肿的穿破或感染。对慢性期患者，如囊肿较大或出现并发症者宜及时行手术治疗。④胰瘘：治疗方法可分为局部与全身治疗。局部治疗主要是加强引流。全身治疗是补充水、

电解质及各种营养物质，并通过体液途径减少胰液分泌。胰腺外瘘通过全胃肠外营养、生长抑制素、胰酶反馈作用以及局部加强引流，绝大部分可愈合。若遇到持久不愈的外瘘，造影发现来自胰腺管，其近端又有明显狭窄或不通畅者，可先行保守治疗，待周围水肿、炎症消退后行手术治疗。

(冯杰雄)

kōngqiāng zàngqì sǔnshāng

空腔脏器损伤（injury of hollow viscus）

暴力导致腹腔内空腔脏器如胃肠道、胆囊及膀胱等的损伤。

病因及发病机制 可能原因包括：①直接暴力挤压造成损伤。②肠管突然的急性加速或减速运动导致其系膜撕裂，进而影响肠道的血液供应导致其支配肠管坏死。③由于暴力挤压导致某段肠管肠腔内压力骤然增加后使肠管发生类似爆胎样损伤。小肠是最容易受损的空腔脏器，当腹部受到暴力撞击时，外力与脊柱之间形成挤压，十二指肠后方是脊柱，暴力挤压下可直接造成十二指肠损伤。空肠上段、回肠末段是肠管活动部与固定部的移行地带，突然的加减速运动容易导致肠系膜及其血管撕裂，进而导致该段肠管缺血坏死。

临床表现 ①受伤后持续性剧烈腹痛，伴有恶心、呕吐、腹胀等消化道症状。②呕血，便血。③腹肌紧张、压痛、反跳痛等腹膜刺激征表现。④X线检查可发现膈下游离气体。⑤腹部平片可见腰大肌轮廓模糊、腹膜后花斑样改变。⑥直肠指诊可有直肠前壁压痛、波动感或指套带血表现。⑦可有腰部、肩胛部、会阴、大腿内侧、外阴等部位的放射痛。⑧右脊肋角及右腰大肌内侧缘可有叩击痛或压痛者。⑨胸部、腋下及直肠陷凹可扪及捻发感。

诊断 详细询问病史，包括受伤经过，受伤部位大小、方向，伤后有无腹痛、呕吐等。体格检查，确定有无压痛、反跳痛及其部位范围，有无腹肌紧张，有无移动性浊音，肝浊音界是否缩小，肠鸣音减弱或消失等。腹腔穿刺对诊断有重要的价值。若穿刺抽出粪样、混浊或血性液体，再根据其他检查即可做出诊断。影像学检查如超声、螺旋CT、MRI和肝动脉造影等也有助诊断。

治疗 一旦确诊，应及早手术治疗。①有合并伤时，首先处理致命伤，以抢救患儿的生命，再处理空腔脏器损伤。②对诊断明确或暂不明确但具备剖腹探查指征时，应尽早手术探查。有腹部外伤史，加以下任何一项者应立即剖腹探查：腹部有明显全腹压痛、反跳痛、肌紧张的腹膜炎表现；腹腔穿刺阳性；肝浊音界缩小或消失；肠鸣音消失；X线检查发现膈下游离气体，或腹部超声或CT发现气腹及腹水的患儿。③术中探查要全面、认真、仔细，注意多发损伤；要注意十二指肠、胃和结肠后壁的损伤。④开腹先探查实质性脏器有无损伤，先处理实质脏器损伤。⑤手术方式，对小肠破裂基本方法是局部修补，采用可吸收缝线全层缝合；血运不良可小肠部分切除。⑥结肠损伤时，由于结肠壁薄，血供较小肠管差，愈合能力较弱，肠腔内细菌含量多，易发生感染。故结肠损伤如裂口小、边缘血运良好、挫伤肿胀轻、腹腔污染不重，可予单纯修补缝合；若裂口大、挫伤范围广、血运差或全身情况不好、腹部多发脏器损伤或全身多发脏器损伤，可行肠外置术，分期手术或Ⅰ期缝合后近端肠造瘘。⑦对十二指肠损伤，若裂口小，可双层修补缝补；若十二指肠完全断裂或裂口大、损伤重、单纯缝合会狭窄者，应予十二指肠空肠吻合。对严重的十二指肠与胰腺段损伤可行胰十二指肠切除术。⑧彻底冲洗腹腔，建立通畅的引流。术后给予有效的抗生素预防感染，保持水、电解质平衡，加强营养支持，减少并发症的发生。

(冯杰雄)

wèisǔnshāng

胃损伤（stomach injury）

多为锐器所致胃的开放性损伤，闭合性破裂伤较少见。胃镜检查及吞入锐利异物也可引起穿孔，但较少见。

临床表现：患儿表现为持续性的上腹部钝痛、绞痛。若发生胃穿孔时，则腹痛可很快由上腹部向全腹部蔓延。但在刀刺伤或枪弹伤时，胃外伤引起的腹痛常被腹壁损伤所导致的疼痛所掩盖。休克症状出现较早，并在严重病例中成为主要症状。呕血，量小时可为褐色，量大时可表现为直接呕出鲜血。出血超过800ml可逐渐出现面色苍白、四肢冰冷、脉搏细速、血压下降等失血性休克的症状。

急性损伤造成胃壁破裂，大量胃内容物进入腹腔，可立即引起腹膜刺激征。胃受到钝性损伤，程度较轻还可出现恶心、呕吐、呃逆等一般的胃肠道症状。如果发生幽门部胃壁血肿，由于幽门的完全或不全梗阻，还可出现腹胀、呕吐内容物等完全或不全梗阻的表现。在胃破裂穿孔中不一定合并肝胰损伤，而胃撕裂伤中多数合并肝胰损伤，甚至大血管损伤，大量出血可造成失血性休克。若合并肾损伤可出现血尿，膈肌损伤可出现呼吸困难。

诊断：创伤性胃损伤的主要诊断依据来自患儿的受伤史、临床症状及影像学检查结果，凡是有上腹部受伤史合并腹膜炎症状及体征的穿透伤不难诊断，同时存在胃管引流出血性物或腹腔穿刺阳性、X线片或CT提示膈下游离气体时，钝性伤的诊断也往往比较容易。

治疗：胃损伤仅涉及黏膜层，出血量小，又无其他脏器合并伤，可非手术治疗，如胃肠减压、抗休克治疗。而在腹部贯通性或闭合性损伤中，凡有休克、弥漫性腹膜炎、消化道出血、腹腔内游离气体、胃内容物溢出、胃破裂，以及并发有其他脏器损伤者，均应立即手术治疗。手术时应注意有无其他脏器合并伤，防止漏诊以免贻误治疗。术后使用广谱抗生素，营养支持，必要时输血，直到胃肠功能恢复正常。

（冯杰雄）

shí'èrzhǐcháng sǔnshāng

十二指肠损伤（duodenum injury） 各种外因所致十二指肠的损伤。由于十二指肠与肝、胆、胰及大血管毗邻，十二指肠损伤常合并一个或多个脏器损伤，为严重的腹腔内损伤。

病因及发病机制 十二指肠损伤分为穿透性、钝性和医源性损伤三种，原因主要有三种：①开放性损伤，由刀具等锐性器械直接损伤导致，损伤部位不具特异性，往往可累及周缘其他器官损伤。②闭合性损伤，常见于上腹部遭受严重的外力撞击，最多见于交通事故。③医源性损伤，随着腹腔镜手术的逐渐普及，在行胆囊切除术、胰腺/胃癌腹腔镜根治术、结肠癌根治以及经内镜

逆行胰胆管造影术等，有时会造成不同程度的十二指肠损伤。

损伤机制主要包括：①外力瞬间打击使十二指肠移位撞击至脊柱，可直接造成十二指肠破裂、横断、局部血肿甚至失血性休克，往往伴有胰腺、胃、肝胆等合并损伤。②患儿在应激状态下，幽门及十二指肠悬韧带（屈氏韧带）处的肠管紧闭，十二指肠撞击后肠管压力无法释放，一旦超过肠管强度即可发生破裂。③由于十二指肠悬韧带处的肠管相对固定，当外力造成十二指肠瞬时移位，局部肠管存在剪切力，也可造成十二指肠撕裂。

损伤分级 按严重程度，十二指肠损伤分为五级。①Ⅰ级：单个的血肿或肠管损伤局部增厚。②Ⅱ级：多发血肿或肠管破裂长度<50%肠管。③Ⅲ级：第二段肠管断裂50%~75%周径，或第一、三或四段肠管断裂50%~100%周径。④Ⅳ级：第二段累及75%周径以上，同时伴有壶腹或远端胆总管的损伤。⑤Ⅴ级：大面积的胰十二指肠毁损。

临床表现 十二指肠破裂后，多数患儿立即出现剧烈的腹痛和腹膜刺激征。尤其对于下胸部或上腹部钝性伤的患儿，出现剧烈腹痛和腹膜炎，或上腹部疼痛缓解数小时后又出现右上腹或腰背部痛，放射至右肩部、大腿内侧，应考虑到十二指肠损伤的可能。有些十二指肠损伤患儿，由于肠内溢出液刺激腹膜后睾丸神经和伴随精索动脉的交感神经，可伴有睾丸痛和阴茎勃起。

诊断 主要依据外伤史、主诉、症状和体征、辅助检查等进行诊断。

病史+主诉 患儿往往有直接或者间接的上腹部创伤史，诉上

腹部明显疼痛或者进行性腹痛加剧，有时会主诉右腰部疼痛或者会阴部及右肩放射痛。

实验室检查 白细胞及中性粒细胞进行性升高、血淀粉酶升高常有助于诊断，但灵敏度不高，血淀粉酶正常也不能排除十二指肠损伤，常需要结合患儿具体病情。

影像学检查 虽然腹部X线片及超声对十二指肠损伤具有一定的诊断意义，但CT是诊断十二指肠损伤的主要手段。CT表现主要分为直接征象和间接征象。①直接征象：主要是十二指肠肠腔外周出现游离气体或者口服造影溢出肠腔，也可直接表现为十二指肠肠壁或肠腔不连续，这些都是十二指肠损伤破裂的直接影像学证据，一旦出现上述影像学表现，预示着患儿需紧急手术探查。十二指肠血肿或挫伤在CT成像上主要表现为肠壁增厚或局部密度增高，对于此类患儿可暂时观察，必要时仍需手术探查。②间接征象：当CT出现上腹部腹膜后积血或脂肪组织积聚，或局部血管损伤出现血肿时，也是十二指肠损伤间接表现，应重点观察。

对于怀疑有十二指肠损伤的患儿，如入院CT及相关检查无明显证据时，应动态观察评估患儿病情，及时复查CT或血液指标，对比有无新进展，如血常规的异常升高、腹水情况或者有无新出现的游离气体。条件允许时，还可以行腹腔灌洗进行细胞学检查，这对诊断也具有重要意义。

治疗 腹部损伤只要有剖腹探查指征就应立即手术。重要的是术中详尽探查，避免漏诊。十二指肠壁内血肿而无破裂者，可行非手术治疗，包括胃肠减压、

营养支持、输注抗生素预防感染等。十二指肠裂口较小，损伤时间短，边缘整齐可单纯缝合修补。损伤严重不宜缝合修补时，可切除损伤肠段行端端吻合；若张力过大无法吻合，可行远端肠段行缝合关闭，近端与空肠作端侧吻合。对于十二指肠缺损较大，裂伤边缘有严重挫伤和水肿时可采用转流术，目的在于转流十二指肠液，肠腔减压以利愈合。对于诊断较晚，损伤周围严重感染或脓肿形成者，不宜缝合修补，可行十二指肠造瘘术。

(冯杰雄)

xiǎocháng sǔnshāng
小肠损伤 (small intestinal injury)

各种原因导致发生在小肠的损伤。在腹部损伤中较常见，小肠在腹腔内占据的位置最大，分布面广、相对表浅、缺少骨骼保护而易受到损伤。小肠的损伤，在许多情况下为合并伤，因此腹部的任何损伤需要探查时，均须检查是否有小肠的损伤。早期诊断是提小肠损伤治疗效果的关键。可分为闭合性肠损伤、开放性肠损伤和医源性肠损伤。在开放性损伤中小肠损伤占 25%～30%，闭合性损伤中占 15%～20%。

病因及发病机制　小肠因所占空间大，开放性或闭合性损伤均易受累。在闭合性腹部损伤中，暴力直接撞击腹部时，小肠中段被挤压于脊柱体或骶骨上，同时肠腔内气体，液体在肠襻曲折处压力骤然升高造成肠管破裂；高处坠落时腹腔内突然的震动使肠管位置发生改变，其程度超过肠襻正常活动范围，就可造成肠管或系膜的撕裂损伤。开放性腹部损伤，腹壁有明显贯通伤，由于小肠游动性大，其损伤部位多变而隐蔽，可有一处或多处损伤，

有时可见单纯系膜，血管损伤，也可合并腹腔内其他脏器损伤，易造成漏诊。

临床表现　小肠轻微损伤表现为小肠壁的挫伤或系膜的撕裂伤，临床表现为受伤部位的疼痛，局部压痛，无反跳痛，一般无腹腔内出血的表现。当小肠壁完全破裂时，小肠内容物流入腹腔，引起弥漫性腹膜炎，患儿除腹痛外还出现腹胀、恶心、呕吐，腹膜炎表现显著，腹肌紧张，全腹压痛和反跳痛，肠鸣音消失。部分患儿由于合并肠壁血管或肠系膜小血管损伤而导致腹腔内小量出血，若肠系膜较大的血管损伤时，还会出现腹腔内大出血，腹胀进行性加重，患儿出现休克症状，腹部叩诊为浊音。

诊断　小肠损伤患儿的早期临床表现并不明显，小肠液 pH 值为中性，含菌少，创伤早期小肠液溢出量少，还常伴有其他器官组织的损伤，多为其他症状所掩盖，特别是腹部钝伤及多脏器复合伤者，更易早期漏诊，随着时间的推移，可能会出现腹痛、腹胀、恶心、呕吐、腹膜刺激征。

受伤病史的准确采集对确定腹腔内创伤的存在、伤型、程度、种类非常重要，因此询问病史时应详细、耐心。创伤患儿常为多发伤，合并有多脏器伤，全面系统的体格检查极为重要，尤其是对受伤部位及伤口的检查。腹腔穿刺对腹部损伤，特别是合并腹腔内出血者，阳性率高，对诊断小肠损伤有指导性意义。膈下游离气体是腹部空腔脏器破裂的特异性体征，但是有些穿孔小或被邻近肠管或大网膜阻塞及受伤时间短，腹腔透视下未必能发现游离气体。因此对于腹腔穿刺阴性、腹腔透视未发现膈下游离气体患

儿，不能轻视，以免漏诊，要严密观察病情变化，必要时反复腹腔穿刺、腹腔透视等。

治疗　外伤性小肠破裂的预后与治疗是否及时、合理有很大关系。治疗休克当为首位，凡有手术指征者，除病情危重不能耐受手术外，均应早手术治疗。

闭合性损伤中，一旦腹膜炎或腹腔内出血诊断明确后，应立即行剖腹探查手术，确诊为小肠破裂的患儿应尽早手术治疗。术中应仔细探查小肠全程，不要遗漏细小的穿孔，尤其是靠近小肠系膜侧的血肿及撕裂伤，必要时切开血肿探查清楚。对小的穿孔可行单纯缝合修补术，注意不要把肠管缝窄，一般采用横向缝合；对于破裂 U 较大或有缺损、边缘损伤严重参差不齐、局部肠管有多处破裂、肠管血运有障碍或肠系膜血管有损伤者，应考虑行部分小肠切除术，肠管断端做端端吻合。术后应彻底冲洗腹腔，腹腔内放置胶管或双腔管引流，可减小术后腹腔内感染的发生。

当患儿大出血导致严重酸中毒、凝血功能障碍、休克、腹腔感染严重，肠管组织损伤严重，活性无法确定时，先予相应对症处理，待病情平稳后行手术治疗。

(冯杰雄)

chángwàizhìshù
肠外置术 (intestinal exteriorization)

行腹腔探查后，另做切口将损伤肠襻提于腹壁外，并在其系膜血管弓下戳一小孔，用肠线玻璃管作为支撑管，将损伤肠襻固定于腹壁外，以防回缩入腹腔的手术。小肠肠壁分为浆膜(脏层腹膜)、肌层、黏膜下层和黏膜。肌层又分为外层纵肌和内层环肌。

适应证：用于小肠破损严重，

或肠道多处破裂伤、污染较为严重，患儿情况差，不允许做较复杂的手术操作；或远端肠袢有病变需要旷置时。

手术方法：①将选择好的肠袢系膜缘的血管分离切断。②将肠袢从原腹部的适宜部位引出腹壁。③将肠袢搁置在腹壁上。④可在近端肠管内插入一双腔负压吸引器，术后立即进行负压吸引减压。⑤单腔小肠外置造口系将欲造口的肠袢切断，远端切断端以吸收线连续缝合切断端的全层，近端切断端提出腹壁切口。

并发症有肠粘连、肠腔狭窄、肠瘘、肠梗阻、腹膜炎等。

（冯杰雄）

chángqiēchú wěnhéshù

肠切除吻合术 （intestinal resection and anastomosis）

切除病变肠管并利用手工缝合或吻合器完成2个小肠断端连续性的手术。可分为端-端吻合术、侧-侧吻合术和端-侧吻合术。

应用解剖 小肠肠壁分为浆膜（即脏层腹膜）、肌层、黏膜下层和黏膜。肌层又分为外层纵肌和内层环肌。在所有腹腔脏器中，小肠所占的体积最大，但小肠具有弹性，活动范围较大。因此腹部闭合伤时，小肠损伤较实质性脏器损伤为少。在开放性腹部伤，肠损伤约占半数。

适应证 ①端-端吻合术：最常用，也最符合生理状况，适用于两断端肠管管径相近或相差不多。②侧-侧吻合术：适合于两断端肠管的管径相差较大，如肠梗阻时近段肠管极度扩张，而远端肠管较细或正常；或适用于小肠短路手术时。③端-侧吻合术：右半结肠切除术后，小肠同结肠的吻合；胰十二指肠切除术后、胆总管囊肿切除术后行胆管空肠吻合；全胃切除术后为减少小肠液的反流行 Roux-en-Y 的 Y 型小肠吻合等。

手术方法 小肠切除吻合术一般在气管插管全身麻醉下进行，采用仰卧位。肠切除确定病理区域后，应在伤口处放置无菌毛巾，以防止在手术过程中出现溢出。拟切除部分应包括病理区域，同时尽量减少切除边缘以保持长度。稍微倾斜地横切，使肠系膜边缘比反肠系膜边缘长。这确保了吻合的抗肠系膜方面的强大血液供应。肠切断可以用线性吻合器完成。当使用订书机时，在建议的横切线下夹住肠系膜以使其变薄。用拇指保护肠道的同时，外科医师用示指的尖端将稀疏的肠系膜显露出来。使用电烙制造小的肠系膜缺陷。将肠夹放置在病理区域的两侧并且略微倾斜于肠，从而有利于抗肠系膜边界。然后用手术刀将肠切断。在横切前，通常还用肠夹（压碎或非破碎）控制样本的末端，以防止肠内容物溢出。在肠横切后，以与前述相同的方式进行肠系膜分裂。肠吻合术有以下方法。

端-端吻合术 用细丝线先从肠管的系膜侧将上、下两段肠管断端做一针浆肌层间断缝合，在其对侧缘也缝一针，作为牵引。然后用可吸收线间断全层缝合吻合口后壁，针距一般为0.3cm。将肠管两侧的牵引线结扎。再缝合吻合口前壁，缝针从一端的黏膜入针，穿出浆膜后，再自对侧浆膜入针穿出黏膜，使线结打在肠腔内，将肠壁内翻，完成前壁缝合。用细丝线做浆肌层间断缝合，针距0.5cm，进针处距第一层缝线以外0.3cm左右。在前壁浆肌层缝毕后，翻转肠管，缝合后壁浆肌层。完毕后间断缝合关闭小肠系膜裂孔。

侧-侧吻合术 若做肠切除，应先将远、近断端分别用全层连续缝合加浆肌层间断缝合闭合断端，然后进行侧侧吻合。吻合方法为先用肠钳夹住选定做吻合的两段肠管，以免切开肠壁对肠内容物外溢。将两钳并排安置后，在对系膜侧中线偏一侧约0.5cm处，将两段肠壁做一排细丝线浆肌层连续缝合，长约肠壁周径的2倍。用纱布垫保护后，在缝线两侧（即两段肠壁的系膜对侧中线）各切开肠壁约5cm长。吸尽切开部分的肠内容物，钳夹并结扎出血点。用可吸收缝线从切口一端开始做吻合口后壁全层间断或连续缝合，再转至吻合口前壁做全层连续内翻间断或连续缝合，完成吻合前壁缝合。撤除肠钳后在吻合口前壁加做浆肌层间断缝合。

端-侧吻合术 远侧肠段断端现行缝合关闭。距关闭端约3cm处，将近侧肠管断端的系膜侧和对系膜侧固定于远端肠管的对系膜侧肠壁上，然后将后壁浆肌层缝合。沿纵轴切开远侧场管的全层，用可吸收线连续或间断缝合两侧肠管的后壁全层，同法内翻缝合前壁全层。最后用丝线间断浆肌层缝合，并间断缝合关闭系膜裂孔。

并发症 ①术后肠吻合口瘘，食物或肠液进入腹腔，引起腹膜炎。②术后肠吻合口出血，出现便血或黑便。③盲袢综合征：多见于端-侧吻合或侧-侧吻合的患儿，由于吻合不符合正常肠管的蠕动功能，肠管残端形成囊状扩张，进一步发展，可形成粪块性梗阻或引起肠穿孔、肠瘘等，患儿手术后常发生贫血、营养不良，经常有腹痛、腹泻等症状。

（冯杰雄）

chángzàolòushù

肠造瘘术（enterostomy） 从腹壁排出消化道内容物以允许消化道内容物从肛门排出而不经过下消化道的手术。又称肠造口术。包括胃造口术、小肠造口术和结肠造口术。其主要目的是治疗肠梗阻，使肠内容物绕过梗阻部位并从体内排出。临床上依据患儿具体的病情和手术需要不同，肠造瘘可以分为小肠造瘘和大肠造瘘。

适应证 炎性肠病行全结肠切除或结直肠切除术后永久改道；家族性息肉病并直肠癌行全结肠切除；同时性多发性大肠癌；克罗恩病（Crohn disease）并发穿孔、回盲部肠外伤和完全性右半结肠梗阻等情况，行部分回肠或回盲肠切除术后暂时性造口；回肠粪便暂时改道，以利于溃疡性结肠炎等病变获得缓和，促进结肠或结直肠吻合的愈合；空肠近侧消化道梗阻、瘘或吻合口瘘，不能进食，营养不良，需肠内营养者；病情需要（如重症胰腺炎），不能进食，需要肠内营养者；外引流消化液需经非口服途径回输消化道者。

手术方法 以小肠造瘘术为例介绍。小肠造瘘术分为空肠造瘘术和回肠造瘘术两种。

空肠造瘘术 有以下几种方法。①针刺插管空肠造瘘：使用内径2mm导管针在空肠壁内斜向潜行穿刺以形成一个抗反流隧道并将空肠管引入肠腔。但是有管腔较小，容易出现堵管的缺点。②空肠切开插管：插管部位一般距十二指肠悬韧带15~20cm处，在对系膜肠壁上戳孔插入远端肠腔15~20cm，然后围绕肠壁浆肌层做双重荷包缝合固定空肠造瘘管，再做3~4cm肠壁浆肌层缝合包埋空肠管的隧道。在切口外侧另做腹壁戳孔引出导管，将导管出口处空肠与腹膜缝合悬吊固定。最后一步主要是防止导管脱出导致管内容物流入腹腔，同时亦有利于更换空肠造瘘管。③经皮内镜下空肠造瘘术：首先使用胃镜向胃内注气以便胃贴近腹壁，同时助手用手指在左上腹光点最亮处轻压，如有浮球感则为胃腔，辨明部位后选择穿刺点，一般为左锁骨中线上肋缘下4~6cm处。切一长约5mm的小口，使用套管穿刺针在内镜引导下刺入胃腔，然后退出穿刺针并留置套管。留置胃造瘘管成功后，在此基础上进行经皮内镜下空肠造瘘术。将空肠造瘘管经胃造瘘管插入胃内。经胃镜插入异物钳钳夹空肠造瘘管头端将之拖入空肠中，退镜后在腹壁外固定空肠造瘘管即可。④透视下经皮胃空肠造瘘术：首先需向胃腔内注入气体使之明显扩张，然后以左侧肋弓下腹直肌外侧为穿刺点。透视下使用穿刺针垂直刺向扩张的胃腔。针入胃腔后用导丝将"T"型固定器经穿刺针送入胃腔内，以适当的紧张度使"T"型小棒靠紧胃前壁并使之与腹壁相贴，并用丝线缝合在皮肤上固定。同法在相距约2cm处的胃的中点附近，将胃壁与腹壁固定。在两固定点之间切一小口，钝性分离皮肤及皮下组织后穿刺针穿刺腹壁和胃前壁，插入导丝并拔去穿刺针。沿导丝扩张穿刺道后，在导丝引导下将胃空肠造瘘管经胃、十二指肠送入空肠内，并在透视下证实将其置入空肠。⑤空肠双口造瘘术。⑥腹腔镜下空肠穿刺造瘘术。

回肠造瘘术 ①回肠单口造瘘术：先切断末端回肠，然后在造口部位圆形切开皮肤及腹壁，拉出造口的回肠后固定于腹壁各层。造口回肠需突出腹壁2~4cm，以减少小肠液对造口周围皮肤侵蚀。②回肠双口造瘘术：一般采用末端回肠双口造瘘。末端回肠双腔造口一般于右下腹麦氏点做直径2~4cm的圆形皮肤切口，进入腹腔后将距回盲部15~20cm处末端回肠拖至腹腔外，使用支撑棒穿过回肠系膜做支撑，然后在对系膜缘将回肠沿肠管走行方向切开，最后外翻与皮肤缝合覆盖造口袋。

并发症 常见肠梗阻、造口小肠脱垂、造瘘口狭窄、造口坏死、造口旁疝、造口回缩、术后高排量、脱水、肠梗阻、肠道出血、空肠造瘘管堵塞等，以及小肠黏膜与造瘘口皮肤分离，出现造瘘口周围皮肤糜烂及感染。

（冯杰雄）

jiécháng sǔnshāng

结肠损伤（colon injury） 在暴力的直接或间接作用下，结肠的完整性受到破坏。结肠损伤是较常见的腹内脏器损伤之一，仅次于小肠损伤，是诊断和处理相对复杂的腹腔空腔脏器损伤之一。结肠损伤多发生在横结肠，其次是盲肠、升结肠和降结肠。

病因及发病机制 常见的病因有钝性伤、穿刺伤、火器伤和医源性损伤等。结肠为闭袢性器官，结肠壁薄、当钝性暴力作用于腹部时，肠腔内压力增高易造成损伤，以开放性穿透伤为多见，随着交通、生产事故的增多，闭合性结肠钝挫伤也随之逐渐增多。

临床表现 轻微的结肠损伤仅为结肠壁的挫伤或其系膜血肿形成，部分结肠损伤位于腹膜后，患儿腹部疼痛，可有发热，体检时腹部压痛，无反跳痛，症状多无特征性。当结肠壁有裂口时，结肠内容物流入腹腔内，可引起腹膜炎，继发腹腔内感染，患儿可出现腹胀、呕吐及发热等，体检腹肌紧张，全腹压痛和反跳痛，肠鸣音消失。在外伤早期，粪便pH值高，液体量不如胃和小肠量大，对腹膜刺激性较小，因此腹膜炎症状不典型。特别是结肠损伤合并多发伤时，容易发生漏诊。结肠腹膜后部分的破裂，漏诊更容易发生。

诊断 一般依靠受伤史及物理检查做出判断。因结肠损伤临床表现大多不典型，常合并腹内其他部位脏器的损伤，主要表现为其他脏器损伤的症状和体征。若有下列情况，可诊断结肠损伤：有腰背部外伤，注意腹膜后结肠损伤；腹膜刺激征呈渐进性加重，腹腔穿刺抽出粪臭混浊液体；中毒症状严重；腹部X线片显示腹腔游离气体。

治疗 结肠损伤的危险性在于伤后肠内容物流入腹腔引起严重的腹腔感染和全身中毒症状。结肠损伤一旦确诊，应立即手术。手术切口以正中切口为宜，以便手术中的探查。进腹后，首先需控制活动性出血；其次需控制肠内容物向腹腔的渗漏，再进行腹腔的探查，明确损伤的部位及数目。依据创伤的程度、腹腔污染情况、有无合并损伤、治疗有无延误及全身情况等采取单纯修补或切除吻合、结肠造口术或肠外置术。

(冯杰雄)

huìyīn zhícháng sīliè chuāngshāng

会阴直肠撕裂创伤 （perineal-rectal laceration）

外伤引起的会阴直肠的完整性受到破坏。有时只是腹膜外损伤，重者可损及腹腔内，常有其他内脏损伤或骨折。常见的病因有异物插入、手术损伤、医疗器械损伤、武器伤、臀部创伤、骨盆骨折、分娩时会阴撕裂，或因边缘锐利的直肠内异物等，均可损伤会阴直肠。病理方面，由于外力所致直肠破裂、穿孔，或直肠与体外贯通伤，以及肛门肛管皮肤破损，局部组织亦充血、水肿，有炎症细胞浸润。会阴及阴道裂伤主要为分娩时软产道的损伤，最常见者为会阴及阴道裂伤，其次为宫颈裂伤。产力过强，产道扩张不充分，而会阴保护不力，胎头娩出过快，为裂伤常见的原因。

临床表现为疼痛与呕吐、腹膜刺激征、肠鸣音减弱甚至消失、直肠低位损伤可触及损伤部位呈空洞感觉，指套上并有血迹，结肠损伤仅少数有血迹。对于会阴直肠撕裂创伤的患儿，需要纠正休克。明确诊断后，早期手术，防止腹膜炎或腹膜外间隙感染，减少并发症和死亡。腹膜内直肠损伤破裂时，应及早进行剖腹手术，仔细检查腹腔内有无其他脏器合并损伤，并注意有无腹膜外直肠损伤。如果损伤严重并合并有膀胱、尿道、骨盆等损伤，或软组织有广泛创伤时，常需进行横结肠或乙状结肠造瘘术。同时，用生理盐水冲洗结肠和直肠，并采用适当的造瘘方法，以利于控制感染。如果合并膀胱破裂时，除做修补术外，并应留置导尿管，或做耻骨上膀胱造瘘术。该病可造成肛门、肛管和直肠狭窄及肛门失禁。

(冯杰雄)

fùzhàng

腹胀 （abdominal distention）

腹部胀大或胀满不适的症状。腹部局部或全腹部膨隆，通常伴有相关的症状，如呕吐、腹泻、嗳气等。引起腹胀的原因主要有胃肠、肝胆胰等消化道器官病变引起的胃肠道积气、腹腔内液体积聚过多、腹腔内肿物、食物或药物代谢过程中产生过多气体、应激（包括心理、感染等），以及心、肾、内分泌、神经、血液等其他系统疾病引致的腹水等。

腹胀的严重程度不同，有从很轻微到严重和不舒服的感觉。昼夜节律的变更是腹胀的共同特征。大多数患儿，均有在日常的活动期间腹胀进行性地发展和在夜间休息后倾向减轻或消失的症状。伴有腹胀的疾病有便秘、腹泻、肠易激综合征、消化不良、进食障碍疾病和肥胖症、肠胃气胀、器质性疾病（包括某些恶性肿瘤）等。

腹胀的治疗主要针对原发病治疗、减少吞气食物、限制产气食物的摄入，使用药物如二甲硅油、促动力药、益生菌可改善肠道微生态环境，减少产气，减轻腹胀症状。对于严重腹胀者，采用肛管排气、胃肠减压、适当吸氧等。

(冯杰雄)

wèichángzhàngqì

胃肠胀气 （epigastric flatulence）

胃肠道内气体积聚导致的局部腹部或全腹部膨隆的症状。常见病因有胃肠道内气体排出障碍、胃肠道中气体吸收障碍、吸入空气和食物发酵等。胃的排空主要取决于幽门两侧的压力差。食物在胃的排空过程中引起胃运动，从而产生胃内压。当胃内压大于十二指肠内压时，食物即可由胃排出。反之，十二指肠内容物对胃运动的抑制则减慢胃的排空。在病理情况下，当胃、十二指肠存在炎症、反流、肿瘤或胃液、十二指肠液成分发生改变时，就会使胃的排空延缓，食物不断对胃壁产生压力。同时，食物在胃内过度发酵后产生大量气体，使胃内压力进一步增高，因而就出现了上腹部的饱胀、压迫感，即胃胀。

正常成人每天胃肠道潴留100~150ml 的气体，当气体量增多时，就形成胃肠道胀气。一是随吞咽或饮水等把空气吞入胃肠道，二是食物在肠道内被细菌酵解产生气体，三是气体从血管内弥散至肠腔。经口排出为嗳气，经肛门排出为矢气，而大部分被肠壁吸收。胃肠道胀气常是消化不良引起的，消化不良多表现为饭后腹部疼痛或不适等多种症状，如嗳气、呃逆、腹胀等，但往往需要与早期胃癌、胃溃疡、十二指肠溃疡、胰胆肝疾病鉴别，所以即使消化不良患儿也应及早就医，做相关检查，如钡餐透视、胃镜、肝功能等项目进行明确诊断。

(冯杰雄)

游离气腹 (free pneumoperitoneum)

腹腔内存在游离气体的现象。多由胃肠道穿孔等所致。表现为腹部叩诊肝浊音区消失。患儿站立做 X 线检查时，可见膈下有游离气体。若因消化性溃疡或伤寒等并发急性胃或肠穿孔时，须立即手术治疗。

(冯杰雄)

腹水 (ascites)

任何病理状态下导致腹腔内游离液体量聚积过多（超过 200ml）的状态。又称腹腔积液。生理状态下，人体腹腔内有少量腹水，一般少于 200ml，对肠道蠕动起润滑作用。腹水为局部或全身性疾病的一种表现，但通常腹水量达 1500ml 以上才会出现明显的症状和体征。按照腹水的性质，可分为漏出性腹水和渗出性腹水。按照腹水的量，可分为少量腹水、中等量腹水和大量腹水。按照病因，可分为营养不良性腹水、肾源性腹水、心源性腹水、胃肠源性腹水、静脉阻塞性腹水、黏液水肿性腹水、胰源性腹水、胆汁性腹水、乳糜性腹水、血性腹水、癌性腹水、肝硬化腹水和非门静脉高压性腹水。

腹水是多种疾病的表现，根据其性状、特点，通常分为漏出性、渗出性和血性三大类。①漏出性腹水：常见原因有肝源性、心源性、静脉阻塞性、肾源性、营养缺乏性、乳糜性等。②渗出性水：常见原因有自发性细菌性腹膜炎，继发性腹膜炎（包括癌性腹水），结核性腹膜炎，胰源性、胆汁性、乳糜性真菌性腹膜炎等。③血性腹水：常见原因有急性门静脉血栓形成、肝细胞癌结节破裂、肝外伤性破裂、肝动脉瘤破裂、异位妊娠等。

(冯杰雄)

乳糜腹 (chyloperitoneum)

腹腔内淋巴系统中的乳糜液异常漏出导致的腹腔内乳糜液积聚的现象。乳糜腹的病因复杂，有先天性和后天性乳糜腹两类。先天性乳糜腹是腹腔淋巴管先天性异常所致，即胸导管、肠系膜淋巴总干或乳糜池等处发育不全、缺如、狭窄等，致使肠淋巴管内压增高、扩张及破裂。后天性乳糜腹常因外伤或手术损伤了淋巴干管导致。腹腔内的感染，特别是肠系膜淋巴结结核或结核性腹膜炎后可继发乳糜腹。肿瘤或纤维束带压迫可使淋巴管阻塞，远侧淋巴管淤滞、扩张、破裂，也可以形成乳糜腹。

患儿可表现为急性腹膜炎型和慢性腹膜炎型。①急性腹膜炎型：少见，多见于大量进食，特别是脂肪餐后 4~6 小时发病，为乳糜液突然急速进入腹腔导致的急性化学性腹膜炎。表现为急性腹痛，最初腹痛范围广泛，位置不定，有时为绞痛，并逐渐加剧，伴有恶心、呕吐，腹部膨胀，全腹压痛和腹肌紧张。早期肠鸣音亢进，晚期肠鸣音减弱。常易误诊为急性阑尾炎或溃疡病穿孔。②慢性腹膜炎型：乳糜液缓慢漏入腹腔，对腹膜刺激较轻，炎症反应也较轻，可无明显腹膜刺激症状。临床表现为腹部逐渐膨隆，体重下降或不增，乳糜性腹泻，低蛋白血症及营养不良，严重者可影响呼吸及循环功能。腹部检查可见腹胀、腹壁静脉怒张，腹部叩诊有移动性浊音，液体震颤感阳性。有的可见阴囊积液或阴囊及下肢水肿。

乳糜腹的患儿可行饮食疗法、抽液疗法及手术治疗。手术的目的是解除病因，缝扎淋巴管漏或行分流手术。对急性乳糜腹、外伤性乳糜腹、有明显的原发病者，如肿瘤所致乳糜腹，以及经保守治疗 3~4 周无效或病情加重者，均应尽早手术治疗。

(冯杰雄)

腹内良性淋巴囊肿 (abdominal lymphatic cyst)

腹内淋巴系统的良性病变所形成的囊性肿物。发病率为 1/20 000，任何年龄的儿童均可出现，2~10 岁多见，男童稍多。按囊肿的多寡可分为单房性囊肿、多房性囊肿。根据肿物发生的解剖部位不同，儿童腹内良性淋巴囊肿主要包括肠系膜囊肿、网膜囊肿和腹膜后淋巴管瘤。广义上，肠系膜囊肿及网膜囊肿为发生于肠系膜及网膜的囊性肿物，并非组织病理学分类，但其中淋巴源性囊肿在儿童中占绝大多数，故讨论的内容为淋巴来源的一类囊肿。大多数学者认为，肠系膜囊肿、网膜囊肿和腹膜后淋巴管瘤有共同的胚胎学来源和相似的发病机制，故归为一组。腹内良性淋巴囊肿是一类良性疾病，临床表现与患儿年龄、肿物大小及周围腹部结构的影响等有关。往往起病隐匿，多数为偶然发现，也可发生急腹症表现。早期发现及诊断，根据不同的发病部位可采用不同的治疗方法。小的囊肿一般不需要治疗，较大囊肿或伴有症状可以手术。经过合理治疗，腹内良性淋巴囊肿预后良好。

（王焕民　朱志云）

wǎngmó nángzhǒng

网膜囊肿（omental cyst）

原始淋巴组织在网膜内异常增生所形的囊肿。较肠系膜囊肿少见，为局限于大网膜及小网膜的囊肿，其中以大网膜囊肿多见。分为真性囊肿和假性囊肿。真性囊肿发病机制与淋巴源性肠系膜囊肿相似，由先天的异位淋巴组织异常增殖所致；假性囊肿多由于网膜的外伤、感染等而继发形成。网膜囊肿主要表现为腹部肿块，可在无意中发现，渐增大时患儿常自觉腹胀、腹痛。若患儿腹部受外伤或剧烈活动后出现囊肿内出血，肿物可迅速增大、腹胀加重，出血量大时可致贫血。囊内出血亦可继发感染，患儿可出现发热、炎症指标高。有时囊肿自发扭转，急性腹痛剧烈，持续不缓解，需紧急处理。

患儿就诊时往往囊肿较大，体格检查可见腹部膨隆，触诊包块可稍活动。囊肿较小时体检可触及囊性肿物，活动度较大。若合并急性囊内出血、感染及囊肿扭转，腹部压痛明显。B超、CT、MRI可显示囊肿的大小、范围及内容物的性质，但有时囊肿较大，单纯影像学检查难以辨别来源部位进行术前诊断。需术中探查及术后病理明确。需与肠系膜囊肿及腹内非淋巴来源的囊性肿物（如肠源性囊肿等）进行鉴别，明确需病理检查。手术是有效的治疗方式，网膜囊肿往往较游离，大部分可完整切除，复发率低。囊肿较大时可抽吸囊液后进行切除，手术时可切除部分网膜防止复发。

（王焕民　朱志云）

chángxìmó nángzhǒng

肠系膜囊肿（mesenteric cysts）

发生于肠系膜、内衬上皮的囊肿。可发生于从十二指肠到直肠的胃肠道系膜，最常见的部位是回肠的肠系膜，其次是乙状结肠系膜。

病因及发病机制　病因尚不明确，普遍认为，肠系膜囊肿是异位淋巴组织的良性增殖所致，该组织缺乏与淋巴系统其余部分的连通，积聚一定液体，形成大小不等的囊状外观。也有学者提出胚胎淋巴通道未能与静脉系统连通而导致囊肿形成等的假说。

病理　囊肿多壁薄，有单个囊腔或数个有分隔的囊腔局限于一段肠系膜。有些囊肿靠近肠系膜根部、包绕系膜血管，有些呈哑铃状包裹肠管生长。囊液可呈黄色清亮浆液，或乳糜状液，合并出血可有暗红色、咖啡色混浊液体，若有感染可呈黄色、草绿色较混浊。显微镜下见囊肿壁多为纤维结缔组织，内层光滑，被覆上皮细胞，囊壁中存在异常扩张的淋巴管。若囊肿曾有出血或感染，则可囊壁增厚，血管扩张，并可见炎症细胞浸润及炎性肉芽组织。

临床表现　多样，主要取决于囊肿的大小、位置、有无合并症。囊肿较小时，患儿往往无症状，常在体格检查时发现。肿物增大可有非特异性压迫症状，如腹痛、腹胀，有时伴有恶心、呕吐、食欲减退等。若合并肠梗阻、囊肿破裂、囊内出血、囊内感染等，可致急性腹痛加重，出现急腹症表现。肠梗阻是外科急症，通常是由囊肿附近的肠道受压迫、肠扭转引起，需要紧急处理。小年龄患儿治疗前症状平均持续时间比大年龄短，10岁以下的儿童为2.2个月，而10岁以上的患儿为9.8个月，可能因患儿腹腔相对小，更容易出现相应表现。

诊断　患儿可出现各种非特异性症状。若无其他合并症，触诊腹软、无明显压痛，除系膜根部及粘连较重的囊肿外，往往活动度较大。辅助检查方面，超声是首选，可判断肿物的大小、部位、囊实性等情况，诊断准确率较高。腹部CT可进一步区分囊肿位置、范围、囊液密度及与周围脏器及与血管间的关系。MRI能更好地显示肿物与周围软组织之间的关系。

鉴别诊断　①肠源性囊肿：影像学可表现为单发的囊肿影，局限生长，与周围肠管分界不清，囊内可见细小分隔，囊壁较厚，增强后可强化。确诊需病理检查。②囊性畸胎瘤：内有脂肪、软组织及钙化等不同胚层的成分，影像中可有混杂密度囊性肿物的表现，可与肠系膜囊肿相鉴别。有些畸胎瘤还伴有甲胎蛋白的增高。③假性囊肿：多继发于外伤后所致血肿、炎症、脂肪坏死等，囊壁较厚。显微镜下显示囊壁仅为纤维组织构成，无内衬的上皮细胞，多为单房，内含有混浊炎性渗出液或血液。

治疗 最有效的方式是手术完全切除囊肿。因存在出血、感染、肠扭转、肠梗阻的风险，建议确诊后尽早治疗。对于孤立囊肿，完整切除一般预后良好。当囊肿与肠管及系膜血管关系密切、单纯完全切除囊肿困难时，往往需同时切除受累肠管。若囊肿分布范围广，全部切除囊肿影响大段肠管血供时，可切除部分囊壁，残余囊壁以电刀烧灼或3%碘酊涂抹，尽量减少囊液分泌及防止囊肿复发。

预后 良好，主要的并发症是术后复发。

（王焕民　朱志云）

fùmó hòu línbāguǎnliú

腹膜后淋巴管瘤（retroperitoneal lymphangioma）

发生于腹膜后由淋巴管和结缔组织发育增生形成的先天性良性肿瘤。少见，约占所有淋巴管瘤的1%，普遍认为是一种先天性脉管畸形疾病。因腹膜后间隙解剖位置较深，且淋巴管瘤往往生长缓慢、无侵袭性，肿物较小时一般无特殊表现，患儿常因其他疾病行腹部检查时发现。肿物过大时可表现为腹部不适，无特异性。若压迫肾盂及输尿管，可出现肾盂及输尿管扩张、肾积水。当瘤内出血、感染时，患儿可因腹痛、发热、肿物迅速增大、炎症指标增高等急性症状而就诊。有些患儿淋巴管瘤由腹膜后突入内环致误诊为腹股沟疝或精索鞘膜积液，临床上需注意鉴别，避免误诊。

患儿症状无特异性，诊断主要通过影像学及病理检查明确。腹部B超、CT、MRI有助于明确肿物的大小、位置、囊实性、囊壁及内容物情况、周围脏器及血管关系，肿物在腹膜后间隙的定位和范围，但确诊需手术中观察肿瘤来源及术后病理检查。主要与腹膜后囊性肿物鉴别，包括肾囊肿、胰腺囊肿、卵巢囊肿、囊性畸胎瘤及腹膜后血肿等。一些肿瘤疾病可结合肿瘤标志物辅助鉴别判断。术前影像学检查对于肿物来源有一定参考价值，还需最终术中所见及病理检查明确。

腹膜后淋巴管瘤虽为良性病变，但可能出现一些并发症，有时术前影像学检查不能完全除外其他肿瘤性疾病，建议确诊后手术切除。完整切除对于预防复发有重要作用，但有时肿物与腹膜后重要脏器及结构粘连紧密，手术时需仔细操作，因其良性特性，不必勉强完整切除而损伤脏器功能。残余囊壁可以3%碘酊涂抹破坏，防止复发。

（王焕民　朱志云）

fùmó hòu jītāiliú

腹膜后畸胎瘤（retroperitoneal teratoma）

起源于胚胎原始细胞，生长于腹膜后的肿瘤。原发于腹膜后的畸胎瘤较罕见，约占儿童畸胎瘤的4%，占儿童腹膜后肿瘤的1%~11%，是仅次于腹膜后神经母细胞瘤和肾母细胞瘤发病率第三位的腹膜后肿瘤。腹膜后成熟性畸胎瘤在出生后6个月和成年早期发病呈双峰，43%~55%的腹膜后畸胎瘤在1岁以内确诊。超过85%的腹膜后的畸胎瘤是良性的。

分期 根据美国儿童肿瘤协作组颅外性腺外生殖细胞肿瘤分期，将腹膜后畸胎瘤分为四期。①Ⅰ期：肿瘤完整切除，骶尾部肿瘤应切除尾骨，显微镜下切缘阴性；如肿瘤位于腹腔或腹膜后，则腹水或冲洗液细胞学检查应为阴性；淋巴结未受累及。②Ⅱ期：肿瘤肉眼切除，镜下切缘可见残留；术前、术中曾行活检或有包膜破裂的病理证据；腹水或冲洗液细胞学检查阴性；腹腔、盆腔、纵隔等处淋巴结未受累及。③Ⅲ期：肿瘤肉眼残留或仅行活检；淋巴结可见转移；多维CT成像淋巴结短轴≥2cm，或淋巴结短轴介于1~2cm，持续4~6周无缓解。④Ⅳ期：远距离转移，包括肝、脑、骨、肺等器官。

临床表现 腹膜后畸胎瘤症状与患儿年龄有关。婴幼儿常表现为腹部可触及的肿物及腹胀，肿物生长较缓慢，年长儿早期常无症状，多在肿瘤增大时无意中或体格检查时发现腹块，或肿物压迫胃肠道、肿物破裂而出现腹痛症状。肿物可推挤肾及输尿管，肾血管常拉长变形，故可表现为高血压。偶有报道患儿以腹膜后感染、脓肿而就诊。若肿瘤累及椎管，也可出现下肢无力、活动障碍等脊髓受压表现。腹膜后畸胎瘤常生长缓慢，若迅速增大，需注意恶变和肿瘤出血的可能。

诊断 患儿腹块、腹痛等症状，结合腹部B超、CT或MRI发现腹膜后肿物及相应影像学表现、有些患儿甲胎蛋白增高，可以初步做出腹膜后畸胎瘤的诊断。因腹膜后畸胎瘤常压迫邻近脏器（如肾、肾上腺、胰腺等）使其移位，血管被拉长、嵌入肿瘤或穿行于瘤中，平扫及增强CT及MRI不但有助于诊断，还可显示畸胎瘤和周围组织的关系及肿瘤中各种成分分布，了解肿瘤与周围血管复杂的解剖关系间的关系，有助于制订手术计划，减少重要血管及脏器的损伤。术后病理组织学检查是诊断畸胎瘤的金标准。

鉴别诊断 ①神经母细胞瘤：是儿童常见的腹膜后恶性肿瘤，

多见于 2 岁以内，原发于肾上腺或腹膜后交感链，生长迅速，可有淋巴结、肝、骨、骨髓、眼眶等转移，常见贫血、发热、腹痛、消瘦等症状。影像学可表现为腹膜后混杂密度肿物伴钙化，浸润周围器官，瘤灶大者可推挤周围器官出现移位。神经母细胞瘤多伴神经元特异性烯醇化酶的升高，部分患儿可有尿香草扁桃酸/高香草酸的升高，可进行鉴别。②肾母细胞瘤：多发生在 1~3 岁的患儿，肾肿物生长迅速，光滑、圆形或卵圆形、实性、中等硬度。常出现肺转移。静脉肾盂造影（intravenous pyelography，IVP）显示肾盂肾盏推移变形，破坏或不显影。③肾积水：可发生在任何年龄，表现为腹膜后光滑、圆形、透光的囊性肿物，间断出现，表现为腹痛、感染时可出现发热、炎症指标升高。IVP 提示肾盂、肾盏扩大或不显影。

治疗 手术切除是主要的治疗方法，完整切除肿瘤对预防复发至关重要。但因腹膜后畸胎瘤对周围器官推挤及血管变形，手术相对困难，术中仔细辨认避免损伤。腹膜后成熟性畸胎瘤手术完全切除后，预后良好。未成熟畸胎瘤，化疗有争议，需要结合分期、分级、病理伴随组织类型及组化甲胎蛋白和 Ki67、影像学、血清肿瘤标志物、手术切除情况综合考虑决定是否化疗。腹膜后畸胎瘤术中并发症主要包括血管、肾脏损伤和肿瘤破裂溢出。术后并发症，主要为持续性高血压、肾功能不全、肠梗阻。

（王焕民　朱志云）

dǐwěibù jītāiliú

骶尾部畸胎瘤（sacrococcygeal teratoma） 起源于胚胎原始细胞，生长于骶尾部的肿瘤。

小儿颅外性腺外最常见的生殖细胞肿瘤。活产婴儿中的发病率约为 1/40 000，男女比例为 1:（3~4）。多数学者认为，尾骨汉森（Hensen）结节是多能干细胞聚集地，是骶尾部发生畸胎瘤的主要原因。

分型 根据骶尾部肿瘤和骶尾骨之间的关系，临床上将骶尾部畸胎瘤分为四型，即阿尔特曼（Altman）分型。①Ⅰ型：瘤体绝大部分突出于骶尾部，仅有极小部分位于骶前。②Ⅱ型：瘤体骑跨骶骨前后，主要部分位于骶骨外，骶前部分未进入腹腔。③Ⅲ型：瘤体骑跨骶骨前后，以骶前为主，可由盆腔延伸至腹腔。④Ⅳ型：肿瘤多位于骶前，体表外观未见肿瘤。

临床上根据上述分型，对选择手术入路及手术方式并判断预后具有实际意义。Ⅰ型由于肿瘤向体外生长 80% 于出生后 1 个月内发现并诊断，外生的肿瘤很少含有恶性成分。17% 的骶尾部畸胎瘤表现为恶性的特点，Ⅳ型占 38%，而Ⅰ型占 8%。骶尾部畸胎瘤如缺乏可见的外部肿瘤会导致诊断的延迟，因此肿瘤恶变发生率更高。

分期 根据美国儿童肿瘤协作组颅外性腺外生殖细胞肿瘤分期，将骶尾部畸胎瘤分为四期。①Ⅰ期：局限性病灶，肿瘤肉眼完全切除，切缘无镜下残余，局部淋巴结阴性，术后 1 个半衰期后肿瘤标志物正常。骶尾部病灶完整切除尾骨。②Ⅱ期：肿瘤肉眼完全切除，有镜下残余，肿瘤侵犯包膜，淋巴结阴性，肿瘤标志物不能下降至正常或增加。③Ⅲ期：肿瘤切除后肉眼残余或仅取活检，肉眼淋巴结侵犯（>2cm），伴有区域淋巴结转移，

淋巴结受累，转移性结节，腹膜评估为恶性肿瘤阳性。④Ⅳ期：远距离转移包括肝、脑、骨、肺。

临床表现 ①骶尾部包块：Ⅰ~Ⅲ型主要表现为骶尾部大小不等的包块，呈囊性或囊实性。常在产前检查时发现胎儿骶尾部异常包块，或生后诊断。肿物大、张力高时，表面皮肤薄而有光泽。若包块出现破溃、出血，可继发感染出现红、肿、热、痛等炎症表现，并可向周围组织（直肠、臀部、会阴等）形成瘘管，出现局部流出囊内液体及坏死组织。②排尿、排便困难：以Ⅲ型和Ⅳ型为多见。肿瘤压迫直肠，可出现大便形状呈扁片状改变，严重时排便困难。若尿道受压可导致患儿排尿困难，滴尿或尿潴留。③下肢活动障碍：若肿瘤侵犯破坏骶前神经或肿瘤经骶前神经孔进入椎管压迫脊髓，可产生下肢无力、瘫痪及二便失禁。④伴有其他畸形：有报道骶尾部畸胎瘤中伴有先天性畸形的约占 20%，常合并骨骼肌肉系统、泌尿系统、神经系统、消化道系统、心血管系统等畸形。库拉里诺综合征（Currarino ayndrome）是常染色体显性遗传病，表现为骶前区肿块、骶骨畸形及先天性肛门直肠畸形三联征。

诊断 Ⅰ~Ⅲ型骶尾部畸胎瘤主要以骶尾部包块为表现，产前 B 超或生后体检即可发现。Ⅳ型无外观可见包块，常于排尿及排便出现异常时检查发现。结合影像学表现及部分患儿甲胎蛋白（α-fetoprotein，AFP）增高，可做出诊断。约 60% 患儿生后即可确诊，6% 患儿于 2 岁后出现临床症状。①影像学检查：B 超检查可分辨肿瘤中囊实性成分及脂肪、钙化、骨骼等。CT 及 MRI 可以了

解肿瘤于周围组织器官及血管的关系，有助于手术精准定位。CT对分辨小的钙化及骨化有明显优势，MRI具有更好的软组织分辨率，尤其对于椎旁神经的受累提供重要参考。产前的B超可以发现胎儿骶尾部肿物，但受视野、孕妇脂肪厚度的影响，而胎儿MRI能判断肿瘤浸润范围及与重要血管、脊髓神经的相邻关系等，有助于在产前对患儿骶尾部肿瘤提供更多参考。②AFP及人绒毛膜促性腺激素（human chorionic gonadotrophin, HCG）：有些骶尾部畸胎瘤患儿可出现AFP轻度升高，但新生儿出生后生理性增高，需结合正常值范围判断是否异常。若AFP异常明显增高的患儿，需排除肿瘤中存在卵黄囊等恶性成分。HCG升高提示肿瘤可能含有绒毛膜癌成分。

鉴别诊断 ①脊膜膨出：多位于腰骶部中线，小儿哭闹时有冲动感，用手挤压肿物可缩小，而畸胎用手挤压时并不缩小，部分脊膜膨出患儿伴有二便失禁及马蹄内翻足、脊柱裂。②隐性脊柱裂：多数位于骶骨后方，影像学检查可见椎体缺损。③直肠脓肿：骶尾部畸胎瘤向直肠内破溃可形成慢性窦道，流出囊液等内容物，需与直肠脓肿鉴别。直肠脓肿经过抗感染、局部理疗、穿刺或切开引流，常可治愈；而骶尾部畸胎瘤流出物质可有毛发、脂样物等。体格检查及影像学检查可鉴别。④骶尾部神经母细胞瘤：骶前也可发生神经母细胞瘤，二者形态学鉴别并不容易。注意神经母细胞瘤和畸胎瘤各自相关瘤标的特异性变化，进行鉴别。但往往需要病理检查确诊。

治疗 ①手术治疗：术前的影像学检查有助于明确肿瘤的边界是否局限、有无组织器官的浸润，评估肿瘤的可切除性及重要脏器损伤的可能。若肿瘤浸润直肠、骶骨等重要脏器切除困难、广泛腹部受累、有远处转移，结合AFP和/或HCG升高，则需进行术前活检确定是否为恶性生殖细胞肿瘤，酌情进行化学药物治疗（简称化疗），待肿瘤缩小、与周围组织界线较为明显时手术，提高手术的完整切除并减少重要脏器损伤。骶尾部肿瘤多采用骶尾部入路选择倒"V"形切口，当肿瘤位置较高时，常需经下腹-骶尾部联合切口，进行肿瘤切除。术前放置肛管可于术中指示直肠位置，术中应仔细辨别直肠后壁与瘤体关系，减少肠管损伤。术中游离骶前肿瘤时应避免损伤骶前神经丛，以免术后排便、排尿功能障碍。切除骶尾部生殖细胞肿瘤同时强调完整切除尾骨，减少肿瘤复发机会。术后长期并发症主要包括肠道功能障碍、尿失禁、下肢瘫痪。②化疗：骶尾部成熟性畸胎瘤术后无须化疗。未成熟畸胎瘤化疗有争议，可依据疾病不同分期、分级、病理伴随组织类型及组化AFP和Ki67、部位、影像学、血清肿瘤标志物、手术切除情况综合考虑决定是否化疗。

（王焕民　朱志云）

shénjīngmǔxìbāoliú

神经母细胞瘤（neuroblastoma）

起源于肾上腺髓质或椎旁交感神经系统的实质性肿瘤。儿童最常见的颅外实体肿瘤，约占所有儿童肿瘤的6%。美国国家癌症研究院（National Cancer Institute, NCI）的资料显示，在15岁以下儿童中，神经母细胞瘤发病率约为10.54/100万，中位发病年龄为19个月；约7000例活产婴儿中会有1例神经母细胞瘤；所有病例中约37%在婴儿期被确诊，约90%的患儿发病年龄小于5岁。

发病机制 神经母细胞瘤的发病机制还不清楚，但随着分子生物学研究的深入和技术的发展，越来越多的肿瘤生物学本质得到阐明，而且许多结果已经应用于临床诊断及治疗。包括 *MYCN* 基因、染色体片段异常（1p、11q、14q及17q等）、DNA倍性、*ALK* 基因突变、端粒相关基因异常等。

分类分期 根据神经型细胞（原始神经母细胞、成熟神经母细胞和神经节细胞）与施万细胞（施万母细胞和成熟的施万细胞）的构成比例将外周神经源性肿瘤分为神经母细胞瘤、节细胞性神经母细胞瘤和节细胞性神经瘤三大类。神经母细胞瘤占其中的绝大多数，是分化程度最低、侵袭性最强的一类肿瘤。岛田（Shimada）等病理学家在1984年推出了一种神经母细胞瘤病理学风险分类方案，将肿瘤临床行为与组织病理学特征、其他生物学变量和患者年龄联系了起来。该系统根据神经母细胞的分化程度、施万细胞基质含量、细胞分裂频率，即有丝分裂核碎裂指数和发病年龄将肿瘤分类为病理预后良好型（favorable histology, FH）和病理预后不良型（unfavorable histology, UH）。1999年，病理学家制定了岛田系统的改良版，即国际神经母细胞瘤病理学分类系统（International Neuroblastoma Pathology Classification, INPC）；并于2003年发布更新版本的INPC分类系统。

既往使用较多的神经母细胞瘤临床分期标准是国际神经母细胞瘤分期系统（International Neuroblastoma Staging System, INSS），该分期系统最初制定于 1986 年，在 1993 年进行了修订（表 1）。

由于 INSS 分期标准是手术后分期系统，并且与手术医师的技术和手术范围等关系密切，因此，2009 年，国际神经母细胞瘤危险度分级协作组（International Neuroblastoma Risk Group，INRG）基于临床标准及治疗前的影像学危险因子（image-defined risk factors，IDRF）（表 2）制定了神经母细胞瘤治疗前临床分期标准（International Neuroblastoma Risk Group Staging System，INRGSS）（表 3）。

临床表现 神经母细胞瘤多见于小年龄患儿，肿瘤发生部位广泛，症状各不相同。早期缺乏特异性症状，临床难以发现；许多患儿就诊时已是发生远处转移的晚期肿瘤，治疗困难。因此为提高疗效，减少误诊漏诊，要求临床医师和患儿家长对肿瘤临床表现有充分的认识，争取早诊早治。

原发部位及常见转移部位 神经母细胞瘤可发生于肾上腺和椎旁交感神经系统，其中肾上腺是最常见的原发部位（约占 40%），其次是腹膜后（25%）、纵隔（15%）、颈部（5%）和盆腔（5%）。神经母细胞瘤最常见的转移部位是骨和骨髓，其他常见部位还包括淋巴结、肝和皮肤等，极少数情况下也可转移至中枢神经系统和肺部，但往往是终末期疾病的表现。

一般症状与体征 神经母细胞瘤发病时常表现为全身非特异性症状，包括不规则发热、贫血、食欲减退、体重减轻、活动减少、精神疲倦等。许多患儿以此为主诉就诊，在一些影像学相关检查后却发现肿瘤病灶。

表 1　神经母细胞瘤 INSS 分期系统

分期	临床特征
1	肿瘤局限，完整切除，伴/不伴有镜下残留；原发肿瘤同侧淋巴结阴性（如紧贴原发灶、一并切除者，淋巴结可为阳性）
2A	肿瘤局限，肉眼无法完全切除，同侧淋巴结阴性
2B	肿瘤局限，完全/不完全切除，同侧淋巴结阳性，对侧淋巴结阴性
3	单侧肿瘤跨越中线，无法切除，伴/不伴有区域淋巴结侵犯；或者单侧肿瘤，对侧淋巴结侵犯；中线区域肿瘤，通过直接侵犯（不可切除）或淋巴结转移方式向两侧播散
4	原发肿瘤伴有远处淋巴结、骨、骨髓、肝、皮肤和/或其他脏器转移，4S 期除外
4S	肿瘤局限，为 1、2A 或 2B 期，伴有皮肤、肝和/或骨髓转移，年龄<1 岁

注：1. 多发原发病灶按照最大病灶范围进行分期，并加下标 M（如 3_M）；2. 中线为脊柱，越中线是指侵犯或越过脊柱对侧缘；3. 4S 期骨髓浸润<10%，同时间位碘代苄胍（metaiodobenzylguanidine，MIBG）（如果进行检查的话）扫描下骨髓无转移。

表 2　神经母细胞瘤影像学危险因子（IDRF）

部位	危险因子
颈部	肿瘤包绕颈动脉和/或椎动脉和/或颈内静脉
	肿瘤延伸到颅底
	肿瘤压迫气管
颈胸连接处	肿瘤包绕臂丛神经根
	肿瘤包绕锁骨下血管和/或椎动脉和/或颈动脉
	肿瘤压迫气管
胸部	肿瘤包绕胸主动脉和/或主要分支
	肿瘤压迫气管和/或主支气管
	低位后纵隔肿瘤，侵犯到 T9~T12 肋椎连接处
胸腹连接处	肿瘤包绕主动脉和/或腔静脉
腹部/盆腔	肿瘤侵犯肝门和/或肝十二指肠韧带
	肿瘤在肠系膜根部包绕肠系膜上动脉分支
	肿瘤包绕腹腔干和/或肠系膜上动脉的起始部
	肿瘤侵犯一侧或双侧肾蒂
	肿瘤包绕腹主动脉和/或下腔静脉
	肿瘤包绕髂血管
	盆腔肿瘤越过坐骨切迹
椎管内延伸	轴向平面超过 1/3 的椎管被肿瘤侵入和/或环脊髓软脑膜间隙消失和/或脊髓信号异常
邻近器官/组织受累	心包、横膈、肾、肝、胰、十二指肠和肠系膜
应当记录，但不作为 IDRF	多发原发病灶
	胸腔积液伴有/无恶性细胞
	腹水伴有/无恶性细胞

注：单侧病变延伸到三个间室：颈部-胸腔、胸腔-腹腔、腹腔-盆腔。

表 3　神经母细胞瘤 INRGSS 分期系统

分期	临床特征
L1	肿瘤局限，未侵犯重要脏器，无影像学危险因子（IDRF）
L2	肿瘤局限，存在一个或多个 IDRF
M	远处转移性疾病（MS 除外）
MS	转移性疾病，年龄<18 月龄，转移病灶局限于皮肤，肝和/或骨髓（骨髓浸润<10%，同时 MIBG 扫描下骨和骨髓均无转移）

注：多发原发病灶按照最大病灶范围进行分期。

不同部位的临床表现 ①腹部及盆腔神经母细胞瘤：患儿常因腹部肿物就诊，肿块压迫腹部脏器可引起腹痛、腹胀、食欲减退、呕吐、排尿排便困难等症状。肿瘤巨大者可在腹部扪及坚硬、结节状、不活动的肿块，部分患儿可有腹水、腹壁静脉怒张等。腹部巨大肿瘤还可压迫静脉或者淋巴引流，导致阴囊或下肢水肿。当患儿突然出现腹痛、腹围增大、贫血、精神疲倦等不适时可能是肿瘤破裂出血所致。由于腹膜后肿块位置深在，只有在体积较大时才能被触及，但往往成为首诊的主诉，而这时多已属于中晚期。②纵隔神经母细胞瘤：纵隔神经母细胞瘤多位于后纵隔脊柱旁。患儿早期可无症状，多数在胸部影像学检查过程中发现肿瘤。当肿瘤巨大者可表现为呛咳、呼吸道感染、吞咽困难，甚至循环障碍。③颈部神经母细胞瘤：颈部肿瘤较易被发现，但也易被临床误诊为淋巴结炎或淋巴瘤等其他疾病。颈部肿瘤常因压迫星形神经节而引起颈交感神经麻痹综合征即霍纳综合征，表现为单侧瞳孔缩小、上睑下垂、颜面无汗及虹膜异色。④哑铃形神经母细胞瘤：椎旁交感链来源的神经母细胞瘤可经椎间隙延伸进入脊椎椎管硬膜外形成哑铃形神经母细胞瘤，并多见于原发于纵隔的肿瘤。临床上患儿可出现脊髓压迫症状，表现为脊椎僵直、感觉异常、疼痛、肌张力减退，甚至发生瘫痪，引起排便排尿障碍。

转移肿瘤症状 神经母细胞瘤骨转移多见于颅骨或四肢长骨近骨骺处，当发生骨转移时患儿可出现骨痛，并可伴有跛行，甚至发生病理性骨折，当发生颅骨眼眶转移时，局部可出现眶周瘀斑及眼球突出（俗称熊猫眼）；骨髓转移患儿可表现为难治性贫血、出血倾向及反复感染；远处淋巴结转移常见于颈部、腹股沟及腋淋巴结，体格检查时可扪及质韧、融合、不规则、活动性差、无痛的肿大淋巴结；婴幼儿神经母细胞瘤较易发生弥漫性肝转移，肝大明显时可引起腹腔压力增高，严重者引起急性呼吸窘迫而危及生命；皮肤转移多见于新生儿及小婴儿，表现为大小不等、青紫色、质硬的皮下结节，外观可呈蓝莓饼样。

副肿瘤综合征 部分神经母细胞瘤患儿会出现副肿瘤综合征，甚至以此为首发症状就诊。临床虽然罕见，但应予充分认识，避免误诊漏诊。①斜视性眼阵挛-肌阵挛综合征（opsoclonus-myoclonus syndrome，OMS）：约2%的神经母细胞瘤患儿会伴发OMS，而约50%的OMS病例可能合并神经母细胞瘤。OMS表现为神经系统功能倒退和不稳定，包括性格变化、语言能力退化、快速眼球运动、肌肉震颤和共济失调。这类病例的绝大多数患儿肿瘤生物学行为相对良好，预后较好，但部分患儿最终会有神经系统后遗症，严重者可影响长期生活质量。②顽固性腹泻：患儿表现为迁延性分泌性腹泻，为蛋花汤样，每天10余次。患儿消瘦，甚至出现电解质紊乱，尤其是低钾血症。肿瘤自主分泌的血管活性肠肽是引起顽固性腹泻的重要原因，但当肿瘤手术切除后腹泻症状缓解。伴有顽固性腹泻的神经母细胞瘤常见于生物学行为良好的病理学类型，患儿预后一般较好。③其他：除了上述两个较为经典的副肿瘤综合征，神经母细胞瘤还可能出现其他不典型的综合征，应

该根据临床征象仔细而全面检查、甄别，以防遗漏。

诊断 需要依据诊断标准与各辅助检查。

诊断标准 确诊神经母细胞瘤需要满足以下2个条件之一：①光学显微镜下对肿瘤组织的明确组织病理学诊断，联合或不联合免疫组织化学、电子显微镜或尿液儿茶酚胺或其代谢物水平升高，这是对实体肿瘤包块的组织学诊断。②骨髓抽吸活检或环钻活检显示有骨髓转移瘤的证据，并且伴尿液或血清儿茶酚胺或其代谢物水平同步升高。临床上有极个别病例，以转移肿瘤为主要表现，而无法发现原发肿瘤包块。

肿瘤标志物 神经母细胞瘤患儿通常出现尿液香草扁桃酸（vanillylmandelic acid，VMA）和高香草酸（homovanillic acid，HVA）、血清神经元烯醇化酶、血清乳酸脱氢酶和铁蛋白等肿瘤标志物水平的升高，在一定程度上可反映肿瘤负荷，并且与神经母细胞瘤的疗效反应、复发进展、预后评价等相关。

影像学检查 主要包括B超、CT、MRI及功能成像（^{123}I-MIBG核素扫描），用于评估肿瘤原发病灶及远处转移情况，并在治疗过程中及结束治疗后进行疗效评价及病情监测。

骨髓检查 神经母细胞瘤患儿要进行双侧髂嵴骨髓抽吸活检和环钻组织活检，一方面在初诊时可以充分了解有无骨髓转移以及骨髓微小病灶（<5%肿瘤细胞浸润）；另一方面用于疗效评价及治疗结束后随访。

组织病理学检查 对于所有神经母细胞瘤初诊患儿都要获取治疗前的肿瘤组织标本，一方面分析肿瘤组织病理学及分子生物

学特征及淋巴结转移情况，指导肿瘤分期、危险度分组及后续治疗；另一方面，留取初始组织标本用于研究肿瘤的分子生物学信息。肿瘤组织标本获取的方式主要有以下两种，一是开放手术切除标本，二是肿瘤粗针穿刺活检标本。对于初诊患儿以上两种取样方式各有利弊，需要权衡患儿情况决定合适的手术方式。

分子生物学检查 肿瘤组织要常规进行分子生物学检查，主要包括 *MYCN* 基因、DNA 倍性、染色体片段异常（1p、11q 等）。其中，*MYCN* 基因、1p、11q 均可利用肿瘤组织病理切片通过荧光原位杂交检测；DNA 倍性需要利用新鲜肿瘤组织标本通过流式细胞学技术进行检测。

危险度分组 神经母细胞瘤的治疗是基于危险度分组的分层治疗，因此，在患儿初诊时进行

准确的危险度分组对于整体治疗方案的确定、预后的判断等至关重要。国际上主要使用的是美国的儿童肿瘤协作组（Children's Oncology Group，COG）危险度分组系统，根据 INSS 分期、发病年龄、*MYCN* 基因、DNA 倍性、IN-PC 病理预后分型，将患儿分为低、中、高危三组（表 4）。

2009 年，INRG 协作组通过总结全球各大神经母细胞瘤研究组织的共 8800 例神经母细胞瘤患儿临床、生物学及预后信息，制定了最新的 INRG 危险度分组，主要依据的是 INRG 分期、发病年龄、INPC 病理组织学类型、肿瘤细胞分化程度、*MYCN* 基因、11q 和 DNA 倍性，将患儿分为极低危（A、B、C 亚组）、低危（D、E、F 亚组）、中危（G、H、I、J 亚组）和高危（K、N、O、P、Q、R 亚组）四大组，共 16

个亚组（表 5）。

治疗 基于危险度分组的分层治疗，依据的主要是 COG 危险度分组，但越来越多的前瞻性临床试验依赖于 INRG 危险度分组进行治疗。主要治疗模式包括化学药物治疗（简称化疗）、手术、清髓治疗及造血干细胞移植、放射治疗（简称放疗）、诱导分化治疗及免疫治疗等，其总体治疗原则见表 6。

随访 神经母细胞瘤经治疗后还需要密切监测及随访，一方面是观察有无肿瘤复发及病情反复等；另一方面是监测肿瘤治疗造成的远期影响，如肝、肾、心脏、神经系统、泌尿生殖系统等损伤。由于神经母细胞瘤复发多出现在治疗后 1 年左右，因此治疗后短期内（1 年内）需要较为频繁的全面检查及评估（一般为 2~3 个月 1 次）；治疗后 2~3 年内一般每 6 个月 1 次；之后一般每年 1 次。虽然肿瘤治疗结束 5 年后极少再出现肿瘤复发，但仍需定期复查，了解肿瘤治疗的长期副作用以及有无继发第二肿瘤等疾病。

预后 神经母细胞瘤的预后受诸多因素影响，主要包括发病年龄、肿瘤临床特征、组织病理学及生物学特征，并且其中许多因素已被用于临床危险度分组及治疗决策制定中。①年龄：发病年龄越小预后越好，美国监测、流行病学和结果数据库统计结果显示，不同年龄组患儿的 5 年总体生存率分别为 ≤1 岁为 90%，1~4 岁为 68%，5~9 岁为 52%，10~14 岁为 66%。②肿瘤原发部位：原发于肾上腺的神经母细胞瘤预后最差，纵隔神经母细胞瘤预后较好。③肿瘤分期：远处转移性肿瘤预后明显差于局限性肿

表 4　COG 危险度分组

危险度分组	INSS 分期	年龄（月）	*MYCN*	INPC 病理预后分型	DNA 倍性
低危	1	任何	任何	任何	任何
	2A/2B	<12	任何	任何	任何
		>12	NA	任何	—
		>12	Amp	FH	—
	4S	<12	NA	FH	>1
中危	3	<12	NA	任何	任何
		>12	NA	FH	—
	4	<18	NA	任何	任何
	4S	<12	NA	任何	1
		<12	NA	UH	任何
高危	2A/2B	>12	Amp	UH	—
	3	<12	Amp	任何	任何
		>12	NA	UH	—
		>12	Amp	任何	—
	4	<12	Amp	任何	任何
		>18	任何	任何	—
	4S	<12	Amp	任何	任何

注：NA，*MYCN* 基因未扩增；Amp，*MYCN* 基因扩增；FH，预后良好型；UH，预后不良型。

表 5　INRG 危险度分组

INRG 分期	年龄（月）	组织学类型	肿瘤细胞分化程度	*MYCN*	11q 异常	DNA 倍性	危险度分组
L1/L2		GN 或 GNBi					A，极低危
L1		任何，除 GN 及 GNBi		NA			B，极低危
				Amp			K，高危
L2	<18	任何，除 GN 及 GNBi		NA	否		D，低危
					是		G，中危
	≥18	GNBn 或 NB	分化型	NA	否		E，低危
					是		H，中危
			分化差或未分化	NA			
				Amp			N，高危
M	<18			NA		多倍体	F，低危
	<12			NA		二倍体	I，中危
	12~18			NA		二倍体	J，中危
	<18			Amp			O，高危
	≥18			Amp			P，高危
MS	<18			NA	否		C，极低危
					是		Q，高危
				Amp			R，高危

注：GN，节细胞性神经瘤；GNBi，节细胞性神经母细胞瘤混杂型；GNBn，节细胞性神经母细胞瘤结节型；NB，神经母细胞瘤；NA，*MYCN* 基因未扩增；Amp，*MYCN* 基因扩增。

表 6　神经母细胞瘤总体治疗原则

COG 危险度分组		治疗策略
低危组		手术+观察
		化疗伴或不伴手术（适用于有症状患儿或无法切除的进展期患儿）
		观察，无须活检（围产期患儿，体积较小的肾上腺肿瘤）
		放疗（仅用于紧急治疗）
中危组		化疗伴或不伴手术
		手术+观察（婴儿）
		放疗（仅用于紧急治疗）
高危组		诱导治疗（化疗+手术）+巩固治疗（清髓治疗+自体干细胞移植+放疗）+维持治疗（抗 GD2 靶向药地努妥昔单抗（dinutuximab）+白介素-2/+粒细胞-巨噬细胞集落刺激因子+异维 A 酸）
4S 期		观察+支持治疗（无症状患儿，肿瘤生物学行为良好）
		化疗（有症状患儿，年龄极小患儿，肿瘤生物学行为不良）
复发患儿	低危组患儿局部复发	手术+观察或化疗
		化疗伴或不伴手术
	低危组患儿远处复发	观察（年龄及转移部位符合 4S 期）
		化疗
		手术+化疗
		高危组治疗
	中危组患儿局部复发	手术（完整切除）
		手术（不完全切除）+化疗
	中危组患儿远处复发	高危组治疗
	高危组患儿复发	化疗伴或不伴免疫治疗
		单用 131I-MIBG 与其他治疗共同使用，或干细胞移植
		化疗后二次自体造血干细胞移植
		新的治疗方法
	中枢神经系统复发	手术+放疗
		新的治疗方法

瘤，但是相较于骨、骨髓等部位转移，仅存在淋巴结转移者预后相对较好；另外 4S 期（或 MS 期）肿瘤患儿有自然退化可能，预后相对较好。④疗效反应：治疗过程中疗效反应不佳者预后较差，如骨髓转移病灶难以清除者；诱导化疗后病灶仍为 MIBG 摄取阳性等。⑤组织病理学特征：IN-PC 病理分型中的节细胞性神经瘤及节细胞性神经母细胞瘤混杂型为良性肿瘤，仅需手术切除，不需要化疗等其他治疗即可获得较好效果。⑥生物学特征：伴有 *MYCN* 基因扩增、DNA 倍性为二倍体、1p 缺失、11q 缺失等不良生物学特征的肿瘤预后明显较差。经过数十年的努力，低危及中危神经母细胞瘤预后明显提升，绝大部分患儿能够长期生存；但高危患儿即使经过综合性治疗，预后仍然很差，长期生存率仍<50%。

（王焕民　杨　深）

fùbì gǎnrǎn

腹壁感染（infection of abdominal wall）　发生在小儿腹壁各层组织、器官需要外科治疗的感染。常见病因有以下几种。①皮肤侵入：开放性创伤、烧伤、局部组织血流障碍或缺血、腹部手术或其他经腹壁的侵入性操作，造成腹壁皮肤完整性破坏导致皮肤表面的细菌迁移至皮下软组织大量繁殖。②腹膜侵入：腹腔的细菌性感染，如腹膜炎、空腔脏器穿孔时，细菌通过受损的腹膜免疫屏障进入腹膜外腹壁组织大量繁殖。常见的诱因有腹部外科手术、腹腔穿刺等。③病原菌血行播散后腹壁局部定殖：来源于躯体其他部位细菌性感染产生的菌栓脱落后血行散播定殖于腹壁软组织后大量繁殖造成的感染。④淋巴

结播散后腹壁局部定殖：细菌侵入淋巴流后定植于腹壁淋巴管、淋巴结。

腹壁感染性疾病以发生在腹壁的红、肿、热、痛为主要临床表现。临床可见腹壁局限性的红肿，伴患处持续性疼痛，当组织肿胀压力较高时可有搏动样疼痛。发热可呈现弛张热，中高热常见。体格检查可见突出皮面的局部软组织肿胀，触压痛明显，脓肿形成时可及波动感。实验室检查呈现中性粒细胞升高为主的细菌性感染现象。婴幼儿尤其是新生儿后天性免疫功能发育不健全，腹壁软组织感染后容易迅速扩散造成大面积软组织炎症、坏死，同时伴有脓毒症、感染性休克等全身症状，称为坏死性筋膜炎。腹壁感染常见的致病菌为金黄色葡萄球菌、大肠埃希菌。

典型的腹壁红、肿、热、痛病史，结合体格检查、实验室检查及影像学检查即可确诊。小范围的腹壁感染，无全身症状的患儿，可以采取局部治疗的方法，伴有全身症状的患儿除局部治疗外可口服抗生素治疗，伴有脓肿形成者需要及时切开引流。对于感染严重伴有休克的患儿应积极抗感染的同时进行抗休克治疗。

（夏慧敏）

fùbì fēngwōzhīyán

腹壁蜂窝织炎（cellulitis of abdominal wall）　发生在腹壁真皮层、皮下组织、脂肪层、筋膜下或肌间隙等蜂窝状疏松组织的急性广泛性化脓性感染。

病因及发病机制　儿童后天获得性免疫力不成熟，软组织疏松，出现细菌感染时不易控制、局限，细菌容易沿疏松组织快速播散，造成大面积感染。新生儿脐部感染是新生儿腹壁蜂窝织炎的常见

原因。腹壁蜂窝织炎的病原菌主要为溶血性链球菌、金黄色葡萄球菌或大肠埃希菌等。细菌可以由外界经皮肤或皮肤伤口、手术切口侵入皮下组织，也可由淋巴管或血行感染播散后在腹壁组织局部种植，新生儿及婴儿的腹壁较薄，一些腹腔感染造成的腹膜炎可以腹膜向皮肤扩散，造成腹壁蜂窝织炎。

临床表现　主要表现为快速进展的大片状弥漫性腹壁红肿，病变的边界不清，形态不规则，由于疏松的软组织充血水肿，质地变硬，因久压可有凹陷，病程后期病变中央逐渐变软、破溃形成坏死、溃疡。患处腹壁可有剧烈疼痛，触压时更明显。患儿可有不同程度的发热等全身症状，病情严重者可出现脓毒症、感染性休克。

诊断　①典型的病史结合腹壁出现典型的弥漫性边界不清的红肿，伴压痛。②实验室检查：血常规可见以中性粒细胞增多为主的白细胞增多，有核左移，并出现中毒颗粒。③超声检查：可见病变累及的皮下软组织增厚、回声增强、层次结构不清，伴有多发的网状的低回声区，增厚的皮下软组织血流丰富。

治疗　①局部症状较轻、病变范围较小且无全身症状的患儿可采用局部理疗。50%硫酸镁或高渗盐水湿敷，可减轻组织水肿，改善局部血液循环，远红外线局部照射治疗可以扩张血管改善循环，促进炎症吸收。②病变范围进展迅速，且病变中央苍白、质地僵硬的患儿，要于病变中央切开减压，避免造成组织坏死。已经出现组织软化、坏死的需要及时清除坏死组织清创。③伴有发热、脓毒症或感染性休克的患儿，

应及时采集组织渗液、血液标本进行细菌培养，明确感染的病原微生物及药敏情况，结果未出之前应经验性使用足量、强力的广谱抗生素抗感染，药敏结果明确后应使用敏感抗生素抗感染。对于伴有脓毒症、感染性休克的患儿应抗休克治疗。④对于继发于其他部位感染的腹壁蜂窝织炎，处理腹壁病变的同时，应积极治疗原发感染。

预后 该病大多预后良好。

(夏慧敏)

fùbìshàn

腹壁疝 (hernia of abdominal wall)

由腹压增加时腹腔脏器通过腹壁薄弱处突出腹壁外所形成的疝。腹壁的薄弱处可为生理性薄弱点、先天性腹壁缺损，或由于后天手术、感染、外伤造成。①生理性薄弱点：腹壁肌肉筋膜存在一些生理性较薄弱的区域，如腹白线、脐、腰上三角、腰下三角、腹股沟三角及直疝三角等，这些区域为腹壁肌肉交界，缺乏强有力的肌肉覆盖，在一些后天因素的作用下可能形成腹壁疝。②先天性腹壁缺损：一些腹壁疝的患儿存在先天性异常的腹壁结构缺损，这些缺损通常发生在腹壁生理性薄弱处，如先天性腹白线疝、先天性脐疝、腹股沟斜疝等。③各种后天性因素：妊娠、营养不良、造成慢性腹内压异常增高的腹胀、腹水、便秘、咳嗽等疾病，以及外伤、手术、腹壁感染等因素造成的腹壁缺损，均可能造成腹壁疝。

腹壁疝表现为腹壁薄弱处肿物突出，腹压增高时出现或加重，腹压恢复正常时可完全消失或减小。随着病程进展肿物会随腹壁缺损的扩大而逐步变大，疝内容物为肠管时会出现腹胀、腹痛、便秘、呕吐等消化道症状。部分患儿因疝内容物与疝囊、疝环形成粘连，肿物持续存在，发生嵌顿时可出现疼痛及肠梗阻症状加重。疼痛剧烈而持续、肠梗阻症状严重，并出现发热、休克等全身感染症状者，可能存在疝内容物绞窄、坏死或肠管穿孔。若未能及时处理可导致死亡。腹壁切口疝的患儿多有腹部手术史。

腹壁疝大多需要手术治疗方能痊愈。①非手术治疗：仅适用于微小、无症状不影响外观的腹壁疝。合并重度营养不良、免疫抑制或放化疗等因素的患儿，需要待这些状态得到缓解时进行手术治疗。非手术治疗的方式主要是使用弹力腹带约束，避免腹腔脏器在腹压增高时突出腹腔。②手术治疗：主要有自体组织修补术与补片修补术。患儿全身情况好，切口疝周围肌肉、筋膜组织条件好，腹壁缺损不大时可采用自身组织修补。术中应将切口疝的疝环清晰暴露，将其周围肌肉筋膜拉拢彻底消除疝环缺损。组织存在一定张力者，可以采用减张缝合。对于存在腹壁切口疝复发的高风险因素，组织缺损较大，以自体组织修补存在较大张力的患儿应考虑使用补片修补。

(夏慧敏)

fùbì qiēkǒushàn

腹壁切口疝 (incisional hernia of abdominal wall)

腹腔手术后，腹壁起到支持作用的筋膜和肌肉发生愈合不良形成缺损，腹腔脏器在腹压升高时通过缺损突出到腹腔之外形成的腹壁疝。

病因及发病机制 ①切口局部因素：各种原因造成的腹壁切口愈合不良是腹壁切口疝发生的主要原因。影响切口愈合的两个重要因素是切口周围组织血运和组织张力。术后切口感染会造成组织血液循环障碍，影响组织修复愈合，严重时还会造成组织坏死液化，是造成切口疝的最常见原因。切口位置选择不当、强行关闭张力过大的切口或术后腹胀、咳嗽等原因均会造成切口周围组织承受过大张力，造成缝线切割组织、组织缺血坏死或缝线松脱断裂等情况，形成切口疝。切口位置与切口方向也可影响组织张力，下腹部切口的切口疝发生率高于上腹部切口，纵切口术后切口疝的发生率要显著高于横切口。不当的腹壁缝合也会增加切口疝的发生概率，缝合层次对合不当、过于稀疏、针边距过小、组织对合面嵌入其他组织或留有缺口等均可能诱发切口疝。②全身因素：肥胖的患儿肌肉薄弱、腹壁松弛度弱、脂肪组织血运不良容易发生液化、感染等均是造成切口疝的高危因素。营养不良、使用肾上腺皮质激素和其他免疫抑制药物阻碍切口愈合过程，从而导致切口疝的发生。一些少见的疾病如先天性结缔组织发育不全综合征患儿存在胶原代谢紊乱，直接影响切口愈合。

临床表现 典型的临床表现为腹压增高时腹部切口下方出现包块，包块可在平卧或患儿安静时因疝内容物自行回纳腹腔而消失，触诊可以触及切口皮肤皮下组织下方腹壁肌肉筋膜缺损形成的疝环。当疝内容物与疝囊发生粘连或嵌顿时，包块不会在腹压恢复正常时消失。儿童腹壁切口疝较少发生嵌顿或绞窄，一旦发生，可出现腹痛、腹胀、呕吐等肠梗阻表现，腹部包块表面可出现触压痛、皮肤红肿、皮温增高等体征。

诊断 腹壁切口疝的患儿均

有各种腹部手术史，可通过典型的病史、症状和体格检查确诊。超声、CT等影像学检查有助于判断腹壁疝的确切范围、疝内容物的构成及疝内容物的血液供应等。

治疗 腹壁切口疝如不通过手术治疗一般不能自愈。①非手术治疗：仅适用于微小、无症状不影响外观的腹壁疝，以及合并容易造成腹壁切口疝复发的高风险因素的患儿，如重度营养不良、免疫抑制或放化疗等，待这些状态得到缓解时应即时手术治疗。非手术治疗的方式主要是使用弹力腹带约束，避免腹腔脏器在腹压增高时突出腹腔。②手术治疗：a. 自体组织腹壁切口疝修补术，患儿全身情况好，切口疝周围肌肉、筋膜组织条件好，腹壁缺损不大时可采用自身组织修补。术中应将切口疝的疝环清晰暴露，将其周围肌肉筋膜拉拢彻底消除疝环缺损。组织存在一定张力者，可以采用间减张缝合。b. 补片腹壁切口疝修补术，对于存在腹壁切口疝复发的高风险因素，组织缺损较大，以自体组织修补存在较大张力的患儿应考虑使用补片修补。

预防 腹壁切口疝以预防为主，治疗为辅。①采用微创手术：小切口手术、腹腔镜手术以及经自然腔道的微创手术方式可以显著减少腹壁切口疝的发生率。②改善全身情况：手术前应对每一位患儿进行手术切口疝发生风险进行评估，对于存在营养不良、免疫抑制或其他高风险因素的患儿，手术前应尽可能消除这些因素的影响。③合理选择切口：小儿外科手术应慎重选择直切口。术前应对手术操作进行预判，避免术中因为暴露不良延长切口。④合理关闭腹壁切口：应按腹壁生理解剖层次逐层关闭腹腔。腹膜应采用连续缝合，密闭性更强，不易发生腹水渗漏，肌肉、筋膜应分层缝合关闭，针间距、针边距应合理安排，对于存在张力的切口应采取减张缝合或使用补片。⑤预防伤口感染：评估手术伤口污染等级，对于污染切口或感染切口，应在围手术期预防性使用抗生素。需要切开空腔脏器的手术，术中应注意保护切口免受污染，术后应即时清洁伤口，更换敷料。

（夏慧敏）

yāoshàn

腰疝（lumbar hernia） 腹腔内组织脏器通过腰上三角或腰下三角的薄弱区域，突出到腹腔外所形成的腹外疝。又称背疝。腰疝儿童相对少见。可由生理性薄弱点或各种后天因素造成。①生理性薄弱点：腰上三角位于背阔肌深面，第12肋的下方。内侧为竖脊肌外侧缘，外下界为腹内斜肌后缘，上界为第12肋；腰下三角，位于腰区下部，腰上三角的外下方，由髂嵴上缘、腹外斜肌后下缘和背阔肌前下缘围成。上述两处腹壁由于缺乏强有力的肌肉覆盖，在一些后天因素的作用下可能形成腰疝。②各种后天性因素：妊娠、营养不良、造成慢性腹内压异常增高均可能造成腰疝。

该病常见于婴幼儿，患儿哭闹时在髂嵴上方、腹外斜肌最后部分与背阔肌之间，发现有一半圆形突起肿物，柔软、无压痛、表面皮肤正常，常可触及位于肿物内的肠管，按压时可闻及肠鸣音，哭闹时肿物增大，安静时可回纳消失，回纳后在侧后腹壁可触及卵圆形缺损。①非手术治疗：适用于2岁以内婴幼儿、没有明显临床症状、规模较小的腰疝。随年龄增长，患儿腹壁肌肉量增加，薄弱区可逐渐缩小，有自愈的可能。可设法避免出现使腹腔压力增高的因素，如反复哭闹、咳嗽或便秘等。弹力带约束过松容易移位、过紧会影响患儿呼吸、进食，影响舒适度造成哭闹不安，故效果有限。②手术治疗：适用于2岁以上，经非手术治疗疝囊无明显缩小、有明显临床症状或曾发生嵌顿者的患儿。手术可采用开放手术或者腹腔镜手术，自体组织修补适用于大多数病例，较大的缺损可使用补片。

（夏慧敏）

báixiànshàn

白线疝（hernia of linea alba） 发生在腹白线处的腹壁疝。脐与剑突之间的白线疝更为常见。腹白线是两侧腹直肌前后鞘于中线融合形成的腱结构，上至剑突，下至耻骨联合，中段有环状结构为脐环，脐上段白线较宽，脐下部相对较窄。白线前方为腹壁脂肪层及皮肤，后方为腹横筋膜与腹膜，是腹壁最薄、层次最少的部分。腹白线的生理特点是该部位易发生腹壁疝的因素。在先天性缺损、后天腹压增高、手术、外伤以及感染等情况下，白线发生缺损，进而腹腔脏器膨出造成白线疝。

白线疝一般疝团较小，一般无不适症状，故不易被家属发现，容易误诊漏诊。发病可见于各年龄儿童，表现为腹壁正中白线上有一半圆形突起肿物，柔软、无压痛、表面皮肤正常，哭闹时肿物增大，安静时可回纳消失，回纳后在侧后腹壁可触及卵圆形缺损。白线疝内容物常为网膜，病史较长者容易与疝囊形成粘连，此时疝团无法回纳，伴有网膜嵌顿时可出现局部红、肿、热、痛等症状，诊断易与腹壁脂肪瘤、腹壁软组织感染相混淆。临床结合典型病史和查体即可确诊，对于诊断不明确需要鉴别的个案，可以通过超声或CT等影像学手段协助诊断与鉴别诊断。对于患儿年龄小，没有明显临床症状，疝团突出较小的白线疝，可予以观察，无须处理；同时避免出现使腹腔压力增高的因素，如反复哭闹、咳嗽或便秘等。有明显临床症状或发生嵌顿者的患儿可用手术治疗。手术暴露白线缺损处，将疝囊内容物回纳后将缺损确切缝合即可，腹白线疝大多不需要补片修补。

（夏慧敏）

qípéngchū

脐膨出（omphalocele）

胎儿脐带根部正中腹壁发育发生异常形成缺损，腹腔脏器通过缺损脱出至腹腔外的先天性腹壁发育异常。膨出物表面包裹由被羊膜、华通胶及腹膜形成的半透明囊状结构。膨出的腹腔脏器通常为肠管，缺损较大时肝、胃、膀胱或性腺等脏器均可能膨出。脐膨出常合并其他系统先天性畸形。

病因及发病机制 造成脐膨出的胚胎学机制可能是胚胎侧褶向中线愈合的过程发生异常所致。胚胎3周龄时胚盘形成4个体褶向胚盘腹侧卷曲，最终于中线处汇合，使胚外体腔消失形成胸腹腔。侧褶形成腹壁侧面部分，头褶和尾褶形成上腹部和下腹部。侧褶受致病因素影响发育异常时，不能于中线汇合，造成腹壁发育缺损，形成脐膨出。故脐膨出缺损总是位于正中线上。由于脐膨出发生在胚胎发育早期，畸形对其他器官系统影响大，因此患儿经常会出现并发畸形，如头褶缺

损导致心脏异位或坎特雷尔五联症，而尾褶缺损导致膀胱和泄殖腔外翻等。

经典分类 脐膨出按照膨出物大小可分为一般脐膨出（膨出物直径<5cm）及巨大脐膨出（膨出物直径≥5cm）。巨大脐膨出往往无法安全一期回纳。脐膨出按照发生部分不同可以分为以下三型。①脐上部型：脐膨出缺损位于上腹部，由于头褶融合异常导致，除有脐膨出外，常伴有胸骨下部缺损（胸骨裂）、膈疝、心脏畸形、心包部分缺损、心脏膨出等畸形。②脐部型：膨出物位于脐部，由于侧褶向中线融合异常所致。③脐下部型：膨出物位于下腹部，由于尾褶融合异常所致，常合并膀胱外翻、直肠肛门畸形、尿道上裂、泄殖腔外翻等畸形。

诊断与鉴别诊断 妊娠12周后脐膨出即可通过超声检查诊断。产前超声可见胎儿腹正中脐带根部腹壁缺损内有肠管或同时有肝脏，表面可见包膜覆盖。产前发现典型脐膨出征象后，需要进行心脏彩超检查，除外严重心脏发育不良，同时还需要进行胎儿基因检测，除外合并严重染色体异常及基因异常。新生儿出生后可见肠管以及其他腹腔脏器自脐带根部正中线上腹壁缺损脱出体外，表面覆盖囊膜。确诊脐膨出后需要完善各项检查除外其他合并畸形。脐膨出最常合并贝克威思-维德曼综合征（Beckwith-Widemann syndrome），表现为巨大胎，且羊水过多、肝大、肾肿大和巨舌，新生儿期还会合并顽固性低血糖，儿童期恶性肿瘤发病风险较常人高。脐膨出需要与腹裂相鉴别。腹裂的新生儿多早产低体重，腹壁缺损位于脐部右侧，没有囊膜覆盖。

治疗 ①胎儿-新生儿序贯治疗：产前发现胎儿脐膨出的孕妇应在具备新生儿外科救治条件的三级医院备产，妊娠期需要完善胎儿心脏彩超、MRI及基因检测明确伴发畸形情况，制订相应的妊娠策略。胎儿出生时机与方式应由产科医师、新生儿科医师以及新生儿外科医师共同决定，膨出物较大且合并肝膨出的胎儿，应慎重选择阴道生产，避免膨出物包膜破裂或肝损伤。②一期修补：对于膨出脏器体积小、腹腔发育好且完善检查后明确无严重先天性心脏病、心肺功能异常或其他严重合并畸形的患儿，可尝试一期回纳肠管并关闭腹壁缺损。③延期修复：对于巨大脐膨出患儿，无法一期将膨出物安全回纳腹腔，可以磺胺嘧啶银软膏涂抹囊壁，使之上皮化。皮肤爬满囊壁将其完全覆盖后，可通过包扎固定的方式限制脐膨出生长，并逐渐加压使脏器回纳腹腔。此过程一般持续1~2年。其间患儿腹腔逐渐发育，膨出脏器逐渐回纳，此时可通过择期手术安全关闭腹腔，往往不需要用到补片修补。

预后 不合并严重畸形的脐膨出治疗后大多预后良好。复杂性脐膨出或综合征型脐膨出因合并畸形严重程度而预后不一，合并心肺功能异常的患儿预后差，病死率高。

（夏慧敏）

fùliè

腹裂（gastroschisis）

胎儿脐部右侧的腹壁发生异常缺损，腹腔脏器通过缺损脱出至腹腔外的先天性腹壁发育异常。脱出的腹腔脏器通常为肠管，缺损较大时肝、胃、脾、膀胱及性腺均可能脱出。腹裂常合并肠道功能异常、先天性短肠或肠闭锁。腹裂造成

的腹腔发育不良使新生儿出生后腹腔脏器无法回纳腹腔。腹裂常合并早产及出生低体重，是一类较罕见的新生儿外科重症疾病。

病因及发病机制 造成腹裂的原因尚不明确。小于 20 岁孕妇，其胎儿发生腹裂的概率是其他年龄组的数倍，可能与该年龄组的生活方式有关（吸烟、酗酒、药物依赖、体重指数低、泌尿生殖系统感染率增加等）。腹裂发生的胚胎学机制可能与脐腔发育异常有关。在胎儿脐带形成的早期，胚外体腔被包卷到脐带之中缩小形成脐腔，脐腔内为胎儿正在发育中的腹腔脏器，此后脐腔继续逐渐缩小，内部的脏器随之逐渐回纳至胎儿腹腔继续发育。胚胎 4 周末，位于脐部右侧的脐右静脉退化吸收，造成脐腔右侧失去支撑相对薄弱，此时若出现脐腔发育异常或脏器回纳腹腔受阻时，体积逐渐增大的脏器会将脐腔自右侧薄弱处撑破并脱出体外，造成腹裂的发生。胎儿脱出的肠管长时间浸泡在羊水内造成肠管壁增厚，影响蠕动功能，肠系膜被腹壁缺损边缘卡压导致血运障碍，可造成系膜发育不良、肠管短缩或肠闭锁。胎儿的腹腔由于脏器脱出而空虚，缺乏脏器支撑填充的腹腔将会塌陷，进而出现不同程度的发育不良，表现为腹腔容积小，出生后无法容纳脱出的脏器。

经典分类 腹裂可根据临床表现分为单纯性腹裂及复杂性腹裂两大类。单纯性腹裂不合并其他需要外科干预的先天性畸形，相对预后较好。复杂性腹裂常合并先天性短肠、肠闭锁等畸形，这些畸形不同程度的影响复杂性腹裂患儿的预后。

诊断与鉴别诊断 腹裂在早期妊娠末期即可通过超声检查发现，妊娠中期可确诊。产前超声可见胎儿脐带右侧腹壁的小缺损内有肠管疝出，漂浮在羊水中呈花瓣样或菜花样。新生儿出生后可见肠管以及其他腹腔脏器自正常脐带根部右侧的腹壁缺损脱出体外，肠管短粗、水肿增厚，脐环发育正常且脱出脏器表面无囊膜覆盖，符合上述临床表现者即可确诊腹裂。确诊后需要仔细检查脱出的腹腔脏器种类，判断是否存在脏器血运障碍，检查是否存在肠闭锁。处理患儿后需要完善各项检查除外其他合并畸形。腹裂需要与脐膨出鉴别。脐膨出的新生儿较少合并早产，腹腔脏器自脐带根部脐环内膨出，患儿无正常脐环，膨出器官表面覆盖囊膜。

治疗 ①胎儿-新生儿序贯治疗：产前发现胎儿腹裂的孕妇应在具备新生儿外科救治条件的三级医院备产，产妇与胎儿应得到持续的监护。胎儿出生时机与方式应由产科医师、新生儿科医师以及新生儿外科医师共同决定。胎儿按计划分娩时，产房内需有新生儿外科医师待命，以便新生儿出生后及时进行床边处理。②产房床边处理：新生儿出生后及时、合理的产房床边处理是治疗成功的关键，新生儿外科医师应协助助产士在患儿出生时保护好其脱出的腹腔脏器，并迅速评估脱出脏器种类及状态，应在患儿腹腔肠管充气前评估脏器是否能够安全回纳腹腔。若能够回纳，应以无菌生理盐水纱布妥善保护脏器，尽快安排手术回纳；若判断脏器无法安全回纳腹腔，应床边在无菌条件下将肠管收纳入腹裂专用硅胶袋内，并将硅胶袋下方的弹簧圈置入患儿腹腔内妥善固定后转送监护室继续治疗。③一期修补：对于脱出脏器体积小、腹腔发育好、救治及时肠管未充气、床边评估脏器可安全回纳且无严重合并畸形的患儿，可尝试一期回纳肠管并关闭腹壁缺损。有条件的医院会安排产妇在杂交手术室分娩，分娩后新生儿立即转移至隔壁手术间内进行手术。患儿在充分肌肉松弛全麻状态下，新生儿外科医师将脏器回纳后将腹壁缺损拉拢，结合此时呼吸机气道压、潮气量以及膀胱内压等参数，判断关腹后腹压升高是否在患儿可耐受范围内，若能够耐受则继续进行手术缝合腹腔缺损；若不能耐受，可考虑用皮肤覆盖缺损暂不缝合肌肉，或用人工生物补片修补腹壁缺损。④延期修复：对于床边评估脏器无法安全回纳腹腔的患儿，可暂时以无菌硅胶收纳袋收纳脏器，并转入监护室继续治疗。收纳袋末端悬挂在患儿腹壁缺损正上方，利用脏器重力或稍加施压，另脏器逐渐回纳入腹腔。此过程一般持续 5~7 天，其间患儿需要禁食以及适度的镇痛镇静。回纳时间过长会增加感染的风险。

并发症 为了一期修复强行关闭腹腔造成的腹压过高会带来一系列并发症，腹压增高造成的膈肌上抬可影响呼吸运动和潮气量，严重者造成呼吸衰竭。腹压过高还可能会影响腹腔脏器血液灌注，造成腹腔间隔室综合征，严重时可造成多器官功能衰竭甚至死亡，故患儿膀胱压过高、出现无尿或下肢血液回流异常时，应考虑腹腔间隔室综合征存在，需尽快拆除切口缝隙让腹腔脏器膨出以降低腹腔压力。此外，延期手术的患儿应控制脏器回纳的时间，时间过长不但增加感染的风险，还会因长时间禁食、静脉营养出现静脉影响相关并发症。复杂性腹裂的患儿多伴有染色体异常、较严重的其他系统先天性畸形，并发症复杂，预后不良。

预后 单纯性腹裂预后良好，大部分患儿经过合理救治后均能无症状存活，少数患儿因肠道功能不良存在喂养问题。复杂性腹裂因合并畸形严重程度而预后不一，总体较差。

（夏慧敏）

xīnshēng'ér qíchūxuè
新生儿脐出血（neonatal umbilical hemorrhage）

新生儿脐带脱落过程中出现的出血现象。此为新生儿外科门诊常见的主诉。脐带是胎儿与母体联系的纽带，内含三条大血管，分别为一条脐静脉、一对脐动脉。脐静脉与胎儿肝内门静脉左支矢状部及静脉导管延续，脐动脉分别起源于胎儿两侧髂内动脉起始部。胎儿出生后由于胎儿循环血流动力学转变以及胎盘血流停止，脐静脉和脐动脉开始生理性闭锁，最终干燥脱落。脐带的血供丰富，故在脐带干燥脱落过程中较易出现脐出血。

病因及发病机制 脐带的生理性干燥、脱落过程持续 10 ~ 14 天，极少超过 3 周，脐带出血大多发生在这个阶段前后。①脐带干燥过程中，脐血管结构崩解后，其内凝固的血块脱落会形成暗红色血块状物或血性分泌物，会给家属造成"出血"的假象。②外界暴力牵拉撕扯脐带残端，造成脐带根部撕裂或过早断离，可造成出血。最常见的原因是患儿衣物、尿片钩挂脐夹，家属在更换衣物尿片时不慎撕扯所致。这种情况下大多为痂皮撕脱或肉芽组织撕裂出血，量少且容易止血。

若未完全闭锁的脐血管被撕断，可出现源自血管的活动性出血，此时出血量大，不易止血，且易发生感染，需要及时处理。③脐茸出血：脐带内的卵黄管和脐尿管在退化过程中可能会在脐带内残留部分黏膜组织，脐带脱落后这些黏膜组织在脐环内形成小凸起，称为脐茸或脐息肉，这些黏膜组织脆弱且血供丰富，在衣物或尿片摩擦时较易发生出血。④继发性新生儿脐出血：少数脐部出血可能提示患儿存在先天性凝血功能异常，当出血不易止血时需要引起重视。

治疗 大多数的脐出血无须特殊处理，以无菌棉签轻柔压迫出血点数秒钟即可止血。若涉及血管破裂、断离的活动性出血，应在无菌条件下寻找血管断端，进行确切的结扎或缝合止血，并根据患儿全身情况行血常规检查，对于有感染征象的患儿需要使用抗生素治疗，血红蛋白降低并有输血指征的需要补充红细胞。对于因为维生素 K 缺乏或先天性凝血功能异常的继发性脐部出血患儿，应在止血的同时积极处理原发疾病。

预后 该情况大多预后良好。

预防 加强新生儿脐部护理是预防脐部出血的有效方法。脐带脱落前应避免脐部沾水，保持其干净干燥，用纱布覆盖脐部，避免脐夹或干燥脐带与衣物、尿片直接接触，减少被撕扯的风险。

（夏慧敏）

qícháng lòu
脐肠瘘（enteroumbilical fistula）

由未闭锁的卵黄蒂形成的肠腔与脐之间的瘘管。又称卵黄管未闭。卵黄管发育异常的一种，患儿脐与回肠之间存在异常的卵黄管相连，肠内容物可通过肠道经

开放的卵黄管自患儿脐部瘘出。

病因及发病机制 在胚胎发育早期，卵黄囊通过卵黄循环滋养胚胎，随着胚胎进一步发育，胎盘形成并取代了卵黄囊成为滋养胎儿的主要渠道，此时胎儿体腔内的卵黄囊逐渐形成胎儿的肠道，体腔外的卵黄囊开始退化，胎儿肠道与卵黄囊分离，只留下卵黄管结构与卵黄囊沟通。卵黄管结构会在胎儿第 5 ~ 7 周完全退化消失，在这个时期如果胎儿卵黄管退化发生异常，则在出生时脐带内部仍然残留与肠道相通的卵黄管，并在断脐后开放与外界相通。

临床表现 新生儿脐部有粪样分泌物或粪便流出，该症状常出现在患儿脐带脱落后的数日内。患儿脐部通常较饱满，脐环内可见红色息肉样黏膜组织膨出，中央有孔，有较多稀薄粪臭味分泌物，患儿哭闹腹压增加时有粪样或胆汁样肠内容物自黏膜中央小孔流出。病史较长的患儿脐周可因为粪便长时间刺激而出现湿疹样改变。脐肠瘘瘘管口径较大的患儿应注意避免肠管自脐肠瘘处脱垂，脱垂时卵黄管自内向外翻出，可呈现红色柱状突起，小肠参与脱垂时可呈现牛角形或"T"型。卵黄管口径小，脐环缺乏弹性，一旦发生脱垂很难手法复位，且容易发生绞窄，需要急诊手术。

诊断与鉴别诊断 绝大多数情况下脐肠瘘通过典型病史及临床表现即可确诊，对于临床表现不典型的患儿，可以用探条或胃管置入脐部瘘口，检查卵黄管开放情况，或通过经脐部向瘘管注入造影剂行造影检查，检查过程中见造影剂进入肠道即可确诊。腹部超声是常用的辅助检查手段，

可明确脐部病变的解剖位置毗邻，也可发现其他腹腔伴发畸形。脐肠瘘需要与脐尿瘘鉴别。脐尿瘘为脐尿管退化不完全所致，脐部通过异常瘘管与膀胱相通，主要临床表现为脐部漏尿液，脐部超声可发现脐环内瘘管与膀胱底相连，经瘘管注入造影可见造影剂进入膀胱。

治疗 脐肠瘘一旦确诊均需尽早手术治疗，以免发生肠管脱垂绞窄坏死。术前禁食状态下患儿可能哭闹不止，增加围手术期肠管脱垂的风险，此时应酌情给予适度的镇静。手术可选取脐环内环形切口或脐下弧形切口，进入脐部后应妥善结扎患儿的一条脐静脉、两条脐动脉残迹，避免血管仍然开放草率断离后出现出血，将卵黄管与其下相连的小肠一同娩出腹腔，于根部楔形切除整个瘘管，避免异常黏膜组织残留造成术后溃疡出血。对于瘘管基底部较宽大，或存在炎症、水肿及缺血坏死的情况，可以行瘘管所在肠段的肠切除，并将断端近远端肠管吻合恢复消化道连续性。最后应做脐部整形，恢复脐部正常外观。

并发症 ①术前瘘管脱垂：一旦发生则需急诊手术，应尽可能避免。②术后消化道出血：为瘘管基底部切除不足残留异位胃黏膜组织溃疡造成，瘘管基底部应做楔形切除避免黏膜残留。③脐部伤口愈合不良：该手术切口等级属于污染切口，术中应尽可能保护切口避免肠道内容物污染，关闭切口前应充分冲洗消毒，缝合时注意减少组织张力，消除组织空腔。

预后 脐肠瘘预后良好，手术后即可痊愈。

（夏慧敏）

qíshàn
脐疝（umbilical hernia） 因脐环闭合不全，脐环底部缺乏筋膜支持，导致腹腔压力增高时腹腔内小肠或网膜经脐环自突出至皮下所形成的疝。俗称气肚脐。新生儿和婴儿时期常见的疾病之一。

病因及发病机制 新生儿出生时，脐部为一个被致密筋膜包围的白线中央环状结构。脐环内的脐动脉和脐尿管残迹加强了下方脐环的强度，而脐静脉残迹则加强了脐环上半部。从腹横筋膜衍化形成的里歇（Richet）筋膜支撑着脐的底部，其内层覆盖着腹膜，形成了完整的脐环底面。断脐后皮肤逐渐生长爬行并覆盖于瘢痕化的脐带残端表面。当脐环底部的支撑筋膜薄弱或缺失时就会导致直疝。随着患儿的生长发育，脐环会继续闭合，脐环底部的缺损筋膜得到加强，故大多数患儿脐疝能够自愈。

临床表现 患儿哭闹、咳嗽、直立时脐部呈半球形或圆柱状突出，患儿安静平卧或熟睡后可变小或消失，通常无其他症状，故家属常在为患儿洗澡或换衣时无意中发现。用手按压突出肿物时，可使其缩小或回纳腹腔，同时疝入肠管内气体震动发出声音，常让家属误以为肚脐内有"气"或有"风"。脐疝绝大多数情况下无任何症状，不会影响患儿日常生活或生长发育，发生嵌顿绞窄极为罕见，脐疝破溃往往是不恰当处理或外伤所致。体格检查时可在脐疝回纳后触及被坚韧筋膜环绕形成的脐环缺损。

诊断与鉴别诊断 通过脐部可复性肿物的典型病史，结合体格检查即可确诊。脐疝需要与其他脐部发育异常鉴别。脐带疝为小型脐膨出的一种，表现为新生儿出生后脐带根部可见腹腔内容物疝入。脐带疝患儿经脐部疝入脐带内的肠管表面仅覆盖羊膜、华通胶及腹膜结构，缺乏皮肤覆盖。

治疗 ①非手术治疗：脐环生理性闭合的时间跨度很长，从生后数周持续到数月，甚至数年均正常，并且脐疝无不适症状，不易发生嵌顿绞窄等并发症，并不影响患儿生活质量，故脐疝治疗的原则为期待观察，患儿大多数无须治疗即可自行痊愈。束腰形式的脐疝带容易滑脱，且限制患儿腹式呼吸，造成不适引起患儿哭闹，反而会使脐疝症状加重或造成嵌顿，不适宜作为非手术治疗方式。胶贴法脐疝贴的原理为将疝内容物回纳后填塞疝环，避免其再次突出并以胶贴固定，为疝环闭合创造条件，可缩短脐疝愈合时间，但胶贴容易造成皮肤湿疹或水疱，应慎重采用。②手术治疗：发生嵌顿、绞窄或破溃穿孔的脐疝是手术的绝对适应证。疝环缺损直径超过 1.5cm 的脐疝愈合周期较长，有较大的手术潜在可能性。迁延不愈的脐疝，以及对外观的要求是手术治疗的相对适应证。

（夏慧敏）

fùgǔgōu xiéshàn
腹股沟斜疝（indirect inguinal hernia） 腹腔内容物通过未正常闭合的腹股沟管内环口及鞘状突经腹股沟管突出至外环口之外的皮下或进入阴囊/大阴唇而形成的腹外疝。常见的小儿外科疾病，发病率 0.8%～4.4%。

病因及发病机制 ①鞘状突未闭：是腹股沟斜疝发病的病理生理基础，胎儿期男性睾丸位于后肾下方，有睾丸引带连接至阴囊,随着胎儿不断发育,引带牵拉睾丸沿后腹壁下降,通过内环口经腹股沟管最终进入阴囊。内环口处随睾丸下降的腹膜向腹股沟管突起形成鞘状突,当睾丸完全下降后鞘状突应闭合退化,如鞘状突未完全闭合,腹腔内容物亦可经开放的鞘状突疝出腹腔,并且经腹股沟管进入阴囊,即形成腹股沟斜疝。女性患儿鞘状突内含有子宫圆韧带,自子宫连至大阴唇,相当于男性胎儿睾丸下降的同期,腹膜同样形成鞘状突,称为努克(Nuck)管。努克管退化不完全可形成女性腹股沟斜疝或努克管囊肿。②腹压增加与腹壁肌肉薄弱:鞘状突闭合的生理时间窗较宽,可从胎儿期至生后数月不等,80%~90%的新生儿存在鞘状突未闭,但并非所有人均发病。故后天因素在腹股沟斜疝的发病机制中同样起到一定作用。在新生儿期或婴儿期的各种因素,如频繁哭闹、便秘、腹泻、呼吸道感染造成的咳嗽等均可能造成的腹压增加可能导致内环口松弛、腹壁肌肉薄弱,最终造成疝内容物突出。

经典分型 根据疝内容物突出的位置不同,可将腹股沟斜疝分为精索疝与睾丸疝。精索疝疝囊内容物突出至精索鞘膜囊内,由于精索鞘膜囊远端闭锁与睾丸固有鞘膜囊不通,疝内容物无法进入睾丸鞘膜囊。睾丸疝则为疝内容物通过相连的精索鞘膜囊与睾丸鞘膜囊进入睾丸周围的腹股沟斜疝。

临床表现 腹股沟阴囊可复性肿物是腹股沟斜疝的典型临床表现。常见于1岁左右患儿,男女发病率比为(3~10):1,症状出现高峰期为生后数月,家属往往在患儿哭闹时偶然发现其腹股沟区肿物突出,哭闹时明显,安静平卧可自行消失。未发生嵌顿时无其他不适主诉;发生嵌顿时可有肿物异常增大,患儿哭闹不止,并伴有呕吐、腹胀、排便困难、患侧肢体蜷缩等症状。体格检查可于腹股沟触及包块,包块可连续进入阴囊,大小不等,光滑界线清晰,质地柔软,用手轻轻上推可将疝内容物回纳,回纳时可触及肠内气体震动或闻及肠鸣音,回纳后包块消失,可触及扩大的内环口。

诊断 绝大多数病例通过典型的病史及体格检查即可确诊。超声检查适用于症状不典型或查体不明确的病例,可于腹股沟管或阴囊内探及杂乱回声或肠管回声,并向腹腔延伸。

鉴别诊断 ①鞘膜积液:发病机制与腹股沟斜疝类似,区别在于内环口与鞘状突较细小,仅有腹腔液体进入鞘膜囊内。肿物不可回纳或需要持续挤压方能缓慢缩小,肿物透光实验阳性。②腹股沟型隐睾:为睾丸下降至腹股沟时停滞所导致,表现为腹股沟区肿物,同时伴有同侧阴囊空虚无睾丸。③睾丸肿瘤:表现为阴囊肿胀,肿物无法回纳,睾丸触诊可及睾丸显著增大。④精索静脉曲张:多见于大龄儿童,活动后患侧阴囊肿胀不适,平卧可缓解,触诊可及患侧睾丸及精索周围条状迂曲肿物。

治疗 腹股沟斜疝发病后一般无法自愈,且发生嵌顿或绞窄的风险随着时间推移逐渐增高。故一旦发现应尽早手术治疗。

非手术治疗 适用于存在手术麻醉禁忌证的患儿。主要方式为通过疝气带通过物理压迫的方式压迫腹股沟管,防止疝团突出。该方法由于存在明显不适,对于婴幼儿难以有效实施。

手术治疗 ①疝囊高位结扎术:适于绝大多数腹壁发育好疝内容物较小的患儿,手术单纯分离并于腹膜外脂肪层水平高位结扎疝囊(鞘状突/努克管),部分外环口较松弛的患儿可将腹外斜肌腱膜交叠缝合缩小外环口至只容小指尖大小。②加固腹股沟管的腹股沟斜疝修补术:仅适用于巨大疝、腹壁松弛的腹股沟斜疝或部分复发疝的修补,常用术式有弗格森(Ferguson)法、巴西尼(Bassini)法等。③腹腔镜疝囊高位结扎术:腹腔镜监视下用特制疝针穿刺腹壁进入腹膜外间隙,分离精索血管及输精管后将结扎线引入并与腹膜外绕腹股沟内环口,1周后在皮下打结关闭内环口的手术方式。优点是手术时间短、术后腹壁无可见瘢痕;缺点是难以处理滑动疝、复发疝及巨大疝等,且手术问世时间短,远期效果难以评估。

并发症 ①腹股沟斜疝复发:复发率较低,0~0.8%,巨大疝、滑动疝已经嵌顿者术后复发率相对较高。②医源性隐睾:由于术中未将精索回纳入腹股沟管内或未将睾丸至于阴囊底部所致,少数病例则由术前隐睾或睾丸下降不全漏诊所致,如发生则需行睾丸下降固定术。③精索输精管损伤:由于术中未仔细辨认输精管或精索血管结构导致误伤,或结扎疝囊时未保护上述结构造成误扎。若术中发现损伤断离输精管,应以8-0可吸收缝线于纤维镜下将输精管重新吻合。④睾丸萎缩:因术中损伤精索血管、输精管动脉或睾丸引带所致。

预后 腹股沟斜疝经治疗,预后良好。

(夏慧敏)

fùqiāngjìng shànnáng huò qiàotū
gāowèi jiézāshù

腹腔镜疝囊或鞘突高位结扎术（laparoscopic inguinal hernia or hydrocele ligation）

在腹腔镜监视下，通过腹腔镜器械或特殊疝针缝合内环口周围腹膜，从而关闭内环口，治疗腹股沟斜疝或交通型鞘膜积液的手术。

应用解剖　腹股沟斜疝是小儿外科最常见疾病之一，其发病基础是鞘状突未闭合（见腹股沟斜疝），而成人腹股沟斜疝是因后天性腹壁薄弱形成。故小儿腹股沟斜疝手术原则与成人不同，无须做张力或无张力修补术加强腹壁，仅需行疝囊高位结扎术。腹腔镜疝囊高位结扎术又称腹腔镜内环结扎术。内环口即腹股沟深环，是腹横筋膜表面形成的裂孔，内部有精索血管及输精管通过，手术原理是通过利用腹腔镜器械及相关技术，从腹腔内将内环口周围的腹膜封闭，从而达到关闭鞘状突（疝囊）的目的。手术的关键点是需要在确切关闭内环口的同时，有效保护好自后腹壁下行并于腹膜外通过内环口的精索血管及输精管。早期手术通常采用二孔法或三孔法，即脐部观察孔，以及下腹部的操作孔（左右各一或仅患侧），采用荷包缝合的方法关闭内环周围腹膜。该方法操作孔较多，且术中缝合耗时，内环口荷包缝扎不够紧密，容易造成术后腹水渗漏入鞘状突形成鞘膜积液，且缝针尖锐，一旦不慎刺破内环口周围大血管（髂血管、腹壁下血管），容易造成腹膜外血肿。

现更多采用特制疝针辅助的单孔法完成手术，手术更快捷、创伤更小且更安全。①腹腔镜手术较传统开放手术的优点：腹腔镜手术创伤小，切口更隐蔽美观，术后可达到几乎无瘢痕的效果；腹腔镜手术可以探查患侧的对侧内环口开放的情况，如术中发现对侧内环开放，可以同期处理，避免术后对侧再发腹股沟斜疝需要再次手术的情况；腹腔镜手术可以一定程度上探查腹腔脏器，能够发现一些开放手术无法发现的腹腔病变。②腹腔镜手术的缺点：手术费用较高，要求一定麻醉深度，一般需要建立人工气道，手术需要进入腹腔操作，较开放手术而言，理论上增加了感染和腹腔脏器损伤的风险。

适应证　适用于原发性小儿腹股沟斜疝、交通型鞘膜积液，也适用于部分开放手术或腹腔镜手术后复发的腹股沟斜疝、巨大疝、滑动性疝等。

手术方法　在此仅介绍单孔法腹腔镜疝囊高位结扎术。患儿取仰卧位，于脐部正中做长约5mm的纵行切口，切开脐部皮下组织及筋膜进入腹腔后，直视下置入5mm腹腔镜操作通道，借此操作通道的气阀注入二氧化碳气体建立气腹。经操作孔置入5mm腹腔镜，初步探查腹腔脏器后，检查双侧内环口开放情况及其与周围重要结构的毗邻。疝针为特制的2mm空心管状钝针，针管内有可伸缩的金属爪钩。以疝针抓钩夹持4号丝线一端，经内环口前壁的腹壁投影点穿刺入腹腔后，退针至腹膜外，并沿内环口内侧半环于腹膜外潜行，到达内环后壁精索血管及输精管水平时，用疝针分离精索静脉及输精管，并在腹膜外跨越上述结构后刺破腹膜将携带的丝线一端置于腹腔内，再退针至内环前壁入针点，沿内环口外侧半环腹膜外潜行，到达出针点后寻同一孔进入腹腔，伸出疝针内爪钩将腹腔内丝线夹持并提出腹壁外。此时丝线环位于腹腔内环周围腹膜外，并环绕整个内环口周围腹膜，两头线尾位于腹壁外。牵拉睾丸使其充分下降，排出鞘状突内液体及气体后，于腹壁外将丝线两端打结将内环口收紧关闭。由于精索血管与输精管被丝线跨过，故结扎时上述结构位于线结外，不被损伤。操作结束后，如对侧内环开放，可重复上述步骤将对侧内环口一并结扎。检查腹腔后退出腹腔镜，撤除气腹，并关闭脐部切口。术后应牵拉睾丸确定睾丸位置正常。

并发症　①复发：多因疝囊不完全结扎造成，病史迁延，内环口大而松弛的患儿术后复发的风险更高，该类患儿内环口周围腹膜褶皱多，在缝扎内环的过程中容易因褶皱无法完全展平而造成跨越缝合，可在术中通过增加辅助操作钳，协助展平腹膜减少复发风险。②输精管及精索血管损伤：病史较长造成腹膜增厚透明度降低、反复嵌顿造成的腹膜瘢痕均可增加手术操作困难，从而增加输精管及精索血管的损伤风险。此外，打结关闭疝囊时松弛的腹膜未能充分伸展，造成输精管折返入线结被结扎，也是造成输精管损伤的原因之一；手术操作不熟练、暴力操作也会造成输精管及精索血管损伤。③术后睾丸回缩或医源性隐睾：部分患儿术前就合并睾丸下降不全，未能及时发现，术后容易出现医源性隐睾。此外，结扎疝囊时结扎线与腹壁组织锚定，以及术后瘢痕形成，可能是医源性隐睾的主要原因，故手术结束前应常规检查两侧睾丸位置。④术后睾丸萎缩：多因损伤精索血管造成睾丸缺血萎缩。⑤其他术后并发症：少数青春期女性患儿会出现术后周期性疼痛，与经期相关，部分发作与运动相关，原因尚不明确，可能与结扎圆韧带后造成圆韧带血运异常有关。操作通道或疝针的不正确使用均可能造成穿刺伤，常累及膀胱、髂血管、肠管等脏器，术中应谨慎操作杜绝穿刺损伤。

(夏慧敏)

huádòngxìngshàn

滑动性疝 (sliding hernia)

腹腔脏器突出成为疝囊一部分的难复性疝。常见于腹外疝，其中以腹股沟斜疝、滑动性疝最多见，直疝、股疝较少见。滑动性疝也可发生于内疝，如滑动性食管裂孔疝、膈疝等。

病因及发病机制 滑动性疝一般规模较巨大、病史较长，且组成滑动性疝疝囊的常为腹膜间位或腹膜外器官。当病程演进疝内容物突出不断增大时，疝团不断向外推动腹膜，从而将附着于腹膜上的腹腔脏器带入疝囊。常见的滑动性疝有累及膀胱、盲肠、结肠、子宫或卵巢的腹股沟斜疝，累及食管下段以及胃底的食管裂孔疝，以及累及肾上腺或肾的膈疝等。

临床表现 首先取决于滑动性疝的类型，如滑动性腹股沟疝表现为可复性腹股沟肿物，滑动性食管裂孔疝表现为胃食管反流、呕吐，滑动性膈疝表现为气促、胸闷、腹痛、胸痛等。其次，滑动性疝较普通类型的疝常具有更长的病史、更大的疝团。最后，滑动性疝较普通疝更难以复位，且复位后很容易再次突出。

诊断 根据典型的病史结合影像学检查可诊断滑动性疝。在疝内容物完全突出时行超声与CT

等影像学检查，可发现腹腔脏器作为疝囊壁一部分突出的影像学解剖证据。然而，大多数滑动性疝于手术时发现。术中发现寻找疝囊困难、疝内容物复位后疝囊消失等现象，均需要警惕存在滑动性疝的可能。

治疗 小儿滑动性疝因其病史长、疝囊较大，故手术处理比较困难。一些错误操作更是可能会造成严重并发症。若误将滑动性疝疝囊壁的脏器与疝囊一同结扎，可造成脏器缺血、坏死或穿孔，或在滑动性疝疝囊壁脏器远端结扎疝囊，可能导致结扎位置过低，造成术后疝复发等。以滑动性腹股沟斜疝为例，处理滑动性疝首先需要明确疝入脏器的性质和规模，并确定疝环所在位置；其次应将疝环远端所有成为疝囊壁的器官自疝囊壁表面分离下来，并回纳腹腔；接下来应将分离脏器后形成的疝囊壁及疝环缺损确切修补缝合；最后按常规进行疝囊颈部的疝囊高位结扎，并酌情加强腹股沟管前壁缩小外环口。

并发症 ①复发：滑动性疝手术后的复发率显著高于普通疝。②损伤腹腔脏器：未清除辨认疝囊壁脏器，误将其结扎或视其为疝囊壁予以切开，是导致脏器损伤的主要原因。

(夏慧敏)

qiàndùnxìngshàn

嵌顿性疝 (incarcerated hernia)

大量疝内容物在外力作用下强行扩张并突入疝环进入疝囊，疝环弹性回缩后将疝内容物卡压，使之无法自行复位的疝。因疝发生的部位及疝内容的种类不同而临床表现各异。主要表现为疝团增大、质地变硬、疝内容物不能自行回纳并伴有疼痛，嵌顿内容物为肠管时，会出现腹痛、

呕吐、腹胀等症状。嵌顿性疝可分为单纯性及绞窄性，绞窄性疝是嵌顿性疝的一种特殊状态，指嵌顿性疝内容物出血血运障碍的情况。

(夏慧敏)

jiǎozhǎixìngshàn

绞窄性疝 (strangulated hernia)

发生嵌顿的疝内容物不能即时复位，进而出现血运障碍的疝。若不即时处理，可出现疝内容物坏死或穿孔，甚至危及生命。

病因及发病机制 绞窄性疝一般由于突然出现的较大的压力改变，将大团疝内容物强行压入被动扩张的疝环，进而疝环弹性收缩将疝内容物卡压，出现嵌顿。静脉血压较低，早于动脉发生回流障碍，随着时间的推移，疝内容物逐渐因为静脉回流障碍出现淤血、水肿，体积进一步增大，导致疝环内的压力进一步增高，最终动脉血供受阻，组织出现缺血缺氧，出现坏死。疝内容物血运障碍的产生主要与疝环及疝内容物的病理生理特点。①疝环：口径较小、长度较长、弹性较差的疝环更容易发生绞窄，如腹股沟直疝疝环松弛且长度短较少，发生嵌顿及绞窄，而股疝疝环小周围韧带坚硬，更易发生绞窄。②疝内容物：质地柔软、血供丰富的疝内容物不易发生绞窄。例如，网膜一般较少绞窄，但卵巢等实质性脏器、憩室等血运来源比较孤立的器官易发生绞窄。

临床表现 ①突然肿大的疝块疼痛明显加重。②疝变硬、张力高且明显触压痛。③疝内容物涉及消化道时可有急性绞窄性肠梗阻的表现，如持续剧烈的腹痛、腹胀、发热、腹肌紧张等。④大范围肠管发生绞窄时会出现严重水电解质紊乱、感染性休克甚至

弥散性血管内凝血等严重情况

诊断 腹外疝绞窄通常可以收集到疝团反复突出的病史，结合临床表现及体格检查，不难诊断。腹内疝起病隐匿，容易漏诊，需要借助各种影像学检查协助诊断。绞窄性疝累及消化道时，腹部平片表现为完全性肠梗阻征象。超声对于疝内容物活力及血运的判定具有较大优势。CT 平扫加增强对于绞窄性疝诊断具有较高诊断价值，不但可以明确疝内容物性质、疝形成的解剖机制，还可以通过动静脉期强化的特点判断疝内容物活力，且有助于鉴别诊断，但 CT 检查对检查条件要求高，耗时且存在辐射，对于病情紧急且危重的患儿需要慎重选取。

治疗 绞窄性疝诊断不能除外时，须有手术探查指征。即时手术将疝内容物复位是治疗疝入器官的唯一有效手段。疝内容物复位后应给予足够的时间观察其血液供应及活力恢复情况，并根据器官特点选择去留。例如累及长度不长的小肠绞窄坏死，或存疑坏死的情况应予以切除，并根据患儿全身情况选择一期肠吻合或暂时性肠造口术。卵巢或睾丸在绞窄过程中考虑坏死的应尽可能予以保留。

（夏慧敏）

qiàomó jīyè

鞘膜积液（hydrocele） 病理性因素导致鞘状突内液体分泌增加、吸收减少或腹腔内积液经闭合不完全的鞘状突流入鞘膜囊时，液体在鞘膜囊内积聚形成的囊肿。又称鞘膜水囊肿。

病因及发病机制 ①鞘状突未闭：鞘状突是睾丸下降过程中由腹膜演进形成的管状通道，该通道随睾丸一同下降经腹股沟管进入阴囊。在新生儿出生前后，精索鞘状突完全闭合，仅存睾丸周围的鞘状突形成一个盲袋结构包绕睾丸，称为睾丸鞘膜囊，其内有少量起润滑作用的液体。鞘膜具有一定的分泌功能，正常情况下这些液体的产生速度与阴囊静脉和淋巴系统的吸收速度达到动态平衡，液体量维持不变。当鞘状突内液体分泌增加、吸收减少或腹腔内积液经闭合不完全的鞘状突流入鞘膜囊时，液体在鞘膜囊内积聚形成鞘膜积液，当女性患儿鞘状突内含有子宫圆韧带，自子宫连至大阴唇，相当于男性胎儿睾丸下降的同期，腹膜同样形成鞘状突，称为努克（Nuck）管。努克管内液体积聚可形成女性腹股沟斜疝或努克管囊肿。②病理性因素导致鞘状突内液体增多。鞘状突闭合的生理时间窗较宽，在这个时间窗内出现后天致病因素导致鞘状突内液体增多才会出现鞘膜积液。各种腹压增高的因素，诸如频繁哭闹、便秘、腹泻、呼吸道感染造成的咳嗽等均可能造成腹腔内液体经内环口流入未闭合的鞘状突；全身疾病造成的腹水增多，睾丸、附睾和鞘膜囊的感染或炎症，以及淋巴回流障碍均会造成鞘状突内液体动态平衡破坏，造成鞘膜囊积液。

经典分型 根据鞘状突未闭合的位置不同，可将鞘膜积液分为睾丸鞘膜积液（仅睾丸鞘膜囊内存在积液）、精索鞘膜积液（仅精索鞘状突内存在积液）、睾丸精索鞘膜积液（积液位于睾丸鞘膜囊与精索鞘状突沟通形成的共同空间内），以及混合型鞘膜积液（同时存在精索鞘膜积液及睾丸鞘膜积液，但二者不沟通）。根据鞘状突内积液是否与腹腔沟通，可将鞘膜积液分为交通型鞘膜积液（与腹腔交通）以及孤立型鞘膜积液（不与腹腔交通）。女性鞘膜囊积液称为努克管囊肿。

临床表现 ①症状：腹股沟阴囊肿胀是主要的临床表现，患儿大多无其他不适主诉。孤立型鞘膜积液患儿腹股沟阴囊肿物大小一般变化较缓慢或无明显变化；交通型鞘膜积液患儿的肿物可于夜间熟睡后缓慢回流腹腔，但较少有随患儿腹压增加明显变化的主诉。部分交通型鞘膜积液患儿睾丸鞘膜囊膨胀后将与其相通的鞘状突压扁，之间形成了单向阀门结构，故腹压增加时腹水可流入鞘膜囊，但鞘膜囊内液体无法回流，这类鞘膜积液会在短时间内迅速增大，且囊内压力较高，大龄患儿会诉阴囊坠胀不适。②体格检查：可触及阴囊内睾丸旁或精索旁囊性肿物，积液较多时睾丸触诊不清。与腹股沟斜疝不同，鞘膜积液患儿于阴囊内触及肿物时腹股沟管内一般空虚。肿物外观略呈青色，可随提睾运动上下活动，内部液体压力较大时触诊质地韧，部分交通型患儿持续挤压囊肿，可使积液缓慢回流囊肿缩小。将手电筒光源紧贴肿物，可见肿物内部通体透亮，提示内部充满液体，称为透光实验阳性，查体不明确时，该方法可以用于与腹股沟斜疝相鉴别。

诊断 绝大多数病例依据临床表现及体格检查即可确诊。超声检查适用于症状不典型或查体不明确的病例，睾丸鞘膜积液超声下可见睾丸旁均质液性无回声暗区，睾丸漂浮其中；精索鞘膜积液可见囊肿无回声暗区位于睾丸上方精索旁；交通型鞘膜积液可见腹水与鞘状突内液体相连续。

鉴别诊断 ①腹股沟斜疝：发病机制与鞘膜积液类似，区别在于内环口及鞘状突宽大，除了有腹腔液体进入鞘膜囊之外，腹腔脏器亦可通过内环口进入鞘状突。肿物1天内多次突出回纳，且与活动和腹压增高相关。肿物透光实验阴性。②腹股沟型隐睾：为睾丸下降至腹股沟时停滞所导致，表现为腹股沟区肿物，同时伴有同侧阴囊空虚无睾丸。③睾丸肿瘤：表现为阴囊肿胀，肿物无法回纳，睾丸触诊可及睾丸显著增大，透光实验阴性。④精索静脉曲张：多见于大龄儿童，活动后患侧阴囊肿胀不适，平卧可缓解，触诊可及患侧睾丸及精索周围条状迂曲肿物。

治疗 由于鞘状突生理性闭合的年龄跨度较大，且鞘膜积液相对腹股沟斜疝较安全、较少出现严重并发症，故2岁以内男性患儿诊断明确、积液压力不大的鞘膜积液均可采取观察的措施，以期待其自行吸收愈合。2岁以上男性患儿如鞘膜积液仍然存在，则需要进行干预。确诊为交通型鞘膜积液的患儿需要行鞘状突高位结扎术，将鞘状突与腹腔沟通完全断离，避免高温腹水浸泡睾丸影响其发育，远端鞘状突酌情予以开窗或鞘膜囊翻转。确诊为孤立型鞘膜积液的患儿，可选择鞘膜开窗术或单纯穿刺抽吸术。对于女性努克管囊肿患儿，如积液为交通型可于2岁后考虑手术，避免进展为腹股沟斜疝。孤立的努克管囊肿可采取单纯穿刺抽吸。腹腔镜鞘状突高位结扎术类似于腹腔镜疝囊高位结扎术，该术式适用于2岁以上交通型鞘膜积液患儿。

并发症 ①鞘膜积液复发：多为鞘状突结扎不完全所致，较少发生。②鞘膜囊积液残留：除外复发引起的少量积液残留不影响外观的情况下，无须处理，若残留积液量较多，可穿刺抽吸。考虑鞘状突炎症引起渗出造成的积液残留，可待炎症缓解积液稳定后抽吸，避免反复抽吸。③医源性隐睾：由于术中未将精索回纳入腹股沟管内或未将睾丸置于阴囊底部所致，少数病例则由术前隐睾或睾丸下降不全漏诊所致，若发生则需行睾丸下降固定术。④精索输精管损伤：由于术中未仔细辨认输精管或精索血管结构导致误伤，或结扎鞘状突时未保护上述结构造成误扎。若术中发现损伤断离输精管，应以8-0可吸收缝线于纤维镜下将输精管重新吻合。⑤睾丸萎缩：因术中损伤精索血管、输精管动脉或睾丸引带所致。

预后 鞘膜积液经积极治疗，预后良好。

（夏慧敏）

wèiniǔzhuǎn

胃扭转（gastric volvulus） 将胃固定于生理位置的机制发生异常、胃自身或邻近器官病变导致胃偏离正常位置，使胃沿不同轴向发生扭转所导致的疾病。儿童急性胃扭转最常见于新生儿和12月龄内的婴儿。

病因及发病机制 胃膈韧带、胃脾韧带、肝胃韧带、胃结肠韧带以及胃十二指肠韧带将胃留于自身生理性位置，此外食管裂孔、腹膜后十二指肠等胃出入口处的结构也对胃生理位置的维持起到固定作用。胃周围韧带及固定结构松弛或缺失时可使胃整体或局部发生扭转。胃扭转也常继发于膈膨升、膈疝、脾游走及肠旋转不良等病理情况。此外，胃腔、胃壁的肿瘤，暴饮暴食引起的胃急性扩张、重力不均匀等情况也可造成胃扭转。

分类 胃扭转根据旋转平面分为器官轴型和系膜轴型胃扭转。①器官轴型胃扭转：较常见，胃绕其长轴旋转，胃大弯向前旋转至后方或自后向前旋转。②系膜轴型胃扭转：较少见，旋转轴为连接胃大弯及胃小弯的轴，幽门或贲门通常绕该轴向前旋转或向后相反旋转，扭转可发生于全胃，也可部分扭转，仅限于幽门端。

临床表现 儿童急性胃扭转的主要症状包括发绀、急性呼吸窘迫、腹痛、非胆汁性呕吐和上腹胀，而慢性胃扭转的主要临床表现为慢性呕吐及营养不良。美国医师博哈特（Borchardt）通过对成人胃扭转患者症状的总结提出博哈特胃扭转三联征，即：①突发重度胃区疼痛。②顽固性干呕。③鼻胃管置入困难。

诊断 上述典型临床表现结合由凯特（Cater）提出的影像学三联征，即可建立临床诊断。①当胃经左侧膈肌缺损疝入或经左侧膈膨升抬升进入胸腔后，腹部体征可以不明显。②左侧胸腔或左上腹部有空腔脏器充气影。③有上消化道梗阻的表现。当临床表现不典型时，可通过上消化道造影或胃镜检查协助诊断。

鉴别诊断 ①先天性肥厚性幽门狭窄：易与胃扭转混淆，该病呕吐呈喷射性，为胃内宿食，呕吐后食欲旺盛，腹部可触及橄榄样包块，超声与上消化道造影可以鉴别。②急性胃潴留：常于餐后发生，呕吐物为胃内宿食，通常胃肠减压可完全缓解症状，影像学检查可协助诊断。③急性胃炎：不洁饮食史，呕吐物可含有胆汁，感染指标提示感染存在，通过影像学检查可以鉴别。

治疗 急性胃扭转通常起病急骤，大多数需要急诊手术治疗，避免发生胃绞窄坏死。慢性胃扭转，尤其是新生儿慢性胃扭转可通过体位疗法等非手术治疗措施缓解。①非手术治疗：喂养前避免患儿哭闹吞入过量空气造成胃扩张，进而将患儿置于头高脚低右侧或俯卧位，人工喂养时应将奶液充满奶瓶前半部分，患儿避免吸入空气。喂养结束后保持该体位0.5~1小时。体位疗法有利于胃内容物进入扭转部分的胃腔，通过食物重力使其逐渐复位。手术疗法无效时应尽早手术治疗。②手术治疗：急性胃扭转或慢性胃扭转急性发作时，应先尝试置入鼻胃管减压，待胃腔充分减压后再判断手术指征。若无法置入胃管应尽早手术。手术的原则是将胃扭转复位、切除坏死胃壁，胃重建，并将胃前壁与腹壁固定，酌情置入胃造口管以供术后肠内营养。

并发症　胃扭转可因胃壁血液循环障碍而发生绞窄坏死，进而出现溃疡、穿孔。频繁呕吐可导致水电解质紊乱、反流性食管炎等。

预后　胃扭转经积极治疗，一般预后良好。

（夏慧敏）

xiāohuàdào chóngfù jīxíng
消化道重复畸形（alimentary tract duplications）

发生于消化道及其邻近部位具有与消化道管壁相同组织结构的憩室状、球状或管状空腔肿物。可发生在从食管到肛门的消化道任何部位，以空回肠重复畸形最常见，其次是食管重复畸形、结肠重复畸形、十二指肠重复畸形及胃重复畸形等。

病因及发病机制　①部分孪生学说：认为消化道重复可能是胚胎早期胚胎局部形成孪生后导致的，如妊娠早期原始条纹的分裂形成的胚胎尾端发生部分孪生，可能造成日后患儿尾端消化道结构重复。②消化道憩室残留及空

化异常学说：早期胚胎消化道会形成许多憩室样结构，此后憩室逐渐退化而消失，如有残留则发展成囊状或憩室状重复畸形。在胚胎早期，消化道内被增殖的黏膜上皮完全填充，呈实心状，黏膜组织被吸收并重新分布，管道重新出现的过程称为空化。消化道空化时，腔内空泡相互融合，若有空泡未与肠腔完全融合则将发展成为重复肠道。③脊索发育异常学说：胚胎发育早期形成脊索结构时，如果内胚层与外胚层间发生粘连影响二者正常分离，外胚层在向背侧移动过程中牵拉内胚层而使其发生憩室状突起，当内胚层发育为肠管时这些憩室状突起则发育为各种消化道重复畸形。

临床表现　根据消化道重复畸形发生的部位、毗邻、大小以及其形状特点的不同，其临床表现也多种多样。囊状重复畸形多因其内部黏膜分泌物堆积导致囊肿随年龄增长缓慢增大，从而突出体表，或产生站位效应，如颈部囊状食管重复畸形可表现为进行性增大的颈部包块，胸段食管囊状重复畸形可因压迫食管和气道出而现喘息、肺炎、吞咽困难、呼吸窘迫和呕吐，十二指肠重复畸形可压迫肠管造成十二指肠梗阻等。憩室状重复畸形因与正常消化道之间存在较大开口相通，而另一端为盲端，故食物易进入重复畸形腔内且不易排出，从而易发生感染、出血或穿孔。当重复畸形发生感染时，常产生患处疼痛、发热等症状。发育良好的管状重复畸形，如食物能够进出通常可无明显临床症状。腹痛、呕吐和腹部肿块是腹部肠道重复畸形最常见的症状和体征。空回肠重复畸形还可能造成肠扭转，严重者可出现肠坏死。

诊断　①产前诊断：产前超声检查可发现胎儿胸腔和腹部囊性占位性病变，囊肿通常为单房无分隔，囊液均质，囊壁较厚，可见类似消化道管壁分层。②出生后由于病变临床表现多样，故需要仔细采集病史并进行认真体格检查。③通常需要借助影像学检查手段协助诊断确立。超声可见单房厚壁囊肿充满无回声囊液，囊壁通常为2~3mm，可见类似消化道管壁结构的平滑肌和黏膜层次，其他类型的囊肿如肠系膜囊肿、网膜囊肿或卵巢囊肿，通常较大且管壁薄。囊肿合并感染时囊液可变混浊，呈现高回声絮状漂浮物，合并出血时可见囊内高回声血块沉积于底部。其他放射学检查，如腹部平片、消化道造影、CT或MRI，可能有助于肿块的诊断和定位。

鉴别诊断　根据重复畸形发生的部位、毗邻、大小、性状和疾病进展程度不同，需要与不同类型的疾病鉴别。例如，颈部食管重复畸形需要与鳃源性囊肿、甲状舌管囊肿、颈淋巴管瘤等疾病鉴别，胸部后纵隔食管重复畸形需要与畸胎瘤、囊性神经母细胞瘤、脊髓脊膜膨出等疾病鉴别，肠道重复畸形需要与肠系膜淋巴管瘤、梅克尔憩室、大网膜囊肿等疾病鉴别等。

治疗　消化道重复畸形有潜在压迫、感染、穿孔、出血、扭转绞窄或发生恶变的潜在风险，故一旦发现应选择手术治疗。手术方式根据重复畸形的形态和造成的症状而不同。①单纯重复畸形切除术：适用于与正常消化道粘连不紧密，较孤立的囊肿或憩室状重复畸形。②重复畸形切除加与其依附的正常消化道部分切除：适用于重复畸形与正常消化

道粘连紧密，且正常消化道有一定冗余的情况，如小肠或胃重复畸形，可将小肠或一部分胃壁与重复畸形一同切除，并将肠管或胃吻合恢复消化道连续性。③重复畸形开窗内引流术：适用于重复畸形难以完全切除，且消化道无冗余无法部分切除的情况，如十二指肠重复畸形往往与胰腺、十二指肠乳头和胆总管关系密切，无法完整切除，即将重复畸形与相邻的十二指肠壁部分切除，并将重复畸形与肠管吻合，使之彻底相通成为一体。④中隔部分切除术：适用于大范围重复的长条管状重复畸形，如结肠完全的重复畸形无法将其全部切除的情况下，可通过直线切割吻合器将两条并行肠管之间的肠闭打通，使双腔变为单腔，有利于肠腔内容物通畅排出。

预后 消化道重复畸形若能得到及时有效处理，通常预后良好。

（夏慧敏）

xiāntiānxìng féihòuxìng yōumén xiázhǎi

先天性肥厚性幽门狭窄（congenital hypertrophic pyloric stenosis）

幽门环肌水肿肥厚变性以及幽门黏膜异常肥厚造成的幽门管梗阻。仅限于新生儿期发病，是新生儿胃出口梗阻的最常见原因。发病率为 1.5‰~4.0‰。

病因及发病机制 该病的发病机制尚不明确，学者们多认为与环境因素与遗传因素共同作用有关，而并非先天发育性缺陷，故"先天性"这一提法不准确，已较少使用。①遗传因素：遗传因素造成肥厚性幽门狭窄的证据包括种族间的差异、明显的男性患病率高、有阳性家族史的第一胎发病风险增加以及某些 ABO 血型发病风险更高等。②环境因素：包括喂养方法（母乳喂养与配方奶粉喂养）、季节变化、红霉素暴露和早产儿的经幽门后喂养等。③胃肠激素：胃肠激素的紊乱以及幽门环肌中一些胃肠激素肽能神经纤维的减少和缺如是造成幽门持续痉挛的主要原因，而幽门环肌肥厚则可能是幽门痉挛的继发性改变。④神经营养因子、神经发育和神经功能：患儿幽门环肌缺乏神经营养因子受体、胶质源性生长因子，还存在神经支持细胞减少、卡哈尔（Cajal）间质细胞的数量减少等现象，造成了幽门平滑神经发育和神经功能异常。⑤一氧化氮：可以诱导消化道平滑肌松弛。幽门组织中一氧化氮合酶的缺乏可能是幽门痉挛的原因。

临床表现 典型的临床表现为进行性加重的无胆汁性喷射性呕吐、左上腹胃型与胃蠕动波以及剑突下橄榄样包块。①呕吐：为主要症状，于出生后 2~8 周起病，起病高峰期为 3~5 周，呕吐物为奶样胃内容物，不含胆汁为其典型特征。病程早期的呕吐不典型，易与生理性胃食管反流相混淆。随着病程进展，呕吐频繁且加剧，呈喷射状，呕吐物为酸臭味陈旧胃内奶液，可见乳清与乳蛋白分离，乳蛋白呈块状或白色豆渣样。患儿呕吐后往往食欲旺盛。少数患儿因频繁呕吐胃黏膜破裂出血，呕吐物可见少量血性液体或呈咖啡渣状。②胃型与胃蠕动波：患儿上腹部饱满、下腹部空虚，进食后上腹部可见膨隆的胃型，轻拍上腹部可引出胃蠕动波，蠕动波从左侧肋缘下开始向右侧推进，至幽门处结束。病程长的患儿更为明显。③剑突下橄榄样包块：具有诊断意义。幽门活动度较大，其自然位置因人而异，以示指中指在患儿剑突下深触诊，可以触及橄榄样质地硬的包块，有一定活动度。④黄疸：少数患儿病程期间可出现黄疸，以间接胆红素增高为主，与患儿胆红素胆肠循环紊乱有关。⑤营养不良、脱水及电解质紊乱：长期呕吐、进食不足可导致不同程度的营养不良，起初患儿体重不增，进而体重下降、消瘦，呕吐与无法摄食还会造成严重的脱水与代谢性碱中毒、低钾血症等。

诊断 ①典型的症状与体征。②超声检查：该病的特征为幽门管在超声下横切面呈典型"靶环"状，称为靶环征。正常幽门肌厚 3~4mm，长 15~19mm，幽门直径 10~14mm。超声测量结果在此范围内或高于此范围，则支持肥厚性幽门狭窄。超声检查对于诊断该病具有相当高的准确性。对于早产儿或体重较重的大龄婴儿，上述指标可能不适用。③上消化道造影检查：对于病史不典型、超声诊断存疑或治疗后效果不显著的患儿，可采用上消化道造影协助确诊。该病典型的上消化道造影征象，为造影剂通过细长的幽门管呈现"线样"征、造影剂附着于幽门黏膜形成两条细轨道状，呈现"双轨"征；幽门管不充盈，造影剂仅停留在幽门入口呈现"鸟嘴"以及肥厚的幽门肌压迫胃窦呈半环形突出的压迹（"肩"征）等。

鉴别诊断 ①生理性胃食管反流与胃食管反流：新生儿存在生理性胃排空延迟及贲门功能发育不全，在腹压增加或体位改变时容易出现呕吐，但呕吐次数少、呕吐量不大，极少伴有营养不良及严重水电解质紊乱。胃食管反流是指反流严重导致反复呼吸道感染、生长发育受限、反流性食管炎等并发症的情况，通过体格检查、超声或上消化道造影可以与肥厚性幽门狭窄鉴别。②幽门痉挛：幽门肌功能性异常导致，不伴有肌肉器质性该病。症状与肥厚性幽门狭窄类似，但程度较轻，超声不呈现肥厚性幽门狭窄典型征象，解痉治疗效果较好。③胃扭转：胃沿器官轴或系膜轴扭转造成的胃流出道梗阻，新生儿多见于前者，上消化道造影可鉴别，该病采用体位疗法多可自行缓解。④先天性幽门隔膜与幽门闭锁：该病较罕见，分为隔膜型与盲端型，隔膜型为幽门管内存在先天发育异常的隔膜导致，盲端型为幽门管与远端十二指肠完全离断，两端呈现盲端状。幽门管完全性闭锁的患儿出生后即出现频繁的不含胆汁的呕吐，隔膜型且隔膜中央存在小孔的患儿，根据小孔直径大小不一，出现症状的时间也因人而异。上消化道造影或胃镜检查可鉴别。⑤嗜酸性粒细胞增多性胃肠炎：幽门梗阻因炎症水肿的幽门管黏膜造成，炎症严重时累及黏膜下及肌层，可造成局部黏膜瘢痕化或幽门管水肿增厚，病史较长，起病缓慢，多有食物过敏病史，血常规可见嗜酸性粒细胞增高。胃镜下可见黏膜炎症改变，黏膜活检可确诊。

治疗 ①手术治疗：a. 幽门环肌切开术，为限期手术，术前往往需要初步纠正显著的脱水与电解质紊乱，从而减少围手术期不良反应与并发症发生的概率。具体方法见幽门环肌切开。b. 经胃镜幽门环肌切开术。随着内镜技术的发展进步，部分医师做出了经胃镜自黏膜面进行幽门环肌切开的尝试，但该术式应用

非常有限，缺乏多中心大样本量的手术效果报道，不作为治疗方案首选。②非手术治疗：阿托品序贯治疗也可缓解幽门肌病变，达到治愈的效果，优点是不需要麻醉手术等有创治疗；缺点是效果不确切，治疗过程较长，且阿托品使用存在一定风险，治疗期间患儿需留院。

并发症 ①幽门环肌切开不完全：是造成术后梗阻持续的主要原因，术中应尽量将切开范围扩展到幽门管近远端，确保黏膜充分膨出，避免术后梗阻。②幽门黏膜穿孔：切开范围过大损伤十二指肠黏膜造成穿孔是最常见原因，其次是暴力撑开幽门环肌造成黏膜承受剪切力形成穿孔。术中应合理控制切开范围，尤其是远端不可超过幽门前静脉，以持续轻柔的力量撑开肌肉，避免撕裂幽门黏膜。

（夏慧敏）

yōuménhuánjī qiēkāishù

幽门环肌切开术（pyloromyotomy）

经幽门浆膜层将幽门肌（环肌为主）沿着幽门长轴纵行切开，使幽门黏膜自然膨出，从而缓解幽门肌肥厚痉挛造成梗阻的手术。此为治疗先天性肥厚性幽门狭窄的经典手术，也是小儿外科最具代表性的手术之一。

应用解剖 幽门是胃的出口，为管状，近端为胃窦的延续，远端向下移行为十二指肠。幽门壁与胃壁相同，平滑肌层从外向内分为三层，分别为纵肌、环肌及斜肌，环肌在幽门处增厚，形成幽门括约肌。早产儿幽门肌厚度不超过 3.5mm，足月新生儿不超过4mm，正常幽门管通道长度一般在 16mm 以内。幽门管最远端的浆膜面可以看到一条起自胃大弯侧垂直于长轴向小弯侧走行的静脉，

称为幽门前静脉。此条静脉近端是壁厚的幽门管，远端是肠壁纤薄的十二指肠，是手术时识别幽门与十二指肠界线的重要标志。

适应证 先天性肥厚性幽门狭窄。

手术方法 标准开放手术入路，一般选取患者右上腹或脐上腹正中横切口，切口长 2.5～3cm。手术开始后先切开皮肤及皮下组织，横向切开腹直肌前鞘后，可水平牵拉纵行肌肉纤维使其分离并暴露腹直肌后鞘，进而横向切开后鞘及腹膜进入腹腔。另一种常用的手术切口为脐环上方弧形切口。沿脐环上半环的皮肤皱褶切开，然后在中线上方 1～2cm 切开腹白线及腹膜进入腹腔。进入腹腔后先将肝边缘向上牵拉，暴露幽门管后将其通过切口娩出。此过程应当尽量避免用镊子或止血钳直接钳夹十二指肠或幽门，避免造成上述部位损伤穿孔。幽门娩出切口后，用左手示指拇指分别固定幽门管近端及远端，用手术刀在幽门前上无血管区由近及远将肥厚幽门浆膜及浅层肌层切开，切口可向胃端延伸 0.5cm 以确保切开充分，但切口远端绝不可超过幽门前静脉，避免损伤十二指肠黏膜造成穿孔。使用弯钳轻柔持续发力分离幽门肌纤维束，直至黏膜自切口自然膨出。切面大多无须止血，回纳幽门前应嘱手术台下巡回护士自患儿胃管注入空气，并仔细检查胃十二指肠是否有气泡溢出存在穿孔。术中黏膜穿孔比较少见，如果发现穿孔，可以用可吸收缝线间断缝合黏膜下层进行修补，并以大网膜覆盖在穿孔处，或缝合已经切开的幽门肌全层，另选幽门后壁再次切开。

此外，腹腔镜幽门环肌切开

术自 1991 年首次开展以来，越来越被广为接受。与传统开放手术相比，腹腔镜幽门环肌切开术具有创伤小、手术时间短及术后恢复快等优点。

并发症 ①幽门环肌切开不完全。②幽门黏膜穿孔。

（夏慧敏）

yōumén bìsuǒ

幽门闭锁（pyloric atresia）

幽门管与远端十二指肠完全断离形成盲端或幽门管内先天性隔膜形成致幽门梗阻的罕见的消化道畸形。可孤立发病，但 40%~50% 的病例以合并症形式出现，常见伴发大疱样表皮松解症，有合并症的患儿预后不良。

该病的发病机制尚不清楚，可能与前肠尾端形成胃窦与十二指肠球上段时管腔内黏膜再空泡化异常有关。非环境因素作用下该病呈现家族聚集倾向，尤其是幽门闭锁合并大疱性表皮松解患儿的家族遗传倾向更为显著。根据闭锁位置不同可分为幽门隔膜、胃窦闭锁以及胃窦隔膜。

产前超声可发现孕妇羊水过多，妊娠晚期超声检查可见胎儿胃泡显著扩张，部分呈现"单泡征"征象。幽门完全闭锁的患儿在出生后即出现完全性胃出口梗阻导致的频繁不含胆汁的呕吐。隔膜型闭锁且隔膜中央存在小孔的患儿，症状出现时间及严重程度与小孔直径相关。体格检查可见由于胃膨胀造成的上腹部充盈，可见胃蠕动波，患儿肠道缺乏内容物充盈，故下腹部往往平坦。完全性闭锁患儿腹部平片可见远端肠管不充气，全腹仅见单一胃泡充气扩张形成的单泡征，结合典型病史即可确诊。对于隔膜型不完全闭锁的患儿，可行上消化道造影协助诊断。超声检查有助

于与先天性肥厚性幽门狭窄鉴别，超声造影检查具有诊断意义。出生后处理不当，如喂养、正压无创通气等可能造成胃过度膨胀导致穿孔。幽门梗阻点位于十二指肠球近端，故患儿可排出正常墨绿色含胆汁的胎粪。

确诊后应及时进行手术治疗。①对于幽门管连续的隔膜型闭锁，幽门成形术是首选手术方式，有海内克-米库利奇（Heineke-Mikulicz）术式或芬尼（Finney）术式。术中应充分切开闭锁盲端，并以 8~10 号胃管探查近远端，除外闭锁近远端隔膜形成或远端十二指肠闭锁，避免遗漏造成术后梗阻。②对于完全断离形成盲端的幽门闭锁，需要行幽门十二指肠吻合术，手术方式可采取端端吻合或端斜吻合，另有将十二指肠盲端切开后嵌入幽门盲端形成解剖型幽门括约肌重建的报道，可更好地解决术后胃排空过快的问题。③胃镜下隔膜切除：适用于隔膜型闭锁，由于开展范围小，随访时间短，效果还有待考证。

（夏慧敏）

xiāntiānxìng shí'èrzhǐcháng bìsuǒ yǔ xiázhǎi

先天性十二指肠闭锁与狭窄

（congenital duodenal atresia and stenosis） 胎儿期十二指肠再空泡化过程异常或胰腺发育异常导致的十二指肠管腔狭窄或连续性中断。先天性小肠闭锁的一种特殊类型。

病因及发病机制 胚胎内胚层在第 4 周开始形成肠管，到了第 6 周，肠上皮细胞迅速增殖并充满发育中的肠腔，导致肠腔闭塞。在接下来几周的发育过程中，增殖的上皮细胞逐渐分化吸收，肠道逐渐再通，这个过程称为肠腔再空化。再空化异常是十二指

肠闭锁和狭窄的主要原因。胰腺从胚胎的第 4 周开始发育，前肠的内胚层细胞外凸形成 2 个囊，较大的为背侧胰腺原基，较小的为腹侧胰腺原基。胚胎第 8 周，腹侧胰原基向背侧旋转并与背侧胰原基融合。如果腹侧胰原基不能完全旋转，仍位于十二指肠前方，则与胰腺背侧原基融合时会形成一个环绕十二指肠的胰腺组织环，称为环状胰腺。环状胰腺会造成十二指肠发育异常，表现为部分或完全梗阻。约 50% 十二指肠闭锁或狭窄的患儿合并其他器官系统的先天性异常，21-三体综合征、环状胰腺、先天性心脏病和旋转不良最常见，提示十二指肠闭锁的发生与先天性基因缺陷有关。

分型 与先天性空回肠闭锁类似，十二指肠闭锁与狭窄也可分为三型。①Ⅰ型十二指肠闭锁：肠管连续系膜完整，肠腔内存在隔膜。隔膜可呈完全闭锁状态或存在中央小孔，故临床可表现为完全闭锁或狭窄，部分隔膜宽大松弛并向闭锁远端脱垂形成"风兜"状，此时肠腔粗细交界处并非隔膜附着处。②Ⅱ型十二指肠闭锁：闭锁近远端肠管完全分离，其间通过条状纤维索带相连，但系膜完整。③Ⅲ型十二指肠闭锁：闭锁近远端肠管完全分离且系膜存在 V 形缺损。

临床表现 出生后即出现的大量墨绿色胆汁样呕吐是十二指肠闭锁患儿典型的临床表现，患儿上腹部饱满，可见胃型及蠕动波，下腹部空虚凹陷。先天性十二指肠狭窄临床表现取决于隔膜中央小孔的口径，隔膜中央小孔细小的患儿临床表现与闭锁基本类似，隔膜中央小孔较宽大的患儿可无异常临床表现，部分患儿

因块状食物或异物嵌塞于隔膜处形成梗阻方才发现十二指肠狭窄。十二指肠闭锁常合并其他部位消化道畸形或其他系统畸形，常见合并 21-三体综合征、心血管畸形、肠旋转不良、先天性食管闭锁合并食管气管瘘、生殖系统畸形及直肠肛门畸形等。

诊断 结合临床表现与产前检查、影像学检查，不难诊断。①产前诊断：30%~65%的患儿产前可出现羊水过多，产前超声检查可见胎儿腹腔内巨大胃泡和与之相连高度扩张的十二指肠球部，呈现双泡征，部分检查条件较好的患儿可于产前发现环状胰腺。②影像学检查：腹部平片是诊断十二指肠闭锁最常用的影像学手段，典型的患儿腹部平片可呈双泡征，即腹部可见因梗阻高度扩张的胃泡和与之相连的高度扩张的十二指肠球部，二者呈低密度哑铃泡状影，而其余腹部因远端肠腔内无气体充盈而呈现均质等密度影，即白腹。超声诊断十二指肠闭锁及狭窄同样具有较高敏感性及特异性。超声可明确十二指肠梗阻位置与梗阻原因，可鉴别完全性闭锁与隔膜，可诊断环状胰腺。然而超声检查对操作者经验有较高要求。上消化道造影无须常规进行，仅用于鉴别临床表现及腹部平片不典型的患儿。

鉴别诊断 十二指肠闭锁与狭窄需要与新生儿期造成十二指肠梗阻的其他疾病鉴别。①肠旋转不良：临床表现与十二指肠闭锁与狭窄类似，可通过超声或上消化道造影鉴别。②幽门闭锁与狭窄：较为罕见的畸形，特征是出生进食后频繁呕吐不含胆汁的胃内容物，通过临床表现不难鉴别。③高位空肠闭锁：临床表现亦与十二指肠闭锁类似，腹部平片可见扩张肠管累及十二指肠悬韧带远端空肠，同样可通过超声及上消化道造影鉴别。

治疗 ①十二指肠纵行切开、隔膜切除及横行吻合：治疗隔膜状十二指肠狭窄的标准术式，手术探查见十二指肠连续性完整，并于球部远端存在粗细交界，需考虑存在隔膜狭窄或闭锁，应切开十二指肠肠腔进行探查。切开处通常位于粗细交界处近端，选取系膜对侧缘沿肠管长轴纵行切口切开肠壁，探查肠腔内隔膜存在情况。隔膜往往位于粗细交界处，也可见位于近端扩张段内，向远端脱垂呈"风兜"状。故若在粗细交界处未发现隔膜，应向近端探查。确定隔膜后应将其切除，十二指肠乳头通常开口于隔膜基底部靠近近端处，故切除靠近十二指肠系膜侧隔膜时应格外小心，避免损伤十二指肠乳头。切除隔膜后应将切口向远端稍延长，使其跨过粗细交界处，切口长度不小于 2cm。注入气体仔细检查远端肠管通畅情况，除外合并多发狭窄闭锁。此后将长轴切口沿短轴横行吻合，关闭肠腔。②十二指肠侧侧吻合或十二指肠菱形吻合术：是治疗十二指肠闭锁与环状胰腺的标准术式。闭锁一般位于球部降部交界处、十二指肠乳头的远端，可见近端肠管扩张肥厚，远端肠管细小空虚。选择十二指肠近端、远端肠管侧壁乏血管区域（系膜对侧缘或前侧壁），从距离盲端0.5cm开始沿长轴切开 2~2.5cm，并将近远端切口靠拢，切口两端的端点对端点各缝合一针固定，后壁内翻缝合，可采取间断吻合或连续吻合的方式。后壁缝合满意后继续将前壁吻合。酌情进行浆肌层缝合加固吻合口。吻合结束后，应嘱手术台下巡回护士自患儿胃管注入空气并仔细检查十二指肠吻合口是否有气泡溢出，远端肠管是否开始充盈气体。若存在漏气则需进行修补。③腹腔镜手术：十二指肠闭锁与狭窄的外科手术均能通过腹腔镜手术完成，腹腔镜手术具有创伤小、术后恢复快以及切口美观等优势，术后并发症发生率与传统手术类似。

并发症 ①吻合口狭窄：导致术后吻合口狭窄的常见原因有隔膜切除不彻底、切开不充分、吻合口瘢痕狭窄等，保守治疗无法建立正常喂养的患儿多需再次手术治疗。②吻合口愈合不良：肠管内容物从吻合处外瘘，造成感染性腹膜炎的症状，常见于术后3~5天。造成吻合口瘘的原因多由对吻合条件判断不足，采取不恰当的吻合方式或吻合技术不足所致，一旦发生，均需要再次手术吻合或行肠造口术。③盲袋综合征：十二指肠闭锁术中如近端切口距离十二指肠近端盲端过远，术后患儿进食后食物积聚于盲端内使其不断扩张膨大可形成盲袋综合征，主要表现为不全性上消化道梗阻，呕吐物可见盲袋内陈旧未消化的食糜。需要行盲袋切除手术治疗。④术后巨十二指肠：闭锁近端十二指肠如高度扩张肥厚，将会影响肠管蠕动及排空功能，表现为术后不全性梗阻。在手术修复十二指肠闭锁的同时，若判断十二指肠高度扩张、肥厚，考虑存在术后巨十二指肠可能性时，应裁剪十二指肠缩小管腔。

预后 单纯型十二指肠闭锁与狭窄均预后良好，严重的染色体异常、心血管畸形及消化道多发畸形是影响预后的负面因素。

（夏慧敏）

jùdà shí'èrzhǐcháng chéngxíngshù

巨大十二指肠成形术（giant duodenoplasty）

通过手术裁剪将巨大的十二指肠缩小并重新缝合成管状的手术。适用于因十二指肠闭锁或慢性不全性梗阻形成的巨大十二指肠。十二指肠闭锁及十二指肠慢性不全性梗阻的状态下，十二指肠内的内容物长期聚集于十二指肠梗阻点近端，使该部分肠管被动扩张。同时，十二指肠因内容物刺激蠕动频率增加，蠕动幅度加大，久而久之肠壁内平滑肌增生，造成肠壁肥厚。十二指肠的这些病例生理性改变通常会进而加重排空困难，形成恶性循环。当十二指肠过于扩张时，单纯解除梗阻往往不能彻底改善十二指肠扩张段排空障碍，此时需要将扩张的十二指肠重新塑形。

手术目的是将球状扩张的十二指肠修剪为逐渐缩窄的倒锥形，以期与梗阻点远端较细小的肠管口径相适应。拟裁剪切除的部分需要选择十二指肠系膜对侧缘，以避免损伤胆总管、胰腺和十二直肠乳头。用电刀或标记笔设计裁剪范围后，用悬吊线固定十二指肠将其重复展开，按标记线切除拟裁剪的部分肠管，并将剩余部分肠壁的黏膜及黏膜下层，浆肌层两层分别缝合。缝合方式可采用间断吻合或连续吻合，也可以通过直线形或弧形切割吻合器完成切除吻合。并发症有吻合口瘘、吻合口狭窄、成形不彻底。

（夏慧敏）

shí'èrzhǐcháng cècèwěnhéshù

十二指肠侧侧吻合术（side-to-side anastomosis of doudenum）

通过将十二指肠近端及远端的肠管侧壁切口对合、吻合，重建十二指肠连续性的手术。

应用解剖　当发生先天性十二指肠闭锁或环状胰腺时，梗阻点近端十二指肠球部内的肠管内容物由于长时间通过受阻，近端十二指肠球部会出现显著的肠管扩张以及代偿性肌层肥厚，而梗阻点远端的十二指肠降部、水平段以及远端的小肠均因为缺乏肠内容物充盈而呈现失用性萎缩，肠管直径细小、肠壁较薄。梗阻点近远端肠管口径、肠壁厚度往往相差数倍，且梗阻点附近有发育异常的环状胰腺、十二指肠乳头等重要解剖结构，给修复该处的畸形造成了困难。

十二指肠侧侧吻合术出现之前，治疗十二指肠闭锁及环状胰腺往往采用胃空肠侧侧吻合、胃十二指肠侧侧吻合等术式，这些术式的理念均是通过短路的方式回避梗阻点，并重建消化道连续性。缺点也是显而易见的，较远处两处消化道间进行短路手术，容易在盲端堆积食糜，造成盲端慢性扩张，形成盲袋效应，且胃与空肠、十二指肠降部的 pH 值相差较悬殊，远期容易形成反流性胃炎、吻合口瘢痕性狭窄甚至黏膜恶变，进食大量碳水化合物时，食物过快进入小肠还会引起倾倒综合征等。十二指肠侧侧吻合术则是通过将十二指肠近端及远端侧壁分别切开 2~2.5cm，并将两端侧壁切口在空间上靠拢，然后进行间断或连续吻合的术式。该术式既避免了损伤十二指肠梗阻点的重要结构、确保吻合口口径足够宽阔，从而减小了吻合口形成狭窄的风险、不易形成盲袋效应且不改变胃、十二指肠或空肠的内环境，是最接近生理状态的术式，该术式问世以来立即被大家所认可，成为治疗十二指肠闭锁及环状胰腺的标准术式之一。

适应证　十二指肠闭锁、环状胰腺以及其他病因（外伤、肿瘤等）导致十二指肠连续性中断，需要重建十二指肠连续性的情况。

手术方法　标准开放手术入路，一般选取患者右上腹横切口，切口长 3~5cm。手术开始后先切开皮肤及皮下组织，横行切开腹直肌前鞘、肌肉纤维以及腹直肌后鞘，切开腹膜进入腹腔。进入腹腔后先将肝边缘向上牵拉，循胃大弯、胃窦及胃幽门确定十二指位置，此时需要分离十二指肠表面的腹膜、十二指肠外侧侧腹膜及结肠肝曲的侧腹膜，将结肠肝曲向内下翻转，进而充分暴露十二指肠球部、降部及水平部。该过程中应避免过度分离十二指肠内侧，以免破坏十二指肠血供或损伤十二指肠内侧重要解剖结构。暴露满意后继续探查十二指肠，确定十二指肠梗阻原因（闭锁、环状胰腺或隔膜等）。梗阻点一般位于球部降部交界处、十二指肠乳头的远端，可见近端肠管扩张肥厚，远端肠管细小空虚。选择十二指肠近端、远端肠管侧壁乏血管区域（系膜对侧缘或前侧壁），从距离盲端 0.5cm 开始沿长轴切开 2~2.5cm，并将近远端切口靠拢，切口两端的端点对端点各缝合一针固定，后壁内翻缝合，可采取间断吻合或连续吻合的方式。后壁缝合满意后继续将前壁吻合。酌情进行浆肌层缝合加固吻合口。吻合结束后，应嘱手术台下巡回护士自患者胃管注入空气并仔细检查十二指肠吻合口是否有气泡溢出，远端肠管是否开始充盈气体。若存在漏气则需进行修补。

腹腔镜十二指肠侧侧吻合术的手术原则与开放手术类似，且具有创伤小、手术时间短及术后恢复快等优点。

并发症 ①吻合口瘘。②吻合口狭窄。

（夏慧敏）

shí'èrzhǐcháng língxíng wěnhéshù

十二指肠菱形吻合术（diamond-shaped anastomosis of doudenum）

十二指肠侧侧吻合术的改良术式。适用于十二指肠闭锁、环状胰腺以及其他病因（外伤、肿瘤等）导致十二指肠连续性中断，需要重建十二指肠连续性的情况。

手术切口及探查过程均与十二指肠侧侧吻合术相同。选择十二指肠近端、远端肠管侧壁乏血管区域，一般均为十二指肠系膜对侧缘。近端从距离盲端0.5cm处肠壁开始沿垂直于长轴的方向将十二指肠盲端水平切开2～2.5cm，远端则于系膜对侧缘距离盲端0.5cm处开始沿长轴纵切2～2.5cm，先将近端水平切口的下缘中点与远端切口近端顶点进行固定，再将近端切口两定点分别与远端切口的左右侧中点各缝合一针固定，后壁内翻缝合，采取间断吻合或连续吻合的方式均可。后壁缝合满意后，将近端切口的上缘中点与远端切口的远端端点缝合固定，继续将前壁吻合。酌情进行浆肌层缝合加固吻合口。该术式利用了肠壁固有的张力，使吻合结束后吻合口可以呈菱形持续开放状态，更利于肠道内容物通过，同样可以通过腹腔镜手术完成。并发症有吻合口瘘、吻合口狭窄。

（夏慧敏）

cháng xuánzhuǎn bùliáng

肠旋转不良（malrotation of intestine）

胚胎期中肠发育过程中以肠系膜上动脉为轴心的旋转障碍性疾病。胎儿肠道发育过程中需要以肠系膜上动脉为轴逆时针旋转270°并固定于腹后壁，如果这个过程出现问题，导致肠道位置异常和肠道固定韧带附着异常，将造成十二指肠梗阻或肠扭转等一系列临床问题，这种肠道的病理性旋转及固定即为肠旋转不良。

病因及发病机制 肠道旋转固定异常的病理过程已经比较清楚，但导致这些异常发生的根本原因尚且不明确。

肠旋转固定的生理过程：胚胎第4周中肠开始快速生长并分化为十二指肠球远端、空回肠、盲肠阑尾、升结肠以及横结肠。此时胎儿腹腔容积尚小，无法容纳快速生长的肠管，故肠管暂时性膨出胎儿腹腔，进入胚外体腔继续发育。这些肠管在接下来的6～8周内将会以起自胎儿腹后壁腹主动脉上的肠系膜上动脉为轴，逆时针旋转270°，并随着胎儿腹腔容积增加逐渐回纳胎儿腹腔，肠道旋转完成后，在腹后壁与肠管之间会形成一系列韧带，将肠管进一步固定在生理解剖位置上，即十二指肠水平段由左至右横跨脊柱前方，空肠起始段位于脊柱左侧胃窦水平，并被十二指肠悬韧带固定于肠系膜根部及后腹壁，小肠系膜由左上至右下走行，空肠位于左上腹，回肠位于右下腹，盲肠阑尾位于右下腹，升结肠位于右侧腹，右半结肠与侧腹壁之间有侧腹膜形成的韧带固定，结肠肝曲有膈结肠韧带固定，横结肠由右向左走行于前腹部，并借肝结肠韧带及胃结肠韧带固定。

肠旋转不良的病理过程：由不明确的致病因素造成的肠道生理旋转过程受阻可发生于整个旋转过程的任意阶段，造成一系列连续的病理类型，其造成的后果主要有两类。第一类是由于旋转不到位以及韧带形成、固定异常造成的十二指肠、空肠起始段受到异常索带（拉德索带）卡压造成梗阻。回盲部及升结肠因为旋转不到位而位于左下腹，这些索带从回盲部及升结肠发出，横跨肠系膜根部固定于腹壁右后外侧，将十二指肠或空肠起始段压迫于系膜根部造成梗阻。第二类是由于肠系膜根部狭窄造成的中肠扭转，整个中肠绕狭窄系膜根部顺时针扭转，导致肠梗阻及肠绞窄。

分型 ①中肠不完全旋转：最常见的类型。整个中肠袢只逆时针旋转90°～180°，十二指肠及空肠起始段位于肠系膜上动脉右后，被拉德索带压迫，回盲部与升结肠位于左侧腹。②中肠完全不旋转：常见类型。整个中肠袢仅旋转<90°。③十二指肠空肠袢旋转异常：该类型按盲肠结肠袢的旋转情况不同，进一步分为三类，即十二指肠空肠袢未旋转、十二指肠空肠袢反向旋转及十二指肠空肠袢及盲肠结肠袢均反向旋转，或简称中肠反转。③十二指肠空肠袢旋转正常但盲肠结肠袢旋转异常：可分为四类，即盲肠结肠袢未旋转、右半结肠固定不良、盲肠固定不良及结肠系膜固定不全。

临床表现 肠旋转不良由于病变类型不同，临床表现多种多样，新生儿起病的占40%～74%，90%的病例在1岁前出现症状，少数人终身无症状。首发症状可出现于任何年龄阶段。①十二指肠梗阻与高位空肠梗阻：上消化道梗阻是肠旋转不良的主要临床表现，早期出现频繁的胆汁样呕吐，上腹部胃区饱满，下腹部空虚凹陷，部分患儿可见胃蠕动波或十二指肠蠕动波。②肠扭转与肠绞窄：当肠旋转不良合并肠扭转时，患儿出现绞窄性肠梗阻症状，如持续性腹痛进行性加重、全腹胀，呕吐暗红色血性胃肠液、排暗红色血便等，体格检查可见腹部不对称膨隆，可见肠型，新生儿易出现腹壁静脉显露及腹壁潮红，早期听诊肠鸣音亢进，肠管濒临坏死时肠鸣音消失。触诊可及压痛，腹肌紧张，可触及肠管扭转形成的包块。肠扭转发生绞窄时，患儿可发生代谢性酸中毒、感染性休克甚至弥散性血管内凝血等严重全身症状，若不即时手术抢救，预后差、病死率高。

诊断 ①产前诊断：部分肠旋转不良在产前即出现异常征象，部分胎儿十二指肠梗阻完全，可通过产前超声发现"双泡征"；妊娠晚期少数胎儿可能发生宫内肠扭转，表现为宫内窘迫，超声可见胎儿肠管扩张。②腹部平片：以上消化道梗阻为主要表现的患儿腹部平片可见胃、十二指肠扩张，部分完全性十二指肠梗阻的患儿可呈现典型的双泡征。出现肠扭转时，可见肠管不对称扩张、积液，肠管内可见弹簧征，肠管僵硬，肠间隙增宽。③腹部超声：对于早期诊断肠扭转有一定意义，可见肠系膜根部扭转形成的包块状回声，彩色多普勒可显示包块内动静脉血流回声呈螺旋样排列。④消化道造影：上消化道造影是诊断肠旋转不良的金标准。存在十二指肠梗阻的患儿，造影可见胃十二指肠扩张，造影剂呈螺旋状缓慢下降通过十二指肠降部及水平段后进入空肠，空肠起始段位置低于幽门、位于脊柱前方或位于脊柱右侧。上消化道造影不典型时，可结合结肠造影判断。结肠造影的目的主要是显示回盲部位置，回盲部位置不位于右下腹者，对诊断肠旋转不良有一定

意义。⑤其他影像学检查：CT与MRI检查可诊断肠旋转不良，但操作复杂效率较低，仅作为辅助手段。

鉴别诊断 肠旋转不良需要与其他原因造成的上消化道梗阻鉴别，如环状胰腺、十二指肠狭窄或隔膜状闭锁、十二指肠周围肿瘤压迫以及肠系膜上动脉综合征等。上述疾病临床表现类似，肠旋转不良不合并扭转时，通过腹部平片也难以鉴别。上消化道造影与超声检查可以较好鉴别。

治疗 对于影像学检查表现为典型肠旋转不良者，无论是否存在症状均应手术矫正。对于无症状的不典型肠旋转不良，可以不予处理。出现肠扭转的患儿需要在维持生命体征的前提下尽可能快速手术探查，以挽救肠管避免其大范围坏死。

拉德手术（Ladd operation） 治疗肠旋转不良的手术方式，主要分为四步。第一步，进入腹腔后首先应将肠管娩出腹腔，将顺时针扭转的肠管逆时针复位。第二步，应明确肠旋转不良类型、十二指肠梗阻点位置，以及十二指肠空肠袢、盲肠结肠袢与肠系膜上动脉的相互位置关系，并彻底松解附着于十二指肠表面的拉德韧带，解除十二指肠梗阻，将十二指肠空肠袢伸直，并将肠系膜根部充分展开。第三步，切除阑尾，目的是避免异位阑尾发生阑尾炎时造成诊断困难。随着诊断技术的进步以及对疾病认识的深入，更倾向于保留阑尾不予切除。第四步，回纳肠管，将肠管从十二指肠开始由右侧腹向左侧腹顺次回纳空肠、回肠及结肠。除上述步骤之外，还需要常规探查十二指肠，除外合并十二指肠隔膜、狭窄或环状胰腺等情况。

对于存在肠扭转的病例，复位肠管后应观察肠管的血运与活力恢复情况，若存在判断困难的情况，可暂时关闭腹腔，待24~48小时后再次开腹探查。对于完全坏死的肠管，应予以切除。

腹腔镜拉德手术 拉德氏手术可通过腹腔镜完成。腹腔镜手术具有切口美观、创伤小、术后恢复快的优点，但也存在局限性。腹腔镜手术由于操作器械灵活性所限，手术时间较开放手术明显更长，故不适于抢救肠坏死的紧急情况；腹腔镜下对于肠系膜根部的分离受到空间限制，很难做到将系膜充分展平；腹腔镜手术由于视野限制，容易遗漏复位不彻底的局部扭转肠管。后面两点可能是造成腹腔镜手术术后梗阻复发率较高的原因。

并发症 ①肠旋转不良术后再梗阻：约10%的患儿出现术后再次梗阻的临床表现，大多出现在术后3个月内。因为系膜拓展不充分造成的术后再扭转、粘连性肠梗阻等是造成术后复发的主要原因。②短肠综合征：中肠扭转绞窄造成的大范围肠管坏死是造成短肠综合征的根本原因，可通过全肠外营养、肠道延长手术或小肠移植治疗，总体预后不良。

（夏慧敏）

chángxìmó shàng dòngmài zōnghézhēng

肠系膜上动脉综合征（superior mesenteric artery syndrome） 十二指肠水平段被夹在肠系膜上动脉与腹主动脉形成的锐角之间引起的以十二指肠急性或慢性梗阻为主要表现的一组临床综合征。又称十二指肠动脉压迫综合征、威尔基综合征（Wilkie syndrome）、卡斯特综合征（Cast syndrome）、慢性十二指肠梗

阻等。

病因及发病机制 肠系膜上动脉是腹主动脉在腹腔内向前方发出的粗大分支，主要给十二指肠、空回肠及部分结肠供应动脉血。十二指肠水平段是十二指肠C型肠管的第三部分，这部分肠管从右向左在腹主动脉前方跨过，走行于十二指肠上动脉与腹主动脉之间。四足动物腹腔内肠系膜上动脉几乎与腹主动脉形成直角。而人类直立行走后，肠系膜上动脉受重力下垂，与腹主动脉之间夹角缩小，形成锐角，正常此锐角为40°~60°。生理状态下，肠系膜上动脉与腹主动脉之间的这部分十二指肠被韧带固定，且周围填充腹膜后脂肪组织形成支撑。在病理因素作用下，肠系膜上动脉与腹主动脉之间的夹角进一步缩小或十二指肠韧带发育不良发生移位，十二指肠水平段被肠系膜上动脉压迫形成不全性十二指肠梗阻。

造成肠系膜上动脉压迫的原因主要有：①生理性或病理性消瘦造成十二指肠脂肪垫萎缩，进而使夹角进一步缩小形成压迫。常见于甲状腺功能亢进症、厌食症、消耗性疾病、青春期生理性消瘦等。此时肠系膜上动脉与腹主动脉夹角通常为15°~20°。②十二指肠水平段周围韧带发育不良。韧带过短会将十二指肠牵拉入更狭小的角内，而韧带松弛会让十二指肠下垂至腰椎生理性前突水平，同样会因为肠系膜上动脉将水平段挤压至腰椎表面形成压迫症状。③病理性腰椎前突增加，如腰椎前突畸形、腰椎侧突修复后等情况造成的腰椎前突增加，会向前方推挤十二指肠形成压迫。④病理性十二指肠移位，如肠旋转不良、胃肠道手术后、十二指肠及其周围发生的肿瘤、炎症等情况均可能造成十二指肠水平段偏离原生理位置，造成十二指肠压迫症状。

临床表现 该病在瘦长体型人群多见，尤其是青春期身高快速增长所致生理性消瘦的患儿发病率较高。患儿可呈现急性或慢性病程的临床表现。急性起病或慢性病程急性发作时，患儿通常表现为十二指肠梗阻的症状和体征，即恶心、呕吐、腹痛、腹胀等。叩诊上腹部可呈鼓音，可有上腹部压痛和肠鸣音异常。进食后症状加重。膝胸或俯卧位可缓解症状，这两种姿势都会增加肠系膜上动脉与主动脉之间的角度。呕吐次数多、进食少的患儿可能出现电解质失衡的表现。慢性发病患儿可能在多年内多次出现上述症状，通常有呕吐、食欲减退相关的间歇性腹痛。

诊断 ①病史：消瘦体型患儿如表现为慢性十二指肠梗阻症状者，应积极排查功能性异常及其他畸形、肿瘤、炎症或外伤等病理性因素造成的十二指肠梗阻，排除其他病因导致的症状后，应考虑肠系膜上动脉综合征可能。俯卧位或胸膝位可使症状显著缓解的病史对诊断有较大意义。②影像学检查：腹部平片可显示胃、十二指肠扩张。上消化道造影可见十二指肠扩张、造影剂在十二指肠内滞留，检查中十二指肠水平段出现特征性垂直线性外源性压迫，可对肠系膜上动脉综合征做出阳性诊断，梗阻近端的扩张段可出现反向蠕动。俯卧位透视上述征象消失，可提高确诊率。超声检查可即时测量肠系膜上动脉与腹主动脉间形成的夹角及十二指肠水平段的解剖关系，可动态观察十二指肠内容物流动变化情况，有助于诊断建立。CT能够同时显示特征性的十二指肠扩张情况以及肠系膜上动脉与腹主动脉的毗邻，同时也有利于其他外源性压迫造成梗阻的鉴别。

鉴别诊断 肠系膜上动脉与腹主动脉之间夹角小于生理性夹角不能单独作为诊断该疾病的依据，需要结合其他检查手段排除造成类似症状的其他疾病后方能确诊。故鉴别诊断是该疾病诊断过程的主要任务。由于肠系膜上动脉综合征的临床表现缺乏典型特征，故鉴别诊断应包括但不限于造成十二指肠不全性梗阻及腹痛的各种疾病，如先天性畸形、肿瘤、炎症、消化性溃疡、瘢痕、感染、外伤、寄生虫感染以及十二指肠功能性异常等。

治疗 存在原发疾病导致肠系膜上动脉综合征的需要积极处理原发疾病。单纯性肠系膜上动脉综合征的治疗主要包括非手术治疗和手术治疗。

非手术治疗 大多数患儿对非手术治疗反应良好。其手段包括充分的胃肠减压、缓解胃肠道痉挛、体液疗法纠正水电解质紊乱，通过体位疗法、空肠营养管空肠内营养等方式纠正营养不良，静脉营养等。通常患儿体重增长，腹腔脂肪蓄积后可增加对肠系膜上动脉的支撑，从而增加肠系膜上动脉与腹主动脉之间夹角，缓解症状。

手术治疗 对于非手术治疗无效的患儿可慎重选择手术治疗。手术方式分为两种。①彻底松解固定十二指肠水平段及空肠起始段的十二指肠悬韧带：将十二指肠水平段自肠系膜上动脉后方完全释放，使之在脊柱右侧下垂。该手术方式的优点是无须肠吻合，术后恢复较快，缺点是术后容易因肠粘连造成症状复发。②不同形式的十二指肠空肠吻合、胃空肠吻合术：通过吻合将梗阻点"短路"，使胃或十二指肠降段内食物直接通过短路肠管进入空肠，该类术式的优点是缓解症状较彻底，较少出现复发，但手术操作较复杂。

预后 肠系膜上动脉综合征延迟诊断可造成脱水、电解质紊乱，甚至死亡。急性病程的儿童尤其是幼儿如胃肠减压不彻底可能造成呕吐物误吸，导致急性呼吸窘迫综合征和胃穿孔。慢性和严重的十二指肠扩张也可能导致逆行蠕动，导致严重呕吐，与肠系膜上动脉综合征患儿预后不良有关。

（夏慧敏）

xiāntiānxìng xiǎocháng bìsuǒ yǔ xiázhǎi

先天性小肠闭锁与狭窄（congenital intestinal atresia and stenosis）

各种原因导致空肠或回肠肠管结构发育异常，造成肠管管腔狭窄或连续性中断的疾病。

病因及发病机制 ①胎儿肠道损伤及肠系膜血管意外：胎儿肠道在发育过程中如在病理因素作用下出现扭转、套叠、内疝，或出现肠系膜血管局部发生栓塞、梗死等情况，可造成胎儿受累的肠道不同程度的坏死、穿孔。在修复过程中形成瘢痕、狭窄，甚至病变肠段被完全吸收消失，仅留下近远端肠管盲端及相应的系膜缺损。表现为出生后的小肠狭窄以及不同类型的小肠闭锁。②肠系膜血管发育不良：正常的肠系膜各级血管间存在大量弓状血管交通支，交织成网状，使得肠管在腹腔运动时不易因为系膜扭转折叠造成肠道供血异常，肠系膜血管网发育不良时，血管分

支减少，血管弓缺失，较长的肠道螺旋状绕较短的系膜血管排列形成"苹果"样改变，肠管较易因系膜血运异常发生梗死进而形成闭锁，故此原因造成的肠闭锁儿几乎均为高位空肠闭锁。③胎儿肠道上皮空化异常：在胎儿肠管发育的早期，肠管内由上皮组织填充呈实心状态，需要经历上皮组织吸收及再分布的"空化"过程。胎儿肠道上皮空化异常可能是各种隔膜状狭窄及闭锁的发病机制。④遗传致病因素：基因缺陷可是部分"苹果皮"样小肠闭锁以及多发小肠闭锁的发病机制。基因缺陷可能来自突变，也可以来自常染色体显性遗传及常染色体隐性遗传，呈现家族聚集倾向。

分型 小肠闭锁按发病部位可分为十二指肠闭锁、空肠闭锁与回肠闭锁，三者预后略有不同。按病理解剖类型特点可分为四型。①Ⅰ型肠闭锁：闭锁近远端肠管连续，仅腔内隔膜形成。②Ⅱ型肠闭锁：闭锁近远端肠管分离，肠管盲端之间可见纤维索带相连，系膜完整。③Ⅲ型肠闭锁：又分2个亚型。Ⅲa型肠闭锁，闭锁近远端肠管盲端完全分离，伴有系膜V形缺损。Ⅲb型肠闭锁，符合Ⅲa型特点，且闭锁远端系膜血管发育不良，肠管呈"苹果皮"样改变。④Ⅳ型肠闭锁：多发肠闭锁。

临床表现 以出生后的肠梗阻为主要临床表现。①腹胀：患儿出生时即可出现不同程度的腹胀，高位空肠闭锁可呈现上腹膨隆下腹萎瘪的不均匀腹胀，回肠闭锁一般表现为全腹胀。可见宽大肠型及蠕动波，可见腹壁静脉显露。②胆汁样呕吐：出生后即出现，个别患儿饮奶后出现，表现为大量墨绿色胆汁样呕吐。

③胎便排出异常：肠闭锁患儿出生后大多无自主排便，部分患儿在刺激肛门直肠之后可排出白色栓状胎便，无正常胎便排出。④肛门指诊时，小指指尖可于直肠近端触及狭小管腔，即"小结肠"感。

诊断 ①产前诊断：产前超声发现羊水过多、胎儿肠管异常扩张、胎儿腹水以及肠管回声增强对肠闭锁有一定诊断价值，且越是在妊娠晚期出现的征象，诊断的意义越大。②腹部X线检查：常见不对称分布于腹腔内的宽大扩张的肠管，立位片可见肠管内宽大的气液平。部分合并胎粪性腹膜炎的患儿可见腹腔内钙化灶形成。③超声检查：腹部超声可见腹腔内宽大扩张的肠管内部充满高回声的肠内容物与气体，可见扩张肠管肠壁增厚，蠕动增强，部分患儿可见闭锁盲端以及远端萎瘪的肠管。腹水以及肠壁高回声提示合并胎粪性腹膜炎。④结肠造影检查：经肛门注入造影剂，可见患儿结肠细小形态呈失用性萎缩状，即"小结肠"征。结肠造影对于临床表现以及腹部平片表现不典型的患儿有鉴别诊断意义。

鉴别诊断 ①胎粪性肠梗阻：部分回肠闭锁与胎粪性肠梗阻的临床表现非常类似，有时术中探查时方能鉴别。小肠闭锁患儿与胎粪性肠梗阻相比，闭锁近端肠管内有更多液体聚集，故腹部平片肠管内部的液气平面更宽大，而胎粪性肠梗阻患儿腹部平片扩张肠管内以气体为主，液气平面短小。结肠造影时可见肠闭锁患儿结肠内栓状胎粪较少，而胎粪性肠梗阻患儿结肠内充满大量栓状胎粪，造影剂往往受阻无法完整显示整个结肠框。②先天性巨

结肠：回肠闭锁需要与长段型先天性巨结肠鉴别。后者往往为不全性梗阻，结肠造影可见结肠直径较肠闭锁相比更宽。

治疗 手术治疗是挽救患儿生命的唯一方法。①术前支持治疗：对于生命体征不稳定的患儿需要给予紧急抢救复苏，维持生命体征。对于存在严重水电解质紊乱的患儿需要给予体液疗法纠正水电解质紊乱。部分患儿术前合并闭锁近端肠管穿孔、扭转，有较严重的贫血、感染甚至出现感染性休克，此时要输注红细胞悬液、血浆，视感染情况给予足量广谱抗生素治疗感染以及纠正休克。及时有效的术前治疗可以有效地减少围手术期并发症的发生。②手术方法：应根据患儿病情及病理解剖分型不同合理选择手术治疗方式。对于隔膜状闭锁或先天性肠狭窄的患儿，可以采取狭窄处沿肠管长轴切开，切除隔膜后再沿垂直于长轴的方向重新缝合的方法进行手术治疗。对于肠闭锁患儿闭锁肠管近远端口径相差不大时，可切除闭锁近端20cm以上肥厚扩张的肠管以及远端闭锁肠管盲端后，将两端靠拢行端斜吻合。对于高位空肠闭锁、吻合口径相差过于悬殊的患儿，可采用毕晓普斯-科普（Bishops-Koop）、圣图利（Santulli）肠造口术或双腔肠造口术。

并发症 ①吻合口狭窄：是肠闭锁术后较常见的并发症，吻合口存在张力、血运不良或感染愈合时，会形成较厚重瘢痕，形成狭窄，影响肠内容物通过，从而表现为不全性肠梗阻的症状。吻合口近远端肠管口径相差过于悬殊或粗细过度过于陡然时，可形成相对吻合口狭窄。②吻合口瘘：术后吻合口愈合不良，肠管内容物从吻合处外瘘，造成肠梗阻、感染性腹膜炎的症状，常见于术后3~5天出现。造成吻合口狭窄与吻合口瘘的原因多由对吻合条件判断不足，采取不恰当的吻合方式或吻合技术不足所致，一旦发生，均需要再次手术吻合或行肠造口术。③坏死性小肠炎：常见于术后存在不全性梗阻的患儿，吻合口近端肠管内肠内容物无法及时排空，导致细菌过度繁殖，同时常规慢性被动扩张也损害了肠道菌血屏障，此时细菌通过肠黏膜进入肠壁内繁殖，造成肠炎，起初表现为腹泻、大便隐血，随着病程进展可出现肠坏死及感染性休克。④短肠综合征：肠管长度过短造成肠黏膜有效吸收面积减少导致患儿无法经肠内营养维持生命及生长发育的疾病状态。肠闭锁术后出现短肠综合征多由于先天性肠管发育不良，存在先天性短肠或手术切除过多病变肠管所致。

预后 随着外科手术技术、麻醉技术及新生儿重症监护围手术期管理水平的提高，先天性小肠闭锁与狭窄的预后较前明显得到了改善。除少数肠管发育差、合并畸形多以及存在基因缺陷的患儿外，绝大多数患儿预后良好。

（夏慧敏）

tāifènxìng chánggěngzǔ

胎粪性肠梗阻（meconium ileus） 各种原因造成的肠道上皮细胞分泌功能异常或肠道蠕动功能异常，导致胎粪黏稠干结无法被患儿排出，聚集于回肠末端及远端结肠而形成的肠梗阻。

病因及发病机制 ①囊性纤维化：一种常染色体隐性遗传疾病，白种人发病率较高，黑种人及黄种人罕见。正常人群上皮细胞膜表面存在一种称为囊性纤维化跨膜调节蛋白的氯离子通道，囊性纤维化患儿编码该离子通道基因发生突变，造成全身腺体及上皮细胞分泌功能异常。新生儿期约20%的囊性纤维化患儿会因为胰酶分泌及肠液成分异常造成胎粪性肠梗阻。②非囊性纤维化导致的胎粪性肠梗阻：亚洲人罹患囊性纤维化的患儿非常罕见，但胎粪性肠梗阻的发病并不少见，其他病因造成的肠液及小肠蛋白酶分泌异常同样可造成胎粪性肠梗阻。此外，各种原因造成的肠蠕动功能异常也可导致发病，如极低出生体重早产儿等。

分型 根据是否存在伴发畸形可将胎粪性肠梗阻分为单纯性及复杂性两种类型。单纯性胎粪性肠梗阻不合并伴发畸形；复杂性胎粪性肠梗阻常合并早产、肠旋转不良、肠扭转、肠穿孔、胎粪性腹膜炎等情况，预后较差。

临床表现 以不同程度的低位肠梗阻为主要表现。①腹胀：患儿出生时即可出现不同程度的腹胀。全腹胀为主，可见肠型及蠕动波，可见腹壁静脉显露。②胆汁样呕吐：呕吐出现时间较晚，多于患儿饮奶后出现，表现为墨绿色胆汁样呕吐。③胎便排出异常：胎粪性肠梗阻患儿出生后无自主排便，在刺激肛门直肠之后可排出白色栓状胎便，无正常胎便排出。④肛门指诊时可于直肠近端有触“小结肠”感。

诊断 ①胰蛋白酶活性检测：囊性纤维化导致胎粪性肠梗阻患儿的十二指肠液及胎便中胰蛋白酶活性为阴性，而无囊性纤维化的患儿为阳性。胎便胰蛋白酶活性检测是诊断囊性纤维化导致胎粪性肠梗阻的主要手段之一。②汗液实验：囊性纤维化患儿汗液中钠离子、氯离子含量显著增高，但由于新生儿难以收集足够汗液进行检测，且特异性不高，故该方法较少用于新生儿期诊断。③腹部 X 线片：腹部正位片可见低位肠梗阻的表现，扩张肠管遍布全腹，由于肠壁增厚以及少量腹水存在，也可见肠间隙增宽；立位片可见肠管内液气平面较少，较短小，此点可以与肠闭锁鉴别。④结肠造影检查：经肛门注入造影剂，可见患儿结肠细小形态呈失用性萎缩状，即"小结肠"征，因受胎粪阻挡，部分患儿结肠造影可能无法显示完整结肠框。

鉴别诊断 ①先天性小肠闭锁与狭窄：部分回肠闭锁与胎粪性肠梗阻的临床表现非常类似，有时术中探查时方能鉴别。②先天性巨结肠：胎粪性肠梗阻需要与长段型先天性巨结肠鉴别。后者常为不全性梗阻，结肠造影可见结肠直径较肠闭锁相比更宽，肠管内往往无异常胎粪影。部分患儿需要术中肠壁活检方能鉴别。

治疗 主要包括非手术治疗和手术治疗。

非手术治疗 适于一般情况良好的单纯性胎粪性肠梗阻患儿。用渗透压高的造影剂（泛影葡胺等）灌肠对于治疗胎粪性肠梗阻具有一定疗效。在超声或透视的严密监控下，经患儿肛门缓慢注入 1∶1 稀释的泛影葡胺，观察造影剂通过失用性小结肠逐渐进入扩张的回肠，同时给予患儿足够的补液及抗生素，以预防高渗带来的腹泻脱水以及菌群异位造成的肠炎和感染。泛影葡胺可起到渗透性腹泻及润滑作用，促进黏稠胎便排出。此外，一些黏液溶解剂如 N-乙酰半胱氨酸等，也可用以灌肠治疗胎粪性肠梗阻。该方法的优点为无创、无须深度麻醉，且重复性好，可多次实施，

同时该方法也存在局限性，并非所有患儿对灌肠敏感，仍有一部分患儿仍需手术治疗，高渗的造影剂易诱发小肠结肠炎，严重时可导致肠坏死。此外，灌肠存在造成消化道穿孔的风险，故整个过程需要严密监控，一旦发现需立即手术治疗。

手术治疗 复杂性胎粪性肠梗阻以及非手术治疗无效时，应即时手术。由于相当一部分以胎粪性肠梗阻为临床表现的患儿无法术前与先天性巨结肠及其类缘病鉴别，有赖于术中病理活检明确诊断。手术开始后应在胎粪聚集处近端肠管将肠管切开，并自此处向远端注入灌洗液，轻柔挤压黏稠胎便促使其溶解后，逐步将肠管内胎粪完全取出。进而取直肠近端肠壁全层活检，送术中冷冻切片寻找肌层内神经节细胞，以除外先天性巨结肠。诊断明确后可行毕晓普斯-科普（Bishops-Koop）、圣图利（Santulli）肠造口术或双腔肠造口术。

预后 合并囊性纤维化的患儿因病变累及全身腺体及上皮细胞，除消化道症状外，往往还存在呼吸系统病变，故需长期治疗。单纯性胎粪性肠梗阻预后较好。

（夏慧敏）

tāifèn shuānsāi zōnghézhēng

胎粪栓塞综合征（meconium plug syndrome，MPS）

新生儿在出生后因为结肠蠕动功能异常或胎粪性状改变而造成胎便在肠道内栓塞，不易于出生后即时排出，进而产生以腹胀、呕吐等一系列消化道临床症状为主要表现的综合征。

病因及发病机制 新生儿正常胎便末端的一小段（靠近肛门一端）常呈现苍白色栓状，质地较硬。大部分新生儿在出生前、

产时或产后 24 小时内将此胎粪栓与其后的墨绿色糊状黏稠胎便一同排出。以往的观念认为，MPS 为新生儿期功能性疾病，个别健康新生儿由于此段胎粪栓更长或更干硬而难于排出，从而阻塞肠道产生肠梗阻症状，刺激肛门直肠促进排便后若新生儿能排出胎粪栓，则症状消失，饮奶、排便恢复正常，此类为单纯性 MPS。但通过研究认为，相当一部分 MPS 是由一些器质性疾病导致的肠蠕动不良所造成的，而 MPS 仅为这些疾病的临床表现，为复杂性 MPS，需要谨慎鉴别。

临床表现 ①胎粪排出延迟：新生儿胎粪通常在出生后 24 小时内排出，墨绿色黏稠胎便在 48 小时前后排尽，开始排黄色糊状便。胎粪超过 24 小时未排出，即为胎粪排出延迟。②低位肠梗阻：胎粪犹如栓子堵塞肠道，造成肠梗阻临床表现，随着新生儿出生后哭啼及吸吮吞咽气体，腹胀逐渐加重，进而出现呕吐，起初为奶样胃内容物，进而出现胆汁性呕吐，腹部可见粗大肠型，腹部平片可提示低位肠梗阻。③单纯性 MPS 患儿可通过刺激直肠肛门、保留灌肠等措施促使胎粪栓排出，排出粪栓后往往症状消失，饮奶、排便恢复正常。复杂性 MPS 患儿排出粪栓后排便异常、腹胀等症状不能完全消失或退而复现，或合并其他临床表现。

诊断与鉴别诊断 胎粪排出延迟病史结合刺激排便排出灰白粪栓后症状完全消失，即可诊断 MPS。单纯性 MPS 症状缓解后无须进一步处理，但复杂性 MPS 排出粪栓后仍需明确原发病诊断，并进一步治疗，故鉴别诊断非常重要。①先天性巨结肠：为肠神经元发育性缺失所致肠蠕动功能

不良，可通过 X 线经肛门钡灌肠检查、直肠肛门测压、直肠黏膜活检等手段鉴别。②囊性纤维化：是由位于第 7 对染色体 *CF* 基因突变引起的常染色体隐性遗传病。患者上皮细胞、腺体细胞氯离子通道调节缺陷，造成水、电解质跨膜转运障碍，改变了黏液流变学的特性使分泌物黏稠，故患病新生儿胎便黏稠无法排出，造成梗阻点近段肠管扩张性功能不良，梗阻点远端肠管失用性功能不良，外显子测序、汗液内氯化钠含量增加是该病特征。③先天性甲状腺功能减退症：是患儿甲状腺先天性缺陷或因母亲妊娠期饮食中缺碘所致，其主要临床表现为体格和智能发育障碍，新生儿期常伴有肠蠕动缓慢，造成不同程度的排便异常，甲状腺激素、促甲状腺素释放激素和垂体分泌促甲状腺激素测定可鉴别。

治疗 单纯性 MPS 通过棉签、手指刺激直肠肛门、甘油、生理盐水保留灌肠等措施促使胎粪栓排出即可治愈。复杂性 MPS 除解除胎粪梗阻外，需要根据原发病类型进一步治疗。

（夏慧敏）

tāifènxìng fùmóyán

胎粪性腹膜炎（meconium peritonitis） 胎儿消化道穿孔导致胎粪外漏至胎儿腹腔形成的无菌性化学性腹膜炎。

病因及发病机制 胎儿期由于各种原因造成的消化道穿孔，可以导致消化道内的消化液、胎粪等物质漏入腹腔。胎粪的主要成分是胎儿在子宫内吞下的羊水、胎脂、脱落的胎毛和皮屑、胎儿消化道上皮细胞以及胎儿分泌的胆汁、消化液等，这些物质进入腹腔会引起腹膜无菌性化学性炎症。局部的腹膜与脏器表面的浆膜层受到化学刺激会分泌大量液体对胎粪进行稀释，同时肠壁浆膜及壁层腹膜也会分泌纤维素，造成肠管之间、肠管与壁层腹膜之间的粘连，将胎粪包裹，形成假性囊肿，限制胎粪扩散污染整个腹腔。

随着病程进展，假囊肿内的胎粪残留物受胰液的影响会形成钙化物沉积下来。造成胎儿消化道穿孔的原因有发育性肠管阻塞穿孔、肠管血运障碍缺血坏死穿孔、肠壁肌发育不良、宫内感染以及纤维囊性变等，其中前两大类最为多见。临床常见的肠闭锁、先天性巨结肠以及肛门闭锁等疾病合并胎粪性腹膜炎，即为梗阻后肠管穿孔所致。单纯的肠管血运障碍缺血坏死穿孔造成的胎粪性腹膜炎多见于胎儿先天性肠系膜发育不良、肠系膜血栓形成。胎儿肠扭转、肠套叠、腹内疝等造成的胎粪性腹膜炎则既存在梗阻又合并肠管血运障碍。

分类与临床表现 按出生后新生儿的临床表现不同可将胎粪性腹膜炎分为三大类。

无症状型 造成胎粪性腹膜炎的原因是局部小范围的肠壁发育异常，穿孔较小，胎粪外漏较少，出生前穿孔已经完全修复的胎儿，生后往往没有临床症状。仅表现为腹部平片上腹部高密度钙化影。

腹膜炎型 造成胎粪性腹膜炎的穿孔较大，且包裹不彻底的胎儿，会在出生后因为细菌通过肠道进入腹腔繁殖，形成细菌性腹膜炎。临床上表现为不同程度的腹胀、腹痛、发热、感染性休克等全身感染性症状。按照腹膜炎累及的范围不同又可以分为局限性腹膜炎与弥漫性腹膜炎两个类型。局限性腹膜炎型感染局限在腹腔一侧的假性囊肿内部，腹部包块、局限性腹膜炎是主要临床表现，感染相对不严重；弥漫性腹膜炎型感染累及整个腹腔，患儿可在起病后因大量细菌及其毒素通过腹膜进入血液循环而迅速发展为脓毒症、严重的感染性休克，救治困难、病死率高。

肠梗阻型 感染症状不严重或无感染，仅表现为不同程度的腹胀、呕吐、肛门停止排气排便等肠梗阻症状。造成梗阻型胎粪性腹膜炎的原因大多为肠闭锁、先天性巨结肠及肛门闭锁等临床表现为肠梗阻的原发病，也有胎儿肠扭转、肠套叠、腹内疝以及肠系膜血管发育异常造成的肠管坏死进而继发性肠管狭窄、穿孔等原因导致。

诊断 ①产前诊断：腹腔存在胎粪包裹形成假性囊肿的胎儿，可通过产前超声或 MRI 发现腹腔内钙化斑块、腹腔内不规则厚壁的假性囊肿等典型征象。此外，胎儿羊水过多、腹水、腹腔散在及孤立的积液、肠管扩张等间接征象也有助于胎粪性肠梗阻的诊断确立。②出生后诊断：新生儿通过腹部平片发现腹腔内典型钙化斑块形成，在排除肿瘤性钙化灶的情况下即可确诊胎粪性腹膜炎。此时需要根据新生儿出生后临床表现以感染为主还是以梗阻为主确定类型，以指导治疗决策的制订。③原发疾病的诊断：由于相当一部分胎粪性腹膜炎继发于其他疾病造成的穿孔，如肠闭锁、先天性巨结肠、肛门闭锁、肠旋转不良等。故在明确胎粪性腹膜炎诊断的同时，需要完善检查明确原发病。

治疗 对于产前诊断的胎粪性腹膜炎，胎儿出生后应给予足够时间的严密观察，在进行喂养的同时注意临床症状的变化情况。

非手术治疗 无症状的胎粪性腹膜炎无须治疗。腹膜炎型，症状不严重的患儿可谨慎采取非手术治疗措施，如腹腔穿刺引流、广谱抗生素抗感染治疗等，如果非手术治疗无法控制感染、缓解症状的应尽快手术治疗。肠梗阻型，症状不严重的患儿可采取静脉营养、纠正水电解质紊乱、胃肠减压、促进肠蠕动及渐进式喂养等方案治疗，如果非手术治疗无法缓解梗阻，应手术治疗。

手术治疗 手术的原则因患儿全身情况及导致胎粪性腹膜炎的原发病不同而异。对于全身情况较好、血流动力学稳定以及凝血功能正常的患儿，可通过手术充分探查腹腔，分离假性囊肿周围的粘连，明确穿孔原因后彻底去除病灶及病变肠管，并同期行肠管端端吻合恢复肠管连续性。对于血流动力学不稳定、凝血功能异常、腹腔粘连广泛而紧密或造成穿孔的原发疾病无法同期处理的患儿，宜采取暂时性肠造口的方式解除消化道梗阻、旷置远端病变肠管，待患儿病情稳定后制定二期根治手术计划。对于感染造成严重休克、生命濒危的患儿，手术麻醉造成的血流动力学扰动可能造成患儿心搏骤停，此时不宜急于手术，可先充分引流腹腔，并进行腹腔冲洗稀释腹腔毒素，同时积极纠正休克，以期待手术时间窗出现。

预后 胎粪性腹膜炎可以造成胎儿早产，故罹患胎粪性腹膜炎的患儿出生时成熟度较低、体重较轻，既往病死率较高（11%~50%）。随着诊断水平、围手术期管理及手术技术的提高和改善，胎粪性腹膜炎的救治成功率已经得到大大提高，绝大多数梗阻型及腹膜炎型的患儿预后良好。但弥漫性腹膜炎型因感染重、病程进展快，仍然是一种致死率可观的新生儿急腹症。

（夏慧敏）

fùnèishàn

腹内疝（internal abdominal hernia） 腹腔内的脏器（疝入物）通过腹腔内异常的孔道或裂隙（疝环）从原来正常的位置脱位到异常位置的疾病。又称腹腔内疝。小儿外科常见的腹内疝疝入物主要是肠管，故发病时表现为不同程度的肠道梗阻。如果疝入肠管系膜血管扭转或受到疝环卡压，发生血运障碍形成绞窄性梗阻，若不及时处理，将会出现肠坏死，严重时危及生命。腹内疝起病隐匿，早期症状不典型，病情进展迅速，临床上容易因为疏忽造成延误导致严重后果。

病因及发病机制 腹内疝形成的首要条件是腹腔内存在异常的孔道或裂隙，形成疝环。进而疝内容物在体位改变、重力改变或蠕动节律改变的情况下进入疝环，并且无法自行回复，上述因素构成了腹内疝的发病机制。

分类 腹内疝按疝环孔隙形成原因可分为原发性和继发性两种。①原发性腹内疝：指疝环为先天性形成，而非疾病或人为原因造成的。小儿外科常见的原发性腹内疝包括肠系膜发育异常形成的肠系膜裂孔疝，以及卵黄管发育异常在脐部与回肠末段之间形成索带，压迫肠管疝入造成扭转性形成的腹内疝等。②继发性腹内疝：指疝环因疾病或腹部手术等人为因素形成的腹内疝，小儿外科常见的继发性腹内疝的原因包括胎粪性腹膜炎形成粘连索带、腹部感染遗留粘连索带以及外科手术造成肠管间、肠管腹壁间粘连索带，卡压疝入肠管形成的腹内疝，以及肠切除、Roux-en-Y胆祥构建、无神经节细胞症根治手术等手术造成的肠系膜缺损或裂孔形成，肠管疝入形成的腹内疝等。

临床表现 根据疝入脏器的不同，腹内疝的临床表现也不相同。小儿外科领域涉及的腹内疝绝大多数疝内容物为肠管，故临床表现以肠梗阻为主。①腹痛：早期表现为脐周阵发性疼痛，出现肠管血运障碍时疼痛程度加重，可能呈现持续性疼痛阵发性加重。肠管穿孔或肠管炎症累及腹膜时，疼痛可由脐周向炎症明显的部位转移。②呕吐：与阵发性腹痛相关联，呕吐物病程早期可为胃内容物，随梗阻加剧进而呕吐大量黄绿色胆汁样肠液，出现肠管绞窄坏死，呕吐物可能呈现暗红色血性液体。③肛门停止排气排便：病程早期梗阻点远端残存的粪便可经肛门排出。随病情进展肛门完全无气体或粪便排出。④腹胀及腹部包块：腹胀呈进行性加重，可见腹壁肠型及蠕动波，腹胀可根据腹内疝发生的位置不一而位于一侧腹壁，故此时腹胀不对称。触诊可触及腹部包块。

诊断 ①病史：原发性腹内疝往往无法采集到既往腹部疾病或手术的病史，仅能获得肠梗阻起病的病史。对于有腹部感染性疾病或腹部手术史的患儿，要警惕继发性腹内疝的可能。②体格检查：表现为不同程度的肠梗阻。腹胀，可见腹壁肠型及蠕动波，听诊可闻及肠鸣音亢进及气过水音，肠管缺血濒临坏死时肠鸣音减弱或消失。叩诊腹部呈鼓音，触诊可触及疝内容物形成的包块，可有轻压痛，肠管绞窄时触痛明显。③辅助检查：腹部平片表现为肠梗阻的征象，扩张肠管与补充气的肠管呈现不对称分布、局部肠管高度扩张在 X 线片上呈现"弯管""咖啡豆"或"香蕉"等征象，提示完全性肠梗阻，此时容易出现血运障碍而形成绞窄，典型的 X 线征象结合病史，不难得出腹内疝的诊断。超声是腹内疝极具价值的诊断手段。超声除了可以明确肠梗阻的程度、部位及血运状况，还可以发现疝环，以及明确形成腹内疝的各种原因，但超声诊断的准确性依赖于操作医师的水平。CT 与超声具有类似的诊断价值，且更客观，但完成 CT 检查较耗时，容易延误治疗或手术时机。

治疗 腹内疝的诊断确立之后均需要手术治疗，尤其是腹内疝造成绞窄性肠梗阻的患儿，手术决策要果断，避免因延误救治时机造成不良后果。①预判腹内疝的病因选择合适的手术切口。进入腹腔找到疝内容物后先将疝入的肠袢复位，检查疝内容物的完整性以及活力，切除无活力的肠管，将正常肠管吻合。进而消除疝环，异常的索带予以切除，异常的肠系膜裂孔予以妥善缝合关闭。②若疝入肠管卡压过紧不易复位，则应先设法将疝环或系膜裂孔扩大，或将疝入的小肠穿刺减压，使其萎陷后进行复位。③若麻醉进入腹腔后发现疝入肠管已经自行复位，应仔细寻找疝环口，设法将异常的裂孔缝闭，以防内疝复发。

并发症 腹内疝是小儿外科疾病中导致肠管坏死缺失造成短肠综合征的主要原因之一。腹内疝早期症状不典型，不易与其他良性腹痛、呕吐鉴别，出现典型症状引起重视时肠管大多已经濒临坏死，救治时间窗较窄，坏死

累及大量肠管时往往在切除坏死肠管后因剩余肠管长度吸收食物营养的能力不足以满足患儿生长发育、生存需要，而出现短肠综合征。

预后 得到即时手术救治的病例预后良好。延误诊治、大范围肠管坏死是影响预后的最主要因素。

预防 手术或外科操作造成的继发性腹内疝可以通过改进手术方式、改善手术技术来达到预防的目的。继发于腹腔感染及原发性腹内疝不存在有意义的预防方法。

（夏慧敏）

xīnshēng'ér huàisǐxìng xiǎocháng jiéchángyán

新生儿坏死性小肠结肠炎

（neonatal necrotizing enterocolitis） 发生于新生儿肠道的严重的急性感染性疾病。又称坏死性小肠结肠炎（NEC）。该病可造成肠管坏死、穿孔，严重时患儿因感染性休克死亡，几乎仅限于新生儿发病，发病率为 5%～10%，其中早产儿更为多见，极低体重出生体重的早产儿（1000～1500g）发病率可达 10%～12%。病变可以发生于新生儿的全部肠道，其中又以大小肠交界处的回肠末段、回盲部与升结肠最为常见，是造成新生儿重症监护病房婴儿死亡的主要原因，是最常见的新生儿外科急症。

病因及发病机制 确切的发病机制仍不完全清楚，学者们多认为肠道菌群的侵袭力增加与肠道免疫屏障的缺陷、破坏是导致此病发病的主要原因，其中又以后者更为重要。正常状态下，肠腔内充满了人类赖以生存的多种肠道细菌，各种免疫机制在肠腔细菌与机体之间形成了"屏障"，

阻止细菌侵袭进入机体造成感染。但是各种致病因素，诸如肠道细菌过度繁殖、毒力增强，早产造成的肠道蠕动、吸收不良、黏膜表面免疫功能不成熟，窒息或心血管疾病造成的肠道缺血、缺氧，以及配方奶喂养等，均会破坏肠道免疫屏障，打破毒力-免疫力平衡，引发该病。

分期 为了指导临床医师选择合适的治疗方法（非手术治疗与手术治疗），并预测治疗对 NEC 患儿生存率和晚期预后的影响，美国华盛顿大学医学院附属圣路易斯儿童医院的贝尔（Bell）医师在 1978 年提出了三阶段分期法。该方法根据 NEC 在不同病程所呈现的临床表现（病史、体格检查、实验室检查结果及影像学检查结果），将其分为三期，即可疑 NEC、确诊 NEC 和进展 NEC。1996 年和 2001 年，该分期法经历了 2 次修改和完善，在每一期内增加了 A、B 两个亚组，构成了改良贝尔分级标准（表1）。I 期（可疑 NEC）的患儿具有 NEC 的某些典型病史和症状，但缺乏体格检查阳性体征，尚不能确诊，该期患儿一般全身情况较好，病情稳定，非手术治疗后大多预后良好。Ⅱ 期的患儿除有典型的病史和体格检查体征之外，腹部平片或超声也能观察到典型 NEC 征象，可以临床确诊，但该期患儿仍然以非手术治疗为主，外科手术仅作为非手术治疗效果不好时的后备选择。Ⅲ 期属于进展 NEC，该期患儿往往有肠坏死或穿孔的证据，病情较重，生命体征不稳定，该期患儿有绝对手术指征。

诊断 ①症状与体征：早期 NEC 的症状与体征往往不典型，仅表现为嗜睡、体温不稳定、反

表 1　环死性小肠结肠炎（NEC）改良贝尔分级标准

分期	全身情况	腹部体征	影像学征象
ⅠA，可疑 NEC	体温不稳，呼吸暂停，心动过缓，嗜睡	胃潴留、腹胀、呕吐、粪便隐血阳性	正常、小肠扩张或轻度肠梗阻
ⅠB，可疑 NEC	体温不稳，呼吸暂停，心动过缓，嗜睡	肉眼血便	正常、小肠扩张或轻度肠梗阻
ⅡA，确诊 NEC 轻症	体温不稳，呼吸暂停，心动过缓，嗜睡	肠鸣音减弱或消失，伴有或不伴有腹部压痛，胃潴留、腹胀、呕吐、粪便隐血阳性	肠淤积，小肠扩张、肠梗阻、肠壁积气征和/或门静脉积气
ⅡB，确诊 NEC 中症	轻度代谢性酸中毒或血小板减低，体温不稳，呼吸暂停，心动过缓，嗜睡	确切的腹部压痛、伴有或不伴有腹壁蜂窝织炎（腹壁潮红）或右下腹包块，胃潴留、腹胀、呕吐、粪便隐血阳性	腹水征，肠淤积，小肠扩张、肠梗阻、肠壁积气征和/或门静脉积气
ⅢA，进展 NEC 重症 未穿孔	低血压、严重呼吸暂停、呼吸性及代谢性酸中毒、弥散性血管内凝血、血中性粒细胞减少，体温不稳，心动过缓，嗜睡	腹膜炎体征、显著的腹部压痛、腹壁蜂窝织炎及右下腹包块，胃潴留、腹胀、呕吐、粪便潜血阳性	肠淤积，小肠扩张、肠梗阻、肠壁积气征和/或门静脉积气
ⅢB，进展 NEC 重症 穿孔	体温不稳，呼吸暂停，心动过缓，嗜睡	胃潴留、腹胀、呕吐、粪便隐血阳性	气腹征，肠淤积，小肠扩张、肠梗阻、肠壁积气征和/或门静脉积气

复呼吸暂停、心动过缓、低血糖和休克。随着病程进展，与胃肠道相关的典型症状开始出现，包括腹胀、黏液血便、喂食后胃潴留、呕吐和腹泻。血便的患儿中22%～59%的患儿血便肉眼不可见，仅表现粪便隐血实验阳性。②实验室检查：NEC患儿的实验室检查比较多变，缺乏共性。典型病例早期血常规可见以中性粒细胞为主的白细胞增高，随着病程进展可出现白细胞降低、血红蛋白降低及血小板降低。C反应蛋白（C-reactive protein，CRP）是一种急性炎症反应过程中出现的蛋白质，CRP增高预示着NEC可能出现，降低意味着炎症好转。NEC患儿的血气分析结果往往呈现不同程度的代谢性酸中毒，合并呼吸暂停或呼吸衰竭时，还会出现呼吸性酸中毒。③影像学检查：NEC的影像学诊断基础仍然是腹部平片。典型的NEC影像学征象包括肠梗阻、肠壁积气征、门静脉积气征、气腹征及固定扩张的肠袢。

鉴别诊断　早期NEC常需要和乳蛋白不耐受、乳糖不耐受、早产儿肠功能不良等情况鉴别，出现腹胀、呕吐、血便等症状的患儿需要与先天性巨结肠、胎粪性腹膜炎、胎粪性肠梗阻、肠旋转不良、肠扭转等外科疾病鉴别。出现消化道穿孔的患儿则需要与早产儿胃穿孔、早产儿自发性肠穿孔、原发性气腹等情况鉴别。

治疗　主要包括非手术治疗和手术治疗。

非手术治疗　①支持治疗：禁食、胃肠减压、纠正水电解质紊乱、纠正休克等血流动力学异常、纠正凝血异常及呼吸支持等。②抗菌药物治疗：病原菌及药敏试验结果未出时可经验性选用对肠道阴性杆菌敏感的三代头孢菌素类抗生素，对于感染进展迅速、三代头孢抗感染效果不理想的患儿，可选择美罗培南等碳青霉烯类抗生素。③病情的持续严密观察：对于Ⅱ期NEC患儿需要6～8小时复查一次感染指标及腹部平片，对手术指征进行再次评估，

避免错失手术时机。

手术治疗　非手术治疗无效的Ⅱ期及Ⅲ期NEC需要果断进行手术治疗，阻断炎症感染进程，挽救患儿生命。术前血流动力学不稳定、弥散性血管内凝血的重症患儿，应尽可能调整患儿全身情况，创造最佳手术时间窗，降低围手术期死亡率。对于局灶性肠管病变的患儿，手术原则为清除腹腔感染灶、尽可能切除坏死肠管，通过回肠造口旷置回肠末端或结肠病变不明朗的肠管。部分坏死病灶范围局限、界线清晰、全身情况较好的患儿，可以采用病变肠管切除、肠管Ⅰ期吻合的方式避免造瘘。对于多端肠管发生病变，累及肠管范围较广泛的重症患儿，可暂时行病变近端高位空肠造口旷置远端病变肠管，积极抗感染、肠外营养4～6周后再次探查切除病变肠管进行吻合，或将病变肠管分段切除，将病变肠管间的多段正常肠管两端关闭暂时回纳腹腔，待患儿病情平稳后进行逐段吻合、保护性回肠造

口。广泛病变型 NEC 手术效果不佳，患儿往往术后出现短肠综合征，进而出现静脉营养相关性肝病、肝功能衰竭。

预防 降低 NEC 发病率需要从该病的可能发病机制和围产期高风险因素入手，包括限制微生物的院内传播、增强早产儿免疫力、减少致病细菌定植和胃肠道菌群过度生长，促进肠道成熟、减轻炎症反应。预防策略包括感染控制措施、母乳喂养、谨慎喂养患病的早产儿、喂食时补充免疫球蛋白、皮质类固醇治疗、服用生长因子和使用炎症介质拮抗剂等。

（夏慧敏）

xiāntiānxìng jùjiécháng

先天性巨结肠（congenital megacolon）
病变肠管肌间和黏膜下神经节细胞缺如，肠管平滑肌持续收缩、痉挛，失去蠕动能力，最终导致粪便不能排出的结肠先天性疾病。又称肠无神经节细胞症、希尔施普龙病（Hirschsprung disease，HD）。近端肠管因粪便淤积和剧烈蠕动导致代偿性扩张和肥厚，形成巨大扩张肠段，术中见肠管呈现发白、增厚和僵硬。1888 年丹麦儿科医师希尔施普龙（Hirschsprung）首先描述。全球活产儿中的发病率约为 1/5000。中国是世界上发病率最高的国家之一，在出生新生儿中为 1.4/5000。男女比例为（3～4）:1，有家族遗传倾向。80%～90% 的巨结肠可以在新生儿时期确诊。根据狭窄段肠管的长度分为不同的类型：病变位于乙状结肠中段或以下，为短段型，约占 75%；病变位于乙状结肠中段以上结肠，为长段型，约占 15%；病变累及全部结肠和末端 50cm 以内回肠为全结肠型，占 7%～8%；病变累及全部结肠、小肠为全肠型，不足 1%。

病因及发病机制 正常肠神经嵴细胞（enyeric neural crest cells，ENCC）从头端向尾端方向迁徙，ENCC 过早的成熟或分化导致其迁移障碍，最终没有迁移到达远端肠管，或 ENCC 迁移到了远端肠管但未能存活或增殖，从而引起 HD 的发生。该病可以散发或家族发病，以散发型多见，有家族史者仅占 5%～20%。HD 是遗传因子与环境因素共同作用的结果，已发现 15 个以上的突变基因（*RET*、*GDNF*、*END3*、*NRG*1 等）。

病理 HD 典型的狭窄段病理改变是神经节细胞缺如和粗大的无髓鞘神经纤维增生；移行段病理改变以神经节细胞减少和无髓鞘神经元显著增多为主要特征，是狭窄段的被动性扩张部分；扩张段的组织学表现是结肠扩张伴有肌层增厚，扩张段结肠有接近正常的肠神经系统，也可以表现为神经节细胞减少或变性。

临床表现 因病变范围、年龄、并发症、伴发畸形而不同。新生儿期主要表现为急性肠梗阻，年长儿以顽固性便秘为特征。

新生儿肠梗阻 绝大多数在新生儿时期出现症状，60%～90% 新生儿患者生后 24 小时无胎粪排出或只有少量排出，进行性腹胀、胆汁性呕吐、喂养不耐受等远端梗阻的表现，48 小时不排胎便则对该病的诊断更有帮助。体格检查表现为腹胀但腹软，肛门指诊有大量稀粪便和气体排出，腹胀立即好转。少数患儿以空肠或阑尾穿孔为首发症状。

慢性便秘 婴幼儿和儿童多表现为慢性便秘，少数在成人才出现慢性顽固性便秘症状。生后母乳喂养排便一般不困难，如果患儿在人工喂养后立即出现便秘症状，对诊断具有重要的提示意义。便秘往往需要经过洗肠或其他处理后方可缓解，数日后症状复发。帮助排便的方法效果越来越差，以致不得不改用其他方法。一种排便方法用久后又渐失效，便秘呈进行性加重。年长儿或成人多表现为明显腹胀、营养不良、生长发育迟缓及四肢消耗性表现。肛门指诊直肠内空虚无粪便，上腹部可见隐约肠型，伴或不伴腹痛，部分患儿腹部可触及粪石团块。

巨结肠相关小肠结肠炎（Hirschsprung-associated enterocolitis，HAEC） 部分患儿以 HAEC 为首发症状，是巨结肠患儿最常见并发症（10%～30%），也是引起死亡最多见的原因。HAEC 可以发生在各种年龄，根治术前、术后均可发生，即使结肠造瘘术后亦偶出现结肠炎。病因及发病机制包括功能性梗阻、肠道细菌的过度生长、肠黏蛋白以及黏膜免疫球蛋白改变等。先天性巨结肠患儿一旦出现腹胀加重，发热，排出稀水样便，有腐肉味、奇臭，肛门指诊退出时多量气粪应高度怀疑。若同时出现昏睡、发热、呕吐、拒奶、白细胞升高、腹部片有肠管水肿等可以临床诊断 HAEC。HAEC 临床上分为轻、中、重三级，重度 HAEC 病死率高。

伴发畸形与综合征 先天性巨结肠伴发或与多个先天性畸形和综合征相关。伴发畸形包括泌尿系畸形、食管闭锁、先天性心脏病、肛门闭锁、梅克尔憩室、神经母细胞瘤等。伴发综合征最常见的是 21-三体综合征，占先天性巨结肠的 8%～16%。

诊断　新生儿胎便排除延迟，伴有腹胀、呕吐，肛门指诊有大量稀粪便和气体排出，腹胀立即好转应考虑该病。临床表现不典型或婴幼儿有长期便秘史和腹胀等体征者应结合以下检查进行诊断。①腹部立位平片：示众多充气扩张肠袢、直肠无气体的低位肠梗阻表现。②钡剂灌肠检查：是诊断该病最常用的方法，判断病变范围和选择术式的重要依据。典型表现是扩张段和狭窄段之间存在移行段（图1），24小时延迟拍片造影剂残留能增加检查准确性，注意检查前不要肛诊和洗肠。③直肠活检病理检查：是诊断该病的金标准，准确率达95%。病理诊断标准是肠黏膜下、肌间神经节细胞缺失，粗大的神经干。负压抽吸式取材是新生儿、婴儿最广泛的方法，安全简便、出血风险小。④直肠肛管测压：直肠肛管抑制反射（anorectal inhibitory reflex，ARIR）对该病诊断有重要价值，表现为ARIR消失，确诊率在90%~100%，与仪器高精密性和个人的技术有关。新生儿因肛门直肠功能尚未完全成熟，假阴性高，通常不推荐直肠肛管测压用于该病HD诊断。

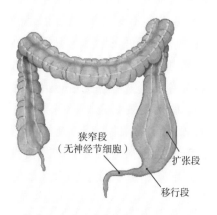

图1　HD典型钡剂灌肠检查示意（汤绍涛供图）

治疗　有非手术治疗和手术治疗。

非手术治疗　适用于症状不典型、检查结果不确定，或者确诊但暂不适合手术的患儿。利用开塞露、口服润滑剂或缓泻剂等方法辅助患儿排便。扩肛的治疗效果满意，但年长儿童不配合。生理盐水灌肠是一种简单、有效的治疗方法，但是效果短暂，常用于缓解症状、小肠结肠炎的治疗以及术前准备，可以在医院或在家里进行。

手术治疗　大多数患儿可以采用一期手术治疗，部分患儿因病情严重不能耐受一期手术，须分两期或三期手术完成。结肠造口的位置是移行区近端正常肠管，3~6个月后行二期肠管拖出术，肠管造口闭合术可同期完成或2~3个月行三期手术。HD根治性拖出手术方法包括拖出型直肠乙状结肠切除术（Swenson手术）、结肠切除直肠后结肠拖出术（Duhamel手术）、直肠黏膜剥离结肠直肠肌鞘内拖出切除术（Soave手术）等。随着诊断、围手术期处理以及微创外科的进步，一期微创手术策略已经成为临床治疗的主流，代表术式是腹腔镜辅助巨结肠拖出术和单纯经肛门巨结肠拖出术。根治性拖出三种手术均可采用腹腔镜技术（图2）完成，结肠切除直肠后结肠手术不能单纯经肛门完成。腹腔镜手术适合于各种类型的HD，单纯经肛门手术适合于婴幼儿短段型患儿。机器人手术是更高级的腹腔手术，可在盆腔狭小空间进行直肠浆膜下精准解剖，对盆底神经血管和肛门括约肌牵拉损伤可能性更小，可获得较好的排便功能。

预后　大多数患儿可在术后5年内获得满意效果。术后最常见的并发症如便秘、大便失禁和小肠结肠炎对生活质量有显著影响。术后便秘的发生率为6%~11%，药物治疗大多可以改善症状，严重者需要再手术治疗。肛

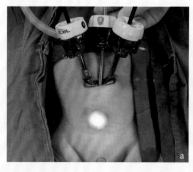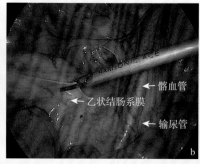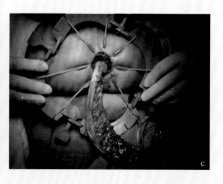

　　a. 腹腔镜手术；b. 腹腔镜下游离结肠，镜下所见输尿管、髂血管、输精管及精索血管等；c. 经肛门拖出狭窄段、移行段、扩张段及正常肠管。

图2　腹腔镜辅助先天性巨结肠手术（汤绍涛供图）

门失禁最常见的表现为污便，发生率为 3%～8%，随着时间的推移，总体发生率逐渐改善。小肠结肠炎发生率为 2%～43%，大部分患儿采用保守治疗，严重者需要再手术或肠造瘘。长期生活质量的评价，94% 患儿能很好地适应社会，大多数患儿各阶段的生长发育和学校表现都令人满意（分别是 95% 和 82%）。

（汤绍涛）

tuōchūxíng zhícháng yǐzhuàngjiécháng qiēchúshù

拖出型直肠乙状结肠切除术

（proctosigmoidectomy and pull-through procedure） 经腹腔游离无神经节细胞的乙状结肠和直肠，将肠管从肛门外翻拖出，切除病变肠管后在齿状线上方完成近端正常肠管与直肠端端吻合的手术。又称斯温森手术（Swenson operation）。1948 年美国斯温森（Swenson）医师最先提出这种术式，是成功治愈先天性巨结肠症患儿的第一种手术方式（图 1）。

适应证 各种类型先天性巨结肠。

手术方法 气管插管全身麻醉复合骶管麻醉，采用仰卧蛙状位或截石位，同时暴露腹部和会阴部。①采用下腹部横切口（图 2）或左侧腹旁正中切口，进入腹腔寻找狭窄与扩张肠段之间的移行区，通过快速冷冻切片评估有神经节细胞肠管的位置。②游离乙状结肠，保留边缘血管，必要时可超过结肠脾曲，以获取足够的肠管长度。③围绕直肠前面和侧面的腹膜反折切开腹膜，紧贴肠壁继续向下游离，直肠侧壁和后壁分离到肛门水平，直肠前侧不作过多分离以免损伤泌尿生殖神经。分离过程也可在腹腔镜下完成（图 3），难易程度无明显差异。需要使用牵引线抬起膀胱，完成盆底的分离。④扩肛后，缝线牵引或置肛门牵拉器使肛门外翻。用长弯血管钳经肛门夹住肠壁，向外拖出翻转直肠。距肛门皮肤 1.5～2cm 处切开直肠前壁，直肠后壁保留长度应少于 1cm，斜行延长至直肠前壁切口，完成无神经节肠段的切除。将有神经节细胞的肠段拖出与直肠吻合，采用可吸收线连续或间断进行前高后低的斜口缝合。

并发症 ①输尿管损伤：解剖肠管时需注意左右输尿管位置，紧贴肠管游离，如果损伤可直接吻合。②吻合口瘘：肠液或大便进入腹腔，引起腹膜炎、盆腔脓肿，重者危及生命，是术后早期最严重的并发症。需要紧急再手术或肠造瘘手术，部分瘘口小，引流物少且引流通畅患儿可保守治疗。③吻合口狭窄：吻合口处炎症或瘢痕挛缩性狭窄，大便排出不畅。可采用扩肛或手术切开治疗。④尿潴留：尿液滞留在膀胱中，盆腔广泛分离造成神经损伤，术后膀胱收缩无力尿潴留。大多数放置尿管 2～4 周可好转。⑤小肠结肠炎：重度小肠结肠炎是患儿死亡的主要原因。与机械梗阻、粪便淤滞、黏蛋白成分改变、难辨梭状芽孢杆菌和轮状病毒感染、黏膜防御机制缺陷等有关。表现为发热、腹胀、腹泻恶臭黏液或大便不解，可伴有呕吐、精神萎靡，严重者合并脱水、电解质紊乱、肠穿孔、休克，甚至导致死亡。治疗方法包括直肠减压和灌洗、肠道休息、抗生素以及肠造瘘。⑥污便：少量大便不自觉溢出污染内裤或被褥，发生率差异性大。污粪对先天性巨结肠患儿生活质量造成较大影响，大多数儿童随着时间的推移可以改善。首选饮食疗法和大便增量剂等保守治疗，其次再考虑外科

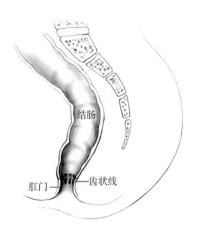

图 1 拖出型直肠乙状结肠切除手术后

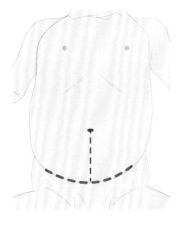

图 2 下腹部横切口

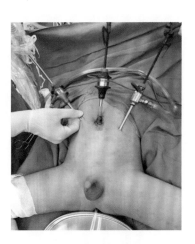

图 3 腹腔镜入路

手术治疗。⑦便秘复发：与肠道功能不佳、痉挛段和移行段切除不充分有关，是术后最常见的晚期并发症之一。治疗方法包括扩肛、洗肠、泻药、肉毒杆菌毒素注射、内括约肌部分切除以及再次拖出手术。

（汤绍涛）

jiécháng qiēchú zhícháng hòu jiécháng tuōchūshù

结肠切除直肠后结肠拖出术

（mobilization of the colon and retrorectal pull-through procedure） 经腹腔游离无神经节细胞的结肠和上段直肠，腹膜反折水平离断直肠并封闭远端，将正常结肠从直肠后拖出，侧侧吻合结肠前壁与直肠后壁的手术。又称迪阿梅尔手术（Duhamel operation）。1956年法国迪阿梅尔（Duhamel）医师提出这种术式，不仅避免了拖出型直肠乙状结肠切除术中大量的盆底解剖，还保护了直肠周围的神经。这一新造直肠前壁有神经节细胞，后壁无神经节细胞，吻合口宽大（图1）。

适应证 各种类型先天性巨结肠。

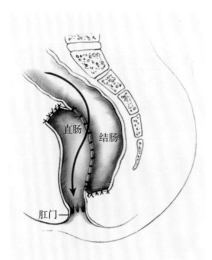

图1 结肠切除直肠后结肠拖出术

手术方法 气管插管全身麻醉复合骶管麻醉，采用仰卧蛙状位或截石位，同时暴露腹部和会阴部。①采用下腹部横切口或左侧腹旁正中切口，进入腹腔寻找并确定狭窄与扩张肠段之间的移行区。②游离病变肠管，必要时松解脾曲拖下以确保肠管顺利拖出。有神经节细胞的肠管末端应能无张力牵引到耻骨联合位置。③围绕直肠前面和侧面的腹膜反折切开腹膜，紧贴肠壁继续向下游离，直肠后壁分离到肛门水平，直肠前侧不作过多分离以免损伤泌尿生殖神经。④于腹膜反折水平切断直肠，手术也可在腹腔镜下完成，使用经直肠后肛门外横断直肠技术，可简化手术过程。⑤随后开始会阴部操作，电刀在齿状线上方0.5cm结肠后壁做长2.0cm的弧形切口，全层分离至盆腔交界处。从直肠后壁切口处向直肠后间隙内放入一长血管钳，夹持有神经节肠管下拖。⑥结肠拖出后，结肠与直肠后壁作端侧吻合。⑦切缝器一端插入肛管，另一端放入"新直肠"（拖下的有神经节结肠），沿中线进行侧侧吻合。关闭腹腔。

并发症 ①常见并发症的种类基本同拖出型直肠乙状结肠切除术。②盲袋炎与粪石嵌顿是该手术特有并发症，主要由于存在部分由无神经节细胞肠管组成的腔隙，需要保留合适的直肠盲袋（约5cm，新生儿2～3cm），直肠结肠间隔也要切割完全，盲袋太长或间隔切除不完全，均会导致盲袋粪石嵌顿，压迫直肠（闸门综合征），引起便秘复发。切缝器上肢的顶端应达直肠的盲端，应用腔镜切缝器"紧顶技术"可完成间隔的完整切除（图2）。

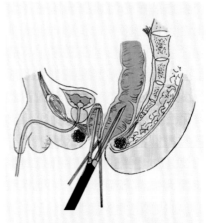

图2 紧顶技术完成肠管间隔的切除

（汤绍涛）

zhícháng niánmó bōlí jiécháng zhícháng jīqiàonèi tuōchūqiēchúshù

直肠黏膜剥离结肠直肠肌鞘内拖出切除术

（mobilization of the colon and retrorectal pull-through procedure） 经腹腔游离无神经节细胞的结肠和上段直肠，从腹膜反折下开始剥离直肠黏膜至距肛门1.0cm处，将正常结肠从直肠肌鞘内拖出，完成结肠与直肠吻合的手术。又称索阿韦手术（Soave operation）。1960年意大利索阿韦（Soave）医师提出这种术式，可在直肠内解剖，减少了直肠外盆底神经的损伤，保护了内括约肌的完整性（图1）。

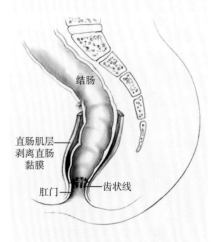

图1 直肠黏膜剥离结肠直肠肌鞘内拖出切除术

适应证 各种类型先天性巨结肠。

手术方法 气管插管全身麻醉复合骶管麻醉，采用仰卧蛙状位或截石位，同时暴露腹部和会阴部。①采用下腹部横切口或左侧腹旁正中切口，进入腹腔寻找并确定狭窄与扩张肠段之间的移行区。②游离有神经节细胞肠段近端，必要时游离脾曲，注意保留结肠的边缘血管。③继续向远端游离结肠至腹膜反折，切开直肠浆肌层，电刀和剥离球交错分离黏膜至肛门附近，然后经肛门操作齿状线上方切开拖出直肠。④手术过程也可在腹腔镜下完成，紧贴肠管游离至腹膜反折以下1~2cm，转到会阴部齿状线上方0.5~1.0cm处用针形电刀环形切开黏膜，分离黏膜至腹膜反折附近（图2）。环行切开直肠浆肌层（肌鞘）进入腹腔，环形剪短肌鞘保留1~2cm，肌鞘后壁切开或V形部分切除。⑤拖出结肠，切断并移除病变肠管，将近端正常的结肠与齿状线上直肠可吸收缝线两层缝合，关闭腹腔。

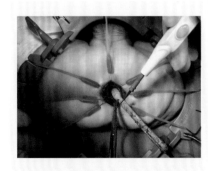

图2 经肛门剥离直肠黏膜

并发症 ①常见并发症的种类基本同拖出型直肠乙状结肠切除术。②肌鞘内感染是该术式特有的并发症，与黏膜剥离不全、盆腔污染、肌鞘出血继发感染有关，微创手术罕见。局部通畅引

流可好转，极少数在直肠周围形成瘘管或窦道，长期不愈，需要行肠造口术。③便秘复发与病变肠管切除不充分有关外，还与吻合口狭窄、肌鞘长且未切开、肌鞘翻转相关。

(汤绍涛)

jiécháng qiēchú pénqiāngnèi dīwèi zhícháng jiécháng wěnhéshù

结肠切除盆腔内低位直肠结肠吻合术（deep anterior resection and pull-through procedure）

经腹腔游离无神经节细胞的结肠和上段直肠，距离肛门3~7cm切断直肠，将正常结肠拖下与残余直肠端端吻合的手术。又称雷拜因手术（Rehbein operation）。1953年德国雷拜因（Rehbein）医师提出这种术式。该手术通过切除病变肠管及消除肛门内括约肌失弛缓达到治疗效果，主要在德语系国家开展。

适应证 各种类型先天性巨结肠。

手术方法 气管插管全身麻醉复合骶管麻醉，采用仰卧蛙状位或截石位，同时暴露腹部和会阴部。①采用左侧腹旁正中切口，进入腹腔寻找并确定狭窄与扩张肠段之间的移行区。②游离肠管至移行区近端，必要时松解脾曲拖下以确保肠管顺利拖出。有神经节细胞的肠管末端应能无张力牵引到盆底。③膀胱及腹膜予以悬吊缝合，以更好地暴露手术视野。沿直肠切开腹膜，紧贴肠壁向远端游离，距离肛门婴幼儿为3~5cm，儿童为5~7cm。此操作也可在腹腔镜下顺利完成。④在此高度切断直肠，缝闭直肠残端。于正常肠管的远端置荷包缝合钳，切除病变肠管，放入蘑菇头（图1）。⑤随后开始会阴部操作，选择不同型号扩张器逐渐进行扩肛，

使括约肌及肛管松弛。⑥经肛门导入适当大小的圆形吻合器，尖端刺破直肠残端，向上套上蘑菇头。旋转吻合器手柄上的旋钮，使吻合器的两部分靠拢，激发吻合器，完成吻合（图2），关闭腹腔。

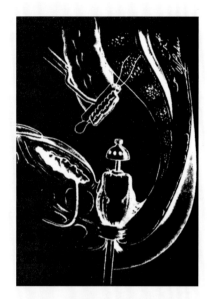

图1 切除病变肠管，放入蘑菇头

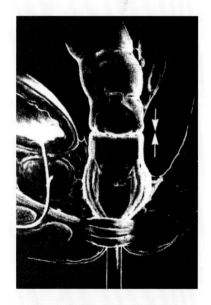

图2 激发吻合器，吻合完毕

并发症 ①常见并发症的种类基本同拖出型直肠乙状结肠切除术。②该手术保留了部分无神

经节细胞的直肠，术后便秘达30%左右，部分病例需要进一步扩肛治疗或部分内括张肌切除术。

（汤绍涛）

dānchún jīng gāngmén jùjiécháng shǒushù

单纯经肛门巨结肠手术（the transanal pull-through procedure）

经肛门完成直肠黏膜的剥离、直肠乙状结肠系膜游离和肠壁活检，无须开腹腔或腹腔镜游离肠管，将正常结肠从直肠肌鞘内拖出，完成结肠与齿状线直肠吻合的手术。1998年墨西哥德拉托雷·蒙德拉贡（De la Torre-Mondragon）医师提出这种术式，该手术创伤更小，没有腹部切口和瘢痕，只适合于小龄、病变肠管不长的患儿。

适应证 婴幼儿直肠乙状结肠巨结肠。

手术方法 气管插管全身麻醉复合骶管麻醉，采用仰卧蛙状位，暴露会阴部。①扩肛后，应用肛门牵拉器暴露肛门。②齿状线上方0.5~1.0cm水平用针形电刀环形切开直肠黏膜，近端黏膜切缘置12~16根牵引线。③应用电刀建立黏膜下层平面，四周环形向前推进（图1）。当直肠肌鞘从肛门内能轻松脱出，提示已达腹膜返折水平。有的医师在齿状线上分离的是直肠全层（拖出型直肠乙状结肠切除术），需要注意靠近直肠外壁游离，以免损伤直肠周围神经。也可以采用齿状线上分离1.0~2.0cm，再逐渐突破肌层和浆膜层，全层解剖直肠。④从前方切开直肠浆肌层并环形打开，进入到达腹膜反折并切开盆底腹膜进入腹腔。从前壁向外牵拉直肠或乙状结肠，边拖出边游离切断直肠、乙状结肠系膜血管（图2），近端妥善双重结扎。

⑤切取肠壁全层快速切片明确病变位置，直到正常肠管可以无张力拖出与肛门吻合。⑥显露肌套，四周肌鞘剪短至1.0~2.0cm，肌鞘后壁切开或V形部分切除，V的尖端至齿状线处。采用标准直肠黏膜剥离结肠直肠肌鞘内拖出切除法两层缝合拖下肠管与直肠，常规放置肛管。

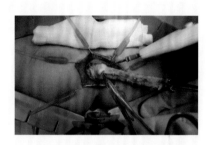

图1 经肛门剥离直肠黏膜

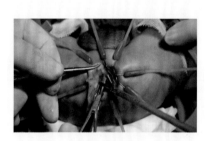

图2 经肛门游离直肠系膜

并发症 ①常见并发症的种类基本同拖出型直肠乙状结肠切除术。②肌鞘内感染，与盆腔污染、黏膜剥离不全、肌鞘出血继发感染有关，微创手术罕见。③便秘复发与病变肠管切除不充分有关，如果术中发现病变肠管拖出困难或较长，建议中转腹腔镜手术或开腹手术。

（汤绍涛）

xiāntiānxìng jùjiécháng tóngyuánbìng

先天性巨结肠同源病

（Hirschsprung's allied disorder, HAD） 临床表现酷似先天性巨结肠（Hirschsprung disease, HD），但病理上神经组织改变与HD不一样的一类疾病。其本质特征是神经节细胞发育和数量分布异常。

该类疾病的临床分类如下。①肠神经元发育不良：最常见，分为A、B两型，B型占95%。②神经节细胞减少症：发病率约为肠神经元发育不良的1/10，也可存在于先天性巨结肠或肛门闭锁患儿的近端肠管。③神经节细胞未成熟：多见于早产婴儿及低体重儿，可单独发病也可出现在先天性巨结肠近端肠管。累及消化道范围常较广，症状轻重与节细胞未成熟程度有关。出生后第2年以后"未成熟"指神经节细胞大小<50%正常对照组，又称发育低下。④肠神经元发育不全症：肌间神经丛难于发现，以至肠壁内、外肌层呈"融合"现象。⑤混合型：以肠神经元发育不良B型混合型最为多见，常与先天性巨结肠、神经节细胞减少症、节细胞发育低下等合并存在，且多为先天性巨结肠常见型，病变约2/3为局限型，1/3为弥漫型，回肠出现的机会与无神经节细胞段的长短有关。

该类疾病的便秘症状常在出生数月或几岁出现，时轻时重，腹胀少见。钡灌肠检查没有典型的狭窄段、扩张段和移行段，结肠普遍扩张，24小时或48小时有不同程度的钡剂残留。肛管直肠测压检查85%患儿存在直肠肛管抑制反射，反射阈值增大，特征性"W""U"形波形。直肠黏膜活检（乙酰胆碱酯酶染色）80%的患儿为阴性。以前对HAD的治疗倾向于非手术治疗，包括有缓泻剂、开塞露、扩肛、灌肠等，随着年龄增长症状可以改善，甚至消失，但临床实践证明有些患儿疗效不佳。病理研究表明，该类疾病的肠道神经病变并非像 HD 只局限于结肠远端，而要广泛得多。因此，采用针对远端病变、由远及近的传统 HD 根治术式常无法彻底切除病变，易导致便秘复发。

（汤绍涛）

神经节细胞减少症（hypoganglionosis）

基因缺陷引起肠壁肌间神经丛的改变，神经丛面积小于正常的一半，神经节细胞间距是正常的 2 倍以上，神经节细胞数目较正常减少 40% 以上的疾病。出生症状与先天性巨结肠（HD）相似。此症有两种，一种是单独存在即单纯型，另一种存在于 HD 或肛门闭锁患儿的近端肠管。新生儿期无胎粪延迟排出史，于数天、数月或 1～3 岁出现腹胀、呕吐等低位肠梗阻症状。之后便秘逐渐加重，中间很少有自行好转阶段，严重病例与 HD 不易区分。

诊断主要根据临床表现及相应的辅助检查。①钡剂灌肠：表现为狭窄段短，一般局限于直肠及乙状结肠，扩张段依病情不同而长短不一，形态与 HD 相类似，24 小时或 48 小时摄片均有不同程度的钡剂残留，部分伴有乙状结肠冗长。②直肠肛管测压：患儿存在直肠肛管抑制反射，阈值比

HD 大。波形为呈"U""W"形或不典型波形。③病理及免疫组化：直肠黏膜活检对诊断没有帮助，需要全厚层直肠或结肠活检。免疫组织化学染色（PGP9.5，S100）显示肠壁单位长度内神经丛和节细胞数的数目分别小于正常的 1/5 和 1/3；神经节细胞间距是正常的 2 倍以上（图 1），图中箭头所示为神经节细胞。

该病保守治疗疗效不佳，大多需要手术治疗。按照 HD 治疗原则进行手术治疗，切除范围应根据术中多处肠壁全层活检结果，但实际操作比较困难。术前钡灌肠后 24 小时或 48 小时观察钡剂残留位置对判断切除范围有实用价值，若钡剂残留在乙状结肠或直肠远端，主张行左半结肠切除，若钡剂残留达降结肠近端、横结肠或升结肠，应行结肠次全切除术。随腹腔镜技术和小儿器械的不断发展和更新，这些手术均能在腹腔镜或机器人辅助下完成。完整切除神经节细胞减少的肠管，预后比较好。如果术中判断不准确，容易复发，预后不良。

（汤绍涛）

肠神经元发育不良（intestinal neuronal dysphasia，IND）

临床表现与先天性巨结肠相似，由

基因缺陷引起肠壁神经丛、神经节细胞增多或发育不良的疾病。分为两型，IND-A 约占 5%，发病年龄小，起病急、便秘重、肠梗阻多见；IND-B 多见，约占 95%，发病年龄大、起病缓慢、便秘轻、肠梗阻少见。

临床表现 因病变范围、年龄、并发症、伴发畸形而不同。IND-A 型临床表现与新生儿出血坏死性肠炎类似，新生儿期反复出现腹胀、腹泻或血便，常规洗肠症状不能缓解，严重者出现肠穿孔、肠坏死，病情危急。IND-B 型大多在出生时正常，数月或数年后出现不同程度的慢性便秘，症状由轻缓慢加重，可时轻时重交替出现，甚至有自行好转阶段。严重病例与先天性巨结肠不易区分。

诊断 主要根据临床表现及相应的辅助检查。

钡剂灌肠 表现为狭窄段短或无明显狭窄段，结肠普遍扩张，严重者可达整个结肠甚至小肠，可见脾曲或肝曲高挂。24 小时或 48 小时摄片均有不同程度的钡剂残留，大多伴有乙状结肠或横结肠冗长（图 1）。

直肠肛管测压 IND-B 型 90% 患儿均存在直肠肛管抑制反射，但充气阈值高于先天性巨结肠患儿，典型波形呈"U"或"W"形（图 2）。

病理及免疫组化 直肠黏膜活检对 IND 诊断有帮助，全厚层直肠活检可以提高诊断率。乙酰胆碱酯酶染色可显示胆碱能神经活性和神经节，PGP9.5 和 S-100 多克隆抗体可显示黏膜下层典型的巨大神经节。S-100 蛋白是神经胶质细胞的标志物，而 PGP9.5 是神经元的特异性标志物。IND-B 型病理诊断标准：30 张切片中有

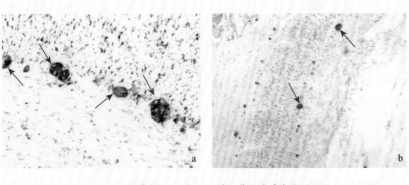

a. PGP9.5 正常组（40×）；b. 神经节细胞减少症（40×）

图 1　神经节细胞减少症病理（汤绍涛供图）

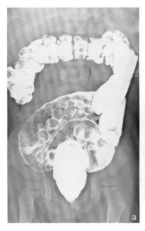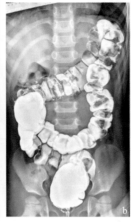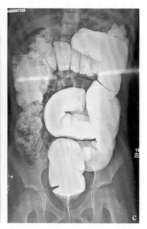

a. 乙状结肠长；b. 脾曲高挂；c. 脾曲乙状结肠扭转。

图1　4岁男孩，乙状结肠或横结肠冗长和脾曲高挂

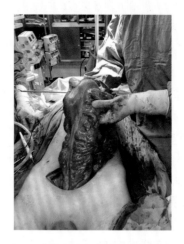

图3　15岁患儿，乙状结肠降结肠

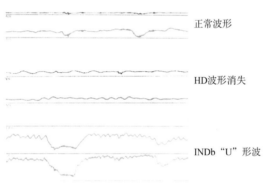

正常波形

HD波形消失

INDb "U" 形波

图2　直肠肛管抑制反射存在，波形呈 "U" 形

15%~20%黏膜下层巨大神经节，其中每个神经节超过8个神经细胞（正常为3~5个），肌间神经丛面积≥正常的3倍。A型特点是肌间交感神经丛发育不良或未发育或者交感神经支配血管的发育不全。

治疗　大多数可非手术治疗，少数需要手术治疗。

非手术治疗　包括饮食管理，给予益生菌、泻药、开塞露、灌肠和扩肛等，泻药和扩肛是首选方法。保守治疗时间最少持续6个月，若症状逐渐减轻可以继续观察。如果症状不改善甚至加重，钡灌肠检查提示肠管增粗或明显变长，需要考虑手术治疗。

手术治疗　IND-A型患儿非常罕见，需要肠管切除术。IND-B型患儿2岁以后，应用各种保守治疗措施而便秘症状仍然逐渐加重，钡灌肠检查提示肠管增粗或明显变长，可行手术治疗；便秘严重伴有肌间神经丛发育不良者，1岁以后也可考虑手术。术前钡灌肠后24小时或48小时观察钡剂残留位置对判断切除范围有实用价值，若钡剂残留在乙状结肠或直肠远端，主张行左半结肠切除，若钡剂残留达降结肠近端、横结肠或升结肠，应行结肠次全切除术。随腹腔镜技术和机器人手术平台的不断发展和更新，这些手术均能在腹腔镜或机器人辅助下完成。大龄患儿肠壁特别肥厚，需要经腹部切口才能取出（图3）。

预后　IND-B患儿大多保守治疗疗效良好，需要长期观察。对于需要手术的患儿，内括约肌切除部分有效；其他患儿需要肠切除，疗效取决于切除肠管的多少及手术方式。对大多数需要手术的患儿可选择大部分结肠切除术，腹腔镜结合结肠切除直肠后结肠拖出术，操作相对简单，疗效肯定。随访患儿（2~8年），术后无吻合口瘘发生，排便频率恢复快，一般不需要扩肛，没有患儿出现维生素缺乏，98.8%的患儿便秘得到明显改善。

（汤绍涛）

cháng shénjīngjié liúyàngbìng

肠神经节瘤样病（intestinal ganglioneuromutosis）　由不同程度的神经节细胞和梭形施万细胞混合组成，发生在自胃到结肠的任何地方的肿瘤。该病是肠神经元发育不良的一种特殊类型，极罕见。绝大多数胃肠道病是神经纤维瘤样变，患儿多伴有多发性内分泌肿瘤2B型（multiple endocrine neoplasia type II-B, MEN2B），偶可伴有多发性错构瘤综合征、幼年性息肉、腺瘤、结肠腺癌等。临床上大多在常规内镜检查被发现，散发病例常累及结肠，孤立性病变与综合征无关。伴有MEN2B的患儿常在婴儿或青春期发病，严重便秘常为首发症状，放射学显示先天性巨结肠样改变。患儿也可表现为腹泻和腹胀等，偶尔可无症状。肉眼观察见结肠和回肠多个大小不等的肿瘤，此外尚可累及阑尾、胆囊及肠系膜等。

诊断主要依靠临床表现和组织学诊断。显微镜下肿瘤可分为累及肠壁全层型和黏膜内型两型。①肠壁全层型：肿瘤累及肠壁全层，广泛的神经纤维、施万细胞及肠道神经节细胞增生，尤以肠壁肌间神经丛弥漫性增生最为显著。聚集成束簇的神经节细胞、施万细胞和神经纤维在肠壁纵行肌和横行肌之间形成连续带状结构，偶尔也可延伸到浆膜层脂肪结缔组织内。②黏膜内型：肿瘤主要位于黏膜内，不伴有肠壁肌间神经丛增生。黏膜内梭形神经纤维增生挤压腺管使其变得分散稀疏，并可见少量散在的小神经节细胞。增生的神经纤维也可累及黏膜下层，但病变程度较轻。

治疗首选保守治疗，对肠梗阻病例行手术探查包括肠切除和结肠造瘘术。如果异常肠管病变并不限于结肠，外科手术治疗作用有限。

（汤绍涛 周 莹）

jiéduànxíng wúshénjīngjiéxìbāozhèng
节段型无神经节细胞症

（zonal aganglionsis，ZA） 结肠某一段痉挛狭窄，缺乏神经节细胞，而两端肠壁正常的区域性无神经节细胞症。该病是先天性巨结肠的一种罕见特殊类型。狭窄区域可以是无神经节细胞症，也可以表现为神经节细胞减少或变性。

病因及发病机制 肠迷走神经嵴细胞由头端向尾端方向迁移过程中，由于肠壁局部微环境如基质异常、缺血或炎症等，使神经嵴细胞虽迁移到此，但增殖、分化停顿，由遗传与环境因素共同决定。另外一个亚型称为跳跃型先天性巨结肠症（skip segment Hirschsprung's disease，SSHD），在两端无神经节细胞肠管中有一段肠管是正常，所有 SSHD 患儿直肠没有神经节细胞，发病机制与 ZA 相似，或者是神经嵴细胞的跨系膜迁移。

临床表现 ZA 患儿生后出现不同程度的腹胀、呕吐、便秘等，可发生在新生儿，也可见于儿童。SSHD 出生后立即出现典型的巨结肠症表现，多见于新生儿长段型巨结肠患儿中。对于经典巨结肠手术成功后，患儿腹胀、便秘复发，复查钡灌肠发现有近端肠管狭窄，需要考虑该病。

诊断 ZA 患儿肛门指诊不能发现异常。肛门直肠测压和直肠黏膜活检可以无异常改变，钡灌肠对发现和确定病变范围至关重要，术中狭窄段活检可以明确诊断，而狭窄段两端肠管存在神经节细胞。SSHD 患儿腹部和肛门指诊表现与先天性巨结肠症相同，术前明确诊断非常困难，需要从钡灌肠检查结果中发现蛛丝马迹（图1）。如果近端肠管有可疑狭窄、回肠扩张明显或新生儿回肠穿孔，术中应探查全结肠及回肠末段，发现有痉挛性狭窄肠段，术中快速冷冻病理活检明确诊断。有时术中可见肠管外观基本正常，肉眼观察很难肯定，仔细检查可发现一处或多处病变之狭窄肠段，大量活组织检能够明确诊断。对于长段型巨结肠患儿，术前术中均应提高警惕。

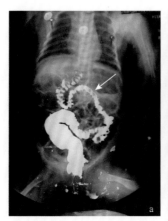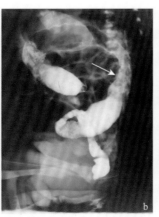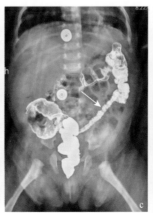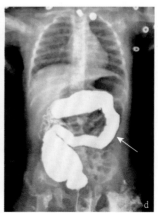

图1 先天性巨结肠症患儿钡灌肠检查（汤绍涛供图）
注：箭头为在近端发现的狭窄痉挛肠管。

治疗 对于 ZA 患儿，行狭窄的无神经节细胞的肠段切除，两端正常肠管端端吻合。对于 SSHD 患儿采用包括所有病变肠管在内的肠切除和正常肠管结肠切除直肠后结肠拖出术（图2）。

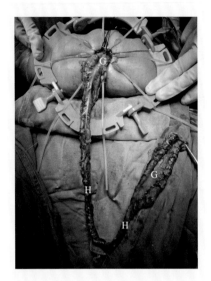

图2 SSHD 患儿（汤绍涛供图）

预后 该病术前诊断困难，容易误诊和漏诊，预后不佳。

（汤绍涛）

shénjīngjiéxìbāo wèi chéngshú

神经节细胞未成熟（immaturity of ganglion cell） 肠管神经节细胞发育不成熟所引起的疾病。正常小儿肠神经节是一个逐渐成熟的过程，于2岁前呈现中等程度的成熟状态，3~4岁在形态与功能上可达到成人水平。出生后第2年以后神经节细胞大小<50%正常对照组称为未成熟。一般出生后第1年不做诊断。多见于早产婴儿及低体重儿，可单独发病也可出现在先天性巨结肠近端肠管。累及消化道范围常较广，便秘症状轻重与节细胞未成熟程度有关。临床主要表现为不同程度的慢性便秘，症状由轻缓慢加重，也可长期保持同等程度的便秘。病变广泛达到小肠的患儿，可有明显腹胀表现。

诊断主要根据便秘临床表现和辅助检查。钡剂灌肠表现为结肠普遍扩张，没有明显的狭窄段与扩张段，24小时或48小时摄片均有不同程度的钡剂残留。直肠肛管测压存在直肠肛管抑制反射，表现为不典型的蠕动波。病理和乳酸脱氢酶免疫组化显示神经节细胞数量未见明显变化，但神经节细胞体积小，胞质稀少，细胞核小，染色较深，未见明显的核仁，单个触突。术后对切除的肠道标本进行病理学检查诊断并不困难，但术前诊断程序尚有一定局限性，因为直肠黏膜抽吸的黏膜表层取材组织化学染色方法，难以观察到肌间神经节和较深层组织乙酰胆碱酯酶神经纤维。

随着年龄的增长，该病可进一步发育成熟，多采用保守治疗，改善症状。病变范围广泛，症状重的患儿可行肠造瘘，等待成熟。肠造瘘口活检，若发现细胞成熟，再行肠吻合。如果经数月观察仍未成熟，考虑病变肠段切除。该病病变长度判断困难，即使手术切除肠管，预后仍不佳。

（汤绍涛 周莹）

Kùlālǐnuò zōnghézhēng

库拉里诺综合征（Currarino syndrome） 由基因突变导致的以直肠肛门畸形、骶骨发育不良、骶前肿物为临床表现的常染色体显性遗传病。又称库拉里诺三联征。1981年库拉里诺（Currarino）等人首次描述并命名为库拉里诺三联征，后经专家建议直肠肛门畸形中涵盖先天性巨结肠和肠神经元发育不良；肿物可以是囊性畸胎瘤，也可以是脊膜膨出；部分病例合并有泌尿生殖系畸形、21-三体综合征、头颅畸形、中枢神经系统发育畸形等，故"综合征"更能全面概括其含义。该综合征发病率为（1~9）/10万，女性发病率偏高，小儿中男女比为1∶2。该病多在产前、新生儿期被诊断，80%患儿12岁以前确诊。

病因及发病机制 与胎儿尾端脊索发育阶段尾端神经发育异常、内外胚层分离异常有关，是一种常染色体显性遗传病，主要致病基因是 HLXB9（MNX1），位于7q36。这种基因突变见于93.3%的家族性患者及32%散发患者。全基因组测序发现了散发性库拉里诺综合征中还存在 CDH2、ITIH2、ETV3L、ARID5A、NCAPD3、HOXB4 及 TLE4 等基因突变。

临床表现 常以顽固性便秘为主要症状，部分患者合并神经系统、泌尿生殖系统畸形而表现相应的症状，甚至有无症状基因突变携带者。根据临床表现，库拉里诺综合征分为三型，即完全型、轻型和微型。①完全型：是指患者表现出完整的三联征，即先天性肛门直肠畸形、骶尾椎发育不良及骶前肿块，此类型在出生后甚至产前即可诊断。②轻型：指骶骨发育不良合并先天性肛门直肠畸形或骶前肿块，合并先天性肛门直肠畸形者可早期诊断，但合并骶前肿块者则较为隐匿，便秘是主要症状，诊断的延迟导致并发症增多、病死率增加。③微型：是指仅有骶骨发育不良，以便秘、发热、反复尿路感染等为表现，极易误诊和漏诊。

诊断与鉴别诊断 根据临床表现和辅助检查诊断不难。①临床表现：典型三联征临床表现包括先天性肛门直肠畸形、骶骨发育不良及骶前肿物。先天性肛门直肠畸形可以是先天性巨结肠症、肠神经发育不良、肛门闭锁伴或不伴瘘管、肛门狭窄，甚至是一穴肛；骶尾椎发育不良程度可以从半椎体畸形（弓形或镰刀形骶骨）到椎体完全未发育，从第5骶椎及近端骶骨部分节段发育不良到第1骶椎以下均未发育；骶前肿物，最常见成熟型囊性畸胎瘤，其次是脊膜膨出、脂肪瘤、错构瘤或直肠重复畸形等。有学者建议，只要出现三联征之一的就需筛查。骶前肿物多为良性无功能病变，但也有肿物恶变为神经内分泌肿瘤，表现出相应的神经内分泌功能，如高血压、第二性征出现等。②辅助检查：CT或MRI评估是否有脑积水及中枢神经系统发育情况，骶尾椎发育情况，脊髓位置，椎管内是否有脂肪瘤、骶前包块等。钡剂灌肠了解结肠形态和排空功能，还可以间接反映骶前肿块对直肠的压迫情况。肛门直肠测压检测直肠、肛门静息压及直肠肛门抑制反射是否存在。直肠黏膜吸引活检，行乙酰胆碱酯酶、乳酸脱氢酶、还原型烟酰胺腺嘌呤二核苷酸磷酸、钙网膜蛋白、PGP9.5、S-100等免疫组化染色，评估肠神经发育情况。外周血全外显子测序明确患者基因突变情况，有基因突变者应进行家系检查。

库拉里诺综合征需要与特发性便秘、先天性巨结肠、巨结肠同源病、先天性肛门直肠畸形等疾病鉴别。

治疗 以手术为主，一期后矢状入路手术，即肛门成形与骶前肿物切除同期进行。术前手术区域感染、骶前肿物过大及骶前肿物与椎管相通时建议分期手术，即一期结肠造瘘、二期肛门成形及骶前肿物切除、三期造瘘还纳。先天性肛门直肠畸形合并瘘管位置较高及骶前肿物过大、顶端超

过第3骶椎水平时需要腹腔镜联合会阴部手术。

预后 经早期诊断和正确治疗，相当一部分患儿可以获得较好的预后。手术长远效果或生活质量受神经系统发育异常的影响最大。术后最常见的并发症是便秘，发生率为17%~40%；术后尿控异常可高达30%，与瘤体大小和骶椎发育严重程度相关。骶前肿瘤恶变的总体发生率约3.3%。因此，及早诊断、规范治疗是减少并发症、提高患儿生活质量的重要保障。

（汤绍涛　李　帅）

xīnshēng'ér wèichuānkǒng

新生儿胃穿孔（neonatal gastric perforation）胃壁肌层先天性发育薄弱或缺损，或消化性溃疡、胃管所致机械损伤、感染、营养不良等因素导致新生儿胃（十二指肠）壁穿通，内容物进入腹腔而引起的疾病。临床少见，多发生于生后3~5天的早产儿，病死率为25%~65%。随着外科及麻醉技术的发展，合理使用抗生素及支持疗法，病死率已有显著下降。

病因及发病机制 ①胃壁肌层先天性发育缺陷：胚胎发育过程中胃壁环形肌、斜行肌和纵形肌发生发育障碍、停顿，即可形成胃壁肌层缺损。过早开奶、呕吐时胃内压升高导致肌层缺损处黏膜破裂或穿孔。②胃壁局部缺血：出生前后窒息致胃壁局部缺血，血运障碍，从而导致胃壁坏死穿孔。③感染：感染引起应激、循环障碍、休克等引起胃黏膜屏障作用减弱、失去完整性或胃壁组织缺血缺氧，引起溃疡穿孔或坏死。④创伤：多为医源性，如心肺复苏正压通气时胃内气体增多，进行按压时胃内压力增加引

起胃破裂；胃肠减压、胃管等引起胃黏膜、胃壁损伤导致穿孔。⑤胃内压力增高：继发于消化道远端梗阻，如幽门闭锁、十二指肠闭锁、中肠扭转等，胃体严重扩张，胃内压增高，导致胃肌层撕裂、黏膜坏死造成破裂。⑥糖皮质激素、非甾体抗炎药应用可引起内皮损伤，导致胃穿孔。

临床表现 穿孔发生前无明显前驱症状，一般在生后3~5天发病。新生儿呼吸循环及代谢系统发育不完善，反应能力低下，穿孔后无典型临床表现，可表现为拒乳、呕吐、腹胀、精神萎靡等。呕吐物带血或咖啡样，也可出现便血。穿孔发生后大量气体进入腹腔，腹胀进行性加重，横膈抬高，患儿可出现气促、呼吸困难和发绀。同时胃内容物进入腹腔，可导致急性腹膜炎，腹部膨隆呈球形，腹壁静脉怒张、皮肤发红发亮、腹肌压痛，肝浊音界消失，继续加重出现肠鸣音消失、脱水、电解质紊乱和休克等，部分男婴可出现阴囊皮肤红肿或积气。

诊断 新生儿尤其早产儿，生后3~5天突然出现持续进行性腹胀，伴呕吐、呼吸困难、发绀，肝浊音界消失，肠鸣音消失，应考虑该病，并立即行腹部立位X线检查。腹部X线平片有以下特点：①膈下大量游离气体，膈肌抬高，内脏局限于中腹部脊柱两旁。②胃泡影消失，肠管向中央集中，充气正常或减少（图1）。腹腔穿刺可抽出大量高张气体，并可抽出含胃内容物的液体。

鉴别诊断 新生儿胃穿孔诊断并不困难，但需与胎粪性腹膜炎、新生儿自发性气腹相鉴别。①胎粪性腹膜炎：多并发肠穿孔，腹腔内游离气体常较少，因腹腔

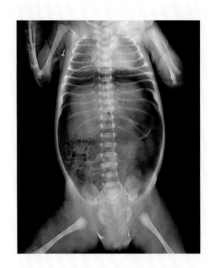

图1　新生儿胃穿孔腹部平片

内广泛性肠粘连，肠管常粘连成团，肠管内积气少，常分布于中腹部，与肝及膈肌也有广泛粘连。立位腹部平片显示气腹较轻，有包裹性气腹，胃泡影显示正常，并可见钙化灶。②新生儿自发性气腹：多见于早产伴有肺部疾病患儿，可表现为腹胀，立位腹部平片提示膈下游离气体，但气体量少，腹部可见正常胃泡影。患儿全身情况好，腹部虽有胀气，但腹软无压痛，无腹膜炎体征。

治疗　该病一经确诊，应尽快手术治疗，手术是唯一治疗方案。

术前准备　为保证手术顺利进行并取得良好效果，术前准备非常重要。具体措施包括：①禁食、留置胃管持续胃肠减压。②补液、输注血浆、蛋白等纠正脱水及休克。③广谱抗生素控制感染。④呼吸困难和发绀患儿予以气管插管呼吸机辅助呼吸。⑤腹胀严重影响呼吸可经腹腔穿刺抽出腹腔内游离气体减压。⑥注意保暖，改善低体温。

手术方法　手术主要为修补穿孔，方式主要有两种。①剖腹探查胃穿孔修补术：上腹部横切口入腹，切口要足够大以充分暴露腹腔。吸引器吸净腹腔内积液后温盐水进行腹腔冲洗。探查穿孔部位，一般多在近端胃近大弯及胃底部。先将穿孔边缘坏死组织完全切除，直至有活动性出血的胃壁组织，然后将残存胃组织做全层缝合，必要时再做浆肌层内翻缝合。若胃破裂太大或坏死广泛，需行胃次全切除或全胃切除。修补完成后再用温盐水冲洗腹腔，放置腹腔引流。②腹腔镜胃穿孔修补术：若麻醉条件、患儿一般情况等许可，腹腔镜下胃穿孔修补是安全可行的。手术方式为腹腔镜下切除穿孔边缘坏死组织，行残存胃壁单层缝合。

术后处理　术后继续应用广谱抗生素抗感染，加强营养支持治疗，抗休克、维持水电解质平衡，注意保暖并加强呼吸管理，持续胃肠减压至胃肠功能恢复后开始逐步喂养。

预后　新生儿胃穿孔少见，病死率较高，死亡原因主要为伴发的腹膜炎、败血症及后期引起的多器官功能衰竭。预后取决于就诊时间、发病至进行手术时间、术前全身情况及胃壁缺损范围等因素。早期明确诊断并积极手术，术后给予有效呼吸循环支持、合理营养支持及抗感染治疗，预后良好。

（汤绍涛　曹国庆）

xīnshēng'ér wèipòliè

新生儿胃破裂（neonatal gastric rupture）　各种原因引起新生儿胃壁破裂，造成胃内容物外溢而导致严重的腹膜炎和全身感染。

病因及发病机制　①先天性肌层发育不全：该病因的理论依据是胃破裂修复手术中常见大面积缺乏肌层及浆膜层覆盖的胃黏膜膨出，故推测患儿存在先天性的浆肌层缺失，进而在喂养等原因造成的胃扩张时裸露的黏膜撕裂发生破裂。然而胃黏膜面积本身远超浆膜层面积，浆肌层撕裂时黏膜会自然膨出，且尚未发现典型的未曾破裂的肌层缺损病例，故该理论存在争议。②胃壁缺血坏死：新生儿胃破裂常发生于休克、窒息、缺氧患儿，故推测胃壁缺血缺氧造成的胃壁坏死可能是造成新生儿胃破裂的原因之一。③胃壁感染性坏死：其发病机制类似于新生儿坏死性小肠结肠炎，病原微生物在其毒力增强机体免疫力下降情况下进入胃壁大量繁殖，造成局部缺血坏死进而发生破裂。④压力性胃破裂：胃破裂常见于需要无创正压通气的早产、低出生体重儿，故推测无创正压通气时较多压力较高气体进入胃腔，且胃肠减压不充分的情况下，胃肠时间高度扩张发生局部血运障碍，进而坏死破裂，有时高压会直接造成胃机械性损伤破裂。

临床表现　急性起病，通常发生于新生儿出生后1周内。胃破裂发生后的数小时内，患儿可能仅表现为不同程度的呼吸困难，需要提升呼吸支持手段维持氧饱和度。进而病情快速进展，出现腹胀且进行性加重，胃内容物外溢造成的腹膜炎和脓毒症休克带来血流动力学异常，器官灌注减少，表现为末梢循环差、外周动脉搏动减弱、嗜睡、少尿等。患儿通常无呕吐，胃管内较难抽吸出胃内容物。妊娠合并胎盘早剥、前置胎盘和功能感染的新生儿以及通过紧急剖宫产分娩的新生儿发病风险增加，应仔细观察。体格检查可见患儿腹部高度膨隆，腹壁静脉显露，可见腹壁潮红，触压痛明显，叩诊呈鼓音，听诊肠鸣音消失。

诊断 结合病史、临床表现、体格检查以及影像学表现可确诊。腹部平片往往可见大量气腹征象，膈肌上抬，但肠管扩张不明显，与既往腹部平片对比可见患儿胃泡消失。可于剑突下行诊断性穿刺，可引出黄色奶渣状腹水或暗红色咖啡渣样腹水。

鉴别诊断 需要与新生儿坏死性小肠结肠炎造成的穿孔鉴别。新生儿坏死性小肠结肠炎通常发生时间较晚，生后数周起病，喂养不耐受为前驱症状，进而出现发热、休克等感染临床表现，可有黏液血便，腹膜炎相对局灶，腹部平片可见典型肠壁积气或门静脉积气征象。胃管可引流墨绿色胆汁样胃内容物。

治疗 及时手术治疗是挽救患儿生命的关键。应尽快予以气管插管机械通气，通常术前应在尽可能短的时间窗内，尽可能地纠正患儿水电解质紊乱、血流动力学紊乱以及凝血功能异常。术前可于剑突下以套管针穿刺引流腹腔内气体及腹水，该操作可显著减轻腹腔压力对呼吸的影响，减少毒素吸收，并增加回心血量，从而改善患儿血流动力学状况。手术选择左侧腹脐上横切口或肋缘下斜切口，进入腹腔后应初步吸尽感染性腹水，仔细探查胃壁，确定胃壁坏死范围以及正常胃壁组织界线。新生儿胃破裂的病变通常位于胃大弯胃前壁，近端可至贲门，远端可累及胃窦。手术可采取一期缝合，剪除坏死无活力的黏膜组织，从正常胃壁组织开始进行连续缝合，将正常胃壁组织拉拢关闭缺损。第一层连续缝合完毕后，可进行第二层浆肌层间断缝合加固。缝合修补结束后应嘱巡回护士抽动胃管避免缝线穿过胃管将其固定，进而向胃内注入少量气体检查气密性。手术结束前应探查腹腔肠管，并尽可能清除腹腔残余秽物。对于病变坏死累及绝大部分胃壁组织的患儿，可将剩余胃壁组织包绕胃管进行缝合。

预后 孤立性胃穿孔的存活率为 75% ~ 80%，合并多器官功能衰竭或合并坏死性小肠结肠炎的患儿，病死率较高。

（夏慧敏）

xiāohuàxìng kuìyáng

消化性溃疡（peptic ulcer） 多种致病因素导致深达或穿透消化道黏膜肌层的炎症与坏死性病变。通常包括胃溃疡和十二指肠溃疡，也包括发生在与酸性胃液相接触的其他胃肠道部位。各年龄儿童均可发病，以学龄儿童多见。婴幼儿多为急性、继发性溃疡，胃溃疡和十二指肠溃疡发病率相近；年长儿多为慢性、原发性溃疡，以十二指肠溃疡多见，男童多于女童，可有明显的家族史。

病因及发病机制 原发性消化性溃疡的病因与诸多因素有关，溃疡的形成是由于有损害作用的侵袭因子（酸、胃蛋白酶、胆盐、药物、微生物及其他有害物质）与黏膜自身的防御因素（黏膜屏障、黏液重碳酸盐屏障、黏膜血流量、细胞更新、前列腺素等）之间失去平衡的结果。一般认为，与酸有关的侵袭因素对十二指肠溃疡的意义较大，而自身组织防御因素对胃溃疡有更重要的意义。①胃酸和胃蛋白酶的侵袭：酸和胃蛋白酶是胃和十二指肠黏膜的主要侵袭因素。十二指肠溃疡患者基础胃酸、壁细胞数量及壁细胞对刺激物质的敏感性均高于正常人，且胃酸分泌的正常反馈抑制机制发育不全，故酸度增高是形成溃疡的重要原因。新生儿生后 1~2 天胃酸分泌与成人相同，4~5 天时下降，以后又逐渐上升。故生后 2~3 天容易发生原发性消化性溃疡。因胃酸分泌随年龄增长而增加，所以年长儿原发性溃疡的发病率较婴幼儿高。②胃和十二指肠黏膜的防御功能：在各种攻击因子的作用下，胃和十二指肠黏膜的防御功能受损，发生黏膜缺血、坏死而形成溃疡。③幽门螺杆菌感染：儿童十二指肠溃疡幽门螺杆菌（helicobacter pylori，Hp）检出率约为 60%，Hp 被根除后溃疡的复发率即下降，说明 Hp 在溃疡病发病机制中起重要作用。④遗传因素：部分患儿可以有家族史，单卵双胎发生溃疡的一致性也较高。O 型血的人十二指肠溃疡发病率较其他血型的人高；2/3 的十二指肠溃疡患儿的家族成员血清胃蛋白酶原升高。⑤其他因素：如精神创伤、中枢神经系统病变、外伤、手术后、饮食习惯不当（如暴饮暴食，过冷、油炸食品）、气候因素、非甾体抗炎药、类固醇激素等均可降低胃黏膜的防御能力，引起胃黏膜损伤。

继发性溃疡常见于较大的身体创伤、严重感染、休克、缺血缺氧、颅内损伤、严重烧伤、呼吸衰竭或其他危重疾病，表现为继发的急性溃疡。

分型与分期 消化性溃疡的分型与分期复杂。①根据病因不同，可分为原发性和继发性消化性溃疡。其中，继发性溃疡包含应激性溃疡，多为急性发病。原发性胃十二指肠溃疡主要见于年长儿，其机制同成人胃十二指肠溃疡。继发性者多见于婴幼儿，约80%继发于产伤、窒息、休克、脓毒血症、低血糖、多器官功能衰竭、严重烧伤、严重脑外伤等。

继发于烧伤的溃疡称柯林溃疡（Curling ulcer）；继发于颅脑损伤的胃十二指肠溃疡称为库欣溃疡（Cushing ulcer）。许多药物亦可引起继发性溃疡。②按病程分为急性和慢性溃疡。急性溃疡多表浅，多个溃疡分布于胃十二指肠的各个部位，溃疡的大小及相互间距不等，多见于婴幼儿继发性溃疡。急性溃疡病情发展快，既可很快愈合，又可并发穿孔或出血。慢性溃疡多见于年长儿，常为 1 个，呈慢性发展过程，局部多呈慢性炎症表现，并有瘢痕形成。内科治疗无效时，才考虑手术治疗。③按溃疡的位置分 3 型。Ⅰ型溃疡位于胃体部小弯及附近，其余部位正常；Ⅱ型溃疡是继发于十二指肠或幽门管溃疡的胃体部溃疡；Ⅲ型溃疡位于幽门及胃小弯切迹的右侧。消化性溃疡的胃镜下分为活动期（厚苔样）、愈合期（薄苔样）、瘢痕期（红色、白色瘢痕）。

临床表现　根据年龄的不同，临床表现也有不同。①新生儿继发性溃疡多见，常见原因有早产儿、出生窒息等缺血缺氧、败血症、低血糖、呼吸窘迫综合征等。常表现急性起病，呕血、黑便。生后 2~3 天亦可发生原发性溃疡。②婴儿期继发性溃疡多见，发病急，首发症状可为消化道出血和穿孔。原发性以胃溃疡多见，表现为食欲差、呕吐、进食后啼哭、腹胀、生长发育迟缓，也可表现为呕血、黑便。③幼儿期胃和十二指肠继发性溃疡发病率相等，常见进食后呕吐，间歇发作脐周及上腹部疼痛，烧灼感少见，夜间及清晨痛醒，可发生呕血、黑便甚至穿孔。④学龄前及学龄期以原发性十二指肠溃疡多见，主要表现为反复发作脐周及上腹部胀痛、烧灼感，饥饿时或夜间多发。严重者可出现呕血、便血、贫血，并发穿孔时疼痛剧烈并放射至背部或左右上腹部。也有患儿仅表现为贫血、粪便隐血试验阳性。

消化性溃疡并发症主要为出血、穿孔和幽门梗阻，常可伴发缺铁性贫血。重症可出现失血性休克。若溃疡穿孔至腹腔或邻近器官，可出现腹膜炎、胰腺炎等。若炎症和水肿较广泛，可出现急、慢性梗阻。

诊断与鉴别诊断　儿童消化性溃疡的症状和体征不如成人典型，常易误诊和漏诊。对出现剑突下有烧灼感或饥饿痛；反复发作、进食后缓解的上腹痛，夜间及清晨症状明显；与饮食有关的呕吐；粪便隐血试验阳性的贫血患儿；反复胃肠不适，且有溃疡病尤其是十二指肠溃疡家族史者；原因不明的呕血、便血者等，均应警惕消化性溃疡病的可能性。及时进行上消化道内镜检查，尽早明确诊断。内镜检查是消化性溃疡诊断金标准，内镜观察不仅能准确诊断溃疡、观察病灶大小、周围炎症的轻重、溃疡表面有无血管暴露（图 1），同时又可采集黏膜活体组织作病理组织学和细菌学检查，还可以在内镜下控制

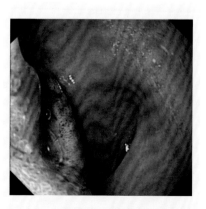

图 1　消化性溃疡内镜下表现

活动性出血。胃肠 X 线钡餐造影应用广泛，但不够敏感。必要时采用幽门螺杆菌检测。

患儿出现以下症状应与其他疾病鉴别。①腹痛：应与肠痉挛、蛔虫病、腹内脏器感染、结石、腹型过敏性紫癜等疾病鉴别。②呕血：新生儿和小婴儿呕血可见于新生儿出血症、食管裂孔疝等；年长儿需与肝硬化致食管静脉曲张破裂及全身出血性疾病鉴别，有时还应与咯血相鉴别。③便血：消化性溃疡出血多为柏油样便，鲜红色便仅见于大量出血者，应与肠套叠、梅克尔憩室、息肉、腹型过敏性紫癜及血液病所致出血鉴别。

治疗　目的是缓解和消除症状，促进溃疡愈合，防止复发，并预防并发症。

一般治疗　培养良好的生活习惯，饮食定时定量，避免过度疲劳及精神紧张，消除有害因素如避免食用刺激性、对胃黏膜有损害的食物和药物。若有出血时，应积极监护治疗，以防止失血性休克，应监测生命体征如血压、心率及末梢循环。禁食同时注意补充足够血容量。应积极进行消化道局部止血（如喷药、胃镜下硬化、电凝治疗）及全身止血。若失血严重时应及时输血。

药物治疗　原则为抑制胃酸分泌和中和胃酸、强化黏膜防御能力、抗幽门螺杆菌治疗。

抑制胃酸分泌的药物　①H_2 受体阻断剂：可直接抑制组胺、阻滞乙酰胆碱分泌，达到抑酸和加速溃疡愈合的目的。常用的有西咪替丁、雷尼替丁、法莫替丁、尼扎替丁等。②质子泵抑制剂（proton pump inhibitor，PPI）：作用于胃黏膜壁细胞，降低壁细胞中的 H^+-K^+-ATP 酶活性，阻抑 H^+

从细胞质内转移到胃腔而抑制胃酸分泌，常用奥美拉唑等。③中和胃酸的抗酸剂：起缓解症状和促进溃疡愈合的作用，常用碳酸钙、氢氧化铝、氢氧化镁等。

胃黏膜保护剂 ①硫糖铝：在酸性胃液中与蛋白形成大分子复合物，凝聚成糊状物覆盖于溃疡表面起保护作用，亦可增强内源性前列腺素合成，促进溃疡愈合。②枸橼酸铋钾：在酸性环境中沉淀，与溃疡面的蛋白质结合，覆盖其上形成一层凝固的隔离屏障，促进前列腺素分泌，铋剂还具抗Hp的作用。此药有导致神经系统不可逆损害和急性肾衰竭等副作用，长期大剂量应用时应谨慎，最好有血铋监测。③蒙脱石粉、麦滋林-S颗粒剂：有保护胃黏膜、促进溃疡愈合的作用。④米索前列醇：即前列腺素样作用，其作用机制可能与刺激黏液和碳酸氢盐分泌，或直接保护胃黏膜上皮的完整性有关。但因其副作用临床应用较少，罕见儿科应用。

抗Hp治疗 有Hp感染的消化性溃疡，需用抗菌药物治疗。临床常用的药物有枸橼酸铋钾、阿莫西林、克拉霉素、甲硝唑、呋喃唑酮等。多主张联合用药，以下方案可供参考：以PPI为中心的"三联"药物方案，即PPI+上述抗生素中的两种，持续1~2周；以铋剂为中心的"三联""四联"治疗方案，即枸橼酸铋钾4~6周+两种抗生素（阿莫西林4周、克拉霉素2周、甲硝唑2周、呋喃唑酮2周），或同时+H_2受体阻断剂4~8周。

手术治疗 消化性溃疡一般不需手术治疗，手术治疗主要针对其并发症。以下情况应根据个体情况考虑手术治疗：①溃疡合并穿孔。②难以控制的出血，失血量大，48小时内失血量超过血容量的30%。③幽门完全梗阻，经胃肠减压等保守治疗72小时仍无改善。④慢性难治性疼痛。

外科手术选择以下术式。①胃空肠吻合术：以往行胃空肠吻合术治疗小儿溃疡，但有发生吻合口溃疡的危险，故多不主张单独施行此术。②胃部分切除术：该手术常影响小儿的营养发育，易致贫血等并发症，除非溃疡病的并发症非常严重，其他手术方法不能治疗时方考虑。③迷走神经切除术：该手术加幽门成形术被公认为对儿童营养发育影响最小的一种手术方法。术后可出现腹泻，但不超过3%。有人提出高度选择性迷走神经切除术手术方法，即只切除胃腺区的迷走神经，效果更好。

预防与预后 培养良好的生活习惯，饮食定时定量，避免过度疲劳及精神紧张，消除有害因素如避免食用刺激性、对胃黏膜有损害的食物和药物，必要时预防性使用抗酸药物。小婴儿多为急性溃疡，常因合并出血及穿孔而就诊，发生率约为15%，年龄越小越严重，尤以新生儿期最为危险，如合并穿孔病死率较高。由于儿童修复能力强，溃疡病一般比成人轻，多用内科疗法3~4周，即能治愈。约50%病例可以复发，约25%病例可致局部瘢痕性狭窄，引起幽门梗阻，需手术治疗。

（汤绍涛 周莹）

xiāohuàxìng kuìyáng chūxuè

消化性溃疡出血（peptic ulcer bleeding）

溃疡侵犯周围血管引起的消化道出血。消化性溃疡的常见并发症之一，也是消化道出血的常见病因。在小儿各年龄组均可发病，但以新生儿期和年长儿常见。胃溃疡多发生于小婴儿，十二指肠溃疡多发生于年长儿。男童较女童为多，约为2∶1。

病因及发病机制 溃疡基底的血管被侵蚀破裂所致，大多数为动脉出血，溃疡较深而大。但有的表浅溃疡，或溃疡基底部充血的小血管破裂，也可引起大量出血。大量出血的溃疡多位于胃小弯或十二指肠后壁，胃溃疡的出血来源常为胃右、左动脉的分支，或肝胃韧带的较大血管。而十二指肠溃疡出血多来自胰十二指肠上动脉，或胃十二指肠动脉等分支血管。溃疡出血所致的机体反应与一般内出血相同，与出血的速度及出血量的多少有关。持续大量出血，可导致血容量减少、循环衰竭，甚至死亡，反复小量出血，可引起严重贫血或营养性水肿。

临床表现 一般胃十二指肠急性溃疡出血，多有腹痛、呕血或便血。慢性溃疡出血的主要症状，是柏油样大便和腹部不适。患儿年龄不同，临床表现也不相同。①新生儿胃十二指肠溃疡出血，常无前驱症状，临床表现为突然发生出血或穿孔。多有窒息、颅脑损伤或其他严重感染等疾病史。出血急剧者，可有大量呕血或便血；缓慢出血者，仅表现为咖啡色胃液或排柏油样大便。急性大量出血的患儿病情迅速恶化，若治疗不及时，很快发生循环衰竭，甚至死亡。②婴幼儿表达能力差，不能诉说腹痛的性质及部位，在溃疡出血前常表现为食欲减退或呕吐。当出血量较多且发病较急时，可表现为呕血及柏油样大便，重者伴有失血性休克症状。长期小量出血时，则可出现柏油样大便，同时可伴有贫血。③学龄期儿童胃十二指肠溃疡出血表现与成人相似。出血前常有典型的上腹部烧灼样疼痛，疼痛与进食有一定的关系，胃溃疡多在进食后不久出现疼痛，而十二指肠溃疡则在进食后疼痛缓解，饥饿时加剧。腹痛常呈周期性，易在春、秋季节发病。表现为柏油样大便者，多为十二指肠溃疡出血，如快速大量出血，由于血液刺激肠蠕动，则大便可呈紫色或褐红色。呕血多，表示为十二指肠以上胃溃疡出血。大量出血后，即可出现失血性休克体征，如出汗、皮肤凉湿苍白、脉搏细数、血压下降、脉压变小、呼吸急促等，患儿意识清醒，表情焦虑或恐惧。若不及时抢救，病情可迅速恶化。

诊断与鉴别诊断　一般学龄期儿童，根据临床表现多可初步诊断；婴幼儿出现呕血、便血时，应考虑为溃疡病出血。有时判断出血的部位及原因较难，尤其是新生儿确诊更难。为了进一步确定出血来源及病因，只有经过钡餐检查、内镜检查或经手术证实，方可确诊。①X线钡餐透视检查：可见充盈的壁龛，是诊断溃疡病出血的可靠依据，如显示出辐射状皱襞、激惹现象、幽门痉挛、十二指肠或幽门变形，应考虑为消化性溃疡。浅表性溃疡不易被发现，有时溃疡被血凝块封盖而不显影。因此，对高度可疑的患儿，虽一次检查未见异常，但无其他方法协助诊断，应再次餐透视检查。②纤维内镜检查：可直接观察溃疡的部位、大小、形状、深度、数目及出血情况（图1）。可以查出钡餐透视不能显示的浅小溃疡。一般认为，在消化道大出血时，应在一般情况稳定后首选内镜检查，可寻找溃疡出血的部位，同时在内镜下行电凝止血，

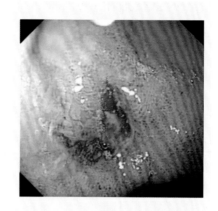

图1　纤维内镜下见消化性溃疡出血

并可以在直视下与其他疾病所致出血鉴别。

胃十二指肠溃疡出血主要应与食管静脉曲张破裂出血进行鉴别，二者均为上消化道出血的常见原因，但治疗方法截然不同。门静脉高压继发食管静脉曲张破裂出血多伴有腹壁静脉曲张、腹水、黄疸、脾大、脾功能亢进、肝功能减退及血氨明显增高等临床特点，通过钡餐透视或纤维内镜检查即可鉴别。

治疗　包括非手术治疗和手术治疗。

非手术治疗　多数小儿胃十二指肠溃疡出血，经非手术治疗可以痊愈，包括补充血容量、维持营养、防治休克，目的是使溃疡出血停止。治疗期间要求患儿绝对卧床休息，应用解痉、止酸和镇静剂等药物，以解除患儿的精神恐惧和痛苦。输血速度不宜太快。一般中等量的出血，可给予促进凝血和止血的药物，如维生素C、垂体后叶素、维生素K、6-氨基己酸等药物，也可经胃管注入冰盐水或止血药物。仅少数患儿需手术治疗，因小儿有较强的代偿功能及较旺盛的修复力，治疗效果较成人满意。在非手术治疗期间，应密切观察患儿的体

温、脉搏、呼吸、血压的变化，做好各项实验室检查及各项手术前准备工作，根据病情的变化随时准备剖腹探查。

手术治疗　胃十二指肠溃疡出血，经非手术治疗6~8小时，患儿血压、脉搏及全身情况不见好转，或虽有好转而停止输血后又再度恶化者，表示出血仍在继续，且出血的速度较快，应在48小时内做出手术决定。溃疡急性大出血病例，尤其是新生儿及婴幼儿，在短时间内失血过较多，患儿很快进入失血性休克状态，显然较成人血管破裂出血自行止血的机会较少。病情可迅速变化，除快速输血补液外，应立即手术。小儿有较强的代偿功能及较旺盛的修复力，因此，尽量选择操作简单、损伤小的手术方式。

直接结扎止血术　此方法是在患儿情况危重，或因其他原因而不宜施行胃大部切除术的一种姑息性手术。溃疡出血点位于胃十二指肠前壁者，可以直接梭形切除溃疡，然后缝合创缘，注意避免引起幽门或十二指肠狭窄。溃疡出血点位于胃十二指肠后壁者，可经前壁切口暴露出血病灶，用丝线缝合溃疡边缘及其基底的出血点。为了达到彻底止血防止再出血的目的，同时可结扎出血部位的供血血管。十二指肠溃疡出血常累及胃十二指肠动脉或胰十二指肠，胃小弯侧溃疡出血主要来自胃右动脉（低位溃疡）或胃左动脉（高位溃疡），胃大弯侧溃疡出血常来自胃右网膜动脉。根据出血部位分别结扎供血的血管，皆有进一步止血作用。

胃大部切除术　术后患儿常发生缺铁性贫血、维生素B缺乏症、发育迟缓或身体矮小，接受手术时患儿年龄越小，上述现象

越明显。因此，胃大部切除术对小儿不宜。

胃远端部分切除术 切除胃远端分泌促胃液素的胃窦部腺细胞，可减少促胃液素促胃酸分泌的作用，并切除或旷置溃疡出血病灶。较大溃疡或高位溃疡出血切除困难者，可将旷置的溃疡出血病灶行局部缝扎术，再行胃远端部分切除，溃疡可以自行愈合。此术式既可止血，又可防止再发出血；手术损伤小，无胃大部切除术后的营养障碍等并发症，适用于小儿。

预后 小儿消化性溃疡出血多为良性病变，及时规范治疗预后良好。

（汤绍涛 周 莹）

xiāohuàxìng kuìyáng chuānkǒng

消化性溃疡穿孔（peptic ulcer perforation）

胃或十二指肠溃疡因为溃疡病灶向深部发展，穿透浆膜层并发局部的穿孔。胃和十二指肠溃疡的严重并发症，小儿时期急性消化性溃疡常以穿孔形式发病。穿孔可发生在各年龄阶段，尤以新生儿和 2 岁以下为多。消化性溃疡并发穿孔率为 6% ~ 20%，其中胃溃疡穿孔占 32%，十二指肠溃疡穿孔占 68%，5% ~ 10% 患儿病前无溃疡病史。

病因 胃或十二指肠溃疡处于活动期，逐渐向深部侵蚀，穿透浆膜层引起穿孔。穿孔发生的部位可在十二指肠前壁、胃幽门部、胃小弯及后壁，少数发生于胃贲门部和大弯部。穿孔多为一个部位，极少数可同时发生两个以上部位，亦有穿孔反复多次发生者。穿孔直径在 0.5cm 左右。急性穿孔后，胃十二指肠内容物流入腹腔，引起化学性腹膜炎，随着细菌侵入，转化为细菌性腹膜炎。病原菌多为大肠埃希菌。

发生于后壁的穿孔多为穿透性溃疡，即穿孔处与邻近器官已粘连。

临床表现 年龄不同，穿孔前的表现亦不同。①新生儿常无前驱症状，偶有产后窒息、颅脑产伤或其他疾病，患儿突然发生出血和/或穿孔。穿孔后有进行性腹胀、呼吸困难、腹膜炎表现。腹腔内出现游离气体，肝浊音界消失。呕吐物中含咖啡色物或排柏油便。病情常迅速恶化而引起死亡。②婴儿可表现为腹痛、哭闹、食欲差、呕吐。发生穿孔后出现急腹症表现，即腹胀、腹部压痛、肌紧张、呼吸困难等。③幼儿的表现与此相似，但幼儿发生溃疡的概率最低。④学龄儿童及青少年溃疡病的表现与成人相似，有时不太典型。穿孔前，常有腹痛，位于上腹部，呈绞痛或烧灼痛。胃溃疡的腹痛往往出现在进食后不久，十二指肠溃疡常发生在饥饿时，而进食后缓解。常因暴食、进刺激性食物、情绪激动、过度疲劳等诱发急性穿孔。穿孔后，最主要的症状是突发腹痛，非常剧烈，难以忍受，从上腹开始迅速扩散到全腹。患儿出现面色苍白、出冷汗、肢体发冷、脉搏细速等休克表现，常伴恶心、呕吐。数小时后，由于腹膜大量渗出，腹痛可减轻，但随之因细菌繁殖演变为化脓性腹膜炎，症状又加重。急性穿孔时，患儿表情痛苦，取平卧姿态，不敢翻动，也不敢深呼吸。全腹有压痛和反跳痛，以上腹最明显，有十分明显的腹肌紧张，甚至呈"木板样"强直。肠鸣音一开始就消失。因气体进入腹腔，肝浊音界缩小或消失。X 线透视或拍直立位片，80% 可见膈下游离气体影。可在穿孔数小时后出现发热、脉速、白细胞计数增加，腹胀、肠麻痹、

移动浊音等。对于后壁穿孔与周围粘连者，有时可扪到肿块。

诊断 临床表现结合内镜或钡餐检查，发现溃疡即可确诊。对于年长儿有溃疡史及典型的穿孔发作表现，即突然发生的持续上腹剧痛，迅速扩散到全腹，并有轻度休克表现，有明显的腹膜刺激征；特别有肝浊音界缩小或消失，以及 X 线检查见膈下游离气体，即可确诊为穿孔。对于较小儿童往往需经剖腹探查后方能证实胃十二指肠溃疡穿孔。必要时，术前行腹腔穿刺有助于诊断。钡餐透视及纤维内镜检查，对胃十二指肠溃疡的诊断有帮助，但在急性穿孔时均难以应用。

鉴别诊断 ①消化性溃疡出血：消化性溃疡穿孔和出血可同时或相继出现，出血多继发于穿孔之后，注意溃疡穿孔典型表现，一般诊断不难。②急性阑尾炎：常以转移性右下腹疼痛为主要表现，其引起腹膜炎以右下腹压痛、紧张较突出。而溃疡病穿孔常有溃疡病史，且多发生于年龄较小的患儿，引起腹膜炎时多为弥漫性腹痛。③胆汁性腹膜炎：婴幼儿的急性胆囊炎易发生胆汁性腹膜炎。胆汁性腹膜炎时压痛点偏上或在胆囊区。腹腔穿刺液若呈绿色、内含大量胆红素则支持胆汁性腹膜炎。④急性肠梗阻：有腹痛、呕吐、腹胀、便秘表现，X 线透视或平片显示小肠样扩大和液平面，肠鸣音时有亢进，有助于肠梗阻的诊断。⑤出血性胰腺炎：发病急，病情险恶，可很快出现休克，腹部压痛广泛伴肌紧张。但其压痛明显的部位在右上腹，腹腔穿刺液多为血性，血、尿淀粉酶升高。

治疗 对于急性穿孔的治疗，分为非手术治疗和手术治疗。

非手术治疗　适用于症状轻、一般情况好的单纯空腹较小穿孔，此疗法适用于年长儿。具体措施为胃肠减压，输血补液，加强支持疗法，应用抑酸制剂、抗生素等。若症状、体征不见好转或加重，则应立即手术。

手术治疗　术前行持续胃肠减压，吸尽胃内容物，输液及给予抗生素。剖腹探查找到穿孔。

单纯缝合术　急性溃疡及周围瘢痕化轻的溃疡穿孔，先切除溃疡边缘的坏死组织及瘢痕，做全层及浆肌层两层缝合。对于多个穿孔，应仔细探查，逐个缝合，不要遗漏。单纯缝合术的优点是操作简便易行，手术时间短，危险性较小；缺点是对于溃疡周围已严重瘢痕化或年长儿慢性溃疡穿孔不适用，而且单纯缝合可能造成部分患儿溃疡再发而需再次手术。

彻底性手术　包括胃大部切除术、迷走神经干切除及选择性迷走神经切断术、胃远端部分切除术、胃空肠吻合术加或不加迷走神经切断术等。其中，胃大部切除术不适合小儿，因术后胃酸降低，常发生缺铁性贫血、维生素 B 缺乏症、身材矮小等。选择性迷走神经切断术加幽门成形术对小儿复发性消化性溃疡较合适。胃远端部分切除亦适用于小儿。胃空肠吻合则属于姑息性手术。因此，在临床上，应根据溃疡及穿孔的部位，患儿的状态、手术技巧等综合分析，选用合适的手术方法。

预后　小儿消化性溃疡穿孔，及时发现和及时治疗，预后良好。

（汤绍涛　周　莹）

wèikuìyáng chuānkǒng

胃溃疡穿孔（peptic ulcer perforation）胃黏膜及胃壁其他各层组织在侵袭因素增加、保护因素削弱的病理生理状态下，受到胃酸及其他各组病理因素的侵蚀破坏，最终病变贯穿全层胃壁组织发生穿孔，导致胃内容物外溢，造成腹膜炎的疾病过程。该病是消化性溃疡常见的并发症。

病因及发病机制　①原发性胃溃疡穿孔：指消化性溃疡造成的胃穿孔，胃酸分泌过多、幽门螺杆菌感染和胃黏膜保护作用减弱等因素是引起消化性溃疡的主要环节，儿童消化性溃疡多有明显的家族聚集倾向，可能与生活习惯、饮食习惯以及幽门螺杆菌家庭用餐过程中传染有关。②继发性胃溃疡穿孔：指继发于佐林格-埃利森综合征（Zollinger-Ellison syndrome）、多器官功能障碍、重症感染、窒息、休克、创伤、烧伤、免疫相关性胃肠炎、非甾体抗炎药以及激素使用等因素的胃溃疡继发的穿孔，又称应激性胃溃疡穿孔。低龄儿童、婴幼儿多见继发性胃溃疡穿孔，病史有原发疾病、非甾体抗炎药或激素使用史等典型的诱因。

分类　①急性胃穿孔：穿孔发生急骤，胃内容物外溢造成急性感染性腹膜炎的临床表现。②慢性胃穿孔：穿孔过程发生缓慢，可发生网膜包裹形成局限性腹腔脓肿或内瘘，病程长，疾病进展较急性穿孔缓慢。

临床表现　儿童尤其是低龄婴幼儿，胃溃疡穿孔往往缺乏典型的溃疡前驱临床表现。患儿在穿孔之前往往无不适主诉，穿孔发生后表现为突然出现的哭闹、拒食、呕吐、腹胀及发热等症状，迅速进展为重症感染甚至感染性休克。体格检查可见腹部高度膨隆，腹壁静脉显露，腹壁潮红，触诊可及弥漫性压痛反跳痛，叩诊呈鼓音，听诊肠鸣音消失，诊断性腹腔穿刺可抽出腹腔游离气体及混浊腹水。

诊断　结合病史、典型的临床表现及影像学检查即可确诊。腹部平片可见气腹征及腹水征。学龄儿童及青少年胃溃疡穿孔前往往有类似于成人消化性溃疡的症状，如餐后腹痛、反酸、嗳气等症状，该年龄段原发性胃溃疡穿孔相对多见，穿孔发生前往往有不当饮食史的诱因。

鉴别诊断　①十二指肠穿孔：同样为消化性溃疡常见的并发症，低龄儿童症状不典型，有时在术中方能鉴别。大龄儿童前驱症状可表现为空腹腹痛，进食后可缓解。②急性阑尾炎：转移性右下腹痛伴发热，起病较胃穿孔相对缓慢，腹部压痛局限于右下腹，腹部平片无气腹征，超声可协助鉴别诊断。③梅克尔憩室炎穿孔：憩室炎穿孔理论上也是一种消化性溃疡穿孔，故症状上与胃十二指肠溃疡穿孔具有一些类似特点，如慢性腹痛急性加重的病史等，憩室炎腹痛位于脐周，穿孔时气腹量较小，腹膜炎易被周围肠管包裹局限，故压痛范围较局限。超声或 CT 可协助诊断。

治疗　胃溃疡发生急性穿孔时，以手术治疗为主。由于儿童人群的特殊性，手术原则较成人有较大区别，一般无须行胃大部分切除术即可痊愈。儿童胃溃疡穿孔一般采取一期修补穿孔的方式，充分剪除穿孔周围异常胃壁组织后，将胃壁黏膜及黏膜下层、肌层与浆膜层分层一期吻合修补，同时充分冲洗被食物残渣污染的腹腔，并留置腹腔引流管引流。修补穿孔后应积极抗感染、抗休克治疗，同时积极寻找穿孔诱因，并治疗原发疾病。

预后　儿童急性胃穿孔起病

急骤，病程进展迅速，及早发现及早干预是抢救的关键，绝大部分患儿积极救治后预后良好，死亡及预后不良的主要原因是病情延误造成的感染性休克与多器官功能衰竭。

（夏慧敏）

yìngjīxìng kuìyáng

应激性溃疡（stress ulcer）

在严重创伤、全身感染、烧伤、长期应用大量糖皮质激素药物后发生的急性消化道溃疡。又称急性应激性黏膜病变。常发生于创伤、休克、大手术及全身感染导致的应激反应，主要临床表现为胃肠道出血。溃疡出血多发生于胃和十二指肠，亦可累及空肠、回肠，甚至结肠。人体对外界的严重刺激所产生反应的不良结果，刺激越强反应越急，故称为应激性溃疡出血。1936 年由赛里（Selye）首先命名为应激性溃疡，随着对其病理生理和发病机制的进一步了解，出现了多种不同命名，如急性胃黏膜糜烂、急性出血性胃炎、急性胃黏膜病变等。严重烧伤后的胃或十二指肠溃疡，通常称为柯林溃疡（Curling ulcer）；脑外伤、脑手术或脑疾病等神经源性的胃或十二指肠溃疡等神经源性的胃或十二指肠溃疡，通常称为库欣溃疡（Cushing ulcer）。

病因及发病机制 应激性溃疡致病原因虽然是多方面的，但胃肠道黏膜的抵抗力低下，不能防御胃酸和胃蛋白酶的消化作用是根本因素。常见发病原因如下。①固有应激性溃疡：常见于严重创伤、大手术、脓毒血症、休克和重病患儿。应激状态下内脏血管代偿性收缩，胃肠道黏膜血流缓慢，灌注不良，甚至造成局部黏膜血管栓塞，导致胃肠道黏膜缺血性坏死，形成大面积糜烂性溃疡出血。应激状态下并不产生过多胃酸，但却干扰胃黏液的产生，降低胃黏膜的抵抗力，因而形成溃疡出血。②库欣溃疡：中枢神经系统的损伤或病变引起的胃肠道应激性溃疡出血。脑部病变刺激下视丘，致皮质激素大量分泌，引起胃酸分泌增加所致。多在脑外伤后 24 小时之内形成溃疡，常累及胃的近端和食管的下端。③柯林溃疡：发生在大面积烧伤后，伴有脓毒血症或败血症未经控制的患儿发生率较高。机制与低血容量、低血氧、血液黏稠度增加、血管收缩、胃黏液分泌减少等因素有关，这些因素皆能损害胃肠道黏膜，促使胃肠道黏膜发生溃疡。柯林溃疡出血多发生在胃的远端，常伴有急性十二指肠溃疡，亦可同时发生胃和十二指肠溃疡出血，并有发生穿孔的危险。④类固醇型溃疡：肾上腺皮质激素分泌增加，刺激胃黏膜分泌大量的胃酸和胃蛋白酶，同时抑制胃黏液的分泌和上皮细胞再生。氢离子逆向弥散增加，激活胃蛋白酶原，从而导致胃肠道黏膜溃疡。对类固醇型溃疡或应用皮质激素治疗时发生的溃疡，可用抗酸药物治疗。

在应激状态下，由于胃肠道黏膜分流的再分配，引起部分胃肠道黏膜缺血，黏膜功能受损；肾上腺皮质激素的增加，胃黏膜的黏蛋白生成减少；前列腺素 E 合成能力下降；迷走神经兴奋使胃酸分泌增加。以上因素均可使大量的氢离子向胃黏膜内逆向弥散。进入胃黏膜的离子使肥大细胞释放组胺，毛细血管通透性增加，导致胃黏膜充血水肿。组胺的释放又进一步促进胃黏膜分泌胃酸，最终导致黏膜的严重缺氧坏死和脱落而形成溃疡。黏膜的糜烂可扩展至黏膜肌层，甚至黏膜下层，引起急性溃疡大出血。前列腺素 E 能抑制胃酸的分泌，增加胃肠道黏膜血流，提高胃黏膜分泌重碳酸盐和黏液的能力，对胃黏膜具有强有力的保护作用。糖皮质类固醇和某些药物（阿司匹林、吲哚美辛、保泰松等），从不同的环节抑制前列腺素 E 的合成，导致胃肠道黏膜的屏障作用受到损害，促进胃肠道黏膜发生糜烂、溃疡、出血。

临床表现 应激性溃疡突出的临床症状为消化道大出血。在出血前很少有典型溃疡病症状，与严重的原发病变掩盖了溃疡的症状有关。

诊断 结合病史和消化道大出血的临床特点即可初步诊断。一般在呕血或便血之前，患儿出现的失血性休克征象，容易被误诊为脓毒败血症。简便的鉴别诊断方法是肛门指诊，多有柏油样大便排出，甚至排出鲜血，据此即可诊断为应激性溃疡出血。纤维胃镜检查是诊断应激性溃疡最可靠的方法，可直视下观察、确定胃黏膜糜烂的面积和溃疡出血的部位，并可见胃壁呈大理石样贫血（图 1）。应激性溃疡表浅，钡餐检查不易发现。若病情允许，

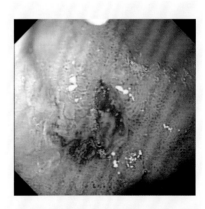

图 1 内镜下见胃壁呈大理石样贫血

可施行肠系膜上动脉造影，显示溃疡出血病灶。通过动脉造影导管注射血管收缩剂，对诊断和治疗均有帮助。

治疗 包括非手术治疗和手术治疗。

非手术治疗 应激性溃疡大出血，应从多方面着手，除有效控制出血外，还应对原发病进行积极有效的处理，才能达到止血的目的。针对溃疡出血，最好早期输入新鲜血液，增加血容量，提高机体抵抗力。胃部降温可用冰盐水洗胃，或用冰盐水加去甲肾上腺素经胃管注入。此方法操作简单、安全、易行。胃内注入冰盐水和去甲肾上腺素，能使胃血管收缩，减少血流量，同时由于去甲肾上腺素被吸收，可迅速减少门静脉血流，降低门静脉压力，并不增高全身血压。但采用此方法时，应与输血、补液疗法同时进行。对于进入休克状态的患儿，在采取有力的抗休克措施情况下，方可使用此方法。凡用冰盐水洗胃5次以上溃疡出血仍未停止，休克未得到控制，则视为无效，宜改为手术疗法。常规地给予止血和保护胃黏膜的药物以及广谱抗生素、维生素K、前列腺素E等药物，也有助于止血。

手术治疗 应激性溃疡出血手术治疗的指征：①经输血等非手术措施治疗后血红蛋白、血细胞比容、血压无回升，或者反复大出血达8小时以上。②出血凶猛，呕吐或便新鲜血液，迅速陷入休克状态，估计溃疡较深非手术方法不易止血。③曾有溃疡出血史，纤维胃镜检查有明显活动性出血。

手术方式应根据溃疡出血的部位及病情决定。术前未作胃镜检查或未明确出血部位者，术中要切开胃前壁检查确定胃内出血的部位和范围。此类患儿全身抵抗力差，病情多较严重，切除病灶时，应尽量减少切除的范围，缩短手术时间，力求手术简单有效。适用于小儿的手术方法：①出血灶较局限者，可采用最简单有效方式如对缝缝合出血点。②位于十二指肠或胃远侧的溃疡出血灶，行远侧胃部分切除止血，效果满意，不宜行胃大部切除术。③位于胃幽门窦部的糜烂性多发性出血灶，可行胃幽门窦部和远侧胃部分切除术，即可达到止血目的。④病变广泛或位于胃体、胃底的溃疡出血灶，可行迷走神经切断加幽门成形和供应出血部位血管支结扎，也能达到止血的目的，而不宜施行全胃切除术。

（汤绍涛 周莹）

yìngjīxìng kuìyáng chuānkǒng

应激性溃疡穿孔（stress ulcer perforation） 应激性溃疡穿透消化道全层出现的严重并发症。病因与应激性溃疡一样，常与出血并存。溃疡坏死波及肌层则可发生穿孔。一般症状较急，突然出现腹膜炎、腹腔游离气体、腹痛严重。尤其是患有应激性溃疡的患儿症状严重，而没有得到及时治疗时，会导致胃部出现穿孔，患儿多会表现为剧烈腹部疼痛、恶心、呕血等症状。诊断需结合应激性反应病史，如严重烧伤、创伤、败血症或休克的长时间抢救后等，伴有腹膜炎和膈下游离气体即可诊断。新生儿应激性溃疡胃穿孔有时难与原发性胃破裂鉴别，后者多伴有胃壁发育不良或肌层缺损。手术时需予以鉴别。

一旦确诊即行腹腔探查。常用外科手术包括单纯穿孔修补、胃部分切除等。一般治疗常规缝合穿孔，持续胃肠减压即可。但应激性溃疡由潜在的疾病导致，若该疾病未解决，溃疡有复发可能，选择合适的手术方法时应予以考虑。当明确潜在疾病在一段时期内无法根治时，可采取进一步处理溃疡的手术。最常推荐的术式为迷走神经切断术和幽门成形术，因为此类术式不会影响患儿继续发育。对于幽门成形术无法解决的巨大穿孔需行胃窦切除术，为消化性溃疡病患儿进行手术时，外科医师需要考虑生长发育，因此应选择最简单、损伤最小的术式。预后取决于原发疾病性质。

（汤绍涛 周莹）

Zuǒlíngé-Āilìsēn zōnghézhēng

佐林格-埃利森综合征（Zollinger-Ellison syndrome） 由胰腺非B细胞或十二指肠胃泌素肿瘤引起，表现为高胃泌素血症、高胃酸分泌和消化性溃疡为特征的综合征。又称促胃液素瘤、胃泌素瘤、卓-艾综合征。1955年由佐林格（Zollinger）与埃利森（Ellison）首先报道，在儿童中相对少见。该综合征分泌促胃液素，不断刺激胃壁细胞分泌大量胃酸，造成胃十二指肠黏膜损伤，发生糜烂和溃疡。由于肿瘤持续分泌，故一般消化性溃疡药物的治疗难以得到好的效用。对于小肠，促胃液素可抑制其对水和电解质的吸收和促进小肠蠕动增快，患儿可有水样腹泻，同时促胃液素可促进胰腺外分泌增加以及胆汁和十二指肠液分泌增加，加强了腹泻的因素。持续大量分泌可致顽固性溃疡合并出血、穿孔等严重结果。典型的临床表现是侵袭性消化性溃疡，伴有发生在非典型部位（高达25%是位于十二指肠球部以下）的溃疡或发生在良性消化性溃疡手术后。25%~40%的病例症状可能是腹泻、穿孔、出血和梗阻。

根据胃壁有较大的褶皱、十二指肠扩张和小肠黏膜水肿，结合血清促胃液素升高可确诊。超声内镜可检出50%十二指肠胃泌素瘤和75%~90%的胰腺胃泌素瘤，是最敏感的影像学检查方法。X线检查可见十二指肠多发溃疡，测量空腹血清促胃液素可见超出正常范围，一般消化性溃疡的药物对该病治疗无效。治疗主要针对两方面，一是控制胃酸高分泌，二是尽可能手术切除肿瘤。质子泵抑制剂奥美拉唑联合生长抑素类似物，能够使得胃酸分泌得以满意控制，可不必行全胃切除。H_2受体阻断剂或质子泵抑制剂可免除儿童胃切除，但需要长期随访并评估其转归。但许多内分泌肿瘤都为恶性，需要手术切除。该综合征消化性溃疡具有难治性特点，药物治疗疗效差，手术治疗后容易复发。

（汤绍涛 周莹）

yōumén gěngzǔ

幽门梗阻（pyloric obstruction）

各种原因导致胃内容物通过胃幽门完全或不完全受阻，致使分泌的胃液和摄入的食物不能排入十二指肠而引起的疾病。幽门是消化道最狭窄的部位，所以容易发生梗阻。由于幽门通过障碍，胃内容物不能顺利进入肠道而在胃内潴留。分为完全性梗阻与不完全性梗阻，又分为肥厚性幽门狭窄、瘢痕性幽门狭窄、幽门闭锁等。其中幽门闭锁罕见。根据梗阻程度不同，临床表现不同。主要以呕吐、上腹部胀为主。呕吐多为进食物后，通常发生在下午和晚上，不含胆汁。呕吐物含有隔夜食物，因此有酸味。由于胃排空障碍，胃内容物残留过多，

导致胃处于膨胀状态，多可见胃型或胃蠕动波。肥厚性幽门狭窄还可触及上腹部包块。腹部 X 线检查可见胃内气液平面。上消化道钡剂造影可见胃扩大，幽门通过困难或长时间完全不通，必要时需行腹部超声及胃镜检查。

治疗视患儿病因、梗阻程度、营养状况而定。一般幽门梗阻的患儿不易实施紧急手术，应该减压3~5天，患儿能恢复饮食，病情逐渐好转。有器质性病变，需手术解除梗阻者，或尚未明确有器质性病变，但梗阻重、营养不良、保守治疗无效者，需行手术治疗。

（汤绍涛 周莹）

féihòuxìng yōumén xiázhǎi

肥厚性幽门狭窄（hypertrophic pyloric stenosis）

幽门环肌肥厚导致幽门管腔狭窄引起的机械性不全梗阻。新生儿常见消化道畸形。发病率因地理位置、季节和种族不同有一定差异，中国发病率约为3‰，男性居多，男女比例为（4~5）∶1。多见于第一胎，足月儿多见。

病因及病理改变　该病与遗传因素、内分泌因素、神经功能、肌肉功能性肥厚、病毒感染等因素有关。主要病理改变为幽门肌层肥厚，以环肌为著。幽门呈橄榄形，色泽苍白，质硬有弹性，一般长 2~3cm，肌层厚 0.4~0.6cm。肥厚的肌层挤压黏膜呈纵形皱襞，使管腔狭小，黏膜水肿和炎症加重管腔狭窄，有的病例幽门仅能通过1mm的探针。组织学检查见肌层增生、肥厚，肌纤维排列紊乱、黏膜水肿、充血。

临床表现　主要表现为呕吐，体格检查可见上腹部胃蠕动波、右上腹可触及橄榄样包块。

呕吐　该病的首发症状，多

于生后2~3周出现，少数在生后7~10天或更早出现，2月龄后出现呕吐症状者少。呕吐的特点是进行性加重，最初仅有溢奶，逐渐进展为喷射性呕吐。开始时偶有呕吐，随着梗阻加重，几乎每次喂奶后都要呕吐，呕吐物为奶汁或带酸味的乳凝块，不含胆汁。少数症状严重患儿，因反复呕吐或刺激引起黏膜毛细血管损伤，呕吐物含有新鲜或咖啡色血性液体。患儿有很强的饥饿感，呕吐后有很强食欲。

黄疸　发生率2%~8%，间接胆红素升高为主。可能与反复呕吐、热量摄入不足导致肝葡糖醛酸转移酶活性低下有关。手术解除幽门梗阻后3~5天内黄疸可迅速消退。

脱水和营养不良　呕吐进行性加重导致入量不足，常有脱水。初期体重不增，后逐渐消瘦，皮下脂肪减少，皮肤松弛干燥、弹性消失，前囟及眼窝凹陷。

代谢性碱中毒　呕吐导致大量胃酸和钾离子丢失，早期可引起低钠低氯性代谢性碱中毒，临床表现为呼吸浅慢。碱中毒可使血中游离钙下降，表现为手足抽搐、喉痉挛。随病情进展，酸性代谢产物潴留，可形成代谢性酸中毒而碱中毒症状不明显，表现为精神萎靡、拒食、面色灰白。

腹部体征　腹部体格检查可见上腹部膨隆，下腹部平坦柔软。上腹部可见胃蠕动波，一般在喂奶后易见，早产儿正常情况下也可见到，非该病特有表现。75%~90%患儿右上腹肋缘下腹直肌外缘处可触及橄榄样肿块。

诊断　根据典型呕吐病史和体格检查，诊断并不困难。出生后2~3周出现非胆汁性喷射状呕吐，并进行性加重，应怀疑肥厚

性幽门狭窄。体格检查可见胃型及胃蠕动波，右上腹触及明确橄榄样肿块即可确诊。部分患儿临床症状不典型，且未触及橄榄样肿块，需通过辅助检查进行诊断。①腹部B超：首选辅助检查，诊断准确率可达100%。诊断标准为幽门肌层厚度≥4mm、幽门管长度>16mm、幽门管直径>14mm，若以上3个标准未同时达到，仅有一项或两项达到标准，则采用超声评分系统。②X线钡餐检查：主要表现为胃扩张、钡剂经过幽门排出时间延长，胃内钡剂滞留，可见幽门管延长（>1cm），管腔狭窄。幽门前区呈"鸟嘴样"突出，幽门管细长呈"线样征"（图1）。

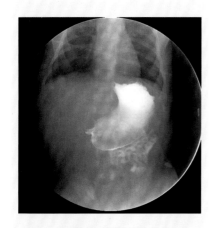

图1　肥厚性幽门狭窄消化道造影

鉴别诊断　临床表现不典型的病例需与以下疾病鉴别。

幽门痉挛　出生后即可出现不规则间歇性呕吐，无进行性加重，呕吐量少。体格检查上腹部无橄榄样肿块，B超检查幽门肌层正常。使用镇静剂或阿托品后呕吐很快消失或缓解。

幽门前瓣膜及闭锁　罕见，特点是出生后即出现严重呕吐，进奶后加重。可见胃蠕动波，但无橄榄样肿块，解痉治疗无效。钡餐检查可见造影剂滞留不能正常通过幽门，无幽门管延长等肥厚性幽门狭窄特点，B超检查幽门管径、肌层厚度正常。

胃扭转　生后数周内出现呕吐，多在喂奶后，移动体位时呕吐明显，腹部无阳性体征。钡餐造影可明确诊断，可见胃大弯位于小弯之上、双胃泡和双液平面。采用体位治疗症状可减轻。

胃食管反流　新生儿食管下端括约肌神经肌肉发育未完善可出现生理性胃食管反流，表现为生后几天内出现呕吐，呕吐为非喷射性，量不多，与体位关系明显，腹部无阳性体征，待食管下端抗反流机制成熟后可自愈。消化道造影检查可见胃内造影剂向食管反流。

食管裂孔疝　频繁呕吐，严重可呈喷射性，呕吐物含胆汁。钡餐造影可见食管与胃连接部移向胸腔。

喂养不当　由于奶量过多、过快，或人工喂养时气体吸入胃内、喂奶后婴儿头部过低均可出现呕吐。调整喂养方法后呕吐可很快好转。

治疗　诊断明确后积极完善术前准备，尽早手术治疗。

术前准备　对无明显脱水及电解质紊乱的患儿，应尽早手术。有脱水及电解质紊乱的患儿，应按脱水程度合理补液，纠正脱水及电解质紊乱，必要时予以输血和静脉营养纠正贫血及改善营养状况，选择合适的时机进行手术。合并肺炎患儿应给予抗炎、雾化吸痰等治疗。

手术方法　幽门环肌切开术为广泛接受的手术方式，操作容易，效果满意。

开腹幽门环肌切开术　右上腹横切口，提出胃幽门部于腹腔外。术者左手拇指、示指固定幽门，在前壁无血管区纵行切开浆膜及部分肌层，逐渐分开幽门肌层，使幽门黏膜向外膨出。若切口渗血可用热盐水纱布压迫止血，通常无须特殊止血措施。若术中发现黏膜破裂，需立即缝合原切口，于幽门管上另择切口行切开术。

腹腔镜幽门环肌切开术　随着微创手术的普及，腹腔镜幽门环肌切开术已非常成熟，已成为首选术式。手术可采用三孔或单孔，腹腔镜下左手持无损伤抓钳钳夹暴露幽门管前壁无血管区并固定，右手持切开刀切开幽门管浆肌层，幽门分离钳沿切口分离幽门环肌至黏膜完全膨出（图2）。由胃管注入气体检查十二指肠端黏膜有无损伤，证实无损伤后取出操作器械，解除气腹，关闭切口。

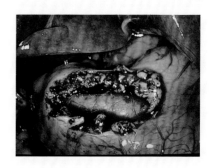

图2　腹腔镜手术效果

内镜下幽门环肌切开术　手术方法有两种。①超细电子胃镜直视下，分别于7点和5点位置用电切刀从幽门管远端（十二指肠球部）向幽门管近端电凝切开幽门管的黏膜层和肌层，切开长度与幽门管长度相同，切开深度约为术前超声所测肌层和黏膜层厚度之和的1/2。②内镜距幽门

2cm 切开胃黏膜，在胃黏膜下层建立"隧道"直至幽门，海博刀纵行完整切开肥厚、增生的幽门环肌，电凝止血后钛夹关闭胃黏膜切口。

术后处理 手术当日仍需适当补给液体，术后 6 小时可经口少量喂水，若无呕吐及其他异常症状可逐步适量规律喂养，2~3 天后可恢复正常喂养。多数病例术后很少再出现呕吐，少数患儿术后仍有呕吐，需分析具体原因，对症处理，个别病例手术切开不完全，需再次手术。

术后并发症 ①十二指肠黏膜及胃黏膜破溃穿孔：通常是幽门远端的肌纤维分离过度或切口太深所致，分离操作粗暴及胃内气体过多也是术中损伤常见原因。一旦黏膜破裂，应及时修补。②切口感染、裂开，腹壁疝：低体重、早产儿、严重营养不良患儿，因腹壁弹性差、肌层薄、伤口愈合慢，易发生，腹腔镜手术可减少此类并发症。

预后 由于早期诊断、早期手术、术前准备和术后护理改进，肥厚性幽门狭窄的近期和远期效果均十分满意。正常喂养后营养状态迅速改善，体重增加，生长发育和营养状况和正常同龄儿无异。

（汤绍涛 曹国庆）

bānhénxìng yōumén xiázhǎi

瘢痕性幽门狭窄（cicatricial pyloric stenosis）

胃幽门、幽门管或十二指肠球部溃疡反复发作，形成瘢痕狭窄引起的梗阻。通常伴有幽门痉挛和水肿。小儿病史较短，临床上很少遇到像成人患者那样坚韧变形的幽门。该病是消化性溃疡手术治疗的适应证之一，但开腹探查时见瘢痕梗阻并不明显。幽门附近慢性长期消化性溃疡愈合过程中瘢痕增生，引起瘢痕性幽门狭窄。慢性溃疡还可引起幽门括约肌痉挛、肌肉肥厚、急性炎症和水肿等因素共同作用导致幽门梗阻、胃腔扩大及胃黏膜层的炎症、水肿及糜烂。

临床表现以大量呕吐及腹胀为主。进食后腹胀加重，呕吐后减轻，呕吐物为宿食，有腐败酸臭味，不含胆汁。临床上因患儿有消化性溃疡病史，长期不能正常进食，并大量呕吐，导致严重的营养不良、低蛋白血症及贫血，并有严重脱水、低钾及碱中毒等水、电解质紊乱。体格检查见上腹部膨隆，可见胃型。根据长期消化性溃疡病史、典型的症状和临床表现多可确诊。X 线检查见幽门通过困难或长时间不通。消化道造影可见胃扩大，幽门通过困难或长时间完全不通，通过幽门后可见变细变形的十二指肠球部。胃镜可见幽门瘢痕性狭窄，镜管或扩张器通过受阻。

该病需区分是水肿性还是瘢痕性幽门梗阻，前者可以在水肿消退后通过正规的消化性溃疡药物治疗，避免手术。主要鉴别方法就是行胃肠减压、高渗盐水洗胃、补充水和电解质、维持酸碱平衡和营养等保守措施，观察患儿症状能否缓解。其次要鉴别是否为胃、十二指肠降部或胰头部的肿瘤压迫所致。通过内镜或 CT、MRI 可以明确这类肿块性病变。如果选用胃肠造影检查，一般不选用钡剂，宜选用水性造影剂，因钡剂很难通过胃管吸出体外。年龄小、病史短的患儿治疗只行幽门成形手术即可，除非有其他指征，尽量不做胃部分切除术。

（汤绍涛 周莹）

fǎnliúxìng yōumén jìngluán

反流性幽门痉挛（reflux pyloric spasm）

多与胃食管反流同时存在，以贲门松弛、幽门痉挛为主的疾病。见于小儿，病因不明。临床表现以进食后呕吐为主。贲门松弛为主者，食后不呕而吐；幽门痉挛为主者，常伴有剑突下疼痛。上消化道钡剂造影可见胃排空迟缓，幽门不能通过，胃蠕动强烈，但多无明显扩张。部分患儿胃镜检查可见反流性食管炎表现。24 小时 pH 监测提示存在胃食管反流。

轻度反流性幽门痉挛可行保守治疗，喂养时可以按需喂养，即哭闹或饿了再喂养，不用喂得特别饱胀，喂完后要把婴儿抱起来拍嗝，也可以进行辅助按摩以促进胃蠕动，胃肠蠕动可以缓解幽门痉挛。如果疗效不佳或反复发生幽门痉挛，行幽门成形术，手术探查时必须鉴别是否存在持续性机械性梗阻。小儿幽门成形手术要求较高，不能像成人幽门纵切横缝。三层内翻势必造成术后立即出现唇状瓣膜梗阻和晚期瘢痕狭窄。规范性幽门成形要求：①纵切长度与幽门横径相等并需彻底切断狭窄环，因此狭窄长度超过幽门横径则不宜选择纵切横缝手术。②黏膜内翻只缝黏膜下层。③肌层对齐密缝。术后持续胃管减压 1 周（允许小量喂水喂奶）。如果诊断胃食管反流而行胃底折叠术，尝试同时行幽门成形术。预后良好。

（汤绍涛 周莹）

jíxìng wèikuòzhāng

急性胃扩张（acute gastric dilatation）

短时间内大量气体和液体积聚，造成胃和十二指肠的高度扩张。1833 年由迪普莱（Duplay）首次报道。儿童较成人少见，可发生于任何年龄，以学龄前儿童多见，病死率高。引起小儿急性胃扩张的原因较多，包括有暴饮暴食、严重感染或休克。腹部大手术前与麻醉过程中哭闹吞入大量空气，腹腔手术过度牵拉胃体，术后持续性胃幽门痉挛，或腹腔内脏神经受到强烈刺激引起胃壁反射性抑制，胃壁肌肉松弛以及术后低钾等均可导致小儿急性胃扩张。胃壁过度伸张、变薄，或血运障碍，更为严重者易发生胃壁坏死、穿孔，引起腹膜炎和休克。

早期发生上腹部胀痛，之后出现上腹与脐周膨胀，不自主地无力呕吐，开始少量、频繁，之后量大，并呕出棕褐色或咖啡样液体，呈酸臭味。上腹叩诊呈鼓音或实音，并有振水音。患儿很快出现脱水、碱中毒、尿闭与休克。腹部 X 线平片示胃极度扩张，有巨大胃气液平面。插胃管可抽出大量气体与液体。

插胃管持续胃肠减压，如胃内容物黏稠不易抽出可用温盐水洗胃或经皮粗针穿刺引流。纠正脱水、碱中毒与低血容量性休克，补充足量维生素。手术适应证：①胃腔内有大量食物残渣，插胃管与温盐水洗胃均不能完全吸出胃内容物者应剖腹手术，切开胃壁减压，冲洗胃腔后再缝合胃壁，术后持续胃肠减压。②对已并发胃壁坏死与穿孔的患儿应在作好术前准备后及早手术，根据胃壁坏死的范围作相应处理。

该病病情急且重，若不能早期诊断、及时处理，预后不良，病死率高。避免暴饮暴食，腹部大手术后常规应用胃肠减压术，胃肠功能恢复早期的患儿从流质饮食逐渐过渡至普通饮食。

(汤绍涛　周莹)

Bōyīcí-Yēgé zōnghézhēng

波伊茨-耶格综合征 （Peutz-Jeghers syndrome，PJS）

以消化道内发生多发性错构瘤性息肉伴有明显皮肤色素沉着为主要表现的常染色体显性遗传病。又称黑斑息肉综合征。

病因及发病机制　大多数病例（50%~80%）由位于染色体 19p13.3 上的 STK11/LKB1 基因的种系突变引起。该基因编码丝氨酸/苏氨酸激酶，是一种抑癌基因，可调节腺苷酸活化蛋白激酶家族成员的活性，以控制细胞极性、细胞代谢和细胞凋亡等多种细胞过程。动物实验研究显示 T 细胞中 STK11 缺失可促进胃肠道息肉的发生，在肿瘤形成过程中起着刺激免疫系统的作用。

临床表现　PJS 的特征性表现是皮肤黏膜色素斑、消化道错构瘤性息肉及肿瘤易感性。

皮肤黏膜色素斑　超过 95% 的 PJS 患儿都有皮肤黏膜色素斑，外形为 1~5mm 的扁平、蓝灰色或褐色斑点，由真皮中含色素的巨噬细胞形成。通常在出生后 1~2 年内出现，最常位于嘴唇口周（94%）、手掌足掌（74%）、颊黏膜（66%），也可见于鼻、生殖器、肛周、肠道，在青春期后有逐渐消退趋势，但颊黏膜色素斑除外。

消化道错构瘤性息肉　PJS 患儿大多存在消化道错构瘤性息肉。最常见于小肠（60%~90%），也可出现在胃、结肠或消化道其他部位，甚至肾盂、膀胱、肺和鼻咽。PJ 息肉属于错构瘤，在胃肠内镜检查下没有明显的区分性特征，可呈现为扁平状、无蒂或有蒂。50% 的 PJS 患儿在诊断时没有症状，但随着息肉逐渐增大，可出现相应症状，如便秘、

消化道出血、缺铁性贫血，还有相当一部分患儿会经历一次或多次小肠套叠，严重者可并发肠梗阻，甚至肠坏死。

肿瘤易感性　PJS 患儿罹患消化道恶性肿瘤风险较普通人群高（结直肠 39%、胃 29%、小肠 13%）。由于 STK11 基因存在于不同组织中，其突变同时增加其他器官如胰腺、乳腺、肺、卵巢、子宫、睾丸癌变风险。

诊断　PJS 诊断一般基于临床。存在任意 2 项下列表现可做出临床诊断：①≥2 个胃肠道错构性息肉。②口、唇、鼻、眼、生殖器或手指的皮肤黏膜色素沉着过度。③PJS 家族史。

对符合 PJS 临床诊断标准的患儿，应进行 STK11 基因检测，以便为患儿及存在风险的家族成员提供监测建议。如果系列单基因检测未能明确，可考虑外显子组测序和基因组测序。符合临床诊断标准，即使不存在 STK11 基因致病性突变，也可能存在未识别出的 PJS 相关突变，因此不能排除 PJS，此类患儿及有风险的亲属仍需进行定期监测。PJS 患儿的一级亲属应从出生时开始筛查 PJS 的临床特征。

治疗　虽然大多数 JPS 患儿的皮肤病变会随年龄增长而消退，但因影响容貌引起心理问题的病变可以进行激光治疗。PJS 患儿消化道息肉呈多发性且不断生长、有癌变倾向，需要进行长期监测及反复治疗。建议对息肉进行早期干预，避免被动地治疗息肉相关并发症及反复外科手术造成的后续诊治困境。内镜下的息肉切除是针对 PJS 息肉的推荐治疗方式，常用的有电子结肠镜、胃镜，利用双气囊小肠镜切除小肠内息肉逐渐增加。对于不能在内镜下

处理的息肉或者已经发生肠梗阻、肠套叠、严重肠出血、癌变等并发症的患者应进行手术治疗。

对PJS患者的癌症筛查包含以下内容：8岁开始进行胶囊内镜检查，之后随访频率由检查结果决定；每年1次体格检查和血常规测定，以发现消化道息肉或肿瘤出血引起的缺铁性贫血；睾丸检查应在出生到青春期之间每年进行，如果触诊异常或发生女性化，应进行超声检查；乳腺癌、卵巢癌、子宫内膜癌和宫颈癌的监测应包括18岁开始乳房自检，25岁开始每年盆腔查体、经盆腔或阴道的超声检查、宫颈脱落细胞巴氏涂片，以及乳腺X线钼靶摄片或磁共振检查；胰腺癌的监测从30岁开始，包括磁共振胰胆管成像或超声内镜检查。

预防 父母一方有PJS时，子代遗传该病的概率为50%，应在产前咨询时向STK11突变者提供植入前胚胎遗传学诊断这一选项。

（吕志宝）

chángjiéhé

肠结核（intestinal tuberculosis）

结核分枝杆菌引起的肠道慢性特异性感染。此病一般见于中青年人，女性稍多于男性。

病因及发病机制 主要由人型结核分枝杆菌引起，少数地区有因饮用未经消毒的带菌牛奶或乳制品而发生牛型结核分枝杆菌肠结核。结核分枝杆菌侵犯肠道的主要途径有：①经常吞咽含有结核分枝杆菌的自身痰液而继发感染。②休眠的原发性胃肠道病灶的再激活。③其他器官的活动性结核的血行传播。④邻近器官的直接传播。⑤摄入感染的牛奶。危险因素包括肝硬化、人类免疫缺陷病毒（human immunodeficien-cy virus，HIV）感染、糖尿病、基础恶性肿瘤、营养不良、抗肿瘤坏死因子药物治疗、皮质类固醇治疗等。

结核分枝杆菌含有脂外膜，难以完全被胃酸杀灭，到达肠道时，其病理变化随人体对结核分枝杆菌的免疫力与变态反应的情况而定。回盲部存在着生理性潴留及逆蠕动，增加感染机会，加之回盲部有丰富的淋巴组织，对结核分枝杆菌的易感性强，因此，回盲部即成为肠结核的好发部位。当感染菌量多、毒力大、机体变态反应强时，病变往往以渗出为主，并可有干酪样坏死并形成溃疡，称为溃疡型肠结核；若感染较轻、机体免疫力（主要是细胞免疫）较强时，病变常为增生型，以肉芽组织增生为主，形成结核结节并进一步纤维化，称为增生型肠结核。兼有溃疡与增生者，称为混合型肠结核。

临床表现 肠结核主要见于年轻人，多数起病缓慢，病程较长。可能表现为间歇发作的腹痛（右下腹为主）、乏力、嗜睡、盗汗、体重减轻、食欲减退、发热、腹泻、便秘、直肠出血和水肿。可能出现其他免疫介导表现，如结节性红斑、反应性关节炎和葡萄膜炎，与克罗恩病肠外表现相似。体格检查时可发现皮肤苍白、广泛腹部压痛、腹水、腹部揉面感、腹部包块等。肠结核还可因并发肠狭窄、肠梗阻、肠瘘、穿孔或吸收不良，产生相应症状。

诊断 尚无潜伏期结核感染和活动性结核早期诊断的金标准；没有一项单一的检测足以诊断所有患者的腹部结核。在结核病流行地区和发达国家的特定情况下（如HIV患者和接受免疫抑制剂或生物制剂治疗的患者中），应始终将腹部结核视为急慢性腹部疾病的鉴别诊断之一。满足以下4个标准中的任何1个，可明确诊断：①组织培养（结肠活检、淋巴结）结核分枝杆菌阳性。②典型的抗酸杆菌组织学表现。③干酪样肉芽肿的组织学证据。④活检组织结核分枝杆菌及利福平耐药检测/结核聚合酶链反应检测阳性。需要注意，以上阳性结果对诊断意义重大，但阴性结果并不能排除结核病的诊断。在腹部结核病高发国家，如果临床症状、影像学和内镜结果均提示腹部结核，并且可以充分排除其他常见疾病如癌症、非特异性炎性肠病和其他特异性感染，可考虑使用2~3个月的经验性抗结核药物治疗。如果患者对治疗有反应，并且在随访结束后没有复发，则高度考虑结核性肠炎的诊断。

治疗 肠结核的治疗目的是消除症状、改善全身情况、促使病灶愈合及防治并发症。对于无并发症的肠结核，推荐四药联用的（利福平+异烟肼+乙胺丁醇+吡嗪酰胺）2个月疗程或两药合用（利福平+异烟肼）的4个月疗程，考虑到药物潜在的毒副作用以及长时间患者依从性降低，应避免过长时间的治疗，需定期监测肝功能，防止药物性肝损伤。在治疗过程中，要牢记并考虑到多重耐药的可能性，并及时调整用药。急性穿孔形成弥漫性腹膜炎；慢性穿孔形成腹腔脓肿或肠瘘；伴有消化道出血，经非手术治疗无效；增生型回盲部结核形成不完全或完全性肠梗阻；回盲部增生型结核病变局限；诊断尚不肯定，又不能除外癌症者，考虑外科手术干预。无论采取何种术式，术后均需接受抗结核药物治疗。

预后 取决于早期诊断、及时治疗，合理选用抗结核药物，保证充分剂量与足够疗程，是决定预后的关键。

预防 广泛进行有关结核病的卫生宣教，加强卫生管理，禁止随地吐痰，讲究饮食卫生，牛奶应经过灭菌消毒。

(吕志宝)

jíxìng chūxuèxìng huàisǐxìng chángyán
急性出血性坏死性肠炎 （acute hemorrhagic necrotizing enteritis，AHNE）

以小肠广泛出血、坏死为特征的肠道急性蜂窝织炎。好发于小肠的局限性急性出血坏死性炎症，其特征是累及肠管的出血、坏死。主要临床表现为腹痛、腹胀、呕吐、腹泻、便血，重症可出现败血症和中毒性休克，是一种危及生命的暴发性疾病。常发病于夏秋季，发病前多有不洁饮食史。以儿童及青少年居多。

病因及发病机制 病因尚未完全明确，多认为可能与产气荚膜芽孢杆菌感染有关，其产生的B毒素可致肠道组织坏死，产生坏疽性肠炎。外源性摄入被污染的食物或者因饮食结构改变导致肠道环境失调，造成产气荚膜芽孢杆菌过度繁殖，可能引发该病。

病理 AHNE的主要病理改变为肠壁小动脉内类纤维蛋白沉着、栓塞而致小肠出血和坏死。病变部位以空肠及回肠为多见且严重，有时也可累及十二指肠、结肠及胃。病变常呈节段性，表现为肠壁充血、水肿、炎症细胞浸润、广泛出血、坏死和溃疡形成，甚至穿孔。血管壁则呈纤维素样坏死，也常可有血栓形成。肠壁肌神经丛细胞可有营养不良性改变。除肠道病变外，尚可有肠系膜局部淋巴结肿大、软化、肝脏脂肪变性、急性脾炎、间质

性肺炎、肺水肿，个别病例尚可伴有肾上腺灶性坏死。

临床表现 起病急骤，表现为急性腹痛，多由脐周或上中腹开始，疼痛性质为阵发性绞痛，或者呈持续性疼痛伴有阵发性加剧。可伴有发热、恶心、呕吐、腹泻和腥臭血便。腹部检查有不同程度的腹胀、腹肌紧张、腹部压痛，早期肠鸣音可亢进，而后一般减弱或消失。肠管明显坏死时，全身中毒症状、腹膜炎和肠梗阻症状加重，严重的患儿往往出现休克。

诊断与鉴别诊断 主要依据临床症状及腹腔穿刺（混浊或血性渗液）。有进食受污染食物的病史，并出现突然逐渐加重的腹痛、腹泻、便血，伴有低血压性休克或肠梗阻的患儿，应高度怀疑AHNE。腹部平片也有助于诊断。需与中毒性菌痢、过敏性紫癜、克罗恩病、绞窄性肠梗阻、肠套叠、阿米巴肠病以及肠息肉病等鉴别。

治疗 一般采用非手术治疗。主要是包括禁食、胃肠减压、加强全身支持治疗、纠正水电解质紊乱，应用广谱抗生素和抗休克治疗。对于有明显腹膜炎表现且怀疑有肠坏死穿孔、不能控制的消化道大出血、进行性加重的肠梗阻、全身中毒症状持续加重，或不能排除其他急腹症时，应采取积极的手术治疗，可降低病死率，是增加成活率的关键。已有肠坏死穿孔，宜行小肠部分切除、一期吻合，注意辨清病变范围，保留健康肠管断端吻合；小肠病变广泛可切除全部病变者，行多段切除，要注意残留肠段长度，以免术后发生短肠综合征，部分患者行小肠倒置术后可使食糜延长排空，利于营养吸收，但该手

术有肠扭转、坏死、肠瘘风险，要慎重选用；肠管病变广泛且不能切除全部病变者，只能先行切除病变严重部分或肠造口，最好在吻合口近端做悬吊式肠造口；病变范围不清或术中出现感染性休克者，肠切除后不宜一期吻合，可先行肠外置造口，待日后再吻合关闭瘘口。

预防 注意饮食卫生，避免进食未煮熟或腐败变质食物；避免暴饮暴食，避免大量进食破坏肠道内蛋白水解酶的食物，如甘薯类，尤其在进食生的海鲜或生肉后；适龄儿童按国家计划免疫要求规律驱虫，及时治疗肠道寄生虫病。

(吕志宝)

Kèluóēnbìng
克罗恩病 （Crohn disease）

病因不明的肠道非特异性慢性炎症疾病。又称节段性肠炎。最常累及回肠和近端结肠，但消化道的任何部位均可能受累，特征为透壁性炎症。典型症状为腹痛、慢性腹泻、发热和体重减轻，还包括一系列肠外表现如贫血、皮疹、关节炎等。病程迁延、反复发作、不易根治。儿童克罗恩病最常发生于学龄期和青春期，发病高峰年龄为9~17岁。

病因及发病机制 克罗恩病的明确病因尚不清楚，多认为是由环境、免疫和细菌等因素在遗传易感个体上的综合作用所引起。某些患者可能具有该免疫系统功能障碍的遗传倾向。吸烟似乎助长了克罗恩病的发展和定期发作；口服避孕药可增加克罗恩病的风险；社会经济地位较高的人群发生克罗恩病的危险可能更大，具体原因尚不清楚。而接受母乳喂养的人可能不易罹患炎性肠病。

临床表现 儿童克罗恩病的

临床表现多样，包括慢性起病、反复发作的右下腹或脐周腹痛伴明显体重下降、生长发育迟缓，可有腹泻、腹部肿块、肠瘘、肛周病变，以及发热、贫血等全身性表现。经典的腹痛、腹泻和体重下降三联征只在 25% 的患儿中出现，少部分克罗恩病患儿以肛周脓肿和肛周瘘管起病。

诊断与鉴别诊断　克罗恩病缺乏诊断的金标准，需要结合临床表现、内镜检查、组织病理学检查以及影像学检查进行综合分析，采取排除诊断法，主要排除肠结核、其他慢性肠道感染性疾病、肠道恶性肿瘤以及自身免疫病的肠道病变，并随访观察。结肠镜检查是克罗恩病诊断的首选检查，内镜下典型表现为病变呈节段性、非对称性、跳跃性分布，可见阿弗他溃疡、裂隙样溃疡、纵行溃疡、铺路石样肠黏膜、肠腔狭窄、肠壁僵硬等。内镜检查需进行黏膜组织活检行组织病理学检查，要求多段、多点取材。组织病理学特点为全层肠壁淋巴细胞增生、非干酪样肉芽肿、局灶性隐窝结构异常、局灶性固有膜深部的淋巴细胞浆细胞增多、裂隙样溃疡、阿弗他溃疡、黏膜下神经纤维增生和神经节炎、杯状细胞通常正常。

克罗恩病完整的诊断包括临床类型、疾病活动度、有无并发症（狭窄、肛瘘）等。诊断成立后，需进行全面评估病情，制订治疗方案。临床上用儿童克罗恩病活动指数来评估儿童克罗恩病的疾病活动严重程度以及进行疗效评价，分为缓解期、轻度活动期、中度活动期和重度活动期（表1）。

治疗　儿童的治疗目标为诱导并维持临床缓解及黏膜愈合，促进生长发育，改善患儿生存质

表 1　儿童克罗恩病活动指数

项目	评分
腹痛	
无	0
轻度，不影响日常生活	5
中/重度、夜间加重、影响日常生活	10
每日便次	
0、1 次稀便，无血便	0
1、2 次带少许血的糊状便或 2~5 次水样便	5
6 次以上水样便或肉眼血便或夜间腹泻	10
一般情况	
好，活动不受限	0
稍差，偶尔活动受限	5
非常差，活动受限	10
体质量	
体质量增长	0
体质量较正常≤10%	5
体质量较正常＞10%	10
身高[a]（诊断时）或身高速率[b]	
身高下降 1 个百分位等级内或身高生长速率在-1 个标准差之内	0
身高下降 1~2 个百分位等级或身高生长速率在-2~-1 个标准差	5
身高下降 2 个百分位等级以上或身高生长速率在-2 个标准差以下	10
腹部	
无压痛，无肿块	0
压痛或者无压痛肿块	5
压痛，伴非自主防御动作，明确的肿块	10
肛周疾病	
无或无症状皮赘	0
1、2 个无痛性瘘管，无窦道，无压痛	5
活动性瘘管、窦道、压痛、脓肿	10
肠外疾病[c]	
无	0
1 个表现	5
≥2 个表现	10
血细胞比容（%）	
男、女（<10 岁）≥33；女（10~19 岁）≥34；男（11~15 岁）≥35；男（15~19 岁）≥37	0
男、女（<10 岁）28~32；女（10~19 岁）29~33；男（11~15 岁）30~34；男（5~19 岁）32~36	2.5
男、女（<10 岁）<28；女（10~19 岁）<29；男（11~15 岁）<30；男（15~19 岁）<32	5
红细胞沉降率（mm/h）	
<20	0
20~50	2
>50	5
清蛋白（g/L）	
>35	0
25~35	5
<25	10

注：a. 百分位数法评价身高的方法常分为第 3、10、25、50、75、90、97 百分位数，即 7 个百分位等级，如 "10→25→50" 为上升 2 个百分位等级。b. 以 cm/年表示，需要超过 6~12 个月的测量方可得到可靠的身高速率，与正常标准差相比。c. 1 周内超过 3 天体温＞38.5℃、关节炎、葡萄膜炎、皮肤结节性红斑或皮肤坏疽。活动指数 0~10 分为不活动，活动指数 11~30 分为轻度，活动指数 ≥31 分为中/重度。

量，将药物不良反应维持在最低水平。儿童克罗恩病治疗方案基于疾病活动度的评估及病变的累及范围，包括诱导缓解和维持缓解。对于初诊或复发的患儿，首先应进行诱导缓解，成功诱导缓解后，再进行维持缓解治疗。根据病情变化及时调整治疗方案，再进行维持缓解治疗。

治疗方法主要为营养治疗、药物治疗和手术治疗。①营养治疗：在克罗恩病多学科管理中起着重要作用，可防治营养不良，促进儿童生长发育和预防骨质疏松，成为各个阶段患儿不可缺少的临床治疗措施之一。②药物治疗：主要的治疗药包括氨基水杨酸制剂、糖皮质激素、免疫抑制剂及生物制剂，对难治性克罗恩病可选用沙利度胺。③手术治疗：当出现肠梗阻、腹腔脓肿、瘘管形成、急性穿孔、大出血等严重并发症，或是继发癌变，内科治疗无效且严重影响生存质量时，需外科手术治疗。术前，外科医师和患儿家庭需充分沟通，权衡手术治疗的利弊，视具体情况决定。手术方法见海内克-米库利奇狭窄成形术、芬尼狭窄成形术、回肠储袋肛管吻合术。

随访　建议所有患儿定期随访，以便评估病情发展及及时调整治疗方案。活动期，通常1~2周随访一次，内容包括临床症状缓解情况以及生长发育和营养状况评估。对于已处于缓解期进行维持治疗的患儿，可间隔1~3个月随诊。

（吕志宝）

Hǎinèikè-Mǐkùlìqí xiázhǎi chéngxíngshù

海内克-米库利奇狭窄成形术

（Heineke-Mikulicz strictureplasty）　利用纵切横缝治疗梗阻的手术。此术式是狭窄成形术中最常

用的一种，安全有效，最大限度保留了肠管长度的同时，解除梗阻，是解决短狭窄（小于10cm）的最佳选择。

操作方法：①沿系膜缘对侧肠壁，纵行切开全层，需超过病变及正常段交界处1~2cm。②切口两端预置牵引线，线结暂不抽紧，将线向垂直于肠管的方向牵拉（图1），先将切口中点作上下全层间断缝合一针，使原纵行切口变成横行切口。③逐针单层（全层）或双层（全层+浆肌层）缝合关闭肠壁切口，使成形的肠壁管腔增宽。

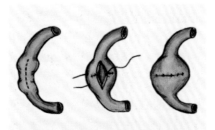

图1　海内克-米库利奇狭窄成形术示意

注意事项：①切口需位于系膜缘对侧，与肠管走向一致。②切口长度需超出病变段近远端1~2cm。③狭窄段需排除肿瘤性病变可能。④吻合前确切止血。⑤狭窄成形后，需检查管腔是否通畅，无漏，恢复蠕动。

并发症有吻合口出血、吻合口瘘、吻合口狭窄、腹腔感染、瘘管形成、肠梗阻等。

（吕志宝）

Fēnní xiázhǎi chéngxíngshù

芬尼狭窄成形术

（Finney strictureplasty）　狭窄成形术中解决中长度狭窄（10~20cm）的手术。狭窄部位中点折叠，形成U形，将正常的近端和远端靠近，纵行切开后，行侧侧吻合成形，通过松解和扩大狭窄部位，避免了肠切除（图1）。

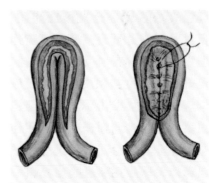

图1　芬尼狭窄成形术示意

（吕志宝）

huícháng chǔdài gāngguǎn wěnhéshù

回肠储袋肛管吻合术

（ileal pouch anal anastomosis，IPAA）　将全部结直肠切除后，利用末端回肠制成储袋并与肛管进行吻合，以保留肛门括约肌功能及消化道连续性的手术。回肠储袋的类型有J、S、W、K、B等。手术方法分为开腹手术、腹腔镜手术等，可采用手工缝合或吻合器完成吻合，以避免永久性造瘘。

应用解剖　结肠分升结肠、横结肠、降结肠和乙状结肠四部分，大部分固定于后腹膜。升结肠近端通过回盲部与末端回肠相连，远端在肝下与横结肠相连，两侧有腹膜遮盖；后方为右输尿管、右肾脏及腰大肌；内侧有十二指肠降部。横结肠在肝曲下接升结肠，在脾曲与降结肠连接。上方是胃，下方是小肠，后方有胰腺附着，前方被大网膜覆盖。降结肠自脾曲与横结肠相接，下达髂嵴水平与乙状结肠相连，前面及两侧有腹膜遮盖，后方左输尿管、左肾脏及腰大肌。乙状结肠位于降结肠和直肠之间，因肠管呈"乙"字形而得名；乙状结肠系膜较长，活动度较大，通过肠系膜附着于后腹壁。临床上可将结肠分为左半结肠及右半结肠，右半结肠血供较左半结肠丰富。

右半结肠动脉来自回结肠动脉升支、右结肠动脉降支和中结肠动脉右支等动脉，并有相对应的右半结肠静脉。左半结肠动脉来自结肠中动脉左支、副中结肠动脉左支、最下乙状动脉等动脉，并有相对应的左半结肠静脉。最下乙状动脉与直肠上动脉之间动脉交通支少，故乙状结肠与直肠交界处血供较差。上述动脉以终动脉形式分为长、短两组分支与肠轴呈垂直方向进入结肠肠壁，长支发出后很快分为前、后两支，沿结肠的系膜缘前、后经浆膜层与肌层之间走行至系膜对侧缘，穿过肌层达黏膜下层。前、后两支在系膜对侧缘交通支血管极细，因此系膜对侧缘处血供较差。

直肠为消化道的最末一段，起自乙状结肠，终于肛门。在第3骶椎前方沿骶尾骨前下行，穿过盆膈移行于肛管；在矢状面上形成两个明显的弯曲，即直肠骶曲和直肠会阴曲。内壁有3条横皱襞围绕直肠一周。靠近肛门处一段直肠扩大成为直肠壶腹，内有6~10条垂直皱襞称之为肛柱。男性直肠的前方是膀胱、精囊腺和前列腺；女性直肠的前方是子宫和阴道，肛门是消化道末端通于体外的开口。肛门常因肌肉收缩平时紧闭，形成许多放射形的皱襞呈"一"形前后纵裂，排便时扩张呈圆形。外部为皮肤，内有毛囊、汗腺及皮脂腺等。直肠肛门有肛门外括约肌及肛门内括约肌。肛门外括约肌是随意肌，属会阴肌。肛门内括约肌是肠内环肌加厚而成，属平滑肌。

适应证 溃疡性结肠炎、家族性腺瘤性息肉病、先天性全结肠巨结肠等。

手术方法 一般在气管插管全身麻醉下进行，无论开腹手术还是腹腔镜手术，均采用仰卧截石位。术中应注意有无克罗恩病或结直肠肿瘤；游离结肠时，尽量贴近肠壁结扎和切断肠系膜血管，可以采用超声刀分离并离断回盲肠、升结肠、横结肠、降结肠、乙状结肠系膜及其血管，对系膜大血管可采用钛夹夹闭后再以超声刀离断。游离直肠时尽量靠近肠壁游离以保护自主神经丛；同时注意避免损伤输尿管与盆腔神经，游离两侧直肠侧韧带也应贴近直肠切断，在直肠后方游离直至肛提肌水平，向下游离至前列腺下缘或阴道的1/3水平。最后根据吻合方式选择直肠的离断位置。术区充分止血，切除的标本应剖开检查是否存在克罗恩病或结直肠肿瘤。

J-型回肠储袋肛管吻合术是最常用手术方式。切除全部结肠及直肠后，首先将末端30~40cm的回肠折叠成两段，每段15~20cm；先在折叠最低处作一小切口，置入直线切割缝合器行回肠侧-侧吻合，再用线性切割闭合器封闭折叠回肠顶端，并以缝线加固，制成J-型储袋。最后采用吻合器或手工缝合方法将J-型储袋与肛管进行吻合。完成吻合后需要经肛门注入空气或生理盐水进行试漏试验。

S-型回肠储袋肛管吻合术，制作S-型储袋需3段12~15cm长的末段回肠。首先在3段回肠的肠襻进行浆肌层缝合，然后S形切开肠管前壁，分别连续缝合后壁和前壁全层，将前壁浆肌层包埋后与肛管吻合。适用于患儿肠系膜较短、脂肪组织较多，或骨盆深窄。

W-型回肠储袋肛管吻合术，将50cm末端回肠折叠成4个肠襻，每个长约12cm，构建W形。因其制作繁杂，临床上已经较少使用。回肠储袋与肛管吻合完成后，必要时可在近端回肠进行预防性造瘘。

并发症 ①术后吻合口瘘：食物或肠液可通过瘘口进入腹腔，引起腹膜炎。②术后吻合口出血：手术后早期出现便血，严重出血者可出现失血性休克。③肠梗阻：患儿常有腹痛、呕吐、腹胀及排便减少，严重者需再次手术治疗。④吻合口狭窄、腹腔脓肿等。

（吕志宝）

dònglìxìng chánggěngzǔ

动力性肠梗阻（dynamic intestinal obstruction）

肠道动力异常导致肠道内容物排空障碍，但无机械性梗阻证据和影像学特征的肠道疾病。根据有无原发疾病分为原发性和继发性两类。原发性动力性肠梗阻是一组由肠道神经、肌肉和间质卡哈尔细胞病变引起肠道蠕动紊乱和相关症状，临床上较为少见。在儿童中，继发性动力性肠梗阻主要发生在手术后，包括暂时性蠕动紊乱、术后小肠套叠和早期粘连性肠梗阻等。规范的诊断和治疗动力性肠梗阻疾病，可以改善患儿的预后。

（吕志宝）

yuánfāxìng dònglìxìng chánggěngzǔ

原发性动力性肠梗阻（primary dynamic intestinal obstruction）

肠管神经、肌肉缺陷或功能异常导致肠管蠕动功能减退或消失的肠梗阻。儿童原发性动力性肠梗阻发病率明显高于成人，发病机制尚不十分清楚，与机械性肠梗阻的处理原则上有很大区别，故诊断和治疗上有很大的挑战性。该病仍是临床上较为棘手的问题之一，病情严重者愈合极差，故应准确认识该病并进行早期处理。

病因及发病机制 引起原发性动力性肠梗阻的原因还不完全清楚，通常在无明显诱因的情况下出现肠管动力异常。可能的病因包括：①肠壁肌间或黏膜下神经发育异常。和先天性巨结肠不同，可见肠壁神经节细胞数目基本正常，但神经节数量可增多但细胞态变小，神经丛未见明显增生；有些患儿可见卡哈尔（Cajal）细胞数目和形态异常。②肠肌病变。显微镜下肠壁平滑肌纤维未见明显异常，但电镜检查有时可发现空泡变性。③神经传导异常。

正常情况下，肠内容物向下推动主要靠肠壁肌肉的运动及收缩，肠壁肌肉运动一方面依靠肠壁肌肉本身的功能，另一方面还依靠支配该处自主神经的调节功能。原发性动力性肠梗阻由于某种原因导致肠肌间神经-肌肉功能障碍导致肠麻痹，使肠胃肠道充气扩张，肠壁变薄，运动及吸收能力都已丧失；并由于肠袢扩张，肠壁血运受压迫而产生静脉淤血或动脉缺血，腹腔内液体渗出，继而肠道内细菌增殖，从而在患儿自生后即出现症状者，因受累的肠管范围大小不同，表现出部分性或完全性肠梗阻。

临床表现 大多数患儿自生后即出现症状，亦有至少年或青年期发病者。临床主要表现为亚急性或慢性、反复发作性肠梗阻。腹胀、呕吐、便秘为其主要症状，可持续或反复发作，时轻时重。一般症状减轻时可有少量排气排便，但腹胀通常很难消失。患儿由于长期梗阻导致营养吸收不良，发育矮小。腹部外形膨隆，肠鸣微弱或消失。

诊断 主要依靠临床表现。血生化检查注意有无电解质紊乱，同时做甲状腺功能检查以排除甲状腺功能减退症。X线检查是一项重要的诊断方法，可见不同程度、不同部位的肠梗阻征象，严重者可见小肠及结肠均扩张充气并伴有液平面。消化道测压及胃肠电图检查也是诊断动力性肠梗阻的有效方法。钡剂灌肠、直肠测压检查用以排除先天性巨结肠，确诊依靠多点肠管全层活检。

治疗 原发性动力性肠梗阻治疗相当棘手，对局限性或部分肠管动力异常患儿，可切除病变肠管或肠造瘘术。对长段型或全消化道动力肠梗阻，通常预后差，但已有采用肠移植治疗的报道。

(吕志宝)

jìfāxìng dònglìxìng chánggěngzǔ

继发性动力性肠梗阻（secondary dynamic intestinal obstruction） 腹腔手术后出现胃肠蠕动功能紊乱。包括胃肠道运动的短暂抑制或蠕动紊乱、早期粘连性肠梗阻、严重者出现术后自发性肠套叠。术后胃肠功能紊乱多发于腹腔、盆腔等手术后。

病因及发病机制 发病原因首先是由于手术牵拉、术中胃肠道缺血等对胃肠道或支配胃肠神经产生刺激，反射性引起胃肠蠕动抑制；或后腹膜手术肠神经功能受到影响，导致肠管功能紊乱，甚至出现逆向蠕动。其次麻醉诱导期吞咽大量空气，术后镇痛泵或解痉镇痛药等也可能导致胃肠蠕动紊乱。水、电解质平衡紊乱，特别是低钾血症，使胃肠蠕动减弱。术后胃肠减压管堵塞导致气体不能排出，以及低蛋白血症导致腹水，或手术吻合口渗液、渗血亦可导致术后胃肠功能紊乱。学者们多认为早期胃肠道蠕动紊乱是由手术过程中神经系统激活触发，后期则与术后反应性炎症有关。

临床表现 最早术后3~6小时即可出现呃逆、呕吐、恶心，可合并腹痛，严重者甚至出现绞痛，通常持续数天。常伴有腹胀或排气排便障碍。体格检查可见腹部胀满，但一般无腹痛压痛、反跳痛或肌紧张。出现肠粘连或继发性肠套叠者会出现程度不一肠梗阻，表现为阵发性腹痛或绞痛，听诊为肠鸣音亢进，或闻及气过水声。

诊断与鉴别诊断 根据患者的手术史及手术后的临床表现，可明确诊断。应注意与腹膜炎、机械性肠梗阻等进行鉴别。实验室检查应注意有无水、电解质平衡紊乱，尤其注意血清钾离子、钠离子、氯离子浓度及白蛋白水平。X线检查有无气液平、肠梗阻及其程度；B超和CT等检查有无手术后肠套叠。

治疗 鼓励患者术后早期下床活动，对防止或减轻手术后蠕动紊乱较为有效。胃肠手术者可通过胃肠减压管抽吸气体或液体，减轻腹胀。对腹腔内大量渗液或渗血者，应及时纠正低蛋白血症，并放置腹腔引流管。对水、电解质紊乱者，纠正水、电解质紊乱，尤其是纠正低钾血症。怀疑尿潴留时应及时导尿。对非粘连性肠梗阻患者，可给予中药或针灸等治疗。若出现手术后蠕动紊乱导致继发性肠套叠，应及时手术探查，进行肠套叠整复术。

(吕志宝)

bǎiyóubiàn

柏油便（tarry stool） 经肠道排出的黏稠、漆黑、发亮的黑色粪便。又称黑便。多见于消化道出血，隐血试验阳性。上消化道或小肠上段出血并在肠内停留时间较长，因红细胞破坏后，血红蛋白在肠道内与硫化物结合形成硫化亚铁，使得粪便呈黑色，更由于附有黏液而发亮，类似柏油。是否出现柏油样便取决于出血位置、出血量和血在消化道内停留时间。如果出血量不多也不急，血液在胃内停留时间较长，经过胃液的作用，呕吐的血呈咖啡色，血便多为黑色柏油样。有些药物含有铋剂，服用后可排出灰黑色大便，无光泽，可被误认为是黑便。含铁剂药物也可引起黑便。食用苋菜、黑米、动物血或动物内脏（肝、肾）后，也可出现黑便。所以，当出现黑便时，要了解近期是否吃过上述食物。

柏油便患儿极少数出现致命情况。患儿应取平卧位安静休息，注意观察血压、脉搏、呼吸和体温，保守治疗期间可以给予止血剂，必要时置入鼻胃管、抽吸和盐水灌洗或给予输血。可根据综合情况判定选择哪些进一步检查，如 CT、超声、放射性核素显像检查、胃镜、小肠胶囊内镜、结肠镜检和内脏血管造影等。柏油便是消化道出血的症状体征之一，虽然有一部分患儿可经检查考虑为血液系统疾病、十二指肠溃疡、小肠溃疡、胃溃疡、食管炎和肠炎的可能性较大，但是仍有一部分患儿经检查后病因不能确定。

（白玉作　杨中华）

duǎncháng zōnghézhēng

短肠综合征（short bowel syndrome，SBS）　由于小肠大部分切除、旷置或先天性短肠等，导致小肠吸收能力受限，无法满足患者正常生长发育的需求，需要肠外营养支持42天以上的临床综合征。因为原发病的不同、年龄的差异和残存肠管部位的差异对消化吸收功能有较大的影响，有学者认为SBS的定义更应侧重于剩余小肠是否能满足肠内营养物质消化吸收，而不仅仅根据剩余肠管的长度来定义。

病因　婴幼儿主要病因为先天性疾病，如肠闭锁、坏死性小肠结肠炎、肠扭转、腹裂、全消化道型无神经节细胞症、先天性短肠等。儿童以肠扭转为主。较大年龄儿童病因可以是炎症性肠病、肠系膜血管疾病、腹部手术后的并发症和外伤等，腹部手术后的并发症主要包括粘连性肠梗阻、血管损伤和术后肠缺血。

发病机制　食物的消化、吸收过程几乎均在小肠内进行，小肠缺失时相应成分的营养物质的吸收就会受到影响。回肠吸收水、电解质、糖类、蛋白质、脂肪及各种维生素等的能力较空肠强。残余小肠在适应后可通过延长长度、膨胀肠腔、加深隐窝、增加微绒毛高度、增厚黏膜皱襞和肠上皮增生等，增加残余小肠的吸收面积。回肠可以部分代偿空肠的功能，但回肠切除后，空肠难以代偿回肠的功能。回盲瓣是结肠和小肠之间的生理屏障，可以延缓食物进入结肠的速度，令其更充分地在小肠内消化吸收，还能阻止结肠内细菌的反流，保持小肠内的正常内环境。回盲瓣缺失导致肠内容物通过时间缩短，结肠细菌病理性移居至小肠，可以加重吸收不良和腹泻。

分型　儿童SBS分为三型，Ⅰ型为小肠造口型；Ⅱ型为小肠结肠吻合型（无回盲瓣）；Ⅲ型为小肠小肠吻合型（保留回盲瓣）。

临床表现　SBS患儿早期主要表现为腹泻、体重减轻和微量元素缺乏等，这些表现严重程度与切除肠段的长度和部位有关。进一步发展可出现脱水、血容量下降、电解质紊乱及酸碱平衡失调。此后腹泻次数逐渐减少，根据保留肠管的长度与代偿情况，患儿会出现维持营养状况或营养不良症状，包括体重明显下降、肌肉萎缩、低白蛋白血症和贫血等。

诊断　根据病史、临床表现和静脉营养使用时间来诊断，影像学及内镜检查结果可作为重要的补充材料。功能性小肠长度在SBS的发病过程中起决定性作用。在成人中，功能性小肠长度小于200cm定义为SBS。由于儿童肠道长度与生长状态有关，认为剩余小肠长度小于预期的25%或者需要静脉营养治疗则可考虑为SBS。

治疗　基本原则是供给充足的营养以实现正常的生长发育、促进剩余肠道代偿、避免与肠切除和应用肠外营养相关的并发症。

分阶段治疗　①第一阶段：急性期。此阶段以静脉营养为主，尽早开始肠内营养。首要目标是稳定液体电解质平衡。在病情允许情况下，应尽早给予营养支持。肠内营养以微量喂养开始，逐渐缓慢加量。术后早期往往伴随高胃泌素血症，需要进行抑酸治疗。肠道丢失量应额外补充液体和电解质溶液。②第二阶段：代偿期。该阶段应逐渐提高肠内营养应用比例，逐步撤离静脉营养，主要目标为促进剩余肠管的最大代偿能力。但应注意肠道耐受性，识别喂养不耐受，定期评估营养状况。由于SBS患儿肠道吸收情况不尽相同，代偿期可持续数月或数年，直至剩余肠管达到最大代偿能力。③第三阶段：稳定期。剩余肠管的代偿能力已接近极限，以撤离静脉营养为起始点，由肠内营养提供全部热卡所需，逐渐增加经口摄入量与种类。小儿SBS最终能获得肠道代偿，保留回盲瓣者中，剩余小肠长度最短仅 10cm；无回瓣者中，最短为 15～38cm。

儿科常用药物 ①抑制消化液分泌：质子泵抑制剂和组胺 H 受体阻断剂、生长抑素类药物。②抗生素：出现小肠细菌过度生长时可以口服抗生素治疗。③抗腹泻药物：可使用消旋卡多曲、蒙脱石散和洛派丁胺。

I 型 SBS 的特殊处理 I 型 SBS 患儿应注意加强补钠治疗，行双腔造瘘的患儿可考虑肠液回输，即将从近端造瘘口排出的肠液经远端造瘘口重新输入，以充分利用远端旷置的肠管，促进肠黏膜增生和代偿、避免萎缩。I 型 SBS 可通过关瘘手术改善预后，关瘘前需注意对远端肠道情况进行评估。根据病情，关瘘时机因原发病不同而存在差异，应力求个体化。对于坏死性小肠结肠炎的关瘘时机为造瘘后 6～12 周，患儿体重 3～4kg。

非移植手术与小肠移植 ①纵向小肠延长术指征：肠腔扩张（直径>3cm）至少达 20cm 以上，剩余小肠至少 40cm。②连续横向肠成形术：肠腔扩张直径>4cm，对剩余小肠长度则没有严格要求。当 SBS 患儿出现肝衰竭等严重静脉营养并发症时可行小肠移植术。

并发症 SBS 治疗与随访过程中，需密切监测以下并发症：中心静脉导管相关并发症、代谢性并发症、静脉栓塞、水和电解质失衡、导管相关血流感染、微量元素缺乏/中毒、肠外营养相关性肝病、D-乳酸性酸中毒、胆汁淤积、代谢性骨病、脂肪性肝炎、肾并发症、纤维化/肝硬化、肾结石、肝衰竭、高草酸尿症、胆石症、小肠细菌过度增殖、胆囊炎、消化性溃疡。其中最重要的 2 个

并发症为导管相关并发症和肠外营养相关性肝病。

预后 SBS 可出现营养不良，严重可导致肠衰竭，危及生命。需要长期的营养专科门诊随访评价营养和生长发育情况，包括身高/身长、体重、头围、中上臂围及皮褶厚度等，并检测电解质、微量元素、25-羟维生素 D、蛋白含量、血红蛋白、叶酸和维生素 B 等。

预防 临床上导致儿童 SBS 的常见原发病主要是先天性疾病。早期诊断、早期手术、避免术后并发症，是减少肠扭转和肠闭锁患儿发生 SBS 的重要策略。肠扭转一经确诊，应立即手术治疗，肠管复位后切除坏死肠管，尽量保留正常肠管。先天性肠闭锁在诊断明确后也应尽早手术治疗，依照不同的病理类型、闭锁位置和合并畸形选择合适的术式。对产前诊断先天性腹裂患儿，出生后立即行手术治疗。早期诊断、尽快一期修补可以最大限度地避免肠管水肿坏死和腹壁疝等并发症的发生。

（白玉作 侯翔宇）

xiǎocháng shuāijié

小肠衰竭 (small intestinal failure)

肠梗阻、肠道运动障碍、外科切除、先天性缺陷或肠道本身疾病引起的肠道吸收功能丧失。其特征是机体不能满足蛋白质能量、液体、电解质和微量营养物质的平衡，表现为不能维持儿童机体营养或生长需求，并出现腹泻、酸碱失衡、水电解质紊乱，以及各种营养物质吸收及代谢障碍的疾病。

病因及发病机制 病因主要有两类，第一类是小肠广泛切除或其他先天因素，导致无小肠或超短肠综合征；第二类是临床上

肠道长度正常，但是因为先天或后天因素，小肠动力严重不足或吸收功能障碍，失去正常肠道功能。肠道功能主要有消化吸收、运动排泄和屏障免疫。小肠衰竭通常是肠功能障碍动态发展的结果。其中消化吸收功能障碍的疾病主要有短肠综合征、肠外瘘、肠短路吻合、炎性肠病、放射性肠病、肠恶性肿瘤、重症胰腺炎、肠系膜血管病变等；运动功能障碍疾病主要有肠梗阻、肠麻痹、腹水、腹膜炎、顽固性便秘、肠易激综合征等。黏膜屏障功能障碍疾病主要有感染、缺氧、缺血、休克、创伤、烧伤等。

临床表现 小肠衰竭以食欲减退、不能耐受食物、恶心、呕吐、腹胀、腹痛、腹泻、便秘、消化道出血、肠鸣音减少或增加、肠麻痹、肠梗阻、营养不良以及水、电解质紊乱和酸碱失调等为主要症状。

诊断 根据临床表现、黏膜病变的范围程度以及肠道细菌易位等指标，综合评价小肠的功能，从而诊断小肠衰竭。1992 年戴奇 (Deitch) 提出诊断标准为：肠功能障碍定义为腹胀、不耐受食物 5 天以上；小肠衰竭为应激性溃疡出血需要输血与非结石性急性胆囊炎。

小肠吸收功能的检查方法有粪脂肪定性和定量测定、^{14}C-甘油三油酸酯呼气试验、^{131}I-甘油三酯吸收试验和 ^{131}I-油酸吸收试验等，其中粪脂肪定量测定因其敏感性高，被称作检测脂肪吸收金标准。胃肠黏膜功能可以通过黏膜内 pH 测定评估，pH≤7.32 则表明存在黏膜灌流不足，代表黏膜功能不良。小肠运动功能检测主要应用听诊肠鸣音和肠肌电图描记法，还可以通过测量空腹和进食后的

胃窦以及小肠上部压力的变化，标记进食液体或固体计算其通过小肠的时间进行评估。肠屏障功能损害及其程度可以通过测定肠黏膜通透性和是否有细菌易位进行判定。

鉴别诊断 主要与小肠功能障碍鉴别（表1）。

治疗 小肠衰竭治疗难度大，费用高，且需要长期甚至终身治疗。

非手术治疗 ①控制感染：腹腔感染可以降低肠道消化吸收、运动和屏障功能，是小肠衰竭患儿死亡的最主要因素。②肠外营养支持治疗：采取完全肠外营养（total parenteral nutrition，TPN），以满足儿童机体和生长需求营养。③其他药物康复治疗：用改良食谱、肠内营养、口服补液、减缓肠动力和给予抗分泌药物、生长因子等，使患儿可以减少静脉营养，尽量肠道进食，达到正常生活状态；使小肠吸收和功能逐步增强。尽早使用肠内营养支持对提高肠道适应非常关键，并能预防TPN相关并发症。

手术治疗 ①非移植外科延长成形术：手术目的是延长残存小肠长度、增加吸收面积、使肠内容物在残存小肠中停留时间得到延长。手术方式包括闭瘘等恢复小肠连续性、减轻梗阻和去除肠道运动障碍如肠狭窄楔形吻合术，延长肠道传输时间如结肠间置、小肠逆转术或人工括约肌，延长剩余小肠如连续横向成形术。②小肠移植手术：适应证为确诊肠衰竭，保守治疗无效，并且有TPN并发症或有发生TPN并发症风险的患儿。全球小肠移植登记中心将小肠移植分为三类，a. 单独小肠移植，移植物中必须包含小肠，但不含肝和胃。b. 肝小肠联合移植，移植物中包含小肠和肝，但不含胃。c. 腹腔多器官簇移植，移植物中包含小肠、胃和肝；而改良腹腔多器官簇移植的移植物中包含小肠和胃，但不含肝。

并发症 小肠衰竭可以引起肠细菌易位、肠源性内毒素血症，甚至脓毒症、全身性感染甚至脓毒症乃至多器官功能障碍综合征。长期应用静脉营养也会带来潜在的致命并发症，如脓毒症、静脉通道丧失、代谢性并发症和肠衰竭相关性肝病等。小肠移植手术后则可能有感染、排斥反应、心血管病变，或者需要再次小肠移植。

预后 无论何种原因导致的小肠衰竭最终的结果都是肠功能障碍，继而导致营养缺乏、肠菌异位或内毒素血症，继续发展为全身炎症反应综合征、脓毒症以及多器官功能障碍综合征，预后不良。

预防 重视肠缺血性疾病，一经诊断，要密切观察病变进展，尽早治疗；腹部手术时要注意避免引起肠瘘或腹腔感染并发症；外科手术治疗以及术后护理要注意预防肠粘连的发生；患儿择期手术时，如有营养状态不良或存在腹腔感染则暂不施行手术，可以预防并发症和更多肠管的丢失。

（白玉作　侯翔宇）

chángwài yíngyǎng xiāngguānxìng gānbìng

肠外营养相关性肝病（parenteral nutrition-associated liver disease，PNALD） 肠外营养时出现淤胆（主要是儿童）或脂肪变性（主要是成年人），胆红素超过正常值上限2倍（34.2mmol/L）的疾病。肠外营养能够为不能完

表1 小肠功能障碍与小肠衰竭的诊断和评分

评分（程度）	1（轻度）	2（中度）	3（重度）	4（衰竭）
临床表现	轻度腹胀腹泻（或X线、B超发现肠积气增多）	中重度进行性腹胀、腹泻（5~8次/天以上，不能耐受食物）	肠道出血、肠梗阻或肠源性水电解质、酸碱紊乱	肠道大出血，需要输血
肠鸣音/肠电图*	亢进或者减弱	明显减弱	偶有或者消失	消失（麻醉和药物性除外）
黏膜病变（内镜）pH*	充血、水肿	糜烂或缺血性改变	应激性溃疡或灶性坏死	多灶性或广泛性坏死、穿孔
吸收功能试验*/有效吸收面积	减少<30%	减少30%~50%	减少50%~70%	减少>70%
黏膜通透性测定*/细菌易位	黏膜感染	系膜血管或淋巴结感染	邻近器官肠源性感染（原发性腹膜炎、原发性胆囊炎等）	肠源性全身感染（毒血症、菌血症、败血症、脓毒血症）

注：*此项检查临床诊断价值有待进一步评价，暂时没有列出评分标准。评分原则采取"取高不取低"，即当临床表现、黏膜病变或者有效吸收面积等任一项指标达到某一最高计分标准时，则以此标准计分评价小肠功能。

全经口和肠道喂养的儿童，如早产儿和存在胃肠道疾病的患者提供有效的营养支持，儿童特别是新生儿在实施肠外营养期间可能会发生肝酶谱和结合性胆红素增高，长期持续应用可能导致多种并发症，其中 PNALD 是最主要的并发症之一。

病因 PNALD 的发生是多因素协同作用的结果，公认的因素有早产、低出生体重、小于胎龄；长时间的静脉营养、必要脂肪酸的缺乏、各种氨基酸的不平衡；反复感染；胆汁酸的再循环受损；脂肪乳的过氧化作用；静脉营养高热卡配方供给；缺乏胃肠道刺激，肠道菌群移位；植物固醇和微量元素的毒性作用。较长时间的依赖肠外营养的患者，随着脂肪乳剂量和使用时间的增加，PNALD 的发生率随之增加，且脂肪乳剂量越高，PNALD 严重程度也随之加重。

发病机制 由于儿童肠黏膜屏障、免疫系统和肝功能不成熟，使得肠道菌群易发生移位，胆盐肝肠循环较弱。长期禁食可以导致胆汁排出减少，胆汁流动减慢、胆汁浓缩。肠外营养的过高热卡增加了肝细胞代谢负荷，造成了肝细胞内水分、脂类和糖原增加，肝细胞肿大，毛细肝胆管阻塞及胆汁淤积。静脉营养中来自植物油的脂肪乳，含有大量 ω-6 多不饱和脂肪酸，促使了炎症反应、增强氧化应激和损害胆汁分泌。静脉营养中含有与胆固醇结构类似的植物固醇，而植物固醇依赖肝胆系统清除，但其溶解度很低，在肝中堆积导致胆汁淤积、肝功能损害，从而引起 PNALD。

病理 应用肠外营养会导致肝细胞增大、脂肪变性、肝内胆汁淤积，继而引起肝纤维化、胆道硬化，最终发展为肝硬化或肝衰竭。早期肝损害是可逆的，但最终会引起不可逆肝衰竭。儿童与成人病理变化有所不同，儿童多表现为胆汁淤积，而成人主要表现在肝脂肪变性。

临床表现 儿童特别是新生儿在使用静脉营养期间可能会发生肝酶谱和结合胆红素升高现象。临床上存在无法解释的黄疸、肝大和肝损伤，主要症状为肝脂肪变、胆汁淤积、胆囊炎和胆石症、肝纤维化，并最终可进展为肝硬化、肝源性高血压和肝衰竭，甚至死亡。导致胆红素水平升高的机制还不清楚，但或许与将甘油三酯转变为游离脂类和甘油反应过程中，其形成的游离脂肪酸能在有机结合胆红素中置换为其他有机结合胆红素相关。

诊断与鉴别诊断 PNALD 没有公认的诊断标准，主要是综合临床症状、生理、组织病理、临床生化等各项指标进行评价。而生化指标中主要为谷草转氨酶、总胆红素、直接胆红素、γ-谷氨酰转移酶升高。但肝细胞损害和纤维化的严重程度与生化指标并不相关。对于早产儿，一般认为静脉营养时间大于 2 周，并有胆汁淤积迹象，结合胆红素 ≥ 20mg/L 或 34.2μmol/L，且排除其他病因才可治疗 PNALD。需要鉴别的疾病主要是感染、肝胆原发性疾病如胆道闭锁、胆总管囊肿等、遗传代谢性疾病或染色体基因病等原因引起的肝脏病变。

治疗 ①当患儿肝在发展至严重纤维化或肝硬化之前，可以停止静脉营养，通过建立消化道喂养修复胃肠黏膜的完整性、促进胆流、通过服用益生菌可以降低细菌移位，是行之有效的防治措施。但是针对大多数无法脱离 TPN 的短肠综合征患儿来说，预防和治疗 PNALD 则必须采用其他有效方式。②增加谷氨酰胺的静脉营养有助于提高肠道免疫功能，可以减少静脉营养对肝的损伤；并且调节内毒素对肝细胞线粒体代谢的抑制作用，降低了感染对肝功能的损害；此外可以降低肠黏膜的通透性以减少细菌易位的发生。③用鱼油脂肪乳代替大豆脂肪乳，因鱼油中不含有植物固醇且含有 ω-3 多不饱和脂肪酸，有上调免疫、降低感染，并为肠黏膜供给营养底物、促进肠道血液供应、防止及减少肠道屏障的破坏等功效。非植物类提取的脂肪乳剂、鱼油脂肪乳能够避免胆汁淤积和转氨酶增高，防止和逆转 PNALD 的发生。④加强中心静脉的置管护理，以预防感染，⑤药物疗法方面，可应用熊去氧胆酸、腺苷蛋氨酸、糖皮质及其他免疫抑制剂，输注缩胆囊素、牛磺酸、胆碱、维生素 E 等，目的是提高亲水的胆汁酸分泌，调节免疫和减轻肝损害。⑥发生不可逆肝衰竭或肝肠衰竭患儿，可以应用肝移植或肝小肠联合移植治疗。

预后 在停用肠道外营养后，PNALD 患儿多在 2 个月内就可自行好转。而应用肠外营养 2 个月以上的患儿，即便停用，肝功能损害仍可以进一步加剧，发展至严重的肝病甚至致死。因此长期使用静脉营养素的患儿，需要定期开展肝组织学活检，对于判断病变的严重性，并评价预后具有重大意义。

预防 为避免及减少 PNALD 的出现，宜尽早经肠道喂养，以促进胆囊有效收缩及胃肠道激素的正常分泌；加强静脉导管护理；避免高热卡供给；静脉营养氮源选用小儿专用氨基酸；静脉营养微泵持续每天 20 小时以上输注。

（白玉作 侯翔宇）

wèichángdào zàokǒushù

胃肠道造口术 (gastrointestinal stomas) 将患者的胃或者肠开口于腹壁，使之与外界直接相通的手术。又称胃肠道造瘘术。造瘘这个词起源于希腊语 sto-moun，意思是提供一个开口。第一批受益于造口术的儿童是肛门闭锁患儿，可追溯至 18 世纪后半叶。但由于术后严重的并发症，胃肠道造口术在儿童患者中应用发展缓慢。随着围造口期的护理、手术技术及理念更新，胃肠道造口术在儿童中的应用范围扩大，安全性也得到了提高。在胃肠道发育异常的早期治疗中，如先天性巨结肠、高位肛门闭锁等，使用胃肠道造口术来分阶段治疗患儿。现今，改进的手术方法和围手术期护理，小儿外科医生能够安全地进行更多的单阶段手术，从而减少了对初步减压肠造口（回肠造口术和结肠造口术）的需要。相反，由于越来越多的儿童患有各种复杂的外科和非外科病症，对长期肠道喂养的上消化道通路（胃造口术和空肠造口术），以及逆行灌肠的下消化道通路（阑尾造口术、乙状结肠置管造口术）的需求越来越大。胃肠道造口的建立、护理和关闭往往需要团队合作，这在小儿外科实践中占有很大的比重。按造口的位置可分为胃造口术、空肠造口术、回肠造口术、阑尾造口术、结肠造口术、乙状结肠造口术。

儿童的胃肠道造口术主要的应用范围是胃肠道营养、胃肠道减压、逆行灌肠及粪便改道。胃造口术和空肠造口术主要用于胃肠道内营养、胃肠道内用药或者二者兼具。胃肠道减压、粪便改道多用于肠梗阻或者先天性梗阻疾病。临时性和偶尔的永久性胃肠道造口术被用于处理新生儿、婴儿和儿童的各种手术和非手术病症。50% 以上的造口是在新生儿期放置的，另外 1/4 是在 1 岁以下的婴儿身上。儿童的胃肠道造口术大多数是减压肠造口，一般是临时性的，当潜在问题的纠正后，可以关闭造瘘口。此外，在一些无法纠正的下肠道残缺疾病的情况下，一个永久性的、功能良好的造口有助于提高生活质量。

尽管在儿童胃肠道造口术方面取得了许多进展，但与手术、护理和关闭相关的早期和晚期并发症的发生率仍然很高，给外科医师、肠造口治疗师、护士、家长和儿童带来了重大挑战。因此，当需要胃肠道造口术时，通过仔细评估儿童的病理状况和健康状况，权衡改道的利弊，可以获得最佳效果。除了依赖于成人造口术指南，还需要考虑包括解剖学、生理学差异、成长、身体和情感成熟度等在内的儿科因素，最大限度地减少术后并发症的发生。

（白玉作 杨中华）

wèi zàokǒushù

胃造口术 (gastrostomy) 利用手工缝合将置管后的胃前壁固定于腹壁的手术。胃是人体的消化器官，位于膈下，上接食管，下通小肠。胃分四部，贲门部、胃底、胃体和幽门部。胃的上口为贲门，下口为幽门。适应证：①先天性食管闭锁Ⅰ型、ⅢA 型，可行胃造口术及颈部食管造口术。②食管被强酸、强碱烧伤所致食管狭窄者，有明显消瘦、贫血，为维持营养，改善全身状况，为施行食管手术或食管扩张术而行胃造口术。③严重的口腔及咽部疾病，不能经口进食，机体消耗明显者，也可采用胃造口术。

手术一般在气管插管全身麻醉下进行，采用仰卧位。①切口及探查：上腹正中切口或经左腹直肌切口。进入腹腔后，应检查胃幽门及其下方的肠道有无狭窄，以免胃造口后食物仍不能通过。②切开胃壁及插管：用纱布隔离腹腔并保护腹壁切口。于胃体部前壁大、小弯之间用 4 号丝线在浆肌层上做直径 2.0cm 的烟包缝合。在烟包缝合中央切开胃壁。立即吸净胃内容物。然后，经胃壁切口插入直径约 1.5cm 粗的剪有侧孔的胶皮管，深度约 5cm，结扎烟包缝合。在距第一个烟包缝合 1~1.5cm 处再做烟包缝合，结扎烟包缝合固定胶皮管，或用第一个烟包缝合将胶皮管固定后，由烟包缝合处开始，在胶皮管两侧行浆肌层结节缝合，包埋胶皮管，使其形成长约 5cm 的隧道。③引出胶皮管：缝合腹壁切口，经腹壁切口将胶皮管引出，在造瘘口近腹壁处将造瘘口周围的胃壁浆肌层与腹膜缝合。也可在腹壁切口外侧另切小口，将胶皮管引出。并将造瘘口周围的胃壁浆肌层与腹膜缝合，逐层缝合切口，再用皮肤切口缝线固定胶皮管，防止胃内容物外流。

并发症有造瘘处置管脱出、肠粘连、肠梗阻、肠渗液腹腔感染、切口感染。

（白玉作 杨中华）

kōngcháng zàokǒushù

空肠造口术 (jejunostomy) 利用手工缝合将置管后的空肠固定于腹壁的手术。

应用解剖 空肠位于腹腔的左上侧，回肠位于右下侧，空肠稍粗，由于有很多血管分布而微带红色。空肠始于十二指肠空肠曲, 占空回肠全长的 2/5, 占据腹腔的左上部; 回肠占空回肠全长远侧 3/5, 在右髂窝续盲肠。

适应证 ①空肠以上的消化道梗阻疾病, 或其他不能经口进食。②需要补充营养者, 可行高位空肠造口术, 如烧伤患儿。③胆道闭锁患儿为减轻胆管炎可行空肠造口术, 但是由于出血和门静脉高压等并发症而较少使用。见图1。

手术方法 一般在气管插管全身麻醉下进行, 采用仰卧位。①切口选择: 可根据手术目的而定, 如为扩张肠管减压, 则取靠近拟行造瘘肠管处做切口; 如为高位空肠营养瘘, 可取左上腹经腹直肌切口。②逐层切开腹壁, 开腹后, 将准备造瘘的小肠约15cm提出腹壁切口外。确认小肠的远近端, 如为高位空肠营养瘘, 造瘘口应距离十二指肠悬韧带10~15cm。于该肠管的远、近端各钳夹一把肠钳, 周围用纱布保护好。在肠系膜对侧造瘘处, 用0线做烟包缝合, 直径略大于硅胶管, 距此烟包缝合 0.5cm 处做第

二个烟包缝合。用尖刀在第一个烟包中心切开肠壁, 吸净肠内容物, 向远端插入一剪有 2~3 个侧孔的硅胶管, 深度为 5~6cm。收紧并结扎第一个烟包缝合。将硅胶管向前推进少许, 收紧并结扎第二个烟包缝合, 包埋住第一个烟包。去掉肠钳和干纱布。将近端肠壁行浆肌层结节缝合 5cm, 包埋硅胶管。还纳小肠, 用大网膜覆盖在造瘘口并包绕硅胶管, 以防渗漏和粘连。于腹壁切口附近另切小口, 将硅胶管拉出, 以丝线固定于腹壁。逐层缝合腹壁切口。

并发症 ①造瘘处硅胶管脱出。②肠粘连、肠梗阻。③造口感染, 肠渗液腹腔感染。④造口回缩。⑤造口脱垂。⑥造口出血。⑦造口狭窄。⑧造口旁疝。

(白玉作　杨中华)

huícháng zàokǒushù

回肠造口术 (ileostomy)　利用手工缝合将横断的回肠近端或者远、近端提出腹腔固定于右下腹的手术。

应用解剖 空肠位于腹腔的左上侧, 回肠位于右下侧, 空肠

稍粗, 由于有很多血管分布而微带红色。空肠始于十二指肠空肠曲, 占空回肠全长的 2/5, 占据腹腔的左上部; 回肠占空回肠全长远侧 3/5, 在右髂窝续盲肠。

适应证 ①绞窄性肠梗阻或肠坏死患儿术中状态危重, 估计不能耐受肠切除肠吻合者, 可在切除、处置坏死肠管后做小肠造口术; 肠管炎症水肿严重, 估计一期切除后有吻合口裂开危险者, 宜先行暂时性小肠造口术; 病变肠管生机难以判定者, 可行回肠双腔造口术。②全部结肠或大部分结肠切除术前 (如全结肠型巨结肠), 为解除梗阻可先行末端回肠单腔造口术; 结肠切除吻合术后, 为保证吻合口愈合, 也可同时行末端回肠单腔造口术。

手术方法 一般在气管插管全身麻醉下进行, 采用仰卧位。①回肠双腔造口术: 取右下腹经腹直肌切口, 逐层进腹。开腹后, 确定肠管坏死部位及范围, 将准备切除的肠管提出腹腔外, 快速切除坏死肠管。将远近端肠管并列, 做浆肌层缝合, 长约 5cm。将其提出腹外 2~3cm, 远端置于近端之上。肠管的浆肌层与切口腹膜, 筋膜和皮肤行结节缝合固定。缝合切口其余部分, 勿使切口过紧, 影响造瘘口肠管血运。②回肠单腔造口术: 取右下腹经腹直肌切口, 逐层进腹。将回肠末端提出腹腔外, 将预定造瘘处的肠系膜分离、切断、结扎至接近系膜根部, 注意保留相应回肠的血运。在预定造瘘处肠管的远、近端各钳夹一把肠钳, 在两钳间切断肠管。闭合远端肠管, 还纳入腹腔, 细丝线将其固定于肠系膜上。在右下腹髂前上棘与脐连线和腹直肌相交处, 切除直径约为回肠直径 2/3 的圆形皮肤。切

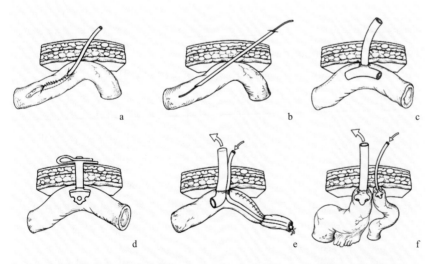

a. 隧道式导管; b. 针式导管; c. T型管; d. 底部型; e. 跨越吻合口的近端减压和远端营养; f. 无法完成一期吻合并且不能空肠造口时, 近端留置管用于减压, 远端留置管用于营养。

图1 空肠造口术用于补充营养和减压的示意

开腹直肌前鞘，分离腹直肌，切开腹直肌后鞘和腹膜，将回肠近断端由此提出2~3cm，注意勿使拖出肠管扭转或有张力。为防止回肠回缩或形成内疝，将近断端肠系膜切缘与侧腹膜结节缝合固定。缝合肠壁切口，将腹直肌后鞘、腹膜和回肠浆肌层缝合数针固定。去掉肠钳，将断端黏膜外翻，并与切口的皮缘行结节缝合固定。凡士林纱布覆盖包扎。

并发症　①造瘘口肠管坏死。②造瘘肠管回缩。③造瘘口狭窄。④造瘘口旁肠管膨出。⑤造口肠管脱出。⑥术后肠粘连、肠梗阻等。⑦电解质紊乱导致的死亡。

（白玉作　杨中华）

lánwěi zàolòushù

阑尾造瘘术（appendicostomy）

将阑尾提出腹壁并固定阑尾远端开口的手术。又称马隆手术（Malone operation）。阑尾在腹部的右下方，位于盲肠与回肠之间，是细长弯曲的盲管，其根部连于盲肠的后内侧壁，远端游离并闭锁，活动范围位置因人而异，变化很大，受系膜等的影响，阑尾可伸向腹腔的任何方位。此手术适用于逆行结肠灌肠、尿液引流、便失禁、便秘。手术一般在气管插管全身麻醉下进行，采用仰卧。从脐下皮肤形成一个V型皮瓣，切除脐后皮肤，通过脐下的筋膜切口送入阑尾，在所需长度处结扎阑尾动脉，切除远端阑尾，将对肠系膜侧阑尾露出，与脐部皮肤固定。并发症有造口狭窄（占12%~45%）、造口感染、阑尾穿孔、阑尾炎。

（白玉作　杨中华）

héng-jiécháng shuāngkǒng zàokǒushù

横结肠双孔造口术（double barrel transverse colostomy）

利用手工缝合将横断的横结肠近端、远端固定于右上腹腹壁的手术。横结肠起自结肠右曲，左行形成下垂的弓形弯曲，在左季肋部脾内侧面下折转形成结肠左曲，向下续降结肠。横结肠全部为腹膜包被，并由横结肠系膜定于腹后壁，活动度大。

此手术适应证：①肛门直肠畸形，无条件行一期肛门成形术者。②长段型巨结肠、巨结肠肠炎高度腹胀，无法经灌肠等保守治疗维持排便者。③巨结肠穿孔者。④新生儿结肠闭锁，全身状态差，或合并其他严重畸形，无法耐受一期肠切除肠吻合者。⑤直肠肛管损伤严重、直肠阴道瘘、直肠尿道瘘，为促进损伤修复、瘘修补成功，需要结肠造口者。⑥新生儿高、中位肛门直肠畸形，宜先行横结肠造口术，6个月后再行根治术。

手术一般在气管插管全身麻醉下进行，采用仰卧位。①切口选择：右上腹经腹直肌切口，进入腹腔。②找到及处理结肠：提起大网膜即可找到横结肠。将横结肠提出腹壁切口，注意保留肠系膜血管。用两把肠钳钳夹，在二者之间横断肠管，将近端横结肠断端置于切口上端，远端横结肠断端置于切口下端，腹壁外留置2~3cm肠管，分别将肠管与腹膜及筋膜结节缝合固定，然后将肠管与切口皮肤间断缝合固定，凡士林纱布及干纱布覆盖包扎。最后逐层缝合两造口之间的腹壁。③清洁远端肠管：经横结肠远端造瘘口插入一根引流管，注入生理盐水冲洗远端肠管。

并发症有造瘘处肠管脱出、结肠造口狭窄、造口旁感染、造口回缩、肠梗阻。

（白玉作　杨中华）

yǐzhuàngjiécháng dānkǒng zàokǒushù

乙状结肠单孔造口术（single pore sigmoidostomy）

利用手工缝合将乙状结肠远端闭合、近端提出造瘘口的手术。

应用解剖　乙状结肠指在左髂嵴处起自降结肠，沿左髂窝转入盆腔内，至第3骶椎平面续于直肠的一段长约40cm大肠，呈"乙"状或S形弯曲。

适应证　①肛门直肠畸形，无条件行一期肛门成形术者。②长段型巨结肠、巨结肠肠炎高度腹胀，无法经灌肠等保守治疗维持排便者。③巨结肠穿孔者。④新生儿结肠闭锁，全身状态差，或合并其他严重畸形，无法耐受一期肠切除肠吻合者。⑤直肠肛管损伤严重、直肠阴道瘘、直肠尿道瘘，为促进损伤修复、瘘修补成功，需要结肠造口术者。

手术方法　一般在气管插管全身麻醉下进行，采用仰卧位。①切口选择：左下腹对麦氏切口。用蚊式钳提起此处皮肤，做一圆形切口，切除皮肤及皮下组织，直径1~2cm，再切除同样大小的腹外斜肌腱膜，或将该腱膜做十字切开，按肌纤维方向钝性分开腹内斜肌及腹横肌。切开腹膜，并将腹膜切缘与皮肤的真皮层用1号丝线行结节缝合。②提出乙状结肠：适当游离肠系膜及周围组织，使其近端能松弛地拉至造瘘口外，在拟造瘘处用两把血管钳钳夹肠管，在其之间横断，远端做双层缝合闭合后置于腹腔内，将近端提出造瘘口；闭合乙状结肠与侧腹壁之间的间隙。③造口：将乙状结肠断端浆肌层与造瘘口边缘腹膜做结节缝合；然后距腹壁2~3cm处，将多余的肠管切除。再将乙状结肠断端肠壁全层和腹壁圆形切口的腹膜做结节缝合，暂不剪掉缝线，用该缝线结扎凡士林纱布条，围绕造瘘口一圈以保护切口，后干纱布覆盖包扎。

并发症 儿童患者造口术后出现并发症较为常见，可达50%。最为常见的并发症是造瘘处肠管脱垂、结肠造口狭窄、造口旁感染、造口回缩、肠梗阻。①造口脱垂：儿童造口术后造口脱垂的概率超过20%，尤其在双腔造口术患者最为常见，也可见于造瘘口直径过大、腹内压力过高和过早拔除支撑管等。脱垂可分为轻微脱垂和严重脱垂。轻微脱垂多见与造瘘口突出、水肿有关，但仍有功能。治疗方式可以手法还纳，或者使用旨在减少肠道水肿的非手术技术，如糖、离子盐晶体、透明质酸酶和高渗盐水注射，这些方式已被证明可以有效地减少肠道水肿。在严重脱垂的情况下，突出的肠管可表现为水肿、暗紫、血运不佳，可能完全堵塞了造瘘口。一般需要全麻下手术进行纠正。②造口狭窄：多见于单腔造口术。原因可能为造口肠段浆膜层与腹壁各层间断缝合导致炎性肉芽组织增生和瘢痕挛缩、造口坏死回缩和造口直径过小等。如果是轻微的造口狭窄，可使用造瘘口扩张治疗。但是如果造瘘口排出持续减少，近端肠道扩张，可能需要全麻下进行手术纠正。通常可以通过切开狭窄的造口周围所有层，带出健康的、有时是扩张的肠道来实现这一手术。然而，开口不应过度，否则可能导致脱垂。如果问题更复杂或存在腹膜旁疝，则通过反切口或腹腔镜修复来解决病理过程。

（白玉作 杨中华）

chánglòu kuàngzhìshù

肠瘘旷置术（intestinal fistula exclusion） 利用手工缝合肠瘘近端与肠瘘远端肠管进行端侧吻合的手术。适用于瘘口周围皮肤严重感染或糜烂，或肠瘘周围的肠段与腹壁广泛粘连，不能安全分离切除者。手术一般在气管插管全身麻醉下进行，采用仰卧位。①将肠瘘外口用干纱布包裹并将其缝合于漏口周围的皮肤。以防内容物外溢污染切口。②在瘘旁正常皮肤处，另做腹壁切口。③切开腹膜后探查瘘口远近端肠管，确定不能安全分离及切除时，切断肠瘘近端无粘连的肠段。闭合远断段，近断端与肠瘘远端肠管做端侧吻合。一般不做侧侧吻合，以防肠内容物流入肠瘘中，另外被旷置的肠管不应超过小肠全长的1/3。术后肠瘘周围感染可被控制，有的瘘可自行愈合，如果超过8周不愈合，在周围皮肤炎症控制后可行二期手术切除肠瘘。并发症有内容物反流、切口感染、肠液渗漏、肠梗阻。

（白玉作 杨中华）

nǚtóng qiántínglòu

女童前庭瘘（recto-vestibular fistula） 先天和后天原因引起的前庭和肛管之间形成的上皮化通道。

病因及发病机制 关于该病是否属于先天性或后天性仍有争议，但大致分为两类。①先天性直肠前庭瘘：一般合并肛门直肠畸形，肛门闭锁合并直肠前庭瘘是女童最常见的肛门直肠畸形，广义上此类型包含肛门狭窄合并直肠前庭瘘或仅有直肠前庭瘘的患儿。②获得性肛门前庭瘘：在亚洲更为常见，可由急性肛门感染引起。可能与亚洲婴儿的肛门护理方法和卫生条件有关，频繁更换尿布及尿布用力擦拭肛门可能会引起肛门感染。肛门感染也可能和腹泻有关。通常在肛门感染愈合后出现前庭排便情况，通常为简单的一个瘘道，也有少部分患儿可能会出现H形瘘管。

临床表现 获得性肛门前庭瘘可见正常的肛门，一般继发于会阴感染，肛门端瘘管位于直肠前壁齿状线上方（图1），可见正常的黏膜样外观，但是病理切片未见黏膜层、黏膜下层和平滑肌层。前庭端瘘口较为隐蔽，不易发现。由于瘘管通常直径较小，1~5mm，一般仅在患儿腹泻时发现瘘管漏便，平素排固体大便时，未见大便漏出。

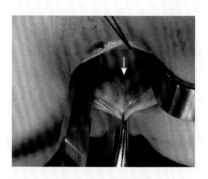

图1 患儿前庭瘘
注：俯卧位可见直肠前壁瘘口位于齿状线以上（白色箭头所示）。

诊断 直肠指检可在获得性肛门前庭瘘患儿仰卧位时进行，指检时可抬起前壁显露前庭部分，通常会在阴道前庭窝的左右侧发现细小瘘口，偶见便样物排出。辅助检查可利用钡剂灌肠或MRI等方法，可见肛门与前庭之间有异常窦道，钡剂灌肠可见造影剂从瘘口漏出。

治疗 ①控制肛周感染：可使用凡士林、氧化锌、二甲基硅氧烷保护皮肤屏障，0.75%甲硝唑凝胶，2%莫匹罗星软膏抗感染治疗。②经肛门瘘修补术：一般针对获得性肛门前庭瘘，待其原发感染治愈3~6个月后，直肠前壁组织状况良好，经肛门将瘘道剔除后组织缝合，后将瘘口上方直肠前壁组织游离下拉覆盖缝合区域。③经前庭瘘修补术：一般针对获得性肛门前庭瘘，待其原发感染治愈3~6个月后进行。④后矢状入路肛门成形术：一般针对肛门闭锁合并直肠前庭瘘的患儿可采取，此术式提供了良好的暴露和肌肉复合体内的肛管的精确位置。

手术并发症有瘘道复发、肛周及前庭部位的术后感染、术后感染形成的复杂性瘘道。

(白玉作　杨中华)

dàbiàn shījìn

大便失禁 (fecal incontinence)

不能随意控制排便，直肠内容物随时不自主排出的病理现象。又称排便失禁、肛门失禁。①按病变程度分为完全性及不完全性：干便、稀便和气体均不能控制为完全性便失禁；干便能控制，稀便和气体不能控制为不完全便失禁。②按病变性质分为功能性和器质性两种：无明确病因导致的便失禁，为功能性便失禁。有明确病因所致的便失禁，称器质性便失禁。

病因及发病机制　功能性便失禁患儿，体格和智力发育均正常，多数是在心理极度恐惧和精神抑制之后发病。情绪激动和忧郁对大脑皮质的排便中枢有抑制作用，不能完成正常的排便动作，以致肛门失去控制。另外，有部分患儿肛门失禁与便秘有关，便秘时粪便长时间潴留在直肠内，使直肠过度扩张和受体的感受性降低，直肠远端过度膨胀后造成肛门括约肌扩张而松弛。当直肠内积满粪便，其压力超过括约肌收缩力时，粪便随时从肛门溢出，形成便秘和失禁同时存在。

器质性便失禁的发病原因可分为先天性因素和后天因素，具体可归纳为如下几点。①神经源性便失禁：先天性腰骶部脊膜膨出、脊髓栓系综合征和骶尾椎发育不良等神经系统发育异常所致便失禁。②先天性肛门直肠畸形术后便失禁：先天性肛门直肠畸形术后由于肛门括约肌或神经发育不良和/或手术损伤所致的便失禁。③先天性巨结肠术后便失禁：先天性巨结肠术后由于肛门括约肌或盆底神经损伤所致便失禁。④盆底巨大肿瘤术后便失禁：巨大的骶尾部畸胎瘤、盆腔内横纹肌肉瘤等术后肛门括约肌或盆底神经损伤所致便失禁。⑤肛门直肠外伤或肛瘘术后便失禁：肛门处外伤或感染性肛瘘行瘘管切除引起的肛门括约肌损伤所致便失禁。

临床表现　功能性便失禁多于3~7岁发病，开始时有多寡不等的不自在流粪。各种原因所致的肛门失禁，其临床表现相同。可在白天玩耍或活动过多时出现，有时则在睡眠时或昼夜均失禁。部分患儿突然发生，短期内又完全自愈；有些发病缓慢，失禁呈进行性加重。衣裤经常污粪，会阴部潮湿，从患儿身上发出粪臭。年长儿可诉说肛门周围皮肤痒感。局部体征因原发病和肛门直肠损伤程度不同而异。功能性肛门失禁者，肛门外观正常或仅有肛门污粪。肛门直肠手术或损伤所致的器质性便失禁，在肛门会阴部有瘢痕，有时肛门变形及移位，向前移至阴囊根部或向后接近尾骨。有的病例肛门口哆开或同时有黏膜外翻，刺激时无收缩反应。经常失禁者，肛门周围皮肤潮湿、发红，有炎症改变。

诊断　需要正确判断失禁的原因和程度。

诊断标准　①功能性非潴留性便失禁：a.每月至少出现1次便失禁症状；b.无明确的导致便失禁的原因；c.无便潴留的症状和体征。满足上述3条标准，并且年龄大于4岁即可诊断。②功能性便秘所致充溢性便失禁：a.每周排便≤2次；b.每周至少1次便失禁发生；c.直肠指诊或腹部平片有大便潴留征象。满足上述3条标准，并且年龄大于4岁即可诊断。

临床分级　按失禁的程度，临床上分为四级。①轻度污粪：偶有稀便溢出。②污粪：有正常排便，在排便间隔期有液状和小粪块流出。③部分失禁：平时污粪较多，稀便时不能控制。④完全失禁：不能区别气体、液体和固体粪便，完全不能控制排便。

直肠指检　可了解肛门失禁的原因和程度，肛门有无狭窄及其程度、瘢痕的长度和硬度，括约肌有无缺损及缺损的范围，括约肌收缩力的强弱；也可以了解腹会阴肛门成形术后直肠是否通过耻骨直肠肌，如未通过可于直肠前壁处触到该肌。

肛门直肠功能检查　①结肠传输时间：包括全结肠传输时间、右半结肠传输时间、左半结肠传输时间和直肠乙状结肠传输时间。②X线动态排便造影：包括直肠肛管角、肛管长度、肛尾间隙、直肠肛管交点移位和前突深度。③盆底神经功能检查：检查会阴-肛管反射、脊髓-肛门反射和马尾神经诱发电位三种潜伏期检测，对会阴肛门反射弧的传入、传出和骶髓中枢三部分神经传导情况进行定量分析。④直肠肛管测压：包括直肠肛管静息压、收缩压、向量容积和直肠肛门抑制反射。⑤肛门括约肌肌电图：检查肛门括约肌在静止、自主收缩以及受刺激时，肌电位时时程和幅度。⑥肛管直肠感觉检查：肛管、直肠的感觉阈值。⑦肛门超声及MRI：检查盆底肌肉形态学改变。

治疗 根据大便失禁的原因和程度选择治疗方法。

保守治疗 ①排便习惯训练：定点、限时、规律排便。训练每天晨起坐便盆，排便时间最好是5~10分钟，并使用正确方法排便，养成良好排便规律。②药物治疗：通过抑制肠蠕动使粪便成形、防止或减少便失禁发生，常用的药物有蒙脱石散等。③灌肠治疗：灌肠可分为逆行性结肠灌洗和顺行性结肠灌洗。一般临床上应用较多的是逆行性结肠灌洗。

生物反馈治疗 根据每个患儿肛门直肠功能检查结果，选择下列一种或几种具体生物反馈训练方法，制订一套针对性生物反馈训练方案进行训练。具体方法包括加强肛周肌肉力量生物反馈训练、改善直肠感觉阈值的生物反馈训练、缩短括约肌反应时间的生物反馈训练、建立肛门括约肌收缩反射的生物反馈训练、改善排便动力生物反馈训练。

手术治疗 常用的术式有四类。①肛门皮肤成形术。②肛门外括约肌修补或重建术：有肛门外括约肌修补术、括约肌折叠术、股薄肌移植括约肌重建术、带蒂臀大肌瓣移植外括约肌重建术。③重建和加强肛提肌或耻骨直肠肌的手术：有臀大肌修补肛提肌、游离自体肌肉移植括约肌成形术、双侧髂腰肌加强盆底肌。④直肠内括约肌重建术。

对于肛周瘢痕坚硬，直肠黏膜外翻，肛门位置、大小异常等所致的大便失禁应先行肛门成形术；对于先天性肛门直肠畸形术后便失禁患儿可以进行肛门外括约肌重建术；对于肛门括约肌断裂或损伤所致便失禁应行肛门外括约肌修补术。术后根据肛门直肠功能决定是否进行相应的保守治疗。

（白玉作　杨中华）

gǔbáojī zhuǎnyí gāngménkuòyuējī chéngxíngshù

股薄肌转移肛门括约肌成形术（gracilis muscle transfer and anal sphincteroplasty）

游离股薄肌并将股薄肌围绕肛门固定的手术。又称皮克雷尔股薄肌成形术（Pickrell gracioplasty）。股薄肌属于大腿的内侧肌群，是股内侧最浅的上宽下窄的扁薄带状肌，以腱膜起自耻骨下支，向下于股骨内上髁平面移行为条索状肌腱，最后以扇形放散，止于胫骨粗隆内侧。具有内收、内旋髋关节的功能。此术式适用于5岁以上高位肛门直肠畸形术后、脊膜膨出、会阴部神经损伤等情况所导致的肛门括约肌无功能者。

手术一般在气管插管全身麻醉下进行，采用仰卧位，双下肢消毒包扎，外展体位。①游离股薄肌：在膝部内侧上方股薄肌下1/3处做2~3cm的纵行切口。钝性分离股薄肌肌腱，在胫骨内髁处做第2切口，完整地切断股薄肌末端肌腱。通过皮下组织的间隙，游离整个股薄肌的下1/3，并从第1切口拉出。在肌肉的上1/4处做第3切口，轻柔分离肌肉防止损伤闭孔神经和股深动脉的分支。用弯血管钳钝性分离肌肉附近的皮下组织。游离整条肌肉的下3/4，将整条肌肉从第3切口拉出。已游离的肌肉用温热盐水纱布包裹。②股薄肌围绕肛门：在据肛缘1.5cm的3、6、9、12点处各做一放射状小切口，切到皮下组织。并在前正中缝切口和大腿上端的切口间也做皮下隧道，通过此隧道可将股薄肌拉到肛门。在前、后正中缝的深层分离出空隙作为前后滑车，在3、9点切口的深层左右肛提肌束中分离出空隙做左、右滑车。股薄肌通过前正中缝的空隙后，按顺时针方向经过皮下隧道滑车围绕肛门一周，最后第2次通过前正中缝深面的空隙。③固定股薄肌，在对侧坐骨结节处做皮肤小切口。将前正中缝和坐骨结节切口间的皮下组织钝性分离成一隧道。股薄肌肌腱通过此隧道固定在坐骨结节的骨膜上。做固定时应牵拉股薄肌，保证适宜的肛门松紧度。

并发症：由于股薄肌不能产生持续张力收缩，静息状态下容易出现便失禁。

（白玉作　杨中华）

túndàjī xiūbǔ gāngtíjī

臀大肌修补肛提肌（repair of levator ani muscle with gluteus maximus）

利用臀大肌肌瓣修补肛提肌的手术。肛提肌是一对阔肌，两侧连合成漏斗状，尖向下，封闭小骨盆下口的大部分。根据肌纤维的起止和排列，肛提肌自前向后可分为前列腺提肌（男性)/耻骨阴道肌（女性）、耻骨直肠肌、耻骨尾骨肌和髂骨尾骨肌。耻骨直肠肌对于肛门自制有重要作用，切断此肌束，会引起大便失禁。臀大肌呈宽厚四边形，位于臀皮下，起自髂骨外面和骶骨背面，纤维斜向外下，覆盖大转子，止于股骨的臀肌粗隆。此术式适用于肛提肌发育不良或直肠手术损伤肛提肌，范围较大，不能直接缝合者。

手术一般在气管插管全身麻醉下进行，采用侧卧或俯卧位，臀部抬高。①切口：在尾骨尖下方做一弧形切口，由一侧坐骨结节经尾骨部到对侧坐骨结节。②显露臀大肌：暴露肛提肌和直肠后壁，向两侧游离暴露臀大肌内侧部。③修补肛提肌：根据肛提肌缺损范围决定切取臀大肌的宽度和厚度，一般每侧沿臀大肌内侧缘肌纤维向上游离取血运良好的肌瓣厚1cm、宽2cm，结扎进入肌瓣内的小血管，注意勿损伤臀下动脉和臀下神经，以保证肌瓣的血液供应和神经支配。肌瓣的长度以无张力的情况下能绕过肛门半周为度，横断肌瓣远端，近端与骶尾骨相连。然后于3、9点处距肛缘1cm处做1.5cm长的横切口，在肛门周围做皮下隧道，其宽度应能较顺利地通过肌瓣，并应防止损伤直肠和阴道。右侧肌瓣绕过肛门后侧及左侧，自3点切口处牵出，左侧肌瓣绕过肛门后侧及右侧，自9点切口处牵出，应避免肌瓣扭转。助手将示指置入肛门，牵拉两肌瓣到示指有紧缩感为度。最后将两肌瓣在肛门前重叠缝合固定，即在肛门周围形成带蒂的肌环代替肛门外括约肌。缝合要牢固，但不应过紧过密，以免影响血运。留置胶皮膜引流，缝合臀部及肛门周围切口。

并发症：①术区感染。②术后3周应进行排尿及排便功能训练，否则影响术后远期功能。

（白玉作　杨中华）

qiàyāojī péndǐjī xuándiàoshù

髂腰肌盆底肌悬吊术（iliopsoas pelvic and floor muscle suspension）

将髂腰肌肌腱与盆底肌固定的手术。髂腰肌由髂肌和腰大肌合成。髂肌呈扇形，位于腰大肌外侧，起自髂窝。腰大肌起自腰椎体侧面和横突。两肌向下互相结合，经腹股沟韧带深面和髋关节的前内侧，止于股骨小转子。髂腰肌使髋关节前屈和旋外。下肢固定时，可使躯干和骨盆前屈。此术式适应证：腰骶部脊膜膨出或脊椎裂所致神经源性肛门失禁，其病理改变为神经系统发育缺陷致盆底肌肉瘫痪，基层薄弱，盆底下垂，肛门哆开。

髂腰肌盆底肌悬吊术一般在气管插管全身麻醉下进行，采用仰卧位。①股部切口：在双侧股骨小转子处做皮肤切口，找到髂腰肌肌腱止端，一次完全将其切断。②腹部切口：作下腹皮纹切口，切开腹壁各层进入腹膜外间隙，与盆腔外侧壁找到双侧髂腰肌腹，分别作适当游离后将其远端肌腱提入腹腔内，这个过程要注意识别和保护股神经及髂血管。③固定肌腱：在盆底内充分游离该肌瓣上提，应避免损伤该肌前面的神经及其内侧血管。将两侧肌腱从髂血管后方、输尿管前方送入盆底，间断缝合固定两肌腱断端，于会阴体处切1cm切口，由此口向盆腔穿两根丝线，将整个盆底肌与双侧髂腰肌肌腱尽量靠拢缝合固定，使盆底肌和直肠上提。④关腹：仔细止血并清理腹腔。盆腔放置引流管后逐层关闭腹腔。同时缝合两侧股部切口。

并发症：①术区感染。②术后6周应进行排尿及排便功能训练，否则影响术后远期功能。

（白玉作　杨中华）

jié-zhícháng xīròubìng

结直肠息肉病（colorectal polyposis）

以结直肠内布满大小不一息肉和腺瘤为表现的疾病。较少见的结直肠疾病，与结直肠息肉的区别在于息肉或腺瘤的数目不同。该病可分为肿瘤性息肉病、错构瘤性息肉病和其他息肉病。

①肿瘤性息肉病：主要包括家族性腺瘤性息肉病和加德纳综合征。②错构瘤性息肉病：正常组织构成的非肿瘤性增生息肉病。以正常细胞过度生长和组织结构紊乱为特征性表现，具有发展为消化道恶性肿瘤和/或合并其他恶性肿瘤的危险性，如波伊茨-耶格综合征。③其他息肉病：如炎性息肉病、多发型淋巴性息肉病。

（白玉作　杨中华）

jiāzúxìng xiànliúxìng xīròubìng

家族性腺瘤性息肉病（family adenomatous polyposis，FAP）

以结直肠内布满大小不一腺瘤为特征的常染色体显性遗传病。较少见，结直肠内腺瘤数量自数十到数百不等，可达数千。1882年，哈里森和克里普斯认为该病与家族史有关。该病不是先天性疾病，通常随着青春发育逐渐出现，15～20岁开始出现症状，30岁左右最为明显。男女发病率相同。外显率为95%，20%～25%的患者无家族史，为基因突变新发患者，其后代仍延续常染色体显性遗传。发病率为1/15 000～1/10 000，若不及时切除，40岁左右将癌变，约占所有结直肠癌的1%。

病因及发病机制　病因已经明确，位于5号染色体5q21上的*APC*基因发生突变所致，该基因最早于1986年由赫雷拉等发现，1987年通过基因连锁发现*APC*基因是FAP的致病基因。1991年分别由金茨勒和西庄等将该基因克隆成功。除*APC*基因外，至少还有一个相关的基因可导致FAP，其中位于19p13.3的*Axin*基因家族可能是最好的候选基因。该病发病机制已经在细胞水平和分子水平上明确。但临床上约有20%的患者没有家族史，基因检测也可正常，可能为体细胞基因突变而非遗传发病。在家族成员中，仅发病患者才能将该病遗传给后代。若 35 ~ 40 岁仍未发病，一般不会再发病。

病理 该病恶变率高，80% ~ 100% 可能恶变。儿童期患病，在 1 ~ 15 年内可发生癌变，一般多为腺癌。癌变率与息肉大小有关，息肉直径小于 1cm 恶变率为 1.3%，1 ~ 2cm 恶变率为 9.5%，大于 2cm 恶变率为 46%。息肉的分布及广泛，重者可满布于盲肠和直肠的黏膜，无法计数。完全无正常肠黏膜存在。息肉有蒂或无蒂。多数呈扁平状隆起，早期仅芝麻粒或黄豆大小，基底部较宽广。病理检查直肠及结肠黏膜，见多发性息肉样腺瘤。呈"不典型"改变，上皮细胞高度参差不齐。胞质内分泌黏液减少，核浓染，核分裂增多。腺腔常不规则。增生的上皮细胞有时突破基底膜侵入间质。组织学图像接近 I 级腺癌，癌变是散在性的。

临床表现 极似直肠及结肠息肉，症状出现缓慢，并逐渐加重。初期仅排便异常，如次数增多，带有黏液的腹泻，黏液中会有新鲜或陈旧性血，或从肛门流出血凝块。间歇性腹部不适。累及直肠的息肉可在便后脱出肛门外，甚至发生直肠脱垂。在直肠黏膜上有许多菜花状息肉。患儿的全身状况逐渐恶化，乏力、消瘦、无食欲、发育欠佳、皮肤苍白。实验室检查有不同程度的贫血和低蛋白血症。

诊断 对有长期腹泻、便血或有直肠脱垂病史者，要怀疑该病。尤其有家族史者，更应详细检查，直肠指诊可以触得大小不等的息肉，胃镜及钡灌肠可证实息肉及其范围。诊断需符合下列条件之一：①腺瘤数 > 100 个。②有家族史，腺瘤数 > 20 个。

钡灌肠 可见到肠管有密集的小充盈缺损，钡剂排空后可见杂乱的蜂窝状改变，正常黏膜皱襞消失，肠管僵直，但肠腔多无狭窄。

内镜检查 该病的主要诊断方法，可检查全部结肠，发现整个结直肠布满大小不一的息肉，数量超过 100 个，部分肠段可见密布的大小息肉，难以发现正常的黏膜。肠镜可以通过活组织检查明确有无癌变。该病确诊后必须定期复查肠镜，对下列高危人群应该进行系统检查。①家族性腺瘤性息肉病病史未证实 APC 突变：乙状结肠镜检从 13 ~ 15 岁开始至 30 岁每年 1 次，30 ~ 60 岁每 3 ~ 5 年 1 次。②证实 APC 突变，患者未手术治疗：从 10 ~ 12 岁开始，乙状结肠镜检每 6 个月 1 次，结肠镜检每年 1 次，建议在 25 岁前接受手术。③证实 APC 突变，接受了手术治疗：回肠储袋肛管吻合术后每年肛门镜检查，回肠直肠吻合术后每年直肠镜检查。该病确诊后每 3 年 1 次上消化道内镜检查，如发现上消化道多发息肉，每年 1 次内镜检查。此外，还应对家族成员进行随访，以便早期发现和治疗。④肠镜未发现腺瘤者，无症状的第一代亲属无需再行肠镜检查。⑤对 20 岁以上的患者应行胃镜检查，了解上消化道有无息肉。若未发现息肉，每 5 年检查 1 次；若发现腺瘤，每 1 ~ 2 年复查 1 次。

粪便隐血试验 可作为筛查方法，对 FAP 患者的直系亲属应每年检查，如果阳性，进一步行结肠镜检查。

基因检测 APC 基因检测可用于 FAP 诊断，可信度可达 100%。

肠外体征和症状 许多肠外表现可先于肠道息肉出现，如胃、十二指肠息肉，先天性视网膜色素上皮肥大（congenital hypertrophy of the retinal pigment epithelium，CHRPE），可提示 FAP。1935 年卡伯特首次发现 CHRPE 与 FAP 相关。眼底检查发现双眼多灶病变作为诊断标准，在 60% ~ 80% 的 FAP 患者中表现阳性，诊断特异性为 100%，眼底检查已经成为未患病第一代亲属的辅助检查。

鉴别诊断 ①加德纳综合征：以胃肠道息肉、硬纤维瘤和骨瘤最为常见。②波伊茨-耶格综合征：除胃肠道多发息肉，可伴有皮肤黏膜黑色素沉着。

治疗 该病包括药物治疗与手术治疗。

药物治疗 ①白屈菜浸泡液灌肠：对有长蒂的腺瘤样息肉效果好，对低位的特别是直肠息肉无作用。采用新鲜的绿色白屈菜捣碎，治疗前 2 ~ 3 小时做清洁灌肠，无副作用。②非甾体抗炎药：可用于 FAP 腺瘤的防治，其作用机制主要在于抑制了环氧化酶-2 的活性和前列腺素合成，以促进息肉消退、抑制肿瘤细胞增生、增加黏膜上皮细胞凋亡，还可以减少其他部位息肉的增生。传统的非甾体抗炎药如舒林酸等因对消化道正常细胞中的环氧化酶-1 也有抑制作用，因此副作用较明显，主要包括消化道不适和溃疡。选择环氧化酶-2 抑制剂包括罗非昔布和塞来昔布，能选择性地抑制环氧化酶-2，因此胃肠道副作用小，患者耐受好。10 岁以上患儿可使用该方法治疗。

手术治疗 治疗该病的最佳方法。对确诊的患者一般提倡早期根治/预防性手术治疗，一般选用肠袋肛管吻合术，即先行结肠、近端直肠切除数，然后剥离切除远端直肠黏膜。将回肠末端30cm反折吻合，制成 J 型回肠袋。其末端开口在齿状线水平与肛管做吻合。该手术完全切除了病变的直肠黏膜，避免息肉再发恶变和再次手术。此手术保留了肛门直肠解剖的完整性，术后随访肛门功能良好。

预后　FAP 的恶变风险为100%，若未接受治疗的 FAP 患者平均预期寿命为 39 岁，接受结肠切除术可显著延长寿命。术后的主要死因是上消化道肿瘤和硬性纤维瘤，十二指肠或壶腹周围腺癌的发生率为 4%~12%，硬性纤维瘤的发生率 20%，主要发生在结肠切除术后。

（白玉作　杨中华）

gāngzhōu xuèguǎnliú

肛周血管瘤（perianal hemangioma）　发生在肛周区域的血管内皮细胞的良性肿瘤。根据深度和形态，可分为三类。①浅表血管瘤：草莓样血管瘤。②深部血管瘤：海绵状血管瘤。③混合血管瘤：为浅表血管瘤和深部血管瘤混合而成。

病因及发病机制　血管瘤的确切病因和发病机制尚不清楚。有证据表明血管内皮干细胞是血管瘤的细胞起源，因为它们共同表达几种标志物，如葡萄糖转运蛋白-1（glucose transporter，GLUT-1）等。这些血管内皮干细胞的来源尚不清楚，一部分停滞在血管发育的早期阶段，成为血管瘤的细胞起源；另一部分可能源于胎盘，母体-胎儿屏障的破坏可使胎盘血管内皮细胞的栓塞灶通过胎儿右至左分流的血液循环进入胎儿体内，因组织缺氧等原因而停留在局部。这可以解释在早产中观察到的血管瘤发生率增加。

临床表现　血管瘤遵循一种特定的生长和退化模式。它们通常在出生时不出现，在出生后的最初几周到几个月就会出现，尽管深部血管瘤可能需要更长时间才能在临床中显现出来。最初的临床表现包括浅红色斑块、苍白的血管收缩区域、瘀青样征象或毛细血管扩张。之后的几个月进入快速增殖期，在 5~7 周出现最大生长。早期增殖阶段在 5 个月左右完成，大多数（高达 80%）血管瘤已完成生长。增殖期后，通常在 1 岁左右开始，血管瘤可能进入稳定期，并最终自发消退。消退的特征是变平、变软和颜色褪色，这种情况会持续 4~5 年。

由于肛周血管瘤位置，血管瘤容易受到尿便污染，更易出现破溃、溃疡和感染等情况（图1、图2）。这种情况多见于 4 个月前的患儿。溃疡会伴随疼痛和不适，血管瘤边缘的早期白色改变是即将发生溃疡的早期迹象。

诊断　通常通过外观即可诊断，部分肛周深部血管瘤需要肛门指检或影像学检查如彩超、MRI 等结果共同判断。

鉴别诊断　①肛周血管畸形：血管畸形外观类似于血管瘤，但是血管畸形出生时就存着，生长十分缓慢，没有血管瘤特殊的生长规律，没有自发消退的能力。②肛周血管扩张：患儿通常有便秘病史，随着便秘的治愈，肛周血管扩张消失。③先天性血管瘤：与典型的婴儿血管瘤相似，但二者明显不同。尽管它们也在出生时表现出来，先天性血管瘤的 GLUT-1 是阴性的，而 GLUT-1 是婴儿血管瘤的免疫组织学标志。部分先天性血管瘤消退较早，会留下显著的脂肪萎缩区域。④化脓性肉芽肿：常见的获得性血管肿瘤，其患病率为 0.5%~1%。大约 12% 的病例发生在婴儿身上，但很少发生在 4 个月之前。通常发生在轻微创伤（如昆虫咬伤、抓伤）后，这些外生的血管性丘疹（直径在 1~10mm）会暴发，较易出现在面部和颈部，容易出血。组织学上以毛细血管分叶状增生和中性粒细胞浸润为特征。带蒂病灶可以结扎，但其他病灶最好通过刮除、电干燥或切除手术治疗。⑤卡波西型血管内皮瘤：相当罕见的血管肿瘤（发病率为 0.9/10 万），通常表现在 1~2 岁；60% 的病例发生在新生儿期病变为浅表斑块，表现为局部浸润，

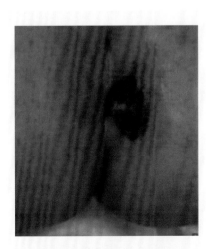

图1　肛周血管瘤合并溃疡

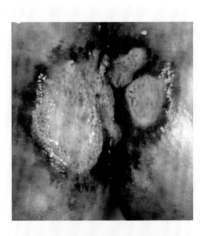

图2　肛周血管瘤出现破溃合并溃疡

或深部体积较大的肿物，常伴有紫癜或瘀斑。在 25% 的病例中，病变局限于体腔或腹膜后。卡波西型血管内皮瘤与弥散性血管内凝血引起的大量血小板减少有关，称为卡萨巴赫－梅里特综合征（Kasabach-Merritt syndrome）。

治疗 主要包括以下治疗方法。

综合治疗 针对肛周血管瘤合并溃疡的治疗，可采用综合治疗方法。①皮肤屏障的治疗：凡士林、氧化锌、二甲基硅氧烷。②抗菌治疗：0.75% 甲硝唑凝胶、2% 莫匹罗星软膏。③外敷辅料：医用凡士林纱布、医用护垫等。④重组生长因子：0.01% 贝卡普勒明凝胶（重组血小板源性生长因子）。⑤疼痛控制：乙酰氨基酚、非甾体抗炎药、阿片镇痛药（很少使用），局部 5% 利多卡因乳膏（很少使用）。

观察及局部治疗 由于血管瘤的特性，肛周小范围血管瘤可进行定期跟踪观察。由于肛周位置的特性，位于该区域的血管瘤极易出现破溃和感染，所以每日的清洁也十分重要。对于拍摄连续照片有助于观察进展、治疗反应及转归。

药物治疗 大范围无法手术切除的肛周血管瘤可使用皮质激素、普萘洛尔治疗。皮质激素抑制血管瘤干细胞的血管生成潜能以及血管内皮生长因子的表达，晨起可服用泼尼松或泼尼松龙。在最初的 1~2 周内，血管瘤的颜色和张力改变明显。待血管瘤稳定下来，2~4 周减少一次剂量，目标是在 10~11 个月龄时停止使用。普萘洛尔是一种非选择性 β 受体阻断剂，对于血管瘤可能与皮质激素一样有效，但作用机制尚不清楚。

血管栓塞治疗 用于药物治疗无效的血管瘤，其有效性取决于是否阻塞大部分血流的能力。即使血管栓塞明显成功，仍需配合药物治疗。

激光治疗 对新生或增殖性血管瘤没有益处。它只穿透真皮最浅表的部分，留下大部分病变未治疗。激光治疗有瘢痕、溃疡和色素沉着的风险。在血管瘤消退阶段，激光治疗可以有效地治疗残余毛细血管扩张。

手术治疗 根据肛周血管瘤的具体位置、患者的年龄和血管瘤分期不同，手术适应证也不同。在增殖期，可能需要切除引起溃疡和出血的肛周血管瘤。当血管瘤消退形成瘢痕和皮肤松弛时，如果位置允许，也可以行手术治疗。

预后 因血管瘤的类型和肛周具体位置而异，选择具有针对性个体化治疗是取得良好预后的关键。

（白玉作 杨中华）

xiǎo'ér tuōgāng

小儿脱肛（infantile rectal prolapse） 发生于小儿的以肛管、直肠或结肠向外翻出而脱垂于肛门外为主要表现的疾病。婴幼儿常见病，好发于 5 岁以内，小于 1 岁或大于 8 岁者罕见，随年龄增长多可自愈。脱肛，又称直肠脱垂。

病因及发病机制 该病由直肠支撑力量薄弱引起，在小儿多数为先天性发育和后天性因素相互作用所致。

先天性因素 ①骶骨弯曲未形成：婴幼儿盆腔组织发育尚未完善，如婴幼儿骶骨弯曲未形成，近乎平直，与肛管处于一条直线上，腰椎弯曲也未形成，骨盆向下倾斜不够，因而在腹腔压力增加时，直接作用到肛管，容易发生直肠脱垂。②直肠子宫陷凹深：患儿年龄越小，膀胱直肠陷凹或直肠子宫陷凹越深，固定直肠的力量就越弱。婴幼儿直肠前腹膜返折过低，直肠纤维鞘与盆筋膜的融合尚未完全形成，直肠肛管周围组织疏松，当腹腔压力增加时压迫直肠前壁，形成直肠脱垂。婴幼儿乙状结肠系膜较长，活动度较大，近端结肠的活动范围亦大，有时乙状结肠下端也可脱出。③直肠周围支持组织发育不佳：小儿特别是婴幼儿，支持直肠的周围组织发育欠佳，也是容易脱肛的重要因素。婴幼儿的会阴和盆内器官尚未发育成熟，会阴部组织较为松弛，固定直肠的作用较弱，另外，神经管畸形如腰骶部脊髓脊膜膨出、肛门括约肌松弛，也亦发生直肠脱垂。

后天性因素 如慢性咳嗽、慢性痢疾、泌尿系结石等造成长期腹内压增加；长期营养不良，盆底脂肪组织减少，支持直肠的周围组织薄弱；有些小儿体质良好，但有久坐便盆儿的不良习惯，长时间使肛管和直肠处于一条直线；直肠肛管损伤，以及手术破坏肛门括约肌结构等，均易诱发脱肛。

病理分型 临床分型如下。

Ⅰ型 只有直肠黏膜层脱出，又称不完全性直肠脱垂或部分直肠脱垂。排便或腹压增加时，仅直肠黏膜脱出肛门外，系直肠下部黏膜与肌层附着松弛所致，最长达 3~4cm，为小儿常见类型。部分脱出成半环状，全周拖出呈环状，色鲜红。由肛门正中向外形成放射状纵沟。肛管与黏膜间有反折沟，可触及两层折叠的黏膜，质软，便后脱出的黏膜可自行还纳。若脱出时间久者，黏膜呈暗紫色、无光泽。反复脱垂者，黏膜水肿、肥厚、粗糙，甚至有溃疡或出血点。

Ⅱ型 直肠壁各层同时脱出，即直肠从肛门套叠脱出，又称完全性直肠脱垂。根据脱垂程度可以分为三度。①Ⅰ度：直肠壶腹内肠套叠，又称隐性直肠脱垂。②Ⅱ度：直肠全层脱出肛门外，呈圆锥形，略向后方弯曲，顶端凹陷。表面有环状多个黏膜皱襞，色淡红或暗红，触之较厚有弹性。③Ⅲ度：直肠肛管全层或部分乙状结肠脱出肛门外，呈椭圆形。肛门极松弛，黏膜糜烂出血，分泌物较多。患儿肛门松弛脱垂后需用手方能拖回。

临床表现 早期症状为用力排便后，肛门口出现红色包块，便后自行还纳。在反复发作后，每次排便均有脱出，越来越长，便后不能自行回缩，必须用手拖或轻柔方式方能还纳。体质衰弱者在跑跳、走路、下蹲、打喷嚏或哭闹等腹压稍增加时，即有肿块脱出。由于直肠黏膜经常脱垂，受摩擦刺激，出现充血、水肿、出血、溃疡甚至坏死，此时复位较困难。发生绞窄性直肠脱垂时，伴剧痛。直肠完全脱垂时有下腹部胀痛及肛门下坠感，尿频，有便意但排便不多，且有便未排尽的感觉。体格检查可见会阴部中央球状和圆锥形肿块，红色或暗红色，表面有自中央向外的放射状纵沟，触之仅为两层黏膜，质柔软，可滑动，如直肠完全脱垂，脱出肠管较长，表面有多个环状黏膜皱襞，肛门黏膜常与脱垂肠段一起脱出。若为Ⅲ度脱垂，黏膜充血水肿明显，皱襞消失，在肿块之外围有一深的环形穹隆，用手指或深针插入，也许在较高处可触到黏膜反折，肿块还纳后肛门松弛。脱出的肠管长久不

能还纳，可发生嵌顿，肠管水肿、出血、糜烂、溃疡甚至坏死。

诊断与鉴别诊断 根据病史及临床表现即可确诊。Ⅰ度直肠脱垂需行肛门镜和肛诊检查方可确诊。该病需与以下疾病鉴别：①严重肠套叠，其套入部可从肛门脱出。②直肠息肉。

治疗 包括以下治疗方法。

保守治疗 适用于Ⅰ型脱垂者。应先去除诱发因素，如咳嗽、腹泻和便秘等，有便秘者给缓泻剂，必要时灌肠。训练每天定时排便的习惯与正确的排便姿势，切忌坐便盆时间过长。Ⅱ型以上的脱垂复位时，在肠管上涂凡士林，轻柔还纳。对体质虚弱、重度营养不良及肛门松弛较重者，除加强营养疗法外，可用黏膏固定两侧臀部，中央留孔排便，每隔3~5天更换1次，持续3~4周。直肠脱垂暂不能复位又无肠坏死者，可采取温水湿敷20~30分钟，待水肿减轻后再试行复位。

硬化疗法 多数患儿经过保守治疗均能治愈，少数未愈患儿可采用硬化治疗，该疗法主要适用于5岁以上严重脱垂者，或5岁以下经保守治疗未愈者。可选用的硬化剂较多，如含有0.5%~1%的普鲁卡因的75%酒精，5%明矾甘油合剂，含0.25%~1%的普鲁卡因的50%的葡萄糖、5%石炭酸甘油，5%鱼肝油酸钠以及30%盐水溶液等，其作用机制是使直肠黏膜与肌层发生粘连，或是直肠周围形成瘢痕，以增强其支持作用。

手术疗法 仅适用于少数年长儿的Ⅲ度脱垂，经硬化疗法治疗无效者，可选用盆底肌加强术、肛门周围箍绕术、直肠悬吊术或直肠脱垂切除术。

（白玉作　杨中华）

肛周血管扩张（perianal vaso-dilatation） 发生在直肠远端和肛周的非增殖性静脉血管扩张病变。

病因及发病机制 考虑与以下原因有关：①最常见的病因为儿童时期的便秘。便秘时大便硬结，积聚在直肠壶腹及肛门近端，可压迫直肠肛管的黏膜下静脉丛，使静脉回流受阻，从而引起肛周静脉扩张。②在少数病例中，肛周血管扩张是全身性疾病的一部分，如克利佩尔-特雷诺奈综合征（Klippel-Trenaunay syndrome）表现为先天性静脉曲张、皮肤血管瘤和下肢扩张性肥厚；遗传性出血性毛细血管扩张症表现为多发性毛细血管扩张。③性虐待、肛门虐待的患儿中约有24%也会出现肛周血管扩张。

临床表现 多见于2岁以上儿童，患儿家属一般会提供便秘的病史，随着便秘症状的解除，肛周血管扩张可自行消退。由该病引起的出血是罕见的，体格检查可见肛周发蓝，带有整个肛周或者部分肛周的柔软包块，呈蓝紫色，一般界线清晰，局限在肛缘皮肤皱褶之中。用力排便时，由于肛周静脉回流阻力增大，包块更明显。直肠指检直肠壁光滑，多为正常。由于便秘病史的存在，肛周血管扩张可与肛裂同时出现。

诊断 需病史结合体格检查综合判断。若遇诊断不清患儿，可行彩超、MRI或血管造影检查以确定诊断及鉴别诊断。

鉴别诊断 需要与小儿脱肛、肛裂和肛周血管畸形等鉴别。因肛周血管扩张、小儿脱肛和肛裂均可由便秘引起，但是肛门外观不同。①小儿脱肛：大部分患儿仅表现为排便时直肠脱出，便后直肠自行还纳，直肠脱出时候肛

门外观呈现红色环状。②肛裂：儿童时期便血的最常见原因，也是引起肛门疼痛的常见病变。肛周血管扩张和肛裂在直肠指检时基本正常，但是肛裂时肛门外观呈局部略肿胀及红色，撑开肛缘的皱褶可见肛管远端延伸至肛缘的纵向撕裂或溃疡。③肛周血管畸形：一般无便秘病史或者出现在便秘症状之前，部分肛周血管瘤具有典型的草莓样血管瘤和海绵状血管瘤外观，病变界线清晰，可超越肛缘，且存在血管瘤的消退特点，其消退与便秘症状有无无关。另有隐匿性肛管血管畸形，可由便血病史、体格检查时可触及肛管壁包块，可通过彩超或者MRI进行鉴别诊断。

治疗 建议通过饮食调整和大量泻药软化粪便解除便秘，一般便秘症状缓解后，肛周血管扩张可减轻并逐渐自行消退，所以无须特殊治疗。当合并肛周感染或肛裂时，可采用局部热敷、高锰酸钾坐浴、外敷抗生素软膏等。

预后 该病经积极治疗，一般预后良好。

（白玉作　杨中华）

dǎndào bìsuǒ

胆道闭锁（biliary atresia）以炎症、纤维化及肝内外胆管闭塞为特征的进行性炎性胆道疾病。胆道闭锁是婴幼儿期最严重的肝胆系统疾病之一，其发病率为1/18 000～1/5000，亚洲发病率较欧美高。女童发病高于男童，男女比例约为1∶2。胆道闭锁可导致胆汁淤积及进行性肝纤维化、肝硬化，若未经治疗，患儿通常在2岁内死亡。即便做了肝门空肠吻合手术，60%～70%的患儿最终需要行肝移植手术才能长期存活。胆道闭锁不可预测，尚无明确的相关高危因素，缺乏有效的产前诊断方法。

病因及发病机制 胆道闭锁病因复杂，为胚胎期和围产期肝胆系统受多种因素影响所致。病毒感染（巨细胞病毒、轮状病毒）、自身免疫反应（以T细胞免疫为主）、胆管发育异常及遗传易感性等相互作用，导致胆管上皮细胞发生一系列的病理改变，包括肝纤维化、胆管上皮凋亡及肝细胞内胆汁淤积等。

临床分型 按照肝外胆管闭塞的部位不同，日本学者葛西森夫（Morio Kasai）将胆道闭锁分为三型。Ⅰ型为胆总管闭锁，约占5%；Ⅱ型为肝管闭锁，约占3%，闭锁部位于肝总管；Ⅲ型为肝门部闭锁，约占90%以上（图1）。英国达文波特（Davenport）将其分为四型，即综合征型胆道闭锁（合并多脾及内脏转位）、囊肿型胆道闭锁、孤立型胆道闭锁及巨细胞病毒相关型胆道闭锁，以孤立型胆道闭锁最常见。

临床表现 胆道闭锁患儿由于肝内外胆管闭塞，导致胆汁淤积于肝，临床表现为皮肤巩膜黄染、大便颜色变浅及尿色加深，疾病晚期可出现凝血功能障碍、肝脾大、腹水及生长发育迟缓等表现。患儿皮肤黄染可于生后1～2天出现，也可于生后2～3周出现。黄疸呈进行性加重，皮肤逐渐变成黄色，晚期泪液也呈黄色。大便由淡黄逐渐变为白陶土色，晚期血液中较高的胆色素可经肠黏膜进入肠腔内使粪便着色呈淡黄色。尿液颜色随黄疸加重逐渐变深，犹如红茶，可将尿片染成黄色。患儿凝血功能障碍可导致脐部出血、颅内出血及鼻出血等。晚期可出现腹部膨隆，肝脾大可超过脐水平线，肝硬化时腹壁静脉曲张，腹腔可出现腹水。患儿消化功能差，营养成分吸收不足，临床表现为不同程度的营养不良、生长发育迟缓等。

诊断 胆道闭锁早期诊断存在一定困难，漏诊率和误诊率较高。对于新生儿及婴儿期出现黄疸延迟消退或进行性加重，大便颜色变浅及尿液加深，均应考虑胆道闭锁的可能。①肝功能检查：血清总胆红素水平升高，直接胆红素水平占总胆红素50%以上时，可高度怀疑胆道闭锁。谷氨酰胺转移酶是胆道系统损伤敏感指标，其增高可提示胆道梗阻。②腹部超声：超声检查主要参考指标有胆囊形态学改变、胆囊收缩功能、肝门纤维斑块、胆囊形态改变、肝动脉增粗、肝包膜下血流信号增多及肝硬化。胆道闭锁患儿可表现为胆囊形态不规则，胆囊呈条索状或无囊腔，胆囊不可见或者长度小于1.5cm，胆囊囊壁僵硬而毛糙、厚度不均、黏膜线消失，进食前后胆囊体积没有明显

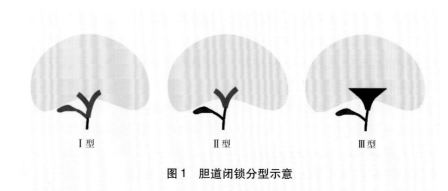

图1　胆道闭锁分型示意

变化。肝外胆管纤维化残留于门静脉分叉处可形成肝门区纤维斑块，超声下回声反射增强呈"三角征"。③胆道造影：胆道闭锁诊断金标准。胆囊干瘪呈索条状，胆囊插管造影胆管不显影则诊断为胆道闭锁。④肝活检：胆道闭锁病理改变为胆管增生、胆栓形成、汇管区纤维化及桥接坏死、汇管区炎性细胞浸润及胆管板发育异常。

鉴别诊断　胆道闭锁临床表现复杂，需与以下疾病鉴别。①新生儿肝炎：胆道闭锁陶土色大便开始较早及持续时间长，肝炎患儿出现较晚；胆道闭锁肝大明显，而肝炎患儿肝大不明显；经保肝、利胆保守治疗后，肝炎患儿肝功能指标可明显好转。②胆总管囊肿：此病为黄疸、腹部包块，灰白色粪便，但黄疸为间歇性，B超可探及肝门部有囊性肿块与肝内胆管相通，应与囊肿型闭锁进行鉴别。③胆道发育不良：又称小叶间胆管缺乏，是一种类似于胆道闭锁的波及肝内外胆管系统的胆汁淤积性疾病。由于肝内外胆管发育异常，导致排入十二指肠的胆汁减少甚至中断，同时伴随肝内小胆管进行性破坏。该病与胆道闭锁鉴别困难，有时需行胆道造影或肝活检来协助诊断。④进行性家族性肝内胆汁淤积症：是一组常染色体隐性遗传性疾病，由于胆汁合成和运输缺陷导致严重的肝内胆汁淤积，常发生在新生儿期或1岁以内，胆汁酸排出障碍，全身瘙痒；后期进展导致门静脉高压、肝衰竭。基因检测有助于早期诊断。

治疗　以手术治疗为主。

手术方法　Ⅰ型和Ⅱ型胆道闭锁，可采用肝管空肠鲁氏Y形（Roux-en-Y）吻合术恢复胆汁引流。Ⅲ型胆道闭锁可采用葛西（Kasai）手术（肝门空肠鲁氏Y形吻合术），利用肝门残留的细小胆管达到引流胆汁的作用。葛西手术强调早期诊断和治疗，手术年龄应在出生后60天以内，最迟不应超过90天。对于手术后胆汁引流效果差、黄疸持续不退或出现肝硬化及肝功能衰竭的患儿需要行肝移植手术挽救生命。

术后辅助治疗　术后早期需禁食、胃肠减压及静脉营养支持治疗；静脉输注广谱抗生素预防感染；口服熊去氧胆酸利胆治疗；口服葡醛内酯或复方甘草酸苷保护肝脏功能。

术后并发症　胆管炎是葛西手术后最常见的并发症，临床表现为体温升高至38.0℃以上，皮肤再次出现黄染或黄染加重，大便颜色变浅，尿色加深，肝功能显示直接胆红素增高，血常规显示中性粒细胞及C反应蛋白升高。治疗选用有效抗生素，亦可给予激素或免疫球蛋白治疗。门静脉高压症是胆道闭锁晚期严重的并发症，临床表现为脾大、脾功能亢进、食管胃底静脉曲张、消化道出血。

预后　胆道闭锁整体预后不佳，影响预后因素包括胆道闭锁类型、伴发畸形、手术时间晚、术后反复胆管炎发作及严重肝纤维化。胆道闭锁葛西手术后60%~70%的患儿需要行肝移植手术才能长期存活。

（詹江华）

dǎndào bìsuǒ bìng pízàng fāyù
yìcháng zōnghézhēng

胆道闭锁并脾脏发育异常综合征（biliary atresia splenic malformation syndrome）　胆道闭锁合并脾脏发育畸形的一类疾病的总称。简称BASM综合征。胆道闭锁最常见的伴发畸形，约占胆道闭锁患儿的10%左右，表现为双脾、多脾或无脾，其中合并多脾畸形的发病率最高。患儿同时可合并有十二指肠前门静脉、下腔静脉缺失、肠旋转不良、内脏转位及心脏畸形等发育异常。

BASM综合征是胆道闭锁疾病中一个独特的亚群，具有不同的病因以及较差的预后。BASM综合征的变异起源于胚胎发育异常，若胚胎在妊娠20~50天受到损害，肝胆系统与其他内脏系统受致病因素的作用会同时发生异常。BASM综合征可能与母体糖尿病及遗传因素相关。是否合并心脏异常是影响患儿预后的重要因素，部分患儿在没有接受胆道手术治疗前，可能因为心脏畸形而死亡。对于不存在明显的心脏畸形患儿仍可能出现肝肺综合征，存在猝死的风险。BASM综合征患儿葛西（Kasai）术后退黄效果不佳，总自体肝生存情况不理想，死亡风险较高。

（詹江华）

Gěxī shǒushù

葛西手术（Kasai procedure）　肝门与空肠祥吻合重建胆汁引流的手术。1959年，葛西森夫（Morio Kasai）首次提出剪除肝门部纤维斑块，将空肠吻合到肝门处的手术，为"不可矫治型"的Ⅲ型胆道闭锁患儿带来福音，改善了胆道闭锁患儿的预后。葛西手术是治疗Ⅲ型胆道闭锁首选的手术方式。

应用解剖　肝的第一肝门由门静脉、肝动脉、肝管及淋巴管构成。左肝管、右肝管汇合成肝总管，肝总管和胆囊管汇合成胆总管，将胆汁引流到十二指肠内。Ⅲ型胆道闭锁患儿肝门部胆管闭塞，无正常的左右肝管及肝总管，取而代之的为纤维条索或纤维斑块，但仍或多或少的残存毛细胆管与肝内胆管相通。葛西手术原理为切除肝门部纤维条索或纤维斑块，充分暴露残存的毛细胆管，然后将空肠与肝门吻合，达到引流胆汁的作用。

适应证与禁忌证 适用于明确诊断的Ⅲ型胆道闭锁患儿，需除外以下禁忌证：①严重肝纤维化、肝硬化者。②患有严重畸形，不能耐受手术。

手术方法 在气管插管全身麻醉下进行，患儿采取仰卧位。取右肋缘下切口，逐层切开腹壁皮肤、皮下组织、肌层及腹膜进入腹腔，解剖并游离胆囊，结扎胆总管残迹远端，横断后向近端游离至肝门纤维块，注意保护肝动脉及其分支。暴露门静脉及分支，解剖肝门部纤维组织块达左、右门静脉入肝处，结扎纤维组织深面回流至门静脉的分支。剪除肝门部纤维组织块，两侧不应超过门静脉入肝处，深面不应损伤肝包膜。断面压迫止血，局部可加用稀释的肾上腺素及止血材料进行止血。距十二指肠悬韧带远端20~25cm处将空肠切断，保留空肠胆支40~45cm处空肠行端侧吻合，做矩形瓣防反流装置，结肠后隧道提至肝门处。行肝门-空肠吻合，紧贴纤维块下缘缝合后壁，前壁与肝表面缝合。关闭横结肠系膜裂孔以及肠系膜裂孔，右侧肝肾隐窝放置引流管后逐层缝合腹壁（图1）。此手术也可在腹腔镜下完成。

并发症 ①胆管炎：是胆道闭锁葛西术后最常见且最难处理的并发症，影响患儿的预后。食物反流是引起胆管炎的最主要原因；其特征表现为无其他部位感染的发热（>38.0℃），黄疸退而

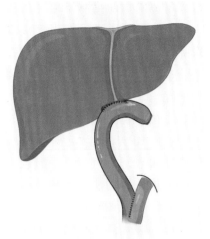

图1 葛西手术示意

复现，血常规显示中性粒细胞及C反应蛋白升高。胆管炎发作时予以抗感染、保肝及利胆治疗，必要时应用激素进行冲击治疗。②肝内囊肿形成：术后在肝内形成的孤立性或多发性囊性结构，又被称为胆汁湖。其发生原因不明，治疗上可以采用经皮肝穿刺囊肿引流术、部分肝切除以及肝移植等。③门静脉高压症：食管胃底静脉曲张是门静脉高压症的早期表现，可导致消化道出血危及生命。术后患儿建议定期做胃镜检查，发现曲张的血管，进行套扎治疗。反复消化道出血，可考虑行肝移植手术。

注意事项 肝门部精准的解剖是葛西手术成功的关键，纤维斑块切除范围要适当；解剖肝门纤维斑块时勿损伤门静脉、肝动脉；肝门鲁氏空肠胆支吻合口必须包住整个纤维组织切除平面，避免术后胆漏的发生。

（詹江华）

gānyízhí

肝移植（liver transplantation）

通过植入健康的肝以挽救患者终末期肝病的手术。在中国，胆道闭锁是儿童肝移植手术最主要的适应证。儿童肝移植的手术方式主要分为全肝移植和部分肝移植，前者包括经典原位肝移植与背驮式原位肝移植，后者包括活体肝移植、劈离式肝移植与减体积肝移植。欧美国家多以脑死亡捐献的全肝移植为主，而在中国、日本及韩国等亚洲国家则以活体肝移植为最主要的手术方式。

应用解剖 肝大部分位于右季肋区和腹上区，小部分位于左季肋区。肝的膈面借膈肌与右肋膈隐窝、右肺底及心脏相邻。肝的脏面与胆囊、下腔静脉、右肾上腺、右肾、十二指肠上部、幽门、胃小弯及结肠相邻。第一肝门有肝左、右管，肝门静脉左、右支和肝固有动脉左、右支、淋巴管及神经等出入，这些结构总称为肝蒂，走行于肝十二指肠韧带内。第二肝门在膈面腔静脉沟的上部，肝左、肝中及肝右静脉出肝汇入下腔静脉。第三肝门在下腔静脉沟下部，肝右后下静脉和尾状叶静脉出肝汇入下腔静脉。

适应证 ①胆汁淤积性肝病：胆道闭锁、阿拉日耶综合征、进行性家族性肝内胆汁淤积症、原发性硬化性胆管炎等。②遗传代谢性疾病：肝豆状核变性、Ⅰ型酪氨酸血症、糖原累积症、α_1-抗胰蛋白酶缺乏症、囊性纤维化、尼曼-皮克病、胆汁酸合成障碍、线粒体病、尿素循环障碍性疾病、家族性淀粉样多发性神经病、原发性高草酸尿症及克里格勒-纳贾尔综合征等。③暴发性肝衰竭。④肝肿瘤：肝母细胞瘤、肝细胞肝癌、婴儿型肝血管内皮瘤等。⑤其他：病毒性肝炎肝硬化、自身免疫性肝炎、隐源性肝硬化、巴德-基亚里综合征、门脉性肺动脉高压、先天性肝内胆管囊状扩张症及先天性肝纤维化等。

禁忌证 绝对禁忌证包括：

①难以控制的全身性感染。②肝恶性肿瘤合并无法彻底清除的肝外转移灶。③合并严重的心、肺、脑等重要脏器器质性病变。④获得性免疫缺陷综合征。⑤其他：C型尼曼-皮克病、严重的多器官受累的线粒体病（如婴儿进行性脑灰质营养不良、丙戊酸钠诱导的肝衰竭）等。

手术方法 以胆道闭锁葛西术后患儿活体肝移植手术为例。手术采取气管插管全麻的方式。首取肋缘下弧形切口进腹探查。游离肝周韧带及肝膈面的粘连，将肝搬出腹腔。切断鲁氏 Y 形（Roux-Y）肠袢后，游离肝动脉及门静脉。游离右侧肝，分离肝右静脉，离断肝短及肝右后下静脉，将肝与肝后下腔静脉完全分离。游离肝中及肝左静脉根部。供肝准备妥当后，钳夹切断门静脉、肝左、中静脉及肝右静脉，取下病肝。植入移植物，肝静脉的重建采用背驮吻合的方式，修剪供受体肝静脉至合适口径行血管吻合术。门静脉重建行血管端端吻合，完成后依次开放下腔静脉及门静脉血流。肝动脉的吻合行端-端 3 点间断缝合。供肝的胆管吻合到先前葛西手术建立的鲁氏 Y 形肠袢或重新建立鲁氏 Y 形肠袢。充分止血、腹腔放置引流管后逐层关闭腹腔。

并发症 ①肝动脉并发症：主要有肝动脉血栓形成、肝动脉狭窄、肝动脉闭塞、肝动脉扭转及肝动脉瘤等，最常见的是肝动脉血栓形成，常引起缺血性胆道并发症，严重可导致移植物失功。②门静脉并发症：主要有门静脉狭窄及门静脉血栓形成，术后早期的门静脉血栓形成可导致急性肝功能恶化。③流出道梗阻：包括下腔静脉梗阻、肝静脉回流障碍及架桥血管回流障碍等，常与流出道狭窄、扭曲成角及血栓形成等因素有关。④胆道并发症：主要为胆漏及胆道狭窄。⑤感染并发症：包括巨细胞病毒、EB 病毒、肝炎病毒及真菌感染。⑥排斥反应：包括急性排斥反应、慢性排斥反应及移植物抗宿主病。⑦原发性移植物无功：多与供肝质量差、缺血再灌注损伤、冷缺血时间过长等因素有关，是术后最严重的并发症。

（詹江华）

dǎnzǒngguǎn nángzhǒng
胆总管囊肿（choledochal cyst）

以胆总管囊状或梭状扩张，伴有或不伴有肝内胆管扩张为特点的胆道畸形。又称先天性胆管扩张症（congenital biliary dilatation，CBD）。亚洲人发病率较欧美人高，女性发病率高于男性，男女比例约为 1∶3。

病因及发病机制 胆总管囊肿病因不明，涉及多种致病因素。①胰胆管合流异常（pancreaticobiliary maljunction，PBM）：正常胚胎第 8 周，胰胆管汇合部逐渐移行于十二指肠壁内，形成共同管，开口于肝胰壶腹，随生长发育共同管长度逐渐变短。PBM 是指胰管与胆管在十二指肠壁外汇合，共同管延长，胆总管接近或超过直角汇入胰管，胰液反流破坏胆管壁的弹性纤维，使管壁失去张力，发生扩张。②病毒感染：巨细胞病毒、呼肠孤病毒感染可能引起胆道发育异常形成扩张。③胆总管远端神经肌肉发育不良：导致胆总管远端节律性运动降低，胆汁排出障碍，近段胆管压力上升并逐渐形成扩张。④胚胎发育畸形：胚胎发育期，胆管上皮细胞增生，形成实性细胞索，后空泡化再贯通形成胆管。若空泡化再贯通时远端狭窄导致近端扩张则形成该病。

临床分型 按照外谷（Todani）分型，分为五型（图 1）。①Ⅰ型：胆总管囊性扩张型，为常见类型，又可分为 3 个亚型，即囊状、梭状及节段性，以囊状多见。②Ⅱ型：胆总管憩室型，少见，仅占 2%～3%。③Ⅲ型：胆总管末端囊性脱垂型，罕见，约占 1.4%。④Ⅳ型：肝内或肝外胆管多发性扩张，又分为 2 个亚型，Ⅳa 为肝内外胆管多发性扩张，Ⅳb 仅肝外胆管扩张。⑤Ⅴ型：肝内胆管多发性囊状扩张，又称为卡罗利病（Caroli disease）。

临床表现 胆总管囊肿典型

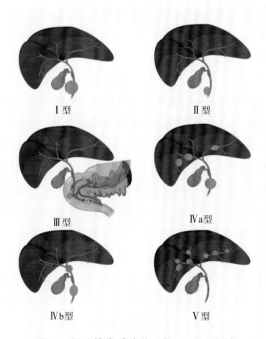

I 型   Ⅱ 型
Ⅲ 型   Ⅳa 型
Ⅳb 型   V 型

图 1　胆总管囊肿外谷（Todani）分型

的临床表现为腹痛、黄疸和上腹部包块，多数患儿在 3 岁前出现症状。随着产前超声检查的广泛应用，产前诊断胆总管囊肿的比例越来越多。不同年龄患儿的临床表现存在差异性。婴幼儿主要表现为明显的腹部包块和梗阻性黄疸，年龄较大患儿则主要表现以腹痛为主。①腹痛：多局限于右上腹，疼痛性质和程度不一，多数为钝痛，或仅有轻微胀痛，严重者出现绞痛。疼痛发作时伴有恶心、呕吐等消化系统症状。当胆总管穿孔时，腹痛突然加重并伴有腹膜刺激征。②黄疸：间歇性黄疸为其特点。由于胆总管远端不通畅，胆汁淤积，出现胆道感染、水肿，导致黄疸发生；当炎症减轻，胆汁排出通畅，黄疸可缓解或消退。③腹部包块：多位于右上腹，肿块光滑，有明显的囊性感。胆总管梭形扩张和小的囊肿，常不易触及。④其他：合并胆系感染时，体温可升高。出现黄疸时，大便颜色变浅，小便颜色加深。

诊断　诊断可根据主要症状即腹痛、黄疸和腹部包块初步做出判断，但同时具备此 3 个典型特征的病例仅占 20%～30%，大部分患儿表现为 1 个或 2 个临床症状，需要辅助检查协助诊断。①B 超检查：是胆总管囊肿最常用的检查方法，超声表现为胆总管或肝内胆管局限性或节段性扩张的无回声区，多呈椭圆形或梭形。②CT 检查：能很好显示病变胆管大小、形态和范围，并能显示其与周围结构的关系。③磁共振胰胆管造影：具有无创、无辐射、灵敏度和特异度高等优势，可清楚、立体显示胆管树全貌和胰胆合流部异常。④术中胆道造影：术中行胆道造影可以清晰显

示胆总管囊肿、肝内胆管及胆总管远端，可了解胆总管远端胰胆管合流及迷生胆管情况。⑤内镜逆行胰胆管造影：可了解胰胆管汇合情况，是明确有无胰胆管合流异常的重要检查手段。⑥实验室检查：血清和尿淀粉酶异常升高合并腹痛、恶心、呕吐症状提示并发胰腺炎以及胰胆管合流异常情况，直接胆红素、γ-谷氨酰转肽酶升高提示胆总管远端梗阻，转氨酶升高提示肝功能不良。

鉴别诊断　根据患儿临床表现及辅助检查，诊断胆总管囊肿一般无困难，但仍需与以下疾病鉴别。①胆道闭锁：对于生后 1 个月内出现黄疸，且进行性加重，大便颜色变浅和肝大患儿，应考虑胆道闭锁。产前超声提示肝门部囊肿的患儿，须除外囊肿型胆道闭锁的可能。②肝包虫病：患儿来自畜牧区，病程发展缓慢，囊肿进行性增大。超声和 CT 等可显示肝内占位性病变，包虫囊液皮内试验和血清补体结合试验可确定诊断。③腹部肿瘤：右侧肾母细胞瘤和神经母细胞瘤可变现为腹部肿块就诊，但无黄疸及腹痛，增强 CT 进行鉴别诊断。右侧肾盂积水、大网膜囊肿及肠系膜囊肿，需根据临床表现及辅助检查协助诊断。

治疗　胆总管囊肿一经诊断，均应及时手术。延误治疗不但会增加患儿痛苦，而且可因反复感染、阻塞性黄疸引起胆管炎、胰腺炎及囊肿破裂穿孔等严重并发症，甚至危及患儿生命。

手术方法　常用手术方式包括扩张胆总管外引流手术、扩张胆总管与肠管内引流手术、扩张胆总管切除肝总管空肠鲁氏 Y 形（Roux-en-Y）吻合术。①扩张胆总管外引流术：胆总管囊肿合并

急性化脓性炎症、严重阻塞性黄疸及囊肿穿孔等紧急情况，无法耐受复杂手术时，可先行腹腔镜下胆总管囊肿（或胆囊）外引流术，或超声引导下经皮肝穿刺外引流术或胆管外引流术，以缓解急性梗阻及感染造成的感染性休克等危重情况。待患儿全身情况改善后，再行囊肿切除和胆道重建。②扩张胆总管与肠管内引流手术：不切除囊肿，直接行囊肿-十二指肠吻合手术或囊肿-空肠鲁氏 Y 形吻合手术。③扩张胆总管切除肝总管空肠鲁氏 Y 形吻合术：为治疗胆总管囊肿首选的根治手术。手术将扩张的胆总管连同胆囊全部切除，肝总管与空肠做鲁氏 Y 形吻合手术重建胆汁引流，解决胰胆管合流异常。该术式切除胆囊预防术后胆囊癌变风险；切除病变胆总管，减少癌变机会；肝总管空肠吻合，解除胰胆液合流异常并使胆汁引流通畅，同时可以起到胰胆分流的效果。

术后并发症　术后早期并发症包括术后出血、吻合口瘘、粘连性肠梗阻等；晚期并发症包括吻合口狭窄、胆管结石形成、胰腺炎和癌变。①术后出血：胆总管囊肿炎症较重，剥离面出血，或术中血管结扎不牢靠，或者分离囊肿时发生门静脉损伤等，术后出现失血症状，腹腔引流液为血性。②胆肠吻合口瘘：常发生在术后 4～5 天，引流管有胆汁样液体流出。常见原因为吻合口张力较高、局部血运不佳造成。③粘连性肠梗阻：常因胆道感染、腹腔炎性渗出、术中术后胆汁污染腹腔等原因导致。④吻合口狭窄：多由术前胆管反复感染、囊壁肥厚、吻合口小或对合不良导致，表现为术后黄疸、肝内胆管扩张、反复发作胆道感染、易发

生肝内结石及肝功能不良。⑤胰腺并发症：主要有胰石、蛋白栓、胰腺炎等，表现为术后发热、上腹部疼痛，血、尿淀粉酶升高。⑥癌变：胆总管囊肿合并胰胆管合流异常的癌变率较高，术后癌变率随年龄增长而升高。预防关键是早期切除病变胆管、胰胆分流、胆道重建、术后定期随访。

（詹江华）

nèijìng nìxíng yí-dǎnguǎn zàoyǐngshù

内镜逆行胰胆管造影术（endoscopic retrograde cholangiopancreatography，ERCP）

将消化内镜送至十二指肠降部，经十二指肠乳头插入导管，注入造影剂后显示胰胆管的造影技术。ERCP 可通过将造影剂直接注入胰管或胆管，连续、动态地观察胰胆管的结构和造影剂的排泄情况，获得胰胆管图像全貌，可对胰胆管病变的部位、范围、性质做出正确的诊断。造影时可进一步实施括约肌切开术、取石术、支架植入等微创治疗。

适应证 肝、胆、胰系统的病变，包括胆总管扩张、胰胆管合流异常、胆道结石、奥迪括约肌功能异常或解剖畸形和反复发作的胰腺炎的诊断。

禁忌证 ①碘过敏者为相对禁忌。②上消化道梗阻。③严重的心肺或肾功能不全。④急性非胆源性胰腺炎或慢性胰腺炎急性发作。

操作方法 患儿采取俯卧位或左侧卧位，十二指肠镜经口依次通过食管、胃进入十二指肠降段，找到十二指肠大乳头。导丝引导下将造影导管插入大乳头。在 X 线透视下经造影导管注入造影剂，对胆管及胰管分别显影。根据患儿胰胆管病变情况，采取不同内镜下治疗措施，如括约肌切开取石、放置引流管或支架等。

并发症 ①胰腺炎：表现为术后出现新发腹痛，伴有血清淀粉酶升高，或腹部影像学改变。胰腺炎是 ERCP 术后最常见的并发症。②出血：与括约肌切开、凝血功能障碍、操作者技术水平等相关，大部分出血可自行停止，对于持续活动性出血的患儿往往需要再次内镜下止血或手术治疗。③胆管炎：其发生与术中胆汁引流不畅造成肠道细菌逆行感染有关。合并胆囊结石、肝内胆管多处梗阻的患儿更容易发生胆道引流不畅及胆管炎。ERCP 前后预防性抗生素及术中充分引流可较少发生并发症。④消化道穿孔：与乳头括约肌切开及操作经验不足相关，术中减少过度切开及轻柔操作可降低穿孔风险。

注意事项 ①儿童不配合操作，需要在麻醉下进行手术。②儿童消化道细小柔软、管腔狭小，十二指肠乳头开口较狭小，应使用小儿专用的十二指肠镜。③儿童胃肠道黏膜较脆弱，术中操作应轻柔，尽量缩短插管时间，避免十二指肠乳头水肿，减小对胰腺的刺激。④儿童对放射线暴露敏感，应严格做好甲状腺、乳腺、生殖腺及眼睛等部位的防护，尽可能缩小照射范围，减少照射时间。

（詹江华）

jīngpí jīnggān dǎnguǎn zàoyǐngshù

经皮经肝胆管造影术（percutaneous transhepatic cholangiography，PTC）

在 X 线或 B 超引导下经体表直接穿刺肝内胆管，并注入对比剂以显示胆管系统的造影技术。PTC 能够清晰显示肝内外胆管，了解胆管内病变部位、程度和范围，对梗阻性黄疸的定位具有重要价值。PTC 诊断正确率高，安全易行，不受肝功能障碍、黄疸及特殊设备的限制。

适应证： ①梗阻性黄疸与非梗阻性黄疸的鉴别诊断。②良恶性胆道梗阻原因的鉴别。③恶性阻塞性黄疸行姑息性经皮肝穿刺胆道引流术减黄治疗时的基础步骤。

禁忌证： 严重的黄疸及凝血功能障碍为 PTC 的相对禁忌证。

操作方法： 患儿采取仰卧位，于右腋中线 8～9 肋或 9～10 肋间隙为穿刺点进针。在 X 线或超声监视下调整穿刺点的高低、方向及进针深度。当穿刺针刺入胆管时，拔出针芯，固定针头，接上带有塑料管的注射器，抽出部分胆汁，再注入 30%～50% 泛影葡胺 20ml，进行摄片。若胆管高度扩张，可适当增加造影剂剂量。肝内外胆管显影成功后，尽量吸出混有造影剂的胆汁，以免漏胆。拔除穿刺针，局部加压包扎。

并发症： ①出血。患儿存在严重黄疸及凝血功能障碍时，穿刺部位常有出血。②胆汁渗漏。注入造影剂压力过高，可造成造影剂和胆汁沿针头周围漏入腹腔，导致胆汁性腹膜炎。③血气胸。穿刺点位置过高损伤膈肌及肺可导致血气胸。

注意事项： ①B 超或 X 线引导下穿刺，选择合适穿刺点，避免位置过高或过低造成周围脏器的损伤。②注入造影剂时控制合适压力，避免压力过高导致胆汁渗漏，形成腹膜炎。③注入造影剂浓度适中，避免过浓或过淡影响造影结果。

（詹江华）

jīngpí gānchuāncì dǎndào yǐnliúshù

经皮肝穿刺胆道引流术（percutaneous transhepatic cholangial drainage，PTCD）

在 X 线或 B 超引导下经皮经肝在胆道内放

置导管的手术。

适应证：①恶性梗阻性黄疸需姑息性胆道减压治疗。②良性胆道狭窄或急性胆管炎需胆道引流减压。③行胆道造影或组织活检为胆道疾病做诊断参考。④通过引流管行支架植入、胆道扩张、结石或异物取出及放疗等。

手术方法：在 X 线或超声引导下将 PTCD 针穿入胆管内，拔出针芯，见胆汁流出后，置入导丝至胆管，然后经扩张管扩张后，再置入引流管，避免将引流管侧孔置于肝实质内以防胆道出血和胆漏（图 1）。引流通畅后，将引流管用缝线固定于皮肤，以防脱落，并接引流袋。

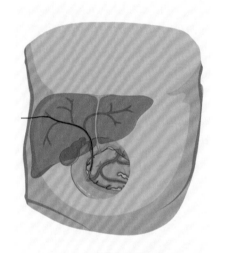

图 1　PTCD 手术示意

并发症：①胆道感染。胆汁引流不充分、胆汁淤积、引流管留置时间过长等因素易造成胆道感染，临床表现为发热、寒战，实验室检查白细胞计算等升高。②出血。由导管、导丝等介入器材对肝内胆管及血管的损伤导致。③胆漏。胆管穿刺点过于接近胆总管主干，可使胆汁经过胆管穿刺点漏入腹腔。④引流管阻塞、移位。胆管内血凝块、癌栓、肠道内食物反流及管内胆泥淤积可

引起引流管阻塞。引流管固定不佳、护理不周到或者外力可造成引流管移位。

注意事项：PTCD 穿刺之前应认真确定穿刺点与进针角度，全程监视穿刺过程，导丝和引流管置入长度要适当，争取一次穿刺置管成功，减少穿刺并发症发生。

（詹江华）

nángzhǒng shí'èrzhǐcháng wěnhéshù

囊肿十二指肠吻合术（cyst duodenostomy）

胆总管囊肿与十二指肠降部吻合重建胆汁引流的手术。胆总管分为十二指肠上段、十二指肠后段、胰腺段和十二指肠壁段。胆总管与胰管汇合形成肝胰壶腹，开口于十二指肠降部中、下 1/3 交界处附近的后内侧壁。囊肿十二指肠吻合术具有手术简便、时间短、损伤小等优点，但其远期效果不佳，有癌变、感染及结石等致命的并发症。该手术已被大部分小儿外科中心摒弃，仅适用于医疗条件差不能完成囊肿切除或患儿全身情况差不能耐受根治术者。

手术时，患儿采取气管插管全麻的方式，诱导完成后取仰卧位。右侧肋缘下斜切口或上腹部横切口，依次切开腹壁进入腹腔。在十二指肠上缘囊肿的低位部切开囊壁，吸尽囊内胆汁。纵行切开十二指肠降部肠壁，间断或连续缝合囊肿与十二指肠肠壁。腹腔引流做戳口引出，逐层缝合腹壁切口（图 1）。

并发症：①吻合口瘘。因吻合口张力较高，囊壁血运不佳，导致吻合后愈合不良，形成胆漏、十二指肠瘘。②吻合口狭窄。吻合口小或对合不良导致吻合口狭窄。③胆管炎。肠道细菌逆行性感染可导致反复胆管炎。④癌变。胆总管囊肿的癌变率为正常人群

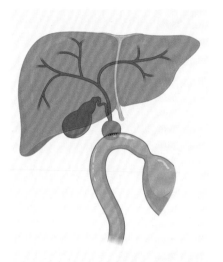

图 1　囊肿十二指肠吻合术示意

的 20 倍，囊肿十二指肠吻合术未切除囊肿组织，仍具有较高的癌变风险。

（詹江华）

gānzǒngguǎn kōngcháng Lǔshì Y xíng wěnhéshù

肝总管空肠鲁氏 Y 形吻合术（Roux-en-Y hepaticojejunostomy）

肝总管与空肠袢吻合重建胆汁引流的手术。此手术是胆总管囊肿首选的根治手术，手术方式包括开放性手术、腹腔镜手术及机器人手术。手术原则是切除病变胆管、解决胰胆管合流问题、重建胆肠通路。

应用解剖　肝外胆道由肝左、右管、肝总管、胆囊和胆总管构成。肝左、右管在肝门处汇合成肝总管，肝总管和胆囊管汇合成胆总管。胆总管分为十二指肠上段、十二指肠后段、胰腺段和十二指肠壁段。胆总管与胰管汇合形成肝胰壶腹，开口于十二指肠降部中、下 1/3 交界处附近的后内侧壁。

适应证　适用于 I 、 II 和 IV 型胆总管囊肿：①胆道扩张直径≥10mm。②有临床症状，胆道轻度扩张或不扩张（直径＜10mm）或者临床症状缓解期胆道不扩张，

合并胰胆管合流异常。③既往行囊肿内或囊肿外引流。④怀疑或已有恶变的胆管扩张症。

手术方法　开放性手术采取气管插管全麻的方式，诱导完成后取仰卧位。右侧肋缘下斜行切口，依次切开皮肤、皮下组织、肌层及腹膜进入腹腔。探查肝、胆囊及腹腔脏器情况。分离胆囊，于胆囊三角处结扎胆囊动脉，游离胆囊管。于胆囊底打开胆囊后置入 6 号硅胶尿管，经尿管注入 1∶1 稀释的泛影葡胺行胆道造影，详细评估囊肿、肝管及胰胆管合流情况。切开囊肿前壁，吸尽囊腔中胆汁及结石，向上探查胆囊管开口及肝总管开口位置，向下探查胰胆管是否通畅。将囊肿从中间横断，提起囊肿向下剥离至十二指肠后方、胰腺被膜上方，显露狭窄段。生理盐水反复冲洗胆总管远端，清除蛋白栓及结石。切除远端囊壁后残端予以缝扎。向上剥离囊肿，于肝总管及胆囊管汇合处切除胆囊及囊肿壁，修剪肝总管吻合口。距十二指肠悬韧带远端 15~20cm 处将空肠切断，保留空肠胆支 30~40cm 处空肠行端侧吻合，做矩形瓣防反流装置，结肠后隧道提至肝门处（图1）。空肠胆支与肝总管行

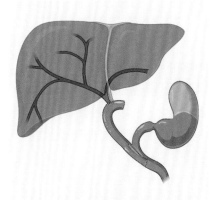

图1　肝总管空肠鲁氏 Y 形吻合术示意

全层间断或连续缝合。充分止血，温生理盐水冲洗腹腔，于肝门胆肠吻合口处留置引流管一根，逐层关闭腹腔。

并发症　①术后出血：囊肿剥离面出血，或术中血管结扎不牢靠，或门静脉损伤等，术后可出现失血症状，必要时需再次手术止血。②胆肠吻合口瘘：因吻合口张力较高，局部血运不佳导致吻合后愈合不良，胆汁漏至腹腔。处理措施为将漏出胆汁引流至体外，待吻合口愈合，视情况再次行吻合口修补术。③粘连性肠梗阻：肠管粘连导致肠管成角，肠内容物通过不畅，早期予禁食、胃肠减压及补液保守治疗，若形成机械性肠梗阻需手术解除梗阻。④吻合口狭窄：胆肠吻合口小或对合不良导致吻合口狭窄，可导致肝内胆管扩张、肝内胆管结石及反复胆道感染，病情严重需再次手术。

注意事项　①开腹后应进行全面探查，了解是否存在动脉、胆管变异。②对于术中胆管解剖不清楚的患儿，应行胆囊造影，避免造成变异肝管的损伤。③游离囊肿远端时避免损伤主胰管导致胰瘘。④共同管内蛋白栓可引起腹痛、胰腺炎，手术中应予以处理。

（詹江华）

xiāntiānxìng gānnèi dǎnguǎn kuòzhāng

先天性肝内胆管扩张（congenital intrahepatic duct dilatation）

以肝内胆管非阻塞性节段性或弥漫性囊性扩张为主要表现的常染色体隐性遗传病。又称卡罗利病（Caroli disease）。此病常并发胆管炎、肝内胆管结石及肝脓肿，可发病于任何年龄，多见于儿童与青少年。该病合并先天性肝纤维化，被称为卡罗利综合征。

病因及发病机制　病因尚未明确，多认为是先天性因素如胆管上皮细胞发育不良致局部管壁薄弱，或囊肿部位存在神经节细胞缺失，以致胆汁通过时，局部胆管压力不均形成囊状扩张。

病理分型　①Ⅰ型：单纯型，肝内小胆管单纯性囊性扩张，仅扩张处胆管壁可见纤维组织增厚，胆管周围无纤维化。②Ⅱ型：肝纤维化型，肝内胆管广泛扩张，肝小叶及汇管区周围可见广泛纤维组织增生，常合并先天性囊性肾病。

临床表现　临床症状不典型，以肝内胆管扩张和胆汁淤积所致的肝内小胆管炎症和结石形成为特点。单纯型肝内胆管扩张临床表现为食欲减退、体重减轻、右上腹疼痛、高热及寒战，胆管炎时可出现黄疸。严重胆道感染可形成肝内脓肿或败血症。肝纤维化型临床表现为门静脉高压、脾大及上消化道出血。

诊断　根据临床表现及辅助检查基本可以确诊。①B 超检查：可显示囊肿的部位及大小，可见肝内胆管扩张等特异性表现。②CT 检查：强化 CT 可于囊性扩张的胆管中央见点状影，称为"中心斑点征"，同时还可显示囊肿与周围组织血管的毗邻关系。③磁共振胰胆管造影：可见肝内胆管囊性扩张，囊腔内可见肝血管走行。④经皮肝穿刺胆管造影、内镜逆行胰胆管造影：可清晰显示囊肿的大小部位及类型。

鉴别诊断　该病需与继发性肝内胆管扩张症鉴别。继发性肝内胆管扩张症的临床症状与该病相似，主要表现为发热、右上腹痛及黄疸等，二者主要在于病因

的鉴别。

治疗 无胆管炎、黄疸、胆道梗阻等临床症状的患儿，以保守观察为主。手术治疗需根据临床症状、囊肿范围、是否有并发症联合评估制订，常用术式有节段性肝切除术、肝叶切除术、胆管空肠吻合术及肝移植等。

并发症 胆管炎、胆道结石、肝脓肿、胆管癌等。

预后 少数患儿可终身无症状，病变局限可完整切除的患者术后预后较好，Ⅱ型患儿术后生存率较差。

(詹江华)

xìjūnxìng gānnóngzhǒng

细菌性肝脓肿 (bacterial liver abscess)

细菌侵入肝脏引起的肝内化脓性感染。又称化脓性肝脓肿。

病因及发病机制 致病菌以大肠埃希菌、金黄色葡萄球菌常见，其次为厌氧菌、克雷伯菌、变形杆菌和铜绿假单胞菌等，也可为混合感染。致病菌可经多种途径侵入肝导致发病。①胆道系统：最常见的侵入途径，胆囊结石、胆囊炎、胆道蛔虫症等并发化脓性胆管炎，致病菌可经胆管逆行入肝。②门静脉系统：化脓性阑尾炎、盆腔炎及腹腔感染等引起化脓性门静脉炎时，致病菌可通过门静脉及其属支入肝。③肝动脉：全身任何器官的化脓性感染，如痈、化脓性骨髓炎等引起的菌血症，致病菌可经肝动脉入肝。④直接蔓延：肝毗邻脏器的感染，或因肝外伤、腹部手术等，致病菌可经淋巴系统或直接蔓延入肝。

临床表现 起病急骤，主要表现为寒战、高热、肝区或右上腹疼痛，体温可达 39～40℃，疼痛多为持续性钝痛，有时可伴右肩背部牵涉痛。若脓肿位于肝下缘近胸壁处，可伴右上腹明显压痛、叩击痛。由于抗生素的广泛使用，部分患儿起病隐匿，症状不典型，表现为低热、疲乏无力、食欲减退及恶心、呕吐等，肝区疼痛症状也可不明显。少数患儿因脓肿压迫导致的梗阻性黄疸而就诊。脓肿可破溃引起毗邻脏器感染，侵犯胸膜表现为胸腔积液增多、呼吸困难等；腹腔内破溃可引起急性腹膜炎出现腹膜刺激征；侵犯心包导致心包炎，甚至心脏压塞等临床表现。

诊断 根据患儿病史、临床表现、体征及辅助检查即可诊断。①实验室检查：白细胞、中性粒细胞明显增多，碱性磷酸酶升高，血培养及脓培养可检出致病菌。②B超检查：是最经济、无创的首选方法，表现为肝内单个或多个类圆形无回声或低回声区，脓肿完全形成后可表现为内有点片状回声的液性暗区。③X线检查：脓肿较大者可见膈肌抬高，肋膈角模糊变钝，可见肝区内气液平。④CT检查：表现为密度较低的类圆形占位，还可提示脓肿的具体大小、数量、与周围组织血管的毗邻关系。⑤肝肿物穿刺活检：穿刺的脓液可因感染细菌不同而呈不同的颜色，多为黄白色或黄绿色，脓液可送检进行细菌培养和药敏试验。

鉴别诊断 ①阿米巴肝脓肿：以阿米巴滋养体为病原体引起的肝内脓肿，常有不洁饮食史、阿米巴肠病史，临床症状与细菌性肝脓肿相似，肝脓肿穿刺可明确诊断，阿米巴肝脓肿的脓液多呈无臭巧克力色液体，且粪便病原学检查有时可找到阿米巴滋养体，抗生素治疗无效等，均有助于明确诊断。②急性结石性胆囊炎：B超探及胆囊或胆道内强回声影可帮助诊断。若该病与细菌性肝脓肿同时存在，则肝脓肿的症状多被重症胆管炎的症状掩盖，应注意鉴别。③膈下脓肿：多继发于腹腔内脏器穿孔及腹膜炎，也有寒战、高热等全身中毒症状，胸部疼痛，深呼吸时加重。肝脓肿破溃致膈下积脓感染时应注意鉴别。④原发性肝癌：肿瘤液化坏死可引起继发性感染，表现为低热、畏寒、肝区疼痛等。肝癌患者多有肝硬化病史，甲胎蛋白、B超及强化CT有助于鉴别。

治疗 解除原发灶感染、使用足量有效的抗生素、全身营养支持治疗，是该病的治疗原则。①药物治疗：首先使用足量的广谱抗生素，如青霉素、第三代头孢类及针对厌氧菌的甲硝唑等联合应用，再依据细菌培养及药敏试验结果调整用药。同时给予全身营养支持，纠正水电解质平衡、纠正贫血、低白蛋白血症等。②手术治疗：B超引导下经皮肝穿刺置管引流术，适用于经积极抗感染治疗后，脓肿无减小，且为较大单发者，留置引流管脓液抽吸及抗菌药物冲洗；肝脓肿切开引流术，适应于单发孤立性脓肿有破溃风险者；肝叶切除术适用于病程较长，脓肿壁较厚，引流后不塌陷且留有无效腔或窦道，或单侧肝叶内多发脓肿。

(詹江华)

āmǐbā gānnóngzhǒng

阿米巴肝脓肿 (amebic liver abscess)

溶组织阿米巴原虫的滋养体从肠道病变处经血流进入肝而引起的化脓性病变。该病是阿米巴肠病的主要并发症，多发于热带、亚热带地区，20～50岁男性多见。

病因及发病机制 该病由溶

组织阿米巴原虫引起,其生命周期分为包囊和滋养体 2 个阶段。包囊为传播状态,滋养体为侵袭状态。当人误食了被阿米巴包囊污染的水、食物时,包囊由胃入肠道,肠道的碱性消化液使囊壁变薄破裂,阿米巴原虫以滋养体的形式被包囊释放,滋养体在肠道内向下运行,一部分滋养体可重新分泌出自身包囊,随粪便排出体外,通过污染水源、食物而继续传播;另一部分滋养体可侵入回肠末端、回盲部的肠壁黏膜层内继续繁殖,其分泌的溶组织酶可使黏膜破溃形成典型的底大口小的烧瓶样溃疡,还可侵犯肠壁小静脉,从而由门静脉系统的属支入肝;还可通过淋巴系统入肝。多数情况下,侵入肝的滋养体大部分可被单核-巨噬系统消灭;但当人体免疫力降低时,未被清除的滋养体则在肝内繁殖,引起肝组织的局部炎症反应,微静脉炎或原虫阻塞小静脉末梢,可引起局部肝组织缺血坏死,滋养体分泌的溶组织酶使肝组织溶解液化,形成小脓肿,局部多个小脓肿融合即成为大脓肿。

临床表现 主要表现为发热、肝区疼痛及肝大。发热以弛张热、间歇热多见,体温可达 38~39℃,合并细菌性感染时体温可高达 40℃以上。肝区疼痛多呈持续性胀痛,偶可放射至肩背部,可因咳嗽、右侧卧位加重。少数患者表现为疲乏无力、恶心呕吐、腹泻、贫血、体重下降等。极少数情况下,巨大的阿米巴肝脓肿会压迫胆管,导致梗阻性黄疸。

诊断 根据流行区旅居史、阿米巴肠病史、临床表现及辅助检查确诊。①实验室检查:急性期血常规可见白细胞增多,若中性粒细胞增多提示并发细菌感染

的可能,红细胞沉降率增快,肝功能可见碱性磷酸酶、γ-谷氨酰转移酶升高;粪便病原学检查中找到阿米巴滋养体或包囊。②B超检查:可见低回声或无回声类圆形病灶,对肝脓肿的确诊率高,是首选的经济、无创的检查方法。③CT 及 MRI 检查:可发现肝内低密度占位性病变,有利于发现多发性的小脓肿。④B 超引导下脓肿穿刺:可见典型巧克力色无臭黏稠液体,注意阿米巴肝脓肿并发细菌感染时,脓液可为黄白或黄绿色伴臭味液体。⑤结肠镜检查:可在结肠黏膜发现典型的底大口小的烧瓶样溃疡,取少许溃疡黏膜行涂片检查,可找到阿米巴滋养体。

鉴别诊断 主要与细菌性肝脓肿鉴别(表 1)。

治疗 原则应早诊断、早治疗,彻底消灭肠道阿米巴以防复发。药物治疗为主,药物治疗无明显好转且伴有细菌感染或其他并发症时可行脓肿穿刺或手术治疗。

药物治疗 ①甲硝唑:首选药物,对肠道内、肝内或其他部位的阿米巴滋养体和包囊均有较强的灭杀作用。②氯喹:仅适用于肠外阿米巴病。③依米丁:能

直接杀死阿米巴滋养体,用于治疗肠外阿米巴,尤其阿米巴肝囊肿,对阿米巴包囊无效。

手术治疗 ①B 超引导下经皮肝穿刺抽脓或置管引流术:适用于抗阿米巴药物治疗症状无改善;脓肿直径>10cm;疑继发细菌感染。②脓肿切开引流术:适应于药物及穿刺引流后症状无改善;脓肿破溃,全身明显中毒症状者。脓肿切开引流,腔内留置负压吸引,以利于脓液排出后腔壁贴合。③肝叶切除术:适用于脓腔壁厚,即使脓液引流后腔壁也不宜塌陷者,或经切开引流后残留窦道不愈者。

并发症 ①继发细菌性肝脓肿:常见的致病菌有金黄色葡萄球菌、大肠埃希菌及链球菌等。②脓肿及窦道形成:肝脓肿破溃可引起毗邻器官脓肿及瘘管形成。

预后 阿米巴肝脓肿若治疗及时,治愈率较高,预后较好。

预防 污染的水和蔬菜是最常见的传播源,阻断阿米巴病的粪口传播途径为主要预防方法。

(詹江华)

gānbāochóngbìng

肝包虫病(hepatic echinococcosis) 棘球绦虫的幼虫在肝内寄生引起的人畜共患寄生虫病。

表 1 细菌性肝脓肿与阿米巴肝脓肿的鉴别

鉴别点	细菌性肝脓肿	阿米巴肝脓肿
病史	继发于胆道感染或其他化脓性疾病	继发于阿米巴肠病
症状	起病急骤,全身中毒症状明显,寒战、高热、肝区疼痛	起病缓慢,可有畏寒、发热、肝区隐痛
脓肿	常见多发性小脓肿	常见单发脓肿,直径较大
血液检查	白细胞、中性粒细胞明显增多,血培养可阳性,阿米巴抗体阴性	可有白细胞增多,阿米巴抗体阳性,血培养阴性
脓液	黄白色,有臭味,涂片及脓培养可见病原菌	巧克力色,无味,脓涂片有时可见阿米巴滋养体
粪便检查	无特异性表现	有时可找到阿米巴包囊
诊断性治疗	抗感染治疗有效	抗阿米巴治疗有效

又称肝棘球蚴病。在中国主要流行于畜牧业发达的西部地区。棘球蚴感染后在肝和肺的寄生最常见，约占75%和15%，其余10%分布于其他组织器官。就诊年龄以20~40岁为最多。

病因及发病机制 致病绦虫有四种，包括细粒棘球绦虫、泡状棘球绦虫或多房棘球绦虫、伏氏棘球绦虫和少节棘球绦虫，其中以细粒棘球绦虫最多见，局部地区泡状棘球绦虫的患病率也较高。细粒棘球绦虫的终宿主有犬、狐、狼等，以犬最常见，中间宿主是羊、猪、马、牛和人等，以羊最多见。人与人之间不传染。人感染包虫病的主要原因是接触犬，或处理犬、狼、狐皮而误食虫卵引起，虫卵在十二指肠内孵化，放出六钩蚴，穿过肠黏膜，进入门静脉系统，大部分被阻留于肝内。少数幼虫可通过肝血窦及肝静脉至肺，也可引起脑和其他部位的病变。

临床表现 患者常具有多年病史、病程呈渐进性发展。初期症状不明显，常在致病多年后体格检查时偶然被发现，亦有因偶尔发现腹部包块或因囊肿导致压迫症状或引起并发症而就医。①包虫囊肿破裂：破溃入腹腔，引发全腹的多发囊肿，出现腹胀或肠梗阻，甚至发生致命性的变态反应；破溃入胆道，可引起梗阻性黄疸或反复发作的胆管炎；破溃入结肠，包虫囊内容可自直肠排出，或导致包虫囊继发性感染；经横膈破溃入肺，导致反复肺部感染，可咳出子囊；包虫囊压迫甚至破裂入肝静脉，会引起巴德-吉亚利综合征。②感染：继发细菌感染较为常见，多由胆漏引起。③过敏症：包虫囊液含有异种蛋白和抗原，当其释放入血可导致反复荨麻疹等变态反应，严重时会出现过敏性休克。④肾小球有囊虫抗原沉积，会发生膜性肾小球肾炎。

诊断 在询问病史时应了解是否现居或曾经居住该病流行地区，是否有与犬、羊等接触史。①超声检查：为首选检查方法，诊断准确率高，同时可在术前确定包虫的发育阶段和分型。包虫的不同发育阶段超声影像学表现为囊型病灶（CL型）、单囊型（Ⅰ型）、多子囊型（Ⅱ型）、内囊塌陷型（Ⅲ型）、实变型（Ⅳ型）、钙化型（Ⅴ型）。②X线检查：较大的肝囊型包虫病或肝泡型包虫病均显肝影增大，右膈升高和活动受限等。③CT和MRI检查：除了诊断价值与超声相似，还可清楚显示囊肿与肝内结构间的解剖关系，对术前准备、手术规划和术中操作具有重要的指导意义。④疑有胆道受累时，可行内镜逆行胰胆管造影或经皮经肝胆管造影。⑤免疫学检查：常用于流行病筛查。

鉴别诊断 ①先天性肝囊肿：无流行病学史，B超等影像学检查、免疫学均有助于鉴别。②细菌性肝脓肿：亦无流行病学史，全身中毒症状较重，影像学检查提示病灶囊壁及内部的分隔可见多条或点状血流信号或强化，亦可借助包虫免疫试验加以鉴别。③肝癌：发展速度快，病程相对短，典型的肝癌病灶周边多为富血供区，还可以借助于甲胎蛋白和包虫病免疫学检测加以鉴别。④肝血管瘤：CT强化扫描即刻呈强化效应为其特征性鉴别点。⑤肾盂积水：该病无流行病学史，可有腹部疼痛、排尿困难、血尿等症状，B超等影像学检查可协助鉴别。⑥先天性胆管扩张症：

该病亦无流行病学史，除了临床表现腹痛、黄疸及腹部包块外，血生化、B超等影像学检查均有助于鉴别。

治疗 对于囊肿实变、直径小于5cm或钙化（Ⅳ型、Ⅴ型）且无症状者，可随访观察。超声引导下经皮肝穿刺抽吸术，适用于体积较小、位于肝组织内的Ⅰ型囊肿，可采用10%氯化钠溶液反复冲洗囊腔，达到杀灭虫体的目的。

药物治疗 一般很难达到治愈的效果，适用于早期囊肿小、外囊壁薄、有广泛播散和手术危险性大的患者，常用药物是阿苯达唑。

手术治疗 首选治疗方法，原则是清除内囊，防止囊液外溢，防止复发；尽可能消灭外囊残腔，处理和预防胆漏等并发症。①内囊摘除术：是经典的手术方式，关键是彻底清除和杀灭包虫虫体达到根治的目的，适用于无感染的病例。可采用腹腔镜下肝囊型包虫病内囊摘除术。②肝部分切除或肝叶切除术：能完整切除包虫，治疗效果最佳。适用于局限于肝左外叶或右半肝，体积巨大、单一、囊壁坚厚或钙化不易塌陷，而病侧肝组织已萎缩；局限于肝的一叶的多发性囊肿；引流后囊腔经久不愈，以至遗留瘘管；囊肿感染后形成厚壁的慢性脓肿；局限的肝泡状棘球蚴病者。③突发性过敏性休克处理：若发现血压下降、脉搏细速等早期征兆，及时静滴肾上腺素纠正低血压，并用间羟胺与多巴酚丁胺维持血压。脱敏剂使用地塞米松、异丙嗪。同时予以扩容，严重时予以气管插管辅助呼吸，静滴纳洛酮减轻肺水肿，改善呼吸功能。若休克发展严重呼吸衰竭乃至心搏骤停，须立即施行胸外心脏按压。④外囊空腔大出血处理：纱布压迫止血、缝扎止血，必要时行外囊全切除或大部切除并置入带蒂大网膜填充缩小残腔促进早期愈合。⑤胆漏的处理：在行外囊完整切除术时，应仔细结扎通向囊腔的胆管支；部分外囊切除时，应仔细缝扎残留外囊壁上每个小的胆管开口；肝门部胆管瘘口较大者，可行瘘口空肠鲁氏 Y 形吻合术。囊内容物破入胆道时，需行胆总管探查。⑥肝移植：是终末期包虫病患者的一种治疗方法，能够彻底治疗肝包虫病，也是晚期肝包虫病肝衰竭患者唯一的治疗方法。

预防 在畜牧区广泛开展有关包虫病知识的宣传；消灭野犬，加强家犬的管理；防止犬粪污染草场、饲料、水源，预防羊群染病，加强宰杀管理；病死的羊尸应深埋或焚毁；注意个人卫生；保护水源，搞好环境卫生。

（詹江华）

gānnángxíng bāochóngbìng

肝囊型包虫病（hepatic cystic hydatidosis） 细粒棘球蚴在肝内寄生而引起的人畜共患寄生虫病。又称肝囊型棘球蚴病。中国西北部畜牧业发达区域是肝囊型包虫病的主要流行地区。虫卵在进入人体后，经消化液作用，在十二指肠内孵化成六钩蚴，其穿入肠壁末梢静脉随血流入肝，并发育成囊状的棘球蚴。肝囊型包虫病分为囊型病灶、单囊型、多子囊型、内囊塌陷型、合并部分实变的多子囊型、实变型、钙化型。

临床表现：早期一般无明显症状，随着囊肿的增大对肝产生挤压，可出现肝部不适、上腹胀痛。当囊肿增大到一定程度，可对邻近组织器官产生挤压，引发

相应症状，如生长在肝门附近的囊状棘球蚴可压迫胆管引起梗阻性黄疸，也可因压迫其附近的门静脉导致门静脉高压。

诊断：①实验室检查，血常规白细胞计数大多正常，部分嗜酸性粒细胞小幅度增高。②B 超检查为该病准确、有效的诊断方法。B 超下可见边缘清晰的囊状液性阴影区域，其内部可观察到散在的光点或小光圈。③腹部 X 线片可见囊壁出现圆形的钙化阴影，骨 X 线片出现囊状阴影。④CT 和 MRI 检查可观察到车轮性状的阴影，头部可见囊状病变。⑤皮内试验、血清免疫学检测等有助于诊断。

治疗：①手术治疗有内囊摘除术（经典手术方式）、外囊完整剥除术、肝部分切除术。②经皮穿刺治疗。③药物治疗，阿苯达唑与甲苯咪唑是最主要的咪唑类抗包虫药物。④期待疗法，即等待包虫自行失活或死亡。

（詹江华）

gānpàoxíng bāochóngbìng

肝泡型包虫病（hepatic alveolar hydatidosis） 多房棘球蚴在肝内寄生引起的人畜共患寄生虫病。又称肝泡型棘球蚴病。该病特点是肿瘤样、浸润性生长、病情严重且致死率高。虫卵在进入人体后，可在小肠内孵化出六钩蚴，然后穿过肠黏膜通过门静脉到达肝，并发育成泡球蚴。泡球蚴在生长的过程中，会侵蚀破坏周围组织，对器官造成实质性损害，如导致肝出现单个大块或多个坚硬肿块病变。病变范围可扩散到邻近器官，且泡球蚴可随血液循环转移至肺、脑等远处器官，而引发相应症状。

早期常无不适症状，随着病程的发展，可触及坚硬且无疼痛

的肿块，并出现上腹隐痛、食欲减退、腹胀、消瘦等情况。当病变逐渐增大侵蚀胆管时，则出现梗阻性黄疸，也可合并腹水、门静脉高压等情况。患者最终可因肝衰竭，以至转移至脑等器官而导致死亡。

诊断：①实验室检查，血常规可显示轻至中度贫血，部分嗜酸性粒细胞小幅度增高。②B 超检查为该病准确、有效的诊断方法，B 超下可在肝脏病变处观察到密集的光点和大小不一的光环。③腹部 X 线片可见肝区有局部或弥漫性无定型点状或细小环状的钙化影。④CT 和 MRI 检查，肝部可见实质性的肿块，边缘不规则，且肿块中心可见聚集性的斑点状钙化阴影。⑤皮内试验、血清免疫学检测等有助于诊断。

虽然肝泡型包虫病患者数量不多，但因其病情严重、并发症较多、治疗困难，故多需终身治疗。治疗方案包括外科手术治疗如根治性肝切除、姑息性切除及肝移植手术，介入治疗如超声或 CT 引导下的介入、内镜介入治疗，单纯药物治疗。

（詹江华）

ménjìngmài gāoyāzhèng

门静脉高压症（portal hypertension） 门静脉系统压力持续性增高所引起的临床综合征。

病因及发病机制 按照门静脉阻力增加的部位，门静脉高压症分为肝前型、肝内型及肝后型。①肝前型门静脉高压症：常见病因为肝外门静脉血栓形成、门静脉海绵样变和门静脉受压（淋巴瘤）等。②肝内型门静脉高压症：根据肝内梗阻部位分为窦前性、窦性及窦后性。胆道闭锁是儿童期肝内型门静脉高压症的主要原因。③肝后型门静脉高压症：主

要病因为巴德-基亚里综合征、严重右心衰竭及缩窄性心包炎。以上各种原因所致门静脉系统血液不能顺利通过肝回流至下腔静脉，引起门静脉压力增高，继而形成门体侧支循环大量开放，食管胃底静脉曲张；脾窦发生扩张，纤维组织增生，导致脾大及脾功能亢进；毛细血管床滤过压增加及低蛋白血症导致腹水等。

临床表现 消化道出血、脾大、脾功能亢进及腹水是门静脉高压症的主要临床表现。①消化道出血：食管胃底静脉曲张破裂导致突然大量的呕血，是门静脉高压症最常见、最严重的并发症。有时出血比较隐蔽，以黑便为首发症状。②脾大、脾功能亢进：门静脉血流受阻导致充血性脾大，同时伴外周血细胞减少，以白细胞及血小板减少为著。严重血小板减少，可导致血尿、鼻出血及牙龈出血，甚至颅内出血。③腹水。④门静脉高压性胃病。

诊断 根据消化道出血、脾大、脾功能亢进及腹水等临床表现，一般诊断无困难，同时可借助辅助检查明确诊断。①实验室检查：脾功能亢进时白细胞及血小板计数降低；肝功能提示血浆白蛋白降低、球蛋白增高，白/球蛋白比例倒置，转氨酶升高提示肝细胞坏死，碱性磷酸酶、谷氨酰胺转肽酶升高提示胆汁淤积；凝血酶原时间延长。②超声检查：具有方便、无创、可反复进行等优点，可显示腹水、肝质地及门静脉扩张情况。③内镜检查：可明确消化道出血的原因、部位和程度。④CT 检查：显示门静脉及其属支栓塞、闭锁及侧支血管管径，可以估计病情的严重程度。⑤MRI 检查：能清楚显示门静脉血栓和侧支静脉，还能在血管造影和超声检查失败时明确门静脉高压症的诊断。⑥数字减影血管造影检查：直接显示异常的门静脉血管、周围侧支血管及血流方向，有助于门静脉高压症的诊断及治疗方式的选择。

治疗 主要包括非手术治疗和手术治疗。

非手术治疗 食管胃底曲张静脉破裂出血，尽可能采用非手术治疗。①建立有效的静脉通道，扩充血容量，采取措施监测患者生命体征。②药物止血：首选血管收缩药或与血管扩张药硝酸酯类合用。③内镜治疗：经内镜将硬化剂直接注射到曲张静脉腔内，使曲张静脉闭塞，其黏膜下组织硬化，以治疗食管静脉曲张出血和预防再出血。④三腔管压迫止血：是暂时控制出血的有效方法。⑤经颈静脉肝内门体静脉分流术：经颈静脉途径在肝内肝静脉与门静脉主要分支间建立通道，置入支架以实现门体分流，降低门静脉压力。

手术治疗 通过各种分流手术及断流手术降低门静脉压力，阻断门奇静脉的异常血流，达到止血目的。①门体分流术：分为非选择性分流和选择性分流手术两类。非选择性门体分流术是将入肝的门静脉血完全转流入体循环，包括门静脉与下腔静脉端侧分流术、门静脉与下腔静脉侧侧分流术、肠系膜上静脉与下腔静脉"桥式"（H形）分流术和中心性脾-肾静脉分流术。选择性门体分流术旨在保存门静脉的入肝血流，同时降低食管胃底曲张静脉的压力，代表术式是远端脾-肾静脉分流术，还包括远端脾腔静脉分流、胃冠状静脉下腔静脉架桥术等。②断流手术：包括经腹胃底曲张静脉缝扎术、贲门周围血管离断术及食管下端横断再吻合术。③分流加断流联合手术。④肝移植：对于肝衰竭终末期患者肝移植是唯一有效的治疗方式。

（詹江华）

gānqiánxíng ménjìngmài gāoyāzhèng

肝前型门静脉高压症（prehepatic portal hypertension）

门静脉主干或脾静脉阻塞导致的门静脉系统压力升高所引起的临床综合征。又称肝前门静脉高压综合征。病因：①门静脉发育不良、闭锁、狭窄、缺如。②门静脉海绵样变性、门静脉血栓（脐静脉感染、腹腔胆道感染、高凝、炎性肠病）。③进入门静脉血流增加（肝动脉-门静脉瘘）。④脾静脉血栓。⑤门静脉外部受压（转移癌、胰腺炎等）。主要表现为消化道出血、脾大、脾功能亢进及腹水。

诊断：①超声检查是检测门静脉系统解剖及血流动力学的主要方法。②CT 及 MRI 检查可清晰显示腹腔内血管图像及肝胆解剖情况。③经皮脾门静脉造影可直观显示门静脉系统，对肝前型门静脉高压症具有诊断意义。余辅助检查与非手术治疗见门静脉高压症。

手术治疗：①雷克斯（Rex）分流术，限于肝前型门静脉高压症，在肠系膜上静脉与门静脉左主支之间架桥建立一个血管通路，使胃肠道血液跨过了海绵样变的门静脉，经过这个通路重新灌流入肝，使门脉压力降低。②门体静脉分流术：适用于不适宜雷克斯分流手术的肝前型门静脉高压。常用的手术方式有脾肾静脉分流术、脾腔静脉分流术、肠系膜上静脉下腔静脉分流术等。③门体静脉断流术：适用食管胃底静脉曲张大出血非手术治疗无效，而一般情况良好又不适合做分流手术者。④肝移植：对于临床表现严重，或者肝有严重的结构或功能损害者，可进行肝移植。

（詹江华）

ménjìngmài hǎimiányàngbiàn

门静脉海绵样变（cavernous transformation of the portal vein, CTPV）

门静脉主干和/或其分支慢性部分性或完全性阻塞导致门静脉血流受阻，引起门静脉压力增高的疾病。该病多见于儿童，门静脉周围形成许多向肝性扩张迂曲的侧支循环，因大体标本切面和影像学检查呈海绵状血管瘤改变而得名。

病因及发病机制 儿童CTPV多为原发性病变，主要考虑与以下几种因素有关：①门静脉先天性发育异常，如门静脉先天性狭窄或闭塞、血管瘤等。②门静脉感染，如新生儿败血症、脐炎或腹腔感染累及门静脉系统时可引起门静脉炎症性改变，导致门静脉闭塞及门静脉周围侧支血管形成。③门静脉血栓形成。成人CTPV多属继发性。门静脉炎、肝门周围纤维组织炎、血栓形成、凝血疾病、肿瘤侵犯及胰腺炎等可致门静脉血流受阻、血液淤滞或血流量增加，门静脉系统周围侧支循环建立形成CTPV。

临床分型 根据上野（Ueno）分型，将CTPV分为三型。Ⅰ型表现为门静脉正常结构不清，仅显示门静脉区呈蜂窝状结构，原发性CTPV均属此型；Ⅱ型表现为门静脉主干可以显示，但内部被栓塞物填塞，在其周围可见侧支静脉；Ⅲ型表现为门静脉附近存在肿块回声，门静脉受压致侧支静脉形成。

临床表现 CTPV若未发展到门静脉高压症，可不出现任何症状。CTPV发展成门静脉高压症后可表现为反复上消化道出血、脾大、脾功能亢进、腹水、门静脉高压性胃病、门静脉性肺动脉高压以及门静脉高压性胆道病（portal hypertensive biliopathy, PHB）等。PHB是由扩张侧支静脉压迫胆管或引起胆道缺血性损伤所致，多数PHB患者无明显症状或仅有单纯肝酶异常，少数患者可发展为胆石症，出现腹痛、梗阻性黄疸等胆管炎症状。如门静脉血栓和胆道病变长期存在或继续发展，可导致肠系膜静脉充血、局部肠道缺血、胆汁性肝硬化失代偿、肝性脑病等难治性病变。

诊断 CTPV的诊断主要依靠影像学检查。在正常门静脉的位置，门静脉被多个侧支静脉血流代替是CTPV的特征性表现。①超声检查：是CTPV初始评估的首选方法。彩色多普勒超声可提供门静脉血流速度、方向、流量等方面信息，用以详细评估疾病严重程度。②CT及MRI检查：腹部增强CT可有效评估门静脉系统，门静脉期于肝门区门静脉主干周围及肝内门静脉左、右支周围见大量迂曲、扩张的静脉血管丛为诊断CTPV的最直接征象。MRI是一种无创性检查，可多平面重建、多参数成像，清楚地显示肝内外门静脉分支的形态、走行异常，能较准确地反映侧支循环情况，优于螺旋CT门静脉成像，增强MRI已部分取代CT，成为超声检查后的一线诊断方式。

治疗 CTPV的治疗目的主要是防治门静脉高压引起的上消化道出血和脾功能亢进，以及恢复肝门静脉血流灌注。

非手术治疗 ①药物治疗：抗凝治疗防止血栓复发或扩展，主要以肝素和维生素K拮抗剂为基础；应用β受体阻断剂减缓心率、降低门静脉压力；应用血管加压素类、生长抑素类药物等降低曲张血管出血风险。②内镜治疗：内镜下止血治疗食管胃底静脉曲张破裂出血的急诊或预防性治疗。③介入治疗：经颈静脉肝内门体分流术。

手术治疗 ①雷克斯（Rex）分流术：将自体静脉移植物在门静脉左支即雷克斯隐窝内或与之相连通的开放的脐静脉与肝外门静脉或门静脉系统其他属支间架桥转流，尽可能恢复门静脉的生理性解剖和血流动力。雷克斯手术已逐渐成为部分CTPV患者的首选术式。②断流术：脾切除加贲门周围血管离断术，可用于治疗上消化道急性出血或无法完成分流术的CTPV患者。③分流术：远端脾肾分流术是治疗CTPV的常用术式。④联合手术：贲门周围血管离断术加雷克斯分流术。⑤肝移植：对于其他手术方式治疗失败、反复消化道出血及肝衰竭者，肝移植可作为最终的治疗方式。

（詹江华）

gānnèixíng ménjìngmài gāoyāzhèng

肝内型门静脉高压症（intrahepatic portal hypertension）

因肝内组织病变造成肝内门静脉和/或肝内肝静脉梗阻导致的门静脉系统压力升高所引起的临床综合征。

病因及发病机制 门静脉系统血流动力学异常，即门静脉系统阻力增加、血流量增加或肝静脉系统回流受阻，从而导致门静脉压力升高，表现为脾大、脾功能亢进、食管胃静脉曲张、侧支循环形成，严重者可发生食管胃静脉曲张破裂出血、腹水及肝性脑病等。最常见病因为肝炎后肝硬化，其次见于特发性门静脉高压症、血吸虫病性肝硬化、先天性肝纤维化、肝窦阻塞综合征及肝豆状核变性等较少见。胆道闭锁是儿童期肝内型门静脉高压症的主要原因。

分型 ①窦前性：主要由肝内小的门静脉分支病变所致，常见于先天性肝纤维化、特发性非肝硬化性门静脉高压症、原发性胆汁淤积性胆管炎早期、血吸虫病等疾病。②窦性：最常见，主要由胆道闭锁、病毒性肝炎及遗传代谢性疾病等所致的肝硬化引起。③窦后性：静脉阻塞性疾病为其典型原因。

临床表现 ①消化道出血：由食管曲张静脉破裂所致，是门静脉高压症最常见、最严重的并发症。根据出血量不同可表现为呕血、黑便等。②脾大、脾功能亢进：门静脉压力升高后，表现为充血性脾大，同时伴有脾功能亢进，表现为外周血细胞减少，最常见为白细胞和血小板减少。患儿多出现贫血，血小板明显减少时会发生皮肤瘀斑、鼻出血、牙龈出血等表现。③腹水：门静脉压力升高，门静脉系统毛细血管床滤过压增加，同时肝硬化引起低蛋白血症，血浆胶体渗透压下降及淋巴液生成增加，促使液体从肝表面、肠浆膜面漏入腹腔而形成腹水。因中心血流量降低，继发刺激醛固酮分泌过多，导致水钠潴留加剧腹水形成。

诊断 ①实验室检查：血细胞计数减少，以白细胞及血小板计数最为明显。肝功能表现为血浆白蛋白降低而球蛋白升高，白、球比例倒置；谷草转氨酶及谷丙转氨酶升高，表示存在明显肝细胞坏死。由于许多凝血因子在肝合成，加上慢性肝病患者常有原

发性纤维蛋白溶解亢进，所以凝血酶原时间延长。②腹部超声：可以显示脾大、腹水、肝密度及质地异常，门静脉及门静脉血栓形成等征象。③骨髓检查：可以排除骨髓纤维化患者髓外造血引起的脾大，避免误切脾。④X线钡餐和内镜检查：显示食管胃底静脉曲张曲张程度。⑤CT、CT血管造影或 MRI 门静脉血管成像：可以了解肝硬化程度、肝动脉和脾动脉直径、门静脉和脾静脉直径、入肝血流，以及了解侧支血管的部位、大小及范围，有助于指导手术方式的选择。

鉴别诊断 ①上消化道出血：对于消化道急性大出血者，需排除鼻出血、食管炎、胃炎、胃十二指肠溃疡、胃肠道肿瘤、胃肠道血管畸形、异物及血液病等疾病。②脾大和脾功能亢进：需排除引起脾大的血液病和代谢性疾病，如溶血性贫血、原发性血小板减少性紫癜及白血病等。③腹水：需与结核性腹膜炎、恶性肿瘤等其他疾病引起的腹水鉴别。

治疗 主要针对食管胃底静脉曲张破裂出血、脾大、脾功能亢进、顽固性腹水和原发肝病治疗。

非手术治疗 ①对症支持治疗：发生急性出血时，应尽快建立有效静脉通道进行补液，若出血量较大、血红蛋白小于 70g/L 应同时输血，扩充有效血容量，维持血流动力学稳定。②药物治疗：止血（首选血管收缩药）、预防感染（头孢类广谱抗生素）、质子泵抑制剂抑制胃酸分泌、利尿、预防肝性脑病及护肝治疗等。③三腔管压迫止血。

手术治疗 ①分流术：通过在门静脉系统与腔静脉系统间建立分流通道、降低门静脉压力、

达到止血效果的一类手术，包括脾肾静脉分流术、脾腔静脉分流术、肠系膜上静脉下腔静脉分流术及经颈静脉肝内门体静脉分流术等。分流手术具有降压效果好、再出血率低等优点，但是术后肝更加缺少门静脉血供，对肝功能不利，肝性脑病发生率较高。②断流手术：是指通过阻断门奇静脉间的反常血流，达到止血目的，包括经腹胃底曲张静脉缝扎术、贲门周围血管离断术及食管下端横断再吻合术。手术操作相对简单、创伤小，对门静脉血供影响较少，手术死亡率及并发症发生率低，但术后门静脉高压仍较明显、再出血率高。③复合手术：结合分流术和断流手术特点，既保持一定的门静脉压力及门静脉向肝血流，又疏通门静脉系统的高血流状态，起到"断、疏、灌"的作用，但复合手术创伤和技术难度较大，且对患者肝功能要求高。④肝移植：肝硬化严重、肝功能差而药物治疗不能改善者，应行肝移植手术。肝移植是最根本的治疗方法，但是仍面临供肝短缺、终身服用免疫抑制剂及费用昂贵等问题。

并发症 上消化道出血为最严重并发症，重者可因失血性休克危及生命。还可出现脾大、脾功能亢进、腹水，患者全血细胞减少，易发感染，重度门静脉高压患者可出现肝性脑病。

预后 患者早期接受正规合理的治疗方案，预后较佳。及时处理原发病并维护肝功能和处理并发症，通常不影响自然寿命。

预防 ①注射乙肝疫苗，注意乙肝预防，尽早治疗肝炎及肝硬化。②积极治疗其他肝原发疾病，减慢肝硬化进程。

（詹江华）

xiāntiānxìng gānwài méntǐ fēnliú

先天性肝外门体分流（congenital extrahepatic portosystemic shunt）

门静脉与腔静脉之间异常吻合导致门脉血流向肝灌注不足的先天性门静脉畸形。又称阿伯内西畸形（Abernethy malformation）。该病可造成门静脉血液直接流入体静脉系统，从而引起一系列病变，常伴其他先天畸形。

病因及发病机制 胚胎发育异常或其他原因造成门静脉和下腔静脉之间形成异常分流，从而导致肝门静脉血灌注不足，门静脉发育不良或变细。

分型 ①Ⅰ型：完全性门体分流，无门静脉血入肝，主要表现为端侧分流。根据肠系膜上静脉与脾静脉是否共干又分为两型，Ⅰa型，肠系膜上静脉与脾静脉不汇合，分别注入下腔静脉；Ⅰb型，肠系膜上静脉与脾静脉汇合后注入下腔静脉。②Ⅱ型：部分性门体分流，主要表现为侧侧分流，门静脉细小，可与下腔静脉或其他体静脉沟通。分型示意见图1。大部分Ⅱ型患者待分流压力平衡后临床症状可自然消失。

临床表现 门静脉压力增高，痔静脉扩大迂曲，与髂静脉形成分流交通，表现为突发性肛门出血、贫血。随着病情进展，患儿因肝门静脉血灌注不足导致肝功能受损和代谢异常，包括高半乳糖血症、高胆汁酸、高血糖及高血氨、门静脉高压相关症状（脾功能亢进症、消化道出血）、肝肺综合征、严重肺动脉高压及肝硬化等；门、腔静脉分流可导致肝性脑病。

诊断与鉴别诊断 ①直接或间接门静脉造影为金标准，但因其为有创性检查，应用受到限制。②多普勒超声为最主要诊断手段。③增强CT、MRI及其三维成像，可显示门静脉主干及其分支闭塞、变细，可协助诊断。该病需与其他先天性门静脉畸形鉴别，包括先天性肝内门体分流、门静脉缺如、门静脉海绵样变及门静脉闭锁等。

治疗 ①保守治疗：主要是保护肝功能和治疗肝性脑病。轻度的代谢异常可通过药物治疗改善，包括优质低蛋白饮食、口服乳果糖及支链氨基酸等。②分流手术：小儿以保护肝脑为主，可行选择性门体分流术及雷克斯分流术。③断流手术：介入栓塞、黏膜下静脉曲张切除手术。④肝移植：Ⅰ型患儿唯一有效的治疗途径。

预后 并发症有代谢异常、严重肝性脑病、消化道出血、脾功能亢进、肺动脉高压。Ⅰ型患儿多因合并其他系统畸形而早期死亡。Ⅰ型患儿若伴有严重的肝疾病，如肝恶性肿瘤（肝母细胞瘤、肝细胞癌）、胆道闭锁、肝发育不全及肺动脉高压等，必须早期行肝移植手术。

（詹江华）

guǎngfàn niánmó xià jìngmàiqūzhāng qiēchú shǒushù

广泛黏膜下静脉曲张切除手术（extensive submucosa varicosectomy）

为治疗先天性肝外门体分流所引起的大量便血的断流手术。该手术与成人痔治疗相似。先天性肝外门体分流导致门静脉高压，肠系膜下静脉分支痔上静脉与下腹静脉的痔中下静脉在直肠黏膜下形成静脉丛。门静脉压力增高，痔静脉扩大迂曲，与髂静脉形成分流交通。该手术适用于先天性肝外门体分流所引起曲张静脉出血，病变广泛，出血量较大者。出血不多、偶尔发作患儿不主张断流手术。

手术时取截石位或侧窝位，肛门局部消毒，用组织钳提起曲张组织，用剪刀环绕其四周做梭形切口，在切口上端分离曲张的静脉丛并予以切除。若肛门不松弛，皮肤不多余者，可做放射切

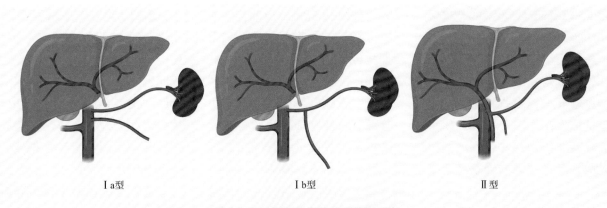

Ⅰa型 　　　　　 Ⅰb型 　　　　　 Ⅱ型

图1　先天性肝外门体分流分型示意

口，将曲张静脉丛剥离切除。术后用凡士林纱条引流，无菌纱布加压包扎。并发症有肛门狭窄、再出血。

（詹江华）

niánmó xià huánxíng qiēchúshù

黏膜下环形切除术（submucosal circular resection）

限用于治疗先天性肝外门体分流肛门静脉曲张短段病变的断流手术。又称克洛斯手术（Close procedure）。先天性肝外门体分流导致门静脉高压，肠系膜下静脉分支痔上静脉与下腹静脉的痔中下静脉在直肠黏膜下形成静脉丛。门静脉压力增高，痔静脉扩大迂曲，与髂静脉形成分流交通。适用于先天性肝外门体分流肛门静脉曲张短段病变，且经内科治疗、注射治疗无效，出血严重患儿。长段病变或症状轻微患儿不适用。

手术时用长木棒插入直肠，将齿状线翻出，在齿状线上做环形切开黏膜。将齿状线上的黏膜缘，用多个大头钉钉在软木棒上。轻拉软木棒使直肠缓慢脱出，边拖出边分离，切除静脉曲张。全部曲张静脉切除后，彻底止血后，将拖出直肠送回。取出软木棒，缝合切口。并发症有肛门括约肌功能减退、出血、肛周感染。

（詹江华）

gānjìngmài zǔsèzhèng

肝静脉阻塞症（hepatic veno-occlusive disease，HVOD）

因肝小静脉狭窄甚至闭塞导致的窦后性门静脉高压症。又称肝小静脉微血管非血栓形成性阻塞。该病最早散发于中亚、南非、牙买加及阿富汗等地，并与当地居民常食用含野百合碱的食物或草茶有关。

病因及发病机制 该病病因国内外显著不同，国外大多发生在骨髓造血干细胞移植（hematopoietic stem cell transplantation，HSCT）预处理后，而国内则多因服用含吡咯生物碱（pyrrolidine alkaloid，PA）的植物如土三七导致。PA的致病机制为：①PA对肝窦和中央静脉内皮细胞的直接损伤。②PA对骨髓祖细胞损伤从而阻止内皮细胞修复。

临床表现 典型的临床表现为肝大、压痛、体重增加、周围性水肿和腹水及黄疸等。HSCT相关HVOD常发生在骨髓移植后20天左右，巴尔的摩（Baltimore）和西雅图（Seattle）标准有助于骨髓移植后HVOD的诊断。野百合碱相关HVOD一般在持续接触该毒物1~2个月后发病，受药物摄入时间及剂量、个体遗传差异及有无基础病等影响，临床表现可有明显不同。

诊断 有长期饮用或食用含野百合碱毒素物质或成分不明中草药史，恶性血液病或实体瘤行大剂量放射治疗、化学药物治疗者应仔细地寻找有关的病因或诱因。①经静脉插管测定肝静脉嵌塞压和肝静脉压力梯度可确定有无HVOD引起的门静脉高压及获取组织学标本。②肝静脉造影有利于其与巴德-基亚里综合征的鉴别。③增强CT具有诊断意义，平扫期示肝大，密度降低；动脉期示肝动脉血管增粗、扭曲，肝实质可有轻度的不均匀强化；门静脉期呈特征性的地图状、斑片状强化和低灌注区，肝静脉显示不清，下腔静脉肝段明显变扁，下腔静脉、门静脉周围呈晕征或轨道征；延迟期肝内仍可有斑片、地图状的低密度区存在。④组织病理学是诊断HVOD的金标准，其典型改变为肝小静脉阻塞，肝小静脉管腔偏心性狭窄或硬化，第3带肝细胞坏死及肝窦纤维化。

鉴别诊断 ①急性移植物抗宿主病：肝活检以胆管炎症损伤及胆汁淤积为主，可做出鉴别。②巴德-基亚里综合征：为肝静脉及其属支阻塞，部分伴有下腔静脉肝段狭窄或阻塞，主要病变在肝静脉和/或下腔静脉肝段，肝静脉、下腔静脉造影有助于鉴别诊断。③其他药物性及病毒性重症肝炎：药物性肝损害有服用肝毒性药物史；HVOD则无慢性肝病基础的门静脉高压症和相对缓和的肝实质损害。

治疗 HVOD尚无特殊疗法，有效避免HVOD发生、早期诊断及早期干预至关重要。①祛除病因：终身禁止服用含野百合碱类的有毒野生物，避免不明成分的中草药长期服用；针对高危因素做好移植前处理。②急性期卧床休息，加强营养支持，静脉滴注白蛋白、血浆，补充维生素，纠正水、电解质及酸碱失衡，维护有效循环血容量、肾灌流及内环境稳定。③慢性期出现肝硬化和门静脉高压症时，给予限盐、利尿，纠正低蛋白血症。④门静脉高压症和食管静脉曲张破裂出血可行门体分流术。⑤肝移植多用于病情迅速进展的重症患者和其他治疗无效的慢性期HVOD进展为终末期肝硬化者。

预后 HVOD总体病死率为20%~50%，约20%患者于急性期死于肝衰竭，少数发展为肝硬化。轻度患者预后较好；中度患者经过保肝支持对症处理治疗后，多数病情可以好转；重度经积极治疗后常并发多器官功能衰竭，病死率50%以上。

预防 避免服用含野百合碱类的有毒野生物及不明成分的中草药，出现肝硬化和门静脉高压表现时应积极控制腹水，包括限盐、利尿、纠正低蛋白血症等。

（詹江华）

gānhòuxíng ménjìngmài gāoyāzhèng

肝后型门静脉高压症（posthepatic portal hypertension）

各种因素导致肝外肝静脉与右心之间的血流受阻而引起的门静脉高压症。

病因及发病机制 常见病因有巴德－基亚里综合征（Budd-Chiari syndrome，B-CS）、右心衰竭及缩窄性心包炎等。肝血液回流主要经肝左、肝中及肝右静脉汇入下腔静脉，再经下腔静脉汇入右心房。该途径中的血管出现堵塞或血流受阻，继而导致肝淤血和门静脉压力升高，形成肝后型门静脉高压症。

临床表现 ①巴德－基亚里综合征：急性或暴发性约占7%，其特点为突然出现的肝功能损伤、腹水、腹痛，且经常伴有肾衰竭。典型的表现为由肝静脉主干阻塞导致的全肝大。慢性或亚急性分别约占45%和48%，发作比较慢，大多数患者很少有症状，或仅有肝功能损伤的表现。②右心衰竭：下腔静脉回流受阻，使腔静脉及其属支压力升高，出现肝淤血、肝静脉及门静脉回流受阻等一系列临床表现。③缩窄性心包炎：最常见的症状为呼吸困难和水肿。一些患者表现为胸部不适、心悸、乏力、腹部不适、房性心律失常或充血性肝病。

诊断 ①巴德－基亚里综合征：临床诊断比较困难，若出现如下临床表现应高度怀疑，即突然出现的腹水伴有肝大及上腹部疼痛；腹水蛋白含量较高而肝功能损伤并不严重；已确诊的血栓形成性疾病的患者出现肝疾病；暴发性肝衰竭伴随肝大和腹水；无法解释

的慢性肝疾病。CT、MRI及数字减影血管造影等影像学检查往往能够达到临床确诊，诊断比较困难时可行病理检查。②右心衰竭：体格检查、超声心动图、右室的大小和功能、心脏MRI、多导CT、放射性核素显像、胸片、血流动力学评价右心室功能、右心衰竭风险模型、评价右心室功能的生物学标志等均可进行诊断。③缩窄性心包炎：可根据临床表现、心电图、胸片、实验室检查、超声心动图、CT、心脏MRI、侵入性血流动力学检查、活组织检查和外科手术探查进行诊断。

治疗 ①巴德－基亚里综合征：内科治疗改善患者的肝功能、纠正水电解质紊乱，可作为介入治疗、外科治疗等进一步处理的过渡手段，或用于终末期患者的对症支持治疗；介入治疗可行腔内血管成形术、经颈静脉肝内门体静脉分流术；外科治疗包括病变隔膜切除并取栓术、转流手术、分流手术、分转流联合手术、肝移植治疗等。②右心衰竭：根据起病速度可以分为急性和慢性右心衰竭。导致门静脉高压症的常为慢性右心衰竭，常用治疗方法为强心、利尿对症治疗。③缩窄性心包炎：心包切开术为有效的治疗手段，手术尽可能多地去掉心包，包括横膈膜和后外侧的心包。

并发症 ①门静脉高压症：脾大、脾功能亢进、上消化道出血。②肝功能损害：可导致黄疸，严重者可导致多器官功能衰竭。③大量腹水可导致自发性细菌性腹膜炎。

预后 不同病因导致的肝后型门静脉高压症预后具有显著差异，巴德－基亚里综合征导致的肝后型门静脉高压症预后不佳，经过积极治疗后生存率可得到改善，

部分患者仍发生原发性肝癌。

预防 作为门静脉高压症的一种类型，肝后型门静脉高压症往往容易被忽略。应积极针对病因进行预防，改善生活方式，积极防治肝炎、肝硬化，防止血栓形成。

（詹江华）

Bādé-Jīyàlǐ zōnghézhēng

巴德－基亚里综合征（Budd-Chiari syndrome）

由肝静脉梗阻和/或肝后段下腔静脉梗阻引起的肝后型门静脉高压症。又称布加综合征。

病因及发病机制 该综合征的发病原因不明确，主要包括先天性血管发育异常、血栓形成后机化演变、局部机械性损伤、生活环境因素。中国患者的发病原因倾向于"血管内皮损伤-炎症反应-内皮修复增生-血栓形成机化-隔膜形成"的动态过程，涉及多因素、多机制。该综合征按照解剖分型可分为下腔静脉型、肝静脉型及混合型；按照病因可分为原发性和继发性。继发性原因包括手术损伤肝静脉（如肝移植、肝切除术、心脏手术等）、外源性压迫（如肝包虫病、多囊肝、结节性肉芽肿及肝炎性假瘤等）、肿瘤侵犯（如肝癌、肾上腺皮质肿瘤）等。

临床表现 主要为肝后型门静脉高压症及下腔静脉高压综合征。多数患者为慢性起病，病程达数年甚至数十年，少数患者为急性病程。部分患者在发病早期可无明显症状，失代偿期患者表现为肝功能损害、门静脉高压症及下腔静脉高压综合征，也可引发不孕不育。门静脉高压症表现为脾大、腹水，严重食管胃底静脉曲张可诱发上消化道出血。下腔静脉高压综合征主要表现为下

肢静脉曲张、足靴区色素沉着、慢性溃疡等。大量腹水、营养不良患者可呈"蜘蛛人"体态。

诊断　超声是筛查该综合征的首选方法，计算机断层扫描静脉成像、MRI 诊断准确率较高，是重要诊断手段。数字减影血管造影是诊断该综合征的金标准，但属于有创性操作，不推荐作为常规诊断方法。影像学检查直接征象为肝静脉或下腔静脉的狭窄、闭塞，侧支静脉形成；间接征象为肝呈尾状叶肥大、硬化结节，以及脾大。

鉴别诊断　①下肢静脉曲张：需要与下肢深静脉血栓和髂静脉血栓等鉴别。②腹水：需要与结核、肿瘤等其他疾病引起的腹水鉴别。③肝脾肿大：需要与引起脾大的疾病如溶血性贫血、原发性血小板减少性紫癜等鉴别。

治疗　①保守治疗：予以保肝、利尿、抗凝、溶栓等治疗。②内镜诊断性治疗：可评估食管胃底曲张静脉的严重程度，对于并发曲张静脉破裂出血的患者，可采用内镜下套扎、硬化剂注射或组织黏合剂栓塞治疗。③腔内血管成形术：是该综合征的首选治疗方法。根据患者情况采用不同血管入路，优先选用腔内血管成形术开通梗阻的下腔静脉、肝静脉、副肝静脉等，置入血管支架应严格把握适应证。④经颈静脉肝内门体静脉分流术：通过在肝静脉及门静脉分支间建立分流通道，达到降低门静脉压力的目的。⑤病变隔膜切除并取栓术：该术式可恢复下腔静脉的正常解剖结构，达到缓解下腔静脉和门静脉高压的目的，并能避免门体分流术所致的肝性脑病。⑥转流手术：又称下腔静脉旁路术，使用人工血管在下腔静脉病变近远

端之间（腔-腔转流）或远端与右心房之间（腔-房转流）建立通道，通过旁路恢复下腔静脉血流。⑦分流手术：将门静脉系统血液全部或部分转移至体循环系统，达到降低门静脉压力、控制上消化道出血等目的，主要包括门体分流术和门肺分流术。⑧分转流联合手术：包括肠-腔-房转流术、脾-腔-房转流术等，用于混合型的治疗，该术式可同期缓解门静脉高压和下腔静脉高压。⑨肝移植：是治疗终末期肝病的最佳手段。

并发症　①门静脉高压症：脾大、腹水，上消化道出血，严重者可导致失血性休克。②下腔静脉高压综合征：主要表现为下肢静脉曲张、足靴区色素沉着、慢性溃疡等。③严重肝功能损害：可导致多器官功能衰竭。④自发性细菌性腹膜炎：大量腹水是细菌的良好培养基，可自发形成自发性细菌性腹膜炎。⑤不孕不育。

预后　1%~2% 的患者可发生肝静脉广泛性闭塞，5 年生存率不到 50%。肝静脉和下腔静脉阻塞的患者经介入治疗后，5 年生存率达 90%。约 10% 的患者可再次发生狭窄，但经过再次介入治疗，其 5 年生存率仍可达到 85%。约 3.5% 的患者发生原发性肝癌。

预防　积极治疗引起血栓的疾病，避免剧烈活动，避免使用避孕药，改善生活方式，注意饮用水的碘、氟含量等。

(詹江华)

ménqíjìngmài duànliúshù

门奇静脉断流术（portal-azygous disconnection）

切断门奇静脉间血流通道，以达到控制门静脉高压症合并食管胃底曲张静脉破裂出血目的的手术。又称门奇断流术。贲门周围血管离断术

最为有效。该术式 5 年和 10 年生存率分别为 91.4% 和 70.7%，5年和 10 年再出血率分别为 6.2%和 13.3%。

应用解剖　奇静脉起始于人体右腰升静脉，一路收纳来自大部分右侧肋间静脉、半奇静脉、副半奇静脉以及食管胸部、心包、主支气管的静脉后，第 4 胸椎高度跨右侧肺根上方汇入上腔静脉。奇静脉与门静脉相通，肝硬化后门静脉压力增高，血液经奇静脉反流到胃食管外周，造成食管下段及胃底静脉曲张，主要通过以下三条途径，即沿胃左静脉（冠状静脉）、胃后静脉、胃短静脉反流入食管胃底静脉。其中胃左静脉直接与门静脉主干相连，血管腔内压力高，血流量大，其反常血流可引起致命的大出血。胃左静脉在食管胃交界处分为食管支和胃支，食管支（又称食管旁静脉）是门奇静脉之间具有自发性分流作用的主要交通支，主干多为 1 支，一般距食管壁 0.5cm，自食管下端向上行走，经食管裂孔，穿过膈肌进入胸腔，并发出5~6 支穿支静脉呈垂直状进入下端食管壁，胃支沿胃小弯向下与胃右静脉相连。食管下段静脉可注入奇静脉或经胃左静脉食管支汇入门静脉。胃后壁近贲门部的血液可经胃后静脉汇入脾静脉和/或脾静脉上极支。胃后静脉经膈胃韧带在网膜囊后壁的腹膜后面与同名动脉伴行。

适应证　胆道闭锁、门静脉海绵样变、肝母细胞瘤等原因导致肝硬化后，继发门静脉高压症伴有食管胃静脉曲张破裂出血，存在门静脉向肝血流。尤适用于：①门静脉高压症并发食管胃底静脉破裂出血，经正规非手术治疗出血不能得到有效控制者。②食

管胃底曲张静脉破裂出血，经非手术治疗出血已停止，一般情况改善，为防止再度出血者。③门静脉高压症食管胃底静脉重度曲张，红色征阳性，有潜在出血危险者。④各种门体分流术后再发生大出血者。

禁忌证 ①肝功能蔡尔德-皮尤（Child-Pugh）评分 C 级者。②肝性脑病、严重凝血功能障碍、明显黄疸、难治性腹水者。③心、肺、肾等重要器官功能严重障碍难以耐受全身麻醉手术者。④门静脉成为流出道不能施行断流手术者。

手术方法 将门静脉系与奇静脉系在贲门周围的侧支循环完全截断，包括胃网膜左静脉、胃后静脉、左膈下静脉、胃右静脉、胃左静脉及五支伴行动脉，还需离断高位食管支，常伴脾切除。具体可分为脾切除与食管胃底外周血管离断术即哈萨布（Hassab）手术、改良贲门外周血管离断及食管下端横断术即杉浦（Sugiura）手术、断流术加分流术（联合手术）、选择性贲门血管离断术、腹腔镜下脾切除联合断流术、经腹脾切除后胃冠状静脉栓塞术等。

并发症 术后有 10%～20% 静脉曲张破裂出血发生率，因未彻底断流、术后新生门奇静脉交通支等原因导致。其他常见短期并发症包括麻醉意外、术中及术后出血、食管穿孔、胃瘫、肺部感染、腹腔内感染、脾静脉和门静脉及肠系膜静脉血栓形成、皮肤切口感染、肝衰竭、顽固性腹水、肝性脑病、肝肾综合征等。

（向 波）

 méntǐ fēnliúshù

门体分流术（portosystemic shunt） 通过建立肝门静脉的侧支循环，降低门静脉的压力，以治疗门静脉高压症所引起的脾功能亢进、食管胃底静脉曲张破裂出血、难治性腹水等并发症的手术。可分为介入治疗和外科治疗。

介入治疗又称经颈静脉肝内门体分流术（transjugular intrahepatic portosystemic shunt，TIPS），通常采用塞尔丁格（Seldinger）法穿刺右颈内静脉，经颈静脉在门静脉分支与肝静脉间置入可以扩张的金属支架，从而在肝内建立门体分流，达到降低门静脉压力的目的。主要适用于经药物和内镜治疗无效，肝功能蔡尔德-皮尤（Child-Pugh）评分为 C 级等待肝移植的患者；肝功能评分 A 级经药物和内镜治疗失败的急性出血，覆膜支架 TIPS 可以作为挽救措施；对保守治疗难以控制的急性胃静脉曲张出血的患者，TIPS 可考虑作为挽救措施，同时还要栓塞曲张静脉。TIPS 操作相关并发症并不常见，其中腹腔内出血是最严重的 TIPS 操作相关并发症，其他并发症如误穿刺入胆囊胆管致门静脉胆管瘘或胆汁性腹膜炎、穿刺后感染或脓肿形成、心律失常、支架移位等较少见。术后易发生分流道狭窄及肝性脑病。

外科治疗包括全门体分流术、部分门体分流术和选择性门体分流术。①全门体分流术主要适合于门静脉成为流出道者，此时门静脉系统的血流无法流入肝，全部通过侧支分流，而且经肝动脉流入肝的血液经门静脉反流入体循环。②部分门体分流术是指在远离肝门处、较小口径的分流术，通过限制分流道口径（8～10mm），在适当降低门静脉压的情况下，同时保持一定的门静脉入肝血流，从而维持肝功能并减少肝性脑病的发生，主要术式包

括肠腔或门腔"桥式"分流、限制性门腔侧侧和传统脾肾静脉分流术等，适合于门静脉入肝血流很少、脾动脉结扎后自由门静脉压>2.7kPa（20mmHg）者。③选择性门体分流术的目的是通过选择性降低胃脾区门静脉压力，从而控制食管胃底静脉曲张破裂出血，对肝功能和全身血流动力学的影响较小，主要术式包括远端脾肾静脉分流术、冠腔分流术和远端脾静脉与下腔静脉吻合的术式。远端脾肾分流术由于操作复杂，术中出血多，而且无法解决脾大、脾功能亢进和腹水等问题，在国内普及性较低。冠腔分流和远端脾腔静脉分流术手术过程复杂且难度较大，应用推广受到一定的限制。

（向 波）

pí-shènjìngmài fēnliúshù

脾肾静脉分流术（splenorenal shunt） 将脾静脉断端与左侧肾静脉的侧壁进行吻合，以降低肝门静脉压力的手术。按照是否切除脾、吻合血管为脾静脉的近端还是远端，可分为近端脾肾静脉分流术和远端脾肾静脉分流术。门静脉的主干一般是由脾静脉和肠系膜上静脉在第 2 腰椎平面、胰颈部与下腔静脉之间汇合后形成，肠系膜下静脉则可以不同的形式与二者汇合。门静脉的属支主要有肠系膜上静脉、肠系膜下静脉和脾静脉，还有胃左静脉（又称胃冠状静脉）、胃右静脉、附脐静脉等。胃短静脉、胃后静脉、胃网膜左静脉汇入脾静脉，胃网膜右静脉汇入肠系膜上静脉。因脾静脉和其后方的左肾静脉相互平行或重叠，所以门静脉高压症时，可以利用这一解剖特点进行脾肾静脉分流术。

门静脉血流占入肝血流的

70%~80%，而脾静脉的血流又占到了门静脉血流的 20%~40%，脾肾分流术后，门静脉系统的高压状态的多余血流将经过脾静脉-左肾静脉吻合口流向左肾静脉、下腔静脉，进入体循环系统，从而降低肝门静脉的压力，起到治疗门静脉高压症的作用。

（向 波）

jìnduān pí-shènjìngmài fēnliúshù

近端脾肾静脉分流术（proximal splenorenal venous shunt）

术中先切除脾脏，后将门静脉的近端（靠近脾门处的脾静脉主干）与左肾静脉侧壁进行端侧吻合的手术。又称常规脾肾静脉分流术。该手术是继全门体分流术后兴起的一种限制性分流术。因门静脉高压症时，脾静脉压力远高于肾静脉压力，脾-肾静脉吻合后，门静脉系统的多余血流将经过吻合口流向肾静脉，进入体循环系统，从而降低肝门静脉的压力，起到治疗门静脉高压症的作用。传统的全门体分流术，虽然可以明显降低门静脉压力，改善腹水和降低食管胃底曲张静脉破裂出血的风险，但是因为肝血流明显减少，可造成肝损伤甚至肝衰竭；大量未经肝解毒的血液直接供应大脑，肝性脑病发生率高达 30%~50%。该手术与传统的全门体分流术相比，一方面，因为切除了脾，解决了门静脉高压的并发症如脾大、脾功能亢进的问题；另一方面，因为属于"限制性"分流术，所以可以降低肝衰竭和肝性脑病等术后并发症的发生率。

适应证 ①主要适用于肝性门静脉高压和不适宜行雷克斯手术的肝前型门静脉高压症，肝功能蔡尔德-皮尤（Child-Pugh）评分为 A、B 级的患儿（即无黄疸和腹水），儿童终末期肝病模型评分<15。②伴有中度以上脾大和脾功能亢进的食管静脉曲张破裂发生大出血的患儿，经非手术治疗出血已停止，一般情况改善，为防止再度出血者。③伴有中度以上脾大和脾功能亢进的食管静脉曲张破裂发生大出血的患儿，经非手术治疗 24~48 小时无效者。

禁忌证 ①肝功能蔡尔德-皮尤评分为 C 的门静脉高压症患儿。②脾静脉直径<1cm 的患儿。③术中因各种原因导致脾静脉及肾静脉分离十分困难或严重解剖变异，应及时放弃脾肾静脉分流术。

手术方法 一般在气管插管、全身麻醉状态下进行，患儿采用仰卧位。取左上腹 L 形切口或左肋缘下弧形切口切开入腹。先探查腹腔和肝，测量门静脉压力。然后分离和结扎脾动脉，阻断血供，减少出血。再分离脾结肠、脾肾和脾膈等脾周韧带，使脾充分游离后切除脾，缝合脾窝创面彻底止血。需要仔细分离左肾静脉前壁和上下缘，再将脾静脉近端（脾门端）向左肾静脉的上缘靠拢，进行端侧吻合，使用血管滑线将吻合口后壁作连续外翻缝合，前壁作间断或连续外翻缝合。在创面彻底止血以后再次测量门静脉压力，于左膈下放置腹腔引流管引流，逐层缝合腹壁，关闭腹腔。

并发症 ①术后再出血：接受近端脾肾分流术的患儿术后有 5%~15% 再出血率。②吻合口血栓形成：儿童的脾静脉血管管径较细，吻合困难，术后容易形成血栓。③肝功能衰竭。④肝性脑病。⑤肝肺综合征。⑥肝肾综合征。⑦腹水。⑧脾切除术后发热、感染等常见并发症。

（向 波）

yuǎnduān pí-shènjìngmài fēnliúshù

远端脾肾静脉分流术（distal splenorenal shunt）

脾静脉远端与左肾静脉行端侧吻合的选择性分流手术。又称沃伦手术（Warren operation）。1967 年，沃伦（Warren）首先将保留脾的选择性远端脾肾静脉分流术成功应用于治疗门静脉高压症，为纪念其功绩，故将该术式命名为沃伦手术。主要手术方法为保留脾，将脾静脉远端（也就是脾静脉汇入门静脉主干的断端）和左肾静脉的侧壁进行端侧吻合。近端脾肾静脉分流术虽然可以减少门静脉向肝的血流量，降低门静脉压力，但是也会影响门静脉血向肝的灌注，导致术后肝衰竭；分流术后肠道内氨等代谢产物吸收入血后大部分或者全部不再经过肝解毒、转化为尿素，直接进入血液循环，供应大脑，影响其能量代谢，诱发肝性脑病，发生率可达 10% 左右。因此，选择性分流术应运而生，即通过远端脾肾静脉吻合，选择性地降低食管胃底曲张静脉的压力，降低其出血风险，又不影响门静脉血液向肝的灌注，降低了术后肝衰竭发生率，还保留了脾，减少了对其免疫功能的影响。

适应证 ①主要适用于肝性门静脉高压，肝功能蔡尔德-皮尤（Child-Pugh）评分为 A、B 级患儿（即无黄疸和腹水），儿童终末期肝病模型评分<15。②食管静脉曲张破裂发生大出血，但无明显脾大（中度以下）和脾功能亢进的患儿，经非手术治疗出血已停止，一般情况改善，为防止再度出血者。③食管静脉曲张破裂发生大出血、但无明显脾大（中度以下）和脾功能亢进的患儿，经非手术治疗 24~48 小时无效者。

禁忌证 ①肝前型门静脉高

压症。②酒精性肝硬化。③肝功能蔡尔德-皮尤（Child-Pugh）评分为 C 级的门静脉高压症患儿。④脾静脉口径<1cm 的患儿。⑤术中因各种原因导致脾静脉及肾静脉分离十分困难或严重解剖变异，应及时放弃脾肾静脉分流术。

手术方法 一般在气管插管、全身麻醉状态下进行。患儿采用仰卧位，取上腹部正中左切口、左上腹 L 形切口或左肋缘下弧形切口切开入腹。该手术方式不需要切除脾，先探查腹腔和肝，测量门静脉压力。然后充分显露并逐步游离脾静脉，结扎脾静脉上来源于胰腺的细小静脉。并结扎胃冠状静脉。接下来用门静脉钳分别阻断脾静脉在汇入门静脉处的近端及远端，从两把阻断钳中间离断脾静脉主干，连续缝合关闭门静脉侧的脾静脉残端。再充分游离左肾静脉长 4~5cm 和周径的 2/3。将游离的脾静脉远端（也就是脾静脉汇入门静脉主干的断端）和左肾静脉的侧壁进行端侧吻合。血管吻合的方法见近端脾肾静脉分流术。离断胃冠状静脉和胃网膜静脉，保留胃短静脉（图 1）。最后再次测量门静脉压力，行肝组织活检，逐层缝合腹壁，关闭腹腔。

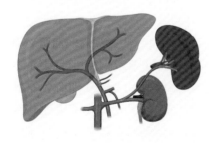

图 1 DSRS 手术示意

并发症 ①术后再出血：远端脾肾静脉分流术的患儿术后再出血率 5%~8%。②吻合口血栓形成：儿童的脾静脉血管管径较细，吻合困难，术后容易形成血栓。③肝衰竭：发生率远低于近端脾肾分流术。④肝性脑病：发生率远低于近端脾肾分流术。⑤肝肺综合征。⑥肝肾综合征。⑦腹水。⑧脾切除术后发热、感染等常见并发症。

（向波 詹江华）

pí-qiāngjìngmài fēnliúshù

脾腔静脉分流术（splenocaval shunt） 行脾切除术时，利用脾静脉近端与下腔静脉前壁行端侧吻合术，使高压的门静脉血经吻合口流入低压的下腔静脉的手术。基本与脾肾静脉分流术相似，仅因下腔静脉较肾静脉壁厚、粗，易于显露，便于手术操作。此术术后再出血率、肝性脑病率较低。但当脾静脉过细或有炎变时，则难以进行此种手术。该术式的特点：①下腔静脉位置较浅、血管壁厚，吻合口大小易于掌握。②下腔静脉与脾静脉之间压力差较大，分流作用好且流量较大，不易栓塞。③所分流的主要为胃脾区静脉血，而胰肠区门静脉血会继续回流入肝，术后肝性脑病发生率较低。适用于门静脉高压症患儿有食管静脉曲张破裂出血反复发作者。急性出血期间应积极采用非手术治疗控制出血；一般情况差，肝功能不良，有低蛋白、腹水、黄疸者，禁用。

手术时，取左上腹旁正中或腹直肌切口，进腹探查肝及脾，了解脾蒂长度及脾静脉口径，经胃网膜右静脉测量门静脉压；常规切除脾，尽量多保留脾静脉；游离胰腺体尾部及胰腺后方之疏松组织，分离脾静脉远端；于横结肠系膜根部下方暴露下腔静脉；将脾静脉连同胰体尾部作顺时针方向旋转，从横结肠系膜无血管区戳孔引至下腔静脉处，与下腔静脉作端侧吻合，必要时可将胰尾部分切除；然后将胰腺残端下缘系膜与吻合口左下方之腹膜后组织固定数针，以减少吻合口张力。将胰腺包膜与横结肠系膜裂孔缝合数针，以封闭系膜裂孔。

并发症：①注意胰尾转位角度，以免胰管扭曲，必要时可切除部分胰尾。②下腔静脉切口宜横行或斜行以便于吻合，完全吻合前须稍予放开，放出其中之血凝块，注入抗凝剂，以免血栓形成。③其他，如再出血、发热、感染、肝衰竭、肝性脑病、术后腹水。

（向波）

chángxìmóshàngjìngmài xiàqiāngjìngmài fēnliúshù

肠系膜上静脉下腔静脉分流术（superior mesenteric vein-inferior vena cava shunt） 将肠系膜上静脉与下腔静脉行吻合分流，以减轻门静脉高压的手术。简称肠腔分流术。属部分性分流术，分流量小于门腔分流术。脑病的发生率也比传统的门腔分流术低；因分流部位较低，吻合口的位置在脾静脉汇合处以远，来自胰腺的血液仍能注入肝脏，对肝功能影响较小。对于幼儿而言，门静脉或脾静脉可能过细，难以进行脾肾静脉分流，因此首选该术式。

适应证：①门静脉高压症患儿有食管静脉曲张破裂出血反复发作者。②一般状况良好，肝功能符合蔡尔德-皮尤（Child-Pugh）评分 A、B 级或中华医学会外科分会门静脉高压症肝功能分级 I、II 级者。③患儿年龄小，脾静脉细或有畸形、脾已切除、门静脉有血栓形成不适合行脾肾静脉分流术者。④肝静脉闭塞综合征患儿。

禁忌证：①急性出血期间应积极采用非手术治疗控制出血，不宜做肠腔分流术。②一般情况差，肝功能不良，有低蛋白、腹水、黄疸者。

手术时，取右侧腹直肌切口，进腹后沿结肠中动脉触到肠系膜上动脉，暴露肠系膜上动脉，于其右侧找到肠系膜上静脉，游离其长度达 3~4cm，显露下腔静脉及髂总静脉，切断腰静脉及右侧精索静脉后，将下腔静脉及右髂总静脉游离。测量自十二指肠 2、3 段交界处下腔静脉左缘至肠系膜上静脉的长度，选定位置后用血管钳夹住阻断下腔静脉。用心耳钳夹住测量好的远端静脉的欲离断处的远端，紧贴心耳钳切断门静脉或髂总静脉。连续缝合关闭远端下腔静脉或髂总静脉，将下腔静脉断端折曲与肠系膜上静脉接近，行下腔静脉与肠系膜上静脉端侧吻合。

并发症及注意事项：①游离下腔静脉时应注意勿损伤输尿管。②部分阻断下腔静脉后回心血量减少，应特别注意血压变化，随时调整输液量及输液速度。③游离肠系膜上静脉时注意腹膜后淋巴管损伤，应随时结扎，以防术后发生乳糜腹。④肝功能损害加重。⑤该手术的分流量较大，术后可能发生肝性脑病，多数在术后 15~20 天发生，应及时予以处理。⑥术后忌食坚硬、带刺、粗糙食物和水杨酸类药物，以防损伤张力已降低的扩张食管静脉，造成再出血。

（向 波）

fēnliú jiā duànliú liánhé shǒushù

分流加断流联合手术 （combined operation of shunt and disconnection）

为治疗肝硬化门静脉高压症，联合断流术和分流术

的手术。断流术和分流术各有利弊，传统的分流术降压效果较好，有较高的食管静脉曲张的消失率、止血率和腹水消失率等，但其并发症较多，包括分流性脑病和肝功能进一步衰退等；而断流术则可维持一定的门静脉压力，止血效果确切，手术操作简单，利于开展，但其缺陷也很明显，包括引起或加重门静脉高压性胃病、术后侧支血管再生导致出血和引起脾-门静脉血栓等。为了既能降低门静脉压力，又可以维持一定的肝门静脉血供，分流加断流联合术在综合二者的优点上应运而生，减少术后并发症。常用的联合手术包括脾肾静脉分流加断流术、肠腔静脉 H 形架桥分流加断流术、肠系膜下静脉腔静脉分流加断流术及经颈内静脉肝内门体分流加改良杉浦（Sugiura）术等。联合手术中的断流术多采用脾切除贲门周围血管离断术。

（向 波）

jīng jǐngjìngmài gānnèi méntǐ fēnliúshù

经颈静脉肝内门体分流术 （transjugular intrahepatic portosystemic shunt, TIPS）

在 X 线透视引导下，穿刺导管经颈静脉入路，在肝实质的肝静脉和门静脉主支之间放置人工支架，建立门体分流通道的手术。TIPS 能迅速有效缓解肝硬化导致的门静脉高压，控制和预防脾功能亢进、食管胃底静脉曲张出血、顽固性腹水等继发症状，有效止血率超过 90%，具有创伤小、并发症发生率低等优点。

应用解剖 肝静脉分为肝右静脉、肝中静脉和肝左静脉三主支，收集肝动脉和门静脉运到肝内的全部血液，并注入下腔静脉。来自肝右叶的静脉汇集成肝右静脉，肝方叶和尾叶的汇集成肝中

静脉，肝左叶的汇集成肝左静脉。门静脉由消化道（胃、肠、胰脾等）静脉汇集而成，在肝门处入肝后分为左右两主支，并逐渐分支形成肝窦，供养肝左右叶。肝硬化后，胃冠状静脉、肠系膜静脉和脾静脉等汇入门静脉血流受阻，引起门静脉高压症，如脾大、脾功能亢进、腹水和胃冠状静脉曲张，有较大风险出现曲张静脉出血。在肝静脉主支和门静脉主支间选一距离最近处，搭建分流通道，使部分门静脉血流绕过硬化肝直接进入下腔静脉回心。TIPS 术中分支穿刺导管首先经皮进入颈内静脉，然后依次进入上腔静脉、右心房、下腔静脉和恰当的肝静脉主支，最后穿刺进门静脉主支。作为穿刺入路的肝静脉尽可能要求其直径达 1.0cm 以上，其主干位于门静脉左或右支后上方 1.5~3.0cm，并在水平面上与门静脉形成 20°~60° 角，通常肝右静脉较符合上述条件。

适应证 ①食管胃底曲张静脉破裂出血经药物和内镜治疗效果不佳。②外科手术后曲张静脉再度破裂出血。③肝移植等待过程中发生静脉曲张破裂出血。④门静脉高压性胃病。⑤顽固性腹水。⑥肝性胸腔积液。⑦巴德-基亚里综合征。

禁忌证 绝对禁忌证：①充血性心力衰竭或重度瓣膜性心功能不全。②难以控制的全身感染或炎症。③蔡尔德-皮尤（Child-Pugh）评分>13 分或者终末期肝病模型评分>18 分。④重度肺动脉高压。⑤严重肾功能不全（肝源性肾功能不全除外）。⑥快速进展的肝衰竭。⑦肝弥漫性恶性肿瘤。⑧对比剂过敏。

相对禁忌证：①蔡尔德-皮尤评分>12 或终末期肝病模型评

分>18 分，急性生理与慢性健康评分Ⅱ>20 分及不可逆的休克状态。②无法控制的肝性脑病。③严重右心功能衰竭，中心静脉压>15mmHg。④未控制的肝内和全身感染性疾病。⑤严重凝血障碍。⑥难以解除的胆道梗阻。⑦肝多囊性病变。⑧广泛的原发或转移性肝恶性肿瘤。⑨门静脉海绵样变。

手术方法 TIPS 操作在 X 线机监视下进行。患儿麻醉满意后，平卧后头偏向左侧，显露右侧颈部血管三角区，穿刺颈内静脉，穿刺成功后置入导丝，经上腔静脉、右心房至下腔静脉。沿导丝将导管装置送入下腔静脉并选择性送入肝右静脉，分别行造影和测压。以肝静脉距下腔静脉入口 2~3cm 为穿刺点，向前调整导向器方向，穿刺方向为前下方，穿刺深度 3~4cm，退出穿刺针，回抽导管，回抽血流通畅，注入造影剂显示门静脉肝内分支后，置入软头导丝经门静脉主干至脾静脉或肠系膜上静脉，沿导丝将导管送入门静脉主干，进一步证实导管经门静脉肝内分支进入主干，此时则示门静脉穿刺成功。采用超强导丝取代软头导丝送入门静脉和肠系膜上静脉，沿导丝将同轴的导管装置经肝组织突破门静脉分支推入门静脉主干，分别行门静脉造影和测压，退出导管、金属导向器和导管鞘，保留引导鞘于门静脉内。沿导丝送入适当直径的气囊扩张管，分别扩张门静脉、肝实质及肝静脉，门静脉和肝静脉腰形压迹消失后退出气囊扩张管，向门静脉内推注造影剂无外溢现象后放置内支撑，以门静脉压迹为标志，置入可扩张性内支撑，内支撑应覆盖整个肝内分流道，门静脉造影示门静脉

血流经分流道进入右心房（图1）。若食管静脉曲张仍有显示，选择性插管至冠状静脉行栓塞治疗；再行门静脉和肝静脉测压，拔除引导管。

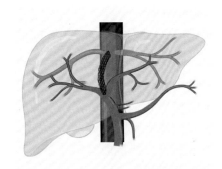

图 1 TIPS 手术示意

并发症 直接并发症有穿刺部位出血、胆囊穿孔、腹腔内出血、门静脉-胆管瘘、气胸、TIPS 相关性感染等。间接并发症：①肝性脑病，门静脉的血液未经肝解毒作用直接进入体循环，引起肝性脑病风险增加。②远期出血，术后支架的抗凝治疗导致患儿出血的发生率增加。③支架堵塞和脱落，肝内连接门静脉和腔静脉的支架，有可能会进行性堵塞或脱落，需再次进行手术。④分流通道狭窄或堵塞，继发分流不足和曲张静脉再次出血。

（向 波 詹江华）

wèiguànzhuàngjìngmài
xiàqiāngjìngmài jiàqiáoshù
胃冠状静脉下腔静脉架桥术
（gastric coronary inferior vena cava shunt） 为降低食管胃底静脉压力，减少肝性脑病发生，采用胃冠状静脉与下腔静脉间搭桥分流的手术。又称冠-腔静脉分流术。日本学者井口洁（Inokuchi）于1967年提出该术式。

应用解剖：门静脉和腔静脉两个系统之间存在着很多重要的交通支，当各种原因导致门静脉

压升高，并超过一定的阈值后，两个系统之间就可以开放，并形成门腔间侧支循环，分流门静脉系统血流。胃冠状静脉、胃后静脉及胃短静脉与上腔静脉的奇静脉和半奇静脉与胃底、食管下段交通侧支最为重要。在门静脉高压发生时，它是门体静脉之间主要的交通循环通道，往往会导致食管胃底静脉曲张及其破裂出血等严重并发症。冠-腔静脉分流术可以直接分流贲门胃底区门静脉血流，可高选择性减压分流，降低食管胃底曲张静脉的压力，既能防止出血，又能维持肝门静脉血供，有利于维护肝功能，防止肝衰竭，降低肝性脑病的发生。

适应证：①食管和/或胃底曲张静脉破裂出血，经非手术治疗无效时。②食管和/或胃底曲张静脉破裂出血，经非手术治疗后，为预防出血可行择期手术。

手术方法：一般在气管插管、全身麻醉下进行，将患儿左臂外展，左腰垫高，躯干向右侧倾斜约20°。取上腹部正中切口，进腹后测门静脉压力。切开肝胃韧带，于胰腺上缘、肝十二指肠左侧寻找冠状静脉，探查胃冠状静脉的开口部位、直径及是否变异，若术中探查发现胃冠状静脉足够长，可直接行冠-腔静脉吻合，若无法直接吻合，可使用脾静脉或大隐静脉作为搭桥血管完成吻合，探查后，向胃冠状静脉汇入部位仔细游离，充分解剖胃冠状静脉，并测压，离门静脉 0.5~0.7cm 处离断，近侧缝扎，远侧用无损伤血管钳钳夹待吻合。紧靠十二指肠降部侧切开壁层腹膜，充分暴露下腔静脉，钝性分离下腔静脉与冠状静脉间疏松组织，形成一个能通过血管的隧道。用 6-0 缝

合线分别于后壁和前壁吻合。吻合完毕，开放血管阻断钳，吻合口处血管充盈，血流通畅，测量分流后胃左静脉和门静脉压力。

并发症：血管血栓形成为常见并发症，术后再出血、肝性脑病、肝衰竭等发生较少。

(向 波)

gěngzǔ kuàngzhì ménmàiduǎnlù wěnhéshù

梗阻旷置门脉短路吻合术（obstruction and exclusion of portal vein short-circuit anastomosis）

利用自体/异体血管移植物，短路桥接肝外门静脉主干起始部/肠系膜上静脉与肝内门静脉左支，进而通过搭桥血管将肝外门静脉血流分流入肝的手术。门静脉海绵样变是指因各种因素导致门静脉主干和/或其分支部分或完全性阻塞后，机体代偿性在门静脉周围形成大量向肝的侧支交通血管丛，影像学显示肝外门静脉结构类似海绵状而得名。门静脉海绵样变是导致儿童肝前型门静脉高压症最常见的原因，约占儿童门静脉高压的 40%，患儿常出现反复消化道出血、脾大、脾功能亢进等症状。

门静脉海绵样变主要的外科治疗方式有断流术、分流术、转流术、联合手术及肝移植等。而其中的肠系膜上静脉门静脉左支分流术即雷克斯（Rex）分流术是一种典型的梗阻旷置门脉短路吻合术。该类手术可以恢复门静脉系统入肝血流，符合肝生理灌注，已成为门静脉海绵样变的首选治疗方式。传统雷克斯分流术利用颈内静脉搭桥肠系膜上静脉与门静脉左支。国内外学者根据搭桥/分流血管类型不同，提出各种改良雷克斯分流术，包括胃冠状静脉-门静脉左支分流术、保留

脾的脾静脉近端-门静脉左支分流术以及门静脉主干-门静脉左支分流术等手术方式，以治疗儿童肝前型门静脉高压症。

(向 波)

chángxìmóshàngjìngmài ménjìngmài zuǒzhī fēnliúshù

肠系膜上静脉门静脉左支分流术（mesenterico-left portal vein shunt）

利用自体或异体的血管移植物，通过旁路搭桥血管吻合，将肠系膜上静脉和门静脉左支连通，使得门静脉系统血流通过分流进入肝，以恢复肝脏的生理血流灌注的手术。又称雷克斯分流术（Rex shunt）。传统的雷克斯手术通过将颈内静脉搭桥在肠系膜上静脉与肝内门静脉左支之间重建入肝血流，由德维尔（De Ville）等于 1992 年首次应用于治疗肝移植术后门静脉血栓形成，此后又将该手术方式应用于儿童门静脉海绵样变。国内外文献报道了各类改良雷克斯手术方式，最常见于术中探查发现冠状静脉或胃网膜右静脉较为粗大，将其作为搭桥吻合血管，将血管的远心端和门静脉左支矢状部直接吻合，称为胃冠状静脉/胃网膜右静脉-门静脉左支分流术。

应用解剖 德国解剖学家胡戈·雷克斯（Hugo Rex）首次描述了门静脉的结构和肝分段。肠系膜上静脉和脾静脉汇合形成门静脉主干，门静脉汇集食管腹部、胃、肠（直至直肠上部）、胆囊、胰腺、脾等腹腔不对称器官的静脉血流，经肝十二指肠韧带汇入肝，并在第一肝门处分为左右两支。门静脉左支自主干起始后形成门静脉左支水平部，在雷克斯隐窝处移行为纵行走行的门静脉左支矢状部，并最终进入肝左内叶及左外叶。

适应证 ①各种原因导致的肝外门静脉阻塞性疾病，且合并门静脉高压症（如消化道出血或脾功能亢进等）。②无明显肝实质病变，如肝硬化等。③门静脉左支发育正常且血流通畅。

禁忌证 ①消化道出血活动期，且生命体征不稳定。②合并肝病，如肝硬化等。③门静脉左支发育不全或闭塞。④颈部静脉解剖变异、畸形或病变，不适合切取一侧颈内静脉者。

手术方法 经典的雷克斯分流术需要在气管插管全身麻醉下进行，一般选用仰卧位，采用上腹部正中切口或肋缘下切口。首先在结肠或空肠系膜处解剖并游离一段肠系膜上静脉 3 级属支，用留置针或输液器插管后，测量门静脉压力，可行术中门静脉系统 X 线造影。沿肝圆韧带向雷克斯隐窝解剖，游离出门静脉左支矢状部及分支血管，探查门静脉左支矢状部发育及通畅情况。打开胃结肠韧带，沿胰腺下缘空肠系膜处完全游离出一段约 3cm 的肠系膜上静脉主干备用，同时在肝胃韧带近幽门处游离出一架桥血管隧道。取颈部锁骨上切口，截取一侧颈内静脉 5~7cm，置于普通肝素-生理盐水中保存备用。阻断门静脉左支，纵行切开门静脉矢状部约 1cm，将颈内静脉与其行端侧吻合，并穿过隧道越过胰腺前方至胰腺下缘。阻断肠系膜上静脉并纵行切开约 1cm，将颈内静脉另一端与肠系膜上静脉行端侧吻合（图1）。若搭桥血管较短或吻合张力过高，颈内静脉也可在胰腺上缘与未病变的门静脉主干行端侧吻合。血管吻合结束后再次测量门静脉压力，可行术中门静脉系统 X 线造影。若术中探查发现门静脉左支矢状部纤

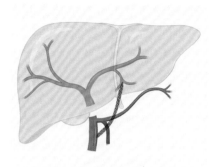

图1 雷克斯分流术示意

细、闭锁或发育不良，则实施其他门体分流手术，如选择性远端脾肾分流术等。手术中可根据患儿食管胃底静脉曲张程度，及有无反复上消化道出血病史，选择是否同时行门奇静脉断流术。

并发症 ①移植血管相关并发症，如术后血管吻合口狭窄、吻合口出血、移植血管血栓形成甚至闭塞等。②经典的雷克斯手术需要截取一侧的颈内静脉作为搭桥血管，增加了患儿术后出现假性脑血管瘤的风险，部分患儿术后因脑供血不足可能出现长期眩晕、头痛等症状。

（向 波 詹江华）

gānzhǒngliú

肝肿瘤（liver tumor） 主要发生在肝的占位性病变。在所有的儿童肿瘤中，儿童原发性肝肿瘤占 1%～4%，而在腹部肿瘤中，占 5%～6%。由于发病率相对较低，位置特殊，缺乏特异性的表现，起病隐匿，因此发病时可能瘤体较大，处理相对困难。根据病理类型不同，肝肿瘤可以分为良性肿瘤和恶性肿瘤。肝良性肿瘤主要包括肝血管瘤、肝婴儿型血管细胞瘤及肝错构瘤，部分患儿可因血小板降低而出现卡萨巴赫-梅里特综合征（Kasabach-Merritt syndrome）。肝恶性肿瘤主要包括肝母细胞瘤、肝细胞癌、肝恶性间叶肿瘤及相对罕见的横纹

肌肉瘤。在所有的儿童肝恶性肿瘤中，肝母细胞瘤发病率高于其他肿瘤。虽然儿童肝肿瘤发病率相对较低，但与成人相比，远期生存率明显升高；早期发现、早期治疗，可以获得更好的治疗效果。

（王焕民 常晓峰）

gānxuèguǎnliú

肝血管瘤（liver hemangioma） 由胚胎发育中血管发育异常所致的肝良性肿瘤。以海绵状血管瘤最常见。绝大部分病灶始终稳定，无症状。超声内镜下可见高回声团块，造影显示向心性持续缓慢填充，边缘清晰，部分可见浮雕征。

病因及发病机制 尚不明确，可能为胚胎发育过程中肝内成血管细胞大量增生，缺乏平滑肌组织的异常血管组合在一起形成的畸形血管团。

分型 根据小儿肝血管瘤不同的临床表现、影像学表现和肝实质受影响程度，临床上又将其分为局灶性病变、多发性病变和弥漫性病变。局灶性病变常无症状，但较大病灶可见血流动力学改变，多表现为动静脉分流，易引发心力衰竭甚至危及生命，需要及时干预；多发性病变表现为肝多发病灶，其中可见正常肝实质片段；弥漫性病变表现为肝布满病灶，肝实质几乎被完全替代。临床分型对肝血管瘤的治疗及预后具有指导作用。

临床表现 小儿肝血管瘤临床表现多样，多在产前检查和常规体检时发现，无症状的腹部肿块或肝大是观察到的最常见的就诊原因。此外，患儿亦可出现动静脉分流、贫血和血小板减少甚至凝血功能障碍等症状，如存在动静脉分流，可导致回心血量增

加，心脏后负荷增加，出现充血性心功能不全；由于瘤体内碘化甲腺原氨酸脱碘酶Ⅲ活性增加，引起甲状腺素分解代谢增加，从而导致消耗性甲状腺功能减退。其他的症状包括腹胀、疼痛、呼吸困难等。

诊断 小儿肝血管瘤的诊断主要依靠病史、体格检查及影像学检查等，由于患儿年龄小、体征多不明显，因此以影像学检查为主。腹部超声检查具有无创、简便、经济、无辐射且具有可重复性，因此，对于肝血管瘤的检测、定位及随访有重要作用。若超声检查无法确诊时，建议行 MRI 或 CT 检查。其他检查，如动脉造影，仅用于考虑栓塞治疗的血流动力学不稳定的患儿。肝血管瘤并无特异性肿瘤标志物，新生儿期甲胎蛋白（alpha-fetoprotein，AFP）可高于正常，但若血清 AFP 水平超过所在年龄段正常参考值范围，亦可作为判断婴儿肝良恶性肿瘤的重要指标。对于肝血管瘤，尤其是弥漫性肝血管瘤，须行甲状腺激素和促甲状腺激素检测，一旦发现患儿甲状腺功能减退，应及时补充左甲状腺素。

鉴别诊断 ①肝血管畸形：肝血管畸形与肝血管瘤鉴别相对困难，主要以发病年龄、肿瘤数量、大小及影像学检查来区分。②肝良性肿瘤：如肝错构瘤等，影像学检查如增强 CT、MRI 表现与肝血管瘤鉴别。③肝恶性肿瘤：肝母细胞瘤 MRI 和 CT 的增强扫描表现形式与小儿肝血管瘤不同，并且 AFP 常表现为持续异常增高。④神经母细胞瘤、淋巴瘤、横纹肌肉瘤和促结缔组织增生性小圆细胞肿瘤等，在获得病理穿刺标本时可通过病理检查明确诊

断，此外血清肿瘤标志物、骨髓细胞学检查及影像学检查可协助诊断。

治疗 小儿肝血管瘤的治疗尚无定论，需要根据患儿的临床表现、肿瘤亚型、大小、并发症情况等综合判断。①保守观察：对于无症状的局灶性或多发性肝血管瘤患儿，可采用保守观察，定期复查超声直至消退。②药物治疗：对于初次诊断即有症状且不适合保守观察的患儿，可首选药物治疗，药物治疗首选普萘洛尔，对于普萘洛尔治疗效果不佳的弥漫性肝血管瘤患儿，可采用普萘洛尔联合应用糖皮质激素治疗。③经皮肝动脉栓塞术（transhepatic arterial embolization，TAE）：适用于药物控制不佳、外科切除手术风险大，特别是血流动力学不稳定的患儿。TAE 可显著较少或解除动静脉分流、改善心力衰竭，是小儿肝血管瘤有效地辅助治疗手段。④手术治疗：由于多种治疗手段的发展，手术切除已不作为首选，因此，在选择手术治疗时，应严格把握手术指征，以患儿安全为首要原则，制订合理的个体化手术方案。⑤肝移植：适用于有弥漫性血管瘤病变、无法手术切除且其他治疗方法无效的危重症患儿。

并发症 肝血管瘤可出现充血性心力衰竭、动静脉分流、凝血功能障碍、腹腔间隔室综合征、甲状腺功能减退等；手术并发症主要包括出血、胆漏、肝功能不全、凝血功能异常等。

预后 肝血管瘤患儿预后大多良好，除非合并严重并发症，早期监测多发性和弥漫性肝血管瘤病变，尽早干预，可有效降低病死率。

预防 对于肝血管瘤尚无有效的预防措施，如产检发现异常，生后应尽早就诊、检查。

（王焕民 常晓峰）

yīng'érxíng xuěguǎnnèipíliú

婴儿型血管内皮瘤 （infantile hemangioendothelioma，IHE）

肝脏少见的良性血管源性肿瘤。肿瘤组织由不规则的血管窦隙构成，部分区域可呈毛细血管瘤样，内衬内皮细胞较肥胖，间质纤维组织较少。

病因及发病机制 该病通常发生于 2 岁以内，多见于女性，在所有肝肿瘤中约占 12%。发病原因及发病机制尚不完全清楚。

分类 根据显微镜下表现，该病可分为 I 型和 II 型。①I 型：为良性，是最常见的类型。肿瘤组织由大小不等的血管构成，管腔内壁可见肿胀增生的血管内皮细胞，核分裂象少见。②II 型：主要表现为血管内皮细胞明显增生，不形成管腔，或管腔结构不清楚，形态表现和血管肉瘤很相似，具有潜在恶性，较少见。

临床表现 患儿多以腹部包块就诊，可伴有腹胀、腹痛、贫血和黄疸等表现；约 20% 伴有皮肤血管瘤，由于患儿常合并动静脉分流，故在早期即可出现充血性心力衰竭等；大量血液滞留在血管内，严重消耗血小板、凝血因子和纤维蛋白原，导致血小板减少、凝血机制异常及贫血。

诊断 根据患儿临床表现，超声表现为可低回声、高回声或高低相间的混合回声，部分病例可伴有出血、坏死、纤维化或钙化，表现为低回声、无回声或强回声。增强 CT 表现为在连续扫描中可见强化从周边向中心去扩展。实验室检查可见血小板降低，甲胎蛋白（alpha fetoprotein，AFP）大部分正常或轻度升高，但低于肝母细胞瘤甲胎蛋白水平，可初步诊断。

鉴别诊断 ①肝错构瘤：该病亦可表现为腹部包块，通常可依靠超声、增强 CT 等检查协助诊断。②肝母细胞瘤：二者均可表现为肝肿物，但 90% 以上肝母细胞瘤患儿 AFP 明显增高。

治疗 ①观察：婴儿型血管内皮瘤有自然消退可能，因此，对于病灶较小、无症状患儿，可以选择密切观察。②药物治疗：可使用糖皮质激素、普萘洛尔等。③介入治疗：对于药物治疗反应不佳，伴有充血性心力衰竭或严重凝血功能异常，可选择经肝动脉介入栓塞治疗，介入治疗创伤小，效果相对较好。④手术：由于患儿年龄较小，手术风险高，且随着介入治疗的临床应用，手术治疗已相对较少，对于介入后效果欠佳或考虑伴有恶性倾向患儿，可予以手术治疗。

预后 该病的并发症可伴有充血性心力衰竭、严重凝血功能异常；手术并发症主要包括出血、胆漏、肝功能不全等。该病大部分良性病变，治疗后相对较好，如患儿为肝脏弥漫性病变或短期内出现充血性心力衰竭、严重凝血功能异常，预后较差。

预防 对于肝脏婴儿型血管内皮瘤尚无有效的预防措施。

（王焕民 常晓峰）

gāncuògòuliú

肝错构瘤 （hamartoma of liver）

肝细胞、胆管、血管和结缔组织在胚胎发育过程中出现混乱排列而形成的瘤样畸形。多见于 10 岁以下的幼儿。发病原因及发病机制尚不完全清楚，更多的理论假设为病灶实际比单纯生长更活跃，在此情况下，一种异常的血流供应灌注其他正常肝组织而病灶部位组织最终缺血、反应性囊性变。根据不同的组织来源可分为内胚层性、中胚层性、内中外胚层性和混合性错构瘤。内胚层性错构瘤又分为实质性错构瘤、胆管错构瘤；中胚层性错构瘤又分为间质性错构瘤和血管性错构瘤，临床上以间质性错构瘤为多。临床特征为无症状性迅速生长的肿块，少数患儿可出现腹胀、腹部隆起，肿块生长迅速较大时，压迫邻近器官出现腹水、黄疸及充血性心力衰竭等相应的压迫症状。

肝错构瘤多发生于婴幼儿，根据患儿临床表现，超声及增强CT等辅助检查，如甲胎蛋白在正常同龄儿范围内，可以初步诊断，但定性诊断常较困难，明确诊断仍靠病理检查。主要与以下疾病进行鉴别诊断。①肝母细胞瘤：二者均可表现为肝肿物，但90%以上肝母细胞瘤患儿甲胎蛋白明显增高。②肝未分化肉瘤：间叶型错构瘤影像上与肝未分化肉瘤类似，但通常情况下，后者发病年龄较大，乳酸脱氢酶通常会升高，确诊需病理。③胆总管囊肿：在肿物、腹痛、黄疸三大症状中，黄疸及腹痛对于鉴别诊断有很大帮助。肝错构瘤腹痛少见，黄疸罕见。

手术治疗仍是肝错构瘤的首选方法。若考虑为该病，建议尽早手术切除。肿块向上压迫膈肌可导致呼吸困难，严重的可引起呼吸窘迫或心功能不全；手术并发症主要包括出血、胆漏、肝功能不全、凝血功能异常等。肝错构瘤为良性病变，术后需定期复查。

（王焕民　常晓峰）

gānmǔxìbāoliú

肝母细胞瘤（hepatoblastoma）

由类似于胎儿性上皮性肝细胞、胚胎性细胞及分化的间叶成分组成的具有多种分化方向的恶性胚胎性肿瘤。大部分为单发。2012年，美国关于儿童原发肝流行病学数据显示，在19岁以下患儿中，肝母细胞瘤的年发病率为1.6/100万；肝母细胞瘤多发生于5岁以下儿童，年龄小于4岁肝肿瘤患儿中，90%的恶性肿瘤为肝母细胞瘤。

病因及发病机制　肝母细胞瘤的发病原因尚不明确，可能与妊娠期某些致病因素相关。包括在妊娠期间，母亲有吸烟史、服用利尿剂等药物治疗，接触到塑化剂、电离辐射以及其他有毒性物质等；有文献提示出生体重极低的早产儿肝母细胞瘤的发病率较高，同时如果孩子伴有一些特殊的综合征，如贝-维综合征（Beckwith-Wiedemann syndrome）、偏身肥大、艾卡尔迪综合征（Aicardi syndrome）、家族性腺瘤性息肉病及过度生长综合征等，出现肝母细胞瘤的概率更大。

分期　较为常用的是儿童肿瘤研究国际协作组推荐的治疗前肿瘤分期（pre-treatment extent of tumor，PRETEXT），此方法是根据肝母细胞瘤患者在确诊时肿瘤所侵犯肝脏解剖节段的范围来对其进行分期。①PRETEXT Ⅰ：肿瘤侵犯1个肝段，邻近的3个肝段未受累及。②PRETEXT Ⅱ：肿瘤侵犯1~2个肝段，邻近的2个肝段未受累及。③PRETEXT Ⅲ：肿瘤侵犯2~3个肝段，邻近的1个肝段未受累及。④PRETEXT Ⅳ：肿瘤侵犯全部4个肝段。

分型　根据病理诊断共识，一般将肝母细胞瘤主要分为以下类型。①上皮型：又分为胎儿型、胚胎型、巨小梁型、小细胞未分化型与胆管母细胞型。其中，胎儿型又包括单纯胎儿型伴核分裂活性低（<2/10高倍视野）、胎儿型伴高核分裂活性（≥2/10高倍视野）、多形性胎儿型（分化差型）。②上皮间叶混合型：又分为伴畸胎瘤样特征的混合型与间质来源即不伴畸胎瘤样特征的混合型。

临床表现　多数患儿以不规则局限性肝大为最初症状，肿块位于右腹或右上腹部，肿瘤表面光滑，边缘清楚，硬度中等，常为沐浴或换衣服时偶然发现，通常增长迅速。其他症状还包括食欲减退、消瘦、腹痛、发热等，个别病例可因胆道受挤压出现梗阻性黄疸。部分患儿可伴随有腹壁静脉曲张，婴幼儿患者可因肿瘤体积巨大而出现呼吸困难。合并肿瘤破裂时，会出现失血性休克。

诊断　除临床表现外，还需要结合其他的辅助检查，包括甲胎蛋白（alpha-fetoprotein，AFP）、乳酸脱氢酶检测，以及影像学检查如胸部CT、腹部增强CT、头部MRI等；病理仍是肝母细胞瘤诊断的金标准，可通过手术或穿刺活检获取病理。若存在以下情况，亦可进行临床诊断：①小于5岁儿童伴有腹部包块，血清AFP异常升高。②典型的影像学表现，如腹部CT提示肝内单发或多发的实性为主的软组织包块，血供丰富，可侵犯重要血管，可见钙化灶及囊性坏死；腹部超声显示单发实质性包块，少数病例可为多发病灶，病灶边缘清晰，回声轻度增强。

鉴别诊断　①肝细胞癌：病理上肝母细胞瘤与肝细胞癌细胞之间差别较大，在是否存在明暗相间结构、细胞大小形态及有无髓外造血等方面除外；临床上肝细胞癌患者多为大年龄儿童，患儿或其母亲多有乙型肝炎感染病史。②肝畸胎瘤：肝原发性畸胎瘤可与肝母细胞瘤有相似的临床表现及AFP的升高，但影像学检查可见脂肪及钙化表现，病理可辅助鉴别。③其他儿童恶性肿瘤肝转移：神经母细胞瘤、淋巴瘤、横纹肌肉瘤和促结缔组织增生性小圆细胞肿瘤等，在获得病理穿刺标本时可通过病理检查明确诊断。此外，血清肿瘤标志物、骨髓细胞学检查及影像学检查可协助诊断。④其他肝大的原因：如代谢性疾病、良性肝肿瘤如肝海绵状血管瘤等。

治疗 基于不同的危险度分组，肝母细胞瘤的治疗主要包括手术、化学药物治疗（简称化疗）及其他。

手术治疗 手术切除是肝母细胞瘤治疗的重要手段，根据肿瘤所在位置、大小，通常实施的手术方式为右半肝切除、右三叶切除、左半肝切除、左三叶切除以及不规则肝叶切除等术式。原则为完整切除肿瘤的基础上，尽量保留正常肝组织。

化疗 肝母细胞瘤对化疗较为敏感，手术前化疗可以使肿瘤有不同程度的缩小，从而提高手术切除率。对于晚期肿瘤患儿，已经出现诸如肺转移等全身器官转移的情况下，化疗也可使一部分患儿转移灶缩小甚至消失，最终获得手术机会。对化疗敏感的患儿肿瘤体积在用药后会很快缩小，AFP水平明显降低。一般在术前化疗2~4个疗程后，根据肿瘤体积以及AFP数值的变化情况，评估手术切除可行性，过多的术前化疗对于手术切除并不能提供更多帮助。术后患儿同样需要接受全身化疗，结合肿瘤危险度分级和AFP下降情况，决定化疗疗程。

其他治疗 ①放射治疗：肝母细胞瘤对于化疗较敏感，手术完整切除后预后相对较好。同时由于其对于放疗敏感性不强，因此放疗一般不作为常规治疗手段。对于复发难治、不具备手术切除可能，同时化疗耐药的患儿，可以考虑进行放疗。②肝移植：化疗后评估POST-TEXT Ⅳ期或POST-TEXT Ⅲ期伴有肝静脉或下腔静脉等重要血管受累，无法进行手术的病例可考虑行肝移植。

并发症 肝母细胞瘤可能会出现肿瘤破裂出血，发病率不高，但一旦自发破裂出血或因医源性穿刺而出现破裂出血时，会严重威胁患儿生命安全。手术并发症主要包括出血、胆漏、肝功能不全、凝血功能异常等；化疗相关并发症主要包括骨髓抑制及化疗药物对相应器官如心脏、肾、肝、听力等的影响。

预后 综合治疗后，肝母细胞瘤的总体生存率明显提升，5年生存率可达70%以上。小细胞未分化型的预后最差。

预防 对于肝母细胞瘤尚无有效的预防措施，可针对高危人群进行定期复查超声检查。

（王焕民　常晓峰）

gānxìbāo'ái

肝细胞癌（hepatocellular carcinoma） 起源于肝细胞恶性转化所形成的肿瘤。癌细胞呈多角形，核大，核仁明显，胞质丰富。癌细胞排列成巢状或索状，癌巢之间有丰富的血窦。癌细胞有向血窦内生长的趋势。儿童肝细胞癌是继肝母细胞瘤之后第二常见的恶性肝肿瘤。

病因及发病机制 肝细胞癌的发病原因和机制尚不完全清楚。一些因素可能与肿瘤的发生相关，如阿拉日耶综合征（Alagille syndrome）、乙型肝炎病毒和丙型肝炎病毒感染及其他非病毒性肝损伤（酪氨酸血症、进行性家族性肝内胆汁淤积）。

分型 按组织学特征可分为三种：①经典型肝细胞癌。②具有肝母细胞瘤和肝细胞癌特征的过渡型，定义为"未特指的肝细胞肿瘤"。③纤维板层型肝细胞癌。

临床表现 患儿可表现为腹痛、腹部肿块、黄疸和恶病质、肝脾大和晚期病例的胃食管反流；对于伴有慢性肝病患儿，可以出现门静脉高压症和慢性肝衰竭的表现。

诊断 对于患有肝硬化或肝病的儿童中，根据临床表现，实验室检查同时甲胎蛋白（alpha-fetoprotein，AFP）升高，超声、增强CT检查可见异常结节，通常需要考虑肝细胞癌可能。如果患儿诊断为酪氨酸血症，则需要动态监测AFP变化情况。病理仍是肝细胞癌诊断的金标准，可通过手术或穿刺活检获取病理。

鉴别诊断 ①肝母细胞瘤：最常见于5岁以下儿童，通常情况下，肝母细胞瘤可能会伴有低出生体重、偏侧肥大、家族性腺瘤性息肉病和存在18-三体综合征等。若肿块中存在钙化、坏死和囊性区域可能提示肝母细胞瘤。由于肝母细胞瘤和肝细胞癌均可出现AFP升高，因此AFP不能作为主要的鉴别依据。②肝良性肿瘤：可表现为肝肿物，但一般增长较为缓慢，边界清楚，AFP阴性。③肝未分化胚胎性肉瘤：可表现为肝肿物，好发于6~10岁儿童，但AFP阴性，穿刺活检可予以鉴别。

治疗 肝细胞癌治疗方式主

要取决于肿瘤在诊断时是否可切除、肿瘤对化疗的反应、肿瘤是否已经转移以及肿瘤是否与乙型肝炎病毒有关。①手术切除和化疗是可切除肝细胞癌的主要治疗方法；对于不可切除的肿瘤，可以考虑肝移植。②诊断时不可切除的非转移性肝细胞癌的治疗，可以使用新辅助化疗或经导管动脉栓塞化疗（transcatheter arterial chemoembolization，TACE）来增加可切除性或肝移植。如果原发性肿瘤在化疗后不可切除，并且无法进行肝移植患者，成人使用的替代治疗方法包括索拉非尼、TACE、冷冻手术、肿瘤内注射酒精、放射治疗等。③诊断时转移的肝细胞癌的治疗：对于此类患儿，尚无特异性治疗，转化治疗例如靶向和化疗可能创造手术机会。④乙型肝炎病毒相关性肝细胞癌的治疗：虽然乙型肝炎相关肝细胞癌在美国儿童中并不常见，但核苷酸/核苷类似物乙肝病毒抑制剂治疗可改善中国接受治疗的儿童和成人的术后预后。

并发症 手术并发症主要包括出血、胆漏、肝功能不全、凝血功能异常等；化疗相关并发症主要包括骨髓抑制及化疗药物对相应器官如心脏、肾、肝、听力等的影响；肝移植相关的风险包括出血、血栓、胆道梗阻及排斥反应等。

预后 在接受原发性切除的儿童中，5 年生存率为 50%，复发率为 20% ~ 30%。手术无法切除患儿，预后更差。

预防 对于肝细胞癌尚无有效的预防措施，对于有肝炎病毒感染患儿，可针对性地进行抗病毒治疗，高危人群进行定期复查超声检查。

（王焕民　常晓峰）

gān wèifēnhuà pēitāixìngròuliú

肝未分化胚胎性肉瘤（hepatic undifferentiated embryonal sarcoma）

罕见的好发于儿童或青少年的肝原始间叶源性恶性肿瘤。肿瘤细胞缺乏明确的分化方向。发病原因和机制尚不完全清楚，临床主要表现为右上腹不适、疼痛及腹部包块，常伴有发热，一般无黄疸。该病通常发生于 5~20 岁儿童和青少年，男性略多见。CT 检查可见肝巨大占位性囊性或囊实性肿块，密度不均，内有囊状分隔，边界清晰，多无钙化，增强后实性部分呈轻度强化；实验室检查提示肝功能大多正常或轻度受损，血清甲胎蛋白正常，穿刺活检病理可协助诊断。

该病主要与以下疾病进行鉴别诊断。①间叶性错构瘤：亦可表现为局部肿物，但与肝未分化胚胎性肉瘤不同，多见于 1~2 岁婴幼儿，主要为囊性。②肝母细胞瘤：是儿童时期最常见的肝恶性肿瘤，多见于 5 岁以下儿童，且大部分患儿甲胎蛋白明显高于正常。③胆道横纹肌肉瘤：多发于 3~4 岁，临床上以进行性加重的阻塞性黄疸为主要表现，穿刺活检可协助诊断。

治疗主要依靠化疗、手术、肝移植。新辅助化疗可有效减小不可切除的原发性肿瘤肿块的大小，从而实现可切除性。手术切除肿瘤是治疗该病的有效方法。对于局部无法切除的病灶，可行肝移植。手术并发症主要包括出血、胆漏、肝功能不全、凝血功能异常等；化疗相关并发症主要包括骨髓抑制及化疗药物对相应器官如心脏、肾、肝、听力等的影响；肝移植相关的风险包括出血、血栓、胆道梗阻及排斥反应等。经过手术+化疗等综合治疗

后，总体生存率约为 50%。

（王焕民　常晓峰）

dǎndào héngwénjīròuliú

胆道横纹肌肉瘤（rhabdomyosarcoma of the biliary tree）

肝内或肝外胆道壁起源的横纹肌肉瘤。横纹肌肉瘤是指起源于横纹肌细胞或向横纹肌细胞分化间叶细胞的恶性肿瘤，为儿童软组织肉瘤中最常见的一种，成人少见。儿童胆道横纹肌肉瘤罕见，在所有横纹肌肉瘤中仅占 0.8% ~ 1.3%，年龄多发于 3~4 岁。

病因及发病机制 尚不完全清楚。

临床表现 进行性加重的阻塞性黄疸为该病的主要症状，还表现为腹痛、黄疸及发热，常伴有食欲缺乏、腹胀、右上腹不适等症状。

诊断 患儿发病时伴有典型的进行性加重的阻塞性黄疸；腹部超声通常显示肿块强回声团，内部回声不均匀，部分囊实性，梗阻上方胆管扩张为该病的典型特征；实验室检查多提示为阻塞性黄疸，病情严重的患儿中，可伴有不同程度的肝功能受损，超声引导下穿刺活检可明确诊断。

鉴别诊断 ①胆总管囊肿：可表现为腹痛、黄疸及发热，应予以考虑，但临床表现常为间歇性，且年龄较胆道横纹肌肉瘤大，女童居多，可结合辅助检查（超声、磁共振胆胰管成像）等协助诊断。②肝未分化胚胎性肉瘤：需与发生于肝内胆管的横纹肌肉瘤鉴别，但多见于年龄较大女孩，但胆道横纹肌肉瘤多为葡萄状横纹肌肉瘤，穿刺病理可辅助诊断。

治疗 主要依靠化疗、手术和/或放疗、肝移植。①化疗：横纹肌肉瘤对化疗很敏感，术前化

疗不仅可以缩小肿瘤体积，使肿瘤边界清晰，还可以减少对正常器官的切除，提高手术切缘阴性率，降低局部复发风险。②手术：外科手术在儿童胆道横纹肌肉瘤的治疗中具有重要意义。即使在化疗之后，外科医师也应该做好术中血管、胆道重建的准备。③放疗：胆道横纹肌肉瘤对放疗也很敏感，特别是手术暴露困难和重要功能区无法完全切除的部位，放疗具有独特的优势。④肝移植：对于局部不能切除的病灶，可行肝移植。

并发症 手术并发症包括出血、胆漏、肝功能不全、凝血功能异常等；化疗相关并发症主要包括骨髓抑制及化疗药物对相应器官如心脏、肾、肝、听力等的影响；肝移植相关的风险包括出血、血栓、胆道梗阻及排斥反应等。

预后 对于无远处转移的患儿，总体生存率比较高，可达78%。

（王焕民　常晓峰）

yíxiàn wàishāng

胰腺外伤（pancreatic trauma）为上腹部强力挤压暴力直接作用于脊柱，或锐器穿刺或医源性操作所致胰腺的损伤。损伤部位常位于胰腺颈部或体部，可表现为上腹部明显压痛和肌紧张，剧烈腹痛伴呕吐及内出血，甚至休克等，但多数胰腺损伤早期症状并不明显，容易漏诊及误诊。根据致伤原因可分为开放性穿透伤（为锐器贯穿胰腺所致）、闭合性钝器伤（为上腹部强力挤压暴力直接作用于胰腺所致，如交通事故中方向盘、自行车车把直接挤压上腹部等）、医源性手术误伤（多见于上腹部深部手术，如上腹部肿瘤切除、脾切除术等）。

胰腺前有肋骨及腹内脏器，后有脊柱及腰背部肌肉，与胆管、脾、十二指肠及胃关系密切，且周围有下腔静脉、肾血管、肠系膜上血管和脾血管等重要血管，故胰腺外伤常伴合并伤且病死率高，其合并伤主要有腹腔内大出血、急性胰腺源性腹膜炎、肝脾破裂、十二指肠破裂及胃壁损伤等，因此多数胰腺外伤需要手术治疗，但若涉及胰腺的切除手术可能会导致内分泌和外分泌功能不全，患儿术后可能需要长期补充胰酶帮助消化和治疗随后的可能出现的糖尿病，同时在胰腺外伤数日甚至数年后仍有发生并发症的风险，如胰瘘、胰腺脓肿、胰腺假性囊肿等，所以胰腺外伤是最严重和最复杂的腹部外伤之一。CT是诊断胰腺外伤的主要影像学方法。若影像学检查结果不明确，可进行诊断性开腹手术。

胰腺在腹部位置深而固定，且胰腺损伤早期的症状及体征不明显，同时在创伤环境中患儿描述病史困难，体格检查也非特异，因此胰腺外伤早期多不易发现，甚至在手术探查中也存在漏诊及误诊可能。故凡是上腹部损伤的患儿，均应考虑到胰腺外伤的可能。

（向　波）

yíxiàn jiǎxìng nángzhǒng

胰腺假性囊肿（pancreatic pseudocyst）胰腺外伤、感染或胰管阻塞导致胰腺实质或胰管破坏形成的囊壁无胰腺上皮的囊肿。胰管压力升高后的胰管破裂引起的胰腺外胰液积蓄，外漏的胰液、血液和坏死组织被没有上皮细胞的纤维组织壁包裹而形成囊肿，但囊壁却无胰腺上皮，故称为假性囊肿。

病因及发病机制 常发生于

急性胰腺炎和胰腺外伤后，急性胰腺炎在中国最常见的病因为胆石症、酒精性高脂血症，大量饮酒和暴饮暴食是急性胰腺炎的主要诱因。若急性胰腺炎患者的血清淀粉酶持续升高3周以上，半数患者可能并发假性囊肿。少数也发生于慢性胰腺炎的患者，是最常见的胰腺囊性疾病。急性胰腺假性囊肿内积液可以被吸收而囊肿消失，但也可转为慢性。慢性胰腺假性囊肿是在慢性胰腺炎的基础上胰管梗阻破裂导致。

分型 ①坏死后Ⅰ型：继发于急性胰腺炎，囊壁成熟或不成熟，囊肿与胆管很少交通，经内镜逆行胆胰管成像（endoscopic retrograde cholangiopancreatography，ERCP）显示胰管无异常。②坏死后Ⅱ型：多见于慢性胰腺炎急性发作，囊壁成熟或不成熟，常与胰管相通，ERCP提示有慢性胰腺炎征象，但无胰管梗阻。③潴留性Ⅲ型：多伴慢性胰腺炎，囊壁成熟与胰管交通，ERCP见胰管有明显的狭窄。

临床表现 胰腺假性囊肿的临床表现可以从无症状患者到由于并发症引起的腹部急症，囊肿通常与胰管相通而进行性增大，若囊壁破溃，囊内的胰腺酶及坏死组织可流入腹膜腔内引起腹膜炎，使病情急剧恶化。胰周与上腹部许多较粗的血管常构成囊壁的一部分如胃左动静脉、胃右动静脉、脾动静脉等，血管壁被激活的胰酶和感染侵袭，可突然发生破裂出血，患者可突然出现剧烈的持续性腹痛，甚至失血性休克。巨大囊肿也压迫胃及十二指肠或结肠，造成胃肠道梗阻，压迫胆总管可出现阻塞性黄疸，压迫静脉或形成静脉血栓，最常见的是脾静脉，其次是门静脉和肠系膜上静脉，可形成胃脾区高压，致肝外型门静脉高压或十二指肠黏膜下静脉曲张而发生上消化道大出血。

诊断 假性囊肿没有特定的症状，但是在胰腺炎病例后持续腹痛、厌食或腹部肿块的患者应考虑假性囊肿的可能性。形成假性囊肿后主要表现为发热、腹痛、恶心呕吐，约50%患者出现血清淀粉酶升高和白细胞计数增多，胆道梗阻时胆红素可升高。极少数情况下，患者因感染的假性囊肿而出现黄疸或败血症。

鉴别诊断 多种疾病与胰腺假性囊肿的临床表现相似，最重要的问题就是将假性囊肿与胰腺的其他囊性病变区分开来，如胰腺囊性肿瘤、胰腺脓肿、胰腺动脉假性动脉瘤等，CT对于胰腺假性囊肿的诊断具有较高的特异性和敏感性。

治疗 临床治疗方法主要分为内科治疗和外科治疗。

内科治疗 一般认为具备以下条件者可考虑内科治疗：①患者基本情况尚可。②病因为非胰腺慢性疾病。③囊肿为单发，假性囊肿长径<4cm，急性胰腺炎并发囊肿长径<8cm，囊肿存在时间低于6周且无持续性增大。④囊壁较薄且不规则。⑤囊腔与胰管不相通。⑥囊液性质稳定，胰酶（特别是胰淀粉酶）含量趋近于正常。⑦无感染征象、无症状、无并发症及无假性动脉瘤形成。内科治疗方案主要包括禁食或低脂饮食、在肠外营养的基础上加用抑制胰酶分泌或影响胰酶活性的药物及抗感染治疗，以辅助自然吸收。采用彩超监测囊肿大小变化，大部分无菌性假性囊肿可自行吸收，若无合并严重感染的假性囊肿可予以为期6周（囊壁成熟时间）的保守治疗。无囊肿消退或存在急性细菌性感染、囊肿进行性增大、反复胰腺炎发作等情况，需要引流治疗。

外科治疗 主要包括外引流术、内引流术、腹腔镜治疗、经皮穿刺置管引流术及胰腺切除术等方式。随着经皮穿刺引流方式的成熟，单纯以引流为目的的外引流术已基本放弃，主要是针对情况较为复杂，囊肿壁尚未成熟并伴有感染、出血及较严重的腹腔或腹膜坏死组织者。胰腺切除术是治疗最彻底的方式，但该方式为非常规术式。引流是将囊液引流至体外，主要通过手术、CT或超声引导穿刺等方法达成，但有易腐蚀皮肤，容易丢失大量水、电解质、蛋白质及胰液等缺点，同时少有外科手术进行外引流的病例，多与并发症及复发率高等有关，如拔管困难、引流管堵塞、持续胰液引流等。内镜下囊肿引流、囊肿与胃或肠进行吻合及经皮穿刺置管引流术引流效果好，较少有复发发生。但术后假性囊肿很少有能完全消失者。最佳治疗方式选择暂无统一定论，几种治疗方式各有其优、缺点及适用范围。

（向 波）

Lǔshì Y xíng nángzhǒng kōngcháng wěnhéshù

鲁氏Y形囊肿空肠吻合术
（Roux-en-Y cystojejunostomy）

针对胰腺假性囊肿与空肠行端侧吻合以引流囊液的手术。此手术方式多见于胰腺假性囊肿的处理，是胰腺假性囊肿可靠、有效的治疗方法。当胰腺假性囊肿产生胃肠道受压等症状时，可以采用此手术方式。炎症和外伤后形成的胰腺假性囊肿，应经过6周以上的保守治疗，才能行该手术，以免保守治疗时间较短，囊肿太薄，吻合困难，且增术后吻合口瘘的风险。该手术方式可避免食物残渣以及其余胃肠道内容物反流至假性囊肿内，因而术后很少发生继发感染，是一种较为理想的术式；但必须在充分准备和有一定的技术条件下施行，才能保证患儿安全。适应证：①大于6cm无症状的假性囊肿。②合并出血、感染、压迫、破裂、腹痛、黄疸等。③合并胰管梗阻或与主胰管相通。④多发性囊肿。⑤随访期间囊肿不断长大。

手术方法：首先常规穿刺囊肿，确定囊肿性质。在囊肿前壁的较低位置沿长轴做一纵行切口，6~8cm，尽可能多切除假性囊肿的壁，以免吻合口狭窄。手术当中若遇多房囊肿，应切开囊壁，彻底敞开多房囊肿，从而使吻合后可充分引流。常规切除部分囊壁行病理学检查，了解有无恶变的情况。在距十二指肠悬韧带15~20cm处切断空肠，将远段提至结肠前与囊肿行端侧吻合，应注意保留足够大小的吻合口，以免术后发生瘢痕狭窄。囊肿切口边缘应充分止血，防止术后在胃液、小肠液和胰液的多方面作用下，发生术后严重出血。近端空肠再与囊肿空肠吻合口以远30~35cm处的远段空肠行端侧吻合。

（向 波）

mànxìng yílòu

慢性胰瘘（chronic pancreatic fistula）
各种原因引起的富含胰酶的液体在胰管上皮和其他上皮组织之间的异常交通所引起胰液外漏的疾病。异常交通主要是指胰管损伤后，胰液外漏至腹腔、相邻脏器或体外。体外主要分为内瘘和外瘘，流出者称为胰外瘘，向消化道流入者称为胰内瘘。

病因及发病机制 引起胰瘘的原因较多，主要包括胰腺外伤、胰腺及胰周外科手术、急慢性胰腺炎等。外伤可直接导致胰管断裂，胰管及壶腹部水肿，引起胰液引流不畅，更易形成胰瘘；清创不彻底及破裂胰管处理不及时可造成胰管破裂导致胰瘘形成。胰瘘是胰腺及胰周外科手术最常见的并发症之一，非胰腺手术损伤胰腺也可导致胰瘘，最常见的是脾切除术、胃大部分切除术及胃癌根治术。急性坏死性胰腺炎由于胰腺自我消化坏死，侵蚀至胰管时可引起胰液外渗，导致胰瘘，急性坏死性胰腺炎时胰瘘发生率约20%。

分型 慢性胰瘘可根据发生的部位分为三型，Ⅰ型胰瘘发生在胰腺实质损伤和小分支胰管或胰管远端渗漏后；Ⅱ型胰瘘主要发生在主胰管；Ⅲ型胰瘘主要发生在胰腺手术后，多为胰管完全断裂。根据胰液的漏出量将胰外瘘分为高流量瘘（>200ml/d）以及低流量瘘（<200ml/d），国内也有分为大型瘘（>1000ml/d）、中型瘘（100~1000ml/d）及小型瘘（<100ml/d）三型的分级方法。

临床表现 慢性胰瘘往往病情迁延，住院时间延长，临床表现多样，轻者可完全无症状，但约40%的胰瘘可进展为难治性胰瘘，并发腹腔脓肿、脓毒血症、大量出血等，严重者可危及生命。轻度胰瘘早期可仅表现为引流液淀粉酶增高，而无其他症状。重度胰瘘早期常表现为腹部明显触痛、心动过速、呼吸急促，或者患者轻度烦躁不安，合并感染时有腹膜炎表现，引流液淀粉酶常明显增高。胰瘘患儿常丢失大量

含有水、电解质和蛋白质的胰液，补充不及时，可引起脱水和电解质平衡紊乱，以及营养物质消化吸收障碍，表现为消瘦和营养不良。丢失过多的碱性胰液可发生代谢性酸中毒。瘘口周围皮肤水肿糜烂，可形成溃疡甚至导致出血；亦可因引流不畅致瘘管的皮肤先于胰瘘而愈合，形成假性胰腺囊肿。

诊断 胰瘘的诊断方法主要有CT、MRI、磁共振胆胰管成像（magnetic resonance cholangiopancreatography，MRCP）、超声内镜检查、经内镜逆行胰胆管成像（endoscopic retrograde cholangiopancreatography，ERCP）及窦道造影。其中ERCP及窦道造影是胰瘘诊断的金标准。ERCP及窦道造影显示胰管断裂、造影剂外漏可确诊胰瘘，外科术后胰瘘的诊断标准为术后≥3天腹腔引流管仍有液体流出，且其淀粉酶浓度高于血清淀粉酶3倍正常值上限。ERCP不仅能够显示胰瘘的位置、大小及流出道情况，还可进行治疗。当主胰管近端狭窄或结石时，造影剂无法通过狭窄或阻塞段，ERCP诊断胰瘘的灵敏度可能会降低。此外ERCP作为有创操作，也具有一定的潜在出血、术后胰腺炎等风险。MRCP作为非侵入性检查，能够提供相对清晰的胆胰管图像，避免了诱发胰腺炎的风险，其胆胰管病变诊断价值接近ERCP，可作为高度怀疑胰瘘的首选检查方式。CT和MRI有助于明确胰腺炎严重程度、胰周积液特点等。瘘管造影可以显示瘘管的大小、位置、形态以及与胰管的关系。

治疗 胰瘘治疗的关键是早期识别、预防威胁生命的并发症如出血和败血症等。一般保守治

疗2~4周仍未愈合的胰瘘应考虑治疗。治疗的目标是充分引流、尽早实现胰瘘封闭、控制感染、防治腐蚀性出血、纠正水电解质紊乱和营养支持治疗。内镜下胰瘘治疗主要用于有明显症状且保守治疗无效的患者。经有效的引流和相应的非手术治疗后，胰瘘自愈率较高。若经上述治疗措施后仍未治愈、时间超过3个月者，可行手术治疗。

（向波）

yuánfāxìng gāoyídǎosùxuèzhèng

原发性高胰岛素血症（primary hyperinsulinism） 新生儿或儿童胰岛B细胞分泌过多胰岛素，导致严重、持续低血糖的疾病。低血糖症属于危险症状，在没有及时检测出并进行治疗的情况下，能引起癫痫发作和持久大脑损伤。由于新生儿和婴儿的大脑比成人有更高的葡萄糖消耗率，因此更容易发生低血糖性脑损伤。其发病率为1/50 000~1/30 000，在近亲婚配的群体中发生率较高，约为1/2500。

病因及发病机制 该病大多出现在新生儿时期，并伴有严重低血糖，但也可出现在婴儿期、儿童期甚至成年后期。主要病因是由于基因突变，且主要是谷氨酸脱氢酶中的氨基酸错义突变，这种突变最终使得谷氨酸脱氢酶活性不能关闭，从而导致胰岛素释放过量，进而导致低血糖症。原发性高胰岛素血症通常表现为空腹低血糖，但也可表现为餐后低血糖。其他病因如分娩窒息、宫内生长迟缓及母亲糖尿病等，造成的原发性高胰岛素血症可为一过性，或与各种过度生长综合征或代谢疾病（如先天性糖基化障碍）相关。

临床表现 患儿会表现出各

种各样的症状，从非特异性肾上腺素能症状（如进食不良、饥饿、心悸、出汗）到危及生命的神经糖化症状（如癫痫、意识不清、嗜睡、昏迷甚至死亡等），这些症状都是由大脑葡萄糖供应不足引起的，严重时会导致大脑功能受损。临床症状最常出现在新生儿期，但也可出现在婴儿期、儿童期甚至成人期，低血糖的临床表现在新生儿中最为严重，在婴儿期和儿童期可能相当轻微。

诊断与鉴别诊断　诊断标准为检测空腹血糖值<2.8mmol/L，伴有空腹血清胰岛素水平≥85pmol/L或C肽水平≥1.4nmol/L。该病需与外源性胰岛素或磺酰脲类药物应用、新生儿一过性高胰岛素血症、胰岛素瘤、糖原累积症及贝-维综合征等相鉴别，可通过血清胰岛素测定、影像学及基因检测等方法进行鉴别诊断。

治疗　对原发性高胰岛素血症进行临床管理的基础包括对所有形式的原发性高胰岛素血症患者的早期诊断和开始适当的治疗。目的是将血糖水平保持在3.5mmol/L以上，防止进一步的低血糖性脑损伤，治疗方案包括药物治疗、手术治疗及联合治疗等。

胰高血糖素的使用　胰高血糖素是一种关键的反调节激素，为治疗原发性高胰岛素血症患者的一线疗法，特别是在患者无法经口进食或静脉通道暂时未建立的紧急情况下。胰高血糖素在短期内可诱导糖原分解、糖异生和脂解为葡萄糖，在给药后几分钟内使血糖浓度迅速升高。高剂量（超过1mg）的胰高血糖素会由于胰岛素分泌的矛盾增加而引起反弹性低血糖。

增加进食频次　频繁食用高热量、复杂的碳水化合物食物，如未煮熟的玉米淀粉，可减少低血糖发作的频率和严重程度，并改善1岁以上儿童在夜间长时间禁食期间的禁食耐受性。

手术治疗　一旦正电子发射体层成像（PET）/CT定位到局灶性病变，就可以通过手术切除局灶性病变并治愈患者的低血糖。而弥漫性和非典型性疾病的患儿通常需要广泛的手术（次全或接近全胰切除术）。但患儿术后存在出现胰腺外分泌功能不足和糖尿病的风险，需要终生进行胰腺酶替代和胰岛素治疗，且尽管接受了广泛切除手术，一些患儿仍会存在发生持续性低血糖的可能。上述并发症可在术后早期或晚期出现，因此，手术治疗的患儿应持续长期监测血糖和胰岛素水平。

预后　原发性高胰岛素血症患儿的管理是具有挑战性的，需要一个多学科团队的合作，应该包括内科医师、外科医师、专业病理学家、遗传学家、护理专家和营养师等在内。且其预后主要取决于疾病的严重程度，部分患儿在治疗后可能仍会发生严重的低血糖脑病，或出现糖尿病，少数接受药物治疗的患儿随着年龄增长可逐渐恢复正常。

预防　原发性高胰岛素血症是一种遗传异质性疾病，建议有家族史或致病基因携带者在生育前进行遗传咨询，以明确病因并评估家庭成员的患病风险。

（向　波）

yíxiàn zhǒngliú

胰腺肿瘤（pancreatic tumors）

发生在胰腺的占位性病变。在儿童和青少年中很罕见，30岁以下人群的发病率为每100万人中约有0.46例。根据病理类型不同，胰腺肿瘤可以分为良性肿瘤和恶性肿瘤。胰腺良性肿瘤主要包括胰腺囊肿、畸胎瘤和胰腺假性囊肿。胰腺恶性肿瘤主要包括胰腺实性假乳头状瘤、胰母细胞瘤、胰岛细胞瘤和胰腺癌。其中，胰腺实性假乳头状瘤和胰母细胞瘤是常见的儿童胰腺肿瘤，其他类型胰腺肿瘤更为罕见。儿童胰腺肿瘤发病罕见，但多数预后好，相比成人，儿童胰腺恶性肿瘤远期生存率高，胰腺实性假乳头状瘤的10年生存率可超过95%，近80%的胰母细胞瘤可被治愈。

（王焕民　冯　俊）

yímǔxìbāoliú

胰母细胞瘤（pancreatoblastoma）

由边界清楚的实性细胞巢构成，其中可见鳞状小体，有纤维间质分隔的恶性胰腺上皮性肿瘤。胰母细胞瘤是一种少见的儿童胰腺恶性肿瘤，占所有儿童胰腺肿瘤的10%~20%。通常发生在10岁以下，平均年龄为5岁。多数肿瘤位于胰头，30%~40%的患儿可发生转移，通常累及肝、肺和腹膜后淋巴结。治疗上，以手术为主，同时结合化疗、放疗，甚至自体干细胞移植、靶向药物等方法，通过多学科综合治疗，近80%的患儿可被治愈。

病因及发病机制　胰母细胞瘤的发病因素尚不明确。贝-维综合征（Beckwith-Wiedemann syndrome）可能与胰母细胞瘤的发生相关，可增加胰母细胞瘤的发生率，在早期和晚期胰母细胞瘤患儿中都发现了此综合征。

分期　在国内外并无标准的分期系统。欧洲儿童罕见肿瘤合作研究组将外科手术分期系统应用于胰母细胞瘤，分为四期。①Ⅰ期：完整切除肿瘤，切缘阴性。②Ⅱ期：肉眼完整切除肿瘤，镜下残留或淋巴结受累。③Ⅲ期：仅部分切除肿瘤或活检，术前或术中肿瘤破裂。④Ⅳ期：伴有远处转移。

临床表现 早期临床表现常无特异性，起病隐匿，可以表现为间断腹痛，尤其是上腹部隐痛，并伴有恶心、呕吐、食欲减退等。肿物增大时可由家长无意中于上腹部触及肿物而发现，部分位于胰腺头部的肿瘤，可以压迫胆道，造成黄疸症状。晚期患儿可以出现营养不良、恶病质、贫血等表现。

诊断 凡有腹部包块或腹部膨隆症状，体格检查于上腹部偏右侧可扪及界线不清实性肿物，腹部超声或增强CT扫描提示胰腺占位性病变，血清学检查甲胎蛋白显著升高的患儿，即可首先考虑胰母细胞瘤诊断。确诊需要穿刺活检或手术切除后病理学检查证实。

鉴别诊断 胰母细胞瘤通常需要与囊实性假乳头状瘤鉴别。年龄段是重要的鉴别点。此外，胰腺的占位性病变体积偏小时需与炎症鉴别，可以超声监测其变化。超声引导下经皮肿瘤穿刺活检是最简便微创的确诊方法，但需要超声评估其可行性。

治疗 总体治疗模式为以手术切除结合术前、术后化疗为主的综合治疗。对部分复杂难治或复发肿瘤，在必要情况下采取放疗、介入治疗、靶向治疗等治疗方法，根本目的在于根除肿瘤病灶，改善长期生存率。

手术切除 治疗胰腺母细胞瘤的主要手段，根治性切除是治疗胰母细胞瘤最有效的方法。手术时需完整切除肿瘤，保证切缘阴性，避免肿瘤在术中破裂溢出，并在切除范围足够的情况下，尽

可能多地保留胰腺组织。①胰头部肿瘤：推荐进行根治性胰十二指肠切除术，也可行保留幽门的胰十二指肠切除术。部分病例在经新辅助化疗后，有保留更多器官的可能，尝试行保留十二指肠的胰头切除术，但存在争议。②胰体尾部肿瘤：推荐根治性胰体尾联合脾切除术，保留脾的胰体尾切除术仍存在争议。③胰腺中段肿瘤：推荐行胰腺中段切除术，局部剜除术仍存在争议。

化疗 胰母细胞瘤对化疗较为敏感，多数不可切除或转移期的病例经新辅助化疗后可获得手术机会。但是，胰母细胞瘤的化疗方案，仍缺少大样本的循证依据，方案及剂量均不统一，欧洲儿童罕见肿瘤合作研究组以及大多数医疗中心以肝母细胞瘤为参照推荐使用顺铂＋多柔比星（PLADO）方案为一线化疗方案。并根据肿瘤的分期情况，推荐如下化疗疗程：①Ⅰ期，完全切除的患儿术后进行4个疗程的辅助化疗。②Ⅱ期，镜下残留或淋巴结受累的切除患儿进行6个疗程的辅助化疗。③Ⅲ期及Ⅳ期，部分切除或单纯活检、术前或术中存在肿瘤破裂及伴有远处转移的患儿，术前推荐4~6个疗程，术后再行2个以上疗程。

预后 胰母细胞瘤总体预后在逐渐改善，通过多学科综合治疗，近80%的患儿可被治愈。然而，胰腺肿瘤手术难度大、术后并发症多且凶险，严重者甚至危及生命。

（王焕民 冯俊）

yíxiàn shíxìng jiǎrǔtóuzhuàngliú

胰腺实性假乳头状瘤（pancreatic solid pseudopapillary neoplasm） 罕见的同时具有实性和假乳头两种组织学特点的胰腺

外分泌肿瘤。又称弗朗茨（Frantz）肿瘤。儿童最常见的胰腺肿瘤，占胰腺肿瘤的70%。

病因及发病机制 该肿瘤具有低度恶性潜能，最常见于青春期女童，但还没有明确的遗传或激素因素来解释好发于女童的原因。组织学上，肿瘤的特征是实性、假乳头和囊性改变。血管供应的脆弱性导致继发性退行性改变和囊性区域的出血和坏死。围绕透明化的纤维血管柄的细胞形成假顶毛。

分期 儿童胰腺实性假乳头状瘤在国内外并无标准的分期系统。胰腺实性假乳头状瘤为交界性或低度恶性肿瘤，肿瘤转移十分罕见。

临床表现 早期无症状，肿瘤往往较为脆弱，可出现肿瘤破裂和腹膜积血。肿瘤可发生在整个胰腺，通常是外生性的。在影像学上，肿块显示典型的囊性和实性成分，伴有瘤内出血和纤维包膜。与成人相比，胰腺实性假乳头状瘤患儿在表现时有相似的疾病严重程度，接受了相似的治疗，术后结果相同。

诊断 凡有腹部包块或腹部膨隆症状，体格检查于上腹部偏右侧可扪及界线不清实性肿物，腹部超声或增强CT扫描提示胰腺占位性病变，血清学检查甲胎蛋白正常、年龄较大的的患儿，即可首先考虑胰腺实性假乳头状瘤诊断。确诊诊断需要穿刺活检或手术切除后病理学检查证实。

鉴别诊断 通常需要与胰母细胞瘤鉴别。甲胎蛋白和年龄是重要的鉴别点，胰母细胞瘤多发生于年龄较小的患儿，甲胎蛋白明显升高。此外，胰腺的占位性病变体积偏小时需与炎症鉴别，可以超声监测其变化。超声引导

下经皮肿瘤穿刺活检是最简便微创的确诊方法，但需要超声评估其可行性。

治疗 以手术切除为主，明确恶性的复发难治病例需要化疗等。①手术：是治疗胰腺实性假乳头状瘤的主要手段。手术时需完整切除肿瘤，保证切缘阴性，避免肿瘤在术中破裂溢出，并在切除范围足够的情况下，尽可能多地保留胰腺组织。胰头部肿瘤推荐进行根治性胰十二指肠切除术，条件允许情况下，也可行保留幽门和十二指肠的胰头切除术；胰腺体尾部肿瘤可以进行根治性胰体尾联合脾切除术，条件允许情况下也可考虑保留脾。胰腺中段肿瘤推荐行胰腺中段切除术，局部剜除术仍存在争议。②化疗：通常不伴有肿瘤转移，手术切除后不需要化疗。仅存在肿瘤转移的病例需要术后化疗。肿瘤转移在胰腺实性假乳头状瘤病例中十分罕见，通常转移至肝，尚无统一的方案，有报道单药吉西他滨对切除困难或转移性病例有效。

预后 胰腺实性假乳头状瘤的预后极好，10年生存率超过95%。

（王焕民　冯　俊）

pízhǒngliú

脾肿瘤（tumor of spleen） 发生在脾的占位性病变。在临床上罕见，早期症状不明显，不易被发现，诊断困难。根据病理类型不同，脾肿瘤可以分为良性肿瘤和恶性肿瘤。脾良性肿瘤主要包括脾错构瘤、脾血管瘤和脾淋巴管瘤，其中脾血管瘤最常见。脾恶性肿瘤主要包括脾血管肉瘤、脾恶性淋巴瘤和纤维肉瘤，其中脾恶性淋巴瘤还根据肿瘤的主要成分、组织结构、临床表现、预后和治疗的不同可分霍奇金病和非霍奇金淋巴瘤两大类。影像学检查在脾良恶性肿瘤的诊断和鉴别上有重要意义。良性肿瘤以脾切除术为主，恶性肿瘤往往需结合化疗、放疗等，预后差。

（王焕民　冯　俊）

pícuògòuliú

脾错构瘤（hamartoma of spleen） 脾胚基的早期发育异常，使脾正常构成成分的组合比例发生混乱引起的局限性瘤样肿块。又称脾内副脾、脾结节状增生。脾错构瘤极为罕见，其构成成分和脾的正常成分基本一致，由肉眼所见大致为圆形，通常界线清楚，但缺乏包膜，偶见假包膜。切面呈灰白乃至深褐色。镜下可见脾错构瘤主要由脾红髓构成，脾窦扩张含多量血液，瘤内没有脾小梁和脾小体。多无临床症状，脾错构瘤通常体积很小，一般不会引起脾大，多数是在脾手术或体格检查中偶然发现。临床诊断困难，B超、CT及MRI可以发现脾实质内占位病变，但难以定性。确切诊断依赖病理，针吸细胞学检查能明确病理性质，但有肿瘤破裂、出血的风险，应慎重。

脾错构瘤需与以下疾病鉴别。①脾血管瘤：B超可表现为边缘清楚的单个或多个强回声和/或低回声肿块。典型的血管瘤通过增强CT基本可以确诊。②脾淋巴管瘤：大多数脾淋巴管瘤B超表现为分隔的、散在分布于脾内的囊性结构，无回声。CT影像表现为壁薄的多囊性病变，常有分隔，CT值近似水。③脾恶性淋巴瘤：就诊时大多已属晚期，常出现腹痛、低热、乏力等全身症状。影像学表现多为脾大，单发或多发低密度病灶。

该病以手术治疗为主，一般行脾切除术，对较小的病变可行脾部分切除术，以保留脾的免疫功能。

（王焕民　冯　俊）

píxuèguǎnliú

脾血管瘤（hemangioma of spleen） 胚胎期脾血管组织发育异常并不断增生而形成的错构瘤样血管瘤。最常见的脾良性肿瘤，大都为海绵状血管瘤，大体病理为暗紫色脾瘤块，表面血管丰富，实质性，切面为暗红色，分叶状，镜下见瘤体由被覆以扁平内皮细胞的扩大的血管腔构成，管壁薄，腔内充满血液，并常可见血栓形成。早期多无临床症状，多数患儿因无意中发现脾大或腹部肿块而就诊。肿瘤增大后压迫邻近器官可产生一系列器官受压症状，以腹部不适、上腹部或左上腹隐痛多见，有时可放射至左肩部疼痛。若压迫胃肠道可有腹胀、消化不良或便秘等症状。B超表现为灶性的边缘清楚的单个或多个强回声和/或低回声肿块。CT表现为密度均匀、边界清楚的低密度病灶，伴有周边强化及向心性一致性强化，典型的血管瘤通过增强扫描基本可以确诊。脾动脉血管造影可发现很小的脾肿瘤，特别是对海绵状血管瘤检出率较高。

脾血管瘤需与以下疾病鉴别。①脾血管肉瘤：由脾窦内皮细胞发生的恶性肿瘤，十分罕见。血管造影可表现为脾内血管分支狭窄、中断、移位，以及杂乱的新生肿瘤血管形成，并可见肿瘤破坏动静脉血管而形成的动静脉瘘。②脾淋巴管瘤：大多数脾淋巴管瘤B超表现为分隔的、散在分布于脾内的囊性结构，无回声；CT影像表现为壁薄的多囊性病变，常有分隔，CT值近似水。③脾恶性淋巴瘤：就诊时大多已属晚期，常出现腹痛、低热、乏力等全身症状。影像学表现多为脾大，单发或多发低密度病灶。

该病以手术治疗为主，一般行脾切除术，对较小的病变可行脾部分切除术，以保留脾的免疫功能，要保证足够的切除范围，以防肿瘤复发。

（王焕民　冯　俊）

pílínbāguǎnliú

脾淋巴管瘤 （lymphangioma of spleen）

由囊状扩张的淋巴管构成，管腔内壁被覆扁平内皮细胞的脾良性肿瘤。又称脾海绵状淋巴管瘤。早期多无临床症状，多数患儿因无意中发现脾大或腹部肿块而就诊。肿瘤增大后压迫邻近器官可产生一系列器官受压症状，以腹部不适、上腹部或左上腹隐痛多见，有时可放射至左肩部疼痛。若压迫胃肠道可有腹胀、消化不良或便秘等症状。B超表现为分隔的，散在分布于脾内的囊性结构，无内部回声。CT表现为薄壁多囊性病变，常有分隔，CT值接近水。脾动脉血管造影可表现为脾动脉分支环绕肿瘤呈受压移位，实质性肿物常为圆形或椭圆形规则的相对低密度影，瘤体边缘光整。

脾淋巴管瘤需与以下疾病鉴别。①脾血管瘤：B超可表现为边缘清楚的单个或多个强回声和/或低回声肿块。典型的血管瘤通过增强CT基本可以确诊。②脾血管肉瘤：由脾窦内皮细胞发生的恶性肿瘤，十分罕见。血管造影可表现为脾内血管分支狭窄、中断、移位，以及杂乱的新生肿瘤血管形成，并可见肿瘤破坏动静脉血管而形成的动静脉瘘。③脾恶性淋巴瘤：就诊时大多已属晚期，常出现腹痛、低热、乏力等全身症状。影像学表现多为

脾大，单发或多发低密度病灶。

该病以手术治疗为主，一般行脾切除术，对较小的病变可行脾部分切除术，以保留脾的免疫功能，要保证足够的切除范围，以防肿瘤复发。

（王焕民　冯　俊）

píxuèguǎnròuliú

脾血管肉瘤 （hemangiosarcoma of spleen）

由脾窦内皮细胞发生的恶性肿瘤。十分罕见。该瘤恶性度高，预后差，好发于年长儿。肉眼见脾脏表面有指尖或豆粒大小的紫红色软结节，切面为灰白色及紫红色瘤组织。镜下见瘤组织由许多不规则管腔所构成，内衬异型内皮细胞，肿瘤组织内可见出血、坏死。早期多无临床症状，多数患儿因无意中发现脾大或腹部肿块而就诊。肿瘤增大后压迫邻近器官可产生一系列器官受压症状，以腹部不适、上腹部或左上腹隐痛多见，有时可放射至左肩部疼痛。若压迫胃肠道可有腹胀、消化不良或便秘等症状。就诊时大多已属晚期，常出现腹痛、低热、乏力、贫血、消瘦等全身症状，也可因自发性脾破裂就诊。CT表现为边缘不清的低密度肿块，病灶内常有坏死。脾动脉血管造影可表现为脾内血管分支狭窄、中断、移位，以及杂乱的新生肿瘤血管形成，并可见肿瘤破坏动静脉血管而形成的动静脉瘘。确诊依赖于病理诊断。

脾血管肉瘤需与以下疾病鉴别。①脾血管瘤：B超可表现为边缘清楚的单个或多个强回声和/或低回声肿块。典型的血管瘤通过增强CT基本可以确诊。②脾淋巴管瘤：大多数脾淋巴管瘤B超表现为分隔的、散在分布于脾内的囊性结构，无回声。CT影像表现为壁薄的多囊性病变，常有

分隔，CT值近似水。③脾恶性淋巴瘤：就诊时大多已属晚期，常出现腹痛、低热、乏力等全身症状。影像学表现多为脾大，单发或多发低密度病灶。鉴别依赖于病理诊断。

该病以手术治疗为主，首选脾切除术，应完整切除脾及副脾，必要时扩大手术范围。术中避免肿瘤破裂，避免留下脾组织碎片造成腹腔内种植。

（王焕民　冯　俊）

pí'èxìnglínbāliú

脾恶性淋巴瘤 （malignant lymphoma of spleen）

发生于脾的、由淋巴组织增生所形成的肿瘤。恶性淋巴瘤是发生在淋巴网状组织的恶性肿瘤，根据肿瘤的主要成分、组织结构、临床表现、预后和治疗的不同可分霍奇金淋巴瘤和非霍奇金淋巴瘤（non-Hodgkin lymphoma，NHL）两大类，NHL又划分为来源于B淋巴细胞或来源于T淋巴细胞等不同类型的肿瘤。原发性脾恶性淋巴瘤以B细胞起源的最为多见，T细胞起源的次之，而霍奇金淋巴瘤较少见。

分期　①脾原发性恶性淋巴瘤的临床分期：Ⅰ期为肿瘤完全局限在脾内；Ⅱ期为肿瘤累及脾门淋巴结；Ⅲ期为肿瘤有肝内、腹腔淋巴结转移。②脾继发性恶性淋巴瘤是淋巴结或其他结外恶性淋巴瘤累及脾的一种转移性肿瘤。通常淋巴瘤从原发部位扩散、转移、浸润累及邻近组织或淋巴结，进而到肝、脾及骨髓，最后达周围血液。因而，脾继发性淋巴瘤是肿瘤的晚期表现，预后较差。

临床表现　早期症状轻微，发现时多已属晚期，除肿瘤增大产生局部压迫症状外，还可出现

左上腹痛及低热、贫血、消瘦等恶性肿瘤毒性表现；左上腹触及凹凸不平肿块，活动度差、多有压痛。病情往往进展迅速、症状明显、肿块增长速度快等，有助于与良性肿瘤的鉴别。即使如此，仍有不少脾肿瘤仍需手术探查及病理学检查方能明确诊断。

诊断 脾恶性淋巴瘤中以继发性占多数，而原发性者较为少见。原发性脾恶性淋巴瘤临床诊断颇为困难，常在脾活检或脾切除后依靠病理检查得出诊断。原发性脾恶性淋巴瘤诊断标准为：①脾大及其相应的压迫症状。②无其他部位受累的证据。③手术探查肝、肠系膜或主动脉淋巴结活检阴性。④诊断脾淋巴瘤后其他部位出现淋巴瘤的时间至少间隔 6 个月以上。

鉴别诊断 ①脾血管瘤：B 超可表现为边缘清楚的单个或多个强回声和/或低回声肿块。典型的血管瘤通过增强 CT 基本可以确诊。②脾淋巴管瘤：大多数脾淋巴管瘤 B 超表现为分隔的、散在分布于脾内的囊性结构，无回声。CT 影像表现为壁薄的多囊性病变，常有分隔，CT 值近似水。③脾血管肉瘤：由脾窦内皮细胞发生的恶性肿瘤，十分罕见。血管造影可表现为脾内血管分支狭窄、中断、移位，以及杂乱的新生肿瘤血管形成，并可见肿瘤破坏动静脉血管而形成的动静脉瘘。鉴别依赖于病理诊断。

治疗 ①脾原发性恶性淋巴瘤的治疗原则是Ⅰ期和Ⅱ期首选脾切除术，术后辅助化疗或放疗；Ⅲ期多采取联合化疗。②脾继发性淋巴瘤的治疗多采取放、化疗为主的治疗，手术切除无明显临床意义。

（王焕民　冯　俊）

pígōngnéng kàngjìn
脾功能亢进 （hypersplenism）

由于多种原因引起的以脾增大、伴或不伴红细胞减少、血小板减少、白细胞减少、骨髓代偿性造血增加为主要表现的临床综合征。上述血细胞减少又可引起相应的临床症状，如贫血、出血、感染等。脾功能亢进可以分为原发性和继发性两大类，原发性脾功能亢进病因未明确，继发性脾功能亢进常见的病因有感染性疾病、免疫性疾病、充血性疾病、血液系统疾病、脾脏疾病、脂质贮积病等。

脾功能亢进引起脾大、血细胞减少的具体机制尚未完全明确，可能与以下几种因素有关：①过分吞噬。脾有滤血功能，各种原因引起脾大时，脾内血液流动较正常更为缓慢，脾的滤血功能亢进，正常或异常的血细胞在脾中阻留或破坏增加，使循环血细胞减少，并可引起骨髓造血代偿性加强。②过分阻留。正常人的脾无储存红细胞的功能，当脾显著增大时，脾能贮存大量血细胞，造成外周循环血细胞减少。③血流动力异常。流经脾的血液经过脾静脉、门静脉汇入肝，最终流回心脏，脾大常伴随血容量的增加，脾血流量增加，超过了脾静脉、门静脉最大负荷，从而引起脾静脉、门静脉压力增高，后者又可使脾进一步增大、脾内血液淤积，对正常血细胞破坏增加。临床上脾功能亢进可能是上述发病机制各环节共同作用的结果。

原发性脾功能亢进可采取脾区放射治疗、脾部分栓塞术或脾切除术。对继发性脾功能亢进，应首先治疗原发病，有时症状可以减轻甚至消失。若治疗后症状无改善且原发疾病允许，可在治疗原发病的同时采取脾区放射治疗、脾部分栓塞术或脾切除术治疗，且以脾切除术采用最多。

（向　波）

yíchuánxìng qiúxíng hóngxìbāo
zēngduōzhèng
遗传性球形红细胞增多症
（hereditary spherocytosis，HS）

红细胞膜先天性缺陷所致的以贫血为主要临床表现的遗传性疾病。男女发病率无明显差异，临床上个体患儿间发病严重程度差异较大。

病因及发病机制 HS 是最常见的先天性红细胞膜疾病，约 75% 呈常染色体显性遗传，15% 为常染色体隐性遗传，无家族史的散发患儿可能由当代基因显性突变所致。正常红细胞为双凹盘形状，有利于增大红细胞相对表面积，同时也增加红细胞的变形能力，使得红细胞更加容易通过毛细血管及脾索内皮细胞间隙等结构。该病的基本发病机制为红细胞骨架异常。红细胞骨架是以膜收缩蛋白为主，通过与多种膜相关蛋白连接构成的网络状支架，紧贴于红细胞双层磷脂膜的外层，其主要功能是维持红细胞正常形态。当编码特定红细胞骨架相关蛋白的基因出现突变时，可引起相应的编码红细胞骨架蛋白的异常，异常的红细胞骨架蛋白不能为红细胞脂质膜提供足够的支持，膜稳定性降低，红细胞不能维持其正常的双凹盘形状而变为球形，球形红细胞的变形性降低，通过脾索内皮细胞间隙能力下降，使得大量红细胞扣留在脾被巨噬细胞吞噬破坏，造成血管外溶血，进而出现贫血、间歇性黄疸等症状，红细胞表面积也随之减少，运载能力也随之下降。

根据患儿基因突变的差异，可表现为单一或多种蛋白缺陷，由于各种细胞膜骨架蛋白异常对红细胞稳定性的影响不同以及复杂的分子背景，故造成了该病不同个体在临床表现上的极大差异。此外，不同的基因突变可造成同一膜蛋白的异常，现已发现类型繁多的基因突变，一般来说，红细胞球形变的程度、渗透性脆性的变化及溶血的轻重与膜收缩蛋白的缺乏程度成正比。

临床表现　临床特点为自幼发生的贫血、间歇性黄疸和脾大。不同患儿病情程度可有较大变化。HS 是一种异质性极强的疾病（包括遗传方式、基因突变和蛋白异常），患儿贫血程度不等，自轻度贫血至重度溶血，部分患儿无任何临床症状。约 1/3 患者为轻度贫血，2/3 为中度贫血，重度患者约占 5%。约 1/3 的患儿在新生儿期有明显的病理性黄疸，严重者可能发生核黄疸，此后则少有严重黄疸；约 75% 的患儿有脾大，但多为轻中度。显性遗传家族中常见多代受累者，隐性遗传的纯合子或复合杂合子患儿多呈重度溶血，而父母表现正常。

诊断　常用的检查手段包括以下几种。①血常规：患儿多有轻或中度贫血，危象发作时贫血迅速加重，轻型患者可无明显贫血；外周血涂片可见红细胞大小不均及比例不等的小球形红细胞，约 20% 的患儿血片中见不到典型球形红细胞；外周血网织红细胞比例升高，但在危象期可明显降低。②骨髓细胞学检查：红系造血增生明显，幼红细胞比例升高，严重者可出现髓/红比例倒置。再生障碍性贫血危象时骨髓幼红细胞明显减少。骨髓检查并非诊断 HS 所必需。③红细胞渗透性脆性

试验：为最重要的筛查试验，异常球形红细胞在低渗盐水中较正常红细胞易于溶血，即渗透性脆性升高。渗透性脆性试验阴性不能排除 HS，约 20% 的患儿试验可为阴性。④其他：红细胞膜研究、分子生物学检查、血清间接胆红素升高、尿胆原升高和乳酸脱氢酶升高等。应检查血清叶酸和维生素 B_{12}，以判断有无缺乏。库姆斯试验（Coombs test）有助于排除自身免疫性溶血。

典型患儿根据病史、体格检查（贫血、黄疸和脾大）及相关的实验室检查，结合阳性家族遗传史，大多可以做出诊断（表 1）。部分患儿因临床表现轻微，可能在再生障碍性贫血危象发作时才首次就诊。中度至重度贫血者就诊和确诊年龄较小，而轻型患儿可能至成年才获诊断，部分轻微型患儿可能从不出现症状，从而终身未获诊断，或在出现溶血危象时才得以明确。HS 的病情可大致分为轻度、中度和重度（表 2），准确的病情分级有助于治疗方式的选择。

表 1　HS 的诊断项目和特点

项目	特点
临床表现	脾大见于大多数患者
血常规特点	血红蛋白↓，网织红细胞↑
血涂片	球形红细胞增多
胆红素代谢特点	间接胆红素升高
库姆斯试验	阴性

鉴别诊断　HS 应与其他溶血性贫血鉴别，成年发病且无家族史者与自身免疫性溶血性贫血的鉴别有时会成为临床难题，因后者也可出现球形红细胞及渗透性脆性减低，库姆斯试验阳性有助于鉴别，如为阴性则增加区分难度，红细胞膜蛋白和相应基因分析有助于二者的鉴别。其他需鉴别的疾病如黄疸型病毒性肝炎、先天性非球形红细胞溶血性贫血等。叶酸、维生素 B_{12} 及铁缺乏可造成红细胞各项指标的变化，从而掩盖 HS 典型形态学特征。

治疗　除个别常染色体隐性遗传和某些重度病例外，脾切除对大多数 HS 患儿有显著疗效。术后球形红细胞虽依然存在，但红细胞寿命延长，数天后即可见黄疸减轻和血红蛋白浓度上升。脾切除还可防止胆石症和再生障碍性贫血危象等并发症的发生。年龄小于 6 岁的患儿切脾后发生严重细菌感染（特别是肺炎球菌）的机会显著增加，病死率可高出正常人群 200 倍之多。因此，除非患儿病情较重（需经常输血或影响生长发育），应待年龄大于 6 岁后进行手术。对年长儿和成人患者不必一律切脾，如病情轻微，无须输血，则无强烈手术指征。患者尤其是儿童切脾前应给予肺炎球菌三联疫苗，术后亦需定期接种疫苗，以期提高免疫力，减少严重感染机会。多数患者因良好的红系造血代偿而不出现明显

表 2　HS 的病情分级参考标准

指标	轻度	中度	重度
血红蛋白（g/L）	>110	80~110	<80
网织红细胞（%）	3~6	>6	>10
非结合胆红素（μmol/L）	17~34	>34	>51
脾切除	童年或少年期不需要	学龄期需要	尽量推迟至 6 岁以后

贫血，故不必输血。重症婴幼儿患者因代偿能力不足，早期（1年内）可能需要间断输血，此后即可脱离。并发感染或妊娠患者可能诱发再生障碍性贫血危象，如出现严重贫血可能需要输血支持。危象多在 2 周内缓解。

（向 波）

xuèhóngdànbáibìng

血红蛋白病（hemoglobinopathy）

生成血红蛋白的珠蛋白肽链的结构异常或合成肽链速率的改变而引起血红蛋白功能异常所致的疾病。据估计，全世界有 1 亿多人携带血红蛋白病的基因，中国南方发病率较高，因此，血红蛋白病是最常见的遗传病之一。

病因及发病机制 人类血红蛋白（hemoglobin，Hb）分子由 4 个亚单位构成，每一个单位由一条珠蛋白肽链和一个血红素辅基组成，即 Hb 分子是由 2 对珠蛋白链构成的球形四聚体。其中一对是类 α 链（α 链和 ξ 链），另一对是类 β 链（ε、β、γ 和 δ 链），均由 146 个氨基酸组成。由这 6 种不同的珠蛋白链组合成人类的 6 种不同的 Hb，即 Hb Gower1（ξ$_2$ε$_2$）、Hb Gower2（α$_2$ε$_2$）、Hb Portland（ξ$_2$γ$_2$）、HbF（α$_2$γ$_2$）、HbA（α$_2$β$_2$）和 HbA$_2$（α$_2$δ$_2$）。其中 γ 链有 2 种亚型，即 Gγ$_2$ 和 Aγ$_2$；HbF 有两类，即 α$_2$Gγ$_2$ 和 α$_2$Aγ$_2$。上述各种 Hb 在发育的不同阶段先后交替出现。在胚胎发育早期为 Hb Gowerl、Hb Gower2 和 Hb Portland，胎儿期（从 8 周至出生为止）主要是 HbF。成人有三种 Hb，即 HbA，占 95% 以上；HbA$_2$，占 2%~3.5%；HbF，少于 1.5%。血红蛋白病可分为两大类，即异常血红蛋白病和珠蛋白生成障碍性贫血。血红蛋白病多为遗传性，如因控制遗传的珠蛋白基因发生突变所致的结构性血红蛋白病，因指导珠蛋白合成速率的遗传基因缺陷所致的珠蛋白生成障碍性贫血或称地中海贫血。另外，也可见获得性血红蛋白病，通常是由接触或误服化学药物所致。

临床表现 许多血红蛋白病在很大程度上是无症状的，但严重的血红蛋白病的主要症状表现是贫血、组织缺氧水肿、面色苍白、肝脾大、乏力等。

诊断 血红蛋白病诊断主要靠血常规、溶血度实验、Hb 电泳实验、抗碱血红蛋白定量（HbF）、HbA$_2$、高铁 Hb、还原试验、葡萄糖-6-磷酸脱氢酶活性、基因检测等。应与缺铁性贫血及其他血红蛋白病鉴别。

治疗 针对不同疾病类型和严重程度采取不同的治疗策略，轻型无须特殊治疗，应给予遗传咨询。中间型患儿若无严重贫血症状应尽量避免输血，注意休息和营养，积极预防感染。适当补充叶酸和维生素 E。严重贫血时必要时输血治疗、合并脾亢予以切脾治疗。

预防 对于血红蛋白病，预防是最有效、最重要的方法。开展人群普查和遗传咨询、做好婚前指导，以避免血红蛋白病基因携带者之间联姻，对预防有重要意义。采用基因检测可在妊娠早期对严重疾病胎儿做出诊断并及时终止妊娠，以避免严重类型胎儿出生，是预防该病行之有效的方法。

（向 波）

yìcháng xuèhóngdànbáibìng

异常血红蛋白病（abnormal hemoglobinopathy）

珠蛋白基因突变（主要是基因结构改变）导致珠蛋白多肽链分子结构异常所致的遗传性血液病。如果发生在重要功能部位的氨基酸被替代，将影响到血红蛋白的溶解度稳定性等生物学功能。

病因及发病机制 异常血红蛋白由基因突变引起，包括如下机制。

单个碱基置换 大多数异常血红蛋白是由于珠蛋白基因发生单个碱基置换所致，其中多为错义突变。①错义突变：例如镰形细胞贫血是 β 基因第 6 位密码子 GAG 变成 GTG。中国人较常见的 HbE 是 β 基因第 26 位密码子由 GAG（谷）→ AAG（赖）所致。②无义突变：例如 HbMckees-Rock，其 β 链只有 144 个氨基酸组成，原因是 β 基因第 145 位酪氨酸密码子 TAT 改变为终止密码子 TAA，使肽链合成提前终止。③终止密码突变：例如 Hb Constant Spring 就是由于 α 珠蛋白基因第 142 位终止密码子 TAA（mtRNA 为 UAA）突变为 CAA（谷氨酰胺），结果 α 延长为 172 个氨基酸，这种突变基因转形成的 mRNAi 不稳定，所以导致 α 链合成减少，表现为 α$^+$ 地中海贫血。

移码突变 例如 Hb Wagne 是由于 α 链第 138 位丝氨酸密码子 UCC 丢失一个 C，致使其 3′ 端碱基顺序依次位移，重新编码，第 142 位终止信号变为可读密码，致使翻译至 147 位才终止。

整码突变 例如 Hb Gum Hiu 是 β 链缺失第 91~95 氨基酸（亮-组-半胱-门冬-赖），但其前后氨基酸顺序正常。

分类及临床表现 常见的异常血红蛋白病及其临床表现如下。

镰状细胞贫血 因 β 珠蛋白链第 6 位氨基酸谷氨酸被缬氨酸替代所致，又称血红蛋白 S 病。血红蛋白 S（HbS）在缺氧情况下分子间相互作用，成为溶解度很低的螺旋形多聚体，使红细胞扭曲成镰状细胞（镰变），镰变红细胞引起血黏性增加，易使微细血管栓塞，造成组织缺氧，甚至坏死，产生肌肉骨骼痛、腹痛等痛性危象。同时镰状细胞的变形能力降低，通过狭窄的毛细血管时，不易变形通过，挤压时易破裂，导致溶血性贫血。患儿出生后3~4个月即有黄疸、贫血及肝脾大，发育较差。由镰状细胞阻塞微循环而引起的脏器功能障碍可表现为腹痛、气急、肾区痛和血尿。常因再生障碍性贫血危象、贫血加重，并发感染而死亡。

血红蛋白 M 病 血红蛋白 M（HbM）共发现 5 种，其中 4 种的 α 或 β 肽链中的近端或远端组氨酸由酪氨酸替代。最常见的是 E7 或 F8 的组氨酸为酪氨酸所替代，酪氨酸酚基上的氧与血红素的铁原子构成离子键，使铁原子呈稳定的高铁状态，影响血红蛋白的正常释氧功能，使组织供氧不足，出现发绀及红细胞增多。高铁血红蛋白易与珠蛋白链分离，使血红蛋白分子结构不稳定而发生溶血。患儿常无症状，临床有发绀，但高铁血红蛋白一般不超过 30%。溶血多不明显，红细胞内也不形成海因茨（Heinz）小体。

不稳定血红蛋白病 由于血红蛋白不稳定容易自发（或在氧化剂作用下）变性，形成变性珠蛋白小体即海因茨小体。海因茨小体黏附红细胞膜上，导致离子通透性增加；另外，由于变形性降低，当红细胞通过微循环时，红细胞被阻留破坏，导致血管内、外溶血。该病一般呈常染色体显性遗传（不完全显性），杂合子可有临床症状，纯合子可致死。临床表现与血红蛋白不稳定程度、

产生高铁血红蛋白的多少以及不稳定血红蛋白的氧亲和力大小有关。可无贫血及其他临床症状。轻者仅在服用磺胺等药物或有感染时溶血；重者需反复输血才能维持生命。

氧亲和力异常的血红蛋白病 该类血红蛋白病是指由于肽链上氨基酸替代而使血红蛋白分子与氧的亲和力增高或降低，致运输氧功能改变。若引起血红蛋白与氧亲和力增高，输送给组织的氧量减少，导致红细胞增多症；若引起血红蛋白与氧亲和力降低，则使动脉血的氧饱和度下降，严重者可引起发绀症状。白细胞和血小板均不增多，家族中常有同样疾病患者。

诊断 异常血红蛋白病可通过多项检查诊断。①血常规：血红蛋白多 10%，可见红细胞碎片；网织红细胞增多；红细胞内有包涵体；白细胞及血小板正常或减少。②骨髓细胞学检查：增生活跃，红细胞系增生明显；细胞外铁及铁粒幼细胞增多。③血红蛋白电泳：血红蛋白 F > 30%（重型-珠蛋白生成障碍）；血红蛋白 Bart > 80%（血红蛋白 Bart 胎儿水肿综合征）；电泳出现血红蛋白 H 区带（血红蛋白 H 病）。④有条件做珠蛋白肽链合成比率和基因分析。异常血红蛋白病应与缺铁性贫血及其他血红蛋白病鉴别明确诊断。

治疗及预后 异常血红蛋白病无根治的疗法，部分患儿不需治疗即预后良好，不影响生存质量。部分患儿需给予支持性保守疗法，如预防和积极治疗感染、补充造血因子，避免生活于低氧及缺氧环境、避免服用氧化剂类药物、必要时可输血。血红蛋白低于 80g/L 时应定期输血，

保持血红蛋白在 80g/L 以上。采用高输血量治疗时血红蛋白应维持在 100g/L 以上。输血患儿应予以螯合治疗以减少铁储积。对伴有脾功能亢进、巨脾引起压迫症状及输血需求量增加者，应行脾切除。4 岁后脾切除感染并发症可明显减少。有条件者应行骨髓移植。

（向波）

zhūdànbái shēngchéng zhàng'àixìng pínxuè

珠蛋白生成障碍性贫血

（thalassemia） 珠蛋白基因的缺陷使血红蛋白中的珠蛋白肽链有一种或几种合成减少或不能合成导致血红蛋白组成成分改变的遗传性溶血性贫血。又称地中海贫血、海洋性贫血，简称地贫。此组疾病的临床症状轻重不一，大多表现为慢性进行性溶血性贫血，以地中海沿岸国家和东南亚各国多见，中国长江以南各省均有报道，以广东、广西、海南、四川、重庆等省区发病率为高，在北方较为少见。

病因及发病机制 该病是由于珠蛋白基因的缺失或点突变所致。组成珠蛋白的肽链有四种即 α、β、γ、δ 链，分别有其相应的基因编码。这些基因的缺失或点突变可造成相应肽链的合成障碍，致使血红蛋白的组分改变，最终导致异常血红蛋白合成。异常血红蛋白的氧亲合力高导致患儿组织缺氧，甚至引起胎儿水肿综合征。此外，异常血红蛋白尚可形成包涵体附着于红细胞膜上而使其变僵硬，此类红细胞或在骨髓内大量被破坏而导致"无效造血"，或在通过微循环时被破坏而发生血管外溶血，或影响红细胞膜的通透性从而导致红细胞的寿命缩短。由于以上种种原因，患

儿在临床上呈慢性溶血性贫血。贫血和缺氧刺激红细胞生成素的分泌量增加，促使骨髓增加造血，因而引起骨骼的改变。贫血使肠道对铁的吸收增加，加上在治疗过程中的反复输血使铁在组织中大量贮存，导致含铁血黄素沉着症。

分型及临床表现 通常将地中海贫血分为 α、β、γ、δ 四种类型，其中以 α 和 β 地中海贫血较为常见。

α 地中海贫血 ①静止型及轻型：患者无症状。②中间型：又称血红蛋白 H 病。此型临床表现差异较大，出现贫血的时间和贫血轻重不一。大多在婴儿期以后逐渐出现贫血、疲乏无力、肝脾大、轻度黄疸；年龄较大患者可出现类似重型 β 地中海贫血的特殊面容。合并呼吸道感染或服用氧化性药物、抗疟药物等可诱发急性溶血而加重贫血甚至发生溶血危象。③重型：又称巴氏（Bart）胎儿水肿综合征。胎儿常于 30~40 周时流产、死胎或娩出后半小时内死亡，胎儿呈重度贫血、黄疸、水肿、肝脾大、腹水、胸腔积液，胎盘巨大且质脆。

β 地中海贫血 根据病情轻重的不同分为三型。①轻型：患者无症状或轻度贫血，脾不大或轻度大。经过良好治疗能存活至老年。此型易被忽略，多在重型患者家族调查时被发现。②中间型：多于幼童期出现症状，其临床表现介于轻型和重型之间，中度贫血，脾轻或中度大，黄疸可有可无，骨骼改变较轻。③重型：患儿出生时无症状，至 3~12 月龄开始发病，呈慢性进行性贫血、面色苍白、肝脾大、发育不良，常有轻度黄疸，症状随年龄增长而日益明显。由于骨髓代偿性增生导致骨骼变大、髓腔增宽，先发生于掌骨，以后为长骨和肋骨；1 岁后颅骨改变明显，表现为头颅变大、额部隆起、颧高、鼻梁塌陷、两眼距增宽，形成地中海贫血特殊面容。患儿常并发支气管炎或肺炎。当并发含铁血黄素沉着症时因过多的铁沉着于心肌和其他脏器如肝、胰腺、脑垂体等而引起该脏器损害的相应症状，其中最严重的是心力衰竭，是贫血和铁沉着造成心肌损害的结果，是导致患儿死亡的重要原因之一。

诊断与鉴别诊断 ①地中海贫血一管法（6 项）：已用于临床，其检查内容包括溶血度（脆性）、血红蛋白电泳、抗碱血红蛋白定量、血红蛋白 A_2、高铁血红蛋白还原试验、葡萄糖-6-磷酸脱氢酶（G-6-PD）活性。此法简单实用，对地中海贫血的诊断和鉴别诊断很有价值，可同时排除 G-6-PD 缺乏症。②改良的地中海贫血筛查一管法（5 项）：溶血度（脆性）、血红蛋白电泳、抗碱血红蛋白定量、血红蛋白 A_2、红细胞形态、锌卟啉/血红素以排除缺铁性贫血。各型地中海贫血还有一些特殊实验室检查。根据临床特点、实验室检查和血红蛋白电泳，结合阳性家族史一般可做出诊断。有条件时可作基因诊断。

该病需与缺铁性贫血、遗传性球形红细胞增多症、传染性肝炎或肝硬化等疾病鉴别。

治疗 轻型无须特殊治疗，但应给予遗传咨询。中间型患儿若无严重贫血症状应尽量避免输血。①一般治疗：注意休息和营养，积极预防感染。适当补充叶酸和维生素 E。②输血和去铁治疗：此法是重要治疗方法之一，但容易导致含铁血黄素沉着症，故应同时给予铁螯合剂治疗。③脾切除：对血红蛋白 H 病和中间型 β 地中海贫血的疗效较好，对重型 β 地中海贫血效果差。脾切除可致免疫功能减弱，应在 5 岁以后施行，并严格掌握适应证。④造血干细胞移植：异基因造血干细胞移植是能根治重型 β 地中海贫血的方法。

预防 开展人群普查和遗传咨询、做好婚前指导，以避免地中海贫血基因携带者之间联姻，对预防该病有重要意义。采用基因分析法进行产前诊断，可在妊娠早期对重型 β 和 α 地中海贫血胎儿做出诊断，并及时终止妊娠，以避免胎儿水肿综合征的发生和重型 β 地中海贫血患儿的出生，是预防该病行之有效的方法。

（向 波）

gǔsuǐ xiānwéihuà

骨髓纤维化（myelofibrosis）

骨髓造血组织中胶原增生，其纤维组织严重影响造血功能所引起的骨髓增生性疾病。原发性骨髓纤维化又称骨髓硬化症、原因不明的髓样化生。该病具有不同程度的骨髓纤维组织增生，以及主要发生在脾、其次在肝和淋巴结内的髓外造血，典型的临床表现为幼红细胞及幼粒细胞性贫血，并有较多的泪滴状红细胞，骨髓穿刺常出现干抽，脾常明显增大，并具有不同程度的骨质硬化。该病属罕见疾病，发病率在 (0.2~2)/10 万。发病年龄多在 50~70 岁，也可见于婴幼儿，男性略高于女性。

病因及发病机制 病因尚不明确，一些学者认为骨髓纤维化是由于某种异常刺激使造血干细胞发生异常反应，导致纤维组织增生，甚至新骨形成，骨髓造血组织受累最终导致造血功能衰竭。

病理与分期 该疾病主要病理改变为骨髓纤维化及脾、肝淋巴结的髓外造血。骨髓纤维化的发生是由中心逐向外周发展，先从脊柱、肋骨、骨盆及股骨、肱骨的近端骨髓开始，以后逐步蔓延至四肢骨骼远端。该疾病可分为以下三期。①早期：全血细胞增生伴轻度骨髓纤维化期。骨髓细胞呈程度不一的增生。红、粒、巨核细胞系均增生，以巨核细胞最明显。脂肪空泡消失，网状纤维增多，但尚不影响骨髓的正常结构。造血细胞占 70% 以上，骨髓基质以可溶性胶原蛋白增加为主。②中期：骨髓萎缩与纤维化期。该期纤维组织增生突出，占骨髓的 40%~60%，造血细胞占 30%，巨核细胞仍增生。骨小梁增多，增粗，与骨髓相邻部位有新骨形成。各个散在造血区域被由网状纤维、胶原纤维、浆细胞和基质细胞形成的平行束状或螺旋状物质分隔。③晚期：骨髓纤维化和骨质硬化期-终末期。以骨质的骨小梁增生为主，占骨髓的 30%~40%。纤维及骨质硬化组织均显著增生，髓腔狭窄，除巨核细胞仍可见外，其他系造血细胞显著减少。此期骨髓基质成分中聚合蛋白为主，主要表现纤维连接蛋白，外连接蛋白和生腱蛋白分布增加。

临床表现 该病大多症状隐匿，且进展缓慢。许多患者常于症状出现数月或数年后才确诊。最多见的临床表现为疲乏、体重减轻及巨脾压迫引起的各种症状。患者早期全身情况尚好，后逐渐出现脾大、代谢亢进、贫血加重的症状，晚期可有出血症状。①脾大、肝大：脾大是最重要的临床表现，发生率几乎 100%。由于脾大，患者常感觉腹部饱满或沉重压迫，但一般无压痛；如脾增大太快，可因脾局部梗死而发生局部疼痛，甚至可以听到摩擦音。②全身性症状：中晚期患者大多有乏力、体重减轻、怕热、多汗等症状，食欲一般或减退，晚期消瘦尤为明显。③贫血：该病早期若有轻度贫血，晚期则有面色苍白、疲乏无力、体力活动后气促、心悸等症状。④出血：早期血小板计数增多或正常，无出血症状。晚期血小板减少，皮肤常出现紫癜或瘀斑，可有鼻出血。⑤其他：少数患者可有不明确的骨痛，也有患者因血尿酸增高而发生继发性痛风性关节炎。

诊断 须具备以下第 5 项再加其余 4 项中任何 2 项：①肝脾大。②贫血，外周血可见幼稚细胞和有核红细胞，有数量不一的泪滴样红细胞。③骨髓穿刺多次"干抽"或呈"增生低下"。④脾、肝、淋巴结病理检查显示有造血源。⑤骨髓活检病理切片示胶原纤维和/或网状纤维明显增生。

鉴别诊断 该病主要与慢性粒细胞白血病、真性红细胞增多症、原发性血小板增多症、骨髓增生异常综合征、慢性粒单核细胞白血病和急性骨髓纤维化鉴别。

治疗 由于骨髓纤维化发病隐袭，病情进展缓慢，在疾病早期如症状不明显、贫血和脾大均不严重时，一般无须特殊治疗或对症治疗。骨髓纤维化的治疗方案主要根据病情、病程不同而选择。①雄性激素可以加速骨髓中红细胞的成熟及释放，使贫血减轻，一般需连续用药 3 个月以上。②肾上腺皮质激素可抑制抗原抗体反应，使脾内的红细胞破坏减少或抑制免疫复合物激发的红细胞的免疫性破坏，并可改善毛细血管的通透性。对合并溶血或出血的患者可以应用，可使出血症状减轻或输血次数减少。③化疗药物对骨髓造血组织有抑制作用，适用于巨脾、白细胞和血小板计数过高的病例。

预防 避免接触放射线及苯、铅等化学物质。因职业需要经常暴露在这些损害性因素下者应严格执行防护措施。日常生活、饮食起居应有规律，劳逸结合，饮食应有节制，尤其要注意勿进食过多煎炸、熏烤、过焦、腌制食物，避免、排除不良情绪的影响，保持乐观的心理状态，进行适当的体育活动如缓跑、打太极拳等，以通畅气血、调节身心。若患有慢性粒细胞白血病、骨髓炎、骨结核等疾病者，应积极、耐心、持久、规范地治疗，防止病情进一步发展变化，尤其强调应用中医药辨证论治以减轻西药的毒副作用、调补身体，可减少继发骨髓纤维化。

(向 波)

Gēxièbìng

戈谢病（Gaucher disease）

葡萄糖脑苷脂酶基因突变导致机体溶酶体中该酶的活性降低，造成葡萄糖脑苷脂在肝、脾、骨骼、肺、脑及眼部等器官的巨噬细胞溶酶体中贮积形成"戈谢细胞"的常染色体隐性遗传代谢障碍性疾病。任何年龄均可发病，但以少年儿童多发，7 岁以下更多。

病因及发病机制 戈谢病为常染色体隐性遗传性疾病，其致病基因位于 1 号染色体。目许多不同的 β-葡糖苷酶-葡糖脑苷脂酶基因点突变与其发病有关。该基因出现突变后，可使其编码的酶缺乏，致葡糖脑苷脂在肝、脾、骨骼和中枢神经系统的单核巨噬细胞内蓄积。典型的病理学特征是广泛的网状细胞增生，细胞充满葡萄糖脑苷脂和纤维细胞质，细胞变形，有一个或几个细胞核偏离细胞中心，这些细胞可在肝、脾、淋巴结及骨髓中被发现。

分型及临床表现 常表现为肝脾大、骨痛、贫血、血小板减少及神经系统症状，也可出现其他系统受累表现，并可在病程中进行性加重。可分为三型。

成人型（Ⅰ型） 为最常见类型，也是脂质贮积病中常见者。犹太人多见，任何年龄均可起病，常以脾大就医。进展可快可慢，进展慢者，脾大尤甚，有时有脾梗死或脾破裂而发生急腹症症状。肝呈进行性增大，但不如脾大明显。病程久者，皮肤及黏膜呈茶黄色，常误诊为黄疸，暴露部位如颈、手及小腿最明显，呈棕黄色。眼球结膜上常有楔形睑裂斑，在角膜边缘，尖指向内、外眦，初呈黄白色，后变为棕黄色。肺累及时可影响气体交换而出现症状。晚期患者四肢可有骨痛，甚而病理性骨折，以股骨下端最常见，也可累及股骨颈及脊柱骨。有脾功能亢进时可因血小板减少而有出血倾向。小儿患者身高及体重常受影响。

婴儿型（Ⅱ型） 患儿自生后即可有肝脾大，3~6月龄时已很明显，有吸吮和吞咽困难，生长发育落后。神经系统症状突出，颈强直、头后仰、肌张力增高、角弓反张、腱反射亢进，最后变为软瘫，无反应。脑神经受累时可有内斜视、面瘫等症状。易并发感染。由于病程短暂，多于婴儿期死亡，因此肝脾大不如成人型明显，无皮肤色素沉着，骨骼改变不显著。

幼年型（Ⅲ型） 常于2岁至青少年期发病，常于体检时发现脾大，一般呈中度增大。病情进展缓慢，逐渐出现中枢神经系统症状，如肌阵挛性抽搐、动作不协调、精神错乱，最后卧床不起。肝常轻微增大，但也可进行性增大而出现肝功能严重损害。

诊断 ①血常规：检查结果可正常，脾功能亢进者可见三系减少，或仅血小板减少。②骨髓细胞学检查：可找到戈谢细胞，这种细胞体积大、直径20~80μm，有丰富胞质，内充满交织成网状或洋葱皮样条纹结构，有一个或数个偏心核，糖原和酸性磷酸酶染色呈强阳性的苷脂包涵体。此外，在肝、脾、淋巴结中也可见到。③酶学检查：测试患者白细胞或皮肤成纤维细胞中葡萄糖脑苷脂酶活性，即可确诊。此法也用于产前诊断。通过测绒毛和羊水细胞中的酶活性，判断胎儿是否正常。此外，患者血浆中多种酶活性升高，包括酸性磷酸酶及其他溶酶体酶，如氨基己糖苷酶等，也可支持戈谢病的诊断。④基因诊断：可直接明确患者该致病基因的基因型而确诊。⑤X线检查：可见广泛性骨质疏松影响股骨、肱骨、腓骨等。表现为海绵样多孔透明区改变、虫蚀样骨质破坏、骨干扩宽或在股骨下端可见扩宽的"三角烧瓶样"畸形；骨皮质变薄，并有骨化中心愈合较晚等发育障碍现象。⑥脑电图检查：可早发现神经系统浸润。⑦B超检查：可提示肝脾大。

鉴别诊断 该病应与下列疾病作鉴别。

尼曼-皮克病 又称鞘磷脂贮积病，见于婴儿，且肝、脾也大，但该病肝大比脾大明显；中枢神经系统症状不如戈谢病显著。主要鉴别点是该病黄斑部有樱桃红色斑点，骨髓中所见特殊细胞与戈谢病显著不同，且酸性磷酸酶反应为阴性，结合其他组织化学染色可资鉴别。

某些代谢性疾病 如GM1神经节苷脂贮积症、岩藻糖苷贮积症及黏多糖贮积症ⅠH型，均有肝大、脾大及神经系统表现，但GM1神经节苷脂贮积症50%，有黄斑部樱桃红色斑，骨髓中有泡沫细胞，三者均有丑陋面容、舌大、心脏肥大，X线片均有多发性骨发育不良改变，岩藻糖苷贮积症尚有皮肤增厚及呼吸困难等。

具有肝脾大的疾病 如白血病、霍奇金淋巴瘤、汉-许-克病（Hand-Schüller-Christian disease）、重型珠蛋白生成障碍性贫血，鉴别一般不困难。汉-许-克病除肝脾大外，尚有骨骼缺损、突眼和/或尿崩症。另外，尚应与黑热病及血吸虫病鉴别。

具有戈谢细胞的疾病 戈谢细胞可见于慢性粒细胞白血病、重型珠蛋白生成障碍性贫血、慢性淋巴细胞白血病。此类患者中β-葡糖脑苷脂酶正常，但由于白细胞太多，如慢性粒细胞白血病中神经鞘脂的日转换率为正常的5~10倍；重型珠蛋白生成障碍性贫血时，红细胞的神经鞘脂转换率也增加，超越组织巨噬系统的分解代谢能力，而出现葡糖脑苷脂的沉积，形成戈谢细胞。获得性免疫缺陷综合征（艾滋病）及分枝杆菌属感染及霍奇金淋巴瘤时也可有戈谢细胞。鉴别有赖于临床表现、辅助检查及β-葡糖脑苷脂酶的测定。

脾淋巴瘤/白血病 镜下脾内为弥漫一致的淋巴瘤细胞/白血病细胞浸润，免疫表型可见异型瘤细胞克隆性生长。对无法解释的肝脾大和轻度贫血或伴有进行性

发育迟钝、智力减退、病理性骨折者应想到该病的可能，骨髓穿刺涂片、切除标本病理切片查到戈谢细胞，有助于该病诊断，确诊依赖血白细胞及皮肤纤维母细胞培养，以同位素标记的葡萄糖苷脂作底物，行 β-葡萄糖苷脂酶活力测定，葡萄糖苷酶活力<20%（携带者为 60%以下），而血清酸性磷酸酶活力高。

治疗 ①一般疗法：注意营养，预防继发感染。②对症治疗：贫血或出血多者可予成分输血、巨脾或脾功能亢进症状明显者可考虑切脾，故应尽量延迟手术，必要时，可考虑部分脾切除术。骨痛可用肾上腺皮质激素。③酶疗法：可采用 β-葡糖脑苷脂酶治疗该病，能够取得一定疗效，但对应用剂量及方法尚不统一。④骨髓移植：异基因骨髓移植治疗能使酶活力上升，肝、脾缩小，戈谢细胞减少，但手术危险性与疗效必须慎重衡量考虑。⑤基因治疗：已试用 β-葡糖脑苷脂酶的正常基因插入到自身干细胞中并进行自身移植，尚需进行继续研究。

并发症 ①主要并发症为脾梗死或脾破裂而危及生命。②合并病理性骨折，常见于股骨下端骨折，也可见股骨颈及脊柱骨折。③脑内的脑神经核、基底节、丘脑、小脑和锥体束等处的神经元退行性变等。

预后 ①Ⅰ型疾病进展缓慢，脾切除后可长期存活，智力正常，唯生长发育落后。酶替代治疗效果显著，预后最好。②Ⅱ型疾病多于发病后 1 年内死于继发感染，少数可存活 2 年以上。③Ⅲ型疾病多由于神经系统症状较重，死于并发症。

(向波)

Nímàn-Píkèbìng

尼曼-皮克病（Niemann-Pick disease，NPD） 罕见的先天性脂质代谢异常导致不同脂类沉积的常染色体隐性遗传病。根据累及脏器和发病年龄，该病可分为五型，即 A 型（NPD-A 型）、B 型（NPD-B 型）、中间型、C 型（NPD-C 型）和 D 型（NPD-D 型）。NPD 在亚洲人群中发病率低，以 NPD-A 型常见，约占 85%，其余类型好发于中东、西欧、北美等地区。

病因及发病机制 该病的特点是过量的脂类主要是鞘磷脂和胆固醇累积于患者的肝、脾、肺、骨髓甚至大脑等重要器官，导致出现病因不同的疾病。其病理特点是在患者的全身单核-巨噬细胞和神经系统内可见大量含神经鞘磷脂的泡沫细胞。NPD-A 型和 NPD-B 型是由于细胞内一种称为酸性神经鞘磷脂酶的溶酶体酶缺乏，不能正常降解神经鞘磷脂，导致溶酶体内过多的酸性神经鞘磷脂异常沉积在单核-巨噬细胞系统或神经组织里而导致的疾病；而 NPD-C 型和 NPD-D 型是由于细胞内胆固醇转运障碍而引起的疾病。

NPD-A 型和 NPD-B 型的致病基因为 SMPD1 基因。NPD-C 型分 NPD-C1 型和 NPD-C2 型。C1 型是由 NPC1 基因突变引起的。C2 型是由 NPC2 基因突变引起的，其中 NPC1 占 95%，NPC2 占 5%，主要病理改变是组织细胞内大量游离（非酯化）胆固醇和糖苷神经鞘脂类在溶酶体内沉积，表现为神经干细胞的自我更新能力下降，出现神经变性，在生化和临床方面两型没有明显的区别。NPD-D 型也是由于 NPC1 基因突变所导致的，所占比例少。

临床表现 根据不同类型和年龄，患儿的临床症状表现轻重不一。

NPD-A 型 为急性神经型或婴儿型，临床多见，是最严重的类型，患儿早期即有中枢神经系统退行性变，在出生后 3~6 个月内发病，少数在出生后几周或 1 岁后发病。最初因肌力和肌张力低下而出现喂养困难、持续反复呕吐、腹泻或便秘，出生后 6 个月出现精神运动发育衰退征象，随即出现进行性加重神经系统症状。肺部 X 线平片显示广泛肺间质性浸润性病变，查体可见黄疸，视网膜出现樱桃红斑，肝脾大，骨髓检查发现典型尼曼-皮克细胞，血常规见贫血和血小板减少，多于 4 岁前死于肺衰竭或感染。

NPD-B 型 为非神经型或内脏型，进展缓慢，婴幼儿或儿童期发病，大多表现为肝脾大，智力正常，无神经系统症状，肺部因弥漫性浸润而容易发生感染，一般不影响患儿寿命，可存活至成人，少部分可发生肝衰竭。

中间型 临床表现介于 NPD-A 型和 NPD-B 型之间。

NPD-C 型 临床表现差别较大，发病可见于任何年龄。围产期发病者，生后第 1 天或前几周即出现新生儿胆汁淤积性黄疸及进行性肝脾大，2~4 个月后黄疸自行消退，少部分患儿黄疸持续恶化，并于 6 个月内死于肝衰竭；儿童期发病者，出生后发育多正常，常首发症状为肝脾大，多数在 5~7 岁出现神经系统症状，可存活至 5~20 岁；在青少年或成人期发病可出现类似于抑郁症或精神分裂症的精神症状，伴有轻微或不伴神经系统症状，肝脾进行性增大。

NPD-D 型 称为 Nova-Scotia

型，被认为是一种具有加拿大新斯科舍省（Nova Scotia）血统的患者类型，临床进展较缓慢，有明显黄疸、肝脾大和神经症状，多于 12~24 岁死亡。

诊断 根据患儿的临床表现、实验室检测指标以及基因检测结果，可以做出明确诊断。①NPD-A 型和 NPD-B 型，当患儿出现肝脾大、肺部 X 线平片显示广泛肺间质性浸润性病变，并伴有发育迟缓时，须要考虑该病。②酸性神经鞘磷脂酶活性分析，发现其活性低至正常 10% 以下。③分子遗传学检测，是否出现 *SMPD*1 基因、NPD-C1 型或 NPD-C2 型基因的致病变异。如果出现两个等位基因致病突变或缺失，即可确诊，再根据临床表现来区分该病具体为何种类型。④骨髓形态学显示有成堆泡沫细胞，血常规可有三系减少，肝功能损害。⑤肺部 X 线平片或 CT 示肺部呈粟粒样或网状浸润。⑥B 超检查肝脾病变，眼底樱桃红斑，部分患儿脑部 MRI 可见脑萎缩。

鉴别诊断 该病主要与以下疾病鉴别。①戈谢病婴儿型：以肝大为主，肌张力亢进时出现痉挛，无眼底樱桃红斑，淋巴细胞胞质无空泡，血清酸性磷酸酶升高，骨髓中找到戈谢细胞。②沃尔曼病（Wolman disease）：无眼底樱桃红斑，X 线腹部平片可见双肾上腺肿大，外形不变，有弥漫性点状钙化阴影，淋巴细胞胞质有空泡。③GM1 神经节苷脂贮积症：出生即有容貌特征，前额高、鼻梁低、皮肤粗，50% 病例有眼底樱桃红斑和淋巴细胞胞质有空泡，X 线片可见多发性骨发育不全，特别是椎骨。④黏多糖贮积症 IH：肝脾大，智力差，淋巴细胞胞质有空泡，骨髓有泡沫细胞等似 NPD；心脏缺损，多发性骨发育不全，无肺浸润；尿黏多糖排出增多，中性粒细胞有特殊颗粒；6 个月后外形、骨骼变化明显，视力减退，角膜混浊。

治疗 该疾病无特效疗法，以对症治疗为主。①一般治疗：必要时行胃管喂食以确保营养，控制肺部感染，给予镇静治疗克服睡眠障碍，使用如抗癫痫药、抗胆碱能药或抗抑郁药来减轻如震颤、张力失调或抽搐发作等症状。②脾功能亢进者或肝功能严重损害者，可行脾切除术或肝移植术。③低胆固醇膳食，也可使用如洛伐他汀、考来烯胺和烟酸等药物可降低血浆和肝的胆固醇水平，或使用二甲基亚砜，有助于胆固醇的转运。④一般治疗对于神经症状的进展无效，对有严重神经系统症状者给予康复和物理疗法将有助于改善病情。

预后 NPD-A 型患儿预后较差，多因进行性神经退行性病变及肺部感染在 3 岁内死亡。部分 NPD-B 型患儿可存活至成人期，但部分 NPD-B 型患儿出现严重脾功能亢进而无法存活。NPD-C 型患儿常在 5~15 岁死亡，成人期发病可长期存活。

（向 波）

píqiēchúshù

脾切除术（splenectomy） 因疾病或其他原因而切除脾的手术。手术方式有开腹脾切除术、腹腔镜下脾切除术、机器人脾切除术、全脾切除术、脾部分切除术等。广泛应用于脾外伤、游走脾、脾局部感染、脾梗死、良性的（如血管瘤）或恶性的（如淋巴肉瘤）肿瘤、囊肿；部分胃癌、胰腺癌、结肠癌等的根治性切除；肝内型门静脉高压症合并脾功能亢进、原发性血小板减少性紫癜、溶血性贫血、慢性粒细胞白血病或慢性淋巴细胞白血病伴明显脾功能亢进等疾病。

儿童患者脾切除术后有发生严重感染的风险，且存在较高的病死率，部分血液疾病如珠蛋白生成障碍性贫血和镰状细胞性贫血患者风险相对较高，应尽量推迟脾切除时间到 6 岁以后。术前 15 天至 6 周，或者术后 1 个月内（适用于紧急脾切除），建议给予预防性三联疫苗接种，肺炎球菌疫苗、抗脑膜炎球菌疫苗和抗嗜血 B 型流感疫苗。

手术方法：解剖离断脾胃韧带等，进入小网膜囊。先结扎脾动脉，由于脾静脉回流使脾缩小，可起到自体输血的作用。不同于成人大多数在胰体尾上缘，儿童患者通常在胰体尾左上缘、胰尾后方，或者胰尾和脾门之间寻找脾动脉。若脾动脉寻找困难或术野不清，可先不解剖结扎脾动脉，直接予以二级脾蒂结扎离断。约 15% 的患者存在副脾，常位于脾门、大网膜和左生殖血管周围。在自身免疫性血液疾病需行脾切除时，应常规探查寻找副脾，以避免术后疾病复发。儿童脾外伤等情况下，为防止小儿后期发生脾切除术后凶险性感染，可将 1/3 脾组织切成薄片或小块埋入大网膜囊内进行自体移植。成人多无此必要。

并发症：①出血。②门静脉系统血栓形成，是脾切除术后一种严重的并发症，可能与术后门静脉系统血流速度减慢、血小板升高等因素有关，发生率可超过 30%。因此脾切除术后应给予常规定期随访和及时干预。③胰瘘，发生率为 3%~5%。④膈下脓肿等。

（向 波）

píqiēchú hòu nánkòngzhìxìng gǎnrǎn

脾切除后难控制性感染

（overwhelming post splenectomy infection，OPSI） 脾切除后或脾功能低下相关的严重感染。比较罕见，但是可能会迅速致命，常发生在脾切除后的个体。患病风险每年为 0.23%~0.42%，终身累计患病风险约为 5%。儿童和老年人的风险最大。与创伤引起的脾切除术相比，镰状细胞性贫血、珠蛋白生成障碍性和肿瘤的脾切除术的风险更大。感染风险在脾切除术后 2 年内最高，且终身都有风险，约 1/3 的感染发生在脾切除术后 5 年以上。致病机制主要与各种免疫机制受损有关。成人最常见的致病菌为肺炎链球菌。流感嗜血菌在儿童感染中占特别地位。典型的临床表现是早期可有发热或咳嗽等症状，随后可出现寒战、腹泻、呕吐、肌痛、头痛和腹痛等。随后疾病进展为脑膜炎或者败血症。若未得到有效治疗，疾病可进一步恶化，可出现休克，甚至可在 12~24 小时内死亡。不过，随着医学的发展，脾切除后难控制性感染的预后已经得到显著提高。

儿童患者应尽量推迟脾切除时间到 6 岁以后。自体脾移植可一定程度预防脾切除后难控制性感染。术前 15 天至 6 周，或者术后 1 个月内（适用于紧急脾切除），建议给予预防性三联疫苗接种，即肺炎球菌疫苗、抗脑膜炎球菌疫苗和抗嗜血 B 型流感疫苗。有关指南建议脾切除术后 2~5 年可给予预防性应用长效青霉素。另外，对于无脾患儿及其家属，应该进行充分的教育指导，让家属对其有足够的重视。

（向波）

diǎnxíng píqiēchúshù

典型脾切除术

（typical splenectomy） 一般采用左侧肋缘下切口，首先分离结扎脾动脉，然后分离脾结肠韧带及脾后腹膜翻折处，最后分离脾胃韧带结扎胃短静脉，完整游离切除脾的经典脾切除术式。

适应证：①相关血液病，如内科保守治疗无效的地中海贫血、特发性血小板减少性紫癜、自身免疫性溶血性贫血、遗传性球形红细胞增多症等。②游走脾，有症状或伴发扭转坏死。③脾肿瘤，如霍奇金淋巴瘤、脾囊肿、错构瘤、脾淋巴瘤和血管肉瘤等。④脾功能亢进，如门静脉高压症巨脾，可作为断流术的附加手术。⑤脾损伤，Ⅲ级以下血流动力学稳定且仍有活动性出血的脾损伤。

手术方法：多采用左侧肋缘下横切口入路。切口大小应超过脾的长径。进腹后先探查切口下方的腹腔情况，明确粘连程度等，再进行手术规划。如果脾无明显粘连，游离程度较好，则可先打开脾胃韧带，在胰尾左上缘或胰尾与脾门之间寻找脾动脉，可通过观察和触摸动脉搏动的方式寻找。先分离结扎脾动脉，等待脾血回流，脾大小可因此缩小。然后依次分离脾结肠韧带、脾后方腹膜反折，分离脾胃韧带并结扎胃短血管。此时脾仅剩脾蒂与腹腔相连，可较轻松提出腹腔以外。

注意事项：注意操作轻柔，勿撕坏脾蒂及胰体尾。分辨胰尾与脾门的关系，避开胰尾，钳夹脾蒂血管，切断脾蒂，移走脾送病理学检查。脾蒂予以确切结扎和缝扎止血。检查脾床是否有活动性出血，检查胰尾周围、胃后及大网膜等处，是否有副脾存在，予以一并切除。

（向波）

fēi diǎnxíng pí qiēchúshù

非典型脾切除术

（atypical splenectomy） 与典型的脾切除术不同，在脾周围粘连或有出血的情况下实施的脾切除手术。包括脾周血供切除术、延期脾切除术、急诊脾抓切除术等。

脾周血供切除术：对于粘连出血严重的患儿，强行手术可能导致致命的大出血。此时，可以结扎切断所有与脾相连的血管，包括脾蒂的血管，胃短血管和网膜来源供应脾下级的血管。为了避免分离血管时继续发生无法控制的出血，可予原位缝扎。观察脾是否还有活动性出血，根据出血情况，给予可吸收纱布、明胶海绵等填塞。若此时无活动性出血，可无须填塞，直接在脾周安放腹腔引流管后关腹。

延期脾切除术：在粘连严重、切除极其困难的患儿手术过程中，稍有不慎，可能会导致脾被膜广泛破裂。此时，患儿由于失血过多，随时可能发生休克，甚至濒临死亡。在这种危急的情况下，应立即终止手术，给予填塞压迫，纠正失血性休克，挽救生命。待患儿生命体征恢复，再根据情况，决定是否继续手术。若情况不稳，则暂时加压填塞关腹，择期再行剖腹探查，给予可吸收填塞和脾周血供切除。若探查发现出血较少，粘连不广泛，也可以考虑再次尝试行脾切除。但应步步为营，随时做好终止手术的准备。切不可贸然游离脾和冒险切除，以免患儿发生台上死亡。随着麻醉技术的进步（如术中自体血液回输）、外科器械的发展（如双极电凝、射频、血管线、止血钛夹、闭合器、腹腔拉钩等），以及外科血管吻合等技术的成熟，延期脾切除和台上死亡的发生率有明显改善，但仍然应该给予足够的重视，尤其是在一些医疗资源有限的地区或医院。

急诊脾抓切除术：用于急诊无粘连的脾破裂大出血，病情危重需要紧急手术的情况下。可取左上腹直肌切口或左侧肋缘下切口快速进腹。压住破裂和活动性出血处，捏住脾蒂，给予暂时止血。然后快速扩大切口，清理术野积血，分辨脾门的情况后再决定手术方案。根据损伤部位和出血紧急情况，决定行钳夹脾蒂给予切除，或逐步结扎脾蒂给予切除。最后仔细检查脾床、脾蒂断端的出血情况，是否有损伤胰体尾和胰瘘，以及是否有胃肠道血管撕裂和胃肠道的损伤，并给予相应处理。对于脾切除的择期手术过程中，若发生意外脾破裂，或脾蒂损伤，发生汹涌出血的情况，特别是已游离脾的情况，也可以采用此法快速切除脾，减少出血。

（向 波）

píbùfenqiēchúshù

脾部分切除术（partial splenectomy）

为在一定程度上保留脾功能，根据脾血管分布等解剖学特点，切除部分脾组织的手术。在外伤等情况下，应该始终遵循贯彻脾损伤处理的基本原则，即"挽救生命第一，保留脾脏第二"。对于儿童患者，在条件允许的情况下，应该尽量保留脾或者脾组织。对于部分类型的原发病，包括外伤、脾占位等，若行脾部分切除术，可根据病情，制订个体化的手术方案，进行脾段切除、脾叶切除、半脾切除或大部分脾切除。脾存在叶和段的解剖结构，一般可以分为上下两叶和3~5段。各段均有独立的血管供应，且相邻段之间存在无血管区。

适应证：部分脾外伤、戈谢病、脾功能亢进、脾错构瘤及脾囊肿等。

术前准备：①对于拟进行部分脾切除术的择期患者，术前应完善上腹部血管三维重建增强CT扫描，了解脾血管分布情况、脾形态以及脾占位的大小和部位，测算剩余脾体积，从而规划切除的方案，确保剩余脾体积占25%以上。②对于拟行急诊脾部分切除术的患者，应该在维持患者生命体征的同时，完善必要的影像学及实验室检查后尽快手术，在术中有效控制出血的情况下，探查血管分布，规划手术方案。需要注意，脾除接受脾动脉供血外，脾周韧带也有血流供应，残余脾的脾周韧带可考虑给予保留。

手术方法：解剖离断脾胃韧带等，进入小网膜囊。游离预切除部位的脾周韧带，寻找脾动脉，方式同脾切除术。阻断脾动脉主干后，行病灶部位的脾动脉和脾静脉分支解剖和结扎切断。可使用超声刀在缺血范围内离缺血线0.5~1cm离断脾实质，切除病变脾部位。脾断面可使用双极电凝等彻底止血。由于脾组织较脆，缝合相对困难，且有较多止血措施可供选择。检查创面后，视情况决定是否将残余脾与脾周韧带或组织进行固定，以防术后脾扭转发生。

注意事项：应注意脾动脉主干阻断时间应该限制在2小时以内。对于脾动脉与脾门关系为中间型和密集型的患儿，或者腹腔镜下脾部分切除术的患儿，尤其应该考虑先阻断脾动脉主干，从而减少术中出血的发生。关腹前可考虑安置腹腔引流以观察术后创面出血和胰瘘的情况。吲哚菁绿荧光成像技术可以帮助提示切除界限，精准止血和判断残余脾血

供情况，因此可在严格把握适应证的前提下，运用于部分脾切除术。

（向 波）

xiǎo'ér mìniào shēngzhí wàikē jíbìng

小儿泌尿生殖外科疾病（pediatric urinary and reproductive surgery disease）

可应用外科手术手段治疗的儿童泌尿系统、生殖系统的疾病。泌尿系统包括肾、肾上腺、输尿管、膀胱以及尿道。生殖系统分为男性生殖系统和女性生殖系统。男性生殖系统包括阴茎、阴囊、睾丸；女性生殖系统包括输卵管、卵巢、子宫、阴道以及乳房。之所以将泌尿系统及生殖系统联合在一起，是因为二者在解剖上位置靠近，功能有所联系，而且有的疾病会同时涉及两个系统，如性传播疾病。儿童泌尿生殖外科往往不涉及男科以及产科。①泌尿外科疾病：包括肾脏疾病如肾衰竭、肾肿瘤、肾囊肿、肾结核、肾积水、肾损伤、肾结石；输尿管疾病如上尿路肿瘤、输尿管损伤、输尿管结石；膀胱疾病如肿瘤、外伤、尿潴留、结石；尿道疾病如阴茎癌、尿道损伤、尿道结石；肾上腺疾病如肾上腺癌、嗜铬细胞瘤、肾上腺髓质增生。②男性生殖外科疾病：前列腺疾病如青春期前前列腺尚未发育，儿童极少涉及前列腺疾病；先天性畸形如肾和输尿管的发育结构畸形、肾盂输尿管交界处狭窄、尿道下裂、隐睾、包茎、性别发育异常，其他疾病如睾丸肿瘤、附睾结核、精索静脉曲张、鞘膜积液。③女性生殖外科疾病：妊娠期疾病，在儿童泌尿生殖系统疾病内几乎不涉及；妇科疾病，子宫、阴道发育畸形如阴道闭锁、处女膜闭锁；乳腺外科疾病，青春期前儿童少见；

其他疾病，如女性生殖器官损伤、女性生殖器官及性发育异常、女性盆底功能障碍。

（何大维 华燚）

shènshuāijié

肾衰竭（renal failure）

各种原因导致的使肾功能受损，不能维持机体内环境稳态的临床综合征。根据病程长短和发病快慢分为急性肾衰竭和慢性肾衰竭。

急性肾衰竭（acute renal failure，ARF）：病程小于3个月的肾衰竭。临床多表现为肌酐快速上升，肾小球滤过率迅速下降，体内代谢废物无法顺利排出，最终导致以水、电解质及酸碱平衡紊乱为主要表现的肾功能受损。根据病因可分为肾前性、肾性、肾后性。治疗及预后与病因及并发症严重程度有关。肾前性及肾后性ARF早期诊断，积极解除致病因素后，大部分肾功能可恢复正常。肾性ARF因病因多样，预后存在较大差异，若无并发症病死率在10%～30%。若急性肾衰竭患者肾功能不能完全恢复，则会进入慢性肾衰竭甚至进展为尿毒症。

慢性肾衰竭（chronic renal failure，CRF）：是慢性肾脏病发展到终末期引起的肾功能不可逆性损伤，病程大于3个月。根据肾功能处于不同阶段，可将慢性肾衰竭分为代偿期、失代偿期、肾衰竭期以及尿毒症期。慢性肾脏病指各种原因引起的肾结构或功能异常≥3个月，包括病理学异常或血、尿成分或影像学检查异常以及肾移植史，不明原因的肾小球滤过率下降超过3个月。因肾功能不可逆损伤，治疗主要针对原发病，避免和纠正肾功能恶化的危险因素，控制肾衰竭进展的各种因素，延缓肾病的进展。但对终末期肾病患者，应使用肾替代疗法（血液透析、腹膜透析和肾移植）。其中，肾移植是唯一能改变终末期肾衰竭患者预后的治疗方式。

（何大维 华燚）

jíxìng shènshuāijié

急性肾衰竭（acute renal failure，ARF）

病程小于3个月的肾衰竭。但急性肾损伤（acute kidney injury，AKI）已在很大程度上取代ARF概念。AKI是由多种病因引起的肾功能短期内急剧下降或丧失的临床综合征。AKI临床多表现为尿量减少，肌酐快速上升，肾小球滤过率迅速下降，体内代谢产物无法顺利排出，水、电解质及酸碱平衡紊乱。若治疗不及时，AKI可能发展成为慢性肾脏病（chronic kidney disease，CKD）导致预后不良甚至死亡。AKI多见于肾内科、泌尿外科和重症监护病房，中国住院患儿AKI发生率约20%（社区获得性3%，医院获得性17%），总病死率4%。

病因及发病机制 AKI病因众多，脓毒症、危重疾病状态、新生儿、肾毒性药物（氨基糖苷类、万古霉素、磺胺类、环磷酰胺、血管紧张素转换酶抑制剂、造影剂等）的使用、大手术、急性溶血、横纹肌溶解等均是AKI发生的高危因素。根据病因及发病机制可分为肾前性、肾性和肾后性三大类，但三者之间可相互影响，相互转变。

肾前性AKI 又称容量反应性或功能性AKI，因肾实质灌注减少，导致肾小球滤过率（glomerular filtration rate，GFR）急剧下降。肾前性AKI约占AKI的55%，也是儿童最常见的发病形式。常见病因：①真性血容量不足，如脱水、胃肠道液体大量丢失（如呕吐、腹泻、胃肠减压）、大面积烧伤、大量出血等。②相对血容量不足，如休克、低蛋白血症、严重心律失常、心脏压塞、心力衰竭（导致心肾综合征）、肝硬化背景下的肝肾综合征以及肾血管的局部变化（包括肾动脉狭窄和肾静脉血栓形成，肾动脉和肾静脉分别为肾脏提供血液和从肾脏引流血液回心的血管）导致有效循环减少。在肾前性AKI患者中，尽管GFR降低，但肾小管功能仍旧完整，多无肾实质损伤，当接受及时治疗恢复肾灌注时，尿量和GFR通常可恢复正常。

肾性AKI 由各种引起肾实质病变或肾前性损伤发展而来，可累及肾单位和间质任何部位，包括肾小球、肾小管、肾间质和肾血管。发病机制以肾小管上皮细胞损伤为主，通常称为急性肾小管坏死，其他发病机制还包括急性肾小球肾炎、急性间质性肾炎、弥散性血管内血栓、血管疾病和肾移植排斥等。

肾后性AKI 由于各种原因引起的泌尿道梗阻引起的AKI，如肾结石、肿瘤、先天性输尿管或尿道狭窄、神经源性膀胱等，有排尿不连续或张力性尿失禁表现。

临床表现 ①原发病表现，如失血或严重脓毒血症患者的休克体征。②由于肾功能受损造成的表现，如尿量减少（少尿甚至无尿）、氮质血症、水电解质平衡紊乱、酸碱失衡等。③对其他脏器、系统的影响，对各个系统、脏器均有影响，主要表现为贫血、高血压、心力衰竭、呼吸急促、肺水肿、肺炎、出血倾向、免疫反应、食欲减退、恶心和呕吐、幻觉、谵妄、脑水肿等。

诊断 按照2019年国际AKI

临床实践指南，符合以下情况之一者即可临床诊断 AKI：①48 小时内血清肌酐升高 ≥26.5μmol/L（≥0.3mg/dl）。②确认或推测 7 天内血清肌酐较基础水平升高 1.5 倍。③尿量减少：小于 0.5ml/（kg·h），持续时间 ≥6 小时。尚无专门针对儿童 AKI 诊断的统一标准，多沿用改良儿童 RIFLE 标准，包括肾功能异常风险（R）、肾损伤（I）、肾衰竭（F）、肾功能丧失（L）和终末期肾病（E），见表 1。

治疗 原则为早发现、早诊断、早治疗，积极保护肾功能，维持水、电解质和酸碱平衡等，适当营养治疗，防治并发症，必要时选择肾替代治疗。①病因治疗：纠正可逆病因，如外伤、失血、心力衰竭、感染等，必要时手术干预（如尿路急性梗阻）。②支持治疗：加强休息，予以高糖、低蛋白、高维生素饮食。③对症治疗：纠正水电解质紊乱、代谢性酸中毒、高血压等。④药物管理：避免肾毒性药物的使用，若必要时需要使用万古霉素、地高辛等药物时，需定期监测血药浓度。⑤透析治疗：在以下情况下可考虑透析治疗，无尿持续 6 小时或严重少尿（尿量少于 200ml 持续 12 小时以上）；液体严重超负荷出现心力衰竭、肺水肿等，利尿剂治疗不佳；血钾 ≥

6.5mmol/L 或心电图提示高钾；严重酸中毒，血浆 HCO_3^- <12mol/L 或动脉血 pH<7.2；严重氮质血症（血尿素氮>50mmol/L 或血肌酐>300μmol/L）。

预后 AKI 的结局和预后与原有疾病的严重性及合并症严重程度有关。肾前性 AKI 如果能早期诊断和治疗，肾功能通常可恢复至基础水平，病死率小于 10%。肾后性 AKI 急性解除梗阻，肾功能也大多能恢复良好。根据肾损伤的严重程度不同，AKI 的病死率在 30%~80%。部分患者 AKI 后肾功能无法恢复，特别是在慢性肾脏病基础上发生的 AKI，从而加速进入终末期肾病的进度。儿童 AKI 患者有更高的发生慢性肾脏疾病的风险，如高血压、终末期肾病。病死率最高的是婴儿、多器官功能衰竭患者或接受替代治疗的患者。儿童 AKI 是导致远期死亡发生的危险因素之一，对诊断为改善全球肾脏病预后组织临床指南 II 期以上的中重度 AKI 的儿童和每年接受至少一次肾替代治疗且维持 5 年的儿童，若发现 CKD 的证据需要长期随访至成年。

（何大维 华燚）

mànxìng shènshuāijié

慢性肾衰竭（chronic renal failure，CRF） 慢性肾脏病发展到晚期引起的以水、电解质紊乱、

酸碱失衡并伴随全身各系统症状为表现的综合征。慢性肾脏病（chronic kidney disease，CKD）是指肾脏病病程 ≥3 个月，出现以肾损伤标志（白蛋白尿、尿沉渣异常、肾小管相关病变、组织学检查异常及影像学检查异常）的疾病。国际指南根据预后质量将 CKD 分为五期，CRF 代表了 CKD 中肾小球滤过率（glomerular filtration rate，GFR）下降至失代偿期的部分群体，主要为 CKD 4~5 期。

病因 CRF 缺乏足够的关于病因的流行病学研究。最常见的引起 CRF 的病因包括高血压、糖尿病、肾小球肾炎（原发或继发）等。在儿童人群，其主要病因为梗阻性肾病、肾发育异常、反流性肾病、多囊性肾病及局灶性节段性肾小球硬化等。在中国，最常见的病因是原发性肾小球肾炎，糖尿病肾病导致的 CRF 明显增加，有可能成为导致中国 CRF 的首要病因。

临床表现 ①肾衰竭表现：主要表现为水肿、少尿或无尿。②全身表现：CRF 可影响全身各系统、脏器功能，可能出现疲乏、失眠、注意力不集中、高血压、心力衰竭、气促、呼吸困难、贫血、消化道出血等，甚至会出现性格改变、抑郁、记忆力减退、判断力降低等；尿毒症严重时常有反应淡漠、谵妄、惊厥、幻觉、昏迷、精神异常等。

诊断 CRF 的诊断标准主要有以下两方面：①有肾结构或功能损害的指标，如白蛋白尿、尿沉渣检查异常、肾小管功能异常、肾病理学检查异常、影像学发现有肾损伤的结构异常及肾移植经历等。②GFR < 60ml/（min·1.73m²）的时间大于 3 个月。根

表 1 改良儿童 RIFLE 标准

分期	eCCL	尿量
风险期	eCCL 降低 ≥25%	<0.5ml/（kg·h）持续 8 小时
损伤期	eCCL 降低 ≥50%	<0.5ml/（kg·h）持续 16 小时
肾衰竭期	eCCL 降低 ≥75% 或 eCCL<35ml/（min·1.73m²）	<0.5ml/（kg·h）持续 24 小时或无尿 12 小时
肾功能丧失期	肾衰竭持续>4 周	
终末期肾病	肾衰竭持续>3 个月	

注：eCCL 为估算肌酐清除率（estimated creatinine clearance）。

据长期 CKD 病史以及临床表现不难得出 CRF 诊断。

治疗和预防 CRF 治疗主要包括原发病的治疗、并发症的治疗、肾替代治疗（血液透析、腹膜透析和肾移植）。对于先天性因素，如后尿道瓣膜、肾积水、膀胱输尿管反流等尿路畸形应予以纠正。对于后天性因素，如各种原因引起的肾小球肾炎、肾毒性药物引起的肾损害等，应积极治疗原发病、减少肾毒性药物的接触等。此外，对症治疗和支持治疗也是 CRF 患者的治疗手段。肥胖患者应控制体重以缓解 CKD 进展，但也必须摄入足够热量，限制蛋白饮食，注意补充维生素。积极控制血压、血脂、血糖，纠正水电解质紊乱，尽量维持机体内环境平衡。对于 4~5 期 CKD 患者，在保守治疗无效情况下应行肾替代治疗并定期进行，必要时可考虑行肾移植手术。早期诊断、积极有效治疗原发疾病、纠正造成肾功能恶化的危险因素，是 CRF 防治的基础和整体原则，也是保护肾功能、延长生命的关键。

（何大维 华燚）

shènyízhí

肾移植（renal transplantation） 将某一个体的正常肾用手术方法移植到另一个体体内的技术。俗称换肾。终末期肾病的一种有效治疗手段。当慢性肾功能不全发展至终末期，可用肾移植方法治疗。肾移植因其供肾来源不同分为自体肾移植、同种异体肾移植和异种肾移植。

发展史 1954 年美国成功实施了第一例同卵双生兄弟间活体供肾移植。1972 年 12 月中山医学院第一附属医院（现中山大学附属第一医院）完成了中国首例亲属活体供肾移植。1999 年同济医科大学附属同济医院（现华中科技大学同济医学院附属同济医院）完成中国首例同卵双生姐妹间活体供肾移植。经过不断发展，肾移植技术日趋成熟，中国每年完成肾移植手术超过 1 万例。

优缺点 ①优点：不需要定期透析，可有效改善身体健康状况；饮食的限制少，生活质量较高。②缺点：移植肾有可能发生排斥反应；必须终身服用抗排异药物，副作用较大。

适应证 ①不可逆转的肾衰竭患者。②年龄在 65 周岁以下，但随着社会发展以及临床技术提高，年龄上限已经不断在放宽。③全身情况良好者，能耐受手术者。

手术方法 分为两大部分，即切取功能良好的肾脏、将功能良好的肾脏植入受者体内。移植的肾脏可能来源于患者成年直系亲属捐献以及公民逝世后捐献。亲属捐献肾脏的切取应严格注意对捐献者的保护，最大限度保护捐献者的安全。切取的肾脏应置于低温保护，在低温环境下尽快移植到受者体内。一般在低温环境中保存最长不应超过 48 小时。异体肾脏植入受者体内，一般不会切除受者自身肾脏，除非有不能保留的原因如肿瘤、出血等。

肾移植手术要点主要在于对血管吻合要求高。根据移植肾的大小、放置的位置，以及手术医师的习惯、血管吻合方式各有不同，一般来说移植肾脏常植入受者髂窝，移植肾的肾动脉与受者髂动脉吻合，肾静脉与髂静脉吻合。输尿管再植于膀胱。

手术并发症 ①出血：因移植手术需要吻合动静脉，若吻合口出现瘘或者遗漏细小血管，则可能出血。②血管栓塞：血管吻合后可能出现血栓，导致血管堵塞，严重可能导致移植肾的缺血坏死。越细小的血管越容易出现栓塞。③移植肾失功：指移植后无尿排出，最常见的原因为超急排异，其次为急性肾小管坏死，其他尚有环孢素 A 中毒以及外科技术上的原因。④感染：因移植术后需终身服用免疫移植药物，术后近期、远期均容易伴发感染。⑤对亲体捐献而言，供者死亡是最严重并发症。所以一定要最大限度保护亲体捐献者生命安全。

术后注意事项 肾移植患者，需要终身服用免疫抑制剂，用药的剂型、剂量要严格遵守医嘱。同时避免使用有肾毒性的药物。肾移植术后患者的家庭饮食调理要注意补充适量优质蛋白、低脂肪、低胆固醇、低糖、低盐，适当补充矿物质和维生素。

（何大维 华燚）

értóng mìniàoxìtǒng wàishāng

儿童泌尿系统外伤（paediatric urological trauma） 发生在小儿泌尿系统的创伤。泌尿系统外伤的发生率仅次于颅脑和运动系统。在儿科医院创伤中心就诊的儿童中，约有 3% 的儿童明确伤及泌尿系统。泌尿系统外伤可分为开放性（穿透伤）和闭合性（钝性伤），其原因有跌倒、车祸、运动损伤、身体攻击、性虐待或穿透伤等，通常是由于跌倒在尖锐物体上或枪伤或刀伤造成的。在受伤器官中以肾最多见，其次是尿道和外阴外伤，输尿管损伤很少见。病史对泌尿系统外伤的评估非常重要，应详细向外伤见证者询问受伤的详情，如跌倒的高度、车祸伤的车速、受力部位、受伤后的反应等。对外伤患儿尤其要注意进行全身评估，有无复合伤或次生损伤，并进行相应评估，尤其是同时有可能危及生命的中枢神经系统、心血管、肺、腹腔脏器等损伤时，以便及时识别并诊断，避免延误治疗。

（何大维 魏光辉 张德迎）

shènsǔnshāng

肾损伤（renal trauma） 由于外界力量使肾的组织学或解剖学完整性遭到破坏的状态。在钝性腹部创伤中，肾是最常见的受累器官之一，约占所有钝性腹部创伤的10%，而钝性肾损伤在小儿泌尿系统创伤中约占50%。

病因及发病机制 因为解剖结构的差异，儿童比成人更容易在钝性创伤后出现肾损伤。与成人的肾脏相比，儿童的肾脏相对于身体的其他部分更大，并且由于一般情况下保留了胎儿时期的分叶，因此钝性创伤更有可能导致局部实质损伤。儿童肾脏的受保护程度也不如成人肾脏。儿童的肾周脂肪较少，腹部肌肉较弱，且由于第11、12肋未完全骨化导致胸廓相对较软，故更容易受到损伤。钝性肾损伤通常是儿童身体突然减速的结果，特别是由于运动、事故、摔倒和接触钝性物体。减速或挤压伤导致保护性较差的儿童肾实质挫伤、撕裂或撕脱。25%以上的肾创伤合并有其他器官或系统的损伤，如脾破裂、肝破裂、横膈破裂、肠壁或肠系膜血肿、肠穿孔、颅骨骨折、脑震荡、肺挫伤、胰腺损伤等，故诊断肾创伤时必须高度重视其他合并伤。

经典分级 根据美国创伤外科协会指南，肾损伤分为五级（表1）。

临床表现与诊断 在遭受钝性腹部创伤的儿童中，通常可以根据病史、体格检查和辅助检查预测肾受累情况。肾受累可能合并腹部或腰部压痛、下肋骨骨折、椎弓根骨折、躯干挫伤和擦伤，以及血尿。

血尿 一个可靠的临床表现。在严重的肾损伤中，65%的病例出现肉眼血尿，33%为镜下血尿，仅有2%的病例没有血尿。对于疑似肾损伤的儿童的放射学检查仍存在争议。一些中心根据镜下血尿中红细胞大于50个/高倍镜视野来诊断肾损伤。虽然这个数值可能是肾损伤出现明显的镜下血尿的可靠阈值，但严重的肾损伤尿液中也可以很少甚至没有血。因此，必须考虑所有涉及的方面，包括病史、体格检查、意识状态、整体临床表现和实验室结果，从而协助诊断以及判断患儿是否需要进一步的影像学检查。

血压 必须注意的是，儿童与成人不同，由于血管顺应性及心脏代偿机制，即使出现血容量降低，儿童也能够维持正常血压。因此血压不是儿童肾损伤的可靠预测指标。

影像学检查 ①在急性创伤中，超声检查作为重要的首选筛查工具，可提示肾实质的完整性、血供、有无血肿形成等情况，同时可以可靠地随访肾损伤的过程。②如果没有CT扫描，标准的静脉肾盂造影是一种很好的替代成像方法，可以较为准确地获得明确肾影、集合系统形态以及有无尿外渗等情况，但不如CT扫描。③增强CT是儿童肾损伤的最佳影像检查方法，是钝性肾损伤分期的依据，尤其是对肾损伤的严重程度分级起重要作用。CT扫描速度很快，而且通常会使用造影剂，可以准确地了解肾脏的完整性和血供情况以及是否存在血肿、尿外渗等信息。

治疗 目的是最大限度保存有功能的肾组织。因为肾血供丰富，代偿及修复能力强，肾损伤在出血停止后常可自愈。

保守治疗 已成为治疗闭合性肾损伤的标准方法，包括严格卧床、止血、予以广谱抗生素、补液和生命体征监护，适用于90%以上的肾损伤患者。即使对于高级别（Ⅳ、Ⅴ级）肾损伤中病情稳定的患儿，保守治疗同样有效。但保守治疗需要密切的临床观察、连续的影像学检查，并对患儿的整体情况进行密切评估。为了防止重复的放射扫描，更推荐早期检查中使用CT扫描及延迟成像用于检查有无尿液外渗。对于有Ⅱ级及Ⅱ级以上肾损伤的病情稳定的患儿，在初次CT检查后

表1 美国创伤外科协会器官损伤定级委员会肾创伤分级

分级	病理类型	主要表现
Ⅰ级	挫伤	镜下或肉眼血尿，泌尿系检查正常
	血肿	包膜下、非广泛性血肿，无肾实质损伤
Ⅱ级	血肿	局限于腹膜后肾周区域的血肿
	裂伤	肾皮质裂伤≤1cm，无尿外渗
Ⅲ级	裂伤	肾皮质裂伤>1.0cm，无尿外渗
Ⅳ级	裂伤	损伤贯穿肾皮质、髓质和集合系统
	血管性	血管损伤
Ⅴ级	裂伤	肾脏完全破裂
	血管性	肾门撕脱

48~72 小时及 CT 复查之前，只需要进行密切的超声随访即可。

手术干预 仅适用于血流动力学不稳定的患儿和明显尿外渗的患儿。在有指征的情况下可使用微创干预措施，包括血管栓塞术、输尿管支架置入术和经皮引流术等。手术的绝对指征包括持续出血导致的持续增大或不稳定的血肿，相对适应证是存在大量的尿液外渗和广泛的肾组织坏死。对于血流动力学稳定的高级别（Ⅲ~Ⅴ级）肾损伤的患儿，相较于手术治疗，更推荐对持续或延迟出血的患儿进行血管栓塞术。现仍缺乏肾损伤患儿未来患高血压风险的长期数据。

预后 儿童肾损伤经过保守治疗多可取得良好的效果，肾损伤恢复且无长期并发症。对于肾蒂损伤未能及时手术者或者Ⅳ、Ⅴ级肾损伤且经过及时的手术者，都有非常高的失肾率。需要注意的是，对部分保守治疗的患儿，在取得一定临床疗效但疗程不足的情况下，贸然恢复运动，仍可能会导致较高的失肾率。

（何大维　张德迎）

shūniàoguǎn sǔnshāng
输尿管损伤（ureteral trauma）多由外界暴力、医源性操作或输尿管自身病变导致的输尿管连续性、完整性被破坏的状态。儿童输尿管损伤一般少见。输尿管在人体内受到良好的保护，输尿管上段得到邻近的脊柱和脊柱旁肌肉的保护，而下段因穿过骨盆而受到保护。输尿管是柔软的、可活动的、细小的结构，因此损伤的机会也较小。但这也意味着输尿管损伤更多是由穿透性创伤而不是钝性创伤引起的。由于输尿管是肾和膀胱之间唯一的通道，任何输尿管损伤都会威胁到同侧肾。

由于没有能够提示输尿管损伤的经典临床症状，因此使用不同的影像学方法进行仔细的诊断检查非常重要。早期的影像学检查如静脉肾盂造影和常规 CT 扫描准确性不高。可以通过在注射造影剂后 10 分钟内进行延迟 CT 扫描来提高 CT 扫描的诊断准确性。最敏感的诊断性检查是通过膀胱镜检及输尿管插管逆行输尿管造影。相当多的患者在受伤后数天才出现症状，此时会因尿液囊肿引起腰腹部疼痛、恶心和发热。

输尿管损伤的治疗方案需根据具体损伤的程度选择，轻微挫裂伤可以选择密切观察、留置双 J 管；输尿管撕裂伤或断裂伤则需要输尿管吻合术，或先行肾造瘘术或输尿管造瘘术，待病情稳定后再根据输尿管断裂缺损的长度行输尿管吻合术或其他材料如膀胱、肠管等代输尿管成形术。

（何大维　魏光辉　张德迎）

pángguāng sǔnshāng
膀胱损伤（bladder injury）由于外界暴力、医源性操作或膀胱自身病变导致的膀胱挫伤或破裂的状态。

病因及发病机制 儿童膀胱比成人膀胱所受的保护少，因此比成人膀胱更容易受到伤害，特别是在膀胱充盈时。原因为膀胱位置较高，露出骨盆上方；腹壁肌肉薄弱，保护较少；膀胱周围的盆腔及腹部可以缓冲创伤的脂肪较少。钝性创伤是导致严重膀胱损伤的最常见原因。在成人中，膀胱损伤通常与骨盆骨折有关。因为小儿膀胱位于骨盆上方，所以这种情况在儿童中较少见。1995 年，西维特（Sivit）等人主持的一项大型的前瞻性研究中，

只有 57% 的骨盆骨折患儿有膀胱损伤，而在成人中，这一比例为 89%。

分类 膀胱钝性损伤分为两类：①膀胱黏膜或肌肉受损的挫伤，无膀胱壁连续性破损或尿外渗。②膀胱破裂，分为腹膜内破裂或腹膜外破裂。腹膜内膀胱破裂在儿童中更为常见，因为膀胱的暴露位置和创伤期间压力的急剧增加，这会导致膀胱在最薄弱的部位即膀胱底发生破裂。腹膜外膀胱破裂发生在膀胱的下半部分，一般与骨盆骨折相关。膀胱造影显示造影剂会以典型的火焰式渗入膀胱周围软组织，局限于盆腔。

诊断性评估 膀胱损伤的特征性体征是耻骨上疼痛和压痛，排尿困难，以及肉眼血尿。骨盆骨折合并肉眼血尿的患者出现膀胱破裂的比例高达 45%。在某些情况下，膀胱破裂的诊断可能很困难。膀胱在完全扩张时和引流后都应该使用标准的 X 线片或 CT 扫描进行成像。用导尿管使膀胱充盈后成像效果最佳。尽管 CT 成像技术已有进步，但仍需要充盈膀胱，从而提高潜在膀胱损伤诊断的准确性。

治疗 ①无破裂的膀胱损伤通常伴有不同程度的血尿，仅用导尿管引流治疗。②根据腹膜内破裂治疗原则，如果膀胱内有骨碎片，则必须将其取出后进行膀胱修复及引流。腹膜内膀胱破裂的公认治疗措施是开放性手术探查和一期修补术。术后须使用耻骨上置管引流。经尿道引流可能同样有效，并发症更少，导致术后分流期更短。一般在术后 7~10 天，会重复进行膀胱造影术，以确保膀胱愈合正常。③对腹膜外膀胱破裂性损伤，非手术治疗单

纯置管引流 7~10 天为首选治疗方法。

（何大维　魏光辉　张德迎）

niàodào sǔnshāng

尿道损伤（urethral injury）

尿道内外暴力导致的尿道挫伤、破裂或断裂的状态。除了尿道的阴茎部分外，儿童尿道均得到了很好的保护。此外，它的形状和弹性意味着尿道很少会受到创伤。然而，任何有骨盆骨折或会阴严重损伤的患者都应该怀疑有尿道损伤，直到诊断性检查排除尿道损伤可能。

诊断性评估　怀疑有尿道损伤和骨盆骨折的患者通常有严重的创伤病史，一般合并其他器官系统损伤。尿道损伤的症状是尿道口出血、肉眼血尿、尿痛或排尿困难。阴囊也可能有肿胀或血肿。在尿道损伤中前列腺和膀胱可能移位于骨盆外，尤其是在膜部尿道损伤中的可能性更大。而直肠指检可以确定前列腺的位置以及是否固定，因此直肠指检对于所有疑似尿道损伤的男性十分重要。需要进行逆行尿路造影术对尿道进行放射性评估。暴露包括膀胱颈在内的尿道全长非常重要。如果已经放置了导尿管，并且怀疑有尿道损伤时，应该继续保留尿管。不同的是，可以通过将一个小号婴儿胃管沿着导尿管置入远端尿道，便于注射造影剂进行诊断性扫描。

治疗　由于大部分尿道损伤患儿的病情不稳定，应尽最大努力为该类患儿提供一种排尿和尿量监测的方法。只有在创伤发生后存在排尿，并且如上所述的直肠和盆腔检查没有发现尿道破裂的情况下，才可以行经尿道插管。如果存在插管困难，应立即进行逆行尿路造影术。如果患儿因其他危及生命的病情而必须立即接受探查，则可在急诊科或手术室在耻骨上经皮膀胱造瘘术。一般没有球部尿道损伤或骑跨伤的情况下，处理通常很简单。这种情况下，经尿道插管是防止尿路出血或尿痛的最佳选择。

后尿道损伤的初治仍然存在争议，主要争议点为针对一期吻合手术与单纯耻骨上引流术后重建相比的长期效果。后尿道损伤手术修复的主要目标是尿道无狭窄、防止尿失禁和阳痿等并发症。耻骨上引流和后期尿道重建术是因为立即进行手术修复的效果不佳，存在大量出血和尿失禁、尿道狭窄等并发症，阳痿的发生率也较高。儿童时期因钝性尿路损伤而延期行尿路成形术的患者长期成功率高，同时成年后发生远期排尿困难和性功能障碍的比率低。

除选择耻骨上引流和延期修复外，另一种方法是尿道会师术。在开放的膀胱造瘘术中，导尿管通常经膀胱颈和尿道口插入，通过受损部位并放置作为尿道支架。该方法仍面临尿道狭窄和尿失禁的可能，但可为再次手术创造条件。

（何大维　张德迎）

wàiyīn sǔnshāng

外阴损伤（vulvar injury）

烧伤、化学药物灼伤和机械性损伤等原因导致的外阴疼痛、出血、肿胀、瘢痕形成等的状态。男性外阴指泌尿生殖器官（阴茎、尿道、阴囊、睾丸、精索等）和肛门及二者间的皮肤软组织，女性外阴指阴蒂、大小阴唇、尿道、阴道、肛门以及周边的皮肤软组织。男性外阴损伤见阴囊损伤、睾丸损伤。该条主要介绍女性外阴损伤。

病因　常见损伤原因可分为以下几个类型。①意外伤害：多为跌伤、骑跨伤、踢伤、挤压伤、动物咬伤、刺戳伤、锐器切割伤、硬器伤、烧伤、爆炸伤等。②异物插入：儿童可因好奇将果壳、玩具等物体放入阴道。③性行为：一些儿童可能受到非法侵害导致外阴损伤。

临床表现　外伤所致损伤通常为外伤后出现疼痛、红肿、出血、肿胀或感染。当女性由高处跌下、车祸或异物插入，外阴部撞击硬物，异物穿过阴道壁甚至盆腔，导致邻近脏器（尿道、膀胱、直肠等）损伤，可导致复杂性损伤。由于外阴、阴道组织疏松、血管丰富，损伤后出血不易自然停止。外阴血肿表现为外阴肿胀和明显触痛、可能有皮肤变色或紫斑、可能有局部温度升高和红斑，甚至可因巨大血肿压迫尿道导致尿潴留。若伤及尿道、膀胱、直肠，则可出现排尿困难、血尿、尿瘘等邻近器官损伤症状。异物通常导致机械性损伤，异物摩擦及持续性压迫阴道软组织引起阴道损伤，临床表现阴道白带增多、有异味，或出现脓血性分泌物。

诊断　根据病史和体格检查可诊断外伤性外阴损伤。明确的外阴外伤史后，出现外阴部红肿、疼痛、出血等表现，体格检查见会阴部有挫伤、血肿、伤口等即可考虑外阴损伤。但必须查明有无合并其他脏器损伤。异物导致的外阴损伤可以通过仔细病史了解，妇科检查和 X 线等影像学检测可以帮助确诊。女童可通过肛查扪及阴道内有异物存在，当诊断困难时可在全麻下用阴道镜进行检查。

鉴别诊断　外阴损伤需要与以下疾病鉴别。①外阴皮肤病：可出现外阴部瘙痒、疼痛、红肿、异常分泌物等症状，但是病史一般不伴随外伤史，以皮肤感染、炎症的相关症状为主。②阴道炎：外阴最常见的疾病之一，通常由细菌、真菌或寄生虫感染引起。常见的症状包括阴道瘙痒、灼热感、异常分泌物和性交痛等。③生殖器疱疹：疱疹病毒感染引起的常见性传播疾病，表现为外阴区域的水疱、溃疡和疼痛。④阴部真菌感染：通常由念珠菌感染引起，特征是阴部瘙痒、阴道分泌物增多和疼痛。⑤外阴湿疹：是一种皮肤炎症，常由湿热、摩擦、变态反应或真菌感染引起，表现为阴部皮肤发红、瘙痒、疼痛和皮肤干燥脱屑。⑥尖锐湿疣：是一种性传播的疾病，由人乳头瘤病毒感染引起，表现为外阴区域的颗粒状疣状生长物。这些疾病可以通过详细了解病史和外阴部检查，以及实验室检查如阴道分泌物检查、病毒核酸检测，可以与外阴损伤鉴别诊断。

治疗　①闭合性损伤：外阴小血肿可用冷敷并压迫止血。较大的血肿可用理疗促进吸收，严密观察，数天后血块液化再用粗针头抽吸，同时予以镇痛、抗生素预防感染等治疗措施。如血肿进行性加重，应考虑行血肿切开止血，结扎出血点、减压引流、关闭无效腔。②开放性损伤：皮肤黏膜擦伤和小裂伤、无活动性出血者可观察，多可自愈。对严重外阴撕裂伤、穿透伤者，应进行及时、彻底的清创。活动性出血多乃至休克者，应立即输液、输血，纠正休克；同时在麻醉下进行仔细检查和处理。活动性出血点应先缝扎止血，然后缝合裂伤。注意无菌操作，勿留残腔，创面大或污染严重者需保证通畅引流。直肠、尿道、膀胱的裂伤

应分别予以缝合。穹隆盆腹腔贯通伤腹腔内出血者，应急诊行开腹探查和修补术。术后防止感染，直至伤口完全愈合。③儿童阴道异物可以在麻醉下通过小弯钳夹出，或者通过阴道镜取出，局部用碘伏冲洗。当异物嵌顿入膀胱内，必要时膀胱切开取出异物并行膀胱修补。

并发症　女性外阴损伤有30%合并有泌尿道或其他脏器损伤。因此，对复杂性损伤患者，应多科协作，首先处理重要器官的损伤。在外阴损伤康复过程中，瘢痕组织可能形成于伤口处，可能导致组织僵硬、不适或疼痛，甚至可能导致尿道或阴道狭窄。这些可能影响外阴外观，并可以导致排尿困难等。康复过程中保持伤口清洁、注意伤口护理，避免过度拉伸牵扯伤口，遵循医嘱适当使用预防瘢痕药物。如果已经产生瘢痕，可以局部使用激素减轻瘢痕组织炎症和瘙痒感，也可以使用冷敷等物理疗法帮助减轻瘢痕组织紧张和僵硬感，严重的瘢痕可以选择激光治疗或手术治疗。

外阴损伤可能对个体心理和情绪产生负面影响，疼痛不适、恐惧和自尊受损都可能引起焦虑、抑郁或性功能障碍等问题，建议寻求专业心理支持和咨询，及时处理与外阴损伤相关的情绪和心理问题。

预后　外阴损伤通过早期积极的处理和治疗，康复过程中注意护理，同时关注患者的心理健康情况，一般预后较好。

(何大维　刘星)

pángguāngjǐng chéngxíngshù

膀胱颈成形术（bladder neck plasty）　通过移植输尿管口、剪裁膀胱颈和延长后尿道以重建膀

胱颈、增加有效后尿道长度的手术。又称膀胱颈重建术、扬-迪斯-利德贝特（Young-Dees-Leadbetter）术式。

应用解剖　膀胱为储尿的中空囊状器官，空虚时呈锥体状，可分为尖、体、底、颈四部。膀胱颈为膀胱的最低点，借尿道内口与尿道相通。膀胱三角为膀胱左右两输尿管口与尿道内口之间的三角形区域，是重建新膀胱颈和尿道的理想材料。

适应证　①压力性尿失禁：膀胱颈发育不全、后尿道解剖连续性受损、尿道括约肌功能障碍等原因所致尿失禁。②膀胱外翻-尿道上裂综合征：患儿下腹壁和膀胱前壁缺损，膀胱后壁向前外翻，黏膜外露，输尿管口直接暴露于体表并间断有尿液排出，耻骨联合分离，多数患儿还伴有尿道上裂。

手术方法　气管插管全麻下，患儿取截石位，取下腹正中切口，纵行切开皮肤、皮下组织，充分暴露膀胱壁、膀胱颈，纵行切开膀胱前壁。进行输尿管再植，使输尿管开口移动到膀胱三角的上缘，留置输尿管支架导管。使用电刀在输尿管间襞以下、尿道内口以上的区域标记出一个纵行矩形黏膜条；对黏膜条外侧的三角形皮瓣进行去黏膜处理以形成去黏膜的肌肉皮瓣。经尿道外口置入合适规格导尿管。用3-0 PDS缝线标记新膀胱颈位置，以导尿管为支架间断缝合矩形黏膜条。完成第一层缝合后，将两侧三角形去黏膜肌肉皮瓣包裹缝合成型新的漏斗状膀胱颈。使用缝线悬吊新尿道和膀胱颈以恢复膀胱和尿道的成角。充分止血后安置耻骨上引流管，逐层缝合腹壁切口。术后2~3周，拔出输尿管支架。

术后 3 周行排尿试验，后拔除耻骨上引流管。

并发症 ①尿潴留：术后 3 周夹闭耻骨上引流管后，患儿膀胱收缩功能差，无法满意排尿。②肾积水：多由输尿管膀胱连接部梗阻或膀胱高压所致。③泌尿系感染：部分患儿术后反复出现发热、尿频、尿急，尿常规、尿培养等检验异常。④膀胱低容量：术后膀胱容量较术前减小，出现尿频等症状。

（何大维　刘　星）

yīnnáng sǔnshāng

阴囊损伤（scrotal injury）

暴力导致的阴囊组织结构或解剖完整性的破坏。在所有阴囊急诊手术当中，儿童阴囊及睾丸损伤仅不到 5%。但由于小儿阴囊皮肤薄弱且皱褶较少，而且会阴部暴露机会较多，其阴囊及睾丸损伤的发生概率较成人大。及时、早期诊断并正确处理阴囊及睾丸损伤极为重要。

病因 阴囊损伤可为多发性损伤的一部分，亦可单独发生，分为闭合性损伤和开放性损伤。①闭合性损伤多为跌伤、骑跨伤、踢伤、挤压伤或硬器击伤所致，主要为钝性损伤。②开放性损伤多为动物咬伤、刺戳伤、锐器切割伤、火器伤或爆炸伤所致，主要为锐性损伤。

临床表现 通常为外伤后出现阴囊疼痛、红肿。阴囊闭合性损伤可表现为阴囊皮肤挫伤、皮下瘀斑、阴囊血肿或鞘膜积血；开放性损伤可表现为单纯撕裂伤或撕脱伤，可见患侧阴囊皮肤裂开，伤口皮缘不整齐，肉膜外翻，血肿。严重者阴囊壁破碎、缺失，可有睾丸脱出。阴囊损伤大多为闭合性损伤。阴囊损伤常伴有阴囊内容物如精索、睾丸损伤，因

此，及时进行 B 超检查以排除阴囊内容物的损伤十分必要。针对开放性阴囊损伤，需警惕阴囊内异物残留，必要时可完善 X 线检查，以排除阴囊内是否存在玻璃碴、金属等异物。

诊断 根据病史和体格检查，阴囊损伤的诊断并不困难。明确的会阴部外伤史后，出现阴囊红肿、疼痛等表现，体格检查见阴囊有挫伤、血肿、伤口等即可考虑阴囊损伤。但必须查明有无睾丸损伤，这对选择保守治疗还是手术治疗具有重要意义。B 超检查为早期阴囊损伤的首选检查，B 超诊断睾丸破裂与临床符合率为 90% 以上。此外，CT 和 MRI 也有助于阴囊损伤的诊断，特别是软组织分辨率高的 MRI 对于阴囊壁、睾丸白膜等结构的观察最具优势，是评价阴囊损伤最精确的影像学检查手段。

鉴别诊断 阴囊损伤需要与以下疾病鉴别。①阴囊坏疽：可因阴囊外伤引起，同样可出现阴囊肿胀、皮肤红肿、疼痛等症状。阴囊坏疽病情进展迅速，阴囊局部发黑、坏死。②鞘膜积液：阴囊损伤出现阴囊血肿、鞘膜积血时，需与鞘膜积液进行鉴别，但鞘膜积液多无外伤史，且透光试验呈阳性。

治疗 ①闭合性损伤：单纯阴囊挫伤或阴囊小血肿可保守治疗，患儿应卧床休息，早期局部冷敷，同时予以镇痛、抗生素预防感染等治疗措施。较大的阴囊血肿可用理疗促进吸收。若血肿进行性加重，应考虑手术切开止血、减压引流。②开放性损伤：应进行及时、彻底的清创。对严重阴囊撕裂伤、穿透伤者，剪除血运差的阴囊伤口边缘及肉膜组织。还纳脱出的睾丸时，应

注意检查有无睾丸损伤并防止睾丸扭转。如果阴囊皮肤完全撕脱且缺损较多、修复困难者，可行转移皮瓣、植皮等方法以重建阴囊。

预后 阴囊损伤大多为闭合性损伤，通过早期积极的处理和治疗，通常预后良好。对于开放性损伤及合并阴囊内容物损伤者，通过早期手术治疗可最大限度降低感染的发生率和睾丸萎缩率。

（何大维　刘　星）

gāowán sǔnshāng

睾丸损伤（testicular injury）

外力致睾丸发生挫伤、裂伤的状态。由于睾丸包裹于阴囊内，所处位置相对隐蔽，阴囊皮肤弹性好，活动度大，睾丸在阴囊内同样有一定的活动度，且睾丸表面有坚韧的白膜，故损伤概率较小。睾丸损伤常伴有附睾、精索、鞘膜组织损伤。

病因 睾丸损伤分为闭合性损伤和开放性损伤两类，往往伴发于阴囊损伤，故病因与阴囊损伤相同，包括直接暴力和间接损伤。此外，睾丸损伤还可能由医源性因素引起，这类损伤多在隐睾、腹股沟斜疝、鞘膜积液手术时所造成，但多很轻微，通常不会有严重后果。

临床表现 睾丸损伤时患儿可出现剧烈的疼痛。伤后症状有会阴部或阴囊剧烈疼痛，且疼痛可放射至股部、下腹部及腹部，同时伴有恶心、呕吐，严重者可出现晕厥及疼痛性休克。闭合性损伤可见阴囊外形淤血、肿胀，阴囊触痛明显，有睾丸破裂者可以扪及肿块、睾丸轮廓不清。开放性损伤可见阴囊出血、睾丸白膜破裂、睾丸组织外露伴出血。

诊断 基于患儿的外伤史、

临床表现、体征以及 B 超检查，睾丸损伤的诊断并不困难。患儿均有明确的外伤史，出现阴囊的剧烈疼痛，可伴有恶心、呕吐等症状，体格检查可见阴囊皮肤青紫、瘀斑，触痛明显，可扪及肿块，睾丸触诊不清。B 超是睾丸损伤的首选检查，可准确地识别睾丸破裂、睾丸挫伤和睾丸血肿；可提示白膜回声不连续，睾丸内部回声不均，睾丸内出现液性暗区，睾丸血供减少等。

鉴别诊断 ①睾丸扭转：起病急，否认外伤史。患侧睾丸和阴囊有持续性剧烈疼痛，疼痛可向会阴部及下腹部放射，同时可伴有恶心、呕吐，阴囊出现红肿及压痛。B 超检出率高，表现为患侧睾丸增大，回声减低，轴向位异常，血流信号明显减少或消失。怀疑睾丸扭转需尽快行阴囊探查并解除扭转。②急性睾丸附睾炎：表现为急性阴囊疼痛，通常无外伤史。体格检查可发现睾丸及附睾肿大、触痛明显。该病为感染性疾病，通常继发于尿路感染，且伴有全身感染症状。阴囊虽有肿胀，却无皮肤青紫淤血等改变。B 超表现为阴囊内容物血流明显增多、加快，可与睾丸损伤鉴别。

治疗 睾丸损伤的早期处理十分重要，其治疗原则为镇痛、控制出血、尽量保存睾丸组织。①保守治疗：对于睾丸挫伤以及较小血肿，通常采取保守治疗。患儿需保持卧床休息，早期给予局部冷敷以减轻张力和出血，并予以镇静、镇痛、止血、理疗以及抬高阴囊等治疗措施，同时可应用抗生素预防感染，定期复查B 超查看睾丸恢复情况。②手术治疗：睾丸损伤较重时，如睾丸破裂、出血多、张力过高等，应

尽早行手术探查。视损伤情况，手术方式包括睾丸白膜切开减压术、睾丸血肿清除减压术、睾丸清创缝合术等。对于开放性损伤的睾丸应彻底清创，剪除失活的坏死组织，止血后缝合睾丸白膜。若存在睾丸脱位以及睾丸扭转应尽早手术复位。除非睾丸组织损伤过重、睾丸缺血坏死，否则应尽量保留睾丸。

预后 睾丸损伤若未及时处理，可造成睾丸萎缩、睾丸缺血性坏死。睾丸萎缩可导致生精功能障碍，故而影响患儿以后的生育功能。对睾丸损伤采取积极有效的治疗可以显著降低局部感染和睾丸萎缩的发生率，并降低睾丸切除率。术后患儿应长期随访睾丸情况，关注有无睾丸萎缩的发生。

(何大维 刘星)

shènzhōuwéinóngzhǒng

肾周围脓肿 (perirenal abscess) 肾包膜与肾周围筋膜之间的脂肪组织发生感染未能及时控制而发展为的脓肿。一般右侧多于左侧，发病后最常见的体征是腰部或脊肋角压痛。

病因及发病机制 多由肾盂肾炎直接扩展而来，致病菌多是革兰阴性杆菌，尤其是大肠埃希菌最常见，肾脏肾包膜与肾周围筋膜之间的脂肪组织中存在感染灶，并且没有及时控制，而引起继发感染；小部分是由体内其他组织器官炎症病灶的细菌经血流播散到肾皮质，在皮质表面形成小脓肿，脓肿向外穿破进入肾周围组织，而引起肾周围炎和肾周围脓肿，致病菌多是革兰阳性球菌，如金黄色葡萄球菌。

临床表现 全身感染症状明显，患者有寒战、发热、恶心呕吐、食欲减退等症状，患侧腰部

常出现明显的钝痛，腰部肌肉紧张、皮肤水肿，可在腰部或腹部触及肿块，躯干向健侧弯曲时疼痛加剧，体格检查时患侧肾区叩痛。若脓肿破溃感染易沿腰大肌蔓延形成明显的腰大肌刺激症状。若继发于泌尿系统感染，可能存在反复发作的尿路感染病史。可能存在体内其他部位感染病灶如皮肤疖肿、扁桃体炎等。

诊断 ①结合病史及体征。②实验室检查：血常规检查可见白细胞总数增多，中性粒细胞增多。如果继发于肾脏感染，尿常规检查可以找到白细胞和细菌，尿细菌学检测可以确定致病菌。血培养检查可发现细菌生长。③超声检查：肾周围可见一低回声肿块，壁常不规则。④腹部平片和静脉肾盂造影：肾外形不清，肾区密度增加。⑤CT 检查：肾区扫描可见肾移位和肾周围低密度肿块及密度稍高的炎性壁，肾增大，肾周筋膜增厚，肾周脂肪间隙消失，病变内可出现气体或气液面。

鉴别诊断 ①肾皮质化脓性感染：也表现为发热、腰痛，患侧腰部有明显的肌紧张和压痛，但体温较高，而局部症状没有肾周围炎和肾周围脓肿明显，通过B 超和CT 检查可辅助区别。②肾周围囊肿：主要表现为腰痛、腰腹部肿块等，但腰痛多为持续性钝痛，且肾区无叩击痛及腰大肌刺激征，B 超检查肾周围有低回声区，密度较均匀，穿刺可抽出黄色透明液体。③肾结核：肾周围脓肿肾周炎症反应明显，常累及腰大肌，而肾结核较少累及到腰大肌，无腰大肌刺激征。④急性肾盂肾炎：主要表现为发热伴尿频（正常成人白天排尿 4～6 次，夜间 0～2 次）、尿急、尿痛，

体格检查也有肾区叩击痛，但尿路刺激症状（尿频、尿急、尿痛）明显，且无患侧肢体活动受限表现，尿常规检查有白细胞。B超和CT检查可区别是否为肾周围感染。

治疗 主要包括非手术治疗和手术治疗。

非手术治疗 ①支持治疗：清淡饮食，注意休息，多饮水，勤排尿。②抗感染治疗：选择致病菌敏感抗生素，一般选择对革兰阴性杆菌有效的抗生素，如氧氟沙星、头孢呋辛。在细菌培养实验确定致病菌后，使用针对性抗生素。

手术治疗 ①B超引流：对于脓肿已经形成，自行吸收愈合机会小的患者，在超声引导下对脓肿作穿刺置管引流。②肾周脓肿切开引流术：肾周脓肿均可行肾周脓肿切开引流术，但若肾周脓肿继发于巨大肾实质脓肿、结核性脓肾等严重肾病变者禁忌切开引流。术后不要过早拔除引流管，避免导致残留脓腔。③肾切除术：对并发肾脏严重且反复感染或并有结石或其他梗阻性疾病者，如患侧肾功能确已丧失，可考虑患侧肾切除术。

预后 患者持续高热、面色潮红、谵妄，可出现转移性脓肿。肾周围脓肿若延误治疗，向上穿过横膈进入胸腔形成支气管瘘；脓肿向下延伸可到髂嵴或腹股沟部，偶尔脓肿越过脊椎侵入对侧肾周围间隙。脓肿压迫输尿管并可导致组织纤维化引起输尿管狭窄。在患病早期积极应用抗生素，当病情严重时积极选择经皮引流、切开引流等手术方法治疗，预后良好。若延误诊断和治疗，预后欠佳。

预防 ①多饮水勤排尿，可以稀释尿液中结晶物浓度，避免结晶沉积，防止泌尿系统结石等肾脓肿诱因发生。②如果已发现存在原发性感染，应尽早进行有效的抗生素治疗，也应有效控制原发病变，消除易感因素。③积极治疗肾原发疾病，尤其在早期肾周围炎未形成脓肿前。

（何大维 刘星）

shènjiéhé

肾结核（renal tuberculosis）

结核分枝杆菌由原发病灶经血行抵达肾而引起的肾特异性感染性疾病。仅次于胸膜结核和淋巴结核的第三种最常见的肺外结核形式，占肺外感染的15%～20%。多发于青壮年，中国高发年龄段在40～60岁，儿童和老年人发病较少，且男性的发病率较女性高。在最初感染和表现为泌尿生殖系统疾病之间有很长的潜伏期（5～40年）。随着耐药结核菌株出现率的上升，肾结核的发病率也有所上升。

病因及发病机制 90%的病例为原发感染，即由肺部原发感染灶处结核分枝杆菌通过血液播散所致；仅少数是进行性原发感染或肺及体内其他部位的原发感染扩散引起。早期结核分枝杆菌经血行感染进入肾，主要在双侧肾皮质和肾小球周围毛细血管内形成多发微小结核性病灶。在细胞免疫功能完好的患者中，疾病过程被限制在肾皮质。细菌复制受到抑制，多发性双侧皮质肉芽肿可保持无症状和潜伏数十年。在一些患者中，由于宿主防御机制的破坏导致皮质肉芽肿重新激活，毛细血管破裂导致细菌会经肾小管流到肾皮质，最终发展为干酪性肉芽肿和乳头状坏死。病变穿破肾乳头，到达肾的深层部位。肉芽肿形成、干酪样坏死和空洞形成是进行性加重的表现，最终可破坏整个肾脏。肉芽肿与肾小球、肾小囊等的连通可导致细菌扩散至肾盂、输尿管、膀胱和生殖器官。机体的连锁反应可进一步导致纤维化、钙沉积和管腔狭窄，可能导致泌尿道梗阻和进行性肾功能障碍。

临床表现 患有泌尿生殖系统结核的患者通常有尿频、尿急、尿痛为特征的膀胱尿路刺激征，也可存在排尿困难、镜下血尿、肉眼血尿或脓尿。全身症状可能包括背部、腰部或腹部疼痛、发热、体重减轻、疲劳和食欲减退等。从肾结核而来的结核分枝杆菌反复侵袭膀胱，造成严重的结核性膀胱炎，在膀胱的黏膜及膀胱肌层引起充血水肿、结核结节、结核溃疡、结核性肉芽肿，有大量淋巴细胞浸润和纤维组织形成，从而造成膀胱挛缩。在膀胱挛缩后，膀胱壁失去正常弹性，容量显著缩小，排尿次数增多。肾结核能够引发对侧输尿管口狭窄，影响尿液排出，使对侧输尿管和肾盂发生扩张积水。膀胱结核导致膀胱整个黏膜都存在病变，容易引起膀胱自发破裂。

诊断 ①病史：对于病史中既往存在肺结核、脊柱结核、肠结核等结核感染史；青年男性，难以解释的下尿路刺激症状伴腰痛、肾区叩击痛，且尿常规检查异常者，尤其要警惕。②体格检查：有助于排除明显的器质性病变继发的尿路感染，常见的如女性尿道处女膜融合症、男性的包茎、淋球菌尿道炎等。③实验室检查：a.尿常规可了解尿液有无显著异常，但是缺乏特异性。对于反复发作的泌尿系感染患者，常规药物治疗无效或效果差，尿常规异常而尿细菌培养多次阴性的患者，应高度怀疑肾结核可能，尤其对于合并肺结核及其他肺外结核的患者，更应注意排除肾结核可能。b. 尿结核分枝杆菌涂片及培养，常规尿培养结果多为阴性，至少应该收集三份第一次晨尿重复检查。尿结核分枝杆菌培养是肾结核诊断强有力的证据，不仅能明确诊断，而且能够明确尿液中的结核分枝杆菌是否耐药，对肾结核的药物治疗也有重要的指导意义。但是培养阳性率低，且耗时长，一般需要 4~8 周才能获取结果。c. 结核分枝杆菌核酸检测，是对尿液中的结核分枝杆菌 DNA 进行扩增，具有较高的灵敏度和特异度。④影像学检查：中、晚期肾结核患者可通过超声检查确定病变位置，发现肾积水和膀胱挛缩。排泄性膀胱尿道造影、静脉尿路造影有助于了解膀胱形态、肾功能及病变范围。CT 检查能够清楚地显示扩大的肾盏、肾盂、空洞、钙化，亦可以显示纤维化管壁增厚的肾盂及输尿管。

鉴别诊断 ①泌尿系统慢性非特异性感染：慢性肾盂肾炎引起的非特异性膀胱炎有较长期的膀胱刺激症状，无进行性加重，可有发热、腰痛等急性肾盂肾炎发作史。慢性膀胱炎可反复发作，时轻时重，血尿常与膀胱刺激症状同时发生。而肾结核引起的膀胱炎以尿频开始，逐渐加剧，无发作性加重，血尿多在膀胱刺激症状一段时间后出现。②尿道综合征：女性反复发作的尿频、尿急、尿痛等症状，发病时尿常规检查呈阴性。外阴检查常可发现有处女膜伞或尿道口与阴道口间距较近，且无白带过多或阴道炎现象。③肾肿瘤：常以无痛、间歇性肉眼血尿为主要症状，膀胱肿瘤合并感染或晚期者可有尿频

和排尿困难而与肾结核相似，但肿瘤发病年龄多在 40 岁以上，肉眼血尿，B 超、CT 和膀胱镜检可确诊。④泌尿系结石：血尿多为运动后全程血尿、血量不多、鲜有血块。肾结石静止时仅有肾区疼痛，发作时可引起肾绞痛。膀胱结石亦可引起长期、慢性膀胱刺激症状，尿常规有红、白细胞，但常有尿流中断、排尿后下腹疼痛加重等现象，多发生于男性儿童或老年患者。结合 B 超、X 线检查可做出鉴别诊断。

治疗 主要包括非手术治疗和手术治疗。

非手术治疗 ①支持治疗：补充高热量及高质量蛋白质；需大量补充维生素；多食新鲜蔬菜、水果及各种清淡富含水分食品，以保持大小便通畅，加强利尿作用。久病体虚患者宜进食滋补品。忌温热、香燥的饮食，亦忌烟酒。注意休息。②抗结核药物：随着抗结核药物的不断发展，抗结核治疗作为肾结核治疗的基本方法，有利于保护肾功能、保留肾单位及改善患者生命质量，故而药物治疗是肾结核的主要治疗方案。常见的是异烟肼+利福平+吡嗪酰胺/乙胺丁醇药物治疗，并强调要早期、联用、适量、规律、全程使用抗结核药物。

手术治疗 ①肾功能重建术：主要是药物联合手术进行治疗，在药物治疗的同时行输尿管内支架管置入治疗，可有效保护肾的结构和功能。②无功能肾切除术：是对晚期肾结核患者的有效治疗方法。主要目的是防治高血压、脓肿及瘘管的形成。欧洲泌尿外科协会指出单侧肾切除可适用于肾无功能、广泛的病变累及全肾、合并高血压或肾盂输尿管连接部梗阻，合并肾肿瘤。

预后 无典型临床表现的肾结核患者的数量也有所增加，仅仅有腰痛症状，其他症状不具有典型性，使得此类肾结核患者容易被忽视，延误诊治。如果在早期发现并且能得到及时充分的治疗，大多数肾结核患者可以治愈。如果有严重膀胱结核或者是双肾结核则提示预后不良，肾结核合并活动性肺结核、骨关节结核、腹膜结核或者是肠结核的患者预后较差。

预防 ①加强自身抵抗力，经常进行常规体检，同时要避免与肺结核播散期的患者进行接触。②如果已有肺结核或其他结核的患者，应进行尿检查，以早期发现肾结核，早期治疗。

(何大维 刘 星)

gāowán-fùgāoyán
睾丸–附睾炎 (epididymo-orchitis) 病原体感染睾丸附睾导致的炎症性疾病。常见，在男性各年龄段均可发病，多见于青壮年。该病在 15~45 岁男性中的发病率约为 1.2‰。附睾是位于睾丸顶部的螺旋管（图 1），连接睾丸和输精管，起到储存精液、营养精子的作用，是重要的男性生殖器官。由于睾丸和附睾接近，临床上很难判断炎症发生的确切部位，因此将此类疾病统称为睾丸–附睾炎。

病因及发病机制 其病原体种类多样，多为细菌，也可见病毒、支原体或衣原体等。急慢性睾丸–附睾炎大部分是由于泌尿生殖道的感染，包括尿道感染、膀胱感染、前列腺感染、肾感染。35 岁以下的成人最常见的是性传播病原体，35 岁以上最常见的是革兰阴性肠道微生物，如大肠埃希菌。原发感染部位可来自泌尿道或其他系统感染的扩散，如呼

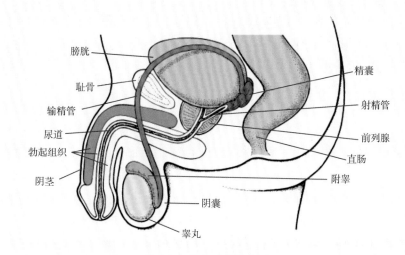

图 1　睾丸与附睾的解剖

吸道感染。①性传播感染：主要是沙眼衣原体、淋病菌、生殖道支原体。②非性传播感染：革兰阴性肠道杆菌感染的危险因素包括泌尿系梗阻疾病、泌尿系统手术及操作后；流行性腮腺炎是引起青少年单纯睾丸炎最常见的病因；睾丸-附睾结核，多数来源于肾结核，也可单独发病；罕见感染，如布鲁氏菌病、假丝酵母菌病、念珠菌病、血吸虫病等。③非感染因素：胺碘酮用药相关性睾丸-附睾炎，停药后症状消失；贝赫切特综合征，一种慢性系统性血管慢性炎症，属自身免疫病，12%~19%的患者可出现睾丸-附睾炎；其他罕见疾病的合并症状，如儿童过敏性紫癜、家族性地中海热、结节性多动脉炎等。

临床表现　①急性发作，通常表现为单侧阴囊疼痛、红肿，部分会伴随全身感染症状，如发热、寒战。②尿道炎的症状包括尿道分泌物、排尿困难、阴茎刺痛不适，患者也可以没有尿道炎的症状。③尿路刺激征：尿频、尿急、尿痛。④特殊疾病相关的症状：睾丸-附睾结核，长期亚急性或者慢性发作的阴囊肿胀（无

痛或疼痛性）、阴囊皮肤窦道形成、阴囊皮肤增厚。腮腺炎病毒性睾丸炎，表现为头痛、发热后单侧或双侧腮腺肿胀（流行性腮腺炎症状），7~10天后单侧睾丸肿胀、压痛，疼痛多集中于睾丸下端，并向整个附睾和睾丸扩散。布鲁氏菌病急性感染后出现发热、出汗、头痛、背痛及身体虚弱。⑤可并发阴囊积液、睾丸脓肿及萎缩、坏死、不育。

诊断　主要依据病史、症状、体征及相关检查进行诊断。实验室检查主要是针对病原体的检查。尿道涂片、培养排除尿道感染；血液中C反应蛋白、红细胞沉降率升高可支持诊断；聚合酶链反应用于检测淋球菌、支原体、衣原体等；怀疑泌尿系结核引起的睾丸-附睾炎还应做结核相关检查排除；怀疑性传播感染的患者都应行其他性传播疾病的筛查。彩色多普勒超声检查评估睾丸的血供可以帮助排除睾丸或睾丸附件扭转。

鉴别诊断　该病最主要的是与睾丸或睾丸附件扭转鉴别。睾丸扭转是泌尿外科急症，青年男性突发睾丸肿胀疼痛，需排除睾丸扭转可能。6小时内行手术探

查，随着时间的延长，睾丸缺血坏死概率增加。睾丸扭转的主要特点包括年龄20岁以下（也可发生在任何年龄人群）、突然发作的剧烈疼痛（通常只有几小时）、无泌尿系感染症状。

治疗　提倡尽快治疗，在所有检查结果未回之前，可根据临床表现和体格检查进行经验性治疗。①一般治疗：镇痛、休息、托起阴囊。若为性传播感染需建议患者禁止性活动，直到治疗结束、症状缓解。②药物治疗：初步根据是否为性传播感染或尿路感染常见病原体选取经验性抗生素。选择何种药物治疗需根据初始尿培养、尿液分析、年龄、性活动史、近期手术或泌尿道插管、当地普遍致病菌及致病菌耐药性等因素综合运用。性传播睾丸-附睾炎可选用头孢曲松联合多西环素；若由衣原体或非淋球菌引起，可选用氧氟沙星或多西环素。继发于肠道菌群感染时，可首选氧氟沙星或左氧氟沙星；若有喹诺酮类药物禁忌证，可用阿莫西林/克拉维酸钾。

（何大维　刘星）

wàiyīn-yīndàoyán
外阴阴道炎（vulvovaginitis）
发生于外阴及阴道皮肤或黏膜的炎症。常伴有一系列的症状，包括外阴阴道瘙痒、灼热、刺激、性交困难及阴道分泌物异常等。

病因及发病机制　外阴阴道炎病因多样。①阴道内微生物的变化：正常阴道内存在多种菌群，对保持阴道的健康至关重要。当阴道的生理环境或阴道菌群发生变化时，如念珠菌和阴道加德纳菌增多时，会导致阴道感染。②性传播感染：引起感染的寄生虫、细菌和病毒可以通过多种性接触在人与人之间传播。③含有

化学刺激物的产品：如乳液、清洁剂、喷雾剂和其他产品可能含有导致阴道炎的化学物质，与外阴及阴道接触可引起炎症。④激素水平：身体产生的雌激素量下降会导致阴道发生变化，从而导致阴道炎。

分类 根据感染源可分为以下几种类型。①细菌性外阴阴道炎：其发病率最高，由于阴道内兼性厌氧菌增多，阴道内产过氧化氢的正常菌群乳杆菌减少或消失而导致的阴道菌群改变，与阴道 pH 值失衡有关。②假丝酵母菌外阴阴道炎：又称念珠菌外阴阴道炎，发病率仅次于细菌性外阴阴道炎。抗生素和免疫抑制剂的使用、妊娠、糖尿病等多种因素会造成阴道菌群失调，假丝酵母菌过度生长，引起外阴阴道炎。③滴虫性外阴阴道炎：由阴道毛滴虫引起，通过性交传播，也可通过外阴到外阴的接触传播。④性传播外阴阴道炎：多指衣原体和病毒性外阴阴道炎，多发生于多个性伴侣的年轻人，最常见的病毒是单纯疱疹病毒，其次还有人乳头瘤病毒。⑤萎缩性外阴阴道炎：发生于更年期绝经期妇女，由于雌激素减少导致外阴阴道萎缩，也可见于服用抗雌激素药物后。⑥非感染性外阴阴道炎：可见于变态反应和外用药物的刺激导致炎症。

临床表现 不同种类的外阴阴道炎，临床症状不尽相同。有时合并多种病原体感染，会出现多种症状。①细菌性外阴阴道炎：阴道分泌物增多，稀薄且呈乳白色，有鱼腥味，在性交或月经后加重。阴道发红、瘙痒不常见。②假丝酵母菌外阴阴道炎：浓稠、干酪样、豆渣样的白色阴道分泌物，通常无味；从水样直至凝乳

样白带均可出现；阴道或外阴发痒、发红甚至肿胀。阴道黏膜高度红肿，或形成浅溃疡；小便时有烧灼感。③滴虫性外阴阴道炎：可见泡沫状、黄绿色的分泌物，通常带有难闻的气味；阴道和外阴瘙痒，小便时灼热感；性交时下腹部不适和阴道疼痛。上述症状可能在月经期后加重。④性传播外阴阴道炎：衣原体感染，许多患者自觉无症状，部分患者有阴道少量出血、下腹部不适等症状；疱疹性阴道炎，主要与病变或溃疡相关的疼痛症状，可出现在外阴或阴道内。⑤萎缩性外阴阴道炎：性交痛、阴道瘙痒和/或灼热感，尿急和尿频症状。⑥非感染性外阴阴道炎：外阴和/或阴道瘙痒、灼热感；阴道分泌物浓稠。

诊断 主要借助临床问诊、体格检查和实验室检查。①细菌性外阴阴道炎：下列 4 项临床特征中至少 3 项阳性即可诊断，线索细胞阳性（＞20%）氨试验阳性；阴道 pH 值>4.5；阴道均质、稀薄分泌物。②念珠菌外阴阴道炎：有阴道炎症状体征者，具备下列两项之一可做出诊断，阴道分泌物检查见到芽生孢子、假菌丝或菌丝；阴道分泌物真菌培养假丝酵母菌阳性。③滴虫性外阴阴道炎：首选核酸扩增试验诊断，可检测阴道分泌物、子宫颈分泌物或尿液标本，灵敏度及特异度较高。④性传播外阴阴道炎：阴道分泌物相关衣原体、病毒检测；病损活检。⑤萎缩性外阴阴道炎：年龄、症状，血清雌二醇检测。

鉴别诊断 应警惕肿瘤引起的外阴阴道分泌物异常，可完善血液肿瘤标志物检测、阴道镜、病理活组织等检查明确。

治疗 ①细菌性外阴阴道炎：甲硝唑口服，或 0.75%甲硝唑凝

胶阴道上药，或 2%克林霉素乳膏阴道上药。②念珠菌外阴阴道炎：可采用阴道内使用唑类药物或口服氟康唑，阴道内给药与口服给药疗效相当。③滴虫性外阴阴道炎：甲硝唑口服。性伴侣应同时治疗，治疗期间禁止性生活，直至停药后且症状消失为止。④性传播外阴阴道炎：避免不洁性交，对症治疗。⑤萎缩性外阴阴道炎：补充雌激素治疗，可口服或阴道局部外用雌激素制剂。⑥非感染性外阴阴道炎：保持清洁，停止外物刺激。

(何大维 刘星)

shènjīxíng

肾畸形（renal malformation）在宏观上定义为肾结构、数目、位置或形态的异常，或在微观上定义为肾单位数量减少和/或组织学异常。又称先天性肾畸形。在所有产前诊断的先天性异常中肾畸形占 30%左右。畸形的肾可以对其他器官产生压迫，肾本身则可以发生感染、出血、结石，也可导致肾实质性或肾血管性高血压。另外，严重的肾实质减少，则可引起肾衰竭。肾畸形根据其超声图像进行分类，可分为四大类。①肾结构发育异常：包括肾不发育、肾发育不全、肾脏增生或肥大、多囊肾等。②肾数目异常：包括额外肾、独肾和双侧肾缺如等。③肾位置异常：包括异位肾、游走肾等。④肾形态异常：包括融合肾、肾旋转不良等。

(何大维 吴盛德)

shènbùfāyù

肾不发育（renal agenesis）肾先天性胚基不发育的状态。属于新生儿先天性上尿路畸形，是肾发育不良的一种。单侧肾不发育临床多无症状，发病率为 0.02%~0.1%；双侧肾不发育者

罕见，多于宫内或者生后不久死亡，发病率约为0.02%。

病因及发病机制 正常肾发育是在胚胎第5~7周时正常的输尿管芽穿入后肾间质后，输尿管芽和后肾间质相互诱导分化，最终形成肾。因此在午非管、输尿管芽或后肾间质发育过程中任何一种分子调控异常或者基因变异，均可导致肾不发育。有学者认为该病与遗传相关，存在家族聚集倾向。单侧肾不发育主要是胚胎期一侧生肾组织和输尿管芽生长紊乱、未能发育，未发育的肾无肾实质、肾盂和肾蒂残迹，而对侧肾代偿性肥大。双侧肾不发育胎儿没有肾发育，偶有一小块含初级肾小球组织构成未分化器官，可见细小血管穿入该组织。

临床表现 ①单侧肾不发育：又称孤立肾。临床多无症状，可能终身不被发现；一般患者在体检或者出现其他疾病进行检查时发现。患者日常工作学习一般不会受影响，但中老年以后可能会出现肾功能减退。②双侧肾不发育：一般为散发，多合并其他先天缺陷，由于不能产生尿液导致羊水过少，胎儿有宫内发育迟缓，40%可为死产。胎儿有波特（Potter）面容，表现为眼距宽、耳郭低、扁平鼻、小下颌等。

诊断 一般超声检查即可诊断，必要时可进行泌尿系静脉造影或者CT检查。单侧肾发育不良常合并其他泌尿生殖系或者其他器官系统的异常，因此一旦发现除了单肾缺如之外还有超过一个系统发育异常的患儿应当对各个系统进行全面的检查。若生后24小时仍无尿，应考虑双肾不发育，B超可协助诊断。

治疗 ①单侧肾不发育不需要治疗，但应告知患儿及家属注意保护肾，避免使用对损害肾功能的药物，减少肾负担。若存在肾积水或者尿路感染、结石等情况时，则按具体情况处理，总的原则是尽可能保护肾功能，在此前提下再决定进一步治疗方案。②双侧肾不发育主要使维持生命体征进行对症处理。

预后 单侧肾不发育一般预后良好，有正常的生理功能，不影响正常的工作学习。双侧肾不发育胎儿约40%为死胎；婴儿出生时为低体重儿，体重1~2.5kg；多数活产儿常因为肺发育不良在出生后48小时内死亡；患儿常合并输尿管、膀胱、尿道畸形，预后差，多因呼吸功能衰竭或肾衰竭而死亡。

预防 有家族史的孕妇应定期进行产前超声检查，以便早期发现。

（何大维 刘丰）

éwàishèn

额外肾（supernumerary kidney） 除两个正常肾外有第三个有功能肾的先天性异常。又称附加肾。一种少见的先天性畸形。额外肾有独立的收集系统、血供和肾被膜，与同侧正常肾完全分开，或由疏松的结缔组织与之连接，较同侧正常肾大，且常位于同侧较高位置。额外肾的发生为在胚胎发育过程中，一侧中肾管发出两个输尿管芽或分叉的输尿管芽。额外肾的输尿管可与同侧正常肾的输尿管相连而呈分叉状，也可与同侧正常肾的输尿管完全分开直接进入膀胱。额外肾可无任何临床症状，约2/3可合并肾积水、肾盂肾炎、囊肿、结石等，并产生相应的临床症状。此外，额外肾还可伴随马蹄肾、阴道闭锁等泌尿生殖器畸形。

诊断要点：①可无临床症状。②如有尿路梗阻或感染时，可有腹痛、发热。③若额外肾尿路开口异位，可有尿失禁。④可扪及腹部肿块。MRI平扫，在正常肾的上方或下方可见额外肾，外形各异，可呈正常肾形、球形、不规则形等，体积一般大于正常肾，少数病例与正常肾大小近似。磁共振尿路造影可显示额外肾的肾盂、肾盏及输尿管影，额外肾并发积水时，皮质变薄。

额外肾需与肾盂输尿管重复畸形鉴别，前者与正常肾完全分开，无实质连接；而后者位于一共同肾包膜内。由于存在潜在的病理学改变，大多数额外肾需手术切除。

（何大维 吴盛德）

yìwèishèn

异位肾（ectopic kidney） 发育完好的肾不能达到腹膜后肾窝正常位置而形成的先天性异常。肾源自盆腔，若未能正常上升则滞留于盆腔，称为盆腔异位肾；若过度上升进入胸腔，称为胸腔异位肾；若肾脏越过中线到达对侧，称为交叉异位肾。尸检发生率1/3000~1/2000，孤立异位肾尸检发生率约为1/20 000。90%以上的异位肾处于盆腔，少数位于对侧，不足5%位于胸腔。胎儿期肾胚芽在盆腔内，随着胎儿生长，肾逐渐上升至正常位置，若上升障碍或错误，则导致肾异位。

异位肾一般无症状。可合并输尿管狭窄而出现相应症状（尿路梗阻、反复泌尿系统感染），或泌尿生殖系统畸形（女性子宫阴道发育不全、双阴道等；男性隐睾、双尿道、尿道下裂等）。通过B超、肾盂造影、CT及肾放射性核素扫描，诊断不难。

无症状者不需处理，但应注意：①异位肾发生外伤、梗阻、肿瘤等疾病拟切除者，应评估肾功能及切除一侧肾对整体肾功能的影响。②肾异位因被认为是肿瘤，被错误切除。③贸然切除孤立异位肾将立即导致无尿和透析依赖。其预后与是否发生梗阻、是否合并其他系统畸形、是否对周围器官产生压迫等有关。

（何大维　吴盛德）

pénqiāng yìwèishèn
盆腔异位肾（pelvic kidney）

胚胎发育异常，使源自盆腔的肾未能正常上升则滞留于盆腔形成的异位肾。此病较为罕见，文献报道发病率 0.5‰~1.4‰，尸检发生率约为1‰。虽不影响正常妊娠，但可影响母婴的生命。因分娩过程中异位肾易被挤伤出血导致一定的危险。胎儿期肾胚芽原在盆腔内，胎儿生长后跟随上升至胸11~腰2成人的肾窝位置。如果在发育过程中受某种因素影响导致上升障碍，就会停留在原位，形成盆腔异位肾。一侧上升、一侧停留就形成单侧肾异位，双侧不上升就形成双侧盆腔异位肾，或为两肾融合异位，这种情况更属罕见。

异位肾发育不良，体积较小，形状可呈三角形或卵圆形，边缘分叶。压迫盆腔内脏器和组织而引起一定症状，压迫膀胱引起尿频尿急现象，压迫肠腔引起便秘，压迫神经引起腰腿痛及下腹胀。但也有无症状而不求医者。盆腔异位肾对妇科有重要意义，很易误诊为内生殖器肿瘤，也容易发生分娩梗阻，既往妇科都在剖宫产中偶然发现，甚至误损。如果术前有所认识，借助B超和X线检查则易于明确。静脉尿路造影见一侧或双侧肾盂肾盏位于盆腔内，肾形不整，可有积水，输尿管很短，这点与肾下垂或游走肾完全不同。

若症状严重需手术则应作动脉造影，一般作腹主动脉造影术显示肾动脉，以了解异位起源的血管。盆腔异位肾的动脉常起自髂总动脉、中骶动脉或腹主动脉下段，故在造影时应将导管端头放在腹主动脉下段。

（何大维　吴盛德）

xiōngqiāng yìwèishèn
胸腔异位肾（thoracic kidney）

胚胎发育过程中，肾的全部或部分地越过膈肌并进入胸腔形成的异位肾。它占所有异位肾的5%。左侧多于右侧，比例约为1.5：1，这与右侧腹腔内存在肝的自然屏障作用有关。男性多于女性，比例约为3：1。大多数患者无明显症状，往往在影像检查时被偶然发现，或因将异位肾拟诊纵隔肿瘤而进一步影像检查时被明确诊断。

发病机制 胸腔异位肾的发生机制不明，但有多种学说。多数人认为与胚胎发育期供血动脉的起源异常有关。如果供血动脉起源于腹主动脉近侧，肾可因血管的导向作用而过度上升，在超越正常位置后形成高位肾。有的学者认为如果输尿管长入后肾延迟，可致使其分化减缓，进而延长肾上升过程，形成高位肾。高位肾与膈肌发育异常也有一定的关系。如果肾于胚胎第9周后仍继续上升，在接触膈肌时可影响其局部发育和闭合，导致继发性膈膨升或缺损。上升的肾如果在膈闭合之前进入胸腔，则形成胸腔高位肾；在膈闭合期间或闭合之后，仍在持续上升的肾可导致膈膨升、变薄或局限性缺损，此时形成的高位肾位于膈下或介于横膈之间，进入胸腔的肾及其周围的腹腔内组织可被头侧的膈肌

包绕。因此，胸腔异位肾实际上并非完全游离在胸腔内。

根据异位肾与横膈的解剖关系，可将胸腔异位肾分为4种基本类型：①全部肾进入胸腔，形成真正的胸腔内异位肾，此时横膈正常。②部分肾进入胸腔，邻近的横膈突向胸腔。③在横膈先天性缺损或是获得性膈疝形成的基础上，肾疝入胸腔。④在创伤性膈肌破裂后，肾在腹压驱动下进入胸腔。

临床表现 多无临床症状。患者在进行胸部和腹部影像检查与诊断时，胸腔异位肾通常表现为一侧肾区缺少肾影，而于同侧的膈上或膈下胸腔内显示肾影。膈上肾影可以骑跨横膈或延伸至膈下，而此肾的大小、CT密度或MRI信号强度可无异常，可伴或不伴膈膨升与缺损。如果此异位肾已完成正常的旋转过程，肾的形态和集合系统一般正常，肾血管在主动脉和下腔静脉的起始位置可以正常或较高。肾血管的起始位置较高时，肾血管和输尿管往往通过博赫达勒克孔（Bochdalek foramen）离开胸腔。此时输尿管被拉长，但它在进入膀胱前通常无移位。如果异位肾合并肾旋转异常，肾门可以朝向前方、后方、外侧或足侧，肾长轴也可向内或向外倾斜（肾下极外移或内移）。肾上腺可位于异位肾的上方或下方，它也可停留在原来的正常位置但此时不易被观察到。对侧的另一个肾一般正常。

诊断与鉴别诊断 诊断胸腔异位肾三要点：①输尿管变长。②肾血管起源高位。③肾旋转异常。评价胸腔异位肾有多种影像检查技术。在正位与侧位胸部X线片上观察时，胸腔异位肾表现为一侧胸腔下部或后下纵隔内异

常阴影。此时应注意与胸壁肿物、横膈肿瘤、膈疝、包裹性积液、神经源性肿瘤等病变进行鉴别。文献报道一些无症状的患者有时被误诊为后纵隔肿瘤而进行了手术治疗。腹部超声检查、CT检查或排泄性静脉肾盂造影检查普及面广，应用方便，能够确诊，可作为诊断异位肾的一线影像技术。MRI检查通常无须静脉内注射对比剂，可以清晰显示肾结构与位置，诊断异位肾具有一定的优势，但是MRI检查费用较高，而且有严格的禁忌证。

治疗　需要注意，胸腔异位肾不同于低位异位肾，如盆腔异位肾。后者常伴其他发育畸形，且因输尿管行程迂曲和折叠，以及尿液排泄不畅，容易发生尿路感染和结石。而胸腔异位肾的结构与功能一般正常，伸长并变直的输尿管使得尿液引流通畅，故不易出现感染和结石，因而在确诊后一般无须特别处理。

（何大维　吴盛德）

shènxuánzhuǎn yìcháng

肾旋转异常（renal malrotation）　肾蒂不在正常位置而造成的先天性异常。在正常的人体发育过程中，肾于胚胎第7周之前位于盆腔内骶椎的腹侧，肾盂朝向前方。随着躯干伸长，肾将缓慢上升并向内侧旋转。正常的旋转应是肾盂由腹侧向中线旋转90°，至胚胎第9周末时，肾抵达腹膜后肾窝内，肾盂朝向内侧中线，肾盏指向外侧。如果肾在上升和旋转的过程中遭遇干扰而不能同步发生，即可产生肾旋转异常，其中以沿肾长轴的旋转异常最常见。在胚肾旋转后，如肾盂未达正常方位而停止旋转，称为旋转不全；若旋转超过90°，则为旋转过度。尿路造影可明确诊断。

临床上肾旋转异常无重要意义，如无并发症存在则无须治疗。

（何大维　吴盛德）

rónghéshèn

融合肾（fused kidney）　双侧肾组织的上极或下极，由于先天发育异常，肾实质于脊柱，或腹部大血管之前发生广泛或部分性融合形成的先天性肾脏畸形。较常见。在病理尸检中，发生率为1.25‰~3.33‰，以男性多见。在肾畸形中，时常伴随有泌尿生殖系统、脊柱、神经系统或其他方面的畸形。一般无临床症状，常不易被检出，只是因出现其他症状时，偶被检出。

因肾融合的部位形态异常，根据融合肾的所在位置以及相邻脏器解剖位置的不同而分为盘状肾、马蹄肾、S形肾、块状肾、L形肾。以马蹄肾为多见，约占90%以上，而其他类型的则为罕见。①S形肾，是指一侧肾的上极与对侧肾的下极发生相互融合，外形如S形或乙状样而得名，又称乙状肾。②块状肾，是指双侧的肾实质在骨盆近中线发生广泛融合，呈现分叶的团块状。又称团状肾、饼形肾。肾融合部分位于骶骨的水平线处。双侧的肾盂位于前外侧，各自有独立完整的肾尿管。③L形肾，是融合性的交叉性位置异常，可见肾实质呈L字形。

（何大维　吴盛德）

pánzhuàngshèn

盘状肾（discoid kidney）　双肾上中极或中下极的内缘在骶骨岬的水平线处发生融合而形成的先天性异常。又称骶前盆腔融合肾。肾的外形开口向前方，呈浅盘状。偶尔检出；或因腰背部不适、酸痛、尿频、尿痛等泌尿系感染症状；肾盂积水，肾盂、尿路结石

等情况而发现该病。

病理改变　双肾位于骨盆内、骶骨岬的水平前方，中线处。肾上中极或中下极的内缘互相融合成浅八字形。但仍然可见左肾位置高、右肾位置低。肾门分别向前或稍向外。肾包膜完整、光滑。肾实质、肾柱、肾盂、肾小盏集合系统形态正常。

临床表现　盘状肾常伴随输尿管及膀胱发育异常，临床表现无特异性，与其伴随的泌尿生殖系异常密切相关，常见的临床表现有反复泌尿系感染、排尿功能障碍，甚至生长发育迟缓、贫血等全身性症状。

诊断　骶前盆腔融合肾，位于第1~2骶椎体前方呈浅八字形软组织密度影。因其他疾病检查时，才被发现该病例。

实验室检查　①血常规：可无异常，或有轻度贫血，呈小细胞低血红蛋白性贫血。②尿常规：患急、慢性尿路感染时，可检出脓细胞、尿隐血试验阳性。当肾盂、输尿管结石时可见肉眼血尿。③肾功能：当一侧有肾盂积水，长期损害可致肾功能受损。

影像学检查　①静脉肾盂造影：显示盆腔内有肾的轮廓。双下极向中线，呈一字样的内收影，或呈近水平样或浅倒置八字排列。当有一侧肾盂积水时，可见一侧肾盂-输尿管扩张、积水。当有泌尿系统结石时，可见肾盂、肾小盏内有充盈缺损的结石影，或高密度的阳性结石影。②B超：可探及右肾位于盆腔内其下界平于髂前上棘，形态规则，肾盂无分离。左肾位于腹腔内脐水平的脊柱旁，形态规则，肾盂无带分离。双肾在脐下水平脊柱前方连为一体。双侧输尿管无扩张，膀胱充盈其内壁光滑，膀胱腔内无异常

③CT扫描：在正常肾位置（胸2椎体下缘至腰3椎体上）未检出肾的形态。根据腹部B超检查提示，以小骨盆入口处为准，向盆底扫描。显示肾位于骶骨（骶1~2水平）、髂内外动脉的前方，肾的外形呈浅八字形或盘状排列；仍可见左肾位置高而右肾低；肾的边缘轮廓清晰；双肾上中极的内缘互相融合成椭圆形的软组织密度影，最厚处3~5cm，肾实质密度均匀。肾盂、肾小盏的形态清晰可辨，但较正常发育的肾小和浅。肾盂-输尿管无扩张，密度均匀。无阳性结石影。肾门的旋转方向，左侧肾门向前方位于正中位，右侧的肾门向右外方较左侧旋转45°。肾周围脂肪囊较正常位置、形态的肾少而薄。融合肾的后方大血管及周围脂肪间隙清晰。

鉴别诊断　主要与小儿腹膜后淋巴瘤鉴别。腹膜后淋巴瘤患儿有长期发热、贫血、腹胀。腹部深触，可及腹部肿块。CT、B超均显示腹膜后不规则形淋巴结肿大，并且互相发生融合。它们包绕大血管。必要时可行淋巴结穿刺活检，以鉴别。

治疗　盘状肾的治疗应遵循个体化原则，其主要目标是纠正泌尿生殖系伴随畸形和解除功能障碍，常用到的治疗手段包括肾盂输尿管成形、输尿管整形、膀胱输尿管再植等。

（何大维　吴盛德）

mǎtíshèn

马蹄肾（horseshoe kidney）　后肾发生过程中左右肾的下端互相融合所致的先天性异常。又称蹄铁形肾。属于融合肾中最常见的一种，发生率为2.5‰，多见于男性。病理改变为两肾下极由横越中线的实质性或纤维性峡部连接，峡部多位于第3~4腰椎水平。在胚胎早期，两侧肾的生肾组织细胞在两脐动脉之间被挤压而融合的结果。马蹄肾的融合部分大都在下极，构成峡部，峡部为肾实质及结缔组织所构成。其位于腹主动脉及下腔静脉之前及其分叉之稍上方，两肾因受下极融合的制约使之不能进行正常的旋转。

临床上表现为三项症状，即脐部隐痛及包块，胃肠道功能紊乱，泌尿系症状如感染、结石、积水等。腹部平片可显示峡部阴影或结石，静脉或逆行性肾盂造影对诊断该病有重大意义，可见两肾下极靠拢及肾轴向内下倾斜，输尿管在肾盂及峡部前方，常有肾积水征象，膀胱造影可发现有反流。CT显示出肾上极或下极的融合部，肾门位于前方，B超及肾放射性核素扫描均有一定诊断价值。由于一侧肾功能较差或技术因素未显影，往往将显影侧误诊为肾转位不全，仔细分析病史，辅以其他检查当可避免之。

该病肾功能常无异常，若无合并症，无须特别治疗。手术治疗主要是针对并发症而施行，对肾积水如为输尿管反流者可行输尿管膀胱吻合术，有狭窄者行肾盂成形术。峡部切除对缓解腰部疼痛及消化道症状可能有一定效果，但多数学者仍持谨慎态度。对一侧有恶性肿瘤、脓肾、严重积水、严重感染或导致高血压病者，可行经腹患侧马蹄肾切除加对侧肾位置调整固定术。定期做静脉尿路造影、肾功能或B超等检查。

（何大维　吴盛德）

shènnángxìng jí bìng

肾囊性疾病（renal cystic disease）　在肾出现单个或多个内含液体的良性囊肿性肾病。包含范围广泛的散发型和遗传学确定的先天性或获得性肾囊性疾病。临床上以单纯性肾囊肿最常见，其次为多囊肾，后者病变广泛可导致肾功能受损。

病因及发病机制　肾囊肿主要来自肾小管，由于小管上皮的异常增殖导致肾小管壁扩张成为囊肿。囊肿上皮伴临近小管基底膜增厚，炎症细胞进入间质，上皮液体分泌促成囊腔中液体的积聚。

分类及临床表现　①多囊肾：系肾出现无数囊肿的遗传性肾病。按发病年龄分为成人型和婴儿型。成人型为常染色体显性遗传，婴儿型多囊肾则是常染色体隐性遗传。②单纯性肾囊肿：是最常见的囊性肾病，随年龄增长，发病率逐渐增加。③髓质海绵肾：与先天性发育异常或遗传有关，其临床症状不同，预后差异很大。④多房性肾囊性变：肾切面呈大小不一的囊泡，囊肿壁薄而透明，肾小球和肾小管呈初级形态的病变。多单侧性，常伴输尿管闭锁，是胎儿早期输尿管梗阻的结果。

诊断　一般超声检查即可诊断。必要时可进行泌尿系静脉造影或者CT检查。遗传性肾囊性疾病需进行分子遗传学检查。

治疗　①多囊肾：注意保护肾功能，延缓肾功能不全的发生。②单纯性肾囊肿：一般囊肿体积不大，无症状，肾功能正常者常不需治疗，但应每半年复查B超。直径>4cm者可考虑穿刺抽液，囊腔内注入硬化剂防止囊液再生或者行手术治疗。③髓质海绵肾：无特殊治疗方法，以改善肾功能、纠正电解质紊乱、延缓肾衰竭的进程为主。④多房性肾囊性变：患儿常伴有输尿管发育不全，如合并肾发育不良或者发现囊间隔中存在未分化的肾胚芽组织，应作肾切除术，该病是肾母细胞瘤发病的高危因素。

预后 单纯性肾囊肿一般无临床症状，不影响肾功能，因此预后良好。多囊肾患者肾功能常呈渐进性减退，有同一家族的患者可能在相似的年龄段均进入尿毒症阶段，但若经积极治疗，预后也可能有改观。肾髓质囊性病患者有的预后良好，有的呈慢性进行性肾功能不全，也有不到青少年即出现肾功能不全，需定期行肾形态及功能检测。

（何大维　刘丰　刘俊宏）

duōnángshèn
多囊肾（polycystic kidney）

累及双侧肾并出现大小不等囊泡的遗传性疾病。人体中最常见的先天性遗传囊性肾病，其发病率在 0.1%~0.25%。按发病年龄分为成人型和婴儿型。患者年幼时肾大小形态可正常或略大，随年龄增长囊肿数目及大小逐渐不断地增多和增大，多数病例到 30 岁以后肾和囊肿体积增长到比较大才出现症状。

成人型多囊肾病 即常染色体显性遗传性多囊肾病，具有家族聚集性特点，父母有一方患病，子女有 50% 可能发病；父母均患病，则子女发病率增加到 75%。男女发病概率相等，连续几代均可出现患病，90% 患者的异常基因位于 16 号染色体的短臂。患者常表现为双侧肾肿大，肾皮髓质有多个液性囊肿形成，继发肾功能损害，最终肾衰竭。可累及多个器官系统，该病常在 30~50 岁出现症状。一般通过超声或者 CT 检查即可诊断。必要时可进行分子遗传学检查。早期单个囊肿较大时可行手术囊肿切开减压处理，晚期出现肾衰竭、尿毒症等，则需进行透析或者是肾脏移植手术。

婴儿型多囊肾病 即常染色体隐性遗传性多囊肾病，为多囊肾中少见类型，父母双方均有致病基因才能使其子女发病，发病概率为 25%。男性患者与女性患者的比例约为 2∶1。常于出生后不久死亡，只有极少数症状较轻，可存活至儿童时代甚至成人。表现不仅有肾集合管扩张受损，也有肾外表现如肝胆管扩张和畸形以及肝纤维化等。依据发病年龄的不同，婴儿型多囊肾分为四种类型，不同类型的婴儿型多囊肾患者预后不同。①围产期型：该类型的婴儿型多囊肾患者肾病变严重，90% 以上集合小管受累，一般死亡于围产期。②新生儿型：该类型患儿呈现波特（Potter）面容，约 60% 集合小管受累，常于出生后数月内死亡。③婴儿型：是常见类型，一般在儿童期会因肾衰竭死亡。④少年型：一般 13 岁后出现症状，肾内病变较轻，肾衰竭较少见，但后期多因肾外表现如门静脉高压死亡。

对于单个囊肿较大者可考虑行手术处理；若出现肾功能不全者，治疗方案与其他慢性肾功能不全相似，当肾功能不全进展至终末期后行血液透析替代治疗或者肾移植。患者平时应注意避免剧烈活动及腹部外伤致肾损伤，预防尿路感染发生。若出现高血压或血尿表现需对症治疗。

（何大维　刘丰　刘俊宏）

dānchúnxìng shènnángzhǒng
单纯性肾囊肿（simple cyst of kidney）

后天形成的、主要来源于肾小管憩室的囊性病变。肾囊肿发病率有随年龄增长的趋势。囊肿可以为单侧或双侧，可以一个或多个。单纯肾囊肿一般没有症状，但是当囊肿过大压迫局部组织血管时可出现相应表现。一般通过超声或者 CT 检查即可诊断。单纯性肾囊肿对肾功能和周围组织没有明显影响，因此不需治疗，只要定期随诊。如果囊肿增大，压迫周围组织血管，引起相应尿路不适症状，则需要行囊内注射硬化剂或者手术治疗。

（何大维　刘丰　刘俊宏）

suǐzhì hǎimiánshèn
髓质海绵肾（medullary spongy kidney）

以髓质集合管囊性扩张为主要表现的先天性肾发育异常疾病。简称海绵肾。中青年多发，大多数属散发，无明显家族史。患者的肾锥体部乳头管及集合管囊状扩张，因此血尿是其最常见症状，可为无症状镜下血尿，也可为症状明显的持续性血尿。同时尿路感染及结石也是比较常见症状。一般通过超声或者泌尿系造影检查结合实验室尿液检测即可诊断。因此中青年出现血尿，或者伴发感染、结石时需警惕该病并进一步检查。

该病无特殊治疗方法。无特殊临床症状或并发症时无须处理，定期随访观察即可。一旦确诊，主要是应积极预防尿路感染及结石发生。平时患者应多饮水，多食用蔬菜水果，饮食清淡，一般预后良好。

（何大维　刘丰　刘俊宏）

duōnángxìng shènfāyùbùliáng
多囊性肾发育不良（multicystic dysplastic kidney）

肾实质未分化发育为若干大小不等的囊肿，肾动脉呈现细线状或根本不发育的现象。在单侧肾出现单个多房性囊肿，囊肿腔不仅和肾盂不通，囊腔彼此之间也不通，一般囊内衬上皮，囊间隔中无肾组织。囊肿周围有正常发育的肾组织。有时囊间的中隔存在未分化的肾胚芽组织。患者可无明显临床症状，一般通过体检发现。通过超声或者泌尿系造影检查可见肾影扩大，肾盂肾盏受压变窄变长，肾内可见多个液性囊肿区。多房性肾囊性变确诊后宜早期切除。术中作冷冻切片，如发现囊间隔中存在未分化的肾胚芽组织，应考虑作残肾切除术，因其该病是肾母细胞瘤发病的高危因素。

(何大维　刘丰　刘俊宏)

shènxuèguǎn jīxíng

肾血管畸形（renal vascular deformity）　先天、外伤、手术等原因导致双侧肾的动、静脉出现异常或受到压迫变形，肾血流动力学或肾盂输尿管蠕动改变，引起以肾积水、血尿、腰肋痛等典型症状的疾病。有些需要进行手术治疗以缓解压迫，有些则无须手术干预。

肾血管畸形与压迫的临床症状和体征无特征性，一般受患侧肾的血流动力学改变的严重程度的影响，也因病变是否损害肾集合管系统而异，临床上常见的有如下表现。①迷走血管、附加血管、多发血管：根据上述描述，肾血管分支中由不止一根血管供应肾的称为多发肾动脉，异位血管或迷走血管指供血肾动脉不来源于主动脉或主肾动脉，附加血管指某一肾段由两条以上动脉分支供血。肾血管畸形主要引起的症状为尿液引流不通畅，压迫肾盂输尿管引起肾积水、泌尿系感染、结石，继发疼痛或血尿。②肾动脉瘤：先天与获得性均有可能，可分为囊状动脉瘤、梭形动脉瘤、夹层动脉瘤、动静脉瘤。50%动脉瘤在儿童中无症状，可由血尿、疼痛、高血压发现。后天引起的常见于肾手术、外伤、肾脓肿溃破、肾肿瘤等。治疗存

在争议，需专业医师判断需要及时处理与否。③肾动静脉瘘：先天与获得性均有可能，先天性发病原因不明，获得性主要继发于外伤、感染、肾手术或经皮穿刺。动静脉瘘可造成肾实质血管减少导致高血压，可导致心血管系统进行性改变，通常需要手术干预。④胡桃夹综合征：又称左肾静脉压迫综合征，多发于儿童及青壮年，男女均有发病。绝大多数患者以肉眼血尿作为首发症状，部分患者有腰痛，也有报道患者以直立性蛋白尿为唯一临床表现者。该病治疗方法尚未有统一的认识。多数患者存在左肾静脉受压的解剖学改变而无临床症状，一般认为，症状严重而内科治疗未能奏效者应行手术治疗。

明确肾血管的形成及分类，对进一步诊治具有很大帮助，尤其对临床治疗方案，是否需要手术干预具有指导意义。

(张潍平　韩文文)

shūniàoguǎn jīxíng

输尿管畸形（ureteral deformity）　输尿管先天发育异常导致的一类疾病。输尿管是连接肾和膀胱的管道，胚胎第4周时，在中肾管下端发育出输尿管芽，其近端形成输尿管，其远端被原始肾组织块覆盖而发育为肾盂、肾盏和集合管，如中间发育受到障碍，可出现各种不同的畸形。

分类　按结构和数量分类，包括如下畸形。

重复输尿管　可分为完全性重复输尿管与不完全性重复输尿管。①完全性重复输尿管：又称完全性双输尿管，在中肾管的下端发生两个输尿管芽，与正常输尿管并行发育。女性略多于男性，单侧比双侧多6倍，左右侧均等。双输尿管各自引流其所属肾的尿

液。但两肾常融合成一体，称为重肾，分为上半肾和下半肾两部分，但其肾盂、输尿管及其血供各自分开。完全性双输尿管则并行或交叉向下，来自下半肾的输尿管开口于膀胱内正常位置，而上半肾的输尿管则开口于其下内方。双输尿管都可有反流，但更多发生于下半肾。若有梗阻性病变时，一般都是上半肾梗阻。10%~15%重肾双输尿管合并其他泌尿系畸形，如上半肾输尿管异位开口、输尿管膨出。②不完全性重复输尿管：又称不完全性双输尿管，呈Y形，即输尿管上面呈双支，下面融合成一支且只有一个开口，汇合点可发生于输尿管的任何部位。

多输尿管　如在中肾管下端发育出三个输尿管芽，或两个中的一个早期分裂，即可形成完全性和部分性三输尿管。较为罕见。亦可发生反流、梗阻等症状和体征。

输尿管闭锁和发育不全　由于输尿管芽发育有不同程度的缺陷所致，常伴有同侧肾发育不全，输尿管呈纤维条索状，或有不等长度的残留输尿管盲段，输尿管开口细小或缺如，膀胱三角区发育不良。一般无症状的病例不予处理。若存在肾性高血压、输尿管开口异位引起持续漏尿则需手术治疗。

巨输尿管　可分为反流性、梗阻性和特发性，包括各种继发和原发病变。常见的原发病变是输尿管膀胱交界处梗阻引起的肾输尿管积水，典型的放射摄片可见输尿管扩张迂曲，肾盂肾盏可呈不同程度的扩张。另外常见的即为膀胱输尿管反流造成的肾输尿管扩张，尿路逆行造影透视可见尿液自膀胱反流入输尿管及肾，

往往合并泌尿系感染。这两种疾病存在自愈可能，均需详细检查后由专科医师决定是否手术。继发的病变，一般由下尿路梗阻引起，包括尿道瓣膜、神经源性膀胱等。

输尿管远端膨出　输尿管远端膨出于膀胱、膀胱颈部、尿道。可发生于单一集合系统或重复肾集合系统，重复肾往往是上半肾输尿管膨出，临床一般分为膀胱内及膀胱外膨出，不同膨出有不同治疗方法，可通过影像学检查或者查体发现尿道口囊性膨出。

输尿管狭窄　先天性输尿管狭窄的病因不明，常见狭窄在肾盂输尿管连接处和输尿管膀胱连接处，中段罕见。肾盂输尿管连接部梗阻是小儿肾积水的常见原因，由于肾盂输尿管连接部的梗阻阻碍了肾盂内尿液顺利排入输尿管，使肾盂排空发生障碍从而导致肾积水。输尿管膀胱连接处狭窄，狭窄段位于输尿管入膀胱处，表现为肾输尿管积水，因尿液自肾产生通过输尿管输送入膀胱困难造成肾输尿管积水，治疗按患肾的损害情况和积水程度而定。

腔静脉后输尿管　即右输尿管从下腔静脉后面绕过，然后再下行通入膀胱。临床主要症状是尿路梗阻引起肾及输尿管积水导致腰痛、尿路感染、结石形成和血尿。若出现肾输尿管积水加重，建议及时诊治。

临床意义　小儿泌尿外科肾输尿管畸形种类繁多，诊断明确对治疗具有重大意义。明确诊断才能进一步指导治疗方案，尤其是对手术方案选择具有巨大指导价值。如果术前诊断不清，需采用多种检查手段，多个专家会诊才可进一步指定治疗方案。

（张潍平　韩文文）

shènyú shūniàoguǎn liánjiēbù gěngzǔ

肾盂输尿管连接部梗阻（ureteropelvic junction obstruction, UPJO）　各种原因引起的肾盂内尿液不能顺利排入输尿管、肾盂排空发生障碍，导致肾盂扩张、肾实质变薄及肾功能受损的梗阻。

病因及发病机制　①解剖学原因：管腔内在因素主要有肾盂输尿管连接部狭窄、瓣膜、息肉和高位输尿管开口。②管腔外原因：来自肾动脉主干或腹主动脉供应肾下极的迷走血管，跨越肾盂输尿管连接部使之受压。③其他原因：组织学动力学原因与输尿管蠕动异常有关。

临床表现　肾盂输尿管连接部梗阻性肾积水，症状出现的早晚与梗阻程度成正比，梗阻越严重，症状出现越早。随着孕妇产前超声的广泛应用，肾积水能于产前检出，使无症状的病例显著增加。①腹部肿块：在新生儿及婴儿约半数以上因腹部肿块就诊，更有表现为腹大膨隆者，在患侧腹部能触及肿块，多呈中度紧张的囊性感。少数质地柔软，偶有波动感，表面光滑而无压痛。②腹痛：UPJO急性发作，表现为发作期腹痛为主，并引起肾积水加重，而在缓解期（间歇期）肾积水较轻甚至不存在肾积水。③血尿：发生率为10%～30%，可发生于腹部轻微外伤后，或因肾盂内压力增高，肾髓质血管断裂所致，也可能因尿路感染或并发结石引起。④尿路感染：发生率低于5%，若一旦出现，均较严重，常伴全身中毒症状如高热、寒战和败血症。⑤高血压：无论小儿或成人均可有高血压，可能因扩张的肾集合系统，压迫肾内血管，引起肾供血减少，产生肾素之故。⑥肾实质或肾盂破裂、

肾盂输尿管连接部断裂：肾积水患儿受到直接暴力或跌倒时与硬物相撞，易引起肾实质或肾盂破裂，或肾盂输尿管连接部断裂，常导致急性腹膜炎、尿外渗表现。⑦尿毒症：双侧肾积水或单肾并发肾积水的晚期可有肾功能不全表现。患儿生长发育迟滞，或喂养困难、厌食等消化道紊乱症状。

诊断　UPJO的诊断主要依靠影像学诊断，肾积水诊断指南主要包括产前超声、生后超声、静脉肾盂造影、排尿性膀胱尿道造影、利尿性肾核素显像、MRI。

治疗　符合手术指征需要手术治疗，主要目的是解除梗阻、保护患肾功能。其治疗方法主要包括开放性手术和微创手术两大类。术式包括有离断性肾盂成形术、Y-V成形术和肾盂瓣肾盂成形术等，无论开放还是微创，离断性肾盂成形术是首选。

欧洲泌尿外科协会的手术指征：①有症状的梗阻（腰痛、尿路感染、结石形成）。②分肾功能受损<40%。③系列随访分肾功能下降>10%。④利尿性肾核素显像提示机械性梗阻。⑤超声测量按美国胎儿泌尿协会（SFU）分级为Ⅲ～Ⅳ级。以上每条均可作为独立手术指征。

中国儿童先天性肾积水早期管理专家共识中提出中国UPJO手术指征：①明显梗阻症状。②肾盂进行性扩张。③肾功能损害，分肾功能降至0～35%。④虽无肾功能进行性损害，但梗阻持续4～5年不缓解。⑤并发泌尿系统结石或高血压等。

有学者认为，以下也为手术指征：①肾盂前后径（anteroposterior diameter，APD）>30mm。②APD>20mm，同时伴有肾盏的扩张。③分肾功能<40%。④肾功

能于随访期间持续恶化。⑤持续加重的积水。⑥伴有血尿、肾绞痛等症状的肾积水。

预后 离断性肾盂成形术是非常成熟的手术，无论开放还是微创，成功率均达到 95% 左右。术后近期并发症有腹胀、尿外渗等，远期并发症有肾盂输尿管交界处再狭窄。术后随访至少应延长至 1 年，若手术成功，肾积水可逐渐减轻；若失败则逐渐加重，至少距上次术后半年再次手术。

（张潍平 韩文文）

líduànxìng shènyú chéngxíngshù

离断性肾盂成形术（dismembered pyeloplasty） 离断肾盂下极，切除肾盂输尿管连接部病变部位，行肾盂输尿管吻合的手术。又称安德森－海因斯（Anderson-Hynes）术。

应用及解剖：①肾盂输尿管连接部梗阻所致的肾积水，除非肾积水量很多或反复合并感染，一般周围很少有组织粘连，容易分离。②不能满足于单纯解除迷走血管、纤维条索等机械性压迫，而应进一步切除病变部分肾盂以及肾盂输尿管连接部，重建漏斗状肾盂，以提高手术的成功率。③为防止裁剪和缝合肾盂壁时切口发生错位，影响蠕动波的传递，可在肾盂暴露后，用圆针丝线预先在肾盂切缘的上、中、下三点，前后贯穿肾盂壁缝 3 针标志线；并在狭窄远端的输尿管壁上也缝 1 针标志线。④距离肾窦 1~2cm 处切除多余的肾盂，缩小肾盂容量。肾盂切除多少是次要的，关键是切除肾盂输尿管连接部。⑤伴巨大肾积水者，由于肾盂大，解剖位置变异，一定要明确肾盂下极，与输尿管做准确的低位吻合。

适应证：肾盂输尿管连接部狭窄或需此部位切开取石等均可采用此术式。

禁忌证：腹腔粘连严重，对气腹压力不耐受的患儿。

无论是开放还是腹腔镜手术，关键步骤为暴露肾下极，循肾下极找到肾盂及输尿管。斜行裁剪过多的肾盂，残留肾盂缘距肾窦 2~3cm，切除病变段在内输尿管，纵向劈开输尿管近端后外方向 1.5cm，与肾盂下缘斜行吻合缝合时要求黏膜对合准确。吻合口留置支架管支撑。支架管选择双 J 管或肾造瘘，因术者习惯及吻合情况而定。放置双 J 管后留置导尿 5~7 天，以保持膀胱内低压，避免尿液反流而影响吻合口的愈合。术后 4~6 周或者 8 周左右拔除双 J 管。开放手术一般留置输尿管支架管及肾造瘘，支架管术后 7 天左右拔，拔除支架管后通过肾造瘘打亚甲蓝确定吻合口是否通畅然后再决定拔除肾造瘘。

近期并发症可能存在吻合口瘘、渗尿，远期并发症存在吻合口狭窄。

（张潍平 韩文文）

yìwèi xuèguǎn yāpò shènyú shūniàoguǎn liánjiēbù jiǎozhìshù

异位血管压迫肾盂输尿管连接部矫治术（ectopic vascular compression of the ureteropelvic junction correction） 斜行离断肾盂，并将肾盂输尿管连接部切除，在异位血管前方做肾盂输尿管再吻合的手术。肾盂输尿管连接部梗阻最常见的管腔外在原因，为来自肾动脉主干或腹主动脉供应肾下极的迷走血管或副血管，跨越肾盂输尿管连接部使之受压，并使输尿管或肾盂悬挂在血管之上，需离断肾盂并将肾盂输尿管移位至异位血管前方吻合，解除梗阻。欧洲泌尿外科协会的肾盂

输尿管连接部梗阻手术指征：①有症状的梗阻（肋腰痛、尿路感染、结石形成）。②分肾功能受损<40%。③系列随访分肾功能下降>10%。④利尿性肾核素显像提示机械性梗阻。⑤超声胎儿泌尿外科学会（SFU）分级为Ⅲ~Ⅳ级。以上每条均可作为独立手术指征。

中国儿童先天性肾积水早期管理专家共识中提出的手术指征：①明显梗阻症状。②肾盂进行性扩张。③肾功能损害，分肾功能降至 0~35%。④虽无肾功能进行性损害，但梗阻持续 4~5 年不缓解。⑤并发泌尿系统结石或高血压等。

手术方法同离断性肾盂成形术。因异位血管压迫肾盂输尿管连接部，且常合并肾盂输尿管连接部狭窄，需斜行离断肾盂，并将肾盂输尿管连接部切除，在异位血管前方做肾盂输尿管再吻合。近期并发症可能存在吻合口瘘、渗尿，远期并发症存在吻合口狭窄。

（张潍平 王文杰）

chóngfù shūniàoguǎn

重复输尿管（ureteral duplication） 患侧肾由两部分肾组织结合成一体，但肾盂输尿管及血管都各自分开的肾先天性畸形。又称双输尿管。女性多见。

病因及发病机制 ①胚胎发生：胚胎第 4 周时，如果输尿管远端的分支超过 2 支，则形成重复肾盂；若分支过早则形成不完全性重复输尿管，输尿管呈 Y 形。若生出另一输尿管芽，它与正常的输尿管芽并列上升，则发生完全性重复输尿管畸形。②遗传学因素：双输尿管可能是常染色体显性遗传，有不完全外显率。环境因素也可影响双输尿管的发生。

分类 根据双输尿管的位置关系，可分为两种类型。①不完全性重复输尿管：又称不完全性双输尿管，上、下肾的输尿管呈Y形融合成一根输尿管，并开口于膀胱内正常位置，其交汇点可在输尿管的任何部位。②完全性重复输尿管：又称完全性双输尿管，两根输尿管完全分开，分别引流上、下肾的尿液，并同时开口于膀胱三角区。一般下肾的输尿管开口于膀胱内正常位置，而上肾输尿管在进入膀胱前跨过下肾输尿管，开口于下肾输尿管开口的外下方或其他部位。

临床表现 随重复肾及其所属输尿管发育情况而不同，如重复肾及其所属输尿管发育良好且无狭窄、输尿管远端开口正常，可无相关症状。若重复肾发育不良、所属输尿管狭窄、开口异位，则以尿路感染或尿失禁为主要表现。

诊断 相关影像检查包括泌尿系超声、增强CT、磁共振尿路成像、静脉肾盂造影、肾核素扫描等。根据临床症状结合影像检查，术前容易诊断。若诊断困难，可行膀胱镜检查，膀胱镜检查时如果发现2个以上的输尿管开口者，即可明确双输尿管畸形的诊断，若能插入输尿管导管作逆行造影，则诊断更为明确。

治疗 若无尿路感染、梗阻或尿失禁等症状，以及无严重的肾盂输尿管积水、膀胱输尿管反流等并发症者，无须治疗。出现相关临床症状如泌尿系感染、尿失禁并伴有肾盂输尿管积水，视情况行手术治疗，手术方案一般分两种，即上肾段功能已基本丧失者，做上肾切除术；上肾段功能存在做保留肾的上下输尿管吻合或输尿管膀胱再植术。

术后并发症 不同术式，术后并发症不同。半肾切除术后约15%左右输尿管残端综合征需再次手术治疗。若膀胱输尿管吻合，术后吻合口狭窄或膀胱输尿管反流可能。

（张潍平 王文杰）

shūniàoguǎnkǒu yìwèi

输尿管口异位（ectopic ureteral orifice）

输尿管开口于正常开口以外部位形成的畸形。多见于女性。

病因及发病机制 正常输尿管口位于膀胱三角区两上侧角。胚胎期如输尿管芽发出位置高于正常，可导致输尿管口向正常位置远端迁移异位，输尿管口可异位于膀胱颈附近，如输尿管芽位置很高，则输尿管口可异位于尿道或中肾管的遗迹，在男性如精阜、输精管等，在女性可位于子宫阔韧带、阴道壁、处女膜。

临床表现 异位输尿管口可位于泌尿系或生殖管道，若开口异位于三角区与膀胱颈间则不产生症状；若开口于膀胱颈远侧，可致梗阻、反流，在女性可有尿失禁。男性常无症状，除非有梗阻或感染，由于持续有小量尿流入后尿道，可能有尿频、尿急。若输尿管口异位于生殖道，可有前列腺炎、精囊炎、附睾炎。较高位的异位输尿管口中3/4有膀胱输尿管反流，常并发感染，多见于幼儿。

诊断 检查女性外阴，有时可在尿道口附近找到间断滴尿的异位输尿管口，自此插入导管做逆行造影可确诊。膀胱镜检查可协助寻找异位输尿管口。并发重肾双输尿管时，静脉尿路造影可见功能良好的下半肾常显示向外下移位。应用超声检查可在膀胱后寻找扩张的输尿管。螺旋CT及MRI可清晰显示整个扩张的尿路形态，而发育不全合并发育不良的小肾及其相连的细输尿管可能经腹腔镜检出。

治疗 根据肾功能决定，若单一输尿管开口于生殖道，肾功能常严重丧失，则做肾、输尿管切除；若异位开口于膀胱颈或尿道，肾功能较好，则做输尿管膀胱再吻合术；若并发重复肾，上肾功能丧失，做上半肾切除。单一输尿管口异位并发于发育不全的小肾，需做腹腔镜协助诊断及发育不全的小肾切除。

术后并发症 不同术式，术后并发症不同。半肾切除术后约15%输尿管残端综合征需再次手术治疗。膀胱输尿管吻合，术后吻合口狭窄或膀胱输尿管反流可能。双侧单一输尿管口异位伴膀胱三角区及膀胱颈发育差者，有完全性尿失禁，可试做重建手术，包括输尿管膀胱再吻合，用肠管扩大膀胱及膀胱颈重建术。若仍不能控制排尿，可考虑做以阑尾为输出道的可控性尿路改流术。

（张潍平 王文杰）

kěkòngxìng niàolù gǎiliúshù

可控性尿路改流术（controlled urinary diversion）

不用原有尿道，用胃肠道做一储尿袋，并经间歇导尿通过做成的管道排空储尿袋的手术。又称米特罗法诺夫（Mitrofanoff）术。适应证：①继发于低膀胱顺应性的上尿路损害或危及上尿路。②因膀胱解剖或功能不良所导致的尿失禁。凡做可控性尿流改道术的患儿，术前须做全面检查，包括尿动力学检查，并曾接受保守治疗如抗胆碱药物和/或循环免疫复合物，效果不显著。手术时，将阑尾移植于患儿的原膀胱黏膜下层或扩大的肠膀胱黏膜下层，达到可控性的输出道便于导尿。新膀胱是用一段胃或肠道接到原有尿道，患儿可自己排尿。

最常见的并发症是输出道梗阻。出口狭窄导致插管困难，在术后早期即可出现，需要重新修建。另外有阑尾穿孔、狭窄或坏死，与盲肠的过度牵拉可能相关，发生率低。其他如结石、肿瘤、感染等。

（张潍平　王文杰）

shūniàoguǎn péngchū

输尿管膨出（ureterocele）膀胱内黏膜下输尿管的囊性扩张。又称输尿管囊肿。膨出的外层是膀胱黏膜，内层为输尿管黏膜，二者之间为菲薄的输尿管肌层。大小差别很大，直径从1~2cm到几乎占据全膀胱。输尿管膨出常伴重复畸形，相应的输尿管口可位于膀胱内，或异位于膀胱颈或更远端。女性比男性更常见，前者的发生率是后者的4~6倍；左右两侧输尿管膨出的发生率相似，约10%的病例双侧受累。

病因及发病机制　尚不清楚。导致输尿管膨出形成的胚胎学机制可能为：①输尿管芽和中肾管之间的输尿管膜不完全分解导致梗阻，从而形成输尿管膨出。该机制可解释多数狭窄性输尿管膨出形成的原因，但不能解释在尿道内开口的扩张性输尿管膨出形成的原因。②由于输尿管芽插入膀胱的时机出现延迟，膀胱颈阻塞了输尿管口。③膀胱三角区发育诱导异常，导致输尿管膨出膀胱内段的三角区肌肉组织缺如。

经典分型　按其位置可分为两型。①单纯型输尿管膨出：膨出完全位于膀胱腔内，输尿管口较正常略有偏移。单纯型输尿管膨出多并发于单一输尿管，膨出

较小，多见于成人，又称成人型，对上尿路影响较小。②异位输尿管膨出：输尿管膨出部分位于膀胱颈或尿道，多较大，常合并重肾双输尿管畸形，下肾部的输尿管穿越膀胱肌层，开口于膀胱三角区。带有膨出的上输尿管经黏膜下层，开口于膀胱颈或后尿道，引起尿路梗阻，故上肾部多发育不全、发育不良及积水性萎缩并有肾盂肾炎等改变。异位输尿管膨出占60%~80%，而80%输尿管膨出并发于重肾的上肾部。

临床表现　①产前：很多输尿管膨出是在产前超声检查中偶然发现的。约2%的产前肾积水病例是由输尿管膨出导致的。②产后：泌尿系感染是常见的临床表现，还可能因梗阻造成胀大的膀胱及肾而以腹部包块就诊。婴幼儿也可有生长发育迟滞。在年龄较大的患儿中，可出现间歇性腹痛或盆腔痛，或出现排尿困难及结石。异位输尿管膨出是女婴先天性下尿路梗阻中最常见的原因；在男婴仅次于后尿道瓣膜症，居第二位。小儿多于生后的前数月内就有尿路感染，女婴的输尿管膨出可间歇地从尿道脱出，不常见尿潴留，但当异位输尿管膨出经膀胱颈脱出时，可有尿潴留。较大的异位输尿管膨出女婴可能因尿道外括约肌松弛出现尿失禁。

诊断　超声检查可以对输尿管膨出做出诊断。可进一步做排尿性尿道膀胱造影、肾核素扫描，以确定泌尿系可能存在的畸形并评价肾功能。①超声检查：可发现膀胱后壁边界清楚的膀胱内囊性肿块，还能看到扩张的近端输尿管。对于一侧为双集合系统的，对侧为重复系统的可能性约80%。②排尿性尿道膀胱造影：可见输尿管开口附近或膀胱颈部

有圆形光滑的充盈缺损。约50%的患儿，尿液反流入同侧肾下极，反流至对侧的患儿占25%。③肾核素扫描：用于评估各肾段的功能，特别是在重复系统的患儿中，受累输尿管相关的肾极可能仅有很少功能或无功能。

治疗　输尿管膨出的治疗常须个体化。对于小的单纯型输尿管膨出，如无症状，也不引起尿路梗阻，就不需要治疗。

输尿管膨出中80%来自上半肾，并发于重肾双输尿管畸形，手术治疗的原则如下。①若上肾部功能丧失：a. 切除上肾部及相应扩张的大部分输尿管，输尿管膨出瘪缩，从而解除下尿路梗阻及继发的泌尿系感染，若术前无输尿管反流，上尿路入路的再手术率为20%。b. 上肾部及相应扩张输尿管、输尿管膨出切除，以及下输尿管再植。上、下尿路同期手术操作多，增加术后恢复时间，而且多数病例并不必要，故不作为常规手术。c. 经尿道戳穿输尿管膨出，只用于小婴儿有严重尿路感染，药物未能控制者。②若上肾部功能良好：上输尿管与下肾盂吻合，或上输尿管与下输尿管吻合；输尿管膨出切除及上、下输尿管再植；经尿道戳穿输尿管膨出。

单一系统输尿管膨出：①若肾功能良好，若无症状，可以随诊观察；可经尿道戳穿输尿管膨出，是肾功能良好的单一系统输尿管膨出的首选术式，可以达到减压及不需要第二次手术；输尿管膨出切除及输尿管再植，因经尿道戳穿输尿管膨出更为简单，故未作为常规手术。②若肾功能丧失，则做肾切除。

行半肾切除术后最常见的并发症是输尿管残端感染，必要时

需行囊肿切术、输尿管膀胱再吻合手术。

（张潍平 李宁）

jùshūniàoguǎn

巨输尿管（megaloureter） 输尿管直径超过正常上限的病理现象。对于30周以上胎龄的胎儿和12岁以下的儿童，任何直径超过7mm的输尿管都被认为是巨输尿管。此为一个描述性名词，它没有特别统一的病例生理学标准，而是将输尿管直径增加有关的疾病集合在一起。

病因及发病机制 原发性巨输尿管为输尿管膀胱连接部功能异常或解剖结构异常所致；而继发性巨输尿管为膀胱或尿道异常所致。按病因主要分为三型。①反流性巨输尿管：原发性为先天性反流，多为腹肌发育缺陷综合征；继发性为下尿路梗阻如尿道瓣膜症、膀胱功能异常等。②梗阻性巨输尿管：原发性为先天性输尿管远端狭窄、无功能输尿管等；继发性为膀胱内高压如肿瘤、尿道瓣膜症、膀胱功能障碍等。③非梗阻非反流性巨输尿管：原发性多为新生儿巨输尿管症；继发性为糖尿病、尿崩症、巨输尿管手术后残留的输尿管扩张，部分为腹肌发育缺陷综合征。

临床表现 尿路感染是最常见的症状，另外也可见血尿、腹痛、腰痛、腹部肿块、呕吐、尿失禁、生长发育迟缓等。有时做腹部手术或腹部疾病检查时发现巨输尿管。继发性巨输尿管往往是在检查原发病时发现。

诊断 根据症状、体征，怀疑巨输尿管症后做进一步检查。①超声：为发现、诊断巨输尿管的首要手段。在超声检查中不易发现正常的输尿管，而扩张的输尿管可被检出。②静脉尿路造影：可了解肾功能及上尿路形态。大部分巨输尿管可被发现，输尿管膨出、异位输尿管口可被初步诊断。但是依靠静脉尿路造影准确判断肾功能较困难，尤其是新生儿期的肾浓缩功能差，效果不佳。③排尿性膀胱尿道造影（voiding cystourethrography，VCUG）：可发现反流性巨输尿管及继发性输尿管反流的原发病，如尿道瓣膜症、神经性膀胱。了解输尿管反流的程度及有无肾瘢痕。④磁共振水成像：可清晰显示整个尿路形态，对明确诊断巨输尿管、梗阻部位有很大帮助。⑤利尿肾图：通过静脉注射呋塞米（速尿）辅助核素扫描了解上尿路的排泄情况。正常形态不受呋塞米影响而自然排尿；输尿管扩张但无梗阻，给予呋塞米后显示核素逐渐堆积，但很快排泄；梗阻性巨输尿管，在注射呋塞米后未见核素清除，进一步堆积增加；在可疑梗阻的肾图中，可见核素排泄增加但慢于正常。核素扫描图像可帮助诊断输尿管梗阻的部位，其最大的优点是可以判断肾功能和分肾功能。有些因素影响肾图的准确性，如肾发育不全、肾功能不全时影响检查结果。该项检查最好用于3~4月龄及以上、肾功能较好的小儿。⑥经皮肾穿刺造影：常用于诊断梗阻性巨输尿管。经皮穿刺肾盂注入造影剂，15分钟后拍片。正常情况下，注入造影剂15分钟内可排至膀胱，若排出延迟或未排出应考虑梗阻性巨输尿管，同时应注意梗阻部位。⑦膀胱镜检查及逆行肾盂造影：膀胱尿道镜直接观察有无尿道瓣膜症、尿道狭窄，了解膀胱内有无肿块及膀胱黏膜的情况，观察输尿管口位置。输尿管插管行逆行肾盂造影，可帮助了解有无梗阻性巨输尿管及梗阻部位。

鉴别诊断 影像学检查可鉴别原发性巨输尿管与其他原因导致肾积水。①肾盂输尿管连接部梗阻：若超声检查显示肾盂及输尿管均扩张，则通常可鉴别该病与原发性巨输尿管。②后尿道瓣膜（posterior urethral valve，PUV）：若超声检查显示膀胱大小正常，则可帮助鉴别原发性巨输尿管与PUV。PUV的特征为膀胱扩大和/或膀胱壁增厚及形成小梁，以及后尿道扩张（钥匙孔征）。有必要进行VCUG以排除PUV；如果VCUG显示PUV相关的后尿道扩张和延长，则可鉴别该病与原发性巨输尿管。③输尿管囊肿：若超声检出膀胱后部存在边界清楚的膀胱内肿块，则可鉴别该病与原发性巨输尿管。

治疗 重度膀胱输尿管反流（即Ⅲ~Ⅴ级）可内科治疗加持续监测、抗生素预防性治疗或外科治疗。存在梗阻性损伤的患儿需要接受手术治疗，梗阻表现为输尿管积水不断加重和/或利尿性肾图显示引流延迟。非梗阻非反流性巨输尿管，一般无须手术治疗，患儿进行每年一次超声随访，以监测肾发育及输尿管积水变化；对于出现结石、反复感染、血尿等症状或受累肾的肾功能减退患儿，需要进行手术治疗。

主要手术方法有开放性输尿管再植术与（机器人辅助）腹腔镜下输尿管再植术。①开放性输尿管再植术：输尿管再植术是成功率非常高的操作，不论膀胱输尿管反流严重程度如何，矫正率为95%~99%。开放性操作是基于由波利塔诺（Politano）和利德贝特（Leadbetter）提出的基本术式，包括膀胱内入路与膀胱外入路。实施膀胱内入路时，需切开膀胱，制造一段黏膜下隧道，将输尿管再植入膀胱。膀胱外入路无须切开膀胱，为利希-格雷戈里尔（Lich-Gregoir）术。膀胱外入路可缩短住院时间。双侧膀胱外输尿管再植术可引起术后尿潴留（比较罕见），因此需要插管导尿。少数患儿术后初次行 VCUG 检查可能发现膀胱输尿管反流仍然存在，但通常可自行消退，不需要进一步干预。②（机器人辅助）腹腔镜下输尿管再植术：一般采用膀胱外入路操作。

预后　输尿管膀胱再吻合术的成功率很高，达到 90%~95%，预后良好。通常输尿管狭窄的术后并发症高于输尿管反流，原因是输尿管反流的感染使输尿管管壁肌纤维异常，或输尿管、膀胱功能异常。

（张潍平　李　宁）

fǎnliúxìng jùshūniàoguǎn

反流性巨输尿管（reflux megaloureter）

输尿管直径增加大于 7mm，并存在各种原因引发膀胱输尿管反流的疾病。

病因及发病机制　①原发性反流性巨输尿管：由于膀胱壁内输尿管太短、输尿管开口位置异常、先天性输尿管旁憩室或其他输尿管膀胱连接部紊乱所致膀胱输尿管反流。②继发性反流性巨输尿管：是继发于下尿路梗阻的输尿管反流，为膀胱或尿道异常所致膀胱压力增高导致膀胱输尿管反流（vesicoureteral reflux，VUR）。常见的原发病有尿道瓣膜症、神经性膀胱、外伤性尿道狭窄，其他如输尿管膨出、肿瘤，放射性膀胱炎等。

临床表现　尿路感染是最常见的症状，另外也可见血尿、腹痛、腰痛、腹部肿块、呕吐、尿

失禁、生长发育迟缓等。继发性巨输尿管症往往是在检查原发病时发现。

诊断　根据症状、体征，怀疑巨输尿管症后做进一步检查。①超声：为发现、诊断巨输尿管的首要手段。在超声检查中不易发现正常的输尿管，而扩张的输尿管可被检出。②静脉尿路造影：可了解肾功能及上尿路形态。大部分巨输尿管可被发现，输尿管膨出、异位输尿管口可被初步诊断。③排尿性膀胱尿道造影：可发现反流性巨输尿管及继发性输尿管反流的原发病，如尿道瓣膜症、神经性膀胱。了解输尿管反流的程度及有无肾瘢痕。④磁共振水成像：可清晰显示整个尿路形态，对明确诊断巨输尿管有很大帮助。⑤肾核素扫描：可以了解肾瘢痕情况。通过静脉注射呋塞米辅助核素扫描可以了解上尿路的排泄情况。⑥膀胱镜检查：膀胱尿道镜直接观察有无尿道瓣膜症、尿道狭窄，了解膀胱内有无肿块及膀胱黏膜的情况，观察输尿管口位置。

治疗　继发性反流性巨输尿管的治疗应先处理原发病。VUR 的手术指征为预防性口服抗生素出现突破性尿路感染，随访过程中发现肾发育延迟、VUR 持续存在及肾放射性核素扫描发现肾功能不全、产生新发瘢痕等。1 岁以上存在高级别反流、肾瘢痕、有发热性泌尿系感染病史的患儿最终需行手术治疗的可能性较大。手术治疗前应评估并积极治疗膀胱直肠功能障碍。手术原则为延长膀胱黏膜下输尿管长度，重新建立抗反流机制。主要手术方法有：①开放性输尿管再植术。②（机器人辅助）腹腔镜下输尿管再植术。③内镜下矫正，是一

种创伤较小操作，术中通过膀胱镜在输尿管周围注入填充剂，这会改变膀胱内输尿管的角度并可能使其位置固定，从而矫正 VUR。

预后　开放手术治疗 VUR 的成功率为 92%~98%，预后良好。对于存在肾瘢痕的 VUR 患儿，即使自愈或者手术治愈后，每年仍需随访血压、蛋白尿及尿路感染等情况。VUR 痊愈后仍旧发生尿路感染的患儿，需重新评估膀胱直肠功能障碍及 VUR。

（张潍平　李　宁）

gěngzǔxìng jùshūniàoguǎn

梗阻性巨输尿管（obstructive megaloureter）

输尿管直径增加大于 7mm，并存在各种原因引发输尿管梗阻的一组疾病。

病因及发病机制　①原发性梗阻性巨输尿管：为输尿管膀胱连接部功能异常或解剖结构异常所致，包括输尿管膀胱连接部以上部位的梗阻，输尿管狭窄、瓣膜、闭锁、异位输尿管开口及远端无蠕动功能输尿管等。②继发性梗阻性巨输尿管：为膀胱或尿道异常所致，多见于尿道瓣膜症、神经性膀胱、肿瘤、输尿管膨出等下尿路梗阻引起的膀胱内压增高。一般膀胱内压高于 3.9kPa（40cmH_2O），肾内尿液排出困难；也可由于膀胱壁或输尿管远端纤维化形成狭窄。

临床表现　大多数梗阻性巨输尿管患儿早期可以完全没有症状，常因泌尿系反复感染行检查时发现，或是由于积水严重，腹部发现肿块就诊。如果梗阻严重，持续发展就会引起一系列并发症，如肾功能损害、尿路感染、肾盂输尿管结石、高血压、血尿和腹部或者腰部疼痛等临床症状。

诊断　根据症状、体征，怀疑巨输尿管后做进一步检查。

①超声：为发现、诊断巨输尿管的首要手段。在超声检查中不易发现正常的输尿管，而扩张的输尿管可被检出。②静脉尿路造影：可了解肾功能及上尿路形态。大部分巨输尿管可被发现，输尿管膨出、异位输尿管口可被初步诊断。③排尿性膀胱尿道造影：可以除外反流性巨输尿管。④磁共振水成像：可清晰显示整个尿路形态，对明确诊断巨输尿管、梗阻部位有很大帮助。⑤利尿肾图：通过静脉注射呋塞米辅助核素扫描了解上尿路的排泄情况。⑥经皮肾穿刺造影：常用于诊断梗阻性巨输尿管。经皮穿刺肾盂注入造影剂，15分钟后拍片。正常情况下，注入造影剂15分钟内可排至膀胱，如排出延迟或未排出应考虑梗阻性巨输尿管，同时应注意梗阻部位。⑦膀胱镜检查及逆行肾盂造影：膀胱尿道镜直接观察有无尿道瓣膜症、尿道狭窄，了解膀胱内有无肿块及膀胱黏膜的情况，观察输尿管口位置。输尿管插管行逆行肾盂造影，可帮助了解有无梗阻性巨输尿管及梗阻部位。

治疗　由于巨输尿管主要影响尿液的传送和损害肾功能，故外科治疗的目的主要在于解除功能性梗阻，缓解尿流压力，以保护肾功能；控制反复或持续的尿路感染。治疗方式应根据临床表现病因决定。对于仅远端输尿管扩张的患儿可随诊观察，若症状不缓解、肾积水加重或合并结石需手术。原发性梗阻者需切除远端无功能段输尿管、剪裁扩张输尿管以及采用抗反流技术行输尿管膀胱再植。继发梗阻者，应先解除继发梗阻的原因，如切除尿道瓣膜等。主要手术方法有开放性输尿管再植术、（机器人辅助）腹腔镜下输尿管再植术。

预后　输尿管膀胱再吻合术的成功率很高，达到90%~95%，预后良好。

（张潍平　李　宁）

xiāntiānxìng shūniàoguǎn xiázhǎi
先天性输尿管狭窄 （congenital ureterostenosis）

先天性因素所引起的输尿管管腔狭窄的状态。常见部位为肾盂输尿管连接部及输尿管膀胱交界处，中段输尿管狭窄少见。儿童、青少年较多见。

病因　先天性输尿管狭窄主要是由于肾盂输尿管连接处先天性病变，可发生在输尿管任何部位，可能源于胚胎期输尿管空腔化不全，或由于一短段输尿管壁纤维性缩窄所致。

临床表现　主要是上尿路梗阻引起的症状，狭窄部位以上的输尿管扩张且有肾积水，易并发感染。当出现肾盂急性扩张时可出现腰痛、血尿，并可在腹部扪及包块。

诊断　根据症状、体征及相应的检查进行诊断。①超声：可早期发现尿路梗阻性疾病，同时可了解肾实质情况，根据肾积水程度和输尿管扩张的水平部位初步判断梗阻的位置。②静脉肾盂造影：是诊断先天性输尿管狭窄常用的检查方法，可以直接显示狭窄的部位、长度、形态及患肾积水的程度，对输尿管狭窄的定位定性诊断符合率较高，而且还可以观察对侧肾、输尿管及膀胱的形态、功能。③CT：能明确诊断肾积水和输尿管扩张，在扩张输尿管突然截断或变细处即狭窄段，如未见高密度结石影或软组织肿块影，应首先考虑先天性输尿管狭窄的诊断。④对于一些肾功能较差或造影剂过敏的患儿可进行磁共振尿路成像检查，可从不同方位成像观察尿路有无狭窄和梗阻扩张，但单独用其征象无特异性，结石、血块、软组织肿块都表现为信号丧失，须结合静脉肾盂造影或超声结果作出综合诊断。⑤对于一些难以明确梗阻部位的患儿还可以行输尿管镜检查或输尿管逆行造影来明确狭窄的部位和程度。

治疗　轻度输尿管狭窄多不引起临床症状，对于无临床表现、肾输尿管轻度积水、肾功能无明显影响者，可以保守治疗，定期随访即可。对于积水逐渐加重，肾功能下降超过10%，或有临床症状者，须进行手术治疗。对于肾盂输尿管连接部狭窄行离断性肾盂输尿管成形术，是治疗的金标准；对于输尿管膀胱交界处狭窄可行输尿管膀胱再植术；对于输尿管中段狭窄可行狭窄段切除，输尿管端端吻合术。

术后并发症　常见手术并发症包括输尿管狭窄段切除再吻合后吻合口的狭窄、吻合口瘘。如果切除狭窄段较长需要用其他组织来代替输尿管，可能会出现相应的并发症，如远期出现结石、肿瘤、水钠代谢紊乱等情况。

预后　狭窄段较短，可行输尿管吻合的患儿多能取得良好的预后，肾功能可获得保留。

（张潍平　屈彦超）

xiāntiānxìng shūniàoguǎn bànmó
先天性输尿管瓣膜 （congenital ureteral valve）

输尿管壁在发育过程中突出于输尿管内，造成上尿路梗阻而引起肾或输尿管积水的异常皱襞。临床少见，是输尿管壁的先天畸形。

病因及发病机制　尚不清楚，常见病因学说有两种。①胎襞残留学说：在胚胎期，输尿管与肾相接后过多生长的输尿管壁内褶形成输尿管"胚胎壁"。胚胎壁多数于出生后逐渐消失，不引起任何梗阻症状。如果在新生儿发育过程中这些皱襞没有消失，同时有平滑肌纤维生长进入皱襞，即形成输尿管瓣膜。②Chwalle 膜存留学说：当胚胎发育至第 8 周后，Chwalle 膜因受到尿液而处于缺血状态，并随着流体压力不断加大使之破裂而渐消失。如果此隔膜部分消失，其残余部分则形成输尿管内瓣膜。有的学者认为上段输尿管的瓣膜是胎儿皱襞过长残留所致，而位于输尿管下部的瓣膜则与 Chwalle 膜的不全吸收有关。

病理分型 先天性输尿管瓣膜根据 X 线造影检查可分为三种类型：①输尿管腔平行于肾盂壁，形成高位嵌入型梗阻。②输尿管一侧壁产生的锥体状或叶瓣状的充盈缺损镶嵌入狭窄节段的输尿管腔。③输尿管相对的两侧壁各有一充盈缺损嵌入管腔，成为一对交锁瓣，逆行造影见受损部位有倒 V 形改变。

临床表现 一般无特异性临床表现，多数为体格检查时偶然发现肾、输尿管积水，进一步检查或手术而明确。部分患者有腰酸、腰痛、血尿，且有逐渐加重的趋势。因此，当有类似的症状出现时应作进一步检查，左右输尿管发生的比例约 1∶1。一般为单侧，两侧输尿管同时发生极少。

诊断与鉴别诊断 超声或 CT 仅发现有肾积水，一般不能做出明确诊断，尿路造影是诊断该病的主要方法，主要包括静脉肾盂造影和输尿管逆行造影。磁共振尿路成像也有助于输尿管梗阻病变定位定性诊断。先天性输尿管瓣膜症确诊依据包括：①切除病

理中输尿管瓣膜内含平滑肌纤维素。②瓣膜以上的输尿管扩张，以下的则正常。③无其他机械性或功能性梗阻原因。应与迷走血管压迫症、腔静脉后输尿管、先天性巨输尿管，以及输尿管结石、息肉和肿瘤等疾病鉴别。

治疗 先天性输尿管瓣膜未引起继发性病变或无明显症状者，可不手术；引起输尿管梗阻导致肾积水影响肾功能需手术治疗。治疗原则是及时解除梗阻、最大限度地保护肾功能。主要包括切除瓣膜和输尿管吻合术，根据不同情况采取不同的治疗方法。若输尿管瓣膜在肾盂输尿管连接部，则行肾盂输尿管成形术；若近输尿管膀胱段，则行膀胱输尿管再植术；其他部位可行单纯瓣膜切除或瓣膜段输尿管切除，端端吻合输尿管。若瓣膜致积水，肾已无功能或合并严重感染、多发结石，对侧肾功能良好，应切除患肾及输尿管。此外，输尿管镜下瓣膜切除术也是治疗手段之一，可于输尿管镜下钬激光切除输尿管瓣膜。

预后 输尿管瓣膜临床并不多见，在明确诊断后，手术切除瓣膜可获得良好的远期预后。手术并发症主要包括术后输尿管吻合口狭窄、输尿管吻合口瘘、输尿管镜操作时形成输尿管损伤等。

（张潍平 屈彦超）

fēi gěngzǔ fēi fǎnliúxìng jùshūniàoguǎn

非梗阻非反流性巨输尿管

（non-obstructive non-reflux megaloureter） 无解剖狭窄，亦无膀胱输尿管反流的巨输尿管。可分为继发性和原发性。

病因 原发性非梗阻非反流性巨输尿管或称为原发性巨输尿管的发病机制尚未完全明确。包括以下几种可能原因：①胚胎期

发育异常造成输尿管远端节段性神经节缺乏，肌肉发育不良。②输尿管狭窄段胶原异常沉积引起输尿管远端蠕动功能减弱，导致近端输尿管异常扩张。③与平滑肌收缩、起搏点活性及蠕动功能有关的输尿管间质卡哈尔细胞异常。其特点是无机械性梗阻、无膀胱输尿管反流，而有不同程度输尿管、肾盂、肾盏扩张积水。

继发性非梗阻非反流巨输尿管的原因多较为明确，常见于急性尿路感染时细菌内毒素影响输尿管蠕动引起输尿管扩张；肾病或其他内科因素引起尿量明显增多时可加重输尿管的扩张；腹肌发育缺陷综合征也是非梗阻非反流巨输尿管的一种原因。

临床表现 主要包括有腰胀痛、血尿和尿路感染、结石等症状和体征，在小儿也可表现为腹部包块以及生长发育迟缓。

诊断与鉴别诊断 该病的诊断标准应包括输尿管存在不同程度扩张、无器质性梗阻、无输尿管反流、无下尿路梗阻及神经源性膀胱，膀胱输尿管连接部解剖结构正常，功能性梗阻段输尿管管径正常。辅助检查包括泌尿系超声、静脉肾盂造影、增强 CT、磁共振尿路成像、肾核素扫描、排尿性膀胱尿道造影等。部分患者需要行膀胱镜检查和输尿管逆行造影来明确有无梗阻存在。鉴别诊断应与输尿管机械性梗阻、膀胱输尿管反流鉴别。

治疗 原则是祛除病因、改善引流、尽量保护恢复肾功能。对于该病的治疗逐步趋于保守，特别是在儿童中。多数小儿泌尿外科医师认为肾功能损害不明显、尿路感染可控的情况下可以给予预放量抗生素，并且随访中定期超声和尿路造影检查。对于积水加

重，病情恶化者应考虑手术治疗。

手术目的主要是将扩张输尿管裁剪或者折叠减小输尿管直径后，行输尿管膀胱再植术，其关键点是形成足够长的黏膜下隧道进而起到抗反流的作用。手术方法主要包括膀胱外输尿管再植术、隧道式膀胱输尿管吻合术、横跨膀胱三角区隧道式膀胱输尿管再植术等。手术入路可以选择开放手术、腹腔镜手术，以及机器人辅助的腹腔镜手术。

手术并发症 ①术后吻合狭窄，肾盂、输尿管积水加重，患侧肾功能持续下降，需要再次手术。②术后出现输尿管反流，反复泌尿系感染，低级别反流或者口服与预放量抗生素可以控制感染者，可以随诊观察；对于术后出现高级别反流或泌尿系感染不能控制者可选择再次手术治疗。③个别患儿可能出现术后膀胱功能异常，主要表现为急迫性尿失禁，可进一步行尿动力学检查，根据尿动力学表现，给予药物治疗或清洁间歇导尿。

预后 在儿童患者多数可经保守治疗随诊观察而痊愈，无须最终手术。对于病情逐渐加重或者成年期才发现的患者，积极手术治疗亦能取得良好的效果，肾功能多数可以保留。

（张潍平　屈彦超）

pángguāng jīxíng

膀胱畸形（bladder malformation）

胚胎发育期受某些因素影响导致的膀胱异常发育。主要包括膀胱外翻、重复膀胱、先天性膀胱颈挛缩、膀胱憩室、脐尿管异常等。可分为产前发现和产后发现两大类。前者通常合并其他畸形，需要产前干预或生后紧急处理，又可分为扩张性和非扩张性；而后者则通常可保守治疗或

需择期手术干预，主要包括脐尿管异常、膀胱憩室及重复膀胱。

（张潍平　王冠男）

pángguāng qìshì

膀胱憩室（bladder diverticula）

由于膀胱壁局限性薄弱或者膀胱内压上升使膀胱壁局部向外膨出形成的憩室。膀胱壁呈袋状向外突出，大小不一。男性病例远较女性为多。病因多样，除先天性憩室外尚有后天性（或继发性）憩室。①先天性膀胱憩室：又称为原发性膀胱憩室，常为单发，膀胱壁光滑，间断出现症状，其原因是先天性膀胱肌肉层薄弱，憩室壁有发育不良肌纤维。②后天性膀胱憩室：又称继发性膀胱憩室，多为梗阻性、医源性、感染性。下尿路梗阻膀胱内压持续增高，膀胱壁代偿肥厚，黏膜由增粗之肌纤维间隙中突出形成憩室，故其壁仅由黏膜和纤维组织组成。儿童下尿路梗阻包括后尿道瓣膜、前尿道瓣膜及神经源性膀胱，常为多发，膀胱壁成小梁（此类憩室壁中不含有膀胱壁的各层组织，故又称假性憩室），症状持续存在。

小的憩室本身可无症状，较大憩室则尿液不能及时排空，临床可出现二段排尿现象，长期尿滞留易发生泌尿系感染。在膀胱充盈和排尿后进行超声检查可有助于诊断。金标准是排尿性膀胱尿道造影，膀胱排空后再次摄片可帮助进一步明确诊断。静脉肾盂造影亦可显示憩室或输尿管受压移位，也可经膀胱镜诊断。

小的无症状的先天性憩室可保守治疗，规律复查；无症状合并膀胱输尿管反流的输尿管旁憩室，可保守或手术治疗，但多倾向于手术；有症状时需手术切除。继发性憩室的治疗主要是解除下

尿路梗阻，控制感染。若憩室较小，不必行憩室切除；若憩室巨大，输尿管口邻近憩室或位于憩室内，有膀胱输尿管反流，则需做憩室切除、输尿管膀胱再吻合术。如果膀胱憩室合并膀胱功能障碍，术后需监测膀胱功能，必要时清洁间隙导尿。

（张潍平　王冠男）

chóngfù pángguāng

重复膀胱（duplication of bladder）

由胚胎发育障碍引起，表现为左右、前后或上下两个膀胱的先天性畸形。重复膀胱有各种类型。完全性重复膀胱，每一膀胱均有发育好的肌层和黏膜，各有一侧输尿管及完全性重复尿道，经各自尿道排尿；不完全性重复膀胱，每一膀胱可独立存在，具有完整的黏膜和肌层，但仅有一尿道共同排尿；还有膀胱内矢状位或冠状位分隔，以及多房性膀胱或葫芦状膀胱。

病因及发病机制 重复畸形的胚胎发育机制尚不明确。有胚胎尾端部分重复学说认为胚胎发育过程中，尾端出现一异常隔膜，使胚胎尾端部分重复，从而导致泄殖腔发生重复；而尿生殖膈发育异常学说则认为胚胎发育过程中正常的尿直肠隔前方出现另一异常尿生殖膈，将膀胱尿道始基分隔开，导致膀胱及尿道出现完全或部分重复现象。

临床表现 重复膀胱可因合并其他畸形于新生儿期即被诊断。但多数患儿因尿失禁或合并感染、结石或梗阻而就诊。

诊断 完整的术前评估应包括染色体核型、超声、静脉尿路造影、尿动力学检查、生殖道造影和下消化道造影，有助于了解解剖情况。排尿性膀胱尿路造影和放射性核素肾图可评估膀胱输

尿管反流及肾功能情况。

治疗 原则首先是控制感染、解除梗阻、保护肾功能，进一步治疗包括完善控尿、重建内外生殖器。无症状的重复畸形患儿不需手术矫治。手术需根据不同患儿的情况，制订个性化的手术方案。不完全性重复膀胱若两膀胱经共同尿道排尿可，则不需手术；完全性重复膀胱，若两膀胱控尿功能均可，则行分隔切除膀胱融合术，若其中一膀胱括约肌控尿功能差，行膀胱融合术同时缝扎此膀胱颈，切除相应尿道。合并重复尿道的患儿，手术时分清主副尿道至关重要。若合并输尿管口异位或狭窄，需做输尿管膀胱再吻合。重复阴道可行分隔切除阴道融合、外阴成形术。

(张潍平 王冠男)

pángguāng fāyù bùquán

膀胱发育不全 (dysplasia of bladder)

各种原因导致以膀胱小、纤维化及不易扩张为特征的膀胱先天畸形。又称小膀胱。见于膀胱外翻、完全性尿道上裂及双侧单一异位输尿管口等。病因不确切，可能的病因包括严重的尿道上裂、尿生殖窦畸形、双侧肾发育不良或不发育或输尿管开口异位等。膀胱发育不全可因合并其他畸形于新生儿期即被诊断，但多数患儿因尿失禁或合并泌尿系感染等就诊，常用的检查有泌尿系超声、静脉肾盂造影及排尿性膀胱尿道造影等。治疗多采用尿流改道术、输尿管乙状结肠吻合术或输尿管皮肤造口术等，以可控性尿流改道术更为合理。

(张潍平 王冠男)

qíniàoguǎn jīxíng

脐尿管畸形 (urachal anoma-lies)

胚胎发育不良导致出生后脐尿管不闭合或闭合不全的畸形。又称脐尿管残余。脐尿管是胚胎时期连接胎儿膀胱与脐的管道。在胚胎进化过程中，脐尿管会自行闭锁成为脐正中韧带。

分类 按脐尿管闭合情况分为以下四类。

脐尿管瘘 即膀胱通过开放的脐尿管自脐部与外界相通，又称脐尿管未闭，占比为50%。有学者认为该病与胎儿发育过程中的膀胱梗阻因素有关，但有学者观察到胎儿期严重膀胱梗阻的患儿其脐尿管常是闭合的，同时仅14%的脐尿管未闭患儿出生后被证实存在有胎儿期膀胱梗阻。所以考虑脐尿管未闭的原因是脐尿管的再通而不是脐尿管原发性未闭。新生儿期如果有尿液持续或间断自脐部流出应考虑存在脐尿管未闭的可能。可依靠超声检查探及脐与膀胱之间纵行含液管状结构、经瘘管逆行造影或排泄性膀胱尿道造影来确诊。脐尿管未闭可发生感染，如生后6个月仍不闭合或持续存在症状，建议手术完整切除包括膀胱顶壁在内的全长脐尿管未闭结构。

脐尿管囊肿 两端闭锁，中间部分未闭，占比为30%。脐尿管囊肿与膀胱或脐都不相通，但囊液可间歇性地经脐部外引流或是通入膀胱。脐尿管囊肿多发生于脐尿管的远端，成人较婴幼儿常见。囊肿内含囊壁分泌的液体及脱落的上皮细胞，易发生感染，最常见致病菌为金黄色葡萄球菌。脐尿管囊肿感染时表现为脐部脓肿或膀胱炎症，甚至向腹腔内破溃形成腹膜炎。治疗方案包括抗生素治疗、脓肿外引流及后期完整切除。

脐尿管膀胱憩室 脐端闭锁而膀胱端开放，占比为3%~5%。脐尿管靠近膀胱顶壁的部分未闭合，形成大小不一的憩室。因与膀胱相通引流良好，常无任何症状，偶尔通过其他不相关的影像学检查发现。若憩室颈部狭窄时可形成结石或泌尿系感染，此时应手术完整切除憩室。

脐尿管窦道 脐端开放而膀胱端闭锁，占比为15%。脐尿管在膀胱端闭锁而在脐部端未闭造成脐部存在一个持续向外开放的窦道。可经窦道造影确诊。窦道末端充满脱落的上皮细胞，同样易发生感染，表现类似于脐炎。一旦确诊建议彻底切除窦道。

临床意义 没有确切证据表明儿童时期的脐尿管畸形会引发远期癌变。但脐尿管畸形在儿童与成人中的表现和进展不同。儿童期手术处理较为简单，完整切除即可；而50%的成年患者由于恶变风险需要部分或根治性膀胱切除。既往观察或随访发现在小于6个月患儿中存在非手术治疗自愈的可能，对于无法自愈的脐尿管畸形需要外科手术切除，以避免远期进展为脐尿管腺癌的风险。

(张潍平 杨洋)

qíniàoguǎn nángzhǒng

脐尿管囊肿 (urachal cyst)

脐尿管两端闭锁而中间未闭，未闭部分上皮分泌液体形成的囊肿。临床少见，多发生于男性。该病是由于胚胎发育过程中，脐尿管两端闭合而中间未闭合而形成的囊腔，其内填充有上皮的分泌物或脱落的细胞碎屑。临床表现为下腹正中囊性包块，不随体位变动，位置表浅与腹壁关系密切。大的脐尿管囊肿类似腹腔内肿瘤，可压迫肠道引起腹痛等症状；也可继发感染形成脓肿。囊肿或脓肿均可破裂进入盆腹腔或膀胱。根据体格检查脐下正中表浅囊性肿物，大小不等，大者可以触及且多无症状。继发感染时，出现局部炎症反应，结合 B 超、CT、膀胱造影等影像学检查可以明确诊断。下腹部正中线有深部肿物时应考虑脐尿管囊肿可能性，需与阑尾脓肿、梅克尔憩室、肠系膜囊肿、大网膜囊肿等鉴别。常规治疗方法为手术切除囊肿。若合并感染，治疗包括抗生素治疗、脓肿外引流及后期完整切除。儿童期完整切除预后良好，避免远期进展为脐尿管腺癌的风险。

（张潍平 杨 洋）

qíniàoguǎnlòu

脐尿管瘘（urachal fistula） 在胚胎形成过程中脐尿管未闭合，胎儿出生后膀胱与脐相通，尿液可以自脐部漏出的先天性畸形。又称脐尿管未闭。在胚胎发育过程中，膀胱自脐部沿腹前壁下降，在下降过程中脐尿管自脐部向下与膀胱顶部相连，胚胎晚期脐尿管全部闭锁，退化成脐正中韧带。脐尿管瘘的病因尚未完全清楚。有人认为与下尿路梗阻有关，实际上在脐尿管瘘的新生儿中，只有 14% 发现梗阻的证据；严重后尿道瓣膜者并不都同时存在脐尿管瘘，更何况脐尿管闭合发生在尿道形成之前。临床表现以脐部漏尿为主要特征，增加腹压时明显。其程度视瘘管大小而定，大者脐部不断有液体流出，瘘管细小时脐部仅有潮湿。并发感染时可出现局部炎症表现。经导尿管向膀胱内注入亚甲蓝，见脐孔流出蓝色液体即可诊断。超声及排尿性膀胱尿道造影可了解瘘管情况，明确诊断。一旦发现应完整手术切除瘘管。若合并感染，应积极抗感染治疗，之后完整切除。儿童期完整切除预后良好，避免远期进展为脐尿管腺癌的风险。

（张潍平 杨 洋）

pángguāng wàifān

膀胱外翻（exstrophy of bladder） 胚胎期泄殖腔膜发育异常导致的以下腹壁部分缺损、膀胱黏膜裸露为主要表现的综合畸形。包括腹壁、膀胱、骨盆及外生殖器的畸形。膀胱外翻分为完全型和部分型。完全型膀胱外翻是指合并有尿道上裂甚至其他肛门直肠畸形的膀胱外翻，部分型膀胱外翻一般不合并尿道上裂。1595年，申克（Schenck）第一次对泄殖腔外翻进行了描述。膀胱外翻在存活的新生儿中的发病率为1/50 000~1/10 000。

病因及发病机制 由于膀胱和尿道在胚胎发育中具有同源性，膀胱外翻往往会合并有尿道上裂。膀胱外翻尿道上裂复合畸形的发病原因是胚胎期中胚层没能向内生长起到加固泄殖腔膜的作用。泄殖腔膜是位于胚盘尾端的一个双层结构，占据了脐下的腹壁。中胚层在泄殖腔部位的内外胚层之间向内生长，最终形成下腹部的肌肉和骨盆结构。若胚胎发育过程中，缺少了中胚层的加固作用，泄殖腔膜易发生破裂引起膀胱外翻及尿道上裂。膀胱外翻的病因复杂，多由于在胚胎发育期受某些因素影响所致，可能与遗传因素有关。

临床表现 膀胱外翻通常属于一系列缺陷（包括尿路、生殖道、肌肉骨骼系统、肠道等）的一部分。典型的膀胱外翻，通常表现为腹壁、膀胱、内外生殖器、骨盆骨骼、直肠和肛门的缺陷。典型表现为下腹壁和膀胱前壁缺如，膀胱后壁向前外翻出，在分离的耻骨联合上方呈一粉红色团块，并可见喷尿的两侧输尿管口。出生时外翻膀胱黏膜正常，生后长期暴露可出现鳞状上皮化生、炎性水肿、纤维化，导致膀胱容量减小。①骨骼缺陷：骨盆旋转不良、耻骨联合分离；骨盆底缺陷可见盆底韧带及肌肉在解剖和走向上与正常存在差异。②腹壁缺陷：分离的耻骨之间三角形筋膜缺损由外翻的膀胱占据，其上极是脐，位置低于两侧髂嵴连线。③直肠肛门缺陷：脐与肛门之间距离缩短，会阴短平，肛门前移。可伴有肛门狭窄、直肠会阴瘘或直肠阴道瘘。④男性生殖道缺陷：若合并尿道上裂可表现为尿道背侧壁缺如。阴茎海绵体附着于耻骨下支，由于耻骨联合分离，两侧阴茎海绵体分离很宽，阴茎变短。阴茎头靠近精阜，尿道板短，阴茎严重向背侧弯曲。⑤女性生殖缺陷：尿道阴道短，阴道口前移并常合并狭窄阴蒂对裂，阴唇、阴阜分开。子宫、输卵管、卵巢一般正常。

治疗 手术治疗的目的是修复腹壁和外翻膀胱及尿道上裂，使能控制排尿，保护肾功能及在男性重建外观接近正常并有性功能的阴茎。手术方式一类为功能性膀胱修复，另一类为膀胱切除，尿流改道。功能性膀胱修复应为首选。

一般如果能在生后72小时以内做膀胱内翻缝合，不需做截骨术。3~4岁时做抗反流输尿管移植、尿道延长、膀胱颈紧缩成形术。两期手术之间修复尿道上裂。有学者主张在 8～18 月龄时做双侧髂骨截骨及膀胱内翻缝合。也可一期完成髂骨截骨、膀胱内翻缝合、抗反流输尿管移植、膀胱颈紧缩成形和尿道上裂修复术。截骨的目的是使耻骨联合能在中线对合或仅余 1cm 以内间隙，从而使膀胱及下腹壁能够更好地对合、使肛提肌及耻骨直肠肌对膀脱出口提供潜在支撑以及恢复骨盆的稳定性。截骨术后需双下肢悬吊牵引加用宽带将骨盆向上悬吊，或用外固定架固定骨盆3~4周。膀胱功能性修复后仍不能控制排尿或仍有反复严重尿路感染及肾输尿管积水可考虑可控性尿流改道手术。

预后 术后短期并发症包括伤口裂开、膀胱脱垂、输出道梗阻以及膀胱结石等。需定期复查泌尿系超声、静脉尿路造影、排尿性膀胱尿道造影等，了解上尿路情况及有无膀胱输尿管反流。若膀胱容量过小，可考虑用肠管扩大膀胱。膀胱功能性修复患者中约10%因尿失禁而做尿流改道。

（张潍平 杨 洋）

gōngnéngxìng pángguāng xiūfùshù

功能性膀胱修复术（functional bladder repair） 对于膀胱外翻患者进行膀胱和腹壁关闭，尿道上裂修复以及膀胱颈部输尿管抗反流机制重建的手术。该术式可使膀胱、尿道、阴茎体恢复接近正常解剖结构，获得一定的膀胱容量以及实现部分或者完全的排尿控制。

应用解剖 膀胱外翻的异常解剖结构涉及多个系统，包括泌尿系统、生殖系统、肌肉骨骼系统、消化系统，其中泌尿系统、肌肉骨骼系统的解剖结构异常程度以及其功能性修复提示术后膀胱功能的预后。①骨盆发育异常：经典的膀胱外翻表现为耻骨联合分离，耻骨支缩短，骨盆前段、后端均向外旋转，股骨髋臼后倾。②盆底肌肉发育异常：耻骨直肠肌较正常圆锥形更加扁平，肛提肌分布于盆底后侧，多数位于直肠后方。③腹壁发育异常：下腹壁形成三角形缺损，缺损内可见外翻的膀胱与后尿道。上界为脐部，下界为耻骨联合间韧带。④泌尿系统发育异常：患儿生后可见外翻膀胱黏膜基本正常，长期外翻后可出现黏膜的鳞状上皮化生以及黏膜息肉。输尿管在进入膀胱处走行异常，在膀胱的开口位置低且偏向于外侧，膀胱关闭后100%合并膀胱输尿管反流。⑤生殖系统发育异常：前段阴茎海绵体长度短缩、宽度增粗，海绵体腹侧长、背侧短，阴茎海绵体脚距离变大。

适应证 为膀胱外翻-尿道上裂复合畸形手术治疗的一部分。

手术方法 主要包括三个阶段，即新生儿期膀胱功能性关闭与腹壁关闭（包括或不包括骨盆截骨）、尿道上裂的修复、待膀胱容量足够大时进行膀胱颈与输尿管抗反流机制的重建。完全膀胱外翻一期修复手术为一期进行膀胱功能性关闭与腹壁关闭和尿道上裂的修复，年龄太小可能导致阴茎海绵体的损伤，不建议在年龄<6月龄患儿中进行一期修复手术。

功能性膀胱关闭 新生儿生后72小时内，由于骶髂关节韧带较松弛，多数新生儿可不进行骨盆截骨。手术时，双侧输尿管内置入支架管，切除较大的膀胱黏膜息肉并同时修补黏膜缺损。将膀胱与两侧的肌肉与皮肤游离，并向下分离达到尿道板精阜近端水平的两侧，膀胱颈处应充分松解、游离两侧肌肉与韧带。膀胱和近端尿道在中线间断缝合，输尿管导管自膀胱缝合切口处引出，尿道内置入普通导尿管。挤压两侧髂嵴使得耻骨在膀胱颈前方靠拢，间断褥式缝合并拢耻骨联合，消除耻骨分离。两侧腹直肌在中线靠拢并间断缝合，皮肤、皮下组织间断缝合。

尿道上裂修复 使用广泛的主要有两种手术方式。①改良的坎特韦尔-兰塞利（Cantwell-Ranseley）术：游离尿道板与阴茎海绵体，在两侧阴茎海绵体背曲最严重处横行切开白膜，形成一个菱形创面，将两侧菱形切口对边缝合并拢的方式以纠正阴茎背曲。将成形尿道通过阴茎海绵体内旋转移至阴茎海绵体腹侧。将尿道开口转移至偏阴茎头腹侧的尖端正位；②米切尔-巴利（Mitchell-Bagli）术：将尿道板与双侧阴茎海绵体三者完全游离。双侧阴茎海绵体内旋并拢，阴茎头并拢成形。尿道板卷管转移至阴茎海绵体腹侧。

膀胱颈与输尿管抗反流机制的重建 扬-迪斯-利德贝特（Young-Dees-Leadbetter）方法，将输尿管开口移向头侧并行输尿管膀胱再植术。自精阜至原输尿管开口保留尿道板，切除两侧多余的膀胱和尿道板黏膜，仅保留肌层。尿道板卷管缝合并将肌层交叉重叠缝合覆盖于成形的尿道表面。

并发症 泌尿、生殖系统并发症主要包括膀胱裂开、膀胱脱垂、后尿道出口狭窄、膀胱输尿管反流、泌尿系统感染、尿失禁、尿道皮肤瘘、尿道吻合口狭窄、阴茎复弯、阴茎背侧皮肤裂开、阴茎头缺血坏死等。与骨盆相关并发症有截骨处骨折不愈合、双下肢不等长、持续关节疼痛、骨盆骨髓炎。

（张潍平 杨 洋）

wàishēngzhíqì jīxíng

外生殖器畸形（external genital deformity） 外生殖器的先天发育异常导致的畸形。包括多种类型，部分外生殖器畸形非单一表现，可为某种疾病或综合征的表现之一。①男性外生殖器畸形：男性外生殖器包括阴茎、阴囊与其内的睾丸，畸形包括尿道下裂、尿道上裂、隐匿阴茎、蹼状阴茎、重复阴茎、小阴茎、阴茎发育不全、阴茎阴囊转位、隐睾、多睾症等。②女性外生殖器畸形：女性外生殖器包括阴阜、大小阴唇、阴蒂、阴道口，畸形主要包括阴蒂肥大、尿生殖窦畸形、阴道闭锁、小阴唇粘连等。

结合外生殖器畸形的病史与查体，进一步完善针对性的实验室检查、超声、CT、MRI检查等，明确外生殖器畸形为某种疾病或综合征的表现或为单一表现。根据外生殖器畸形的类型，进行相应的治疗。明确外生殖器畸形类型则需进行该疾病的手术治疗。男性外生殖器畸形如尿道下裂、双侧隐睾可为不同类型性发育异常的表现之一；女性外生殖器畸形如阴蒂肥大，提示合并先天性肾上腺皮质增生症的可能。切勿单纯关注外生殖器畸形，忽略其他疾病与综合征的诊断，延误治疗。除泌尿外科就诊外，如外生殖畸形严重，应该结合小儿妇科、内分泌科等多科室的联合诊治。

(张潍平 黄洋阁)

niàodào shàngliè

尿道上裂（epispadias） 尿道开口在阴茎背面的畸形。

男性尿道上裂 尿道位于阴茎海绵体背侧，尿道的背侧壁部分或完全缺失。可单纯发生，亦可为膀胱外翻-尿道上裂复合畸形中的一种类型。

病因及发病机制 目前尚无明确的病因。外界因素如妊娠早期大量使用孕激素以及体外生殖技术的应用均为导致膀胱外翻-尿道上裂复合畸形的危险因素。9号染色体5'端CASPR3基因出现断裂点可能与膀胱外翻-尿道上裂复合畸形相关。大量候选基因可

能与该疾病相关，但仍无明确的直接发病机制。根据尿道开口的位置可分为阴茎头型、阴茎体型与阴茎耻骨型。

临床表现 ①阴茎体型与阴茎耻骨型均可有尿失禁表现。②会阴部体格检查，可见耻骨分离，阴茎体短粗，阴茎头在背侧向两侧展开，阴茎海绵体背侧可见覆盖黏膜的尿道板，阴茎海绵体腹侧无尿道结构，尿道开口可位于阴茎背侧自冠状沟至耻骨联合下方的连线上，阴茎存在不同程度的背屈。

诊断 会阴部体格检查明确男性尿道上裂诊断。

治疗 外科手术的治疗目的包括重建阴茎和尿道以及改善尿控。改善尿控一般采用扬-迪斯-利德贝特（Young-Dees-Leadbetter）膀胱颈重建术。重建阴茎与尿道的方法如下。①改良的坎特韦尔-兰塞利（Cantwell-Ranseley）术：将阴茎皮肤脱套，腹侧至阴茎根部的球海绵体肌显露处，背侧至耻骨联合下缘，切断阴茎悬韧带。将阴茎海绵体从耻骨下支上分离下来可以延长海绵体。游离尿道板与阴茎海绵体，在两侧阴茎海绵体背曲最严重处横行切开，形成一个菱形创面，将两侧菱形切口对边缝合并拢的方式以纠正阴茎背曲。将成形尿道通过阴茎海绵体内旋转移至阴茎海绵体腹侧。将尿道开口转移至偏阴茎头腹侧的尖端正位。②米切尔-巴利（Mitchell-Bagli）术：将尿道板与双侧阴茎海绵体三者完全游离。双侧阴茎海绵体内旋并拢，阴茎头并拢成形。尿道板卷管转移至阴茎海绵体腹侧。

预后 手术主要的并发症为尿道皮肤瘘、尿道狭窄。冠状沟和阴茎根部容易出现尿道皮肤瘘，

尿道狭窄易发生在尿道吻合口处。尿道上裂手术可以取得比较好的外观和功能效果，也可以保留生育能力。

女性尿道上裂 极为罕见，为女性尿道背侧壁缺损。根据戴维斯（Davis）分型分为三型。①外阴型：尿道开口比较宽大，阴蒂分开，阴蒂比尿道开口的位置低。②耻骨联合下型：尿道前壁缺损占长度的一半左右。③耻骨联合后型：整个尿道前壁缺损，尿道内括约肌没有形成环形结构。

临床表现 ①耻骨联合后型可有尿失禁表现。②会阴部体格检查可有阴阜、阴蒂分开，阴阜扁平，缺乏皮下脂肪组织，皮肤紧贴于耻骨联合的前面与下面。小阴唇发育不良，长度缩短。耻骨联合一般为闭合状态。

诊断 会阴部体格检查明确女性尿道上裂诊断。

治疗 手术治疗的目的主要包括外阴部外观与尿道的重建以及改善尿控。切开耻骨联合前光滑的近似黏膜的皮肤，裁剪多余皮肤组织，应用皮肤卷管成形尿道，利用阴阜及皮下组织覆盖成形尿道两层，间断缝合会阴部皮肤。改善尿控的方法较多，但效果尚不令人满意，包括尿道和膀胱颈折叠、膀胱肌瓣、膀胱尿道悬吊等。

预后 如果尿道重建后，膀胱容量满意，达到尿控的可能性较高。

(张潍平 黄洋阁)

píguǎn niàodào chéngxíngshù

皮管尿道成形术（skin tube urethroplasty） 即尿道下裂矫正阴茎下弯后应用原位尿道板卷管成形尿道、治疗尿道下裂的手术。又称蒂尔施-迪普莱（Thiersch-Duplay）术式。

尿道下裂的异常解剖：①异位尿道开口。尿道开口可异位于从正常尿道口近端至会阴部的任何部位。尿道口位于阴茎体近端时，由于尿线朝后，患儿常须蹲位排尿。②阴茎下弯。阴茎向腹侧弯曲，多种因素可导致阴茎下弯，包括尿道口远端尿道板纤维组织增生，阴茎体腹侧皮肤组织缺乏，阴茎海绵体腹、背侧发育不对称或者尿道板发育短于阴茎海绵体。③包皮异常分布。阴茎头腹侧包皮未在中线融合，呈现为包皮在阴茎头背侧呈帽状堆积，包皮系带缺如。

该手术适用于小于30°的阴茎下弯，即尿道口远端尿道板纤维组织增生或者阴茎海绵体腹、背侧发育不对称引起的阴茎下弯。不推荐应用于大于30°的阴茎下弯，即尿道板发育短于阴茎海绵体。

手术方法：①治疗远端型尿道下裂。对于较窄的舟状窝尿道板，可结合海内克-米库利奇（Heineke-Mikulicz）式式，即在舟状窝尿道处12点钟部位作纵向切口并间断横向缝合以增宽尿道。距冠状沟0.5~1.0cm环行切开包皮内板，阴茎腹、背侧的切口均深达阴茎深筋膜。在距离尿道板边缘2mm处作两条平行且垂直于冠状沟的切口，同时游离两侧阴茎头翼。留置导尿管，将尿道板包绕导尿管卷管成形尿道。两侧阴茎头翼对合间断缝合，最终间断缝合脱套包皮。②治疗近端型尿道下裂且合并中、重度阴茎下弯。对于尿道下裂合并中、重度阴茎下弯也需要首先矫正阴茎下弯。由于尿道板发育短于阴茎海绵体，需要切断尿道板并插入真皮组织后才能采用蒂尔施-迪普莱式式进行尿道下裂的校正，一般

不推荐该手术方法。

该术式治疗远端型尿道下裂（尿道口位于阴茎头、冠状沟、阴茎体远端）患儿的并发症为2.9%，要低于近端型尿道下裂（尿道口位于阴茎体、阴茎阴囊交接部），约为8.6%。该术式并发症主要包括尿道皮肤瘘与尿道狭窄。

（张潍平　黄洋阅）

niàodào xiàliè

尿道下裂（hypospadias）

前尿道发育不全，胚胎发育过程中尿生殖沟没能自后向前在中线完全闭合，造成尿道口达不到正常位置的畸形。小儿泌尿生殖系统中常见的先天性畸形。尿道开口可出现在正常舟状窝至近侧会阴部途径上，部分病例可伴发阴茎下弯。根据尿道外口的位置分为四型，Ⅰ型为阴茎头、冠状沟型，Ⅱ型为阴茎体型，Ⅲ型为阴茎阴囊型，Ⅳ型为会阴型。

病因及发病机制 ①胚胎学：胚胎期尿道沟融合不全导致。②基因遗传：尿道下裂发病有明显的家族倾向，为多种基因遗传，具体因素尚不清楚。尿道下裂易感基因的多态性发现在很多基因，包括 FGF8、FGFR2、AR、HSD17B3、SRD5A2、ESR1、ESR2、ATF3、MAMLD1、DGKK、MID1、CYP1A1、GSTM1 和 GSTT1 等。③激素影响：睾酮产生不足，或睾酮转化成双氢睾酮的过程出现异常可导致生殖器畸形。④环境因素：环境中广泛存在的雌激素和抗雄激素类物质的污染有可能是造成尿道下裂发病率上升的原因，环境污染物使正常内分泌因素改变而发生畸形。另外一些环境化学物能包括烯菌酮及其代谢产物、滴滴涕的代谢产物、杀菌利、利谷隆以及合成除虫菊酯类等，与雄

激素受体（androgen receptor，AR）可以相互作用，与雄激素竞争 AR，导致产生尿道下裂等泌尿生殖系统畸形。

临床表现 主要表现为尿道外口异位、阴茎背侧包皮堆积、阴茎弯曲，严重者不能站立排尿。

诊断及鉴别诊断 尿道下裂的诊断一望可知。当尿道下裂合并双侧隐睾时要注意鉴别有无性发育异常（disorder of sexual development，DSD），尤其是尿道下裂合并不能触及性腺的隐睾时，更要注意 DSD 的可能，需要进行染色体检查，以及性腺超声，甚至性腺探查，了解性腺的性质。

治疗 手术是治疗尿道下裂的唯一方法。手术方法多达200~300余种，但是尚无一种能被所有医师接受满意的术式。临床常应用的术式多达30余种。一般根据阴茎下弯严重程度分为保留尿道板和横断尿道板手术。

预后 尿道下裂术后合并症多，尤其尿道瘘、尿道狭窄、尿道憩室发生率高。

（张潍平　梁海燕）

héngcái bāopí dǎozhuàngpíbàn guǎnzhuàng niàodào chéngxíngshù

横裁包皮岛状皮瓣管状尿道成形术（transverse preputial island flap urethroplasty）

横裁包皮内板，分离出供应其血运的血管蒂，形成岛状皮瓣转至阴茎腹侧代尿道，并将原来的切开阴茎头翼改成阴茎头下隧道的手术。又称达克特法（Duckett procedure）。达克特（Duckett）于1980年改进阿索帕（Asopa）及霍奇森（Hodgson）的方法，是治疗尿道下裂合并严重阴茎下弯，横断尿道板Ⅰ期完成尿道成形术最主要的术式。适用于重度尿道下裂以及阴茎下弯明显的患者，

尿道口位于阴茎的中段或近段，背侧包皮充裕者。

手术方法：① 距冠状沟 0.5~1.0cm 环行切开包皮内板，阴茎背侧的切口达阴茎深筋膜，阴茎腹侧切断尿道板显露白膜。将阴茎皮肤呈脱套状退至阴茎根部。尽量剥除腹侧纤维索带，一般要分离尿道口周围的纤维组织后方能充分矫正阴茎下弯。采用人工勃起试验检查矫正效果。如果残留下弯，要用做阴茎背侧白膜紧缩等方法矫正。② 测量尿道口至阴茎头舟状窝的距离，为尿道缺损长度。③ 取阴茎背侧包皮内板及内外板交界处皮肤做岛状皮瓣，宽度 1.2~1.5cm，长度要略大于尿道缺损长度。将含有供应皮瓣的阴茎背浅动、静脉，深层皮下组织与阴茎皮肤分离开，形成血管蒂。血管蒂长度以能将皮瓣转至阴茎腹侧不扭转为准。④ 用合成吸收线连续缝合皮瓣成皮管。⑤ 做阴茎头下隧道。⑥ 将带蒂包皮管经阴茎背侧转至腹侧，其近端与原尿道口做斜面吻合，远端经阴茎头下隧道与阴茎头吻合，注意成形裂隙状尿道口和圆锥状阴茎头。可用血管蒂、阴囊肉膜覆盖尿道。⑦ 纵向切开阴茎背侧包皮，向阴茎两侧包绕，裁剪缝合皮肤覆盖创面。最好成形出阴茎阴囊角，使阴茎外观满意。留置 6~10F 尿道支架管。

最常见并发症包括尿道瘘、尿道憩室、尿道狭窄、阴茎下弯复弯等。

（张潍平 梁海燕）

yīnnáng zhōngxiàn pífū dǎozhuàngpíbànfǎ

阴囊中线皮肤岛状皮瓣法

（midline scrotal skin island flap）

利用阴囊纵隔的血管解剖特点，减少了尿道近端吻合，皮管的缝

合面贴于海绵体的尿道成形术。术后尿道瘘发生率低。最适于阴囊纵隔发育好的阴茎阴囊型尿道下裂。具体方法：① 矫正阴茎下弯，半年后做尿道成形。② 沿尿道口两侧至冠状沟做两平行切口，宽 0.5~1.0cm。若阴茎头发育好，切口可至舟状窝。于白膜与阴茎深筋膜间隙做游离，至两侧皮下组织对合无张力。③ 若冠状沟处皮肤充裕，可沿冠状沟偏向一侧做平行切口，分离出皮瓣后自冠状沟向阴茎头舟状窝处呈隧道样戳出，使尿道口抬至正常位。阴囊皮肤长有毛发，远期可能并发结石。若阴囊皮瓣有回缩，则阴茎上细下粗，像胡萝卜样，阴茎外观不满意。该术式已很少应用。

（张潍平 梁海燕）

pítiáo máicángfǎ niàodào chéngxíngshù

皮条埋藏法尿道成形术（urethroplasty with skin strip embedding method）

用阴茎腹侧皮管代尿道，后仅保留皮条，用皮下组织及皮肤覆盖，阴茎背侧做减张切口的尿道成形术。又称丹尼斯-布朗法（Denis-Browne procedure）。布朗（Browne）于 1936 年报道。术后保留支架管 3 周，上皮生长成尿道。该方法是国内早年应用较广泛的分期术式。由于尿道瘘发生率高，已很少应用该术式，适用于各种类型的尿道下裂。具体方法：① 矫正阴茎下弯，半年后做尿道成形。② 沿尿道口两侧至冠状沟做两平行切口，宽 0.5~1.0cm。若阴茎头发育好，切口可至舟状窝。于白膜与阴茎深筋膜间隙做游离，至两侧皮下

戳出，使尿道口抬至正常位。最常见并发症包括尿道瘘和尿道狭窄等。

（张潍平 梁海燕）

niàodàokǒu qiányí yīnjīngtóu chéngxíngshù

尿道口前移阴茎头成形术

（meatal advancement and glandular plasty）

在尿道口背侧纵向切开，横向缝合，使尿道口前移，同时成形阴茎头的手术。达克特（Duckett）于 1981 年首先描述，此操作简单，只要病例选择适当，术后效果好，并发症少。该手术适用于尿道下裂的阴茎头型、少数冠状沟型而且尿道海绵体发育好的病例。阴茎头舟状窝发育好、尿道口呈圆形的病例术后外观更加满意。对于合并阴茎下弯、尿道开口位于冠状沟近端以及合并阴茎下弯的病例不适合该手术。手术时，在距离阴茎头冠状沟 5mm 处，平行于冠状沟做环形切口，在白膜水平充分分离尿道口腹侧组织，达两阴茎头翼后，褥式缝合阴茎头两侧，达到前移尿道口腹侧目的，同时成形锥状阴茎头和冠状沟。如果术中损伤尿道，或者成形阴茎头时对阴茎尿道膜状组织造成张力，影响局部的血运，术后可能出现尿道瘘。文献报道手术成功率 95% 以上。

（张潍平 李振武）

niàodàokǒu jīdǐ xuèguǎn píbànfǎ niàodào chéngxíngshù

尿道口基底血管皮瓣法尿道成形术（urethroplasty with urethral orifice basal vessel flap）

采用尿道口近端带血管皮瓣翻转与尿道板吻合成形尿道的手术。该术式为马蒂厄（Mathieu）在 1932 年发表，可用于治疗冠状沟及冠状沟下型尿道下裂，曾经被

认为是修复无阴茎下弯的前型尿道下裂的一个主要方法。适用于冠状沟下型及尿道口位于阴茎体前1/3的病例，要求阴茎头发育好，阴茎腹侧皮下组织充裕。手术成功关键是取阴茎的浅筋膜，或用翻转皮瓣的皮下组织覆盖尿道。其缺点是在阴茎头小的病例，有合并尿道口狭窄的可能；基底血管皮瓣的长度受血运的限制，尿道缺损长的病例不宜使用，而且该术式术后阴茎外观不太令人满意。手术时，以尿道口为中心做平行切口，远端达舟状窝，近端为尿道缺损距离，切口宽度以两个皮瓣缝合后能容纳F8导尿管为准；分离尿道板两侧阴茎头翼瓣，翻转尿道口腹侧皮肤与尿道板吻合成尿道；覆盖周围组织后，关闭阴茎头翼瓣成形正位尿道口。并发症有尿道瘘、阴茎头裂开、阴茎下弯等。

（张潍平 李振武）

jiāgài dǎozhuàngpíbànfǎ

加盖岛状皮瓣法（onlay island flap）

在保留的尿道板上加盖游离包皮内板成形尿道的尿道成形手术。最早由达克特（Duckett）报道。该术式虽然操作方法比较复杂，还是被越来越多的医师接受并取得了满意的效果，术后阴茎外观好。由于该手术方式特点是保留了尿道板，用带蒂岛状皮瓣与之吻合形成新尿道。对于尿道板发育好，尿道口位于阴茎体、阴茎根部的病例可用该术式。不适用于合并严重阴茎下弯的重度尿道下裂病例。

手术方法：保留阴茎腹侧尿道板，距冠状沟1.0cm环形切开包皮。阴茎皮肤脱套状退至阴茎根部，做海绵体勃起试验，了解阴茎下弯矫正情况，如果残留下弯<30°，可以做阴茎背侧海绵体

白膜紧缩矫正。沿尿道板两侧白膜水平分离出阴茎头翼瓣。测量出尿道缺损长度。取包皮内板或者内外板交界处皮肤，宽0.8~1.0cm，长为尿道缺损长度，分离出保留血管蒂的岛状皮瓣。将皮瓣转移至腹侧，与尿道板做吻合，成形新尿道。用血管蒂覆盖尿道。缝合阴茎头翼瓣，成形正位尿道口和冠状沟、锥状阴茎头。尿道内留置F6或者F8导尿管引流。纵向劈开背侧包皮，向腹侧包绕，覆盖阴茎体。注意成形阴茎阴囊角。

并发症：如果对横行皮瓣的蒂进行过多的游离和解剖，则有可能破坏蒂的血供，从而引起部分皮瓣缺血坏死，最终导致尿道狭窄、尿瘘或尿道裂开的发生。如果对皮瓣的蒂游离和解剖不足，又容易导致术后阴茎扭转，影响术后外形。但总体上，该术式应用了有血运的岛状包皮瓣，保留了尿道板，手术后尿道瘘、尿道狭窄等合并症均很少。又因成形尿道的一部分是尿道板，成形尿道不易扭曲，所以术后尿道憩室样扩张发生率很低。

（张潍平 李振武）

niàodàobǎn zòngqiē juǎnguǎnfǎ

尿道板纵切卷管法（tubularized incisedplate urethri plasty）

尿道板正中纵行切开，向两侧游离、扩展，加宽尿道板后，缝合成形尿道的手术。又称斯诺德格拉斯法（Snodgrass procedure）。1994年斯诺德格拉斯（Snodgrass）通过对尿道板的研究，首次报道了尿道板纵切卷管尿道成形术。适于尿道板发育较好的前型尿道下裂，简单易学，手术后尿道口呈裂隙状，使阴茎头和尿道口更美观。该术式也可用于失败的尿道下裂修复、长段尿道瘘修补。

但是因为有瘢痕的阴茎皮肤的血液供应，手术成功率低于首诊病例。对于尿道板发育差、严重阴茎下弯的病例不适用。

手术方法：在尿道板上做从尿道口至舟状窝宽0.5~0.8cm的平行切口；距冠状沟0.5~1.0cm处环形切开包皮，将阴茎皮肤呈脱套状退至阴茎根部。如果有轻度阴茎下弯，结合阴茎背侧白膜紧缩术矫正阴茎下弯；在阴茎海绵体白膜层次上分离两侧阴茎头翼瓣，于尿道板中央做纵切口，深度达阴茎海绵体白膜层，向两侧分离，围绕6~8F导尿管缝合成尿道；取阴茎皮下浅筋膜覆盖成形尿道。关闭阴茎头翼瓣成形尿道口，裁剪缝合阴茎皮肤。

并发症：术后可出现尿道瘘、尿道裂开等并发症。但因此该术式利用了有良好血供的尿道板成形尿道，阴茎背侧带蒂的筋膜覆盖新尿道，故术后尿道瘘、尿道憩室、尿道狭窄的发生率较低。术后尿道外口呈裂隙状开口于阴茎头顶部，阴茎头及尿道外口外形美观。

（张潍平 李振武）

hòuniàodào bànmó

后尿道瓣膜（posterior urethral valve）

位于前列腺尿道远端、由黏膜皱褶形成外形像一层薄膜的瓣膜突入尿道腔内所致的尿流排出障碍性疾病。男性儿童先天性下尿路梗阻中最常见的疾病，在活产男婴中的发病率为1/（7000~8000）。后尿道瓣膜预后不良，发展成慢性肾病的概率是32%，有20%的患儿可进展为终末期肾病。

病因及发病机制　后尿道瓣膜的病因尚不十分明确，家族倾向不明显，但有同卵双胞胎均发病的报道。关于胚胎学机制，有

学者最早认为是尿道黏膜皱褶肥厚增生导致梗阻，后认为是尿生殖窦膜退化不全所致，现多认为是中肾管发育异常所致。后尿道瓣膜于胚胎形成的早期就已出现，可引起泌尿系统及其他系统的发育异常及功能障碍。

肺发育不良 胎儿尿是妊娠中、后期羊水的主要来源。后尿道瓣膜的胎儿因肾功能差和尿路梗阻，导致胎尿和羊水减少。羊水过少妨碍胎儿胸廓的正常活动及肺在子宫内的扩张，造成肺发育不良。肺发育不良是后尿道瓣膜患儿新生儿期致死的主要原因，生后患儿常有呼吸困难、发绀、呼吸窘迫综合征、气胸及纵隔气肿，多死于呼吸衰竭，而不是肾衰竭及感染。

对上尿路的影响 ①肾功能异常：后尿道瓣膜患儿肾功能异常包括两方面病因，一是尿路梗阻，二是肾发育不良。②上尿路扩张：后尿道瓣膜患儿持续增加的膀胱内压力进一步向上传递，影响输尿管、肾盂，并最终影响肾单位，表现为不同程度的肾输尿管积水。③膀胱输尿管反流：50%～80%的后尿道瓣膜合并膀胱输尿管反流。反流原因是膀胱压力增高，使输尿管口抗反流机制失调；输尿管口周围有憩室形成也是引起反流的另一原因。

对下尿路的影响 后尿道瓣膜的患儿膀胱功能障碍的发生率可高达75%～80%，尿动力学的主要表现为逼尿肌不稳定、膀胱低顺应性及膀胱容量小，晚期可表现为肌源性衰竭。

分型 后尿道瓣膜分为三种类型。①Ⅰ型：最常见，占梗阻性后尿道瓣膜的90%～95%。形态为一对大三角帆样瓣膜，起自精阜的远端，走向前外侧膜部尿道的近侧缘，两侧瓣膜汇合于后尿道的背侧中线，中央仅留一孔隙。②Ⅱ型：此型非常罕见，黏膜皱褶从精阜走向后外侧膀胱颈，形态类似于黏膜褶皱，而且不会造成尿路梗阻。③Ⅲ型：占梗阻性后尿道瓣膜的5%～10%。该类瓣膜可位于精阜远端膜部尿道的任何位置，与精阜并无关联，呈环状隔膜样，中央有一孔隙。

临床表现 年龄和后尿道瓣膜梗阻的程度不同，临床表现各异。随着产前超声的普及和技术水平的提高，相当一部分后尿道瓣膜可于产前被诊断或怀疑，所以如生后及时复查，即使无临床表现也可确诊。新生儿期可有排尿费力、尿滴沥，甚至急性尿潴留，可触及胀大的膀胱及积水的肾、输尿管；有时即使尿排空也能触及增厚的膀胱壁；也可有因肺发育不良引起的呼吸困难、发绀、气胸或纵隔气肿。如果在新生儿期未被诊断，至婴儿期可有生长发育迟滞、泌尿系感染或出现急性肾衰竭。学龄期儿童多因排尿异常或泌尿系感染就诊。排尿异常表现为尿线细、排尿费力，也有表现尿失禁、遗尿。

诊断 依据体征、常规及特殊检查可确诊。①超声检查：具有诊断意义的特征性表现为膀胱壁增厚、扩张，伴双侧肾输尿管积水；羊水量少和后尿道扩张呈"钥匙孔征"可进一步证实存在下尿路梗阻。②排尿性膀胱尿道造影（voiding cystourethrography，VCUG）：是可靠的可确诊该病的影像学检查。VCUG可见前列腺尿道伸长、扩张，尿道瓣膜有时可脱垂至球部尿道。梗阻远端尿道变细；膀胱颈肥厚；膀胱边缘不光滑，成小梁改变及多发膀胱憩室形成。50%～80%的患儿合并不同程度的膀胱输尿管反流，也可反流入生殖道。③尿道镜检查：于后尿道可清晰地看见自精阜腹侧两侧发出的瓣膜走向远端，于尿道背侧汇合，在膜部尿道呈声门样关闭。尿道镜进入膀胱顺利，但退出经过瓣膜时有过门槛样梗阻感，通常可见到膀胱内有小梁及憩室形成。④肾功能评价：静脉尿路造影可发现肾浓缩功能差及肾输尿管积水，有时可清晰地观察膀胱形态及扩张的后尿道。放射性核素肾扫描可定量了解分肾功能，尤其是手术前后对比肾功能恢复情况。确诊后尿道瓣膜的患儿应行肾功能相关实验室检查，1岁以内血肌酐最低值被认为是评价肾功能的重要指标。⑤尿动力学检查：可见逼尿肌收缩增强以克服膀胱出口梗阻，尿流率降低，可于术前协助诊断下尿路梗阻，术后需定期复查，监测膀胱功能。

治疗 干预措施因年龄、症状及肾功能不同而异。主要治疗原则是纠正水电解质失衡、控制感染、引流及解除下尿路梗阻。①经尿道镜瓣膜切除术：当患儿一般情况良好，肾功能恢复时，便可考虑行手术治疗，经尿道镜后尿道瓣膜电灼术是后尿道瓣膜患儿的首选术式。②膀胱造口术：若患儿年龄过小，无合适尿道镜；持续肾功能不全；瓣膜切除术后或留置尿管后上尿路情况恶化；营养状况差，感染不易控制等情况，需先行膀胱造口或膀胱造瘘引流尿液。膀胱造口的优点是不带造瘘管，减少了膀胱刺激症状及继发感染的机会。

预后 由于后尿道瓣膜患儿的膀胱输尿管反流继发于梗阻所致的膀胱内压力升高，故1/3在电灼瓣膜或膀胱造口后可自行消失；1/3 应用预防量抗生素治疗下可控制感染；另 1/3 经保守治疗反流无改善，反复尿路感染。后尿道瓣膜的患儿膀胱功能障碍的发生率可高达 75% ~ 80%，膀胱功能障碍是导致患儿晚期肾衰竭的主要原因。后尿道瓣膜症应长期随诊，监测膀胱功能及肾功能，必要时及早进行清洁间隙导尿保护肾功能。注意有的患儿是在青春期或成年早期发生肾衰竭。已知的影响预后的危险因素包括诊断时的年龄、肾发育不良伴或不伴膀胱输尿管反流、1 岁内血肌酐最低值、反复尿路感染和膀胱功能异常。

(张潍平 林德富)

qiánniàodào bànmó

前尿道瓣膜 (anterior urethral valve)

位于阴茎阴囊交界处尿道腹侧的瓣膜所致的尿流排出障碍性疾病。两侧瓣膜从尿道背侧向前延伸于尿道腹侧中线会合，同后尿道瓣膜一样不妨碍导尿管插入，但阻碍尿液排出，造成近端尿道扩张，有的伴发尿道憩室。

病因及发病机制 前尿道瓣膜及憩室的胚胎学病因尚不明确，可能是尿道板在胚胎期某个阶段融合不全或是阴茎头部尿道和阴茎体部尿道的融合异常造成；也可能是尿道海绵体发育不全使局部尿道缺乏支持组织，尿道黏膜因而向外突出形成；前尿道瓣膜病变部位的尿道海绵体发育不良提示尿道黏膜与上皮在发育过程中结合错位；扩张的尿道球部海绵体破裂也可能是病因之一。

临床表现 取决于梗阻的严重程度，主要包括排尿困难、尿后滴沥，轻度尿失禁，排尿时阴茎远端隆起，梗阻严重者可触及扩张的膀胱。若憩室被尿液充满时，可于阴茎阴囊交界处出现膨隆肿块，排尿后仍有滴沥，用手挤压肿块有尿排出。若憩室内并发结石，可触及质地坚硬的结石。危重病儿临床表现与后尿道瓣膜相同。婴幼儿常有反复泌尿系感染、败血症、电解质紊乱、肾功能不全及尿毒症，表现为发热、脓尿、腹部肿块、生长发育迟滞，由此反而忽视排尿困难症状。

诊断 依据体征、常规及特殊检查可确诊。排尿性膀胱尿道造影是诊断前尿道瓣膜和憩室最主要的检查。造影可显示病变近端尿道扩张和拉长，梗阻远端尿道变细，伴憩室者可见尿道腹侧憩室影像。膀胱颈部肥厚，膀胱成小梁样改变并伴有膀胱憩室形成，梗阻严重者可伴发双侧膀胱输尿管反流。

治疗 治疗方式应依据起病年龄、上尿路损害程度和前尿道畸形梗阻程度来决定。对于有电解质紊乱及泌尿系感染的患儿应对症治疗，留置导尿管引流下尿路。若上尿路损害严重，应先行膀胱造口或膀胱造瘘，待一般状况改善后再处理瓣膜。在早产儿或新生儿中，若憩室较大，可先行尿道憩室造瘘，日后手术切除憩室及瓣膜，同期修复尿道。若为单纯前尿道瓣膜可经尿道电灼瓣膜，选用的电刀以钩状最佳，也可用冷刀。对合并憩室的病例，可根据憩室的大小和位置采取不同的治疗方案。若憩室较小，内镜下切开憩室的前唇，可获得良好效果；若憩室大，位置明确，可直接做阴茎腹侧切口，切除憩室及瓣膜，缝合尿道。

内镜下尿道瓣膜切开时，有损伤尿道的风险，可造成尿外渗及尿道瘘等情况，如术后 6 ~ 12 月仍不能自行愈合，需要行尿道瘘的修复手术治疗。较大尿道憩室切开手术后，因需要行尿道成形手术，术后可能并发尿道瘘、尿道狭窄，也可能出现尿道憩室复发的情况。

预后 小部分前尿道瓣膜患者合并膀胱功能异常，尿动力学检查可见膀胱逼尿肌过度活跃、顺应性差和膀胱容量小等表现。术后要定期严密随访。但由于前尿道瓣膜梗阻相对较轻，故前尿道瓣膜患儿远期肾功能预后明显好于后尿道瓣膜患儿。

(张潍平 林德富)

niàodào bìsuǒ

尿道闭锁 (urethral atresia)

各种原因导致尿道管腔狭窄以至完全不通的先天性疾病。罕见的先天性尿道发育缺陷，常导致流产、死胎或新生儿出生后不久后死亡。尿道闭锁可呈完全性、部分性或膜状。尿道完全闭锁者，尿道呈一索状；部分闭锁者，多发生于阴茎头部或阴茎部尿道；膜状闭锁者，男性常发生在阴茎头部尿道外口或后尿道，女性多发生在尿道外口。男性多于女性。尿道闭锁真正原因不明，可能是胚胎时，尿道的上皮组织未及时反折于尿道内、阴茎头部的尿道上皮发育受到障碍；也可能是尿生殖窦膜未能穿破，而形成膜样闭锁。

由于尿道闭锁，胚胎时胎尿积聚，膀胱膨胀，压迫脐血管，或因尿道梗阻发生肾积水，肾萎缩，在胚胎或出生时已死亡。存活者大部分胎尿有排出的路径，如脐尿管未闭、泄殖腔残存、膀胱直肠或阴道瘘、尿道直肠或阴道瘘等。有的出生时虽然存活，但不久亦死亡。婴儿出生后应注意观察尿道排尿情况，不排尿者即应行导尿或尿道探子检查。导尿管或尿道探子插入受阻者，应进一步作尿道造影或经耻骨上膀胱穿刺后行膀胱造影检查，观察尿液流出的路径及是否合并有其他畸形。

产后成活的胎儿，一经发现，应立即行耻骨上膀胱造瘘术。有肾衰竭者，需行双侧肾造瘘术。并发尿外渗者行尿外渗引流，加用抗生素。待肾功能好转，择期行尿道成形术及畸形矫正术。若为膜样闭锁，可用尿道探子将隔膜捅破，依次选用尿道扩张器，逐级扩张尿道是恢复尿道连续性。尿道闭锁的预后决定于闭锁部位。若如为后尿道闭锁，多于产前或生后不久死亡。前尿道闭锁预后相对较好，尤其靠近尿道外口者，上尿损害较轻，生后尽快行尿道造瘘术，病情平稳后根据情况行尿道修复手术治疗。

（张潍平　林德富）

chóngfù niàodào

重复尿道（urethral duplication）

除正常尿道外，在其背侧或腹侧还有一个与膀胱相通或不通的副尿道的先天性尿道畸形。又称尿道重复。极为少见。两个尿道可分别与膀胱相连，也可于膀胱下方汇合。可合并重复阴茎及重复膀胱。按两个尿道排列位置，可分为上下位或称矢状位尿道重复、左右并列位尿道重复两种类型，而以前者多见。两个尿道中多是一个位置正常，另一个发育差，又称副尿道。

病因及发病机制　尿道重复的真正原因尚不十分明确，有多种学说，但每种学说也不能解释所有类型的发生原因，如在胚胎尿道发育过程中，阴茎及尿道板发育互相不平衡、不协调等学说。

分型　尿道重复类型非常多，但有一定规律，如上下位尿道重复中副尿道往往在正常位置尿道的背侧。按尿道外口数量，可分为外阴部有两个尿道口的完全性重复尿道、有一个尿道口的不完全性重复尿道。

最常用的是埃夫曼（Effman）分型。①Ⅰ型：不全性尿道重复（副尿道一端是盲端）。ⅠA型，副尿道开口于阴茎的背侧或腹侧，与膀胱、尿道不相通，最常见类型。ⅠB型，副尿道开口于尿道，另一端呈盲端终止于尿道周围，经常与尿道憩室混淆。②Ⅱ型：完全性重复尿道。ⅡA型，两个尿道口，ⅡA1为两个分别发自膀胱的互不交通的尿道；ⅡA2为其中一个尿道发自另一个尿道，但尿道开口不同。ⅡB型，一个尿道口，两个尿道起源于膀胱或后尿道，远端汇合成一个尿道。③Ⅲ型：重复尿道是骶尾部重复畸形的一部分。

重复尿道中以ⅠA最常见。最常见的完全性重复尿道是ⅡA2。在Ⅱ型中发育差的副尿道多位于发育相对好的主尿道的背侧。副尿道多发自前列腺部尿道。重复尿道的一种特殊类型是副尿道于前列腺部尿道分叉，开口异位于会阴或肛周，而正常位置的尿道发育差或闭锁，称为Y形重复尿道，由于有膀胱颈括约肌控制，无尿失禁。

临床表现　与其类型有关。最常见的症状是尿道感染，副尿道尿流不畅，所以副尿道常有感染。其他表现为排尿困难、尿失禁、排尿分叉等，也可无症状。

诊断　确诊主要靠逆行尿道造影、排尿性膀胱尿道造影和膀胱尿道镜检查。通常只有主尿道可以通过内镜。逆行尿道造影及排尿性膀胱尿道造影可确定副尿道与正尿道的关系。经副尿道口注入亚甲蓝，然后排尿，可以确定副尿道与正尿道及膀胱是否沟通。尿道镜检查时，由副尿道注入亚甲蓝，更易看到副尿道在尿道内开口的位置。用尿道探子，由副尿道口及正尿道口同时探入，亦可探测出它们之间的关系。

治疗　需根据病变及体征分别考虑，目的是保持有功能的尿道。对于无症状、不影响外观的重复尿道不必处理，否则需要切除副尿道，或切开重复尿道间隔，保证正常位置的尿道通畅。对于Y形重复尿道的治疗很困难，需切除发育差的尿道，将会阴或肛周的尿道口经分期尿道成形术前移至阴茎头，一般应用带蒂岛状包皮瓣尿道成形术。Y形重复尿道的术后易合并尿道狭窄。另外，需警惕合并膀胱功能异常。

（宋宏程　王朝旭）

jùniàodào

巨尿道（megalourethra）

胚胎期尿道皱褶处的中胚层发育不良所致的先天性无梗阻的尿道扩张。一般发生于阴茎体部尿道，发生率低，合并有尿道海绵体发育异常，有时也有阴茎海绵体发育异常。巨尿道可为独立的畸形，也常并发不同程度的尿道下裂及上尿路异常。可分为两种类型：①舟状巨尿道，合并尿道海绵体发育异常。②梭形巨尿道，有阴茎、尿道海绵体发育不良。以上两种巨尿道均可伴有肾发育不良、肾发育不全，而梭形巨尿道更可因并发其他严重畸形而致早期死亡。可以合并其他畸形同时存在，体格检查可发现阴茎海绵体发育异常，伴或者不伴有排尿困难。尿道造影可显示尿道扩张表现，结合临床查体尿道海绵体发育异常可以明确诊断。治疗应包括处理并发的上尿路畸形，对扩张的巨尿道进行裁剪、紧缩，使其口径与正常尿道相符。如果有严重的阴茎海绵体缺乏，要考虑是否做阴茎体整形重建甚至变性手术。合并严重的阴茎海绵体缺乏，治疗困难，并发症多。

(宋宏程　王朝旭)

bāojīng

包茎（phimosis）

包皮口狭小，包皮不能翻转显露阴茎头的疾病。分先天性及后天性两种。先天性包茎可见于每一个正常新生儿及婴幼儿。小儿出生时包皮与阴茎头之间粘连，数月后粘连逐渐吸收，包皮与阴茎头分离。3~4岁时由于阴茎及阴茎头生长，包皮可自行向上退缩，外翻包皮可显露阴茎头。后天性包茎多继发于阴茎头包皮炎及包皮和阴茎头的损伤，另外一些继发于干燥闭塞性阴茎头炎、急性阴茎头包皮炎、反复感染，包皮口逐渐有瘢痕而失去弹性，包皮口有瘢痕性挛缩形成，失去皮肤的弹性和扩张能力，包皮不能向上退缩，并常伴有尿道口狭窄。这种包茎不会自愈。

包皮口狭小者有尿线细，排尿费力。排尿时包皮鼓起，尿液积留于包皮囊内，刺激包皮及阴茎头，使其产生分泌物及表皮脱落，形成包皮垢，严重者可引起包皮和阴茎头溃疡或结石形成。对于婴幼儿期的先天性包茎，如果无排尿困难、包皮感染等症状，不必治疗。对于有症状者可先将包皮反复试行上翻，以便扩大包皮口。手法要轻柔，不可过分急于把包皮退缩上去。当阴茎头露出后，清洁包皮垢，涂抗生素药膏或液状石蜡使其润滑，然后将包皮复原，否则会造成嵌顿包茎。此外，也可以局部应用皮质类固醇类药物（如艾洛松、倍他米松等），有助于包皮上翻，阴茎头显

露，总体有效率在 80%~90%。大部分小儿经此种方法治疗，随年龄增长，均可治愈，只有少数需行包皮环切术。后天性包茎患儿由于其包皮口呈纤维狭窄环，需行包皮环切术。预后良好，生理性包茎绝大多数能自愈。

(宋宏程　王朝旭)

bāopí qiàndùn

包皮嵌顿（paraphimosis）

包皮被翻至阴头上方后，若未及时复位，包皮狭窄环勒住阴茎头致包皮不能复位而形成的嵌顿。又称嵌顿包茎。当发生嵌顿包茎时，包皮狭窄环将阻塞静脉及淋巴循环而引起水肿，致使包皮不容易复位，发生嵌顿。包皮发生水肿后，包皮狭窄环越来越紧，以致循环阻塞及水肿更加严重，形成恶性循环。水肿的包皮翻在阴茎头的冠状沟上方，在水肿的包皮上缘可见到狭窄环，阴茎头呈暗紫色肿大。患儿疼痛剧烈，哭闹不止，可有排尿困难。时间过长，嵌顿包皮及阴茎头可发生环死、脱落。主要依据临床表现及体格检查进行诊断。

嵌顿早期可以进行手法复位。手法复位方法有两种：①在阴茎冠状沟处涂液状石蜡后，紧握阴茎头并逐渐加压，用两个拇指压挤阴茎头，两手的示指和中指把包皮退下来，使之复位。②左手握住阴茎体，右手拇指压迫阴茎头，左手把包皮从阴茎体上退下来，同时右手指把阴茎头推入包皮囊中。

若手法复位困难，可加用粗针头多处穿刺包皮，挤出液体，或者采用冷敷等方法也有助于复位。复位后应择期做包皮环切手术。若手法复位失败，应做包皮背侧切开术，即先将有槽探子插入狭窄环内，然后把环切断，以

保证不损伤阴茎体。手术要点是要切断狭窄环，否则不会奏效。待组织水肿消散后，做包皮环切术。若嵌顿包皮已破溃或情况允许，可急诊做包皮环切术。

该病一旦发生及时就诊，预后良好，嵌顿时间过久有阴茎包皮坏死风险，严重者影响阴茎头血运。

(宋宏程　刘超)

bāopí huánqiēshù

包皮环切术（redundant circumcision）

将覆盖阴茎头的多余包皮切除，使阴茎头外露，以治疗包茎、包皮过长等以及防止其并发症的手术。适用于包皮口有纤维性狭窄环、反复发作阴茎头包皮炎。合并有尿道下裂、阴茎下弯、帽状包皮、隐匿性阴茎、蹼状阴茎等外生殖器畸形或异常者禁用。

手术方法：依患儿年龄可选择阴茎根阻滞麻醉或基础加局麻或全身麻醉。沿平行于冠状沟水平远端 0.8cm 做一个环形包皮外板切口，结扎阴茎背浅动、静脉血管。用止血钳扩大包皮口，分离包皮与阴茎头间的粘连。沿阴茎背侧正中剪开包皮内板，使包皮翻至阴茎头上方。清除包皮内板下的包皮垢。沿冠状沟后 1cm 环形切开包皮内板，切除多余的包皮内外板，腹侧包皮系带处勿保留过多，以免术后臃肿。充分止血后，用 5-0 或 6-0 可吸收线，间断缝合包皮内外板。

并发症：术后并发症发生率为 0.2%~5%。由于阴茎局部血运丰富，术后压迫止血困难，出血是最常见的并发症，所以术中应注意止血。如果切除包皮过少，可能有包皮口瘢痕狭窄，需要再次手术。而切除包皮过多，可能有阴茎下弯、勃起痛等，此时可

应用皮质类固醇类药物松解瘢痕，若无效果需要再次手术。另外，还有阴茎外观不对称、皮桥形成、尿道口狭窄等并发症，严重者术中损伤尿道，需再次手术修复。

（宋宏程 刘超）

shuāngyīnjīng jīxíng
双阴茎畸形（diphallia）

表现为两个阴茎并列或前后排列的畸形。又称重复阴茎。极为罕见的畸形，发生率约为1/500万，可并发泌尿生殖畸形、肛门直肠畸形及心血管畸形等。胚胎发育中受特异环境或遗传因素的影响，导致泄殖腔膜的纵行重复，其头侧中胚层增多形成两个生殖结节，各发育成一个阴茎，或生殖结节延长形成阴茎时发生融合缺陷形成分支阴茎。如果胚胎的缺陷发生在泄殖腔膜头部，可以仅发生阴茎头重复。如果缺陷发生在胚胎的后侧和尾侧，除有完全性重复阴茎外，常伴有腰骶部脊柱畸形、肛门闭锁、阴囊分裂和膀胱重复等。可分为分支阴茎（部分重复阴茎）和真性双阴茎（完全性重复阴茎）两种类型。

临床常表现为两个左右并列或前后排列的阴茎，通常为并列，同时有两个尿道及尿道口和独立的海绵体组织。有时一阴茎在正常位置，而在其他部位发现另一阴茎，阴茎发育较小。并发畸形很常见，包括尿道上裂、尿道下裂、膀胱外翻、重复尿道、隐睾、重复膀胱、耻骨联合分离、肾发育不良、肛门直肠畸形及心血管畸形等。

检查外生殖器除可明确重复阴茎的诊断，还可确定其类型。进行静脉肾盂造影和排尿性膀胱尿道造影可以了解泌尿系统的解剖形态，了解重复尿道与膀胱之间的关系，以便于拟定治疗方案。

切除发育相对不良的阴茎海绵体及尿道，对发育较好的阴茎进行成形术，同时根据临床表现发现，治疗其他并发畸形。

（宋宏程 刘超）

yīnjīng yīnnáng zhuǎnwèi
阴茎阴囊转位（penoscrotal transposition）

阴囊异位于阴茎上方的先天性畸形。又称阴囊分裂、阴茎前阴囊。胚胎发育第6周时生殖结节出现异位或阴唇阴囊隆起的移位。分为完全性和部分性，以部分性更常见。完全性阴茎阴囊转位是指阴囊完全处于阴茎上方，反之则为部分性。约90%的患儿合并有尿道下裂、阴茎下弯、肾发育不良、肾发育不全、骶尾部发育异常等先天畸形。对于完全性阴茎阴囊转位，阴囊正常时，75%患者有尿路异常。主要根据外观进行诊断。对于合并重度尿道下裂的患儿，应进行染色体检查，排除性发育异常。对于完全性阴茎阴囊转位，应行泌尿系超声及排尿性膀胱尿道造影检查，了解有无泌尿系畸形。

阴茎阴囊转位一般不影响阴茎发育及将来性功能，只是外观异常。对于较严重或家长、患儿要求的阴茎阴囊转位可手术治疗。最常使用的阴囊成形术依旧是"M"术式，手术效果满意。于阴茎根两侧阴囊边缘做"M"形切口，深达阴囊肉膜，松解阴囊皮肤及肉膜并将其转移到阴茎后方。阴茎两侧切口对合缝合，转移到阴茎后方的两侧阴囊壁向中央对合缝合，使阴茎恢复前位，阴囊恢复后位，缝合肉膜层及皮肤层。尿道内置导尿管入膀胱引流，包扎敷料。若术中保留包皮过多，术后有瘢痕包茎可能。

（宋宏程 刘超）

pǔzhuàng yīnjīng
蹼状阴茎（webbed penis）

薄而狭长的阴囊皮肤向前延伸至阴茎腹侧，阴茎体皮肤与阴囊皮肤相连形成蹼状的畸形。又称阴茎阴囊融合。该病多是先天性发育异常，部分继发于包皮环切术后或其他手术切除阴茎腹侧皮肤过多，导致阴囊皮肤向阴茎牵拉所致。很多患儿外观会随年龄增长逐渐好转。大多数无尿道发育异常，约3.5%的尿道下裂并发该畸形。临床表现为阴囊皮肤延伸至阴茎腹侧，使阴茎和阴囊之间形成蹼状的皮肤连接。轻度一般不影响阴茎发育及性功能。蹼状阴茎可通过手术进行治疗，一般在阴茎阴囊之间的蹼状皮肤上做横向切开纵行缝合，可满意矫正外形；也可做"V-Y""W"等阴茎阴囊皮肤的成形手术。个别重度蹼状阴茎需要阴茎皮肤脱套后用背侧皮肤转至腹侧进行成形手术。该病多无并发症。

（宋宏程 许帅）

yǐnnì yīnjīng
隐匿阴茎（concealed penis）

阴茎隐匿于耻骨前皮下脂肪层内的畸形。又称隐藏阴茎或埋藏阴茎。肥胖儿下腹部尤其耻骨前脂肪堆积时，阴茎可呈隐匿性。一些患儿在包皮环切术或阴茎手术后因包皮瘢痕狭窄可造成继发的束缚阴茎，此种情况多见于新生儿期包皮环切术后。隐匿阴茎命名、分型的不统一，国内外多数学者认同隐匿阴茎包括先天性隐匿阴茎、瘢痕束缚阴茎、埋藏阴茎、蹼状阴茎等。该疾病阴茎隐匿于耻骨前皮下脂肪层内，外观短小，但阴茎体发育正常。包皮似鸟嘴包住阴茎，与阴茎体不附着，背侧短、腹侧长，内板多、外板少。有的隐匿阴茎会伴发无尿道上裂，如果并发阴茎头型尿道上裂，于阴茎头部背侧可触及一浅沟。主要需与小阴茎、阴茎发育不良、包茎鉴别。前二者系因内分泌缺陷或染色体异常导致，临床可见阴茎体细小、勃起较少且勃起无力；后者由包皮口狭小致阴茎头不能外露。

对隐匿阴茎的治疗及手术年龄尚存在争议。若能上翻包皮暴露阴茎头，可不必手术。大多数隐匿阴茎随年龄增长逐渐好转。手术只适应于那些反复包皮感染、有排尿困难、年龄较大、包皮口狭小而外翻包皮困难的儿童。手术方法较多，也在不断出现新的改良术式，但手术的目的明确，即扩大包皮口、暴露阴茎头。应注意不要做简单的包皮环切术，以免阴茎皮肤减少。术者可根据患儿具体情况和对手术方法的熟练程度选择合适的手术方法。并发症有阴茎回缩、瘢痕包茎。

（宋宏程　许　帅）

yīnjīng niǔzhuǎn

阴茎扭转（penile torsion）　阴茎头偏离中线向一侧扭转的畸形。病因未明，为先天性阴茎发育的异常，多因做包皮环切或外翻包皮时被发现。有的患儿合并尿道下裂或包皮呈帽状分布异常。阴茎扭转多呈逆时针方向扭转，按阴茎头偏离中线的角度分为三类：①小于60°。②60°~90°。③大于90°。有些患儿的阴茎体及尿道海绵体根部的方向可以正常，而阴茎头扭转却大于90°。一般无任何症状，不影响性功能，但偶有因扭转造成尿道狭窄或梗阻，发生双侧肾积水。

第一类阴茎扭转如果不影响阴茎的外观及功能，可不必治疗。部分二、三类患儿需要手术矫治，即在冠状沟上方环形切开阴茎皮肤，将皮肤分离脱套至阴茎根部，矫正扭转以中线为准，缝合阴茎皮肤。大多数阴茎扭转经过阴茎皮肤脱套可解决。但对阴茎扭转大于90°的病例效果不佳。有的需要暴露并松解阴茎根部海绵体，切除引起扭转的纤维索带。若仍不满意，可用不吸收线将扭转对侧的阴茎海绵体白膜与耻骨联合固定，以达到整形的目的。并发症有瘢痕包茎或阴茎扭转矫正不彻底。

（宋宏程　许　帅）

xiǎoyīnjīng

小阴茎（micropenis）　以阴茎外观正常但长度小于正常同龄儿阴茎长度平均值2.5个标准差以上为主要表现的畸形。其往往具有正常的解剖结构。

病因及发病机制　妊娠13~36周时，胎儿的阴茎发育受到体内雄激素的影响，而雄激素又受到胎儿黄体生成素（luteinizing hormone，LH）的影响，睾酮的产生和利用的异常会导致小阴茎，并且常导致尿道下裂。最常见的病因是促性腺激素分泌不足的性腺功能减退症、促性腺激素分泌过多的性腺功能减退症（原发性睾丸功能衰竭）以及特发性因素。

诊断　①病史：询问有无家族遗传病史，尤其是尿道下裂、隐睾、不育症，此外嗅觉不灵、早期聋哑、视力差等常是与小阴茎有关的综合征的一部分症状，也要注意母亲妊娠期情况。②体格检查：注意有无与染色体、脑发育异常有关的体征，如小脑畸形、眼距宽、耳郭位置低、小嘴、高腭弓，手足有无并指/趾、多指/趾等。检查外生殖器，测量阴茎长度，阴囊发育，睾丸位置、质地、大小。③影像学检查：有

条件者应把MRI作为常规检查。主要检查脑部有无下丘脑、垂体畸形。对有颅面部异常者应注意视神经交叉、第四脑室及胼胝体有无异常。④染色体核型和Y基因性别决定区检查：可以进一步帮助小阴茎患儿明确性别，为后续的治疗提供理论依据。⑤腺垂体筛查试验：小阴茎病儿生后有可能因腺垂体发育不良而致促肾上腺皮质激素及生长素分泌降低，从而引起暂时性低血糖惊厥。虽不常见，一旦发生有生命危险。所以应常规做血糖、钾、钠测定，或做与生长素有关的激素检查及甲状腺功能测定。⑥促性腺激素检查：正常男孩生后有暂时性睾酮、LH、促卵泡激素（follicle-stimulating hormone，FSH）快速增高，8周时达高峰，6个月后下降。血清睾酮高于3.5nmol/L属正常。对LH、FSH高而睾酮低者应怀疑原发性睾丸功能低下，可用人绒毛膜促性腺激素（human chorionic gonadotrophin，HCG）刺激试验来证实。在临床上，多数小儿内分泌医师认为如腺垂体解剖正常，其他内分泌功能也正常，则考虑小阴茎的原因在于下丘脑。⑦腹腔镜：主要是对未触及睾丸的患者做探查，取活检，如睾丸位于内环上方而且发育好，可经腹腔镜钳夹精索血管以建立侧支循环，待6个月后做福勒-斯蒂芬斯（Fowler-Stephens）睾丸固定术。

治疗　对小阴茎患儿的治疗，应根据病因及具体情况决定治疗方案。主要包括内分泌治疗及手术治疗。

内分泌治疗　①促性腺激素分泌不足性腺功能减退：最常见的治疗是用与FSH、LH有类似功能的HCG治疗。对于下丘脑功能

异常的患儿，给促性腺激素释放激素（如促黄体素释放激素）直接替代效果良好。临床上经常见到的是经内分泌治疗睾酮值上升，但阴茎不长大。②性腺功能异常：如单纯睾丸分泌睾酮异常，用睾酮替代疗法。可外用睾酮霜或肌内注射睾酮。治疗后阴茎、阴囊均可增长，有时有阴毛出现，皮肤色素沉淀，甚至有部分患儿出现嗓音改变，停药后多可自行恢复。长期治疗会增进骨骼成熟，但短期治疗并不会影响身高。③若确定为单纯因生长激素低造成小阴茎，则补充生长激素可获满意效果。

手术治疗 1 岁以内合并睾丸下降不全患儿在内分泌治疗无效后尽早做睾丸固定术。1 岁以上患儿应行睾丸固定术后再进行内分泌治疗。对于激素治疗无效，尤其是用睾酮及双氢睾酮替代疗法无效的患儿，性别的重新认定是一个选择。但因缺乏长期的数据来鉴定这一类患儿变成女性的风险，导致该类治疗方式趋向保守。

预后 对小阴茎患儿应长期随诊至成年，观察了解阴茎发育、性行为及生育能力。尽管患有小阴茎的患者的最终阴茎长度可能不会达到正常大小，但是他们有正常的男性特征，而且多数会有正常的性功能。

（宋宏程 许 帅）

jùyīnjīng

巨阴茎（megalopenis） 以阴茎发育过早、较同龄人明显增大为主要表现的疾病。有内分泌功能的睾丸肿瘤、肾上腺肿瘤、垂体功能亢进症等可出现巨阴茎，需与注射性腺激素后的阴茎长大区别。后者停止激素后阴茎恢复正常，而前者需治愈原发病后，阴茎才会缩小。罕见的阴茎海绵

体神经外胚层来源的小细胞恶性肿瘤可致阴茎均匀性明显增大。

（宋宏程 许 帅）

yǐngāo

隐睾（cryptorchidism） 睾丸未能遵循正常的发育过程从腹膜后下降至阴囊内的畸形。根据是否按发育路径下降，可分为睾丸下降不全及异位睾丸。睾丸下降不全是指睾丸位于其下降的正常途径上，但未能降至阴囊，常伴有腹膜鞘突未闭。异位睾丸指睾丸已经完成它在腹股沟管的下降过程，但未能降至阴囊，而位于腹股沟、会阴、大腿根部等腹股沟外环以外的皮下，最常见的部位是腹股沟皮下深筋膜。隐睾可发生于单侧或双侧，单侧明显多于双侧。单侧隐睾中，右侧的发生率略高于左侧。

病因及发病机制 睾丸的下降与睾丸引带牵拉、腹内压力及内分泌因素相关。因此，隐睾的病因与内分泌、遗传和物理机械等多种因素相关。

临床表现 隐睾侧阴囊扁平，双侧者阴囊发育较差。触诊时阴囊空虚无睾丸。经仔细检查，约 80% 隐睾可在体表扪及，最多位于腹股沟部。睾丸体积较对侧略小，不能推入阴囊。挤压睾丸，患儿有胀痛感。如果能将扪及的睾丸逐渐推入阴囊内，松手之后，睾丸又缩回腹股沟部，称为滑动睾丸，仍应属于隐睾。若松手之后睾丸能在阴囊内停留，则非隐睾，称为可回缩睾丸。

隐睾还可并发如下疾病。①嵌顿性腹股沟斜疝：当隐睾伴有鞘状突管未闭时，若肠管疝入，发生嵌顿者并不少见，而且容易引起肠坏死，也可能压迫精索血管，使睾丸进一步萎缩，严重者导致睾丸梗死。②隐睾扭转：未

降睾丸发生扭转的概率较阴囊内睾丸高 21~53 倍。隐睾扭转一般表现为患侧腹股沟部疼痛性肿块。颇似腹股沟疝嵌顿，但无明显胃肠道病状。右侧腹内隐睾扭转，其症状和体征颇似急性阑尾炎，在小儿急腹症中，应予鉴别；若阴囊内有正常睾丸即可除外该侧隐睾扭转。③睾丸损伤：由于隐睾处在腹股沟管内或耻骨结节附近，比较表浅、固定，不如正常睾丸位于阴囊内受到阴囊的缓冲保护，容易受到外力的直接损伤。④隐睾恶变：隐睾恶变成睾丸肿瘤，比正常位置睾丸高 18~40 倍。高位隐睾，特别是腹内隐睾，其恶变发生率比低位隐睾高 6 倍。隐睾恶变年龄多在 30 岁之后，6 岁以前行睾丸固定，术后发生恶变者比 7 岁以后手术的低得多。

诊断与鉴别诊断 生后阴囊未扪及睾丸，可诊断为隐睾，一般诊断并不难。但应注意阴囊内扪不到睾丸者并非就是隐睾，特别要注意除外可回缩睾丸。对于不能扪及的隐睾，术前可通过一些特殊检查，判断患侧有无睾丸及隐睾所处的位置。最主要为 B 超检查，可探及睾丸的位置。腹腔镜技术已广泛用于协助不可触及睾丸的诊断，可作为诊断性探查的手段，若术中发现：①在腹股沟内环以上看到精索血管和输精管盲端，则证实缺乏睾丸。②正常精索进入腹股沟管内环，则睾丸位于腹股沟。③腹内睾丸。

对于双侧隐睾，应注意评估患儿内分泌、性发育情况。双侧未扪及睾丸，或者有任何提示性分化异常的情况（如阴茎发育异常或伴有尿道下裂），务必尽早进行内分泌和遗传学检查。

治疗 隐睾一经诊断，就应适时进行治疗。生后 6 月龄（校

正胎龄），若睾丸仍未下降，则自行下降的机会已经很小，不可再盲目等待。隐睾治疗的时机，从6月龄（校正胎龄）开始治疗，最好在12月龄前；不迟于18月龄前完成。治疗的目的：①明显和可见的缺陷可以得到永久性的改观。②避免患儿心理和精神上的创伤。③恶变趋向容易被及时发现。④可能改善生育能力。

（宋宏程 刘 沛）

睾丸固定术（orchidopexy）

gāowán gùdìngshù

将未降入正常阴囊位置的睾丸通过游离精索等方式将睾丸无张力固定于患侧阴囊的手术。

适应证 6月龄起睾丸未降至阴囊的各类隐睾。隐睾治疗的时机，从6月龄（校正胎龄）开始治疗，最好在12月龄前；不迟于18月龄前完成。

手术方法 可在全身麻醉或硬脊膜外阻滞麻醉下进行。患侧腹股沟腹横纹横切口，逐层切开皮肤、皮下组织，剪开腹外斜肌腱膜及外环口，注意保护其深侧的髂腹股神经，大多数隐睾即位于腹股沟管内，切开鞘状突管（或疝囊）的前壁，将睾丸牵出鞘膜腔，观察并记录睾丸的大小以及与附睾的关系，从精索表面游离鞘状突管（或疝囊）后壁。横断鞘状突管（或疝囊）予以高位结扎或缝扎。充分游离精索至腹膜后高位，必要时可用示指探入后腹膜，一方面可以轻柔推动精索周围组织，另一方面也可以探知游离的高度。经此游离后，大多数睾丸均可无张力地牵至阴囊底部。手指经创口探入阴囊，扩张阴囊袋。以探入阴囊内手指为指示，于患侧阴囊中下部作一横形1cm左右皮肤切口。用蚊式钳在皮肤肉膜层与精索外筋膜之间作潜行分离，其范围以能容纳睾丸为度。用长弯钳夹住少许精索外筋膜，并将之向腹股沟创口顶出。用力戳破或用剪刀剪开鞘膜外阴囊壁，并将长弯钳伸出创口。理顺精索血管的轴向，轻轻地将睾丸经腹壁下血管背侧牵出。用伸出创口的长弯钳夹住睾丸鞘膜下极，将其拉出阴囊部切口。再次仔细观察精索血管走向，矫正精索血管扭转。将精索远端筋膜与精索外筋膜之间缝合1~2针。将睾丸纳入阴囊皮肤肉膜层与精索外筋膜之间腔隙。缝合阴囊皮肤。手术转回腹股沟部，分别缝合腹外斜肌、皮下和皮肤。

并发症 ①出血：多由术中操作粗糙和止血不彻底所致。阴囊内小出血，通过通畅引流或抽出血液、阴囊冷敷及加压等进行治疗。若术后伤口引流物有血液流出或阴囊进行性增大，应拆除缝线，清除血肿，彻底止血并放置引流条。②感染：多由阴囊皮肤有慢性感染、皮肤清洗不净、消毒不严、术中组织损伤较多，未置引流物或引流不畅，以及术后护理不当等引起。发生感染后，应加强抗感染治疗，局部热敷或其他物理疗法，并保持引流通畅。若有脓肿形成，应切开引流。③睾丸萎缩：多由于术中损伤精索血管、精索扭转和术后牵引睾丸力量过大等原因引起。④睾丸回缩：多由于术中精索游离松解不完全，勉强将睾丸拉入阴囊所致。如回缩至阴囊上部可继续观察，不必手术。若回缩至外环口以上，则需再次行睾丸固定术。

（宋宏程 刘 沛）

精索动静脉切断术（spermatic cord arteriovenous amputation）

jīngsuǒ dòng-jìngmài qiēduànshù

隐睾位于盆腔高位，由于精索发育短即使通过游离也达不到无张力降到阴囊时，通过结扎、切断精索血管，依靠输精管、睾丸引带血运将睾丸降入阴囊的手术。又称福勒-斯蒂芬斯术（Fowler-Stephens operation），简称F-S手术。1903年贝文（Bevan）认识到高位隐睾之所以游离困难，是因为受到睾丸血管的约束，提出将睾丸血管予以切断，而睾丸可经输精管动脉获得血供。为了尽量减少侧支循环的破坏，并让侧支循环的血供得到充分代偿，1984年兰斯利（Ransley）等提出，在第一期手术时，只是尽可能地高位切断精索血管，而不试图对精索做任何游离。待6个月之后，二期手术游离精索。

适应证 高位隐睾、输精管及睾丸引带血运发育良好。

手术方法 可分为一期和分期F-S手术，分期F-S手术效果较一期好，睾丸萎缩率低。①一期手术：腹腔镜探查睾丸位置较高，无法一期降到阴囊内，且输精管血管及引带血运较好可于高位游离结扎精索血管两道。若为双侧高位隐睾，常于一期仅结扎一侧血运，另一侧待此侧二期手术时结扎。②二期手术：一般于一期手术半年后进行，术前评估睾丸情况，若睾丸未明显萎缩，将被切断的精索连同睾丸和输精管整块向下游离，不可再在精索血管与输精管之间进行任何分离，尽量保留其间的血管交通支。其他步骤与一般的睾丸固定相同。

并发症 ①睾丸萎缩：结扎精索后侧支循环建立不充分，或二期手术时游离过多，引起睾丸引带或输精管血运受损等原因引起。②出血：多由术中操作粗糙和止血不彻底所致。阴囊内小出血，通过通畅引流或抽出血液、阴囊冷敷及加压等进行治疗。若术后伤口引流物有血液流出或阴囊进行性增大，应拆除缝线，清除血肿，彻底止血并放置引流条。③感染：多由阴囊皮肤有慢性感染、皮肤清洗不净、消毒不严、术中组织损伤较多，未置引流物或引流不畅，以及术后护理不当等引起。发生感染后，应加强抗感染治疗，局部热敷或其他物理疗法，并保持引流通畅。若有脓肿形成，应切开引流。④睾丸回缩：多由于输精管短，勉强将睾丸拉入阴囊所致。

（宋宏程　刘　沛）

gāowán qiēchúshù

睾丸切除术 （orchiectomy）

经腹股沟或阴囊外上部切口，于壁层鞘膜外分离并切除一侧睾丸、附睾、精索等阴囊内容物的手术。用于单侧睾丸坏死、萎缩、严重损伤的治疗。对于腹内高位隐睾经充分游离精索后，仍然不能完成一期睾丸固定，而没有条件进行其他手术方法，或该侧睾丸发育极差，并无保留的实际意义者，特别是成人隐睾，其对侧睾丸正常位于阴囊内者，可将该睾丸切除。

（宋宏程　刘　沛）

fùgāo jīxíng

附睾畸形 （epididymis anomaly）

以附睾明显变长或与睾丸附着异常为主要表现的先天性疾病。附睾畸形其实并不少见，常作为隐睾的并发畸形出现。并发于隐睾的附睾畸形发病率为19%~71%。若为正常的变异，不属于疾病；附睾畸形主要属于疾病的输精道完全性不连接，如附睾缺如、附睾与睾丸分离和附睾部分闭锁。

病因及发病机制　造成附睾畸形的原因，一方面是因为在胚胎第12~13周时发育停滞或延缓，造成附睾与睾丸附着异常；另一方面是如果在发育阶段，供应睾丸血供的血管发育异常，则可能出现附睾缺如或输精管节段性闭塞或缺如。

分型　自1971年斯科勒（Scorer）及法林顿（Farrington）首次对附睾畸形进行分类以来，已报道了许多不同的分类方法。常见附睾畸形分类：①附睾缺如。②附睾头与睾丸分离，附睾体有纤维组织与睾丸连接。③附睾中部闭锁，呈纤维索状。④附睾尾部闭锁。⑤附睾尾与睾丸连接，附睾头游离。⑥附睾与睾丸完全分离

根据睾丸与附睾之间的解剖关系以及其生理功能的考虑，将隐睾的睾丸附睾异常分为两类：①梗阻型，包括附睾头缺如，或附睾头与睾丸分离，或输精管任何部位闭锁、中断或缺如。②非梗阻型，包括附睾头、尾与睾丸相连而附睾体与睾丸分离，以及附睾头与睾丸相连，而附睾体或附睾尾与睾丸分离。

临床表现　可为隐睾或男性不育。体格检查除附睾头囊肿外，其他畸形均无明显异常体征，常合并有输精管畸形。

诊断　①体格检查：对于合并隐睾的患者，查体可发现患侧阴囊空虚，未能触及睾丸组织。对于合并附睾囊肿的患者，附睾头可触及囊肿样包块。②常规辅助检查：B超、腹腔镜检查。③特殊检查（成人）：生殖腺静脉造影。

治疗　对正常变异的附睾畸形，无须治疗。对输精道完全性不连接，如附睾头与睾丸分离的患者，可经显微外科行睾网吻合术。

（宋宏程　何雨竹）

xièzhíqiāng jīxíng

泄殖腔畸形 （cloacal malformation）

女性尿道、阴道、直肠共用一个开口的消化、泌尿、生殖3个系统的复杂畸形。又称泄殖腔存留、一穴肛。较少见，发生率为1/（40 000~50 000）。女婴出生后，如果在会阴部仅有一个开口，则可诊断为泄殖腔畸形。

病因及发病机制　在妊娠4周，泌尿道、生殖道与消化道为一共同开口的腔隙，即泄殖腔。以后随着中胚层向下生长，形成尿囊直肠隔，于第6周完成。此时泄殖腔分为腹侧与背侧两部分。腹侧部分成为尿生殖窦，最终形成膀胱尿道与阴道；背侧部分成为直肠。当泄殖腔分隔完毕，位于会阴的泄殖腔膜破裂，形成两个开口。若尿囊直肠隔发育停顿，则造成近端尿道、上2/3阴道、直肠均进入一共同腔道，会阴只有一个开口，即为泄殖腔畸形。畸形严重程度视泌尿道、生殖道与消化道在腔内开口位置的高低而定。三者可汇合于低位，也可汇合在膀胱颈部甚至膀胱三角区。开口位置愈高，病变愈严重。

经典分型　根据培尼亚（Peña）的总结，泄殖腔畸形有六种类型。①Ⅰ型：典型泄殖腔畸形，尿道、阴道和直肠汇合于泄殖腔管近段，泄殖腔管长2~3cm，阴道大小正常，外括约肌复合体发育和位置正常，泄殖腔管开口于正常尿道的部位，会阴体较正常小。②Ⅱ型：高位泄殖腔畸形，泄殖腔开口小，会阴短，管长3~7cm，阴道极小，脱出成形极为困难。盆腔狭窄，骶骨短，盆底肌及外括约肌发育差。③Ⅲ型：直肠开口位置高，在阴道后壁的顶部。④Ⅳ型：低位泄殖腔

畸形，泄殖腔管长 0.5～1.5cm，表现直肠低位阴道瘘合并女性尿道下裂。⑤V 型：泄殖腔畸形合并阴道积液，泄殖腔管为常见型。⑥Ⅵ型：泄殖腔畸形合并双子宫双阴道。

临床表现 ①腹胀和呼吸困难：出生时，婴儿常表现为明显的腹胀，有些患儿可因严重的腹胀，以及尿液反流入阴道、子宫，进入腹腔，形成腹水，导致呼吸困难。腹部常可扪及肿块，是积聚尿液的子宫或阴道。②排尿障碍：患儿可能存在排尿障碍，这是因宫内慢性下尿路梗阻造成的。③会阴外观异常：患儿的会阴部外观常不一致，最常见者，会阴呈扁平状，无明显的阴道、直肠和尿道开口，阴蒂较正常新生儿大，小阴唇发育差，泄殖腔开口于阴蒂下方，甚至可延伸到其顶端，像一个狭窄的尿道。有些患儿的阴蒂、阴唇和阴道入口看上去似乎正常，但探针可发现仅有一个开口，即泄殖腔开口，而在正常肛门开口的部位仅可发现一个凹迹而无孔穴。

诊断 ①X 线平片检查：泄殖腔畸形的影像学检查首先应进行胸、腹部平片检查。腹部平片可看到下腹部、盆腔有一大的圆形肿块，甚至表现出有气液平面的囊性肿块，为积尿扩张的子宫和阴道，并混有由结肠瘘管来的气体。②超声：腹盆部超声可以看到扩大的膀胱，阴道和直肠，包括肾积水的上尿路畸形的检出率可达 1/3 左右。③腰骶椎 MRI：可以观察是否存在脊髓栓系综合征，以及盆腔及盆壁的解剖结构异常情况。④造影：静脉尿路造影可了解上尿路的情况。逆行造影可经泄殖腔注入造影剂，看到膀胱、子宫、阴道或直肠瘘道的

情况。若已实行结肠造瘘术，远端结肠造影可清晰显示直肠、阴道和尿生殖窦畸形的相互解剖关系。⑤膀胱镜检查：直视下观察泄殖腔的结构异常情况。

检查时应全面了解伴发的畸形。其中上尿路畸形约占 75%，包括肾不发育或发育不全、马蹄肾、重复肾、输尿管重复畸形及异位开口等。其他畸形有子宫阴道重复畸形，心血管、呼吸系统及上消化道畸形。

治疗 主要针对存在梗阻的消化道和泌尿生殖道。对泄殖腔畸形进行重建的一个重要原则是要将直肠、阴道和尿道的修复重建作为一个整体同时进行。合适的重建手术时间出生后 6～12 个月，培尼亚甚至将手术时间提早到生后 1 个月进行。手术包括 4 个步骤：①胃肠道减压。②泌尿生殖道减压。③相关泌尿系畸形的纠正修复。④泄殖腔畸形的修复。新生儿待一般情况稳定后，可即行结肠造瘘，结肠造瘘可使胃肠道减压，也可防止粪便进入泄殖腔道。

共同管道的长短与治疗的难易相关。患儿泄殖腔共同管道小于 3cm，大概占所有病例的 62%，伴随其他畸形的概率少，手术难度小，术后并发症少。泄殖腔共同管道长于 3cm，占 38% 左右，伴随畸形概率高，局部解剖复杂，手术操作难度更大、时间更长，往往需要多种手术，然而功能方面的预后却明显低于泄殖腔共同管道小于 3cm 的患儿。

随访 泄殖腔畸形患儿治疗后必须进行长期随访，因为有可能存在许多潜在的问题，所以非常重要。要注意是否存在便秘，若有便秘要积极治疗，便秘可以导致溢出性污粪；还要注意泌尿

系感染问题。对于那些接受尿流改道治疗的病例，要监测代谢有无问题，要评价肾功能，有无结石生成和继发反流等。术后患儿要密切随访妇产科方面的问题。到青春期时，相当多的患儿经血无法顺利排出。另外，需注意新生儿是否存在扩张的阴道和阴道积液。如果存在就一定要在做肠造瘘的时候插管到阴道或双阴道内减压，进而防止并发症如阴道积脓出现。对于新生儿存在双侧或单侧肾积水时，必须除外阴道积液存在，才可以考虑进行肾造瘘或输尿管造瘘手术。阴道积液可以导致输尿管梗阻，阴道引流可缓解婴儿肾积水。

(宋宏程　何雨竹)

niàoshēngzhídòu jīxíng

尿生殖窦畸形（urogenital sinus abnormality）女性（46, XX）尿道与阴道相互会合开口于同一腔隙并在会阴只有一个共同开口，而直肠肛门发育正常的先天性畸形。常见于女性假两性畸形，如先天性肾上腺皮质增生症。无论患儿的男性化程度如何，其性别均为女性，具有子宫、卵巢及近端 2/3 的阴道，没有睾丸。因男性化程度不同，患儿阴蒂肥大的程度及尿生殖窦融合形式也不尽相同。其他疾病，如真两性畸形、混合性腺发育不全症也可有尿生殖窦畸形。除此之外，尿生殖窦畸形可伴发其他泌尿生殖系统的异常，如尿失禁、双角子宫、阴道重复畸形等。

病因及发病机制 尿生殖窦畸形是由胚胎期尿生殖窦发育异常而引起的新生儿畸形。在妊娠第 4 周，泌尿道、生殖道与消化道为一共同开口的腔隙，即泄殖腔。于第 6 周泄殖腔分为腹侧与背侧两部分，腹侧部分成为尿生

殖窦，最终形成膀胱尿道与阴道。尿生殖窦发育在泄殖腔分隔完毕以后，男性与女性略有不同。若在后续发育中，窦结节在向前庭下降发育的过程中发生停顿，则使尿道与阴道形成共同开口，产生尿生殖窦畸形。此外，女性假两性畸形可因胚胎期受雄激素的影响，使尿生殖褶过度融合而形成尿生殖窦畸形。

临床表现 因共同腔隙开口位置不同，临床表现差异较大。如果共同腔隙开口较大，尿道开口较低，接近正常开口位置，则患儿多无症状，或易发生泌尿系感染；如果共同腔隙开口位置较高，接近膀胱颈者，多有尿失禁；如果共同腔隙开口较小，则易误诊为先天性无阴道。

诊断 结合病史、体征与检查进行诊断。女性先天性肾上腺皮质增生症患儿的母亲，妊娠期可有药物或可能形成雄激素的药物或食物的摄入史，家庭内可能有新生儿死亡史或外生殖器畸形，青春期发育异常，水、电解质平衡紊乱的患者。有些患者可存在下腹部肿块，其可能提示扩大的膀胱或积水的阴道和子宫。患者除常规的体格检查了解外阴情况外，还需做造影、内镜和超声检查，以及染色体及内分泌的检查。①造影：需要将一福莱（Foley）导尿管从会阴部插入共同管道，充起气囊，堵住开口，再逆行注入造影剂，进行正位、侧位和斜位观察；也可将导尿管插入膀胱，做排尿性膀胱尿道造影，需患儿自助排尿后拍X线片观察解剖结构关系。②内镜检查：可直接观察畸形的解剖情况，需在全麻情况下操作，因此常在重建手术前进行。③超声检查：可以明确子宫、阴道和性腺的部位、结构，

也可以检出泌尿系畸形。个别病例要用腹腔镜做性腺活检才能决定诊断。④染色体及内分泌的检查：明确患儿是否存在性别发育异常及内分泌异常。

治疗 对于尿生殖窦畸形的手术时机，仍存在很大的争议，尤其是涉及性别取向问题时，到底是由父母来决定还是留待患儿长大后再考虑，这一问题直接与早期还是晚期手术有关。庆幸的是，外科技术的发展使得许多患儿无须考虑性别转换问题。

女性外生殖器成形术包括三个部分，即阴蒂成形术、阴道成形术、阴唇成形术。一般多在儿童期行阴蒂成形手术，保存阴蒂头正常的神经支配，并有接近正常的外观。阴道成形的时机，争议很大。一种观点认为阴蒂成形、阴道成形和阴唇成形应在低龄时完成，因母亲雌激素刺激导致的阴道和阴道周围组织的增厚和扩张，使得手术操作更加容易，术后组织形成瘢痕的机会也更小；另一种观点认为早期手术可能会增加患儿术后阴道狭窄的风险，需要进行阴道扩张或再次手术，因此主张等患儿成年后于妇产科行阴道成形术。

（宋宏程 何雨竹）

luǎncháo fāyù yìcháng

卵巢发育异常（ovarian dysplasia） 由遗传因素、下丘脑-垂体疾病或内分泌因素引起的以卵巢发育形态异常或功能不全为主的先天性疾病。其最常见的原因为性发育异常，该类患者常伴有卵巢功能不全或索条状性腺，如特纳综合征等。此外，卵巢发育异常还包括异位卵巢、副卵巢和单侧卵巢缺如等罕见情况，这些患者常同时合并有泌尿系畸形。由于此类疾病罕见，仍未知

是否会影响其生育能力，但卵巢的单侧缺如或卵巢异位，可能会影响排卵及输卵管对卵子得捕获，且合并的泌尿生殖道畸形亦可造成不育，所以建议在必要时手术治疗。

（宋宏程 何梦）

éwài luǎncháo

额外卵巢（supernumerary ovary） 除正常位置的卵巢外，在其他位置发现额外的正常卵巢相连接的卵巢组织。额外卵巢可能出现在腹膜后、乙状结肠系膜以及盆腔等处。这些额外的卵巢可能是由于胚胎发育异常而形成的。单纯的额外卵巢可能没有特殊症状。一般通过超声科诊断。额外卵巢需要与副卵巢鉴别，额外卵巢离正常卵巢有一定距离且不与正常卵巢相连，而副卵巢与正常卵巢则有直接连接或韧带连接。副卵巢直径多小于1cm，外观看似由正常卵巢分化而来，常是单个，很小，易被误诊为淋巴结。额外卵巢若合并泌尿系统畸形或异位妊娠等情况，则需要手术治疗。

（宋宏程 何梦）

fùluǎncháo

副卵巢（accessory ovary） 位于正常卵巢附近，与之有直接连接或韧带连接的卵巢结构。与额外卵巢一样，都是罕见的妇科疾病。副卵巢常位于正常位置卵巢附近的阔韧带中，如子宫角等处。单纯副卵巢常无特殊临床表现。副卵巢需要与额外卵巢鉴别，副卵巢与正常卵巢有直接连接或韧带连接，而额外卵巢则离正常卵巢有一定距离且不与正常卵巢相连。副卵巢直径多小于1cm，外观看似由正常卵巢分化而来，常是单个，很小，易被误诊为淋巴结。副卵巢若合并泌尿系统畸

形或异位妊娠等情况，则需要手术治疗。

（宋宏程　何梦）

yìwèi luǎncháo
异位卵巢（ectopic ovary）

非正常位置的卵巢。卵巢发生于后腹膜，位置较高，正常情况下胚胎期卵巢要降入盆腔，如果卵巢下降停顿则形成卵巢异位，这是由于生殖细胞在生殖嵴异常迁移造成的。此外，也有学者认为手术或炎症植入也是异位卵巢的可能病因。由于卵巢下降停顿可发生于胚胎的不同时期，卵巢可异位于肝下、肾下极下缘等处，可单侧、双侧异位，常伴有卵巢发育不全及其他表现。大多数患有异位卵巢的女性没有症状，但有些患者可能会出现慢性盆腔疼痛和性交困难。异位卵巢会发生不同类型的卵巢肿瘤。约 1/3 的异位卵巢女性有先天性妇科和泌尿系统异常。其诊断经常为影像学或术中意外发现，如腹股沟区的异位卵巢，常表现为青春期女童因腹股沟区疼痛，行 CT 或 MRI 意外发现卵巢组织；也有部分女性是由于不孕或异位妊娠发现的异位卵巢。异位卵巢合并卵巢肿瘤或泌尿系统异常、慢性盆腔或腹股沟疼痛、异位妊娠等情况时，需要手术治疗。

（宋宏程　何梦）

yīndào jīxíng
阴道畸形（vaginal deformity）

中肾旁管发育、融合、（隔）吸收过程中，不同节点发生异常而出现的以阴道结构异常为主的疾病。罕见，既可以是单独的局部异常，也可以是多部位的组合畸形，如先天性无子宫无阴道的先天性子宫阴道缺如综合征（Mayer-Rokitansky-Kuster-Hauser syndrome，MRKH 综合征）。由于中

肾旁管发育与中肾管以及泌尿系发育在胚胎早期密切相关，故女性生殖道畸形也常伴有肾脏和输尿管的畸形，甚至合并骨骼、心脏、神经系统等畸形。阴道畸形包括阴道缺如、阴道发育不全、阴道闭锁、处女膜闭锁、MRKH 综合征、阴道纵隔、阴道横隔、阴道斜隔，重复阴道、泄殖腔与尿生殖窦畸形等多种类型。

阴道畸形可表现为闭经、梗阻症状、性交困难、不良妊娠结局、泌尿系统发育异常、合并其他器官畸形等。检查包括全身一般体格检查、妇科检查、影像学检查及实验室检查等，影像学检查包括 X 线、CT、超声、MRI、子宫输卵管造影、内镜检查。阴道畸形临床表现多样，发病罕见，临床上极易误诊、误治，不同类型畸形治疗方案各异，应警惕不必要的手术和器官切除。

（宋宏程　陈烁璠）

xiāntiānxìng yīndào quērú
先天性阴道缺如（congenital absence of vagina）

中肾旁管的子宫阴道原基或阴道板发育不全导致的以患者无阴道，或阴道浅而短为主要表现的先天性疾病。发生率为 0.2‰~0.25‰。患者具有正常的第二性征、染色体核型（46, XX），激素（黄体生成素和卵泡雌激素）水平正常。患者多至青春期后以原发性闭经就诊。体检可发现患者无阴道，或阴道浅而短，剖腹探查或腹腔镜检查可见正常卵巢和输卵管，但子宫多呈双角残迹状。极少数患者子宫发育正常，仅阴道缺如，临床上表现为周期性腹痛。先天性阴道缺如或发育不全常伴发泌尿系畸形，包括肾发育不全、异位肾、融合肾、马蹄肾、肾重复畸形、肾盂输尿管连接部狭窄及输尿管

膨出等，另外也常伴发骨骼及肛门直肠畸形，称为先天性子宫阴道缺如综合征（Mayer-Rokitansky-Kuster-Hauser syndrome，MRKH 综合征）。

MRKH 综合征是一组包括中肾旁管衍生结构、肾脏和骨骼系统发育畸形的疾病，分为典型和非典型两类。典型 MRKH 综合征有对称的子宫残留结构和正常的输卵管，不伴有肾脏异常；而非典型 MRKH 综合征具有不对称的子宫芽或畸形的输卵管，患者无一例外均伴有异常的肾脏，考虑和胚胎早期中肾管与中肾旁管相互接近有关。10%~20% 的 MRKH 综合征患者合并骨骼发育异常，以颈椎先天性融合最为常见。

该病根据患者临床表现、体格检查结合超声、影像学检查、染色体及实验室检查可以诊断。治疗主要是应用皮肤或肠管进行阴道再造手术，包括在膀胱和直肠间行阴道成形的阿贝-麦金杜（Abbe-McIndoe）手术及改良的达维多夫（Davydov）术、维基耶蒂（Vechietti）术、威廉斯（Williams）阴道成形及其改良术。并发症有尿道、膀胱、直肠损伤，感染，阴道出血，大网膜及输卵管伞部脱出、阴道顶端息肉、阴道外口狭窄及阴道挛缩等。通过手术治疗患者可以获得正常性生活，但是大部分患者仍有持续的性心理压抑状态，已有移植子宫后妊娠报道。

（宋宏程　陈烁璠）

yīndào bìsuǒ
阴道闭锁（vaginal atresia）

阴道发育异常导致阴道完全或远端部分不通的先天性阴道畸形。患者多在青春期表现为月经不来潮、下腹部坠痛、盆腔疼痛和性交障碍等。根据阴道闭锁的程度

可分为Ⅰ型和Ⅱ型。Ⅰ型阴道闭锁即阴道下段闭锁，阴道上段、宫颈及宫体功能正常。Ⅱ型阴道闭锁即阴道完全闭锁，大多数合并宫颈、宫体发育不良或子宫畸形。在胚胎时期，女性胚胎发育过程中泌尿生殖窦或中肾旁管末端未能正常发育所致。而具体导致泌尿生殖窦及中肾旁管末端发育畸形病因，尚不明晰。

阴道闭锁患者无阴道口，对于还没有到月经期的少女，一般无症状。而对于应该来月经的女性，典型症状可表现为：①无月经初潮。年龄超过15岁还没有来月经，但乳房已经发育。②周期性腹痛。阴道下段闭锁患者子宫内膜功能正常，出现症状早且严重，因经血淤积在宫颈、宫腔常导致周期性下腹部坠痛，且有越来越痛的趋势。③盆腔疼痛。阴道完全闭锁患者，子宫内膜功能及子宫发育不完善，症状出现较晚，经血容易反流至盆腔，引起感染，可表现为盆腔疼痛，并逐渐加重。④性交障碍。部分患者到了适婚适孕年龄，由于阴道闭锁没有阴道口，性交困难。此外，部分患者可伴随出现由于经血淤积形成的肿块，压迫直肠或尿道所致的肛门胀痛、尿频；阴道完全闭锁引起子宫内膜异位症时，患者盆腔疼痛可放射至会阴部、肛门、大腿等部位。

根据患者临床表现，结合盆腔MRI检查、超声检查等对患者阴道及子宫评估后，可进行诊断。阴道闭锁在明确诊断后应尽早进行手术治疗，以便尽早解除梗阻，恢复经血通畅。Ⅰ型阴道闭锁患者预后较好，术后月经、性生活及妊娠均不受影响；Ⅱ型阴道闭锁患者，预后取决于手术方式。

（宋宏程　王雨思）

chǔnǚmó bìsuǒ
处女膜闭锁（imperforate hymen）

发育过程中，由阴道末端的尿生殖窦组织未腔化所致的生殖道发育异常。又称处女膜无孔。根据闭锁程度可分为完全闭锁与部分闭锁。完全闭锁，主要指处女膜中间无孔。部分闭锁，指处女膜中间有孔，如米粒大或针头大。

病因及发病机制　胚胎第5个月，阴道板完全腔化，贯穿形成阴道腔并与前庭相通，其末端有一层薄膜即处女膜。在胎儿娩出前不久，处女膜中央部分被吸收，形成处女膜孔，若吸收失败则形成处女膜闭锁。

临床表现　根据患儿年龄不同表现也不同。儿童期主要表现为阴道积液及压迫症状，当处女膜闭锁时，阴道和宫颈分泌物不能排出，积聚于阴道内形成阴道积液。若积液量多，则患儿出现腹胀、腹痛，闭锁的处女膜膨胀；严重者出现排尿困难、尿频、尿潴留、输尿管积水或肾盂积水，压迫直肠导致排便困难、便秘。青春期往往以原发性闭经为主要症状，患儿有周期性痉挛性下腹疼痛，并逐渐加剧，但无经血流出。时间长久可形成阴道积血，若病情发展，可形成输卵管积血粘连而致伞端闭锁，甚至可反流入盆腔，出现子宫内膜异位症的表现。若阴道积血严重，可压迫尿道、膀胱，出现排尿困难，患者有尿频、尿紧迫感或点滴状排尿、尿潴留。因为大量子宫积血，还可使输尿管受压扭曲，影响排尿，出现输尿管积水或肾盂积水；压迫直肠则出现便秘、大便困难。由于性交时尿道意外穿透，即使患者否认阴道穿透和性交困难，尿道性交也是一种罕见的无孔或微穿孔处女膜的表现。症状还可能包括性交失禁和尿路反复感染。

诊断　处女膜闭锁根据典型症状，结合妇科检查、超声或MRI可确诊。

治疗　该病以手术治疗为主。一般来说，青少年时期手术切除处女膜最佳，此时雌激素的产生可促进外阴愈合。原则上确诊后应尽快选择手术切开，如需推迟手术，应通过药物抑制月经周期，并镇痛治疗。

手术并发症：①处女膜手术后可能会出现子宫内膜异位症，该疾病来源尚未阐明，可侵犯全身任何部位，如脐、膀胱、肾、输尿管、肺、胸膜、乳腺，甚至于臂、大腿等处，可能会导致患者出现下腹痛、痛经、不孕、月经异常等症状。②处女膜手术容易出现感染，从而导致盆腔炎症性疾病发生，炎症可局限于一个部位，也可同时累及几个部位，以输卵管炎症、卵巢炎症最常见。可表现出下腹痛、阴道分泌物增多，若病情严重可出现发热甚至高热、寒战、头痛、食欲减退等症。

预后　处女膜闭锁在手术治疗后预后良好，症状可立即消失，往往短期内就可恢复生育功能。该疾病通常以经血排流为治愈标准。但若病情严重且未及时治疗，可导致子宫内膜异位症或输卵管粘连，继而引起痛经或不孕。

（宋宏程　王雨思）

zǐgōng yīndào jīyè
子宫阴道积液（hydrometrocolpos）

生殖道畸形或子宫腺体分泌异常增多导致阴道伴或不伴子宫扩张积液的疾病。生殖道畸形为胚胎发育过程中的异常所致的阴道闭锁或处女膜闭锁；子宫腺体分泌异常增多是由于母体性激素通过胎盘血循环进入胎儿体内，刺激胎儿的子宫腺体造成分泌亢进，这种分泌亢进可持续至出生后数周之久。

临床表现主要是阴道口与外阴阴唇的外突和下腹部肿块，可伴有压迫症状。①阴道口与外阴阴唇的外突：在尿道外口下方、小阴唇之间有膜向外膨出，时呈淡青紫色，哭闹或增加腹压时可触及囊性感，未见阴道开口。但多数患儿出生时症状并不明显，直到月经初潮时才出现，或是无月经来潮，下腹部周期性胀痛或盆腔内胀感和不适感。②腹部肿块：肿块呈圆形或者椭圆形，表面光滑，较为固定，位于耻骨上伸入盆腔，上缘及两侧缘边界清楚，质地坚韧，有时有实质感。因肿块与膀胱在同一部位，常被误以为是充盈的膀胱，但是导尿后肿物仍存在。③压迫症状：严重的阴道积液可压迫尿道引起急性尿潴留，向后压迫直肠出现排便困难。有时甚至可压迫下腔静脉引起回流障碍，肢体水肿、淤血；也可引起肾积水及输尿管积水等，从而出现泌尿系感染。新生儿偶见发生呼吸困难。

根据临床症状以及阴唇间突出部位诊断性穿刺可证实诊断。X线腹部平片可显示下腹部致密影；B超检查对诊断有价值，同时应注意排查有无合并其他畸形。症状明显的患儿明确诊断后应尽早手术，依据病因不同选择不同的手术方式，尽早解除梗阻。

（宋宏程　王雨思）

yīndào hénggé

阴道横隔 （transverse vaginal septum）

两侧中肾旁管会合后的尾端与泌尿生殖窦相接处未贯通或部分贯通所致的先天性阴道畸形。阴道横隔可以是由某些先天性的因素造成的，也可以是由

后天的一些因素如环境因素、病毒感染、致畸药物、有害物质、营养失衡等导致的胚胎发育时期阴道板未完全腔化或泌尿生殖窦与子宫阴道始基衍生物未完全融合。

阴道横隔主要分为两种类型，根据发生横隔的位置不同有多种不一样的情况。①完全性阴道横隔：横隔中没有任何空隙。无论位于何段，均因月经初潮后经血被潴留于横隔上方，主要表现为经血潴留。经血潴留的特点，一为周期性下腹痛，二为盆腔包块。若不能及时就诊，潴留之经血反流经输卵管至腹腔。可继发子宫内膜异位。②不完全性阴道横隔，在横隔会出现小孔，月经自小孔排出。孔隙较小者也可有或轻或重的经血潴留。横隔位于上段者也可无症状，多于妇科检查时发现。

临床还可并发如下症状。①不孕：由于横隔存在，精液或精子无法进入并储存于阴道内，精子无法上行与卵子结合，导致原发不孕。②宫颈结石：因不完全阴道横隔，横隔孔眼很小，每次月经仅极少量经血排出体外，经血长期沉积在阴道横隔内层及宫颈内，血内无机盐易沉淀形成结石；多年经血刺激，横隔内壁和宫颈继发感染，感染的菌落、坏死组织等因素加快结石形成。③腹膜炎：经血反流至腹腔而引起腹膜炎。④胎先露下降受阻：阴道横隔的患者由于软产道阻塞，在分娩时多出现胎先露下降受阻的症状。

体格检查是阴道横隔首选的检查方法，结合典型症状可基本诊断。影像学检查有助于确定隔膜的位置和厚度，有助于鉴别阴道高位横隔和先天性宫颈缺失。该病主要是通过手术治疗，切开横隔。无症状患者暂时不做处理；

有症状时还要根据具体类型选择合适的手术方式，术后应避免发生粘连。

（宋宏程　王雨思）

shuāngjiǎo zǐgōng

双角子宫 （bicornate uterus）

子宫底部汇合不全，导致子宫两侧各有一角突出而呈双角形的畸形。由于中肾旁管在子宫底水平不完全融合，导致子宫底分裂和子宫内膜腔分裂。临床一般无症状，有时双角子宫患者可出现月经量过多伴不同程度的痛经。行子宫输卵管造影、盆腔彩超和MRI，可以明确诊断。一般不予处理，出现反复流产时可行子宫整形术。

（杨屹）

shuāngzǐgōng

双子宫 （uterus didelphys）

两侧中肾旁管未融合，各自发育形成两个子宫和两个宫颈的畸形。双子宫畸形占所有中肾旁管畸形的8%~10%，约3000名女性中有1人出现双子宫畸形。在高达75%的双子宫病例可发现阴道纵隔。胚胎发育过程中，受到某种内外环境因素的影响，两侧中肾旁管未融合，导致各种畸形，如果为完全未融合，各自发育形成两个子宫和两个宫颈，阴道也常完全分开，左右侧子宫各有单一的输卵管和卵巢。患者多无自觉症状。伴有阴道纵隔者可妨碍性交，出现性交困难或性交痛，还可因其中一侧阴道闭锁而形成闭锁侧阴道积血。妇科检查发现双子宫、双宫颈、双阴道，B超可见双子宫，子宫输卵管碘油造影检查可明确诊断。若无临床症状，可不必治疗。如果早孕行人流手术时，应B超监测下或双侧宫腔均搔刮，以免漏刮。

（杨屹）

纵隔子宫 (septate uterus)

zònggé zǐgōng

胚胎发育过程中两侧的中肾旁管间纵隔没有被吸收而形成的子宫畸形。最常见的子宫畸形。分为完全纵隔子宫和不完全纵隔子宫。完全纵隔子宫,纵隔末端到达或超过子宫颈内口;不完全纵隔子宫,纵隔终止在子宫颈内口以上水平。一般无症状。最常用的检查方法为超声检查,表现为两个内膜回声区域,子宫底部无明显凹陷痕迹。子宫输卵管碘油造影可以显示宫腔形态,观察输卵管是否通畅。宫腹腔镜联合检查是诊断纵隔子宫的金标准。在影响生育时应行手术治疗。

(杨 屹)

gōngxíng zǐgōng

弓形子宫 (arcuate uterus)

为宫底部发育不良、中间凹陷、宫壁略凸向宫腔的子宫畸形。又称鞍状子宫。具体原因不明。一般无症状。临床上主要表现为影响生育期妇女的妊娠结局,包括流产、早产、臀位、胎膜早破、前置胎盘、产后异常出血以及胎儿宫内发育迟缓等。超声检查可以诊断。一般不予处理,若反复出现流产则考虑行子宫整形术。

(杨 屹)

yīndào zònggé

阴道纵隔 (longitudinal vaginal septum)

双侧中肾旁管会合后,尾端纵隔未消失或部分消失所致的先天性阴道畸形。如果两侧中肾旁管汇合后中隔部分消失则形成部分纵隔;中隔完全未消失则导致完全纵隔,形成双阴道。阴道完全纵隔者无症状,不影响性交和分娩。阴道部分纵隔者可妨碍性交,出现性交困难或性交痛,分娩时胎先露可能下降受阻。该病可伴有双子宫、双宫颈和同侧肾脏发育不良,妇科检查发现阴道纵隔。影响性生活时应该切除阴道纵隔。若阴道分娩时发现阴道纵隔,当胎先露压迫纵隔时先切断纵隔的中部,待胎儿娩出后再切除阴道纵隔。

(杨 屹)

xìngfāyù yìcháng

性发育异常 (disorder sexual differentiation)

先天性染色体、性腺和表型性别的发育异常或不匹配引起的畸形。又称性分化异常,曾称两性畸形。其发病率的数据有限,总体发病率为0.18‰~0.22‰。根据患儿的染色体核型分为三大类,为46,XX性发育异常、46,XY性发育异常和染色体性别异常。确定诊断后通过对患者性心理、性腺和内外生殖器的评估进行内科和外科干预治疗。治疗的目标是对性发育异常做出精确诊断,与患儿父母共同协商,根据诊断,患儿的内外生殖器解剖结构、性腺恶变风险、性心理发育潜能,以及患儿潜在生育和性功能,给予合适的抚养性别,使患儿有稳定的性别身份和良好的社会心理健康。

(杨 屹)

rǎnsètǐ xìngbié yìcháng

染色体性别异常 (chromosome abnormality)

性染色体异常的性分化异常。性染色体核型既不是46,XX,也不是46,XY。包括染色体核型为45,X(特纳综合征和变异体)、47,XXY(克兰费尔特综合征和变异体)、45,X/46,XY(XY部分性腺发育不全、卵睾型性发育异常)和46,XX/46,XY(嵌合体、卵睾型性发育异常)的性发育异常。确定诊断后通过对患儿性心理、性腺和内外生殖器的评估进行内科和外科干预治疗。治疗的目标是对染色体性发育异常做出精确诊断,与患儿父母共同协商,根据诊断,患者的解剖结构,性腺恶变风险,性心理发育潜能以及患儿潜在生育和性功能,给予合适的抚养性别,使患儿有稳定的性别身份和良好的社会心理健康。

(杨 屹)

XY bùfen xìngxiàn fāyù bùquán

XY 部分性腺发育不全 (mixed gonadal dysgenesis)

一侧性腺为睾丸,另一侧为条纹状性腺,或者一侧为性母细胞瘤,另一侧为条纹状性腺的畸形。又称混合型性腺发育不全。1963年苏瓦(Soval)提出了混合型性腺发育不全的名词。其特点是一侧性腺为睾丸,常为腹腔型隐睾,对侧为条纹性腺,中肾旁管持续存在,合并不同程度的男性化不足。大多数患者的核型为45,X/46,XY。生殖细胞有丝分裂时发生细胞分裂后期延迟,导致出现45,X/46,XY核型。表型从正常女性外生殖器外观,到外生殖器非男非女,到正常男性外生殖器外观。患者通常不育。结合临床表现,通过染色体核型分析可诊断。治疗包括性别认定、条纹性腺切除、筛查肾母细胞瘤。该病发展为性腺肿瘤(性腺母细胞瘤、无性细胞瘤)的风险增加,发生率为15%~35%,其中性腺母细胞瘤最常见。45,X/46,XY嵌合体患者发育不良睾丸和条纹性腺都可以发生生殖细胞肿瘤,但是前者发生肿瘤风险更高。患者发生肾母细胞瘤风险也增高。

(杨 屹)

luǎngāoxíng xìngfāyù yìcháng

卵睾型性发育异常 (ovotesticular disorder of sexual development)

患者同时有睾丸组织

和卵巢组织的性发育异常。病因及发病机制不详。大多数患者外生殖器非男非女，有不同程度的男性化。所有患者都有尿生殖窦，大多数患者有子宫，卵巢在正常位置，常在左侧，睾丸或卵睾可以在睾丸下降途径的任何一个位置，睾丸和卵睾常在右侧。卵睾的卵巢部分常正常，睾丸部分发育不良。性腺探查显示患者同时有发育良好精曲小管的睾丸组织和具有原始卵泡的卵巢组织。约60%患者染色体核型为46, XX，33%为嵌合体（46, XX/46, XY、46, XX/46, XXY），7%为46, XY。有Y染色体物质者，发生性腺肿瘤（性腺母细胞瘤和无性细胞瘤）风险为2%~3%，如果保留睾丸组织需要密切监测恶变。卵睾的卵巢组织发育更正常一些，而睾丸组织常常发育不良，很少有正常的生殖细胞，罕见有精子。

对于该病的处理，最重要的是依据外生殖器、内生殖管道和性腺潜在的功能，腔镜或剖腹探查所见做性别决定。①如果按女性抚养，所有睾丸和中肾管结构都需要切除，如果是卵睾，需要切除睾丸部分。术后可以做人绒毛膜促性腺激素刺激实验，确定睾丸组织是否完全切除。对于睾丸和卵巢分界不清者，建议切除性腺。尽管可能需要激素替代，保留的卵巢组织在青春期可能有正常的卵巢功能。需要监测潜在的性腺肿瘤发生风险。②如果选择男性性别，切除所有卵巢和中肾旁管结构，如果评估性腺恶变风险高，并且没有生育可能，需要考虑青春期前行性腺切除，青春期激素替代治疗。需要长期监测性腺恶变风险。

(杨 屹)

46, XY 型性发育异常 （46, XY disorder of sexual development）

染色体核型为46, XY的个体有分化很好的睾丸，但表现出不同程度女性化特征的疾病。患者男性性分化障碍是由于在发育的必要阶段睾丸分泌或合成睾酮（或双氢睾酮）不足，靶组织对雄激素反应异常，或中肾旁管抑制物质生成或作用障碍。按照2006年芝加哥提出的性发育异常分型，46, XY型性发育异常包括性腺（睾丸）发育异常、雄激素合成或作用缺陷，中肾旁管抑制物质合成、分泌或对其反应异常，以及重度尿道下裂、泄殖腔外翻。确定诊断后通过对患儿性心理和内外生殖器的评估进行内科和外科干预治疗。治疗的目标是对46, XY型性发育异常做出精确诊断，与患儿父母共同协商，根据诊断，患儿的解剖结构、性心理发育以及患儿潜在生育和性功能，给予合适的抚养性别，使患儿有稳定的性别身份和良好的社会心理健康。

(杨 屹)

无睾畸形 （anorchidism）

双侧隐睾，经临床探查均未能发现睾丸的畸形。又称无睾丸综合征。46, XY核型，无睾丸，但是有证据表明在胚胎的某一时间点存在有功能的睾丸。胚胎睾丸退化指睾丸消失发生在妊娠早期，合并模糊外生殖器；双侧睾丸消失综合征指男性性分化完成之后发生睾丸消失。病因不清，宫内睾丸退化可由于基因突变、致畸剂，或双侧睾丸扭转。表型广泛，可以为完全女性，或睾丸退化的不同程度模糊外生殖器，或双侧睾丸消失综合征的合并小阴茎空阴

囊的完全正常男性表型。患者不育。诊断依据46, XY核型，阉割水平的睾酮，黄体生成素、卵泡刺激素升高，中肾旁管抑制物质检测不到。手术探查双侧常有精索结构，末端组织学检测无可辨认的睾丸组织，通常有萎缩的附睾残余。根据临床表型，性幼稚女性表型者青春期给予雌激素替代治疗，需要阴道扩张或阴道成形；男性表型者需要雄激素诱导青春期及替代治疗，放置睾丸假体；对于模糊外生殖器患者评估后选择合适的性别认定。

(杨 屹)

5α-还原酶缺乏症 （5α-reductase deficiency）

由于5α-还原酶缺陷，睾酮不能转变为双氢睾酮而导致男性性发育不良的家族性常染色体隐性遗传病。男性假两性畸形，染色体核型为46, XY。

5α-还原酶是一个微粒体酶，催化睾酮为双氢睾酮。该病是由5α-还原酶基因突变导致。5α-还原酶1型同工酶在前列腺和外生殖器低水平表达，位于5号染色体；2型同工酶在前列腺和外生殖器高表达，位于2号染色体。男性的男性化不足是由于2型同工酶基因突变所导致。

临床表现为各种表型，从正常女性，到模糊外生殖器（最常见），到阴茎阴囊型尿道下裂，到罕见的小阴茎。典型病例表现为阴茎小，类似正常或增大的阴蒂，阴道和尿道汇合为尿生殖窦，有阴唇阴囊融合，前列腺发育不良，阴道短呈盲端。睾丸和附睾位于腹腔、腹股沟或阴唇，输精管终止于盲端阴道。无中肾旁管结构。青春期发生部分男性化，肌肉增加，男性体态，阴茎长大，出现勃起。但是没有前列腺增大和发

际线后退。

血清睾酮水平增高，但是双氢睾酮下降，人绒毛膜促性腺激素刺激后睾酮/双氢睾酮可高于20：1，基因检测发现 5α-还原酶基因突变可确定诊断。

早期诊断者建议按男性抚养，行男性外生殖器整形手术。选择男性性别者的生活质量好于选择女性性别者。虽然青春期通常不需要激素替代，但是男性化程度通常不满意，可以短疗程高剂量雄激素治疗，以增加阴茎长度，增加体毛，但是有损害精子生成的可能。可以肌注睾酮或外用双氢睾酮，双氢睾酮比睾酮更有优势，活性高，缺乏促进骨骼成熟的作用及不能芳香化为雌激素，无男性女乳。对于一些女性表型的患者或阴茎特别小者，可以选择女性性别，行女性外生殖器整形，尽早切除性腺，至少青春期前必须切除以防发生男性化。预期青春期（11～12 岁）开始雌激素替代，无子宫不需要孕激素替代治疗。

（杨 屹）

xióngjīsù bùmǐngǎn zōnghézhēng
雄激素不敏感综合征（androgen insensitivity syndrome）
与雄激素受体基因突变密切相关的 X 连锁隐性遗传病。染色体核型为 46, XY，睾酮、尿 17-酮类固醇为正常男性值，体内性腺为睾丸，由于外阴组织中缺乏雄激素受体，而致使外阴女性化。

病因及发病机制 雄激素受体基因位于人类 X 染色体长臂近着丝粒处，含有 8 个外显子，编码 910 个氨基酸，中间有两个锌指区，C-末端有一个雄激素结合区。某些部位的基因突变可导致雄激素受体缺乏，从而致使外阴女性化。

临床表现 分为完全雄激素受体不敏感、部分雄激素受体不敏感和轻度雄激素受体不敏感。①完全雄激素受体不敏感患者有正常女性外生殖器表型，但无腋毛和阴毛，乳腺的发育及体型为女性，阴道短为盲端。突变受体残余功能可以刺激午非管发育，胎儿睾丸分泌 MIS，因此无中肾旁管结构。②部分雄激素受体不敏感的典型表型为男性外生殖器合并会阴型尿道下裂、隐睾、始基中肾管结构、男性乳房增大和不育。③轻度雄激素受体不敏感患者可以为正常男性外生殖器表型，或严重少精，或有轻度尿道下裂修复病史但是出现无精或严重少精。

诊断 ①完全雄激素受体不敏感的诊断：患者为完全女性外生殖器外观，染色体 46, XY，正常男性雄激素及促性腺激素水平，盆腔超声无中肾旁管结构，阴道检查为无子宫颈的盲端阴道，人绒毛膜促性腺激素（human chorionic gonadotropin, HCG）刺激实验及聚合酶链反应（polymerase chain reaction, PCR）检测外周血雄激素受体基因突变确定诊断。②部分和轻度雄激素受体不敏感患者的诊断：染色体 46, XY，模糊外生殖器，无中肾旁管结构，内分泌检查为正常男性睾酮和促性腺激素水平，睾酮/双氢睾酮比值正常，可以提示诊断。HCG 刺激实验及 PCR 检测血清雄激素受体基因可以明确诊断。

治疗 完全雄激素不敏感综合征的处理，要选择合适时间切除性腺。由于睾丸可以产生睾酮，转化为雌二醇，青春期导致女性化，建议保留睾丸在原位直至启动青春期后切除睾丸。睾丸切除后，雌激素替代治疗。部分雄激

素不敏感综合征的处理，依据外生殖器男性化程度个体化处理。选择女性性别者行性腺切除，女性外生殖器成形，青春期雌激素替代，监测乳腺癌的发生。选择男性性别的大多数患者需要睾丸固定，乳腺整形及生殖器重建，但是阴茎小，超生理剂量应用睾酮仍然不满意，保留睾丸者需要监测睾丸恶变风险。

预后 睾丸有恶变风险，雄激素受体不敏感患者有不育风险。

（杨 屹）

Mǐlè guǎn yǒngcún zōnghézhēng
米勒管永存综合征（persistent Müllerian duct syndrome）
在男性生殖系统中形成小型未成熟的女性子宫组织的常染色体隐性遗传病。曾称苗勒管综合征。米勒管即中肾旁管，因 19 号染色体上的中肾旁管抑制物质基因缺陷，或 12 号染色体上的中肾旁管抑制物质 Ⅱ 型受体基因缺陷，导致中肾旁管退化不全。患者有正常男性外生殖器，可能合并隐睾，睾丸横过异位和腹股沟斜疝。染色体为 46, XY，正常男性外生殖器，双侧性腺为睾丸，体内存在中肾旁管结构，包括子宫、双侧输卵管和上段阴道。所有患者均为男性表型，选择男性性别。需要行睾丸固定术、子宫切除术。患者不育，隐睾和中肾旁管结构有恶变可能。

（杨 屹）

pángguāng héngwénjī ròuliú
膀胱横纹肌肉瘤（rhabdomyosarcoma of bladder）
发生于膀胱壁肌层组织并以骨骼肌分化为主要特征的恶性间叶性肿瘤。横纹肌肉瘤是起源于横纹肌细胞或向横纹肌细胞分化的间叶细胞的一种恶性肿瘤，占儿童实体肿瘤第三位，是儿童最常见的恶性软

组织肿瘤。其中膀胱/前列腺横纹肌肉瘤占横纹肌肉瘤的 5% 左右。该病病因尚不明确，大多数病例为散发病例，但当合并某些特定基因突变表现为综合征时则具有一定的遗传性，如利-弗劳梅尼（Li Fraumeni）综合征（$p53$ 基因突变）、神经纤维瘤病（$NF1$ 基因突变）及痣样基底细胞癌综合征（PTC 基因突变）等。

常见临床表现有尿路梗阻、尿潴留、尿急、尿频和尿失禁等。当肿瘤突破黏膜层时，会出现肉眼或镜下血尿。可使用腹盆腔 B 超评估原发病变，腹盆腔增强 CT 或 MRI 可评估原发病变及淋巴结受累情况。胸部 CT、头部 MRI 及骨扫描等可评估远处转移情况，PET-CT 评估全身情况，其对 TNM 分期及分级的准确性更高。组织病理学检查是确诊的金标准。

对于膀胱横纹肌肉瘤的治疗强调尽量通过化疗、放疗等综合治疗保留膀胱，避免一期行根治性的器官摘除手术。对于可通过膀胱部分切除术治疗的膀胱横纹肌肉瘤（如肿瘤位于膀胱顶壁等）可行肿瘤完整切除，避免镜下残留。

（杨 屹）

yīndào héngwénjī ròuliú

阴道横纹肌肉瘤（vaginal rhabdomyosarcoma）

起源于横纹肌的阴道恶性肿瘤。阴道是女性泌尿生殖系横纹肌肉瘤最常见的发病部位。该病病因尚不明确，大多数病例为散发病例，但当合并某些特定基因突变表现为综合征时则具有一定的遗传性，如利-弗劳梅尼（Li Fraumeni）综合征（$p53$ 基因突变）、神经纤维瘤病（$NF1$ 基因突变）及痣样基底细胞癌综合征（PTC 基因突变）等。临床表现为阴道出血、阴道

分泌物、外阴肿物或下腹部包块。典型临床表现结合病理活检诊断。对于阴道及子宫横纹肌肉瘤的治疗强调尽量通过化疗、放疗等综合治疗保留阴道，避免一期行根治性的器官摘除手术。

（杨 屹）

zǐgōng héngwénjī ròuliú

子宫横纹肌肉瘤（uterine rhabdomyosarcoma）

具有骨骼肌分化证据的恶性异源性间叶肿瘤。子宫是女性泌尿生殖系横纹肌肉瘤第二常见的发病部位。该病病因尚不明确，大多数病例为散发病例，但当合并某些特定基因突变表现为综合征时则具有一定的遗传性，如利-弗劳梅尼（Li Fraumeni）综合征（$p53$ 基因突变）、神经纤维瘤病（$NF1$ 基因突变）及痣样基底细胞癌综合征（PTC 基因突变）等。临床表现为阴道出血和/或下腹部包块。典型临床表现结合病理活检诊断。对于阴道及子宫横纹肌肉瘤的治疗强调尽量通过化学药物治疗、放射治疗等综合治疗保留子宫，避免一期行根治性的器官摘除手术。

（杨 屹）

pángguāng shūniàoguǎn fǎnliú

膀胱输尿管反流（vesicoureteral reflux，VUR）

输尿管口失去正常的瓣膜作用，膀胱内尿液反流入输尿管和肾盂的异常状态。正常输尿管膀胱连接部具有活瓣样功能，只允许尿液自输尿管流入膀胱，阻止尿液反流。如果活瓣样功能受损，尿液反流入输尿管和肾，这种现象称为膀胱输尿管反流。VUR 分为原发性和继发性两种。原发性是因为膀胱内黏膜下输尿管过短或缺失，或输尿管膀胱开口异常；继发性的病因为继发于下尿路梗阻。

VUR 主要依靠排尿性膀胱尿道造影分为五级。①Ⅰ级：尿液反流不到肾盂，可伴不同程度输尿管扩张。②Ⅱ级：尿液反流可达肾盂，肾盂不扩张，肾盏穹隆形态正常。③Ⅲ级：输尿管轻、中度扩张和/或扭曲，肾盂轻、中度扩张，肾盏穹隆无或轻度变钝。④Ⅳ级：输尿管中度扩张和/或扭曲，肾盂、肾盏中度扩张，肾盏穹隆变钝，但仍维持乳头状。⑤Ⅴ级：输尿管重度扩张和扭曲，肾盂、肾盏重度扩张，肾盏不再见乳头状，肾实质内反流。

主要临床症状为发热性泌尿系感染。婴幼儿可出现发热、恶臭混浊的尿液、排尿困难、尿频、嗜睡和消化道症状（恶心、呕吐）。应用排尿性膀胱尿道造影检查可以明确诊断。发热性泌尿系感染可能出现败血症和脓毒血症。反复泌尿系感染导致肾瘢痕形成，可出现肾性高血压，甚至终末期肾病。

治疗：①保守治疗。基于 VUR 有自愈倾向，首选保守治疗并定期随访，包括观察、预防性口服抗生素、包皮环切和膀胱功能锻炼。②手术治疗。当预防性口服抗生素治疗仍出现发热性泌尿系感染、随访过程中发现肾发育延迟以及出现分肾功能下降、产生新发瘢痕等情况时，需手术治疗。手术方法包括内镜下填充剂注射，开放、腹腔镜以及机器人辅助下腹腔镜输尿管膀胱再植术。

（杨 屹）

Kē'ēn shūniàoguǎn pángguāng zàiwěnhéshù

科恩输尿管膀胱再吻合术（Cohen ureteroneocystostomy）

通过将患侧输尿管口经过膀胱三角区黏膜下隧道开口至对侧的

抗反流的膀胱内输尿管膀胱再植术。膀胱壁分为四层，从外至内为浆膜层、肌层、黏膜下层和黏膜层。膀胱内面被覆黏膜，当膀胱壁收缩时，黏膜聚集成皱襞称膀胱襞。而在膀胱底内侧，有一个三角形的区域，位于左、右输尿管口和尿道内口之间，此处膀胱黏膜与肌层紧密相连，缺少黏膜下层组织，无论膀胱扩张或者收缩，始终保持平滑，称为膀胱三角。两个输尿管口之间的皱襞称输尿管间襞，膀胱镜下所见为一苍白带，是临床上寻找输尿管口的标志。

适应证：巨输尿管、膀胱输尿管反流、输尿管开口异位和输尿管末端膨出的手术治疗。

手术方法：患者全麻，平卧位，耻骨上弧形切口，打开腹直肌前鞘，钝行分离腹直肌，推开腹横筋膜和腹膜，在膀胱颈上方2cm纵行切开膀胱前壁。探查并了解两侧输尿管开口，1号丝线于开口上下缝合二针做牵引线，并放置细支架管，针形电刀环绕输尿管开口切开黏膜。仔细分离固定输尿管和膀胱的肌纤维组织，一般先解剖输尿管口的下方，一旦进入输尿管与膀胱肌纤维之间，进一步在周围解剖至输尿管完全游离，不要损伤输尿管外膜，同时必须将盆腔段输尿管扭结和成角拉直。输尿管游离时要避免过多的分离膀胱三角区。4-0可吸收线缝合裂隙，以免日后形成膀胱憩室，关闭裂隙后输尿管旁要可以通过血管钳，以防输尿管梗阻。做黏膜下隧道，开口在对侧输尿管开口的正上方，如果输尿管直径较粗，为达到黏膜下隧道和输尿管直径比值至少大于3：1，需要做输尿管裁剪或折叠。用血管钳夹住牵引线轻轻地将游离的输尿管拖至对侧，避免输尿管扭曲。5-0可吸收线吻合输尿管口全层与膀胱黏膜，后壁缝合要穿过膀胱肌层，避免输尿管回缩。5-0可吸收线间断缝合原输尿管开口处的膀胱黏膜。如果是双侧再植，另一侧输尿管可开口在对侧原开口的下方。两输尿管不宜在同一隧道中，以防止日后粘连影响其蠕动功能。

并发症有膀胱输尿管反流、膀胱输尿管交界处梗阻、输尿管膀胱瘘（较少见）。

（杨屹）

波利塔诺-利德贝特输尿管膀胱再吻合术（Politano-Leadbetter ureteroneocystostomy）

Bōlìtǎnuò-Lìdébèitè shūniàoguǎn pángguāng zàiwěnhéshù

在膀胱三角区和输尿管原开口之间建立黏膜下隧道的膀胱内输尿管膀胱再植手术。

应用解剖 膀胱壁分为四层，从外至内为浆膜层、肌层、黏膜下层和黏膜层。膀胱内面被覆盖黏膜，当膀胱壁收缩时，黏膜聚集成皱襞称膀胱襞。而在膀胱底内面，有一个三角形的区域，位于左、右输尿管口和尿道内口之间，此处膀胱黏膜与肌层紧密相连，缺少黏膜下层组织，无论膀胱扩张或者收缩，始终保持平滑，称为膀胱三角。两个输尿管口之间的皱襞称输尿管间襞，膀胱镜下所见为一苍白带，是临床上寻找输尿管口的标志。

适应证 巨输尿管、膀胱输尿管反流、输尿管开口异位和输尿管末端膨出的手术治疗。

手术方法 患者全麻，平卧位，耻骨上弧形切口，打开腹直肌前鞘，钝行分离腹直肌，推开腹横筋膜和腹膜，在膀胱颈上方2cm纵行切开膀胱前壁。探查并了解两侧输尿管开口，1号丝线于开口上下缝合二针做牵引线，并放置细支架管，针形电刀环绕输尿管开口切开黏膜。仔细分离固定输尿管和膀胱的肌纤维组织，一般先解剖输尿管口的下方，一旦进入输尿管与膀胱肌纤维之间，进一步在周围解剖至输尿管完全游离，不要损伤输尿管外膜，同时必须将盆腔段输尿管扭结和成角拉直。如果分离后远端输尿管狭窄或血运不好，切除至组织正常处并将末端修成勺形，避免狭窄。用一直角钳扩大原输尿管膀胱裂隙，将膀胱后壁的腹膜推开，在男孩注意保护输精管；继续游离膀胱外输尿管至所需长度，通常为6~8cm，分离时要稍离开输尿管后壁，避免损伤输尿管的血液供应，女孩避免损伤子宫动脉。用直角钳在大约距离原膀胱输尿管裂隙2~2.5cm处的膀胱上内侧建立新裂孔。必须小心选择新裂孔，若过于靠外在膀胱充盈时可导致输尿管梗阻，如果输尿管未充分游离，新裂孔过于靠上也会导致输尿管梗阻。在直角钳指引下将另一直角钳代入原裂隙。用另一直角钳经膀胱裂隙夹住牵引线，将输尿管拖出膀胱外，注意不要扭曲以造成输尿管梗阻。可以立即放入细支架管以确定有无梗阻。未充分分离逼尿肌也可能造成新裂孔处梗阻，可以将新裂孔下缘的肌肉边缘切开几毫米以避免输尿管在黏膜下隧道入口处扭结。将输尿管经新的黏膜下隧道拖至原裂隙处。当膀胱有瘢痕或小房小梁形成时，可以切开黏膜瓣形成输尿管床，黏膜下输尿管长度和输尿管直径比要达到3：1以上，否则，不能达到完全抗反流作用，如果输尿管扩张明显者，拖入膀胱黏膜下层难度较大，而且很难保证其长度和宽度的比例，应做适当裁剪。5-0可吸收间断缝合输尿管末端与原输尿管口切开处，再用5-0可吸收线将膀胱上方切口的肌层与黏膜分别与植入的输尿管壁做间断缝合固定。经新成形的输尿管口插入适当大小的硅胶尿管引流输尿管。还可以将输尿管口进一步前移，特别是原输尿管开口靠外侧者。第二段黏膜下隧道可以向膀胱颈方向延伸，将新输尿管开口置于更靠下的位置。关闭膀胱，可吸收线连续缝合膀胱全层，丝线间断缝合浆肌层，逐层关闭切口，固定引流管。

并发症 ①膀胱输尿管反流。②膀胱输尿管交界处梗阻。③输尿管膀胱瘘（较少见）。

（杨屹）

shénjīngyuánxìng pángguāng

神经源性膀胱 （neurogenic bladder） 因支配膀胱的自主神经系统受损，丧失对膀胱逼尿肌和尿道括约肌的支配和调控，造成膀胱贮尿和排尿功能的障碍。全称神经源性膀胱尿道功能障碍。由神经本身的病变或外伤、手术等对神经损害所引起，特征为膀胱逼尿肌和/或括约肌的功能障碍导致储尿和排尿异常，最终引起双肾功能的损害。

病因及发病机制 病因以脊髓发育不良最为多见，如隐匿性脊柱裂、脑脊膜膨出和脊髓脊膜膨出等。脑瘫、脑膜炎、中枢和周围神经系统损伤、神经系统肿瘤及盆腔手术（如巨结肠、高位肛门直肠畸形和骶尾部畸胎瘤等）损害支配膀胱和尿道的神经，也可引起小儿神经性膀胱功能障碍。发病机制为逼尿肌反射亢进、逼尿肌-括约肌协同失调、逼尿肌无收缩及膀胱顺应性下降导致膀胱内

高压，最终导致双侧肾功能受损。

临床表现 ①排尿异常，可表现为尿急尿频，排尿困难、费力，尿失禁、尿潴留。②反复泌尿系感染。③排便异常，便秘和大便失禁。④下肢畸形和步态异常。神经源性膀胱引起肾功能损害最终导致肾功能不全。

诊断 ①病史：询问病史，了解患者既往是否有脊髓、盆腔疾病手术史，排尿排便及下肢症状。②临床表现：出现神经源性膀胱相关临床症状。③体格检查：发现腰骶部肿块、皮肤异常或手术瘢痕。注意背部和腰骶部中线是否有脂肪瘤、异常毛发分布、皮肤凹陷、瘘管、窦道、血管瘤或色素痣等。骶髓反射、肛门外括约肌张力和会阴部皮肤感觉异常。脊柱畸形、步态异常、异常腱反射。④影像学检查：超声检查观察肾形态、膀胱厚度和测量残余尿。腰骶部MRI显示脊柱和脊髓病变情况。肾核素扫描评估肾功能和肾瘢痕情况。排尿性膀胱尿道造影显示膀胱形态、尿道形态，膀胱输尿管反流情况以及膀胱是否能够排空。尿流动力学检查是诊断、评估治疗效果和随访的主要手段。

治疗 目的在于预防上尿路的损害、维持控尿、确保患者能够参加正常的社会活动。具体的治疗目标：①膀胱有相当的容量。②膀胱充盈期和排尿期的压力均在安全范围，避免损害上尿路。③膀胱完全排空，没有残余尿。④没有尿失禁。治疗方法主要采用清洁间歇性导尿术。

（杨屹）

qīngjié jiànxiēxìng dǎoniàoshù

清洁间歇性导尿术 （clean intermittent catheterization） 在清洁条件下，定时将尿管经尿道插

入膀胱，规律排空尿液的手术。适用于无法自行排空膀胱的患者，如神经源性或非神经源性膀胱患者。导尿前应先洗手，尿管顶端涂抹一定的液状石蜡后，徒手将尿管经尿道插入膀胱，有尿液流出时，再深插1~2cm，将尿液排尽后慢慢拔除导尿管，让积于膀胱底部的尿液也顺势排出。对于女患者可以坐位或一脚踩在马桶上，分开两腿，一手分开阴唇并触及尿道口的位置，另一手握住尿管尖端插入尿道。尿液排尽后慢慢拔除尿管。

间歇性导管插入术可采用清洁或无菌技术。尿管通常用肥皂和水清洗，并在储存前晾干。在重复使用导管时，可用煮沸或微波消毒。在进行操作之前，需要对患者做全面的评估，并对存在的问题进行处理，制订适合患者病情的治疗计划，如采用药物和行为训练协助膀胱储尿，并确定膀胱安全容量，即储尿时膀胱压力不超过3.9kPa（40cmH$_2$O）的容量。

（杨屹）

niàoshízhèng

尿石症 （urolithiasis） 在环境因素、全身性病变及泌尿系统疾病等诱导下，产生于肾集合系统和膀胱内并停留于尿路任何部位的结石及相关病症。又称尿路结石。泌尿系统的常见病之一。按结石形成部位分为可分为上尿路结石（肾、输尿管结石）和下尿路结石（膀胱、尿道结石），二者在结石部位、病因、年龄、性别、结石成分和预后方面都存在差别；按结石成分可分为草酸钙结石、磷酸镁铵结石、胱氨酸结石和尿酸结石等。

病因及发病机制 尿石症的病因较复杂，尚未完全阐明。多

数学者认为尿石形成是多因素综合作用的结果。

内在因素 ①种族遗传因素：各种族的人都可患尿石症，但患病率有所差异，非洲黑人和美国黑人患结石者均少。有家族史者的结石患病率高于无家族史者，除家人的生活条件接近外，也可能受一些遗传因素的影响。②饮食与营养：不喜欢饮水的人容易患有结石。婴儿过早用粮食喂养而进食乳品不足容易导致膀胱结石。相反，成人多吃乳品和肉类也可增加患结石的风险。结石形成还和尿中结石成分突然增多有关，食物越精制，结石风险越高。食用过多的盐和菠菜都会增加患结石的风险。③代谢异常：甲状旁腺功能亢进症、皮质醇增高症都可增加患结石的风险。结石也可以是因外伤或疾病长期卧床导致的合并症。④药物：溃疡患者大量饮牛乳和碱性药物即可产生结石——乳碱综合征。结石还可因服矽酸镁而出现少见的矽酸盐结石。治疗青光眼的乙酰唑胺、维生素 D 中毒、大量应用维生素 C（可转变为草酸）、氨苯蝶啶、麻黄素、愈创甘油醚、皮质激素及磺胺等均可发生结石。⑤尿路感染：尤其致病菌有分解尿素产生氨的作用时，pH 值的提高、黏蛋白的聚合，细菌本身和感染产物都可促进结石的形成。尿路中的异物如缝线、导尿管也可诱发结石。

外在因素 ①自然环境：气候条件、水质、食物等都与结石的发生有关。②社会环境：社会生产水平对结石的影响已经在国内外流行病学调查中得到证明。

临床表现 典型症状是腰痛和血尿，部分患儿无法表达腰痛，可表现为血尿、呕吐、哭闹、烦躁不安；部分患儿可伴有反复尿路感染。大部分肾结石患儿无临床症状，常在体检时超声检查发现。双侧输尿管结石急性梗阻可能引起急性肾功能不全。输尿管和肾结石反复感染引起肾盂肾炎，可导致败血症、脓毒血症和形成脓肾。

诊断 依据临床症状、影像学检查与实验室检查来明确诊断。

影像学检查 ①超声检查：简便、无创伤，可发现 2mm 以上 X 线阳性及阴性结石，可以了解有无尿路解剖畸形，是儿童肾结石的首选检查方法。②尿路平片：可发现约 90% 的 X 线阳性结石，能够大致确定结石的位置、形态、大小和数量，并且可初步判断结石的化学性质。缺点是无法显影对 X 线透光的结石。③非增强 CT 扫描：分辨率较尿路平片和超声检查高，可发现直径为 1mm 的结石，其灵敏度和特异度较高，不易受肠道内气体干扰，不受结石成分、肾功能和呼吸运动的影响。④静脉尿路造影：可了解尿路解剖，确定结石位置，并初步了解分肾功能，确定肾积水程度。但因其需注射造影剂，且辐射量较大，因此在儿童尿路结石诊断中的应用越来越少。⑤磁共振尿路成像：显示尿路结石的图像不如 CT 清晰，但可以提供集合系统的详细解剖信息，如尿路梗阻或狭窄的部位及肾实质情况。

实验室检查 ①常规检查：包括血常规、尿常规、血生化（电解质、肌酐、尿素氮、钙、镁、碱性磷酸酶、尿酸、总蛋白等），高钙血症时还需检查甲状旁腺激素。②代谢评估：建议对所有肾结石患儿进行代谢评估，完整的代谢评估体系包括结石成分分析、血液生化检查和 24 小时尿液分析。24 小时尿液成分分析包括尿 pH 值、钙、磷、钾、钠、肌酐、尿酸、草酸、枸橼酸。

治疗 包括保守治疗与手术治疗。

保守治疗 ①随访观察：非感染性结石或胱氨酸结石，且结石直径<7mm 的单一、无症状肾下盏结石可以考虑随访观察，必要时予以镇痛治疗，非甾体抗炎药可以阻断前列腺素的合成，减轻水肿和炎症反应，减少输尿管平滑肌收缩，从而达到镇痛的效果。②排石治疗：对直径<6mm 的输尿管结石，在能够控制疼痛，没有尿路感染和肾功能损伤的情况下，使用 α₁ 受体阻断剂可促进结石排出。在保守治疗过程中，需要每 2 周复查 1 次超声，监测结石位置和评估肾积水情况，通常观察时间不超过 6 周。

手术治疗 主要包括以下治疗方法。

体外冲击波碎石术 ①适应证：直径<1cm 的肾下盏结石，直径<2cm 的肾盂及上盏、中盏结石（非胱氨酸结石），直径 2~3cm 的肾大结石、部分鹿角形结石且不伴集合系统积水（下盏结石及结石主体位于下盏除外）的患儿，单用体外冲击波碎石术作为可选择的治疗方法，但不作为首选。②禁忌证：存在未纠正的凝血功能障碍，严重心肺疾病，结石远端解剖性梗阻，尿路感染未得到控制，肾功能不全，严重骨骼畸形或重度肥胖、影响结石定位者。

肾结石的输尿管软、硬镜治疗 ①适应证：非下盏肾结石<2cm、肾下盏结石<1cm；嵌顿性肾下盏结石，体外振波碎石治疗效果欠佳者；极度肥胖、严重脊柱畸形，建立经皮肾镜通道困难者；结石硬度高或韧性高（如一水草酸钙结石、胱氨酸结石等），体外振波碎石治疗效果差；伴盏

颈狭窄的肾盏憩室内结石。②禁忌证：存在不能控制的全身出血性疾病；严重心肺功能不全，无法耐受手术；泌尿系统感染未控制；严重尿道狭窄、输尿管狭窄，腔内手术无法解决；严重髋关节畸形，截石位困难；肾下盏结石且肾盂肾盏角<30°，盏颈长度>25mm，宽度<5mm。

经皮肾镜取石术　①适应证：完全性和不完全性鹿角结石、>2cm的非下盏肾结石，>1cm的肾下盏结石、有症状的肾盏或憩室内结石、体外冲击波难以粉碎及治疗失败的结石。②禁忌证：存在未纠正的全身出血性疾病；存在严重心脏疾病和肺功能不全，无法承受手术者；存在未控制的糖尿病和高血压者；盆腔游走肾或重度肾下垂者；脊柱严重后凸或侧弯畸形、极度肥胖或不能耐受俯卧位者亦为相对禁忌证，但可以采用仰卧、侧卧或仰卧斜位等体位进行手术；服用阿司匹林、华法林等抗凝药物者，需停药2周，复查凝血功能正常后方可进行手术。

腹腔镜下肾盂切开取石和开放手术　当合并肾盂输尿管连接部狭窄、肾盏憩室、巨输尿管等情况时，腹腔镜下肾盂切开取石，可作为一线治疗方法，或同时联合应用输尿管镜。

预防　①多饮水，确保24小时尿量>1.5L/m²。②低盐饮食，避免高蛋白饮食，并保持正常的钙摄入量。③避免肥胖，适当运动。

（杨　屹）

tǐwài chōngjībō suìshíshù

体外冲击波碎石术（extracorporeal shock wave lithotripsy, ESWL）　通过体外碎石机产生冲击波，由机器聚焦后对准结石，经过多次释放能量而击碎体内的结石，使之随尿液排出体外的手术。儿童输尿管较成人短、顺应性好，自发性排石和ESWL后的排石能力较成人强，且不易引起梗阻及石街，身体容积小，冲击波易于传递且能量衰减少；结石形成时间较短、结构疏松及脆性较高，更易于粉碎。这使儿童肾结石ESWL的结石清除率优于成人，为79%～98%。

适应证　直径<1cm的肾下盏结石；直径<2cm的肾盂及上盏、中盏结石（非胱氨酸结石）；直径2～3cm的肾大结石、部分鹿角形结石且不伴集合系统积水（下盏结石及结石主体位于下盏除外）的患儿，单用ESWL作为可选择的治疗方法，但不作为首选。

禁忌证　存在未纠正的凝血功能障碍，严重心肺疾病，结石远端解剖性梗阻，尿路感染未得到控制，肾功能不全，严重骨骼畸形或重度肥胖、影响结石定位者。

操作方法　年龄<10岁的患儿全身麻醉或氯胺酮静脉麻醉。对于年龄超过10岁的儿童，可尝试局部镇痛下行ESWL。应尽量选择超声定位方式。最佳治疗频率是1.0～1.5Hz，能量设定从最低的冲击波剂量开始，逐渐增加能量。冲击波次数一般不超过2500次。同一部位复震时间间隔不低于2周。

并发症　①石街：石街的形成与结石大小、位置及能量的设置有关，但最主要的因素是结石大小。儿童ESWL后石街发生率约6%。对于无症状或无并发症的石街，首选药物保守治疗，对于有症状无发热的石街，首选ESWL、输尿管镜碎石。当出现输尿管梗阻、感染或肾功能受损时，首选经皮肾穿刺造瘘术，也可以选择放置输尿管支架管。②肾绞痛：儿童ESWL术后肾绞痛的发生率约6.29%。③败血症、感染性休克：治疗的关键是有效的尿液引流，可先逆行插入输尿管支架管引流尿液，如逆行插入输尿管支架管失败，或者引流效果不佳，可行经皮肾穿刺置管引流。④肾损伤：主要表现为肾实质损伤及包膜下血肿、肾盂破裂、肾单位永久性损失、弥漫性纤维化、瘢痕、完全性肾乳头坏死，甚至不可逆急性肾衰竭。大多数肾包膜下、肾周血肿患者可以采取保守治疗。对于血肿较大的患儿，在超声引导下行穿刺引流可减轻症状，加快血肿吸收和愈合。对于严重肾挫裂伤伴肾包膜下血肿，保守治疗效果欠佳者，可考虑行选择性动脉栓塞或急诊手术清除血肿，同时修补肾破裂。对于肾破裂严重者必要时需行肾部分切除或肾切除术。对于ESWL术后尿液外渗者，应积极解除梗阻、充分引流尿液。对于尿液外渗较重的患儿，必要时行肾周积液或尿囊肿穿刺引流，同时予以抗感染治疗。

（杨　屹）

jīngpí shènjìng qǔshíshù

经皮肾镜取石术（percutaneous nephrolithotomy, PCNL）　在腰部建立一条从皮肤到肾的通道，通过这个通道把肾镜插入肾脏，利用激光、超声等碎石工具，把肾结石击碎取出的手术。

适应证：完全性和不完全性鹿角结石、>2cm的非下盏肾结石，>1cm的肾下盏结石、有症状的肾盏或憩室内结石、体外冲击波难以粉碎及治疗失败的结石。

禁忌证：存在未纠正的全身出血性疾病；存在严重心脏疾病

和肺功能不全，无法承受手术者；存在未控制的糖尿病和高血压者；盆腔游走肾或重度肾下垂者；脊柱严重后凸或侧弯畸形、极肥胖或不能耐受俯卧位者亦为相对禁忌证，但可以采用仰卧、侧卧或仰卧斜位等体位进行手术；服用阿司匹林、华法林等抗凝药物者，需停药 2 周，复查凝血功能正常后方可进行手术。

操作方法：全身麻醉，患儿取俯卧位。在患儿的两侧腰部可以建立一个 1cm 左右的小孔，通过这个孔进行肾盂的穿刺，使皮肤和肾盂建立通道。沿这个通道进行扩张，进入一根 16~22cm 的肾镜，通过肾镜可以置入钬激光光纤或超声等设备进行碎石。同时可以通过这个通道，把结石的碎屑冲出到体外。

并发症：主要并发症是出血及肾周脏器损伤。如果术中出血较多，则需及时输血，停止操作，并放置肾造瘘管，择期行二期手术。肾造瘘管夹闭后，静脉出血大多可以停止。临床上持续的大量出血一般都是由于动脉性损伤所致，往往需行血管造影，继而进行超选择性动脉栓塞治疗。若出血凶险难以控制，应及时改开放手术，以便探查止血，必要时切除患肾。迟发性大出血多数是由肾实质动静脉瘘或假性动脉瘤所致，血管介入超选择性肾动脉栓塞是有效的处理方法。

注意事项：合并肾功能不全或肾积脓者先行经皮肾穿刺造瘘引流，待肾功能改善及感染控制后再二期行取石术。完全鹿角形肾结石可分期多次多通道取石，但手术次数不宜过多（一般单侧取石≤3 次），每次手术时间不宜过长，需视患者耐受程度而定。多次 PCNL 后仍有直径>0.4cm 的残石者，可联合应用 ESWL。术中需要保温防止患者低体温。

（杨屹）

gāowán niǔzhuǎn
睾丸扭转 （testicular torsion）

睾丸和精索本身的解剖异常或活动度加大而引起精索沿其纵轴扭转，使睾丸血液循环发生障碍而造成睾丸的缺血性改变。在所有急性阴囊疼痛和肿胀中，睾丸扭转约占 40%。病因尚不完全清楚，有报道称睾丸附着异常是发生扭转的原因。睾丸扭转之后导致睾丸缺血坏死。发病比较突然，患侧睾丸和阴囊剧烈疼痛和肿胀，少数患儿会表现为患侧下腹疼痛，同时伴有恶心和呕吐。分为三类。①鞘膜外型：又称精索扭转，扭转度数多在 360°以上，扭转方向多是外侧向内侧扭转。②鞘膜内型：睾丸在鞘膜内发生扭转。③某些睾丸附睾分离，其间有一膜状结构相连，睾丸附睾之间也可以发生扭转。

诊断时有患侧睾丸和阴囊剧烈疼痛。行超声提示睾丸血运较对侧减少或消失，睾丸上方可见螺旋状血管团块。与以下疾病鉴别诊断。①睾丸和附睾炎：和睾丸扭转的症状体征相似，超声提示睾丸和附睾血运较健侧增加。②睾丸附件扭转：和睾丸扭转的症状体征相似，超声提示睾丸和附睾血运正常，睾丸或附睾旁可见无血运包块。③阴囊血肿：患者有明确外伤史。④腹股沟嵌顿疝：腹股沟出现不能复位的疼痛包块，同时伴有胃肠道症状。常有腹股沟疝病史。检查睾丸正常无触痛。

尽早进行手术使睾丸复位。术中需要评估患侧睾丸血运，若睾丸血运复位后有所恢复需要行患侧睾丸固定术；若复位 30 分钟后睾丸血运无恢复，病理活检证实睾丸坏死则需要行坏死睾丸切除术。由于睾丸解剖异常可能是对称性的，应同时行健侧睾丸固定术。睾丸扭转可导致睾丸坏死、阴囊脓肿形成。

（杨屹）

gāowán fùjiàn niǔzhuǎn
睾丸附件扭转 （torsion of testicular appendages）

中肾旁管残余件绕其细小脉管蒂发生扭转的疾病。发生率居小儿阴囊急症的首位，占阴囊急症的 60%~70%。睾丸附件是胚胎期中肾旁管或中肾管残留结构，睾丸附件多蒂。睾丸附件扭转病因尚不完全清楚，发病前可能有剧烈活动或阴囊外伤史，部分在睡眠中发生。突发阴囊疼痛，继而阴囊出现逐渐红肿，触痛。无明显全身症状。发病早期在阴囊上极或附睾之间扣及触痛小结节，为睾丸附件扭转的特征性表现。约 21% 患儿透过阴囊可见暗蓝色斑点，进行透光实验可见该处变暗，有片状阴影，即蓝斑征。睾丸超声可提示诊断，超声提示睾丸上极包块，睾丸血运正常。主要和睾丸扭转鉴别。

如果体格检查和超声诊断睾丸附件扭转可采用抗炎保守治疗。如果超声和体格检查不能明确诊断则需要行手术探查，若术中发现睾丸附件扭转行睾丸附件切除术。抗炎治疗效果不佳可能形成阴囊脓肿。

（杨屹）

jīngsuǒjìngmài qūzhāng
精索静脉曲张 （varicocele）

精索蔓状静脉丛因各种原因致精索内静脉血液回流不畅，或静脉瓣不全导致静脉回流，而引起局部静脉异常伸长、扩张及迂曲，阴囊内形成血管性团块的病变。

病因及发病机制 精索静脉曲张的确切病因尚不清楚，一般认为是多种因素综合影响的结果，核心机制为静脉压力的增高及精索静脉瓣的缺乏或功能不全。左侧精索静脉曲张远多于右侧的原因可能为：①左侧精索静脉因呈直角汇入左肾静脉而承受更大的静脉压。②左侧精索内静脉行程较对侧长，使血液回流时压力升高。③左侧精索内静脉瓣缺如。继发性精索静脉曲张的常见病因有胡桃夹综合征、左肾静脉或腔静脉内瘤栓阻塞、肾肿瘤、腹膜后肿瘤、盆腔肿瘤、巨大肾积水或肾囊肿、异位血管压迫等。

临床表现 精索静脉曲张多在体检时被发现，也有患儿自我扪及或家长发现患儿阴囊无痛性蚯蚓状团块。典型的精索静脉曲张主要表现为站立时患侧阴囊下垂，有时伴局部坠胀、坠痛感，可向同侧腹股沟、下腹部、腰部及会阴部放射。劳累、行走、站立过久后症状加重，休息、平卧后症状减轻或消失。

精索静脉曲张的不良影响主要在于其对生精功能的损害。精索静脉曲张的毒性效应表现为睾丸生长障碍、精液异常、支持细胞功能障碍以及组织学改变（曲精小管增厚、间质纤维化、生殖细胞退行性变和成熟障碍等），同时体现在部分病例睾丸体积变小。

诊断 通过体格检查和超声检查可以诊断，又可将精索静脉曲张分为四个等级。①亚临床型：体格检查阴性，彩色多普勒超声或静脉造影检查可发现。②Ⅰ度（轻度）：仅在做瓦尔萨尔瓦 Valsalva）试验时可以触及曲张的精索静脉。③Ⅱ度（中度）：不做瓦尔萨尔瓦试验，静息即可触及曲张的精索静脉。④Ⅲ度（重度）：

任何时候均可通过肉眼观察即发现曲张的精索静脉。

治疗 青少年行精索静脉曲张手术治疗的指征，需至少达到以下几点中的一点：①精索静脉曲张合并睾丸发育滞后，包括患侧睾丸较健侧睾丸体积缩小15%～20%或2ml以上、连续随访发现患侧睾丸进行性发育滞后（睾丸体积差显著增大）、双侧睾丸总容量相对同等坦纳（Tanner）分级的正常睾丸总容量减小。②双侧可扪及精索静脉曲张。③外阴坦纳分级为Ⅴ级的青少年，多次精液检查提示质量异常。④精索静脉曲张引起严重疼痛不适等症状。⑤导致身心不适的巨大精索静脉曲张。手术结扎精索内静脉是治疗精索静脉曲张最主要的手段，手术方式包括开放手术、腹腔镜手术和显微镜手术。

(杨屹)

jīngsuǒjìngmài gāowèi jiézāshù

精索静脉高位结扎术（high ligation of spermatic vein） 通常采用腹股沟斜切口，在腹膜后、腹股沟管内环水平以上高位结扎和切断精索内静脉的手术。精索静脉曲张的手术治疗方法。

应用解剖 腹股沟管是腹股沟韧带上方的腹壁组织中的一个斜行裂隙，长约4.5cm。腹股沟管与腹股沟韧带平行，并不是真正意义上的管状结构，由内、外口和上、下、前、后四壁组成。腹股沟管内口位于腹股沟韧带中点上方约一横指处，是腹横筋膜外突所形成的精索内筋膜囊的囊口。腹壁下动脉是识别内口的标志。内口的上方是腹横肌的弓状下缘，下方是髂耻束，前方为腹内斜肌最下方的纤维起始部，后方是腹膜前组织，再往后方是腹股沟外侧窝，外侧是腹横肌最下

方纤维的起始部，内侧紧邻腹壁下动脉、静脉和凹间韧带。腹股沟管外口内侧缘是内侧脚，外侧缘是外侧脚，上缘是脚间纤维，下缘是反转韧带和耻骨嵴的外侧1/2处。这四个边缘包围腹外斜肌腱膜裂孔形成了腹股沟管外口。腹股沟管前壁由腹外斜肌腱膜和腹内斜肌组成，后壁由腹横筋膜和腹股沟镰组成，上壁由腹内斜肌和腹横肌组成的联合腱的弓状缘，下壁由与腹横筋膜相连的凹槽状的腹股沟韧带内侧半和陷窝韧带组成。男性腹股沟管内有精索和精索被膜通过。精索稍细于小指，自腹股沟管内口延伸至睾丸后缘，是由睾丸的供血血管、淋巴管、两支神经和输精管等集结成束组成的。精索被膜有三层，由里向外依次是精索内筋膜、提睾肌筋膜和精索外筋膜，前二者是精索腹股沟管段的固有被膜，后者只有腹股沟管内口以下的精索段才有的被膜。

适应证 ①精索静脉曲张合并睾丸发育滞后，包括患侧睾丸较健侧睾丸体积缩小15%～20%或2ml以上，连续随访发现患侧睾丸进行性发育滞后（睾丸体积差显著增大），双侧睾丸总容量相对同等坦纳（Tanner）分级的正常睾丸总容量减小。②双侧可扪及精索静脉曲张。③外阴坦纳分级为Ⅴ级的青少年，多次精液检查显示质量异常。④精索静脉曲张引起严重疼痛不适等症状。⑤导致身心不适的巨大精索静脉曲张。

手术方法 患儿全麻，平卧位，可取腹股沟上斜切口或腹股沟韧带中点上3cm的横切口。切开腹外斜肌腱膜和提睾肌。在腹股沟管内找到精索，在精索内找出曲张的精索内静脉，保留输精管和精索动脉，结扎并缝扎精索

内静脉。逐层关闭切口。

并发症 ①出血：防止结扎线滑脱引起大出血。②睾丸萎缩：精索内动脉受损或痉挛，可能引起睾丸萎缩。③鞘膜积液形成：结扎并损伤精索内淋巴管，导致淋巴回流障碍引起鞘膜积液。④精索静脉曲张复发：术中结扎时遗漏曲张的精索内静脉所致。

（杨屹）

Pà'ěrmò shǒushù
帕尔莫手术（Palmo operation）

经腹膜后在内环水平结扎精索内静脉的手术。主要用于治疗精索静脉曲张。①精索静脉曲张合并睾丸发育滞后，包括患侧睾丸较健侧睾丸体积缩小15%~20%或2ml以上，连续随访发现患侧睾丸进行性发育滞后（睾丸体积差显著增大），双侧睾丸总容量相对同等坦纳（Tanner）分级的正常睾丸总容量减小。②双侧可扪及精索静脉曲张。③外阴坦纳分级为Ⅴ级的青少年，多次精液检查质量异常。④精索静脉曲张引起严重疼痛不适等症状。⑤导致身心不适的巨大精索静脉曲张。

手术时患者全麻，平卧位，切口可取腹股沟内环水平上方斜切口。切开腹外斜肌腱膜，钝行分离腹内斜肌和腹横肌，切开腹横筋膜。向内向上推开腹膜，暴露精索血管与输精管汇合处，在汇合处精索血管近心端找出迂曲的静脉，结扎并离断。逐层关闭切口。手术并发症有出血、睾丸萎缩、鞘膜积液形成及精索静脉曲张复发。见精索静脉高位结扎术。

（杨屹）

luǎncháo zhǒngliú
卵巢肿瘤（tumor of ovary）

发生于卵巢的肿瘤。妇科常见肿瘤，可发生于任何年龄。卵巢肿瘤占儿童肿瘤的1%。按组织学类型分为上皮性肿瘤、生殖细胞肿瘤、性索－间质肿瘤和转移性肿瘤。上皮性肿瘤是最常见的组织学类型，占卵巢肿瘤的50%~70%，可分为浆液性、黏液性、子宫内膜样、透明细胞、移行细胞和浆黏液性肿瘤。生殖细胞肿瘤占卵巢肿瘤20%~40%，可分为畸胎瘤、无性细胞瘤、卵黄囊瘤、胚胎癌、非妊娠性绒癌和混合性生殖细胞肿瘤等。性索－间质肿瘤占卵巢肿瘤5%~8%，可分为单纯型性索肿瘤、单纯型间质肿瘤和混合型性索－间质肿瘤。转移性肿瘤为继发于胃肠道、生殖道和乳腺等部位的原发癌转移至卵巢形成的肿瘤。卵巢肿瘤一经发现应行手术治疗。手术目的为明确诊断、切除肿瘤、恶性肿瘤进行手术病理分期以及解除并发症。良性肿瘤手术切除治疗。恶性肿瘤需要手术治疗、化学药物治疗等综合治疗。

（杨屹）

luǎncháo wúxìng xìbāoliú
卵巢无性细胞瘤（ovarian dysgerminoma）

由单一增生的原始生殖细胞构成的卵巢肿瘤。中度恶性的卵巢生殖细胞肿瘤，占卵巢恶性肿瘤的1%~2%。好发于青春期和生育期妇女。病因尚不完全明确。早期无明显临床症状。晚期表现为腹胀、腹部肿块、腹水和消化道症状；部分患儿可有消瘦和恶病质表现。并发症：①卵巢肿瘤蒂扭转，常见的妇科急症，约10%卵巢肿瘤可发生蒂扭转。②肿瘤破裂，约3%卵巢肿瘤会出现肿瘤破裂。③感染，较少见，常继发于肿瘤出血和破裂。通过病理检查可确诊。治疗上以手术、放射治疗、化学药物治疗为主，而无性细胞瘤对放射特别敏感，故放疗效果较好，5年生存率可达90%。

（杨屹）

luǎncháo luǎnhuángnángliú
卵巢卵黄囊瘤（ovarian yolk sac tumor）

原始生殖细胞起源，呈现多种内胚层结构的卵巢恶性肿瘤。又称卵巢内胚窦瘤。较罕见，占卵巢恶性肿瘤的1%。来源于胚外结构卵黄囊。常见于儿童和年轻妇女。病因尚不完全明确。早期无明显临床症状。晚期表现为腹胀、腹部肿块、腹水和消化道症状；部分患者可有消瘦和恶病质表现。常并发卵巢肿瘤蒂扭转、肿瘤破裂、感染。血清中甲胎蛋白升高，通过病理检查可确诊。手术联合化学药物治疗可明显延长生存期。

（杨屹）

luǎncháo pēitāixìngái
卵巢胚胎性癌（ovarian embryonal carcinoma）

由类似胚盘的上皮样细胞构成的卵巢原始生殖细胞肿瘤。胚胎癌为起源于全能分化细胞的高度恶性肿瘤，癌细胞可完全不分化，也可有部分分化，但均为未分化或分化不全组织。该病的病因尚不完全明确。早期无明显临床症状。晚期表现为腹胀、腹部肿块、腹水和消化道症状；部分患者可有消瘦和恶病质表现。青春期以前的患儿常表现为性早熟；青春期后的患者，常表现为不孕、毛发增多等。常并发卵巢肿瘤蒂扭转、肿瘤破裂、感染。通过病理检查可确诊。肿瘤生长迅速，早期即可向腹膜广泛转移，或通过淋巴道扩散到腹主动脉旁淋巴结，晚期通过血行转移至远处器官，复发病例多在治疗后2年内死于腹腔内广泛转移。以手术或化学药物治疗作为主要治疗手段，晚期以化学药物治疗为主。

（杨 屹）

luǎncháo jītāiliú

卵巢畸胎瘤 (ovarian teratoma)

来源于生殖细胞，由多胚层组织构成，偶见只含一个胚层成分的卵巢肿瘤。常见的卵巢生殖细胞肿瘤，肿瘤多为良性，少数为恶性。分为成熟型畸胎瘤和未成熟型畸胎瘤。病因尚不完全明确，可能与胚胎期生殖细胞异常分化等因素有关。早期无明显临床症状。恶性畸胎瘤晚期表现为腹胀、腹部肿块、腹水和消化道症状，部分患者可有消瘦和恶病质表现。常并发卵巢肿瘤蒂扭转、肿瘤破裂、感染等。诊断主要依据影像学检查。超声检查可检出肿瘤呈囊实性，并且肿瘤内可见钙化成分；MRI 可以检查出肿块性质和周围组织关系；CT 可判断出肿瘤侵袭情况，淋巴结转移和肿瘤转移情况。部分卵巢畸胎瘤患者血清甲胎蛋白升高。良性卵巢畸胎瘤可选择卵巢肿瘤剔除术或患侧附件切除术。对年轻并希望保留生育功能的患者无论期别早晚均可行保留生育功能的手术。双侧良性畸胎瘤应行双侧肿瘤剔除术。对于儿童恶性卵巢畸胎瘤可不进行全面分期手术，除Ⅰ期G1 的未成熟畸胎瘤外，其他患儿均需要化学药物治疗。

（杨 屹）

luǎncháo kēlìxìbāoliú

卵巢颗粒细胞瘤 (ovarian granulosa cell tumor)

由性索的颗粒细胞及间质的衍生成分如成纤维细胞及卵泡膜细胞组成的卵巢肿瘤。最常见的一种具有内分泌（以雌激素为主）功能的卵巢肿瘤。发病原因尚不清楚，但有58%存在 DNA 复制错误的基因缺陷。分为成人型和幼年型。由于肿瘤细胞可以分泌雌激素，若肿瘤发生在青春期前的儿童，多数表现为性早熟。此类性早熟为肿瘤刺激所引起，又称假性性早熟，临床可出现乳房增大、阴阜发育、阴毛和腋毛生长、内外生殖器异常发育，甚至出现无排卵性月经。有的患儿还出现身高、骨龄过度超前发育。常并发卵巢肿瘤蒂扭转、肿瘤破裂、感染等。

除临床表现外，诊断常依据实验室检查与影像学检查。①实验室检查：内分泌激素测定，可以通过检测患儿血中雌激素、孕激素、睾酮、促性腺激素及尿中雌激素水平协助临床分析及诊断。②影像学检查：MRI、CT、B 超等检查一般都可以明确判断盆腔包块的位置、来源、与子宫及周围脏器的关系、囊实性变化等，但是却无法确诊肿瘤的组织学类别，亦较难估计其良、恶性。

手术是卵巢颗粒细胞瘤最重要的治疗手段，根据临床分期确定手术范围。Ⅰ期行全面分期手术，术中探查十分重要。应仔细检查盆腹腔脏器、腹膜、子宫直肠窝等处，并多处取活检。Ⅱ期以上均应施行肿瘤细胞减灭术，切除全子宫、双附件、大网膜、腹主动脉旁、腹膜后淋巴结及肉眼所见的转移瘤。对复发患儿应以积极的态度争取再次手术，手术可以提高生存率。包膜破裂的Ⅰ期及Ⅱ期以上患儿手术后给予化学药物治疗；少数因其他原因暂时不能手术者，术前应用化学药物治疗。对局限性病灶可以进行放射治疗。

（杨 屹）

niàodào niánmó tuōchuí

尿道黏膜脱垂 (prolapse of urethral mucosa)

尿道黏膜部分或完全脱出于尿道口外的女性尿道疾病。多见于 5～10 岁女孩。病因尚不完全明确，可能是先天尿道黏膜过长、过多或因雌激素不足导致尿道周围支持组织薄弱，加上长期咳嗽、便秘等使腹压剧烈增加的因素，而形成尿道黏膜脱垂。主要症状为尿道口环形红色肿物，中央有一小孔，尿液可由此排出。肿物触之易出血，合并感染时，局部可见出现糜烂、溃疡，表面有脓苔、坏死等。发生嵌顿时，脱垂的尿道黏膜急性增大、水肿、青紫，并伴有疼痛。尿道口脱出环状红色肿物，中央有腔隙，导尿管由此可进入膀胱，导出尿液即可确诊。症状轻微者应保守治疗，采取卧床休息，温水坐浴后手法复位。局部有感染者外用抗生素，或外用雌激素，可使脱垂尿道黏膜消失或改善。对复发或症状严重者宜手术治疗。

（杨 屹）

niàodàopáng nángzhǒng

尿道旁囊肿 (paraurethral cyst)

尿道周围腺体的腺管阻塞形成的潴留性囊肿。新生儿表现为尿道周围腺体扩张，位于尿道口内。这些腺体与男性前列腺同源，数量为 3～6 个，其中最大的 2 个被称为斯基恩（Skene）尿道周围腺。新生儿尿道周围腺体偶尔会对母体雌激素产生反应，分泌黏液物质，从而导致囊肿形成。主要症状为尿道口周围囊性包块，排尿偏斜。通过体格检查即可确诊。这些囊肿通常是自限性的，经常自发破裂。如果持续存在、不缓解，用细针穿刺引流即可治愈。

（杨 屹）

xiǎoyīnchún zhānlián

小阴唇粘连 (adhesion of labia minora)

婴幼儿的外阴表面可出现由感染所致的溃疡，可导致小阴唇粘在一起的现象。两侧小阴唇在中线处粘连，一般在小阴唇黏着的前方和阴蒂下方有一个小孔，尿液可经此孔排出。发病率为 0.6%~1.8%。病因尚不完全明确，可能是由于体内雌激素水平低、局部刺激和外伤可导致小阴唇粘连的发生。主要症状为排尿困难或分叉，个别病例表现为反复尿路感染。通过体格检查即可确诊。治疗时，在表面麻醉后用探针或蚊式钳插入小孔，向上或向下轻柔撑开，分离粘连，显露尿道外口和阴道外口。治疗后注意局部清洗，洗后在小阴唇上涂少量油脂，以免重新黏合。有 10% 的复发率，对于复发者可应用加入含己烯雌酚的霜剂或油膏 2 周，促使表皮增生，即可避免复发。

（杨　屹）

阴道异物 （vaginal foreign body）

将各种异物塞入阴道内导致的疾病。阴道异物在临床上并非少见，可发生于任何年龄，国内幼女多见，也可见于患有精神疾病的成人患者。常见于婴幼儿出于好奇心或企图解除阴道瘙痒等，将异物塞入阴道；青春期患儿有为寻求性刺激，将黄瓜、橘子、洋葱、香水瓶、阳物模具等塞入阴道。

主要表现为阴道分泌物增多和感染，长期滞留未能取出者，可引起泌尿生殖道瘘、阴道溃疡、结石、盆腔脓肿。阴道瘘：长期存在阴道内的固体异物会压迫局部组织，致缺血坏死，甚至侵入膀胱或直肠，形成阴道瘘，包括阴道尿道瘘和阴道直肠瘘，致使尿液或粪便经阴道排出。异物易位进入邻近器官，如进入膀胱可形成膀胱结石；或穿透阴道穹隆

进入盆腔，形成盆腔异物。长期阴道异物除引起阴道慢性炎症，如阴道炎、外阴炎、宫颈炎；泌尿道炎症如膀胱炎、尿道炎外，还可引起结缔组织增生，形成息肉。因性生活时的外力作用可导致异物穿透阴道，移行至盆腔，甚至阔韧带内，形成盆腔脓肿、阔韧带脓肿；严重时感染扩散，引起盆腔腹膜炎、感染性休克及败血症。

诊断依据：①有异物塞入阴道的病史，或可疑阴道异物史。②临床表现为阴道分泌物增多，呈脓血性、水样，伴臭味。③肛门指诊可探及阴道内异物。④可以做 B 超、X 线、CT 等辅助检查。⑤幼儿有些小而软的非金属异物诊断较为困难，小儿阴道镜检查可以确诊。

治疗可行阴道异物取出术（可用小号阴道镜或膀胱镜）。凡有尿瘘及粪瘘形成者，均需手术修补。

（杨　屹）

小儿骨科疾病 （pediatric orthopedics disease）

小儿关节、肌肉和骨骼的疾病的总称。小儿骨科疾病的总体发病率没有确切数据，不同疾病的好发人群亦各有特点。小儿骨科疾病的病因受多种因素共同作用，包括先天因素和后天因素，具有病种变化大的特点。其所涵盖的疾病包括但不限于生长过程中的异常状况、异常步态、骨折、骨关节感染、运动损伤、肢体和手足畸形、脊柱畸形、神经异常和肿瘤等。小儿骨科疾病的诊断需要详细的体格检查，也有赖于影像学检查包括 X 线、CT、MRI 和核医学检查等。小儿的身体仍处于生长过程，关节、肌肉和骨骼与成人区别显

著，因此小儿骨科疾病的治疗方式是多样的，包括物理治疗、石膏、矫形器和手术等。预后与疾病的种类和干预措施密切相关，一些严重的先天畸形、创伤可能需要长期治疗和随访。

（张学军　高景淳）

骨科特殊检查 （orthopedic special physical examination）

在体格检查中，为达到明确诊断、鉴别诊断和评估病情的作用，依据骨科一些疾病的特有症状体征进行的特定检查。常见的特殊检查如下。

颈部特殊检查　①引颈试验：检查者一手托住患者下颌部，另一手托其枕部，嘱患者颈肌放松。检查者双手同时用力向上牵引，在慢性病例通过牵引改善了项颈部病变软组织的痉挛程度，可使原有的颈痛或上肢放射征象减轻，但在征象严重的急性病例，这种牵引作用反会增加肌附着处无菌性炎症病变的刺激，使征象反而增重。②屈颈试验：患者仰卧，检查者一手按其胸前，一手置其枕后，屈其颈部，若出现腰部及患肢后侧放射性疼痛则为阳性，提示坐骨神经受压。

骨盆特殊检查　①骨盆挤压与分离试验：患者仰卧位，医师用两手分别压在骨盆的两侧髂前上棘，向内相对挤压为挤压试验；两手分别压在骨盆的两侧髂嵴内侧，向外下方作分离按压称为分离试验。若引起损伤部位疼痛加剧则为阳性征，常见于骨盆环的骨折。②骶髂关节分离试验：又称 4 字试验。患者仰卧位，患侧下肢屈膝屈髋，将患侧下肢外踝放于对侧膝上，作盘腿状。检查者一手扶住对侧髂嵴部，另一手将患侧的膝部向外侧挤压，若骶

髂关节有病变，则出现该处的疼痛，为阳性征。同样的方法再检查对侧。做此试验前应先排除髋关节的病变。

上肢特殊检查 ①杜加斯征（Dugas sign）：患肢肘关节屈曲，手放在对侧肩关节前方，如肘关节不能与胸壁贴紧为阳性，表示肩关节脱位。②肱二头肌长头紧张试验：前臂旋后，检查者给以阻力。当有肱二头肌长头腱炎时，结节间沟区有疼痛感。③腕伸肌紧张试验：又称米尔征（Mill sign）。患者伸直患侧肘关节，前臂旋前，检查者将患侧腕关节屈曲，若患者肱骨外上髁区疼痛，则为阳性，提示肱骨外上髁炎。

下肢特殊检查 ①特伦德伦堡征（Trendelenburg sign）：用于检查髋关节承重功能。先让患者健侧下肢单腿独立，患侧腿抬起，患侧臀纹（骨盆）上升为阴性。再让患侧下肢单腿独立，健侧腿抬高，则可见健侧臀皱襞（骨盆）下降，为阳性，表明持重侧的髋关节不稳或臀中、小肌无力。任何使臀中肌无力的疾病均可出现阳性征。②下肢短缩试验：又称阿利斯征（Allis sign）。患者仰卧，双侧髋、膝关节屈曲，足跟平放于床面上，正常两侧膝顶点等高、若一侧较另一侧低即为阳性，表明股骨或胫腓骨短缩或髋关节脱位。③浮髌试验：患者仰卧，伸膝，放松股四头肌。检查者一手虎口对着髌上囊，压迫膝部，将膝内液体压入髌骨下，一手轻压髌骨后快速松开，可觉察到髌骨浮起，此为阳性。

（张学军　曹　隽）

Tèlúndélúnbǎo zhēng

特伦德伦堡征（Trendelenburg sign）　单足站立时对侧骨盆下降，提示负责髋关节外展的臀中小肌的无力，用于评估髋关节运动障碍的阳性表现。首先由德国外科医师弗雷德里希·特伦德伦堡（Friedrich Trendelenburg）于1897年在介绍先天性髋关节脱位患者进行性肌肉萎缩导致的髋关节外展肌肉无力时描述。臀中小肌是髋关节外展主要肌肉，可维持髋关节和骨盆稳定并保持其处于重力正中线上，接受第4腰椎至第1骶椎神经根形成的臀部上神经支配。可能导致这些肌肉功能异常的病因包括神经受损导致的髋关节脱位、脊髓灰质炎、股骨远端韧带撕裂、骨折等。当病变一侧单腿负重站立，骨盆同侧升高，对侧降低。这是因为骨盆由于外展肌肉无力导致难以保持水平，患者会倒向健侧并立刻将躯干倒向患侧以保持水平。

检查所需条件：①患者可以单足站立超过30秒。②患者理解指令并能遵守。③患者协调能力正常。④患者髋关节外展运动正常，无内收畸形。

站立测试方法：检查者站在患者身后并用手置于被检查者双侧髂嵴以观察髋关节平面倾斜情况。此时指示患者单足站立，并持续超过30秒。此时观察患者对侧骨盆是否降低，若降低则为站立侧特伦德伦堡征阳性。

临床意义：特伦德伦堡征对于评估由于神经源性、脊柱疾病等导致的髋关节外展肌肉无力有一定意义。尤其是术后特伦德伦堡征，有助于判断何种原因导致的并发症。特别是髋关节后路手术中，由于臀中肌从大粗隆剥离后如果没有处理好，术后则出现并发症并存在特伦德伦堡征阳性，需要手术医师在操作时格外注意。

（张学军　曹　隽）

yìnglì Tèlúndélúnbǎo shìyàn

应力特伦德伦堡试验（stress Trendelenburg sign）　普通特伦德伦堡站立检查时，在对侧肩关节施加向下压应力的试验。特伦德伦堡征为单足站立时对侧骨盆下降，由德国外科医师弗雷德里希·特伦德伦堡（Friedrich Trendelenburg）于1897年在介绍先天性髋关节脱位患者进行性肌肉萎缩导致的髋关节外展肌肉无力时描述。轻度臀中小肌无力的患者体征不明显，仍可能表现为特伦德伦堡征阴性。但由于不能对抗阻力，因此在施加向下应力后，会出现特伦德伦堡征阳性的体征。此方法有助于鉴别轻度臀中小肌无力。

（张学军　曹　隽）

Gāo'ěr zhēng

高尔征（Gower sign）　患者站起时，用手扶握大腿以克服骨盆和下肢近端肌肉的无力的姿态。1879年，英国神经科医师威廉·理查德·高尔（William Richard Gower）描述了典型高尔征，即发生在迪谢内肌营养不良患者站起时肌肉无力的姿态。患者早期的改变是体态前屈、步态变宽和马蹄步态，这些改变都是为了减轻膝关节伸直幅度。患者还会增加髋外展、骨盆前倾和腰椎前凸，以代偿臀肌无力，便于躯干伸直。经典描述的高尔征通常出现在疾病晚期。在早期阶段，患者仅表现为站立时用手轻轻地扶一下大腿；随着疾病进展，患者需要手放在大腿上用力推开才能站立；在晚期，出现肌肉挛缩后患者必须依赖外部辅助支具才能站起。

高尔征表现为任何与骨盆或下肢近端肌肉无力相关的疾病，如贝克（Becker）肌肉萎缩症、四肢萎缩和其他肌肉萎缩症、脊髓性肌肉萎缩症、肌聚糖病、多肌炎、椎间盘炎、青少年特发性关节炎等。

（张学军 曹隽）

Méilǐ'ēn zhēng
梅里恩征（Meryon sign）

检查者以一侧手臂环抱患儿胸部将其抱起，若检查者未抱紧患儿胸部，则患儿会从怀抱中滑落为阳性表现。常可证明肩胛带肌群的肌力减弱，提示患儿存在进行性假肥大性肌营养不良即迪谢内（Duchenne）肌营养不良。正常儿童肩部肌肉收缩以提高肩关节稳定性，并利于协助上肢上举，而迪谢内肌营养不良者因肩带肌群无力，肩关节被动外展，当检查者未抱紧患儿胸部时，患儿就会从怀抱中滑落。

迪谢内肌营养不良为性染色体隐性遗传病，多见于男性和患有特纳综合征的女性，致病基因携带者为女性。发病率约为1/3500，其中70%的患者有家族遗传史，而约30%患者为自发基因突变导致。该病是由X染色体的Xp21区发生突变引起，该区域编码400kD的肌营养不良蛋白。肌营养不良蛋白对于维持细胞膜细胞骨架的稳定性有重要作用。在迪谢内肌营养不良患者中，该细胞完全缺失这种跨膜蛋白，导致肌肉进行性变性及功能丧失。肌肉活检显示特异性改变，如纤维及核大小不等、纤维分裂、纤维变性与再生、纤维脂肪组织沉积等。对活检肌肉进行肌营养不良蛋白检测可确诊肌营养不良的类型。肌无力的程度取决于患者的年龄，近端肌群肌力减弱先于远端肌群。

（张学军 刘昊楠）

gǔkē qiānyǐn jìshù
骨科牵引技术（traction in orthopedics）

通过一系列的机械装置来拉直骨折断端保持对位对线、脊柱或者其他骨骼系统的压力，以达到拉长、复位、稳定、镇痛、缓解痉挛等目的的治疗操作。又称肌肉骨骼系统牵引术。

牵引术通常应用于下述情况：①骨折复位如股骨干骨折、股骨粗隆间骨折、胫腓骨斜骨折、肱骨髁上骨折等。骨牵引可使骨折复位。股骨颈骨折时常用骨牵引复位作为手术前准备。②脱位复位如颈椎骨折脱位、小儿先天性髋脱位、髋关节半脱位、陈旧脱位等，可用骨牵引复位。③矫正关节挛缩。对各种软组织疾患所致的关节屈曲挛缩，可用牵引克服挛缩或作为手术前准备。④维持固定，骨折脱位经复位后，需用牵引维持一定时期。⑤由关节炎症引起的肢体肌肉痉挛、疼痛，可用牵引防止关节脱位并控制炎症、缓解痉挛。⑥矫正畸形，如脊柱侧凸可用牵引矫正。

（张学军 高景淳）

pí qiānyǐn
皮牵引（skin traction）

将一定长度与宽度的粘膏的一端粘在肢体皮肤上，另一端连以牵引装置进行牵引多用于下肢，其优点是无创，不需在骨骼上固定，不足之处是牵引力较骨牵引为小，因牵引力大则可将粘膏拉脱，皮肤被粘膏盖住，汗腺不能排泄，日久后可发生皮炎。儿童骨折时用骨牵引会损伤骨骺（如胫骨粗隆部位），故用皮肤牵引为宜。也可用海绵垫加环形尼龙带固定于肢体皮肤上，进行牵引。

（张学军 高景淳）

zhěngédài qiānyǐn
枕颌带牵引（occipito-jaw belt traction）

将牵引带安置于患儿下颌、头后枕部，使索引力传递到颈椎骨骼及肌肉等软组织，从而达到治疗目的的方法。由于牵引带压迫在骨突的皮肤上，此方法一般是间断牵引而非持续牵引，如颈椎外伤、神经根型颈椎病进行的颈椎牵引、腰椎间盘突出症时的骨盆牵引和脊柱侧凸石膏或手术矫正等。

（张学军 高景淳）

gǔ qiānyǐn
骨牵引（skeletal traction）

将金属针穿过骨骼的特定部位，借助牵引装置进行牵引的治疗方法。又称骨牵引术。骨牵引可按牵引的骨骼部位命名，常用的有股骨髁上牵引、胫骨粗隆牵引、尺骨鹰嘴牵引、跟骨牵引、颅骨牵引等，亦可按牵引工具而命名，如施泰因曼针（施氏针）牵引、基尔施纳针牵引、冰钳牵引、头环牵引、头盆牵引等，又可按牵引装置固定与否而分为滑动牵引与固定牵引，前者利用安置于病床上的支架进行牵引，后者则将肢体固定于牵引架上进行牵引，有的患者还可带牵引架离床。使用骨折外固定器肢体延长器，也属固定牵引，其是利用自身的螺旋装置进行牵引或加压。

（张学军 高景淳）

lúgǔ qiānyǐn
颅骨牵引（skull traction）

使用颅骨弓或头环等装置固定颅骨，对其进行纵向牵引的治疗方法。常用于颈椎骨折的牵引闭合复位。固定颅骨后，初始牵引重量设置为 2.23～6.80kg，每次增加2.23kg，每次加量之后都要进行侧位X线检查。应用肌肉松弛药或镇痛药，可能有助于促进复位。此方法也用于脊柱侧凸的矫正治疗。使用头环固定颅骨，患者座位或站立位，先以较少的初始重量开始牵引，再将牵引重量逐渐增加至患者体重的1/2上下（该过程持续1周左右），每周行X线检查以了解牵引的矫正效果。这种方法又称头环重力牵引法。

（张学军 高景淳）

jíxìng xuèyuánxìng gǔsuǐyán
急性血源性骨髓炎（acute hematogenic osteomyelitis）

病原体由身体其他部位的感染灶进入血流传播并定位于骨组织而引起的急性炎症。其病理特点是骨质破坏、坏死和反应性骨质增生同时存在。高收入国家急性骨髓炎在儿童中的发病率每年约为8/10万，但其在低收入国家相当常见，其占所有儿童住院患者比例的1%，男性儿童较女性发病率高2倍。约50%的患者发生在5岁以下，1岁以下是发病高峰。

病因及发病机制 该病发生因素与年龄相关。新生儿（<30日龄）发生骨髓炎的危险因素包括难产、早产、皮肤感染、中心静脉导管和泌尿道异常、母亲在分娩时有活动性感染。较年长婴儿及儿童血源性骨髓炎的危险因素包括镰状细胞病、免疫缺陷疾病如慢性肉芽肿病、脓毒症、轻微创伤合并菌血症、留置血管导管（包括血液透析导管）。在儿童中，急性骨感染最常起源于血液，80%以上是由金黄色葡萄球菌引起的。

长（管状）骨的血源性骨髓炎始于细菌在干骺端沉积。沉积的机制尚不清楚，但一些证据表明内皮细胞允许微生物通过。创伤或栓子可能造成血流缓慢的窦状血管堵塞，进一步形成感染灶。干骺端的感染灶导致骨髓蜂窝织炎。骨髓的炎性渗出物使髓内压增加，迫使渗出物通过哈弗系统和伏克曼管进入皮质，可进一步突破骨膜。骨内感染灶部位可出现骨坏死区域。由此产生的失活骨（称为死骨）可通过影像学观察到，其可被由增厚的骨膜（称为包膜）所产生的新骨包围。感染可扩散至骨骺和邻近的关节间隙；多达1/3的病例可出现感染向邻近蔓延至关节间隙。该病的发展同样具有特定年龄的特征。

出生后至3月龄小婴儿骨骼的三个特征可促进骨感染的传播：①骨皮质较薄和骨膜疏松导致很难限制感染，感染可沿骨膜下间隙蔓延并突破进入周围软组织。②营养干骺端的毛细血管穿过骨骺生长板，尤其是在髋部、肩部和膝部。③动关节的关节囊常延伸至骨骺板或在骨骺板稍远侧，使得感染可侵入关节间隙，导致合并化脓性关节炎（由关节近端或远端的骨髓炎病灶引发）。

较年长婴儿和幼儿发育中的骨骼能更好地限制骨感染：①随着骨骼成熟，骨皮质增厚，骨膜会稍微更致密。感染很少扩散至软组织，但容易出现骨膜下脓肿和周围水肿；骨膜下脓肿通常发生在干骺端，此处皮质最薄弱。②随着骨骺骨化和形成明显的生长板，干骺端毛细血管萎缩。这个过程最早在8月龄时开始，通常在18月龄时完成，这可以限制感染扩散到关节间隙，除非干骺端在关节囊内，如肩部、踝部、髋部和肘部的干骺端。然而，合并化脓性关节炎和骨髓炎的情况很常见，并且跨骺板血管的意义暂不明确。

年长儿童和青少年的干骺端皮质非常厚，骨膜致密呈纤维性。这些特征有助于限制感染，使感染很少能扩散到浅皮质。在青少年中，这可能导致骨内脓肿，其中心区域化脓坏死并被肉芽组织包裹。椎骨骨髓炎，椎骨感染可能涉及椎间盘（椎间盘炎）或椎体。幼儿的椎间盘血供丰富，来源有骨膜血管和邻近的椎体。来自邻近椎骨的血管在出生后第1年开始萎缩，到10岁时完全消失。这可能是观察到椎间盘炎更常见于年幼儿童的原因，而椎骨骨髓炎的发病机制可能与椎静脉血流缓慢和血栓形成有关。

临床表现 在各年龄阶段的儿童中，血源性骨髓炎的初始症状可以是非特异性的，如有发热、消瘦和疲乏，也可以出现局部皮肤红、肿、热、痛。一旦感染累及骨，症状会更具局限性，如病骨疼痛、肢体活动受限。急性血源性骨髓炎患儿通常起病急骤，表现为发热、全身症状（如易激惹及食欲或活动的减少）、骨炎症的局灶性表现（皮温升高、肿胀和存在压痛点），以及功能受限（如跛行和患肢使用受限）。脊椎骨髓炎则通常有局限性背痛，伴椎旁肌肉痉挛，休息、热疗和镇痛剂不能使之缓解，活动使其加重，患儿通常不发热。

诊断 依据病史、临床表现及辅助检查进行诊断。

实验室检查 ①白细胞计数：骨髓炎患儿的外周血白细胞计数升高并不一致且无特异性。耐甲氧西林金黄色葡萄（methicillin resistant Staphylococcus aureus，MRSA）、A组链球菌或肺炎链球菌引起骨髓炎的患儿，以及伴有化脓性关节炎的患儿，白细胞计数趋向于更高，并且需要更长时间才能恢复正常。②红细胞沉降率（erythrocyte sedimentation rate，ESR）大多数骨髓炎患儿都存在ESR升高（≥20mm/h）。对于MRSA骨髓炎患儿和伴有化脓性关节炎的患儿，ESR趋向于更高，并且需要更长时间才能恢复正常。③C反应蛋白（C-reactive protein，

CRP）：大多数骨髓炎患儿都存在 CRP 升高。对于 MRSA 骨髓炎患儿和伴有化脓性关节炎的患儿，CRP 趋向于更高，并且需要更长时间才能恢复正常。

影像学检查　①X 线：可见深部软组织肿胀、骨膜反应（提示有新骨形成或反应性水肿）、骨膜抬高（提示骨膜下脓肿），以及溶骨性硬化（提示亚急性/慢性感染）。在临床中，尽管医师常将 X 线片作为诊断骨髓炎的重要依据，但等到 X 线片上显示的时候，通常病程已有 2 周以上。②MRI：能够比 X 线摄影更早发现骨髓炎。活动性炎症区域表现为 T1 加权像信号降低和 T2 加权像信号升高。包括短时反转恢复序列在内的脂肪抑制序列会降低脂肪信号，对骨髓水肿更为敏感。半影征（在 T1 加权像上，脓肿和硬化骨髓之间的高强度信号移行带）是骨髓炎的特征表现。③CT：可见骨髓密度增加、骨皮质破坏、骨膜反应（新骨形成）、骨膜脓肿和死骨形成。④超声：病变骨骼邻近区域有液体积聚但未影响软组织、骨膜抬高超过 2mm 和骨膜增厚。

鉴别诊断　主要与其他感染性疾病、非感染性疾病以及放射影像学特征相似的疾病鉴别。

其他感染　没有累及骨的感染可能导致发热、疼痛及骨上方的压痛，类似于血源性骨髓炎。其与骨髓炎的鉴别点是影像学检查未见骨髓炎典型特征。与骨髓炎特征相同的其他感染，以及可引起骨髓炎或由骨髓炎引起的情况包括败血症、蜂窝织炎、化脓性关节炎（大约 1/3 的骨髓炎病例会扩散至邻近关节，新生儿中该比例高达 75%）、深部脓肿如腰肌脓肿、化脓性肌炎。

非感染性疾病　包括慢性非细菌性骨髓炎与其他非感染性疾病。

慢性非细菌性骨髓炎　又称慢性复发性多灶性骨髓炎，是一种主要发生于儿童的慢性炎症性骨病，特征为隐匿性起病的骨痛。其初始表现与急性血源性骨髓炎相似。影像学检查也许可定位骨病变，但缺乏慢性骨髓炎提示性特征，如脓肿或窦道。

其他非感染性疾病　几种非感染性疾病的临床特征与骨髓炎重叠。①恶性肿瘤：肿瘤生长可导致骨疼痛；一些恶性肿瘤患儿的初始表现包括发热，尤其是白血病和尤因肉瘤。但癌症患儿的症状可为间歇性，经验性抗生素治疗也无效。骨活检通常可鉴别骨髓炎和累及骨的癌症。②骨梗死：继发于异常血红蛋白病的骨梗死很难与骨髓炎鉴别，尤其是伴有指/趾炎的婴儿。以上两种疾病的 X 线片、闪烁成像和 MRI 表现均相似，但异常血红蛋白病引起的骨病经补液和其他支持性治疗有效，而骨髓炎采用这些治疗无效。③维生素 C 缺乏症：可能会导致肌肉骨骼疼痛和患儿拒绝负重，尤其是存在孤独症谱系障碍、智力障碍、厌食或挑食的儿童。维生素 C 缺乏症的其他表现包括瘀点、瘀斑、牙龈出血、毛发卷曲和角化过度。④戈谢病：此类患儿可出现与镰状细胞病患者类似的骨疼痛危象。在骨疼痛危象时，锝骨扫描可发现缺血。股骨远端的 X 线片可见戈谢病的特征性表现，干骺端异常塑建所致畸形。不过，若发热的戈谢病患儿在补液和其他支持性治疗后并无改善，则应考虑骨髓炎。⑤复杂性局部疼痛综合征：是一种少见的慢性疾病，可导致患肢疼痛、肿胀和活动范围受限。该病常在损伤、手术或血管事件后发生，也可出现血管舒缩不稳定和慢性皮肤改变。与骨髓炎的鉴别点是，存在自主神经功能障碍和 ESR/CRP 正常。⑥婴儿骨皮质增生症：又称卡菲病（Caffey disease），特征为发热、骨膜下骨增生以及上覆软组织肿胀的遗传病。该病罕见，很难通过首发表现与骨髓炎相鉴别，但可经骨活检鉴别。

放射影像学特征相似的疾病　良性和恶性骨肿瘤和累及骨肿瘤的放射影像学特征可能与骨髓炎类似。儿童骨髓炎为急性临床特征，抗生素治疗有效，通常作为鉴别点。骨活检可从组织病理学上区分，包括纤维异常增殖症、骨样骨瘤和成骨细胞瘤、软骨母细胞瘤和软骨黏液样纤维瘤、嗜酸性肉芽肿和其他组织细胞增生症、骨肉瘤。

治疗　以足量且规范的抗菌治疗、手术充分引流、清除病灶、长期随访为原则。治疗方案包括手术干预、抗菌治疗。

手术干预　骨髓炎患儿可能在就诊时或抗菌治疗期间需要手术干预。除 X 线片和 MRI 对病灶的影像诊断外，手术干预的指征包括骨膜下、软组织脓肿和髓内化脓需要引流，邻近感染灶清创，切除死骨，给予抗菌治疗 48～72 小时后病情仍未改善。

抗菌治疗　对于大多数临床特征符合骨髓炎的患儿，如骨痛症状和体征，ESR、CRP 升高，即使初始 X 线结果正常，仍经验性抗菌治疗。骨髓炎的典型特征往往在症状出现 10 天后才能在 X 线片上观察到，而高级影像学检查不一定能够立即进行，甚至可能无法开展。初始抗菌治疗一般经胃肠外给予。经验性治疗方案由基于流行病学因素确定的最可能病原体和抗菌药物敏感性确定，这些因素包括患儿年龄、临床特征和社区内流行的病原体。①对不足 3 月龄的婴儿，可使用第三代头孢菌素如头孢噻肟（首选）、头孢他啶、头孢曲松和头孢吡肟，加抗葡萄球菌药物（通常选择万古霉素或萘夫西林/苯唑西林）。对已入住 ICU 超过 1 周的新生儿应使用万古霉素，而不是萘夫西林/苯唑西林。②对于 3 月龄及以上的儿童，可使用头孢唑林、萘夫西林/苯唑西林、克林霉素或万古霉素，具体取决于当地社区获得性 MRSA 的流行情况和对克林霉素的敏感性。如果临床或实验室特征提示某特定病原体，则可能需另外经验性覆盖除金黄色葡萄球菌以外的病原体。

得到培养和药敏试验结果后，即可根据具体病原体调整抗菌方案。如果培养仍为阴性且在经验性治疗后改善，一般要继续使用带来改善的胃肠外方案，然后改用抗菌谱相似的口服方案。接受合理抗菌治疗的患儿一般在 3~4 日内可见临床改善。临床改善表现为发热、疼痛、红斑和肿胀减轻及外周血白细胞计数和 CRP 下降。

病情未见改善甚至恶化可能提示发生了需手术干预的并发症（如脓肿、窦道、死骨）、血栓栓塞、抗菌治疗无效（如罕见或耐药的病原体、多重病原体感染、剂量不足）或存在除骨髓炎以外的诊断。进一步评估可能包括 ESR 和 CRP、白细胞计数、X 线平片，以及积极尝试分离苟养和罕见的病原体。使用抗菌治疗方案至少 4 周。停用抗菌治疗前，复查 CRP 和 ESR，只要任一项异常，都不应停止治疗。不论有无临床证据提示治疗失败，一般还应行 X 线摄影来确保无新发骨损伤（如脓肿和死骨）。

1 月龄以上的急性骨髓炎患儿如果病情明显改善，如退热 ≥ 48 小时、疼痛和红斑或肿胀减轻、白细胞计数恢复正常、CRP 持续下降并满足以下条件，则可使用口服抗生素完成剩余疗程：①患儿免疫功能正常，且已完善相应年龄段的流感嗜血杆菌和肺炎链球菌的免疫接种。②患儿能够吞咽、不吐出并吸收适宜的口服药。③临床病程不复杂，包括骨病无进展。④分离出的病原体对口服抗生素敏感。⑤培养阴性患儿的经验性胃肠外治疗达到预期效果，且口服方案的抗菌谱与胃肠外方案相似。⑥患儿和家属需依从药物治疗和随访方案。

随访 出院后，应每 1~2 周评估患儿的临床改善和有无抗生素治疗相关并发症。在口服治疗期间监测血药浓度可能对某些患儿有用，如临床表现的缓解或 CRP 和 ESR 的恢复不如预期的患儿。另外，复发感染患儿在治疗结束时应行 X 线摄影。

转归 主要包括肌肉骨骼并发症与静脉血栓形成。

肌肉骨骼并发症 因年龄、受累部位、病原体和感染持续时间的不同而不同。①感染延伸至软组织如化脓性肌炎，在小婴儿中常见。②化脓性关节炎，原因为感染延伸至关节腔（肱骨和股骨近端感染时更常见），或病原体经血行播散至关节腔。③骨骼生长异常（成角畸形、短缩或过度生长）伴骺板和骨骺受累（在新生儿和获得性 MRSA 感染中更常见）。④骨膜下脓肿。⑤布劳德脓肿。⑥病理性骨折（在获得性 MRSA 感染中更常见）。⑦多灶性感染（在获得性 MRSA 或汉赛巴通体感染和新生儿中更多见）。⑧股骨头骨质坏死（缺血性坏死）。⑨1 个或多个椎体塌陷或完全破坏，这可能会引起脊柱后凸或脊髓压迫。⑩失活骨（死骨）和皮肤瘘。⑪慢性骨髓炎（有失活骨的放射影像学证据，且骨炎症的体征和症状已存在 ≥ 2 周）偶尔发生于长期存在肌肉骨骼主诉但未被诊断为骨髓炎的患儿。但这通常是在治疗不充分的患者中出现。

静脉血栓形成 在较年长儿童和青少年骨髓炎患者中，可能发生静脉血栓形成和脓毒性栓子。虽然发病机制还不明确，但与以下情况相关：①年龄 ≥ 8 岁。②发生于骨髓炎邻近部位。③金黄色葡萄球菌性骨髓炎，尤其是 MRSA 和杀白细胞素阳性菌株。④凝血异常，如因子 V Leiden 杂合突变、抗磷脂抗体或凝血因子 Ⅷ 的浓度增加，以及狼疮抗凝物质阳性。部分异常为一过性。⑤播散性感染。⑥就诊时 CRP > 60mg/L。⑦感染更严重，如住院时间更长和手术次数更多。

预后 在尚无广泛骨坏死的时候接受及时、合理的抗菌治疗的新生儿、婴儿和儿童，大多结局都非常好，95% 以上患儿的放射影像学上明显的骨破坏都能完全恢复。病原体和感染部位可能影响结局，特别是新生儿。预后不良的危险因素包括：①致病菌为 MRSA、肺炎链球菌或杀白细胞素阳性的金黄色葡萄球菌。②合并化脓性关节炎、化脓性肌炎或脓肿。③髋关节受累（发生并发症的风险为 40%）、踝关节受累（占并发症的 33%）或膝关节受累（占并发症的 10%）。④培养呈阳性。⑤年龄偏小，可能与就诊、诊断和治疗不及时有关。⑥治疗不及时。

尽管治疗充分，仍有 1% ~ 2% 的急性血源性骨髓炎患儿可能出现感染复发，还有患儿可能出现严重的并发症，如慢性骨髓炎、跛行和下肢不等长。

预防 着眼于以下几个方面，急性骨髓炎可以被有效预防。

一般感染性疾病的预防 疖、疔、疮、痈以及上呼吸道感染都是最常见的感染性疾病，且最易继发感染而致血源性骨髓炎的发生。因此预防疖、疔、疮、痈及上呼吸道感染的发生，对预防骨髓炎的发生是十分重要的。其预防的主要措施：①保持室内空气流通，注意环境卫生和个人卫生保持皮肤清洁。②青春期应多食蔬菜水果，少用油剂润肤，以防止皮脂腺分泌物堆积或腺管阻塞。③加强体育锻炼，增强身体素质，防止感冒发生。④扁桃体炎反复发作者应积极预防和治疗，必要时考虑手术摘除。

预防外伤感染 外伤感染包括组织损伤后感染和骨骼损伤后感染，也是引起骨髓炎的常见原因，因此在日常生活中也应注意积极预防。

及早发现和及时治疗感染 无论何种原因引起的感染，其严重程度影响范围的大小与全身和局部的条件都有着密切的关系，而且与发现的迟早、处理的及时与否也有很大的关系。因此，对于感染性的疾病，应及早发现、及时治疗，对于预防骨髓炎的发生有着积极的作用。浅表的感染，局部表现明显容易发现；深部感染常难以诊断。除体温和血常规异常以及患处疼痛较重外，局部皮肤并不一定表现为炎症的浸润但却有明显肿胀。临床必须认真检查、综合分析，以便及时发现和处理。

开放性骨折的处理 开放性骨折首先要防止感染。一般不主张内固定，因骨折后局部软组织损伤，充血水肿若再施内固定，所采用的钢针等异物继续刺激，局部可能成为继发感染的重要因素。应选用止血、清创、整骨，外用止血生肌之类的药物，用小夹板固定以减少感染的机会。已行内固定的开放性骨折，一旦发生感染并蔓延到髓腔，炎性感染常沿髓内针向两端扩散，在髓内针穿入或穿出部位的皮下也可能形成感染，一旦发生，应特别注意首先取出内固定物以控制感染。

(张学军 高景淳)

mànxìng gǔsuǐyán

慢性骨髓炎（chronic osteomyelitis） 急性骨髓炎未经治疗或治疗不当而发展的结果。作为一种骨组织的慢性感染性疾病，特点是病程长、迁延不愈、复发率高，常伴有窦道、死骨形成，给患者生活带来极大痛苦。儿童慢性骨髓炎一般分为四种，即血源性慢性骨髓炎、原发性慢性骨髓炎、创伤性慢性骨髓炎、蔓延性骨髓炎。以血源性慢性骨髓炎较为多见，多由急性血源性骨髓炎迁延所致。

病因及发病机制 慢性骨髓炎是发生于骨组织的细菌感染性疾病，由各种原因导致病原菌对骨膜、骨质、髓腔及周围软组织侵袭和破坏造成，血源性骨髓炎、内固定术后或开放性骨折等都有可能导致慢性骨髓炎的发生。

临床表现 患肢较对侧粗大、病骨变粗、不规则皮下组织变粗、变硬；有窦道瘘管形成且长期不愈合；长期不愈、窦道发生恶变形成鳞状上皮癌；疼痛、发热症状时有时无，表现不明显。

诊断 在充分了解患儿病史、症状的基础上，实验室检查与影像学检查只能为检查提供参考，组织病理学检查才是诊断的金标准。①实验室检查：主要包括白介素-6、肿瘤坏死因子 α、降钙素原、C 反应蛋白、红细胞沉降率、白细胞计数等。②影像学检查：X 线片可以发现骨膜反应、骨质硬化以及窦道，但对慢性骨髓炎早期敏感度较低；超声检查可以在早期发现骨髓炎征象，还可引导穿刺针进行骨膜下穿刺；CT 相较 X 线片能更详细地显示病灶周围骨膜反应、骨质破坏和坏死；MRI 在骨髓炎发生的 3 ~ 5 天就可以发现且灵敏度和特异度超过 90%；正电子发射体层成像适用于与内固定有关的骨髓炎。

治疗 基本治疗原则为选用敏感抗生素、彻底清创、消灭无效腔和创面覆盖。抗生素的作用在于杀灭致病菌，防止感染的扩散，临床中金黄色葡萄球菌是引起慢性骨髓炎的主要致病菌。彻底病灶清创是治愈慢性骨髓炎的基础，术后复发多由于清创不彻底所致。慢性骨髓炎手术清创后往往留下较大的骨缺损，如果骨缺损不能得到有效填充会影响感染的控制，自体骨移植是治疗骨缺损最常用的方法。软组织填充后行负压封闭引流术可降低组织间压力，使伤口周围的氧张力下降，有利于及时清除坏死组织，并促使机体分泌纤溶蛋白激活物及其他酶的释放，增强胶原组织的生长，并创造出加快纤维蛋白溶解的环境，进行自溶性清创。

慢性骨髓炎若治疗不及时，可导致骨不连、病理骨折、肢体畸形甚至癌变等，因此需早期诊断和治疗，及时彻底清除病灶。

(张学军 冯磊)

gēnjiàn yáncházngshù

跟腱延长术（tendo-achilles lengthening）

通过延长跟腱，矫正足部跖屈、内翻畸形，缓解畸形或阻止畸形进一步加重的软组织手术。

应用解剖 跟腱是小腿三头肌，即腓肠肌和比目鱼肌的肌腹下端移行的腱性结构，止于跟骨结节，是人体最粗、最大的肌腱之一，对机体行走、站立和维持平衡有着重要的意义。腓肠肌位于小腿后面浅层，有内、外两头，分别起于股骨内、外侧髁。内侧头常较外侧头起点高。两头向下可在腓骨头平面附近2~3cm处合并，向下移行于腱，并与比目鱼肌腱愈合形成跟腱，止于跟结节。

适应证 ①先天性马蹄内翻足：单纯跖屈足早期，单用跟腱延长术即可矫正。跖屈内翻足应先做跖腱膜切断术，已有骨性变形者需加骨的矫形手术。②足部骨、关节有明显变形的跖屈内翻足，如果年龄在12岁以上，需做骨的手术才能矫正畸形，但如果跟腱有挛缩者应先做跟腱延长术。③麻痹性跖屈畸形足：包括跖屈足、跖屈内翻足、跖屈外翻足等。

手术方法 取跟腱内侧纵弧形切口，长6~10cm。将足背伸，在跟腱侧面切开跟腱鞘膜，显露跟腱。伸直膝关节，背伸踝关节使跟腱紧张。①额状面Z形切断延长法：在跟腱止点以上1cm处将尖刀呈额状面从跟腱侧面插入跟腱，向其近心端平行切开至肌腱肌腹交界处，再移向浅面将跟腱浅层部分切断。翻开浅层腱片，在跟腱止点上方将深层腱片切断，形成深、浅两层等厚的腱片。用力背伸踝关节，纠正马蹄足畸形，重叠缝合两跟腱断端。②矢状面Z形切断延长法：尖刀自跟腱正中插入，呈矢状面切开跟腱，在跟腱下方切断其内侧半（或外侧半），在上端切断其外侧半（或内侧半）。背伸踝关节，纠正马蹄足畸形，将两腱片重叠的边缘间断缝合。松解止血带，彻底止血。缝合跟腱鞘膜及腱周疏松结缔组织，缝合切口。石膏外固定4~6周。

注意事项 ①跟腱延长术可作为三关节融合术（或加踝关节融合术）的辅助性手术，但应该在骨关节融合手术以前进行，不应同时进行，否则破坏了融合术所需要的杠杆加压作用，跖屈畸形反而得不到完全矫正。如果勉强矫正，就会使缝合的跟腱拉裂，也得不到愈合或过于松弛而致手术失败。②行跟腱延长术时，应注意跟骨外侧随小隐静脉伴行的腓肠神经及跟腱前内侧的胫后神经和胫后血管，避免损伤。③内、外侧Z形切断跟腱时，在何侧切断远端部位，应根据畸形情况决定。若跖屈内翻畸形，应切断跟腱远端的内半侧，这样可以减弱跟腱内侧的力量，矫正跟骨内翻；反之，跖屈外翻足应切断其远端外半侧。④若切断跟腱足背伸达不到90°，可试将跖肌切断，并切开后侧踝关节囊。

（张学军 李 浩）

féichángjī jīnmó dǎo V xíng yáncházngshù

腓肠肌筋膜倒V形延长术

（inverted V-shape lengthening of gastrocnemius fasciae）

通过延长腓肠肌筋膜以矫正足部跖屈畸形的软组织手术。腓肠肌是小腿后群肌之一。紧位于皮下，其深方为比目鱼肌。此肌以内侧头和外侧头起自股骨内、外上髁的后面，向下与比目鱼肌三头会合，在小腿上部形成膨隆的小腿肚，向下续为跟腱，止于跟骨结节。此肌与比目鱼肌共三个头，故又称小腿三头肌。小腿三头肌可以使足跖屈（上提足跟）；在站立时，固定踝关节，防止身体前倾。受胫神经支配。

适应证：足跖屈畸形，是由腓肠肌挛缩引起，而比目鱼肌没有挛缩，可以由西尔弗沃尔德（Silfverskiold）试验确定，即当膝关节屈曲的情况下，在距下关节位于中立位时，踝关节可背伸超过10°，当膝关节伸直的情况下，踝关节背伸小于10°。

手术方法：在膝与踝中间，胫骨内侧面后缘二横指后侧，做4~5cm长切口；避开保护大隐静脉，纵向切开深筋膜；在腓肠肌肌腱内侧缘辨别跖肌并切断；辨别腓肠肌肌肉与肌腱的结合部，推开腓肠肌腱膜表面所有软组织，在腓肠肌后方脂肪内辨别腓肠神经，从肌腱表面游离，牵开并予以保护；由内侧向外侧从比目鱼肌表面分离出一段腓肠肌的肌肉肌腱结合部，直到由外侧可以看到比目鱼肌腱膜；到V形切断腓肠肌腱膜，重复西尔弗沃尔德试验，保证膝关节伸直的情况下，距下关节中立位时，踝关节可背伸10°，此时膝关节屈曲或伸直时，踝关节背伸度数应无区别；2-0可吸收缝线缝合关闭深筋膜数针，防止肌肉与皮肤之间粘连；3-0可吸收缝线间断缝合皮下，4-0可吸收缝线皮下连续缝合闭合切口；在踝关节中立位至背伸5°位，短腿行走石膏固定。

注意事项：①保持石膏5~6周，如果同时行其他手术操作，保持至需要时为止。②因为没有恰当的评估腓肠肌挛缩状况，当事实上存在比目鱼肌挛缩时，导致畸形纠正不全。③在操作时没有完全分离腓肠肌和比目鱼肌，导致两块肌肉腱膜均松解。④仔细分离保护腓肠神经,避免损伤。

(张学军 李 浩)

sān guānjié rónghéshù

三关节融合术(triple arthrodesis) 跟距、跟骰、距舟三个关节的融合手术。手术目的是稳定足部关节,矫正畸形,并恢复其功能。由于这三个关节面位于两个互相垂直的平面上,采用不同的楔形切除,可以矫正足的跖屈、仰趾、内翻、外翻、内收、外展或高弓畸形;两个平面的联合楔形切除,就可以对上述的各种联合畸形作三维矫正。

应用解剖 距骨体上面和两侧有距骨滑车关节面与小腿骨下面关节面连结成踝关节。距骨下面也有关节面与跟骨相关节。距骨前方为距骨头与舟骨后面相关节。距骨下方的跟骨是最大的跗骨,向后突出形成跟结节,前端与骰骨相关节,上面内侧有扁平突起为载距突。足舟骨位于距骨前方靠内侧。骰骨位于跟骨前方靠外侧。

适应证 ①大龄青少年,疼痛性跟距关节、距舟关节退变,同时伴有严重、僵硬、长期高弓内翻足畸形者。②大龄青少年,疼痛性跟距关节、距舟关节退变,同时伴有严重、僵硬、长期的平足-外翻足畸形,特别是那些患有潜在严重神经肌肉病变者。

手术方法 在足背外侧,自第2楔状骨向后延伸至外踝下做一斜切口。切开深筋膜及十字韧带,切开跗骨窦内脂肪后,再切开并剥离部分骨膜,在伤口深部显露跟距关节。将伸趾短肌在跟骨前外附着处切开,向远侧翻开,切开跟骰关节囊以显露跟骰关节,剥离距骨颈上外部的骨膜,切开距舟关节囊以显露距舟关节。切除跟骨和距骨关节面,切除适量的楔形骨质。横行切除跟骰关节面,切除距舟关节面。适当修整骨面,使三处骨面有良好接触。保留取下的骨质,去除软骨部分,作为松质骨植骨,植于各关节周围。将足固定在矫正的位置上,用克氏针分别插入跟骰和距舟关节,或用"U"形钉固定。分层缝合闭合切口。

注意事项 ①术前摄足部正位、侧位、跟骨轴位X线片,正确设计骨的切除范围、切除部位与楔形切骨的角度。②术前先松解软组织挛缩畸形,或在术中同时进行(跟腱挛缩手术不宜同时进行)。对肌不平衡者,也应在术中同时或术后施行辅助性的肌腱转移手术。③长期足的畸形会引起邻近骨与关节的继发性畸形(如膝内、外翻及胫骨旋转性畸形)。这些畸形,最好在术前先予以矫正,才能使足畸形得到正确的矫正;若不能在术前矫正,也应安排在术后短期内进行,不然会影响三关节融合术的效果。④在踝关节不稳定时不适宜做单纯的三关节融合术,须加行踝关节融合,否则术后会再发畸形。⑤术中忌用暴力牵拉皮肤,以免术后皮肤坏死,继发感染而导致手术失败。切骨矫正后,切口部位如有过剩的皮肤,应予切除,以减少皮肤坏死的机会。

(张学军 李 浩)

gǔzhǒngliú

骨肿瘤(bone tumor) 在多种内在或外在因素刺激下,骨组织细胞或附属于骨组织细胞异常分化与增生而形成的肿瘤。骨肿瘤在小儿骨科中占有重要位置,良性骨肿瘤由于病变部位、程度不一,治疗方法不尽相同,而恶性骨肿瘤常需要根治手术,故应重视早期诊断以提高疗效,同时应防止错误的截肢等治疗。

分类 骨肿瘤临床上可按病变对患儿生命、健康的危害性分类;病理学家则根据肿瘤细胞形态及其来源分类;放射学家依据X线表现分类。但骨肿瘤发生的来源变化多端,甚至有些来源不明,故其分类很难全面、明确。骨肿瘤具体分类见表1。

临床表现 患儿多因疼痛和肿物就诊。疼痛为恶性骨肿瘤的特征之一。良性骨肿瘤除能引起活动不便和病理骨折之外,常无疼痛。恶性骨肿瘤的疼痛性质可以是间歇性的,也可能为持续性的。疼痛多在活动后或睡眠时加重。肿瘤无扩大余地时,疼痛尤为严重。肿瘤生长速度加快或发生瘤内出血时,疼痛加重。此外,患儿可能发生肌力减弱、局限性力弱、跛行和一定程度的运动受限。这些都取决于肿瘤的部位和对四周软组织的影响。

局部肿物是另一重要体征。原发或继发性骨恶性肿瘤以及良性肿瘤均可发生病理骨折。患儿突然有局部疼痛和压痛。肌肉保护性痉挛可使该部位活动受限。体积有变化的肿瘤多为血管性肿瘤。同样,加用止血带后体积增大或摸到震颤的,也要考虑血管性肿瘤。

诊断 ①X线检查:从X线片上可了解肿瘤的部位、瘤体的大小和形状。若有骨质的破坏,可看出破坏的范围、边缘整齐的穿凿样病变、骨皮质缺损或广泛侵蚀。有时骨结构改变系中心性或偏心性膨胀。有的破坏可与死骨或新生骨相间。边界清晰的多为良性肿瘤。②必要时可辅以CT及增强CT、核素扫描或MRI检查。③病理检查:穿刺活检术操

表 1　骨肿瘤分类

成软骨性肿瘤
　甲下外生骨疣
　奇异性骨旁骨软骨瘤样增生
　骨膜软骨瘤
　内生软骨瘤
　骨软骨瘤
　软骨母细胞瘤
　软骨黏液样纤维瘤
　骨软骨黏液瘤
　滑膜软骨瘤病
　　关节外滑膜软骨瘤病（腱鞘滑模软骨瘤病）
　　滑膜软骨肉瘤
　中央型非典型软骨肿瘤/软骨肉瘤 1 级
　　原发性中央型非典型软骨肿瘤
　　原发性中央型软骨肉瘤 1 级
　　继发性中央型非典型软骨肿瘤
　　继发性中央型软骨肉瘤 1 级
　继发性外周型非典型软骨肿瘤/软骨肉瘤 1 级
　　继发性外周型非典型软骨肿瘤
　　继发性外周型软骨肉瘤 1 级
　中央型软骨肉瘤，2 级和 3 级
　　原发性中央型软骨肉瘤 2 级
　　继发性中央型软骨肉瘤 2 级
　　原发性中央型软骨肉瘤 3 级
　　继发性中央型软骨肉瘤 3 级
　继发性外周型软骨肉瘤，2 级和 3 级
　　继发性外周型软骨肉瘤 2 级
　　继发性外周型软骨肉瘤 3 级
　骨膜软骨肉瘤
　透明细胞软骨肉瘤
　间叶性软骨肉瘤
　去分化软骨肉瘤
成骨性肿瘤
　骨瘤
　骨样骨瘤
　骨母细胞瘤
　　上皮样骨母细胞瘤
　低级别中央型骨肉瘤
　　去分化低级别中央型骨肉瘤
　非特殊型骨肉瘤
　　普通型骨肉瘤（皮骨细胞型、成软骨细胞型和成纤维细胞型）
　　毛细血管扩张型骨肉瘤
　　小细胞骨肉瘤
　　硬化型骨肉瘤
　　富于巨细胞型骨肉瘤
　　上皮样骨肉瘤
　　软骨母细胞瘤样骨肉
　　骨母细胞瘤样骨肉瘤
　骨旁骨肉瘤
　　去分化骨旁骨肉瘤
　　骨膜骨肉瘤
　　高级别表面骨肉瘤
　　继发性骨肉瘤
　　佩吉特（Paget）骨肉瘤
　　放疗相关骨肉瘤
　　骨梗死相关骨肉瘤
　　慢性骨髓炎诱发骨肉瘤
　　移植物相关骨肉瘤
　　继发于早期合子后疾病如纤维结构不良的骨肉瘤
血管肿瘤
　血管瘤
　上皮样血管瘤
　　非典型上皮样血管瘤
　　上皮样血管内皮瘤
　　伴 WWTRI-CAMTAI 融合的
　　伴 YAPI-TFE3 融合的
　血管肉瘤

成纤维性肿瘤
　骨促结缔组织增生性纤维瘤
　骨纤维肉瘤
富于破骨巨细胞肿瘤
　动脉瘤样骨囊肿
　　实体型动脉瘤样骨囊肿（包括以前的小骨巨细胞病变）
　骨巨细胞瘤
　　普通型骨巨细胞瘤
　　恶性骨巨细胞瘤
　非骨化性纤维瘤
脊索肿瘤
　良性脊索细胞瘤
　　非典型脊索细胞肿瘤
　普通型脊索瘤
　　软骨样脊索瘤
　去分化脊索瘤
　差分化脊索瘤
骨其他间叶肿瘤
　胸壁软骨间叶错构瘤
　骨纤维结构不良
　长骨成釉细胞瘤
　　经典型成釉细胞瘤（基底细胞样、梭形、管状和鳞状分化）
　　骨纤维结构不良样成釉细胞瘤
　　去分化成釉细胞瘤
　单纯性骨囊肿
　纤维软骨间叶瘤
　纤维结构不良
　脂肪瘤和冬眠瘤
　骨平滑肌肉瘤
　未分化多形性肉瘤
　骨转移瘤
造血系统肿瘤
　骨孤立性浆细胞瘤
　原发性非霍奇金淋巴瘤
　　弥漫大 B 细胞淋巴瘤
　　滤泡性淋巴瘤
　　边缘区 B 细胞淋巴瘤
　　淋巴母细胞淋巴瘤
　　霍奇金淋巴瘤
　　ALK 阳性和 ALK 阴性间变性大细胞淋巴瘤
　朗格汉斯细胞组织细胞增生症
　　孤立性病变
　　多发性病变
　　伴有播散或内脏累及
　埃德海姆-切斯特病（Erlheim-Chester disease）
　罗萨伊-多尔夫曼病（Rosai-Dorfman disease）
骨和软组织未分化小圆细胞肉瘤
　尤因肉瘤
　　经典型
　　非典型
　伴有 EWSRI-非 ETS 融合的小圆细胞肉瘤
　　EWSRI-NFATC2 肉瘤
　　FUS-NFATC2 肉瘤
　　EWSRI-PATZI 肉瘤
　CIC 重排肉瘤
　　CIC-DUX4 肉瘤
　　CIC-非 DUX4 融合肉
　伴有 BCOR 基因改变的肉瘤
　　BCOR-CCNB2 肉瘤
　　BCOR-ITD 肉瘤
骨遗传性肿瘤综合征
　内生软骨瘤病
　　奥利尔病（Ollier disease）
　　马富奇综合征（Maffucci syndrome）
　麦克恩-奥尔布赖特综合征（McCune-Albright syndrome）
　多发性骨软骨瘤

作简单，是骨肿瘤尤其是恶性骨肿瘤明确诊断的首选方式，但也有因取材材料较少而有时无法确诊等缺点，切开活检加冷冻切片或常规蜡块包埋法，可为明确诊断提供帮助。

治疗 骨肿瘤治疗根据良恶性不同而有差异，良性骨肿瘤如果没有明显症状，多可观察，必要时行局部手术治疗，而对于恶性骨肿瘤，则需行化学治疗、手术治疗、放射治疗等综合治疗。

（张学军 孙保胜）

zhuīguǎn nèi zhǒngliú

椎管内肿瘤 （intraspinal tumor）

发生在脊髓本身及椎管内与脊髓相邻的组织的原发性或转移性肿瘤。根据肿瘤与脊髓、硬脊膜的位置关系，可将椎管内肿瘤分为：①脊髓肿瘤，如室管膜瘤、星形细胞瘤等。②髓外硬脊膜内肿瘤，如畸胎瘤、皮样囊肿、表皮样囊肿等。③椎管内硬脊膜外肿瘤，以转移瘤最多见。④椎管内外哑铃型肿瘤，如神经母细胞瘤、节细胞神经瘤等。

根据肿瘤的发生来源，可分为：①原发性肿瘤，即起源于脊髓、硬脊膜、脊神经根及椎管壁组织的肿瘤，如室管膜瘤、畸胎瘤、脂肪瘤等。②继发性肿瘤，椎管周围组织的肿瘤侵入椎管内，如淋巴肉瘤。③其他部位的肿瘤转移至椎管内，如肺癌、肝癌、乳腺癌等。

临床表现：①神经根性疼痛，主要表现为延神经根分布的疼痛，常为单侧，也可为双侧，疼痛区域固定，有时表现为"夜间痛""平卧疼痛"。②感觉障碍，表现为病变平面以下的感觉减退甚至消失。③运动障碍，脊髓受压加重，上行及下行传导束功能受损，引起肢体肌力下降，若继续加重，

则表现为截瘫。④直肠和膀胱功能障碍，主要表现为大小便失禁。⑤脊柱畸形：多为肿瘤长期压迫的结果，主要表现为脊柱侧弯和脊柱前突。⑥皮肤异常：常见于皮样囊肿、表皮样囊肿形成皮毛窦，表现为皮肤毛发异常分布。⑦脑膜炎表现：皮样囊肿、表皮样囊肿破溃感染导致脑膜炎者，可有发热、头痛、颈强表现。

该病依靠病史、典型临床表现和影像学检查可明确诊断。主要采用手术治疗，包膜完整、边界清楚者应尽量完全切除，如皮样囊肿、表皮样囊肿、肠源性囊肿等，如第一次手术未完全切除，则复发率极高；髓内肿瘤浸润生长者，全切除困难，手术目的以切除减压、明确病理性质为主；哑铃型肿瘤满足条件者，可联合胸外科、肿瘤外科行联合手术。非手术治疗包括激素冲击治疗、放射治疗、化学药物治疗、免疫治疗等。

预后与患病时间、切除程度、肿瘤的位置、类型、性质、大小、有无转移、患者年龄等诸多因素有关，良性肿瘤一般预后好，恶性肿瘤预后较差。

（葛 明 王 佳）

biǎopíyàng nángzhǒng

表皮样囊肿 （epidermoid cyst）

胚胎时期皮肤外胚层残留形成的先天性良性肿瘤。又称胆脂瘤。临床表现主要有：①神经功能障碍，多为脊髓受压所致，表现为感觉、运动障碍及大小便功能障碍。②脊柱畸形，脊柱受压可出现脊柱侧凸、脊柱前凸。③皮肤异常，形成皮毛窦者，表现为皮肤毛发异常分布。④脑膜炎表现，破溃感染导致脑膜炎者，可有发热、头痛、颈强表现。⑤足畸形，长期下肢运动功能障碍及神经营

养不良，可导致弓形足、足下垂等。诊断时依据典型临床表现与影像学检查，首选脊髓MRI，可明确肿瘤位置、脊髓受压程度、与脊髓及马尾神经的边界是否清楚等。

鉴别诊断：①皮样囊肿，临床表现相似，含外胚层与中胚层两种成分，如汗腺、皮脂腺等。②畸胎瘤，临床表现类似，含三胚层成分，瘤内可含牙齿、毛发及油脂状物质。③肠源性囊肿，临床表现类似，由胚胎时期神经肠管残余组织发育而来，与胃肠道组织学特征类似，一般位于脊髓腹侧。

该囊肿主要采取手术治疗，术中应尽量完整切除肿瘤，如与脊髓或马尾神经粘连严重，则应进行包膜内切除，以避免脊髓或马尾神经损伤。并发症有中枢神经系统感染、脊柱畸形、二便失禁、肢体活动障碍等。预后取决于与脊髓及马尾的粘连程度，粘连较轻、手术全切者，预后好；粘连较重、手术未全切者，易复发。

（葛 明 王 佳）

píyàng nángzhǒng

皮样囊肿 （dermoid cyst）

胚胎时期外胚层和中胚层残留形成的先天性良性肿瘤。临床表现主要有：①神经功能障碍，多为脊髓受压所致，表现为感觉、运动障碍及大小便功能障碍。②脊柱畸形，脊柱受压可出现脊柱侧凸、脊柱前凸。③皮肤异常，形成皮毛窦者，表现为皮肤毛发异常分布。④脑膜炎表现，破溃感染导致脑膜炎者，可有发热、头痛、颈强表现。⑤足畸形，长期下肢运动功能障碍及神经营养不良，可导致弓形足、足下垂等。诊断时依据典型临床表现与影像学检

查，首选脊髓 MRI，可明确肿瘤位置、脊髓受压程度、与脊髓及马尾神经的边界是否清楚、是否合并其他神经管畸形等。

鉴别诊断：①表皮样囊肿，临床表现相似，仅含外胚层成分，包膜完整，内含豆渣样胆脂物质。②畸胎瘤，临床表现类似，含三胚层成分，瘤内可含牙齿、毛发及油脂状物质。③肠源性囊肿，临床表现类似，由胚胎时期神经肠管残余组织发育而来，与胃肠道组织学特征类似。

该囊肿主要采取手术治疗，术中应尽量完整切除肿瘤，若与脊髓或马尾神经粘连严重，则应进行包膜内切除，以避免脊髓或马尾神经损伤。并发症有中枢神经系统感染、脊柱畸形、二便失禁、肢体活动障碍等。预后取决于与脊髓及马尾的粘连程度，粘连较轻、手术全切者，预后好；粘连较重、手术未全切者，易复发。

（葛明 王佳）

jǐsuǐ zhīfángliú

脊髓脂肪瘤（spinal lipoma）

脂肪组织在椎管内增生形成的良性肿瘤。临床表现主要有：①神经功能障碍，多为脊髓受压或马尾神经粘连所致，表现为感觉、运动障碍及二小便功能障碍。②背部皮肤改变，表现为背部包块或毛发异常分布。③足畸形，长期下肢运动功能障碍及神经营养不良，可导致弓形足、足下垂等。诊断时除依据典型临床表现外，还要进行影像学检查，CT 检查肿瘤呈均匀的低密度改变，MRI 检查表现为短 T1 长 T2 信号，压脂相肿瘤表现为低信号。

鉴别诊断：①表皮样囊肿，仅含外胚层成分，包膜完整，内含豆渣样胆脂物质。②皮样囊肿：

临床表现相似，含外胚层与中胚层两种成分，如汗腺、皮脂腺等。

该肿瘤主要采取手术治疗，硬脊膜外的脂肪瘤可完全切除，硬脊膜下的脂肪瘤与脊髓和马尾神经粘连紧密，一般难以完全切除。并发症有脊柱畸形、二便失禁、肢体活动障碍等。一般预后良好。

（葛明 王佳）

shénjīng chángyuánxìng nángzhǒng

神经肠源性囊肿（neurenteric cyst）

胚胎时期神经肠管残余组织发育而来的先天性囊性肿物。临床表现主要有：①神经根性疼痛，一般为首发症状，主要表现为延神经根分布的疼痛。②神经功能障碍，多为脊髓受压所致，表现为感觉、运动障碍及二便功能障碍。③脊柱畸形，脊柱受压可出现脊柱侧凸、脊柱前凸。诊断时依据典型临床表现与影像学检查，首选脊髓 MRI，可明确肿瘤位置及脊髓受压程度，一般位于脊髓腹侧，为囊性信号，边界清楚，注药后囊壁无增强或轻度强化。

鉴别诊断：①表皮样囊肿，临床表现相似，仅含外胚层成分，包膜完整，内含豆渣样胆脂物质。②皮样囊肿，临床表现相似，含外胚层与中胚层两种成分，如汗腺、皮脂腺等。

该囊肿主要采取手术治疗，术中应尽量完整切除囊壁，以防止复发。并发症有中枢神经系统感染、脊柱畸形、二便失禁、肢体活动障碍等。一般预后良好。

（葛明 王佳）

jǐsuǐ jiāozhìliú

脊髓胶质瘤（spinal cord glioma）

原发于脊髓的胶质瘤。儿童常见的髓内胶质瘤包括室管膜瘤、星形细胞瘤和弥漫中线胶质瘤。早期可表现为肿瘤部位以下肢体麻木，随着肿瘤进展，脊髓受压加重，可出现感觉分离障碍、二便失禁和肢体活动障碍，神经性疼痛者少见。诊断依据典型临床表现与影像学检查。CT 和 MRI 可见脊髓占位，MRI 较 CT 优势明显，可判断肿瘤位置、节段，脊髓受压情况，有无脊髓空洞等。脊髓星形细胞瘤 T1 示受累脊髓广泛增粗，可以有高信号或低信号混杂；T2 常为高信号。增强后可见肿瘤强化，并可见到与水肿带的分界。部分星形细胞瘤无强化，生长越缓慢的肿瘤强化越不明显。室管膜瘤常在肿瘤上下两端合并囊变，但肿瘤内囊变少见，MRI 为较均匀强化或混杂信号。弥漫中线胶质瘤位于脊髓者常合并出血及坏死，脊髓水肿明显。

主要采用手术治疗，室管膜瘤一般边界清楚，而星形细胞瘤和弥漫中线胶质瘤则一般浸润生长。手术目的为尽量全切除肿瘤，肿瘤浸润严重，边界不清者，也应尽量充分减压，同时注意保护脊髓功能，推荐手术时应用电生理监测。非手术治疗主要包括激素冲击治疗和放射治疗、化学药物治疗。对于恶性肿瘤，放射治疗、化学药物治疗有助于延长生存时间。预后与肿瘤的性质、大小、有无转移、切除程度等因素有关，室管膜瘤和低级别星形细胞瘤一般预后好，高级别星形细胞瘤和弥漫中线胶质瘤预后较差。

（葛明 王佳）

gǔnángzhǒng

骨囊肿（bone cyst）

骨的囊肿样局限性瘤样病损。70% 以上病例发生在儿童，多发生在 4 ~ 10 岁，约占全部良性骨肿瘤的 3%，多见于男童，男女之比为 2：1。95% 骨囊肿发生在长骨的干骺端，约半数病例发生于肱骨近端，18%~27%好发于股骨近端的干骺端，其次好发于胫骨的远端和近端，偶见于跟骨、腓骨、尺骨和骨盆。单发的骨囊肿又称为单纯性骨囊肿；单房性骨囊肿是指囊肿呈单房特点。单纯性骨囊肿又可分为距生长板近的"活跃性"和远离生长板的"稳定性"两类，后者为生长缓慢或不再生长的骨囊肿。囊肿表现为良性但治疗后复发率较高，确切原因不明。囊肿增长致骨皮质突出，一旦骨皮质变薄可发生病理骨折。相反，骨折后囊壁骨皮质日趋增厚而且在囊内形成多个骨性间隔。囊壁和囊肿中的液体蛋白质含量高。囊内液体呈草黄色或黏液血性。骨折后囊内液体充以血凝块、肉芽组织和纤维骨性组织。另外，病理学特征为囊内局部衬以薄膜，包含扁平上皮细胞、破骨性巨细胞、脂肪细胞、胆固醇细胞、含铁血黄素、钙化组织以及反应性新生骨。

骨囊肿多无临床症状，只是在其他原因拍 X 线片时偶然发现，也可因轻微损伤后致微小骨折引起疼痛时发现。骨折很快愈合，而囊肿则愈合缓慢。这种病理性骨折引发生长板过早闭合的近10%。根据患儿病史、体征及影像学检查，可予以诊断。鉴别诊断包括内生性骨软骨瘤、骨纤维异样增殖症、动脉瘤样骨囊肿等。

骨囊肿如果没有不适症状，可以考虑观察，如果骨囊肿大，尤其是下肢承重骨的骨囊肿，因易出现病理性骨折，可考虑手术治疗，但骨囊肿术后复发率较高。骨囊肿的手术方式有多种，经皮穿刺活检同时行人工骨注入植骨等微创手术渐成首选。此外，有病灶切开刮除植骨（包括自体骨、异体骨及人工骨）、髓内针内固定等手术方式。儿童骨囊肿出现轻微病理性骨折愈合后，囊肿的囊壁骨质会增厚，进而骨强度增强，可先应用外固定观察骨囊肿骨折愈合情况，再确定是否需要日后手术治疗。下肢骨囊肿应注意日后有无下肢不等长和成角畸形等情况的发生。

（张学军 孙保胜）

yìngxiānwéiliú

硬纤维瘤（desmoid tumor）

主要来自筋膜鞘和肌筋膜的良性肿瘤。在局部呈侵袭性生长，不会发生远处转移。常分为腹型硬纤维瘤与腹外型硬纤维瘤，好发于肩部及臀部。常表现为缓慢生长的无痛包块，较深的肿瘤为巨大的，质地坚硬的无痛肿物，边界不清，固定于深层组织，部分患者因多次手术及复发，跟周围组织广泛粘连，如关节附近可出现关节功能障碍；若压迫神经，可出现局部疼痛及放射痛。肿瘤一般生长缓慢，沿肌肉走向生长，向肢体远近端发展。有报道一些病例几年内肿块不生长，甚至缩小及消退。

由于硬纤维瘤密度与周围软组织相同，往往 X 线片无特殊表现。CT 平扫也不能很好地显示肿瘤，MRI 检查可显示肿瘤大小、质地及范围。核素扫描显示肿瘤及周围骨骼无摄取增强浓聚表现。大体病理肿瘤为白色、质硬、编织状坚韧结缔组织，与周围组织无明显界线，侵袭性生长。镜下见大量不成熟的成纤维细胞，混杂着毛细血管及胶原纤维，成熟的硬纤维瘤由致密的胶原束组成，围绕着梭形细胞，细胞无异形性及核分裂象。

对于硬纤维瘤的治疗，一直都有争议。对于较小的边界清晰的肿瘤，如果能够完整切除，建议可手术切除。对于肿瘤较大，没有明显的边界，手术有可能无法完整切除者，则不建议首选手术切除，可以先行穿刺活检明确诊断，根据病理情况采用药物治疗，否则会因手术没有完整切除而引起术后肿瘤复发，甚至复发的肿瘤较术前还要严重。放射治疗也可以作为一种辅助治疗，以降低术后复发率。

（张学军 孙保胜）

gǔruǎngǔliú

骨软骨瘤（osteochondroma）

异常增生的自骨干向外生长的骨性凸起。又称骨疣或骨干续连症。瘤体包括软骨帽，其外包以骨膜，其下连以骨组织。此骨组织与干骺端的骨质相连。瘤体自邻近骺板的干骺端长出，几乎与骨干长轴成直角。骨软骨瘤居骨肿瘤的首位，多发生于青少年，10~20 岁发病的占 80%，男女发病无明显差别。任何长管状骨均可发生，但下肢占半数，股骨下端和胫骨上端最为多见。肿瘤呈丘状突起或为带蒂的肿物，直径为 1~10cm，基底可宽大可细小，肿瘤表面高低不平，剥去骨膜，见玻璃样的软骨帽，蓝白色。年龄越小，软骨帽越厚，介于 1~3mm。肿瘤内部为松质骨，其基底与干骺部的松质骨相连。瘤体较大的，与附近肌肉、肌腱摩擦后，在其顶部可产生滑囊。儿童骨软骨瘤显微镜下宛如另一骨端，只是没有二次化骨中心。纤维化的髓腔中含有钙化的软骨。骨软骨瘤内的骨髓中脂肪组织丰富，肿瘤的增长是靠软骨帽深层的软骨化骨的作用，儿童发育成熟后，骨软骨瘤即停止生长。

骨软骨瘤常是意外中摸到肿物或拍 X 线片时偶然发现，多数患儿没有症状。股骨下端或胫骨上端的内侧骨软骨瘤可及腱滑动感。肿物遭到直接冲击或蒂部发生骨折以后才会有疼痛感觉。瘤体较大时可压迫神经。腰椎的骨疣可发生马尾神经的压迫症状。足和踝部肿物会有走路和穿鞋困难，有的可并发滑液囊肿或滑囊炎。手指或足趾的骨软骨瘤可引起手指或足趾生长偏斜。主要依据临床表现与影像检查来诊断。该病 X 线片所见的特点是邻近骺板部骨性突起，方向与骨干垂直。肿物的骨皮质和松质骨均与基底骨组织相连。软骨帽看不出来，但其中如有钙化也会使局部密度增高。病变邻近的干骺端较正常宽。若发生在胫骨下端外侧或桡骨远端的尺侧可造成胫腓下联合或下尺桡关节分离，甚至出现腓骨弯曲变形，尺骨远端的骨软骨瘤可引起尺骨发育短、桡骨弯曲及桡骨头脱位。

瘤体压迫血管神经或影响关节活动，以及蒂部外伤发生骨折的，均考虑为手术切除的指征。无明显症状的也可手术。手术尽量从基底切除而不要剥离局部覆盖的骨膜，软骨帽、骨膜和骨质的瘤体要一并切除，以免肿瘤复发。同时要注意防止损伤骺板。单发骨软骨瘤发生恶性变的少于1%。转变成软骨肉瘤、骨肉瘤或纤维肉瘤者均罕见。

(张学军　孙保胜)

gǔyàng gǔliú
骨样骨瘤（osteoid osteoma）

起源于成骨细胞的、以自发性疼痛和压痛为突出症状的良性肿瘤。贾菲（Jaffe）于1935年首先描述骨样骨瘤为一独立病种，之前曾认为该病为非化脓性骨髓炎或位于骨皮质的骨脓肿。骨样骨瘤主要见于儿童和青少年，男性较女性多约2倍。疼痛是突出症状，特点是夜间疼痛严重，定位不清，持续存在并与活动无关，疼痛严重的可影响睡眠，因而需服镇痛药。婴幼儿下肢肿瘤可导致跛行。X 线片显示在局部骨皮质内可见一透亮区，直径多在1cm 以内，四周包围硬化骨，其范围可超出瘤巢 2~4cm。瘤巢内含血管丰富的结缔组织基质，混以骨样组织和成熟的骨小梁。有时需三维 CT、MRI 及核素扫描协助诊断。肿瘤部位通常位于长骨的干骺端，尤以下肢为多见。偶可见于髓腔内、骨膜下、关节周围及关节内。上述不典型部位的肿瘤四周可无反应性新生骨。数月乃至数年后，瘤体四周环以范围大小不等的硬化骨质。局部骨皮质因血管丰富而呈粉色（正常骨皮质呈白色）。钙化多则有颗粒感；血管多的触之较软。

既往治疗原则为彻底切除病变，重点是切除瘤巢而不是四周硬化骨组织。现多采用经皮穿刺活检的同时，应用射频消融针对肿瘤进行射频消融治疗，手术中需应用 C 型臂透视定位，若条件允许可应用术中 CT 及机器人技术定位，以获得更为精准的定位，更好地完成手术。术后疼痛症状大多即刻消失。

(张学军　孙保胜)

gǔmǔxìbāoliú
骨母细胞瘤（osteoblastoma）

以针状的编织状骨周边衬覆明显骨母细胞为主要表现的良性成骨性肿瘤。特殊类型的骨肿瘤，少见，虽然在组织学无恶性表现，但常有侵袭性，甚至会出现肺转移或恶变。常见于青少年，好发于脊柱，尤其椎弓根容易受累。病因及发病机制尚未明确。显微镜下肿瘤的基本组织为血管丰富和疏松纤维的基质，其中含有丰富的骨母细胞，并有骨样组织形成。组织学图像虽属良性，但当细胞出现异染性、核分裂和密度过大时，应怀疑恶性变。生长早期为局部疼痛及根性放射痛，无加剧性夜间痛，对阿司匹林反应不敏感。根据受累的脊柱平面出现相应的神经症状，出现肢体无力与麻木，甚至运动感觉完全障碍。多次复发可恶变为骨肉瘤。

诊断：①实验室检查，少数病例红细胞沉降率增快，若转为恶性，血清碱性磷酸酶明显升高。②X 线片呈溶骨性膨胀改变，边界清晰，病灶区皮质骨变薄，表现为斑块状钙化或较大的透亮区。若病变导致皮质骨破溃，瘤体可侵入椎管或周围软组织。③CT 大体表现与 X 线表现类似，为膨胀性改变伴不同程度的硬化缘和钙化。根据受累部位的不同可分为中心型、皮质型、骨膜下型和松质型。病变累及脊柱时，多位于棘突、椎弓和横突，椎体病变多由附件蔓延所致。该病以中心性膨胀生长并逐渐成骨为主要表现，病灶区皮质骨可有局限性缺损。④MRI 可辅助诊断。

该病主要与骨肉瘤鉴别。骨肉瘤表现为侵袭性、破坏性和渗透性病变，能产生骨或骨样组织。X 线片下在皮质骨穿透区，可见反应骨的科德曼（Codman）三角，而病变边缘一般无反应骨，新生骨呈日光放射线状。二者不难鉴别。

治疗可局部刮除，椎体骨母细胞瘤经局部刮除后可治愈，复发率较低。若累及范围大，局部切除困难，可进行搔刮，术后结合放疗。存在神经根或脊髓压迫症状时，应当积极行减压手术。减压的效果主要取决于压迫的程度和时间，以及减压手术是否彻底。应密切观察随访，以防恶变。对放疗后病例更应注意是否会转化成纤维肉瘤或骨肉瘤。

(张学军 范竟一)

dòngmàiliúyàng gǔnángzhǒng

动脉瘤样骨囊肿（aneurysmal bone cyst） 由骨内向骨外膨胀性生长形成囊样破坏的瘤样病变。好发于青少年及青壮年的良性单发骨肿瘤，肿瘤常位于椎体、长骨干骺端及骨干。病因及发病机制尚未明确。病程长，主要临床症状为病灶局部疼痛肿胀以及功能障碍。发病部位比较表浅的，可在病灶区直接摸到肿物，伴有压痛和局部皮温升高，甚至偶有搏动感。大的动脉瘤样骨囊肿可闻杂音。局部穿刺不仅可以吸出血样液体，而且内压力常很高。瘤体位于椎体可引起腰背疼痛和局部肌肉痉挛，而瘤体的增大和椎体的塌陷可能引发脊髓和神经根的压迫症状。病变邻近关节可造成关节功能受限。

由于具有比较典型的影像特点及病理组织学特点，诊断并不困难。X 线检查可见典型的偏心性膨胀及溶骨性病变，内有均匀泡沫状透亮区，皮质变薄，呈吹气样，边缘有硬化带，其中有粗或细的不规则小梁分隔成蜂窝状，偶见骨膜反应。应与单房性骨囊肿进行鉴别。单房性骨囊肿是中心性膨胀，一般为单一囊性病变，不同于动脉瘤样骨囊肿的偏心性扩张和多囊泡沫状改变。二者亦可从病理组织学检查予以区分。

切除或刮除病变加病灶区植骨常可治愈该病。若为椎体病变，在彻底切除或刮除病灶后，应做脊柱融合术稳定脊柱结构。对不易施行手术的部位，可以选择放射治疗。如果手术切除不彻底，易复发。有报道放射治疗后可发展为骨肉瘤、血管内皮瘤、血管外皮瘤、血管肉瘤，但较罕见。

(张学军 范竟一)

gǔjùxìbāoliú

骨巨细胞瘤（giant cell tumor of bone） 由增生的单核间质细胞和均匀分布的破骨细胞样巨细胞组成的局部侵袭性骨肿瘤。交界性或潜在恶性肿瘤，具有较强侵袭性，可导致骨质的溶蚀样破坏，为常见的原发性骨肿瘤之一，常穿透皮质骨形成邻近软组织包块，刮除术后复发率高，少数可出现局部恶性变或肺转移。少见反应性新生骨及自愈倾向。好发于青壮年，女性患病率高于男性。原发部位多在长骨骨骺并逐渐侵及干骺端，好发于股骨下端及胫骨上端。病因还不清楚。

分度 按良性和恶性程度分为三度。一度，良性，巨细胞较多，少有细胞分裂。二度，介于良恶性之间，与一度相比，间质细胞更多，巨细胞更少。三度，恶性，间质细胞多，细胞核大，肉瘤样，细胞分裂多，巨细胞及细胞核数目少。一、二度可转化为三度。

分级 根据影像学中骨巨细胞瘤的侵犯范围，骨巨细胞瘤的卡帕纳奇（Capamnacci）分级中，将该病分为三级。Ⅰ级，皮质骨未受破坏。Ⅱ级，皮质骨受累及破坏，伴有动脉瘤样骨改变。Ⅲ级，病变突破皮质骨，骨损严重。

临床表现 疼痛和肿胀是该病的主要临床表现，病灶区骨性膨胀或肿瘤穿破骨皮质侵入软组织时，局部可触及明显包块。病灶区常有压痛及皮温增高，而后者是判断术后复发的依据之一。肿瘤可引起邻近关节活动受限。肿瘤发病于不同部位可产生相应的局部症状。

诊断 借助临床症状与影像学特点可辅助诊断。疼痛往往为主要临床表现，肿瘤邻近关节腔时，可出现关节肿胀、疼痛和功能障碍。X 线检查中常可见病灶位于干骺端，呈偏心性、溶骨性、膨胀性破坏，也无反应性新骨生成，呈"皂泡样"改变。MRI 显示瘤内不均质高信号，增强 MRI 可见瘤体强化明显。病理检查可见肿瘤由稠密的、大小一致的单核细胞群组成，大量多核巨细胞分布于各部，基质中有梭形成纤维细胞样和圆形组织细胞样细胞分布。

鉴别诊断 ①骨囊肿：该病是中心性膨胀，一般为单一囊性病变，不同于骨巨细胞瘤的偏心性、溶骨性、膨胀性破坏。二者亦可从病理组织学检查予以区分。②动脉瘤样骨囊肿：该病影像表现为典型的偏心性膨胀及溶骨性病变，内有均匀泡沫状透亮区，皮质变薄，呈吹气样，边缘有硬化带，其中有粗或细的不规则小梁分隔成蜂窝状，偶见骨膜反应。MRI 可见多囊状改变伴多个液平。二者亦可从病理组织学检查予以区分。

治疗 ①病灶刮除治疗：骨巨细胞瘤的治疗以手术切除为主，对于Ⅰ/Ⅱ级病灶可应用切刮术加灭活处理（Ⅲ级并不是刮除治疗的禁忌），植入自体、异体松质骨或骨水泥（骨水泥填充复发率低于其他植入材料）。该病整体复发率高，对于复发者，应做切除或节段截除术或假体植入术。属 G1/2T1/2M0 者，宜广泛或根治切除，对化学药物治疗无效。对手术困难者可放射治疗，但放射治疗后易发生肉瘤变。②局部切除：若病灶侵及范围较局限，且切除对功能影响不大，可考虑完全切除瘤体及病灶区结构。③切除或截肢：骨巨细胞瘤若为恶性，侵及范围较大，有软组织浸润或术后复发，应根据具体情况考虑局部切除或截肢。严重功能受限者，需考虑功能重建或人工假体替代。④放射治疗：在手术切除困难，或切除后影响过大者（如病灶位于椎体），可采用放射治疗，但应注意放疗后瘤体可能发生恶变。应长期随访有无局部复发、恶性改变及肺部转移。

预后　若为恶性，病灶区不局限，手术往往无法彻底清除病灶，易复发。必要时需考虑截肢或扩大切除人工假体替代手术。

(张学军　范竞一)

gǔròuliú

骨肉瘤 (osteosarcoma)

起源于成骨性间叶组织，以瘤细胞能直接形成骨样组织或骨质为特征的高度恶性的原发性骨肿瘤。又称成骨肉瘤。常见于儿童及青少年的一种恶性骨肿瘤，也是小儿恶性骨肿瘤中最多见的一种类型。

病因及发病机制　尚不明确。

临床表现　①疼痛：是骨肉瘤最突出的症状，由肿瘤组织侵蚀和溶解骨皮质，刺激骨膜神经末梢引起。疼痛可经历从间歇性到持续性的发展过程，随着肿瘤生长，痛感会随之增强。②肿块：由于肿瘤生长迅速，局部可见进行性加重的肿胀及包块，甚至由于过度肿大导致皮肤软组织破溃或关节活动受限。局部皮温可明显升高。③跛行：疼痛可诱发避痛性跛行，随病情进展而加重。④恶病质：骨肉瘤患者呈全身恶病质表现，如发热、食欲减退、神经衰弱、体重下降、贫血、病理性骨折甚至全身多脏器衰竭。部分病例早期即发生肺部转移，

致全身状况恶化。

诊断　由于骨肉瘤属于成骨性肿瘤，早期血化验可发现骨碱性磷酸酶增高，这与肿瘤的成骨作用有关。病理诊断是该病诊断和治疗的依据。X 线片可见肿瘤多位于长管状骨的干骺端，骨破坏和新生骨同时存在，边缘不清，骨小梁破坏。该病具有特征性的 X 线征象即科德曼（Codman）三角，系肿瘤穿破皮质骨，将骨膜顶起所致。部分病例可发生病理性骨折。CT 扫描和 MRI 检查可协助判断骨肿瘤性质、范围和有无周围软组织浸润的有效手段，可早期发现肺部和其他脏器的转移病灶。核素骨扫描有助于鉴别恶性肿瘤及早期发现转移病灶。

鉴别诊断　①骨髓炎：该病起病急骤，多有外伤史及其他部位感染史，主要症状为逐渐加重的病灶区红肿热痛，实验室检查显示急性期感染血象，MRI 检查可见感染骨髓腔内水肿明显，周围软组织内炎性渗出及肿胀，可早期辅助诊断。②尤因肉瘤：该病好发于儿童及青少年，以疼痛、肿胀及包块为主要临床表现，好发于四肢长骨骨干，影像学检查可见骨破坏与软组织包块，病理检查能够协助鉴别诊断。

治疗　骨肉瘤采用以手术和化学药物治疗为主的综合治疗。传统手术治疗主张早期截肢，但现已发展为由术前化学药物治疗-手术-术后化学药物治疗构成的新辅助化疗模式，其中人工假体置换是保肢治疗的主要热点。但需要注意，保肢治疗术后仍然存在肿瘤局部复发、感染、假体松动及关节活动受限等并发症。

预后　传统治疗预后较差，即使早期截肢仍不能有效提高 5 年生存率。随着新辅助化疗、靶

向治疗及保肢治疗技术的不断进步，该病的 5 年生存率及生活质量大大提高。

(张学军　范竞一)

jiānyè ruǎngǔròuliú

间叶软骨肉瘤 (mesenchymal chondrosarcoma)

由分化较成熟的透明软骨小岛和未分化的原始间叶细胞组成的软骨肉瘤。恶性骨肿瘤中常见的病理类型之一，好发于四肢长骨与骨盆。除了原发软骨肉瘤外，还可继发于软骨瘤、骨软骨瘤恶变。多见于成人，35 岁以上发病率逐渐升高。男性多于女性。病因及发病机制不明。疼痛和肿胀是主要的早期表现，随肿物逐渐增大，可触及包块。部分患者局部皮肤温度升高及充血发红。累及关节的会导致关节活动受限和关节积液。偶发病理性骨折。肿瘤压迫神经则可引起放射性疼痛、麻木等。发病于胸腔和骨盆的肿瘤，往往直到压迫内脏，产生相应症状才被发现。

诊断：①原发性软骨肉瘤多见于青少年，发生于四肢长骨及躯干各骨。②疼痛、肿块和关节功能障碍是主要临床表现。③继发性软骨肉瘤可表现为原发病灶区恶变表现，如肿瘤生长突然加速，局部疼痛加重。④X 线片可见肿瘤内散在沙砾钙化点，呈现溶骨性破坏及软组织包块。继发性软骨肉瘤可兼具原发瘤和肉瘤的影像特点。病理检查可确诊。

鉴别诊断：①软骨瘤，常有散在沙砾钙化点，比软骨肉瘤略少，骨皮质多完整，无软组织肿块。②骨软骨瘤，好发于四肢长骨干骺端，呈垂直于骨骺并背向骨骺生长的疣状突起，形态多样，瘤体较大者可呈菜花样，外覆软骨帽。③骨肉瘤，由于同样存在明显溶骨性破坏，易与中央型软

骨肉瘤混淆,但骨肉瘤具有特征性骨膜反应及骨化,可区别二者不同。

四肢软骨肉瘤的治疗、预后与组织学的恶性程度以及整块切除的手术边界有关,所以治疗原则很明确,就是要尽可能完整切除肿瘤。但是如果过程中肿瘤破溃或标本边缘有肿瘤细胞,会直接导致术后复发。软骨肉瘤对放射治疗与化学药物治疗均不敏感。所以手术是主要的治疗手段。整块切除在脊柱外科很难实现,所以脊柱软骨肉瘤的预后较差。对于预后的影响,主要集中在手术切除的范围和方式。只要做到充分边界的切除,软骨肉瘤是一种能够手术治愈的骨肿瘤。软骨肉瘤生长速度慢,局部复发和转移可较晚出现,故随访时间不宜过短,至少不能短于 3 年。

(张学军 范竟一)

Yóuyīn ròuliú

尤因肉瘤 (Ewing sarcoma)

起源于骨髓间充质细胞的小圆形细胞低分化恶性肿瘤。原发恶性骨肿瘤之一,常见于儿童和青少年,好发于四肢长骨骨干。

病因及发病机制 起源于骨髓间充质干细胞、以小圆细胞含糖原为特征的恶性骨肿瘤,几乎所有尤因肉瘤细胞都存在 EWSR1 基因突变。

临床表现 ①疼痛:是最常见的临床症状。可表现为间歇性、程度不一的疼痛,随着肿瘤的生长逐渐加重。若发生于关节及周围可出现关节活动受限、活动痛、跛行、关节僵硬、关节积液等症状,有时可发生病理性骨折。发病于脊柱的肿瘤可因压迫脊髓及神经根产生下肢的放射痛、无力和麻木感。②转移灶症状:尤因肉瘤较早发生肺、骨、骨髓及颅

内转移,当肿瘤转移到上述部位时会出现相应症状,若转移至骨髓时常有发热、贫血、出血倾向等症状,转移至颅内时可引起头痛、恶心、呕吐等颅内压增高症状。

诊断 ①进行性加重的疼痛、迅速增大的肿块、关节活动受限等症状可辅助诊断。早期出现肺、骨、骨髓及颅内转移。②X 线检查可表现为边界不清的溶骨性破坏,合并病理性骨折时可见骨皮质连续性中断。MRI 检查可显示骨与软组织肿瘤的范围及与周围结构间解剖关系。病理检查可明确诊断。

鉴别诊断 ①骨髓炎:起病急骤,多有外伤史及其他部位感染史,主要症状为逐渐加重的病灶区红、肿、热、痛,实验室检查显示急性期感染血象,MRI 检查可见感染骨髓腔内水肿明显,周围软组织内炎性渗出及肿胀,可早期辅助诊断。②骨肉瘤:该病与尤因肉瘤临床表现相似,病理检查能够协助鉴别诊断。

治疗 该病恶性度高,易发生早期转移,传统单一的治疗措施效果往往不理想,采用包括手术、放射治疗、化学药物治疗、靶向治疗在内的综合疗法。①手术:是治疗该病的重要方法,虽然随着放射治疗、化学药物治疗技术的提高和副作用的减轻,单纯采用外科手术治疗的病例减少,但截肢术或肿瘤截除术仍是治疗该病的重要手段。对于四肢长骨的尤因肉瘤患儿,在保证完全切除肿瘤这一原则的基础上,可以应用保肢治疗及人工假体替代来提高患儿生活质量。②放射治疗:尤因肉瘤对放射治疗极为敏感,是治疗尤因肉瘤的重要措施,能迅速缩小瘤体,改善局部症状。

但单一措施治疗远期疗效很差。③化学药物治疗:对于已发生转移的患儿需应用化学药物治疗。

预后 发病年龄越小预后越差。局限性病灶生存率较高。原发灶位于肢体的患儿较位于骨盆、骶骨等患儿预后好。如果出现转移则 5 年生存率较低,单一肺转移患儿生存率较其他部位及多发转移灶患者 5 年生存率略高。

(张学军 范竟一)

zhuītǐ yāsuōxìng gǔzhé

椎体压缩性骨折 (vertebral compression fracture)

外伤导致的以脊椎骨前侧的椎体挤压变形、前柱高度减低而中柱完好为主要表现的脊柱骨折。

病因及发病机制 椎体压缩性骨折通常由于轴向压缩和弯曲暴力所致,多数仅椎体前部受损,但后壁结构完整,因此此类骨折多为稳定性骨折,长期预后一般较好。常发生于胸椎和腰椎,松质骨是其主要的组成部分,由众多纤细的骨小梁交织形成的网状结构,其强度较差易发生骨折。当脊柱受到如屈曲或垂直暴力作用时,终板会突入椎体,并将椎体松质骨内血液挤出,降低椎体能量吸收能力,最终导致椎体弹性极限,前方椎体内骨小梁发生折断、聚拢,导致高度变矮,从而形成椎体压缩性骨折。儿童脊柱弹性大,可导致外力呈多节段分布,因而可同时发生于多个节段。椎体压缩性骨折的严重程度与受到的暴力程度有关,严重暴力会导致大量骨小梁折断,椎体高度下降较多,压缩程度便较重。<10 岁儿童胸段脊柱损伤 (T4~T10) 多见,多由交通意外或坠落伤引起,也可见于虐待损伤;10~18 岁患儿多为胸腰段 (T12~L1) 损伤,常由交通意外

或娱乐活动引起。

临床表现　常表现为不同程度的压缩节段腰背部疼痛，其疼痛性质多变，可为锐痛或钝痛，并可向腹部放射，严重者往往合并身高降低和脊柱后凸。坐位、脊柱伸展及运动通常使疼痛加剧，且可伴有肌肉痉挛。体格检查时可触及椎旁结构和棘突可能造成疼痛加剧，直接叩诊棘突和间接叩诊都会引起患儿疼痛。椎体压缩骨折常由高能量损伤导致，在检查脊柱损伤时，应关注患儿是否合并骨盆、四肢、胸腹和头部损伤。

诊断与鉴别诊断　通过明确外伤史及影像学检查诊断并不困难。全脊柱 X 线正侧位检查可确诊该病并了解压缩程度和范围，具体表现为椎体高度变低，椎弓根间距离增宽和棘突不对称等。当 X 线检查诊断困难时，三维 CT 检查可更全面地观察椎体形态，尤其对上胸段不明显椎体压缩骨折的显示更为清楚。MRI 检查对脊柱损伤诊断最有价值，可以直接提供脊髓、椎管、键盘、后方韧带复合体的情况。有时儿童脊柱特有的弹性会造成 X 线正常的假象，个别病例需与脊柱结核、朗格汉斯细胞组织细胞增多症、脊柱转移瘤和骨髓瘤或浆细胞瘤相鉴别。

治疗　儿童椎体压缩骨折可塑性强，受损椎体可通过未成熟终板的不对称性生长自行矫正脊柱力线。因此无神经功能损伤的单纯性压缩可仅靠支具制动、镇痛和减少脊柱负重等方式治疗，椎体通常会在 4~6 周内愈合且不出现明显塌陷，但伤后数周需定期拍摄 X 线片监测脊柱矢状面力线变化。如果患儿的椎体压缩导致脊柱后凸超过 40°、局部力线明显改变或存在神经功能异常，应该考虑手术治疗。一般可选取后路减压/脊柱内固定术，该术式可有效矫正成角畸形、重建脊柱力线并缓解神经压迫。虽然磷酸钙骨水泥球囊成形术在成人椎体压缩骨折中应用广泛且疗效显著，但此项技术在儿童中应用较少，安全性和可行性有待进一步研究，因此不建议作为椎体压缩骨折患儿的首选术式。

（张学军　郭　东）

huán-shūzhuī xuánzhuǎn yíwèi

寰枢椎旋转移位（atlantoaxial rotary displacement）　颈椎的第一节（寰椎）和第二节（枢椎）之间的关节失去正常对合关系，并产生旋转固定的病变。儿童时期发生斜颈的最常见原因。

病因及发病机制　寰枢椎对头颅承重具有重要作用，其间有三个关节面，独特的结构允许其在六个方向上运动。寰枢椎旋转脱位病因众多，主要有外伤、先天和病理三种原因。外伤性旋转脱位多为寰枕交界处受到撞击、颈部剧烈旋转和长期倾斜或固定于同一姿势导致。而多数先天性旋转移位则症状会逐渐加重且无明显诱因。自发性寰枢椎移位常因邻近软组织炎症导致，多发生于上呼吸道感染后，也称为格里塞尔综合征（Grisel syndrome）。咽椎静脉、齿周静脉丛和枕骨下硬膜窦与其存在直接连接，所以咽喉部脓性分泌物可通过上述途径血行传播至上颈椎，这可以解释寰枢椎部位的充血性改变。

分型　菲尔丁（Fieldin）将寰枢椎旋转移位分为四型。①Ⅰ型：为不伴枢椎前脱位的旋转固定（移位距离不超过 3mm），无寰椎横韧带损伤，旋转运动范围正常。最常见，一般可自愈。②Ⅱ型：为旋转固定移位在 3~5mm，可能合并横韧带损伤，一侧的侧块有移位，而对侧无变化，寰枢运动范围超出正常。③Ⅲ型：为严重移位，寰椎前移超过 5mm，寰椎前弓后下缘与齿突前缘间距超过正常范围（2~3cm）。④Ⅳ型：为寰椎后移位，可能仅一侧侧块有移位，临床少见。

临床表现　约 50% 的颈部旋转活动源于枢椎上的齿突和寰椎组成的寰齿关节，寰枢椎旋转移位患儿头颈旋转和屈伸功能受限明显，同时常伴有颈枕部疼痛。轻度寰枢椎旋转移位仅有颈部疼痛，严重者可能出现特发性斜颈，由于颈部肌肉痉挛而出现的向一侧倾斜 20° 并呈轻度屈曲，呈"雄性知更鸟"姿势，而长期的斜颈可致头面部发育不对称。Ⅱ型存在潜在脊髓压迫危险；Ⅲ型和Ⅳ型较少见，但发生颈髓压迫的风险更大，且可能发生猝死，所以需及早诊断和治疗。

诊断　通过典型症状体征及影像学检查诊断并不困难。因腭骨和牙齿的遮挡，颈椎正侧位对该病在识别上存在一定困难，仅可观察到颈 1~颈 3 关节重叠交锁，但很难观察到寰椎后弓上缘和寰枢椎的关系。寰枢椎旋转移位可通过颈椎张口位片测量进行诊断，在颈椎旋转中立位时，寰椎侧块对称性的位于枢椎齿突两侧。当向右旋转时，寰椎左侧侧块向前运动，右侧侧块向后运动，使得左侧侧块与齿突间距减小，而右侧侧块与齿突间距增大。张口位片可显示侧块位置变化、棘突偏向一侧和小关节在无损伤侧呈"眨眼征"。CT 扫描及三维重建更有助于寰枢椎旋转脱位及半脱位的诊断，为排除较小患儿姿势原因导致的假象，可采取动态

CT 扫描，先让患儿将头最大限度转向右侧，再向左旋转。MRI 和 MRA 检查主要用于排除可能存在的椎管内和血管异常（如脊髓损伤、椎动脉损伤等）。

治疗 儿童寰枢椎旋转移位的治疗常取决于症状持续的时间。多数患儿可能无须治疗，因为症状常较轻微，且一般数天后半脱位即自行复位。旋转移位时间小于 1 周的患儿，可仅给予软性颈围固定、抗菌药物和恢复性锻炼对症处理。若上述保守治疗无效且颈部症状持续 1 周以上，应考虑行枕颌带牵引治疗，其间可辅助肌肉迟缓和镇痛药缓解症状。旋转移位持续时间小于 1 月的患儿通过保守治疗后一般症状均有缓解，但如果持续时间大于 1 个月，多数旋转移位很难通过保守治疗达到完全复位，此时建议通过头环牵引进行复位，其间鼓励患儿进行主动颈部旋转活动促进复位。一旦经 CT 证实复位成功，颈椎活动度回复正常水平即可切换头环-背心固定 6 周。手术治疗的适应证包括复位后再次出现移位、出现继发于旋转移位的颈椎失稳或神经功能损害、畸形持续时间大于 3 个月的保守治疗无效的患儿。

（张学军 郭 东）

jǐzhù jiéhé

脊柱结核（spine tuberculosis）

结核分枝杆菌侵入脊柱引起的结核病变。为全身骨关节结核首位，占所有肺外结核病例的 10%~20%，其中椎体结核占大多数，附件结核十分罕见。脊柱任何部位均可发病，以下胸椎和腰椎最为常见，而后依次为上胸段、颈椎和骶尾椎，病灶可累及 1~2 个椎体。多数情况下 1 个椎体破坏较重，而其相邻上下椎体破坏轻微。小儿脊柱结核好发于 3~5 岁儿童，若不及时治疗可导致截瘫等严重并发症的发生。

病因及发病机制 结核分枝杆菌侵入脊柱，可引起迟发型超敏反应，由 T 细胞介导。早期病变多位于椎体，椎体以松质骨为主，滋养动脉为终末动脉，从而使结核分枝杆菌更容易停留。脊柱结核常继发于肺结核或消化道结核，好发于体弱、营养状态差的儿童、青少年及老年人。在肺结核或消化道结核的活动期，80%~91%的患者是由结核分枝杆菌经血液循环到达椎体，部分患者可经淋巴循环到达，但仍有极少部分患者的感染途径尚不明确。结核分枝杆菌到达椎体后，可急性发病，引起相应症状，与原发病灶的症状并存。当机体免疫力较强时，到达椎体的结核分枝杆菌可潜伏下来，当机体存在营养不良、过度劳累或外伤等诱因时，会促使先前潜伏的结核分枝杆菌繁殖从而出现临床症状。

病理生理 椎体动脉来自肋间动脉或腰动脉。每条动脉分布到上一椎体的下半部和下一椎体的上半部。因此，起病之初，相邻的椎体及其之间的椎间盘同时受累。受累椎间盘常向破坏的椎体内侵入。破坏的椎体塌陷导致脊柱出现后凸成角畸形，其严重程度取决于椎体破坏的程度、病灶大小和累及椎体的数量。后凸一般为前后成角，偶因椎体侧面破坏严重而向一侧成角。成角畸形多出现在胸椎，腰椎多为短缩或生理性腰椎前凸消失。小儿脊柱结核进入静止期后，因后方附件照常生长，畸形仍会发展。

脊柱结核的椎旁脓肿可沿前纵韧带上下蔓延，并可向椎体前方破溃，更多的是向侧方膨大而呈梭形或球状。颈椎结核产生的脓肿可出现在颈后三角，高位颈椎结核可产生咽后壁脓肿。胸椎的椎旁脓肿有时沿胸膜扩散，与脓胸表现类似，胸椎的寒性脓肿有时可破入胸腔、食管或主动脉。局限在椎体后方的病变，脓肿可向后扩大，压迫脊髓导致血运不佳。胸椎结核除可产生椎旁脓肿外，还能穿过膈肌产生腰大肌脓肿。X 线片类似蝴蝶状。腰椎结核的脓肿可沿腰大肌鞘向下经股骨小转子到大腿，甚至到达踝部。有的腰椎结核脓肿可出现在腰部侧后面的腰三角处，个别脓肿可沿骶椎前方进入骨盆。

分型 按始发部位可分为以下四型。①中心型（椎体型）：多见于胸椎，病变主要起自椎体前 1/3 的椎体中心。②边缘型（椎间型）：椎体对应的边缘皮质模糊，椎间隙狭窄。③韧带下型（椎旁型）：病变在前纵韧带以下扩展，椎体前缘骨质破坏，椎间盘完整。④附件型：较为少见，以血行感染为主，可侵及棘突、横突、小关节及椎弓，主要表现为溶骨性破坏。

按脊柱结核 MRI 可分为五型，即信号改变型（Ⅰ型）、脓肿形成型（Ⅱ型）、椎体破坏型（Ⅲ型）、椎管占位型（Ⅳ型）、后凸畸形型（Ⅴ型）。

临床表现 小儿脊柱结核起病缓慢，常有烦躁、食欲减退和低热等表现，少数患儿起病较急，可出现高热、疼痛和全身不适等症状。大多数患儿会出现轻度局部疼痛以及脊柱活动受限，拾物时往往呈下蹲姿势。病变部位的脊柱活动受限主要是肌肉痉挛所致。当病灶部位的活动超过肌肉痉挛的保护能力时，患儿会感到疼痛，并可向胸部、腹部和下肢放散，个别患儿期即可出现下肢肌无力，进而导致截瘫。患儿行走时"迈小步"以减轻腰背部疼痛。截瘫发展可导致下肢痉挛、深部腱反射亢进、痉挛步态、不同程度运动无力、膀胱和肛门直肠功能紊乱。病变部位有时可查出叩击痛及压痛。颈椎结核应检查咽后壁及颈后三角，胸椎结核要注意胸壁有无脓肿，腰椎结核要仔细检查是否有腹部、髂窝和臀部肿物。患儿常有特定姿势异常，颈椎结核患儿常保持头前倾、颈短缩和双手托下颌体位，腰椎结核患儿俯卧背伸试验和拾物试验均阳性。70%~80%脊柱结核并发有寒性脓肿，常有将脓肿误认为肿瘤。

诊断 根据患儿典型病史、临床表现、体征及辅助检查可对脊柱结核做出诊断。①影像学检查：脊柱结核的早期，侧位 X 线片上只有椎间隙变窄以及邻近的椎体的骨质稀疏。断层造影可能发现椎体有破坏腐蚀。晚期病例可看到椎体破溃，边缘不规则以及椎旁脓肿。腰椎结核脓肿可使腰大肌阴影消失。②实验室检查：结核菌素试验是一种结核特异性变态反应，其阳性有助于判断青少年和儿童结核病。血常规可表现为轻中度贫血，白细胞总数正常或增高，淋巴细胞分类正常或增高，在混合感染的情况下可出现白细胞总数升高；而红细胞沉降率在活动期升高明显，静止及治愈期时逐渐下降至正常。

鉴别诊断 ①强直性脊柱炎：多数有伴骶髂关节炎，症状以后背疼痛为主。②腰椎间盘突出：无全身症状，仅有下肢神经根受压症状，红细胞沉降率不快。③嗜酸性肉芽肿：多见于 12 岁以下儿童，整个椎体均匀性压扁成线条状，上下椎间隙正常，无发热等全身症状，且为单一椎体病变。④其他：还应与先天性半椎体畸形并发截瘫，大年龄儿童、青少年性驼背及椎体间盘疝鉴别。

治疗 应遵循个体化综合治疗的原则。

全身治疗 在整个治疗过程中支持治疗占有重要地位，主要是依靠休息和营养两个方面。进食高蛋白、高热量、富含维生素的食物。营养状况特别差的患儿，可给予少量多次新鲜血输注、脂肪乳等高营养液来改善体质。应尽量避免疲劳，适当休息。要注意制动，对于全身情况欠佳、体温较高、截瘫或椎体不稳者，应严格卧床休息。

药物治疗 抗结核药物的化学治疗对于结核病控制起着决定性的作用。早期的化学治疗有利于迅速杀菌作用，促使病变的吸收减少传染性。临床上常使用异烟肼、吡嗪酰胺、链霉素、氟喹诺酮类药物等治疗。

手术治疗 一般情况下，只要出现脊髓受压引起明显神经体征、明显畸形或椎体严重破坏、保守治疗效果不好的混合性感染、持续疼痛或红细胞沉降率持续高值的症状及体征的患儿，则需要采取手术治疗。手术方式：①病灶清除术+植骨融合术，适用于单纯结核性脓肿及单纯的间盘破坏或仅有少量的椎体边缘破坏。通过手术可以直接清除病变部位。②前（后）路病灶清除术+椎管减压+植骨融合内固定术。因椎体严重破坏引起脊柱明显的畸形或脊髓受压引起神经体征的患儿应考虑行此类手术。内固定的目的是在术后可以获得足够的稳定性，为脊柱融合和结核病灶的静止提供条件，减少结核复发率。

预后 术后颈椎和上胸椎结核要用石膏背心制动 2~4 个月，胸腰椎结核需卧床休养 3 个月。脊柱结核引起的严重后凸畸形，可以用头环骨盆牵引治疗。矫形的目的是防止截瘫和心肺功能受损。手术只能矫正脊柱原有角度的 1/4，不应以彻底矫形为主要目标，否则可能并发截瘫。截瘫是脊柱结核的严重并发症，发生率约为 10%。胸椎病变较易出现截瘫。颈椎结核可并发四肢瘫。上部腰椎结核偶可并发马尾神经麻痹。

(张学军　郭　东)

lúdǐ āoxiànzhèng

颅底凹陷症（basilar invagination） 枕骨大孔周围的颅底骨向上陷入颅腔，迫使其下方的寰枢椎升高进入颅底，枢椎齿状突向上向前进入枕骨大孔，压迫延髓及颈神经根而引起的疾病。30%的颅底凹陷症患儿可合并其他骨发育异常如椎体分节障碍、寰椎融合障碍，以及神经结构畸形如基亚里畸形（Chiari malformation）等。好发于青壮年，病情进展缓慢、隐蔽且逐渐加重。

病因及发病机制 ①原发性：又称先天性颅底凹陷症，为由先天性骨质发育不良所致，由于在胚胎发生学上神经管在寰枕部闭合最晚，所以先天性畸形容易发生在此区。由于枕骨大孔狭窄、后颅窝变小，导致延髓、小脑、高位颈髓、后组脑神经和颈神经根受压迫或刺激，并影响椎动脉供血和脑脊液循环，从而出现各种神经症状和体征。晚期常出现脑脊液循环障碍、梗阻性脑积水和颅内压增高。多合并其他畸形，如小脑扁桃体下疝、扁平颅底、中脑导水管闭锁、脑积水及寰枕融合等。②继发性：又称获得性颅底凹陷症，较少见，常继发于佝偻病、骨软化症、骨佩吉特病即畸形性骨炎、类风湿关节炎及甲状旁腺功能亢进等疾病。

分型 根据是否合并基亚里畸形分为两型，Ⅰ型不合并基亚里畸形，Ⅱ型合并基亚里畸形。

根据是否合并寰枢椎脱位分为两型。①不稳定型：合并寰枢椎脱位，斜坡角基本正常，斜坡上抬不明显；枢椎齿突陷入枕骨大孔；脑干延髓主要前方受压，延髓脊髓角变小；可合并基亚里畸形；可合并脊髓空洞。②稳定型：不合并寰枢椎脱位，斜坡角明显变大，斜坡上抬；齿突跟随斜坡上移，顶点超过钱氏线；寰枢椎关系正常，无寰枢椎脱位；可合并基亚里畸形；可合并脊髓空洞症。

临床表现 有些患者可无症状，患者因畸形程度及并发症不同，症状及体征差异较大。可有头颈部偏斜、颈短、颈部活动受限、后发际低。延颈髓交界区受压、颈胸脊髓空洞表现为肢体瘫痪（不全性单瘫、不全双上肢或下肢瘫、四肢瘫）、肢体感觉障碍（节段性分离感觉障碍）、神经刺激征、锥体束征肌肉萎缩、疼痛、吞咽困难、声音沙哑、听力减退、二便失禁等。小脑受压症状为共济失调、闭目难立、指鼻试验不准、眼震、构音不清等。颅内压增高表现为头痛、呕吐、视盘水肿、呼吸停止等。椎动脉受压表现为发作性眩晕、恶心、视力障碍等。

诊断 根据患儿典型病史、临床表现、体征及辅助检查可对颅底凹陷做出诊断。影像学检查中应包含 X 线片、CT 及 MRI。X 线片上钱氏线和麦氏线可用于判断颅底凹陷。钱氏线为硬腭后缘

与枕骨大孔后上缘连线，正常齿状突位于钱氏线以下，齿状突若超过钱氏线以上 3mm，即可诊断颅底凹陷症；超过 0~3mm 为疑似病例，影像表现为齿状突高耸，陷入枕骨大孔。麦氏线为由硬腭后缘至枕骨鳞部最低点连线，即麦氏线正常，齿状突若高出此线 6mm 即为颅底凹陷症。MRI 矢状位像可清楚显示寰枕、寰枢椎及颅底凹陷畸形。枢椎齿状突上升超过钱氏线，向上突入枕大孔，压迫推移颈延髓向后移位，枕大孔变窄，可伴基亚里畸形及脊髓空洞症。

鉴别诊断 ①脊髓空洞症：常与颅底凹陷症并存，其临床特征为颈胸段脊髓分布区呈分离性感觉障碍，手部小肌肉多有萎缩甚至畸形。若症状持续加重并有颅内结构受损表现应考虑有颅底凹陷症的可能，CT 及 MRI 有助于诊断。②上颈髓肿瘤：可表现为颈部及枕部疼痛，膈肌和肋间肌麻痹、四肢硬瘫症状进行性加重。早期症状类似颅底凹陷症，但缺乏颅底凹陷症的特征外貌及颅内结构受累的症状。X 线检查或脊髓造影有助于鉴别诊断。③原发性侧索硬化：主要表现为两侧锥体束征阳性。④颈椎病：多见于成人，主要表现为上肢肌肉萎缩，常有神经根性疼痛，在病变水平明显的节段性感觉障碍少见，可有椎动脉供血不足的症状，但缺乏脑神经受累及小脑症状。一般无颅内压增高表现，颈椎 X 线片可诊断。

治疗 目的是解除脊髓压迫、恢复枕颈区正常序列及重建其稳定性。手术治疗是最有效的方法。寰枢椎脱位型颅底凹陷症的常用手术方法包括以下几种，根据不同的疾病类型采取不同手术方式。

牵引复位+后路枕颈固定术适用于较易复位的颅底凹陷症，经口咽松解+后路枕颈固定术适用于牵引不易复位的颅底凹陷症，经口咽松解复位固定术适用于较难复位的复杂颅底凹陷症。

（张学军　郭　东）

duǎnjǐng jīxíng

短颈畸形（brevicollis） 以 2 个以上颈椎椎体先天融合、短颈和低发际线三联征为特征的先天畸形。又称先天性颈椎融合、克利佩尔－费尔综合征（Klippel-Feil syndrome）。1912 年克利佩尔（Klippel）与费尔（Feil）首先报道。通常为遗传性疾病，女性较男性多见，同一家系中可发现多个病例，发病率约 0.71%。75%的患者融合节段发生于第 1~3 颈椎，50%的患者颈椎融合少于 3 个节段。

病因及发病机制 短颈畸形属于错构综合征的一种，主要由胚胎 3~8 周时中胚层体节异常分节所致，多与药物或其他环境因素影响有关。分子生物学研究发现 Hup48 因子与该病密切相关。

分型 亨辛格（Hensinger）等根据颈椎融合部位和程度将短颈畸形分为三型。①Ⅰ型：第 2~3 颈椎融合且寰椎枕骨化。②Ⅱ型：长段颈椎融合同时合并颈枕交界异常。③Ⅲ型：颈椎发生 2 个长节段融合，融合节段之间存在椎间隙。其中Ⅲ型因颈椎高度失稳易并发神经症状，预后最差。

临床表现 患儿颈短而宽，颈胸靠近，后发际线低呈倒三角状，其顶端低至背部。由于存在多个颈椎椎体融合，颈部旋转及侧弯活动明显受限。畸形可随儿童生长发育逐渐进展。部分患儿颈部两侧存在上自乳突下至肩峰

的颈蹼，使颈部外观增宽，伴面部发育不对称。30%的病例合并双侧高肩胛症和颈肋，造成短颈或无颈外观。短颈畸形可合并其他运动系统畸形，如脊柱裂、先天性脊柱侧后凸、并肋、肋椎关节异常、并指、拇指发育不良、胸大肌发育不良、上肢半侧萎缩、马蹄内翻足和枢椎发育不全等；还可能合并泌尿系畸形，包括肾发育不全、马蹄肾、肾积水、肾异位等。短颈畸形合并心血管畸形的患儿比例约为4.2%，以室间隔缺损最常见。此外，患儿可能还合并耳聋、发音障碍、共济失调、面神经麻痹、眼睑下垂等表现。

诊断　通过典型外观及影像学检查诊断并不困难。颈椎X线检查可确诊该病并了解畸形范围，具体表现为椎体变扁而宽，椎间盘变窄或消失；椎体、附件发育不全或发育不良；存在脊柱裂、椎管狭窄或增宽、半椎体、颈肋、颅底增宽和颈枕融合等征象，当颈椎不完全融合时，后方融合比前方融合更为常见。颈椎前屈后伸位X线片可显示颈椎不稳的程度，是判断是否需行手术治疗的重要指标，常见影像学表现为第1~2颈椎和第3~4颈椎融合，在未融合的第2~3颈椎则存在高度失稳风险。2个融合节段相邻的未融合部分可能出现过度活动导致神经症状。与X线片相比，CT检查可更全面地观察颈椎畸形，尤其对寰枢椎畸形的显示更为清楚。MRI检查主要用于排除可能存在的椎管内病变如基亚里畸形（Chiari malformation）、脊髓栓系综合征、脊髓纵裂等。若怀疑合并其他系统畸形还需完善相关检查，如泌尿系超声、冠脉超声等、静脉肾盂造影等。

鉴别诊断　此类畸形患儿外观特殊，因此诊断并不困难，个别病例需与枕骨裂、枕骨缺损、先天性家族遗传性寰椎后弓缺如、伴肩椎骨的高肩胛症和骨折愈合后或炎症病变所致的颈椎融合鉴别。

治疗　尽管短颈畸形的临床表现和相关畸形较多．但是许多患者并无明显临床症状，直到外伤或其他原因接受颈椎的影像学检查时才发现短颈畸形。多数无症状患儿一般不需要治疗，若出现神经症状则需对症治疗，治疗方式包括改变生活习惯、避免或减少高风险运动、佩戴支具及牵引等。若无好转则需进行手术治疗，手术指征主要包括颈椎不稳、畸形明显或出现持续、进行性的神经损伤表现，可能的手术方式包括寰枢椎融合固定术、前路或后路颈椎减压和融合固定术、前后路联合手术等。

（张学军　刘昊楠）

xiāntiānxìng jǐzhù cètū

先天性脊柱侧凸（congenital scoliosis）

由胚胎期脊柱发育异常所导致的以脊柱侧凸、侧后凸为表现的脊柱畸形。常见，可以表现为脊柱侧凸、侧后凸。单纯后凸畸形见先天性脊柱后凸。

病因及发病机制　先天性脊柱侧凸的具体病因不明确，可能是由多种因素引起的，包括遗传因素与环境因素。在胚胎时期，椎体发育受到如FGF、Wnt和Notch等各种信号通路的共同诱导调节，这些通路上的基因突变都可以导致脊柱发育异常。除基因外，也有报道妊娠期母体的暴露因素与先天性脊柱畸形的发生有关。

经典分型　先天脊柱侧凸最常用的分型为温特（Winter）分型，根据形态将其分为三型。Ⅰ型为形成障碍，包括半椎体或楔形椎；Ⅱ型为分节不良，包括阻滞椎或单侧骨桥；Ⅲ型为混合型。

临床表现　主要表现为脊柱侧凸畸形导致的背部不平、双肩不等高及双侧骨盆不平衡。此外，脊柱畸形对患儿的胸廓和肺的发育及功能影响较大时会引起活动耐量下降等表现。合并其他系统畸形时也会引起相应的表现。

诊断　大多数先天性脊椎畸形是在进行常规检查时偶然发现的。通常在胎儿发育20~28周就可以超声探知畸形情况，但只有1/4的畸形在出生后第一年内即被诊断。当该病尚未影响到患儿生活质量时，可能不易被发现诊断。因此，对疑似为先天性脊柱侧凸的患儿，临床评估应从产前和出生时期的综合病史开始，且需考虑可能的并发综合征，进行彻底的临床与影像学检查。体格检查结合影像学检查一般可以明确诊断。

治疗　主要分为保守治疗和手术治疗。对于畸形轻、进展风险低的先天性脊柱侧凸，观察是主要的保守治疗手段。对于发现时侧凸已较重或观察过程中进展的先天性侧凸，可采用石膏或支具治疗来控制。虽然石膏和支具对于先天脊柱畸形无法完全治愈，但是可以有效地推迟手术年龄。大多数先天性脊柱侧凸呈进展性，需手术干预。用于治疗先天性脊柱侧凸的术式有很多种，选择时需要考虑患者的年龄、畸形的类型以及自然史。手术的并发症有多种，最常见的包括内固定相关并发症、假关节、神经损伤、手术切口感染等。

预后　早期发现、及时治疗，先天脊柱侧凸一般有较好预后。

预防 从分子基础的角度探索，如结合全外显子组测序或全基因组测序进行辅助诊断，明确致病基因，有望将分子研究成果转化为临床指南、预测模型或精准疗法，从而为临床管理和产前筛查提供有价值的信息。

（张学军　姚子明）

bànzhuītǐ jīxíng

半椎体畸形（hemivertebra deformity）

脊椎发育障碍导致一侧椎体形成障碍的脊柱畸形。最常见的先天性脊柱畸形，发生于 8~12 周胎儿。半椎体畸形也可合并其他系统畸形，如 VACTERL 综合征，累及脊柱、肛门、心脏、气管、食管、肾及肢体的组合畸形。因此，发现半椎体畸形时，应注意除外有无其他系统合并畸形。

病因及发病机制 典型的半椎体畸形仅有一侧椎体、椎弓根及相应的半侧椎板，对侧缺失，导致脊柱双侧生长不平衡，从而产生侧凸畸形。根据两端软骨板及椎间盘的发育情况，麦克马斯特（McMaster）等将半椎体畸形分为完全分节的半椎体、部分分节的半椎体和未分节的半椎体三类。完全分节指存在头尾侧完整生长板，生长潜能最大；部分分节为单侧融合，另一侧有完整椎间盘；未分节的半椎体头尾侧与相邻脊椎均未分节，生长潜能有限，通常不会导致较明显的侧凸畸形。

半椎体导致脊柱侧凸的进展速度和严重程度取决于两方面，一是椎体畸形的类型，单侧完全分节的半椎体合并对侧骨桥致畸能力最强；二是发现半椎体时患儿剩余的生长潜能，在出生后 2 年内及青春期两个生长高峰期先天性脊柱侧凸往往进展最为迅速。单侧完全分节的半椎体合并对侧骨桥的患儿，10 岁之前每年侧凸进展 7°，青春期生长高峰时则达到 14°；单纯完全分节半椎体导致的畸形，平均每年加重 4°。若不进行手术治疗，会导致严重的脊柱畸形，尤其是胸腰段和腰段半椎体由于缺少胸廓限制进展会更迅速。

临床表现 颈段或颈胸段半椎体可导致斜颈；胸段半椎体，尤其多发半椎体畸形或合并肋骨畸形时可导致胸廓功能不全综合征，限制肺的发育，影响呼吸功能；中胸段半椎体引起明显侧凸畸形时，往往于胸腰段或腰段形成代偿弯，若不及早处理原发畸形，代偿弯也可变加重且僵硬，最终需要手术治疗；腰段或腰骶段半椎体虽不会产生明显的代偿弯，但会引起明显的骨盆倾斜及下肢不等长。此外，后外侧半椎体不仅引起脊柱侧凸，同时可产生局部后凸畸形。

诊断与评估 若发现半椎体畸形，首先应评估有无合并其他系统畸形。其次评估患儿整体发育状况，包括身高体重，有无背部毛发，有无皮肤色素沉着，以及详细的神经系统体格检查。对于骨科医师而言，影像学的评估尤为重要。

尽可能获得患儿站立正侧位脊柱全长 X 线片，明确畸形、测量科布（Cobb）角，并注意在平片上有无畸形相关的异常，如隐形脊柱裂、凹侧先天性肋骨融合及骨性脊髓纵裂时中央骨嵴等。根据患儿的生长潜能及侧凸进展决定随访周期，通常对于青少年及儿童患者每 4~6 个月应进行随访，每次随访时注意与首次全脊柱 X 线片对比原发弯及代偿弯的科布角变化。对于严重的先天性脊柱侧凸，平片不能提供足够详细的畸形情况，或者需要手术干预之前，进行全脊柱 CT 扫描及三维重建是必要的。CT 对于发现脊柱后方结构异常及手术策略制订有帮助。对于准备行手术治疗的先天性脊柱侧凸患儿，行全脊柱 MRI 检查是必要的，因为高达 37% 患儿合并椎管内畸形。尽管先天性脊柱侧凸导致严重的脊柱三维畸形，MRI 重建能够提供椎管内的详细影像。

治疗 可分为非手术治疗与手术治疗两类。尽管非手术治疗不能去除致畸因素，但对于年龄较小的幼儿，石膏或支具可以延缓侧凸进展，尤其是减少代偿弯的角度。3 岁以内的幼儿，胸段或胸腰段单发或多发半椎体畸形，无明显的肋骨畸形时可以考虑行麻醉下系列石膏治疗，目的在于减缓畸形进展，甚至部分矫正畸形，将首次手术的年龄拖延至 3 岁之后，以获得更好的骨质强度，增加对内固定的把持。年龄在 3 岁以上，半椎体导致的畸形不明显时，也可以尝试支具控制畸形进展。手术治疗通常采用半椎体切除术，将半椎体包括上下终板和邻近椎间盘予以完整切除，内固定器械固定脊柱后，进行半椎体上下的邻近椎体融合。

（张学军　姚子明）

xiōngkuò gōngnéng bùquán zōnghézhēng

胸廓功能不全综合征（thoracic insufficiency syndrome，TIS）

儿童胸廓容量不足，无法维持正常的呼吸运动及肺组织的生长而出现的病理状态。

病因与发病机制 儿童脊柱和胸廓的畸形都可导致胸腔容积下降，从而限制肺的生长，致使患儿在骨骼成熟时肺体积严重减少，进而出现 TIS。较为常见的病因有伴有广泛肋骨融合或缺如的胸椎先天性侧凸、较早行融合手术的先天性脊柱侧凸、发病较早的进行性婴幼儿特发性脊柱侧凸、窒息性胸廓发育不良即热恩综合征（Jeune syndrome）、胸廓短小综合征即贾乔-莱文综合征（Jarcho-Levin syndrome）、继发性胸廓高度减少、进行性骨化性纤维结构不良以及些脊髓发育不良性疾病等。当胸椎存在先天性侧凸畸形时，胸椎会出现弯曲、旋转、短缩等现象，并导致胸廓出现继发性畸形，使胸腔的容积和功能均下降。脊柱旋转也会导致胸廓严重变形，引发限制性肺疾病，早期对进展迅速的脊柱侧凸患儿均采用融合手术，然而融合术导致的胸椎生长停滞，结果不仅导致患儿身材矮小，也影响胸廓的生长，最终引发严重的限制性肺疾病。以上情况最终都可以导致胸廓容积下降，使正常的呼吸运动以及肺的生长受限，致使患者出现肺活量明显下降，引发 TIS。

临床表现　TIS 概括了胸廓的两个重要缺陷。①胸廓不足以支持肺的正常呼吸。当存在肋骨融合时，胸廓便不足以支持正常的呼吸。早期，患儿可能须通过增加呼吸频率、减少运动来保持正常的血氧水平。此时，即使患儿已经存在轻度的 TIS，这种代偿机制也能使其不出现临床症状。随胸廓畸形的加重，胸壁运动以及胸腔容积进一步下降，胸廓功能不全随之加重，并导致肺不张、肺部感染等。肺不张又会使肺组织进一步萎缩。呼吸系统反复感染，导致肺组织受损，使有效的肺功能容量下降。患儿肺组织逐渐不能再代偿，就引发临床呼吸功能不全。起初，可能只是呼吸困难，进而可能发展到须吸氧或者须呼吸机辅助，有时甚至导致

死亡。而且，随年龄增长，病死率逐渐增加。②胸廓不足以支持肺的正常生长。儿童在 2 岁以前肺泡细胞增殖速度最快，肺的生长速度也最快。以后肺生长的速度减慢，并持续到 8 岁左右结束。因此，如果在肺生长的黄金期出现一些先天性的胸廓畸形、致使胸廓在各个方向上生长受限的疾病，就会使肺组织的正常生长明显受限，导致肺活量下降，无法适应日常生活的需要，并可能导致致命性结果。

诊断　TIS 的诊断并不困难，通过患儿的症状、体征、胸部 X 线片以及肺功能检查等即可以确诊。采集病史时，除注意患儿呼吸功能不全的临床症状以外，还应包括呼吸系统是否容易感染、感染频率以及是否须吸氧或者呼吸机辅助等。患儿呼吸频率快提示存在隐性的呼吸功能不全。胸部视诊、触诊就可以发现畸形，拇指分离试验可判定胸廓的运动能力是否下降。一些径线的测量可以反映胸廓畸形的状况，如胸廓周长可以提示胸廓是否存在发育不良，呼吸过程中胸廓周长的改变可以反映呼吸功能状态，胸廓高度以及前后径的短缩提示畸形的存在。胸部 X 线片不仅可以判断肺部是否感染以及感染的严重与否，也可以反映胸廓的畸形状况、胸椎的高度（即胸廓的高度）等。但胸部 X 线片不易显示胸腔在三维空间上的异常。肺功能试验可以用于判定此类患儿肺脏的功能状态，尤其是肺活量的下降。但由于这些患儿年龄偏小，无法配合检测，而且大多存在营养不良，故此评价尚有一定的局限性。CT 和 MRI 能更准确地显示胸廓的畸形状况。尤其是 CT，不仅可以显示胸廓的三维畸形状态，

也可以观察畸形的进展情况，还可以用于指导治疗以及评价手术效果。

治疗　非手术治疗可通过鼻氧输送、无创正压通气、通风机支架以维持健康呼吸。手术治疗可采用脊柱融合手术、肋骨假体装置。坎贝尔（Campbell）等于 1987 年开始设计一种由斯氏针和硅胶片制成的胸壁假体。通过斯氏针撑开头端至末端肋骨，使得患儿的侧凸畸形改善，由此使一些患儿摆脱了吸氧及使用呼吸机。在此基础上，他们又于 1989 年发明一种特制的肋骨假体，其原理是将肋骨纵向撑开来扩大受限的胸腔，从而为肺脏的生长提供空间，达到保持肺脏、胸廓以及脊柱持续生长的目的。因为手术较少涉及脊柱，故不会明显影响脊柱的生长，还可以间接矫正胸椎的侧凸。患儿的年龄越小，手术干预的效果越好，对肺的生长也越有利。一般认为，患儿在 8 岁以前，任何有利于脊柱或者胸廓生长的治疗都可能增加肺的容积，并改善预后。因为肺泡细胞的生长一般只持续到 8 岁左右。

预后　早期行脊柱融合手术治疗的 TIS 患儿，由于其胸廓的柔韧性较差，容易较早出现限制性肺病变。随患儿身体生长发育，在青春期后期大多出现呼吸功能不良，尤其到 40 岁以后，病死率明显增加，一部分患儿可能须吸氧甚至须使用呼吸机才可以维持生存。

（张学军　姚子明）

bànzhuītǐ qiēchúshù

半椎体切除术（hemivertebra resection）　将半椎体完整切除，并进行上下椎体固定融合的手术。

适应证　对于半椎体导致侧弯较严重，或者每年进展超过 5°

的半椎体患儿应行半椎体切除术。

手术方法 术前均行站立位全脊柱正侧位 X 线片及全脊柱 CT、MRI 检查。若合并脊髓纵裂、脊髓栓系，需首先进行神经外科评估，如果需要手术处理，可与脊柱手术同时或分期进行。CT 三维重建中仔细识别椎体的分节情况、椎板有无融合或缺损，以及上下椎弓根解剖，包括直径方向等。脊柱畸形手术前常规准备术中电生理检测。后路半椎体切除术，患者取俯卧位，胸壁及骨盆部予以支撑，腹部悬空。若采取前后路联合入路则取侧卧位。手术入路的选择可根据手术医师的习惯，前后路联合可根据半椎体的位置取经胸、胸腹联合或经腹切口，单纯后路半椎体切除术则取后正中切口。手术体位摆好后，行术中 C 臂透视，根据术前计划确定半椎体及所需固定的椎体。

小心显露相应节段的椎板、横突和椎间关节．在胸椎凸侧尽可能向外显露至肋骨头的近端。术中透视引导下徒手于半椎体头尾侧椎体两侧置入儿童椎弓根螺钉，椎弓根锥子建立钉道后，用探子确认钉道四壁及前壁的完整性，并测量钉道长度；使用比预定螺钉直径小 0.5mm 的丝攻进行攻丝，螺钉直径较小或者带有自攻的螺钉时可不行此步骤；探子探及钉道完好，拧入合适型号的螺钉。因患儿骨质强度低，椎弓根直径相对较小，故尽量避免螺钉改道，螺钉植入前可先行透视定位。判断半椎体较大，切除会影响脊柱稳定性时，可在切除前先于凹侧预置棒，低年龄儿童可根据情况选择 3.5mm 或 4.5mm 内固定系统。

胸段半椎体先切除相应的肋骨头，腰段半椎体先切除相应横突，沿椎体外侧骨膜下，向前显露椎体的外侧壁，注意用椎板拉钩保护椎体相邻结构；半椎体切除通常先从后侧结构开始，使用咬钳咬除半椎体椎板的上下黄韧带，之后可以选择咬骨钳或者骨刀切除椎板，可用超声骨刀切除椎板，可以减少出血，提高安全性；向外侧切除椎板直至关节突，显露出上下神经根并予以保护；切除椎弓根可以使用骨刀、超声骨刀或者咬骨钳，直至椎体松质骨，注意避开上下神经根，神经根拉钩保护硬膜。根据习惯不同，也有术者选择经半椎体椎弓根使用磨钻进行"蛋壳"技术操作，磨至前方半椎体上下的软骨终板出现；使用骨刀或者磨钻继续切除椎体松质骨，刮除部分松质骨备融合用，过程中注意使用双极电凝对椎管内静脉丛出血处进行止血；残留部分椎弓根内壁及椎体的前后壁可以用垂体咬钳或刮勺仔细咬除或刮除，避免损伤周围血管或撕裂硬膜；使用垂体咬钳或刮勺继续切除半椎体上下椎间盘组织，包括邻近椎体的软骨终板，完整的椎间盘切除包括凹侧的椎间盘组织，有利于融合及矫形，过程中始终注意保护好神经根及脊髓；截骨完成后，可于截骨间隙内植入适量松质骨，截骨间隙较大时也有术者选择植入合适型号的椎间融合器。双侧椎弓根螺钉内置入合适长度的钛棒，直视下缓慢进行凸侧加压，注意椎弓根螺钉有无松动，神经根及硬膜是否受压。此过程中应密切关注电生理检测情况；如矫形效果不佳，或者硬膜有卡压，可以扩大切除上下部分椎板，矫形满意后锁紧尾钉。闭合截骨间隙，置棒完成后进行去皮质操作，将上下椎板磨除皮质后，剩余松质

骨、皮质骨混合置于植骨床。如骨量不充足，可使用异体骨或自体髂骨植骨。

并发症 ①神经损伤。②脑脊液漏。③螺钉切割，造成椎弓根骨折。

（张学军 姚子明）

shēngzhǎngbàng jìshù

生长棒技术（growing rod technique）

通过对脊柱侧凸的近端和远端进行短节段固定，使用单棒/双棒和多米诺连接块或生长阀将远近端串联连接，并定期进行规律撑开，可以在控制脊柱侧凸进展的同时保留脊柱和胸廓的生长发育潜能的手术。

应用解剖 5 岁前是儿童脊柱及胸廓生长发育最快的时期。儿童在 5 岁时其坐高（反映脊柱高度）即可达到成年的 60%。胸廓的容积在出生时只有成年时的 6%，而到了 5 岁时则达到成年时的 30%。而脊柱侧凸是引起儿童脊柱和胸廓畸形的常见疾病，不但影响患儿的身体外形，还会影响脊柱、胸腔和肺的发育，常导致限制性通气功能障碍。当保守治疗失败或者存在非手术治疗禁忌证时需要考虑手术治疗。为了维持脊柱的纵向生长和胸廓的发育，儿童脊柱侧凸的手术治疗常应用生长棒技术。

适应证 ①年龄在 5～10 岁。年龄太小，容易出现脊柱自发融合；年龄太大，生长潜力小，可直接行矫形融合手术治疗。②对于佩戴支具或石膏治疗效果欠佳，侧凸科布（Cobb）角>40°，侧凸进展快（每 6 个月>10°）的患者。③脊柱侧凸科布角>50°，单主弯或双主弯类型较适合。④脊柱侧凸节段长度也需考虑。长节段脊柱侧凸患儿较适宜；短节段畸形患儿可考虑融合手术治疗，待患

儿生长发育成熟后行植骨融合手术。

手术方法 患儿全麻插管后取俯卧位，手术区域常规消毒铺巾，使用 C 型臂 X 线透视机定位后根据术前规划的上、下端固定点位置做 2 个切口，仅在上、下端固定点行骨膜下剥离，上、下端固定点双侧对称位置置入 2~3 组椎弓根螺钉，C 型臂 X 线透视机确认螺钉位置后，使用模棒测量所需钛棒长度。将预弯胸椎后凸及腰椎前凸的钛棒穿过深筋膜下方的肌肉，分别与上、下端固定点椎弓根螺钉和多米诺连接块相连，多米诺连接块放置于胸腰段深筋膜下。首先通过凹侧转棒进行矫形，然后多米诺连接块行凹侧适当撑开，此时严密注意观察脊髓体感诱发电位和运动诱发电位有无变化。接着凸侧直接上棒或上棒后适当撑开，再次确认脊髓体感诱发电位和运动诱发电位有无变化，锁紧所有内固定后冲洗伤口后逐层缝合，关闭伤口。初次双侧生长棒置入术后 6~9 个月，可以考虑进行第一次生长棒撑开手术。撑开手术需要全身麻醉，患儿取俯卧位，只需要显露位于胸腰段深筋膜下的双侧多米诺连接块，尽量使用手术刀进行锐性剥离，减少电刀的使用，以免反复手术局部瘢痕增生。松开双侧多米诺连接块的螺栓，先用大力钳固定凹侧需要撑开的棒，使用撑开钳在多米诺连接块和大力钳之间进行撑开，锁紧凹侧螺栓后同法撑开凸侧。C 型臂 X 线透视机确认撑开效果和所有螺钉位置。冲洗后层缝合伤口，缝合时需要充分游离皮下组织，减少张力，预防伤口的瘢痕增生。所有患儿初次手术和每次撑开手术术中均行脊髓运动诱发电位和体感诱发电位监测。

并发症 内固定相关并发症、自发融合、伤口愈合不良及感染等。其中最主要的是内固定相关并发症，如断棒、脱钩、螺钉松动等，发生率为 22%~76.9%。平均每增加 1 次手术撑开，并发症的发生率增加约 24%。

(张学军　高荣轩)

zòngxiàng kěchēngkāixíng réngōngtàilèi jìshù

纵向可撑开型人工钛肋技术

(vertical expandable prosthetic titanium rib technique) 使用一种可延长的人工钛合金纵向肋骨设备，将凹侧肋骨撑开，同时扩大胸腔和改善肺发育的手术。简称 VEPTR 技术。人工钛合金纵向肋骨设备的两端可置于肋骨-肋骨或肋骨-腰椎或肋骨-骨盆；肋骨固定装置类似于一个摇篮，由钩和钩帽组成，围绕肋骨形成一个环；而腰椎和髂骨端分别使用椎板钩和"S"形髂骨钉固定；主干使用一个带锁箍的滑动套筒以实现设备的延长。

应用解剖 VEPTR 技术最初用于治疗胸廓功能不全综合征的治疗。胸廓功能不全综合征指的是因胸廓发育不良而不能维持呼吸或者肺生长的一类疾病，其病因多样，其中就包括肋骨融合和早发性脊柱侧凸。由于 VEPTR 技术在矫正胸廓畸形的同时，间接地改善脊柱畸形，所以 VEPTR 技术也被应用到了早发性脊柱侧凸的治疗。

适应证 伴有胸廓功能不全综合征的早发性脊柱侧凸患儿。

手术方法 手术操作需根据坎贝尔（Campbell）关于胸腔撑开成形术的方法进行。沿脊柱凹侧肩胛骨内缘弧形切开皮肤，切开背阔肌并向外牵拉切口，暴露

胸廓；若存在肋骨融合，需要显露融合肋，用骨凿横向凿断融合肋骨；在腋后线平面选取上下支撑肋骨并安置上下肋骨环，装置滑杆，形成肋骨-肋骨（rib-rib, R-R）支撑；并以肋骨截骨处为支点纵向扩张胸腔。根据腰椎畸形情况选取椎板完整的最上腰椎作为肋骨-脊柱（rib-spine, R-S）的腰椎支撑点（通常在第 2 或第 3 腰椎），纵向小切口，显露上下椎板和椎间隙，适当扩大椎板钩植入间隙后，植入向下支撑的单枚椎板钩，R-S 上钩安置于肋骨腋中线与脊柱之间，肋骨选取在 R-R 上钩肋骨的下一肋。肋骨横向截骨或者纵向撑开时均有可能使胸膜壁层破裂，而胸膜脏层均应保持完整，器械撑开后胸腔呈开放状态，直视下可见肺的呼吸运动。支撑完成后未用生物材料覆盖，直接缝合皮下后关闭伤口。术中选择合适钛肋滑杆长度，锁紧上下肋环，胸腔撑开后插入锁定插销，固定钛肋；肋骨-脊柱支撑时，助手协助摆正躯体位置，支撑钛肋至躯干平衡恢复。术后安置胸腔引流管，关闭切口前请麻醉师协助膨肺操作。伤口缝合后保持低负压吸引，防止气胸加重。

并发症 VEPTR 的很多并发症都与生长棒技术相同，如内固定相关并发症、自发融合、伤口愈合不良及感染等。但也有一些特有的并发症，如臂丛神经损伤、瘢痕性胸廓、肋骨融合等。VEPTR 技术的并发症发生率为 40%~64%。

(张学军　高荣轩)

xiāntiānxìng jǐzhù hòutū

先天性脊柱后凸

(congenital kyphosis) 由胚胎期脊柱发育异常所导致的以脊柱后凸为表现的

脊柱畸形。具体病因不明确，发病机制多与先天性脊柱侧凸类似。先天性脊柱后凸畸形最常用温特（Winter）分型，根据形态将其分为三型。Ⅰ型为形成障碍，主要为后方半椎体或楔形椎；Ⅱ型分节不良，表现为阻滞椎；Ⅲ型为混合型。脊柱后凸导致驼背及背部突起，对患儿的胸廓和肺的发育及功能影响较大时会引起活动耐量下降等表现，严重后凸畸形压迫脊髓时会导致神经症状。体格检查结合影像学检查一般可以明确诊断。

治疗原则同先天性脊柱侧凸。对于后凸轻、进展风险低的患者，观察是主要的保守治疗手段。对于发现时后凸已较重或观察过程中进展的先天性脊柱后凸，多采用手术治疗，具体手术方式需要考虑患者的年龄、畸形的类型以及部位。手术的并发症有多种，最常见的包括内固定相关并发症、假关节、神经损伤、手术切口感染等。早期发现、及时治疗，一般预后较好。

（张学军 姚子明）

jǐsuǐ zòngliè

脊髓纵裂（diastematomyelia）

胚胎时期脊髓或者椎管发育异常，使脊髓分裂为左右两部分的先天性畸形。又称脊髓分裂症。病因包括脊髓先天性发育缺陷和椎管内骨质发育异常。可分为：①膜性脊髓纵裂，分开的脊髓之间仅有纤维或硬脊膜分隔，无骨性分隔。②骨性脊髓纵裂，分开的脊髓之间除了纤维或硬脊膜分隔，还有骨性分隔。

该畸形好发于儿童及青少年，临床上可无明显症状，合并脊髓栓系综合征者，可表现为下肢感觉、运动障碍，严重者出现下肢瘫痪和大小便功能障碍。仅靠临床症状很难明确诊断，需结合影像学检查，MRI 较 CT 可更明确地显示分隔开的脊髓，而 CT 可更好地观察有无骨性分隔。无症状的膜性脊髓纵裂一般无须手术；存在明确脊髓栓系综合征或骨性脊髓纵裂的，需手术治疗，切除纤维或骨性纵隔，解除脊髓受压和栓系。并发症有脊柱畸形、二便失禁、肢体活动障碍等。一般预后良好。

（葛 明 王 佳）

jǐsuǐ shuānxì zōnghézhēng

脊髓栓系综合征（tethered cord syndrome，TCS）

先天或后天原因导致脊髓或圆锥受到牵拉，产生一系列以神经功能障碍为主要表现的综合征。病因包括脊柱裂、脊髓纵裂、皮毛窦、各种类型椎管内肿瘤、椎管脂肪瘤等。好发于儿童。临床表现有：①疼痛。②感觉障碍，主要表现为鞍区感觉障碍，多为进行性加重。③运动障碍，主要表现为下肢无力，足外翻等。④直肠和膀胱功能障碍，主要表现为尿潴留、尿失禁、尿频、便秘、便失禁等。⑤腰骶部皮肤异常，可有皮下肿块、毛发分布异常、皮肤窦道等。

诊断依据典型临床表现、影像学检查与泌尿系检查。MRI 可见脊髓圆锥低位，正常形态消失，脊髓可有缺血表现。若合并脂肪瘤、肿瘤、脊髓纵裂，亦可通过 MRI 发现。泌尿系超声可见膀胱残余尿，膀胱内壁粗糙；尿动力检查可提示膀胱逼尿肌功能下降等。脊髓皮样囊肿、表皮样囊肿、神经肠源性囊肿等也可造成类似于 TCS 的症状，但一般无脊髓圆锥低位，通过 MRI 检查可鉴别。

手术是治疗 TCS 的唯一方式，宜早期进行手术，一般患儿满 1 月龄即可手术，手术目的是松解栓系、解除引起栓系的原因、保留神经功能。并发症有二便失禁、泌尿系感染、肢体活动障碍、下肢畸形、中枢神经系统感染、脑积水等。一旦出现器质性损害，即使手术，也仅能防止不进一步恶化。因此，应早期诊断、早期治疗。

（葛 明 王 佳）

tèfāxìng jǐzhù cètū

特发性脊柱侧凸（idiopathic scoliosis）

生长发育期间原因不清楚的脊柱结构性侧凸。脊柱侧凸，是指脊柱在冠状位上偏离轴线的弯曲畸形，通常将科布（Cobb）角 ≥10° 作为诊断标准，但随后发现其同时合并矢状位及轴位的序列改变，是一种脊柱结构的三维畸形。按照病因学分类，通常分为先天性脊柱侧凸、神经肌肉性脊柱侧凸、综合征性脊柱侧凸、特发性脊柱侧凸等，其中特发性脊柱侧凸最为常见。按照发病年龄，特发性脊柱侧凸又可分婴儿型（0~3 岁）、儿童型（4~9 岁）、青少年型（10~18 岁），其中，青少年特发性脊柱侧凸最为常见，占特发性脊柱侧凸的 90%~95%，约占所有类型脊柱侧凸的 80%。

病因及发病机制 特发性脊柱侧凸的发生与众多因素相关，但其病因并不明确，其可能与以下因素相关。①遗传因素：特发性脊柱侧凸的流行病学研究表明，其发生存在着明显遗传因素的影响，具体遗传模式尚不明了，多数学者认为与常染色体主导和不完全的性连锁以及多样性表达等有关。在大于 20° 的脊柱侧凸人群中，女：男超过 5：1，需要治疗的严重弯曲的患者多为女童。②激素影响：患儿的身高常比同龄正常女童高，可提示脊柱侧凸可能与生长激素有关。③结缔组织发育异常：患儿可以发现结缔组织中有胶原和蛋白多糖的质与量的异常。④神经-平衡系统功能障碍：人体平衡系统的功能是控制作用于人体上的各种重力和维持在各种不同状态下的平衡，在这个平衡系统反射弧中的某个反射环节上出现功能障碍，脊柱就有可能发生侧弯来调整或建立新的平衡。⑤神经内分泌系统异常：褪黑素及5-羟色胺在特发性脊柱侧凸发病中起重要作用。⑥其他：高龄母亲的后代易患特发性脊柱侧凸，且进展较快。另外，铜代谢异常在特发性脊柱侧凸的发展中也可能起着某种作用。

分型　国内外同行广泛接受的，公认的能指导手术的分型有以下三个：金氏（King）分型（1983年）、伦克（Lenke）分型（2001年）和协和（PUMC）分型（2005年）。重点介绍伦克分型系统。伦克分型根据其侧弯顶椎的部位分为：胸弯，即顶椎在T2与T11/12椎间盘之间；胸腰弯（thoracolumbar curve, TL），即顶椎在T12椎体、T12/L1椎间盘，或L1椎体；腰弯（lumbar curve, L），即顶椎在L1/2椎间盘与L4椎体之间）。胸弯又分为上胸弯和主胸弯（main thoracic curve, MT）。脊柱侧凸中科布角最大的弯称为主弯，无论其左右侧屈像科布角是否大于25°，主弯一定是结构性弯。主弯以外的弯为次侧弯，或称为代偿弯，其可进一步分为结构性弯或非结构性弯。上胸弯若左右侧屈像科布角≥25°或T2~T5后凸≥20°，则上胸弯为结构性弯。主胸弯若左右侧屈像科布角≥25°或T10~L2后凸≥20°，则主胸弯为结构性弯。胸腰弯/腰弯（TL/L）若左右侧

屈像科布角≥25°或T10~L2后凸≥20°，则为结构性弯。

完整的伦克分型共包括三个组成部分。①侧凸类型：分为6个类型。1型为主胸弯（MT），主弯为主胸弯，上胸弯和胸腰弯/腰弯（TL/L）均为非结构性弯。2型为双胸弯（DT），主弯为主胸弯，上胸弯为结构性弯，胸腰弯/腰弯为非结构性弯。3型为双主弯（DM），主弯为主胸弯，上胸弯为非结构性弯，胸腰弯/腰弯为结构性弯。4型三主弯（TM），主弯为主胸弯或胸腰弯/腰弯，上胸弯和胸腰弯/腰弯均为结构性弯。5型为胸腰弯/腰弯（TL/L），主弯为胸腰弯/腰弯，上胸弯和主胸弯均为非结构性弯。6型为胸腰弯/腰弯-主胸弯（TL/L-MT），主弯为胸腰弯/腰弯，上胸弯为非结构性弯，主胸弯为结构性弯，胸腰弯/腰弯的科布角至少比主胸弯大5°。②腰椎修正型：根据骶骨中垂线（central sacral vertical line, CSVL）与腰弯顶椎的相互关系，分为A、B、C三型。A型，CSVL位于腰弯顶椎双侧椎弓根内缘之间。B型，CSVL位于腰弯顶椎凹侧椎弓根内缘与腰弯顶椎凹侧椎体外缘之间。C型，CSVL完全位于腰弯顶椎椎体之外，即CSVL与腰弯顶椎无接触。③胸椎矢状面修正型：根据胸椎矢状面的后凸角（T5~T12）分为-、N、+三型。"-"型，T5~T12后凸角<10°；"N"型，T5~T12后凸角在10°~40°；"+"型，T5~T12后凸角>40°。

临床表现　①外观形态：多数患儿在10岁后可表现出特发性脊柱侧凸的明显症状，主要表现为高低肩、驼背、骨盆倾斜、长短足、肋骨扭曲等。②压迫脏器：

患儿与正常人相比，脊柱往往会呈S形，受到脊柱侧凸影响，肋骨也会出现扭曲，由于人的心脏、肺等器官都被肋骨包围，因此随着脊柱侧凸的严重，很容易影响心肺功能的发育，使患儿出现呼吸困难的症状。③伴随症状：严重的特发性脊柱侧凸如果治疗不及时，除了压迫心肺发育，还会使患儿出现髋骨脱位、足部畸形，也会使患儿过早出现骨科疾病如腰椎管狭窄等。在婴儿型特发性脊柱侧凸人群中，部分患儿常伴发如扁头畸形、蝙蝠耳畸形、先天性斜颈以及发育性髋关节脱位等畸形。

诊断　影像学检查主要包括脊柱X线检查、CT、MRI等，是脊柱侧凸诊断与评估的重要方法，能反映脊柱侧凸的形态结构，评估侧凸与旋转的角度，预测进展的可能性，为治疗方式的选择提供参考。

鉴别诊断　在平时的临床工作中，需要与其他有明确病因的结构性脊柱侧凸鉴别，从而能从病因上给予治疗。①先天性脊柱侧凸：发病与椎体形成相关，椎体由胚胎体节发育而来，分为椎体形成障碍型、椎体分节不良型和混合型。②神经纤维瘤病合并脊柱侧凸：神经纤维瘤病是周围和中枢神经系统的一种常染色体显性遗传疾病，以神经嵴细胞的异常增生为特征，儿童和成人均可以发病。特点是皮肤有六个以上的咖啡牛奶斑。③神经肌肉性脊柱侧凸：是由已知的神经肌肉本身病变所引起的，如脑瘫、儿童期高位脊髓损伤后脊柱侧凸、脊髓空洞症等上运动神经元损伤病变，还有小儿麻痹症、脊膜膨出等下运动神经元损伤病变所致的脊柱侧凸；肌肉病变也可导致

脊柱侧凸，如进行性肌营养不良等。④间充质病变合并脊柱侧凸：可分为先天性的如马方综合征、黏多糖贮积症Ⅳ型等；后天获得性的常见的有类风湿关节炎所致的脊柱侧凸。⑤其他原因的脊柱侧凸：骨软骨营养不良合并脊柱侧凸包括弯曲形变的侏儒症、黏多糖贮积症等，代谢障碍合并脊柱侧凸包括佝偻病、成骨不全、高胱氨酸尿症等，脓胸或烧伤后可致脊柱外组织挛缩导致脊柱侧凸，创伤、椎板切除术后、胸廓成形术、放疗等也可导致脊柱侧凸。

治疗　主要分为保守治疗和手术治疗。

保守治疗　主要包括支具治疗、石膏治疗、形体治疗以及密切的随访观察。诊断为特发性脊柱侧凸的生长期患儿都应进行密切的随访观察。支具治疗则适用于幼儿及儿童特发性脊柱侧凸、中度的青少年特发性脊柱侧凸。但对于僵硬的重度侧凸，支具治疗的效果较差，而进展性胸壁畸形的患儿则不能采用支具治疗。幼儿特发性脊柱侧凸也可采用石膏、支具固定，并在石膏床上进行持续的头部及骨盆牵引。

手术治疗　青少年特发性脊柱侧凸手术治疗的主要目的为控制畸形进展、改善外观畸形、改善患儿生活质量。公认的手术指征为主弯科布角>45°，但在实际临床中还需要综合考虑患儿骨骼发育情况、侧凸的位置及进展趋势等因素。手术方式主要分为前路手术、后路手术及微创矫形手术。

预防　针对特发性脊柱侧凸的预防主要基于青少年特发性脊柱侧凸的筛查。青少年特发性脊柱侧凸早期无明显症状，易被忽视，但治疗不及时可严重影响患儿的外观，并导致缺乏自信，抑郁倾向、自杀观念等心理问题。筛查途径主要为学校筛查，是针对在校青少年进行的无创体格检查，对筛查阳性的青少年，建议其前往医院进行进一步的检查以明确诊断。此项筛查不仅能对脊柱侧凸的进展进行持续监测，通过早期干预，还能有效遏制脊柱侧凸的发展。

（张学军　罗焱中）

Mǎfāng zōnghézhēng
马方综合征（Marfan syndrome）

主要累及中胚叶的骨骼、心脏、肌肉、韧带和结缔组织的先天性遗传性结缔组织疾病。1896 年由安托万・伯纳德・马方（Antoine Bernard Marfan）首次描述。

病因及发病机制　该病家族倾向，呈常染色体显性遗传。在很多组织如心内膜心瓣膜、大血管、骨骼等处，均有硫酸软骨素 A 或 C 等黏多糖堆积，从而影响了弹力纤维和其他结缔组织纤维的结构和功能，使相应的器官发育不良及出现功能异常。该病通过家族的连锁基因定位显性遗传。结缔组织纤维是机体组织结构中很重要的成分，当其发生异常时，便会影响全身的脏器（中胚层组织），尤以骨骼和心血管系统更为显著。在蜘蛛指以及凹陷的胸部或舟状胸部都表示了四肢管状骨、手指和肋骨纵轴过度增长，可能是由于骨膜纤维成分缺陷的结果。在主动脉和肺动脉中层有酸性黏多糖沉积。

临床表现　①骨骼肌肉系统：主要有四肢细长、蜘蛛指/趾，双臂平伸指距大于身长，双手下垂过膝，上半身比下半身长。长头畸形、面窄、高腭弓、耳大且低位。皮下脂肪少，肌肉不发达，胸、腹、臂皮肤皱纹。肌张力低，呈无力型体质。韧带、肌腱及关节囊伸长、松弛，关节过度伸展。有时见漏斗胸、鸡胸、脊柱后凸、脊柱侧凸、脊椎裂等。②眼：主要有晶状体脱位或半脱位、高度近视、白内障、视网膜剥离、虹膜震颤等。男性多于女性。③心血管系统：约 80% 的患儿伴有先天性心血管畸形。常见主动脉进行性扩张、主动脉瓣关闭不全，由于主动脉中层囊样坏死而引起的主动脉窦瘤、夹层动脉瘤及破裂。二尖瓣脱垂、二尖瓣关闭不全、三尖瓣关闭不全亦属本征重要表现。可合并先天性房间隔缺损、室间隔缺损、法洛四联症、动脉导管未闭、主动脉缩窄等，也可合并各种心律失常如传导阻滞、预激综合征、心房颤动、心房扑动等。

诊断　多采用 2010 年修订版根特（Ghent）标准，主要包括家族史、体征、影像学（超声心动图）检查、眼科检查（裂隙灯检查）和基因检测。

无马方综合征家族史的患者，满足以下任一情况，可诊断：①主动脉根部 Z 评分≥2 或者主动脉根部夹层，晶状体异位，并排除施普因岑-戈尔德贝格综合征（Shprintzen-Goldberg syndrome）、勒斯-迪茨综合征（Loeys-Dietz syndrome）和血管型埃勒斯-当洛综合征（Ehlers-Danlos syndrome）等类似疾病和相关基因突变。②主动脉根部 Z 评分≥2 或者主动脉根部夹层，并且检测到致病性 *FBN1* 基因突变。③主动脉根部 Z 评分≥2 或者主动脉根部夹层，系统评分≥7，并排除施普因岑-戈尔德贝格综合征、勒斯-迪茨综合征和血管型埃勒斯-当洛综合征等类似疾病和相关基因突变。④晶状体异位伴主动脉瘤，并且

检测到致病性 *FBN*1 基因突变。

有马方综合征家族史的患者，满足以下任一情况，可诊断：①晶状体异位。②系统评分≥7，并排除施普因岑-戈尔德贝格综合征、勒斯-迪茨综合征和血管型埃勒斯-当洛综合征等类似疾病和相关基因突变。③主动脉根部 Z 评分≥2（20 岁以上）或≥3（20 岁以下），或者主动脉根部夹层，并排除施普因岑-戈尔德贝格综合征、勒斯-迪茨综合征和血管型埃勒斯-当洛综合征等类似疾病和相关基因突变。

系统评分达到 7 分认为有诊断参考价值。评分点包括同时有拇指征和腕征 3 分（如果仅有一项则 1 分），鸡胸 2 分，漏斗胸 1 分，足跟畸形 2 分（扁平足 1 分），气胸史 2 分，硬脊膜膨出 2 分，髋臼内陷 2 分，上部量/下部量减小、臂长/身高增加且无脊柱侧凸 1 分，脊柱侧凸或胸腰段脊柱后凸 1 分，肘关节外展减小 1 分，面征〔以下 5 项特征中至少 3 项，长头畸形（头指数降低或头部宽/长比降低）、眼球下陷、睑裂下斜、颧骨发育不良、颌后缩〕1 分，皮纹 1 分，近视大于 300 度 1 分，二尖瓣脱垂 1 分。

治疗　该病无特殊有效疗法，多采用对症治疗。治疗主要包括一般治疗和手术治疗。

一般治疗　有学者主张应用男性激素及维生素，对胶原的形成和生长可能有利。对先天性心血管病变宜早期手术修复，对心功能不全、心律失常者宜内科治疗。一旦确诊为合并有主动脉瘤或心脏瓣膜关闭不全，则应视情况考虑手术治疗。

手术治疗　①主动脉根部置换术：主动脉根部显著扩张的患者无论症状如何，都应考虑接受手术干预，防止血管破裂。②脊柱侧凸治疗：儿童和青少年阶段可通过定制的背部支架进行矫正，如果侧凸程度太大，可进行外科矫正手术。③胸骨矫正：通过矫正手术减少胸骨畸形造成的压迫，改善心肺功能。④眼科手术：视网膜脱落进行手术修复，白内障行人工晶状体代替。

预后　病变发展速度个体差异很大，多数患者可存活到中年。有 1/3 的患者死于 32 岁以前，2/3 死于 50 岁左右。死亡的主要原因绝大多数是心血管病变造成的。最常见的是主动脉瘤破裂、心脏压塞或主动脉瓣关闭不全和二尖瓣脱垂而致的心力衰竭或心肌缺血。

预防　①一级预防：遗传病的预防应从整个人群的角度做好流行病学调查携带者检出，进行人群遗传监护和环境监护，开展婚姻和生育指导，努力降低人群中遗传病发生率，提高人口素质；还应针对个体采取有效的预防措施，避免遗传病后代的出生和遗传变异的发生。通常采取的措施包括婚前检查遗传咨询、产前检查。②二级预防：马方综合征的药物治疗，主要目的是减缓或推迟心血管病变的发生，防治室性心律失常；定期的随访复查；限制大运动量的体育活动可以减缓和延迟心血管病变的发生和发展；早诊断，早治疗。

（张学军　罗森中）

shénjīngguǎn jīxíng

神经管畸形（neural tube malformation）　包含无脑畸形到隐性脊柱裂在内的所有由于神经管发育异常而导致的疾病。又称神经管缺陷。具体发病机制尚不清楚，其根本原因主要是先天或后天因素导致胚胎期神经管在形成、腔化、变性和分化过程中受到损害，从而导致神经管发育畸形。主要包括脑裂、无脑畸形、脊柱裂。脑裂包括脑膨出和脑膜脑膨出，表现为位于头部的圆形或椭圆形的囊性包块，可合并脑积水、视力障碍、嗅觉功能障碍。无脑畸形为最严重的神经管畸形，一般为死胎，头部没有发育完全，皮肤、头盖骨甚至大脑都没有发育好。脊柱裂分隐性脊柱裂、显性脊柱裂，隐性脊柱裂可完全无症状；显性脊柱裂包括脊膜膨出和脊髓脊膜膨出，表现为背部圆形或椭圆形的囊性包块，可有毛发分布异常，可伴有下肢功能障碍、直肠功能障碍、膀胱功能障碍等。诊断主要依靠病史、典型临床表现和影像学检查。

神经管畸形主要采用手术治疗，手术目的为切除膨出物，修补硬脑膜或硬脊膜，修补大的颅骨缺损，严密缝合椎旁筋膜、肌肉等。并发症有脑积水、颅内感染、尿潴留、尿失禁、便秘、足畸形等。轻度畸形者经手术治疗可不存在并发症，合并感染、多发畸形及脑积水者预后欠佳，严重畸形可导致患儿死亡。

（葛明　王佳）

yǐnxìng jǐzhùliè

隐性脊柱裂（occult spinal bifida）　仅有椎板闭合不全，无椎管内容物疝出的脊柱裂。表面皮肤可正常，也可出现局部色素沉着、皮下脂肪包块、多毛或脐样凹陷。单独存在时一般不出现症状，无症状者无须手术，存在明确神经症状时需手术治疗。

（葛明　王佳）

xiǎnxìng jǐzhùliè

显性脊柱裂（dominant spina bifida）　以脊膜膨出和脊髓脊膜膨出为主要表现的脊柱裂。可见：

①局部包块，多位于腰骶部，也可见于其他部位。多为囊性包块，内含脑脊液，少数含脊髓神经组织，为脊髓脊膜膨出。②感觉障碍，主要表现为鞍区感觉障碍，多为进行性加重，以痛温觉为主。③运动障碍，主要表现为下肢无力。④直肠和膀胱功能障碍，主要表现为尿潴留、尿失禁、尿频、便秘、便失禁等。⑤足畸形，长期下肢运动功能障碍及神经营养不良，可导致弓形足、足下垂等。诊断依据典型临床表现与影像学检查，首选脊髓MRI，可明确有无脊髓膨出、是否合并中央管扩张等，少数患儿为脊柱前裂，脊膜向前膨入体腔，主要靠影像学诊断。尚应完善头部CT或MRI，明确有无脑积水。

治疗主要采取手术治疗，宜在早期神经功能损伤不重时尽快手术，目的是还纳脊髓、切除多余硬脊膜、松解脊髓栓系，严密缝合硬脊膜、椎旁肌肉及皮下组织，尽量避免感染。若合并脑积水，应行脑室-腹腔分流术。并发症有中枢神经系统感染、脊柱畸形、二便失禁、肢体活动障碍等。单纯脊膜膨出无明显神经功能损伤者，手术效果好，一般不会遗留后遗症；脊髓脊膜膨出合并神经功能损伤者，手术仅能维持现有神经功能，防止加重；严重畸形或合并感染者，预后不良。

（葛明 王佳）

lúféng zǎobì

颅缝早闭（craniosynostosis）

颅骨骨缝过早闭合引起的头颅畸形。又称狭颅症。病因尚不明确，主要为先天性，个别患儿有家族性发病，可能与遗传因素有关。临床表现主要有：①头颅畸形，常见的有斜头畸形，为单侧冠状缝早闭所致；短头畸形，为双侧冠状缝早闭所致；舟状头畸形，为矢状缝早闭所致；三角头畸形，为额缝早闭所致；尖头畸形，为所有颅缝早闭所致。②眼部畸形，多因眶部畸形所致。③颅内压增高表现，精神反应弱、眼球突出等。④脑发育不全，智力低下，认知障碍等。

诊断依据典型临床表现、影像学检查与发育商测定。头部CT可见颅板菲薄、颅骨指压痕征，系颅内压增高导致脑组织压迫颅骨所致，头部CT重建可明确各颅缝闭合情况，有助于设计手术方式。头部MRI有助于判断脑组织发育情况。术前测定发育商有助于评估患儿脑发育水平，以评价手术效果。

治疗以手术治疗为主，目的为扩大颅腔、缓解颅内高压，使受压的脑组织及神经得到发育机会，同时也应尽量满足美观效果。手术应尽早进行，6月龄以内患儿可根据颅骨情况选择内镜辅助颅缝再造术；复杂颅缝早闭或年龄大于6月龄，一般采取颅骨重建术。一般认为，1岁以前手术者，智力恢复情况好；大于2岁以上手术者，效果差。各类型颅缝早闭患儿中，矢状缝早闭手术效果最好。

（葛明 王佳）

suǒgǔ gǔzhé

锁骨骨折（fracture of clavicle）

锁骨的完整性或连续性被破坏而造成的骨折。锁骨是介于外侧肩峰和内侧胸骨间的双曲度的扁骨，起到保护锁骨下结构及上肢支撑等作用，因锁骨所处位置相对表浅，导致其在外力冲击下更易因肩部创伤而出现骨折。因此锁骨骨折在临床上较为常见，多发于儿童和青少年。锁骨骨折属于创伤性骨折，主要由间接或直接暴力所导致。锁骨胸骨端粗大、肩峰端扁平，这种形态变化在锁骨中外1/3尤其明显，因此锁骨骨折多发生于中外1/3处。临床最常用的分类是奥尔曼（Allman）分类。Ⅰ型为锁骨中1/3骨折，最常见，约占80%；Ⅱ型为锁骨远端1/3骨折，约占15%；Ⅲ型为锁骨近端1/3骨折，约占5%。

锁骨骨折患儿受到锁骨附着肌肉肌群牵拉，易引起前外侧成角畸形，且骨折部位存在旋转、重叠、短缩等情况，通常表现为局部肿胀、淤血、疼痛、畸形、功能障碍等，从而造成患儿活动受限，影响患儿的生活质量。有可疑锁骨骨折时常规应进行X线检查以确诊。X线拍摄部位应涵盖锁骨全段以及肱骨上1/3、肩胛和上肺野。任何有关锁骨损伤的性质可通过CT检查确定，关注血管损伤时可作动脉造影检查。

针对稳定性无移位骨折采取保守治疗，主要方式有"8"字绷带固定法、石膏固定法等。手术方法和固定材料较多，包括克氏针内固定术、钢板内固定术和弹性髓内针内固定术等。无论采取保守治疗还是手术治疗都有引发并发症的风险，包括骨折不愈合、畸形愈合、肩关节活动有障碍、伤口感染等。开放性骨折、再次骨折以及多发性创伤、体内固定选择或者是患儿在接受治疗过程中不配合等原因都可能造成锁骨骨折手术后不愈合。

为预防、减少并发症的发生，术后应密切观察患儿疼痛、伤口情况，实施有针对性的早期关节康复训练、肌肉康复训练及日常活动能力训练等，有效促进患儿术后局部血液循环，帮助消除患肢肿胀并控制疼痛程度，防止肌肉萎缩和关节挛缩，达到改善预后、促进骨折部位功能恢复的临床目的。

（张学军 冯磊）

gōnggǔgàn gǔzhé

肱骨干骨折（fracture of shaft of humerus）

发生于肱骨外科颈下至肱骨髁上2cm范围内的骨折。肱骨干产伤骨折仅次于股骨干骨折。儿童肱骨干骨折少见但可伴发桡神经损伤。

损伤机制　大多数的肱骨干骨折为直接暴力所致，如上臂外侧摔伤。因而骨折常为横形或粉碎且常形成开放骨折。间接暴力如上肢伸直位摔伤可产生肱骨干斜行或螺旋形骨折。强烈肌肉收缩，如投掷垒球时，也可发生骨折，但应注意有无病理性骨折，如骨囊肿或纤维发育不良。

肱骨近端为圆柱状，远端扁宽，前方为三角肌、肱二头肌、肱肌覆盖。喙肱肌在肱二头肌近1/2处止于肱骨。胸大肌止于肱二头肌沟外缘。肱骨后方为三角肌、肱三头肌覆盖。内外侧肌间隔将上臂分为前后两个间隔。肱动脉、正中神经、肌皮神经、尺神经走行于肱骨前内侧。桡神经走行于肱三头肌内外侧头之间，绕过桡神经沟斜向外下。

骨折端位于三角肌止点下方时，冈上肌、三角肌、喙肱肌收缩使骨折近端向外、向前移位，骨折远端因肱二头肌和肱肌收缩向近端移位。若骨折线位于三角肌止点近端、胸大肌远端，三角肌牵拉使骨折远端向外、向近端移位，胸大肌、背阔肌、大圆肌牵拉使骨折近端内收、内旋。此外，骨折移位方向也和重力作用、患肢姿势和致伤暴力有关。受伤后患肢置于胸前，远端常有内旋。

临床表现　肱骨干骨折产生的畸形明显，局部肿胀、疼痛。桡神经紧邻肱骨干，最易受损，表现为虎口区麻木，伸腕、伸指、伸拇及旋后肌无力。正中神经、尺神经及血管损伤少见。

诊断　根据病史、体征与影像学检查，诊断不难，但应细心检查有无伴发血管神经损伤。

治疗　对婴儿产伤骨折的处理是，将患肢与躯干固定或吊带缠绕固定1~3周。注意皮肤护理，并告知家属6~8周时会有大量骨痂生长，形成包块。患儿塑形潜力大，不必强求对位。复查时注意检查患肢运动情况，以除外伴发的臂丛神经损伤。

肱骨干骨折一般采用闭合复位保守治疗。因肱骨干骨折常见过度生长，故不强求端端对位，重叠1~1.5cm可接受。各方向成角不超过15°~20°，不应有旋转移位。伤后2~3周可行肩关节的环转和钟摆样运动。对开放骨折和多发伤有时需手术治疗，伴有广泛软组织损伤者可行外固定器固定，对多发伤患儿弹性钉内固定是简便、有效的方法。

并发症　肱骨干骨折的并发症并不常见。桡神经损伤在成人多见，但在儿童并不常见。闭合骨折很少发生神经完全断裂，经保守治疗神经功能可自行恢复。观察3~4个月仍不恢复者，行肌电图检查并手术探查。肱骨干骨折不愈合在儿童和青少年少见，但确可发生。一旦发生不愈合，行切开复位、钢板内固定。

（张学军 朱丹江）

gōnggǔkē shàng gǔzhé

肱骨髁上骨折（supracondylar humeral fracture）

发生于肱骨干与肱骨髁的交界处的骨折。最常见的儿童肘部骨折，占全部肘关节损伤的50%~70%，常见于3~10岁的儿童，以5~7岁的男童最多见。肱骨髁上骨折多发生在手的非优势侧，是儿童肘部的严重损伤。

损伤机制　肱骨髁上骨折多由高处跌落时产生的过伸或屈曲暴力引起。肘关节过伸造成伸直型髁上骨折。跌倒时肘关节屈曲，鹰嘴着地，导致屈曲型髁上骨折。伸直型骨折最多见，占95%~98%，其骨折远端向后上移位。屈曲型骨折仅占2%~5%，骨折远端向前上移位。

肘关节有三个显而易见的表面标志：鹰嘴与肱骨内、外上髁。肘伸直时，这三点在同一条水平线上。肘屈曲时，这三点构成一个等边三角形。肱骨远端向两侧明显增宽，分为内、外侧柱，称为髁。内、外侧柱之间前为冠状窝，后为鹰嘴窝，中间仅为薄层骨质，此处较为薄弱，容易发生骨折。内、外侧柱均由关节内与关节外两部分构成。内、外上髁为关节外结构，髁上嵴终止于此。肱骨小头与滑车为关节面部分。滑车近侧前后的凹陷分别为冠状窝与鹰嘴窝，用以容纳冠状突和鹰嘴。肱骨远端关节面凸向前下，与肱骨干形成约30°的前倾角。内外髁的旋转中心位于肱骨远端同一水平面，但该轴线并非固定不变。

肱骨远端分别和桡骨与尺骨形成关节，肱骨远端关节面经内外侧柱与肱骨干相连，当肘关节被动过伸时，尺骨鹰嘴的杠杆作用可使内外侧柱发生骨折。同样，肘关节屈曲位损伤时，来自后侧的暴力可使鹰嘴窝处发生骨折。可见，不论伸直型或屈曲型损伤，肱骨髁上骨折多为横形骨折，骨折线位于鹰嘴窝处。但大年龄患儿骨折线可为斜行。斜行骨折易产生旋转移位，稳定性差。由于3~10岁时儿童肘关节韧带最松弛，因此肱骨髁上骨折最多见于这个时期的儿童。

肘关节周围的软组织容易受损而产生严重并发症。肱动脉和正中神经走行于肘关节前方，在鹰嘴窝上方桡神经由后向前越过肘关节外侧。尺神经走行于肱骨内上髁后方。伸直型髁上骨折时，通常肱肌可保护肱动脉和正中神经免受损伤。但骨折有明显移位时，骨折近端可穿透肱肌，挫伤或刺破血管神经束。肱动静脉和正中神经也可由于嵌入骨折断端之间，被骨折断端压迫而受损。有时即使无直接损伤，严重的骨折移位还可以对血管神经造成牵拉性损伤。

分类与临床表现 根据远端骨折块移位方向，可分为伸直型与屈曲型骨折。远端骨折块向后上移位者为伸直型骨折，向前上移位则为屈曲型骨折；伸直型骨折又可细分为伸直尺偏型（远端向尺侧移位）和伸直桡偏型（远端向桡侧移位）。伸直尺偏型多见（75%），可能与肌肉轴线偏内侧和受伤时多处于伸肘、前臂旋前位有关，易合并肘内翻。伸直桡偏型虽仅占伸直型骨折的25%，但易伴发血管、神经损伤。

加特兰（Gartland）依据骨折块移位程度，将伸直型骨折细分为三型。Ⅰ型，骨折无移位。Ⅱ型，仅一侧皮质断裂，通常后侧皮质保持完整，骨折断端有成角畸形。Ⅲ型，前后侧皮质均断裂，骨折断端完全移位。

诊断 根据病史、临床表现和X线检查可做出诊断。严重移位骨折容易诊断，但要注意有无其他伴发骨折和神经损伤。约5%的患儿同时伴发同侧其他骨折（通常为桡骨远端骨折）。因而诊断肱骨髁上骨折患儿时，应做详

细检查，以免漏诊。查体可见肘关节肿胀，髁上处有环形压痛，肘伸屈时可及异常活动。肿胀严重者，肘后三点触摸不清。检查时应注意有无合并神经血管损伤，并详细记录。早期检查桡动脉搏动减弱或消失，这是由肱动脉被骨折近端前侧皮质压迫绷紧所致。可试行轻柔手法复位，以解除对动脉的压迫。肱骨髁上骨折的诊断以普通X线检查为主。因肘关节肿胀和疼痛，不能完全伸直肘关节，拍标准的肘关节正侧位片困难。怀疑肱骨髁上骨折时应拍肱骨远端正侧位片。有学者应用鲍曼（Baumann）角（肱骨外髁骺板线和肱骨干纵轴线垂线的夹角）判断预后，但其正常值范围大（8°~28°）且受投照时肘关节位置影响大，临床应用价值不大。侧位片肱骨远端呈钟漏或8字状，肱骨干纵轴和肱骨小头纵轴约呈40°夹角。伸直型骨折时此角度变小，屈曲型骨折时此角度变大。肱骨前侧皮质延长线通过肱骨小头骨骺的中间1/3，尺骨冠状突前缘延长线应恰好通过肱骨外髁前缘。若怀疑无移位或轻度移位骨折而正侧位片未发现骨折线，应拍斜位片。

鉴别诊断 ①严重移位的肱骨髁上骨折需同肘关节脱位及其他类似损伤相鉴别，如肱骨远端骨骺分离、米尔奇（Milch）Ⅱ型肱骨外髁骨折。肘关节脱位相对少见，多见于大年龄儿童，且多伴发肱骨内上髁撕脱骨折。肱骨远端骨骺分离多见于2岁以下患儿，约50%为虐待损伤。侧位片肱骨髁上骨折线位于鹰嘴窝，呈横行或短斜行，肱骨外髁骨折线稍远，仅带有小的干骺端骨块。在正位片，米尔奇Ⅰ型外髁骨折肱桡关系破坏，米尔奇Ⅱ型骨折

肱桡关系可看似正常，但肱尺关节可有半脱位。②无明显移位的肱骨髁上骨折肿胀轻微，有时难于同轻度移位的肱骨外髁骨折、内上髁骨折和桡骨颈骨折鉴别。此时需仔细检查，肱骨髁上骨折内外侧均有压痛，外髁骨折和内上髁骨折压痛部位分别位于外侧和内侧，桡骨颈骨折压痛部位在桡骨颈后外侧。

治疗 根据有无移位，治疗方法不同。

无移位骨折 单纯前臂中立位长石膏托固定3周即可。伤后48小时内抬高患肢，使手高于肘，肘高于心脏水平。伤后3~7天拍片复查骨折有无再移位。固定3周后，去石膏托开始功能锻炼。

有移位骨折 ①有移位的Ⅱ型骨折：通常闭合整复即可使骨折复位，屈肘石膏托或经皮克氏针固定。②完全移位骨折：首选治疗方法是闭合复位、经皮克氏针固定。整复困难，骨折近端常向前刺过肘前筋膜、肱肌、肱二头肌腱膜，位于肘前皮下组织内。骨折断端之间嵌入软组织甚至血管、神经束，国外有学者将其称为"不可复性"肱骨髁上骨折，认为此种骨折手法复位困难，反复整复可能会加重血管神经损伤，须行切开复位，不宜采用肘关节伸直位牵引、整复的方法。伸直位牵引会使肱二头肌腱及肱肌等肘前结构处于紧张状态，更加锁紧了向前移位的骨折近端，同时也会使骨折近端下方的软组织受到更严重的挤压，反而不能获得复位，采用屈肘30°~50°位逐渐牵引，可使骨折近端向后移动，退出肘前软组织的束缚，能成为可复性骨折，不需行切开复位。完全移位肱骨髁上骨折的远端呈

三维畸形即矢状面有向前或向后移位，冠状面有尺偏或桡偏移位，水平面有旋转畸形。因此，对完全移位的肱骨髁上骨折复位方法应为三维手法整复，即先纠正尺偏或桡偏移位，再矫正旋转畸形，最后整复前、后方移位。

并发症 近期并发症包括血管损伤、神经损伤、骨筋膜室综合征；远期并发症包括畸形愈合、肘关节僵硬、骨化性肌炎等。

血管损伤 因对血管损伤定义不同（桡动脉搏动减弱、消失或肢体缺血），发生率为 2%～38%，但是造成永久性血管损伤的概率非常低，不足 1%。骨折端对血管的直接损伤可使动脉断裂、内膜撕裂或血管嵌入断端之间；肿胀压迫等间接损伤可致一过性缺血、痉挛或永久性损害如内膜撕裂、动脉瘤、血栓形成。但若血管损伤发生在尺侧副动脉分支以下，丰富的侧支循环仍可供应前臂和手的血运。发现患手缺血时，应先伸直患肘，使骨折部分复位，此时多半可恢复血供。对患手末梢充盈可但触不到动脉搏动者宜严密观察，这可能是滑车上动脉固定于骨折远端，肱动脉受压绷紧，血流受阻。复位骨折后通常血流受阻缓解。尽管桡动脉搏动消失，但多能恢复，动脉撕裂罕见。利用超声多普勒检查，可与动脉痉挛、动脉断裂以及动脉阻断鉴别。肘关节周围侧支循环丰富，即使动脉断裂，多数情况下，也能够使患肢获得充分的血液以维持存活。

肱骨髁上骨折常合并骨筋膜室综合征，导致 Volkmann 缺血性挛缩。因此，必须仔细检查早期缺血的征象。典型的表现为出现与损伤程度不成比例的剧烈疼痛，尤其是手指被动牵拉痛；前臂张力性肿胀；感觉异常。若有以上发现，应立即行前臂切开减张术，打开浅、深筋膜和肌膜，切断肱二头肌腱膜。待出现典型的苍白、麻木、麻痹症状时，往往神经肌肉已发生不可逆性损伤。

神经损伤 肱骨髁上骨折合并神经损伤发生率相对较高，为 10%～20%。其中，45% 累及桡神经，多见于伸直尺偏型骨折；32% 累及正中神经，常见于伸直桡偏型骨折。尺神经较少受累，多见于屈曲型骨折及内侧穿针所致的医源性损伤。由于幼儿检查不配合，有时不易早期确诊。肱骨髁上骨折所伴发的神经损伤大多可自行恢复，一般需观察至少 12 周。若仍不恢复，经神经传导速度测定和肌电图检查证实神经断裂者需手术探查。

畸形愈合 肘内翻是肱骨髁上骨折最常见的残余畸形，发生率可高达 68%。伸直尺偏型骨折易发生肘内翻畸形。肘内翻是骨折畸形愈合的结果，而非生长不平衡所致，因为骨折愈合后一旦形成肘内翻，并不随生长发育而进行性加重。测量肘内翻角度时需和健侧肘关节携带角对比。肘关节过伸可使肘内翻角度加大。肘内翻除冠状面成角外还有旋转畸形。因其最主要问题为外形不美观，故对于畸形角度小者仅观察即可。对畸形明显和伴其他功能障碍确需手术矫正者行肱骨髁上截骨术矫正。

肘关节僵硬和骨化性肌炎并不常见，经观察及功能锻炼、理疗多可恢复，不建议手术松解。

（张学军 朱丹江）

ráogǔtóu bàn tuōwèi

桡骨头半脱位（radial head subluxation） 桡骨头与肱骨小头构成的关节轻度脱位引起功能障

碍的疾病。儿童常见损伤，5 岁以下幼儿为好发人群，也可见于较小的学龄期儿童。桡骨头半脱位通常是由于小儿手腕和前臂被家长或者同伴用力牵拉所致，故又称牵拉肘。

病因及发病机制 桡骨头半脱位的致病原因与桡骨头的解剖特点、关节囊松弛、受伤时前臂的体位、关节腔内负压增大、外力作用等密切相关。当肘关节处于伸展、前臂旋前位，手腕或前臂突然受到纵向牵拉，桡骨头即可自环状韧带内向下脱出，环状韧带近侧边缘滑向关节间隙并嵌入肱桡骨关节腔内，而由于儿童肘关节韧带、肌肉和关节囊都相对松弛、桡骨小头没有发育成熟等因素，故桡骨头半脱位好发于儿童。

临床表现 多伴有明显疼痛，患儿常哭闹不止，肢体活动障碍，肘关节呈半屈曲、前臂呈旋前位，患肢不敢旋后，不能抬举，取物时肘关节不能自由活动，患肘部肿胀明显，桡骨头外侧压痛明显，肘关节屈伸不利。

诊断 必要时可行 X 线片排除锁骨、肱骨、尺桡骨骨折，排除关节脱位。

治疗 主要以无麻醉情况下手法复位为主，需家长抱患儿正坐，术者与患儿相对。以右侧为例，术者左手拇指放于桡骨头外侧处，右手握其腕上部，并慢慢地将前臂旋后，一般半脱位在旋后过程中常可复位。若不能复位，则右手稍加牵引至肘关节伸直旋后位，左手拇指加压于桡骨头处，然后屈曲肘关节，常可听到或感到轻微的入臼声。

预后 由于儿童年龄小，表达及自理能力差，常出现就诊时间延迟的情况，长时间的脱位不仅会加重患儿的痛苦，也会影响患儿肘关节的活动和功能。同时由于患儿年龄小，患儿及其家属对该病的认知程度和后期注意程度不够，小儿桡骨小头半脱位治疗后复发的发生率也较高。

预防 提醒家长在为儿童穿脱衣物或者与儿童牵手的过程中，一定要首先取得儿童的配合，注意动作轻柔，避免粗暴地牵拉孩子的肢体。挤压、翻身等也会造成桡骨小头半脱位，特别是对于年龄小于 1 岁的婴儿，其桡骨头半脱位多由于翻身过程中挤压导致，因此在婴儿学习翻身过程中，建议家长密切观察孩子的肢体活动情况，耐心地对孩子进行翻身训练并协助孩子翻身，及时识别孩子翻身困难的信号，避免在翻身过程中导致桡骨小头半脱位。医务人员应该加强有关小儿桡骨小头半脱位相关知识的科普宣教工作，提醒家长注意给患儿补充营养，加强锻炼，以预防为主，防止儿童桡骨小头脱位的发生，减轻患儿痛苦。

（张学军 冯磊）

chǐ-ráogǔgàn shuāng gǔzhé
尺桡骨干双骨折（shaft fractures of ulna and radius）

尺骨骨干和桡骨骨干同时发生的骨折。儿童相对常见，占所有骨折的 5%~10%，可发生在骨干的远、中或近 1/3，但发生于远端较近端常见。可按其程度分为弯曲型、青枝型、完全型，按部位分为近端、中段、远端，按移位方向分掌侧、背侧、尺侧、桡侧。

损伤机制 跌倒时上肢伸直位着地是前臂骨折最常见的发生机制。跌倒时前臂旋后伸直导致向掌侧成角的青枝骨折，前臂旋前伸直导致向背侧成角的青枝骨折。前臂双骨折也可因直接暴力所致，这种骨折通常属于高能量创伤，有开放伤口，软组织损伤严重。

尺桡骨干双骨折多见于远端，其原因是桡骨干近端横截面呈圆形，中段呈三角形而远端呈卵圆形，这种几何学特征使其在移行部有结构上的薄弱点。此外，前臂近端有发达的肌肉附着，而远端仅有肌腱包绕，在受外力情况下，远端易出现骨折。软组织的解剖在前臂双骨折的移位中起重要作用。肱二头肌、旋后肌、旋前圆肌和旋前方肌均能影响骨折端的移位方向。前臂近 1/3 骨折，桡骨骨折近端因肱二头肌和旋后肌的作用产生旋后和屈曲，而骨折远端因旋前方肌和旋前圆肌的作用产生旋前。在前臂中段骨折（旋前圆肌止点以下），因旋后肌的作用被旋前圆肌中和，桡骨骨折近端处于中立位，骨折远端因旋前方肌作用旋前并向尺侧移位。在前臂远 1/3 骨折，骨折远端因旋前方肌作用旋前并向尺侧移位。

临床表现 骨折可能表现为尺、桡骨均完全骨折或青枝骨折，也可能表现为一个完全骨折，另一个为青枝骨折。完全骨折可能无移位、轻度移位或明显移位伴有短缩及成角畸形。成角可能向掌侧或背侧，相对或相背。

诊断 在骨折明显移位时凭借疼痛、肿胀、骨摩擦音和畸形容易得出诊断，但弯曲型和青枝型骨折体征很少，不易诊断。轻微的弯曲型、青枝型或可塑形骨折在受伤后 1 周才发现并不少见，之前常被误诊为扭伤。拍摄标准的正、侧位 X 线片十分重要，因为斜位片常不足以显示骨折移位。X 线片诊断应包括对腕和肘关节的细致评估，在前臂单一骨折时，注意除外孟氏骨折和盖氏骨折。

治疗 因为前臂开放骨折在儿童中尤为常见，注意观察皮肤是否完整无损，如果骨折端从内向外刺破皮肤，无论伤口大小，均应急症手术。①闭合复位、石膏或夹板外固定：闭合复位后前臂近 1/3 骨折应旋后位固定，中段骨折应中立位固定，远端 1/3 应旋前位固定。通常在患儿镇静清醒状态下闭合复位。闭合复位可在助手的帮助下依次采用加大成角、牵引、手法复位的完成，然后用石膏管型固定。闭合复位、石膏或夹板外固定后，患儿可回家，要求抬高患肢，保持手高于肘，肘高于心脏。患儿应定期复诊，带石膏管型拍 X 线片。一旦发现骨折移位应立即纠正。②手术治疗：手术适应证包括患肢血管损伤、筋膜间隔综合征、不可复性骨折、肌腱或神经卡压于骨折端、开放骨折、闭合复位石膏固定失败。其中开放骨折通常也可清创后用闭合方法治疗。儿童前臂双骨折手术治疗有增多的趋势，应严格把握手术适应证。手术方式包括切开复位、钢板内固定及闭合复位、克氏针或髓内针内固定。

并发症 包括再骨折、畸形愈合、延迟愈合与不愈合、骨桥形成、骨筋膜间隔综合征及周围神经损伤。

再骨折 约占全部前臂骨折的 5%。青枝骨折和开放骨折容易发生再骨折。取出钢板后前臂再骨折发生率高。因此有些学者提出只要没有症状，前臂钢板可以不取出。若有再骨折移位，需手术复位内固定。因复位困难及髓腔封闭不利于克氏针通过，应选择钢板固定。

畸形愈合 即使精心医治、

密切随访，仍不能完全避免畸形愈合的发生。如果伤后 1 个月内发现，应当在全麻下再次复位，至少固定尺骨。如果发现明显畸形较晚，可以建议患儿在 9～18 个月后复诊，观察塑形的结果。塑形常有不可思议的效果，但其结局通常不可预料。前臂骨折畸形愈合需截骨矫正的非常少。

延迟愈合与不愈合　发生率极低，往往继发于开放骨折和大量骨、软组织缺损的病例。如果经长期观察确认骨折不愈合，可取髂骨植骨、加压钢板固定。

骨桥形成　发生率低，危险因素有高能量创伤、外科手术、反复闭合复位、合并脑外伤。儿童前臂骨桥手术切除的效果较好。

骨筋膜间隔综合征　可继发于前臂骨折，前臂夹板或石膏可能加重病情。纸垫可能是发生筋膜间隔综合征的重要原因，并可压迫局部导致肌肉缺血、坏死发生。如果怀疑筋膜间隔综合征发生，应立即去除外固定。

周围神经损伤　前臂三大神经在前臂双骨折时均可能损伤。可能发生于创伤当时、闭合复位过程中或手术过程中。神经损伤大多数为创伤当时造成的挫伤，神经功能可望在 2～3 个月后恢复。正中神经、骨间前神经和桡神经浅支均可能卡压于骨折端，只有解决神经卡压，神经功能才有可能恢复。虽然对年幼儿童进行神经功能检查十分困难，在复位前应尽一切努力完成神经功能检查，如果复位后出现神经功能障碍，应立即手术探查骨折端，尤其是非解剖复位的骨折。

（张学军　朱丹江）

Méngtàijiǎ gǔzhé

蒙泰贾骨折（Monteggia frature）　发生于尺骨上 1/3 的骨折，同

时伴有肱桡关节、上尺桡关节脱位。简称蒙氏骨折，曾称孟氏骨折。乔瓦尼·蒙泰贾（Giovanni Monteggia）于 1814 年首先报道了尺骨上 1/3 骨折合并桡骨小头前脱位病例。1844 年，科珀（Copper）报道了桡骨小头前、后脱位及外侧脱位合并尺骨干骨折病例。1909 年，佩林（Perrin）首次将此类骨折命名为孟氏骨折。虽然临床并不常见，但因其容易漏诊，不及时治疗可产生严重并发症，应予以重视。

损伤机制　尺桡骨被远近两端韧带和中间的骨间膜紧密连接在一起。环状韧带将桡骨头固定于尺骨桡切迹内。方形韧带、桡侧副韧带和肘关节囊亦增加了近尺桡关节的稳定性。在过伸型损伤中，随肘关节过伸，肱二头肌将桡骨头牵离肱骨小头，使之向前脱位。在蒙氏骨折时，前臂屈肌使尺骨变短并向桡侧弯曲。脱位的桡骨头容易损伤邻近的桡神经和正中神经。因肘前和前臂深筋膜的束缚，骨折容易产生骨筋膜室综合征。

分类　巴多（Bado）将其分为真性与类蒙氏骨折两类。

真性蒙氏骨折分为四型。①Ⅰ型：桡骨小头前脱位合并尺骨干骨折，又称伸直型。此型骨折最多见，占儿童蒙氏骨折的 70%～85%。此型特点为尺骨骨折向前成角。其受伤机制为肘关节于过伸位损伤，桡骨小头因肱二头肌的强力收缩而发生前脱位，然后身体的重量移于尺骨造成骨折，并因骨间膜和肱肌的牵拉向前成角。②Ⅱ型：桡骨小头后脱位合并尺骨干骨折，又称屈曲型。此型骨折不多见，占蒙氏骨折的 3%～10%。特点为尺骨向后成角并常合并桡骨小头脱位。受伤机

制是屈肘位纵向暴力使尺骨骨折，受伤时前臂可在旋前、中立位或旋后位。③Ⅲ型：桡骨小头向外或向前外侧脱位，合并尺骨干骺端骨折。此类尺骨骨折在儿童多为青枝骨折，骨折向桡侧成角，又称内收型。此骨折约占蒙氏骨折的 23%，仅次于Ⅰ型骨折。上肢处于肘关节伸直位摔倒，手掌着地，在肘关节内翻的应力作用下造成尺骨上端的青枝骨折，使环状韧带撕裂，桡骨小头向外脱出，成角的尺骨骨折断端也可以将桡骨头向外挤出。此型骨折常伴有桡神经损伤症状。④Ⅳ型：桡骨头向前脱位合并桡骨中 1/3 骨折及同水平或稍近侧的尺骨骨折（前臂双骨折），又称特殊型蒙氏骨折。此型骨折少见，约占儿童蒙氏骨折的 1%。

类蒙氏骨折（或称为蒙氏样损伤）分三型。①类Ⅰ型：包括单纯桡骨小头前脱位、尺骨干骨折合并近端无移位的桡骨颈骨折、尺骨干骨折合并肘关节后脱位。②类Ⅱ型：包括桡骨小头骺板损伤或桡骨颈骨折及肘关节后脱位。③类Ⅲ型：尺骨斜行骨折合并移位的肱骨外髁骨折，此类骨折罕见。

临床表现　蒙氏骨折患儿前臂和肘畸形明显，旋转前臂和屈伸患肘时疼痛，活动范围受限。因脱位方向不同，可在前侧、后侧或外侧扪及桡骨头。触诊尺骨可及压痛和畸形。需对患儿进行全面检查，巴多Ⅱ型骨折常伴同侧患肢的其他损伤。检查皮肤感觉和手指运动功能，尤其注意有无骨间背侧神经损伤。

诊断与鉴别诊断　根据外伤史、临床表现及影像学检查做出诊断。发现尺骨骨折时，均应拍肘关节正侧位片，观察肱桡关系。

正常情况下，在任何屈曲或伸直角度内，桡骨纵轴线均通过肱骨小头中心。蒙氏骨折需同尺骨骨折合并先天性桡骨头脱位鉴别。先天性桡骨头脱位无明显外伤骨折史，通常为双侧性，并向后脱位。X线检查，先天性脱位的桡骨头位于后方、增大，呈椭圆形、轻度不规则；桡骨小头上关节面呈凸状与肱骨小头相对应。必要时做关节内造影，正常桡骨头为盘状关节面。

治疗　儿童蒙氏骨折一旦及时诊断多可采用保守治疗，即手法复位、石膏托外固定而获得满意疗效。治疗的目标是获得并维持桡骨头解剖复位，不强求尺骨解剖对位。若能维持桡骨头同心圆复位、尺骨骨折成角10°亦可接受。伤后3周内，每周拍片复查了解骨折有无再移位，若患肢肿胀消退，石膏松动，要及时更换石膏托。3~4周后去外固定，开始练习肘关节活动，尤其前臂的旋转功能。通常在6~8周恢复正常活动。若保守治疗不能获得或维持桡骨头的同心圆复位，则需手术治疗。若尺骨骨折不能维持复位，随尺骨骨折端移位，桡骨头常发生再脱位。大多数情况下，固定尺骨后即可使桡骨头维持复位。固定尺骨的方法包括应用克氏针、螺钉、钢板。尺骨骨折固定后，长臂石膏托外固定，前臂固定于桡骨头最稳定的位置（通常为旋后位，但需术中透视下确定）。术后2周拍片复查，术后6周去除石膏托。巴多Ⅳ型骨折可能需要同时固定尺骨和桡骨。桡骨可采取切开复位，钢板固定或髓内针复位固定。有时尺骨桡切迹内嵌入环状韧带、软骨或骨软骨碎片，桡骨头不能闭合复位。环状韧带可能尚完整或破裂。此时需要切开复位桡骨头。

若尺骨有成角或尺骨短缩，妨碍桡骨头复位，可在尺骨畸形处行尺骨截骨；若尺骨截骨后仍不能复位则行桡骨近端截骨术。复位后评估桡骨头稳定性，若截骨坚强固定，在一定活动范围内桡骨头稳定，无须环状韧带重建，否则重建。因术后并发症多见且严重，术中常规显露桡神经和尺神经，预防性筋膜切开。

并发症　最常见的并发症为漏诊导致的陈旧性蒙氏骨折。其他可能的并发症包括复发桡骨头脱位、尺骨畸形愈合、关节僵硬、骨间背侧神经损伤和缺血性肌挛缩。

陈旧性蒙氏骨折　为了避免漏诊，在临床上若见到尺骨上1/3骨折者，在拍摄X线片时，必须包括肘关节，观察桡骨小头有无问题，肱桡关系是否正常。即使肱桡关系无改变，也应按蒙氏骨折处理，因为桡骨小头脱位后有自行还纳可能，若不处理有再脱出可能。临床治疗陈旧性桡骨头脱位常两难。短期内桡骨头持续脱位并无明显症状，但远期效果并不乐观。长期未治疗的蒙氏骨折可出现迟发性尺神经麻痹。陈旧性蒙氏骨折切开复位手术，在伤后1年内手术者，术后满意率可达到83%，1年以上者只有30%。但手术时间也不宜太早，因为伤后组织有水肿，手术操作有难度，术后也容易粘连，不利于术后功能的恢复，以伤后6周为宜。

复发性桡骨头脱位　多见于闭合复位、石膏托固定治疗者，因不能维持尺骨骨折对位所致约占蒙氏骨折的20%。一旦及时发现，应重新复位，髓内针固定尺骨。若尺骨已愈合，则治疗同陈旧性蒙氏骨折。故密切随访，及时发现至关重要。

尺骨畸形愈合　在各平面轻度成角不产生明显症状。虽然向桡侧移位会减少骨间隙，使旋转活动受限，但患儿并不感明显功能障碍。向尺侧偏斜，往往因前臂外观畸形而引起家长和患儿重视。

关节僵硬　可能是单纯固定、关节囊骨化、骨化性肌炎及纤维性或骨性近尺桡骨连接所致。单纯石膏固定所致关节僵硬通常主动活动后1~2个月即可恢复。关节周围骨化亦可随时间推移而改善。儿童骨化性肌炎通常在伤后1年内可自行改善。暴力被动活动反而会加重骨化性肌炎。近尺桡骨性连接是一种罕见并发症，多见于伴明显软组织损伤者，有行骨连接切除置入脂肪等间置物者，但效果不一。

神经损伤　约20%的Ⅰ型及Ⅲ型蒙氏骨折合并桡神经骨间背侧支损伤。一般伤后2~3个月恢复。桡神经浅支于弗罗斯（Frohse）弓近侧从桡神经主干发出，骨间背侧神经从弗罗斯弓深层走行。桡骨头压迫性损伤多产生运动功能障碍，牵拉性损伤可同时合并运动和感觉功能障碍。一般不会造成神经的断裂伤，一旦桡骨头复位，解除压迫，绝大部分可以恢复，所以要观察3个月左右。若3个月无恢复，应行肌电图和神经传导速度测定；若神经电生理检查无神经恢复表现，可考虑手术探查。

骨筋膜室综合征　蒙氏骨折同时伴有严重肘关节周围软组织损伤，且闭合治疗时常需屈曲肘关节超过90°，这增加了骨筋膜室综合征的可能性。

（张学军　朱丹江）

fēnmiǎnxìng bìcóngshénjīng sǔnshāng

分娩性臂丛神经损伤（obstetric brachial plexus injury）

在分娩过程中胎儿的一侧或双侧臂丛神经因受到头肩分离暴力作用而发生的牵拉性损伤。又称产瘫。10%～30%的患儿因自行恢复不佳需行臂丛神经探查及神经重建手术。由于该病低能量损伤及儿童具有生长发育的特点，相对于成人臂丛损伤，其神经根断裂较撕脱多见，且容易出现关节挛缩等并发症。

病因及发病机制 胎儿体重≥4kg（巨大儿）、产钳助产、胎儿肌张力减退、臀位分娩和孕妇体重指数≥21是引起产瘫的主要危险因素。巨大儿由于抬头及双肩周径较大，常易引起头尾或肩难产，在用产钳牵拉胎头使其娩出后，双肩仍滞留在产道内，紧接着旋转及牵拉产生的头肩分离暴力很容易导致臂丛损伤。

分型 传统上将分娩性臂丛神经损伤分为三型：①上干型，又称埃尔布（Erb）型，即C5、C6损伤，主要表现为肩外展、屈肘障碍。②下干型，又称扩展埃尔布型，即C5～C7损伤，主要表现为肩外展、屈肘、伸腕、伸指障碍。③全臂丛型，即C5～T1损伤，表现为全上肢瘫痪。

自20世纪90年代起，欧洲有团队采用纳拉卡斯（Narakas）四型分类法，即C5、C6损伤的Ⅰ型，C5～C7损伤的Ⅱ型，C5～T1损伤但无霍纳综合征的Ⅲ型，C5～T1损伤合并霍纳综合征的Ⅳ型。霍纳综合征是指交感神经受损后出现的同侧脸裂变小、瞳孔缩小、半脸无汗等症状。

临床表现 以C5、C6神经或其根部受损较常见，表现为患侧上肢下垂、上臂内旋、肘部伸直、前臂前旋。麻痹时间较久者肩部肌肉易发生挛缩。例如，C8或T1神经受损，则手的小肌肉和腕部肌肉麻痹，手呈屈曲状，腕部不能动。

诊断 根据出生时巨大儿体重和/或有产钳助产史，生后一侧上肢呈部分或全部软瘫，以及神经肌电图的检查结果，诊断一般不难。但尚需与脑瘫及骨关节损伤等疾病鉴别。

治疗 包括非手术治疗和手术治疗。

非手术治疗 从该病确立诊断后即应教会父母做患肢各关节的被动活动，有助于预防各种挛缩的发生。操作者双手握住患儿肘部做肩关节内收位被动外旋及上举，可预防或减轻肩关节内旋挛缩；一手将患手上举，另一手将翘起的肩胛骨下角方向下压，可预防或减轻大圆肌及背阔肌挛缩；一手将患手置于对侧肩部，另一手将翘起的肩胛骨脊柱缘向肋骨方向推压，可预防或减轻肩关节外旋挛缩。电刺激有促进神经再生的作用，应常规使用。定期的神经肌电图检查，不仅有助于对自行恢复的监测，也有利于神经再生。

手术治疗 对采用保守治疗的病例应从出生起连续观察，所有完全康复的患儿中，其肱二头肌和三角肌在1个月底前开始收缩，到第二个月底时收缩已达正常；若肱二头肌和三角肌不能在3个月底时开始收缩，则最后肩关节功能达不到满意的功能要求。考虑到三角肌功能的检查易受胸大肌等影响，故将"3个月底时无肱二头肌收缩"作为探查臂丛神经的手术指征。虽然对此仍有争议，但许多产瘫中心均倾向于采用此标准，因早期手术不仅疗效较确切，而且可避免已恢复动作的不可逆丧失。产瘫时神经肌电图的检查结果常较实际恢复乐观，故其在确定手术时机上的价值仍存争议。

通过对产瘫神经重建手术患儿回顾性分析，发现其手术并发症率为33.5%，其中包括胸腔积液、乳糜胸、拔管后气道梗阻和切口感染等。术中气管插管脱出是最严重的并发症，发生率为2.9%；膈神经牵拉伤和体液超负荷是最常见的并发症，二者发生率均为6.4%。术中气胸、术后肺水肿等也可见于少数病例。因此降低产瘫并发症发生率需要围手术期外科医师、麻醉医师、护理人员等多团队的协作努力。

预后 大部分产瘫病例均能在2～3个月内获得改善或治愈。6个月后无效的病例，可应用外展支架，预防肩关节挛缩。损伤严重者，可考虑行神经束间吻合术。对于手术患儿，产瘫上干神经重建（如受损神经根近端质量可靠）的稳定有效性已获公认。肩外展和屈肘的明显改善一般始于术后6～9个月，伸腕和屈指为术后12～18个月，手内肌功能不早于术后18个月。通常上干型、下干型的最终疗效评定应在术后4年，全臂丛型应在术后8年。

（张学军 罗焱中）

xiāntiānxìng gāojiānjiǎzhèng

先天性高肩胛症（congenital high scapula）

肩胛骨位置较高的先天性畸形。又称施普伦格尔畸形（Sprengel deformity）。罕见，但是肩带最常见的先天性异常，与更常见的疾病如短颈畸形相关。通常是单侧的（90%的病例），女童比男童更常见（性别比为1:3），在儿童早期被诊断出来。病因不明，是胚胎发育过程中肩胛骨向尾端移动受阻的结果。25%~50%的病例中，肩胛骨和颈椎之间会有骨性结构（称为"肩椎骨"）或纤维和/或软骨结构。临床分型较常用的有卡文迪什（Cavendish）分型。①双肩处于同一水平，患者穿着衣物时看不到肩胛骨畸形。②双肩处于同一水平，患者穿着衣物时可以看到肩胛骨畸形（颈肩处可见组织包块）。③双肩不对称，受影响的肩部位置高于正常肩部 2~5cm。④患侧肩部抬高 5cm 以上（靠近枕骨的上角）。

该病的严重程度各不相同，从肩关节轻度外展受限和轻微的外观畸形，到更为明显的肩关节功能障碍和严重畸形的外观。患者通常在颈蹼处有不对称、无痛、骨质肿块，盂肱关节活动正常，肩胛骨的活动出现不同程度的受限时即可诊断。非手术治疗仅适用于轻度肩关节功能障碍和轻微外观畸形的儿童。手术治疗是除轻度畸形外所有畸形的主要治疗方法，目的是改善外观和肩部功能。手术步骤包括切除肩椎骨及肩胛骨的隆起部分，并将肩胛骨移动到更尾端的位置。并发症主要包括瘢痕增生、肩胛骨上角再生、臂丛神经损伤和肩胛骨翼状突起。手术治疗后可取得良好的临床效果，在外观和肩部运动方面有显著改善。

（张学军　刘　虎）

Mǎdélóng jīxíng

马德隆畸形（Madelung deformity）

由尺侧部分停止生长后桡骨远端不对称生长引起的先天性腕关节异常。又称先天性下尺桡关节半脱位。罕见，1855 年，马德隆（Malgaigne）首次描述了该畸形。与男性相比，女性更容易患该病，通常出现在双侧，严

重程度不对称，发病年龄 6~13岁。畸形可单独发生或作为遗传综合征的一部分发生。

病因及发病机制　该畸形是由掌侧尺桡骨远端的不正常生长及停滞引起的。除了异常生长外，还有一条异常的掌侧韧带将月骨系在掌侧尺桡骨骨骺和干骺端即维克斯（Vickers）韧带，这被认为是导致畸形的原因。该畸形的特点是尺骨头背侧半脱位突出，手和腕掌下垂伴前臂短缩，患者可有腕关节畸形伴疼痛。马德隆畸形与各种骨骼发育不良和综合征有关，如软骨干发育不良、莱里-韦尔综合征（Leri-Weill syndrome）及特纳综合征，均存在 *SHOX* 单倍体不足。此外，该畸形也可由桡骨远端的创伤、感染、孤立性骨软骨瘤或多发性遗传性外生骨疣引起。此类患者没有相关的维克斯韧带或典型的月骨下沉或腕掌平移，因此存在争议。

临床表现　可能在确诊以前存在多年且随着生长的进展变得逐渐明显，通常在青春期时出现与活动相关的弥漫性腕关节疼痛或腕关节外观异常。疼痛或手腕的外观异常可能是主要的主诉。患者在旋前、旋后尤其是腕关节伸展方面的力量和运动范围均有所下降。

诊断　X 线检查可见桡骨远端尺侧和掌侧弯曲，桡骨远端倾斜增加，随着月骨近端下沉，腕骨呈三角形。桡骨远端骨骺沿尺侧半部分逐渐变窄，桡骨远端的畸形使得基于桡骨的放射学测量难以明确。MRI 的使用并不是常规检查，通过 MRI 可以清楚地显示维克斯韧带。

治疗　非手术治疗包括休息制动、活动调整、夹板固定和口服非甾体抗炎药。有学者主张将

手术推迟到骨骼成熟，并指出在骨骼发育不成熟的患者中平均观察 10 年后，疼痛通常会减轻。手术治疗指征包括腕关节疼痛、活动受限和畸形。腕部疼痛通常是渐进性的，通常发生在腕部尺侧。虽然与畸形相关的腕关节运动受限已被广泛报道，但关于哪一个运动平面最受限制，尚缺乏一致意见。手术方式包括以下几种。①桡骨圆顶截骨术和韧带松解术：松解维克斯韧带的同时进行桡侧穹隆截骨。②桡骨和尺骨联合截骨术。③单纯桡骨截骨术：目的是纠正掌侧和尺侧桡骨角畸形，有术者采用桡骨远端横断截骨术和伊里扎洛夫（Ilizarov）外固定架治疗畸形的方法获得了良好的疗效。④单独尺骨截骨术：由于尺骨头背侧突出和尺腕骨畸形是患者出现严重残疾和疼痛的两个来源，可使用专门针对尺骨的截骨技术。⑤关节成形术：仅适用于治疗骨骼发育成熟的患者且存在持续疼痛性、腕关节不稳定和旋前极度受限。

（张学军　刘　虎）

chǐgǔ gǔgàn xùliánzhèng

尺骨骨干续连症（diaphyseal aclasis of ulna）

发生于尺骨的以多发性外生骨疣为主要表现的遗传性疾病。骨干续连症又称干骺端续连症、多发性骨软骨瘤、家族性多发性外生骨疣、遗传性多发性骨软骨瘤病等，均存在干骺端塑形缺陷。骨干续连症波及尺骨远端常导致前臂畸形，表现为尺骨短缩、尺骨弯曲变形、肘内翻、桡骨头半脱位或脱位、桡骨远端向尺侧倾斜、远端尺桡关节分离、腕关节尺偏等，统称为尺骨骨干续连症，直接影响到肘关节、腕关节和前臂功能。其中以尺骨短缩、桡骨头脱位对肘关

节、腕关节和前臂旋转功能影响最大，治疗上较为困难。通常在儿童早期出现（虽然在2岁之前很少出现）。

病因及发病机制 尺骨骨干续连症多发生于患有遗传性多发性外生骨疣（hereditary multiple osteochondromas，HME）的患者身上。HME是一种常染色体显性遗传病，影响软骨中形成的多处骨骼部位，又称多发性遗传性骨软骨瘤、软骨外生骨疣、骨干续连症、多发性骨软骨瘤病等。该病为常染色体显性遗传，外显率接近96%，约有10%的患者没有HME的家族史。遗传学研究发现8号、11号和19号染色体存在异常，因此这是一种遗传异质性疾病，三个基因分别为8q23-24.1（EXT1）、11p11-13（EXT2）和19p（EXT3）。EXT1和EXT2基因编码参与硫酸乙酰肝素蛋白多糖生物合成的糖基转移酶。这些蛋白聚糖由软骨细胞合成并分泌到生长板的细胞外基质中，在生长板信号传导和重建中起着关键作用，这是生长板正常软骨内骨化所必需的。EXT1和EXT2基因突变导致外生骨疣生长板软骨细胞区缺乏硫酸乙酰肝素，从而导致细胞信号异常。软骨细胞的紊乱导致外生骨疣的发生。

分型 马萨达（Masada）等将前臂畸形分为三种类型，Ⅰ型患者最多见，表现为骨软骨瘤位于尺骨远端，尺骨短缩伴有桡骨弯曲，但无桡骨头脱位；Ⅱ型尺骨短缩并伴有桡骨头脱位，但桡骨弯曲程度较轻，分为Ⅱa型和Ⅱb型，Ⅱa型桡骨近端有骨软骨瘤，Ⅱb型桡骨近端无骨软骨瘤；Ⅲ型为骨软骨瘤位于桡骨远端，桡骨短缩。

临床表现 通常可以发现5~6个外生骨疣，累及上肢和下肢，且相对于躯干可能会显得较短。在HME患儿中，桡骨和尺骨受累可占30%，39%~60%的患儿前臂明显畸形。尺骨远端往往比桡骨远端受到更严重的影响，从而导致长度上的差异，使尺骨长度短于桡骨，桡骨侧向弯曲偏向尺骨，肘关节通常存在轻度的屈曲畸形。随着年龄的增长，前臂旋前和旋后功能逐渐丧失，桡骨头出现脱位，由此产生的前臂畸形通常是不对称的，患儿的主诉往往是前臂外观的改变。

诊断 如果发现2个部位以上的骨软骨瘤伴尺骨短缩，前臂畸形及前臂旋前和旋后功能受限，则可诊断，尽管大多数患儿有6个以上的病变，并伴有相关的多灶性骨骼畸形。如果在与常染色体显性遗传一致的家族史背景下确定多发性骨软骨瘤，则可以仅根据临床和放射学结果进行诊断。如果影像学检查结果或临床病史不确定，可以进行基因检测，通过分子检测确定致病性基因突变。

鉴别诊断 ①混合性软骨瘤病：是一种罕见的遗传性常染色体显性疾病，其特征是由于PTPN11基因功能丧失导致多发性内软骨瘤和多发性骨软骨瘤的发生。临床表现类似于HME，但除了长管状骨和骨盆的病变外，手和足也有典型的病变（在HME中很少见），并且病变通常在成年后消退。②8q部分单体综合征：骨软骨瘤也可被视为8q部分单体综合征的一部分。该综合征是一种非常罕见的由于染色体8q23.3-q24.1基因缺失而引起的先天性疾病，临床表现除身材矮小和骨软骨瘤外，还包括面部畸形、小头畸形和智力低下。

治疗 对于多发性骨软骨瘤源性的尺骨骨干续连症患者，何时切除骨软骨瘤仍存在争议，切除前臂瘤体有时能明显增加前臂的旋转活动度，但多数改善程度有限。如果尺骨骨干续连症的患儿前臂畸形严重、功能较差，不能满足日常需要，应尽早进行手术干预，以降低前臂畸形和功能障碍，避免因症状加重而引起不可逆的神经血管损伤和关节功能障碍；如果前臂畸形较轻，对日常功能影响不大，可适当延迟手术年龄，但应长期随访跟踪。手术以尺骨延长为主，可使用伊里扎洛夫（Ilizarov）环形外固定器或单臂轨道延长器行尺骨固定及延长。

（张学军 刘 虎）

gǔjīnmóshì zōnghézhēng

骨筋膜室综合征（osteofascial compartment syndrome）

由骨、骨间膜、肌间隔和深筋膜形成的骨筋膜室内肌肉和神经因急性缺血、缺氧而产生的早期症状和体征。又称筋膜间隔综合征。

病因及发病机制 常由创伤骨折的血肿和组织水肿使其间室内内容物体积增加或外包扎过紧，局部压迫使骨筋膜室容积减小而导致骨筋膜室内压力增高所致。当前臂间室压力超过8.7kPa（65mmHg），小腿压力超过7.3kPa（55mmHg）时，可使供应肌肉的小动脉关闭，形成缺血-水肿-缺血的恶性循环。根据其缺血的不同程度而导致：①濒临缺血性肌挛缩。缺血早期，及时处理恢复血液供应后，可不发生或仅发生极小量肌肉坏死，可不影响肢体功能。②缺血性肌挛缩。较短时间或者程度较重的不完全缺血，恢复血液供应后大部分肌肉坏死，形成挛缩畸形，严重影响患肢功能。③坏疽。广泛、长时间完全缺血，大量肌肉坏疽，常需截肢。若有大量毒素进入血液循环，还可导致休克、心律不齐和急性肾衰竭。

临床表现 早期临床表现以局部为主。只在肌肉缺血较久，已发生广泛坏死时，才出现全身症状，如体温升高、脉率增快、血压下降，白细胞计数增多，红细胞沉降率加快，尿中出现肌球蛋白等。①疼痛：创伤后肢体持续性剧烈疼痛，且进行性加剧，为该病最早期的症状，是骨筋膜室内神经受压和缺血的重要表现。神经组织对缺血最敏感，感觉纤维出现症状最早，必须对此予以足够重视，及时诊断和处理。至晚期，当缺血严重，神经功能丧失后，感觉即消失，即无疼痛。②指/趾呈屈曲状态，肌力减弱。被动牵伸指/趾时，可引起剧烈疼痛，为肌肉缺血的早期表现。③病灶区表面皮肤略红，温度稍高，肿胀，有严重压痛，触诊可感到室内张力增高。

以上症状和体征并非固定不变。若不及时处理，缺血将继续加重，发展为缺血性肌挛缩和坏疽，症状和体征也将随之改变。缺血性肌挛缩的5个主要临床表现，可记成5P征：①由疼痛（pain）转为无痛。②苍白（pallor）或发绀、大理石花纹等。③感觉异常（paresthesia）。④麻痹（paralysis）。⑤无脉（pulselessness）。

诊断 快速做出诊断非常重要。除临床表现外，可测量远侧脉搏和毛细血管充盈时间。但应特别注意，骨筋膜室内组织压上升到一定程度，即前臂8.7kPa、小腿7.3kPa，就能使供给肌肉血运的小动脉关闭，但此压力远远低于患者的收缩血压，因此还不足以影响肢体主要动脉的血流。此时，远侧动脉搏动虽然存在，指、趾毛细血管充盈时间仍属正常，但肌肉已发生缺血，所以肢体远侧动脉搏动存在并不是安全的指标，应结合其他临床表现进行观察分析，协助诊断。

治疗 骨筋膜室综合征一经确诊，应立即切开筋膜减压。早期彻底切开筋膜减压是防止肌肉和神经发生缺血性坏死的唯一有效方法。切不可等到出现5P体征后才行切开减压术，从而导致不可逆的缺血性肌挛缩。切开的皮肤一般多因张力过大而不能缝合。可用凡士林纱布松松填塞，外用无菌敷料包好，或者行负压封闭引流持续负压吸引，待消肿后行延期缝合，或应用游离皮片移植闭合伤口。切不可勉强缝合皮肤，失去切开减压的作用。

局部切开减压后，血循环获得改善，大量坏死组织的毒素进入血液循环，应积极防治失水、酸中毒、高钾血症、肾衰竭、心律不齐、休克等严重并发症，必要时还得行截肢术以抢救生命。

（张学军 冯伟）

mǔzhǐ xiázhǎixìng jiànqiàoyán
拇指狭窄性腱鞘炎（stenosing tenovaginitis of thumb） 屈指肌腱局部获得性结节样增大所致以拇指指间关节屈曲为主要表现的畸形。又称扳机拇指。结节较大时，往往被卡在腱鞘内，导致拇指固定于屈曲位。当结节较小时，可在腱鞘内通过并产生弹响。在小儿多是先天性畸形，但多在出生后数周或数月始被发现。成人常表现为弹响，而小儿则较少。掌指关节部位的拇长屈肌的腱鞘增厚狭窄，呈纤维软骨性改变。切开腱鞘后，可见到肌腱有切迹或凹沟，切迹的上下部分肌腱略有增粗，有时在凹沟部的肌腱增粗1倍。

拇指指间关节固定在屈曲位，不能主动地伸直拇指。有时拇指间关节可暂时强迫伸直，但很快又回到屈曲位。被动伸展关节时，局部可有疼痛，拇指掌指关节掌侧面的局部软组织增厚，可摸到增粗的肌腱，犹如一小肿物，随拇指伸屈而上下活动，有时有压痛。通过典型的临床表现即可诊断。早期只需观察。如果局部肿物及关节活动受限持续存在，则考虑手术松解拇长屈肌腱鞘。手术是在拇指掌指关节掌侧横纹处做一小横切口。显露腱鞘的狭窄部分，上下纵行剪开，拇指便可自由屈伸。手术中应注意保护指神经和血管。

（张学军 姚子明）

bìngzhǐ
并指（syndactyly） 相邻指间软组织和/或骨骼不同程度联合的先天性畸形。又称先天性并指畸形、并指畸形。最常见的手足部先天性畸形之一，发生率约为1/2000，其中50%为双侧性并指。男性发病较多（男女比约为2∶1），且同一家族中表型可呈多样化。并指可单独出现或在许多综合征中出现，伴发其他多种畸形，如多指、屈指、短指等。在单独出现的并指中，以中环指受累最常见，其次为环小指。在综合征中，拇示指及示中指并指相对更为常见。

病因及发病机制 多由胚胎发育异常所致。越来越多类型的并指的病变基因及其在染色体中的位置已经明确，但遗传学家对这些基因不完全的外显性和外显的多样化仍感到困惑。大约有10%的先天性并指患儿有家族史，其并指畸形常表现为中环指并指，而且伴有第 2、3 足趾的并趾畸形。在独立发病的并指畸形中，大部分为常染色体显性遗传，除了两种常染色体隐性遗传类型和一种 X 相关的隐性遗传类型外，具有多变外显率及表达量的常染色体显性遗传被认为可能是男性患者多见的原因之一。

分型分类　基于解剖学，分为单纯性并指与复杂性并指两型。

单纯性并指　仅为皮肤软组织并联的并指。根据并联的程度又分为完全性并指和不全性并指。①完全性并指：两个手指从指根到指尖皮肤软组织完全并联。②不全性并指：两个手指皮肤软组织并联末达到指尖。

复杂性并指　其特点是除了相邻手指的皮肤、结缔组织相连外，尚有骨、神经、血管、肌肉、肌腱的相连。临床表现为并指伴有指屈曲畸形、侧弯畸形以及指骨融合、短指融合、手指成分发育不良等。一只手上常有两种以上畸形存在。复杂性并指又分为普通性复杂并指和复合性复杂并指。①普通性复杂并指：其表现呈多样性，即可合并指骨或掌骨完全或部分融合，也可为相并联的手指共用一个远节指骨，或相并联的手指近节与远节指骨融合。②复合性复杂并指：指多个手指有不同平面、不同形式的骨性融合。其临床表现十分复杂多样，多为并指与其他畸形合并存在，如短指并指、分裂手并指、多指并指、铲形手、巨指并指、交叉并指、手指发育不良并指及缺指并指等。

病理生理　病理改变主要是皮肤、骨骼、血管、神经畸形，而在复合性并指中还可合并有关节、关节囊、关节周围支持结构、肌腱、肌腱周围支持结构的发育不良和畸形。后者对手功能造成不同程度的影响，较单纯性皮肤相并联所造成的功能损害更为严重。并指畸形还是多种综合征的临床表现之一，如阿佩尔综合征（Apert syndrome）、波伦综合征（Poland syndrome）、束带综合征等。

皮肤短缺　患指之间的皮肤较正常者为少，临床上，由于并指畸形的类型和程度不同，其皮肤短缺的程度也不相同。一般情况下，不完全并指的皮肤缺失较少，完全性并指的皮肤缺失较多。伴有指骨和掌骨融合的并指其皮肤缺失最多。

骨骼畸形　骨骼畸形与并指的类型相关。单纯性并指的指骨、掌骨及相应的关节均正常。复杂性并指由于类型多样、形态复杂，其骨骼畸形各不相同，可表现为两个并指间的骨融合、指骨和/或掌骨发育不良、指间关节融合或强直，或有三角形指骨存在，或有多指存在，或在两并指指骨或掌骨间有骨桥相连，后者更多见于分裂手及多种综合征中的手畸形。

血管、神经畸形　一般情况下，不完全并指很少发生血管、神经畸形。完全性并指时，并指的形态和组织结构变化十分多样和复杂，因此可能存在血管、神经畸形。应特别注意的是，并联的手指之间可能只有一条共用的血管，在分指手术时，不能一次分离多个手指，以防因血管畸形造成分离手指的血供障碍而发生坏死。若有必要，术前可进行超声多普勒或 MRI 检查。

临床表现　并指表现为两个或两个以上手指的组织结构完全性或不完全性相联，可为单纯的皮肤相并联，也可伴有掌骨、指骨融合以及各种形态的手指发育不良，并可有各种形态的指甲畸形，以致分指后指甲的外形难以达到正常。并指不仅影响手的外观，而且会引起一定的手部功能障碍。单纯性并指不仅妨碍手指内收、外展，影响手指屈伸的灵活性，而且可能因不同平面上相并联，影响手指的发育而出现偏斜畸形。复杂性并指常伴有多种畸形，不仅影响手的发育，而且严重影响手的功能。并指畸形由于其相并联的组织结构各不相同，临床表现十分多样和复杂，因而不能用一种简单的表现形式来描述。

治疗　主要包括以下内容。

治疗原则　并指分指手术应在学龄前完成。对于非拇指、示指的并指，2 岁前完成手术，能获得相对良好的预后，对于会明显加重手指偏斜畸形及活动度的并指，则应适当提早手术，阿佩尔综合征合并的并指提倡更早进行手术。早于 1 岁的矫正手术瘢痕挛缩的发生率较高，但早期手术缓解手指畸形的进展相对更加重要。

治疗方案　分指手术的关键技术：①并指的指间切口设计应避免在手指掌侧形成纵向瘢痕。②重建的指蹼必须具有足够的深度和宽度，且应为具有正常弹性的皮肤组织以避免并指复发。③分指后手指应有良好的皮肤覆盖，以防止瘢痕形成导致挛缩畸形。

并指间切口设计　锯齿形或 Z 形切口是指间切口设计的基本形式。在预计分指后创口能直接缝合的病例，切口应考虑中心设计；若预计分指后切口不能直接闭合、植皮不可避免时，切口可以考虑偏心设计，以保证一个手指的切口能获得直接闭合，只在另一个手指进行植皮。

指端成形技术　简单完全性并指的远节指骨间有软组织分隔，所以在分离时要保护好皮下组织，避免指骨外露，通过植皮使指端侧面获得良好的闭合，或设计一个掌侧皮瓣，使其中一指的指端侧面获得直接闭合，而另一指的指端采用全层植皮。指端存在骨性融合时，分指后指端侧面的骨外露不可避免，可采用指端舌形皮瓣、指端及指背舌形皮瓣、指腹皮瓣和筋膜瓣等方法使指端创面获得良好的闭合。

指蹼重建技术　并指分指手术中，指蹼重建是关键，也是评价手术疗效最重要的指标。重建的指蹼要有足够的深度和宽度，并且有接近正常指蹼的形态，即掌侧面有足够的宽度且边缘税利，背面呈45°～50°的坡度，指蹼的正常深度在近节指骨中点平面。指蹼重建的方法多种多样，常用的手术技术包括如下内容。①局部成形术：通过在局部对皮肤的成形，起到加深和扩大指蹼的目的。适用于不全性并指，指蹼高度不超过近节指骨远侧3/4平面的轻度并指和指蹼重建后的指蹼爬移。最为常用的是"Z"字成形术和五瓣成形术。②局部皮瓣重建指蹼：用于指蹼高度超过近节指骨远侧3/4平面的不完全并指和完全性并指。常用的手术技术包括双三角皮瓣、矩形皮瓣、三叶草皮瓣，以及高伟阳等设计出五边形瓣、王斌等设计的背侧沙漏样推进皮瓣、田晓菲等设计的改良双翼皮瓣等，需根据患儿的具体情况和术者的意愿加以选择应用。③岛状皮瓣：即以指蹼动脉穿支设计的掌背岛状皮瓣。采用掌背皮瓣的基本目的是避免

在指蹼区域植皮，以减少指蹼爬移和瘢痕挛缩的发生。其缺点是在掌背遗留手术瘢痕，由于不同术者对指蹼形态理解的差异，皮瓣的形态设计可出现不同的变化。

皮肤移植　采用皮瓣行指蹼重建时，在指蹼的两侧壁及毗邻两指的基底部不能直接闭合的创面常需要植皮。全厚皮片植皮术后瘢痕挛缩及指蹼爬移的发生率较低，因此多选用全厚皮片做皮移植，但其主要缺点在于术后植皮区毛发的生长及色素沉着影响外观，故以采用腹部无毛或少毛区皮肤移植为宜。

术后并发症　分指手术的并发症可分为早期并发症和晚期并发症。早期并发症主要包括患指血液循环不良或中断、感染、创口裂开及植皮坏死。晚期并发症主要包括不合适的皮瓣设计或切口瘢痕挛缩引起的指蹼爬移、关节屈曲挛缩、骨性并指引起的指甲畸形，侧副韧带张力不足所致的关节不稳定。一旦出现上述并发症，需要再次手术进行矫正。

预后　主要取决于皮肤软组织并联程度、骨性融合情况，神经血管发育状态以及指甲发育情况。一般情况下，简单并指预后较好，复杂并指因多合并骨关节畸形，手部功能预后欠佳，但经过手术治疗和系统性康复，该病的远期预后较为乐观。

（张学军　冯伟）

duōzhǐ

多指（polydactyly）
正常手指以外的赘生手指或手指孪生畸形。又称赘生指、多余指、先天性多指畸形。临床上最常见的手部先天性畸形，男性发病率是女性的2倍，可为手指指骨赘生、单纯软组织赘生或伴有掌骨赘生。多指畸形可以分为桡侧多指、尺侧多

指及中央型多指；可以是单个手指多指，也可以是多个手指多指，通常位于拇指桡侧或小指尺侧。多指畸形中，拇指多指占54.6%，小指多指占28.6%，掌指关节多指最常见，其次是手指末端、远侧指间关节多指，近侧指间关节多指较少见。

（张学军　冯伟）

ráocè duōzhǐ

桡侧多指（radial polydactyly）
拇指数量超过1个，在拇指生长区域内生出多余拇指或拇指样物的多指畸形。又称复拇指、拇指多指。复拇指，从字面上看，应该是2个同大小、同形态的拇指。但临床所见却多是2个大小不一、形态别样的拇指，并非像复拇一词表达得那样简单，而是具有多样性的畸形。拇指桡侧多出1～2个拇指，一样大小或一大一小，还常合并其他畸形，如关节面偏斜、三节指骨等。既可单独发生，也可是某综合征的临床表现。

1969年瓦塞尔（Wassel）依据桡侧多指的X线平片表现，将其分为七型，以后厄普顿（Upton）对其又有补充，使之更为详细，成为应用最为广泛的分类方法。Ⅰ型，远节指骨源自一个骨骺，远端分开或分叉形成多指。Ⅱ型，远节指骨源自二个骨骺，各自成骨形成多指。Ⅲ型，近节指骨源自一个骨骺，远端分开或分叉，各连一节远节指骨形成多指。Ⅳ型，近节指骨源自二个骨骺，各自成骨，分别或其中一个连接远节指骨形成多指。Ⅴ型，掌骨源自一个骨骺，远端分叉，各自连接二节指骨形成多指，或者远端不分叉，侧方连接一块掌骨残端及远、近节指骨，或仅连接近、远节指骨形成多指。Ⅵ型，掌骨源自二个骨骺，各自成骨，

分别连接远、近节指骨形成多指。Ⅶ型，拇指还是一个，但指骨有三节，多出一节；或者，Ⅳ型多指中，一指有三节指骨。

首选手术治疗。如果主拇指发育好，副拇指仅有细长皮蒂与主拇指相连，推荐在局麻下行环绕蒂部的切除术。除此之外的多拇指畸形治疗方法基本上归为两类，即副拇指切除＋主拇指重建以及2个拇指的组合。方法包括：①切除发育不良多指，改善外观。②楔形截骨，矫正偏斜畸形。③重建侧副韧带及肌腱止点，稳定关节、改善运动功能。

（张学军　宋宝健）

zhōngyāng duōzhǐ

中央多指（central polydactyly）

示指、中指、环指或其组分数目高于正常的多指畸形。少见，尤其是示指多指。合并并指的中央多指，又称并指多指或多指并指。合并并指者，多有家族史。表现多种多样，难有一个全面的分类。其中，以环指多指最多见，位于环小指之间，既可是无骨骼、无肌腱的软组织团块，也可是短小或者有四节指骨的手指，与第四掌骨远侧方突起成关节。畸形严重者，多指周围的骨骼也有畸变，如指骨横置、掌骨、指骨融合等。软组织团块，切除即可；骨骼畸形者，切除多指之后常要植皮修复皮肤缺损。

（张学军　宋宝健）

chǐcè duōzhǐ

尺侧多指（ulnar polydactyly）

手的尺侧即小指位置生出多余小指的多指畸形。又称小指多指。尺侧多出1~2个手指，一样大小或一大一小，常比正常侧小指要小，有时在第5掌指关节水平，有时也会有多余掌骨与尺侧多指相连，常有家族史，有时会合并

多趾。表现多种多样，泰姆塔米（Temtamy）将其划分为三型。Ⅰ型，小指各骨、关节发育正常，尺侧软组织连接一发育极差的手指，无肌腱连接。Ⅱ型，第5掌骨远端增粗，与二列指骨相衔接，肌腱发育不良或缺如，指甲小，指间关节多有屈曲畸形。Ⅲ型，第5掌骨一分为二，远端各与一列指骨相衔接，多指近乎正常。Ⅰ型尺侧多指，仅有软组织连接，生后即可切除。Ⅱ、Ⅲ型多指，尽可能保留尺侧手指，避免损伤尺侧副韧带及小鱼际附着。Ⅱ型多指，常还要切除掌骨远端骨突，斜形截骨、矫正偏斜畸形；重建骨间肌止点。

（张学军　宋宝健）

jìngxiàngshǒu

镜像手（mirror hand）

以桡骨、拇指缺如，代之以尺骨及示、中、环、小指，即尺骨和手指孪生为特征的先天性畸形。又称原位赘生手、镜影手。之所以称镜像手，是因占据桡骨、拇指位置，即肢体外侧的尺骨、手指与肢体内侧的原有尺骨、手指相互对应，犹如后者的镜中映像。当然，这种"镜像"也不是百分百的，除了形态上的差异之外，还有数量上的，占据拇指位置的手指有时是3个、5个而不是4个。也就是说，镜像手的手指通常是8个，但也可能是7个或者9个。临床表现可见一手有8指或7指、9指、10指，拇指缺如，手掌增宽；大多角骨、小多角骨、舟骨发育不良或缺如；桡骨缺如，代之以尺骨。单侧多于双侧。镜影手的指伸肌发育不良或缺如，手指常呈屈曲状，运动受限，而前臂内侧手指运动功能正常。腕关节屈曲并偏向一侧，方向与腕骨形态对称、尺骨等长与否有关。

前臂旋转运动受限，旋前及旋后肌常缺如。镜像尺骨远端，随发育而逐渐增宽；近端，与内侧尺骨近端一起，渐进旋转，直至一同与肱骨远端鹰嘴窝相接触。肱骨远端，通常由2个发育不良的滑车构成，肘关节运动受限。肱二头肌、肱肌止于肱骨远端，不再跨越肘关节。常合并下肢胫骨缺如，代之以腓骨，即腓骨孪生。

关于治疗，可切除大部分镜像指，只保留示指或中指，然后短缩和旋转截骨，放置在原拇指的位置，即手指拇指化；移位屈、伸肌腱，重建拇指屈伸运动功能。必要时，还需移位骨间肌止点，使重建拇指具有外展内收运动。腕关节屈曲畸形是一个渐进的过程。长期正规的理疗具有预防或减缓此畸形的作用。因此，患儿一出生后即应接受物理治疗。无效者，可行屈肌腱延长、掌侧关节囊松解术。前臂旋转运动受限者，可行肘关节外侧切除来改善之，或做尺骨旋转截骨，将前臂置放在一个适于患者工作要求的体位。肘关节屈伸运动受限者，可行肘关节外侧半切除，外侧切口，切除外侧尺骨鹰嘴，肱骨外侧髁及外侧滑车，直至被动屈伸运动接近正常。术中还需重建侧副韧带的附着，保持关节侧方稳定；肱三头肌腱移位至肘前，为屈曲提供动力。

（张学军　宋宝健）

lièshǒu

裂手（cleft hand）

以手中间指缺如为特征的遗传性病症。又称缺指、少指、龙虾/蟹钳手、复合性裂手裂足等。属肢体中央纵列发育不良或缺如性畸形。1964年巴尔斯基（Barsky）将裂手划分成典型与非典型两种，前者，遗传，中间指缺如，两侧指正常；

后者，散发，中间指发育不良或缺如，两侧指退化。1992 年，国际手外科联合会命名后者为短指并指，为一种独立的病症，也属肢体中央纵列发育不良或缺如性畸形。病因为常染色体显性遗传性病症，染色体缺陷位于 7q21.3 ~ q22.1 区。发病机制不明，学说有二：①胚胎外胚层嵴尖的中央区不发育所致。②胚胎手板中央部发育受阻。

临床表现，男性居多，常染色体显性遗传。手中间指发育不良或缺如，手及手掌中央部裂开，呈 V 字形；两侧指正常，或者并指、多指或侧弯、骨骼融合。既可单侧发生也能双侧出现，临床上后者更多见，而且还常伴有裂足——表现与手相近，有时也可见到单纯的裂足。裂手，既可单独出现，也可是某种病症的一个表现，如卡彭特综合征（Carpenter syndrome）、罗比诺综合征（Robinow syndrome）等。常合并短股骨、裂足，其次是并指、多指，再次是唇裂、腭裂等。主要是与非典型裂手，即短指并指鉴别。不细分析，很容易将二者混为一谈。

首选手术治疗。裂手轻重不等，手术方法、时机也无法统一，原则是：无碍骨关节正常发育者，无碍拇指正常功能者，手术时间可延迟到学龄前 1 年；反之，需及早治疗。闭合裂隙是治疗的主要目的，其次是第一指蹼开大成形、分指、重建拇指，然后才是切除多指、横置指骨、截骨矫形等，可依据畸形程度、患者年龄及术者技术水平而选用。闭合裂隙的同时还需成形指蹼、截骨矫形，以及骨间韧带重建，才能保证关节稳定，手指功能正常。

（张学军　宋宝健）

huánzhuàng shùdài zōnghézhēng

环状束带综合征（constricting band syndrome）

以出生时环绕肢体软组织的凹陷，呈完全性或不完全性表现的先天性疾病。又称羊膜带综合征、缢缩环综合征、斯特里特（Streeter）发育不良或托尔平（Torpin）发育不良。罕见，多发于前臂、小腿、手指、足趾，可同时伴肢体畸形，甚至完全截肢。偶尔出现躯干、头面部畸形，如累及脐带，亦可出现流产。

病因及发病机制　环状束带综合征是非遗传性的，尚无明确病因，没有证据表明何种产前因素与该病相关。当内膜（羊膜）破裂而不损伤外膜（绒毛膜）时可能发生环状束带综合征，因为破裂的羊膜形成纤维性黏性组织（带），而这些漂浮在羊水中的羊膜带可以缠绕婴儿，减少血液供应并导致先天性异常。虽然病理学中证实环状束带内存在羊膜，但这一学说不能完全解释束带畸形所伴有的其他畸形。故也有观点认为可能存在胚胎发育过程中基因突变、胚胎融合异常或胚胎供氧不全等原因。

分型　常见的临床分型方法有三种。①根据病变部位可分为肢体、颅面、躯干内脏三型。②根据疾病的变化、影响程度可将其分为单纯环形束带、束带伴有远端异常（常为淋巴水肿）、束带伴有远端并指或连合、先天性截肢。③临床最常用的分类方法为亨尼根（Hennigan）等根据束带嵌入部位及深度的四度分法，Ⅰ度，束带只嵌入皮下；Ⅱ度，束带深入筋膜，不影响远端肢体循环；Ⅲ度，束带深入筋膜，影响远端肢体循环，可伴神经损伤；Ⅳ度：先天性截肢。

临床表现　环状束带综合征临床表现轻重不一，轻者仅出现表浅的环行皮肤，其弹性差，有硬索感。重者则可累及皮下组织、筋膜、肌肉及骨骼，形成很深的环形缩窄，并影响淋巴、静脉回流，甚至出现器官自截。

诊断　根据典型的临床表现可以明确诊断。产前筛查通过 B 超和胎儿 MRI 检查可以更加利于产前的检出，但对考虑环状束带综合征的胎儿，引产或分娩后应对胎膜、胎盘、脐带及胎儿进行详细的检查，必要时行胎儿内径检查。无论胎儿存活与否均应尽可能行染色体检查，死胎可以进一步尸检和组织学检查。

治疗　对于环状束带综合征的患儿应当尽早手术，以解除环形束带对软组织尤其是血管神经的影响，恢复患肢的血运，消除对于患儿肢体发育的影响因素。头面部畸形需行整形手术。肢体畸形的治疗主要是去除束带压迫，Ⅰ度单纯的皮肤浅环状缩窄随着生长发育可被扩张甚至消失，若家属要求整形美观，也可行手术切除。Ⅱ度、Ⅲ度因影响循环，远端肿胀明显，可伴神经功能障碍，需根据畸形部位及其引起异常的严重程度，行缩窄束带松解、神经修补或神经移植术。伴肢体远端畸形者，应采用分阶段手术治疗，可先行束带切除、"Z" 字成形术，再行畸形矫正术。术后并发症有瘢痕挛缩再次狭窄、伤口感染、肢体远端血运受限而引起营养障碍。

预后　与远端受压情况、畸形程度及手术情况等密切相关。

（张学军　高荣轩）

gǔgǔgàn gǔzhé

股骨干骨折（femoral shaft fracture）

从股骨小粗隆以下至股骨髁以上部位的骨折。占全身骨折的 4%~6%，男性多于女性，约 2.8：1。10 岁以下儿童占多数，约占总数的 50%。大多由直接或间接高能量损伤所致，具体可表现为局部肿胀、疼痛、功能丧失，下肢缩短、成角和旋转畸形，局部骨擦感和异常活动，伤情往往较为严重，常合并其他系统损伤，重者危及生命。病理性骨折较为少见，合并骨肿瘤或骨质脆弱者遭受低能量损伤时也会导致骨折。

病因及发病机制 股骨干骨折的常见病因为直接或间接暴力打击，大多由高能量损伤所致。其中直接暴力因素包括车轮碾压、重物砸伤等，间接暴力因素包括高空坠落、机器扭伤、绞伤，间接暴力可经小腿、膝关节等传导至股骨干，引起骨折。股骨干骨折病因与年龄密切相关。非意外创伤是幼儿会走路前骨折的主要原因，占此年龄段的 70%~80%。1~4 岁的婴幼儿，30% 的股骨干骨折是由于虐待所致。在青少年中，高速机动车所致交通事故占所有股骨干骨折的 90%，因心理或非心理因素造成的高空坠落也并不少见。病理性骨折较为少见，患儿如合并骨肿瘤、骨质脆弱、成骨不全或患有其他神经肌肉疾病，遭受低能量损伤也可发生骨折。

分型及分类 儿童股骨干骨折可根据不同情况分为不同类型。①根据骨折有无与外界相通，分为开放性骨折和闭合性骨折。有皮肤破损、骨折外露，属于开放性骨折；而骨折处皮肤或黏膜完整，骨折断端不与外界相通为闭合性骨折。②根据骨折位置可分为近端、中段或远端 1/3 骨折。③根据骨折线可分为横形骨折、斜形骨折、螺旋形骨折及粉碎性骨折。

临床使用频率较高的分型有以下两种。①AO 分型：A 为简单骨折，A1 螺旋形，A2 斜形（≥30°），A3 横断（<30°）。B 为楔形骨折，B1 螺旋楔形，B2 弯曲楔形，B3 粉碎楔形。C 为复杂骨折，C1 螺旋形，C2 多段，C3 不规则。②温克尼斯-汉森（Winqunist-Hansen）分型：0 级，没有粉碎块；Ⅰ级，小的蝶形块；Ⅱ级，大的蝶形块，但宽度小于股骨直径的 50%；Ⅲ级，大的蝶形块，但宽度大于股骨直径的 50%；Ⅳ级：节段性粉碎骨折。

临床表现 多数骨折患儿有较严重的外伤史，伤后肢体剧痛，活动障碍，局部肿胀压痛，有异常活动，患肢不能活动与负重，短缩。骨摩擦音显著，有的局部可出现大血肿、皮肤剥脱和开放伤。高能量创伤所致的股骨干骨折患儿很可能合并其他系统的多发损伤，内脏伤和休克者较常见。

诊断与鉴别诊断 根据患儿典型病史、临床表现、体征及影像学检查可对股骨干骨折做出诊断。体格检查时首先观察有无畸形、肿胀及开放性损伤。因此必须对整个肢体进行彻底的检查，以排除其他合并伤。同侧膝关节韧带损伤是常见的合并伤之一。此外，还应密切注意合并伤和休克的发生，以及伤肢有无神经和血管的损伤。需要对骨折端以远肢体的血运以及股神经、腓总神经、胫神经的功能进行评估并记录。如果存在肢体畸形并有血循环障碍，可以进行简单的手法纵向牵引，判断畸形是否是缺血的原因。股骨正侧位 X 线片可对骨折进行确诊。由于高能量创伤可能累及邻近关节，所以还需要拍摄髋关节、膝关节及骨盆的 X 线片。

鉴别诊断包括骨盆、髋臼、股骨近端骨折；股骨原发恶性或转移性肿瘤；伴有骨破坏的骨髓炎、不伴有骨折的软组织损伤、股骨应力性骨折等，这些疾病也可出现大腿疼痛、肿胀、活动受限等症状，多数通过 X 线检查、CT、MRI 可明确诊断。

治疗 伤后立即用临时夹板固定可以减轻患儿的痛苦，并在患儿转运途中维持骨折的稳定，就医后根据病情进行下一步治疗。手术治疗适用于大多数患儿，可以降低长期卧床导致的肺部及其他系统并发症的风险。对于开放性骨折的患儿，应立即给予全身应用抗生素治疗，同时积极预防破伤风，在患者情况稳定后，紧急对软组织损伤进行清创。

儿童股骨干骨折的治疗可分为保守及手术治疗，主要取决于年龄及骨折类型，同时应考虑体重、合并损伤等其他因素。①6 个月以内婴幼儿：股骨干骨折多为稳定骨折，绝大多数股骨近端和中段骨折可通过夹板+帕夫利克（Pavlik）支具治疗，对于骨折移位 1cm 及以上，或成角大于 30° 患儿，需要使用髋人字石膏固定。②6 个月~5 岁患儿：骨折短缩小于 2cm 的单一股骨干骨折可选髋人字石膏；短缩大于 2cm 骨折提示不稳定，需要 3~10 天的皮肤牵引或骨牵引后石膏固定。对于骨折移位大、无法配合保守治疗、同侧或双侧下肢多发骨折的患儿可能需手术治疗。③5~11 岁患儿：无明显移位的股骨干骨折可选择石膏固定，但治疗期间常需更换石膏以避免骨折断端短缩成角；对于骨折粉碎或短缩不稳定的股骨干骨折，可通过牵引复位后髋人字石膏固定。手术治疗主要适用于保守治疗失败或效果较差、合并颅脑损伤、多发创伤、血管损伤、浮膝损伤、严重皮肤软组织损伤的患儿。手术方式包括钢板螺钉、外固定架和弹性髓内钉固定。④11 岁至骨骼发育成熟的患儿：可使用带锁髓内钉进行治疗。

并发症 包括不愈合及延迟愈合、畸形愈合、感染、再骨折、伤口血肿、神经损伤、血管损伤、深静脉血栓、骨筋膜室综合征、异位骨化、内植物断裂、内植物移位、急性呼吸窘迫综合征、关节僵硬、慢性疼痛、脂肪栓塞和死亡等。

（张学军 刘昊楠）

gǔgǔjǐng gǔzhé

股骨颈骨折（femoral neck fracture） 发生于股骨头下至股骨颈基底部的骨折。股骨颈骨折在成人中十分常见，儿童则罕有发生，在儿童骨折中不足 1%。典型的儿童股骨颈骨折是由于高能量损伤造成，与成人低能髋关节骨折不同，后者常见于老年患者（骨折伴随有骨质疏松）。

损伤机制 儿童股骨颈骨折的原因包括轴向负荷、扭转、外展过度或髋关节直接受到打击，大多数是剧烈的高能创伤引起。除了骺板，儿童股骨近端十分坚强，高能外力（如交通事故和高空坠落）才能导致骨折。如果骨折是由于不明显的外伤引起，则需要排除潜在的病因，如既往损伤、骨代谢疾病等。

分型 小儿股骨颈骨折根据德尔贝（Delbet）法分为四型。

Ⅰ型 累及股骨近端骨骺的骨折，ⅠA 型不伴有脱位，ⅠB 型自髋臼脱位。这类骨折较为少见，占儿童股骨颈骨折的 8%。Ⅰ型骨折中大约 50% 伴有股骨头骨骺脱位，这种骨折多由儿童高能损伤诱发，常引起股骨头坏死和骨骺早闭。不同于青春期前的不稳定性股骨头骨骺滑脱症（slipped capital femoral epiphysis，SCFE），后者常有前驱症状如相邻髋关节或膝关节疼痛。不稳定的 SCFE 不同于外伤性脱位，较小的创伤即可叠加引起，源于多种因素诸如肥胖和内分泌疾病导致骺板薄弱。

Ⅱ型 经颈型骨折，是最多见的一种类型，占股骨颈骨折的 45%~50%，发生在骨骺和转子间线间。不伴有脱位的股骨颈骨折较伴有脱位的患儿预后好，股骨头坏死率低。股骨头坏死的发生被认为是由骨折脱位直接引起，因为后者可以导致股骨头血供中断或不足。

Ⅲ型 股骨颈基底部骨折，被定义为位于转子间线或者稍前上方，是儿童髋关节骨折的第二常见类型，约占 34%。根据这类骨折与毗邻关节囊的关系，分为囊内骨折和囊外骨折。

Ⅳ型 转子间线骨折，仅占小儿股骨头和股骨颈骨折的 12%。这一类型的骨折发生在关节囊外，是四种骨折类型中并发症最低的骨折。在这类骨折中骨不连、股骨头坏死、髋内翻与骨骺早闭等发生率都较低。

临床表现 完全性骨折的患儿由于髋关节部位剧烈疼痛而不能运动，患肢短缩，肢体远端外旋。不完全骨折患儿，在负重时出现髋关节和膝关节的疼痛，特别是在下肢内旋时。婴儿髋关节骨折时表现为下肢屈曲、外展和外旋。这个年龄段在没有感染症状时，出现假性瘫痪、患肢短缩，需要高度怀疑有无骨折。由于此类骨折是高能创伤，所以造成骨折的同时伴有其他部位的损伤，应当注意检查其他肢体、躯干及头部，避免漏诊。

诊断与鉴别诊断 儿童股骨颈骨折的诊断应当依据患儿是否有高能创伤和典型的体征及症状，包括患肢短缩、外旋以及下肢疼痛。高质量的骨盆前后位放射学影像能够提供双侧髋关节的对照以发现髋关节的骨折脱位。诊断应力骨折应用的辅助检查包括 CT 扫描和骨增强扫描，可以发现骨折部位吸收增强。超声诊断可用于检查婴儿的干骺端分离情况，还有助于定位干骺端的渗出物以穿刺检查明确有无脓液。血性穿刺液提示骨折，明显脓性穿刺液提示感染。如果患儿外伤后髋关节疼痛但又没有骨折证据时，应当考虑其他疾病诊断，包括莱格-卡尔夫-佩尔特斯病（Legg-Calve-Perthes disease）、滑膜炎、自发性关节积血以及感染。婴儿及新生儿由于股骨近端骨化不完全，要与髋关节感染和先天性髋关节脱位鉴别诊断。

治疗 按分型进行治疗。

Ⅰ型骨折的治疗方法基于儿童的年龄、是否存在股骨头脱位以及复位后骨折的稳定性。对于 2 岁以下初学走路的儿童，无移位或轻微的移位骨折，选择单纯的人字位石膏固定可以获得满意疗效。因为骨折移位倾向内翻和外旋，下肢应当轻度外展并内旋以防止移位。如果骨折不稳定，应当用小直径（2mm）的光滑针穿过股骨颈到达骺板固定。理论上讲，儿童累及骺板的骨折使用光滑的针可以降低骺板损伤的风险。复位固定后拍摄 X 线片确保解剖复位。2 岁以上儿童即使骨折没有发生移位也应内固定治疗。因为骨折迟发移位的概率很高，内固定应穿过骺板到达股骨头骨骺中心。幼儿可以应用光滑的内固定针，对于年龄较大、体型较大的儿童和青少年来说，空心螺钉更为合适。在超过 10 岁的大龄儿童患者中最终的肢体长度偏差很小，因而对于年龄较大、体型较大的儿童为避免并发症的发生可以选择更好的内固定稳定。

Ⅱ型和Ⅲ型股骨颈囊内骨折必须解剖复位，绝大多数患儿须使用内固定。极少数 5 岁以下儿童发生无移位且稳定的Ⅰ型骨折和股骨颈基底部骨折，可以使用人字位石膏固定，但要密切随访防止在石膏内发生内翻移位。但是大多数学者建议无移位的股骨颈骨折应使用内固定，因为此类骨折迟发移位的风险远大于经皮空心螺钉内固定，尤其是对于幼龄儿童。股骨颈移位骨折必须解剖复位并使用坚强的内固定，尽量降低后期并发症的发生风险。髋内翻与骨不连常见于仅行制动末使用内固定的股骨颈移位骨折。如果采取闭合或开放复位后进行内固定，并发症的发生率明显减低。轻柔的闭合复位治疗移位骨折，常须结合纵向牵引、外展和内旋。一般使用 2~3 个螺钉，最下方的螺钉尽可能沿股骨距边缘，其余螺钉尽可能与之保持平行。

在Ⅱ型骨折中，内固定有必要穿透骺板，骨骺早闭和转子过度生长的发生概率明显少于骨不连、内固定断裂及股骨头坏死。治疗骨折是首要目的，肢体生长不均衡和肢体长度的差异则是次要的。股骨颈基底部移位骨折与Ⅱ型骨折的并发症相似，治疗方法也类似。如果可能，Ⅲ型骨折的内固定螺钉不要超过骺板。儿童髋关节加压螺钉可以安全地用于 5 岁以上儿童的低位股骨颈基底部骨折。

Ⅳ型骨折无论有无移位，闭合治疗转子间骨折的疗效是显著的。牵引与人字位石膏固定十分有效。不稳定或复位失败和多发伤需使用内固定治疗。

（张学军　冯　伟）

gǔpén gǔzhé

骨盆骨折（pelvic fracture）发生在骨盆处的骨折。在所有的儿童骨折中，骨盆骨折所占的比例不足 2%，包括单纯的撕脱性骨折、稳定和不稳定的骨盆环骨折、髋臼以及"Y"形软骨骨折。儿童骨骼的弹性模量较低，所以儿童骨折时的骨骼变形及能量吸收也较成人更多。此外，儿童骶髂关节和耻骨联合具有更高的弹性，未成熟骨盆骨折需要比成人更高的能量。因此，儿童骨盆骨折是一个损伤严重的信号，提示临床医师应积极寻找其他合并损伤，包括腹部、泌尿生殖系统、神经系统损伤和其他骨折。

损伤机制　儿童骨盆骨折常由高能量致伤因素造成，75%~95% 的儿童骨盆骨折由交通伤所致，再次是坠落伤（13%）。体育运动损伤占骨盆骨折的 4%~11%。虐待儿童所致骨盆骨折罕见，单独的骨盆骨折可能是唯一的骨骼表现。撕脱性骨折多继发于运动性损伤，尤其是足球、体操和田径运动。

分型　由于骨盆骨折分类系统的不同以及年龄改变导致的解剖不同，使得采用不同分类系统的研究之间在比较骨盆骨折发生率、损伤机制、发病率和病死率、预后方面存在困难。通常使用托罗德（Torode）和齐格（Zieg）分类法或蒂勒（Tile）分类法或者二者兼有，基本分类法、骨盆成熟与否以及骨折稳定或不稳定等信息对制订治疗措施非常重要。

根据骨盆骨折的 X 线特点，将儿童骨盆骨折分为两型，即非成熟型（Riser 征 0 级，所有骺板未闭）和成熟型（Y 形骨骺闭合）。

撕脱骨折（托罗德和齐格Ⅰ型）　骨盆撕脱骨折常见于参加体育活动的青少年，多由于激烈的运动，如踢球、跑步、跳远时骨盆附着肌肉的强力收缩牵拉所致；尽管损伤疼痛，但不影响功能。缝匠肌附着于髂前上棘，股直肌附着于髂前下棘，是常见的发生撕脱骨折的部位。

髂骨翼骨折（托罗德和齐格Ⅱ型）　直接暴力可致髂骨翼骨折，单纯的髂骨翼骨折相对少见。髂骨翼骨折通常向外侧移位，但也可向内侧或向头侧移位。由于受到腹肌和髋外展肌的牵拉固定，严重移位的髂骨翼骨折罕见。髂骨翼骨折的疼痛局限于骨折部位，有时可触及异常动度。由于髋外展肌痉挛，患者行走时呈疼痛性的特伦德伦堡（Trendelenburg）步态。

坐骨或耻骨的单纯骨折（托罗德和齐格Ⅲ型）　儿童耻骨或坐骨支骨折通常是由高能量创伤所致，常伴有合并伤。单支骨折较多支骨折常见，上支骨折较下支骨折常见。单纯耻骨骨折表现为疼痛，骨折部位可触及骨擦感。CT 扫描或出口位和入口位 X 线片有助于判断骨盆环有无其他骨折。对于未成熟的骨盆，耻骨或坐骨支骨折可累及"Y"形软骨。

不稳定型骨盆骨折（托罗德和齐格Ⅳ型）　①双侧耻骨上下支骨折：骑跨骨折，可引起骨盆环前弓漂浮。单侧耻骨支骨折合并耻骨联合分离也可导致骨盆不稳。这类骨折经常合并膀胱或尿道裂伤。双侧耻骨上下支骨折原因包括坠落时遭受骑跨伤、骨盆侧方挤压暴力伤或者骑摩托车遭受突然冲击。由于腹直肌的牵拉作用，漂浮的骨折块多向上方移位。骨盆入口位 X 线片能准确地判断漂浮骨块的移位程度。②复杂骨折类型：骨盆环的两处骨折（髋臼的前方、后方）会导致半骨盆不稳。这些不稳定骨折常伴有腹膜后及腹膜内出血。双侧的髋臼前后方骨折是最易引发严重出血的骨折类型。除了骨盆骨折的常见体征，半骨盆移位还可导致双下肢不等长、骨盆不对称。骨盆出入口位 X 线片、CT 可显示骨折移位程度。

临床表现 骨盆区的体格检查应重点检查骨盆和会阴区。触诊应包括髂前上棘、髂嵴、骶髂关节和耻骨联合。骨盆环骨折时，在髂嵴前上方向后施加压力可引起骨折处疼痛；自两侧髂骨翼向内挤压骨盆环会引起疼痛，可触及骨摩擦感；前后方向挤压耻骨联合和骶髂关节也会引起疼痛和异常动度，下肢活动时疼痛，尤其是髋关节，提示关节可能受累。

诊断 对于儿童骨盆骨折，应通过完整的病史和全面的体格检查来明确诊断。危及生命的颅脑、胸部、腹部和泌尿生殖系损伤应先于骨盆骨折进行检查和治疗。在进行影像学检查之前，应对骨盆骨折患儿进行急诊评估，骨盆骨折患儿应在生命体征平稳后再行多方位摄片。①前后位的 X 线摄影可提供骨盆环稳定性的大量信息。前后位 X 线片上骶髂移位提示骨折不稳定和出血的可能性。如果前后位 X 线片有不稳定的征象，应该拍摄其他两个位置（入口位和出口位）。入口位 X 线片是 X 线板与投射角呈 60°，对半骨盆向后移位有很高的诊断价值。出口位 X 线片是 X 线板与投射角呈 45°，有助于判断半骨盆向前移位和垂直移位情况。X 线片上对比骨盆双侧骨突部位有助于发现撕脱骨折。②CT 扫描是评估骨性骨盆最好的方法，尤其是骶髂关节、骶骨和髋臼。大多数学者认为，如果 X 线片存在可疑征象或者准备行手术治疗，则需要行骨盆 CT 扫描。CT 的优势还包括清晰的重建图像，可加深对骨折的认识，这些有助于医师对非手术或手术治疗的选择，并帮助选择手术入路。③MRI 具有相似的优点，但对软组织的观察比 CT 优越，无辐射，对软骨折如后壁骨折伴发髋关节脱位的显示效果优于 CT。④放射性核素显像偶尔有助于无移位骨盆骨折的诊断以及合并颅脑损伤或多系统损伤的儿童和成人骨盆骨折的急性损伤诊断。

治疗 原则首先是获得复位，然后是维持复位直至骨折愈合。骨折复位方法包括推拿、牵引或者开放复位。获得复位后，可使用石膏、牵引、外固定或者内固定以维持复位。体型较小的儿童可使用人字石膏固定。骨牵引维持复位适用于能够忍受长期卧床或无法接受内固定治疗的患儿。在双侧髂前上棘分别置入 1~2 枚钢钉可以实现骨盆前方的外固定。钢针可开放或经皮置入。

稳定型骨盆骨折 ①大多数的骨盆撕脱骨折可以通过非手术治疗，如休息、患肢部分负重 2 周或患肢置于适当位置松弛肌肉等，获得满意的临床疗效。坐骨撕脱骨折病例采取非手术治疗后存在长期功能障碍和不能恢复到伤前运动水平。对于移位超过 1~2cm 的急性骨盆撕脱骨折，建议开放复位和内固定。②髂骨翼骨折的治疗往往取决于其合并伤的严重程度，髂骨翼骨折本身采用对症治疗已经足够。症状消失后可扶拐部分负重行走。尽管有时骨折移位严重甚至为粉碎性骨折，但仍可获得良好的愈合，无后遗症状。③坐骨或耻骨的单纯骨折的治疗通常是对症处理、逐步负重。这些骨折属于稳定性骨折，无须手术处理。

不稳定型骨盆骨折 大部分骨骼未成熟的骨盆骨折患儿不需要手术干预。而骨盆骨骼发育成熟的患儿，应当遵循成人骨盆骨折的治疗指南。严重的畸形残留会导致患儿预后不佳，因此不稳定型骨盆应当行手术复位。

移位的、不稳定的骨盆骨折需要慎重考虑，以往的多数观点认为，儿童骨盆骨折不建议行手术治疗，原因在于：①儿童骨盆骨折少见大量出血，没有必要进行骨盆稳定手术以控制出血。②儿童罕见假性关节形成，没有必要行内固定手术以促进骨折愈合。③儿童的骨膜较厚，有助于稳定骨折，手术并不必要。④长时间制动不是骨折愈合所必需的。⑤骨骼未成熟的儿童具有强大的骨重塑能力。⑥儿童骨盆骨折后的远期合并症罕见。

采用手术治疗不稳定骨盆骨折可降低长期并发症的倾向，理由在于既往高估了未成熟骨盆的自身重塑能力。另外，残余的骨盆和髋臼畸形可以导致远期预后不佳。远期的肌肉骨骼并发症包括双下肢不等长、背部疼痛、脊柱侧凸、骨盆不对称以及骶髂关节炎。短期的并发症则主要集中在疼痛、无法活动、生活不能自理以及其他损伤带来的负面影响。采用外固定治疗不稳定的骨盆骨折，达到稳定骨折，维持正确复位，早期活动，减轻不稳引发的疼痛。由于耻骨联合钢板较外固定轻便，因此在修补膀胱或行开腹手术时，可使用耻骨联合钢板固定耻骨联合。

外固定对于骨盆后环的固定效果欠佳。因此，可能须经前路或后路分别单独固定骶髂关节。开放复位可以采取仰卧位，从前方经腹膜后入路到达髂窝，使用小螺钉或钢板。此外复位、固定亦可经后侧入路。骨骼成熟的骨盆骨折患儿应遵循与成人相同的治疗原则，如果青少年患儿达到解剖复位或接近解剖复位，其功能可完全恢复，或仅有极少功能障碍和残留疼痛。而骨骼未成熟的骨盆不稳定骨折和髋臼骨折患儿采用手术治疗成功后，其并发症发生率也较低。

（张学军 冯伟）

fāyùxìng kuānguānjié tuōwèi

发育性髋关节脱位 （developmental dislocation of the hip, DDH）

髋臼、股骨头和关节囊等均存在结构性畸形而导致髋关节的主要组成部分股骨头和髋臼完全失去正常接触的疾病。又称先天性髋关节脱位。但是胎儿的髋关节解剖未见到过髋关节脱位，髋关节脱位也并不一定是生后立即出现，出生后较常见的髋关节不稳定，大部分可自愈，只有约10%发展为髋关节脱位，而且脱位的髋关节经早期及时的诊断和治疗，会随生长而恢复关节组成的正常关系，故自1992年起北美小儿矫形外科学会将先天性髋关节脱位更名为发育性髋关节脱位。

病因及发病机制 发病原因仍不十分清楚，与种族、地域、基因异常及内分泌失调等因素有关。发病率世界各地不一样，中国约为0.1%。家族遗传因素是确定的发病因素之一，有20%的

DDH患儿有家族史，但尚缺乏科学的统计数据。发病者女童多见，中国男女比例约为1：4，这可能与雌激素的代谢异常有关，它可引起髋关节松弛，进而发生髋关节脱位。发病与胎位有关，经临床统计，臀位产发病率最高。其他还有生活习惯和环境因素，如北方某些习惯双下肢伸直位捆绑婴儿的地区发病率明显增高，另外原发性髋臼发育不良及关节韧带松弛症，是髋关节脱位的主要病因。

分型 ①髋关节发育不良：又称髋关节不稳定，X线片常以髋臼指数增大为特点，多数采用髋关节外展位而随之自愈，约1/10将来发展为先天性髋脱位，还有少数病例持续存在髋臼发育不良，年长后出现症状。②髋关节半脱位：X线片除髋臼指数增大，尚出现股骨头的髋臼覆盖减少，这是一种独立的类型，可长期存在而不转化为全脱位。③髋关节全脱位：股骨头完全脱出髋臼，根据股骨头脱位的高低可分为四度。Ⅰ度，股骨头仅向外方移位，位于髋臼同一水平；Ⅱ度，股骨头向外、上方移位，相当于髋臼外上方水平；Ⅲ度，脱出的股骨头位于髂骨翼的部位；Ⅳ度，脱出的股骨头上移达骶髂关节水平。

临床表现 依发病年龄和脱位程度不同而表现各不相同。①外观：大腿皮纹不对称、患侧肢体短缩。阿利斯征（Allis sign）阳性，患儿平卧时双膝屈至90°，两膝顶端不在一个平面上，低的一侧表明有脱位。患肢活动减少；会阴部增宽（双侧脱位者）。②开始行走时间晚，单侧脱位呈跛行步态，双侧脱位呈摇摆步态即"鸭步"。③患侧股动脉搏动减弱

或消失。④髋关节外展受限或外展试验奥尔托拉尼征（Ortolani sign）阳性：脱位的确诊体征，患儿仰卧并屈髋屈膝至90°，检查者将拇指放在患儿大腿内侧，示指和中指放在大转子处，将两侧大腿逐渐外展、外旋。如有脱位，可感到弹响或跳动声，髋关节才能外展、外旋至90°。⑤特伦德伦堡征（Trendelenburg sign）阳性：患儿单足站立时，对侧骨盆不能正常抬起以保持身体平衡。

诊断 依据患儿病史、体征及辅助检查进行诊断。①超声检查：6个月以内婴儿主要依靠超声检查。优点明显，特异性和敏感性高，均大于90%，假阴性少；对脱位、半脱位和髋臼发育不良都可以诊断；可对DDH的治疗进行动态观察；没有放射损害。国际公认的髋关节超声检查的创立者是奥地利小儿骨科医师格拉夫（Graf）教授。格拉夫法是通过测量α角和β角，分别评价骨性髋臼和软骨性髋臼覆盖股骨头的程度；根据不同的测量指标，髋关节被分成四型和数个亚型，即正常髋关节、髋关节发育不良、髋关节半脱位与髋关节全脱位。②X线检查：可通过测量髋臼指数、珀金（Perkin）方格、申顿（Shenton）线可确诊。髋臼指数正常为20°～25°，珀金方格正常位于内下象限，申顿线正常应连续。③其他检查：关节造影、CT、MRI均有其诊断价值。

鉴别诊断 ①病理性髋关节脱位：多有髋部感染病史，为婴儿急性股骨近端骨髓炎或者化脓性髋关节炎后遗畸形，髋关节各向活动多受限，X线片可见股骨头颈缺如。②麻痹性或痉挛性髋关节脱位：前者以急性灰质炎后遗症为代表，部分肢体瘫痪，肌

肉萎缩，肌力降低，尤以臀肌肌力减弱明显；X 线片多为髋关节半脱位。后者多为痉挛性脑性瘫痪患儿，有明显的上神经元损伤表现，这类髋关节脱位，常在 8 岁以后逐渐发生，除继发性的髋关节脱位外，多有原发病变的症状和体征。

治疗 目标是争取股骨头同心圆复位、保持复位的髋关节稳定、保证髋关节功能、预防股骨头骺发生缺血性坏死。脱位的髋关节的关节囊、周边肌肉、髋臼及股骨近端的相应变化都会阻碍脱位的股骨头复位。①内收肌、髂腰肌等紧张、挛缩，髂腰肌压迫关节囊、封闭髋臼的入口。②关节囊受脱位的牵拉和髂腰肌的压迫而变形呈葫芦样。③股骨头颈变形，主要有股骨头呈不规则椭圆形，股骨颈变短、变粗，股骨的颈干角、前倾角增大。④髋臼变形，主要有髋臼窝浅小，脂肪填充，髋臼指数增大，关节盂唇内卷、关节软骨变性等。⑤关节内的股骨头圆韧带多增粗变长、横韧带紧张突出。⑥脱位侧的髂骨翼可形成假臼。随年龄不同，治疗方法不同。

生后到 6 个月 早发现、早治疗的重要治疗时段，采用保守治疗方法多可治愈。该年龄组患儿最初宜使用外展支具，如动态的帕夫利克（Pavlik）吊带（24 小时佩戴，维持髋关节屈曲 $100° \sim 110°$、外展 $30° \sim 50°$）、更坚固"人类位"支具。应定期复查 B 超，以确定有效的支具位置和保证髋关节脱位的矫正效果。若 3~4 周仍不能复位则应放弃该法，改用闭合复位加石膏固定。

6~18 个月 此年龄组的髋关节脱位多数可手法复位成功，然后以髋关节人类位石膏固定治疗。

此后 2.5~3 个月复查一次 X 线片监测复位情况，同时更换不同姿势的石膏或支具继续固定，保持髋关节的有限制动。若手法复位失败则可考虑手术切开复位。

18 个月~8 岁 绝大多数需手术切开复位。术前多不行牵引治疗；采用前外侧 S-P 或比基尼（Bikini）切口入路，充分显露。术中处理影响复位的因素：①内收肌、髂腰肌的挛缩，应充分松解。②关节囊的变形、挛缩，应切开、松解、紧缩成形。③髋臼内清除脂肪，切除肥厚的圆韧带，切断紧张的横韧带。保证股骨头纳入真臼达到同心圆复位，切开复位的同时可加用索尔特（Salter）或彭伯顿（Pemberton）骨盆截骨术以增加复位稳定度；若复位困难，可进行股骨短缩及去旋转截骨术。

8 岁以上 治疗存在争议。手术适应证欠明确，患儿的骨性畸形严重，手术操作难度大，并发症多，疗效不确定。有疼痛者可考虑放弃手术复位治疗，暂行姑息治疗。

（张学军 祁新禹）

Suǒ'ěrtè jiégǔshù

索尔特截骨术（Salter osteotomy）

采用骨盆截骨将髋臼向前外侧方向移位以矫正发育性髋关节脱位的手术。索尔特（Salter）医师首先认识到发育性髋关节脱位存在髋臼前外侧的缺损，因此采用此手术，可保证复位后的髋关节稳定及正常发育。此术式简单，风险低，效果良好。

适应证：①年龄在 1.5~6 岁的发育性髋关节脱位患儿，大年龄患儿很难通过移动髋臼以获得股骨头的充分覆盖。②髋臼指数在 45°以下，股骨头与髋臼基本适应者。索尔特截骨术平均可改善

髋臼角 10°。不符合条件者应考虑其他截骨术。

手术方法：股骨头同心圆复位后；剥离显露髂骨内外板，使线锯通过坐骨大切迹，截骨方向为坐骨大切迹至髂前下棘上方，截骨完成后通过两把巾钳控制截骨远、近端，固定近端，以耻骨联合为铰链，将整个截骨远端向前、下、外旋转。防止截骨远端向后或向内移位，并保持后侧骨性接触（否则无法保证足够的髋臼方向的改变，并会不必要地延长骨盆）；截取楔形自体髂骨块置于截骨间隙同时行克氏针贯穿固定以维持截骨位置。克氏针入骨深度要足够长以保证固定力度，但又要防止进入髋关节引起软骨溶解。术中及外展内旋位单髋人字石膏固定后要拍髋关节正位片明确复位情况；石膏固定时要防止过度体位，髋关节内旋过大有导致后侧半脱位或脱位的危险。

注意事项：术后应用抗生素 5~7 天；术后 6 周拆除石膏并拔出髂骨的固定针；开始外展支具保护下功能锻炼。再 6 周后可负重。定期复查。

（张学军 祁新禹）

Péngbódùn jiégǔshù

彭伯顿截骨术（Pemberton osteotomy）

通过改变髋臼的形态位置来改善股骨头前侧和外侧覆盖的关节囊周围截骨术。又称髋臼成形术。1965 年彭伯顿（Pemberton）首先描述，此术式可以双侧一期同时手术治疗双侧病变，不用克氏针固定，矫正程度更大。

适应证：①年龄在 2 岁以上的髋臼发育不良。②髋臼角大于 45°以上，头臼比例不适合髋臼不能包容股骨头者。③手法或手术复位后，经一定时间观察，髋臼仍发育不佳或未发育，股骨头仍

处于半脱位或全脱位者。

禁忌证：因为截骨端撑开时是以Y形软骨为铰链的，会造成髋臼容积的减小。因此，头大、臼小者是此手术的禁忌证。

手术方法：保证股骨头同心圆复位后，首先进行髂骨外板的截骨，截骨线接近半圆形，前部位于髂前上、下棘之间，外侧在关节上方1cm水平处，后侧终止于Y形软骨的后臂，位于坐骨大切迹与髋臼后缘之间；需准备弧形骨刀以完成截骨。然后进行髂骨内板的截骨。内侧截骨线应低于外侧截骨线。内侧截骨线越靠近远侧，外侧的覆盖的程度就越大；截骨要避免损伤关节软骨，截骨线不能进入髋关节。截骨完成后，将髋臼侧骨端向前外侧转移至股骨头覆盖满意，再在撑开的间隙内植骨支撑，通常位置稳定，无须内固定。外展内旋位单髋人字石膏固定6周。

并发症：可能导致Y形软骨的早闭。

（张学军　祁新禹）

Jīyàlǐ jiégǔshù

基亚里截骨术（Chiari osteotomy）　控制下的髂骨翼骨折，使髋臼侧骨折端连同完整的关节囊向内移位的手术。又称骨盆内移截骨术。1955年由基亚里（Chiari）首先描述。随时间推移，间置于股骨头与髂骨松质骨之间的关节囊将转变成纤维软骨，成为髋臼覆盖的一部分，而这种覆盖不是正常的关节软骨，因此基亚里截骨术被称为补救性手术。该手术使骨盆截骨远端内移，相对加深髋臼，增加对股骨头前外侧的覆盖。髋关节内移后更接近中线，改善了生物力学环境。

适应证：只有当股骨头无法中心复位或髋关节半脱位出现早期骨关节炎伴疼痛，或用其他方法不能重建的情况下，才考虑行此手术。

手术方法：髂骨外板截骨线恰好介于关节囊与股直肌返折头之间，即沿着关节囊附着处的曲线走行，前方起于髂前下棘，后方止于坐骨切迹。术中透视或拍片确定截骨的准确位置。从外板向内板截骨时，将骨刀向上倾斜20°，切不可超过20°，以免进入骶髂关节。而截骨面倾斜度过于水平时，则内移的宽度变短，不足以覆盖股骨头。截骨完成后，用力外展患肢，以耻骨联合为铰链，截骨远端发生内移。注意内移要充分，必要时可达到髂骨宽度的100%。采用多枚螺丝钉内固定。如果关节囊松弛，应行紧缩缝合。如果内移后前侧覆盖不足，则需另取髂骨板移植于该处并行固定。术后采用髋人字石膏于伸髋、外展30°、旋转中立位固定；6～8周后拆除石膏，开始主、被动髋关节活动，借助拐杖逐渐恢复负重。

注意事项：截骨部位以及截骨面的倾斜度对于成功内移髋臼来说至关重要。如果截骨部位高，则对股骨头没有骨性支撑作用，而截骨进入骶髂关节者，则不能发生移动。如果截骨面倾斜度过大，则内移后将发生股骨头的撞击。前侧缺损而未移植骨板者将使股骨头覆盖不良。基亚里截骨术的并发症大多数都是由于截骨和移动不当造成的。

（张学军　祁新禹）

kuānnèifān

髋内翻（coxa vara）　各种原因引起的股骨颈干角增大或前倾角减小的髋关节畸形性疾病。是一种罕见的儿童畸形。

病因及发病机制　在骨骼发育的早期，大转子和股骨干骺端有一个共同的结构，随着生长继续保持平衡，并形成正常的颈干角。颈股角在婴儿期约为35°，到骨骼成熟时增加到45°，相应的颈干角为135°。髋内翻可由多种病因导致，股骨头骨骺滑脱、股骨干缺血性坏死后遗症、股骨头骨骺骨软骨病、创伤性髋内翻、股骨颈骨折、创伤性髋关节脱位、髋关节发育不良复位后遗症、其他原因导致的股骨头缺血性坏死等是由于股骨颈血供改变可导致获得性髋内翻；成骨不全、纤维发育不良、肾性骨营养不良、骨质疏松、其他影响股骨颈的骨软化疾病等病理性骨病导致髋内翻；先天性股骨缺如、干骺端发育不良、其他骨骼发育不良等可能是由于股骨颈内侧软骨内骨化的原发性缺陷可伴髋内翻或致发育性髋内翻。

分娩期间下肢的牵引和外旋可能导致股骨近端骨骺的创伤性移位，这种情况通常比较罕见，通常与臀位分娩有关，约1/3的此类损伤可导致髋内翻。股骨头软骨的供应血管损伤可能导致骨化延迟、骨骺骨化失败和近端骨骺的生长，而大转子的正常生长和股骨头的生长受损则进一步导致髋内翻，可发生于佩尔特斯（Perthes）病或髋关节脱位治疗后，双侧均可出现。在髋内翻中，随着股骨颈干角度的逐渐减小，股骨上端骨骺倾向于向内侧倾斜和移位。

分型　临床上可分为发育性、先天性、发育不良性或创伤性等。①发育性髋内翻：又被称为婴儿型髋内翻，发生率为1/25 000，1/3～1/2的患儿为双侧受累。②先天性髋内翻：通常与先天性股骨短缩有关，亦可能与各种程度的股骨近端局灶性缺损有关。股骨畸形出现在股骨粗隆下区域，可能有相关的骨皮质凹陷。它与股骨的外旋有关，通常与膝外翻有关，可能存在相关的骨骼异常，最常见的是腓骨缺损。③发育不良性髋内翻：许多引起全身骨骼发育不良的疾病会导致髋内翻，包括抗维生素 D 佝偻病、纤维发育不良、骨佩吉特病和骨质疏松症等。在这些情况下，畸形主要发生在转子下区域，通常是股骨普遍弯曲的一部分。④创伤性髋内翻：病因可由儿童股骨近端骨折或截骨术后引起。当股骨近端的骨性结构受到损伤，而转子继续增长时就会引起髋内翻。临床上导致髋内翻的股骨近端损伤可能是由于血管损伤或感染所致。

临床表现 儿童通常表现为无痛跛行，臀部周围容易疲劳或疼痛不适，对于双侧受累的患儿，主诉通常是蹒跚而行，类似于双侧发育性髋关节发育不良的步态，伴或不伴有疲劳或臀部肌肉的疼痛感。骨发育不良引起的髋内翻临床表现为身材矮小、畸形、骨骼其他部位异常和双侧髋内翻。在体格检查中，患侧髋关节的外展和内旋转活动受限，随着髋内翻程度的增加，大转子相对于股骨头逐渐向近端移动。特伦德伦堡（Trendelenburg）试验为阳性，与发育性髋关节发育不良相反，患侧髋关节没有不稳定的变现，奥尔托拉尼（Ortolani）征阴性。单侧髋关节受累的患儿存在肢体缩短，但在骨骼成熟时很少超过 3cm。血管损伤导致的髋内翻和转子过度生长，可表现为相关的外展肌无力、外展受限和跛行。

诊断 根据病史、临床表现及影像学检查可进行诊断。前后位 X 线检查及 CT、MRI 可显示受影响髋关节的颈干角减小，与股骨近端物理结构相对应的透射线变宽，并且特征性地表现为股骨颈内侧的一块三角形骨，由穿过股骨颈部的两条透光带包围，形成倒 V 形，股骨颈内翻越严重，髋臼和髋臼的坡度越大。发育性髋内翻的影像学特征是股骨距的致密三角形部分发育。由于不可能确切预测发育性髋内翻的进展，因此需要对所有受影响的患者进行监测。围产期骨骺分离继发髋内翻诊断应根据臀位分娩困难、肢体缺乏自主运动、大腿近端出现肿胀和瘀斑来判断。患侧肢体长度一般正常，但处于外旋状态。在新生儿中，畸形的存在可以从股骨近端骨化侧移的影像学表现中推断出来，或者可以通过超声或 MRI 早期检查明确。股骨头骨骺和骨干血管损伤的影像学表现为骨化核发育不全、股骨头碎裂和畸形及股骨颈发育不全。通过比较股骨和大转子的生长情况，对这种类型的髋内翻可进行放射学评估，小转子至股骨头顶部的距离反映了股骨干骺的生长情况；从小转子到大转子顶部的距离反映了大转子的生长。从股骨头顶部到大转子顶部的距离通常为 20mm±5mm。当距离减小时，可表现为相关的外展肌无力、外展受限和跛行。

治疗 ①早期手术不适用于发育性髋内翻，但外翻截骨术适用于进展性或严重畸形的患儿。②先天性髋内翻的手术治疗包括股骨外翻截骨术以改善髋关节受力和股骨长度及股骨旋转截骨术以纠正后倾和延长长度。③骨发育不良引起的髋内翻应根据股骨头骨化和内翻进展的速度和程度的确定治疗，预后因发育不良的程度而异，但手术治疗往往是有好处的，如果畸形一旦复发则须行股骨转子下截骨术以纠正内翻角度。④围产期骨骺分离继发髋内翻的治疗通常可采用石膏固定，通常较快愈合，不会出现进行性髋内翻。⑤股骨近端骨折或截骨术引起创伤性髋内翻多可自我重塑，继发性双下肢不等长也可自发纠正。对于不可纠正的创伤性髋内翻需行股骨外翻截骨术治疗。

（张学军 刘 虎）

gǔgǔtóu wújūnxìng huàisǐ
股骨头无菌性坏死（aseptic necrosis of the femoral head）

股骨头骨骺的血液供应中断从而导致骨骺和软骨发生无菌性坏死、骨化核停止生长的疾病。又称莱格-卡尔夫-佩尔特斯病（Legg-Calve-Perthes disease，LCPD）、佩尔特斯病（Perthes disease）。

病因及发病机制 病因可能是多因素的，确切原因尚不清楚，也可能有多种原因共同作用导致流向股骨头的血流中断，最终表现为股骨头缺血性坏死。可能的致病因素包括创伤、遗传因素、凝血障碍、Ⅱ型胶原病等。发病机制可能为流向生长中的股骨头的血流中断会导致关节软骨深层的成骨细胞、骨细胞、破骨细胞、骨髓细胞和软骨细胞的死亡。缺血性损伤导致骨骺生长停止，坏死骨的钙含量增加，从而使其更脆，在机械负荷下积累微损伤。随着血运重建的开始，破骨细胞吸收占优势，骨形成延迟，从而进一步削弱骨骺，使其更容易随着负重而变形。

分期 该病基于股骨头影像学改变的沃尔登斯特罗姆（Waldenström）分期，分为四期。①缺血坏死期：骨化核最初较小；股骨头变得均匀致密并可见软骨下骨折。②碎裂期：骨骺可见不同程度的透光区；股骨头碎裂分为数个片段，股骨头可能变平和变宽；干骺端囊性改变；髋臼轮廓可能发生改变。③修复期：股骨头出现新生骨并逐渐再骨化；骨骺变得均匀。④愈合期：股骨头完全再骨化并重塑完成；髋臼也完成重塑。

临床表现 患儿通常表现为跛行，剧烈的体力活动会加剧跛行，休息后可缓解。如果长时间行走跛行可能会加重。疼痛部位可位于腹股沟、髋关节前部或大转子周围。患儿经常提到膝盖或大腿前部有疼痛感，通常在一天的晚些时候更为严重，有些患儿偶尔会有夜间疼痛，为了减轻疼痛，患儿可能会故意减少活动。患儿在站立状态下，通常将身体倾斜在受累的髋关节上，以减少外展肌的力量和髋关节内的压力，既患侧的特伦德伦堡（Trendelenburg）征阳性。根据病情的持续时间和严重程度，可发现不同程度的臀肌、股四头肌和腘绳肌萎缩。

诊断 根据患儿的病史、症状（跛行，疼痛）、体征及典型的影像学表现即可明确诊断。临床表现与疾病的放射学分期有一定程度的对应关系。在疾病的早期阶段，X 线片仅显示股骨头密度增加，患儿可能会经历症状和体征的反复加重和缓解。在一段时间内，可能只有轻微的跛行和疼痛。在下一阶段，经常在 X 线片上发现软骨下骨折即索尔特（Salter）征，患儿的临床状况可能会恶化。在碎裂阶段开始时，股骨头开始塌陷，并可能从髋臼侧向外挤出。患儿的跛行和疼痛更为明显。从放射学角度来看，修复阶段的开始以股骨头软骨下区域新骨的发育为特征。此时，疼

痛和跛行通常已经开始缓解，但仍存在一些活动受限，且运动受限的程度与股骨头形状的变化程度直接相关。

鉴别诊断 应与以下疾病鉴别。①可引起股骨头缺血性坏死的其他原因：镰状细胞病、其他血红蛋白病（如地中海贫血）、慢性髓性白血病、类固醇药物、创伤性髋关节脱位的后遗症、髋关节发育不良的治疗并发症、化脓性关节炎。②骨骺发育不良：多发性骨骺发育不良、脊椎骨骺发育不良、黏多糖贮积症、甲状腺功能减退。③其他综合征：骨软骨瘤病、软骨营养不良性肌强直等。

治疗 包括非手术治疗方法和手术治疗方法。所有的治疗都旨在防止股骨头畸形、髋关节和髋关节疾病的发生。一般来说，早期患儿无须手术治疗，因为早期患者髋关节活动范围正常且无疼痛。髋关节疼痛或僵硬的患儿应卧床休息 5~7 天，可口服非甾体抗炎药，以尽量减少疼痛症状，也可住院行双侧下肢皮肤牵引 7~10 天，也可采用长时间非负重治疗、髋关节石膏或外展支具固定，对不能恢复正常运动的髋关节可进行关节造影检查，在碎裂期内股骨头塌陷面积较大的患儿往往需要手术治疗，如骨盆截骨术和股骨截骨术等。修复和愈合期的治疗方法包括股骨外翻截骨术，用于治疗出现的髋臼平坦、髋内收、短腿步态，可采用髋关节镜检查并去除骨软骨碎片来治疗髋关节的绞锁症状。

预后 一般来说，患儿发病年龄越小，病程越轻，患儿预后就越好。通常发病年龄早于 6 岁的患儿病情轻微，6~9 岁患儿的症状较轻，而发病年龄在 9 岁或

以上时病程最严重，预后最差。当从疾病开始到完全缓解的时间较短时，最终预后也会更好；髋关节愈合的时间越长，预后就越差。常见的并发症有股骨头骨骺早闭和退行性关节炎。

预防 由于预后与已愈合的股骨头的形状及其与髋臼的一致性直接相关，因此治疗 LCPD 患儿的重点是预防或减少股骨头畸形。为了实现这一目标，应对预后良好的患儿尽早进行治疗。对于发病时年龄大于 8 岁的儿童，应考虑早期手术干预。此外，考虑到负重是导致股骨头畸形的一个因素，应将免负重视为治疗或术后方案的一部分。股骨头的形状会随着年龄增长逐渐发生改变，在此期间，股骨头可能变得更圆或者逐渐变平，因此需要对患者进行持续性评估，直至达到骨骼成熟。

（张学军 刘 虎）

gǔgǔtóu gǔhóu huátuō
股骨头骨骺滑脱（slipped capital femoral epiphysis） 以股骨头骨骺经生长板移位为特征的髋关节疾病。实际上是干骺端向上向外移位，而骨骺仍有圆韧带维系在髋臼内。青少年常见的髋部疾患，起病隐匿，临床症状不明显，并可能存在终身的后遗症。

病因及发病机制 绝大多数属于特发性股骨头骨骺滑脱，即病因不明；少数情况下，伴有内分泌紊乱、肾性骨发育不良，以及曾接受放射线治疗等。特发性股骨头骨骺滑脱可能与物理因素和生物化学因素有关，两种因素结合致脆弱的生长板逐步发生病变。物理因素主要是肥胖，使股骨后倾增加，对骺板的剪切力增加。大多数股骨头骨骺滑脱患儿存在肥胖。生物化学因素主要指与内分泌有关。股骨头骨骺滑脱

是青春期疾病，正是多种激素发生改变时期，甲状腺功能减退、性腺发育不良、接受生长激素治疗等与发病关系密切。青春期生长板对生长激素反应敏感，表现骺板生理活动增加，纵向生长加速，并伴有骺板加宽，而骺板强度下降。雌激素减少骺板宽度并增加骺板强度，睾酮减少骺板强度，这似乎可解释男性多见、月经来潮后女孩极少发病的现象。但引起股骨头骨骺滑脱的原因尚不完全清楚。

分期和临床表现 临床上分为滑脱前期、急性期、慢性期和慢性滑脱急性发作四种类型。①滑脱前期：常有疼痛、跛行，大多数体检有阳性发现，如内旋受限。X线片示患侧股骨近端骨质疏松，也可能有骺板加宽和不规则。②急性期：即突发性经骺板移位，10%～15%属急性滑脱，症状持续少于3周，外旋畸形，有明显的活动受限，大多数患儿有1～3个月轻微的前驱症状。③慢性期：最常见，占85%，表现为腹股沟部、膝部疼痛，症状可持续数月甚至数年，髋关节内旋受限。④慢性滑脱急性发作：是在慢性基础上突然出现滑脱程度增加，以及急性临床表现。

临床上多数依据临床表现和放射学检查结果分成稳定性和不稳定性两类。临床上观察患儿能否行走，以用或不用拐杖来区分；超声检查则注意有无髋关节渗出。若患儿能行走，髋关节无渗出征象，干骺端有塑形改变，则考虑为稳定性股骨头滑脱；反之，则为不稳定性及急性发作期。这种分类可较好预测是否会发生缺血性坏死，不稳定性滑脱发生并发症的概率高。

诊断 股骨头骨骺滑脱在X线片表现为近端股骨头骨骺相对于干骺端向下、向后滑脱。在前后位X线片上，由于骨骺的后侧皮质唇向后滑移，与干骺端重叠呈现双倍密度影，此称干骺端斯蒂尔征（Steelsign）。沿股骨颈前和上方画线，正常情况下该线穿过骨骺，称克莱因（Klein）线。骨骺与该线齐平或低于此线，提示可能存在股骨头骨骺滑脱。骨扫描和MRI检查对缺血性坏死和软骨溶解能做出早期诊断。超声技术可显示髋部的渗出和股骨颈的塑形。CT扫描可提供三维影像，显示股骨颈向前移位，股骨近端部分后倾畸形。

股骨头骨骺滑脱的严重程度常用两种方法评价。①根据骨骺在干骺端移位的多少划分，移位少于股骨颈宽度的1/3，为轻度滑脱；介于1/3～1/2为中度，大于1/2为重度。②测量蛙式侧位骺-干角，由索思威克（Southwick）提出，滑脱的角度<30°为轻度，30°～50°为中度，>50°为重度。

治疗 原则是预防和避免滑脱的继续发展，同时减少并发症的发生。早期解剖复位可有效防止继发严重的髋关节活动障碍，减少和延缓并发症的发生。实施完善合理的干预措施，是十分复杂的问题，主要是由于对该疾病发病机制及转归的认识还不够全面。常用的治疗方法包括闭合复位经皮穿针（钉）固定、原位固定、改良邓恩（Dunn）截骨术以及预防性穿针（钉）固定等。

并发症 股骨头骨骺滑脱主要的并发症包括股骨头缺血坏死、软骨溶解和股骨髋臼撞击综合征，其中股骨头缺血坏死是最严重的并发症。

（张学军 高荣轩）

túnjī luánsuōzhèng

臀肌挛缩症（gluteal muscle contracture） 臀部肌肉接受多次注射药物所致的臀部肌肉及筋膜发生纤维化挛缩引起的病症。又称注射性臀肌挛缩症。多发于儿童期，是一种医源性疾病，可继发引起髋关节外展、外旋，严重者出现髋关节屈曲障碍。中国1978年解放军总医院首次报道之后，又有许多医院也相继发现该病。

病因及发病机制 该病是由反复多次臀部肌内注射药物引起的，常因患儿家长发现步态特殊，坐位双膝不能靠近而来就诊。患儿接受肌内注射多为抗生素，主要原因为上呼吸道感染、支气管炎、急性扁桃体炎、肺炎等。其臀肌注射次数与臀肌挛缩症的发生成正比关系。

临床表现 ①步态异常：特别是跑步时，双下肢呈轻度外旋、外展状，由于屈髋受限，步幅较小，犹如跳跃前进，称此为跳步征。②尖臀征：站立时，双下肢不能完全靠拢，轻度外旋。由于臀大肌上部肌肉挛缩，肌肉容积缩小，相对显现出臀部尖削的外形，称此为尖臀征。③双膝分开：坐位时，双膝分开，不能靠拢，不能跷腿。④划圈征和蛙腿征：蹲位时的体征有两种表现，一部分患儿表现为在下蹲过程中，当髋关节屈曲近90°时，屈髋受限，不能完全蹲下，此时双膝向外闪动，划一弧形后，双膝才能靠拢，完全蹲下，称划圈征。另一部分患儿则表现为下蹲时双髋呈外展、外旋位，双膝分开，症状如蛙屈曲的后肢，称为蛙腿征。这两种不同的临床表现是由于病变程度及范围不同所致。后者的病变往往较前者严重而广泛。⑤髋部弹响：屈伸髋关节时，在股骨大粗隆表面有索带滑过并产生弹响。⑥挛缩带：臀部可触及一条与臀大肌纤维走行方向一致的挛缩束带，当髋关节内旋、内收时更为明显，其宽度为2~7cm。

诊断　根据仔细询问患儿有无臀部反复多次的肌内注射等病史，同时结合体格检查发现的阳性体征及影像学检查结果可做出诊断。骨盆X线片可见"假性双髋外翻"，股骨颈干角>130°，股骨小粗隆明显可见。血液检查正常，均无肌肉病的表现。

根据患儿不同的症状、体征，将臀肌挛缩症分三度。①Ⅰ度：同时屈髋、屈膝90°时，强力内收，双膝可以并拢，但双侧股部无法交叉到对侧（跷腿）；尖臀畸形不明显；奥伯征（Ober sign）弱阳性。Ⅰ度又可分为两个亚型，即ⅠA和ⅠB。ⅠA较轻，屈髋、屈膝90°坐位时，强力髋内收，可将股部交叉到对侧（勉强能跷"二郎腿"）；ⅠB较重，强力收髋也无法将股部交叉到对侧。②Ⅱ度：生活能自理，行走时可不表现出八字步，但上下楼或跑步时八字步明显；同时屈膝、屈髋90°，双膝无法并拢，不会跷腿；臀部外上方塌陷，有明显尖臀畸形，奥伯征阳性。③Ⅲ度：行走时呈明显的八字步，跑步困难，难以自己穿上裤袜，下蹲时髋关节被迫强力外展外旋，呈蛙式腿；奥伯征强阳性，髋关节必须在强力极度外展位，才能同时屈膝、屈髋达90°；臀部萎缩明显，有严重的尖臀畸形；骨盆变窄、变长，股骨颈干角增大。

鉴别诊断　①髂胫束挛缩症：无臀部肌内注射史，表现为髋关节屈曲、外展、外旋畸形，奥伯征阳性。②臀部硬纤维瘤：无臀部肌内注射史，病变不在臀部外上1/4象限，好发于臀部外侧，肿块常成片状、弥散，不能测出准确大小，为单侧发病。③多发性关节挛缩症：是一种先天性畸形，以多发关节僵直于屈曲位或伸直挛缩为特征的疾病。症状典型者，出生后就可表现出来。任何关节均可受累，四肢多同时发病，肌肉萎缩、肢体消瘦；关节主动活动减少，仅有少量的被动运动；关节无疼痛，僵直于屈曲位或伸直位；皮肤无正常皮纹，紧张无光泽；关节固定于屈曲位时，可出现皮肤和皮下蹼状畸形。

治疗　应根据患儿的具体病情来选择适当的治疗方式。对于症状较轻的ⅠA度患儿，可暂行保守治疗；对于ⅠB度、Ⅱ度及Ⅲ度患儿，需手术治疗。①臀肌挛缩带切除术：该手术创伤大、出血多，易损伤坐骨神经，术后残留空腔，松解不彻底，尤其重型病例，臀大肌挛缩带范围大，在切除内侧挛缩带时因担心损伤坐骨神经而切除不彻底，影响疗效，故现已少用。②臀肌挛缩带切断术：手术简单，创伤小。对重型病例因大粗隆臀大肌腱板紧张部分未松解，疗效常不满意。③臀肌挛缩带切断术加臀大肌止点松解术：采用大粗隆后上方弧形切口，能够暴露阔筋膜后缘、臀肌挛缩带的下缘及臀大肌腱板的下部，手术切口小、创伤小、在术野能够充分解决致病因素，疗效满意。

预后　臀肌挛缩症治疗效果良好，预后相对较好。经过手术治疗的Ⅱ度患儿一般手术后1~2个月恢复正常步态；Ⅲ度患儿年龄一般偏大，由于生活习惯原因术后3~6个月恢复正常。

（张学军　罗焱中）

gǔguānjié jiéhé
骨关节结核（osteoarticular tuberculosis）　结核分枝杆菌侵入骨或关节而引起的感染性疾病。根据结核发生部位可分为脊柱结核、膝关节结核、髋关节结核与肘关节结核。通常继发于肺结核，脊柱发病率最高，约占50%，其中以腰椎最多见，其次是膝关节、髋关节等大关节，约占35%，其他关节结核少见。小儿骨关节结核好发于4~10岁。

病因及发病机制　人型结核分枝杆菌是最常见的致病菌。约95%的骨关节结核都继发于肺结核，通过血液循环侵犯骨与关节，可以发生在原发性结核的活动期，但大多发生在非活动期，待机体的抵抗力下降，如外伤、营养不良、过度劳累、糖尿病、大手术等诱发因素，都可以促使潜伏的结核分枝杆菌活跃起来而罹患骨关节结核。

临床表现　通常为起病缓慢，有低热、盗汗及贫血等全身症状，病变部位疼痛不适，活动障碍等。颈椎结核除有颈部疼痛外，还会伴有上肢麻等神经根受刺激的表现，有咽后壁脓肿者妨碍呼吸与吞咽，睡眠时有鼾声，后期可有颈部肿块。胸椎结核有背痛甚至腰骶部疼痛。腰椎结核患者拾物试验阳性，后期患者有腰大肌脓肿形成。脊柱外骨关节结核常伴有痛性跛行，关节活动障碍及病变部位肿胀积水等。

诊断　①病理学诊断：PPD皮肤试验、结核抗体测定以及细菌学涂片等。②影像学检查：对于早期骨关节结核病变，首选MRI检查。对于中期病变，X线检查可以明确诊断，使用MRI检查可以更加明确病变骨的位置和软骨破坏范围，以及骨髓、滑膜及周围组织的受侵害程度。CT检查在微小死骨的检测方面异常敏感，刚好弥补了MRI在此方面的不足，为临床诊断提供可靠信息。而超声以其无创、步骤简便、诊断符合率高、无放射性等特点，尽管不能作为独立诊断骨关节结核的方法，也可以作为辅助性诊断手段提高诊断效果，减少误诊和漏诊率。

鉴别诊断 ①化脓性脊柱炎：发病急，有高热及明显疼痛，进展很快，早期血培养可检出致病菌。X线表现进展快，其特征性X线表现可做鉴别。②嗜酸性肉芽肿：多见于胸椎，患者年龄通常不满12岁，整个椎体均匀性压扁成线条状，上下椎间隙完全正常。没有发热等全身症状。

治疗 ①保守治疗：注射抗结核药物治疗。②手术治疗：在进行病灶清除术的基础上，进行脊柱或关节融合重建。

预后 脊柱结核是骨关节结核的最常见类型，其危害性大，若治疗不及时，可引起脊柱后凸畸形、神经损伤等严重并发症。依据结核菌的药敏结果继续抗结核治疗，脊椎结核术后注意绝对卧床，同时要门诊多次复查。

(张学军 冯磊)

yīguòxìng huámóyán

一过性滑膜炎（transient synovitis）

以关节疼痛、不适、肿胀等为主要表现的关节滑膜发生短暂非特异性炎症性疾病。又称毒素性滑膜炎。多发生于3~8岁的小儿，是儿童膝关节、髋关节疼痛，跛行最常见的原因。男童多于女童的3倍。

病因及发病机制 该病可自愈，而病因不明，常继发于上呼吸道感染以后或比较剧烈的运动之后出现。

临床表现 膝关节滑膜炎主要症状为跛行，关节伸直或屈曲受限或疼痛，关节肿胀并不明显。髋关节滑膜炎也有跛行的症状，多数患儿屈髋疼痛明显，患肢髋关节内、外旋运动疼痛明显。

诊断 主要靠排除法。该病有时会出现全身中毒症状和体征。如果诊断仍不明确，超声检查有助于判断有无渗出，但仍难以区别化脓性关节炎及一过性滑膜炎。若诊断仍有疑惑，可行关节穿刺活检及关节液检查，可在透视或超声引导下进行。若出现革兰阳性菌或白细胞计数 $> 50 \times 10^9/L$ 则提示为化脓性关节炎，可能需要关节镜下行髋、膝关节减压或开放手术。特别强调首先要排除髋关节化脓性关节炎，如果怀疑为化脓性关节炎则需紧急处理。

鉴别诊断 髋关节滑膜炎最重要的鉴别诊断是化脓性髋关节炎。二者均有剧烈疼痛、患儿哭闹、髋关节活动受限，体征有跛行，不能行走，在坐位或卧位，采取大腿屈曲外旋。鉴别诊断十分重要，有时也较困难。二者治疗方法相差甚远，化脓性关节炎需要早期抗感染治疗，重者需要关节切开引流或VSD置入冲洗，而一过性滑膜炎只需卧床休息观察数日至数周及非甾体抗炎药类药物治疗。科赫尔（Kocher）等制定了4条标准评估髋关节疼痛的患儿以助早期诊断：①不能走路。②白细胞计数 $> 12 \times 10^9/L$。③红细胞沉降率$>40mm/h$。④发热。如果患儿符合所有4条标准，则化脓性关节炎符合的概率为99%。3条为93%，2条为40%，1条为3%。该标准对不同种族人群无显著差异，是指导正确诊断及后续治疗的临床依据。

该病的鉴别诊断还包括以下疾病。①儿童遗传性凝血障碍（如血友病）：一般多数患儿有凝血功能障碍的病史，体格检查时注意患儿全身皮肤有否瘀斑或出血点，同时请血液科医师会诊。②佩尔特斯病：通过X线片可以明确中期和晚期。对于该病早期，MRI检查可能会有帮助，如果MRI检查也没有发现异常，也不能排除该病，需2~3个月再次复查。③幼年类风湿关节炎：此病病程较长，常为多关节受累，实验室检查会提供帮助，需风湿免疫科医师会诊。④其他：如果病史中有局部肿胀、疼痛，则鉴别诊断还应该考虑化脓性关节炎及急性骨髓炎。

(张学军 白云松)

fùfāxìng bìngǔ tuōwèi

复发性髌骨脱位（recurrent patellar dislocation）

髌骨与股骨髁反复失去正常对合关系的现象。又称屡发性髌骨脱位。不常见，几乎总是向外侧脱位，可以是先天性、发育性或继发于创伤后。复发性髌骨半脱位较常见，女性多见，并有遗传性。

病因 ①韧带松弛，膝关节内侧关节囊松弛是该病的确定因素，多见于有全身性韧带松弛的疾病如成骨不全、马方综合征、皮肤弹性弛缓综合征即埃勒斯-当洛综合征（Ehlers-Danlos syndrome）。②髌骨外侧支持带及髌股韧带挛缩，股外侧肌挛缩、肥大且附着点过低，或髂胫束在髌骨上极或外缘有异常附着点。③髌腱过长和高位髌骨，股骨外侧髁在髌骨远侧而起不到防止髌骨外移的作用。先天性股骨外髁发育不良或扁平也有类似情况。④肌力不平衡如股内侧肌萎缩、无力，或附着点过高。⑤下肢的旋转及成角畸形，如股骨内旋、胫骨外旋及膝外翻使髌腱附着点外移，也使股四头肌力线偏外。⑥外伤导致膝关节外侧脱位后治疗不当，会导致内侧关节囊及股内侧肌薄弱，从而后遗复发性外侧半脱位。

临床表现 可见髌骨的正常隆起向外侧偏移，患膝轻度屈曲。当屈髋伸膝时，脱位的髌骨可复位。外伤引起初次发作时膝内侧关节囊常有撕裂，关节内有积血。此后，局部感觉酸痛并常有压痛，髌骨内侧软组织松弛而导致反复出现脱位或半脱位。反复脱位的异常活动可致髌骨和股骨外髁的关节面磨损变薄，髌股关节出现退行变化，内侧关节囊受牵拉变长且松弛。髌腱延长及髌骨位置升高时，由于髌骨位于股骨外侧髁上方而失去外侧的支撑，导致伸膝时出现脱位。发病过程中常见的体征：①髌骨内侧关节囊压痛。②向外被动推移髌骨，其活动范围超出正常。③股四头肌萎缩，股内侧肌尤甚。④膝外翻，胫骨外旋，股骨内旋和膝反张。⑤髌骨下有捻发音。⑥髂胫束挛缩，如将髌骨固定在中线上则膝关节屈曲受限。

诊断 根据病史、临床表现、体征及影像学检查进行诊断。恐惧试验，令患儿伸膝并放松肌肉医师用手法试图使髌骨向外侧半脱位。如患儿感觉到髌骨将要脱位而感到恐惧并努力抵抗髌骨进一步外移，即为试验阳性，表明存在复发性髌骨不稳定。通过测量Q角来了解股四头肌的力线的异常走向。髂前上棘与髌骨中心点连线，髌骨中心再与胫骨粗隆的中心连线，两线的交角即为Q角。正常时Q角在10°～20°，Q角增大会导致伸膝时股四头肌对髌骨产生一向外的拉力，造成髌骨不稳定。

X线检查：通过X线诊断半脱位远较脱位难。膝关节伸直位拍正侧位X线片，看有无髌骨异常高位、膝外翻及股骨外侧髁发育不良。还需投照髌骨的切线位，以显示髌骨的关节面和股骨的髁面。读片时应仔细寻找游离体，而软骨构成的关节内游离体只能借关节造影显示。髌股关节退行性变可按其严重程度分为以下五期。①Ⅰ期：X线片所见正常。只在手术中才可见到有退行性变。这种初期改变只是表现为在髌骨的内侧关节小面有皱纹。②Ⅱ期：X线片可见髌骨内侧关节小面有退行性变。邻近处可见游离体。手术中还可见小龛，四周环以有皱褶的关节软骨。③Ⅲ期：髌骨和股骨均有退行性变。软骨下骨裸露并有硬化。侧位片可见面对髌骨上缘的股骨上有骨赘形成。④Ⅳ期：髌股关节有真正的骨性关节炎。髌骨内侧缘变薄。对侧的股骨面扁平。⑤Ⅴ期：整个膝关节均有骨性关节炎。

鉴别诊断 除复发性髌骨脱位外，在小儿还可见到外伤性、习惯性和先天性髌骨脱位三种。①外伤性髌骨脱位：多见于体重大、有膝外翻的女童。患儿的髌骨小且位置较高。伸膝后常可复位，但随后可发现局部肿胀和摩擦音。病理为膝内侧关节囊及其扩张部有撕裂。因此，合理的治疗是手术缝合修补。临床上经保守治疗往往也可治愈，重点是长腿管型石膏固定6周以防复发。②习惯性髌骨脱位：系每次屈膝均发生脱位。主要体征是固定髌骨于中线位时，膝关节屈曲不能超过30°。随髌骨脱位，膝可充分屈曲。患儿几乎均有股四头肌挛缩或髂胫束附着点异常，甚至二

者均存在。治疗原则正好与复发性髌骨脱位相反，即不是在髌骨下拉紧或调整髌腱，而是在髌骨上延长股四头肌腱或切断髂胫束的异常止点。有时需松解股外侧肌和股直肌的外缘。术后制动6周，半年内会有膝关节伸展力弱。习惯性髌骨脱位还可发生在伸直膝关节时的最后几度。③先天性髌骨脱位：特点是髌骨位于膝关节外侧，不能复位。临床上见到的病例常为双侧，有家族史。因伸膝力弱，日后多发展成屈膝畸形。病理为股四头肌力线偏外，股外侧肌挛缩以及髌骨与阔肌膜之间有横向的硬纤维条索相连。手术治疗包括髌外侧广泛松解直到外侧肌间隔，重新调整股四头肌的力线。

治疗 包括保守治疗与手术治疗，方法取决于：①髌骨向外脱位的程度，半脱位或全脱位。②脱位的原因。③有无髌骨软骨软化，以及髌股关节面退行性变的程度。④患儿年龄。

保守治疗 急性期可用石膏固定6周，以后行积极的康复训练锻炼股四头肌。膝外翻随生长发育可获矫正。鞋跟内侧加垫使呈内八字脚步态加快矫正。

手术治疗 术前应对解剖和病理有明晰的判断，始能选择适宜的手术。髌骨关节面上有退行性变的病例，轻者需刮平，重者可切除髌骨，以防止病变波及全关节。Q角过大者可行髌腱内移，调整股四头肌的力线以防止脱位复发，方法包括部分髌腱移位或胫骨粗隆内移。关节内有游离体的应取净。内侧关节囊变薄而松弛及股内侧肌力弱的，需将其肌腱附着点及内侧副韧带向下外移位。外侧软组织紧张的应松解。髂胫束的异常附着点应予切断。

股外侧肌止点宜向上移，外侧肌间隔也应松解。髌腱拉长的，青少年可行胫骨结节转移，骨骺未闭合的小儿则需做重叠缝合。

调整股四头肌力线的手术主要有以下几种。①胫骨结节转移术：又称豪泽手术（Hauser operation）。将胫骨结节向内侧转移。这种手术对生长中的小儿是禁忌的，原因是会造成胫骨上端骺板的过早融合。特别是胫骨上端前半部骺板提早闭合，可引起严重膝反屈畸形。胫骨结节随生长向下转移，可使髌股关节不吻合，诱发骨性关节炎。还可造成过度胫外旋。因此，对生长发育中的小儿只应做软组织手术。②鲁氏戈德思韦特手术（Roux-Goldthwait operation）：即纵劈髌腱后，将外侧一半从内侧半下方转移并缝合固定在胫骨内侧干骺端的骨膜上。③加莱亚齐手术（Galeazzi operation）：于髌骨内下缘向外上方斜向钻孔，将内侧的半腱肌从髌骨内下缘经此隧道于髌骨外上缘穿出，并与周围软组织缝合固定。同时，将股内侧肌向远侧移位于覆盖 1/3 髌骨的位置固定。这样可加强髌骨内侧的约束作用，并将髌腱的走向内移。④其他：还可行外侧软组织松解，加强髌骨内侧力量的股内侧肌成形术。

（张学军　朱丹江）

jíxìng huànóngxìng guānjiéyán

急性化脓性关节炎（acute pyogenic arthritis）

化脓性细菌引起的关节急性炎症。常见于儿童及婴儿，青少年次之，成年人更少见，男性多见。急性化脓性关节炎的血源性传播在儿童发生较多，主要发生在膝及髋部大型关节，其次为肘、肩、踝关节。一般为单发性，儿童患者可为多发性，但不对称。若为火器损伤，则根据受伤部位而定，一般膝、肘关节发生率较高。

病因　致病菌如金黄色葡萄球菌等通过血液等途径侵入关节发生炎症反应，是导致化脓性关节炎的根本原因，而年龄是感染何种细菌的一个重要因素。常见的致病菌为金黄色葡萄球菌，可占 85% 左右，也是引起住院新生儿化脓性关节炎最常见的病原体，可通过静脉插管和静脉高营养传播；其次为白色葡萄球菌、淋病双球菌、肺炎球菌和肠道杆菌等。①血源性传播：身体其他部位的化脓性病灶内细菌通过血液循环传播至关节内，是最为多见的一种传播途径。②直接蔓延：邻近关节附近的化脓性病灶直接蔓延至关节腔内，如股骨头或髂骨骨髓炎蔓延至髋关节。③化脓菌直接进入关节腔：如关节开放性损伤、关节穿刺或手术等。④医源性感染：关节手术后感染和关节内注射药物后发生感染。

临床表现　原发性化脓性病灶表现可轻可重，主要在皮肤、黏膜及扁桃体，但大多数患儿都找不到原发病灶。一般都有外伤诱发病史。①全身症状：起病急骤，有寒战、高热等菌血症的表现，体温可达 39℃ 以上，甚至出现谵妄与昏迷，小儿惊厥多见。②局部症状：关节疼痛，最早出现的局部症状。当活动受累关节时，疼痛加重。髋关节的化脓性关节炎可反射性的表现为膝关节疼痛。关节肿胀，表浅的关节如肘、腕、膝、踝等关节，早期局部发热、红肿，髋关节软组织较厚，早期不发现局部表现。关节功能障碍，由于炎症及疼痛的刺激，患肢肌肉发生保护性痉挛，肢体多呈屈曲位，同时因炎症发展关节内脓液增加，使患肢固定在关节间隙充分扩大的位置，关节不能主动活动。关节脱位，病情加重，炎症侵犯周围软组织，关节内脓液穿破关节囊，可产生半脱位或全脱位。

诊断　在详细询问患者的病史后，对患儿的病变关节进行体格检查，了解有无异常体征，结合血液常规、关节穿刺、关节液检查、X 线检查、MRI 等，以进一步明确诊断，确定致病菌。

体格检查　患儿因剧痛往往拒做任何检查，关节腔内积液在膝部最为明显，可见髌上囊明显隆起，浮髌试验可为阳性，张力高时髌上囊坚实，因疼痛与张力过高有时难以做浮髌试验。

实验室检查　①血液常规检查：结果可见周围血液中白细胞计数增高可至 10×10^9/L 以上，多量中性粒细胞，红细胞沉降率增快，C 反应蛋白试验阳性，提示患儿存在感染。②关节穿刺和关节液检查：对早期诊断很有价值。关节液外观为浆液性（清亮）、纤维蛋白性（混浊）或脓性（黄白色），分别代表疾病的不同阶段，镜检可见多量脓细胞，或涂片做革兰染色，可见成堆阳性球菌。寒战期抽血培养可检出病原菌。

影像学检查　①X 线片：早期只可见关节周围软组织肿胀的阴影，膝部侧位片可见明显的髌上囊肿胀，儿童患者可见关节间隙增宽。可见骨质疏松、关节间隙进行性变窄、骨面毛糙，并有虫蚀状骨质破坏，并可出现骨质增生导致病灶周围骨质变为浓白。后期出现关节挛缩畸形，关节间隙狭窄，骨髓炎改变。X 线表现出现较晚，不作为诊断依据。②MRI：可以早期发现相应骨骼有炎性异常阴影，可以察觉出深部关节内有多量积液，较 X 线片更早些看到软骨下骨质的腐蚀，但不作为诊断的主要检测手段。

其他检查 关节镜检查可见滑膜急性充血、水肿、血管扩张，滑膜上有红色的绒毛，有白色或淡黄色脓苔沉着于绒毛上。关节镜检查结束时可注入适量的抗生素。

鉴别诊断 ①关节结核：发病比较缓慢，低热盗汗，罕见有高热，局部红肿，急性炎症表现不明显。②风湿性关节炎：常表现为多发性、游走性、对称性关节肿痛，也可有高热，往往伴有心脏病变，关节抽出液澄清，无细菌。愈后不留有关节功能障碍。③类风湿关节炎：儿童患者可有发热，但关节肿痛为多发性，往往可以超过 3 个以上，且呈对称性。部分患儿为单关节型，鉴别困难。抽出液做类风湿因子测定，可以鉴别。④创伤性关节炎：患儿没有发热，抽出液清或为淡血性，白细胞量少。⑤痛风：以踇指、跖趾关节对称性发作最为常见，夜间发作，亦可有发热。根据部位与血尿酸增高，可资鉴别。关节抽出液中找到尿酸钠盐结晶，具有诊断价值。

治疗 应该遵循关节必须充分引流、必须给予抗生素以减轻感染的全身反应、关节必须置于一个稳定位置并制动的三个基本原则，以尽量保留关节功能为目标。①早期足量全身性使用抗生素，并根据关节液细菌培养及药物敏感试验结果进行调整。②高热时给予降温，补液以纠正水、电解质紊乱，增加营养。③贫血的患儿应间断少量输鲜血，提高机体免疫力。

一般治疗 患肢制动应用石膏托或皮肤牵引将患肢固定于功能位，可缓解肌肉痉挛，减轻疼痛，防止畸形，减轻关节软骨的压力。

药物治疗 抗生素使用。①关节穿刺冲洗及抗生素注入：适用于小或表浅的关节，如膝、肘、踝关节等。用粗针头穿入关节，吸出关节渗液，而后用生理盐水反复冲洗关节腔，直至吸出的液体清亮，关节不再有渗出液为止。②关节腔持续性灌洗：适用于关节腔大且较表浅的关节，如膝、肩关节等。经穿刺套管插入两根塑料管或硅胶管留置在关节腔内，退出套管，用缝线固定两根管子在穿刺孔皮缘以防脱落，或在关节镜灌洗后在关节内置放两根管子。一根为灌注管，另一根为引流管。每日经灌注管滴入抗生素溶液。待引流液转清，经培养无细菌生长后可停止灌洗，但引流管仍需继续吸引数天，如引流量逐渐减少至无引流液可吸出，且局部症状和体征都已消退，可以将管子拔出。

手术治疗 ①经关节镜治疗：膝关节化脓性炎症或股骨下端慢性骨髓炎，采用关节镜下治疗，可引流脓性关节液，彻底切除病变滑膜，直视下摘除死骨，清除窦道，并置管持续灌洗，完成后在关节腔内放置敏感的抗生素。较传统开放手术具有创伤小、术后关节粘连少，可多次手术的优势。②关节切开引流：适用于较深的大关节，穿刺插管难以成功的部位，如髋关节，应该及时做切开引流术。切开关节囊，放出关节内液体，用盐水冲洗后，在关节腔内留置两根管子后闭合切口，行关节腔持续灌洗。

预后 急性化脓性关节炎的预后较好，只要做到早期诊断、正规合理的治疗就可以明显改善患儿的预后，不遗留关节畸形等损害。

(张学军 罗焱中)

pánzhuàng bànyuèbǎn

盘状半月板 (discoid meniscus) 以较正常半月板大并呈圆盘状改变为主要表现的半月板发育畸形。在整个人群中膝关节盘状半月板的绝对发生率尚无法确定，在各种统计中，发生率因人种和人群的不同，统计结果差异较大，一般人群的发生率为 1.4%~16.6%。

病因及发病机制 关于盘状半月板的发生原因存在有多种推测，仍存有较大争议，所推测的原因包括胚胎期的残留物、半月板发育异常、在发育中半月板中央部分的正常吸收过程发生障碍、半月板出现向后方异常移动、遗传因素等，通常认为盘状半月板属于发育异常，但是尚无定论。盘状半月板容易发生损伤具有多种机制。①盘状半月板存在形态异常，其厚度和体积异常增大，因此妨碍移动是盘状半月板的重要特点。②盘状半月板缺乏正常的胫骨固定，半月板股骨韧带过强过短，将半月板固定于股骨髁，妨碍其在生理活动中产生伸展和移动。③盘状半月板内具有纤维软骨过度生长，因此其生物力学特性与正常半月板组织存在巨大差别，形态不利于膝关节传递载荷，压力往往集中在较小的面积上。基于上述种种原因，盘状半月板在早期即可发生功能障碍，比正常半月板更加容易发生损伤。

分类 主要分为外侧盘状半月板与内侧盘状半月板。①外侧盘状半月板：根据瓦塔纳贝 (Watanabe) 的分类方法，按照外侧胫骨平台覆盖的程度和有无正常的后方半月板胫骨附着部，将外侧盘状半月板分为完全型、不完全型和 Wrisberg 韧带型。完全型和不完全型常见，呈盘状，并有半月板后方胫骨附着部。Wrisberg 韧带型半月板，无胫骨后部附着，只有半月板－股骨韧带（Wrisberg 韧带）连接，此类型半月板可成盘状，也可不成盘状。②内侧盘状半月板：较为罕见。第一例确诊病例由凯夫（Cave）和斯特普尔斯（Staples）于 1941 年首次报道，据估计在普通人群中的总体发生率为 0.06%～0.3%。完整的内侧盘状半月板可以毫无症状，尤其是在青少年人群中。

临床表现 盘状半月板一般在儿童期就会出现症状，典型的临床表现是膝关节在屈伸活动过程中外侧关节间隙可存在弹响，通常无痛。由于盘状半月板的形态异常，因此容易撕裂，创伤史可以不明显，在日常活动中就可能出现撕裂。在合并撕裂后，才会出现疼痛、无力、关节积液、肌肉萎缩和关节交锁等症状，对于部分儿童而言，由于不能清晰地表述症状，通常因膝关节不能完全伸直和跛行而被家长发现，成为第一主诉。在体格检查中，典型表现是在膝关节伸屈活动中或者施行半月板回旋挤压试验时，外侧关节间隙可出现特征性粗大弹响和弹跳，其他常见表现有外侧关节间隙压痛、关节肿胀积液、活动受限和股四头肌萎缩。

内侧盘状半月板损伤的最常见症状与内侧半月板撕裂相同，包括内侧关节间隙疼痛、间断性肿胀、绞锁、无力以及完全无法伸直膝关节，体格检查可发现股四头肌萎缩、膝关节无法完全伸直、关节积液、内侧关节间隙压痛以及半月板回旋挤压试验阳性等。

诊断 根据患儿的临床症状及体征，结合 MRI 的特殊影像，临床诊断盘状半月板并不困难。关节镜本身也是诊断盘状半月板的良好工具，部分盘状半月板病例可能在关节镜术中才首次得到确诊。对于盘状半月板的患儿，常规 X 线平片一般无特征性表现，只有间接征象。膝关节 MRI 是很好的诊断工具，可以得到确诊和发现撕裂。在 MRI 图像上，矢状面上盘状半月板表现为蝴蝶结样改变；冠状面上可见半月板内侧缘突入髁间窝。

治疗 随着关节镜手术技术的发展及日趋完善，传统的开放性关节手术已完全被取代。对于完全型、不完全型盘状半月板撕裂，可实行成形术，去除过多的中央部分，留下稳定的周缘半月板环，这样可以将盘状半月板"雕刻"成为正常的半月板状态。对于盘状半月板撕裂，可能需要行部分切除术，甚至完全切除术。对于 Wrisberg 韧带型盘状半月板，由于缺乏后部胫骨附着，存在后方不稳定，传统上需要行半月板全切除术。如果仅行半月板次全切除，遗留的不稳定的半月板边缘将会引起临床症状。

预后 在临床和 MRI 检查中偶尔发现盘状半月板，只要无临床症状，并不需处理，因此无手术干预指征，只有在膝关节出现症状后，才需要对盘状半月板撕裂进行治疗。对于后角稳定的完全型或不完全型盘状半月板，在关节镜下切除部分半月板或将其形态修整接近正常，具有良好的远期效果。

（张学军 白云松）

xiāntiānxìng duōguānjié luánsuō
先天性多关节挛缩 （congenital multiple arthrogryposis）

新生儿期出现的先天性多个关节屈曲畸形，是少见的先天性疾病，以四肢关节挛缩畸形为特征，最常见为足内翻畸形，也伴其他多关节畸形或脊柱侧凸。关节挛缩只是一个描述性词汇，而不是一个确切的诊断。

病因及发病机制 关节挛缩是由多种因素引起的，导致胎儿宫内活动受限的因素都可能与关节挛缩有关，如子宫畸形（双腔子宫、大的纤维瘤）、羊水过少、子宫内压增加、胎儿受到机械压迫、胎儿活动减弱、臀位产和早产。炎症性和感染性因素包括关节、肌肉、脊髓或脑部的炎症，妊娠早期感染风疹病毒，以及不知名病毒感染。导致多关节挛缩的发病机制主要有三种类型。①典型先天性多发性关节挛缩，主要是肢体受累，肌肉发育不全或缺如。②关节挛缩合并有严重神经（大脑、脊髓、前角细胞或周围神经）或肌肉病（先天性肌营养不良、肌肉病或中毒性肌肉病）功能障碍。③关节挛缩并发其他严重畸形和特殊综合征如弯曲变形的发育异常或颅骨、腕、跗骨发育不全。

临床表现 包括多个关节僵硬畸形，呈屈曲型或伸直型，受累肌肉可出现发育不良、萎缩、缺如或纤维化，但是皮肤感觉正常。患儿的关节僵硬畸形都是由于肌肉和关节囊挛缩造成的。在关节的屈侧可能有翼状结构，可伴有跨关节的皮肤蹼状改变。肢体可呈圆柱状或梭形改变，皮下组织较正常薄弱。大多数患儿智力发育正常，偶见深反射减弱或消失。典型病例的四肢均受累（先天性肌发育不全），也可在上肢或下肢出现。

诊断 体格检查仍然是诊断关节挛缩的最好方法。根据出生时即出现典型的 2 个或 2 个以上的关节挛缩畸形即可诊断。与麻痹性疾患不同，被动活动时先天性关节挛缩的关节畸形通常是僵硬的或者处于强直状态，活动范围明显受限。关节挛缩畸形往往是对称性出现。肢体远端畸形比近端畸形严重，越靠近躯干畸形越轻，躯干常没有症状。手和足部畸形往往最严重。由于该病为具有关节挛缩特征的综合征，因此临床表现非常复杂，应注意患儿关节外病变，如脊柱侧凸、脊髓栓系、斜颈、血管瘤等。

应用产前超声筛查先天性关节挛缩的敏感性较低，出现下列征象应该怀疑胎儿患有关节挛缩的可能：①胎儿没有胎动，特别是存在羊水过多时。②反复多次观察骨与关节关系固定无变化。③颈背部皮肤增厚。④小下颌内收等。组织学检查显示肌肉纤维间可见小肌肉团块、纤维化和脂肪。同一标本上可观察到肌肉病变和神经病变、关节周围的软组织纤维化。当周围神经肌肉疾患的表现尚不明确时可以考虑进行遗传学方面的调查，包括进行染色体分析和胶原研究。

鉴别诊断 ①痉挛性脑瘫：主要因锥体系受累所致，患儿可出现上肢关节屈曲，拇指内收，手紧握拳状；体格检查见肌肉无明显萎缩，关节处没有骨、肌肉组织异常，患儿肌张力升高，腱反射亢进，但智力低于正常同龄人。头部 MRI 检查提示脑组织萎缩。②先天性骨畸形性关节屈曲挛缩：患儿肌肉、皮肤组织无异常，肌张力、腱反射正常；受累关节 X 线检查发现关节或脊椎骨性异常。

治疗 早期就诊和早期治疗非常重要，越早开始治疗，效果越好。鼓励家长尽早开展手法康复训练，这样有助于减轻患儿肢体畸形，提高治疗效果。支具和辅助器具对于患儿站立、行走的稳定以及矫形手术后防止畸形的复发也具有重要作用。

关节挛缩的治疗 肌力失衡问题不像其他神经肌肉疾患那么显著。如果有可供转移的肌肉，可通过肌腱转移来达到肌力平衡。矫形术后一般会出现畸形复发。原因是关节周围软组织结构致密、缺乏弹性，不能随着生长发育而延长。手术部位离关节越远，其效果维持的时间越短。在软组织松解术方面，肌腱切断的同时如果不进行关节囊切开，手术也容易失败。通过截骨矫形或将关节位置调整到功能更好的位置是有益的，但手术时机必须是接近骨骼发育成熟期，否则畸形很可能随着生长发育而复发。治疗目的是在安全的前提下获得最大限度的畸形纠正。术后通过石膏楔形切开或矫形石膏来进一步提高矫形效果的努力没有意义。

不同患儿通过被动活动改善关节活动度差异很大。积极康复训练可能明显改善关节活动度，也可能没有效果。治疗的主要目的是让每一个患儿最大限度地改善关节活动功能。最低要求是获得独立行走和生活自理能力。理想的情况是通过治疗使患者获得就业能力，实现自力更生。

合并畸形的治疗 由于先天性多关节挛缩可能合并多种畸形，因此应对患儿关节外的畸形进行诊断和评估，对于严重影响患儿发育和生活质量的畸形应尽早进行治疗。伴发的脊柱畸形可在婴幼儿期即可出现，并迅速进展为僵硬性脊柱侧凸，骨骼发育成熟后仍有进展的可能，这些都会给治疗效果造成不利影响。

预后 一旦确诊，即应为患儿制订治疗计划，并判定预后。肢体远端的关节可能仍有些功能活动。如果不是进行性加重的原因（如肌肉发育不全），通过积极的职业康复训练、手部夹板和系列石膏矫形大多数患儿可以改善关节的活动范围和手的功能。少数病例手术能够使腕关节和手指更好地处于功能位，使有限的肌力能在更符合生物力学机制的状态发挥作用。畸形矫正后复发很常见。原因是随着肢体的生长，关节周围组织并不能随之而舒展。

（张学军 白云松）

jìng-féigǔ gǔgàn gǔzhé

胫腓骨骨干骨折（tibial and fibular diaphyseal fractures）

胫骨结节、腓骨小头以下至内、外踝以上的骨折。多见于儿童和青壮年，在全身骨折中约占 13.7%，10 岁以下儿童尤为多见，男童的发生率大约是女童的 3 倍。其中以胫、腓骨双骨折最多，胫骨次之，单纯腓骨干骨折最少。

病因及发病机制 常见病因为直接或间接暴力。造成胫、腓骨骨折的直接暴力多数是从小腿的前外侧打击所致，两骨的骨折线在同一平面，常是横断、短斜面或粉碎性，常为开放性骨折，软组织损伤严重。造成骨折的间接暴力包括从高处跌落、摔伤或机器绞伤等，由于旋转力骨折线多数是斜形或螺旋形，腓骨骨折平面往往高过胫骨骨折的平面。胫腓骨骨干骨折病因与年龄密切相关。发病年龄存在两个高峰，即 3~4 岁未移位骨折与 15~16 岁的运动损伤和交通事故。6 岁以下儿童的骨折通常为斜行或螺旋形骨折，移位较小，通常是由跌倒造成的间接创伤。6~11 岁的儿童中最常见的骨折是简单的横向骨折伴腓骨骨折，通常由直接创伤造成的。青春期儿童多为胫腓骨干双骨折，通常由交通事故等高能量损伤引起，与成人表现类似。地理位置也与该病病因相关，在北方气候中 30% ~ 40% 的胫骨骨折发生在滑雪或滑冰时，30% 的受伤是由于跌倒，15% ~ 25% 的胫骨骨折是由于机动车事故。在更温和的南方气候中，机动车事故占胫腓骨骨折的 63%，自行车辐条伤害等占 7% ~ 10%。

分型 最全面的分型是 AO/OTA 提出的胫骨骨折分型。

A 型 胫骨干简单骨折。①A1 型：为螺旋形骨折。A1.1 型腓骨完整；A1.2 型腓骨骨折与胫骨骨折不在同一平面；A1.3 型腓骨骨折与胫骨骨折在同一平面内。②A2 型：骨折为斜形骨折，骨折线与水平夹角>30°。A2.1 型腓骨完整；A2.2 型腓骨骨折与胫骨骨折不在同一平面；A2.3 型腓骨骨折与胫骨骨折在同一平面内。③A3 型：骨折为横形骨折，骨折线与水平夹角>30°。A3.1 型腓骨完整；A3.2 型腓骨骨折与胫骨骨折不在同一平面；A3.3 型腓骨同一水平内。

B 型 楔形骨折。①B1 型：为螺旋形楔形骨折。B1.1 型腓骨完整；B1.2 型腓骨骨折与胫骨骨折不在同一平面；B1.3 型腓骨折与胫骨骨折在同一平面内。②B2 型：为斜形楔形骨折。B2.1 型腓骨完整；B2.2 型腓骨骨折与胫骨骨折不在同一平面；B2.3 型腓骨骨折与胫骨骨折在同一平面内。③B3 型：为碎片形楔形骨折。B3.1 型腓骨完整；B3.2 型腓骨骨折与胫骨骨折不在同一平面内。

C 型 复杂骨折。①C1 型：为螺旋形复杂骨折。C1.1 型有两个中间骨块；C1.2 型有三个中间骨块；C1.3 型有三个以上的中间骨块。②C2 型：为节段性复杂骨折。C2.1 型有一个中间节段；C2.2 型有一个中间节段和一个蝶形骨片；C2.3 型有两个中间节段。③C3 型：为不规则的复杂骨折。C3.1 型有 2 个或 3 个中间骨块；C3.2 型为有限的粉碎骨折，骨折区域<4cm；C3.3 型为广泛的粉碎骨折，骨折区域>4cm。

分级 开放性骨折软组织损伤应根据古斯蒂洛（Gustilo）与安德松（Anderson）分级。① Ⅰ 级：低能量损伤，皮肤裂伤 <1cm，伤口清洁或轻微污染。② Ⅱ 级：通常为低能量损伤，皮肤裂伤>1cm，没有广泛的软组织损伤、肿胀、撕脱。③ Ⅲ 级：高能量损伤，分为三个亚型。Ⅲ A，广泛软组织挫伤、肿胀，但有足够的软组织覆盖，即使裂伤伤口<1cm，也属于该类型；Ⅲ B，广泛软组织缺损，没有足够的软组织覆盖，伴有骨折端外露、骨膜剥脱：常伴有伤口严重污染；Ⅲ C，合并需要手术修复的血管损伤。

临床表现 患肢局部疼痛、肿胀、不敢站立和行走。患肢可有反常活动或明显畸形。由于胫腓骨表浅，骨折常合并软组织损伤，形成开放性骨折，骨折端外露。胫骨上 1/3 骨折可致胫后动脉损伤，引起下肢严重缺血甚至坏死。胫骨中 1/3 骨折可引起骨筋膜室压力升高，胫前区和腓肠肌区可有张力增加。胫骨下 1/3 段骨折由于血运差，软组织覆盖少，容易发生延迟愈合或不愈合。腓骨颈有移位的骨折可损伤腓总神经，可出现相应感觉和运动障碍。骨折后期若骨折对位对线不良，改变了关节的受力面，易发生创伤性关节炎。小儿青枝骨折表现为不敢负重和局部压痛。

诊断 根据患儿典型病史、临床表现、体征及影像学检查可对胫腓骨骨干骨折做出诊断。体格检查时首先观察有无畸形、肿胀及开放性损伤。因此必须对整个肢体进行彻底的检查，以排除其他合并伤。影像学评估应包括胫骨前后位及侧位片，含膝关节和踝关节。未移位青枝骨折难以通过单一影像判断，在这种情况下应采取正侧位对比视图。

鉴别诊断 ①骨样骨瘤：虽有骨皮质增厚及骨膜反应，但有较典型瘤巢。②局部骨感染：以骨膜反应骨皮质增厚为主，无骨小梁断裂及骨皮质切迹征，而临床上皮肤温度较高。③早期骨肿瘤：以花边样或葱皮样骨膜反应为主，逐渐出现骨质破坏、瘤骨及软组织肿块等。

治疗 目的是矫正成角和旋转畸形，恢复胫骨上、下关节面的平行关系和肢体长度。主要包含保守治疗和手术治疗。

保守治疗 可应用于无移位的胫腓骨干骨折，通常采用小夹板或石膏固定。①有移位的横形或短斜形骨折采用手法复位、小夹板或石膏固定。固定期间应注意夹板和石膏的松紧度，并定时行 X 线检查，发现移位应及时进行夹板调整或重新固定石膏，10 ~ 12 周可扶拐部分负重行走。不稳定的胫腓骨骨干骨折可采用跟骨结节牵引，纠正短缩畸形后施行手法复位和小夹板固定。牵引中注意观察并记录肢体长度，避免牵引过度而导致骨不愈合。6 周后停止牵引，改用小腿功能支架固定或行石膏固定。10 ~ 12 周后可扶双拐下地部分负重行走。

②低能量导致的单处闭合性骨折，若移位和粉碎轻微，应行闭合复位长腿石膏固定，石膏固定在膝关节 0~5°屈曲位，视骨折愈合情况逐渐负重行走。

可接受的复位标准：<5°的内翻/外翻畸形；<10°的成角畸形（<5°最为理想）；<10°旋转畸形，外旋比内旋更能被接受；<1cm的短缩畸形；骨皮质接触超过 50%；髂前上棘、髌骨中点、第 2 趾近节趾骨基底大致在一直线。

手术治疗　包括髓内钉固定、外固定、钢板/螺钉等。髓内钉能够很好地保护骨膜血运、对软组织损伤较小。其生物力学优点为可控制骨折断端对线、移位以及旋转。外固定应用于严重开放性骨折，也可用于并发筋膜间室综合征、颅脑损伤或烧伤的闭合性骨折病例。应用钢板/螺钉时应避免对骨骺造成损伤。手术相关并发症包括感染、伤口裂开、骨折畸形愈合、骨不愈合等。闭合性和开放性骨折的手术方式并不完全相同。儿童闭合性胫骨骨折手术适应证主要包括：①骨折不稳定，石膏和夹板无法维持固定。②随访期间发现骨折移位不能通过石膏和夹板等进行纠正。③明显的粉碎性骨折和患肢缩短，不能通过闭合复位治疗。④骨骺发育成熟患者的移位性骨折。

不稳定的胫腓骨干双骨折在以下情况时采用切开复位内固定：①手法复位失败。②严重粉碎性骨折或双段骨折。③污染不重，受伤时间较短的开放性骨折。

开放性骨折的治疗目的是使伤肢早期恢复正常功能，主要处理原则包括预防感染、软组织愈合和骨连接、重建正常解剖结构、恢复功能。①清创：目的是使开放污染的伤口通过外科手术转变

为接近无菌创面，从而为组织修复和骨折治疗创造条件。清创从外向内逐渐进行，明显坏死和碾挫的皮肤应当切除。可疑存活的皮肤可以留待第二次检查。损伤的皮下脂肪应当切除。失去活力的肌肉如不彻底清除，极易发生感染，导致灾难性后果。肌肉清创较其他组织需更加彻底，直至有活动性出血为止，以防发生厌氧菌感染。污染严重失去生机的肌腱，应给予切除，如为整齐的切割伤，应一期缝合。主要的血管、神经结构应予保留，必要时加以修复。骨折端应刷净，并清除髓腔内任何异物和骨碎片。应舍弃已完全剥离、没有血供的碎骨片。一般认为，按古斯蒂洛分类法的Ⅰ型及较清洁的Ⅱ型创口可一期缝合，污染及损伤严重的Ⅱ型和Ⅲ型创口均应留待二期处理。②抗生素的应用：早期合理应用抗生素对防止感染十分重要。抗生素的选择取决于潜在的细菌污染。第一或第二代头孢菌素类药有很广的抗菌谱，适用于大多数创口。创伤较大或污染严重的创口还应加用氨基糖苷类抗生素。③骨折的固定：开放性Ⅰ型损伤的骨折可以用类似闭合骨折的同样方法来治疗。Ⅱ型和Ⅲ型开放性骨折往往要求手术固定。简单稳定的固定有利于进行软组织手术，并促进术后患肢的早期活动。骨折的解剖复位和固定为软组织的修复和康复提供了有利的条件。有效的手术方法包括钢板螺钉、髓内钉和外固定架固定，这些技术可单独或联合应用。

预后　胫腓骨骨干骨折治疗相对简单，大多无明显的功能障碍，但如果处理不当则可能出现感染、筋膜室综合征、骨折延迟愈合或不愈合、肢体不等长、成

角畸形、旋转不良和血管损伤等并发症，甚至有截肢的严重后果。

（张学军　刘昊楠）

féicè bànzhī jīxíng

腓侧半肢畸形（fibular hemimelia）　由于腓骨一侧肢芽未发生所致的只出现一侧下肢的先天畸形。又称先天性腓骨缺失、腓骨发育不全等。包括一系列下肢畸形，如腓骨发育不全甚至缺失、股骨发育畸形、胫骨发育畸形、膝关节畸形、踝关节畸形、跗骨融合畸形等。发病率为（7.4 ~ 20）/1 000 000，双侧的更为少见。

病因及发病机制　病因尚不明确，可能和血管发育不良影响间质发育有关。

分型　最常用的分类方法是阿克特曼（Achtermann）和卡拉姆奇（Kalamchi）分型。ⅠA 型，单侧腓骨轻微发育不全，小腿可有短缩畸形；ⅠB 型，单侧部分腓骨缺如，小腿可中度短缩；Ⅱ型，腓骨几乎完全缺失，肢体极短，胫骨在中、下 1/3 处前弓，足呈下垂、外翻，同侧股骨也短缩。但该分型方法较粗略，没有显现足趾的缺失程度，也没有对踝关节和后足的畸形程度进行描述。

斯坦尼茨基（Stanitski）等提出一种复合分型方法，包括 4 个信息组，即腓骨形状、踝关节形状、有无跗骨融合和足部跖骨足趾的数量，能更细致地体现该病的各种表现。①腓骨形状：Ⅰ型为正常，Ⅱ型为部分缺失，Ⅲ型为完全缺失。②踝关节形状：H 型为正常的水平形关节，V 型为踝关节外翻畸形，S 型为球窝状关节。③有无跗骨融合：若有则用小写 c 表示，没有则不写。④足部跖骨与足趾数量：用阿拉伯数字按 1~5 表达。不同分类方

法对于治疗和预后亦有不同的意义。

临床表现 双下肢不等长导致跛行通常是患儿就诊的主诉，临床症状还包括胫骨前内侧凸畸形、膝关节外翻、踝关节外翻、踝关节不稳定及先天性足趾缺如等。

诊断 并不困难，下肢普通 X 线片检查辅以体格检查即可确诊。

治疗 较复杂，治疗手段也繁多，主要包括增高鞋、矫形器、假肢、截骨矫形、肢体延长、旋转成形和截肢等。选择哪一种治疗方案，主要根据预测的肢体长度最终差异，再结合年龄、分型及足缺陷和踝关节稳定程度做出选择。在初诊对患儿做出评估时，医生应依据肢体短缩的百分比努力预测肢体最终不等长情况。对预测为小腿轻度不等长者，治疗的目标是矫正小腿不等长和足部畸形。如果肢体不等长的差距达到手术远不能纠正的程度或伴有严重足踝关节畸形，建议行赛姆（Syme）截肢术或博伊德（Boyd）截肢术及安装假肢后行康复治疗。

预后 该病常伴有一些容易被忽视的解剖结构异常，如股骨远端外髁发育不良及膝关节不稳定等，在肢体延长术后容易出现一些特殊的并发症。充分认识这些结构异常，可以减少并发症的发生，提高治疗的成功率。

（张学军 高荣轩）

xiāntiānxìng jìnggǔ jiǎguānjié

先天性胫骨假关节（congenital pseudarthrosis of tibia）

生后即存在的胫骨弯曲或胫骨假关节形成，常合并腓骨发育不良或者腓骨缺如的先天性疾病。胫骨前弯通常是胫骨假关节的早期表现。胫骨弯曲，合并或者不合并胫骨假关节的病例当中，大约 50% 的患儿是神经纤维瘤，胫骨的病变常是神经纤维瘤病的第一个临床表现。胫骨弯曲能够自愈的病例非常少见。多数的患儿要发生骨折，骨折前逐渐出现胫骨的管状或者囊性发育不良。一旦骨折，骨折段管腔变窄、闭锁，经久不愈，畸形逐渐加重，形成假关节。

胫骨弯曲一旦发现，建议采用全程支具保护。在学步之前，踝足支具比较合适，学步期间和学步以后，建议采用膝踝足支具。在生长发育期间，一般主张始终采用支具保护，不管其是否采用手术治疗。主要的手术方法有博伊德（Boyd）和福克斯（Fox）的两端嵌入植骨法，穆尔（Moore）分期植骨和外固定方法，麦克法兰（McFarland）短路植骨，索菲尔德（Sofield）和米勒（Millar）发明的髓内棒技术，布赖顿（Brighton）、巴西特（Bassett）等人发明的微创电极植入脉冲刺激法或者结合稳定系统，带血管蒂自体植骨技术，以及伊里扎洛夫（Ilizarov）环式外固定器技术和方法。为了取得植骨部位的融合，常需要进行再植骨。截肢是一种可行的，也是最终无奈选择，需要慎重选择方法。一般来说，只有采用上述几种方法失败，或者手术效果不理想的情况下，才考虑截肢手术，并要充分考虑到术后患儿假肢的选择。

先天性胫骨假关节仍然是小儿骨科领域极具挑战性的难题。稳定的融合是取得长期功能恢复的基本前提。每一个患儿的情况不尽一样，需要制订个性化治疗方案，并根据治疗过程中的问题，及时调整治疗方案，随着患儿的生长发育，进行长期随访。

（张学军 白云松）

Yīlǐzhāluòfū wàigùdìngqì jìshù

伊里扎洛夫外固定器技术（Ilizarov external fixator technique）

20 世纪 50 年代，苏联伊里扎洛夫（Ilizarov）教授创造性地设计应用环形固定器及微侵袭技术。用于矫形和创伤的治疗，成功地开发出数百项有效技术，后以他的名字命名这种治疗方法与治疗器械为伊里扎洛夫技术。

伊里扎洛夫创立了"张力-应力法则"技术理论，其生物学原理表现在骨延长过程中在外固定器的作用下，在牵开的骨缺损区，很快被新生的骨痂充填，继之形成致密骨质，这是牵张应力刺激的结果，其促进了成纤维细胞化骨及膜化骨的进程。骨延长时周围软组织同步得到牵引而发生相应生物学改变，如全皮层增厚、横纹肌变粗大、肌纤维新生、血管中弹力层纤维增生、神经轴突施万细胞增多等。在临床观察中患肢骨痂大量新生，局部组织肥厚韧性增强骨骼肌变粗等，其生长方式同胎儿组织一致，均为相同的细胞分裂。同时，骨牵引区域内的骨发生是纯粹性膜内骨化形成新骨。

伊里扎洛夫治疗体系是在其生物学与生物工程力学理论主导下，在临床规范标准化的操作下，使外固器发挥了完美的综合功能作用，产生了牵伸与加压的应力，使骨断端固定稳定，并不断受到上述应力刺激，使之于组织产生了生理性应力，所有这些应力刺激都作用于局部组织使其再生、发育生长，塑型功能活跃；再加之其防感染，血运干扰少的手术方式，保证了骨愈合、畸形矫正与功能恢复齐头并进。

伊里扎洛夫技术临床应用广泛，比较常见的临床适应证有：

①先天性胫骨假关节。②足踝畸形（先天性、外伤性、烧伤后）。③骨折畸形愈合及骨不连。④骨缺损。⑤关节挛缩。⑥骨延长。⑦长骨成角畸形的矫正。

（张学军　白云松）

xiàzhī bùděngcháng

下肢不等长 （leg length discrepancy） 一侧肢体生长减慢或一侧肢体过度生长造成的疾病。可分为结构性和功能性。结构性下肢不等长是指下肢骨骼构造上的短缩，即股骨、胫骨或二者皆有长度差异。功能性下肢不等长又称直观下肢不等长，即患者经检查后下肢骨骼长度一致，但表现为一侧下肢较短。

病因及发病机制 结构性下肢不等长的原因包括发育异常、骨折、退行性疾病等。功能性下肢不等长的原因包括软组织缩短、关节挛缩、韧带松弛、力线异常及足部畸形等。①髋关节疾病：包括先天性髋脱位、股骨头骨骺滑脱、股骨头坏死、先天性髋内翻、先天性股骨近端缺如（少见）、婴儿化脓性髋关节炎后遗症等。②骨骺损伤：患儿不经意间摔伤，家长未重视，极有可能导致骨骺损伤，导致下肢不等长，下肢的长骨主要是股骨和胫骨骺板受损。③肿瘤：侵犯或者影响骺板都会导致下肢不等长。④单侧的先天畸形：如马蹄足内翻，因患者足部发育异常、肌肉发育不全导致不等长。⑤神经损伤：如腓总神经损伤后，患儿在发育过程中缺少神经支配，血管收缩功能和肌肉的发育缺乏营养，最终导致下肢不等。⑥外源性刺激：如手术刺激等。⑦下肢神经纤维瘤、血管瘤：如克利佩尔-特雷诺奈综合征，由于患肢的营养超过正常，患侧肢体与对侧肢体相比反而较长；神经纤维瘤由于异常过多的神经支配，神经干粗大，导致患肢变长变粗。

临床表现 轻者表现为肢体长短不等，可伴有粗细不一，但肢体的功能不受影响。严重的患者除肢体短缩外，还伴有肢体明显发育不良，如骨关节畸形、肌肉力量不足、足趾发育异常等。通常下肢不等长>2cm 以上才会出现步态异常。长期双下肢不等长，会引发双髋受力不均匀，导致骨盆倾斜，功能性和姿势性脊柱侧弯凸，颈部、肩部及背部疼痛，髋关节疼痛，膝关节疼痛（长腿一侧经常同时出现膝关节疼痛和过度旋前），足及踝关节疼痛（与短腿一侧的旋后或长腿一侧的过度旋前有关）。

诊断 通过对患者站立及行走时的观测评估、仰卧位时的体格检查及影像学检查进行诊断。站立时可能出现长腿侧髋关节及膝关节屈曲、臀部褶皱不对称、骨盆倾斜、肩部下沉（短腿侧）、头部向短腿侧倾斜、躯干向长腿侧倾斜。行走时可见手臂摆动不等（短腿侧幅度较大）、步态明显跛行。可对双下肢长度进行测量：①仰卧，将双侧肢体对称放置，测量髂前上棘（或脐）至内踝尖。②仰卧，将双侧肢体对称放置，测量股骨大转子至外踝尖。拍摄骨盆正位及双下肢全长 X 线片，通过影像学测量双下肢长度差值。

治疗 根据不同病因采取针对性治疗。如果肢体不等长的差距小于 0.5cm，步态无明显异常，不需要治疗。关节内因素（髋脱位、髋内翻等）需要纠正自身病因所致疾病；2cm 以内建议穿补高鞋垫矫正，大于 2cm 可能需要采取手术治疗，包括肢体延长术和骨骺阻滞术。肢体延长的手术方法包括单侧外固定架延长、伊里扎洛夫（Ilizarov）环架延长等；骨骺阻滞术包括永久性和临时性骨骺阻滞术等。

（张学军　刘昊楠）

xiàzhī chéngjiǎo jīxíng

下肢成角畸形 （leg angular deformity） 下肢自然伸直时，股骨和胫骨构成向内、向外的成角畸形。儿童较为常见，分为生理性及病理性。临床最为常见的是病理性膝内翻和膝外翻。

病因及发病机制 ①膝内翻：又称 O 形腿，是膝关节的内翻畸形。从外观上看，当患者的两脚在站立位并拢时，膝关节内侧不能接触。通常是由于膝关节的胫骨近端，或者是股骨远端出现内翻畸形所致，可以通过下肢力线的测量进行判断。常见原因有佝偻病、外伤、炎症、先天性骨骺生长障碍性疾病、肿瘤、脊髓灰质炎及脑瘫等。其中 40% 以上的膝内翻发生于婴幼儿时期的佝偻病，30% 左右发生于青春期迟发性佝偻病。②膝外翻：又称 X 形腿，指以两下肢自然伸直或站立时，两侧膝关节并拢在一起时两侧内踝无法接触。常见原因包括骨代谢和内分泌异常如各种佝偻病、骨质软化病、原发性甲状旁腺功能亢进症等，骨发育紊乱引起的软骨发育不全等。此外，非化脓性关节炎、创伤、脑性瘫痪、小儿麻痹症等也可引起膝外翻。③胫骨扭转：指胫骨沿其纵向轴的扭转，从而使近端和远端关节运动平面的相对位置发生变化，主要病因为外伤、遗传因素及子宫内异常等。④胫骨弯曲：出生时少见的胫骨畸形，有三种类型弯曲，即前外侧弯曲（与假关节或胫骨发育不良相关）、后内侧弯曲、前内侧伴或不伴先天性腓骨缺陷。⑤膝过伸：凡膝关节向后成角者均属此类，即膝关节过度伸展，患者重心明显向后倾斜，甚至过伸至 90°，常见于脑瘫患儿，女性比男性多见。膝过伸畸形可继发于外伤、骨关节感染或破坏、神经瘫痪等，临床多见于脊髓灰质炎后遗症、大腿肌肉广泛性瘫痪者。先天性膝反屈是指不伴有膝关节脱位的，屈膝功能正常，但有膝过伸表现者。此外长期仰卧、垫高足部也可形成膝过伸畸形。

临床表现 根据疾病种类患儿可有不同的临床表现。①膝内翻：站立或行走时，双膝不能并拢。检查时患者取平卧位，伸直下肢，双足并拢，正常时双膝可并拢，膝内翻者双膝关节突向外侧，双踝相遇时，双膝内缘不能相接。如使双膝并拢则双小腿相互交叉。可继发胫骨旋转及足外翻或扁平足。行走时可出现下肢不稳，呈摇摆步态，犹如先天性髋脱位者。②膝外翻：站立和行走时，双踝关节不能并拢，双膝外翻者可表现步态蹒跚，单侧者则表现跛行。常合并其他畸形，如扁平足、胫骨外旋、髌骨脱位等。畸形严重者可继发内翻足及前足内收畸形。在快步行走或奔跑时，双膝易碰撞而摔倒。值得注意的是，小儿在正常发育过程中可出现轻度膝内翻或外翻，随着生长发育可自行矫正。③胫骨弯曲：位于胫骨中下段交界处，步行后症状明显，小腿细而缩短。④先天性胫骨假关节：是一种较为常见的下肢畸形，与神经纤维瘤病相关，可在患儿出生时或出生后发生，最多见于胫骨中下 1/3，有时同侧的腓骨也可发生假关节。⑤膝过伸：患者站立时膝部过伸，腘窝后挺。可能出现关

节前内侧和后外侧疼痛，部分患者感觉膝关节不稳。由于疼痛等原因可造成行走迈步时丧失的 5°~10°的膝关节屈曲角度，从而形成膝关节向后的反屈，姿态僵硬。患者可合并同侧肢体的外翻畸形，或者对侧肢体内翻畸形。部分患者可有外伤史，受伤过程中膝关节出现过伸，合并后叉韧带损伤。

诊断 结合典型病史、体格检查及影像学检查可对下肢成角畸形这一大类疾病做出诊断。膝内翻膝间距 3cm 以下为轻度，3~6cm 为中度，6cm 以上为重度。膝外翻踝间距 0~5cm 为轻度，6~10cm 为中度，10cm 以上为重度。不同疾病 X 线表现不同。①膝内翻：可见胫骨内上髁发育小，关节面倾斜，膝关节向内成角畸形，胫骨向内弯曲。②膝外翻：可见股骨外髁发育小，关节面向外上倾斜。X 线片上正常股骨与胫骨的夹角 170°~175°，角度减小为膝外翻（通过股骨头的垂线在膝关节之外），角度增大或反角为膝内翻（通过股骨头的垂线在膝关节之内）。③胫骨弯曲：向前或向后弯曲，同时合并向内或向外弯曲；干骺端骨质及骨骺形态正常；前弯曲者，凹侧骨皮质受压增厚，骨髓腔变窄，凸侧皮质变薄；向内或后弯曲者常合并足外翻；可出现同侧腓骨细小或部分缺如；常合并病理性骨折或因骨折愈合不良导致假关节。④胫骨假关节：表现多样，多发生于胫骨中下 1/3 交界处，假关节两端呈锥形，中间骨质吸收与消失，骨质细长，皮质变薄，腓骨有时出现同样改变；若胫骨中下 1/3 交界处有胫骨前弓，则骨皮质增厚，骨髓腔纤维化，胫骨较短，髓腔内有囊性改变，腓骨

可正常；胫骨自后向外成角，则骨质变粗，髓腔可无变化。

治疗 生理性的下肢成角畸形可随生长发育自行矫正，不需要特殊治疗。而病理性下肢成角畸形根据不同疾病种类所致，需有针对性地进行治疗。矫正原则主要是重建下肢力线，恢复关节方向。

膝内翻治疗 生理性膝内翻是儿童生长发育期间的一种生理现象，可在生长发育过程中自行矫正，不需要处理。对较重的或体弱多病的儿童，需尽早矫正畸形。主要包括手法矫正、夹板矫正、布带捆绑矫正法、鞋垫矫正等。严重畸形者不宜限制手术年龄，早期治疗可减少骨骼生长发育的障碍。单侧膝内翻如膝踝间距>5cm、双侧者>8cm 者应考虑手术。手术目的是防止下肢力线不良、膝关节内侧间室过度负重导致的关节软骨退变和磨损，其次是改善下肢外观。佝偻病所致的膝内翻畸形，经系统内科治疗病变静止，X 线片上显示骨质有明显恢复时方可施行手术。成骨不全等疾病引起的膝内翻畸形宜在青春期后，下肢发育接近停止后再施行矫形手术。

膝外翻治疗 针对原发疾病及时治疗有时可避免畸形发生，即使畸形已经产生，有些畸形还可终止发展。例如，维生素 D 缺乏性佝偻病，可通过改善喂养，增加阳光照射，以促进维生素 D 和钙的吸收。外科治疗主要包括保守和手术治疗。保守治疗包括夹板矫正术、布带捆绑矫正法、鞋垫矫正法等。

手术适应证 ①年龄>5 岁，畸形严重，或骨质已较坚硬者。②年龄>12 岁，双膝外翻者踝间距>8cm，单侧膝外翻踝间距>5cm。③成骨不全者，宜在青春

期后进行手术。④佝偻病或骨质软化症患者，经内科治疗病变完全静止，血钙磷及碱性磷酸酶正常，并在 X 线片上显示骨质有明显恢复者。

手术禁忌证 ①佝偻病或骨质软化症尚在活动期的患者禁作截骨术。②肾性佝偻病、范科尼综合征、肾小管性酸中毒等可能存在肾功能不全的疾病，儿童时期慎行矫形手术。③由先天性疾病导致的膝外翻畸形，手术时机存在争议，早期手术可能复发，因此部分畸形可能需在青春期后行手术治疗。

胫骨假关节治疗 见先天性胫骨假关节。

膝过伸治疗 效果较慢，耗时较长。治疗原则：①一旦发现该畸形，必须尽早矫正，以避免膝关节软组织、骨骼结构上的改变，尤其是胫骨上关节面倾斜，后期纠正困难。②对 10° 以下的膝过伸，可以不矫正。③如有髂腰肌或臀肌麻痹，应先重建上部的肌力。④若为膝前麻痹型，则应重建股四头肌肌力。

(张学军 刘昊楠)

xiāntiānxìng mǎtí nèifǎnzú

先天性马蹄内翻足 （congenital clubfoot） 足下垂、内翻、内收畸形综合而成的先天性足部畸形性疾病。常见的儿童足部畸形之一，发病率为 1‰~4‰。在未经治疗的情况下畸形会持续至成年，严重影响患者的步态和生活质量。不同族群的出生患病率不同，其中波利尼西亚裔的患病率最高，活产儿中为 7‰；亚裔人群最低，活产儿中为 0.57‰。在白人婴儿中，先天性马蹄内翻足活产儿中的患病率为 1‰~3‰，而且似乎比较稳定。男性胎儿患病率高于女性胎儿，男女比例为

2：1。在中国，先天性马蹄内翻足的发病率约为 0.512‰，且呈现出男性高于女性、农村高于城市、西部地区高于其他地区的流行特征。

病因及发病机制 先天性马蹄内翻足不是胚胎畸形，而是由正常足演变为马蹄内翻足，一般在妊娠期 4~6 个月出现，超声检查很少发现 16 周以前的胎儿出现马蹄内翻足。先天性马蹄内翻足中特发性马蹄内翻足是最为常见的类型，但是这种类型的马蹄内翻足的病因仍然不明确。对于特发性马蹄内翻足的病因有诸多学说，包括遗传基因学说、组织学异常学说、血管异常学说及胚胎发育异常学说。广泛被学者接受的观点即多因素造成的胚胎发育异常，即遗传背景及足踝胚胎发育阶段环境和地域因素综合作用所致。尽管马蹄足的病因和发病机制仍存在争议，但随着基因组学、蛋白质组学和其他组学技术的应用，马蹄足的遗传基础逐渐被揭示出来。

严重程度评估 临床常用的马蹄内翻足畸形程度严重与否的评分系统有皮拉尼（Pirani）评分系统、迪梅利奥（Dimeglio）评分系统及国际马蹄内翻足研究小组评分（International clubfoot study group，ICFSG）。皮拉尼、迪梅利奥评分系统主要根据体格检查，常用于马蹄内翻足患儿治疗开始前评估其严重程度，而 ICFSG 评分系统中除了形态学评估，增加了功能学和影像学检查评估，更加客观、全面、动态地反映了马蹄内翻足的畸形状态，一般适用于治疗结束或大于 5 岁以上患儿。

临床表现 主要为前足内收、中足高弓、后足内翻及踝关节跖屈，有时还可出现胫骨内旋。畸

形严重的患儿，踝与距下关节跖屈畸形明显，距骨跖屈，可从足背侧皮下摸到突出的距骨头。因跟骨后端上翘藏于胫骨下端后侧，足跟似乎变小，跟腱挛缩严重。从后方看，跟骨内翻。前足也有内收内翻，舟骨位于足内侧深处，靠近距骨头，骰骨突向足外侧，足内侧凹陷，踝内侧和足跟内侧皮纹增多，而足外侧及背侧皮肤拉紧变薄。当被动背伸外翻时呈僵硬固定，此种畸形不易矫正。患儿站立困难，走路推迟，跛行，扶持站立时可见足外侧或足背着地负重。年龄稍长，跛行明显，软组织与关节僵硬，足小，小腿细，肌萎缩明显。长期负重后足背外侧可出现增厚的滑囊和胼胝，少数发生溃疡。患儿常同时有其他畸形，体格检查时注意检查小腿、踝、足部的血运情况，有无感觉异常，检查各肌肉的肌力，有无肌力的不平衡，对病因诊断和治疗有指导意义。

诊断 根据患儿的病史、临床表现及影像学检查，先天性马蹄内翻足的诊断比较容易。主要在于与其他疾病导致的马蹄内翻足鉴别，如脊柱裂、多关节挛缩等。

治疗 根据先天性马蹄内翻足不同阶段临床表现和畸形严重程度的不同，治疗方法也有所不同，应根据患儿年龄、畸形的类型和程度而定。①松弛型：畸形程度较轻，患足较柔软，手法容易矫治，治疗应首选保守治疗，包括手法矫正、经皮跟腱切断、石膏固定，大多数患儿的畸形可以得到很好的矫正。特别是新生儿的先天性马蹄内翻足，不可采取手术治疗。患儿通常在出生后 1 周内开始接受治疗，经过 4~6 次的手法矫正、长腿石膏固定及经

皮跟腱切断术后，畸形初步矫正率可达95%以上。治疗后需要每天穿戴支具23小时以上并持续至少3个月，随后每天的穿戴时长调整为12~16小时，持续至4~5岁，一般很少复发。个别复发病例（<10%）可能需要再次石膏矫形，经皮跟腱切断或将胫前肌腱转移至第三楔状骨的后续跟进治疗。②僵硬型：软组织挛缩严重且出现骨性的畸形，单纯保守治疗难以矫正畸形，即使前足通过保守治疗得到矫正，但后足往往仍存在内翻和跖屈畸形，日后畸形也易复发，需要考虑手术治疗。

手术必须结合患儿年龄和畸形程度，可分为软组织松解术、肌腱转移术、骨性手术三大类。①软组织松解术：适用于病情较重或保守治疗后畸形复发的大龄儿童，对于3岁以内保守治疗效果欠佳的幼儿也可谨慎考虑采用软组织松解术。单纯的跖腱膜松解术及跟腱延长适用于仅存在马蹄和高弓的轻型。②肌腱转移手术：针对骨性畸形较轻但支具顺从性差的病例，当患儿踝背屈前足内收加重时说明胫前肌对于马蹄内翻足影响较大，可应用此手术方式行胫前肌肌腱转移。最好在患儿3~5岁进行，术前应用2~3次石膏矫正固定性畸形。肌腱转移后的最佳部位应在第2~3楔状骨的体部，也可增至第5跖骨以加大拉力弥补足外翻力量的不足。③骨性手术：年龄稍大未经治疗的僵硬性马蹄内翻足往往是骨性畸形，胫骨向内侧和跖侧偏移，跟骨内翻严重，跗骨排列异常。严重的骨性畸形仅采用单纯的软组织松解及肌腱转移术往往得不到很好的矫正效果，此时应行骨畸形矫正术。可分为关节内骨畸形矫正和关节外骨畸形矫正两种，前者包括跟骰关节切除融合术、三关节融合术、跗骨前侧楔形截骨术；后者常做的手术有跖骨截骨术或骰骨楔形截骨以及跟骨截骨术。

先天性马蹄内翻足治疗中可能出现的并发症有以下几种情况。①皮肤压疮：石膏固定治疗后，局部压力过大会出现皮肤压疮。这种情况石膏压迫一旦缓解，压疮可通过换药、消毒等措施治愈，一般不需要抗生素治疗。②足趾末梢循环障碍：石膏固定过紧会压迫血管导致动脉供血不足或静脉回流受阻，石膏固定后需要密切观察足趾末梢循环情况，若有足趾苍白或淤血肿胀明显，需要立即拆除石膏解除压迫，重新石膏矫形固定。③摇椅足畸形：前期石膏矫形过程中内收和高弓畸形矫形过度或后期跟腱松解不足可能会出现摇椅足畸形。深刻理解马蹄内翻足病理生理和矫形原理，熟练掌握石膏矫形手法，可避免摇椅足畸形的发生。

预后 先天性马蹄内翻足患儿出生时足部畸形明显，故可实现早期诊断，治疗倾向于早期化和非手术化。经典的潘塞缇（Ponseti）方法治疗先天性马蹄内翻足效果显著、预后良好。

（张学军 李浩）

xiāntiānxìng chuízhí jùgǔ

先天性垂直距骨（congenital vertical talus，CVT）

以不可复性的舟骨向距骨背侧脱位和跟骰关节脱位主要表现的先天性畸形。又称摇椅足。罕见的先天性距舟关节脱位，是一种严重的先天性僵硬性扁平足。发生率约为0.1‰，为先天性马蹄内翻足的1/10。男性发病率高于女性。

病因及发病机制 大多数CVT病例的确切病因与发病机制尚不明确。理论上认为，可能是宫腔内压力增高及由此产生的肌腱挛缩，或者妊娠7~12周的胎儿发育受到抑制。CVT与中枢神经系统的缺陷、肌肉异常、获得性畸形和某些遗传有关，如常合并有脊髓纵裂、马尾脂肪瘤、脊髓脊膜膨出、骶骨发育不全、神经纤维瘤病等。大约50%的CVT病例表现为特发性畸形，而其他50%非特发性CVT与神经肌肉或遗传性疾病有关。

分型 最广泛使用的分类标准是1970年科尔曼（Coleman）提出的根据解剖关系进行的分型。Ⅰ型是指僵硬的舟骨向距骨背外侧脱位；Ⅱ型除了舟骨向距骨背外侧脱位，还伴有跟骰关节的脱位或半脱位。根据是否合并神经肌肉等其他先天性发育疾病，把不合并其他先天性发育疾病称为特发性CVT，把合并有其他疾病称为非特发性CVT。

临床表现 CVT患儿骨性结构、关节、韧带和肌肉等发生很大变化，舟骨与距骨颈的背侧形成关节，将距骨锁在垂直状态，其特征表现为固定性跟骨马蹄样外翻和舟骨向距骨背侧脱位。绝大多数CVT患儿出生时即存在足背外翻、足底突出等症状，典型的CVT的特征表现为出生时即有明显的畸形，即足底内侧有圆形凸起，凸起的顶部可摸到距骨头，前足成背伸外展位，后足有明显的外翻和跖屈畸形，而踝关节及距下关节有明显的活动受限。

诊断 通过典型的临床表现和影像学结果诊断CVT并不困难，X线平片在诊断上有重要意义。CVT有4个主要特征：①足跟马蹄。②足底凸出。③足呈严重的僵硬畸形，畸形不因位置、负重或手法按摩而有所改变。

④足跖屈位 X 线片可见距骨垂直，舟状骨脱位于距骨头颈背侧，跟骨呈跖屈。被动跖屈和被动背屈的侧位 X 线平片是确认 CVT 的诊断和排除跟骨外翻的主要检查方法。

鉴别诊断 ①先天性仰趾外翻足：足柔软，仅在负重时出现畸形，在不负重或手法矫正时足即刻恢复为正常外形。跟骨无跖屈，距骨不呈垂直状。②斜形距骨：表现为垂直距骨相同的临床畸形，但是畸形部位僵硬程度较小。值得注意的是，斜形距骨患儿的舟状骨将在跖屈复位，而垂直距骨患儿的舟状骨发生严重的脱位。斜形距骨被动跖屈侧位片可见距骨-趾骨轴的排列正常，斜形距骨的距舟关节可复位，而 CVT 的距骨-趾骨轴的排列紊乱，距舟关节不能复位。③先天性扁平足：扁平足伴发跟腱短缩时易误诊为 CVT，区别在于扁平足站立时舟骨向背侧移位，跖屈前足时舟骨可轻易复位。扁平足跟骨可轻易背伸，CVT 的跟骨固定呈马蹄状。④跟骨外翻足：无后足马蹄畸形，前足和后足均可背伸，足底无凸出。⑤脑瘫性外翻足：大脑运动神经细胞受损所致，患儿一般有难产、窒息、缺血缺氧和高热等脑损伤病史，临床表现为中枢性痉挛性瘫痪、剪刀步态和足外翻畸形等。与 CVT 容易混淆，但 X 线片显示距骨呈水平位，跟骨也无跖屈症状。

治疗 目的是要重建各足骨间的正常解剖关系、恢复足的负重功能。连续手法矫正、石膏矫形主要作为初步治疗，为下一步的外科手术作准备。2006 年多布斯（Dobbs）等提出了微创手术治疗 CVT，主要涉及石膏矫形、经皮跟腱松解和距舟关节克氏针内

固定术的组合。其研究基础是源于潘塞缇（Ponseti）方法治疗马蹄内翻足畸形，是用一种类似于潘塞缇矫正足底畸形的技术来完成的，但使用的是与潘塞缇相反的方向。连续的手法矫正和石膏固定，结合跟距关节克氏针内固定和经皮的跟腱切开术，可以保证良好的足外观、功能和畸形的矫正。

多布斯方法最适合年龄<6 个月的特发性 CVT。坎贝尔骨科学认为，1~4 岁的 CVT 患儿应采用距舟关节切开复位恢复距舟关节和距下关节顺序；3 岁或 3 岁以上的患儿，偶有因严重的畸形，在切开复位的同时需将舟骨切除；4~8 岁 CVT 患儿采用切开复位、软组织松解和关节外的距下关节融合；12 岁以上 CVT 的患儿，最好采用三关节融合术作为挽救性手术，实现畸形的永久性矫正。并发症有伤口感染、距骨缺血性坏死、畸形矫正不足、踝关节和距骨下关节僵硬等。

预后 早发现、早治疗，采用多布斯方法治疗 CVT 患儿可以取得很好的疗效。避免更广泛的手术，可以使 CVT 患儿降低术后僵硬的发生率，减少疼痛症状。

(张学军 李浩)

zúfùzhōugǔ

足副舟骨（accessory navicular bone） 源于未能与足舟状骨结节骨性融合的第二骨化中心的先天异常。足部最常见的副骨，其在正常人群的发生率为 5%~14%。副舟骨常于青春期出现，位于舟骨内后侧，多双侧对称出现，部分患儿表现足舟骨结节处局部隆起、压痛，严重者影响足正常行走功能。

病因及发病机制 足部副骨最多见，而副舟骨是足部最常见

的副骨，与足舟骨相毗连，发生率为 4%~21%。足部存在副舟骨的患者一般无任何临床表现，仅在摄足部 X 线片时偶然发现副舟骨，但部分患者中足内侧会产生疼痛不适症状，需要治疗。位于足弓顶点的足舟骨是足部最后骨化的跗骨，正常足舟骨只有一个骨化中心。而足副舟骨是一种先天性变异，由幼年时未能与足舟骨结节相结合的第二骨化中心发展而来。

分型 根据足部副舟骨的形状、大小及与足舟骨的位置关系，将其分为三型。①Ⅰ型副舟骨：大小为 2mm×3mm 的圆形或卵圆形籽骨，与足舟骨无软骨相连，位于胫后肌腱跖侧，包埋于胫后肌腱内，又称胫外侧骨，约占所有副舟骨的 30%，患儿很少出现疼痛等症状。②Ⅱ型副舟骨：呈心形或三角形，大小约 9mm×12mm，与足舟骨通过 1~2mm 纤维软骨构成关节，占所有副舟骨的 50%~60%，多有疼痛等临床症状，易误诊为足舟骨结节撕脱性骨折，又称两分舟骨。③Ⅲ型副舟骨：为Ⅱ型副舟骨与足舟骨粗隆的融合，被认为是Ⅱ型的终末阶段，临床上同样很少出现疼痛症状。

临床表现 大多数足副舟骨无临床症状，只有部分患儿因患足劳损及扭崴伤而出现足内侧疼痛症状，伴或不伴患足的平足畸形。对其中伴有足内侧疼痛及压痛的患儿，临床上称为疼痛性足副舟骨。疼痛性足副舟骨产生疼痛的原因有足副舟骨骨突局部刺激、胫后肌腱异常牵拉及本身病变、足副舟骨自身病变、足副舟骨-舟状骨联合面之间病变。①鞋子对足副舟骨的挤压易在幼年或青春期出现疼痛。②胫后肌腱受

异常存在的小骨块反复压迫及刺激而产生外伤性滑膜炎，且与副舟骨骨块的大小呈现出一定的正相关性。③胫后肌腱解剖止点异常变异及受足副舟骨的推压，使肌腱牵拉方向及角度发生改变，受局部区域异常产生的机械作用刺激产生滑囊炎。④外伤和挤压造成足副舟骨与舟状骨联合面之间的纤维结缔组织或类软骨及纤维软骨产生无菌性炎症，因两骨之间的异常活动使此部位损伤、修复交替演变，是症状持续存在的原因。⑤足副舟骨周围软组织继发性炎症反应改变。⑥足副舟骨内部骨质疏松、骨髓水肿、局部骨质不可逆点状坏死，足副舟骨-舟状骨间骨质囊性变。

诊断 结合临床表现和影像学检查可明确诊断。足舟骨内侧隆起部位压痛，有时在隆起的近端胫后肌腱部位压痛。抗阻力内翻时，足内侧疼痛加重。X线片可见足舟骨结节内后方有边缘整齐的小骨块，密度同舟骨。部分副舟骨在与舟骨结合部不规则或骨质硬化、囊性变等。

治疗 对疼痛性足副舟骨首选保守治疗，对经 6 个月以上严格系统保守治疗（如改变生活、运动方式、药物、患足石膏或支具制动、应用足弓垫等）无效的患儿，应择期行手术干预。其手术治疗方式有单纯足副舟骨切除术、改良足副舟骨单纯切除术、基德纳（Kidner）手术、改良式基德纳手术、足副舟骨-舟状骨融合术、克氏针经皮钻孔术、距下关节制动术联合改良基德纳手术。临床对于疼痛性足副舟骨的治疗倾向于应用基德纳手术和改良式基德纳手术。手术可能有伤口感染、副舟骨切除不完全、胫后肌腱无力、扁平足等并发症。

预后 疼痛性足副舟骨症状不重时，可减少活动，穿矫形鞋或用石膏固定，多数疼痛症状可缓解。症状严重，非手术治疗无效时，可手术切除副舟骨，预后良好。

（张学军　李　浩）

索　引

条 目 标 题 汉 字 笔 画 索 引

说　明

一、本索引供读者按条目标题的汉字笔画查检条目。

二、条目标题按第一字的笔画由少到多的顺序排列，按画数和起笔笔形横（一）、竖（丨）、撇（丿）、点（、）、折（乛，包括丁乚し等）的顺序排列。笔画数和起笔笔形相同的字，按字形结构排列，先左右形字，再上下形字，后整体字。第一字相同的，依次按后面各字的笔画数和起笔笔形顺序排列。

三、以拉丁字母、希腊字母和阿拉伯数字、罗马数字开头的条目标题，依次排在汉字条目标题的后面。

四　画

五 画

六　画

八　画

十　画

十四画

条 目 外 文 标 题 索 引

T

U

内 容 索 引

说 明

一、本索引是本卷条目和条目内容的主题分析索引。索引款目按汉语拼音字母顺序并辅以汉字笔画、起笔笔形顺序排列。同音时，按汉字笔画由少到多的顺序排列，笔画数相同的按起笔笔形横（一）、竖（丨）、撇（丿）、点（丶）、折（乛，包括丁乚く等）的顺序排列。第一字相同时，按第二字，余类推。索引标目中夹有拉丁字母、希腊字母、阿拉伯数字和罗马数字的，依次排在相应的汉字索引款目之后。标点符号不作为排序单元。

二、设有条目的款目用黑体字，未设条目的款目用宋体字。

三、不同概念（含人物）具有同一标目名称时，分别设置索引款目；未设条目的同名索引标目后括注简单说明或所属类别，以利检索。

四、索引标目之后的阿拉伯数字是标目内容所在的页码，数字之后的小写拉丁字母表示索引内容所在的版面区域。本书正文的版面区域划分如右图。

a	c	e
b	d	f

A

阿伯内西（Abernethy）畸形　44f

阿伯内西畸形（Abernethy malformation）　479a

阿尔特曼（Altman）　385c

阿克特曼（Achtermann）　636e

阿拉日耶综合征（Alagille syndrome）　49d

阿利斯征（Allis sign）　574b，622d

阿米巴肝脓肿（amebic liver abscess）　472f

阿诺尔德-希阿里畸形　165e

阿索帕（Asopa）　544f

埃伯特（Ebert）　325d

埃布斯坦畸形（Ebstein anomaly）　344b

埃尔布（Erb）型分娩性臂丛神经损伤　610b

埃尔布麻痹　73d

埃利奥特（Elliott）　346f

埃利森（Ellison）　438f

埃米尔（Amyere）　114d

埃乃托尼（Iannettoni）　316f

艾森门格综合征（Eisenmenger syndrome）　311a

安德森（Anderson）　346f

安德森-海因斯（Anderson-Hynes）术　532a

安德松（Anderson）　635c

安格尔曼综合征（Angelman syndrome）　49d

安托万·伯纳德·马方（Antoine Bernard Marfan）　601c

鞍区生殖细胞肿瘤　173a

鞍状子宫　561b

奥尔托拉尼征（Ortolani sign）　622e

B

巴德-基亚里综合征（Budd-Chiari syndrome）　481e

巴多（Bado）　608d

巴尔斯基（Barsky）　616f

巴雷特食管　61b

巴纳德（Barnard）　308f

巴氏（Bart）胎儿水肿综合征　505b

巴西特（Bassett）　637d

靶环征　404e

白线疝（hernia of linea alba）　393e

柏油便（tarry stool）　448f

扳机拇指　613d

斑秃　126a

瘢痕　92b

瘢痕反应（scarring reaction）　92a

瘢痕疙瘩　92a

瘢痕性幽门狭窄（cicatricial pyloric stenosis）　441b

半侧巨脑症（hemimegalencephaly）　200b

半侧皮质发育畸形（malformation of hemispheric cortical development）　199d

半房坦手术（hemi-Fontan operation）　320b

半联体畸形（semi-conjoined deformity）　78d

半面痉挛　73a

半椎体畸形（hemivertebra deformity）　595a

本卷主要编辑、出版人员

责任编辑　王　霞

索引编辑　王小红

名词术语编辑　王晓霞

汉语拼音编辑　潘博闻

外文编辑　顾　颖

参见编辑　周艳华

绘　　图　兰亭数码图文制作有限公司

责任校对　张　麓

责任印制　张　岱